AF402430

# CONDITIONS DE LA PUBLICATION

Le *Traité des Maladies de l'Enfance* est publié en cinq volumes qui paraissent à des intervalles rapprochés.

Chaque volume se vend séparément et le prix en est fixé selon l'étendue des matières.

*Les tomes I et II sont vendus chacun* **18** *francs.*
*Le tome III est vendu* **20** *francs.*

Il est accepté des **Souscriptions** au *Traité des Maladies de l'Enfance* à un **prix à forfait**, quels que soient l'étendue et le prix de l'ouvrage complet. — Ce prix reste fixé, jusqu'à la publication du tome IV, à **90** francs.

Sont considérés comme *souscripteurs* tous ceux qui s'engagent à retirer régulièrement les volumes au fur et à mesure de leur publication.

Il ne leur est demandé aucun versement d'avance. Ils paient chaque volume au prix marqué, et le dernier leur sera facturé de telle sorte que le prix de la souscription ne soit en aucun cas dépassé.

*On souscrit à la librairie Masson et Cⁱᵉ, et chez tous leurs correspondants, en France et à l'Étranger.*

3,721

Juillet 1897.

# TRAITÉ



# MALADIES DE L'ENFANCE

—

TOME III

# COLLABORATEURS

MM.

J. Albarran, agrégé, chirurgien des hôpitaux de Paris.

D'Astros, médecin des hôpitaux de Marseille.

Audéoud, privat-docent de Pédiatrie à l'Université de Genève.

Auscher, ex-chef de clinique de la Faculté de Paris.

Aviragnet, ex-chef de clinique infantile de la Faculté de Paris.

J.-W. Ballantyne, Fellow du Collège Royal des Médecins d'Édimbourg.

Barlow (Thomas), médecin de l'hôpital for Sick Children de Londres. F. R. C. P.

Baumel, agrégé à la Faculté de Montpellier.

Bézy, agrégé, médecin des hôpitaux de Toulouse.

Bókay (J.), médecin en chef de l'hôpital d'enfants Stéphanie (Budapest).

Boulay (M.), ex-interne des hôpitaux de Paris.

Boulloche, ex-chef de clinique infantile de la Faculté de Paris.

Branca, interne des hôpitaux de Paris.

Broca (A.), agrégé, chirurgien à l'hôpital Trousseau.

Brun (F.), agrégé, chirurgien de l'hôpital des Enfants-Malades.

Chaslin, médecin de l'hospice de Bicêtre.

Combe, privat-docent de Pédiatrie à Lausanne.

Comby (J.), médecin de l'hôpital des Enfants-Malades.

Concetti (L.), privat-docent de Pédiatrie, médecin de l'hôpital de l'Enfant-Jésus (Rome).

Cuvillier, ex-interne des hôpitaux de Paris.

Dauchez, ex-chef de clinique infantile de la Faculté de Paris.

Delanglade, professeur à l'école de Marseille.

Déléage, ex-interne des hôpitaux de Paris.

Démelin, accoucheur des Hôpitaux.

Dubreuilh (W.), agrégé, médecin des hôpitaux de Bordeaux.

Dufloco, médecin des hôpitaux de Paris.

Dupré (E.), ex-interne des hôpitaux de Paris.

Epstein, professeur de clinique infantile à l'Université de Prague.

Escherich, professeur de clinique infantile à l'Université de Graz.

Félizet, chirurgien du service d'Enfants de l'hôpital Tenon.

Filatow (Nil.), professeur de Pédiatrie à l'Université de Moscou.

Fischl (R.), privat-docent de l'édiatrie à l'Université de Prague.

Florand, médecin des hôpitaux de Paris.

Forgue, professeur à la Faculté de Montpellier.

Gastou, chef de clinique de la Faculté de médecine de Paris.

Gillet, ex-interne des hôpitaux de Paris.

Grancher (J.), professeur à la Faculté, médecin de l'hôpital des Enfants-Malades.

MM.

Glover, ex-interne des hôpitaux de Paris.

Guinon (L.), médecin des hôpitaux de Paris.

Hallé, ex-interne des hôpitaux de Paris.

Haushalter, agrégé, médecin des hôpitaux de Nancy.

Hontàng, ex-interne des hôpitaux de Paris.

Hulot, ex-interne des hôpitaux de Paris.

Hutinel, professeur, médecin de l'hospice des Enfants-Assistés.

Jacquet, médecin des hôpitaux de Paris.

Jalaguier, agrégé, chirurgien de l'hôpital Trousseau.

Lermoyez, médecin des hôpitaux de Paris.

Leroux (Ch.), médecin en chef du dispensaire Furtado-Heine.

Leroux (H.), ex-interne des hôpitaux de Paris.

Lesage, médecin des hôpitaux de Paris.

Marfan, agrégé, médecin des hôpitaux.

Martin (L.), chef de laboratoire à l'Institut Pasteur.

Millon (R.), médecin des dispensaires d'Enfants de la Société Philanthropique.

Moizard, médecin de l'hôpital des Enfants-Malades.

Moure, chargé de cours à la Faculté de médecine de Bordeaux.

Moussous (A.), agrégé, médecin de l'hôpital des Enfants de Bordeaux.

Mussy, ex-interne des hôpitaux de Paris.

Netter (A.), agrégé, médecin de l'hôpital Trousseau.

Oddo, médecin des hôpitaux de Marseille.

Paquy, ex-interne des hôpitaux de Paris.

Piéchaud, professeur à la Faculté, chirurgien de l'hôpital des Enfants de Bordeaux.

Potier, ex-interne des hôpitaux de Paris.

Pousson, agrégé, chirurgien des hôpitaux de Bordeaux.

Queyrat, médecin des hôpitaux de Paris.

Renault (J.), chef de clinique infantile de la Faculté de médecine de Paris.

Rénon, ex-interne des hôpitaux de Paris.

Richardière, médecin de l'hôpital Trousseau.

Sabouraud, ex-interne des hôpitaux de Paris.

Saint-Philippe, agrégé, médecin de l'hôpital des Enfants de Bordeaux.

Sanné, ex-interne des hôpitaux de Paris.

Sevestre, médecin de l'hôpital des Enfants-Malades.

Simon (P.), professeur à la Faculté, médecin des hôpitaux de Nancy.

Thiercelin, chef de clinique de la Faculté de Paris.

Valude, médecin de la clinique des Quinze-Vingts.

Variot, médecin de l'hôpital Trousseau.

Weill, agrégé, médecin des hôpitaux de Lyon.

34788. — Imprimerie Lahure, rue de Fleurus, 9, à Paris.

# TRAITÉ

DES

# MALADIES DE L'ENFANCE

PUBLIÉ SOUS LA DIRECTION DE MM.

## J. GRANCHER

Professeur à la Faculté de médecine de Paris
Membre de l'Académie de médecine, médecin de l'hôpital des Enfants-Malades.

## J. COMBY

Médecin de l'hôpital des Enfants-Malades.

## A.-B. MARFAN

Agrégé, médecin des hôpitaux.

## TOME TROISIÈME

PAR MM.

BROCA. — PAQUY. — COMBY. — MARFAN. — BRUN. — RÉNON
ODDO. — FORGUE. — HUTINEL. — AUSCHER. — GASTOU. — RENAULT
DE BOKAY. — HALLÉ. — ALBARRAN. — L. GUINON. — POUSSON
EPSTEIN. — MOUSSOUS. — WEILL. — BOULAY. — LERMOYEZ
VARIOT. — GLOVER. — SANNÉ. — COMBE

PARIS

MASSON ET Cie, ÉDITEURS

LIBRAIRES DE L'ACADÉMIE DE MÉDECINE

120, BOULEVARD SAINT-GERMAIN

—

1897

# TRAITÉ

DES

# MALADIES DE L'ENFANCE

## TOME III

---

## CHAPITRE VI

## ABDOMEN ET ANNEXES

### I

### *HERNIES INGUINALE ET OMBILICALE*

PAR LE D<sup>r</sup> BROCA

Agrégé de la Faculté, Chirurgien de l'hôpital Trousseau.

#### HERNIE INGUINALE

Lorsqu'on étudie la hernie inguinale de l'adulte, des catégories multiples doivent être établies, selon la manière dont le sac s'engage dans la paroi abdominale et en sort. Il est, par exemple, fort important de distinguer les hernies par refoulement, ou à canal fermé, de celles qui descendent dans un canal ouvert et préformé.

Chez l'enfant, la question est plus simple : sur environ 900 cures radicales que j'ai pratiquées au-dessous de 15 ans, deux fois seulement, — et encore dans un cas les connexions exactes n'ont-elles pas été spécifiées avec une rigueur parfaite — j'ai vu un sac sortir de l'abdomen en dedans de l'artère épigastrique et longer le côté interne du cordon spermatique dont il était indépendant.

Dans toutes mes autres opérations, je me suis trouvé en présence de hernies obliques externes, dont le sac intra-funiculaire affectait des connexions anatomiques toujours les mêmes : celles du canal péritonéo-vaginal normal. Actuellement, d'ailleurs, l'accord est fait sur ce point, et tous les chirurgiens considèrent les hernies inguinales de l'enfance comme des hernies à canal ouvert.

Cette expression est préférable, pour moi, à celle de hernie congénitale, car celle-ci prête à des confusions regrettables : la hernie est congénitale en ce sens qu'elle se fait à la faveur d'une malformation congénitale ; mais en réalité il est de règle que le conduit anormalement persistant ne soit habité par une hernie que plus ou moins tard après la naissance, et dès lors l'esprit reste troublé devant cette hernie congénitale capable de se produire à 80 ans pour la première fois. Bien des confusions, à peine dissipées depuis quelques années, tiennent à cette contradiction dans les termes.

**Résumé anatomique.** — Avant d'entrer dans l'étude anatomo-pathologique, il est indispensable de donner quelques détails d'anatomie normale sur la région inguinale en général, et sur le canal péritonéo-vaginal en particulier.

Il me suffira de nommer, pour mémoire, le fascia superficialis, l'aponévrose d'enveloppe du grand oblique, l'aponévrose d'insertion de ce muscle et son anneau, auquel fait suite la gaine celluleuse du cordon. Sous cette gaine se voit le *crémaster*, dont les deux faisceaux s'engagent dans l'anneau externe sans lui adhérer : l'interne se porte en dedans et se fixe derrière l'épine du pubis ; l'externe se recourbe pour ramper sur la face supérieure de l'arcade de Fallope, sous le dernier faisceau du petit oblique, qui lui est parallèle ; il se termine en un petit tendon, fusionné avec l'arcade plus près de l'épine iliaque que du pilier externe.

Sous le crémaster se trouve la *fibreuse commune*, lame celluleuse mince et transparente qui entoure les organes du *cordon spermatique*, et plus bas le feuillet pariétal de la vaginale. Quoi qu'on en ait dit, la dissection la sépare sans peine du crémaster. Il y a, en somme, deux gaines au cordon : 1° la lame celluleuse sous-dartoïque, doublée à sa face profonde par le crémaster adhérent ; 2° la fibreuse commune et le feuillet pariétal du canal péritonéo-vaginal.

Si l'on ouvre l'abdomen, on aperçoit *trois fossettes* à la face profonde de la région inguinale. A l'anneau interne répond la *fossette externe*, située en dehors de l'artère épigastrique ; sur la paroi postérieure du trajet inguinal repose la *fossette moyenne*, située entre l'épigastrique et le cordon fibreux de l'artère ombilicale ; en dedans de ce cordon est enfin la *fossette interne*, ou vésico-pubienne. Mais il faut savoir que ces dépressions sont souvent bien légères. Cela est vrai surtout de l'externe, quoi qu'on en dise fréquemment, à moins qu'il n'y ait là un reste du canal péritonéo-vaginal. Au contraire, la fossette moyenne, profonde lorsque l'artère ombilicale se détache en soulevant la petite faux du péritoine, est souvent très nette, malgré certaines descriptions classiques.

Nous venons de voir quelles sont les gaines qui réunissent en un cordon, le *cordon spermatique*, les vaisseaux et nerfs du testicule. Ces organes sont accompagnés par un canal séreux temporaire, le *canal péritonéo-vaginal*, dont la formation est liée à la migration du testicule, et dont la tunique vaginale est le reste définitif.

D'abord organe abdominal, le testicule, peu à peu, descend jusque dans le scrotum. Il est accompagné d'un prolongement séreux, qui le précède ou qui le suit : ce point spécial est encore parfois discuté. C'est ordinairement

dans le courant du 9ᵉ mois de la vie intra-utérine que le testicule a achevé
sa migration : à la naissance, il est le plus souvent dans les bourses. Alors se·
fait l'oblitération du conduit séreux : mais il n'est pas rare de trouver, pen--
dant quelque temps encore, une perméabilité partielle ou totale de ce canal.
Cette fréquence, il est vrai, est diversement appréciée. Pour Camper, sur
70 nouveau-nés ou fœtus, 14 avaient le canal péritonéo-vaginal ouvert à
droite, et 8 à gauche; sur 7 seulement, l'oblitération existait des deux.
côtés; sur tous les autres elle faisait défaut des deux côtés. Mais Camper·
paraît n'avoir tenu compte que de l'orifice abdominal. Or cet orifice peut.
fort bien rester béant alors que le canal est fermé en un point plus éloigné·
de son trajet, que la vaginale, par conséquent, est close. La statistique de·
Féré semble plus exacte; sur 62 enfants âgés de moins de 1 mois, il y avait.
34 oblitérations complètes et 6 incomplètes bilatérales; il n'y avait que·
8 perméabilités complètes, 5 unilatérales droites et 5 unilatérales gauches;·
12 perméabilités incomplètes, dont 7 à droite et 5 à gauche. Cette prédo--
minance à droite est confirmée par H. Sachs.

Passé le premier mois, les séries deviennent trop peu nombreuses, dans·
la statistique de Féré, pour que l'on puisse en tirer une conclusion ferme..
Elles établissent nettement que l'oblitération est alors la règle : mais il est.
certain qu'on trouve plus d'une anomalie péritonéo-vaginale sur 23 enfants.
de 2 à 4 ans. Il est juste d'ajouter que Féré ne semble pas avoir fait entrer·
en ligne ce que Ramonède appelle anomalie du premier degré.

Peu nous importent les discussions sur le processus qui préside à l'obli--
tération. Le point de départ nous intéresse davantage; Hunter le met à
l'orifice supérieur, et de là la soudure descend; d'après Féré, le début a lieu
au niveau de l'anneau externe; pour Jarjavay, l'oblitération monte et descend
à la fois, partie du milieu. C'est cette opinion qui me paraît la plus exacte.
Parfois aussi les centres de soudure sont multiples : cela explique les kystes
en chapelet du cordon; cela va aussi avoir de l'intérêt pour la hernie congé-.
nitale.

De ce qui précède, il faut d'abord retenir que chez l'enfant les anomalies·
péritonéo-vaginales sont plus fréquentes à droite. Le fait reste exact chez.
l'adulte.

Ces anomalies sont de trois degrés : 1° un cul-de-sac infundibuliforme ne
dépasse pas le plan du *fascia transversalis*; 2° un diverticule descend plus.
ou moins loin le long du cordon (anomalie péritonéo-funiculaire); 3° le canal
va jusqu'au testicule (anomalie péritonéo-vaginale ou complète). Il suffit de
bien connaître l'anomalie complète; la connaissance des degrés précédents
en résulte.

Ramonède a bien fait voir qu'on ne saurait se borner à dire que le canal
séreux est moulé le long du cordon spermatique. « En réalité, il se trouve.
composé d'une façon tout à fait particulière, presque personnelle. » Les.
points spéciaux à étudier sont : 1° l'abouchement dans l'abdomen; 2° la
direction; 3° le calibre; 4° les rapports exacts avec les éléments du cordon..

1° *Orifice péritonéal.* Cet orifice est situé sous un pli valvulaire dont.
Ramonède a bien indiqué l'importance. Cette valvule est rétro-inguinale; elle·

est « dans la fosse iliaque même, en arrière de l'arcade crurale, notablement au-dessous du niveau de l'orifice du canal inguinal. » Son bord libre regarde en bas et en arrière; mince et tranchant, il s'applique sur les parties voisines et est facile à méconnaître; on le voit bien en fendant en croix la paroi abdominale et en faisant plonger le regard sur la face postérieure du quadrant correspondant, tendu en position à peu près normale. Invariablement le canal déférent s'engage sous son extrémité interne et les vaisseaux spermatiques sous son extrémité externe. Lorsque ce pli est bien développé, il recouvrirait presque toujours un canal perméable en totalité.

Cette description est exacte dans ses lignes essentielles, mais j'ai vu plusieurs fois le pli être parfaitement développé, l'anomalie étant incomplète. D'autre part, la situation n'est pas aussi invariable que le dit Ramonède, mais plusieurs fois aussi j'ai vu un pli à concavité inféro-interne partir du canal déférent, passer par-dessus l'artère spermatique et aller jusqu'à la paroi abdominale se perdre sur l'épigastrique.

2° En tout cas, il en résulte qu'il y a un *vestibule rétro-pariétal*, dont la *direction* ne prolonge pas celle du canal inguinal. Si l'on veut cathétériser le canal séreux, il faut engager sous la valvule un stylet d'abord oblique en haut et en dehors, et que l'on dirigera ensuite en bas et en dedans, une fois que la pointe aura franchi l'anneau interne.

Cette description est contestée par Hugo Sachs, pour qui la valvule n'est pas rétro-inguinale, mais est située dans le plan même de l'anneau interne. Il n'y aurait donc pas de vestibule. Mes dissections confirment cependant chez l'enfant ce que Ramonède a vu chez l'adulte.

3° Dans ce trajet, le *calibre* n'est pas régulier. Il y a des *points rétrécis*, qu'une injection solidifiable met bien en évidence. Ces rétrécissements peuvent avoir une assez grande étroitesse, quelquefois ils sont valvulaires; ailleurs ils sont formés par un vrai diaphragme à bord tranchant, à orifice plus ou moins étroit, central ou excentrique. Un pas de plus, et une cloison séreuse transversale divise le canal péritonéo-vaginal en deux parties indépendantes, l'une abdominale et l'autre testiculaire.

Le siège de ces rétrécissements n'est pas livré au hasard. Il y en a un à l'anneau interne, un à l'anneau externe; ces deux-là sont à peu près constants. La dissection prouve qu'ils dépendent de la seule séreuse et que les anneaux fibreux n'ont rien à y voir. Aussi bien, d'ailleurs, y en a-t-il souvent un autre au-dessous du canal inguinal, vers la tête de l'épididyme d'après Ramonède, à la limite de ce qui aurait dû constituer la vaginale; j'ai souvent trouvé ce rétrécissement plus élevé. Au dire de Ramonède, la disposition en diaphragme tranchant, tendu, est surtout observée à l'anneau du *fascia transversalis*.

De là donc plusieurs dilatations : *a*, le vestibule rétro-pariétal; — *b*, l'ampoule intra-pariétale; — *c*, l'ampoule funiculaire; — *d*, la poche péri-testiculaire.

Il semble que ces rétrécissements soient la trace d'un travail incomplet d'oblitération. En outre, j'ai souvent rencontré dans la séreuse perméable des valvules irrégulières sous lesquelles s'ouvrent de véritables tunnels ascendants ou descendants qui s'enfoncent, sous une lame séreuse, sur l'un ou l'autre côté du cordon. Cela est facile à voir après avoir étalé le canal péritonéo-vaginal incisé sur sa face antérieure.

4° Les *connexions avec le cordon* peuvent s'indiquer en un seul mot : le cordon est, dans la partie extra-inguinale, dans la paroi postéro-interne du canal séreux; dans le trajet inguinal, il est en bas et en arrière. La disposition est renversée s'il y a inversion antérieure. J'ai déjà parlé, à propos de l'anneau interne, des rapports de la valvule rétro-inguinale. Le cordon est, suivant les cas, soit de niveau avec la paroi qui le contient, soit plus ou moins saillant, et même rattaché à la paroi par une sorte de méso. Récemment, Hugo Sachs a constaté que les dispositions intimes sont, elles aussi, variables; qu'en particulier, à l'examen histologique, on voit assez souvent un ou plusieurs plis séreux s'enfoncer dans l'épaisseur même du cordon entre ses éléments : c'est un fait à retenir pour l'interprétation d'un point anatomo-pathologique.

Pour comprendre les *degrés incomplets*, il suffit de s'arrêter à un des rétrécissements indiqués et de supprimer par la pensée tout ce qui est au-dessous.

Quelquefois, au-dessous d'un sac funiculaire descend un cordon fibreux qui de là va jusqu'à la vaginale : ce *cordon de Cloquet*, qui unit l'un à l'autre les deux sacs séreux, est un reste oblitéré du canal péritonéo-vaginal, entre deux parties non oblitérées. Dans certains cas, il n'est pas entièrement oblitéré, mais perméable sous forme d'un tube étroit, recevant une soie de sanglier.

**Variétés anatomiques de la hernie inguinale.** — Avec Malgaigne, on doit distinguer deux cas, selon que le testicule est en position normale ou en ectopie.

1° Le testicule est en position normale. — La hernie est *funiculaire* ou *testiculaire*, selon que le sac est indépendant de la tunique vaginale, bien close, ou communique avec elle. Cette division est exacte, mais il faut pousser plus loin l'analyse. A tous les degrés de l'anomalie péritonéo-vaginale correspond, en effet, un degré de la hernie.

*a*. Soit l'*anomalie du premier degré*. Une anse d'intestin s'engage dans le vestibule et le sac peut se dilater entre le péritoine pariétal et le *fascia transversalis*. On aurait ainsi un *sac propéritonéal isolé*, variété rare, si même il en existe des exemples probants.

*b*. Dans l'*anomalie du deuxième degré*, l'intestin trouve la voie frayée jusqu'à l'anneau du grand oblique. De là un sac intra-pariétal : c'est la *hernie interstitielle*.

*c* et *d*. Il n'est pas besoin d'insister plus longtemps sur la *hernie funiculaire extra-pariétale* et sur la *hernie testiculaire*. La première sera arrêtée à une hauteur variable.

L'anse intestinale ne s'arrête pas seulement lorsqu'elle arrive à un cul-de-sac parfaitement clos. On conçoit très bien qu'un des diaphragmes précédemment décrits soit percé d'un orifice trop petit pour laisser le viscère continuer son chemin. Au-dessous du sac herniaire existera alors une partie non habitée du canal péritonéo-vaginal. Dans un instant, cela expliquera certains faits d'étranglement. Pour le moment, cela ne fait aucune différence.

Qu'il y ait oblitération complète ou diaphragme percé d'un orifice trop étroit, ces hernies ont toutes dans leur évolution anatomique une particularité importante. Sous l'influence d'une poussée, l'orifice abdominal se laisse forcer, l'intestin pénètre brusquement dans le trajet préformé et va d'une traite jusqu'au fond du cul-de-sac ou jusqu'au diaphragme. *Là il y a toujours un arrêt* et le sac s'accroît d'abord par distension. Puis l'effort continuant, chronique, le glissement intervient comme dans les hernies à canal fermé, et le cul-de-sac terminal descend peu à peu.

Autre fait important. La hernie ne se borne pas à dilater l'ampoule terminale. Elle peut aussi distendre, en même temps, la ou les dilatations sus-jacentes du canal péritonéo-vaginal; autant de rétrécissements, autant de points qui résistent. De là la fréquence, notée depuis longtemps, des *sacs à collets multiples* dans la hernie congénitale. De là aussi les *hernies en bissac*, dont Duret donne une description assez confuse. En réalité, il est superflu d'entrer dans le détail de tous les cas observés : il suffit de se figurer tout ce qui est possible d'après la loi générale que je viens d'énoncer.

Dans la hernie testiculaire, le *testicule s'atrophie* souvent, même lorsqu'il n'est pas ectopié. Cette complication n'est certes pas négligeable. Mais il est exagéré d'en faire, avec Rizzoli, la caractéristique d'une variété spéciale, la dixième, pas plus qu'il ne faut individualiser sous le nom de quatrième variété les cas où l'intestin adhère au testicule.

Un mot encore sur les hernies accompagnant l'*inversion testiculaire*. Elles sont remarquables par la présence du cordon en avant du sac. J'ai disséqué une pièce de ce genre où il y avait, en outre, une vraie dissociation des éléments du cordon.

2° TESTICULE EN ECTOPIE, ARRÊTÉ SUR SA ROUTE NORMALE. — *a.* Signalons pour mémoire les faits où le péritoine forme autour du testicule, retenu dans l'abdomen, une sorte de loge où l'intestin peut s'engager et s'étrangler. C'est une variété d'étranglement interne, à signaler ici au point de vue pathogénique.

*b.* Le testicule est en *ectopie abdominale*. La hernie congénitale est-elle possible? Oui, pour Malgaigne, Rizzoli. Hulke a rapporté un exemple qui semble probant : Le Dentu, cependant, fait de cette hernie une hernie ordinaire, quoiqu'elle date de l'enfance. Trélat et Peyrot sont de cet avis, et Godard interprétait ainsi un fait analogue dont il avait été témoin. Cette opinion est la seule possible, si l'on admet que le testicule entraîne à sa suite le cul-de-sac péritonéo-vaginal. Mais il semble prouvé aujourd'hui que le cul-de-sac précède, au contraire, le testicule dans sa marche. Cloquet l'a vu descendre dans les bourses d'un homme dont les testicules étaient tous deux dans l'abdomen. Pourquoi donc l'intestin ne saurait-il habiter ce diverticule, et pourquoi traiter d' « ordinaire » la hernie infantile vue par Hulke?

Il va sans dire qu'il n'y a pas de contestation lorsque, au-dessous de la glande séminale, sus-jacente à l'anneau interne, descend une anse de l'épididyme ou un méandre du canal déférent, accompagné d'un cul-de-sac séreux qui peut se transformer en hernie.

*c.* — Dans bien des *hernies pro-péritonéales*, dans la majorité même, il faut invoquer encore cette préexistence de la vaginale à la migration testiculaire. Il est usuel, en effet, le testicule restant dans la poche propéritonéale. que l'intestin descende dans les bourses. Et qu'on ne parle pas de locomotion, pour ces hernies qui souvent se sont constituées d'emblée. Dans un cas, même, Bazy a été frappé de voir le sac présenter les rétrécissements typiques du canal péritonéo-vaginal.

*d.* — Dans la variété précédente, la hernie est toujours testiculaire. Dans la suivante, Malgaigne a enseigné qu'elle peut être testiculaire ou funiculaire. Mais la funiculaire est tout à fait exceptionnelle.

L'*ectopie intra-inguinale* s'accompagne assez souvent de *hernie interstitielle*. Mais l'intestin peut, ici encore, franchir l'anneau du grand oblique et l'anatomie normale en rend compte. Si en effet on peut voir, au-dessous du testicule inclus, l'anneau du grand oblique, atrésié, ne donner passage qu'à un petit cordon fibreux, j'ai disséqué un sujet chez lequel un canal séreux arrivait, sans aucune hernie, à la racine des bourses. Au reste, le cordon fibreux auquel je viens de faire allusion semble bien n'être que le reste du canal péritonéo-vaginal oblitéré. Ici encore intervient donc la préformation de la vaginale.

*e.* — Le testicule, enfin, a franchi l'anneau externe, mais il ne descend pas jusqu'au fond des bourses. Cette ectopie cruro-scrotale est fréquente, et alors l'intestin reste au-dessus du testicule, l'atteint ou le dépasse, la hernie étant, dans un cas comme dans l'autre, tantôt funiculaire et tantôt testiculaire.

En résumé, donc, dans toutes les hernies avec ectopie, l'intestin s'arrête avec le testicule ou va plus loin que lui. Dans ce dernier cas, plusieurs mécanismes peuvent intervenir. Ici, une anse épididymaire se sera déroulée au-dessous du testicule, et contre elle existera un cul-de-sac séreux. Ailleurs, au contraire, il semble bien que la partie sous-testiculaire soit due à l'accroissement progressif du sac par locomotion. Mais ailleurs aussi il y avait un diverticule sous-jacent tout préparé, sans que la descente prématurée de l'épididyme fût en cause : la théorie de la préformation de la vaginale explique bien ces faits, souvent laissés dans l'ombre. Certes, le départ entre tous ces mécanismes n'est pas toujours aisé à faire. Parfois cependant, la réalisation du troisième est évidente. Ainsi, Dupuytren a opéré une hernie interstitielle au-dessous de laquelle le scrotum était distendu par une hydrocèle, quoique le testicule fût dans le canal, et l'existence d'un diaphragme percé d'un petit orifice au niveau de l'anneau du grand oblique empêche d'admettre la descente progressive de la séreuse intra-inguinale distendue par le liquide. Dupuytren émet cette opinion : aujourd'hui la préformation de la vaginale donne une explication bien plus plausible. On en demeurera encore bien plus convaincu, si l'on compare l'histoire de la hernie avec ectopie à celle de l'hydrocèle avec ectopie.

Dans la description précédente je n'ai pas, contrairement à l'usage classique, fait une place à part aux hernies *inguino-interstitielle, pro-péritonéale* et *enkystée de la vaginale*. Des deux premières je n'ai fait qu'un degré ; de la troisième je n'ai pas encore parlé. Il sera aisé de justifier cette manière de voir.

*a*. — Les discussions qu'a soulevées la pathogénie de la *hernie pro-péritonéale* sont nombreuses. L'opinion la plus vraisemblable est celle qui rattache ce diverticule à un état congénital ; mais pour Duret, plus récemment pour Meinhardt Schmidt, c'est la persistance d'un état *congénital* et *anormal*. Cette hypothèse ne me semble pas la plus probable, et Ramonède paraît avoir raison d'invoquer la seule distension du vestibule normal.

D'après Krœnlein, sur 24 cas on trouve le diverticule 13 fois dans la fosse iliaque, 3 fois dans le bassin, près de la surface quadrilatère de l'os coxal, 8 fois entre le pubis et la vessie. La poche vésicale n'est peut-être pas d'une interprétation facile. Mais la poche iliaque se comprend bien avec la description donnée par Ramonède ou avec la valvule telle que je l'ai observée. La poche pelvienne se forme lorsque l'orifice d'entrée est loin de l'anneau interne, sur le canal déférent, ce que l'on voit assez souvent sur le cadavre. J'ai observé en 1884, alors que j'étais interne du professeur Lannelongue, une hydrocèle de l'enfance formée d'une poche scrotale et d'une poche pelvienne accessible par le toucher rectal ; on se renvoyait la fluctuation de l'une à l'autre. Depuis, j'ai opéré un cas semblable. Cela est comparable à la poche pelvienne de la hernie pro-péritonéale.

*b*. — La *hernie inguino-interstitielle* est mentionnée depuis bien longtemps déjà. Mais la première description ne remonte qu'à Goyrand (d'Aix), en 1834. Pour cet auteur, toute hernie inguinale peut rester en deçà de l'anneau externe, le sac se dilatant entre l'arcade crurale et les muscles larges de l'abdomen refoulés, entre l'aponévrose du grand oblique et le *fascia transversalis*. Peu importe la nature exacte, congénitale ou non. La chose ne devient intéressante que si la hernie s'étrangle avant de dépasser ce degré : de là, en effet, des difficultés pour le diagnostic et des particularités opératoires.

Depuis, M. Tillaux a affirmé que la hernie interstitielle est toujours congénitale, qu'elle ne peut pas devenir scrotale parce que l'anneau du grand oblique n'existe pas, que la cause de cette malformation est l'ectopie du testicule.

Cela établissait une classification absolue et par conséquent simple : aussi cette doctrine fit-elle vite son chemin. Elle est pourtant en désaccord avec les faits. Goyrand rapporte des observations de hernie interstitielle étranglée où le testicule est dans les bourses ; Ricard et moi-même en avons relaté de semblables. Or cette descente du testicule ne change à peu près rien aux particularités cliniques et opératoires. D'autre part, nous avons déjà vu qu'une hernie peut fort bien exister dans le scrotum, le testicule étant en ectopie inguinale, ou même péritonéale ; que l'anneau du grand oblique peut exister là où le testicule n'a pas passé.

*c*. — La *hernie enkystée de la tunique vaginale*, enfin, semble être un tout artificiel, composé de faits bien disparates. On discute encore, de temps à autre, si elle est congénitale (A. Cooper) ou acquise (Bourguet [d'Aix]). En 1880, la thèse de Tripier montre que les idées classiques sont loin d'être encore fixées sur la matière.

*α.* — On dit qu'il y a hernie enkystée de la tunique vaginale lorsqu'un sac herniaire proémine dans la cavité d'une hydrocèle, la tunique vaginale formant comme un dernier collet. Or cela est possible de plusieurs manières. Dans une hernie péritonéo-funiculaire ou acquise accompagnée d'hydrocèle, le sac s'adosse à la partie postérieure de la vaginale distendue : pourquoi n'y proéminerait-il point? Cela devient surtout facile — et il semble que cela constitue la majorité des faits. — lorsqu'une simple cloison séreuse, mince, est interposée entre une hernie péritonéo-funiculaire et une tunique vaginale remplie de liquide et remontant un peu, en forme de cylindre, le long du cordon spermatique. La cloison bombe alors sans peine dans le liquide.

*β.* — Dans quelques cas, enfin, eux aussi englobés dans la hernie enkystée de la vaginale, une anse intestinale proémine dans une hydrocèle et est *au contact direct du liquide péritesticulaire*; cela a été vu sur des hernies étranglées et l'anse était alors serrée ou pincée latéralement par l'orifice de communication entre le sac et la vaginale. On a dit que cet orifice était accidentel : le fond du sac, adossé à la vaginale, se serait rompu, et une anse, bientôt étranglée par cet anneau accidentel, aurait fait irruption dans l'hydrocèle (Dupuytren, P. Broca, Tripier). Nier la possibilité de cette rupture serait peut-être exagéré, mais tout le monde accordera à Trélat que presque toujours, sinon toujours, il s'agit tout simplement d'une anse ayant franchi un diaphragme situé à la jonction du cordon et du testicule, au lieu et place de la cloison complète qui existait dans l'espèce précédente.

3° HERNIE SUIVANT LE TESTICULE DANS UNE MIGRATION ANORMALE. — Quelques mots suffiront sur ces raretés.

*a. Ectopie crurale.* — Testicule et intestin s'engagent dans l'anneau crural : c'est une variété de la hernie crurale.

*b.* — Le testicule, au sortir de l'anneau externe, se porte *au-devant de la paroi abdominale.* A un degré léger, cette disposition est fréquente, la hernie descendant toutefois vers les bourses; l'étalement de la poche au-dessus de l'arcade de Fallope est rare. On a observé de ces diverticules avec ou sans hydrocèle. Or une hernie peut s'y loger, le testicule étant ectopié soit dans le trajet (Hulke), soit devant le grand oblique (Küster). De même l'intestin peut aller vers la racine de la cuisse (Küster). L'ectopie testiculaire est alors la règle, mais il ne faut pas, avec Küster, en faire la condition indispensable de cette *hernie inguino-superficielle.*

*c.* — Le testicule se dévie parfois vers le périnée. La *hernie périnéale* a été vue par Goyrand, par Busch.

4° HERNIE AVEC ANORCHIDIE. — Il y a deux espèces d'anorchidie. Dans l'une, le canal déférent lui aussi est absent : la hernie à canal ouvert est alors impossible. Dans l'autre, le canal déférent existe et descend dans les bourses avec un prolongement séreux : dans ces conditions, on cite quelques cas de hernie.

5° SEXE FÉMININ. — Il est utile de signaler d'une manière spéciale la hernie à canal ouvert chez la femme, car des recherches entreprises en 1865, à propos de sa thèse inaugurale, ont conduit Duplay à nier le canal de Nuck, et par conséquent la hernie à canal ouvert chez la femme.

J'ai fait sur ce point controversé des dissections nombreuses : l'opinion à peu près unanime des auteurs anciens, confirmée par les travaux récents de Zuckerkandl, Féré, H. Sachs, est exacte ; le canal de Nuck existe.

La fréquence de la perméabilité persistant plus ou moins longtemps après la naissance est assez grande d'après Camper (7 sur 34, dont 4 à droite et 3 à gauche), d'après Féré (9 uni ou bilatérales sur 49 filles de moins de un mois). Hugo Sachs donne des chiffres encore plus élevés. La prédominance à droite est très nette.

Hugo Sachs décrit à l'entrée du canal de Nuck une valvule semblable à celle du canal péritonéo-vaginal. Quoi qu'il en dise, cette valvule est rétro-inguinale, comme chez l'homme, et il y a un vrai vestibule rétro-pariétal. Cette disposition se voit bien sur la petite fille.

Cette disposition explique bien la *hernie pro-péritonéale* de la femme, variété rare, mais incontestable.

Tout comme les hernies péritonéo-vaginales, les hernies du canal de Nuck sont comparables à certaines hydrocèles. D'autre part, elles peuvent être associées, elles aussi, à des cavités kystiques sous-jacentes.

**Contenu.** — L'étude du contenu de la hernie inguinale chez l'enfant est à peu près identique à ce qu'elle est chez l'adulte. Le contenu habituel est *l'intestin grêle*; quant au *gros intestin*, la descente de l'S iliaque est rare, si bien que je l'ai notée 2 fois seulement, tandis que celle du cæcum ou de l'appendice n'est pas très exceptionnelle. A plusieurs reprises, d'ordinaire après avoir réduit de l'intestin grêle — et toujours jusqu'à présent dans des hernies droites — j'ai vu dans le sac *l'appendice* seul ou accompagné du *cæcum*. Il est d'ailleurs bien connu que la majorité des hernies du cæcum s'observe au-dessous de 14 ans (16 sur 22, Mérigot de Treigny).

A propos de ces hernies du gros intestin se pose, rarement il est vrai chez l'enfant, la question des *adhérences charnues naturelles*, si bien étudiées par Scarpa.

Ces adhérences se constituent, et à partir de ce moment le sac devient incomplet, lorsque le mésocôlon ascendant ou descendant glisse dans la paroi postérieure du sac et en fait partie intégrante. L'S iliaque — que mieux vaut appeler anse oméga — se comporte comme l'intestin grêle; mais à sa suite vient le côlon : les hernies de l'S iliaque ont un sac complet, celles du côlon descendant ont une adhérence charnue naturelle. De même, quoiqu'on en ait dit autrefois, les hernies du cæcum et de l'appendice ont un sac complet, puis celles du côlon ascendant leur succèdent et le sac devient incomplet; mais cette règle a des exceptions et, peut-être en raison de certaines malformations péritonéales, on observe des hernies du cæcum à sac latéral, ou même sans sac.

Le *mécanisme* de la descente du cæcum est variable. Quelquefois le testicule adhère soit à l'appendice, soit au cæcum lui-même (Sandifort, Jobert), et il est admissible que la glande séminale, dans sa migration, ait ainsi pu attirer l'intestin au dehors. Mais cette pathogénie ne correspond certainement qu'à des cas exceptionnels. D'ordinaire, j'ai constaté sur le cadavre que le contenu des hernies est constitué par la dernière anse de l'intestin grêle; à mesure que la hernie grossit, le cæcum et le côlon sont attirés, jusqu'à entrer dans le sac et faire partie de la tumeur.

On dit volontiers que chez l'enfant on n'observe pas d'épiplocèles : d'après ma pratique c'est une erreur. Chez des enfants au-dessous de 15 ans, j'ai rencontré l'épiploon 90 fois sur environ 900 cures radicales. Cet épiploon est d'ordinaire souple, libre, sain; quelquefois il est un peu épaissi et induré; plusieurs fois il était adhérent au fond du sac.

Chez la petite fille, on peut observer la hernie de l'ovaire et de la trompe. Mes observations sur ce point viennent d'être publiées par Mencière.

Je n'ai jamais rencontré de cystocèle.

**Étiologie.** — Une *cause prédisposante* régit l'étiologie des hernies inguinales chez l'enfant : la persistance d'un canal péritonéal anormalement béant, canal péritonéo-vaginal ou canal de Nuck. Et il suffit de se souvenir des chiffres que j'ai cités précédemment pour comprendre que la hernie soit plus fréquente chez le garçon que chez la fille; que pour le côté, sur un relevé de 532 garçons je compte 284 hernies droites, 156 gauches, 92 bilatérales, proportion à peu près invariable quel que soit l'âge du sujet.

Pour éclaircir complètement l'étiologie, il faudrait déterminer la cause de cette malformation péritonéo-vaginale. Nous y sommes impuissants : mais au moins savons-nous que l'hérédité entre nettement en jeu. Malgaigne note son influence dans 1/3 environ des cas — ce qui me paraît un peu exagéré — et il ajoute que cette hérédité, presque exclusivement paternelle, existe surtout chez les sujets jeunes, ce qui exclut l'idée de la transmission héréditaire d'un état morbide prédisposant aux hernies acquises. Un autre fait bien établi est que les malformations séreuses sont volontiers liées à des anomalies dans l'évolution du testicule, dont la migration est tardive ou incomplète; au plus léger degré, c'est le testicule oscillant qu'on observe.

Quelquefois on est en présence d'une vraie malformation, plus ou moins complexe, et c'est ainsi probablement que s'expliquent certaines hernies *congénitales* au sens propre du terme, c'est-à-dire existant dès la naissance : et j'ai disséqué, par exemple, un fœtus de 7 mois porteur d'une volumineuse hernie inguinale droite.

Mais ces faits sont exceptionnels. Presque toujours, c'est à une époque variable après la naissance que se produit la descente. Dès lors la question se pose de la manière suivante : pourquoi, dans certains cas, le canal séreux anormal reste-t-il vide, parfois jusqu'à la plus extrême vieillesse, alors que dans d'autres l'intestin vient le distendre? Ici interviennent les *causes déterminantes*.

Pour qu'une hernie se produise, il faut qu'il y ait disproportion entre la résistance de la paroi abdominale et les efforts que doit supporter cette paroi. Si la diminution de la résistance est le fait dominant, on est en présence d'une *hernie de faiblesse*; à l'augmentation de l'effort répond la *hernie de force*. Mais si, dans les cas extrêmes, ces deux catégories sont net-

[BROCA.]

tement tranchées, entre les deux types existent tous les intermédiaires, et les facteurs s'associent en proportions variables.

*L'effort est augmenté* chez les nourrissons qui crient; plus tard, par les accès de toux des bronchites, de la bronchopneumonie, de la coqueluche, et c'est à cause de ses complications pulmonaires que la rougeole paraît avoir un rôle étiologique de quelque importance; chez l'enfant plus âgé, interviennent les stations debout prolongées, les marches, les efforts exigés par l'apprentissage. La coexistence du phimosis n'est pas rare et, toutes réserves faites sur la facilité avec laquelle, sans lien causal, peuvent s'associer deux malformations très fréquentes, les efforts de la dysurie semblent avoir une influence réelle.

Je viens de parler des complications pulmonaires de la rougeole. Mais on sait aussi combien, dans certaines conditions hygiéniques défectueuses, cette maladie est débilitante : et ici intervient le deuxième facteur étiologique, *l'affaiblissement des parois abdominales.* De là le rôle de toutes les causes de débilitation, parmi lesquelles il faut mettre au premier rang l'alimentation vicieuse et le rachitisme consécutif. On connaît le gros ventre flasque des rachitiques, avec son éventration médiane et ses saillies latérales, étalées comme celles d'un ventre de batracien : à cela sont souvent adjointes, chez l'enfant en bas âge, des hernies inguinales, volontiers volumineuses. Cela se comprend, car la paroi musculaire avachie ne peut plus avoir l'action contentive dévolue normalement à sa tonicité : et les petits rachitiques sont des hernieux au même titre que les vieillards, mais cette *hernie de faiblesse* se produit à la faveur du canal péritonéo-vaginal resté ouvert, et si, grâce à la flaccidité des tissus, le sac peut, par glissement secondaire, acquérir des dimensions quelquefois énormes, ses rapports anatomiques restent toujours ceux du canal péritonéo-vaginal.

Ainsi, le ventre difforme des hernieux en bas âge est un ventre malade et non, quoi qu'on en ait dit, un ventre malformé. Et je crois bien plus raisonnable d'attribuer le rôle pathogénique aux muscles, organes actifs de la défense abdominale, plutôt qu'aux aponévroses, organes passifs, qui, ici comme partout, se bornent à se laisser distendre lorsqu'elles ne sont plus mises activement en tension.

**Signes et diagnostic.** — Je n'ai pas à insister ici sur l'étude générale des *hernies réductibles* : elle se trouve dans tous les traités classiques de pathologie externe. J'ai seulement à mettre en relief les particularités propres à l'enfance.

Une première division s'impose en *sacs simples* et *sacs complexes*, ces derniers étant ceux où la hernie s'accompagne soit d'un kyste du cordon, soit d'ectopie testiculaire.

SAC SIMPLE. — *Chez le nourrisson*, les hernies à l'état de pointe ou de sac interstitiel passent inaperçues, et l'on ne reconnaît que celles où la saillie apparaît dans les bourses ou tout au moins à l'anneau externe.

On voit alors souvent une *petite tumeur* arrondie, grosse comme une noisette, qui sort par intermittences, surtout au moment des cris. En appuyant sur elle légèrement avec l'index on la fait rentrer, d'ordinaire avec gargouillement, et la pulpe du doigt sent les deux piliers inguinaux, anormalement écartés, mais en général bien tendus. Après avoir obtenu la réduction, si l'on retire le doigt qui appuie sur l'anneau, on voit quelquefois la hernie se reproduire immédiatement; en tout cas elle se reproduit si l'enfant pousse quelques cris.

Parfois dès le début la hernie est volumineuse, scrotale, et cela correspond aux larges béances, aux malformations graves où la descente est très précoce, congénitale même. Mais dans la plupart des cas il n'en est pas ainsi; la hernie, facile à maintenir par un petit bandage en caoutchouc, reste à l'état de bubonocèle, ne descend pas dans le scrotum ou la grande lèvre, et si l'enfant est bien nourri, bien soigné, proprement tenu et muni d'un bandage bien surveillé, la guérison pour ainsi dire spontanée est la règle.

Dans d'autres cas il n'en est pas ainsi, et à côté des *hernies énormes* primitivement, nous devons mentionner celles qui le deviennent chez l'enfant mal nourri, constipé ou diarrhéique, rachitique, à gros ventre flasque. C'est alors qu'on observe des distensions quelquefois étonnantes du scrotum, capable de descendre jusqu'au genou; c'est alors que, surtout si la hernie est bilatérale, la verge est avalée par la tumeur et le gland disparaît au fond d'un ombilic préputial. Cette tumeur, sonore à la percussion, rentre par la pression avec des gargouillements qu'on entend à distance, et après réduction on fait pénétrer dans l'anneau large et mou un doigt (quelquefois deux et même trois) qui pénètre dans l'abdomen après avoir traversé directement une paroi abdominale faible et amincie.

Il est assez fréquent que cette tumeur présente un rétrécissement au-dessus du testicule, un autre un peu au-dessous de l'anneau externe.

Sur l'enfant plus âgé, ayant dépassé 4 à 5 ans, on observe souvent de petites hernies, qui paraissent de temps à autre et sont, en dehors de ces périodes, fort dificiles à dépister. Un effort a coutume d'être inefficace pour les faire ressortir, et d'ailleurs on sait combien il est difficile, dans bien des cas, de faire tousser au commandement un enfant même assez âgé. Le mieux est de faire marcher et courir l'enfant pendant un temps suffisant. D'autre part, on a un renseignement précieux si on engage l'index dans l'anneau externe anormalement large. Ces hernies n'ont pas coutume de grossir beaucoup.

Il est inutile d'insister sur le *diagnostic différentiel*. Des erreurs, sans doute, sont journellement commises, et tout chirurgien a vu des enfants auxquels on a prescrit le port d'un bandage sur un abcès froid de mal de Pott, sur un testicule tuberculeux, sur une hydrocèle vaginale, etc. A vrai dire, cela démontre simplement de la part du médecin une incurie et une ignorance extrêmes. Le seul point parfois difficile — et je viens d'en parler — est de voir la hernie sortie : et quelquefois on sera forcé de s'en rapporter à la mère ou à la nourrice. On ne s'y trompe guère, d'ailleurs, lorsqu'on apprend qu'une tumeur descend dans le scrotum par intermittences, de préférence le soir.

La seule question à résoudre est de savoir si cette tumeur intermittente est une hernie au sens propre du terme, ou une *hydrocèle communicante,* funiculaire ou testiculaire. Si on ne voit pas le malade à un moment où le scrotum est distendu, le diagnostic est impossible; si on peut examiner la tumeur produite, on la sent se réduire par la pression plus progressivement et sans gargouillement, et surtout on constate, en oblitérant l'anneau avec l'index, qu'elle est fluctuante et transparente. Ce diagnostic n'a d'ailleurs pas d'importance pratique, car dans les deux cas le traitement est le même; et cela se comprend puisque, au contenu près, la lésion est la même.

La détermination exacte des dimensions et des connexions du sac, funiculaire ou testiculaire, est plus délicate. Un sac peut fort bien se laisser brusquement distendre au moment d'un effort et être en réalité petit : j'ai bien des fois opéré des enfants chez lesquels on avait vu, par moments, une hernie formant hors de l'anneau externe une saillie nette, volumineuse même, et chez lesquels j'ai trouvé un sac interstitiel, limité, lorsqu'il était vide, à la base du cordon. On est souvent surpris par ce désaccord entre la clinique et l'anatomie pathologique.

Quant à savoir si la hernie est funiculaire ou testiculaire, d'ordinaire on y devra renoncer. Certes, on a le droit de soupçonner testiculaire une hernie que l'on examine habitée, où le testicule est de toutes parts entouré par l'intestin qui descend au-dessous de lui. Mais cela peut être simulé par un sac funiculaire très spacieux, et, d'autre part, il est impossible de dire si un sac communique ou non avec la vaginale par un pertuis plus ou moins large, par un canal plus ou moins étroit. Aussi bien ce diagnostic n'a-t-il aucun intérêt pratique.

Le *diagnostic du contenu* est en général évident : on constate l'existence de l'intestin sonore, réductible avec gargouillement, et après réduction on ne sent plus rien dans le sac. Quelquefois — mais alors il s'agit plutôt de hernies partiellement irréductibles — on sent l'appendice vermiculaire, sous forme d'un cordon isolable. L'épiploon ne se reconnaît que s'il est irréductible. L'ovaire forme une tumeur ronde, mobile, et peu douloureuse à la pression.

Sacs complexes. — Deux dispositions anatomiques méritent d'être étudiées ici, alors que la hernie coexiste avec : 1° un kyste du cordon; 2° une ectopie testiculaire.

1° *Kyste du cordon.* — Le kyste du cordon — dont l'étude complète trouvera place ailleurs dans cet ouvrage — constitue une tumeur régulière, située au-dessus du testicule dont elle est indépendante. Elle est tantôt dure, rénitente, et alors volontiers arrondie, pouvant se réduire d'un bloc dans le canal inguinal comme un noyau de cerise qui s'échappe quand on le serre entre deux doigts; tantôt moins tendue, fluctuante et alors d'ordinaire cylindroïde, moins élevée que dans le cas précédent; irréductible. On conçoit que, dans le premier cas, un observateur superficiel puisse croire à une tumeur herniaire réductible. Les erreurs que l'on peut commettre, et qui la plupart du temps consistent à prendre un kyste pour une hernie, n'ont pas grande importance, car toutes les fois que j'ai opéré un kyste du cordon, j'ai trouvé au-dessus de lui un sac herniaire plus ou moins spacieux et l'extirpa-

tion du kyste aboutit toujours, en somme, à une cure radicale de hernie.
Cela se conçoit, puisque ces kystes se collectent dans des cavités dues à la
persistance de restes péritonéo-vaginaux. C'est pour signaler cette complication constante (je n'y ai vu qu'une exception sur 104 cas) des kystes du
cordon que je parle ici de cette lésion.

Chez les filles, les kystes du canal de Nuck prêtent aux mêmes considérations. Ils sont beaucoup plus rares.

2° *Ectopie testiculaire.* — Dans l'étude anatomo-pathologique, j'ai donné
des détails sur les positions possibles du testicule, sur les relations de la
glande et de l'intestin. Ici je n'ai donc plus grand'chose à ajouter. Pour le
diagnostic, je signalerai l'erreur qui consiste à croire ectopié un testicule
simplement oscillant, qui plus ou moins souvent, plus ou moins brusquement, va se cacher dans le canal inguinal, mais peut en être délogé par pression de haut en bas et de dehors en dedans, et descend alors jusqu'au fond
des bourses. Sauf ce cas, aisé à reconnaître, il suffit, pour porter un diagnostic exact, de voir s'il y a ou non un testicule dans le scrotum; et si l'on constate une ectopie, on sait que toujours — ou à peu près — autour de lui est
une vaginale non oblitérée, c'est-à-dire une hernie réelle ou virtuelle. Mais
on doit parfaire ce diagnostic et par la palpation attentive déterminer si le
testicule est appréciable à l'anneau externe, devant la paroi abdominale ou
dans le canal; s'il peut être amené plus ou moins bas hors de l'anneau; s'il
est sain ou malade, atrophié ou de volume normal. C'est ainsi qu'on pourra
avoir quelques notions sur la longueur du cordon, sur la possibilité de
l'abaissement opératoire de la glande; notions qui, il est vrai, seront toujours très sujettes à caution, et très souvent démenties au cours de l'opération.

Il faut se souvenir que parfois les testicules ectopiés subissent une migration tardive, de préférence au moment de la puberté, et qu'alors ils sont
d'ordinaire accompagnés par une hernie bien caractérisée et comme expulsés
par elle.

**Symptômes et pronostic.** — Une hernie abandonnée à elle-même est
toujours une infirmité sérieuse. Lorsque l'enfant est en âge d'analyser ses
sensations, il se plaint de pesanteur, de gêne à la région inguinale, quelquefois de douleurs notables, vives, violentes même jusqu'à être syncopales. Ces
symptômes ont coutume d'être légers, sans doute, mais d'être suffisants pour
que le sujet ne puisse pas suivre ses camarades dans tous leurs jeux et exercices. D'autre part, les troubles digestifs ne sont pas rares, sous forme de
coliques, de dyspepsie dont l'origine est facile à démontrer le jour où on les
fait cesser par le port d'un bandage ou par la cure radicale. Ces accidents
sont en général plus accentués dans les hernies avec ectopie.

Chez l'enfant du premier âge, ces renseignements circonstanciés sont
impossibles à obtenir. Mais il est facile de constater que les petits enfants
porteurs de hernies graduellement croissantes sont difficiles à élever, dyspeptiques, criards, et que la cure radicale peut avoir pour effet de mettre un
terme à ce dépérissement. Il s'établit un véritable cercle vicieux entre l'état
de dénutrition — grâce auquel la hernie devient grosse, parfois énorme —

et la hernie qui à son tour augmente les troubles dyspeptiques, entrave le sommeil et aggrave la déchéance organique.

C'est dans ces conditions que le pronostic de la hernie inguinale réductible peut devenir réellement grave. En outre, il faut tenir compte des complications que nous allons passer en revue.

**Complications.** — Les complications des hernies sont traduites par l'*irréductibilité*, et il faut les distinguer en deux classes, selon que la hernie est étranglée ou non.

HERNIES ADHÉRENTES NON ÉTRANGLÉES. — Ces hernies sont rares chez l'enfant; elles existent cependant, avec les mêmes variétés que chez l'adulte.

L'irréductibilité par *adhérence charnue naturelle* est constituée lorsque le colon ascendant ou descendant a glissé dans la hernie (voy. p. 10). Cela est exceptionnel pour la hernie de l'S iliaque, dont j'ai cependant opéré un cas; cela est seulement rare pour la hernie du cæcum, dont j'ai opéré 6 cas. C'est dans ces conditions que l'on observe, presque toujours à droite, des hernies volumineuses, réductibles en majeure partie avec gargouillement, après quoi il reste dans le scrotum une tumeur de sonorité souvent obscure, à laquelle est parfois annexé l'appendice, que l'on sent sous forme d'un cordon cylindrique.

L'*inflammation herniaire* elle aussi est rare. Elle se manifeste par de la rougeur, de la douleur, parfois une esquisse d'accidents d'étranglement. J'ai même vu deux enfants chez lesquels l'inflammation d'un kyste du cordon avait simulé presque complètement l'étranglement. Ces poussées inflammatoires ont coutume d'aboutir à la résolution, au simple épaississement du sac, qu'on trouve rouge si on opère pendant la poussée. Une seule fois j'ai saisi en évolution une vraie hydroépiplocèle enflammée, identique à celle de l'adulte, et la tumeur cylindrique, douloureuse, avec rougeur de la peau, en avait imposé à un de mes internes pour une funiculite probablement tuberculeuse. Ce que l'on rencontre assez souvent, sans un commémoratif d'une semblable netteté, c'est l'épiploon adhérent au fond du sac et un peu induré; il y a évidemment eu une inflammation initiale, mais elle a été lente et torpide. Il est fréquent que cet épiploon, presque partout souple, échappe à la palpation; on sent pourtant, après réduction, que le cordon reste plus gros que de coutume, et cela doit faire soupçonner le diagnostic.

Une erreur de diagnostic utile à connaître consiste à confondre la *tuberculose du canal péritonéo-vaginal* avec une épiplocèle adhérente, un peu épaissie, formant tumeur. Le diagnostic de cette lésion est établi quand on reconnaît l'existence de foyers tuberculeux dans le testicule et le cordon ou dans le péritoine. Mais parfois, le testicule étant normal, le péritoine paraît l'être également, et cependant il est malade. Or c'est une surprise opératoire désagréable que de trouver un sac tuberculeux, avec lésions se prolongeant dans le ventre, car si certains résultats définitifs sont favorables, le pronostic immédiat est loin d'avoir, d'après mon expérience personnelle, la même bénignité que pour une cure radicale de hernie ordinaire : je compte, en effet, 4 décès sur 14 cas au lieu de 1 sur 900.

ÉTRANGLEMENT. — L'étranglement herniaire est assez fréquent chez l'enfant et surtout chez l'enfant au-dessous de deux ans.

L'*agent de l'étranglement*, malgré une tentative récente, dont mon élève Tariel a fait justice, pour ressusciter la vieille théorie musculaire, est certainement, comme pour la hernie congénitale de l'adulte, un anneau valvulaire rétréci, situé au collet ou en un point quelconque du sac. La preuve en est que si on opère en fendant largement l'aponévrose du grand oblique, après cela on voit très nettement au sac une dépression circulaire due à une bride fibreuse, et l'étranglement cesse après qu'on a coupé cette bride de la pointe du bistouri.

Les *lésions intestinales* sont les mêmes que chez l'adulte, mais moins graves. Le sillon d'étranglement est moins précoce, et moins marqué; le sphacèle, dont j'ai toutefois observé un exemple, est exceptionnel. Cette bénignité tient sans doute à ce que les brides valvulaires du canal péritonéo-vaginal sont encore souples et minces chez l'enfant.

Je signalerai la fréquence de la *congestion du testicule*.

L'étranglement herniaire chez l'enfant est habituellement brusque; parfois il atteint d'emblée une hernie jusqu'alors inconnue. Ses *symptômes* (vomissements, constipation, etc.), sont les mêmes que chez l'adulte, et c'est seulement la *marche* qui présente certaines particularités.

L'acuité des accidents est presque toujours grande, mais on aurait tort d'en conclure que la gravité ultérieure soit en rapport avec ce début dramatique. Assez souvent l'état général reste bon et, pour faire cesser l'irréductibilité, il suffit d'une pression légère; ou bien la mère applique d'elle-même un cataplasme sur le scrotum devenu volumineux ou douloureux, et bientôt la hernie rentre spontanément. C'est en raison de ces étranglements légers, volontiers qualifiés d'engouement, que certains chirurgiens ont insisté sur la bénignité de cette complication chez l'enfant, et ont déclaré que toujours le taxis suffisait. Or, je crois cette assertion inexacte. A côté de ces étranglements bénins, j'en ai vu de graves, rebelles au taxis sous le chloroforme, capables d'aboutir à la gangrène ou, sans gangrène, à l'intoxication mortelle du sujet. D'autre part, les crises passagères que je viens de signaler ont coutume d'être à répétition, et, après avoir donné une fausse sécurité, aboutissent un jour à un étranglement serré, sévère, mortel même. C'est pour cela que je considère ces crises préalables comme un avertissement et par conséquent comme une indication de la cure radicale.

Le *diagnostic précoce* est donc d'une haute importance, et presque toujours il est très facile; mais par contre, il est des cas où il est d'une obscurité réelle. Quelquefois en effet — j'en ai observé un exemple pour un étranglement de l'appendice — les symptômes d'étranglement sont incomplets, et d'autre part certaines inflammations de voisinage, portant sur un ganglion inguinal, sur un kyste du cordon ou du canal de Nuck, sur le cordon ou sur le testicule, retentissent sur le péritoine, créent un péritonisme avec des signes plus ou moins accentués d'occlusion. De tous ces faits, j'ai recueilli des observations, et l'erreur est d'autant plus aisée que, chez l'enfant en bas âge, l'étranglement s'accompagne souvent de rougeur scrotale, de signes d'inflammation. Avec un examen attentif, en comparant-avec soin l'état local et l'état général, on arrive d'ordinaire au diagnostic exact : et que dans le doute on prenne le bistouri.

Le péritonisme est surtout net dans les orchites du testicule en ectopie, dont la vaginale en effet n'est presque jamais oblitérée. En outre, ces testi-cules sont sujets à l'étranglement, à la torsion du cordon, et ici on peut même noter des signes de pseudo-étranglement. Dans le doute, on fera d'urgence une cure radicale, qui en tout cas devrait être pratiquée ultérieurement.

L'examen soigné des régions herniaires évite l'erreur de diagnostic avec l'occlusion intestinale, avec l'appendicite. Cependant on peut voir, dans ce dernier cas, le canal péritonéo-vaginal persistant être distendu par du pus venant du péritoine et le diagnostic est alors à peu près impossible : on ne l'établira qu'après incision du sac herniaire.

**Traitement.** — La question de la cure opératoire des hernies chez l'adulte est aujourd'hui jugée. Grâce aux travaux multiples qui ont vu le jour depuis une dizaine d'années, on sait dans quelles conditions l'opération peut ou doit être entreprise, quels résultats définitifs on est en droit d'en attendre selon la nature et la cause de la hernie, selon l'âge et l'état du sujet, etc.

Pour les hernies de l'enfance, la solution du problème n'est pas aussi nette aux yeux de bien des chirurgiens, et quelques partisans résolus de l'opération chez l'adulte lui adressent, chez l'enfant, de nombreuses objections. Ces objections sont plutôt théoriques, et ceux qui les font ne semblent pas, d'après leurs publications, avoir une expérience pratique réelle sur la cure radicale de la hernie chez l'enfant.

En réalité, depuis 1890, époque où j'ai commencé à opérer fréquemment des hernies, et surtout des hernies inguinales, je n'ai pas tardé à me convaincre, par l'observation attentive, que l'on pouvait sans aucun danger opérer des enfants, et bien vite je suis arrivé à les opérer de plus en plus jeunes.

Si je réunis mes statistiques d'enfants et d'adultes, mes opérations dépassent aujourd'hui 1000, dont environ 900 chez l'enfant. Je puis donc, je pense, apporter dans le débat une expérience égale, sinon supérieure, à celle de tous les auteurs qui ont écrit sur le sujet.

Comme pour les hernies ombilicales, avant de se résoudre à opérer, il importe d'avoir déterminé jusqu'à quel point on peut espérer la *guérison par le bandage*; et si je suis opérateur, c'est parce que je suis à cet égard beaucoup moins optimiste qu'il n'est encore classique de l'être.

Il est incontestable que par le port régulier, nuit et jour, d'un bandage bien construit, bien appliqué et bien surveillé, on peut obtenir chez l'enfant des guérisons inconnues à l'adulte. Cette différence, qui est fort tranchée, a certainement entraîné trop loin nos devanciers quand elle leur a fait dire que chez l'enfant, au-dessous de 15 ans, le succès était la règle, si même il n'était à peu près constant.

Or, ce que j'ai observé ne m'a pas conduit à cette conclusion.

A maintes reprises, déjà, j'ai été consulté pour des enfants âgés de quelques jours ou de quelques mois. J'ai conseillé le port du bandage, naturellement, et même avec une mère ou une nourrice intelligente et soigneuse, même lorsque l'enfant supportait bien le bandage, j'ai enregistré bien des échecs; et, lorsque l'enfant fut assez âgé, j'ai dû l'opérer pour une hernie restée stationnaire, ou même progressivement accrue.

D'autres enfants, au contraire, me paraissent guéris, mais je n'ose pas dire qu'ils le sont, car ceux-là sont presque légion, chez lesquels on croit avoir réussi; on continue le bandage par précaution, pendant quelques mois, quelques années même, puis on le retire : et, au bout d'un temps variable, avec ou sans cause déterminante connue, la hernie reparaît.

Pour une thèse récente, sur la hernie inguinale chez la fille, mon élève Vassal a dépouillé les registres de consultation de l'hôpital Trousseau, pour novembre et décembre 1894, janvier et février 1895 : 91 enfants des deux sexes ont été présentés à la consultation porteurs de hernies inguinales, et parmi eux 40 avaient été soumis sans résultat à l'épreuve du bandage.

Il s'agit, je le sais, de la classe ouvrière, dans laquelle la régularité parfaite du bandage n'est pas toujours obtenue. Mais dans bien des cas l'enfant était proprement tenu, soigneusement surveillé, il avait porté nuit et jour un bandage en caoutchouc pendant la première enfance, puis un bandage à ressort lorsque la peau avait pu supporter la pression de la pelote. J'ai constaté le même fait chez bon nombre d'adultes, appartenant à toutes les classes de la société, soumis au bandage depuis leur plus tendre enfance.

Dans quelques cas, j'ai constaté, en opérant, une cause d'échec : une pointe d'épiploon, assez mince pour qu'on pût croire la hernie réduite sous le bandage, adhérait au sac, et j'ajouterai que j'ai trouvé des épiplocèles adhérentes chez des adultes qui se sont fait opérer par moi après avoir inutilement porté bandage depuis leur enfance.

Donc, même lorsque le bandage peut être porté avec régularité, il échoue assez souvent; et, quand il parait avoir été efficace, encore faut-il faire des réserves sur l'avenir.

A côté de ces *hernies simples*, on doit réserver une place importante aux hernies qui, de par leur disposition anatomique, ne sont pas justiciables du bandage. Je ne ferai que rappeler les hernies du cæcum et de l'appendice, avec descente du côlon et adhérence charnue naturelle : elles sont possibles, cependant, et j'en ai opéré. Mais cette variété est rare, tandis que les hernies avec kyste du cordon ou avec ectopie testiculaire sont fréquentes : alors le bandage est toujours inefficace, si même il n'est nuisible.

Pour les *hernies avec ectopie*, on ne discute plus guère. La pelote en fourche a vécu et l'indication est nette de pratiquer la cure radicale avec descente artificielle du testicule. Mais pour les *kystes du cordon*, on peut songer à la ponction suivie d'injection irritante. C'est une méthode qui certainement est efficace, chez l'enfant en particulier. Il suffit, comme l'a montré Monod père, d'injecter quelques gouttes d'alcool dans la cavité pour en obtenir souvent l'oblitération. Peut-être, d'ailleurs, la guérison spontanée est-elle fréquente, et cela expliquerait pourquoi on observe assez rarement des kystes sous-jacents à la hernie congénitale funiculaire chez l'adulte, tandis que cette disposition est fréquente chez l'enfant.

[BROCA.]

C'est là un point que je signale seulement, car il n'entre pas directement dans mon sujet. Pour ma part, je préfère extirper le kyste, et cela m'a conduit à constater que *toujours* au-dessus du kyste existait un sac herniaire largement béant. Se borner à oblitérer le kyste, c'est donc respecter à coup sûr une hernie, qu'on aura rendue simple il est vrai, mais l'expérience m'a prouvé que pour les hernies simples la cure radicale donnait des résultats préférables à ceux du bandage.

Avant d'arriver à ce point, je dirai encore un mot de la *hernie étranglée*. J'ai déjà dit que l'étranglement de la hernie inguinale chez l'enfant cède presque toujours au taxis et qu'il ne menace pas très sévèrement la vitalité de l'intestin. Néanmoins, sauf chez les enfants très jeunes et surtout faibles d'apparence, j'ai coutume de toujours pratiquer la kélotomie suivie de cure radicale, car j'en ai eu d'excellents résultats, même chez un enfant de 19 jours dont l'intestin était sphacélé en un point par un pincement latéral. Mieux vaut opérer que de laisser l'enfant exposé, sinon à une récidive de l'étranglement (qui cependant n'est pas exceptionnelle), tout au moins aux ennuis et aux incertitudes de la cure par le bandage.

A ces incertitudes, en effet, on peut opposer sans crainte les *résultats de la cure radicale*.

Le premier point, nettement établi, est que la cure radicale de la hernie inguinale est chez l'enfant d'une bénignité parfaite. Sur tous mes opérés de hernie non compliquée, je n'ai enregistré qu'un décès par péritonite, survenu il y a quatre ans.

Dans ma statistique, je relève un autre décès, ce qui ferait d'ailleurs un pourcentage insignifiant si ce décès était d'ordre opératoire, ce que je ne pense pas. Il s'agit d'un enfant que j'ai opéré à l'âge de 13 mois et qui a succombé, en quarante-huit heures, à une broncho-pneumonie suraiguë. Cette complication n'a rien de spécial : avec la diarrhée infantile, elle fait périr en grandes proportions les nourrissons qui sont hospitalisés sans leur mère ou sans leur nourrice, dans les services de chirurgie en particulier, où les infirmières n'ont pas l'habitude des soins requis par ces enfants.

C'est pour cela que je n'aime pas à entreprendre la cure radicale chez des enfants du premier âge et qu'invariablement, à l'hôpital, je dis à la mère d'élever d'abord l'enfant, pour me le faire opérer, si le bandage n'a pas été efficace, vers l'âge de 15, 16 mois, une fois bien sevré et apte à être mis dans la salle commune.

S'il fallait considérer qu'en raison de l'âge exclusivement la cure radicale acquiert une gravité réelle, pendant les premiers mois de la vie, il y aurait là un argument important pour faire préférer, en cas de hernie étranglée, le taxis à la kélotomie. Il est certain, en effet, que l'étranglement survient de préférence au-dessous de 2 ans, et même dans le cours de la première année. Et cependant, je viens de dire que je n'hésite pas à opérer.

C'est qu'alors, au point de vue de la psychologie de la mère, il y a des conditions un peu spéciales. Pour cet incident aigu, inquiétant, terrifiant même, on obtiendra des soins attentifs, des dérangements multiples. Il en est autrement chez les enfants pour lesquels on a la main forcée, au bout de quelques semaines ou de quelques mois, par une hernie toujours croissante. Cette évolution progressive s'observe toujours chez des enfants mal soignés, nourris au biberon et à ventre flasque, munis d'un bandage défectueux et mal surveillé, mis en garde pendant que la mère va travailler au dehors, malpropres et ulcérés par le bandage, etc. Alors la mère, qui à la misère et à la négligence joint souvent l'inintelligence et l'indocilité, veut avant tout se débarrasser d'un enfant qu'une infirmité rend difficile à élever.

Dans ces conditions, on est quelquefois obligé d'opérer et d'hospitaliser l'enfant : et c'est sur un cas de ce genre que j'ai eu un décès par broncho-pneumonie. J'ajouterai que plusieurs fois, dans ces circonstances, j'ai observé des accidents analogues, mais légers, dont j'ai eu raison par l'enveloppement humide du thorax; et d'autre part, dans le cas mortel, cet enveloppement, que j'avais prescrit, n'a pas été appliqué.

J'ai insisté sur ces considérations, parce que d'elles résulte mon opinion sur l'*âge où il convient d'opérer*. Après avoir, au début de ma pratique, abaissé à 3 ou 4 ans une limite qu'il était classique de fixer à 8 ou 10, je suis peu à peu arrivé à opérer de parti pris à partir de 15 ou 18 mois, et bien plus tôt si une complication survient.

Cela étant dit sur la gravité opératoire, reste la question d'*efficacité*. Après avoir revu, plus de six mois après l'opération, 250 de mes opérés, mon élève Mlle Gordon n'a constaté, en juin 1894, que deux récidives. L'un de ces enfants était à ce moment déjà réopéré depuis 8 mois; il l'est aujourd'hui depuis trois ans et je l'ai revu il y a 8 jours, en parfait état général et local : cela prouve simplement, je crois, que ma première opération avait été incomplète. Aussi ai-je également réopéré mon autre récidiviste, et lui aussi est resté guéri. Depuis, il y a deux ans, mon élève Vassal, à propos de sa thèse inaugurale, a revu en particulier les filles : chez une seule, devenue tuberculeuse et toussant constamment, il y a de l'impulsion au-dessous et en dehors de la cicatrice.

Je ferai remarquer que, parmi les malades revus sans récidive, deux au moins ont eu une coqueluche tout à fait caractérisée; que plusieurs ont eu la rougeole avec broncho-pneumonie. Plusieurs même ont subi cette atteinte à l'hôpital, où de temps à autre des épidémies de rougeole sévissent au pavillon des tout petits, quelques jours après l'opération. Un enfant ayant ainsi succombé à une broncho-pneumonie 5 mois après l'opération, l'autopsie a permis de constater qu'il n'y avait pas trace de dépression à la région inguinale du péritoine.

Quand j'aurai ajouté que depuis le jour de l'opération aucun de ces enfants n'a plus jamais porté bandage, il me sera permis d'affirmer que ces résultats sont excellents. On ne saurait d'ailleurs s'en étonner si on réfléchit qu'on est en présence d'un trou congénital anormalement béant et que d'ordinaire l'enfant n'est pas à vrai dire un hernieux. Ce qui fait le hernieux, c'est avant tout la faiblesse des muscles plats de l'abdomen, car je répète qu'aux muscles, organes actifs, et non aux aponévroses, aux tendons plutôt, organes passifs, il faut attribuer le rôle principal dans la hernie dite de faiblesse et dans la récidive après une cure radicale bien faite.

[BROCA.]

L'enfant n'est d'ordinaire pas un hernieux, ai-je dit : et cependant j'ai signalé la fréquence, chez l'enfant au-dessous de 4 ans, du ventre flasque, gros et mou des rachitiques, en cas de hernie inguinale aussi bien qu'en cas de hernie ombilicale. Mais le fait important, qui différencie bien cet état de la faiblesse musculaire des vieux hernieux, c'est que, par un traitement médical approprié, par les toniques, par une alimentation bien réglée, on rend presque toujours aux tissus la vigueur qu'ils ont perdue.

La conclusion de tout ce qui précède est que la cure radicale de la hernie inguinale chez l'enfant, même en bas âge, est une opération bénigne, bien plus efficace que le bandage, et que dès lors elle doit être entreprise.

Il y a environ un an, Lannelongue a tenté d'oblitérer le sac à l'aide d'injections de chlorure de zinc à 1/10 autour du cordon et dans le canal inguinal. Les faits, au nombre d'une dizaine, sont encourageants, mais ils sont encore trop peu nombreux pour entrer en parallèle avec la cure sanglante. Ils prouvent qu'un gonflement inflammatoire considérable bouche le canal et est suivi d'une rétraction cicatricielle probablement efficace. Ce que j'ai vu m'a conduit à mettre de mon côté la méthode à l'étude il y a environ un mois, mais cela est trop récent pour que j'en puisse parler dans cet article, où je ne veux donner que le résultat de mon expérience personnelle.

Un mot pour terminer sur le *manuel opératoire* : c'est exactement celui que j'ai décrit en 1891, au Congrès de chirurgie, pour la hernie inguinale congénitale chez l'adulte.

Après incision oblique de la peau sur le trajet inguinal, incision qui doit rester au-dessus du scrotum, on fend sur 3 à 4 centimètres de long l'aponévrose du grand oblique, et sur chaque lèvre on met une pince hémostatique. Cela fait, on a sous les yeux le sac et le ligament rond chez la fille, le sac et le cordon chez le garçon.

Chez la fille, on soulève en masse sac et ligament rond, on extrait par traction le cul-de-sac qui pénètre dans la grande lèvre et après avoir relevé le tout on voit nettement l'artère épigastrique, au niveau de laquelle on lie le sac. Ce sac a préalablement été ouvert, pour bien voir s'il n'y a pas d'intestin ou d'épiploon pris dans la ligature. En outre, on l'attire le plus possible au dehors, pour que la ligature remonte haut dans le ventre. Il est inutile de disséquer le ligament rond.

Chez le garçon, entre le pouce et l'index on soulève en masse le cordon ; on a alors sous l'œil la paroi postérieure du canal, et l'on voit également l'artère épigastrique. Mais ici il faut isoler le sac. Sur l'index gauche, qui soulève et tend le cordon, on raye longitudinalement ce cordon de trois coups de pointe qui fendent successivement : 1° le crémaster ; 2° la fibreuse commune ; 3° la séreuse. On trouve toujours le sac si on le cherche à la base du cordon. Quoi qu'on en ait dit, après avoir disséqué plus de 60 hernies sur le cadavre, après en avoir opéré plus de 1000 chez l'adulte et chez l'enfant, j'affirme que ces trois plans successifs sont toujours possibles à voir, à isoler, à disséquer. Après les avoir vus, on trouve immédiatement entre la séreuse et la fibreuse un plan de clivage et après avoir amorcé le décollement avec l'ongle, on remonte avec la pulpe de l'index en deux à trois coups, jusqu'à la graisse jaune sous-péritonéale, jusqu'à la vessie que je vois toujours.

S'il y a de l'épiploon, le mieux est de l'exciser au-dessous d'une ligature après l'avoir attiré autant que possible.

Pour suturer le canal, je crois inutile de recourir aux procédés compliqués, tels que ceux de Bassini, de Barker. Il suffit de trois ou quatre points en capiton, prenant bien toute l'épaisseur de la paroi et passant au-devant du cordon. Je suture la peau sans drainage et je panse avec une pâte adhésive à la gélatine, à la glycérine et à l'oxyde de zinc.

Il est rare — et alors cela tient toujours au contenu de la hernie — que l'opération ainsi conduite dure plus de dix minutes. La rapidité est, je crois, un facteur important du succès chez les tout jeunes enfants, et mes résultats définitifs prouvent qu'elle n'empêche pas l'opération d'être complète.

## HERNIE OMBILICALE

**Définition et Divisions.** — On comprend généralement sous le nom de hernie ombilicale toute tumeur en rapport avec l'ombilic et contenant dans son intérieur un ou plusieurs des viscères de l'abdomen (S. Duplay).

Il est depuis longtemps classique de diviser ces hernies en deux grandes classes (A. Bérard, Vidal de Cassis, Debout), suivant que les viscères restent hors de l'abdomen en raison d'un arrêt de développement ou qu'ils sortent hors de l'abdomen complètement développé ; d'où la division en hernies congénitales et acquises, ces termes étant pris dans leur sens réel et non dans celui où on les emploie souvent pour les hernies inguinales.

D'autre part, les hernies congénitales, c'est-à-dire existant à la naissance, présentent plusieurs variétés ; on ne saurait se contenter, comme Gosselin, de les diviser en grosses, moyennes et petites : il faut, avec S. Duplay, tenir compte du développement de l'ombilic. Or on sait que ce développement passe par 4 périodes, dont 2 avant la naissance et 2 après la naissance : 1° période embryonnaire, jusqu'au 3e mois ; l'ombilic n'est pas encore formé ; 2° période fœtale, du 3e mois à la naissance, l'ombilic existe et donne passage seulement aux vaisseaux ombilicaux et à l'ouraque ; 3° période infantile, durant en général de 4 à 5 mois, pendant laquelle l'ombilic se consolide après la chute du cordon ; 4° période du complet développement. A chacune de ces périodes répond une variété de hernie : 1° deux congénitales : a) embryonnaire, b) fœtale ; 2° deux acquises : a) infantile ; b) de l'adulte, celle-ci ne devant pas trouver place dans le présent article.

### I. — HERNIES EMBRYONNAIRE ET FŒTALE

**Anatomie pathologique et pathogénie.** — 1° HERNIE EMBRYONNAIRE. — On sait que jusqu'au 5e mois de la vie intra-utérine, pendant les périodes dites ombilicale et allantoïdienne, une anse intestinale, l'anse vitelline, fait saillie au dehors ; c'est sur elle que s'insère le conduit vitello-intestinal, qui à cette période traverse normalement l'ombilic. Il y a hernie embryonnaire lorsque, par suite d'un arrêt de développement, l'ombilic ne se forme pas et que [les viscères abdominaux subissent un développement ectopique.

On observe tous les degrés entre une tumeur, parfois très petite, contenue dans la base du cordon, et une véritable éventration. Dans ce dernier cas, il y a tantôt arrêt de développement des parois abdominales, tantôt et le plus souvent défaut de soudure sur la ligne médiane ; par cette fissure, qui peut aller de l'appendice xiphoïde au pubis, mais qui est plus volontiers sus-ombilicale, sortent quelquefois presque tous les viscères de l'abdomen, même le duodénum, et quelquefois le cœur se joint à eux.

Dans les cas moins prononcés, qui seuls intéressent le chirurgien, la hernie *contient* plus ou moins d'intestin grêle, l'angle iléo-cæcal (Merkel, Is. Geoffroy Saint-Hilaire), et très souvent une partie du foie, cet organe étant chez le fœtus très volumineux et fixé à l'ombilic par la veine ombilicale. Quelquefois sur l'anse vitelline persiste le canal vitello-intestinal, ouvert ou non à l'extérieur et associé à des éventrations volumineuses ; les hernies de ce diverticule seul (omphalocèle diverticulaire) sont fort rares. Dans une autre variété, l'anse vitelline, portant parfois des vestiges du canal vitello-intestinal (Jolly) reste adhérente dans la base du cordon.

Nous rapprocherons de ces hernies les *omphalocèles urinaires*, mais ce ne sont pas des hernies, l'ouraque étant un organe à développement extra-péritonéal.

Le *cordon* s'insère ordinairement en bas de la tumeur ; quelquefois latéralement, et alors de préférence à gauche.

Les *enveloppes* de ces hernies sont importantes à étudier. Tantôt, quel que soit le volume de la hernie, les viscères sont entourés d'une membrane semi-transparente, continue d'une part avec la peau au niveau d'un bourrelet, d'autre part avec la gaine du cordon. Tantôt, comme dans quelques volumineuses éventrations, cette membrane se perd après un court trajet sur les viscères herniés, qui dès lors sont baignés directement par le liquide amniotique ; on ne sait s'il s'agit alors d'une disposition originelle ou d'une rupture du sac.

Cette membrane n'est ni le péritoine, ni la peau, mais la membrane de Rathke.

Il est de règle que des adhérences existent entre les viscères herniés, et entre eux et le sac ; ces adhérences sont pour les uns l'indice d'une péritonite intra-utérine (Debout), pour les autres un agglutinement par vice de développement (Nicaise).

Dans les hernies diverticulaires, le péritoine se réfléchit à la base du diverticule, qui dès lors adhère, dans la base du cordon, à la face interne du prolongement amniotique. Dans les hernies de l'anse vitelline, il y a de même un point d'adhérence, le péritoine se réfléchissant autour du point où s'insérait le conduit vitello-intestinal.

Chez ces sujets, les vices de conformation concomitants sont fréquents, portant sur l'intestin, l'anus ou des organes et régions divers.

2° Hernie fœtale. — Le contenu de ces hernies est ordinairement l'intestin grêle, quelquefois le gros intestin, rarement le foie, ce dernier pouvant être pour ainsi dire étranglé par l'anneau sous forme d'une sorte de lobe supplémentaire (Stoltz).

Le *cordon* s'insère tantôt au sommet de la tumeur, qui dissocie ses éléments : tantôt latéralement, en général à gauche, et il est déjeté de côté mais non dissocié. On note parfois l'absence d'une artère ombilicale.

Le *sac*, en général transparent, est formé par le péritoine, que la gélatine de Wharton sépare de la gaine amniotique du cordon. On a observé l'inflammation de ce sac, sa rupture lors de l'accouchement. Les adhérences sont fréquentes.

Par leur *pathogénie*, ces hernies diffèrent des hernies embryonnaires en ce qu'elles sont constituées par des viscères qui, développés dans l'abdomen, en sont sortis après la constitution de l'ombilic et en s'entourant d'un sac péritonéal, mais il faut ajouter qu'il y a des formes de transition (Jolly, Gadaud) et que d'autre part la persistance du conduit vitello-intestinal, empêchant les lames ventrales de se bien réunir, est une cause prédisposante (Ahlfeld). On a indiqué comme causes la péritonite adhésive (Simpson) et la diminution de capacité de l'abdomen par rétraction des muscles (J. Guérin) ou par compression due à l'attitude vicieuse du fœtus (J. Cruveilhier), ou par tumeur intra-abdominale (Moissenet). Il est d'ailleurs à remarquer que chez le fœtus on peut facilement, par pression avec le doigt ou par traction sur le cordon, produire un cul-de-sac péritonéal dans la base du cordon, d'où le rôle possible de tiraillements du cordon pendant la vie intra-utérine (Scarpa).

**Signes et diagnostic.** — Le volume d'une hernie ombilicale congénitale varie de celui d'une noisette à celui d'un poing, et plus ; la tumeur est en général plus ou moins ovalaire ou arrondie, elle est quelquefois lobée par les vaisseaux dissociés, lorsque le cordon s'insère au sommet. La transparence des enveloppes permet quelquefois de diagnostiquer avec certitude la présence du foie, qui sans cela se différencie de l'entérocèle adhérente par sa matité, par l'impossibilité de plisser le sac (L. Gosselin), par l'insertion du cordon à gauche. Les hernies fœtales, ne contenant pas le foie, sont en général réductibles, et l'irréductibilité doit faire penser à une hernie embryonnaire, diverticulaire si la tumeur est petite, de l'anse vitelline si elle a le volume d'une noix. Ajoutons que la hernie d'un diverticule petit et vide ne cause même pas un gargouillement fugace quand on comprime la base du cordon et est facilement méconnue ; c'est dans ces conditions, plutôt que par ligature d'une anse intestinale, que l'on observe des fistules stercorales à la chute du cordon, le diverticule méconnu ayant été compris dans la ligature (S. Duplay), d'où le précepte de toujours lier assez loin de la base, que l'on aura en outre soin de refouler vers le ventre.

Le *diagnostic différentiel* n'est à établir qu'avec l'omphalocèle urinaire, tumeur fluctuante, transparente, souvent accompagnée de vices de conformation de l'urèthre, avec rétention d'urine complète ou incomplète.

**Marche. Pronostic.** — L'évolution dépend de la nature de la hernie, les hernies embryonnaires étant plus graves que les fœtales, les grosses étant plus graves que les petites. Après mortification du cordon et de l'enveloppe de la hernie, si le sac péritonéal est absent le péritoine reste ouvert, et le sujet succombe ; il en est d'ordinaire de même lorsque le péritoine est à nu ; par-

fois pourtant on a vu des hernies volumineuses guérir de la sorte spontanément, par cicatrisation progressive, et cette guérison a été constatée par quelques auteurs jusqu'à l'adolescence ; Stoltz, Cruveilhier ont vu se produire
après cela des hernies par d'autres anneaux, ce qui tiendrait au défaut de
capacité de l'abdomen (S. Duplay).

Si donc les éventrations sont incompatibles avec la vie, on n'en saurait
dire autant pour les hernies proprement dites, même volumineuses, et pour
les petites la guérison est la règle. Une exomphale congénitale réductible n'est
donc pas un motif pour ne pas opérer une imperforation anale, et, d'autre part,
en médecine légale, elle ne doit pas empêcher de déclarer viable un fœtus
de 8 mois.

**Traitement.** — Pendant longtemps, on s'est borné à appliquer sur la
hernie des pansements compressifs et protecteurs pour réduire lentement la
tumeur et favoriser la guérison spontanée; ou bien on a obtenu quelques
succès par la réduction immédiate suivie de compression. Quant aux tentatives de suture après réduction, après rupture pendant l'accouchement, après
chute du cordon et ouverture du péritoine, elles ont donné, jusqu'à l'emploi
des méthodes antiseptiques, de très mauvais résultats. Actuellement il n'en
est plus de même et comme la mort est la terminaison habituelle de ces
hernies abandonnées à elles-mêmes, il faut en pratiquer la cure radicale, même
quelques heures après la naissance, sans craindre de chloroformiser l'enfant,
car les adhérences, la présence du foie rendent souvent l'intervention laborieuse; quelquefois il faut débrider l'anneau pour réduire les viscères.

L'opération, bien évidemment, est grave, mais elle a permis de sauver les
malades en proportion notable.

## II. — Hernie infantile

**Anatomie et physiologie pathologiques.** — En passant le doigt derrière la ligne blanche, on constate que l'ombilic est un point faible, si bien
que, s'il était situé à la partie inférieure de l'abdomen, tout le monde, a-t-on
dit, aurait une hernie ombilicale; son occlusion se fait après la naissance,
en un temps évalué à 8 ou 12 semaines par Bérard et Gosselin, par S. Duplay, à 3 ou 4 mois par A. Richet..

La hernie *sort par l'anneau* lui-même, comme le dit J.-L. Petit, et la
hernie adombilicale est exceptionnelle chez l'enfant ; quelquefois elle s'engage au centre même des vaisseaux qu'elle dissocie (Jobert de Lamballe),
d'où une hernie trifoliée ; quelquefois les vaisseaux sont sur un des côtés, mais
ordinairement la hernie est située au-dessus d'eux, et elle sort entre la
veine et l'anneau; car là il n'y a pas d'adhérences, tandis qu'il y en a entre
la demi-circonférence inférieure de l'anneau et le cordon fibreux des artères
ombilicales et de l'ouraque. Dans ce cas, la tumeur est en général lisse, ce
que Sabatier, Bérard, Hadde, ont expliqué par l'absence ou la rupture des
adhérences entre le cordon vasculaire et la peau; mais pour Ch. Féré, cette
opinion serait erronée.

Le *canal ombilical,* que l'on ne décrit guère qu'à propos de la hernie de l'adulte, a été vu chez l'enfant par Ch. Robin et chez le nouveau-né par Denis de Commercy.

Le *sac péritonéal* a été nié autrefois, puis on admit qu'il se rompait dans les hernies volumineuses. En réalité il est constant, mais il est très mince parce qu'il se forme par distension, en raison des adhérences du péritoine autour de l'anneau ombilical. Il adhère à la peau par un tissu cellulaire où rampent les vaisseaux ombilicaux oblitérés ; cette peau est très mince.

Le *contenu* est ordinairement l'intestin grêle, quelquefois le côlon, exceptionnellement le cæcum, un diverticule; la rareté de l'épiploon n'est réelle qu'avant le 6e mois; quant au foie, Lean- de Kilmalcolm l'a signalé, mais il s'agissait bien probablement d'une hernie fœtale.

**Étiologie.** — La prédisposition est créée par un retard au travail de consolidation de l'ombilic, et on a invoqué à cet égard un cordon volumineux et mou (A. Cooper, Martin de Lyon), la prolongation de la peau sur le cordon (Underwood), le défaut d'adhérence des cordons vasculaires, d'où une cicatrice en macaron. En tout cas, il est à noter que la hernie apparaît presque toujours avant le 6e (Gosselin) et même avant le 4e mois (Desault, A. Bérard). Je crois même, comme P. Berger, que le début dans le premier mois de la vie est la règle. L'apparition de 1 à 2 ans (Gosselin, S. Duplay), de 4 à 5 ans (Pecquet), à 9 ans même (Vidal de Cassis) est exceptionnelle.

La prédominance dans un des *sexes*, masculin (Malgaigne, P. Berger) ou féminin (Girard de Lyon, Giraldès), est douteuse pour Ch. Féré. Cependant, j'ai opéré 34 garçons contre 7 filles seulement.

Dans certaines *races*, chez les nègres par exemple, la hernie ombilicale a une fréquence spéciale, ce qui serait dû au défaut de soins donnés au cordon, cause prédisposante depuis bien longtemps invoquée par Sœmmering. L'hérédité a une influence réelle.

L'*état général* a de l'importance et la hernie ombilicale est fréquente chez des enfants mal nourris, faibles, rachitiques, à ventre gros.

Signalons l'influence des efforts, des cris, de la toux, des vomissements, de la constipation, des tumeurs intra-abdominales (S. Duplay). On a encore incriminé autrefois, mais sans grande raison, la ligature du cordon trop loin de la base, les bandages trop serrés, l'habitude de coucher les enfants sur le ventre.

L'*association aux hernies inguinales* est fréquente chez le garçon, rare au contraire chez la fille (P. Berger).

**Symptômes.** — Le *volume* de la hernie infantile, capable d'atteindre celui d'un œuf de poule, dépasse rarement celui d'une noisette. La *forme* est arrondie, devenant cylindroïde et oblique en bas et en avant lorsque la tumeur grossit; la surface, quelquefois trilobée, est en général lisse, et on y voit un stigmate blanc marquant la place de l'ombilic déplissé et situé d'ordinaire en bas, quelquefois au centre (h. trifoliée), ou latéralement, selon les rapports indiqués plus haut entre la hernie et les vaisseaux ombilicaux. Les autres signes physiques sont ceux de toutes les hernies réductibles.

Les signes fonctionnels sont en général nuls; il n'est cependant pas rare d'observer des troubles douloureux et digestifs cessant après la réduction de la hernie.

**Diagnostic.** — On peut *méconnaître une hernie* très petite et dès lors ne pas rapporter à leur véritable cause des douleurs, des coliques : avec un examen local attentif, les faits de ce genre sont très rares.

Le *diagnostic différentiel* est presque toujours évident: signalons, à titre de curiosité, l'analogie possible avec les tumeurs par persistance de l'ouraque (Gruget), avec la hernie d'une anse veineuse allant de la veine iliaque à la veine ombilicale (Serres). Quelquefois la peau se prolonge en une sorte de prépuce ombilical, d'où une petite tumeur cylindrique, mais irréductible (Ch. Féré).

Les *hernies de la ligne blanche* sont exceptionnelles chez l'enfant mais j'en ai observé; on les reconnaît à l'intégrité de la cicatrice ombilicale, à la forme ovalaire de l'anneau, distinct de l'anneau ombilical. J'ai vu un enfant de quelques mois chez qui la région ombilicale était soulevée par une tumeur à triple bosselure : après réduction, la pulpe des doigts sentait très nettement l'anneau ombilical et, au-dessus de lui, deux orifices de la ligne blanche.

**Marche. Pronostic.** — Après en avoir observé quelques exemples isolés, autrefois considérés comme rares, on a constaté que la *tendance à la guérison spontanée* est la règle, à l'âge où les enfants cessent de crier; elle est beaucoup moins grande pour les hernies ayant débuté passé la première enfance. Elle est rare pour les hernies adombilicales. D'autre part, chez les filles, la réapparition de la hernie après les grossesses paraît assez fréquente.

Les *complications* sont rares; on a cité l'ulcération de la peau, par frottement des vêtements sur une hernie volumineuse. L'étranglement est tout à fait exceptionnel, si même il existe. On a publié des cas d'engouement, d'adhérences, d'accidents douloureux intenses, de perforation intestinale, mais tout cela est bien rare.

**Traitement.** — De ce pronostic très bénin résulte que le traitement devra rarement être actif. Presque toujours il se bornera, par la réduction et la contention, à favoriser la tendance naturelle à la guérison. A la consultation de l'hôpital Trousseau, il ne se passe pour ainsi dire pas de jour où l'on n'apporte quelques enfants en bas âge atteints de hernie ombilicale. Comme tout le monde, je prescris la pose d'un bandage, et presque jamais je ne revois l'enfant.

C'est qu'il est exact, comme tout le monde le dit, que par ce moyen simple la hernie a coutume de guérir. Pour les nourrissons, c'est la règle à peu près sans exception.

Le bandage est difficile à maintenir bien en place, je le sais, et dès lors on en a inventé des modèles multiples. Celui que j'emploie à l'hôpital et qui me donne de bons résultats, est la simple boule d'ouate maintenue par des bandelettes de diachylon.

Un fait à noter, est que les enfants chez lesquels la hernie ombilicale persiste passé les premiers mois sont très souvent élevés au biberon, ont le ventre gros, flasque et étalé des nourrissons dyspeptiques, avec une éventration sus-ombilicale plus ou moins large, qu'on met en évidence en les faisant asseoir. Ces enfants sont des candidats au rachitisme, et si l'on veut obtenir un bon résultat, il importe de tenir compte de cet état et de régulariser l'alimentation.

Quoi qu'il en soit, à l'aide de ces moyens on obtient d'ordinaire la guérison et il ne faut entreprendre la cure radicale que si on les a essayés avec persévérance et si l'enfant est arrivé à l'âge de 2 à 3 ans porteur d'une hernie qui malgré cela continue à grossir.

Mais qu'alors on n'hésite pas ! La cure radicale de la hernie ombilicale est une opération facile, bénigne et efficace. Je l'ai pratiquée 41 fois, sans décès, et j'ai pu constater plusieurs fois la solidité du résultat. Une fois la suture profonde a suppuré, les fils de soie ont été éliminés et il y a eu récidive ; j'ai réopéré cette fillette et j'ai obtenu la guérison définitive.

Le procédé opératoire n'a rien de spécial. D'instinct, et sans me demander qui l'a inventée ou plus ou moins modifiée, j'ai toujours fait l'omphalectomie. Après avoir circonscrit la base de la hernie par une incision circulaire, j'entre par un des côtés dans le sac que j'excise, sans le séparer de la peau. De chaque côté de l'orifice abdominal, j'incise alors la gaine du muscle droit et je fais à la soie, comme pour toute laparotomie, une suture à trois étages, comprenant : 1° le péritoine ; 2° la gaine des muscles droits ; 3° la peau.

La seule difficulté vient de l'épiploon, qui s'insinue entre les lèvres de la suture et qu'il est très malaisé de refouler. Il faut en réséquer le plus qu'on peut, et passer les fils péritonéaux en soulevant fortement la paroi avec deux pinces hémostatiques amarrées sur la gaine des muscles droits.

[BROCA.]

# II

## *MALADIES DE L'OMBILIC*

PAR E. PAQUY
Ancien interne des Hôpitaux.

### I. — CONSIDÉRATIONS ANATOMIQUES

La région ombilicale, qui a joué pendant la vie intra-utérine un rôle si considérable dans la nutrition du fœtus, va après la naissance subir une série de modifications dont l'aboutissant est la cicatrice ombilicale. Le travail d'élimination et cicatrisation qui s'effectue à ce niveau pendant les deux premières semaines expose le nouveau-né à toute une série d'accidents d'hémorrhagie ou d'infection, que nous allons essayer de décrire, en même temps que nous proposerons les moyens propres à les éviter ou à les enrayer.

L'ombilic chez le nouveau-né répond au-dessous du milieu du corps, il est constitué par une ouverture traversée par les artères, la veine ombilicale et l'ouraque, réunis par la gélatine de Wharton. L'ouverture ombilicale est constituée, en allant d'avant en arrière, par la peau qui entoure l'origine du cordon sur une longueur de 1 centimètre environ, formant un bourrelet saillant au-dessus de la paroi de l'abdomen; le fascia superficialis et la couche graisseuse sous-cutanée qui s'arrêtent au pourtour de l'orifice; au-dessous d'eux nous rencontrons l'anneau ombilical, formé aux dépens de l'aponévrose qui constitue la ligne blanche. Cet anneau qui se resserrera ultérieurement est très facile à sentir chez les petits enfants; le péritoine forme la dernière couche. Les vaisseaux ombilicaux chez le nouveau-né occupent le centre de l'anneau, on sait qu'il n'en est plus de même chez l'adulte, où ils correspondent à son bord inférieur.

Après la chute du cordon, la cicatrice ombilicale est située au fond d'un entonnoir constitué par le bourrelet cutané. L'ombilic du jeune enfant forme donc pendant le premier mois une saillie qu'il faut se garder de prendre pour une hernie ombilicale. Bientôt ce bourrelet s'affaisse, et, vers 2 ou 3 mois, on commence à apercevoir la cicatrice ombilicale sans qu'on soit obligé de le déplisser. A 1 an l'ombilic est représenté par le même bourrelet cutané, en général circulaire, qui se continue avec les téguments voisins par sa face externe, et qui s'affaisse brusquement en dedans. A son pied, on trouve un sillon également circulaire circonscrivant une petite éminence, sorte de mamelon blanchâtre et très dur, au centre duquel se trouve la cicatrice ombilicale proprement dite. Cette cicatrice a en général la forme d'une étoile; elle peut être linéaire, demi-circulaire, angulaire.

Nous étudierons successivement dans ce chapitre : la ligature du cordon ombilical, le pansement, la chute du cordon, les hémorrhagies ombilicales, les traumatismes du cordon, les infections ombilicales, leur prophylaxie.

## II. — DE LA LIGATURE DU CORDON OMBILICAL .

Avant de sectionner le cordon, lorsque l'enfant vient d'être expulsé des voies génitales, l'accoucheur place une ligature sur la portion qui restera adhérente à l'ombilic. Cette ligature, dans bien des cas, est une ligature de sûreté : chez les animaux dont les femelles accouchent debout, le cordon se rompt au niveau de l'ombilic et on n'observe jamais d'hémorrhagie. Chez le nouveau-né, P. Dubois, Zimmermann, Wolfart, Kleinwächter, Hoffmann, ont pu, sans inconvénient, négliger de lier le cordon. Hoffmann a plongé dans un bain tiède, sans provoquer d'hémorrhagie, des nouveau-nés dont le cordon n'était pas lié. Personne ne conseille une pareille manière de procéder. Car si théoriquement la ligature est inutile, on s'exposerait en ne la faisant pas à de terribles mécomptes.

La respiration chez l'enfant doit s'établir aussitôt après la sortie des organes génitaux de la mère; elle a pour premier effet de provoquer l'afflux du sang dans les vaisseaux. Le torrent sanguin qui passait par le trou de Botal et le canal artériel se rend maintenant aux poumons par l'artère pulmonaire et ses divisions, et n'a plus aucune tendance à refluer dans la veine ombilicale. Les inspirations successives de l'enfant augmentent cet afflux dans le territoire de l'artère pulmonaire; dès que la respiration s'est établie régulièrement, il ne passe plus rien par la veine ombilicale; bientôt tout le sang contenu dans le placenta fœtal retourne, par les artères ombilicales, dans les vaisseaux du nouveau-né; les battements du cordon deviennent de plus en plus rares, puis cessent complètement.

Les artères ombilicales sectionnées ne permettent pas à l'hémorrhagie de se produire grâce à une disposition anatomique spéciale bien décrite par Ribemont-Dessaignes : « Lorsqu'on examine attentivement l'extrémité sectionnée du cordon on voit que, tandis que la section de la veine représente un orifice assez large, la lumière des artères est réduite dans de telles proportions qu'elle n'existe pour ainsi dire qu'à l'état virtuel, et les parois rétractées fortement constituent un cordon rigide de 2 millimètres, en moyenne, de diamètre intérieur. La force de cette rétraction est très considérable et de beaucoup supérieure, ainsi que nous avons pu nous en assurer expérimentalement, à la tension du sang. Nous avons, en effet, exécuté plus de 20 expériences instituées de la façon suivante : dans une artère d'un tronçon de cordon ombilical frais, long de 3 à 4 centimètres, nous faisons pénétrer une fine canule, et nous l'y fixons au moyen d'une ligature suffisamment serrée. Une injection d'eau est poussée à travers cette canule, sous une pression dont un manomètre à mercure donne la mesure exacte. Il faut, dans ces conditions, une pression de 12, 13, 14, 16 centimètres et même davantage pour vaincre la résistance artérielle. Or la tension moyenne du sang artériel d'un nouveau-né, auquel on a pratiqué la ligature tardive, est de 63 millimètres. »

Le sang cesse de passer dans le cordon parce que la respiration s'établit; c'est là un point capital. L'hémorrhagie n'est pas à redouter chez un nouveau-né dont la respiration s'effectue normalement, on pourrait chez lui s'abstenir de lier le cordon; mais il en sera tout autrement si la respiration ne s'établit pas ou se fait irrégulièrement : le sang ne sera plus attiré vers les poumons par l'aspiration thoracique, il continuera à circuler dans les vaisseaux du cordon. Résultat : hémorrhagie, et hémorrhagie qui peut être mortelle. Il serait donc imprudent dans la pratique de ne pas faire de parti pris la ligature du cordon ombilical, on risquerait de compromettre la vie de l'enfant.

Quand et comment doit-on procéder à la ligature du cordon ombilical?

Pendant longtemps on n'a pratiqué la ligature et la section du cordon qu'après expulsion du placenta. Mauriceau et Clément recommandaient ce procédé qui avait pour principal inconvénient de forcer l'accoucheur à faire une délivrance hâtive, sous peine d'exposer l'enfant au refroidissement. Actuellement on fait la ligature avant la délivrance.

Doit-on la faire immédiatement après la naissance, ou attendre un certain temps? C'est là une question qui a été longtemps débattue. Les uns, pensant qu'il y a inconvénient à laisser trop de sang dans les vaisseaux de l'enfant, conseillent la ligature immédiate, opinion défendue par Capuron, Cazeaux, Joulin, Verrier, Pénard. Levret pensait qu'en exprimant le sang contenu dans le bout fœtal du cordon, on empêchait le nouveau-né d'avoir ultérieurement de l'ictère. L. Senn (de Genève) a conseillé en 1875 de faire refluer dans le placenta, par expression du cordon, le sang contenu dans les vaisseaux funiculaires. D'autres avec Antoine Petit, Stolz, ne veulent pas qu'on fasse la ligature avant que l'enfant ait crié et respiré, Denman, Alfr. Leroy, Nœgele, Jacquemin, tant qu'il y a des pulsations du cordon.

En 1876, Budin, sous l'inspiration de Tarnier, fit une série d'expériences qui démontrent les inconvénients de la ligature immédiate. Si on jette un fil sur le cordon aussitôt après la naissance et si on sectionne entre la ligature et le placenta, il s'écoule par le bout placentaire une quantité de sang qui peut être évaluée à 100 grammes en moyenne. Si au contraire on attend, avant de placer le fil, que les battements aient complètement cessé dans la tige funiculaire, il ne s'écoule plus de la masse placentaire que 10 grammes de sang. En faisant la ligature immédiate, on prive donc le nouveau-né de 90 grammes de sang ce qui, pour un homme du poids moyen de 65 à 70 kilogrammes, correspondrait à 1700 grammes environ. Cette perte est considérable. Budin recommande de se garder de faire la ligature immédiate et conseille d'attendre une ou deux minutes après la cessation complète des battements vasculaires.

Hélot (de Rouen). en pesant le nouveau-né, avant la ligature, immédiatement après la naissance, puis après la cessation des battements, a toujours observé à ce moment une augmentation de poids, augmentation qui varie de 40 à 100 grammes. Schüking a trouvé une moyenne de 62 grammes.

Ces différences s'expliquent par ce fait qu'entre la naissance et le moment où on fait la pesée il s'écoule toujours un laps de temps pendant lequel une certaine quantité de sang a passé dans le torrent circulatoire. Si on tient compte de cette cause d'erreur on voit que les chiffres de Schüking et Hélot concordent avec ceux de Budin. Hélot a de plus démontré que la ligature tardive augmente la richesse globulaire du sang du nouveau-né.

Actuellement on est d'accord pour pratiquer ce qu'on pourrait appeler la ligature retardée, en opposition avec la ligature immédiate et la ligature tardive. Les avis ne diffèrent que sur un point : les uns, avec Budin, ne la font que quelques minutes après la cessation des battements ; les autres, avec Porak, aussitôt après cette cessation. C'est là un point qui, dans la pratique, ne semble pas avoir une bien grande importance.

**Manuel opératoire.** — Pendant la dernière période du travail, l'accoucheur aura auprès de lui ce qu'il lui faut pour procéder à la ligature : du fil, des ciseaux, une pince hémostatique. Ces objets seront ou stérilisés par la chaleur et enfermés dans la boîte dans laquelle ils ont été portés à la température convenable, enveloppés dans une compresse aseptique ; ou simplement immergés dans une solution antiseptique. Le premier procédé est le procédé de choix, malheureusement il n'est guère applicable que dans les Maternités ; en ville on devra se contenter de la stérilisation par un liquide antiseptique.

Le fil dont on se sert habituellement est un cordonnet de soie plate suffisamment résistant ; il doit avoir de 30 à 35 centimètres de longueur ainsi que le conseille Depaul. Certains accoucheurs emploient du fil de caoutchouc, qui opère une constriction plus solide des vaisseaux du cordon. Dans ce cas il est bon d'user de ce caoutchouc rond, revêtu de soie, qu'on trouve dans le commerce. Grâce à son revêtement de soie, il a l'avantage de ne pas glisser et son application est très facile. On a aujourd'hui complètement renoncé, et avec raison, à l'habitude de cirer les fils. Cette méthode est incompatible avec les procédés antiseptiques.

« Pour placer la ligature, dit Depaul, voici comment on s'y prend en général. La partie moyenne du fil est placée sous le cordon, les deux bouts sont ramenés en haut ; l'un d'eux est passé deux fois à l'entour de l'autre, et on serre de manière à écraser la gélatine, et à oblitérer les parois des vaisseaux. On pourrait faire un autre nœud et s'en tenir là ; mais il est préférable d'entourer encore le cordon, de serrer de nouveau, et de terminer par deux nœuds l'un sur l'autre. La compression doit être telle que le fil se perde dans un sillon profond, au fond duquel n'existent, pour ainsi dire, que les membranes et les parois vasculaires. » On place généralement cette ligature à 2 ou 3 centimètres de l'insertion ombilicale. Depaul conseille de ne laisser qu'un centimètre de cordon, au maximum. On sectionne ensuite avec des ciseaux entre la ligature et le placenta.

Depaul plaçait une seconde ligature sur le bout placentaire avant de couper le cordon pour éviter l'écoulement d'une certaine quantité de sang qui souillerait le lit de l'accouchée et faciliter l'expulsion du placenta. Le sang retenu augmente son volume, d'où décollement et expulsion plus faciles. Les expériences de Tarnier et de Budin prouvent au contraire qu'en procédant ainsi la délivrance est plus lente et plus laborieuse. Pour éviter que le sang du bout placentaire ne se répande dans le lit il suffit de comprimer le cordon avec les doigts jusqu'à ce qu'on puisse le laisser saigner dans le bassin qui est glissé sous la femme.

La double ligature est nécessaire dans les cas d'accouchements gémellaires ; il peut y avoir communication placentaire et le sang du second fœtus s'écoulerait par le cordon du premier si on négligeait cette précaution.

Nous avons vu que Depaul recommande de serrer le fil de façon à écraser la gélatine de Wharton, jusqu'à ce qu'il ne reste plus au fond du sillon que les vaisseaux et les membranes. En cas de cordons gras cette gélatine est si abondante qu'il est très difficile de l'écraser ; il en reste toujours une certaine quantité au niveau de la ligature. La compression la fait filer au delà du nœud qui ne serre plus suffisamment, d'où possibilité d'une hémorragie ultérieure. C'est donc dans ce cas que Tarnier conseille le procédé dit de l'allumette : « Au point où l'on veut faire une ligature, on applique sur le cordon et parallèlement à sa longueur le bois d'une allumette. On comprend alors dans la ligature le cordon et l'allumette. Cette dernière maintient le cordon rigide et, de plus, sa surface n'étant point glissante, le fil élastique reste fixé sur elle et n'a aucune tendance à s'échapper. Lorsque le nœud a été fait, on prend entre le pouce et l'index les deux bouts de l'allumette ; en exerçant une pression sur le centre avec les deux pouces, on la brise en son milieu ; il suffit alors de tirer doucement pour dégager chacun des deux morceaux de bois de dessous le caoutchouc et la ligature élastique est définitivement fixée sur le cordon. »

Lorsqu'il est nécessaire de couper rapidement le cordon, en cas de mort apparente, par exemple, alors que les soins à donner au nouveau-né exigent qu'il soit séparé le plus vite possible de la mère, on peut, au lieu de faire la ligature, placer une pince hémostatique sur le cordon, et procéder plus tard à la ligature définitive. Lorsque la femme accouche debout, le cordon peut être arraché au niveau de l'ombilic. Ribemont dit que, dans la majorité des cas, il suffit alors de faire un pansement compressif et que le sang s'arrête. S'il est possible, il est préférable de faire une suture avec les lambeaux de cordon et de peau qui restent.

### III. — DU PANSEMENT DU CORDON OMBILICAL.

Le pansement du cordon ombilical a une importance considérable, car fait avec soin il met le nouveau-né à l'abri d'accidents qui peuvent revêtir une certaine gravité.

Avant l'ère antiseptique, voici comment on opérait : « On prend, dit Depaul, une petite compresse carrée, d'environ 10 centimètres, en linge souple et fin ; on fait au centre, d'un coup de ciseaux, une ouverture circulaire, assez étendue pour laisser passer librement le cordon. On étend, sur l'une des faces, une petite couche de cérat, de beurre, d'huile, ou d'un autre corps gras, pourvu qu'il soit frais. On fait passer le cordon par le trou, en ayant soin que la face non graissée corresponde à la peau du ventre ; on replie une première fois la compresse, puis une seconde de manière qu'elle représente quatre doubles ; on incline un peu le tout vers le côté gauche, et on maintient avec une bande en laine ou en toile fine qui doit avoir environ trois travers de doigt de large et qui doit être assez longue pour faire deux ou trois fois le tour du ventre. » (Depaul, *Dict. des sc. méd.*, art. NOUVEAU-NÉ). Ce pansement présente deux inconvénients :

1° Il n'est pas antiseptique et par conséquent expose le nouveau-né à des accidents septiques.

2° Il maintient le cordon dans un milieu humide, et nous verrons tout à l'heure que c'est là une mauvaise condition pour la production des phéno-mènes qui doivent favoriser sa chute.

Pinard a protesté le premier contre cette manière de procéder et, avant 1886 il employait dans sa clientèle un pansement fait avec de l'ouate sèche. En 1886, il appliqua ce pansement à l'hôpital Lariboisière, et en ville chez ses sages-femmes. En 1887, il l'introduisit à la Clinique d'accouchements où il fut conservé.

Voici en quoi consiste ce pansement, qui est seul employé actuellement dans les Maternités de Paris : après avoir baigné, nettoyé et séché le nouveau-né, on prend un morceau d'ouate de la largeur et de l'épaisseur de la paume de la main, on le perfore en son centre avec le doigt ; le cordon est intro-duit par cet orifice et l'ouate est ensuite repliée sur lui. On peut mettre une bande pour maintenir le pansement, qui du reste tient sans cela. On chan-gera ce pansement chaque fois qu'il sera souillé. On peut employer soit du coton boriqué, soit du coton simplement stérilisé. D'après Pinard ce serait l'ouate au bi-iodure ou au sublimé qui donnerait les meilleurs résultats.

Ce pansement remplit parfaitement les trois indications capitales d'un bon pansement antiseptique : il est antiseptique, hâte la momification du cordon, comme nous le verrons tout à l'heure, et se prête aux soins d'hygiène nécessaires à l'enfant. C'est ce pansement qui doit être employé à l'exclusion de tout autre.

### IV. — CHUTE DU CORDON OMBILICAL

Une fois coupé, le bout fœtal du cordon devient un véritable corps étranger qui va tendre à s'éliminer : il se dessèche et s'aplatit ; le dessèche-ment commence par son extrémité libre, puis gagne peu à peu toute la tige. Au bout de 48 heures, on commence à voir par transparence les vaisseaux qui sont au centre et qui offrent une teinte noirâtre, puis les jours suivants le cordon devient sec, jaunâtre, transparent et prend l'aspect d'un morceau de vieux parchemin ou de corne. Il a perdu sa forme cylindrique pour prendre une forme aplatie.

Pendant ce temps, on observe certains phénomènes au niveau de l'inser-tion ombilicale. Au bout de 24 heures, en examinant attentivement cette région, on peut voir un petit liséré rouge très étroit sur la peau et à sa limite. Après 36 heures ou 48 heures, ce liséré est plus accentué ; en exer-çant une légère traction sur le cordon on aperçoit une solution de continuité partielle ou circulaire ayant détruit quelques-uns des liens qui unissent le cordon à la peau. Pour Depaul, cette solution de continuité débuterait ordi-nairement par la partie inférieure.

[E. PAQUY.]

Ce sillon d'élimination se creuse de plus en plus en même temps que la cicatrisation marche de l'intérieur vers le centre. A la fin du cinquième jour, le travail d'élimination est terminé et le cordon se sépare de l'ombilic, laissant une petite surface bourgeonnante qui se cicatrise au bout de 24 ou 48 heures.

Scholomogoroff (1889) a trouvé dans le sillon d'élimination différents staphylocoques et quelquefois du streptocoque. Il a remarqué que lorsque le cordon se momifiait les microbes pathogènes étaient en petit nombre ; ils abondaient, au contraire, lorsque la chute se produisait par sphacèle humide.

Cobilovici (1893) signale le staphylocoque blanc et le bacterium coli. Cet auteur, en faisant un pansement aseptique et occlusif du cordon, qu'il renouvelait seulement le cinquième jour, a toujours trouvé aseptique la sérosité qu'il recueillait au niveau du sillon.

Pour expliquer la chute du cordon, un grand nombre de théories ont été proposées, nous nous contenterons de signaler ici celles qui présentent quelque intérêt. Selon Haller, Billard, ce travail aboutirait à une véritable gangrène du cordon. Velpeau compare le cordon éliminé à une eschare. Richet invoque l'existence d'un sphincter ombilical qui, entrant en action après la naissance, déterminerait par constriction la gangrène du cordon. L'existence de ce sphincter n'a jamais été prouvée.

Le cordon se détache parce qu'après la naissance le sang n'y circule plus. La région ombilicale reçoit ses vaisseaux des deux épigastriques et des vésicales : au niveau de l'anneau ces vaisseaux forment un cercle artériel dont les multiples origines assurent la fonction nutritive de la région. De ce cercle partent des radicules qui traversent la peau et s'y replient en formant des anses et des sinuosités sans jamais passer sur la membrane du cordon qui est complètement dépourvue d'artères. Les vaisseaux du cordon n'ont pas de vasa-vasorum, ils cessent donc de vivre dès que le sang cesse d'y circuler, tandis que la portion de ces vaisseaux qui est située derrière l'anneau, et dont les parois sont pourvues de vaisseaux propres, continue à se nourrir. « La partie dont la substance a cessé de se nourrir et s'est desséchée, dit Robin, se sépare moléculairement de celle dans laquelle la rénovation nutritive persistait, les éléments anatomiques sont restés intacts avec leur consistance, leur flexibilité et leurs autres propriétés. » La chute du cordon se fait par un travail d'élimination identique à la gangrène. La séparation a lieu au sommet du bourrelet cutané, c'est-à-dire à quelques millimètres de la paroi abdominale ; elle se fait toujours en ce point parce que c'est là, comme l'a montré de Lignerolles (1869), que les vaisseaux de l'anneau fibreux et de la peau se replient sans passer sur la membrane de Wharton et que c'est à ce niveau que les vasa-vasorum des vaisseaux ombilicaux s'arrêtent.

La momification du cordon est due à des causes toutes physiques, c'est un simple phénomène de dessiccation favorisé par la température à laquelle est porté le cordon en contact avec la peau de l'enfant. Billard, se basant sur ce fait que la momification ne se produit pas dans le cordon d'un enfant mort-né ou mort quelques heures après la naissance, en faisait un phénomène vital. Lorrain (1855) a protesté contre cette théorie, il a montré que les conditions n'étaient pas les mêmes et que le cordon d'un enfant vivant et emmailloté n'était pas soumis aux mêmes influences physiques que celui d'un enfant mort et exposé, du moins dans nos climats, à une température humide et basse. « J'ai, dit-il, pendant plusieurs semaines et tous les jours, coupé sur des enfants, au moment de leur naissance, des portions de cordon ombilical que je plaçais sur moi, dans la poche de mon gilet. Là, à une température qui est à peu près celle du corps, ces cordons ombilicaux se desséchaient tout aussi bien et aussi vite que sur le ventre des enfants auxquels je les prenais. J'ai depuis varié ces expériences et j'ai vu que la dessiccation était d'autant plus rapide que les cordons étaient exposés à une température plus sèche. Sur les enfants emmaillotés, le cordon est maintenu à une température de 37 degrés et se dessèche, cela est facile à comprendre, il ne faut pas voir ici l'inflammation, ni toute autre théorie. la dessiccation est un phénomène purement physique. »

Cobilovici (1893) a attaché parallèlement à un cordon encore adhérent un fragment d'égale longueur de cordon libre et a observé que ce dernier se momifiait dans le même espace de temps et de la même façon que le cordon adhérent, les conditions physiques étant les mêmes.

La chaleur et la sécheresse favorisent la momification du cordon, le froid et l'humidité l'entravent. Il est donc rationnel : 1° d'employer le pansement sec; 2° de ne pas donner de bains à l'enfant avant la chute du cordon.

Chevalier (1888) a démontré que, lorsque le cordon était pansé avec une compresse enduite de vaseline phéniquée, la chute du cordon avait lieu en moyenne au bout de 124 heures. Avec le pansement avec l'ouate au sublimé, on observe cette séparation 96 heures après la naissance. Le pansement sec, comme nous l'avions déjà dit, accélère la chute du cordon.

Faut-il donner des bains les jours qui suivent la naissance? Malgré l'autorité de Depaul, nous croyons avec Pinard que cette pratique est mauvaise. Elle ralentit la séparation du cordon, elle favorise l'infection de la plaie ombilicale. Il résulte, en effet, d'une statistique faite par Bastard (th. Paris 1897) à la Clinique Baudelocque, que les bains retardent la chute du cordon.

Sur 110 enfants, d'un poids moyen de 3453 grammes *non baignés*, le cordon est tombé :

| | |
|---|---|
| 2 fois . . . . . . . . . . . . . . . . . | le 3ᵉ jour. |
| 24 — ( . . . . . . . . . . . . . . . . | le 4ᵉ — |
| 26 — . . . . . . . . . . . . . . . . . | le 5ᵉ — |
| 49 — . . . . . . . . . . . . . . . . . | le 6ᵉ — |
| 8 — . . . . . . . . . . . . . . . . . | le 7ᵉ — |
| 3 — . . . . . . . . . . . . . . . . . | le 8ᵉ — |
| 1 — . . . . . . . . . . . . . . . . . | le 9ᵉ — |
| Moyenne . . . . . . . . . . . . . . . | 5ᵉ jour 4/10. |

Sur 110 enfants, d'un poids moyen de 3266 grammes, *baignés*, le cordon est tombé :

| | |
|---|---|
| 4 fois . . . . . . . . . . . . . . . . | le 5ᵉ jour. |
| 17 — . . . . . . . . . . . . . . . . . | le 6ᵉ — |
| 33 — . . . . . . . . . . . . . . . . . | le 7ᵉ — |
| 34 — . . . . . . . . . . . . . . . . . | le 8ᵉ — |
| 19 — . . . . . . . . . . . . . . . . . | le 9ᵉ — |
| 3 — . . . . . . . . . . . . . . . . . | le 10ᵉ — |
| Moyenne. . . . . . . . . . . . . . . . | le 7ᵉ jour 4/10. |

[E. PAQUY.]

Les bains retardent la chute du cordon d'environ 48 heures.

Il est donc bon d'attendre qu'il soit tombé pour donner à l'enfant son bain quotidien.

## V. — HÉMORRHAGIES OMBILICALES

Ces hémorrhagies peuvent survenir dans les quelques heures qui suivent la naissance, ou au moment de la chute du cordon.

Les hémorrhagies qui se produisent après la naissance sont dues à une ligature insuffisante du cordon et sont provoquées par un obstacle à la circulation pulmonaire. Cet obstacle est indispensable pour que ces hémorrhagies puissent se produire, puisque nous avons vu que normalement, dès que la circulation pulmonaire est établie, le retour du sang par la veine ombilicale et les artères n'est plus possible. En présence d'un accident de ce genre, le premier soin de l'accoucheur devra donc être de rechercher où siège cet obstacle.

Le plus souvent il est dû à l'irrégularité des mouvements respiratoires, à une respiration incomplète par suite de la faiblesse congénitale du nouveau-né ou entravée par un maillot trop serré. Cette hémorrhagie est grave parce qu'au début elle peut passer inaperçue. L'enfant a été emmailloté, il est dans son berceau et on ne s'aperçoit que par hasard qu'il est pâle, que ses lèvres sont décolorées. Si l'on n'intervient pas en faisant une nouvelle ligature, la mort survient assez rapidement. Lorsqu'on déshabille l'enfant, on trouve ses langes imbibés de sang, mais il est assez rare de voir le sang couler par les vaisseaux ombilicaux. En défaisant le maillot, souvent trop serré, on a levé l'obstacle qui s'opposait au libre jeu des mouvements respiratoires et l'hémorrhagie s'est arrêtée d'elle-même.

Les malformations du cœur gauche, les anomalies des artères ombilicales ont été signalées dans quelques cas d'hémorrhagies ombilicales. Ces causes agissent en augmentant la tension dans le système artériel ou en diminuant la rétraction des artères ombilicales.

On peut observer une autre variété d'hémorrhagies survenant au moment où le cordon commence à se détacher ou le plus souvent après sa chute. Elles sont dues à l'hémophilie héréditaire, à la syphilis, à la dégénérescence graisseuse aiguë du nouveau-né. Les accidents infectieux semblent jouer un certain rôle dans la pathogénie de ces accidents. Finkelstein a trouvé dans les viscères d'un nouveau-né, mort d'hémorrhagie, un diplo-bacille qui, inoculé à des souris, les tua de septicémie et produisit des accidents hémorrhagiques chez des lapins. P. Bar et Rénon ont signalé dans le sang des colonies de staphylocoques blancs et dorés, et des streptocoques.

C'est en déshabillant le nouveau-né, quelques heures ou quelques jours après la chute du cordon, qu'on s'aperçoit que les langes sont tachés de sang, qu'on trouve des caillots au niveau de l'ombilic. Le sang ne s'écoule pas par jet, mais il suinte au niveau de l'ombilic qu'il faut déplisser pour pouvoir constater que le siège de l'hémorrhagie est situé au niveau d'un petit bourgeon qui forme le fond de la cicatrice ombilicale. Ces hémorrhagies peuvent être insignifiantes et n'entraver en rien la santé de l'enfant, elles sont quelquefois assez importantes pour le tuer; elles peuvent enfin se répéter, durer des mois et compromettre sérieusement sa vie.

Dans beaucoup de cas on observe en même temps des écoulements sanguins se faisant par d'autres voies : tube digestif, vessie, rein, vulve ; des pétéchies, des ecchymoses, de l'ictère.

La mort survient au bout de 2 semaines dans les cas où la survie est la plus longue. On l'observe dans 83 pour 100 des cas.

Le traitement local consiste à lier en masse la région ombilicale, comme l'a fait Paul Dubois, ou à la pincer avec une pince hémostatique. Il faudra instituer en même temps un traitement général, en se rappelant que ces hémorrhagies s'observent le plus souvent chez les petits syphilitiques.

### VI. — RUPTURES DU CORDON

La rupture du cordon peut s'observer pendant le travail : elle est due à la faiblesse du cordon, à sa brièveté naturelle, ou accidentelle par circulaires, ou encore lorsqu'une anse procidente a été saisie ou fixée par les cuillers du forceps. On l'observe à la suite de tiraillements pendant l'extraction du siège.

La cause la plus fréquente de la rupture du cordon est la chute de l'enfant au moment de son expulsion, la femme accouchant debout ou accroupie.

Tarnier admet que le cordon peut se rompre sous l'influence du poids de l'enfant. Pour Tardieu, « si le cordon est sain, c'est-à-dire s'il n'est ni ramolli par l'excès de matière gélatineuse, ni trop aminci, il est impossible d'admettre que le poids du corps du nouveau-né ait suffi pour le rompre. Nœgelé a mesuré la résistance du cordon à l'aide de poids attachés à l'extrémité et successivement augmentés, jusqu'à ce que le cordon se rompe, et il a vu que cette force de résistance équivalait, en moyenne, à un poids de 5$^{kgr}$,250 et était, par conséquent, de beaucoup supérieure au poids du corps de l'enfant nouveau-né à terme. »

O. Dupouy (*th. Paris*, 1885) a suspendu à l'extrémité fœtale de quinze cordons pris au hasard un poids de 3 kilogrammes, l'extrémité placentaire était solidement fixée à un crochet situé à 1$^m$,50 du sol. Soulevant alors le poids jusqu'à la partie moyenne de la tige omphalo-placentaire, il le laissait tomber. Dans tous les cas, quels que fussent le calibre et la force apparente du cordon, il a, du premier coup, produit la rupture en un point variable de la longueur.

Il résulte de ces deux séries d'expériences que le cordon peut supporter progressivement un poids de 5$^{kgr}$,250, et qu'il se rompt à 3 kilogrammes lorsqu'il y a extension subite. Or, c'est ce qui arrive dans l'accouchement debout, où l'enfant est projeté brusquement hors des voies génitales. Cette rupture est admise par tout le monde. Il existe un certain nombre de cas où cette rupture s'est produite sous les yeux des personnes présentes. Nous

venons d'en observer un tout récemment à la clinique Baudelocque. La
rupture se fait ou près de l'ombilic ou très près du placenta, au niveau
des points faibles, amincis, soit que cette faiblesse résulte d'une anomalie
des vaisseaux ou d'un mode particulier d'insertion du cordon au placenta.

Au niveau de la rupture, les extrémités sont tordues, frangées, inégalement déchirées. Dans le cas que nous avons observé, la rupture siégeait à
5 centimètres de l'ombilic. L'extrémité du cordon présentait l'aspect d'un
bec de clarinette, l'une des faces était déchirée à 1 centimètre environ de
l'ombilic, l'autre à 5. Les vaisseaux s'étaient rompus à une hauteur différente. Les deux artères, dénudées sur une étendue de quelques millimètres,
étaient sectionnées au niveau du bord de la déchirure situé à 1 centimètre
de l'ombilic, tandis que la veine, également dénudée et adhérente à la
portion de cordon qui ne s'était déchiré qu'à 5 centimètres, n'était sectionnée qu'à ce niveau.

Cette disposition en bec de clarinette est la règle. Elle est décrite dans
toutes les observations. La hauteur de la déchirure varie entre 5 et 10 centimètres lorsqu'elle se fait près de l'ombilic.

Lorsque la rupture a lieu au niveau de l'insertion placentaire, on trouve
sur le placenta une perte de substance, correspondant à l'insertion ombilicale, et sur la surface de section du cordon du tissu des cotylédons et des
lambeaux de l'amnios. Ces déchirures du cordon sont exceptionnellement
suivies d'hémorrhagie. Lorsqu'elles ont lieu pendant les premières périodes
du travail, c'est une complication mortelle, le fœtus étant privé de ses
connexions avec le placenta. Lorsqu'elles surviennent au contraire pendant
l'expulsion, l'enfant naît vivant : il est tout à fait exceptionnel de voir survenir une hémorrhagie grave ou même légère.

Le bout adhérent à l'ombilic est assez long pour permettre de placer une
ligature ordinaire. Lorsque le cordon est arraché au ras de la peau, on pourrait faire quelques points de suture et une légère compression pour mettre
l'enfant à l'abri de tout danger d'hémorrhagie.


## VII. — INFECTIONS OMBILICALES


Pendant les jours qui précèdent la chute du cordon, le sillon d'élimination qui se forme à sa base est le siège d'une sécrétion plus ou moins abondante dans laquelle se trouvent différents microbes tels que le staphylocoque,
le streptocoque, le bacterium coli. Lorsque le cordon est tombé, il reste
une petite plaie qui suppure pendant quelques jours. Le nouveau-né, pendant les deux premières semaines de sa naissance, offre au niveau de la
région ombilicale une porte d'entrée ouverte à l'infection.

Ces infections ombilicales deviennent de plus en plus rares aujourd'hui
que nous avons de puissants moyens prophylactiques. Autrefois, au contraire, elles étaient assez fréquentes, et tuaient un nombre d'enfants relativement considérable.

C'est par les lymphatiques qui avoisinent le sillon d'élimination que se fait la pénétration des germes septiques. L'infection se propage ensuite aux différents tissus et organes qui composent la région ombilicale : peau, tissu cellulaire, artères et veines. Suivant que l'inflammation prédomine à l'un ou l'autre de ces systèmes anatomiques, elle revêt une forme spéciale. Ce sont ces différentes formes que nous allons énumérer rapidement.

A). *Ulcération du fond de l'ombilic.* — Le cordon est tombé normalement, le bourrelet cutané est très affaissé, la peau est saine, tout paraît en bon état. Cependant, en examinant de près les pièces du pansement, on y aperçoit quelques taches de sang ou des traces de pus, preuve qu'il y a au fond de l'ombilic un point non cicatrisé. En déplissant l'ombilic avec les doigts, en ouvrant le bourrelet ombilical, on aperçoit ce qui, dans certains cas, n'est pas sans difficulté, tout au fond de l'ombilic, une petite ulcération qui siège au niveau de la veine, des artères, ou sur toute la surface d'implantation du cordon. Cette plaie ne réagit pas sur les surfaces environnantes, elle suppure à peine et ne révèle sa présence, comme nous l'avons dit plus haut, que par quelques gouttes de sang ou de pus. Il n'est pas rare, lorsqu'on fait bâiller l'ombilic en renversant la peau en dehors, de voir que la face interne du bourrelet cutané est recouverte d'une couche plus ou moins épaisse d'un enduit chocolat, produit d'un mélange de pus et de sang.

Cette variété d'ulcération est assez fréquente; elle peut être le point de départ d'accidents plus graves lorsqu'elle est négligée. Sa guérison est obtenue avec la plus grande facilité : il suffit de nettoyer soigneusement la région ombilicale avec une solution antiseptique, de bourrer l'ombilic avec une poudre iodoformée, salol, sous-nitrate de bismuth, et d'appliquer par-dessus un pansement sec qu'on ne changera qu'au bout de 3 ou 4 jours. Généralement à ce moment la guérison est complète.

B). *Bourgeonnement de l'ombilic.* — Cet accident est la conséquence de toute ulcération du fond de l'ombilic qui ne s'est pas cicatrisée spontanément ou qui n'a pas été traitée. Entre les bords du bourrelet de l'ombilic, venant de la profondeur, on voit apparaître une petite tumeur rougeâtre, du volume d'un grain de chènevis à celui d'un pois, supportée par un pédicule qui part du fond de l'excavation. Cette tumeur donne lieu à un suintement purulent généralement peu abondant. Ce n'est, en somme, qu'un bourgeon charnu, exubérant, comme on en rencontre à la surface de toutes les plaies suppurantes et qui doit sa forme pédiculée à la région au niveau de laquelle il s'est développé. Il suffit de le cautériser avec un crayon de nitrate d'argent et de le panser comme les ulcérations du fond de l'ombilic.

C). *Lymphangite du bourrelet cutané.* — L'inflammation s'est propagée aux lymphatiques de la région : la peau est rouge, douloureuse, le bourrelet cutané augmente de volume, la lymphangite déborde sa base sur une largeur de 1 ou 2 centimètres au maximum. C'est une lymphangite superficielle qui n'a aucune tendance à retentir sur l'état général de l'enfant. Cette lymphangite débute pendant l'élimination du cordon ou après sa chute. Elle a toujours pour cause la pénétration des germes septiques au niveau de la plaie ombilicale. Elle disparaît en quelques jours et la cicatrisation de la plaie ombilicale marche régulièrement.

[E. PAQUY.]

En présence de cette petite complication, il faudra redoubler de soins de propreté, surveiller attentivement la plaie ombilicale qui, mal soignée, pourrait être le point de départ d'accidents plus graves.

D). *Omphalite.* — L'inflammation s'est propagée au tissu cellulaire péri-ombilical : c'est le phlegmon de l'ombilic. La peau y est chaude, rouge, douloureuse; le bourrelet ombilical est doublé de volume, il est œdémateux. Il peut y avoir de la fièvre et de l'agitation. Ce phlegmon peut se terminer par résolution; il peut par contre envahir en superficie et en profondeur toute la paroi abdominale et déterminer la mort par péritonite.

On voit donc que c'est une grave complication. Dans quelques cas on a vu l'inflammation septique se propager aux vaisseaux et donner lieu à des phénomènes d'infection généralisée. On ne pourra baser le pronostic que sur l'étendue des lésions et sur leur retentissement sur l'état général.

Le traitement sera souvent impuissant à enrayer la marche des accidents. Là encore il faudra s'efforcer de désinfecter la région ombilicale par des pansements antiseptiques. Si le pus se collectait, il faudrait se hâter de lui donner issue par un débridement au bistouri.

E). *Érysipèle péri-ombilical.* — L'érysipèle des nouveau-nés est une grave complication, qui tend heureusement aujourd'hui à faire de moins en moins de victimes à mesure que la fièvre puerpérale devient plus rare : fièvre puerpérale chez la mère, érysipèle chez le nouveau-né étaient autrefois les deux principales formes que revêtait l'infection streptococcique dans les services d'accouchements. Les anciens avaient observé que les épidémies d'érysipèle ombilical se voyaient en temps d'épidémies de fièvre puerpérale.

L'érysipèle se développé presque fatalement chez le nouveau-né lorsque la mère en est elle-même atteinte au moment de la naissance. Il est donc indispensable, en pareil cas, d'isoler immédiatement le nouveau-né dès sa naissance, c'est la seule chance qu'il ait d'éviter la contagion. Dans un cas que nous avons observé, à l'hôpital Saint-Louis, la mère, lors de son accouchement, était, depuis 48 heures, atteinte d'un érysipèle développé au niveau d'un lupus de la face. L'enfant, bien qu'il eût été séparé de sa mère dès sa naissance, malgré les précautions minutieuses qui furent prises pour le pansement du cordon, fut atteint d'un érysipèle de l'ombilic qui l'emporta en quelques jours.

Au début, on observe, autour de l'ombilic, une zone rougeâtre qui peu à peu envahit l'hypogastre et les parties génitales. De là, il parcourt ordinairement les membres, ne laissant à son siège primitif qu'un œdème, qu'on observe encore au scrotum, aux pieds et aux mains : la coloration rouge de la peau est moins foncée que chez l'adulte, de plus le bourrelet est moins saillant. La température du petit malade est élevée, le pouls est plus ou moins accéléré, l'émaciation est rapide.

Billard, qui nous a donné le récit d'une épidémie d'érysipèles observée à l'hospice des Enfants-Trouvés, en 1836, nous dit n'avoir presque pas observé de symptômes gastriques, tandis que toujours il y eut les symptômes d'une entérite plus ou moins violente.

L'érysipèle du nouveau-né dure de 8 à 15 jours en tout : il ne séjourne guère plus de 3 à 4 jours au même point.

Il peut se terminer par résolution, par desquamation de l'épiderme et même par la suppuration du tissu cellulaire sous-cutané ; dans quelques cas on a vu survenir du sphacèle de la peau, surtout au niveau des organes génitaux et du pli de l'aine.

Le pronostic est très grave, un très petit nombre d'enfants échappent à la mort. Les cas où il se produit une suppuration du tissu cellulaire, comme l'avaient remarqué Dugès, Trousseau, Bouchut, comportent plutôt un pronostic favorable. La mort est due généralement à une péritonite, à des phénomènes d'entérite ou de broncho-pneumonie septiques.

Le traitement consiste en applications de vaseline boriquée ou hydrargyrique au niveau des régions envahies, en injections de sérum antistreptococcique sur la valeur duquel il est encore assez difficile de se prononcer. Le lait maternel sera le meilleur des médicaments à donner à l'enfant ; on peut y ajouter 10 à 15 grammes d'alcool par jour.

F). *Maladie ulcéro-gangréneuse de l'ombilic.* — C'est là une variété d'inflammation que nous n'observons plus à l'heure actuelle et qui autrefois était extrêmement fréquente ; A. Paré la considérait comme si grave, qu'il conseillait aux chirurgiens de s'abstenir de toute intervention pour qu'on ne les accusât pas de la mort de l'enfant. Mauriceau, Hamilton en ont donné de bonnes descriptions. Paul Meynet a rapporté une épidémie survenue à Lyon en 1857. Sur 376 enfants reçus à la Maternité de Lyon, 89 furent atteints et 44 moururent. Ces épidémies coïncidaient, comme il est facile de le prévoir, avec de nombreux cas de fièvre puerpérale.

La maladie commençait par de la gangrène humide du cordon, puis, par thrombose des capillaires de la peau environnante, la région ombilicale prenait une teinte rouge plus ou moins foncée, devenait œdémateuse, se tuméfiait, puis se recouvrait d'une phlyctène remplie de sérosité sanguinolente qui en se rompant laissait à nu le derme qui ne tardait pas à se gangrener à son tour. En s'éliminant les parties sphacélées laissaient des pertes de substance qui mettaient un temps assez long à se combler.

L'état général était profondément atteint : la peau devenait sèche, le pouls s'accélérait, émaciation rapide, muguet, ventre ballonné, diarrhée ou constipation opiniâtre. Le petit malade pouvait être emporté en 36 ou 48 heures. D'autres fois la marche était plus lente, mais la terminaison souvent mortelle. A l'autopsie on trouvait de la péritonite partielle ou généralisée ; la veine et les artères ombilicales ont été rencontrées enflammées et remplies de pus.

G). *Lésion des vaisseaux ombilicaux.* — La phlébite et plus souvent l'artérite peuvent s'observer à titre de complication des inflammations de l'ombilic.

Nous n'insisterons pas sur la gravité de cette complication, qui tend à assombrir considérablement le pronostic des inflammations ombilicales.

L'artérite atteint les deux artères ombilicales, qui se présentent à l'autopsie sous la forme de deux cordons durs jusqu'au niveau de la vessie. Le

[E. PAQUY.]

tissu cellulaire qui les entoure est infiltré. Elles sont oblitérées par un caillot, dont le centre est généralement puriforme.

La phlébite de la veine ombilicale, beaucoup plus rare, s'étend jusqu'à la veine porte. Elle peut s'accompagner d'un ictère infectieux, probablement d'origine streptococcique. On peut aussi trouver des foyers infectieux dans les autres viscères : les poumons, la rate, les reins.

H). *Tétanos.* — L'ulcération consécutive à la chute du cordon peut servir de porte d'entrée au bacille de Nicolaïer. Cette terrible maladie semble avoir fait des ravages considérables à la fin du xviiie siècle et au commencement du xixe. A Bourg-Saint-Andéol, dans le Vivarais, un dixième des enfants, d'après Madier, mouraient de la « sarette », nom populaire du tétanos. Il en était de même à l'étranger et la maladie était fréquente en Écosse, en Angleterre, en Suède, en Danemark, en Russie, etc.

Les détestables conditions hygiéniques des classes pauvres à cette époque suffisent à expliquer la fréquence du tétanos. En s'améliorant, elles ont contribué à le faire disparaître ; aujourd'hui il n'est plus guère connu que de nom dans nos pays. Il n'en est pas de même chez les peuples nègres où, grâce à la saleté qui règne dans leurs cases, le tétanos fait encore de terribles ravages. Fournier Pescay nous apprend qu'à la Jamaïque, au commencement du siècle, un quart des négrillons était emporté par le mal des mâchoires.

Saint-Kilda, la plus occidentale des Hébrides, était jusqu'à ces derniers temps ravagé par cette terrible maladie, puisque, d'après Arthur Mikebell (*Ed. med. Journal*, 1865), 67,2 pour 100 des enfants en mouraient dans les deux premières semaines de la vie. Depuis quelques années, on ne se sert plus que du pansement iodoformé, et le tétanos a complètement disparu. (G. A. Turner, *Brit. med. Journal*, 1896.)

Les symptômes du tétanos des nouveau-nés ne diffèrent pas de ceux du tétanos des adultes. Il débute généralement vers le quatrième jour après la naissance, le trismus apparaît le septième jour. Les convulsions et la mort surviennent généralement le huitième jour.

### VIII. -- PROPHYLAXIE DES INFLAMMATIONS OMBILICALES

La prophylaxie des inflammations ombilicales consistera à panser soigneusement le cordon et à éviter toute cause de contamination extérieure pendant le temps qui s'écoulera depuis la naissance jusqu'à la cicatrisation de l'ombilic.

Le pansement aseptique, avec des compresses stérilisées, serait le pansement idéal, puisque Cobilovici a montré qu'avec lui le liquide recueilli au niveau du sillon est stérile. Malheureusement ce pansement est impossible à employer dans la pratique. De plus, on lui reproche de retarder la chute du cordon, qui dans les expériences de Cobilovici ne s'est faite que le 8e ou le 9e jour. Un de nos collègues l'a même vu survenir le 12e jour, chez un de ses enfants.

Il faut proscrire tous les anciens pansements au cérat, tous les pansements humides. Pinard a montré que le pansement sec, fait avec de l'ouate au bi-iodure, est le pansement idéal. Depuis que ce pansement a été adopté dans les services d'accouchements, le nombre des accidents a diminué dans des proportions considérables.

Pinard recommande de ne pas donner de bain au nouveau-né jusqu'à la cicatrisation complète de la plaie ombilicale. On évite ainsi les inoculations septiques, puisque, sur 110 enfants non baignés, observés à la clinique Baudelocque, Bastard n'a rencontré que de légers accidents érythémateux ou de suppuration dans les 6,3 pour 100 des cas. Tandis que, sur 110 enfants baignés, il a vu des complications dans la proportion de 19 pour 100.

Dans les Maternités il sera nécessaire de faire stériliser à l'étuve tous les objets qui servent à l'habillement des enfants. Grâce à cette précaution on évite une nouvelle cause de contamination par les linges souillés et insuffisamment désinfectés à la blanchisserie.

Enfin, lorsque le cordon est tombé, il faut observer soigneusement pendant quelques jours la région ombilicale, et ne cesser tout pansement qu'après s'être assuré qu'il n'y a pas au fond de l'ombilic une petite plaie qui pourrait devenir le point de départ de graves complications.

INDEX BIBLIOGRAPHIQUE

BASTARD. *Du traitement du cordon ombilical après la naissance. Action des bains. Th. de Paris*, 1897. — CATTEAU. *De l'ombilic*, 1876. — P. CHEVALLIER. *Du pansement antiseptique du cordon ombilical*, 1888. — COBILOVICI. *Th. de Paris*, 1893. *Dictionnaire encyclopédique des sc. méd.* Article Nouveau-né. — O. DUPOUY. *De la rupture complète du cordon ombilical pendant l'accouchement*, 1885. — DE LIGNEROLLES. *Recherches sur la région de l'ombilic*, 1869. — A. MIKEBELL, *Ed. med. Journal*, 1865. — PORAK. *Ann. de gyn.*, 1879. — RIBEMONT-DESSAIGNES et LEPAGE. *Précis d'obstétrique.* — SCHOLOMOGOROFF, 1889. — TARNIER et CHANTREUIL. *Traité d'accouchements.* — F. A. TURNER. *Brit. méd. Journal*, 1896. — S. ZABOKLICKI. *Du cordon ombilical et de sa chute après la naissance*, 1869.

[E. PAQUY.]

# III

## PÉRITONITES AIGUËS

PAR LE D' J. COMBY
Médecin de l'Hôpital des Enfants-Malades.

La péritonite aiguë est constituée par *l'infection* générale ou partielle de la séreuse péritonéale. Elle est fréquente chez les enfants de tout âge, chez les nouveau-nés, chez les nourrissons, dans la seconde enfance. On trouvera ailleurs des renseignements précieux (voyez : *Appendicite* et *Péritonite tuberculeuse*) sur l'invasion du péritoine par le coli-bacille et par le bacille de Koch. Je laisserai volontairement de côté ces deux formes de péritonite dont l'histoire est complètement exposée par mes collègues F. Brun et Marfan.

### ÉTIOLOGIE

Avant de classer les péritonites aiguës suivant leur nature et leurs causes, je vais dire quelques mots des principaux agents infectieux qui jouent un rôle dans l'inflammation du péritoine.

**Bactériologie**. — D'après les recherches de Barbacci (*Centr. f. allg. Path.*, etc. Iena. 12 oct. 1893), de Tavel et O. Lanz (*Centr. f. Chir.*, 1894), de Trèves (*Brit. med. Journal*, 1894), de Macaigne (Voir Talamon, *La péritonite et le bacterium coli*, Méd. moderne, 1894), la péritonite aiguë tire toute son importance et toute sa gravité des invasions microbiennes qui la déterminent et de l'intoxication générale de l'économie qui en résulte.

Parmi les microbes divers qu'on peut rencontrer dans la péritonite aiguë (streptocoques, staphylocoques, pneumocoques, coli-bacille, etc.), le bacterium coli est celui qui joue le rôle le plus actif. Dans la péritonite par perforation notamment, la plus redoutable et la plus fréquente de toutes, Tavel et O. Lanz ont bien montré qu'il n'y avait pas de bactérie spécifique, que le bacterium coli seul était en cause.

Sur 13 cas de péritonite d'origine intestinale, O. Barbacci trouve, par les cultures, le bacterium coli seul 13 fois, et 1 fois en association avec le pneumocoque. Dans la péritonite expérimentale (perforation de l'intestin chez des chèvres), même résultat. Sans doute, d'autres microbes, en cas de perforation surtout, pénètrent dans le péritoine, mais ils n'y prospèrent pas et sont étouffés par la végétation luxuriante du coli-bacille. Trèves, sur 100 cas de péritonite examinés bactériologiquement, est arrivé aux mêmes conclusions que Barbacci. Macaigne, sur 35 cas de péritonites aiguës diverses (10 appendicites, 9 fièvres typhoïdes, 6 entérites ulcéreuses, 3 perforations, 3 cancers du côlon, 2 hernies, 1 thrombose mésentérique, 1 ulcération de la vésicule biliaire), trouve également le bacterium coli seul ou prédominant.

Tous les auteurs sont donc pleinement d'accord sur ce point. Le fait est acquis, comment l'expliquer? On admet que tout trouble, toute lésion de l'appareil digestif, tout désordre intestinal un peu accusé a pour conséquence l'exaltation de virulence du bacterium coli. Sans virulence dans l'intestin normal, ce microbe devient virulent dans tous les cas d'entérite, de diarrhée, de fièvre typhoïde, et même de constipation prolongée. Alors il peut émigrer à travers les parois intestinales, amincies, ramollies, perforées; il peut aussi sécréter des toxines diffusibles qui envahissent le péritoine sans lésion appréciable des parois intestinales. En résumé, dit Talamon, le bacterium coli peut produire l'infection du péritoine de trois manières : 1° en pénétrant dans la séreuse par une perforation intestinale; 2° en passant à travers les parois d'un segment d'intestin plus ou moins altéré, mais non perforé; 3° par les produits chimiques auxquels il donne naissance et qui diffusent dans le péritoine par l'une ou l'autre de ces deux voies.

Ces préliminaires établis, nous diviserons les péritonites aiguës en sept classes principales :

I. — *Péritonite tuberculeuse*, due au bacille de Koch, et qui peut présenter une forme aiguë; cette variété sera décrite par M. Marfan.

II. — *Péritonites par perforation*; ces variétés d'infection péritonéale reconnaissent toutes le même mécanisme pathogénique, à savoir la communication anormale d'un viscère avec la séreuse qui l'enveloppe; elles diffèrent entre elles plus par la cause première de la perforation que par les organismes pathogènes mis en jeu. C'est ainsi que la péritonite peut succéder : à la perforation d'une ulcération tuberculeuse, dysentérique, typhoïdique de l'intestin; à la perforation d'un ulcère simple de l'estomac ou du duodénum; à l'ouverture accidentelle dans le péritoine d'un abcès ou kyste du foie, du rein, de la rate, de l'atmosphère péri-rénale; à la rupture de la vésicule biliaire (cholécystite); à la gangrène perforante de la hernie étranglée, de l'invagination intestinale, de l'appendice iléo-cæcal (cette dernière très fréquente); peut-être même à l'issue des ascarides lombricoïdes à travers les parois intestinales (cause mise en doute par beaucoup d'auteurs; exemple récent rapporté par Variot avec quelques réserves dans son journal, février 1897).

Dans toutes ces péritonites par perforation, il y a pénétration, dans la cavité péritonéale, de matières fécales, de gaz, de pus, de bile, de sang, etc. Les microbes les plus variés peuvent être en cause : bacille de Koch, bacille d'Eberth, streptocoque, staphylocoque, et surtout coli-bacille, comme nous l'avons indiqué plus haut.

La péritonite par perforation est très rare dans la fièvre typhoïde de l'enfant. Barthez et Sanné n'en citent que 4 cas; Hénoch, 1 cas sur 192 malades; Roger, 1 cas sur 550; Baginsky, d'Espine et Jules Simon, 1 cas chacun; la proportion de 2 cas sur 24 (Barrier) est tout à fait insolite. S. R. Schofield (*Brit. med. Journal*, 13 oct. 1894. — *Perforation of a typhoid ulcer in a young child*) en a rapporté 1 cas chez un bébé de 21 mois.

[J. COMBY.]

Cet enfant, reçu à l'hôpital Victoria le 12 avril 1894, était malade depuis 5 semaines. Peu de jours avant son entrée à l'hôpital, vomissements, ventre gros, diarrhée profuse. Mort le 16 avril. Autopsie 12 heures après la mort. Adhérences fibreuses entre les viscères. Entre l'intestin grêle et le cæcum, les adhérences limitaient une petite cavité contenant des matières fécales ; cette cavité s'ouvrait dans l'iléon, à 30 centimètres de son extrémité inférieure, par une perforation de 1 centimètre de diamètre, au niveau d'une plaque de Peyer. Sur la même plaque, on voyait un autre petit ulcère, et dans son voisinage, une douzaine d'ulcérations semblables s'étendant vers le cæcum qui lui-même offrait 2 ulcérations. Toutes ces ulcérations étaient circulaires.

Un autre exemple de perforation typhoïdique a été rapporté par le Dr Tordeus (*Fragments de Pédiatrie*. Bruxelles, 1897, p. 51).

C... Pierre, âgé de 7 ans, malade depuis une dizaine de jours, est reçu à l'hôpital Saint-Pierre le 14 juin 1890. Le 15 juin, 38°,5, ventre un peu ballonné, taches rosées, rate grosse. Le 21, nuit mauvaise, douleurs de ventre, pouls 120 ; ventre très douloureux à la pression. Dans la journée, plusieurs vomissements porracés. Le 22, 38° ; cris, agitation, douleurs de ventre, tympanisme, pouls 140, facies grippé, extrémités froides ; le soir, 38°,7. Le 23, 37°,9, pouls imperceptible, abdomen très tendu, collapsus, mort à 10 heures du matin. Autopsie le 24. Pus avec grumeaux dans la cavité abdominale ; toute la surface péritonéale est tapissée de liquide jaune verdâtre. Follicules clos ulcérés, plaques de Peyer très grosses ; ulcérations de la grandeur d'une pièce de 2 centimes dans le voisinage du gros intestin. L'eschare n'adhère plus que dans les deux tiers de sa circonférence ; bords nets, coupés à l'emporte-pièce.

On lira plus loin, à propos du traitement, une observation du Dr Alexandroff, dans laquelle la péritonite par perforation d'un ulcère typhoïdique de l'appendice cæcal a été traitée sans succès par la laparotomie.

III. — *Péritonites par propagation.* Sans qu'il y ait véritablement perforation d'un organe creux ou d'un viscère abdominal, la péritonite aiguë peut s'observer par infection de voisinage, dans les hépatites, gastrites, entérites, pleurésies, périnéphrites, tumeurs du rein, appendicites, fièvre typhoïde, dysenterie, tuberculose, invagination, etc., etc. Ces péritonites par propagation sont généralement moins graves que les péritonites par perforation.

IV. — *Péritonites traumatiques.* Un coup, une chute, une violence quelconque exercée sur le péritoine, un refroidissement même, et surtout une intervention chirurgicale, pourront donner lieu à la péritonite aiguë qui, quoique traumatique, n'en est pas moins infectieuse, le trauma n'ayant fait qu'ouvrir la porte aux micro-organismes pathogènes existant dans le corps de l'enfant ou apportés du dehors.

V. — *Péritonites à pneumocoques.* Depuis quelques années, on a décrit des péritonites aiguës survenant spontanément, isolément, ou succédant à une localisation pneumococcique proche ou éloignée (pneumonie, pleurésie, etc.), qui reconnaîtraient pour agents pathogènes les diplocoques encapsulés de Talamon-Fraenkel. Cette classe de péritonites aiguës, dont nous rapporterons plusieurs exemples, s'enrichit tous les jours, et elle mérite l'attention des cliniciens.

VI. — *Péritonites à gonocoques.* Les inflammations gonococciques des organes génitaux (vulvite, vulvo-vaginite) peuvent gagner, par l'utérus et la trompe, la séreuse péritonéale, et nous devons décrire la péritonite *gonococcique,* malgré sa rareté dans l'enfance.

VII. — Nous devons ranger dans une catégorie à part la *péritonite fœtale* et la *péritonite des nouveau-nés* qui, le plus souvent, est le retentissement chez l'enfant de la septicémie maternelle (fièvre puerpérale). Parmi les auteurs qui ont le mieux étudié la *péritonite des nouveau-nés,* que les recherches modernes permettent de désigner sous le nom de *péritonite à streptocoques,* il faut citer : Thore (*Arch. gén. de méd.,* 1846); Bednar (*Krankh. der Neugebornen,* 1850); Lorain (*De la fièvre puerpérale chez la femme, le fœtus et le nouveau-né,* Thèse de Paris, 1855); Meynet (*De la gangrène de l'ombilic,* Thèse de Paris, 1857); Quinquaud (*Étude sur le puerpérisme infectieux chez la femme et chez le nouveau-né,* Thèse de Paris, 1872); Rehn (*Gerhardt's Handb.,* 1879).

La péritonite fœtale, rencontrée par Morgagni, a été ensuite étudiée par Dugès (1821), Billard (*Traité des maladies des enfants nouveau-nés et à la mamelle,* Paris, 1828), Virchow, etc. Comme la péritonite fœtale n'a pas d'histoire clinique, je vais transcrire, pour ne plus avoir à y revenir, les observations de Billard, page 444 de son Traité cité plus haut.

« *Péritonite congénitale.* — J'ai observé sur le cadavre de 2 enfants morts l'un 18 heures, l'autre 24 heures après la naissance, des adhérences anciennes et très solides entre les différentes circonvolutions intestinales; et chez l'un d'eux la face antérieure ou convexe du foie adhérait par 4 filaments très solides, quoique très fins, à la paroi antérieure de l'abdomen. Certes on ne peut s'empêcher de considérer ces adhérences accidentelles comme le résultat d'une péritonite qui s'était développée pendant la vie intra-utérine, et qui avait parcouru ses périodes avant la naissance. L'un de ces enfants était maigre, petit et très pâle; mais l'autre offrait l'embonpoint ordinaire aux nouveau-nés.

« On a vu plus souvent la péritonite aiguë chez les enfants qui paraissaient avoir apporté cette maladie en naissant. M. Dugès, dans sa dissertation sur les maladies des enfants où se trouve un chapitre fort intéressant consacré à l'histoire de la péritonite chez les nouveau-nés, a rapporté l'observation d'un enfant qui naquit le 9 février 1821, à la Maternité, étant au terme de 7 mois 1/2, bien conformé, long d'environ 16 pouces, et pesant 5 livres 1/2. Il était généralement œdémateux; son ventre était tendu, et quoiqu'il eût respiré, crié et vécu pendant 5 heures, il n'avait cependant pas rendu de méconium; cependant il avait reçu et rendu un lavement d'eau tiède. L'ouverture du cadavre fut faite le lendemain en présence de M. le professeur Chaussier.

« On trouva, dit M. Dugès, tous les viscères de l'abdomen agglutinés par de l'albumine jaune et concrète. Fausses membranes minces sur le foie, la rate, la vessie, etc. Épiploon adhérent aux intestins; ceux-ci accolés en paquet sont jaunâtres, durs, épais ; leur tissu paraît mêlé d'albumine concrète ; ils contiennent un mucus jaune et écumeux, etc.

« Cet enfant était un premier-né ; sa mère, âgée de 22 ans, était bien portante ; elle était seulement sujette aux engelures et avait quelquefois des boutons dartreux sur les mains[1].

« J'ai trouvé une péritonite au même degré chez trois enfants morts peu de temps après la naissance, et qui tous étaient frais et vigoureux. Je ne les avais point observés pendant leur vie, et l'autopsie cadavérique seule m'a dévoilé la cause de leur mort. Chez l'un d'eux, l'épanchement séro-purulent était très abondant ; les circonvolutions intestinales étaient fort rouges à l'extérieur, et commençaient à contracter ensemble des adhérences.

« Nous pouvons croire que les adhérences récentes du péritoine, dans le cas cité par M. le D^r Dugès, et dans ces dernières observations, étaient l'indice d'une phlegmasie aiguë développée soit dans les derniers jours de la grossesse. soit pendant l'accouchement ; il n'en est pas de même de la péritonite chronique accompagnée de ces adhérences anciennes et solides dont j'ai parlé et qui avait parcouru ses périodes dans l'utérus. Mais alors, quelles peuvent être les causes excitantes d'une pareille inflammation ? Il faut donc qu'elles soient transmises de la mère à l'enfant, autrement comment les concevoir ? »

Nous ne sommes guère plus avancés que Billard sur cette question, mais il faut espérer que la bactériologie donnera bientôt la réponse. C'est d'après la bactériologie, en effet, qu'il faut classer les péritonites aiguës ; la bactériologie seule peut en éclairer l'étiologie.

En attendant, on peut admettre que la péritonite fœtale comme la péritonite des nouveau-nés est secondaire le plus souvent aux maladies de la mère ; l'enfant peut avoir été infecté dans l'utérus par la voie placentaire ; il peut avoir été infecté pendant l'accouchement, par les liquides vaginaux ; il peut être infecté enfin après la naissance en cas de septicémie puerpérale. Après la naissance, c'est la plaie ombilicale qui est la porte d'entrée habituelle de l'infection. La péritonite des nouveau-nés peut compliquer une omphalite, un érysipèle, une artérite ou une phlébite ombilicales.

Quelquefois cependant, l'enfant succombe à une péritonite indépendante de la septicémie puerpérale et de la septicémie ombilicale, par exemple dans les cas de malformation, d'anus imperforé, de rétrécissement de l'intestin, etc.

Si l'on néglige le côté bactériologique de la question, on pourrait, à l'exemple de Barthez et Sanné, diviser les péritonites aiguës en *primitives* et *secondaires*.

1° *Péritonites primitives* : celles qui sont dues au froid, à l'ingestion de boissons glacées, à l'établissement de la menstruation, aux traumatismes accidentels ou chirurgicaux (ponctions du ventre, opérations, etc.), aux corps étrangers des voies digestives, etc.

2° *Péritonites secondaires* : celles qui sont consécutives aux maladies infectieuses, à la scarlatine, à la fièvre typhoïde, à la tuberculose, ou aux

[1] Ant. Dugès. *Recherches sur les maladies les plus importantes et les moins connues des enfants nouveau-nés.* Paris, 1821.

lésions des organes abdominaux : néphrite aiguë, pyélonéphrite calculeuse, ascite, cancer du rein, appendicite, invagination intestinale, perforation, etc. Mais cette classification n'est pas satisfaisante, car elle rapproche et confond ensemble des faits foncièrement disparates. La classification bactériologique serait bien préférable.

## ANATOMIE PATHOLOGIQUE

Les lésions sont diffuses, généralisées, ou partielles, localisées, suivant les cas. A l'ouverture du ventre, il s'écoule une quantité plus ou moins grande de liquide. Ce liquide est tantôt citrin, mêlé de flocons mous et friables; tantôt louche, séro-purulent, tantôt absolument purulent. Quelquefois, il ne s'écoule aucun liquide, et c'est à peine si l'on en trouve dans les parties déclives, dans le bassin, une ou deux cuillerées. D'autres fois, on peut en retirer plusieurs litres.

Les anses intestinales, unies entre elles par des adhérences lâches ou intimes, recouvertes souvent par un enduit crémeux, sont rouges, turgescentes, injectées de sang. Leurs parois sont épaissies, œdématiées, et leurs tuniques, dans quelques cas, se dissocient avec facilité. La séreuse péritonéale présente un état sec, dépoli, poisseux, qui se sent bien au toucher. On peut trouver, concrétées sur les parois abdominales, ou sur le diaphragme, des amas crémeux et purulents.

En cas de péritonite par perforation, les liquides intra-péritonéaux seront mêlés de gaz, de matières fécaloïdes, de bile, de sang, etc. Les fausses membranes, qui unissent les anses intestinales entre elles ou avec les organes voisins, sont molles, fragiles, dans les péritonites aiguës. Mais, en cas de persistance de la maladie, en cas de guérison, elles peuvent se consolider, se durcir, et former des brides fibreuses qui pourront dans la suite entraver les mouvements de l'intestin et amener l'arrêt des matières et l'étranglement interne.

Quand la péritonite est partielle, limitée, enkystée, on remarque que les lésions prédominent en général vers la fosse iliaque, autour du cæcum (car c'est l'appendice qui est le plus souvent en cause). Cependant la péritonite partielle peut s'observer aussi près du foie, de l'estomac, du rein, de l'utérus, etc.

Chez un enfant mort au 27ᵉ jour d'une péritonite partielle, Barthez et Sanné ont trouvé, à la face convexe du foie, à droite du ligament suspenseur, une vaste cavité formée par des adhérences, circonscrite par le foie, le diaphragme, une partie de la paroi abdominale et les fausses côtes.

Chez une fille de 12 ans, à la suite d'une péritonite par perforation de la vésicule biliaire, il y avait, entre le foie, le pylore et le duodénum, des adhérences celluleuses assez solides qui comprenaient tout l'épiploon gastro-hépatique. En les déchirant, on trouvait à leur centre une adhérence entre le pylore et la face inférieure du foie, à gauche de la vésicule. En disséquant cette adhérence, on arrivait dans une cavité du volume d'une grosse noix comprise entre le foie, le pylore, le duodénum, la vésicule. Cette cavité était

[J. COMBY.]

pleine d'un liquide vert foncé, bilieux; elle se continuait par un pertuis de 4 millimètres avec la vésicule biliaire.

Dans la péritonite aiguë, les lésions ne sont pas toujours limitées à la séreuse abdominale; on peut trouver des lésions infectieuses de la plèvre, du péricarde, des méninges, sans parler des affections gastro-intestinales, hépatiques, rénales, etc.

Dans la péritonite des nouveau-nés, les lésions prédominent autour de la veine ombilicale et il n'est pas rare de rencontrer concurremment des suppurations articulaires, pleurales, méningées, viscérales (septicémie généralisée).

## SYMPTÔMES

La péritonite aiguë ne se déclare pas toujours par des symptômes bruyants, par des signes manifestes; elle peut être latente, et on lira plus loin un de ces cas de *péritonite pneumococcique latente* recueilli dans mon service par M. Pochon (obs. 9). Dans les péritonites qui surviennent chez des enfants affaiblis, épuisés par une maladie antérieure, adynamiés par la fièvre typhoïde, par la scarlatine, etc., l'invasion peut passer inaperçue. Ces cas sont d'ailleurs exceptionnels. Ordinairement la péritonite, quand elle est primitive surtout, débute avec éclat.

L'enfant est pris tout à coup de *douleur* violente, localisée d'abord en un point de l'abdomen, à l'ombilic, dans le flanc droit ou gauche; de ce point initial, la douleur ne tarde pas à envahir l'abdomen. L'enfant est immobilisé par la souffrance, il reste couché sur le dos, retenant sa respiration, parlant d'une voix entrecoupée. Quelquefois il recherche la position latérale, en chien de fusil, ou bien il reste dans la position horizontale, en relevant les cuisses sur le bassin et fléchissant les jambes sur les cuisses.

Avec la douleur sont survenus des *vomissements* alimentaires d'abord, bilieux ensuite, verdâtres, porracés; ces vomissements sont incessants et se prolongent 1, 2 jours ou davantage: ils s'atténuent en général ou disparaissent le second jour. La constipation est habituelle, mais la diarrhée n'est pas rare dans certaines formes de péritonite (*à pneumocoques*). La langue, généralement humide, est parfois sèche ou saburrale.

La *fièvre* est plus ou moins vive et marquée par des frissons, la chaleur et la sécheresse de la peau, la fréquence du pouls, l'anxiété du visage. Dans la péritonite primitive, le thermomètre monte à 39°, 39°,5, 40° même et davantage.

Avec la fièvre, on note l'*anorexie*, la *soif*, le facies grippé, abdominal, les yeux enfoncés dans les orbites et cerclés de noir, les ailes du nez mobiles et agitées, les extrémités froides. Quand ces symptômes sont très accusés, on voit le pouls s'accélérer (130, 140, 160 pulsations par minute), devenir insensible et filiforme; cependant l'intelligence reste nette, et il n'y a que rarement du délire.

Les urines sont rares, quand elles ne se suppriment pas; on note parfois de la dysurie, de l'albuminurie.

Les signes physiques sont très importants, on constate que le ventre est augmenté de volume, tendu, ballonné, globuleux ; la percussion dénote une sonorité exagérée dans les parties supérieures et une submatité marquée ou une véritable matité dans les parties déclives. Quelquefois on sent, à la palpation, de la rénitence, de la dureté, de l'empâtement en un point (fosse iliaque, etc). Dans d'autres cas on a nettement la sensation de flot qui indique l'abondance de l'épanchement liquide. Mais il ne faut pas compter sur la fluctuation, le liquide se trouvant généralement situé derrière la masse intestinale, dans les profondeurs du petit bassin. D'ailleurs la douleur éprouvée par les malades gêne beaucoup l'exploration. Au bout de quelques jours, l'enfant succombe à la violence des premiers symptômes, emporté par la septicémie péritonéale, ou bien il se fait une rémission qui permet d'espérer soit la guérison complète, soit l'enkystement, la localisation de la péritonite.

La péritonite aiguë peut se terminer en effet très diversement : la résolution n'est pas impossible si l'inflammation n'a pas été jusqu'à la purulence et si la réaction générale n'a pas été trop vive. Cette terminaison, je l'ai notée dans certains cas de péritonites secondaires à la vulvo-vaginite, à la scarlatine, etc. La bénignité de ces cas pourrait même faire douter de leur nature, et, au lieu de péritonite, on serait tenté de dire *péritonisme*. Le lecteur jugera.

G... Louis, 7 ans, entre à l'hôpital le 21 juillet 1896 pour une scarlatine qui guérit rapidement. Le 5 août, l'enfant est constipé et se plaint du ventre, la température monte le soir à 38°,2 ; le lendemain 36°,8 le matin, 38°,8 le soir ; vomissements, ballonnement du ventre ; le 7 août, 39°, 39°,4 ; l'enfant vomit un ascaride lombricoïde ; le 8, la fièvre tombe, le 18 l'enfant meurt. On trouve à l'autopsie des ulcérations de l'intestin grêle et une péritonite récente, sèche, sans épanchement liquide.

C'est la seule péritonite mortelle que j'ai observée sur plus de 500 scarlatineux. Mais j'ai vu assez fréquemment la péritonite survenir à la suite de la vulvo-vaginite et se terminer favorablement, que l'enfant ait eu ou n'ait pas eu auparavant la scarlatine.

1° D... Juliette, 11 ans, entre le 7 septembre 1896 pour une scarlatine qui guérit bien. Le 2 octobre, 28° jour de la maladie, douleurs de ventre, vomissements, fièvre (39°,8). Les symptômes péritonitiques persistent 4 jours, la température atteint 40°, et l'enfant guérit. On s'aperçoit qu'elle avait de la vulvo-vaginite qui guérit en 8 jours.

2° B... Joséphine, âgée de 10 ans, entre à l'hôpital pour une scarlatine le 2 octobre 1896 ; le 12, elle présente un écoulement purulent de la vulve qu'on traite par les injections de permanganate de potasse à 1 pour 1000. Le 14, vomissements soudains, douleurs de ventre, fièvre (38°,2, 39°). Les vomissements, les douleurs, la fièvre durent 4 jours, et la guérison est obtenue.

3° C... Georgette, âgée de 4 ans, entre à l'hôpital le 5 mars 1896 pour une vulvo-vaginite à gonocoques. Elle présente à ce moment de la fièvre (39°), des vomissements, des douleurs abdominales spontanées et à la pression, de la diarrhée. Traitement par les irrigations antiseptiques, la glace sur le ventre, la diète, guérison.

4° T... Eugénie, âgée de 6 ans, entre à l'hôpital le 22 avril 1895 pour une vulvo-vaginite à gonocoques, datant de 10 jours. Depuis 2 jours, douleurs atroces dans le ventre, vomissements bilieux, anorexie, soif vive, diarrhée, envies fréquentes d'uriner ; température 39°. Là encore la guérison a été obtenue en quelques jours.

Dans tous ces cas de péritonite aiguë, sans épanchements, à gonocoques,

[J. COMBY.]

la guérison a été obtenue en quelques jours. Pour ma part, je n'ai pas vu mourir de péritonite une enfant entrée à l'hôpital pour de la vulvo-vaginite. Plusieurs ont eu des menaces de péritonite, ou même des péritonites confirmées, mais jamais la péritonite n'a abouti à la suppuration. C'est au point qu'on pourrait ranger ces faits de péritonite éphémère, curable, sous l'étiquette de péritonisme. Il semble que le péritoine ait été à peine effleuré par l'inflammation. L'agent infectieux a impressionné la séreuse soit par lui-même, soit par ses toxines, mais sans déterminer d'exsudation appréciable à nos moyens physiques d'exploration.

Dans un récent travail sur la vulvo-vaginite blennorragique des petites filles (*Revue mensuelle des Maladies de l'enfance*, mars 1897), Marfan divise en trois groupes les faits de péritonite observés en pareil cas. 1° Dans un premier groupe prennent rang les cas mortels (Huber, Loven, Baginsky); dans le cas de Baginsky, la fillette, atteinte à la fois d'uréthrite et de vaginite, succomba rapidement à une péritonite généralisée; on trouva un abcès dans l'espace de Douglas, une salpingite et une ovarite suppurées : le pus de ces abcès contenait des gonocoques et des staphylocoques. 2° Dans un deuxième groupe se placent les péritonites aiguës *généralisées* ou *localisées* qui guérissent. 3° Dans un troisième groupe, on décrira les cas chroniques (salpingite, pelvi-péritonite chronique). Dans deux cas (fillettes de 9 à 11 ans), Marfan a vu la péritonite aiguë gonococcique guérir, comme dans les observations personnelles que j'ai citées. Dans le premier cas, la péritonite était sous-ombilicale ; dans le second, elle était généralisée.

Quand la suppuration a envahi le péritoine, on ne peut guère espérer la résolution complète; mais le pus peut s'enkyster, se résorber lentement, ou bien s'ouvrir au dehors. Cette dernière terminaison n'est pas rare (obs. 9), même dans les péritonites généralisées. Elle peut se faire par la cicatrice ombilicale, par le vagin, par la vessie, par le rectum, etc. Plusieurs cas de guérison après ouverture spontanée à l'extérieur ont été rapportés par différents auteurs.

Une fille de 7 ans (Aldis. *Ed. med. and surg. Journal*, oct., 1847), à la suite d'une péritonite aiguë, présenta, au bout de 4 semaines, une petite tumeur entre les côtes et l'ombilic; cette tumeur s'ouvrit toute seule 7 semaines après et donna issue à 5 pintes de pus.

Vétu (*Journal de méd. et chir. prat.*, 1847) cite une fillette de 4 ans qui, dans la convalescence d'une péritonite aiguë, offrit à l'ombilic une tumeur grosse comme une noisette, molle, ressemblant à une hernie ombilicale. Mais, au bout de 9 jours, cette prétendue hernie éclata et laissa couler un litre de pus. Le ventre s'affaissa aussitôt. L'ouverture s'étant fermée, le ventre grossit de nouveau. Une nouvelle ouverture spontanée rétablit le cours de la suppuration; on fit alors des injections d'eau, puis de teinture d'iode mitigée, et l'enfant guérit au bout de 5 mois.

**Durée.** — Dans les formes aiguës et généralisées, la mort peut être extrêmement rapide. Duparcque cite un cas terminé par la mort en 24 heures ; Senn, en 36 heures; Rilliet a vu une fille de 5 ans mourir en 40 heures, et un garçon de 9 ans 24 heures après l'apparition des phénomènes suraigus. Cette *forme foudroyante* de la péritonite s'observe surtout chez les nouveau-nés. Après le sevrage, entre 2 et 15 ans, la durée moyenne est de 5 à 9 jours dans les cas funestes. Dans un cas cité par Barthez, la mort s'est fait attendre jusqu'au 28e jour.

Quand la guérison doit survenir, les enfants seront jugés hors de danger au bout de 8 à 10 jours et la guérison s'obtiendra en 25, 35, 37 jours, 6 semaines, parfois 3 mois 1/2, 5 mois (Barthez et Sanné).

**Complications.** — Parmi les complications les plus communes, il faut relever la pleurésie purulente, la pleuro-pneumonie, la péricardite, la méningite, les inflammations de l'intestin et des viscères abdominaux, et, chez les nouveau-nés : l'ictère, la phlébite et l'artérite ombilicales, les hémorrhagies et gangrènes de l'ombilic, etc.

**Pronostic.** — Le pronostic de la péritonite aiguë est de la plus haute gravité. Cependant j'ai cité plusieurs cas de guérison survenus soit spontanément, soit à la suite d'une intervention chirurgicale.

On doit distinguer, au point de vue du pronostic : les péritonites généralisées et par perforation presque toujours mortelles ; cependant Duparcque cite 2 cas de guérison et Barthez 5 ; les péritonites des nouveau-nés encore plus graves ; les péritonites secondaires à la scarlatine très graves d'après Barthez ; les péritonites à pneumocoques, dont la gravité est moindre ; et enfin les péritonites partielles, enkystées, qui guériraient dans une forte proportion.

Enfin il ne faut pas oublier qu'une péritonite aiguë peut passer à l'état chronique, qu'elle peut, après la guérison, laisser des brides, des membranes fibreuses susceptibles de déterminer plus tard l'étranglement de l'intestin, etc.

## DIAGNOSTIC

Le diagnostic de la péritonite aiguë est généralement facile, réserve faite des cas de *péritonites latentes*, que j'ai déjà signalés. Quand on voit un enfant être pris tout à coup de fièvre, de vomissements, de douleur avec ballonnement du ventre, il est bien difficile de ne pas penser à la péritonite.

Cependant on a pu confondre la péritonite avec la *fièvre typhoïde* ; car il existe des cas de péritonite à symptômes physiques atténués, à symptômes généraux typhoïdiques (abattement, langue sèche, prostration, etc.). On pourrait aujourd'hui trancher la difficulté par le séro-diagnostic (réaction agglutinante de Widal).

*L'invagination intestinale*, qui d'ailleurs peut se compliquer de péritonite, est spécifiée par l'arrêt complet des matières, le mélæna fréquemment, la présence d'une tumeur localisée dans l'abdomen.

La constipation opiniâtre, la *coprostase* compliquée de fièvre, de vomissements, sera distinguée avec un peu d'attention.

Les *gastrites et gastro-entérites* des enfants du premier âge, qui ont avec la péritonite des symptômes communs (vomissements, fièvre, facies abdominal), en diffèrent par l'état du ventre qui est souple, indolore, souvent aplati et déprimé.

La péritonite reconnue, on aura à en déterminer l'origine, la cause, le siège; et pour cela il faudra consulter les antécédents du malade, examiner les différents organes, faire appel à la bactériologie, etc.

Il peut être très difficile de distinguer la péritonite tuberculeuse; mais je laisse le soin d'exposer ces difficultés à mon collègue Marfan. (Voyez plus loin l'article : *Péritonite tuberculeuse.*)

Après avoir donné la description de la péritonite aiguë en général, il convient de détacher au moins 5 types spéciaux : 1° la péritonite appendiculaire; 2° la péritonite des nouveau-nés; 5° la péritonite à pneumocoques.

La *péritonite appendiculaire*, de beaucoup la plus fréquente des péritonites aiguës de l'enfance, est étudiée par notre collègue Brun à l'article APPENDICITE; nous ne pouvons mieux faire que d'y renvoyer le lecteur. Restent donc la péritonite des nouveau-nés et la péritonite pneumococcique, dont nous allons chercher à dégager les caractères particuliers.

### PÉRITONITE DES NOUVEAU-NÉS

La péritonite des nouveau-nés survient dans les premiers jours de la vie, du 1er au 5e jour, ou dans la première semaine. Elle est rarement plus tardive. Elle s'annonce par des vomissements de lait caillé, de bile, par des coliques et de la diarrhée verte. En même temps le ventre se ballonne, devient rénitent, mat dans les parties déclives, très sensible au toucher.

Le liquide fuse assez souvent à travers le conduit vagino-péritonéal non encore fermé dans la tunique vaginale, à droite de préférence (9 fois sur 10). Cette hydrocèle, accompagnée d'œdème du scrotum assez fréquemment (Quinquaud), sert d'*index* à l'épanchement (Barthez).

La fièvre est très vive, 40°, 41°, 42°,5 même (un cas de Quinquaud). L'enfant est agité, anxieux, il maigrit très rapidement, refuse de téter; le facies est grippé, abdominal, les yeux sont enfoncés dans les orbites, les extrémités sont froides, la langue est sèche. Le bébé tombe dans l'adynamie et la stupeur; il ne tarde pas à mourir. C'est ordinairement du 4e au 5e jour que l'enfant succombe. La septicémie n'est pas toujours bornée au péritoine, et dans cette forme plus que dans toute autre, on voit surgir des complications qui témoignent d'une généralisation hâtive et profonde : ictère (Lorain), érysipèle ou phlegmon ombilical, hémorrhagie par l'ombilic et par l'intestin (mélæna), arthrites suppurées, pleurésie et péricardite purulente, gangrènes multiples, etc.

Mort en quelque sorte fatale.

### PÉRITONITE A PNEUMOCOQUES

La péritonite à pneumocoques est de tous les âges, elle se rencontre à l'âge adulte, comme dans la première et la seconde enfance. L'infection pneumococcique du péritoine peut être secondaire à une pneumonie ou à une autre localisation du pneumocoque; dans ce cas, ses allures n'ont rien de spécial. Mais elle est souvent primitive et elle évolue d'une façon en quelque sorte cyclique, comme la pneumonie franche. L'enfant est pris brusquement au milieu de la santé, de douleurs de ventre avec vomissements, fièvre (40 degrés) etc.; la température reste très élevée pendant 7 à 8 jours; puis la détente se fait, l'enfant semble guéri. Mais si l'on observe le ventre, on constate qu'il est resté gros ou même qu'il a pris un développement plus considérable. Une vaste collection purulente, torpide, froide, subsiste et, si l'on n'a pas assisté à la phase aiguë initiale, si l'on manque de renseignements à ce sujet, on peut croire à une ascite, à une péritonite tuberculeuse, etc. Voyons les observations.

M. le Dr Cassaët (*Archives cliniques de Bordeaux*, mars, avril, mai 1896), dans un mémoire important basé sur 20 observations empruntées à diverses sources, a essayé d'individualiser la péritonite à pneumocoques. On sait, depuis les travaux de Sœnger (*Arch. f. exp. Path.*, 1886), de Netter (*Arch. de Méd. exp.*, 1890), de Boulay (*Des affections à pneumocoques indépendantes de la pneumonie franche*, Thèse de Paris, 1891), etc., que les infections pneumococciques post-pneumoniques ou indépendantes de la pneumonie sont fréquentes, et que pour ainsi dire aucun organe, aucun tissu n'est à l'abri. Le petit nombre de cas de péritonites pneumococciques publiés jusqu'à ce jour ne donne qu'une faible idée de la fréquence de cette localisation. On peut d'ailleurs trouver, dans les autopsies de pneumoniques, le pneumocoque à la surface du péritoine, sans que celui-ci présente des traces d'inflammation (Netter). Il semble que la plupart des péritonites pneumococciques relèvent d'une infection sanguine préalable.

Résumé des observations publiées :

1° Netter a noté la coexistence d'une péritonite et d'une méningite à pneumocoques chez un enfant de 3 à 4 jours. Le sang renfermait des pneumocoques. Peut-être s'agissait-il, dans ce cas, d'une infection placentaire (*Soc. de biol.*, 26 juillet 1890).

2° Un garçon de 10 ans et 3 mois (Goriastschkine. *Chir. Liet.*, 1894) entre à l'hôpital dans un état grave. Début, il y a 5 jours, par de la fièvre, des vomissements. Signes de pneumonie à droite. Ponction, puis incision intercostale (150 grammes de pus). Mort 16 heures après. A l'autopsie, liquide purulent dans la plèvre, liquide séreux dans le péricarde; pus dans le péritoine avec lamelles fibrino-purulentes. Diplocoques encapsulés dans ces exsudats.

3° *Péritonite à pneumocoques chez un enfant ayant eu antérieurement une suppuration osseuse du pied droit* (Kirmisson. *Soc. de chir.*, 8 mai 1895). Garçon de 7 ans 1/2 est présenté le 8 janvier comme atteint de péritonite tuberculeuse. Cinq semaines avant, abcès au niveau de la malléole externe droite; puis abcès en dedans. Le ventre devient alors douloureux. Actuellement il est globuleux surtout dans la région sous-ombilicale, cicatrice ombilicale saillante. On fait le diagnostic de péritonite sous-ombilicale enkystée avec menace d'ouverture spontanée. Le 9 janvier, après chloroformisation, incision médiane de 6 centimètres, flot de pus crémeux, épais, verdâtre, renfermant de gros flocons. Le doigt pénètre dans le petit bassin sans rencontrer d'anses intestinales. Lavage à l'eau boriquée ; 2 drains en canons de fusil ; pansement à la gaze iodoformée. Guérison. L'examen bactériologique a montré des pneumocoques nombreux associés à .de rares streptocoques.

4° *Péritonite purulente à pneumocoques* (Sevestre, *Soc. méd. des Hôp.*, 23 mai 1890). Enfant de 8 ans pris brusquement le 19 mai, pendant le déjeuner, d'une douleur violente suivie de vomissements. Pendant la nuit, les vomissements et la douleur persistent, le pouls devient filiforme, facies abdominal. Le lendemain, matité dans la région sous-ombilicale. La fluctuation devient nette par la suite. Le 22 mai, saillie ombilicale, rougeur de la peau. Ponction évacuatrice : 4 litres de pus, ne contenant que des pneumocoques (Netter). Le pus se reproduit quelques jours après ; laparotomie, guérison en 15 jours.

5° *Péritonite à pneumocoques* (Galliard, *Soc. méd. des Hôp.*, 14 novembre 1890 et *Thèse de Lajotte*, Paris 1891). Fille de 11 ans 1/2, ayant eu une fluxion de poitrine à 3 ans, une rougeole à 5 ans, des bronchites tous les hivers, des coliques fréquemment. Après une séance de gymnastique, douleur vive à gauche de l'abdomen, puis dans tout le ventre ; vomissement, fièvre, abattement. Aurait reçu un coup de pied dans le ventre, aurait été violée un an auparavant. Température 40°, pouls petit, langue sale ; abdomen ballonné. On pense d'abord à une fièvre typhoïde. Les jours suivants, amélioration. Mais le ventre reste gros, douloureux, mat. On pense à la péritonite tuberculeuse. ·

Le 11 août, la matité augmente, il y a de l'ondulation dans les parties déclives ; le 16, veines superficielles dilatées. Le 25, laparotomie faite par Jalaguier : issue de 5 litres de pus verdâtre, crémeux, épais, grumeleux. On fait une irrigation avec 30 litres de liquide ; drainage. Le 31, mort. Autopsie : le grand épiploon et le petit intestin forment une masse agglutinée qui unit le foie et l'estomac aux organes génitaux (péritonite pré-épiploïque).

Le pavillon de la trompe gauche est rouge et injecté. Volumineux abcès dans les hypochondres, au-dessus du foie et autour de la rate, ayant échappé à l'intervention. Fois gros ; rate encapsulée. Pneumocoques dans le pus (Netter).

6° *Péritonite purulente généralisée* (Goriastschkine). Fille de 9 ans et 8 mois, entrée à l'hôpital le 29 mars 1893. Début il y a 5 jours par une vive douleur dans le ventre, des vomissements et de la diarrhée. Jusqu'au 1er avril, fièvre, oligurie avec albuminurie. Laparotomie : pus avec caillots fibrineux, irrigation, drainage. Dans la nuit du 2 avril, mort. Autopsie : péritonite purulente généralisée ; colonies de diplocoques encapsulés très abondantes.

7° *Péritonite à pneumocoques, laparotomie, guérison* (Morisse. *Contribution à l'étude de la péritonite à pneumocoques, Thèse de Paris*, 1892). Fille de 7 ans, prise il y a 5 jours de vomissements avec diarrhée et douleurs dans le ventre. On fait le diagnostic de fièvre typhoïde. Vers le 8e jour, la température tombe à 38°,2 (18 juin au soir) ; amélioration de l'état général ;

douleur dans la région cæcale avec submatité et empâtement. Le 22, la température monte à 40°,2; météorisme, diarrhée noire et fétide. Le 22, ventre très douloureux, empâtement dans les fosses iliaques. Pouls rapide, facies grippé, extrémités froides. La péritonite est alors évidente et M. Jalaguier fait la laparotomie (27 juin) : pus grumeleux, fausses membranes. Lavages boriqués. Guérison. « L'examen du pus, fait à l'Institut Pasteur, a montré que l'on avait affaire à des pneumocoques. Sur agar, il a donné des cultures pures de ce microbe et, inoculé à des animaux, il les a fait mourir de septicémie. »

8° Fille de 7 ans (Goriastchkine), tombe en revenant de l'école et présente des frissons, de la fièvre, de la céphalalgie, des vomissements (16 septembre). Le 18 septembre, à son entrée à l'hôpital, on constate de l'albuminurie, un ventre douloureux et tympanisé. Diarrhée, soif vive, 40°. Le 24, laparotomie, issue de 900 grammes de pus noirâtre, mêlé de caillots fibrineux; intestins agglutinés. Guérison.

Telles sont les observations concernant les enfants, résumées dans le travail de M. Cassaët; l'auteur conclut ainsi :

« En résumé, il existe bien une variété de péritonite aiguë dont l'agent essentiel est le pneumocoque. Elle se développe à tous les âges, sans distinction de sexe, de profession ni de saison, de préférence lorsqu'une lésion antérieure du péritoine appelle la localisation infectieuse ou quand, pour une cause quelconque, la résistance de l'organisme est devenue hyponormale. La cause principale de cette inflammation est l'exaltation de virulence de l'agent infectieux qui, sans demander l'appui d'autres espèces pathogènes ou saprophytes, pénètre dans la séreuse, soit traumatiquement au travers de la peau ou de l'intestin, soit en suivant la voie génitale dans les infections de cette région, soit à la suite d'apports faits par le sang ou le système lymphatique, et s'y cultive en y déterminant des lésions absolument spécifiques. Il peut ainsi suffisamment s'adapter au milieu pour pouvoir occasionner, en séries, des péritonites expérimentales. »

Quant aux symptômes, voici comment il en fait la synthèse : pas de prodromes, début brutal par une douleur violente pouvant aller jusqu'à la syncope. Cette douleur est localisée d'abord en un point, dans la région inguinale droite (cas de Sevestre), dans la fosse iliaque gauche ou droite, dans le flanc, à l'ombilic. Il faut tenir grand compte du siège primitif de la douleur, le foyer purulent prenant naissance à ce niveau. Les vomissements sont habituels, surtout au début. La diarrhée n'est pas moins fréquente. La fièvre est vive (39°-40°), puis elle baisse après la ponction ou spontanément, pour reprendre ensuite. Pouls petit, très fréquent. Urines diminuées. Ventre ballonné, submatité, fluctuation parfois. En somme, on ne retrouve pas là, d'après Cassaët, le cycle de la pneumonie; l'invasion seule et la marche des premiers jours rappellent cette maladie.

Le diagnostic, très difficile quand la péritonite est secondaire, est plus facile quand elle est primitive et caractérisée par les symptômes précédemment indiqués.

On a vu qu'on avait confondu parfois la péritonite pneumococcique avec

[J. COMBY.]

la fièvre typhoïde, avec l'appendicite, avec la péritonite tuberculeuse, etc.

Le pronostic, d'après Cassaët, serait des plus sombres; 8 cas de péritonite primitive auraient donné 4 morts (50 pour 100); 8 cas de péritonite associée, 7 morts (87,5 pour 100); 4 cas de péritonite post-pneumonique, 4 morts (100 pour 100). Au total 15 morts sur 20 (85 pour 100). Mais il faut observer que le travail de M. Cassaët ne repose que sur un nombre restreint de cas, que ces cas concernent en majorité des adultes, et déjà, pour notre part, nous avons connaissance de plusieurs guérisons qui atténuent sensiblement la léthalité de la péritonite pneumococcique.

Nous trouvons enfin que M. Cassaët a été trop absolu et s'est trop hâté de généraliser quand il a dit : *jamais la péritonite à pneumocoques, qu'elle soit primitive, associée ou post-pneumonique, ne guérit spontanément; les 5 malades qui ont survécu ont bénéficié, en effet, d'une large intervention chirurgicale, la laparotomie.*

Avant d'aller plus loin, je vais citer une observation qui donne un démenti à cette affirmation.

9° J'ai eu dans mon service de l'hôpital Trousseau un cas fort curieux de péritonite à pneumocoques, qui s'est terminé favorablement et dont mon interne d'alors, M. Pochon, a rapporté l'histoire en détail. (Un cas d'infection généralisée à pneumocoques. — *La Médecine infantile*, 1895, page 355.)

C... Georgette, 2 ans 1/2, entre à l'hôpital le 1er décembre 1894. Depuis 2 ou 3 jours, toux, anorexie, insomnie, fièvre, oppression. A l'entrée, on constate une broncho-pneumonie (souffle, râles à gauche). Le 5 décembre, la dyspnée augmente, le poumon droit est envahi, 39°,8. A partir du lendemain, la température oscille autour de 38° pendant 11 jours. Le 17 décembre, nouvelle poussée congestive; râles sous-crépitants dans les 2 poumons, 39°,4. Le lendemain 38°,8, puis 38°,9, et enfin 37° le 21 décembre. Le 23 décembre, nouvelle congestion avec 39°,4.

A partir de ce moment, exacerbations fébriles vespérales, chute des forces, amaigrissement; râles sous-crépitants au sommet gauche. On craint la tuberculose.

Dans la nuit du 8 janvier, sans avoir jamais souffert du ventre, l'enfant perd tout à coup, par l'ombilic, une grande quantité de pus jaune verdâtre, inodore. Quand on pressait sur l'abdomen, on faisait sortir le pus. Il s'agissait donc d'une *péritonite insidieuse* ouverte spontanément au dehors. Température 37°,5.

Le pus, examiné avec soin, contenait, en abondance et exclusivement, le *pneumocoque* donnant sur gélose des cultures typiques. Une souris blanche reçut sous la peau quelques gouttes de pus diluées dans 1/2 centimètre cube de bouillon stérilisé et mourut en 24 heures; dans son sang et ses organes, on retrouvait en abondance le diplocoque encapsulé de Talamon-Fraenkel.

A plusieurs reprises, les écoulements ombilicaux se reproduisirent sans fièvre; il y eut même une chute au-dessous de la normale (35°,4 le 12 janvier); le reste du temps 37°. Le Dr Jalaguier, consulté, refusa d'intervenir.

Le 18 janvier, écoulement de pus par le vagin, augmentant par la pression sur l'abdomen ; la plaie ombilicale est alors cicatrisée et ne laisse plus passer le pus.

Le pus recueilli à la vulve montra aussi le *pneumocoque*.

L'écoulement vaginal s'atténua peu à peu pour disparaître entièrement au bout de 1 mois. Température normale.

Le 28 janvier, l'enfant se plaint de douleurs dans les oreilles, puis survient une otorrhée fétide. L'examen du pus auriculaire montra encore le *pneumocoque*, associé à divers microbes et notamment au *bacillus pyogenes fœtidus*. Les cultures, faites sur gélose, gélatine et dans le bouillon, donnèrent des colonies nombreuses, d'odeur nauséabonde, avec association de *pneumocoques* et de *bacillus fœtidus*. Quelques gouttes de ce bouillon inoculées sous la peau de 2 souris blanches provoquèrent une mort presque instantanée ; un cobaye mourut en 24 heures d'infection pneumococcique.

La salive de l'enfant fut alors recueillie dans un verre stérilisé ; elle contenait des pneumocoques ; 1/2 centimètre cube de cette salive fut injecté sous la peau d'une souris qui mourut en 24 heures avec pneumocoques dans ses organes et ses humeurs. Le sang de la malade fut trouvé stérile.

La malade a parfaitement guéri.

10° Nous trouvons, dans la Thèse de M. Lecoq (*Contribution à l'étude de la péritonite suppurée à pneumocoques chez l'enfant*. Paris, 29 juin 1893), une intéressante observation prise dans le service de M. Moizard.

M... Olympe, âgée de 7 ans, entre à l'hôpital Trousseau le 22 octobre 1892. Elle tousserait depuis 7 semaines et le matin même elle aurait *vomi* une grande quantité de pus. Le ventre est saillant, ballonné, douloureux à la pression ; l'ombilic est gonflé ; la circulation veineuse collatérale est très développée. On porte le diagnostic de *péritonite chronique avec ascite probablement tuberculeuse*. Injections sous-cutanées de gaïacol. Température 37°-37°.6. Le 28 octobre, il se fait par l'ombilic une évacuation spontanée de pus verdâtre en très grande abondance. Le 1er et le 2 novembre, l'évacuation se reproduit.

Le 4 novembre, on constate, par les cultures, la présence du pneumocoque. Le diagnostic est alors modifié et M. Moizard admet une *péritonite pneumococcique* ayant été précédée de pleurésie purulente terminée par vomique et probablement aussi de pneumonie. Les parents s'opposent d'abord à toute intervention chirurgicale. Mais le 20 novembre, la fièvre s'allume, 38°,6 ; le 21 novembre, 38°,4-40°. Devant cette aggravation, la laparotomie est autorisée, elle est faite par M. Broca le 24. On trouve dans le pus à la fois des pneumocoques et des staphylocoques. Guérison complète le 7 janvier 1893.

Mon collègue et ami, le Dr F. Brun, a publié deux observations très intéressantes de *péritonite à pneumocoques* (*Presse médicale*, 18 janvier 1896), avec guérison dans un cas, mort dans l'autre.

11° Fillette de 4 ans prise, le 24 décembre 1894, au milieu de la nuit, de douleurs subites et violentes dans le ventre, avec fièvre, vomissements, diarrhée. Les vomissements, d'abord alimentaires, deviennent ensuite bilieux ; la diarrhée est verte et fétide. Délire, température 40°,2. Le 31 décembre (8e jour de la maladie), la fièvre tombe, la diarrhée cesse, mais le ventre augmente de volume. Pendant les premiers jours de janvier, il y a une véritable détente, la fièvre n'existe plus, l'état général est meilleur. Cependant l'abdomen augmente de volume, surtout dans sa moitié sous-ombilicale; il est douloureux à la pression. A la fin de janvier, il est énorme; en même temps les traits sont tirés, le nez est effilé, les yeux sont cerclés de noir, maigreur, aspect de phtisique.

A ce moment, le ventre est distendu, l'ombilic fait saillie, la peau est sur le point de céder. Matité dans les 3/4 inférieurs de l'abdomen. Le 2 février, laparotomie médiane (10 centimètres); issue de 2 litres de pus verdâtre, crémeux, inodore, avec fausses membranes fibrineuses. Lavage, drainage; le 20 février, la guérison était complète.

Examen du pus par Hallé : pneumocoques à l'état de pureté.

12° Fillette de 3 ans admise à l'hôpital le 10 octobre 1895, pour une fistule purulente de l'ombilic. Le 21 septembre, elle aurait été prise brusquement de vomissements et de diarrhée, avec douleurs de ventre. Puis fièvre, délire (on pense à la fièvre typhoïde). Le 7 octobre, issue spontanée du pus et transport à l'hôpital. Les vomissements persistent; fièvre modérée (37°-38°). Ventre souple, indolore. Du pus épais, crémeux, jaune verdâtre, sort en abondance de l'ombilic; la pression de l'abdomen augmente l'écoulement.

Un stylet introduit dans l'ouverture ombilicale pénètre jusqu'à la symphyse pubienne. Le pus contient des *pneumocoques*.

A partir du 14 octobre, l'état s'aggrave, la fièvre se rallume (39°), les vomissements reprennent. Le 18 octobre, laparotomie, lavage, drainage. Pas d'amélioration. Le 21, souffle pneumococcique à gauche : mort le 22 octobre.

*Autopsie* : La masse des viscères abdominaux est tapissée à sa face antérieure par une large fausse membrane, plus épaisse sur les côtés qu'au milieu, isolant une cavité purulente qui va jusqu'au diaphragme et au foie, et descend dans le petit bassin. Sous la fausse membrane qui forme tablier, l'intestin est sain. Foyer de pleurésie enkystée à gauche et hépatisation des 3/4 du lobe inférieur du poumon. Foyer de pleurésie enkystée à droite. Pneumocoques dans tous ces organes.

M. Brun rappelle, à propos de ces 2 cas, qu'il n'a pas attendu le résultat de l'examen bactériologique, pour faire le diagnostic de *péritonite à pneumocoques*. « Comme dans les observations de Sevestre et de Galliard, le début chez mes 2 petites malades a été brusque, soudain, marqué par une élévation de la température qui, après être restée 7 ou 8 jours stationnaire, s'est abaissée rapidement à la normale, dessinant ainsi une courbe thermique que l'on ne peut s'empêcher de comparer à celle que l'on a coutume de considérer comme caractéristique de l'infection pneumonique. »

Trois nouveaux cas observés par M. Brun, et terminés tous les 3 par la guérison, viennent encore à l'appui de l'opinion émise par cet auteur relativement aux allures cliniques et au pronostic de la péritonite à pneumocoques.

13° L... Jeanne, âgée de 4 ans 1/2, entre le 29 juillet 1896 à l'hôpital des Enfants-Malades. Début le 14 juillet par des douleurs abdominales, des vomissements, de la diarrhée. A son entrée, ventre pas très volumineux, peu tendu, mais douloureux à la pression. Matité à la percussion dans la partie sous-ombilicale; ombilic saillant, déplissé et rouge. Température, 37°,2. État général assez bon. Diagnostic : péritonite à pneumocoques.

Laparotomie le 29 juillet. Incision médiane sous-ombilicale; pus vert, sans odeur, mêlé de fausses membranes. Drainage. Amélioration rapide; guérison complète le 17 septembre.

Examen bactériologique sur lamelles : pneumocoques encapsulés très nets. Inoculation à 2 souris blanches, pour l'une dans le tissu cellulaire de la cuisse, pour l'autre à la racine de la queue. Mort en 36 heures de septicémie pneumococcique.

14° N... Louise, âgée de 4 ans, entre à l'hôpital des Enfants-Malades le 31 août 1896. Début brusque par une violente douleur de ventre avec vomissements, diarrhée et fièvre, il y a 3 semaines. L'enfant est d'abord traitée pour une *fièvre typhoïde*, puis conduite à l'hôpital avec le diagnostic d'*appendicite*.

A l'entrée, l'enfant est pâle; température 37°,8; pouls petit; extrémités un peu cyanosées. La moitié sous-ombilicale du ventre est modérément distendue; la cicatrice ombilicale fait hernie et la peau est rouge à son niveau. Au-dessous, matité uniforme; au-dessus sonorité exagérée. La palpation est douloureuse, mais non d'une façon excessive, et il n'y a pas un maximum de douleur à droite.

Diagnostic : *péritonite à pneumocoques*. A la base du poumon droit, on note de la submatité, une respiration rude avec quelques râles sous-crépitants assez fins.

Le 1er septembre laparotomie médiane qui donne issue à 1/2 litre de pus verdâtre, bien lié, sans odeur, contenu dans une poche sous-ombilicale bien enkystée. Drainage. Amélioration immédiate et guérison complète le 14 octobre.

Examen bactériologique : pneumocoques à l'état de pureté. Une souris meurt en 24 heures.

15° D... Henriette, âgée de 3 ans; début le 22 novembre 1896, par un état fébrile, après quelques jours de courbature. Du 22 au 29 novembre, la température oscille entre 39° et 40°. A l'auscultation, noyaux de broncho-pneumonie, d'abord à gauche, puis à droite.

Le 29 novembre, défervescence et bon état, jusqu'au 5 décembre. A ce moment, brusque douleur de ventre, vomissements, diarrhée sanglante. Température axillaire 38°-39°. Ventre douloureux, ballonné. Vers le 10 décembre, saillie de l'ombilic; empâtement à la région sous-ombilicale, de forme triangulaire, à base pubienne, à sommet ombilical.

Le 17 décembre, gonflement sous-ombilical du ventre donnant l'idée d'une vessie distendue. Matité à ce niveau. Au-dessus, sonorité exagérée. Ombilic déplissé et rouge. Le diagnostic de péritonite à pneumocoques est posé et l'intervention décidée.

Le 18 décembre, laparotomie médiane donnant issue à une grande quantité de pus vert jaunâtre, avec fausses membranes. La collection purulente est limitée en haut par un dôme membraneux et communique librement en bas avec le petit bassin. Drainage. Chute de température.

[*J. COMBY.*]

Au bout de 3 jours, la fièvre reprend et le pouls reste fréquent. Le 6 janvier, on constate des signes d'épanchement à la base droite, et ces signes deviennent plus manifestes les jours suivants. Le 10 janvier, opération de l'empyème avec résection costale. Chute immédiate de la température et amélioration. Guérison complète à la fin de janvier.

Le pus, examiné sur lamelles, par ensemencements et inoculations aux souris blanches, a montré des pneumocoques virulents à l'état de pureté.

Telles sont les trois nouvelles et intéressantes observations du D<sup>r</sup> F. Brun; elles montrent que la péritonite pneumococcique est parfaitement curable, quand la laparotomie n'intervient pas trop tard. Cette laparotomie peut même réussir dans les cas méconnus, négligés, laissés à eux-mêmes. L'observation suivante en est la preuve; nous la donnons comme un exemple de péritonite à pneumocoques, quoique la preuve bactériologique n'ait pas été fournie. Sa nature pneumococcique ne fait pas de doute non plus pour Brun, qui a observé et opéré la malade.

16° Observation du D<sup>r</sup> Grancher présentée avec un point d'interrogation sous le titre de *Péritonite idiopathique suppurée* (*Presse Médicale*, 8 septembre 1894).

Une fille de 11 ans entre à l'hôpital le 19 mars, pour une péritonite qui a débuté, il y a 5 mois, par de la fièvre, de l'insomnie, de la constipation, des douleurs de ventre, surtout au niveau de la fosse iliaque droite. On crut d'abord à une fièvre typhoïde. Pendant 3 semaines, l'enfant garde le lit, puis elle se lève un peu et marche toute courbée. Le 1<sup>er</sup> mars, les douleurs reviennent et du pus s'écoule par le vagin. Toute la région sous-ombilicale est dure, empâtée, douloureuse à la pression; cette pression fait sortir le pus en abondance par le conduit vaginal. Toutefois, il n'y a ni fièvre, ni vomissements, ni facies abdominal.

Le 25 mars, on note 39°, les urines sont purulentes, l'ombilic est gonflé et laisse sourdre du pus. Les cultures du pus ne donnent que des cocci et des cobayes inoculés ne deviennent pas tuberculeux. Le 4 avril, le D<sup>r</sup> Brun fait la laparotomie et tombe sur une péritonite enkystée; drainage, sonde à demeure dans la vessie, cicatrisation le 4 mai.

17° Le D<sup>r</sup> Tapie a communiqué à la *Société médicale* de Toulouse, mars 1894, un autre cas de péritonite avec ouverture ombilicale. Il s'agissait d'une fillette de 22 mois qui, 5 mois auparavant, avait présenté des signes de péritonite aiguë (fièvre, abattement, anorexie, vomissements, météorisme abdominal, diarrhée). Cet état s'aggrava les jours suivants et l'on considérait l'enfant comme perdue quand il se forma, au-dessous de l'ombilic déplissé et gonflé, un pertuis qui donna issue au pus. L'amélioration fut notable, mais l'ouverture étant insuffisante, la situation redevint inquiétante. C'est alors que M. Tapie agrandit l'orifice, et, en introduisant une sonde de femme, put s'assurer que la suppuration venait de la cavité péritonéale. Lavages quotidiens à l'eau boriquée. Guérison au bout de 1 mois.

Quoique l'examen bactériologique n'ait pas été fait, l'évolution clinique de ce cas permet de le ranger dans la classe des *péritonites pneumococciques* primitives.

Nous devons signaler enfin une 18ᵉ observation de MM. Rémy et Courdoux, relative à un enfant de 11 ans (*Journal de clinique et de thérapeutique infantiles*, 30 avril 1896). et deux autres dues à Jalaguier, avec guérison après laparotomie.

19° K... Anna, âgée de 7 ans, entre à l'hôpital Trousseau, .le 5 septembre 1894. Début le 3 septembre par vomissements, diarrhée, fièvre, délire nocturne. Douleur dans le côté gauche de la poitrine, toux. Le 18 septembre, on reconnaît l'existence d'une broncho-pneumonie double. M. Jalaguier examine l'enfant le 19 septembre : Ballonnement, submatité au-dessus des arcades iliaques, sensibilité légère à la pression ; dilatations veineuses, diarrhée persistante ; il diagnostique une péritonite pneumococcique probable. Opération le 20 septembre : incision médiane, issue d'une grande quantité de pus verdâtre avec fausses membranes et caillots caractéristiques. Le pus était accumulé dans le bassin et dans les hypochondres. Lavages à l'eau bouillie chaude, drainage ; amélioration rapide. Le 10 octobre, les drains sont supprimés, cicatrisation complète à la fin d'octobre.

Pendant les mois de novembre et décembre, l'état général s'altère, des eschares apparaissent et l'enfant présente des signes manifestes de tuberculose pulmonaire. Elle meurt le 26 décembre, sans en avoir offert aucun symptôme du côté de l'abdomen.

*Autopsie* : Intestin d'aspect normal, les anses ne sont pas adhérentes entre elles ; on ne trouve aucune autre trace de la péritonite que quelques franges organisées adhérentes à l'intestin. Absence complète de lésions tuberculeuses. Du côté des poumons, congestion intense, broncho-pneumonie, petits foyers tuberculeux caséeux, ganglions bronchiques caséeux.

20° H... Marcelle, âgée de 5 ans 1/2. entre à l'hôpital le 17 juin 1896. Début le 10 mai par indigestion, diarrhée, vomissements, douleurs abdominales, augmentation de volume du ventre. La diarrhée a cessé vers le 1ᵉʳ juin. Le 9 juin, une ponction pratiquée en ville par un médecin a donné issue à 15 centilitres de pus.

Examen fait le 18 juin par M. Jalaguier : ventre tendu. luisant, augmenté de volume. Circulation collatérale très développée, saillie de la cicatrice ombilicale, matité à concavité supérieure. sonorité au-dessus, fluctuation évidente. Constipation, pas de vomissements. Râles sibilants au sommet gauche en avant, température 37°,6. Laparotomie le même jour : le pus sort en jet, on en recueille plus de 2 litres. Aspect caractéristique du pus à pneumocoque ; il est verdâtre, mêlé de gros caillots fibrineux. Lavage, drainage ; l'enfant, complètement guérie, quittait l'hôpital le 8 août. Revue en bonne santé dans les premiers jours de janvier 1897. A l'examen bactériologique, pus stérile malgré les apparences indiquées plus haut.

21° Dans certains cas, il semblerait que la péritonite, nettement pneumococcique par son début, sa marche, ses allures cliniques, puisse se terminer par résolution. C'est ainsi que nous trouvons, dans une brochure du Dʳ Tordeus (*Fragments de Pédiatrie*, Bruxelles, 1897, p. 17), une observation intitulée *Pleurésie compliquée de péritonite* paraissant rentrer dans le cadre des péritonites à pneumocoques.



[*J. COMBY.*]

V... Joséphine, âgée de 8 ans, a été prise brusquement, il y a 3 semaines, en revenant de l'école, de vomissements et de dyspnée, de point de côté à gauche, de toux sèche, pénible, presque quinteuse. N'est-ce pas l'invasion d'une pneumonie ?

Le 12ᵉ jour, violente douleur dans le ventre, exagérée par la pression et les mouvements. En même temps, état général grave, anxiété, agitation, dyspnée, vomissements porracés, selles fréquentes et liquides. Puis le ventre se ballonne et les jambes sont enflées. C'est alors que l'enfant entre à l'hôpital (21 septembre) ; 38°,5, pouls 140, respirations 72, matité en avant et à gauche de la poitrine, matité en arrière, souffle, cœur dévié à droite. Ventre ballonné, parois œdématiées, veines sous-cutanées très apparentes, fluctuation, matité en bas et sur les côtés, urines rouges, acides, pas d'albumine. Donc pleurésie gauche et péritonite aiguë.

M. Tordeus, qui connaît bien la propagation de l'inflammation péritonéale à la plèvre, se demande pourquoi on ne voit pas plus souvent la propagation inverse. La propagation d'ailleurs n'est pas tout : il y a lieu, dit-il, de faire intervenir, dans cette propagation de l'inflammation d'une séreuse à l'autre, un autre facteur et ce facteur, c'est l'*agent pathogène* qui par l'entremise du sang peut atteindre simultanément le péritoine et la plèvre.

Cet agent pathogène, M. Tordeus ne l'a pas cherché et ne prononce pas le nom de *pneumocoque*. Mais nous pouvons compléter sa pensée et, après avoir lu attentivement son observation, nous ne voyons pas quel autre microbe on pourrait incriminer.

Quoi qu'il en soit, l'enfant a eu, le 24 septembre, 38° le matin. 39°,5 le soir, la situation est critique. Les jours suivants, 38° le matin, 39° le soir. A partir du 28, la péritonite s'apaise, le thermomètre descend à 36°,7, 37°, la douleur diminue, le météorisme, la fluctuation disparaissent, ainsi que l'œdème des membres. Le 5 octobre, le ventre est devenu souple et indolore, l'appétit renaît. Le 19, la plèvre est dégagée ; et l'enfant quittait l'hôpital au commencement de novembre dans un état de guérison parfaite.

22° Le Dʳ Malapert (de Poitiers) a envoyé à la Société de chirurgie une observation de *péritonite purulente généralisée* guérie par la laparotomie. (Rapport du Dʳ Richelot, à la séance du 17 mars 1897). Une fille de 9 ans est prise, le lendemain d'une chute sur le ventre, de coliques violentes avec fièvre forte. Le 21ᵉ jour, une ponction donne un litre et demi de pus. Dix jours plus tard, on fait la laparotomie, qui accidentellement intéresse la vessie. Trois litres de pus se trouvaient accumulés dans les fosses iliaques et la cavité de Douglas, séparés des anses intestinales par des fausses membranes. Lavage avec 6 litres de sublimé à 1 pour 10000, tamponnement, drainage. Guérison. En l'absence de lésion appendiculaire et de perforation intestinale, M. Malapert parle de *péritonite essentielle*. MM. Richelot et Quénu croient à la tuberculose. Mais c'est avec raison que Brun et Kirmisson, s'appuyant sur l'évolution de la maladie, l'aspect du pus, son enkystement sous-ombilical, la terminaison favorable, admettent la nature *pneumococcique* probable de la péritonite.

Le professeur Dieulafoy (*Manuel de Pathologie interne*, 1897, tome III,

p. 442) consacre un paragraphe spécial à la *péritonite pneumococcique*
et n'hésite pas à en faire une forme clinique particulière.

**Étiologie.** — Pour lui, la *péritonite pneumococcique* primitive est
seule à considérer, la variété secondaire étant plus rare et dénuée d'intérêt.
Il la déclare infiniment plus fréquente chez l'enfant que chez l'adulte, les
observations citées plus haut en font foi. La *péritonite pneumococcique
primitive* s'observerait principalement entre 3 et 12 ans. (Exemples cités plus
haut : 4 enfants entre 22 mois et 3 ans ; 4 entre 5 ans et 6 ans ; 10 entre 7
et 12 ans, etc.). Pour Brun (*Presse médicale*, 27 février 1897), la péritonite
pneumococcique serait plus fréquente chez les filles que chez les garçons
(11 cas chez les premières pour 5 cas chez les seconds) ; ce qui peut faire
penser à la pénétration du pneumocoque par les voies génitales ; la localisation sous-ombilicale plaide encore en faveur de cette pathogénie.

**Évolution.** — Début soudain, fièvre, douleurs abdominales intenses,
vomissements alimentaires, bilieux et porracés, ballonnement du ventre. La
température monte à 39°, 40° ; il peut y avoir du délire, il y a souvent
de la diarrhée.

Après ce début bruyant, survient une détente, les douleurs se calment,
les vomissements cessent, mais le ventre reste ballonné, l'enfant est abattu,
la diarrhée persiste, on pense à la fièvre typhoïde. Au bout de huit jours
environ, la fièvre tombe, parfois brusquement comme dans la pneumonie, et
la maladie entre dans une autre phase qui peut simuler la péritonite tuberculeuse : maigreur, cachexie, nez effilé, yeux excavés, ventre gros et sensible.
On constate la présence de liquide dans le péritoine, la matité est, non pas
généralisée, mais limitée à l'hypogastre, aux flancs, la collection purulente
n'est pas mobile ; elle a une grande tendance à s'enkyster, car les fausses
membranes sont épaisses et abondantes. Souvent la péritonite aboutit à l'ouverture spontanée par l'ombilic. Après 3, 4, 6 semaines ou plus, l'ombilic
fait saillie, la peau devient rouge, luisante, une tuméfaction grosse comme
une noisette, comme une noix, se dessine, et, si l'on n'intervient pas, le
pus finit par se faire jour au dehors. Ce pus est généralement crémeux,
verdâtre, sans odeur, mélangé à des fausses membranes. On a vu, dans l'observation de Pochon, que le pus, après s'être ouvert à l'ombilic, peut se
frayer un passage à travers le vagin. La guérison peut s'obtenir par ce procédé naturel, mais il ne faut pas y compter ; il faut prévenir cette terminaison, qui expose à la mort par des infections secondaires, en intervenant
en temps opportun. Le pronostic de la maladie est le plus souvent lié à la
précocité de l'intervention chirurgicale.

Tandis que Cassaët considère la péritonite pneumococcique comme très
grave, Brun la distingue, par sa gravité moindre, des autres péritonites purulentes. Sur 14 cas, il relève 3 morts pour 11 guérisons, dont une spontanée
et 10 après laparotomie. Il a, pour son compte personnel, obtenu 4 guérisons sur 5 cas.

**Diagnostic.** — La soudaineté du début marqué par la fièvre élevée, par
la vivacité des symptômes péritonéaux, par la diarrhée, puis la défervescence
de tous ces symptômes, plus tard le développement du ventre avec tendance

[J. COMBY.]

à l'enkystement, l'âge des sujets observés, tout cet ensemble doit faire penser à la *péritonite pneumococcique*. Mais toutes les péritonites par perforation, y compris la *péritonite appendiculaire*, peuvent présenter des traits analogues, et le diagnostic ne semble pas pouvoir être affirmé tout de suite. On a vu que la *fièvre typhoïde* s'était présentée à l'esprit de plusieurs observateurs ; dans le doute, il faudra essayer la réaction agglutinante de Widal. M. Dieulafoy conseille aussi de faire une ponction exploratrice afin de retirer un peu de liquide, pour le soumettre à l'examen bactériologique.

Après la cessation des phénomènes aigus, on peut penser à la *péritonite tuberculeuse*. Enfin, dans quelques cas, et j'y ai été pris, le diagnostic n'est fait qu'au moment de l'ouverture à l'ombilic, la *péritonite* étant restée silencieuse et absolument latente. Au point de vue du diagnostic, Brun insiste beaucoup sur l'enkystement de la péritonite, sur sa localisation sous-ombilicale, et sur le *déplissement* ou la *fistulation* de l'ombilic (9 fois sur 14 cas). « Dans les 5 derniers cas que j'ai observés, la saillie et la rougeur du nombril m'ont de suite mis sur la voie du diagnostic, et c'est certainement pour n'avoir pas tenu compte de l'absence de ce signe que, dans un cas récent qui m'a été montré par Marfan, j'ai commis une erreur inverse, et que, chez un enfant de 2 ans qui renseignait mal, du reste, au sujet de la localisation de la douleur, j'ai pris pour une péritonite à pneumocoques une péritonite appendiculaire. »

Tels sont les traits principaux de la péritonite pneumococcique primitive.

## TRAITEMENT

L'ancien traitement des péritonites aiguës a été parfaitement résumé par Barthez et Sanné, et on trouvera plus loin la pratique du D<sup>r</sup> Revilliod (de Genève) avec quelques formules que nous avons cru devoir citer, pour donner la parole aux représentants de la vieille doctrine, quoique toutes nos préférences aillent à la jeune école.

Dès le début de la péritonite, on a conseillé d'appliquer des sangsues *loco dolenti*, de faire des embrocations d'onguent napolitain belladoné. Quelques auteurs même ont recommandé le vésicatoire. Cette dernière pratique, comme celle des sangsues, ne nous paraît pas devoir être conservée ; en effet elle entame la peau, ouvre la porte aux infections secondaires et est de nature à gêner l'action chirurgicale qui peut être indiquée d'un moment à l'autre.

Il ne faut pas faire usage des purgatifs, mais on peut appliquer des cataplasmes émollients, une vessie de glace sur l'abdomen, et même plonger les enfants dans un bain tiède, en ayant bien soin de les suspendre dans la baignoire, pour ne pas imprimer de mouvements intempestifs à l'abdomen.

Il faut en effet, autant que possible, immobiliser l'intestin par une bonne position, par l'application d'une cuirasse de collodion élastique, et surtout par l'opium donné à doses réfractées mais suffisantes (1 centigramme d'extrait thébaïque par jour et par année d'âge). Le calomel, à titre d'antiseptique intestinal, pourra trouver ses indications (1 à 2 centigrammes toutes les 2 ou 3 heures).

La diète sera liquide : boissons acidules en petite quantité, bouillon froid, lait glacé, champagne frappé, eau de seltz, potion de Rivière, quand il y a des vomissements incoercibles.

Les chirurgiens conseillent de ne donner qu'un minimum de boisson pour laisser en repos le tube digestif : une cuillerée à café d'heure en heure. Quelques-uns vont même plus loin et, au lieu de donner le chloral ou l'opium en potion, prescrivent de petites pilules contenant chacune 1/2 ou 1 centigramme d'extrait thébaïque d'heure en heure, ou de deux en deux heures.

Le professeur L. Revilliod (*Revue médicale de la Suisse Romande*, 20 octobre 1894) a insisté sur le traitement médical des péritonites généralisées. Il rapporte cinq observations favorables à sa méthode, et que nous croyons devoir résumer.

I<sup>er</sup> CAS. Un gaçon de 15 ans est pris, après le repas, de vomissements avec coliques et diarrhée (27 mai). Le 31 mai, on l'apporte à l'hôpital dans un état alarmant : facies abdominal, voix altérée, nausées, hoquet, ventre ballonné et sonore à la percussion, sauf à l'hypogastre qui offre de la matité. L'état reste grave pendant 8 jours et la guérison est acquise le 20 juin.

*Traitement* : Une sangsue au point douloureux, onguent napolitain belladoné, cataplasme; un verre d'eau glacée avec XX gouttes de laudanum, par cuillerées rapprochées ou éloignées suivant les douleurs; plus tard, mouches de Milan sur les points douloureux, collodion sur le reste du ventre; après la cessation des nausées, une cuillerée de lait dans un verre d'eau, puis bouillon.

II<sup>e</sup> CAS. Garçon de 14 ans pris de coliques avec vomissements le 16 janvier, entre à l'hôpital le 18 : ventre ballonné et douloureux, facies grippé, nez froid, vomissements de matières vertes jusqu'au 25. Diète absolue, potion de Rivière, eau glacée avec X gouttes de laudanum, remplacée ensuite à cause des vomissements par un petit lavement avec X gouttes; piqûres de morphine de 1/2 centigramme dans les crises les plus douloureuses. Une sangsue sur le point douloureux, onguent napolitain belladoné, puis flanelle imbibée d'eau chaude et recouverte de gutta-percha. Les 20, 21 et 22, une cuillerée à soupe par heure de :

| | |
|---|---|
| Julep gommeux. | 150 grammes. |
| Calomel. | 0<sup>gr</sup>,20. |
| Teinture d'opium. | XX gouttes. |

L'enfant sort guéri le 25 mars, après une rechute. Le 23 juin, il revient avec des symptômes d'entérite qui, cette fois, ne s'est pas propagée au péritoine.

III<sup>e</sup> CAS. Garçon de 9 ans, atteint de péritonite généralisée, suppurée, gagnant le diaphragme, la plèvre et le poumon droit; vomique, guérison.

*Traitement* : Trois sangsues sur les points les plus douloureux, onguent napolitain belladoné, potion de Rivière avec XX gouttes de laudanum dans le n° 2. Diète absolue. Eau fraîche par cuillerées. Au bout de 8 jours, quelques cuillerées de champagne frappé. Poussée d'urticaire. Rechute vers le 15<sup>e</sup> jour, cachexie, tuméfaction à l'hypochondre droit, enfin vomique.

IV<sup>e</sup> CAS. Fille de 15 ans, atteinte de péritonite tuberculeuse, à début subaigu, avec poussées aiguës. Ascite. Guérison en 3 mois.

*Traitement* : Une cuillerée à soupe dans un verre d'eau, 2 ou 3 fois par jour, de la potion suivante :

| | |
|---|---|
| Créosote. | XV gouttes. |
| Liqueur de Pearson. | XX — |
| Sirop de noyer. | 30 grammes. |
| Elixir de Garus. | 20 — |
| Eau. | 150 — |

[J. COMBY.]

Contre la fièvre :

| | |
|---|---|
| Antifébrine. | 0gr,40 |
| Acide gallique. | 1 gramme. |
| Cognac, <br> Sirop diacode. } ãã | 20 grammes. |
| Eau. | 150 — |

Contre la constipation, pilules de Bontius, onctions du ventre avec savon noir et ichthyol (parties égales).

Vᵉ Cas. Fille de 11 ans, atteinte de péritonite 2 ans après une scarlatine grave. Début aigu, puis état chronique. Guérison en 6 mois.

*Traitement* : Pendant les vomissements et les douleurs, julep avec XL gouttes de laudanum, pommade à l'ichthyol sur le ventre; plus tard, frictions de gaïacol sur la poitrine et d'huile de morue sur les membres; bain aromatique tous les 2 jours.

Il ne faut jamais, dit M. Revilliod, désespérer d'une péritonite. Les moyens à employer se résument ainsi : diète et immobilisation, sangsues, onguent belladoné, fomentations calmantes, calomel, petits vésicatoires *loco dolenti*, ichthyol, etc.

**Traitement chirurgical.** — Il est important, et il faut se tenir prêt à y avoir recours; les observations citées plus haut démontrent que bien souvent les malades n'ont dû la vie qu'à une laparotomie précoce. Quand cette laparotomie a échoué, la faute en a été le plus souvent à la *temporisation médicale*. « Ce que démontrent, en somme, ces faits malheureux, dit Brun, c'est moins l'impuissance du traitement chirurgical, que la nécessité d'y avoir recours à une époque de la maladie où l'infection ne soit pas encore généralisée. »

Que faut-il faire quand la péritonite s'est spontanément ouverte à l'extérieur? J'ai cité une observation de mon service qui montre que, dans quelques cas, la suppuration peut se tarir d'elle-même. D'autres exemples ont été consignés par Gauderon dans sa thèse (Paris, 1876 : 8 guérisons sur 10 observations de péritonite avec issue du pus par l'ombilic). Il est probable que toutes ces péritonites, qui guérissent après ouverture spontanée, sont des péritonites à pneumocoques. Mais il ne faut pas trop compter sur cette guérison spontanée, car on s'exposerait à voir se greffer, sur l'infection primitive de pronostic atténué, une infection secondaire toujours redoutable. C'est ce qu'on a vu chez la malade de Moizard (Thèse de Lecoq) : un premier examen bactériologique avait été pratiqué le jour où le pus s'était évacué par la fistule ombilicale, et on trouva, dans les cultures, du pneumocoque absolument pur. La famille de la malade ayant refusé toute intervention chirurgicale, on se contenta de traiter la fistule par les moyens antiseptiques ordinaires. Tout alla pour le mieux pendant quelques jours, mais bientôt la température atteignit 40 degrés. L'infection secondaire n'était pas douteuse, la situation devenait grave et la famille consentit à laisser faire la laparotomie. Un nouvel examen bactériologique fait à ce moment vint confirmer l'idée émise : on constata, dans les cultures, la présence du staphylococcus albus, en même temps que celle du pneumocoque. Brun, qui cite ce fait, dit que la ponction est insuffisante, et qu'il faut recourir à la laparotomie, à l'incision large avec lavage et drainage de la poche. Le succès est à ce prix. D'ailleurs, ajoute-t-il, dans son article récent, l'intervention présente un tel caractère de simplicité qu'elle constitue, en quelque sorte, une simple ouverture d'abcès.

La laparotomie s'impose surtout avec urgence dans les péritonites par perforation. Elle doit être *très hâtive* et exécutée avec une *grande rapidité* (D^r J. Houzé. *De l'intervention chirurgicale dans la péritonite aiguë diffuse par perforation spontanée.* — Thèse de Paris, 10 juin 1896). Laissant de côté les perforations appendiculaires traitées par M. Brun, et sans insister sur la technique opératoire, je rappellerai quelques exemples de *péritonites par perforation* laparotomisées chez l'enfant. A Dunn (*Clin. Soc. of. London.* — 10 mai 1895) reçoit à *Guy's Hospital*, le 17 mai 1894, une fille de 15 ans qui souffre de l'estomac depuis 4 mois. Cette jeune fille a été prise la veille de douleurs abdominales avec vomissements. Pouls, 150; R., 55; Température, 38°3. Le 21 mai, le chirurgien fait une incision qui va de l'ombilic à l'appendice xyphoïde; le péritoine étant ouvert, un liquide opalescent mêlé de gaz s'écoule au dehors; on trouve même un caillot de lait. Après avoir relevé le foie, on voit sur la paroi antérieure de l'estomac, près de la petite courbure, une perforation ayant un centimètre à 1 centimètre 1/2 de diamètre. Application de deux rangs de suture; lavage de la cavité abdominale. Tout va bien pendant 13 jours; le 3 juin, à 1 heure de l'après-midi, l'enfant est prise de vomissements, avec douleurs de ventre, le pouls monte de 88 à 160. On croit devoir rouvrir la plaie opératoire, mais on ne trouve que du tympanisme stomacal.

En définitive, la jeune fille a guéri.

Le D^r Alexandroff (Moscou, 1894), n'a pas été aussi heureux dans une laparotomie faite chez un garçon de 9 ans 1/2 atteint de fièvre typhoïde. Cet enfant, qui était entré à l'hôpital le 24 septembre, au 4^e jour d'une fièvre typhoïde, est pris, dans la nuit du 28 au 29 octobre, de vomissements avec douleur abdominale. Le 29, nausées, ballonnement du ventre, petitesse et fréquence du pouls, état général inquiétant. On fait une incision allant de l'ombilic à la symphyse pubienne; un liquide trouble et fétide, mêlé de fausses membranes, s'écoule au dehors. Mort au bout de 25 minutes. A l'autopsie, on trouve les ulcérations intestinales habituelles à la fièvre typhoïde, et des lésions perforantes de l'appendice cæcal.

Le D^r Jacob (Thèse de Paris, 1893), rapporte une observation de cholécystite suppurée prise pour une appendicite, suivie de péritonite aiguë généralisée, traitée par la laparotomie et suivie de mort. Il s'agit d'un garçon de 14 ans, guéri d'une fièvre typhoïde et sur le point de quitter l'hôpital. Tout à coup, l'enfant est pris de douleurs à l'hypochondre droit, de vomissements, etc. Le lendemain, on fait une incision de 8 centimètres le long du bord externe du muscle droit antérieur; l'appendice est trouvé sain. L'enfant succombe; on trouve, à l'autopsie, une cholécystite suppurée.

Malgré les résultats souvent défavorables de l'intervention chirurgicale en pareil cas, il ne faut pas hésiter à la provoquer, car la laparotomie offre aux malades une chance de survie, alors qu'ils sont irrémédiablement perdus, si l'on s'abstient.

[J. COMBY.]

# I V

## *PÉRITONITE TUBERCULEUSE*

PAR LE D$^r$ A.-B. MARFAN
Agrégé, médecin des hôpitaux.

Les premières observations de péritonite tuberculeuse furent publiées au commencement du siècle, après que les recherches de Bichat sur les membranes séreuses eurent permis d'isoler la péritonite du chaos de la gastrite et de l'entérite. En 1826, Louis écrivit la première étude d'ensemble [1], et, vingt ans après, Grisolle, utilisant tous les travaux antérieurs, traça, dans son *Traité de pathologie interne*, une description qui est restée long-temps classique.

Ces premières contributions mirent en lumière quelques faits importants. En premier lieu, on remarqua qu'il est exceptionnel d'observer des tubercules du péritoine, sans une réaction inflammatoire concomitante, aboutissant, soit à l'exsudation liquide, soit à la néoformation fibreuse. Le terme de *péritonite tuberculeuse* s'applique par suite à la très grande majorité des cas. La *tuberculose du péritoine*, sans inflammation concomitante, est fort rare et ne se rencontre guère que dans la tuberculose miliaire aiguë.

D'autre part, Louis avança qu'il n'y a pas de péritonite chronique sans tubercules. Cette loi a été longtemps acceptée sans discussion. En 1878, M. Tapret [2] émit des doutes sur son exactitude. Mais elle fut surtout attaquée par M. Lancereaux et M. Delpeuch [3]; il existerait, d'après ces auteurs, en dehors de la péritonite cancéreuse connue depuis longtemps, des péritonites chroniques d'origine syphilitique, albuminurique, cardiaque, hépatique, gastrique. Toutefois, si on ne considère que l'enfance, et si on fait abstrac-tion des péritonites chroniques partielles, qui, à cette période de la vie, peuvent se développer à la suite de l'appendicite ou de la vulvo-vaginite blennorragique, on sera conduit à reconnaître que la proposition de Louis correspond, à peu de chose près, à la réalité des faits. Chez l'enfant, la péri-tonite chronique généralisée est due presque toujours, pour ne pas dire toujours, à une tuberculose du péritoine.

Dans ces derniers temps, la possibilité d'une intervention chirurgicale dans la péritonite tuberculeuse a suscité un grand nombre de recherches qui ont modifié quelques-unes des notions acceptées jusque-là, concernant la symptomatologie et surtout l'évolution de cette maladie. Nous tirerons parti

[1] Louis. *Recherches anatomo-pathologiques*, 1826. — *Recherches sur la phtisie*, 1843.
[2] Tapret. Péritonite chronique d'emblée. *Thèse de Paris*, 1878.
[3] Delpeuch. De la péritonite tub. considérée spécialement chez les adolescents et les adultes. *Thèse de Paris*, 1885. — Péritonites chroniques non tuberc. *Arch. gén. de médecine*, 1885.

de ces nouvelles acquisitions, en les contrôlant par des observations personnélles[1].

Lorsque le bacille de la tuberculose arrive à la surface ou dans l'épaisseur de la séreuse péritonéale et qu'il s'y développe, les lésions qu'il engendre et l'évolution de ces lésions varient beaucoup suivant les cas. A ce point de vue, on peut distinguer un certain nombre de formes de la tuberculose péritonéale dont l'ensemble est représenté dans le tableau ci-joint.

| Péritonite tuberculeuse. | Localisée. | Périhépatite.<br>Périsplénite.<br>Pelvipéritonite.<br>Péritonite herniaire.<br>Pérityphlite. | Néoformations fibrineuses et fibreuses, le plus souvent avec poche enkystée, monoloculaire ou multiloculaire, renfermant un liquide séreux ou purulent. |
|---|---|---|---|
| | Généralisée. | Aiguë (Tuberculose miliaire aiguë, granulie).<br>Chronique. | 1° *Forme ascitique pure* (ascite initiale ou ascite curable).<br>2° *Forme fibro-caséeuse.* { Avec ascite; Sèche.<br>3° *Forme fibro-adhésive.* |

On distingue d'abord les faits où la tuberculose péritonéale se localise et ceux où elle se généralise.

Les *formes localisées*, telles que la périhépatite, la périsplénite, la pelvipéritonite, la péritonite herniaire, la pérityphlite tuberculeuses, ont pour caractéristique d'aboutir ordinairement à la formation de poches enkystées, monoloculaires ou multiloculaires, renfermant de la sérosité ou du pus. A l'état isolé, ces formes sont rares chez les enfants. Elles sont le plus souvent associées à une tuberculose plus ou moins généralisée à tout le péritoine, dont elles représentent quelquefois la lésion initiale, plus souvent la localisation prédominante. Aussi ne m'en occuperai-je qu'incidemment au cours de cette description, qui a surtout pour objet la péritonite tuberculeuse généralisée.

Les *formes généralisées* se présentent sous deux types : la *forme aiguë* et la *forme chronique*.

La forme aiguë répond ordinairement à la tuberculose miliaire généralisée, à la granulie péritonéale ; elle n'est qu'un élément peu important au cours d'une maladie générale aiguë presque toujours mortelle et, à ce titre, elle offre moins d'intérêt que les formes chroniques. Celles-ci au contraire évoluent d'une manière indépendante et peuvent guérir sous l'influence d'un traitement médical ou chirurgical. Elles méritent une description détaillée.

## I. — PÉRITONITE TUBERCULEUSE AIGUË

### TUBERCULOSE MILIAIRE AIGUË DU PÉRITOINE

Lorsque les bacilles de la tuberculose pénètrent en grande quantité à la fois dans le courant sanguin, il en résulte ordinairement une maladie aiguë, presque toujours mortelle, qui est la tuberculose miliaire aiguë (phtisie

[1] Marfan. *La péritonite tuberculeuse chez les enfants.* Paris, 1894, Carré.

aiguë granulique, granulie) ; à l'autopsie, on trouve la plupart des organes parsemés de granulations miliaires, c'est-à-dire de petits corpuscules
gris, durs, presque transparents au début de leur évolution, opaques un peu
plus tard, du volume d'un grain de chènevis. Ainsi les poumons, les plèvres
et les diverses séreuses (méninges, péricarde, péritoine, synoviales), la rate,
le foie, les ganglions lymphatiques, la muqueuse des voies digestives dans
ses divers segments, etc., renferment des granulations grises. Dans le poumon, dans les ganglions du médiastin ou dans un autre organe, on trouve
un foyer caséeux ancien qui a été le point de départ de la maladie.

Dans le péritoine, les lésions se présentent avec les caractères suivants.
La cavité péritonéale, libre, non cloisonnée, renferme habituellement une
certaine quantité de liquide, peu abondante d'ailleurs chez les enfants. Ce
liquide est citrin, verdâtre, floconneux ; il renferme de la fibrine et de l'albumine ; l'épanchement est donc ordinairement séro-fibrineux. Quelquefois
cependant il est séro-purulent; rarement il est hémorragique. Dans un très
petit nombre de cas, l'épanchement fait défaut.

Le feuillet pariétal et le feuillet viscéral, surtout le premier, sont recouverts de granulations dures, lenticulaires ou rondes, semblables à des grains
de semoule, blanchâtres, translucides, quelquefois opaques à leur centre ;
elles sont parfois assez petites pour qu'on ne les distingue bien qu'à la loupe;
elles sont en général disséminées ; mais, par places, elles peuvent être confluentes et former une petite plaque à bords festonnés, à surface ondulée.
En certains points elles sont très superficielles et paraissent comme superposées à la séreuse ; en d'autres, elles siègent dans la profondeur de son tissu
qui s'épaissit, comme cela se voit surtout au niveau du grand épiploon.
Autour des granulations, le péritoine peut présenter de la congestion et des
ecchymoses : taches rouges, violacées, ardoisées ; il est dépoli et poisseux,
et recouvert d'un exsudat fibrineux qui agglutine les anses intestinales. Dans
quelques cas, les lésions péritonéales de la granulie sont très discrètes; elles
se bornent à un semis de granulations à peine visibles.

Au point de vue clinique, l'histoire de cette forme se confond avec celle
de la granulie. Tantôt elle survient chez un tuberculeux avéré : elle est une
complication terminale. Tantôt elle se développe chez un sujet porteur d'un
foyer latent de bacillose, chez un sujet qu'on ne sait pas tuberculeux : alors
le diagnostic reste très obscur. D'ailleurs, dans les deux cas, la localisation
péritonéale de la granulie passe souvent inaperçue, élément peu important
d'un complexus symptomatique grave, presque toujours mortel, qui, chez
l'adulte, revêt surtout la forme de la fièvre typhoïde, et qui, chez l'enfant
revêt ordinairement la forme de la méningite. Cependant, le météorisme et l'ascite, les vomissements porracés, la douleur abdominale, permettent parfois de reconnaître que la granulie a frappé le péritoine. M. Rendu a vu la granulie péritonéale des jeunes enfants s'annoncer par de la rétention d'urine et des douleurs vésicales ; dans ces cas, il est probable que la
portion du péritoine qui revêt la face postérieure de la vessie s'est couverte
dès le début de nombreuses granulations tuberculeuses.

Il importe de relever ici ce fait que, dans la granulie des grands enfants, il arrive souvent que les localisations se font surtout sur les membranes séreuses. Cette *tuberculose aiguë avec lésions prédominantes sur le système séreux* est connue depuis longtemps; il y a quelques années, M. Sergent en a rapporté un bel exemple, recueilli dans le service de M. Ollivier : dans ce cas, les principales lésions tuberculeuses s'observaient sur le péricarde, les plèvres, le péritoine et les méninges[1]. Le bacille paraît donc avoir, dans certaines circonstances, une sorte d'affinité pour les membranes séreuses. C'est une particularité qu'il faut retenir et dont nous aurons plus tard à tirer parti.

Chez l'adulte, on décrit une tuberculose aiguë du péritoine qui ne coexiste pas avec une granulie généralisée et qui se termine rapidement par la mort. Cette forme est exceptionnelle dans l'enfance. Pour ma part, je n'en ai pas observé d'exemple. Chez l'enfant, la tuberculose aiguë ou subaiguë localisée au péritoine passe d'ordinaire à l'état chronique, en sorte que son histoire se confond avec celle de la péritonite chronique dont elle ne constitue qu'un mode de début.

Pareille remarque s'applique à la forme décrite chez l'adulte, par MM. Fernet[2] et Boulland[3], sous le nom de *tuberculose miliaire pleuro-péritonéale subaiguë* et dans laquelle la lésion semble se limiter au péritoine et à la plèvre. Chez l'enfant, cette forme représente aussi un des modes de début de la péritonite chronique. Nous apprendrons en effet qu'à la phase initiale de la plupart des péritonites chroniques, on peut parfois constater, lorsque les circonstances favorisent l'observation, les signes de l'inflammation d'une seule ou des deux plèvres, signes qui, d'ailleurs, ne tardent pas à s'effacer.

## II. — PÉRITONITE TUBERCULEUSE CHRONIQUE

**Étiologie et pathogénie.** — La péritonite tuberculeuse chronique est une affection fréquente dans l'*enfance*, plus fréquente et, j'ajoute sans hésiter, plus bénigne à cette époque de la vie qu'à toute autre. Rare avant 3 ans, elle atteint son maximum de fréquence entre 6 et 12 ans. Elle est à peu près aussi commune chez les garçons que chez les filles. Elle frappe souvent des enfants d'apparence robuste et qui n'avaient jusqu'alors présenté aucun signe appréciable d'infection tuberculeuse. D'après M. Delpeuch, cette forme de la maladie tuberculeuse serait surtout fréquente chez les enfants issus de parents neuro-arthritiques.

Par quelle voie, chez ces enfants, le virus tuberculeux atteint-il le péritoine? Pour résoudre cette question de pathogénie, quelques remarques préalables sont nécessaires.

Quand on a l'occasion de pratiquer l'autopsie d'un sujet qui a succombé à une péritonite tuberculeuse chronique, les lésions ne sont pas limitées au

[1] *Société anatomique*, mai 1893, p. 461.
[2] Fernet. De la tuberculose pleuro-péritonéale subaiguë. *Soc. méd. des hôp.*, 1884.
[3] H. Boulland. De la tuberculose du péritoine et des plèvres chez l'adulte, au point de vue du pronostic et du traitement. *Thèse de Paris*, 1885.

[A.-B. MARFAN.]

péritoine. D'abord, presque tous les organes contenus dans l'abdomen et enveloppés par la séreuse sont atteints de tuberculose ; on trouve des lésions spécifiques au niveau des ganglions mésentériques, du foie, de la rate, plus rarement, au moins chez l'enfant, des organes génitaux et de l'intestin. Ensuite, il existe presque toujours des lésions de la plèvre et du poumon, et chez l'enfant les ganglions du médiastin sont très souvent caséeux ; mais ces lésions thoraciques sont habituellement peu marquées. Pendant la vie, elles n'ont pu, dans beaucoup de cas, être décelées, ou elles ont joué un rôle de second plan. Et c'est un des faits que nous aurons à mettre en lumière : les sujets atteints de péritonite tuberculeuse chronique, surtout les enfants, ne sont que rarement des poitrinaires au point de vue clinique. La péritonite chronique semble donc évoluer pour son propre compte, d'une manière presque indépendante.

Parmi ces lésions concomitantes, quelle est celle qui a été primitive et qui a infecté le péritoine ? Cette question est fort difficile à résoudre. Les lésions spécifiques des viscères abdominaux qui accompagnent la péritonite tuberculeuse sont, pour la plupart, certainement des lésions secondaires. L'histoire de la péritonite tuberculeuse expérimentale en est la preuve. Que se passe-t-il, en effet, dans l'expérience classique, qui consiste à injecter dans le péritoine du cobaye une certaine quantité de matière tuberculeuse ? L'animal maigrit et meurt en 2 à 6 semaines : à l'autopsie, l'épiploon est rétracté vers l'estomac et transformé en un boudin épais, fibro-caséeux. La rate est énorme, jaune, remplie de tubercules, ainsi que le foie ; les poumons en contiennent également, mais moins abondants. Les ganglions rétro-péritonéaux et sous-cutanés sont tuméfiés et, par endroits, caséeux (Straus et Gamaléia). La marche de l'infection peut donc être facilement suivie. Les viscères abdominaux, suivant l'expression de Chauffard, baignent dans le sac lymphatique péritonéal ; si ce sac devient un milieu de culture pour le bacille de Koch, il se fait un envahissement centripète des organes qu'il enveloppe ; le bacille pénètre par les lymphatiques et arrive ainsi au sein même des viscères. Puis, la tuberculose se répand hors de la cavité abdominale.

Ces remarques doivent nous guider dans l'étude de la pathogénie de la péritonite tuberculeuse chronique, c'est-à-dire dans la recherche des voies suivies par le bacille de la tuberculose pour arriver jusqu'au péritoine.

Le péritoine, étant une cavité close de toutes parts, ne peut être infecté que par effraction, par contiguïté, par la voie lymphatique ou par la voie sanguine.

L'infection directe du péritoine par effraction cutanée ne parait avoir été réalisée dans aucun cas ; on imagine qu'elle pourrait l'être par une ponction pratiquée avec un trocart infecté.

On a rapporté des faits où l'infection a paru se faire par le cordon ombilical. Demme[1] a pratiqué l'autopsie d'une fillette de 7 semaines qui

---

(1) Demme. Beiträge zur Kenntniss der Tuberculöse. — Infection. *Wiener med. Woch.*, 1885, n° 14.

avait succombé à une péritonite tuberculeuse sans lésion intestinale ou mésentérique, sans lésion du poumon ou des méninges. Cette péritonite était survenue à la suite d'une ulcération tuberculeuse de l'ombilic dont le début remontait à quelques jours après la naissance. La mère de cet enfant était atteinte d'une tuberculose chronique des deux sommets du poumon. Demme put donc admettre que l'ombilic avait été là porte d'entrée de la tuberculose. Pareillement, dans un fait rapporté par M. François[1] et dans un autre rapporté par Maas[2], on a pu supposer que l'infection avait eu pour point de départ la plaie de l'ombilic. Mais ces faits sont absolument exceptionnels.

Sur le mécanisme *habituel* de l'infection dans la péritonite chronique, on a émis un certain nombre de suppositions.

1° Une idée qui vient d'abord à l'esprit est celle-ci : c'est par l'*intestin* que le péritoine doit s'infecter le plus souvent. Et cette idée est soutenue par beaucoup d'auteurs (Cruveilhier, Kœnig, Grancher, P. Le Gendre, Courtois-Suffit). Elle ne doit pourtant être acceptée qu'avec réserve ; à cet égard, ma manière de voir est celle de M. Delpeuch et de M. Spillmann[3].

L'intestin est très fréquemment atteint de tuberculose chez les adultes. Examinons ce qui se passe en pareil cas. Il y a sur la muqueuse des ulcérations bacillaires ; celles-ci sont le point de départ d'une lymphangite tuberculeuse qu'on peut suivre des tuniques de l'intestin jusqu'aux ganglions du mésentère, sous forme de traînées remplies de matière caséeuse. Or, presque jamais le péritoine n'est atteint, ou du moins on ne trouve presque jamais les lésions de la péritonite tuberculeuse commune ; on trouve quelquefois seulement de la péritonite adhésive, circonscrite, localisée, comme cela s'observe dans la typhlite et la pérityphlite tuberculeuses. Si la tuberculose intestinale est le point de départ habituel de la tuberculose du péritoine, ce fait doit nous surprendre beaucoup.

Mais l'argument capital, c'est qu'en réalité la tuberculose de l'intestin est rare dans la péritonite tuberculeuse ; Kœnig, un de ceux qui soutiennent l'origine intestinale de l'infection du péritoine, a trouvé qu'elle était absente 27 fois sur 107 observations ; M. Spillmann l'a vue manquer 26 fois sur 54 cas ; Colmann, dans une statistique dressée en 1893, a trouvé qu'elle manquait 70 fois sur 100 cas[4].

On répond, il est vrai, que le virus tuberculeux peut traverser une muqueuse saine, la muqueuse intestinale en particulier, sans y laisser de trace de son passage. C'est ce que paraissent démontrer, en effet, les recherches de M. Dobroklonsky. Mais les expériences de cet auteur ne peuvent être invoquées ici, car on y voit l'ingestion du virus être suivie très vite d'une tuberculose plus ou moins généralisée, sans que, d'ordinaire, le péritoine soit atteint[5]. Les recherches de M. Tchistovitch sur la tuberculose intestinale chez l'homme montrent d'ailleurs que la migration directe des bacilles de

(1) *Thèse de Lille*, 1891.
(2) MAAS. *Arch. f. Gynæk.*, 1896, p. 558.
(3) SPILLMANN. Art. PÉRITONITE du *Dict. encycl. des sciences médic.*, 2ᵉ série, t. XXIII, p. 395.
(4) *Assoc. méd. britann.*, 61ᵉ réunion, tenue à Newcastle-sur-Tyne, août 1893.
(5) *Congrès pour l'étude de la tuberculose.* Paris, 1888, p. 263.

[A.-B. MARFAN.]

l'intestin vers le péritoine est très difficile et ne se réalise presque jamais[1]; la tunique musculaire est une barrière à peu près infranchissable. Elle ne cède que dans le cas très rare de la perforation d'une ulcération tuberculeuse de l'intestin; or, justement la péritonite mortelle qui s'observe en cette occurrence n'est pas tuberculeuse; de même que dans toutes les perforations intestinales, elle est due au passage dans le péritoine des microbes communs de l'intestin.

On peut donc conclure que si la contamination du péritoine se fait quelquefois par la voie intestinale, cette marche de l'infection ne représente pas la pathogénie habituelle de la péritonite tuberculeuse commune.

2° L'infection du péritoine peut succéder à une *dégénérescence caséeuse des ganglions mésentériques*. On conçoit qu'une petite effraction d'un ganglion tuberculeux suffit pour que le virus tombe dans la cavité séreuse. Mais ce mode d'infection ne doit pas être fréquent. J'ai vu un nombre considérable de cas de tuberculose mésentérique sans que le péritoine fût altéré, si peu que ce soit.

Plus limité encore doit être le rôle de la *dégénérescence caséeuse des ganglions iliaques, consécutive à la coxalgie*. Parce que M. Lannelongue a rapporté un bel exemple d'infection péritonéale par une lymphangite spécifique, dont le point de départ était un foyer de coxo-tuberculose, il ne faut pas en déduire que cela est fréquent. M. Lejars a, il est vrai, rapporté une observation semblable. Mais, combien de coxalgiques sans péritonite tuberculeuse! Combien de péritonites tuberculeuses sans coxalgie!

3° Le bacille arrive parfois au péritoine par les *organes génitaux* (Brouardel, Bucquoy, Bouilly, Fernet).

Dans le sexe masculin, la péritonite tuberculeuse peut être la conséquence d'une tuberculose de la prostate ou des vésicules séminales; on a cité des cas où un abcès bacillaire d'une vésicule s'est ouvert dans le péritoine et a déterminé l'infection de la séreuse; mais, il faut remarquer qu'en pareil cas, on constate ordinairement de la tuberculose miliaire aiguë, que la tuberculose des organes génitaux précédant chez l'homme une tuberculose du péritoine n'est pas un fait clinique d'observation commune, et que, dans tous les cas, chez les enfants, la tuberculose des organes génitaux est exceptionnelle, tandis que la péritonite tuberculeuse est relativement fréquente.

Dans le sexe féminin, la péritonite chronique est parfois consécutive à une salpingite tuberculeuse. Mais ce mode d'infection ne se rencontre guère que chez les adolescents et chez les adultes. Chez les fillettes, la rareté de la tuberculose génitale porte à penser que ce mode d'infection doit être absolument exceptionnel. Ceux qui le croient fréquent ont invoqué une observation de Vierordt. Une fillette de 6 ans 1/2 est atteinte d'une pelvi-péritonite enkystée gauche; un jour apparaît un écoulement vaginal; dans le liquide de cet écoulement l'examen bactériologique, fait à plusieurs reprises, révèle l'existence de nombreux bacilles de Koch[2]. Mais cet écoulement

<hr>

[1] *Ann. de l'Inst. Pasteur*, mai 1889, p. 209.
[2] *Mercredi médic.*, 15 nov. 1893.

vaginal à bacilles tuberculeux a pu être un simple effet, un symptôme de la péritonite tuberculeuse[1]. D'ailleurs, admettons que, dans le cas de Vierordt, la péritonite ait été la conséquence d'une tuberculose génitale : il faut noter qu'il s'agissait ici d'une forme localisée, enkystée; or, nous nous occupons ici surtout de la pathogénie de la péritonite tuberculeuse généralisée. Enfin, chez aucune des fillettes atteintes de péritonite chronique que j'ai observées, je n'ai constaté d'écoulement vaginal.

L'infection tuberculeuse du péritoine par les voies génitales doit donc être considérée comme exceptionnelle.

Il ne reste plus maintenant qu'à envisager l'infection par la voie lymphatique à point de départ pleural et l'infection par la voie sanguine.

4° Au début de la péritonite tuberculeuse chronique infantile, on constate souvent, en même temps qu'une légère poussée fébrile, l'existence, à l'une des bases ou aux deux bases du poumon, de froissements persistants, ne disparaissant pas sous l'influence de la toux ou des grandes inspirations, avec de l'obscurité du murmure vésiculaire et un peu de submatité; il y a lieu de croire que ces signes ne sont pas dus à l'atélectasie pulmonaire par distension abdominale, mais que ce sont des signes de pleurite sèche, d'autant que, dans un cas, nous avons vu se produire, dans ces circonstances, un peu d'épanchement. Mais, chez l'enfant, chose remarquable, les signes pleuraux finissent par disparaître au bout de quelques semaines, tandis que la lésion tuberculeuse chronique du péritoine poursuit sa lente évolution.

On a donc pu supposer que la plèvre, infectée par un foyer bacillaire du poumon ou des ganglions du médiastin, pouvait infecter à son tour le péritoine par l'intermédiaire des voies lymphatiques du diaphragme. Malheureusement, dans beaucoup de cas, rien ne prouve que la plèvre ait été prise avant le péritoine; il existe même des observations où c'est certainement le contraire qui s'est produit. Enfin et surtout, d'après la statistique de Kœnig, la tuberculose pleurale fait défaut dans la moitié des cas de péritonite chronique, ce qui démontre la fausseté de la loi que Godelier énonçait ainsi : quand il y a tuberculose du péritoine, il y a aussi tuberculose de l'une ou des deux plèvres.

Ce n'est donc pas de la plèvre, par les voies lymphatiques du diaphragme, que le bacille de la tuberculose arrive d'ordinaire au péritoine.

5° En procédant ainsi par élimination, on arrive à conclure que la péritonite tuberculeuse chronique doit résulter habituellement d'une infection par la voie sanguine. On peut supposer qu'il se produit parfois, chez des sujets porteurs d'un foyer tuberculeux, des bacillémies légères et discrètes, ne donnant pas naissance à une granulie mortelle, soit en raison de la résistance du sujet, soit en raison de la qualité du virus qui a pénétré dans le courant circulatoire; et que, dans quelques cas, ces bacillémies se localisent d'une manière prédominante au péritoine seulement, ou au péritoine et aux plèvres. Cette hypothèse explique bien le mode de début et la forme que revêtent les accidents, et on peut faire valoir à l'appui diverses considérations.

[1] Voy. à ce sujet une observation de M. Péron : Tuberculose de la trompe chez une fillette de 12 ans. *Rev. mens. des mal. de l'enf.*, juin 1894, p. 372.

[A.-B. MARFAN.]

L'observation permet de penser que, dans la pluralité des cas de péritonite tuberculeuse chronique de l'enfant, la lésion est d'emblée généralisée; il faut donc que, dès le début, le virus ait été répandu un peu partout. S'il était déposé en un seul point, il y aurait d'abord un foyer primitif limité et la lésion ne se disséminerait que progressivement.

En second lieu, la pathogénie générale de la tuberculose infantile permet de comprendre la fréquence des infections par la voie sanguine. Quelle qu'ait été la porte d'entrée du virus, que celui-ci ait laissé ou n'ait pas laissé à ce niveau la marque de sa pénétration sous forme d'un foyer bacillaire, c'est dans les ganglions lymphatiques (médiastin, mésentère, cou) qu'il s'arrête et qu'il végète d'abord; mais, comme les vaisseaux afférents de ces ganglions sont en communication directe avec le canal thoracique ou la grande veine lymphatique droite, le système sanguin peut être très facilement infecté, et c'est par cette voie que le virus, après avoir traversé les capillaires du poumon, en lésant ou non celui-ci, se répand dans l'organisme. Cette diffusion des bacilles n'est pas toujours suivie d'une tuberculose généralisée; elle peut n'engendrer qu'un foyer local. La tuberculose des os a sans doute une pareille origine dans un très grand nombre de cas. La tuberculose chronique du péritoine ne peut-elle être engendrée par un mécanisme identique?

Il existe d'ailleurs des conditions, la plupart encore mal connues, il est vrai, qui expliquent la localisation de la bacillémie en tel ou tel point. Max Schüller injecte dans le sang du virus tuberculeux, et il contusionne ensuite une articulation; c'est dans celle-ci que le bacille s'arrête et végète en abondance, réalisant une arthrite tuberculeuse. Il est avéré que toutes les irritations préalables de la séreuse abdominale (traumatisme, péritonites simples) sont des causes prédisposantes de la péritonite tuberculeuse. Enfin, chez certains sujets, il est possible que les séreuses pleurale et péritonéale soient un milieu de culture très favorable au bacille. Ce que je disais des granulies à prédominance séreuse semble le prouver.

En résumé, le mécanisme de l'infection, dans la péritonite tuberculeuse chronique des enfants, n'est pas connu dans toutes ses parties. Néanmoins, on peut, ce me semble, formuler les propositions suivantes :

1° L'infection du péritoine peut avoir pour origine un foyer tuberculeux de l'intestin, des ganglions mésentériques, des ganglions iliaques (coxalgie), des organes génitaux; dans ces cas, il se produit le plus souvent un foyer de péritonite tuberculeuse circonscrite. Mais, lorsqu'il s'agit d'une péritonite tuberculeuse généralisée, ce mode d'infection doit être rare; car, alors, dans la majorité des faits, l'histoire clinique et les constatations cadavériques ne permettent pas de rattacher la péritonite tuberculeuse à un de ces foyers.

2° Comme la tuberculose du péritoine coexiste souvent avec celle de la plèvre, il est possible que l'infection passe de la plèvre au péritoine, par les voies lymphatiques, à travers le diaphragme. Mais rien ne prouve que la plèvre soit toujours prise avant le péritoine.

3° Il paraît probable que, dans la plupart des cas, l'infection, partie

d'un foyer tuberculeux situé en une région quelconque, atteint le péritoine
par la voie sanguine. L'infection peut atteindre les plèvres en même temps. La
bacillémie, soit parce qu'elle est discrète, soit en raison de la résistance du
sujet, ne provoque pas une granulie aiguë. Elle se localise, pour des raisons
qu'on ne peut que soupçonner, sur la séreuse péritonéale dont les lésions
vont évoluer d'une manière chronique.

**Description anatomique et clinique.** — En général, le développement
des granulations tuberculeuses sur le péritoine provoque, dès le début, une
phlegmasie exsudative de la séreuse, qui se traduit par de l'ascite. Il existe
donc une première forme, ou mieux un premier degré, qui est l'*ascite
tuberculeuse chronique*. Celle-ci peut guérir complètement par un processus
spécial.

Mais, si la granulation poursuit son évolution progressive, si elle
s'agrandit et si elle subit la dégénérescence caséeuse à son centre pendant
qu'à sa périphérie il se forme du tissu fibreux, il en résulte un nouvel
aspect de la maladie, une autre forme, à savoir : la *péritonite chronique
ulcéro-caséeuse* ou mieux *fibro-caséeuse*. Celle-ci, habituellement grave,
peut cependant guérir, surtout chez les enfants.

Lorsque cette forme tend à la guérison, c'est que le processus de fibro-
formation l'emporte sur la dégénérescence caséeuse; mais, dans quelques
cas, exceptionnels chez l'enfant, la sclérose curatrice peut atteindre une
intensité et une étendue telles qu'elle devient un danger par elle-même :
c'est la *péritonite tuberculeuse fibro-adhésive*.

<br>

### 1. — ASCITE TUBERCULEUSE CHRONIQUE
*(Ascite initiale ou ascite curable.)*

Cette forme n'est pas décrite exactement dans les classiques, tout au
moins sous le nom de péritonite tuberculeuse. En 1828, Wolf l'étudia sous
le nom de *Forme particulière de l'hydropisie ascite chez les enfants* et
la fit dépendre d'une péritonite exsudative. Cruveilhier la désigna sous le
nom d'*Ascite essentielle des jeunes filles* et l'attribua à des poussées congestives du côté des organes génitaux, au moment de la puberté. Quelques
auteurs étrangers la décrivent sous le nom de *Péritonite exsudative chronique simple des enfants*. Récemment, Hénoch soutenait qu'il faut conserver cette espèce morbide.

Depuis assez longtemps, j'ai la conviction que l'ascite dite essentielle
relève ordinairement de la tuberculose du péritoine. M. Bouilly a émis la
même opinion, en se fondant sur les résultats de la laparotomie[1]. Ce qui
m'a conduit à l'accepter, c'est que, dans quelques cas, j'ai vu cette ascite se
terminer, après de longs mois, par le tableau classique de la péritonite tuberculeuse. Aujourd'hui, je pense qu'elle constitue la forme peut-être la plus
commune de la péritonite tuberculeuse des enfants, qu'elle guérit dans près
de la moitié des cas, et que, dans les autres, elle se transforme en péritonite

[1] BOUILLY. *Soc. de chir.*, octobre 1893.



[A.-B. MARFAN.]

fibro-caséeuse. Il arrive donc, pour la péritonite chronique simple, ce qui est arrivé pour la pleurésie idiopathique; elle finit par rentrer en grande partie dans le cadre de la tuberculose. Non que je nie l'existence de la péritonite exsudative chronique simple : deux observations de Hénoch, l'une avec autopsie, l'autre avec laparotomie, semblent prouver qu'elle existe, encore qu'elles ne soient peut-être pas à l'abri de toute critique; mais, ce que j'ai observé me permet de penser qu'elle est très exceptionnelle[1].

*Symptômes.* — L'ascite tuberculeuse chronique n'est pas le propre des filles; j'en ai rencontré six cas chez des garçons. Elle s'observe surtout dans la grande enfance, entre 6 et 12 ans. Mais on en a vu des cas à partir de l'âge de 3 ans.

Elle débute par des douleurs vagues dans l'abdomen, qui s'exaspèrent à certains moments, sous forme de coliques. Les évacuations alvines, sans être fréquentes, sont souvent liquides ou demi-molles. Elles peuvent être pâles, décolorées, d'apparence acholique. Il se produit d'ordinaire des nausées et parfois des vomissements. En même temps, on observe une fièvre légère (38° à 39°), un peu de malaise, de la pâleur du visage, un certain degré d'amaigrissement. Lorsqu'on examine les enfants à cette phase de début, on constate deux particularités : 1° le développement lent et insidieux d'une ascite; 2° des froissements pleuraux aux deux bases du thorax, surtout à la base droite; une fois j'ai perçu les signes d'un léger épanchement pleural, bientôt dissipé.

Mais, après ce début, le tableau clinique se modifie rapidement; au bout d'une quinzaine de jours ou de quelques semaines, on voit disparaître la fièvre, le malaise et les froissements pleuraux; il ne reste plus que l'ascite, laquelle augmente peu à peu, pour atteindre un degré variable.

Les signes de l'ascite se montrent dès le début. Le ventre devient volumineux et l'intumescence abdominale est d'abord inférieure et médiane dans la station debout, latérale dans le décubitus horizontal. Plus tard, le gonflement s'étend à tout le ventre; la paroi devient lisse, blanche, tendue, et l'ombilic se déplisse. La percussion, pratiquée dans le décubitus horizontal, décèle une zone de matité inférieure et latérale, séparée d'une zone sonore supérieure et médiane, par une *ligne courbe formant une parabole ouverte en haut.* Le liquide étant libre dans la cavité péritonéale, la zone de matité se déplace si le patient se met dans le décubitus latéral; l'exsudat obéit aux lois de la pesanteur, gagne les parties déclives, et si, par exemple, le malade est couché sur le côté gauche, la zone de matité occupe tout le flanc du même côté, tandis que la partie droite de l'abdomen devient presque complètement sonore. On n'observe qu'exceptionnellement la dilatation des veines sous-cutanées abdominales.

*Pendant un temps très long, souvent pendant plusieurs mois, l'ascite constitue la principale manifestation de la maladie;* elle est d'ailleurs

[1] D'ailleurs, si on en juge par quelques observations récentes, les inflammations nodulaires non bacillaires des séreuses observées chez les adultes ne s'accompagneraient pas d'épanchement. — Ch. Lévi. Nodules lymphatiques pleuraux simulant des tubercules. *Bull. de la Soc. anat.*, juin 1896, p. 419. — Deguy. Rétrécissement de la valvule iléo-cæcale. Péritonite chronique nodulaire. *Ibid.*, p. 443.

sujette à de grandes variations, tantôt augmentant, tantôt diminuant. Il est exceptionnel qu'elle devienne assez abondante pour nécessiter la ponction.

A l'ascite se joignent quelques troubles digestifs. L'appétit est médiocre; il y a parfois des nausées, rarement des vomissements. La diarrhée est très fréquente; elle est caractérisée bien plus par l'état liquide des selles que par le nombre des évacuations. Elle alterne parfois avec de la constipation. Les urines renferment presque toujours de l'indican. Dans quelques cas, on peut constater les signes d'une induration peu étendue au sommet d'un des poumons ou les signes d'une adénopathie trachéo-bronchique. Mais très souvent ces signes font défaut. L'état général est d'ordinaire assez satisfaisant; la fièvre est absente; l'amaigrissement est peu prononcé.

L'ascite peut évoluer dans deux directions.

1° Au bout de quelques mois, le liquide se résorbe graduellement, et on observe une *restitutio ad integrum* à peu près complète. Il est vrai qu'on ne peut pas toujours suivre les malades après la disparition de l'ascite; et, on le conçoit, il serait fort intéressant de savoir ce qu'ils deviennent plus tard. Il faut se souvenir que, dans la péritonite tuberculeuse des enfants, il peut y avoir des rémissions très longues. Cependant j'observe une fillette dont la guérison se maintient depuis 4 ans.

2° Dans d'autres cas, au bout d'un temps variable, il se produit des mouvements fébriles et l'ascite se complique de l'apparition dans l'abdomen de tuméfactions limitées, plus ou moins étendues, plus ou moins dures. C'est que l'ascite tuberculeuse s'est transformée en péritonite fibro-caséeuse. Mais pour bien comprendre cette évolution, il faut connaître les lésions de l'ascite tuberculeuse chronique.

*Anatomie pathologique.* — Les laparotomies, bien plus que les autopsies, ont montré que, dans ces cas, la séreuse péritonéale est parsemée de granulations tuberculeuses, tantôt miliaires, tantôt grosses comme des lentilles, pouvant atteindre par exception le volume d'un pois. La plupart de ces granulations sont situées profondément, enchâssées dans la paroi, et séparées de la surface par une mince couche de tissu conjonctif. Quelques granulations, en plus petit nombre, sont superficielles, saillantes, et comme placées au-dessus de la séreuse.

Rappelons ici, qu'au point de vue *microscopique*, Cornil et Ranvier, Kiener et Poulet, ont étudié l'histogenèse du tubercule péritonéal, les derniers à l'aide de recherches expérimentales. Le développement des tubercules serait un peu différent, suivant qu'on envisage les tubercules superficiels ou les tubercules profonds.

A la surface, les granulations sont constituées par des amas de cellules rondes ou aplaties qui se continuent insensiblement avec l'endothélium : au milieu d'elles on découvre parfois une cellule géante. Il semble donc qu'au début, le bacille provoque la karyokinèse des cellules endothéliales et des cellules plates sous-jacentes; puis, des leucocytes venus par diapédèse se groupent autour du nodule primitif.

A la profondeur, d'après Kiener et Poulet, la granulation tuberculeuse se montre d'abord comme une tache semblable aux taches laiteuses normales

[A.-B. MARFAN.]

du péritoine des jeunes lapins. Mais, tandis que les taches normales répondent à des amas lymphatiques, la tache tuberculeuse répond à un renflement sphérique ou fusiforme d'un vaisssau sanguin, plus rarement d'un vaisseau lymphatique. Ce renflement est constitué par l'hypertrophie et l'hyperplasie des cellules endothéliales d'une portion limitée du vaisseau; ces cellules subissent la dégénérescence vitreuse, se fusionnent en un cylindre plein dont la coupe transversale donne l'apparence d'une cellule géante à couronne marginale de noyaux. Autour de ce renflement vasculaire s'agglomèrent des cellules lymphatiques.

Le développement de ces granulations entraîne une inflammation du péritoine qui se traduit par l'injection et le dépoli de la séreuse, puis par un exsudat fibrineux, puis finalement par un exsudat surtout séreux, qui se collecte sous forme d'ascite. Le liquide est jaune citrin, transparent, quelquefois séro-purulent, semblable à du petit lait, ou sanguinolent.

*Évolution.* — 1° L'ascite tuberculeuse peut guérir complètement, ainsi qu'en témoignent non seulement des observations cliniques, mais encore des examens anatomiques; il est des cas, ceux de Hirschberg et de Ahlfeld entre autres, dans lesquels les autópsies, faites un certain temps après la laparotomie, ont montré la disparition totale des granulations tuberculeuses et un aspect normal de la séreuse. Il ne peut être question ici de guérison par le processus ordinaire de transformation fibreuse, car on ne trouve aucune trace de sclérose. D'après les expériences de Gatti sur les animaux, la guérison serait liée à une dégénérescence propre du tubercule, dégénérescence assez lente, commençant par les cellules épithélioïdes, s'étendant ensuite aux autres éléments[1]; il y aurait d'abord infiltration hydropique, puis liquéfaction et résorption.

2° Mais le tubercule peut poursuivre son évolution ordinaire, que M. Grancher a représentée en la définissant : une néoplasie à tendance fibro-easéeuse. C'est une loi générale que le tubercule qui progresse subit au centre la dégénérescence caséeuse et provoque à sa périphérie une formation plus ou moins abondante de tissu fibreux. Quand une pareille évolution se poursuit dans le péritoine, les tubercules s'agrandissent, produisent des masses de plus en plus volumineuses, qui subissent la dégénérescence caséeuse, tandis que tout autour s'édifient des couches de tissu fibreux; alors l'ascite diminue ou disparaît et on observe le tableau de la péritonite tuberculeuse dans sa forme commune; on la désigne sous le nom de péritonite ulcéro-caséeuse; il vaut mieux l'appeler péritonite fibro-caséeuse. Ainsi l'ascite tuberculeuse peut se transformer en péritonite fibro-caséeuse.

En résumé, il existe une forme de la péritonite tuberculeuse dans laquelle l'ascite chronique est à peu près l'unique manifestation de la maladie. Dans près de la moitié des cas, elle disparait complètement après plusieurs mois; on peut alors, à bon droit la décrire sous le nom d'*ascite chronique tuberculeuse bénigne de la grande enfance.* Dans les autres

---

[1] Gatti. Laparotomie dans la péritonite tuberculeuse. *Arch. f. klin. Chirurgie*, LIII, 5 et 4.

cas, elle se transforme en péritonite fibro-caséeuse ; sous cette forme, elle est infiniment plus grave et souvent mortelle ; mais, chez les enfants surtout, elle peut encore guérir, ou, du moins, ses lésions peuvent entrer au repos, c'est-à-dire qu'elle est sujette à des rémissions qui équivalent presque à des guérisons.

*Diagnostic.* — Le diagnostic repose sur la connaissance des diverses causes de l'*ascite dans l'enfance.*

L'ascite des péritonites aiguës, avec ou sans perforation, par sa marche, sa durée et les symptômes concomitants, sera reconnue facilement ; dans l'enfance les péritonites aiguës non tuberculeuses sont dues, le plus souvent, à l'appendicite, à la vulvo-vaginite, à l'infection pneumococcique.

Les maladies dites hydropigènes, c'est-à-dire les néphrites et les maladies du cœur, peuvent engendrer de l'ascite ; mais celle-ci est alors associée à un œdème plus ou moins généralisé ; et l'analyse des urines ou l'auscultation du cœur permettent de la rapporter à sa véritable cause.

La partie la plus délicate du diagnostic consiste à distinguer l'ascite tuberculeuse de l'ascite cirrhotique. La cirrhose du foie est rare dans l'enfance ; mais elle se rencontre quelquefois et, dès lors, il faudra l'éliminer avant d'établir l'existence d'une ascite par péritonite tuberculeuse. On recherchera d'abord le volume du foie ; c'est une loi générale que, dans les cirrhoses infantiles, le foie est d'ordinaire volumineux et dur ; dans la péritonite tuberculeuse, le foie a le plus souvent son volume normal ; mais comme, dans l'ascite tuberculeuse, le foie peut être atteint d'hépatite graisseuse et que son volume peut alors augmenter notablement, ce signe ne pourra pas toujours être utilisé. Le développement du réseau veineux abdominal, lorsqu'il est nettement marqué, est en faveur d'une cirrhose ; toutefois, on rencontre quelquefois ce signe dans l'ascite tuberculeuse. La spléno-mégalie plaide également pour la cirrhose ; mais, la valeur de ce signe est diminuée du fait qu'elle est parfois absente dans la cirrhose[1] et qu'elle peut exister dans l'ascite tuberculeuse. Dans la péritonite chronique, il y a d'ordinaire de la diarrhée et peu de troubles gastriques ; c'est l'inverse dans les cirrhoses. Le ventre, indolent dans les cirrhoses, est douloureux dans la péritonite, au moins dans les phases initiales et dans les crises aiguës. Un début fébrile est en faveur de la péritonite. L'examen des urines peut faire pencher le diagnostic vers l'idée d'une cirrhose, s'il décèle de l'urobilinurie, de la glycosurie alimentaire, une diminution notable et permanente de l'urée. Mais, dans nombre de cas, ces particularités différentielles ne peuvent être utilisées et l'on commet des erreurs de diagnostic qui ne sont reconnues qu'à l'autopsie ou au cours d'une laparotomie. Un procédé de diagnostic rationnel consiste à pratiquer une ponction et à inoculer le liquide recueilli en assez grande quantité à un cobaye ; mais ce procédé n'a pas encore été employé assez souvent pour qu'on puisse se prononcer sur sa valeur[2].

(1) Marfan. Cirrhose alcoolique chez une fillette de 4 ans. *Bulletin médical*, 20 janvier 1897.

(2) Autrefois, on avait pensé à faire servir au diagnostic l'examen chimique du liquide. Dans l'ascite hydropique (cirrhotique), on regardait comme caractéristiques la transparence et la couleur citrine, la faiblesse du poids spécifique, l'absence de fibrine, tandis que l'opacité et les nuages floconneux, la densité élevée et la présence de fibrine étaient considérées comme appartenant à l'ascite inflammatoire

**[A.-B. MARFAN.]**

Quand on hésite entre une cirrhose et une ascite tuberculeuse, il faut passer en revue les diverses variétés d'hépatite interstitielle; cette analyse éclaire quelquefois le diagnostic. Je ne parle pas de la cirrhose paludique, très rare dans nos climats. L'hépatite syphilitique survient surtout dans le premier âge, donne assez rarement naissance à de l'ascite et s'accompagne souvent de quelques signes caractéristiques. La cirrhose alcoolique, dont on a rapporté des cas chez les enfants, ne peut être reconnue que grâce à une enquête minutieuse sur les antécédents. Quant à l'hépatite tuberculeuse chronique, il est rare qu'elle s'accompagne d'ascite; lorsque celle-ci existe, c'est qu'il y a d'ordinaire une péritonite bacillaire concomitante. M. Hutinel a montré la fréquence des cirrhoses infantiles au cours des cardiopathies chroniques; mais il pense que la stase veineuse combine son action sclérogène avec celle d'une maladie infectieuse, la tuberculose le plus souvent; quoi qu'il en soit, s'il existe une affection organique du cœur, il faudra songer à la possibilité d'une cirrhose cardio-tuberculeuse.

Je signale en terminant quelques causes d'ascite chronique chez les enfants si exceptionnelles que dans la pratique on peut n'en point tenir compte.

Le sarcome du rein, assez fréquent dans l'enfance, peut, dans quelques cas très rares, s'accompagner d'ascite, soit que la tumeur comprime la veine porte, soit que des noyaux secondaires, disséminés sur le péritoine, déterminent une péritonite néoplasique. Dans le premier cas, l'exploration profonde des flancs permet de percevoir, surtout après ponction de l'ascite, une augmentation notable du volume d'un des deux reins. Dans le second cas, c'est avec la péritonite fibro-caséeuse et non avec l'ascite tuberculeuse que le diagnostic doit être fait.

Les kystes séreux du grand épiploon, qui se reconnaissent à leur situation, à la forme de la matité et surtout à leur mobilité[1], se compliquent quelquefois d'ascite, comme dans un fait que j'ai rapporté, et alors leur

(péritonite). On regardait comme propre à la péritonite tuberculeuse la faible quantité d'albumine et de sels minéraux. Or, il est démontré que ces caractères n'ont rien d'absolu.

Récemment, M. Rivolta a tenté de recourir encore à la chimie pour distinguer les deux variétés d'épanchement. Il utilise une réaction qui n'appartiendrait qu'aux exsudats d'origine inflammatoire et ferait défaut dans les transsudats hydropiques. Voici la technique de ce procédé : On verse 200 grammes d'eau distillée dans un grand verre à expérience, on y ajoute deux gouttes d'acide acétique anhydre et l'on y fait tomber une goutte de l'épanchement à examiner. Lorsqu'il s'agit d'un exsudat inflammatoire, la goutte de liquide, en descendant lentement jusqu'au fond du verre, laisse sur son parcours une strie de couleur blanc bleuâtre comparable au mince filet de fumée qui s'échappe en spirale d'un bout allumé d'un cigare. Ce phénomène se répète pour chaque nouvelle goutte de l'exsudat que l'on projette dans le verre. Mais dès qu'on verse dans la solution une petite quantité d'acide acétique anhydre, le précipité qui s'était formé disparaît aussitôt, ce qui permet déjà de conclure qu'il n'était pas constitué par de la mucine, puisque cette dernière est insoluble dans un excès d'acide acétique. M. Rivolta pense que la substance qui, dans les exsudats, est précipitée par l'acide acétique, est une nucléo-albumine provenant du protoplasma des leucocytes et des globules de pus.

Par contre, ce même procédé d'examen, appliqué aux transsudats non inflammatoires, donnerait constamment un résultat négatif.

En sorte que, pour ce qui regarde les épanchements du péritoine, la réaction serait positive avec le liquide ascitique de la péritonite tuberculeuse, et négative avec celui des cirrhoses.

D'après M. Rivolta, ce procédé serait tellement sensible qu'il lui a suffi de pratiquer la paracentèse d'une ascite due à une cirrhose hépatique pour obtenir, dans le liquide ascitique accumulé de nouveau *après la ponction*, le précipité caractéristique de nucléo-albumine, lequel faisait absolument défaut *avant* la paracentèse. Ce phénomène s'explique par la réaction inflammatoire survenue au niveau de la plaie faite par le trocart.

[1] COLLET. *Thèse de Paris*, 1881.

diagnostic est impossible; on ne les découvre que par la laparotomie[1].

Un ganglion tuberculeux, situé au niveau du hile du foie, peut comprimer la veine porte et déterminer l'ascite. Mais cette cause d'hydropisie est extrêmement rare; elle ne se manifeste par aucun signe direct; elle ne peut être diagnostiquée que par exclusion.

L'ascite chyliforme dont on a observé un cas chez un garçon de 5 semaines[2] et un autre chez une fillette de 15 mois ne peut être reconnue que par la ponction[3].

Je ne parle pas du diagnostic de l'affection qu'on a appelée péritonite exsudative chronique simple des enfants; presque tous les cas désignés sous ce nom appartiennent à la péritonite tuberculeuse.

Il nous a paru utile, à propos de l'ascite tuberculeuse, de passer en revue les diverses causes d'ascite chez les enfants. Il ne faudrait pas conclure de cette énumération que le diagnostic est d'ordinaire très difficile. Au lit du malade, l'analyse clinique permet, dans nombre de cas, d'éliminer aisément la plupart de ces causes. Quelques notions fondamentales, qu'on aura toujours présentes à l'esprit, dirigeront l'investigation. Après l'âge de 6 ans, c'est-à-dire dans la grande enfance, l'ascite chronique est presque toujours la conséquence d'une péritonite tuberculeuse; dans un nombre infime de cas, elle est liée à une cirrhose hépatique. Avant 6 ans, l'ascite est exceptionnelle; il est rare qu'elle soit due à une péritonite tuberculeuse; elle est quelquefois la conséquence d'un néoplasme abdominal (kyste de l'épiploon ou du mésentère, sarcome du rein) ou d'une cirrhose hépatique.

## 2. — PÉRITONITE CHRONIQUE FIBRO-CASÉEUSE
### (Forme commune des auteurs.)

*Symptômes.* — Dans tous les cas où j'ai pu assister au début de la péritonite fibro-caséeuse, j'ai constaté qu'elle succédait à l'ascite tuberculeuse. Au dire des auteurs, elle peut aussi se développer sans provoquer la formation d'une hydropisie, et alors on perçoit d'emblée de l'empâtement et des masses indurées dans le ventre. Ce second mode de début doit être exceptionnel.

Lorsque la péritonite tuberculeuse, d'abord ascitique, prend la forme fibro-caséeuse, l'ascite tend à diminuer et à s'enkyster; le liquide péritonéal perd sa mobilité; la limite supérieure de la matité se modifie et devient irrégulière; plus tard, si l'enkystement s'accentue, la cavité péritonéale se cloisonne, et, à la percussion, on trouve des zones de matité et des zones de sonorité, juxtaposées et séparées par des lignes sinueuses. Le ventre reste toujours volumineux, et, au palper, on sent qu'il est inégal, résistant, empâté; on perçoit nettement l'existence de masses indurées, un peu bosselées, qu'on désigne sous le nom de *gâteaux péritonéaux*. Ces plaques siègent surtout dans les environs de l'ombilic; elles répondent le plus souvent à une infiltration tuberculeuse du grand épiploon; lorsque celui-ci est

[1] MARFAN. Kyste multiloculaire du grand épiploon. *La Presse méd.*, 18 mars 1896, n° 25.
[2] ST. KAMIENSKI. *Jahrb. f. Kinderheilk.*, Bd. XLI. Heft 5-4.
[3] NIEUWONDT et ROSENZWEIG. Notes on a case of milky ascitic fluid. *Brit. med. Journ.*, 1892, 16 juillet p. 125.

[A.-B. MARFAN.]

rétracté en totalité au-devant du côlon transverse, on peut le sentir sous
forme d'une corde tendue d'un hypochondre à l'autre (*corde épiploïque* de
Velpeau et d'Aran). Le palper donne en outre une sensation spéciale, bien
décrite par Grisolle : il semble que le feuillet pariétal du péritoine ne glisse
plus sur les circonvolutions intestinales avec la même facilité qu'à l'état normal, et que les circonvolutions intestinales elles-mêmes ne roulent plus aisément les unes sur les autres.

Parfois, en pratiquant le palper, on perçoit de véritables *frottements
péritonéaux* (Desprès, Bright), donnant l'impression d'un doigt qui frotte
une vitre mouillée, du froissement de la neige ou de l'amidon. La palpation
ou la percussion peuvent déterminer des bruits hydro-aériques ; ils sont dus
le plus souvent à l'accolement d'une poche kystique avec une anse intestinale, plus rarement à la perforation de l'intestin et à la pénétration des gaz
dans la poche kystique.

La peau de l'abdomen est lisse, tendue, pâle, sèche, pityriasique, fréquemment sillonnée de veines dilatées.

La douleur abdominale peut faire absolument défaut. Ailleurs, elle ne se
produit qu'au début ou au moment des poussées aiguës, de l'apparition des
règles. Parfois, il existe une douleur superficielle que la moindre pression
réveille, et qu'on peut exaspérer, suivant la remarque de N. Guéneau de
Mussy, en déprimant d'abord la paroi abdominale et en retirant ensuite brusquement la main. Ces douleurs peuvent s'irradier vers les nerfs lombo-abdo-
minaux ou les nerfs sciatiques et prendre le caractère névralgique, ce qui
tient sans doute à la compression des troncs nerveux par les exsudats. Chez
quelques malades, il se produit des coliques avant les évacuations.

Des troubles digestifs accompagnent d'ordinaire ces lésions ; mais ils
sont très variables. L'appétit est parfois conservé, parfois diminué, rarement
aboli. De temps à autre, particulièrement au moment des poussées aiguës, il
survient des vomissements. La diarrhée est presque constante ; il y a 4, 5 évacuations quotidiennes de matières liquides. La diarrhée alterne parfois
avec la constipation. Le foie est très souvent augmenté de volume. L'indicanurie est la règle.

Chez les adolescents et les adultes, on constate assez souvent des troubles
génitaux. Chez la femme, il peut exister de la dysménorrhée, de la leucorrhée, des douleurs dans l'hypogastre, les hanches, les cuisses, de l'empâtement des culs-de-sac utérins ; l'utérus peut être dévié et immobile. Chez
l'homme, on peut percevoir les signes d'une tuberculose des testicules, de la
prostate et des vésicules séminales. Chez l'enfant, ces altérations sont presque
toujours absentes. Une seule fois, chez un garçon de 5 ans, j'ai rencontré
une péritonite fibro-caséeuse coexistant avec une tuberculose du testicule
droit et du cordon spermatique du même côté.

L'état général subit l'influence du processus local. Lorsque la dégénérescence caséeuse et l'ulcération se produisent, une fièvre vespérale plus ou
moins vive apparaît, et le malade s'amaigrit, devient pâle, présente des
sueurs généralisées ou localisées à l'abdomen. Ces troubles s'atténuent et
disparaissent quand les lésions locales s'améliorent. Mais ils peuvent ensuite

réapparaître. Après quelques alternatives de repos et de progrès, la cachexie peut s'établir définitivement : l'amaigrissement et la pâleur deviennent extrêmes; l'émaciation des membres et du thorax forme avec l'intumescence du ventre un contraste frappant; on observe une pigmentation plus ou moins marquée de la peau du visage (N. Guéneau de Mussy); un œdème blanc et mou apparaît aux membres inférieurs; la fièvre prend le caractère hectique; des sueurs profuses s'établissent; l'anorexie devient absolue, les vomissements sont plus fréquents, la diarrhée s'accuse, et le malade succombe à la consomption lorsque sa fin n'est pas hâtée par un des accidents que nous indiquerons plus loin.

Pendant que cette évolution se poursuit, il est remarquable d'observer que le poumon n'offre souvent aucun signe morbide; ses lésions sont pourtant presque constantes; mais elles sont peu étendues et peu accessibles à l'exploration physique. Ce qui est plus fréquent, ce sont des signes, assez mobiles, de pleurésie adhésive ou avec épanchement, que l'on perçoit aux deux bases ou à l'une des deux seulement.

Le tableau que je viens de retracer est celui de la péritonite fibro-caséeuse des enfants dans sa forme commune; celle-ci est remarquable en ce qu'elle succède à l'ascite initiale et en ce que l'ascite s'efface peu à peu, sans disparaître tout à fait, à mesure que la maladie fait des progrès; alors, on perçoit par le palper l'existence des gâteaux caractéristiques. Mais il existe quelques *variétés de la péritonite fibro-caséeuse* qui s'écartent du type que je viens de décrire.

Chez quelques malades, l'ascite continue à occuper la première place parmi les signes physiques; elle est assez abondante pour nécessiter la ponction; et, après l'évacuation du liquide ascitique, le palper permet de reconnaître des masses indurées.

Chez d'autres, l'ascite disparaît complètement mais le ventre reste gros, et on perçoit des masses dures et inégales : c'est la forme sèche de la péritonite fibro-caséeuse.

Enfin, dans quelques cas, l'ascite initiale fait défaut; les petits malades présentent d'emblée des indurations abdominales; je répète que cette forme est très rare et que je n'ai observé aucun exemple bien net de ce mode de début.

Avant de retracer l'évolution de la péritonite fibro-caséeuse, il nous faut étudier les lésions qui lui correspondent.

*Anatomie pathologique* — En ouvrant l'abdomen, on est frappé de l'adhérence des viscères à la paroi. Quand l'affection est très ancienne, les adhérences sont généralisées; et lorsqu'on a disséqué la paroi abdominale, elles apparaissent formant en quelque sorte un plan continu, d'une épaisseur variable, mais qui peut atteindre de 5 à 6 centimètres, de l'estomac au pubis. Quand l'affection est moins ancienne, on peut trouver à la partie inférieure de la cavité abdominale une certaine quantité de liquide ascitique, presque toujours enkysté, tantôt séreux, plus souvent séro-purulent, quelquefois hématique.

Les *adhérences* sont constituées surtout par un tissu fibreux épais, résistant, d'une coloration foncée, parfois noirâtre, dans le sein duquel on peut sentir des noyaux de consistance cartilagineuse ou calcaire; lorsqu'on pratique une section, on y découvre des granulations tuberculeuses grises ou opaques, des masses caséeuses, parfois des poches remplies d'un liquide séreux ou séro-purulent, qui prend une teinte chocolat lorsqu'il est mélangé de sang. Dans quelques cas, le liquide de ces poches est graisseux, chyliforme. Des fragments de pseudo-membranes peuvent se détacher et flotter librement dans la cavité péritonéale, sous forme de masses en partie caséifiées.

Le *grand épiploon*, souvent difficile à isoler, est toujours gravement atteint; il est épais, œdémateux comme dans les infiltrations cancéreuses; il est recouvert de pus verdâtre, et par places on y découvre des tubercules ou des masses caséeuses. Quelquefois, il forme une corde fibreuse, épaisse et résistante, dirigée transversalement, et qu'on peut sentir par le palper pendant la vie.

L'*intestin*, dont les anses sont agglutinées et peuvent ne former qu'un seul bloc, doit être sculpté, en quelque sorte, pour être isolé. L'adhérence des anses intestinales est due à des tractus fibreux ou à des pseudo-membranes fibrineuses. Entre les anses intestinales se trouvent souvent des kystes renfermant des produits divers (sérosité sanguinolente, matière caséeuse, matières fécales, ce qui indique une perforation de l'intestin). Çà et là, sur les anses intestinales et dans les adhérences qui les unissent, on voit des granulations grises ou jaunes.

D'après Grisolle, l'intestin aurait sa longueur diminuée, son calibre rétréci, ses tuniques atrophiées.

La muqueuse intestinale est parfois saine ou à peine congestionnée: ailleurs, elle offre des ulcérations simples ou tuberculeuses, qui siègent surtout dans la dernière partie de l'iléon et sur la région opposée à l'insertion mésentérique.

La *rate* et le *foie* sont habituellement recouverts d'une coque fibreuse et infiltrés de tubercules. Les *ganglions mésentériques* sont presque toujours gros et caséeux.

Chez l'adulte, beaucoup plus rarement chez l'enfant, les *organes génitaux* sont profondément altérés (salpingite et ovarite tuberculeuses; prostatite, vésiculite et orchite tuberculeuses).

Dans la cavité thoracique, on découvre habituellement des altérations spécifiques du poumon, de la plèvre, des ganglions bronchiques. Mais, ces lésions sont en général peu étendues et peu avancées.

*Évolution, complications.* — Arrivées à ce degré, les lésions sont-elles susceptibles de rétrocéder? Cela est peu probable. Mais la description précédente a été faite avec des cas où les lésions, portées à leur plus haut point d'intensité, ont entraîné la mort. Il en est d'autres qui guérissent; et l'étude anatomique précédente permet de se représenter ce que peuvent être alors les lésions du péritoine et de la cavité abdominale; elle nous permet aussi de mieux comprendre les incidents qui surviennent au cours de l'affection.

L'accident qui finit par se produire le plus souvent, quand l'évolution poursuit son cours, c'est l'abcès enkysté et le phlegmon stercoral.

Collections enkystées et phlegmon stercoral. — Lorsqu'une collection purulente se développe, il survient de la fièvre avec exacerbation vespérale, et on constate des signes qui varient avec le siège de l'abcès (périhépatite, périsplénite, pérityphlite, pelvipéritonite, périentérite, épiploïte). Ces collections s'enkystent presque toujours. Leur évolution est variable. Une intervention chirurgicale opportune peut les guérir. Si on n'intervient pas, le sujet peut être emporté par la septicémie, à moins (ce qui arrive assez souvent) que l'abcès ne s'ouvre spontanément.

Un petit garçon de douze ans, soigné dans le service de M. Cadet de Gassicourt, est atteint d'une périhépatite suppurée, liée à une péritonite tuberculeuse; le pus perfore le diaphragme et s'évacue par vomique; M. Lannelongue fait une résection costale, évacue le pus, et l'enfant guérit (Caussade). Mais les faits de cet ordre sont rares.

D'ordinaire, c'est dans l'intestin ou au niveau de la peau, autour de l'ombilic, que ces abcès finissent par s'ouvrir. Voici comment les choses se passent en pareil cas.

Une collection purulente se produit entre deux anses intestinales, dans une fosse iliaque, dans le bassin; elle finit par s'ouvrir dans l'intestin; le pus s'évacue alors et on le retrouve dans les matières fécales; la collection purulente peut à la suite se cicatriser; mais, d'autres fois, les matières fécales pénètrent dans la poche, l'infectent et aggravent le processus d'ulcération; celui-ci, continuant sa marche, perfore d'autres anses intestinales, et il s'établit des fistules diverses, faisant communiquer deux anses plus ou moins éloignées de l'intestin, ou l'intestin et la vessie, etc. Les *fistules duodéno-côliques*, qui sont les plus communes, se trahissent par la présence, dans les matières fécales, d'aliments à peine digérés (lientérie); elles constituent un obstacle très sérieux à la nutrition et deviennent une des causes de la cachexie.

Parfois, la collection purulente se fait jour vers la peau, *aux environs de l'ombilic*; on voit apparaître en ce point une tumeur indolente, rouge, qui devient fluctuante; la peau s'amincit; une perforation s'opère, par laquelle il s'écoule un liquide séro-purulent d'une grande fétidité, quelquefois mélangé de matières fécales : c'est le *phlegmon péri-ombilical* de la péritonite tuberculeuse, bien décrit par Vallin et Hilton Fagge[1]. Cette perforation de l'ombilic est plus fréquente chez l'enfant que chez l'adulte; elle peut s'observer aussi bien dans la péritonite purulente simple que dans la péritonite tuberculeuse, et cette fréquence serait due à ce que, dans le jeune âge, en raison de l'absence du *fascia ombilicalis*, la région ombilicale est la moins résistante des régions de la paroi abdominale.

A la suite de ces suppurations localisées et des fistules diverses qui leur succèdent, il s'établit le plus souvent une septicémie chronique, avec fièvre vespérale, qui entraîne une cachexie profonde et mortelle.

Cependant, chez l'enfant, le phlegmon péri-ombilical peut se terminer

---

[1] Gabel. De quelques complications du côté de l'ombilic dans la péritonite tuberculeuse. *Thèse de Paris*, 1876. — Gauderon. *Thèse de Paris*, 1876. — Tapie. Péritonite purulente ouverte à l'ombilic chez les jeunes enfants. *Le Midi médic.*, 18 févr. et 4 mars 1894.

[A.-B. MARFAN.]

par la guérison. Nous en avons vu un exemple instructif. Un jeune garçon d'une dizaine d'années a été soigné longtemps dans nos salles pour une péritonite tuberculeuse; après avoir eu de l'ascite, il a présenté une tuméfaction péri-ombilicale. Un jour, à la partie inférieure de l'ombilic, on remarque une saillie plus accusée, et la peau rougit à ce niveau; peu à peu, cette saillie devient pointue et fluctuante, la peau s'amincit, et nous attendons tous les jours la perforation de cet abcès. Mais voici qu'un matin, nous trouvons cette saillie affaissée. La nuit précédente, l'enfant a été pris de coliques, et il a eu une abondante évacuation de matières fécales mélangées de pus très fétide. A partir de ce jour, nous avons vu la tuméfaction péri-ombilicale s'effacer progressivement. Quelques mois après, l'enfant est sorti de notre service à peu près guéri; il n'y avait plus d'ascite; le ventre était souple et le palper laissait percevoir seulement un peu d'induration autour de l'ombilic.

Ce fait montre que, chez l'enfant, les formes même réputées les plus graves sont susceptibles de s'améliorer, peut-être même de guérir. Mais d'autres complications peuvent encore survenir, qui aggraveront la maladie.

Accidents de compression. — Les exsudats inflammatoires, les masses caséeuses, les ganglions dégénérés, peuvent entraîner des compressions des organes de l'abdomen.

L'occlusion intestinale est un accident qui a été observé assez souvent dans la péritonite tuberculeuse; comme elle peut s'observer dans toutes les formes de la péritonite tuberculeuse, j'en ferai plus loin une étude spéciale.

La compression des veines peut entraîner l'œdème des membres inférieurs, lequel se complique souvent de purpura. La compression des plexus nerveux (sciatiques et cruraux) peut entraîner des névralgies tenaces et extrêmement douloureuses. La compression des voies biliaires peut causer l'ictère; celle de la vessie, la dysurie; celle de l'utérus, des déviations utérines.

Le foie et la rate peuvent s'atrophier sous l'influence de la sclérose capsulaire; l'intestin s'atrophie aussi. Il en résulte une perturbation profonde de la nutrition. Enfin, lorsque le volume de l'abdomen est très considérable, la compression du diaphragme gène la respiration et la circulation et devient une cause de dyspnée et de cyanose.

Accidents de généralisation. — Dans toutes les formes de la péritonite tuberculeuse, mais surtout dans la forme fibro-caséeuse, on peut voir survenir une *granulie généralisée* mortelle. Ailleurs, mais plus rarement, la péritonite cesse d'occuper la première place dans le tableau clinique, parce que le poumon se tuberculise.

*Diagnostic.* — Le diagnostic de la péritonite fibro-caséeuse n'offre pas, dans la majorité des cas, de très grandes difficultés. Elle se reconnaît au développement très marqué du ventre, correspondant à une ascite légère, souvent enkystée, et à des masses dures perceptibles au palper. C'est surtout lorsqu'il n'existe pas d'ascite, lorsqu'on ne sent que des masses dures dans l'abdomen, que les difficultés peuvent surgir.

La *tuberculose isolée des ganglions mésentériques*, sans péritonite, ne sera pas une cause d'erreur; car cette affection ne donne presque jamais naissance à des tumeurs accessibles à la palpation[1].

Lorsque le foie et la rate prennent un volume considérable et occupent toute la zone supérieure du ventre, on peut être tenté d'attribuer la tension et la dureté de l'abdomen à une *infiltration épiploïque*. On évitera l'erreur en se fondant sur le siège de la tumeur dans l'un ou l'autre hypochondre, sur sa forme qui se termine par un bord inférieur nettement appréciable; sur la possibilité de faire remonter ces organes sous les côtes par une pression modérée; sur l'augmentation de la matité dans l'un ou l'autre hypochondre; sur l'absence de tension et de ballonnement du ventre (Rilliet et Barthez).

La véritable difficulté consiste à distinguer la péritonite chronique tuberculeuse de la *dégénérescence sarcomateuse* des organes de l'abdomen. Si j'en juge par ce qui est rapporté dans les auteurs et par un cas que j'ai vu moi-même, le diagnostic est souvent impossible. Hénoch a commis l'erreur dans un cas de sarcome des ganglions rétro-péritonéaux qui avait rempli tout l'hypogastre; Rendu, dans un cas de lymphadénome de l'appendice iléo-cæcal généralisé aux ganglions, au péritoine et au rein; d'Espine et Picot, dans un cas de lymphadénome de l'intestin, qui s'était propagé à la paroi abdominale et avait déterminé un épanchement purulent dans le péritoine. Nous avons soigné, l'année dernière, une fillette de 4 ans, profondément amaigrie, qui portait dans le ventre, du côté droit, une grosse masse, dure, bosselée, avec des points un peu fluctuants; une ponction ne nous permit de retirer que du sang; nous avions hésité entre un sarcome et une masse tuberculeuse; en raison de la rareté des tumeurs chez les enfants, nous avions fini par nous rallier au diagnostic de péritonite tuberculeuse; à l'autopsie, nous avons trouvé un énorme sarcome du rein droit, dans la masse duquel se trouvaient des cavités remplies de sang.

Je signalerai, en terminant, les erreurs de diagnostic qu'on peut appeler inévitables, parce qu'elles sont commises à l'occasion de faits forts rares ou extrêmement obscurs; ce sont ces erreurs qui faisaient dire à Peter : « Le ventre attend encore son Laënnec ». Voici un exemple intéressant à cet égard.

Une enfant de 14 mois entre dans notre service dans un état de cachexie profonde, très pâle, extrêmement amaigrie; elle porte un ventre colossal qui fait contraste avec l'état des membres tout à fait décharnés; elle a l'aspect d'une araignée à gros ventre. L'examen de l'abdomen nous permet de constater une zone de matité inférieure qui nous fait penser à l'ascite, et une zone de matité sous-hépatique correspondant à une masse ronde considérable. Nous nous demandons s'il n'y a pas là une péritonite tuberculeuse, malgré la rareté de l'affection à cet âge. En raison de l'extrême distension du ventre, nous croyons devoir faire une ponction sous-hépatique; *cette ponction donne issue à 1 litre de bile verdâtre*. Le ventre affaissé, nous sentons une masse dure prévertébrale, et nous pensons qu'il existe là des ganglions dégénérés. La matité inférieure persiste toujours. Je me demande si un ganglion tuberculeux ne comprime pas les voies biliaires; mais il n'existe de l'ictère à aucun degré. La cachexie faisant des progrès, l'enfant meurt très peu de temps après. Or,

---

[1] Voir t. II, art. *Tuberculose des ganglions mésentériques*.

[A.-B. MARFAN.]

que trouvons-nous à l'autopsie? Une oblitération congénitale du canal cholédoque, une énorme distension de la vésicule biliaire (c'était la poche sous-hépatique); un foie normal; une stase de matières fécales blanchâtres dans le côlon descendant et l'S iliaque (c'était la masse prévertébrale); une vessie distendue par de l'urine ne renfermant point de bile (c'était elle qui répondait à la zone de matité inférieure). Le diagnostic était donc impossible. L'oblitération congénitale des voies biliaires est bien connue; nous en avons observé plusieurs exemples; dans tous les cas étudiés jusqu'ici, un ictère congénital très foncé a été le symptôme en quelque sorte pathognomonique. Or, l'ictère faisait défaut dans le cas que je viens de raconter, ce qui me paraît unique et presque inexplicable. Cependant, on peut supposer que, la vésicule extraordinairement distendue servant de réservoir à la bile, celle-ci ne passait pas dans le sang.

Mais les faits de cet ordre sont rares, exceptionnels, et, dans la majorité des cas, le diagnostic de la péritonite fibro-caséeuse chez les enfants peut s'établir assez facilement.

*Pronostic.* — La péritonite fibro-caséeuse des enfants est une maladie très grave, mais elle n'est pas fatalement mortelle. Elle est sujette à de très longues rémissions: et il semble certain que la guérison complète se produit quelquefois.

Lorsque la péritonite fibro-caséeuse s'amende ou guérit, c'est que le travail fibro-formateur qui accompagne, en général, l'évolution des tubercules amène la cicatrisation d'une partie des lésions, l'enkystement et l'isolement de l'autre partie. Chez quelques-uns, on voit les masses infiltrées disparaître presque complètement, et le ventre reprend une souplesse à peu près normale; chez d'autres, on perçoit longtemps des parties empâtées. Ce travail de sclérose, nécessaire pour la guérison de la maladie, ne dépasse que rarement, chez les enfants, les limites au delà desquelles il est nuisible. Il n'en est pas de même chez les adultes. Chez ceux-ci, la sclérose curatrice peut, par son intensité et son étendue, devenir un danger. On se trouve alors en présence d'une troisième forme de péritonite, qu'on nomme la *péritonite fibro-adhésive*, et que je vais décrire succinctement.

### 5. — Péritonite tuberculeuse fibro-adhésive.

Lorsque le processus de la sclérose curatrice s'opère de telle façon qu'il devient un danger, on observe le tableau clinique suivant. L'ascite disparue, on sent des masses plus dures que dans la péritonite fibro-caséeuse, sous forme de gâteaux ou de corde épiploïque. A la percussion, on perçoit des zones de matité et des zones de sonorité séparées par des lignes sinueuses. Puis, le ventre se rétracte, se creuse en bateau. Au palper, on peut sentir la masse intestinale réduite à un peloton immobile accolé au-devant du rachis. Dans un cas, les adhérences ont été assez fortes pour obliger le malade à se tenir courbé en deux.

L'état général, apyrétique, peut rester très longtemps satisfaisant; mais, tôt ou tard, les troubles digestifs et les troubles de la nutrition qui résultent de l'atrophie de l'intestin, du foie et de la rate, entraînent de l'amaigrissement et une cachexie plus ou moins profonde.

Tous les phénomènes de compression signalés à propos de la péritonite fibro-caséeuse se retrouvent ici, avec un caractère encore plus accentué; on voit survenir en particulier l'œdème des membres inférieurs et de la paroi abdominale. Parfois, on voit se reproduire l'ascite par le fait d'une compression de la veine porte ou d'une granulie terminale. L'occlusion intestinale peut se produire et entraîner la mort.

On a signalé des cas où la péritonite adhésive se compliquait à nouveau de phénomènes de dégénérescence caséeuse et d'ulcération; l'épiploon, le paquet intestinal, rétractés, augmentent alors de volume à la suite du développement de masses tuberculeuses au milieu des adhérences; il survient de la diarrhée, de la fièvre, des sueurs, puis la consomption et la mort. Enfin, les sujets atteints de péritonite fibro-adhésive peuvent mourir poitrinaires. Combien ces faits sont instructifs! Tout d'abord, l'organisme l'a emporté sur le bacille; il est devenu réfractaire; il a isolé ou remplacé par du tissu fibreux les masses tuberculeuses. Mais la sclérose curatrice, par son excès même, engendre des troubles de la nutrition, et alors la prédisposition qui s'était éteinte se rallume encore une fois.

Le *diagnostic* de cette forme se fonde sur les mêmes éléments que celui de la péritonite fibro-caséeuse; il est facilité par les caractères de son évolution si spéciale.

Les autopsies ont permis de reconstituer ainsi le processus *anatomique* de la péritonite fibro-adhésive. L'ascite ayant peu à peu disparu, la membrane séreuse s'épaissit, se recouvre de bourgeons végétants qui créent des adhérences plus ou moins nombreuses entre les feuillets du péritoine; des brides, des cloisons, des lames solides et rétractiles unissent les organes; les granulations tuberculeuses subissent la transformation fibreuse; ou, si elles sont déjà caséeuses, elles sont pour ainsi dire enkystées par la prolifération conjonctive; même, leur centre caséeux peut se résorber et disparaître (Boulland). Il se produit donc une symphyse partielle ou totale entre les intestins et la paroi abdominale. Si les lésions en restent là, les troubles fonctionnels peuvent être réduits à un certain degré de constipation. Mais si elles progressent, on conçoit que des troubles fonctionnels sérieux pourront résulter de la compression des viscères abdominaux par des brides fibreuses. Le grand épiploon rétracté forme une corde tendue transversalement et refoule en arrière la grande courbure de l'estomac et surtout le côlon transverse; le mésentère se rétracte et attire sur le rachis la masse de l'intestin grêle, qui peut ne former qu'un bloc du volume du poing; et c'est surtout dans ces cas qu'on voit survenir l'occlusion intestinale. Le foie et la rate peuvent s'atrophier sous l'influence de la périhépatite et de la périsplénite fibreuse. On a constaté aussi l'atrophie des trompes, de l'utérus, des ovaires, et la compression des vaisseaux chylifères, de la veine cave, de la veine porte, du canal cholédoque.

On peut trouver des lésions tuberculeuses plus ou moins marquées et à divers états d'évolution, dans le poumon, les plèvres et les ganglions bronchiques.

Pour terminer cette description, j'étudierai une complication qui peut

[A.-B. MARFAN.]

s'observer dans toutes les formes de péritonite tuberculeuse chronique :
l'occlusion intestinale.

**Occlusion intestinale dans la péritonite tuberculeuse.** — L'occlusion
intestinale peut s'observer dans toutes les formes de la péritonite tuberculeuse. M. Lejars, qui a étudié cet accident, a montré que son mécanisme
était variable[1]; il distingue à ce point de vue quatre variétés :

1° L'*étranglement par une bride fibreuse*;

2° La *coudure de l'intestin* causée par une adhérence fibreuse qui, se
se rétractant peu à peu, finit par le plier;

3° L'*agglutination en paquet* d'une série d'anses intestinales que
soudent des adhérences. Dans ce cas, des obstacles multiples s'opposent à la
libre circulation des matières fécales : coudures multiples, étranglement par
des brides, compression par des masses tuberculeuses ou des collections
enkystées;

4° La *paralysie intestinale*, ainsi que Henrot, Gübler, Thibierge et
Poupon l'ont établi, peut entraîner tous les signes de l'occlusion, quelquefois même avec une très grande brusquerie; elle s'observe surtout dans la
tuberculose miliaire aiguë du péritoine et dans les poussées aiguës de la
péritonite chronique.

Au point de vue clinique, l'occlusion intestinale se présente sous deux
aspects principaux : *l'occlusion lente et l'occlusion aiguë*.

1° Le plus habituellement, l'occlusion se produit par le fait de l'agglutination en masse de l'intestin, dans les stades avancés de la forme fibro-
caséeuse ou de la forme adhésive, et elle affecte une marche lente; elle s'annonce par des crises de constipation, compliquées de météorisme, de
vomissements; les crises cessent et reparaissent jusqu'au moment de la crise
définitive et mortelle, où l'arrêt stercoral est complet, où l'émission des gaz
est supprimée, où il survient de l'hypothermie, du météorisme et des vomissements fécaloïdes.

2° Dans d'autres cas, il s'agit d'une occlusion intestinale survenant brusquement et atteignant d'emblée son apogée. L'intérêt clinique de ces faits
réside en ce que très souvent la péritonite tuberculeuse, cause de l'occlusion,
est latente ou méconnue. Le sujet se présente avec de l'occlusion aiguë : on
ouvre le ventre, on trouve une bride, une coudure de l'intestin ou une
simple paralysie; mais, chose imprévue, la séreuse est parsemée de nodules
tuberculeux. La cause de cette occlusion aiguë varie avec les cas. Elle est due
à la paralysie intestinale dans la tuberculose miliaire aiguë du péritoine et
dans l'ascite chronique au moment des poussées aiguës. Dans la péritonite
fibro-caséeuse ou fibro-adhésive, l'occlusion aiguë est le fait d'un étranglement par bride ou par coudure; et, alors, il est vraiment remarquable que
la lésion péritonéale ait passé inaperçue jusqu'à ce moment. Lejars est donc
porté à admettre, avec Lindfors et Liouville, l'existence d'une forme spéciale
de péritonite tuberculeuse : la *forme latente*. Mais je ferai observer que,
pour autoriser la création de cette forme, il faudrait que les malades eussent

(¹) LEJARS. Occlusion intestinale au cours de la péritonite tuberculeuse. *Gaz. des hôpit.*, 8 déc. 1891,
n° 142.

été examinés avec soin quelque temps avant l'apparition des accidents d'occlusion.

Quand les symptômes de l'occlusion se produisent, on peut penser à une péritonite par perforation; mais, il n'y a pas alors arrêt complet des matières et suppression des émissions gazeuses. D'ailleurs, la péritonite par perforation est exceptionnelle dans la tuberculose péritonéale. Au cours de celle-ci, lorsque l'intestin se perfore, c'est en général en un point isolé déjà par des adhérences; il se produit un abcès stercoral, mais non une péritonite septique généralisée.

Dans l'occlusion intestinale qui survient au cours de la péritonite tuberculeuse, le météorisme et les vomissements fécaloïdes peuvent faire défaut; et l'absence de ces symptômes a quelquefois rendu le diagnostic de l'occlusion un peu hésitant; mais l'arrêt stercoral complet, la suppression des émissions de gaz, l'abaissement de la température, qui ne manquent jamais, permettent d'établir l'existence de l'obstruction.

### III. — TRAITEMENT

La péritonite tuberculeuse des enfants a été longtemps soignée à l'aide de moyens exclusivement médicaux. Mais, depuis quelques années, la chirurgie est intervenue fréquemment, et il y a aujourd'hui un traitement chirurgical de la péritonite tuberculeuse. J'indiquerai d'abord les règles du traitement médical; j'étudierai ensuite le traitement chirurgical, particulièrement au point de vue des indications de la laparotomie.

I. **Traitement médical.** — Le traitement médical doit varier suivant les formes cliniques de la péritonite tuberculeuse.

Dans la tuberculose aiguë du péritoine qui coexiste avec une granulie généralisée, il est d'ordinaire inutile de diriger une médication contre la lésion abdominale; ce n'est que lorsque les symptômes de celle-ci sont prédominants que l'on doit intervenir; les émissions sanguines locales (sangsues ou ventouses scarifiées), les applications de glace sur le ventre seront employées pour soulager la douleur et la tension abdominale; l'opium pour combattre la diarrhée; la diète lactée et la potion de Rivière pour diminuer la fréquence des vomissements.

Dans la péritonite chronique, il faut distinguer les formes torpides et apyrétiques des formes avec poussées aiguës fébriles.

Les formes torpides et apyrétiques sont susceptibles de bénéficier à un très haut degré du traitement hygiénique de la tuberculose. On soumettra les malades au repos, et au repos il faut joindre, quand on le peut, le séjour à la campagne ou, mieux encore, au bord de la mer, dans un climat convenable, de manière à permettre l'aération permanente. J'ai observé un cas de péritonite fibro-caséeuse, avec lésions très marquées, qui a guéri complètement sous l'influence du repos et de l'aération réalisés au bord de la mer. Il faut aussi prescrire une alimentation aussi substantielle que le permet l'état des fonctions digestives; les viandes rôties, la purée de viande, le lait, les



[A.-B. MARFAN.]

œufs, le beurre, en formeront les principaux éléments. Comme remèdes internes, ceux qui donnent les meilleurs résultats sont le sirop iodo-tannique, l'huile de foie de morue et le glycéro-phosphate de chaux. M. Thomas (de Genève) recommande les lavements de créosote[1].

On emploie souvent avec fruit la révulsion abdominale sous la forme suivante : une couche de teinture d'iode est appliquée sur le ventre; quand elle est desséchée, on met par-dessus une cuirasse de collodion élastique; celle-ci a pour effet d'immobiliser dans une certaine mesure la paroi abdominale et les organes sous-jacents et de diminuer, par la compression qu'elle exerce, l'hyperémie des parties malades. L'application du collodion agit aussi en accroissant les effets de la révulsion iodée, et il est bon d'être prévenu qu'elle provoque quelquefois, au bout de quelques heures, une douleur assez vive. Il vaut mieux employer du collodion élastique; car le collodion ordinaire, en se rétractant, peut produire des fissures de la peau, qui rendent la douleur insupportable. Suivant l'état des téguments, les applications de teinture d'iode et de collodion seront renouvelées toutes les semaines ou tous les 15 jours.

Quelques médecins donnent la préférence à la révulsion par les pointes de feu ou par les vésicatoires volants, appliqués dans les points où il existe une douleur localisée ou un empâtement limité.

Dans les formes fébriles, avec tendance consomptive, le traitement précédent doit subir des modifications. On peut encore mettre en œuvre le traitement hygiénique, dans la mesure où les forces de l'enfant le permettent; mais ce traitement ne doit pas être réalisé au bord de la mer. Si le degré de la fièvre l'exige, on prescrit des antithermiques (quinine, antipyrine, salol). Les applications sur l'abdomen d'huile au gaïacol au $1/10^e$, répétées une fois par jour, réussissent parfois en raison de leurs propriétés analgésiantes et antipyrétiques; elles apaisent la douleur et déterminent un abaissement de la température; mais, comme elles peuvent provoquer des phénomènes de collapsus, leur action doit être surveillée de près.

A ce traitement, on ajoute les moyens destinés à combattre les troubles concomitants et qui, on le conçoit, varient avec chaque cas. Par exemple, si la diarrhée est très marquée, on administre du benzo-naphtol, ou du sous-nitrate de bismuth, ou du laudanum, ou de l'élixir parégorique, aux doses qui conviennent à l'âge de l'enfant. S'il y a au contraire tendance à la constipation, on prescrira des laxatifs doux, huileux, comme l'huile de ricin à doses faibles.

II. **Traitement chirurgical.** — On peut intervenir chirurgicalement de deux façons : 1° par la ponction suivie ou non d'injections modificatrices: 2° par la laparotomie.

*Ponction.* — La ponction simple est indiquée toutes les fois qu'il y a une ascite très abondante qui n'a pas de tendance à rétrocéder; et lorsque, après la ponction, le liquide se reproduit avec rapidité, la question de la laparotomie se pose nettement.

---

[1] Thomas. Traitement de la péritonite tuberculeuse. *Journ. des prat.*, 1896, p. 565.

Quand il existe une collection enkystée, la ponction est utile surtout comme moyen d'exploration. Lorsqu'elle a été effectuée, il peut arriver que le liquide ne se reproduise pas; la ponction est alors curative; mais cette éventualité est exceptionnelle. Habituellement la collection se reforme, surtout lorsque le liquide est purulent, ce qui est le cas ordinaire; alors se pose la question d'une ouverture large par incision.

M. Debove et M. Rendu ont tenté, après l'évacuation du liquide épanché, d'injecter dans la cavité péritonéale ou dans la poche enkystée des substances antiseptiques; M. Debove a injecté de l'eau boriquée[1], M. Rendu du naphtol camphré[2]. Mais cette « antisepsie des séreuses » ne donne encore que des espérances. Il faut attendre pour juger la valeur de la méthode. J'en dirai autant des injections de sérum de sang de chien tentées par MM. Kirmisson et Pinard, et de la ponction suivie du lavage avec de l'eau stérilisée chaude, qui a donné un succès à MM. Caubet et Baylac[3]. Je parlerai plus loin de la paracentèse suivie d'injection d'air stérilisé.

*Laparotomie.* — L'efficacité de la laparotomie dans la péritonite tuberculeuse est aujourd'hui prouvée par des faits assez nombreux, pour qu'on ne puisse plus la mettre en question. Ce qu'il faut désormais, après l'enthousiasme un peu excessif de la première heure, c'est préciser les indications de cette opération. La lecture de quelques travaux récents ne prouve pas qu'on y soit parvenu d'une manière définitive. Il faut pourtant que nous nous fassions une opinion à ce sujet.

Il y a déjà longtemps, Spencer Wells ouvrit le ventre d'une femme qu'il croyait atteinte d'un néoplasme abdominal; il trouva une péritonite tuberculeuse; il n'alla pas plus loin et referma l'abdomen; la malade s'améliora et guérit : vingt-six ans après elle vivait encore. Des erreurs de ce genre ont été commises en assez grand nombre depuis que la laparotomie est devenue une opération fréquente. Or, il a semblé à quelques chirurgiens que les malades avaient parfois bénéficié de ces erreurs, et qu'après la laparotomie, la péritonite tuberculeuse s'améliorait et guérissait assez souvent. Là est l'origine de la méthode. Le plus singulier, c'est que, dans la plupart des cas, le chirurgien, après avoir constaté l'existence de la péritonite tuberculeuse, s'est borné à évacuer le liquide ascitique et à refermer le ventre, sans toucher aux lésions, parfois même sans faire la toilette du péritoine.

Kœnig, s'appuyant sur ces faits, érigea la laparotomie en méthode de choix, et ses travaux ont été le point de départ des recherches ultérieures.

Je vais d'abord exposer sommairement les résultats de celles-ci[4]; puis je

---

[1] *Soc. méd. des hôp.*, 1890, 10 octobre.

[2] *Soc. méd. des hôp.*, 27 octobre 1893. — Voir aussi : LE GENDRE. *Ibid.*, 27 octobre 1893. — SPILLMANN. *Ibid.*, 27 juillet 1894. — NETTER. *Ibid.*, 10 mai 1895. — CATRIN. *Ibid.*, 3 mai 1895.

[3] *Soc. méd. des hôpitaux*, 20 décembre 1895.

[4] Voici l'indication de quelques travaux français où on trouvera tous les renseignements désirables sur ce sujet : TRUC. Traitement chirurgical de la péritonite. *Thèse d'agrégation*, Paris, 1886. — MAURANGE. Intervention chirurgicale dans la péritonite tuberculeuse. *Thèse de Paris*, 1889. — PIC. Essai sur la valeur de l'intervention chirurgicale dans les péritonites tuberculeuses généralisées et localisées. *Thèse de Lyon*, 1890. — I. BRUHL. Du traitement de la péritonite tuberculeuse. *Gazette des hôpitaux*, 25 octobre 1890, n° 123, p. 1137. — JALAGUIER. *Traité de chirurgie* de Duplay et Reclus, t. VI, 1892, p. 335. — ALDIBERT. De la laparotomie dans la péritonite tuberculeuse. *Thèse de Paris*, 1892. — H. HARTMANN et

[A.-B. MARFAN.]

dirai dans quels cas je serais disposé à faire appel au chirurgien dans le traitement d'une péritonite tuberculeuse de l'enfance.

La technique de l'opération n'est pas très nettement fixée, et il semble bien qu'elle doit varier avec chaque cas. L'incision sera médiane dans les formes ascitiques; s'il s'agit d'une collection enkystée, l'incision sera faite directement sur la tumeur. Le liquide évacué, la plupart des chirurgiens se bornent à faire la toilette du péritoine et referment l'abdomen; les uns lavent la cavité avec de l'eau bouillie ou avec une solution antiseptique faible, aussi peu toxique et aussi peu irritante que possible; d'autres saupoudrent légèrement avec de l'iodoforme, ou touchent les points malades avec de la gaze iodoformée. Quelques-uns, moins nombreux, font des opérations plus radicales; ils enlèvent les trompes, les ovaires tuberculeux, curent, raclent les abcès enkystés, enlèvent des masses caséeuses, résèquent des fragments d'épiploon; on a même été jusqu'à réséquer l'intestin. Je n'insiste pas sur tous ces points, qui sont du ressort de la chirurgie pure.

L'ensemble des résultats annoncés dans les travaux les plus récents satisfait beaucoup les chirurgiens. S'il y a des cas de mort par collapsus, par généralisation tuberculeuse, par péritonite septique, par blessure de l'intestin, dans la majorité des faits l'opération paraît assez bénigne en elle-même et le péritoine tuberculeux paraît très tolérant. Quant aux résultats éloignés, dans près de la moitié des cas on annonce des guérisons durables. Après l'opération, dont les suites sont en général assez simples, l'amélioration de la péritonite s'accuse par le retour de l'appétit, le relèvement des forces, la disparition de la fièvre et la diminution progressive des tuméfactions péritonéales. Dans quelques cas, on voit l'ascite se reproduire après la laparotomie; souvent elle disparaît d'elle-même en peu de jours; quelquefois elle a nécessité une nouvelle opération. Enfin, dans d'autres faits, la laparotomie n'aboutit à aucun résultat; elle n'aggrave ni n'améliore la situation du patient.

L'amélioration ou la guérison de la péritonite tuberculeuse à la suite de la laparotomie est assez difficile à expliquer. Le chirurgien ouvre le ventre, évacue le liquide, fait la toilette du péritoine; il ne touche pas aux lésions; il referme la plaie; puis la péritonite guérit. Notons que, dans quelques cas, ceux de Hirschberg et Ahlfeld par exemple, les malades ayant succombé au bout d'un certain temps à une autre affection, la guérison « anatomique » de la péritonite a pu être constatée. Rappelons aussi le cas de M. A. Poncet (de Lyon) : ce chirurgien pratique la laparotomie chez une femme atteinte de péritonite tuberculeuse, dont le diagnostic fut établi bactériologiquement par M. Courmont après l'opération; deux ans après, la malade vint consulter M. Poncet pour une éventration assez marquée au niveau de la cicatrice; le chirurgien fit une restauration de la ligne blanche; dans cette nouvelle opération, il fut obligé d'inciser le péritoine pariétal, et il lui fut possible

ALDIBERT. La laparotomie dans la péritonite tuberculeuse de l'enfant. *Annales de Gynécologie*, juin 1892. — BEAUSSENAT. Les résultats éloignés de la laparotomie dans la péritonite tuberculeuse. *Thèse de Lyon*, 1895. — RŒRSCH. Traitement chirurgical de la péritonite tuberculeuse. *Revue de chirurgie*, 10 juillet 1893. — LEGUEU. De l'intervention chirurgicale dans la péritonite tuberculeuse. *Semaine médicale*, 10 février 1891, p. 65, n° 9. *Bulletins de la Société de chirurgie*, de 1889 à 1895.

d'examiner la séreuse; celle-ci était dépolie, fibreuse, mais elle ne présentait aucune lésion tuberculeuse et ne renfermait pas de liquide. Deux cas tout à fait analogues, publiés par Keetley et Schmitz, ne sont pas moins probants; la seconde opération, destinée à remédier à l'éventration, permit de constater la guérison absolue de la péritonite tuberculeuse.

Ces résultats sont bien faits pour surprendre. Aussi les raisons n'ont-elles pas manqué pour les expliquer. Les uns attribuent l'efficacité de l'opération à l'évacuation du liquide ascitique; elle agirait en débarrassant la séreuse des produits toxiques qui l'imprègnent et l'empêchent de se défendre contre les bacilles; elle agirait aussi en décomprimant les vaisseaux sanguins et lymphatiques et en remettant les tissus dans de meilleures conditions de circulation et de nutrition. S'il en était ainsi, la ponction simple devrait avoir des effets non moins favorables que la laparotomie; or les chirurgiens affirment qu'il n'en est rien. D'autres pensent que l'opération provoque une phlegmasie simple, de bonne nature; celle-ci produit un bourgeonnement de la séreuse qui substitue aux produits morbides un tissu fibreux de cicatrice. D'autres, enfin, invoquent l'action de la lumière et surtout de l'air qui pénètrent dans la cavité péritonéale au cours de l'opération. Aussi M. Von Mosetig-Moorhof et, après lui, M. Nolen, M. Duran et M. H. Folet (de Lille) [1], ont-ils proposé la méthode suivante : faire la paracentèse et injecter ensuite de l'air stérilisé dans le péritoine. Ils ont appliqué cette méthode dans 9 cas et affirment avoir obtenu de bons résultats.

Quoi qu'il en soit, le mode d'action de la laparotomie reste encore obscur. On doit simplement constater que la péritonite tuberculeuse a, dans beaucoup de cas, une tendance spontanée à la guérison, et que la laparotomie ne fait qu'accentuer cette tendance, par un procédé ou plutôt par des procédés que nous ne connaissons pas, pourvu qu'elle soit pratiquée dans certaines conditions qu'il reste maintenant à déterminer.

*Indications de la laparotomie.* — Quelques chirurgiens, de moins en moins nombreux, sont portés à généraliser l'emploi de la laparotomie et à l'appliquer au traitement de tous les cas de péritonite tuberculeuse; la lecture des observations suffit à prouver que leur opinion est excessive et peut conduire à des conséquences désastreuses. Mais la majorité des opérateurs s'efforce, au contraire, de préciser les indications. D'une manière générale, on s'accorde à dire que l'intervention est favorable dans les formes ascitiques et dans les formes localisées, mauvaise dans les formes ulcérocaséeuses, discutable dans les formes fibro-adhésives, et qu'elle peut être urgente lorsqu'il se produit de l'occlusion intestinale.

Pour nous, nous chercherons, à l'aide des statistiques récentes, à préciser la conduite à suivre dans les divers cas que notre étude nous a appris à distinguer, à savoir : 1° dans la granulie péritonéale aiguë; 2° dans l'ascite tuberculeuse chronique simple; 5° dans la péritonite fibro-caséeuse, suivant qu'elle s'accompagne ou ne s'accompagne pas d'ascite; 4° dans les formes circonscrites ou enkystées; 5° dans la forme fibro-adhésive; 6° dans l'occlusion intestinale.

(¹) *Bull. de l'Acad. de médecine*, 27 novembre 1894.

[A.-B. MARFAN.]

Dans la *granulie péritonéale aiguë*, on doit repousser la laparotomie. Je sais bien que les chirurgiens ne sont pas de cet avis. S'ils consentent à ne pas opérer lorsque la tuberculose du péritoine n'est qu'une des localisations d'une granulie généralisée, ils ont une tendance à intervenir lorsqu'il s'agit d'une granulie aiguë limitée au péritoine avec ascite. Mais on doit observer que cette dernière forme est exceptionnelle, surtout chez l'enfant: qu'il est bien difficile en clinique de dire si une granulie est limitée au péritoine; que, dans les cas où on est intervenu, le résultat a été toujours fatal; qu'on a vu parfois cette péritonite aiguë passer ensuite à l'état chronique, et que les circonstances sont bien plus favorables pour l'opération lorsque cette transformation est effectuée, et qu'alors les indications de la laparotomie se posent comme pour la péritonite chronique.

Dans l'*ascite tuberculeuse simple de la seconde enfance*, telle que je l'ai décrite, je crois qu'il faut aussi repousser l'intervention chirurgicale, ponction ou laparotomie, car cette forme guérit souvent avec des soins purement médicaux. Les chirurgiens nous disent, il est vrai, que les plus beaux résultats ont été obtenus dans la forme ascitique, particulièrement chez les enfants. Je pourrais répondre que cela ne m'étonne pas, et ajouter que cette forme guérit souvent sans laparotomie, de même que la pleurésie tuberculeuse guérit souvent sans thoracentèse. Mais je crois qu'en parlant de la forme ascitique, on confond l'ascite tuberculeuse simple et la péritonite fibro-caséeuse avec ascite; ce sont pourtant deux types bien distincts. Dans la première, l'ascite est l'unique manifestation de la maladie; et nous savons comment elle évolue. Souvent elle guérit rien qu'avec des moyens médicaux. Ailleurs, elle prend des proportions considérables, des proportions telles qu'elle oblige à la ponction, et après la ponction, on sent par le palper des masses indurées dans l'abdomen; ou bien, l'ascite diminuant spontanément, ce qui est le cas le plus ordinaire, on perçoit par le palper les mêmes masses; dans ces deux derniers cas, l'ascite chronique simple s'est transformée en péritonite fibro-caséeuse, et cette transformation s'accuse encore par les poussées fébriles et l'amaigrissement de l'enfant.

La *péritonite fibro-caséeuse* s'accompagne donc souvent d'ascite; et, au point de vue chirurgical, il importe de distinguer la péritonite fibro-caséeuse avec ascite et la péritonite fibro-caséeuse sèche. C'est surtout dans la première que l'intervention chirurgicale paraît être bienfaisante; la lecture des observations prouve qu'en pareil cas la laparotomie donne de nombreux succès. Or, nous savons que, si elle guérit quelquefois par les moyens médicaux, trop souvent la péritonite fibro-caséeuse échappe à nos efforts. Il faut donc, en présence d'une péritonite fibro-caséeuse avec ascite, s'assurer s'il n'existe pas une des contre-indications que j'énumérerai plus loin, et, dans la négative, le médecin doit céder la place à l'opérateur. Le meilleur moment pour opérer me paraît être celui où on saisit la transformation de l'ascite simple en péritonite fibro-caséeuse.

Dans la péritonite fibro-caséeuse sèche, les résultats ont été généralement mauvais; on a ouvert des loges remplies de pus qui communiquaient avec l'intestin, ou on a perforé directement celui-ci; il en est résulté des fistules pyo-stercorales graves. Jusqu'à nouvel ordre, il vaut mieux, dans cette forme, ne pas intervenir.

Dans les *formes localisées*, il faut distinguer deux cas. 1° Il en est où il se forme une *collection liquide enkystée*; dans ceux-ci, il faut intervenir quand on le peut; il faut ouvrir et nettoyer le foyer. Bien que, chez l'enfant, cette péritonite circonscrite ne représente le plus souvent que la localisation prédominante d'une péritonite plus ou moins généralisée, les résultats sont là, qui prouvent les bienfaits de l'intervention. 2° Il est des cas où la péritonite localisée ne donne pas naissance à une collection liquide, mais à des *néo-membranes très épaisses*; cela se produit surtout autour du cæcum tuberculeux; dans ces formes, les résultats prouvent que la laparotomie doit être repoussée. Une ponction exploratrice est quelquefois utile pour distinguer les deux variétés que je viens d'indiquer.

Ici se pose une question importante. Quelle conduite faut-il tenir en présence du *phlegmon périombilical* qui peut s'observer dans la péritonite fibro-caséeuse? Nul doute qu'un chirurgien ne puisse être tenté d'intervenir, surtout lorsqu'il voit la peau s'amincir et prête à se rompre. Mais qu'on se souvienne du cas que j'ai cité, qu'on se souvienne de ce petit garçon chez lequel un abcès périombilical prêt à perforer la peau s'ouvrit dans l'intestin, et chez lequel se produisit par la suite une guérison presque complète. D'ailleurs, les opérations tentées pour guérir ces abcès ou les fistules pyo-stercorales qui leur succèdent ont été très laborieuses et ont donné de mauvais résultats. Il vaut donc mieux s'abstenir.

L'intervention dans la forme *fibro-adhésive* est très discutée; et il est bien difficile de se faire une opinion à ce sujet, d'autant que, chez l'enfant, cette forme est très rare, à moins que l'idée que nous nous en faisons ne soit pas exactement celle des chirurgiens. Et si on songe qu'elle représente un processus de guérison, on ne doit pas être tenté d'intervenir en pareil cas. Cependant, on dit s'être bien trouvé de libérer prudemment quelques adhérences et que cette intervention facilite la résorption des néoplasies fibreuses.

Enfin, il est un cas où l'intervention peut devenir urgente, c'est celui où il se produit de l'*occlusion intestinale*. Quand on constate des phénomènes qui indiquent un arrêt des matières fécales, le devoir du médecin est d'essayer d'abord les moyens qui peuvent faire disparaître l'occlusion et qui ne risquent pas de l'aggraver. Je repousse l'emploi du purgatif. Mais je crois que l'on peut, sans danger, et quelquefois avec succès, faire une grande irrigation intestinale, un lavage de l'estomac, donner un lavement gazeux, et surtout appliquer l'électricité par la méthode de Boudet de Pâris. Ces moyens peuvent suffire quand il s'agit d'une occlusion paralytique. Si, au bout de 24 heures, les phénomènes d'occlusion persistent, il faut songer à une intervention chirurgicale.

Mais l'opportunité de celle-ci doit être, au préalable, sérieusement discutée. M. Lejars déclare qu'il ne faut pas opérer dans le cas d'une occlusion lente se produisant dans les stades avancés de la maladie; alors, en effet, l'occlusion est engendrée ordinairement par l'agglutination en masse

[*A.-B. MARFAN.*]

d'une série d'anses intestinales qu'il est impossible de dévider sans les déchirer; dans une observation de M. Poncet, rapportée par M. Pic, une fois le ventre ouvert, le chirurgien dut se déclarer impuissant et refermer la plaie. En cas de doute, cependant, on peut faire une laparotomie exploratrice.

Dans l'occlusion aiguë, au contraire, les résultats sont assez satisfaisants pour autoriser une intervention chirurgicale systématique. S'il s'agit d'une bride, d'une coudure, il est relativement facile de lever l'obstacle. S'il s'agit d'une occlusion paralytique, le seul fait d'avoir ouvert l'abdomen et fait la toilette du péritoine a rétabli, dans certains cas, le cours des matières; sous l'influence du contact de l'air, de la main du chirurgien, du liquide injecté, sous l'influence du refroidissement, il semble que l'intestin paralysé s'éveille.

En résumé, on doit faire appel au chirurgien dans les cas : 1° d'une péritonite fibro-caséeuse avec ascite; 2° d'une péritonite localisée avec collection enkystée; 3° d'une occlusion intestinale survenant au cours de la péritonite tuberculeuse. A la condition toutefois qu'il n'existe pas une des contre-indications que je vais énumérer.

*Contre-indications de la laparotomie.* — La coexistence de la péritonite tuberculeuse avec d'autres lésions bacillaires est une contre-indication, lorsque ces lésions siègent dans les organes thoraciques ou dans l'intestin et lorsqu'elles sont étendues et avancées. Ainsi, une tuberculose pulmonaire discrète, limitée au sommet, sans signes de ramollissement, ne contre-indique pas l'opération; des foyers de tuberculose osseuse ne sont pas non plus un obstacle. Mais un ramollissement du poumon, une adénopathie trachéo-bronchique très prononcée, une entérite tuberculeuse évidente, doivent faire repousser l'intervention. L'existence d'une albuminurie chronique est aussi une contre-indication; et d'ailleurs, il importe peu que les lésions des reins qui l'engendrent soient ou ne soient pas de nature spécifique.

# V

## *APPENDICITE*

### PAR F. BRUN
Agrégé, chirurgien de l'Hôpital des Enfants-Malades.

Je ne crois pas nécessaire d'entrer dans de longs développements pour justifier la part prépondérante accordée aux lésions appendiculaires dans la pathogénie des phénomènes cliniques autrefois attribués à la typhlite. Comme l'a dit Reg. Fitz en 1888, comme je l'ai répété récemment à la Société de Chirurgie à propos d'une présentation de Routier, toutes les fois que l'on intervient pour les phénomènes qui caractérisent le mieux le tableau clinique de l'ancienne typhlite, ce sont des lésions appendiculaires que l'on rencontre. Malgré quelques divergences (Bazy, Lucas-Championnière) cette opinion est aujourd'hui généralement admise.

Signalées autrefois par Mestivier et Louyer-Villermay, les lésions appendiculaires ont été en 1827, dans le *Journal de médecine*, l'objet de la part de Mélier d'un travail qui reste comme un modèle d'observation clinique. L'anatomie pathologique y est minutieusement étudiée et la possibilité du traitement chirurgical nettement pressentie et indiquée. La publication, quelques années plus tard (1838), du mémoire d'Albers de Bonn fit perdre complètement de vue le travail de Mélier. Il ne fut plus question que de typhlite et les formes graves et mortelles de la maladie furent seules considérées comme provoquées par une perforation de l'appendice (Forget, Leudet).

C'est aux opérations précoces pratiquées par les chirurgiens américains que nous devons les notions que nous possédons actuellement sur le siège exact et le point de départ de la maladie ; leurs idées ne tardèrent pas à être partout contrôlées et confirmées. Reginal Fitz, Bull, Lewis-Smith, Murray, Trèves, Weir, Porter, Fowler, Morton, Bierner, Brieger, Baumgarten, Einhorn, Matterstock, Sonnenburg, Kuemmel, Roux de Lausanne, ont contribué surtout à remettre au point la question dont l'étude a tout d'abord été faite en France par Talamon dans différentes publications (*Société anatomique*, 1882, *Méd. moderne*, 1890, *Bibliothèque médicale Charcot-Debove*, 1892), et qui, discutée à plusieurs reprises à l'Académie de médecine, à la Société de Chirurgie, à la Société médicale des hôpitaux, a été traitée sous toutes ses faces dans les mémoires et les thèses de Jalaguier (*Traité de chirurgie*), Jayle (*Presse médicale*, 1895), Pilliet et Costes (*Société anatomique*, 1895), Paulier (*Thèse de Paris*, 1876), Maurin (*Thèse de Paris*, 1890), Jacob (*Thèse de Paris*, 1893), Damaye (*Thèse de Paris*, 1895), Piart (*Thèse de Paris*, 1896), Pravaz (*Thèse de Lyon*, 1888), Margery (*Thèse de Lyon*, 1892), Lafforgue (*Thèse de Lyon*, 1893), Rochaz

(*Thèse de Lausanne*, 1895), Mlle Gertrude Gordon (*Thèse de Paris*, 1896),
Gramboulan (*Thèse de Paris*. 1896).

## ÉTIOLOGIE

**Causes prédisposantes. Age.** — La fréquence de l'appendicite dans le
jeune âge est nettement démontrée par les statistiques. Seul le relevé
d'Einhorn aboutit à une conclusion inverse. D'après lui, la pérityphlite
atteindrait de préférence les personnes âgées et la prédisposition s'accen-
tuerait à partir de 60 ans. Une telle affirmation est trop clairement en contradiction avec les faits pour qu'il soit nécessaire de la discuter. La statistique
de Bamberger, la plus ancienne, donne pour 73 cas :

| | |
|---|---|
| Au-dessous de 2 ans. | 2 cas. |
| De 15 à 20 ans | 20 — |
| De 20 à 30 ans | 32 — |
| De 30 à 40 ans | 9 — |
| De 40 à 50 ans | 5 — |
| Au delà de 50 ans | 5 — |

Dans la statistique de Reg. Fitz qui porte sur 228 cas d'appendicite
nous trouvons :

| | |
|---|---|
| De 20 mois à 10 ans | 22 cas. |
| De 10 à 20 ans | 86 — |
| De 20 à 30 ans | 65 — |
| De 30 à 40 ans | 34 — |
| De 40 à 50 ans | 8 — |
| De 50 à 60 ans | 11 — |
| De 60 à 70 ans | 1 — |
| Au delà de 70 ans | 1 — |

soit, au-dessous de 30 ans, 76 pour 100, proportion à peu près semblable à
celle fournie par Bamberger. Matterstock sur 72 cas exclusivement observés
chez les enfants en compte :

| | |
|---|---|
| Au-dessous de 2 ans | 2 |
| Entre 2 et 5 ans | 10 |
| Entre 5 et 10 ans. | 25 |
| Entre 10 et 15 ans . | 35 |

Des faits recueillis par Mlle Gordon et qui ne concernent aussi que des
enfants, il en est :

| | |
|---|---|
| De 2 à 5 ans. | 5 |
| De 5 à 10 ans | 33 |
| De 10 à 15 ans. | 41 |

C'est à peu près ce que j'ai observé moi-même, qui sur 45 cas soignés
pendant ces deux dernières années à l'hôpital relève :

| | |
|---|---|
| De 1 à 5 ans | 3 cas. |
| De 5 à 10 ans . | 20 — |
| De 10 à 15 ans. | 22 — |

Il paraît donc bien établi que, très commune pendant l'enfance, l'appendicite acquiert son maximum de fréquence entre 5 et 15 ans. Elle est rare

dans les deux premières années de la vie, et, à titre de curiosité, nous nous bornerons à signaler quelques faits d'appendicite précoce, celui de Fenger, rapporté par Talamon et concernant un enfant de 7 semaines, celui de Summers observé chez un enfant de 22 mois, et chez lequel, pour une péritonite partielle péri-appendiculaire, l'incision fut faite, le pus évacué, et l'appendice réséqué avec succès.

**Sexe**. — L'appendicite est plus fréquemment observée chez l'homme que chez la femme. En additionnant les statistiques publiées à ce sujet par Bamberger, Volz, Marchal de Calvi, Paulier, Maurin, Talamon trouve la proportion de 79 pour 100 chez les hommes, 21 pour 100 chez les femmes. — Sur 247 cas réunis par Reg. Fitz, il y a 197 hommes, soit 80 pour 100, et 59 femmes, soit 20 pour 100.

Pravaz de Lyon, sur 392 observations qu'il a réunies, trouve 295 hommes et 97 femmes, ce qui donne une proportion de 25 pour 100 de femmes et de 75 pour 100 d'hommes.

A ne considérer que les appendicites de l'enfance, les proportions sont à peu de chose près les mêmes.

Matterstock compte 21 filles pour 51 garçons; Jacob 8 filles et 21 garçons; Mlle Gordon 21 filles et 58 garçons; j'arrive moi-même à 19 filles pour 26 garçons. Comme le fait remarquer Mlle Gordon, on ne peut que constater cette prédilection assez marquée sans qu'il soit possible d'en indiquer la raison; aucune différence de structure de l'organe ne paraît de nature à l'expliquer.

**Constipation. Régime alimentaire.** — On a coutume de considérer la constipation comme une cause prédisposante habituelle de l'appendicite. Si l'on en croit les relevés de Fitz, son rôle ne serait rien moins que démontré, et chez 26 sujets sur 209, dans les antécédents, c'est de diarrhée fréquente et habituelle qu'il est au contraire fait mention. Comme y insiste Talamon, la constipation et la diarrhée ne sont, dans la plupart de ces cas, que les effets d'un trouble fonctionnel de l'intestin qui se rattache à ces états mal définis qu'on nomme atonie intestinale, colite membraneuse, colite muqueuse. Je ne conserve pour ma part aucun doute à ce sujet, et c'est bien des fois que j'ai observé l'appendicite chez des enfants gros mangeurs, à fonctionnement intestinal irrégulier.

Quelle part convient-il de faire, dans la genèse des accidents appendiculaires, au régime alimentaire? Il ne semble pas qu'il soit possible de formuler à ce sujet une opinion précise. D'après Mlle Gordon, une alimentation indigeste, trop abondante, surtout végétale, paraîtrait jouer un grand rôle dans la fréquence de l'appendicite dans certaines contrées: la Sibérie orientale, l'Angleterre et surtout l'Écosse où le pain d'avoine constitue l'alimentation ordinaire. L'abus de la viande et l'usage des viandes crues sont considérés au contraire par Lucas-Championnière comme une des conditions de la diffusion et de la fréquence de la maladie.

**Hérédité**. — L'hérédité a été signalée par Roux de Lausanne, Dieulafoy comme jouant un rôle important dans l'étiologie de l'appendicite. Faisans a cité à la Société médicale des hôpitaux plusieurs observations très démonstratives à ce point de vue. J'en ai moi-même rapporté à la Société de chirurgie un exemple très caractéristique et mes collègues Routier, Jalaguier, Quénu, Tuffier, ont à leur tour cité des cas où plusieurs membres d'une même famille avaient été atteints d'appendicite ou étaient morts d'accidents péritonéaux imputés à une lésion de l'appendice. Faut-il chercher l'explication de ce fait dans la transmission d'une malformation héréditaire de l'appendice (Talamon), dans la prédisposition des membres d'une même famille à l'infection (Poncet), dans le fait qu'ils sont soumis les uns et les autres aux mêmes habitudes alimentaires et hygiéniques (Lucas-Championnière)? En l'absence d'arguments suffisamment démonstratifs, il est prudent de ne pas conclure, mais il importe de retenir le fait dont la connaissance pourra quelquefois influer, comme je l'ai observé moi-même, sur une détermination opératoire.

**Dispositions anatomiques spéciales de l'appendice.** — On ne saurait rien affirmer au sujet du rôle que joue, dans la genèse de l'appendicite, la présence ou l'absence de la valvule de Gerlach. J'en dirai autant de la longueur exagérée de l'appendice qui a été également incriminée, mais qui est bien loin d'être la règle. Je serais plus disposé à considérer comme une cause prédisposante efficace les torsions, coudures, flexuosités et entortillements de l'appendice qui sont fréquents chez l'enfant et dont j'ai observé quelques exemples remarquables (fig. 1). Les coudures et flexions appendiculaires sont, à vrai dire, plus souvent les causes d'appendicites récidivantes, et Trèves a publié la relation d'un fait très démonstratif à cet égard. Chez un malade qui avait souffert déjà de récidives fréquentes, il trouva une coudure à angle droit de l'appendice; il le libéra de ses adhérences, le redressa et le fixa en position normale : la récidive ne se reproduisit pas.

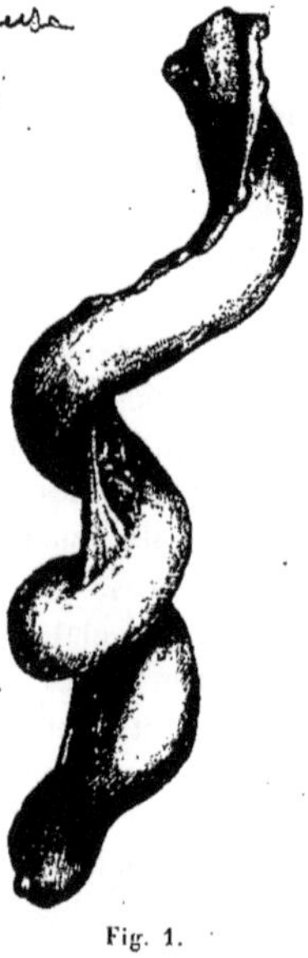

**Causes occasionnelles.** — L'ingestion en excès d'aliments mal tolérés par l'intestin (choux, gibiers, fruits crus), le refroidissement, ont été considérés de tout temps comme pouvant favoriser le développement de l'appendicite. Roux, Quénu, Jalaguier ont insisté sur le rôle que paraît jouer quelquefois la menstruation.

Fig. 1.

J'ai recueilli, moi-même, plusieurs observations où la congestion pelvienne qui accompagne les règles a paru nettement influer sur le développement des symptômes appendiculaires.

Le traumatisme joue quelquefois un rôle dans la production de certaines appendicites. Marsch a cité le cas d'un enfant de 7 ans qui mourut de péri-typhlite à la suite d'un coup de pied sur le ventre. Mlle Gordon rapporte l'observation d'un garçon de 8 ans qui reçut d'un autre enfant un coup de pied dans le ventre; le soir même éclataient les symptômes d'une appendicite grave et l'enfant succombait trois jours plus tard à une péritonite généralisée.

J'ai observé deux cas où les accidents étaient apparus nettement après un traumatisme (coup de pied dans la fosse iliaque droite), j'ai, chez ces deux enfants, trouvé l'appendice sectionné en son milieu et divisé en deux moitiés qui n'étaient plus reliées l'une à l'autre que par une mince languette de tissu sain.

Faut-il assimiler au traumatisme tout effort violent comme l'action de soulever un fardeau (Fabre), de danser, et incriminer les exercices gymnastiques (Soltmann), les marches forcées, l'usage de la bicyclette ? Les faits publiés à ce sujet ne sont ni assez nombreux, ni assez bien établis pour entraîner la conviction.

**Corps étrangers. Coprolithes.** — Il est fréquent de rencontrer dans les appendices malades ou dans les abcès péri-appendiculaires des corps étrangers dont il est important de fixer la valeur pathogénique. Talamon, sur un total de 760 cas d'appendicites obtenu en réunissant les statistiques et les opérations de Fitz, Matterstock, Krafft, Fenwick, Maurin, Roux de Lausanne, a noté 450 fois la présence de corps étrangers dans l'appendice même ou dans le pus de l'abcès qui l'entourait : c'est une proportion de 60 pour 100 qui lui paraît encore au-dessous de la réalité, beaucoup de corps étrangers ayant pu, suppose-t-il, repasser de l'appendice dans le cæcum en forçant la valvule de Gerlach. Sans insister pour l'instant sur ce point qui paraît des plus contestables, il importe de bien remarquer que les corps étrangers trouvés dans le canal appendiculaire sont de nature très différente.

Les uns, corps étrangers véritables, introduits accidentellement dans l'appendice, semblent bien agir en traumatisant et en infectant ses parois : tels sont les épingles, les arêtes de poissons, les poils de brosses, les pépins de fruits, etc. ; leur présence est loin d'être commune. Matterstock, sur 69 cas, ne les a rencontrés que 12 fois, Krafft 4 fois sur 40 cas ; je n'en ai pour ma part observé aucun exemple et je n'ai rencontré que des corps étrangers de la seconde variété, des concrétions stercorales.

Celles-ci, il est vrai, par leur forme, leur coloration, leur consistance, simulent souvent des noyaux de fruits (noyaux de cerises, de prunes, de dattes) et il n'est pas douteux qu'à un examen superficiel la confusion n'ait été souvent commise. Rochaz a consacré une thèse intéressante et très documentée à l'histoire de ces concrétions appendiculaires. Il a basé son étude sur l'examen de 63 observations provenant de la pratique de Roux de Lausanne et il a rencontré 41 fois un calcul unique, 22 fois plusieurs calculs à savoir : 6 fois 3 calculs, 7 fois 2 calculs, 1 fois 4 calculs. Le volume des coprolithes appendiculaires varie. On en trouve de la grosseur d'une noisette (Sonnenburg, Volz), d'une amande, d'un noyau de cerise, d'un pois. Contrairement à l'opinion de Talamon à ce sujet, leur forme est rarement arrondie ; plus souvent ils sont ovoïdes, allongés, semblables à un noyau de datte ou d'olive et leur forme paraît bien en rapport avec celle du canal appendiculaire qui les contient. De coloration généralement brunâtre, ils sont quelquefois plus clairs à leur centre ; une coupe perpendiculaire à leur surface met en évidence une disposition en couches concentriques qui paraît indiquer une croissance lente, par appositions successives.

✳. En somme c'est surtout comme [F. BRUN.] causes prédisposantes : La Bicyclette donne plutôt la psoitis — (Cas du pharmacien de Chambéry)

La composition chimique des calculs de l'appendice se rapproche beaucoup de celle des matières fécales. Volz, Einhorn, Eihchorst, Pelet en ont publié des analyses qui ne présentent entre elles que peu de différence. On y trouve : une matière organique, soluble en grande partie dans l'éther et d'une couleur jaunâtre, des sels calcaires et surtout du phosphate de chaux, un peu de magnésie et de carbonate de chaux, des traces de chlorures et de sulfates. Il importe, d'après Ribbert, de faire une distinction entre les petits et les gros calculs ; les premiers seuls consistent essentiellement en matières fécales, les autres n'en contiennent qu'au centre, tandis que leur enveloppe est formée de mucus englobant une quantité plus ou moins grande de leucocytes. Ce que l'on peut conclure de leur forme habituelle, de leur disposition en couches concentriques, du volume qu'ils peuvent acquérir, c'est, contrairement à l'opinion formulée par Talamon qui les fait provenir tout formés du cæcum, que leur formation se fait dans la cavité appendiculaire même (Maurin, Rochaz). Convient-il pour cela de parler de lithiase appendiculaire comparable à la lithiase biliaire et tributaire comme elle de la diathèse arthritique (Dieulafoy), je ne le crois pas, et conformément à l'opinion formulée par Mathieu, je suis plus disposé à admettre que leur développement résulte de l'apposition successive autour d'un noyau stercoral desséché de substances minérales dont la production doit être rapportée aux modifications sécrétoires de la muqueuse appendiculaire enflammée. La formation et l'accroissement des concrétions stercorales seraient d'après cette manière de voir secondaires à l'infection et cette conception cadre mieux avec ce fait, que les coprolithes les plus volumineux sont généralement rencontrés dans les appendices dont les parois présentent les lésions les plus profondes et les plus anciennes.

**Entérite.** — Jules Simon a signalé comme il convient le rôle que jouent dans bien des cas les entérites de l'enfance dans le développement de l'appendicite. J'ai récemment insisté sur ce point à la Société de chirurgie et mes collègues, Walther, Jalaguier, Broca ont apporté à l'appui de mon opinion des preuves indiscutables. Dans une récente communication sur le sable intestinal, le professeur Dieulafoy n'en a pas moins avancé que l'appendicite n'était jamais l'aboutissant d'une entéro-colite. Cette affirmation, il est vrai, a été immédiatement protestée à la Société médicale des hôpitaux par Comby, Mathieu, Siredey, et Reclus, à l'Académie même, a rapporté plusieurs observations tout a fait démonstratives.

Admettre que, dans les cas de cet ordre, appendicite et entérite évoluent chacune pour leur propre compte et qu'il ne s'est agi que d'une simple coïncidence, c'est oublier volontairement qu'il est une forme d'entérite spécifique, l'entérite dothiénentérique dont l'influence pathogénique est indéniable. On ne compte plus les observations où l'appendicite a été rencontrée au début ou au cours d'une fièvre typhoïde et Dieulafoy, lui-même, semble leur attribuer une assez grande fréquence puisqu'il considère comme tels tous les cas de péritonite typhoïdique qualifiés ordinairement de péritonites par propagation.

**Maladies générales.** — L'influence des maladies générales sur le développement de l'appendicite a été signalée dès 1859 par Leudet qui a rapporté l'observation d'un malade mort de péritonite par perforation de l'appendice pendant la convalescence d'une variole contractée à l'hôpital où il était entré pour une rougeole. Jalaguier, à la Société de chirurgie, a publié plusieurs cas d'appendicite survenus chez des enfants au cours ou pendant la convalescence de rougeole, de grippe, de variole, d'oreillons. Merklen, à la Société médicale des hôpitaux, a fait une communication intéressante à propos de trois faits d'appendicite qui avaient été accompagnés ou précédés des phénomènes généraux et des manifestations catarrhales de la grippe. Il a rappelé à ce propos l'assimilation très originale et très juste qui a été proposée par Sahli, de Berne, entre l'amygdalite et l'appendicite qu'il compare à une angine de l'appendice cæcal et les remarques de Golubow qui, ayant été depuis longtemps frappé de la fréquence insolite de l'appendicite à certains moments, en certaines saisons, a été amené à considérer cette affection comme une maladie infectieuse et épidémique. Sans aller jusque-là, il me paraît incontestable qu'une infection de nature quelconque retentit fréquemment sur l'appendice, soit directement, soit par l'intermédiaire d'une entérite ; ce retentissement est encore plus marqué et plus fréquent peut-être lorsque l'appendice a été une première fois malade et qu'il reste dans ses parois et surtout dans sa muqueuse ces reliquats inflammatoires dont le réchauffement est la cause si fréquente des récidives ou des rechutes.

Au nombre des maladies générales qui peuvent avoir une part dans le développement de l'appendicite, la tuberculose et l'actinomycose méritent une mention spéciale. Comme l'a très justement fait observer Talamon, l'appendicite tuberculeuse n'est en fait qu'un cas particulier de la tuberculose de l'intestin, mais l'affection mérite mieux en général le nom de typhlite tuberculeuse, car le cæcum est le point de départ et le siège principal des altérations. Les observations publiées par Dufour, Gérard Marchant, établissent cependant que l'appendice peut être atteint d'une façon prédominante et dans certains cas entraîner les mêmes conséquences que l'appendicite banale. D'une manière générale, la typhlo-appendicite tuberculeuse constitue une espèce clinique à part, distincte de l'appendicite ordinaire et les faits d'appendicite actinomycosique rapportés par Raision, Roux, Gangolphe semblent indiquer qu'il en est de même de cette dernière affection encore à l'étude.

## PATHOGÉNIE

La pathogénie de l'appendicite a donné lieu à de nombreux travaux et soulevé d'importantes discussions. Il est un point que personne ne conteste, c'est l'importance prépondérante qu'il convient d'accorder à l'infection dans le développement des lésions appendiculaires. Talamon y insistait déjà en 1882 et son opinion n'a rencontré aucun contradicteur. Où les divergences commencent à se produire, c'est lorsqu'il s'agit de déterminer la cause première de cette infection et de préciser la raison pour laquelle l'appendice iléocæcal, cette portion atrophiée de l'intestin, jouit du triste privilège de déterminer de si fréquentes et si graves complications.

Pour Talamon, la cause première des accidents, c'est la pénétration

[F. BRUN.]

brusque dans le canal de l'appendice d'une concrétion stercorale primitivement formée dans le cæcum. « La concrétion intestinale en pénétrant brusquement dans l'appendice provoque une douleur soudaine, localisée dans la fosse iliaque droite, des vomissements, de la constipation par parésie du gros intestin. » C'est la colique appendiculaire en tous points comparable aux coliques hépatique ou néphrétique. « Comme dans la colique hépatique, une première crise favorise la production de nouveaux accès en laissant l'orifice du conduit dilaté et plus apte à l'engagement de nouvelles concrétions; c'est ce qu'on voit dans l'appendicite dite à rechutes. Dans la colique hépatique, si le calcul reste enclavé dans le cholédoque, la seule conséquence est l'ictère chronique. Dans l'appendice, si le corps étranger pénètre à frottement et s'enclave à la partie supérieure du conduit, deux conséquences en résultent : d'une part, oblitération de l'orifice de dégagement de l'appendice dans le cæcum ; de l'autre, compression des parois, gêne de la circulation des vaisseaux contenus dans ces parois.

« De l'oblitération de l'orifice résultent l'accumulation des produits de sécrétion glandulaire de la muqueuse et la distension de l'appendice ; de la compression des vaisseaux, la diminution de vitalité.

« Les microbes qui existent en permanence à la surface de la muqueuse de l'intestin, pullulent et se multiplient dans le liquide stagnant de l'appendice oblitéré comme un vase clos. Ces microbes, inoffensifs à l'état normal, et impuissants contre des éléments sains, triomphent sans peine de ces éléments privés du liquide sanguin nourricier. »

Comme l'a très justement fait observer Rochaz, l'opinion pathogénique soutenue par Talamon, si ingénieuse qu'elle soit, repose sur une erreur. Elle est en contradiction avec ce que nous a appris l'examen attentif des concrétions appendiculaires; ces concrétions naissent et se développent dans l'appendice; elles font souvent défaut, et, s'il est possible de leur faire jouer un rôle dans le développement de l'appendicite chronique et dans la production des rechutes, il paraît impossible de voir en elles la cause première de la maladie.

Dieulafoy, en mars 1896, a édifié à l'Académie une théorie nouvelle, en opposition à celle de Talamon dont, il faut le reconnaître, elle ne diffère que peu. S'appuyant sur d'intéressantes expériences de Klecki (exaltation de virulence des microbes dans une portion d'intestin artificiellement étranglée) et faisant jouer un rôle capital à l'oblitération de l'appendice, quelle qu'en soit la cause, il écrit : « De tout ceci il résulte que le canal appendiculaire peut être oblitéré, soit à son orifice cæcal, soit sur une partie quelconque de son trajet, par des processus différents. Quelle que soit la cause de l'obstruction, qu'elle soit due à un calcul, à la tuméfaction des parois *infectées*, à un rétrécissement fibroïde; à la torsion, à la coudure de l'appendice, le fait essentiel, le fait qui domine toute l'histoire de l'appendicite, c'est *que la partie du canal appendiculaire sous-jacente à l'oblitération est transformée en une cavité close*. Dès lors, les microbes de l'appendice qui, à l'état normal, étaient inoffensifs, comme tous les microbes de l'intestin à l'état libre, ces microbes, emprisonnés, peuvent exalter leur virulence; ils peu-

vent devenir un foyer de poly-infection dont le coli-bacille et le streptocoque
sont les principaux agents, et on peut dire que dès ce moment l'appendicite
est constituée. »

Comme Talamon, et après lui, Dieulafoy fait de l'oblitération de l'appendice, de sa transformation en cavité close, la cause première de l'exaltation de virulence des microbes normalement inoffensifs. Contrairement à
Talamon, il pense que cette virulence peut s'exercer sur des parois appendiculaires d'ailleurs saines.

La théorie du vase clos n'a pas été sans soulever quelques protestations.
Laveran, Poncet, de Lyon, l'ont combattue à l'Académie, et j'ai moi-même,
m'appuyant sur vingt observations personnelles, montré que : 1° l'infection
appendiculaire pouvait exister et existait souvent sans oblitération de l'appendice, sans cavité close; 2° que l'oblitération de l'appendice, que sa transformation en vase clos se rencontraient habituellement chez des malades
qui ne présentaient ou n'avaient présenté que des symptômes appendiculaires
très atténués. Dans la discussion qui a eu lieu il y a quelques mois à la
Société de chirurgie, mes conclusions ont été corroborées par les observations de mes collègues Walther, Jalaguier, Broca, et la discussion actuellement en cours à la Société médicale des hôpitaux semble montrer que la
théorie de Dieulafoy n'a pas rencontré un grand nombre de partisans.

N'est-il pas, en réalité, plus rationnel, pour expliquer la fréquence et
la localisation des lésions appendiculaires, de tenir compte surtout de
la structure spéciale de l'appendice? Sa tunique muqueuse se distingue
de celle de toute autre partie de l'intestin par son extraordinaire richesse
en tissu réticulé, dont la structure rappelle celle des amygdales; c'est, a
dit Bland Sutton, une amygdale abdominale : à ce titre, et par cela seul,
s'explique d'une façon suffisante son excessive susceptibilité à l'infection.
L'appendicite, dès lors, n'est autre chose qu'une entérite localisée, ne devant
sa fréquence, sa symptomatologie bruyante et sa gravité qu'à la forme
particulière de l'organe, à sa structure et à ses larges connexions avec
le péritoine. J'admets volontiers que toutes les causes qui pourront influer sur la rétention, la stagnation (Reclus) de ses produits de sécrétion,
pourront agir pour déterminer une crise secondaire ou aggraver une crise
déjà établie, mais pour la crise primitive, et c'est en cela que je me sépare
complètement de Dieulafoy, c'est l'infection, et l'infection seule que j'incrimine, qu'elle soit primitivement localisée à l'appendice ou qu'elle soit le
résultat, l'aboutissant d'une infection intestinale plus ou moins généralisée.
Les recherches expérimentales les plus récentes viennent nettement à l'appui de cette manière de voir.

En 1896, Roger et Josué, et quelque temps après, Gervais de Rouville,
avaient observé, après ligature serrée de l'appendice à sa base, sa transformation purulente; mais on pouvait objecter à ces expériences, d'ailleurs
très intéressantes et qui semblaient confirmer la théorie du vase clos, de
s'écarter trop sensiblement des conditions habituelles du développement de
l'appendicite spontanée. Beaussenat, par ingestion de viandes avariées, est
arrivé à produire des lésions gastro-intestinales, et l'appendice des animaux



[F. BRUN.]

sacrifiés présentait différentes lésions, ulcérations multiples, folliculite avec épaississement œdémateux des parois et petits abcès péritonéaux. Josué, par l'injection intra-veineuse de cultures de strepto-bacille ou de contenu intestinal, a déterminé des lésions de folliculite avec ou sans transformation purulente ; il semble donc bien que l'oblitération de l'appendice n'est qu'un fait accessoire et nullement nécessaire.

## ANATOMIE PATHOLOGIQUE

Les désordres anatomiques consécutifs à l'appendicite varient d'étendue et de gravité et sont le plus souvent en rapport avec les formes cliniques et la durée de la maladie. Limitées, au début, aux parois appendiculaires (appendicite pariétale), les lésions ne tardent pas à s'étendre au péritoine et au tissu cellulaire avoisinant. Elles peuvent, dans les cas graves et surtout dans les cas à évolution prolongée, se compliquer de lésions viscérales à distance.

**Lésions appendiculaires.** — Nous devons aux opérations pratiquées dans les premiers jours de la maladie des notions précises sur les lésions initiales que présente l'appendice, lésions qui peuvent exister en dehors de toute altération du péritoine avoisinant, et rester pendant quelque temps cantonnées aux parois appendiculaires. Macroscopiquement l'appendice apparaît, dans ces cas, avec ses rapports normaux, mais modifié dans son volume et dans sa souplesse. Il est plus volumineux qu'à l'état sain, de la grosseur quelquefois du petit doigt ou de l'index, et cette augmentation de volume, résultat de l'infiltration de ses parois, lui communique une induration et une rigidité qui le rendent turgescent et l'ont fait comparer souvent à un pénis en érection. Son revêtement péritonéal conserve rarement sa couleur normale, et si quelquefois on trouve, seulement disséminées à sa surface, quelques petites taches ecchymotiques, plus souvent celle-ci est le siège d'une vascularisation intense, qui donne quelquefois à tout l'organe une coloration violacée, noirâtre.

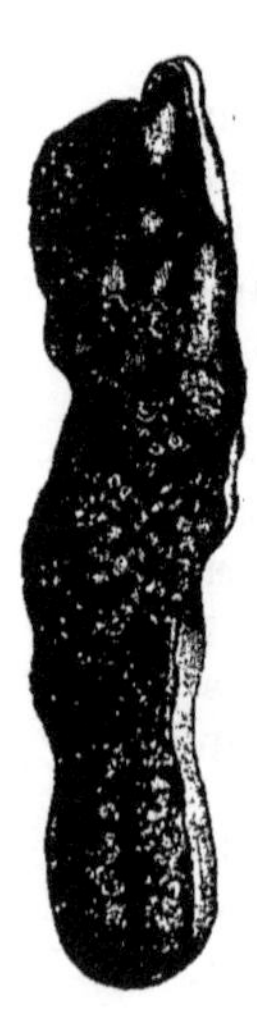

Fig. 2.

Vient-on, dans ces conditions, à fendre l'appendice suivant sa longueur, on est frappé de suite des altérations importantes que sa muqueuse présente. Elle est, soit dans toute son étendue, soit par places, tomenteuse, grenue, quelquefois gélatiniforme, parsemée en différents points de taches ecchymotiques, quelquefois ulcérée (fig. 2). Ces lésions de la muqueuse peuvent exister isolément, je les ai constatées à différentes reprises sur des appendices enlevés 36 ou 48 heures après le début des accidents. Plus souvent elles sont accompagnées d'altérations plus ou moins profondes de la tunique musculaire qui peut être simplement ramollie, doublée ou triplée d'épaisseur, mais qui souvent se trouve dissociée par de petits amas purulents ou infiltrée de pus dans toute son étendue.

A une période plus avancée de la maladie, l'appendice est perforé ou gangrené et ces lésions sont celles que l'on observe le plus souvent chez l'enfant.

La gangrène peut être totale et c'est dans ces cas que l'on trouve l'appendice, soit séparé en deux tronçons reliés l'un à l'autre par une mince languette de tissu sain (fig. 3), soit complètement amputé, son extrémité flottant dans le pus de l'abcès qui l'entoure. Plus souvent il s'agit de gangrène partielle et sur un appendice violacé, turgescent, on trouve généralement au voisinage de son extrémité libre une plaque jaunâtre ou verdâtre, de consistance molle, véritable eschare à contours irréguliers et comme

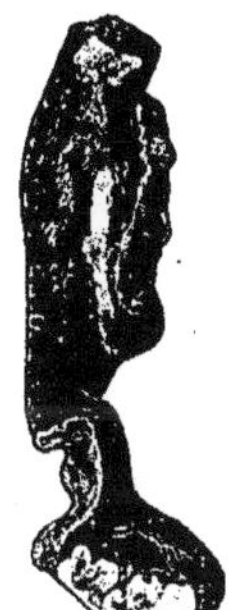

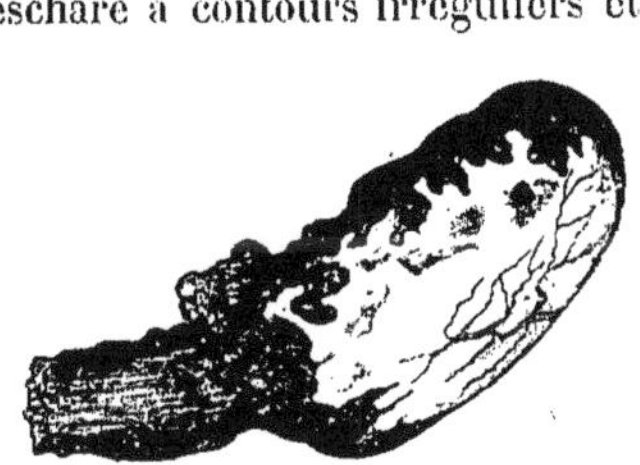

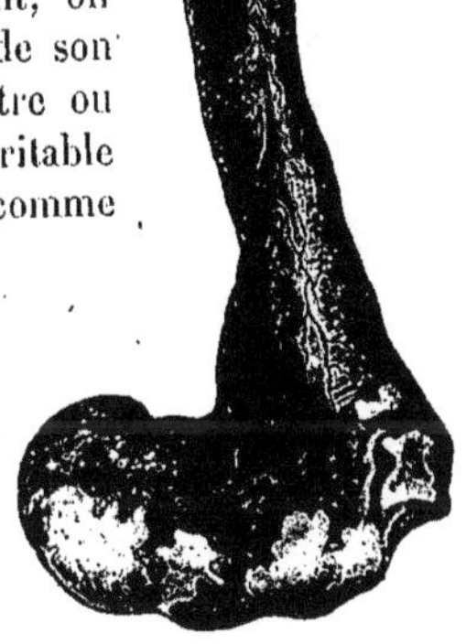

Fig. 3.      Fig. 4.      Fig. 5.

géographiques rappelant la disposition habituelle aux escharres typiques des lymphangites gangreneuses de la peau (fig. 4 et 5).

C'est quelquefois au centre (fig. 6 et 7) ou sur les bords de ces plaques gangreneuses que siègent les perforations appendiculaires qui peuvent aussi exister en dehors d'elles. Leur fréquence paraît grande, car Matterstock, sur 49 cas, les a rencontrées 37 fois et Mlle Gordon a relevé 36 fois leur existence sur 46 appendices réséqués ou provenant d'autopsies. Elles sont, du reste, très variables de nombre et de dimensions, et si l'on peut quelquefois constater une seule perte de substance

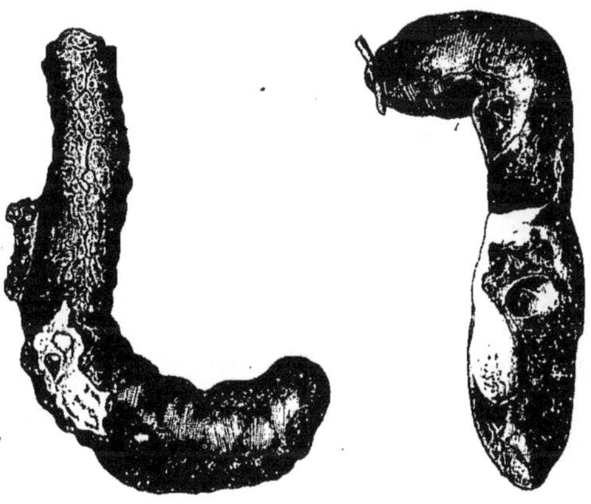

Fig. 6.      Fig. 7.

presque régulièrement circulaire et du volume d'un pois, plus souvent peut-être on trouve en un point ramolli de l'appendice plusieurs petits orifices de la grandeur d'une tête d'épingle dont l'existence se révèle par le liquide

[F. BRUN.]

puriforme qu'ils laissent sourdre (fig. 8 et 9). On a, dans quelques cas,
signalé la présence de perforations à la base de l'appendice, au voisinage
du cæcum ; il s'agit là de faits exceptionnels et c'est plus souvent au contraire près de l'extrémité libre, quelquefois
tout à fait à la pointe de l'organe qu'on les
rencontre (fig. 10).

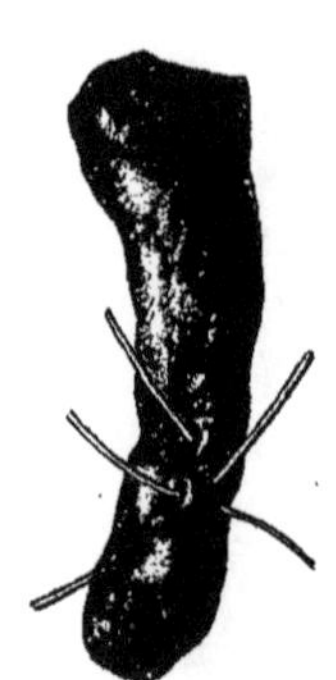
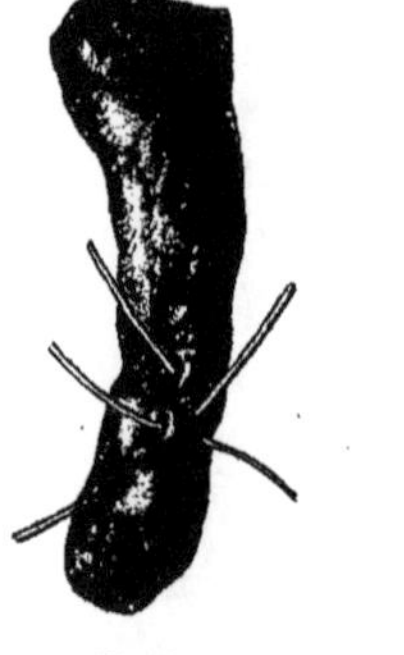
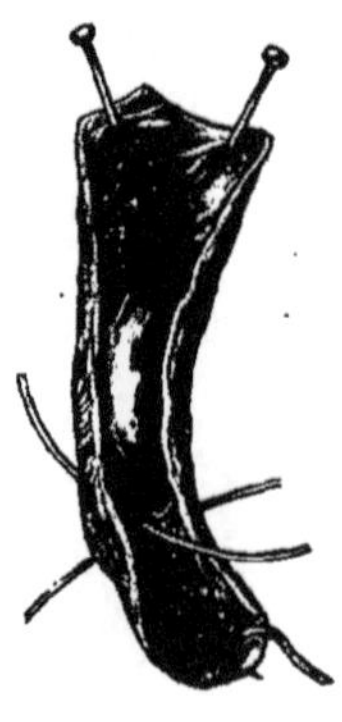
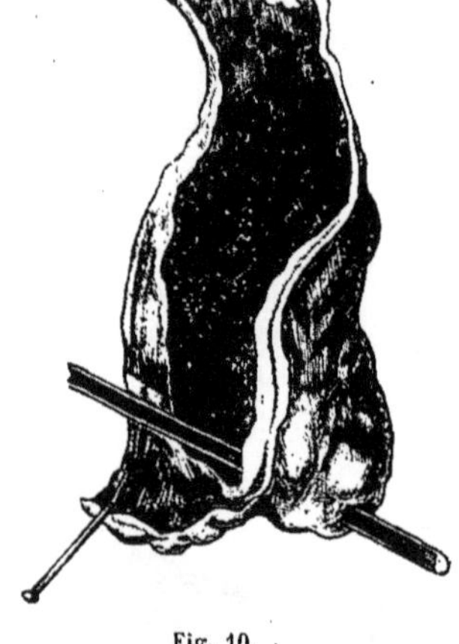

Fig. 8.                    Fig. 9.                    Fig. 10.

Contrairement à ce qu'on aurait pu supposer, le siège des perforations
n'affecte aucun rapport fixe avec celui des concrétions stercorales qui, nous
l'avons dit ailleurs, occupent si fré-
quemment le canal appendiculaire.
Situées quelquefois au même niveau
(fig. 11 et 12), elles siègent beaucoup
plus fréquemment au-dessous d'elles
(fig. 13) et à une distance assez éloignée ; il semble donc bien que,
quelles que soient leurs dimensions,

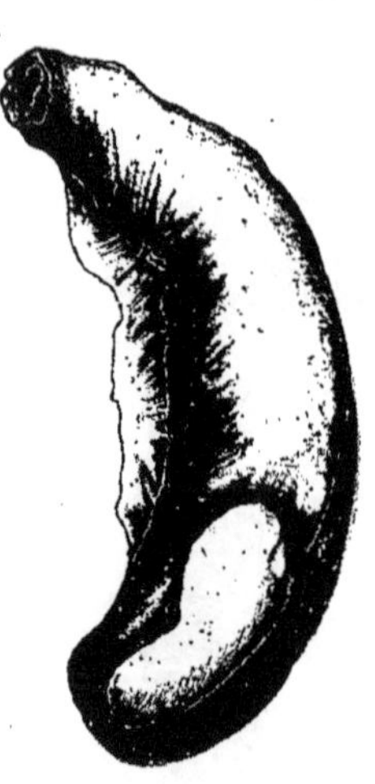
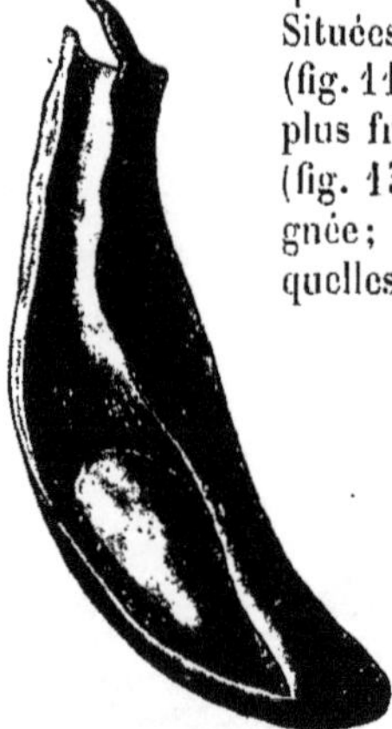
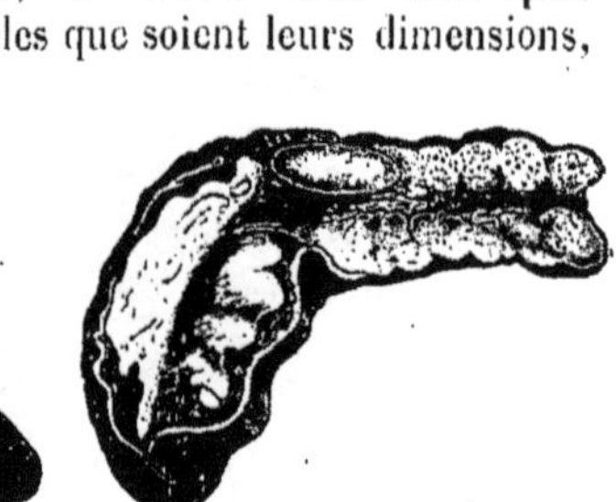

Fig. 11.                    Fig. 12.                    Fig. 13.

les concrétions stercorales n'exercent pas d'influence directe sur la production des perforations.

Malgré des lésions pariétales avancées, l'appendice malade conserve
quelquefois sa forme régulière ; il est plus souvent déformé, étranglé par

-places (fig. 14), dilaté à son extrémité, sa portion dilatée emprisonnant souvent, soit une concrétion fécale (fig. 15), soit une quantité plus ou moins considérable de liquide puriforme. C'est la constatation fréquente de ces étranglements allant quelquefois jusqu'à l'oblitération complète qui a suggéré à Dieulafoy la théorie pathogénique de l'appendicite par cavité close au sujet de laquelle je me suis déjà exprimé. A vrai dire, ces lésions témoignent simplement de l'ancienneté de la maladie et de l'existence de poussées antérieures, les recherches histologiques le prouvent, et c'est en me basant sur elles que je me suis cru autorisé a écrire que *la transformation de l'appendice en cavité close devait être considérée comme la conséquence et non comme la cause de l'appendicite.* Il est à remarquer du reste, que jamais ces déformations appendiculaires ne sont aussi marquées que sur les

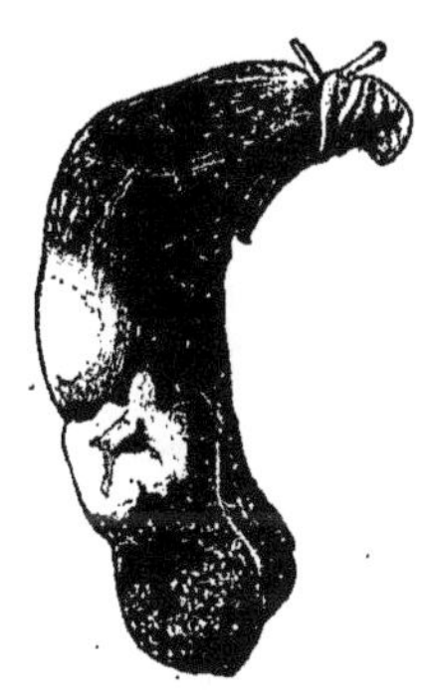
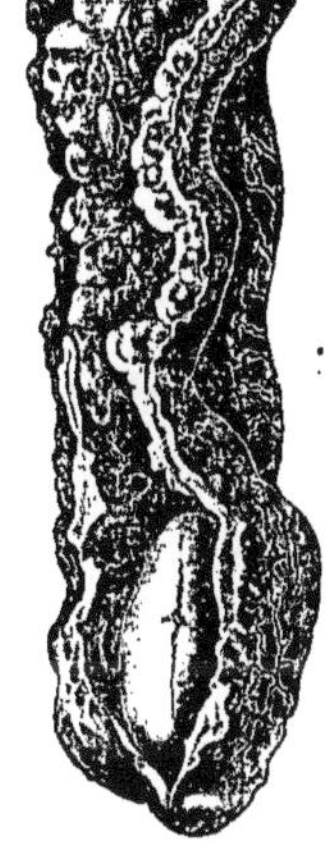

Fig. 14.        Fig. 15.

appendices réséqués à froid pour appendicites récidivantes chroniques. C'est alors qu'on observe, soit une oblitération totale de l'appendice comme dans les cas signalés par Senn, sous le nom d'appendicite oblitérante, soit sa coudure en U (fig. 16 et 17), soit sa transformation kystique (fig. 18, 19 et 20), déformations communes dont on se rend bien compte en examinant

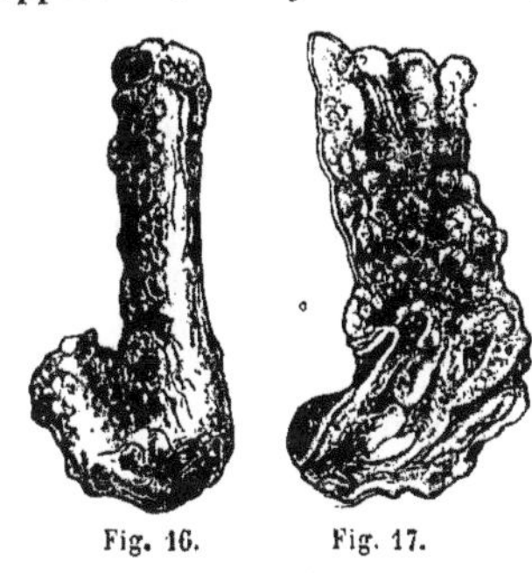
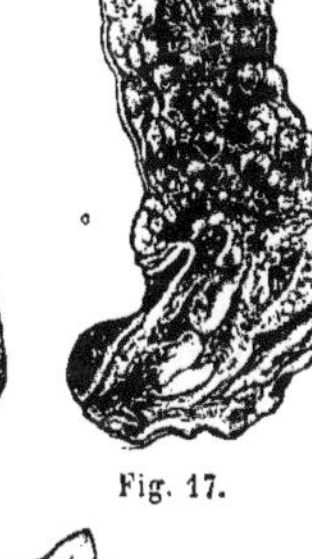

Fig. 16.        Fig. 17.

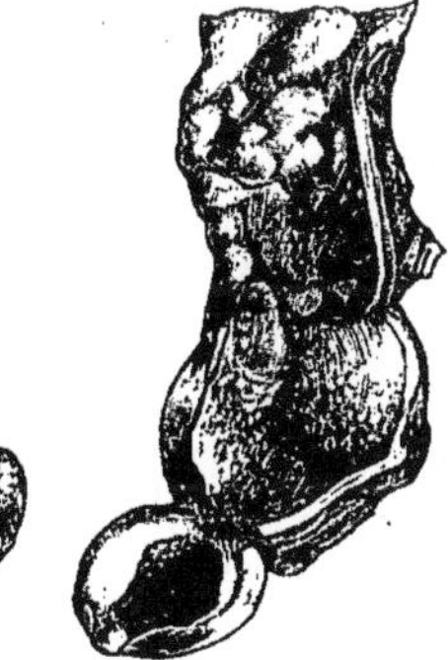
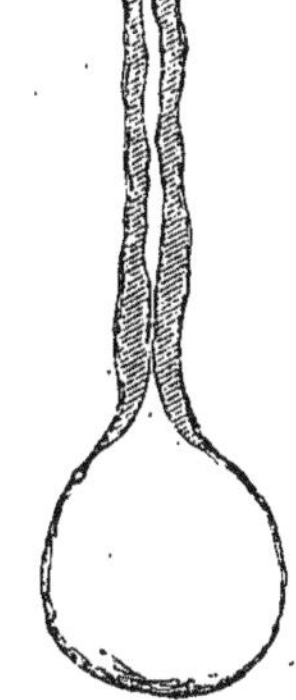

Fig. 18.        Fig. 19.        Fig. 20.

les figures que j'ai cru bon d'annexer à ce travail et qui toutes ont été dessinées d'après des appendices opérés par moi-même. Je ne m'attarderai

[F. BRUN]

pas à décrire les lésions qu'on y observe, mais je ferai remarquer que rarement ces lésions sont localisées et que presque toujours dans un appendice rétréci ou oblitéré elles se rencontrent, quoique à des degrés divers, aussi bien au-dessus qu'au-dessous du rétrécissement (fig. 15, 17, 19, 21 et 22). Cette constatation m'a paru d'autant plus nécessaire que Dieulafoy a publié

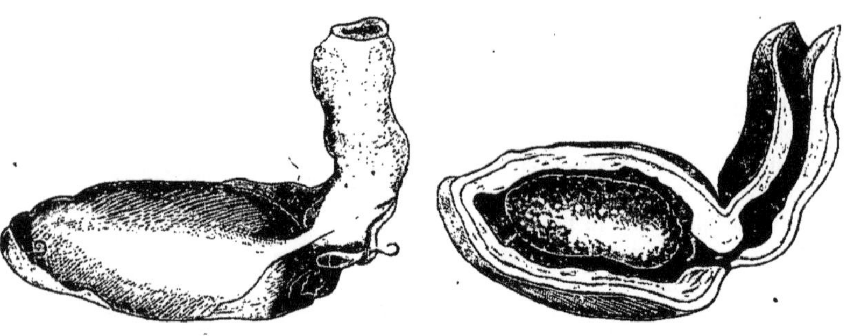

Fig. 21.                    Fig. 22.

et commenté longuement une observation d'ailleurs remarquable par la localisation exacte et précise des lésions pariétales au-dessous d'un étranglement. Les faits que j'ai recueillis, ceux qui ont été observés par Siredey et communiqués par lui à la Société médicale des hôpitaux permettent de penser qu'il s'est agi dans le cas de Dieulafoy d'une disposition exceptionnelle.

Les lésions pariétales ne sont pas les seules à caractériser anatomiquement l'appendicite chronique. Il est des cas où ces lésions consistent surtout en adhérences épiploïques, en foyers membraneux péricæcaux ou péri-appendiculaires; c'est alors que l'appendice est quelquefois difficile à trouver, fixé qu'il est sur un point anormal, enchâssé dans la paroi cæcale (Routier, Schwartz).

**Lésions péritonéales.** — Ce n'est qu'exceptionnellement et dans des cas de gravité atténuée que les lésions anatomiques restent localisées aux parois appendiculaires. Presque toujours elles s'étendent au voisinage, à l'appendicite s'ajoute la péri-appendicite. C'est dans le tissu cellulaire que les lésions péri-appendiculaires ont été pendant longtemps localisées (Grisolle), tandis qu'on a tendance à les rapporter aujourd'hui d'une façon exclusive à l'inflammation du péritoine (péritonite appendiculaire de Wyth). En réalité, plusieurs observations précises (G. Marchant) montrent que le phlegmon iliaque et la péritonite péri-appendiculaire peuvent exister isolément, quoique avec une fréquence très différente; la péritonite étant pour ainsi dire la règle, et le phlegmon l'exception, ce qui est tout à fait en rapport avec ce que nous ont appris les travaux de Trèves, de Tuffier, de Fergusson, sur les connexions que présente à l'état normal l'appendice avec le péritoine.

Les lésions péritonéales varient, suivant les cas, d'intensité et d'étendue, et leur gravité est vraisemblablement en rapport avec la malignité plus ou moins grande des microbes pathogènes. Bien que toute division ait quelque chose d'artificiel, je crois pourtant qu'il est indispensable de décrire isolément une péritonite enkystée péri-appendiculaire, une péritonite suppurée généralisée, une péritonite septique.

La péritonite enkystée est commune, je la note 29 fois sur 45 cas qui me sont personnels, 35 fois sur 79 cas étudiés par Mlle Gordon à l'hôpital Trousseau. Ce qui la caractérise, c'est l'isolement, la séquestration des lésions autour du cæcum et de la fin de l'iléon par une barrière de fausses membranes qui limitent un foyer dont les dimensions peuvent être très variables, et qui, dans les cas un peu anciens, peut franchir les limites de la fosse iliaque et s'étendre en bas du côté de l'excavation pelvienne, plus souvent en haut du côté de la fosse lombaire et jusque sous le foie.

Dans ce foyer péri-appendiculaire, si la maladie remonte seulement à quelques jours, on trouve une quantité plus ou moins considérable de pus roussâtre, mal lié, dont l'odeur spéciale trahit l'origine. Dans tous les cas où, pour des lésions semblables, je suis intervenu, j'ai toujours trouvé que la quantité de pus n'était jamais en rapport avec le volume apparent de la tuméfaction et que celui-ci tenait surtout à la présence d'exsudats membraneux, d'épaisseur parfois considérable, englobant le cæcum et surtout l'appendice au point de le masquer presque complètement. Une fois même et alors qu'il s'agissait d'une tuméfaction du volume du poing, je n'ai pas trouvé traces de pus, mais seulement un amas de fausses membranes de l'épaisseur d'un pouce au centre duquel se trouvait caché un appendice gangrené et perforé.

Lorsque la péritonite appendiculaire aboutit à la suppuration, l'abcès auquel elle donne lieu occupe, par rapport au cæcum, une situation variable, toujours en rapport avec la situation et la direction également variables de l'appendice. Gerster, Talamon ont bien étudié ces localisations diverses et on peut avec eux distinguer une appendicite iliaque, prérectale, sous-ombilicale, rétro-cæcale ou lombaire.

Dans l'appendicite iliaque, l'abcès siège en avant du cæcum, immédiatement en arrière de la paroi abdominale et son ouverture se fait aisément sans aucune crainte d'intéresser la partie saine de la cavité péritonéale.

L'appendicite prérectale correspond aux faits dans lesquels l'appendice, souvent de longueur exagérée, plonge directement en bas du côté de l'excavation pelvienne ; c'est alors que le toucher rectal renseigne sur le volume et la situation exacte de la poche, c'est alors aussi que l'ouverture spontanée dans le rectum s'observe quelquefois.

Si l'appendice, au contraire, est dévié en dedans et malade, comme c'est le cas le plus fréquent, à son extrémité, le foyer qui se forme autour de lui se rapproche de la ligne médiane et de la région ombilicale. La longueur de l'appendice est-elle considérable, c'est dans ces cas que son inflammation se manifeste quelquefois par la formation d'un abcès dans la fosse iliaque gauche (Schwartz, Routier). De l'appendicite sous-ombilicale on doit rapprocher les cas où la suppuration s'est faite et s'est cantonnée au niveau de

[F. BRUN.]

la cavité de Retzius. Tuffier en a publié une observation et j'en ai moi
même fait connaître un cas où la rupture de la poche avait eu lieu en même
temps dans le péritoine et dans la vessie (fig. 23).

Quand, enfin, ce qui est une disposition fréquente, l'appendice remonte
en arrière du cæcum, le pus se collecte en arrière de cette portion de l'in-

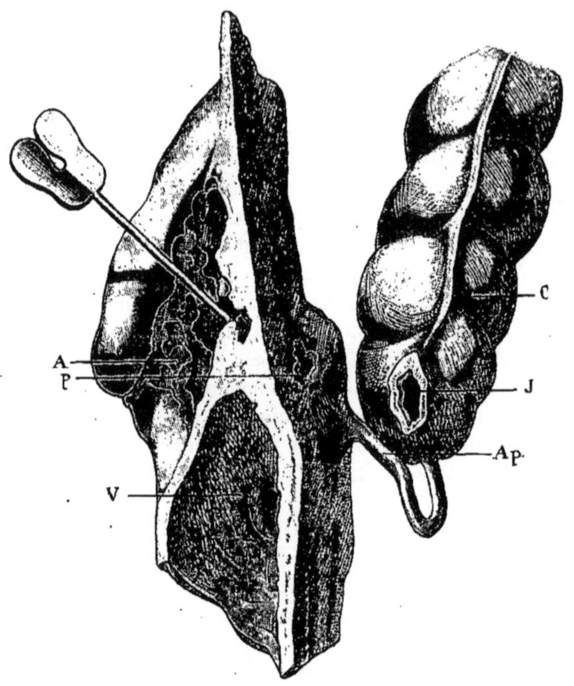


Fig. 23. — Abcès de la cavité de Retzius par appendicite, ouvert à la fois dans le péritoine et dans la
vessie. — A. Abcès de la cavité de Retzius ; Ap. Appendice ; C. Cæcum ; J. Embouchure de l'intestin
grêle ; P. Ouverture de l'abcès dans le péritoine ; V. Vessie.

testin, en avant de la paroi abdominale postérieure et peut remonter derrière
le côlon ascendant jusqu'au voisinage du foie. S'il est assez fréquent de voir
l'une ou l'autre de ces localisations de l'abcès appendiculaire exister isolément, il n'est pas rare non plus de constater simultanément plusieurs d'entre
elles. La poche, dans ce cas, n'est pas unique, et le travail de péritonite
aboutit à la formation, au milieu des anses intestinales agglomérées, de
plusieurs foyers purulents distincts les uns des autres, mais assez voisins.
Comme le fait observer Talamon, il est arrivé, dans des cas semblables, que
le chirurgien, se contentant d'une première incision, et croyant avoir vidé
l'abcès, a laissé intact un foyer secondaire dont la persistance ou l'extension
est la source de nouveaux accidents.

De ces foyers de péritonites suppurées péri-appendiculaires uniques ou multiples, mais présentant ce caractère commun d'être localisés autour de l'appendice, il faut bien distinguer une forme spéciale d'inflammation péritonéale qui a été décrite par Sonnenburg sous le nom de péritonite purulente progressive, par Nélaton sous le nom de péritonite-suppurée généralisée à foyers multiples. Dans la cavité péritonéale, on trouve dans cette forme deux ou trois poches suppurées, volumineuses, *isolées les unes des autres et absolument indépendantes.* Les anses intestinales qui les séparent sont reliées entre elles par des adhérences plus ou moins lâches, et il semble que, primitivement étendue à tout ou à une grande partie du péritoine, l'inflammation n'ait que par places abouti à la suppuration. J'ai eu plusieurs fois l'occasion d'observer cette forme de péritonite et, dans un cas qui avait cliniquement à son début revêtu les allures de la péritonite généralisée la plus violente, j'ai pu obtenir la guérison complète par l'ouverture de deux foyers suppurés situés l'un dans la fosse iliaque droite, le second dans le flanc gauche, au voisinage de l'angle du côlon transverse et du côlon descendant.

Contrairement à ce que nous avons vu exister dans les formes précédentes, dans la péritonite suppurée diffuse, et c'est là son caractère distinctif, la cavité péritonéale tout entière est atteinte. Le péritoine intestinal est partout congestionné, quelquefois violacé, surtout au voisinage de l'angle iléo-cæcal, des flocons fibrineux apparaissent nombreux sur les anses intestinales distendues généralement à l'extrême et unies les unes aux autres par des adhérences friables. Le liquide contenu dans la cavité péritonéale est parfois très abondant, il peut atteindre plusieurs litres.

Ce qu'il importe de remarquer, c'est qu'il est purulent, quoique son aspect varie souvent suivant les points. Il s'accumule surtout dans les fosses iliaques et lombaires, dans le bassin où il prend un aspect blanchâtre, lactescent, bien décrit par Routier qui, à juste titre, considère cet aspect spécial comme l'indice d'un pronostic relativement favorable. Il convient d'autant plus d'insister sur les caractères du liquide épanché que ce sont eux qui, au point de vue anatomique, constituent les meilleurs signes différentiels avec la forme de péritonite qu'il me reste à décrire, la péritonite septique diffuse.

Dans cette forme, à l'ouverture du péritoine, on voit s'écouler une quantité parfois considérable d'un liquide louche, sanieux, mal lié, ressemblant à du bouillon sale (Jalaguier), mélangé souvent de gaz extrêmement fétides et pouvant contenir une proportion variable de matières intestinales semi-liquides. Ce liquide se rencontre en grande abondance dans les fosses iliaques et lombaires, dans le bassin, surtout au voisinage du cæcum, parfois jusqu'au-dessous du foie et du diaphragme. Sa production est extrêmement rapide et quelques heures seulement après le début des accidents il peut déjà remplir l'abdomen; les fausses membranes, les adhérences manquent à peu près complètement aussi bien entre les anses intestinales elles-mêmes qu'entre celles-ci et le péritoine pariétal, ou bien elles sont rares, mollasses, sans consistance, infiltrées de sanie putride, indiquant la faible tendance de la séreuse à lutter contre une infection suraiguë. Le météorisme

[F. BRUN.]

est souvent très peu accusé dans cette forme d'infection péritonéale; il
l'est toujours moins que dans la péritonite suppurée diffuse. Quelques
flocons de fibrine à peine organisés, une injection sous-péritonéale légère,
telles sont les seules lésions que l'on observe du côté de l'intestin, indices
d'une septicémie péritonéale (Mickulicz) bien plus que d'une péritonite véritable.

Dans certains cas d'appendicite à marche insidieuse et lente, à durée
prolongée, on voit aux lésions appendiculaires et péritonéales habituelles
s'ajouter diverses lésions viscérales. Le cæcum en est assez souvent le siège
et cela par un processus qui peut quelquefois aboutir à la guérison, mais
qui est trop souvent l'origine d'anus contre nature ou de fistules pyostercor-
rales intarissables. Au contact du pus qui l'entoure, au voisinage d'un appendice gangrené, qui lui adhère, la paroi cæcale se laisse ulcérer de dehors en
dedans et finit par présenter une ou plusieurs perforations dont l'étendue
peut être considérable. J'ai trois fois observé ces lésions cæcales et dans les
trois cas il s'agissait d'enfants chez lesquels la gravité de l'affection avait été
d'abord méconnue et l'intervention tardive. C'est dans les mêmes conditions
que l'on constate quelquefois ces fusées purulentes étendues qui dissèquent
le psoas, perforent le diaphragme, envahissent la plèvre et le poumon. Ces
lésions à distance ont été très longuement et très minutieusement étudiées
par Piard dans sa thèse inaugurale. Au nombre des plus communes et à
côté des suppurations de la rate, de la parotide, il faut surtout insister sur
les suppurations hépatiques qui affectent le plus souvent la forme d'abcès
aréolaires (Hanot, Achard, Chauffard). Elles avaient été autrefois déjà signalées par Leudet, Gendron, etc., qui avaient également insisté sur la pyléphlébite suppurée qui leur donne naissance.

**Histologie pathologique.** — L'étude histologique des appendicites a été
l'objet d'intéressants travaux de la part de Clado, de Pilliet et Costes, de
Siredey et Leroy. D'une étude basée sur l'examen de trente appendices dont
quelques-uns avaient été enlevés par moi en pleine période aiguë de la
maladie, Letulle a brièvement déduit les conclusions suivantes qui, mieux
que toute description, résument les notions que nous possédons actuellement
sur ce sujet : « Toute appendicite aiguë, subaiguë ou chronique, est caractérisée par une folliculite infectieuse dont les microbes sont des plus variés.
Les lésions folliculaires sont circonscrites ou diffuses: elles peuvent devenir
perforantes soit vers la cavité de l'intestin, soit vers la séreuse péritonéale,
soit vers les deux surfaces et constituent alors la variété térébrante la plus
complète. Toute folliculite, même circonscrite, offre une tendance à la
diffusion par les voies lymphatiques périfolliculaires. Les coupes microscopiques sont des plus démonstratives à cet égard, surtout dans les cas aigus.
Ces lymphangites interstitielles secondaires à la folliculite sont largement
centrifuges et souvent d'une manière suraiguë. Elles s'enfoncent successivement à travers la couche sous-muqueuse, les couches musculeuses,
et atteignent maintes fois le tissu cellulaire sous-péritonéal. La séreuse est,
dans ce cas, rapidement envahie. La plupart, sinon la totalité, des lésions
interstitielles aiguës ou chroniques de la muqueuse ainsi que des autres

couches de l'intestin, y compris le péritoine, s'expliquent par ces diffusions inflammatoires lymphatiques; les cas de sténose fibroïde circonscrite relèvent du même processus. Dans une variété d'appendicite chronique qu'on appellera hypertrophique diffuse, les follicules lymphatiques considérablement hypertrophiés apparaissent enchâssés au milieu d'une épaisse couche de tissu fibreux. Ces follicules sous-muqueux, inégalement épaissis, peuvent arriver à doubler la muqueuse d'une façon continue, concentrique à la lumière du canal. Les glandes de Lieberkühn, au-dessus de cette zone, sont aussi hypertrophiées, tandis que les couches musculeuses de l'appendice prennent part au même processus d'hypergenèse élémentaire. D'ordinaire, la totalité du tissu conjonctif, l'interglandulaire comme l'intermusculaire, est sclérosée. Le péritoine peut cependant, en ce cas, demeurer libre autour de l'organe. Les atrophies diffuses, dans les appendicites chroniques, représentent une façon de lésion terminale, plutôt exceptionnelle. La disparition des glandes muqueuses, des follicules eux-mêmes et des muscles est suivie fréquemment d'une adipose interstitielle exubérante et plus ou moins généralisée. Le mécanisme de cette hyperplasie interstitielle ressortit également aux processus lymphangitiques antérieurs. »

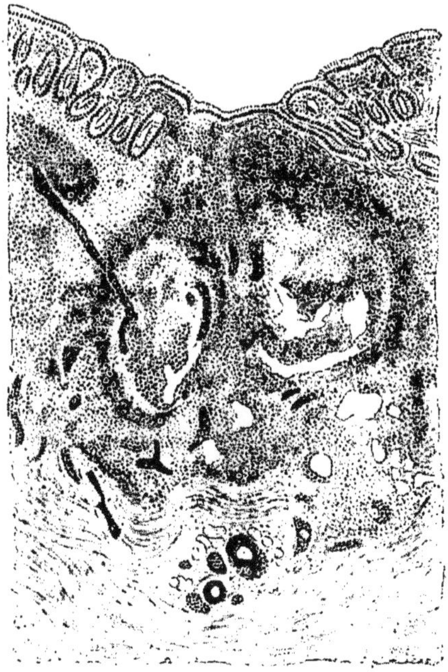

Fig. 24. — Appendicite aiguë. — Deux follicules envahis par une inflammation aiguë infectieuse sont enclavés dans une muqueuse infiltrée d'éléments cellulaires et épaissie. — Autour et au-dessous des follicules se détachent des vaisseaux lymphatiques gorgés de globules blancs et de microbes. — Dans la couche de muqueuse plus lâche que la précédente, deux artérioles transversalement coupées se montrent accompagnées des quatre vaisseaux lymphatiques bourrés de globules purulents (lymphangite térébrante).

**Bactériologie.** — Les notions que nous possédons sur la bactériologie de l'appendicite sont encore très incomplètes. Monod a communiqué, en octobre 1895, à la Société de chirurgie, le résultat fourni par l'examen bactériologique du pus de ses opérés, examen fait par Macaigne, dont il résulte : « 1° que le pus des appendicites est rarement stérile; qu'il est, au contraire, en général, d'une extrême richesse microbienne; 2° que, dans certains cas, le pus serait considéré comme stérile, si l'on se contentait d'un ensemencement sur agar; un ensemencement sur bouillon donnant, au contraire, un résultat positif; 3° que les deux espèces microbiennes qui se rencontrent le plus

[*F. BRUN*]

communément sont le bactérium coli et le streptocoque, celui-ci étant le principal agent de la lésion ».

Achard, dans 20 cas d'appendicite, a rencontré :

Le coli bacille seul . . . . . . . . . . . . . . . . . . 7 fois.
   —        avec streptocoque . . . . . . . . . . 5 —
   —        avec pneumocoque. . . . . . . . . . 1 —
   —        avec staphylocoque blanc. . . . . . 1 —
   —        avec streptocoque et staphylocoque . 1 —
   —        avec saprophytes divers . . . . . . 2 —
Le streptocoque avec bacille aérogène. . . . . . . 1 —
Le staphylocoque doré. . . . . . . . . . . . . 1 —
Un bacille indéterminé . . . . . . . . . . . . . . 1 —

La fréquence des associations bactériennes porte Achard à penser que souvent le coli-bacille n'intervient que d'une façon secondaire; s'il ne tarde pas à prédominer, c'est grâce à sa plus grande vitalité et à l'exubérance de son développement sur les milieux usuels.

Je dois à l'amabilité de Veillon et de Zuber la note suivante qui, si elle ne résout pas définitivement la question, a au moins le mérite d'en signaler les difficultés et de montrer dans quel sens de nouvelles recherches devront être orientées :

« Les auteurs décrivent habituellement, dans les appendicites suppurées, gangreneuses, perforantes, divers microbes pyogènes et particulièrement le coli-bacille et le streptocoque. La nature bien spéciale du pus d'appendicite, qui est en général très fétide, la marche, l'évolution du processus tendent à faire croire que l'étiologie bactériologique de cette affection n'est pas la même que celle des phlegmons ordinaires, et que d'autres microbes, d'une nature spéciale, doivent intervenir. Nos recherches personnelles montrent que le streptocoque et le coli-bacille ne sont pas les seuls agents de l'appendicite gangreneuse ou perforante, et qu'ils n'en sont même pas les principaux agents.

« Il suffit, en effet, d'examiner des préparations de ce pus, traitées par la méthode de Gram, pour se convaincre que le coli-bacille et le streptocoque sont en très petit nombre par rapport à d'autres espèces microbiennes. Les cultures, il est vrai, ne donnent en général que ces deux microbes, mais c'est que les autres organismes, qu'on voit en abondance, sont des microbes strictement anaérobies. Si, en effet, on emploie la technique spéciale pour la culture de ces bactéries, on obtient des milliers de colonies et on est frappé de la petite quantité de microbes aérobies.

« Nous avons ainsi analysé très complètement une douzaine d'appendicites provenant du service de M. le D^r Brun, et 11 fois nous avons trouvé des microbes anaérobies. Dans un seul cas, il n'y avait dans le pus que du pneumocoque et de très rares coli-bacilles; mais, dans ce cas, la maladie a évolué d'une façon spéciale (Guilloteau Augustine) : le pus n'était pas fétide, les tissus n'avaient pas l'aspect gangreneux, et enfin la maladie a été bénigne et suivie de guérison rapide.

« Les microbes anaérobies qu'on trouve d'une façon constante sont constitués par des bacilles qui n'ont pas encore été décrits et qui feront le sujet d'un travail spécial. Il y a, en effet, trois espèces de bacilles qu'on trouve habituellement et deux ou trois autres espèces qui sont souvent associées aux premières.

« Pour nous, il n'est pas douteux que ces microbes anaérobies jouent un très grand rôle dans la pathogénie de l'appendicite, car ils y sont en abondance considérable par rapport aux microbes aérobies, et même, dans un cas, ils existaient dans le pus à l'exclusion du coli-bacille et du streptocoque. Ce sont eux qui donnent au pus sa fétidité, ce sont eux qui ont les propriétés gangreneuses, ce sont eux qui donnent ces symptômes généraux d'intoxication profonde et rapide. »

## SYMPTÔMES

Sans vouloir multiplier à l'infini les formes cliniques de l'appendicite, il est cependant indispensable d'en distinguer quelques types dont la physionomie et surtout la gravité présentent de notables différences. Presque tous les auteurs qui ont écrit sur ce sujet ont cherché à subordonner leurs descriptions symptomatiques aux lésions appendiculaires qu'ils se croyaient en droit d'incriminer; ils ont ainsi décrit : une appendicite catarrhale, une appendicite non perforante avec péritonite enkystée, une appendicite perforante avec péritonite généralisée. Semblable distinction est, il faut bien le reconnaître, trop souvent artificielle, et la preuve en est que l'appendice perforé a été souvent rencontré dans un abcès nettement enkysté, et que les observations ne manquent pas de péritonites généralisées les plus malignes, consécutives à une simple appendicite pariétale sans perforation ni gangrène. Roux, Poncet, Margery ont cité des faits de ce genre et j'en ai moi-même observé de remarquables exemples.

Si la nature des lésions appendiculaires n'est pas capable de caractériser cliniquement la maladie, il n'en faut pas moins tenir le plus grand compte du mode différent de réaction du péritoine qu'elles provoquent, et l'on peut à ce point de vue distinguer, je crois, utilement deux grandes classes d'appendicites, l'une relativement bénigne qui s'accompagne, à un degré plus ou moins accentué, de réaction péri-appendiculaire localisée, l'autre grave, le plus souvent mortelle qui, d'emblée ou à brève échéance, est caractérisée par les signes habituels de la péritonite généralisée. Encore est-il que cette première distinction absolument capitale est, elle-même, insuffisante, et que pour reproduire à peu près complètement les aspects cliniques si divers de la maladie, il faut décrire successivement : l'appendicite simple, l'appendicite avec péritonite enkystée péri-appendiculaire, l'appendicite avec péritonite suppurée généralisée, l'appendicite avec péritonite septique, l'appendicite chronique.

**Appendicite simple.** — C'est la forme la plus légère de la maladie; et ce qui lui communique un cachet particulier, c'est la brusque apparition des accidents et surtout leur peu de durée. Talamon l'a décrite dans sa forme la

plus simple, sous le nom de colique appendiculaire, et ce terme eût, en fait,
mérité d'être conservé si son auteur n'y avait attaché une idée pathogénique
très discutable. Mettre l'apparition des symptômes sur le compte de l'engagement d'un calcul dans le canal de l'appendice, et attribuer leur disparition à la rentrée de ce calcul dans le cæcum, c'est, en effet, une hypothèse
qui cadre mal avec les notions que nous avons acquises relativement à la
formation et à l'origine des concrétions appendiculaires. Quoi qu'il en soit
de ce point, l'appendicite simple se manifeste par l'apparition brusque, sans
prodromes, d'une douleur abdominale souvent, mais non toujours, accompagnée de vomissements, quelquefois compliquée d'un mouvement fébrile
léger et de peu de durée. N'étaient certains caractères particuliers que présente la douleur, on croirait aisément à une colique hépatique ou néphrétique, et l'erreur, en fait, est, chez l'adulte, bien souvent commise. Pour
l'éviter, il importe de rechercher avec attention le siège exact de la douleur,
en s'attachant surtout à déterminer d'une façon précise le point de l'abdomen
où se manifeste à la pression le maximum douloureux.

La douleur spontanée éclate presque toujours brutalement, comme un
coup de pistolet, et les malades la rapportent souvent au niveau ou autour
de l'ombilic ; en leur demandant de préciser davantage, il est rare qu'ils ne
la localisent pas à la moitié droite du ventre. Vient-on à palper le ventre,
l'enfant se défend dès qu'on approche de sa fosse iliaque droite ; il contracte
sa paroi abdominale pour se soustraire à une exploration plus profonde, mais
si du bout du doigt on déprime la paroi au niveau du siège présumé de l'appendice, au milieu de la ligne unissant l'épine iliaque antérieure et supérieure à l'ombilic, au *point de Mac Burney*, aussitôt la douleur devient plus
vive, exquise, pathognomonique.

J'ai dit que l'apparition de la douleur était le plus souvent accompagnée de
vomissements ; ils manquent cependant quelquefois et peuvent être remplacés
par un simple état nauséeux ; quand ils existent, ils peuvent, au contraire,
dans certains cas, si l'on en croit Caron de la Carrière, se répéter plusieurs
jours de suite, le matin au réveil, et prendre une importance prédominante.

Dans cette forme d'appendicite, la fièvre peut manquer complètement ;
quand elle se montre, elle est peu accentuée et le thermomètre monte
rarement au-dessus de 38 ou 38°,5. La douleur, les vomissements et la fièvre
disparaissent, du reste, rapidement et souvent aussi brusquement qu'ils
se sont montrés. Après 12, 24, 36 heures, la crise peut être terminée et
c'est tout au plus si, dans ces cas, une pression un peu forte dans la fosse
iliaque droite y détermine encore une légère sensibilité. Il est des cas plus
accentués, au contraire, où la douleur violente du début diminue seulement
d'intensité, mais persiste pendant plusieurs jours ; c'est alors qu'il est quelquefois possible, mais rarement, si j'en crois ma propre expérience, de
sentir profondément dans la fosse iliaque une petite tuméfaction roulant sous
le doigt, donnant assez bien l'impression de l'appendice augmenté de
volume. Cette constatation est, du reste, généralement rendue difficile par
la contraction instinctive des muscles de la paroi qui persiste à peu près
toujours aussi longtemps que la douleur.

Chez certains sujets très nerveux pour ne pas dire hystériques, les symptômes d'irritation péritonéale peuvent prendre une importance inquiétante et simuler la péritonite vraie. Talamon a bien insisté sur ce fait, et Rendu, Brissaud en ont récemment rapporté un curieux exemple. C'est alors qu'on peut observer « des douleurs abdominales suraiguës, une hyperesthésie extrême du ventre, des vomissements porracés, le faciès grippé, le refroidissement des extrémités sans qu'il existe cependant autre chose qu'une contraction douloureuse des muscles abdominaux ». (Talamon.)

**Appendicite avec péritonite enkystée péri-appendiculaire.** — C'est la forme la plus commune, celle qui a été longtemps décrite sous le nom de typhlite. Elle débute, comme l'appendicite simple, par une douleur vive dans la fosse iliaque droite, des vomissements, de la fièvre, mais chacun de ces symptômes se montre avec une intensité plus grande. La douleur a les mêmes caractères de localisation que dans la forme précédente, mais comme elle est plus violente, la défense musculaire de la paroi est aussi plus accentuée et cette contracture localisée est un des signes qui méritent le plus d'attirer l'attention ; les vomissements manquent rarement et généralement ils se répètent plusieurs fois pendant les premiers jours ; quant à la fièvre, elle est dès le début plus vive, la température atteint 39 ou 40 degrés, le pouls fort et plein est augmenté de fréquence, mais dépasse rarement 110 ou 120 pulsations à la minute.

Au cas où la douleur n'est pas assez violente pour rendre impossible la palpation du ventre, celle-ci fait reconnaître, 24 ou 36 heures après le début des accidents, l'existence dans la fosse iliaque droite d'une tuméfaction de volume variable. Quelquefois collée contre la fosse iliaque interne et la face profonde de la paroi abdominale antérieure, elle donne à la main la sensation d'un plastron induré, tandis que, dans d'autres cas, et cette différence tient au siège variable de l'appendice, elle forme tumeur, soit en dedans du cæcum à une distance plus ou moins grande de l'ombilic, soit au-dessus de la crête iliaque entre cette crête et les fausses côtes, et cette localisation de la tuméfaction est celle que l'on rencontre dans les cas encore assez fréquents où l'appendice remonte parallèlement au cæcum et en arrière de lui. Quel que soit son siège et son volume, la tuméfaction péri-appendiculaire peut être, il faut bien le savoir, entièrement masquée par la contracture de la paroi et c'est fréquemment qu'on ne détermine exactement sa situation et ses limites qu'au moment de l'intervention, sous le sommeil chloroformique.

Tandis que, dans l'appendicite simple, les fonctions digestives n'étaient que peu ou pas troublées, l'appendicite avec péritonite enkystée s'accompagne presque toujours d'un état gastrique assez accentué. La langue est blanche, l'appétit nul, la constipation presque constante, quelquefois cependant il y a de la diarrhée et ces troubles persistent souvent quelque temps après la guérison de la maladie.

L'évolution des accidents est du reste assez variable. Il est des cas où au bout de six ou huit jours, sous l'influence d'un traitement convenable, on voit successivement tous les symptômes s'amender. La fièvre tombe, les douleurs diminuent et la palpation rendue plus facile fait assister à la dimi-

[F. BRUN.]

nution progressive de la tuméfaction. Cette diminution peut ainsi aboutir à la résolution complète, mais c'est toujours après un temps fort long que la fosse iliaque redevient absolument souple. Le plus souvent, alors que toute douleur a disparu et que la santé est absolument rétablie, on sent persister un noyau induré, d'ailleurs indolent, qui témoigne pendant longtemps encore du travail inflammatoire péri-appendiculaire. Au lieu de se résoudre, la péri-appendicite peut aboutir à la formation d'un abcès. Cette transformation purulente est parfois annoncée par la persistance de la fièvre, mais trop souvent aussi le thermomètre donne à ce sujet des renseignements erronés. Roux, Talamon, Monod ont insisté sur les rémissions trompeuses qui s'observent vers le 5<sup>e</sup> ou 6<sup>e</sup> jour et peuvent faussement faire croire à une résolution prochaine. Le retour de la fièvre après une rémission passagère est, au contraire, un bon indice de suppuration effectuée.

Talamon a rangé dans une catégorie spéciale certains cas où, en l'absence de tout état fébrile, la suppuration s'étend et produit des ravages qui peuvent aboutir à la septicémie et à la mort. C'est surtout dans les cas d'appendicites rétro-cæcales que cette marche insidieuse a été observée. Si l'étude de la température est manifestement insuffisante pour nous renseigner sur l'évolution de la pérityphlite, faut-il pour diagnostiquer la suppuration attendre, comme en d'autres régions, que la peau rougisse et que la fluctuation soit manifeste? Ce serait, dans la majorité des cas, s'exposer à un désastre. Ce dont il faut avant tout tenir compte, c'est de l'augmentation ou de la diminution de volume de la tuméfaction. Toute tuméfaction qui, malgré l'influence du traitement, augmente ou reste seulement stationnaire, doit être par cela même suspecte et commande l'intervention. Pour se rendre exactement compte des modifications de la tuméfaction, la palpation sera dans bien des cas insuffisante et le toucher rectal pourra alors être d'un grand secours.

Abandonné à lui-même et quel que soit son siège, l'abcès péri-appendiculaire peut se terminer par résolution, par ouverture à l'extérieur ou dans un organe voisin, par péritonite généralisée suraiguë.

La résolution, admise par Roux, n'est pas douteuse; elle a du reste été prouvée par Renvers qui, à plusieurs reprises, a obtenu du pus en ponctionnant des tuméfactions dont la résolution s'est effectuée dans l'espace de quelques semaines. L'ouverture spontanée, souvent favorable, est quelquefois suivie d'accidents dus à une évacuation incomplète de l'abcès. Elle peut se faire soit à la peau, ce qui est exceptionnel et toujours trop tardif, soit dans un des organes qui avoisinent la poche. Elle est fréquente dans le cæcum, plus rare dans le rectum, dans le vagin ou la vessie ; j'ai publié une observation dans laquelle l'abcès s'était fait jour à la fois dans la vessie et dans le péritoine.

Une péritonite diffuse rapidement mortelle est le résultat ordinaire de l'ouverture dans le péritoine d'un foyer péri-appendiculaire primitivement enkysté. C'est la crainte de cet accident qui n'est malheureusement pas exceptionnel et qu'on ne peut le plus souvent prévoir, qui est le principal argument contre le traitement médical de l'appendicite et la temporisation à outrance.

Dans la description qui précède, j'ai eu surtout en vue la forme la plus habituelle de l'appendicite enkystée. Il est des cas, je l'ai dit en passant, où les accidents évoluent sourdement et aboutissent à la formation de collections purulentes étendues, envahissant la région diaphragmatique et la plèvre; c'est dans ces formes insidieuses que l'on a noté l'ulcération des gros vaisseaux (Powel), la pyléphlébite, les abcès du foie, toutes complications qui se manifestent par leurs symptômes propres et aboutissent au bout d'un temps plus ou moins long à une terminaison fatale. Par contre, on voit quelquefois les accidents au début présenter les caractères de la péritonite généralisée avec sensibilité extrême du ventre, facies grippé, collapsus, constipation opiniâtre; puis après 24 ou 48 heures, l'orage général se calme et les symptômes se localisent, soit à la fosse iliaque droite, soit à la partie inférieure de l'abdomen, aboutissant à la formation d'une ou de plusieurs collections purulentes enkystées isolées les unes des autres. C'est la forme clinique qui correspond à la description anatomique de la péritonite suppurée à foyers multiples (Nélaton). Elle est grave et se rapproche ainsi de la péritonite généralisée, mais elle est aussi, si tous les foyers sont reconnus et ouverts, susceptible de guérison, et c'est pour cette raison qu'il m'a paru préférable d'en parler à cette place.

**Appendicite avec péritonite suppurée généralisée.** — En dehors des cas où elle est le résultat de la rupture dans le péritoine d'un abcès péri-appendiculaire, cette forme de la maladie se présente dès son début avec des caractères de gravité qu'il faut bien savoir reconnaître, si l'on veut, par une intervention précoce, lutter contre elle d'une manière efficace. A la suite quelquefois d'un excès d'alimentation ou en dehors de tout écart de régime et sans cause occasionnelle appréciable, apparaît subitement au voisinage de l'ombilic, une douleur violente qui ne tarde pas à se diffuser à tout l'abdomen, mais dont le maximum paraît toutefois siéger du côté droit du ventre. En même temps surviennent des vomissements d'abord alimentaires, puis bilieux, verdâtres, se répétant sans cesse, et s'établit une constipation absolue sans issue de matières ou de gaz, constipation si complète et si brusque que l'idée d'obstruction vient tout naturellement à l'esprit.

La langue est généralement saburrale, la température s'élève rapidement à 39 degrés ou au-dessus et le pouls, tout en conservant une certaine force, augmente de fréquence et bat de 120 à 140 fois par minute. A l'examen, le ventre, légèrement tendu au début, est surtout rigide, d'une dureté de bois qui rend impossible toute exploration profonde. Cette rigidité est générale et ce caractère la distingue quelquefois nettement de la rigidité défensive localisée que nous avons vue exister au début de l'appendicite enkystée. La palpation détermine partout de la douleur, mais un maximum douloureux existe manifestement à droite au point de Mac Burney : on le localise bien en exerçant à ce niveau une pression avec l'extrémité de l'index. Au fur et à mesure que les heures s'écoulent, et souvent très rapidement, les accidents s'aggravent. Aux vomissements bilieux succèdent des vomissements abondants de matières noirâtres, quelquefois fécaloïdes, les phénomènes d'obstruction persistent et le ventre se ballonne en même temps qu'apparait fréquemment de la rétention d'urine.

Le facies s'altère, devient franchement péritonitique, avec les yeux excavés et cerclés de noir, le nez effilé, les narines pincées. La température oscille généralement entre 39 et 40 degrés, sans présenter du reste une courbe caractéristique. Le pouls diminue de force et augmente de fréquence, la respiration devient anxieuse et dyspnéique. On note une agitation extrême et souvent du subdélire. L'examen du ventre ne révèle en dehors de la douleur aucun signe spécial. On ne sent aucune tuméfaction localisée et la percussion ne donne relativement à l'existence d'un épanchement intra-péritonéal que des renseignements trop peu précis pour pouvoir être utilisés. Seul, le toucher rectal pourra quelquefois faire percevoir une tuméfaction liquide dans le cul-de-sac péritonéal inférieur.

L'évolution de cette forme de péritonite appendiculaire est rapide et la terminaison fatale si le chirurgien n'intervient pas ; l'intervention elle-même n'est que très rarement suivie d'un résultat heureux ; il peut en être ainsi cependant si l'on se décide précocement. La mort en cas d'abstention survient rarement après le 6ᵉ jour ; elle a lieu parfois après 48 heures, plus souvent après 4 ou 5 jours ; je l'ai vue, par une intervention, retardée jusqu'au 8ᵉ et même au 10ᵉ jour, jamais au delà.

**Appendicite avec péritonite septique diffuse.** — C'est la forme la plus maligne de la maladie, celle dont la marche est la plus rapide et qu'il y aurait intérêt à reconnaître le plus tôt : c'est malheureusement aussi celle qui à son début est le plus fréquemment méconnue. Elle prend, en effet, le plus souvent le masque d'une simple indigestion et se manifeste par l'apparition de vomissements peu abondants et d'une diarrhée souvent fétide. C'est exceptionnellement qu'on note, dans cette forme, de la constipation ; je ne l'ai, pour ma part, jamais observée.

La douleur abdominale n'est ordinairement pas très vive, elle siège souvent à l'épigastre et il faut une exploration attentive de la fosse iliaque pour y réveiller au point de Mac Burney la douleur caractéristique. Le météorisme manque et il est des cas où, jusqu'à la fin, le ventre reste plat, comme excavé, souple, d'exploration facile et sans que celle-ci, si profonde qu'elle soit, arrive à faire découvrir la moindre apparence de tuméfaction. Comme l'a très bien dit Jalaguier, ce qui caractérise cette forme, c'est l'absence presque complète de retentissement péritonéal, c'est aussi l'atteinte profonde portée d'emblée à l'état général, atteinte qui pourra passer inaperçue, mais qu'un examen attentif révèle cependant rapidement. La langue est saburrale, rouge à la pointe et sur les bords ; le facies est terreux, plombé, les yeux profondément excavés, entourés d'un cercle de bistre, la sclérotique jaunâtre ; la soif est vive, la respiration accélérée, courte, l'agitation extrême ; la température, qui au début a pu atteindre 39 degrés, est le plus souvent dès le 2ᵉ jour à 37 degrés ou au-dessous, tandis que le pouls petit, filiforme, augmente considérablement de fréquence et bat 150, 160 fois à la minute. Il y a, dans cette discordance du pouls et de la température, un élément de diagnostic et de pronostic dont il importe d'autant plus de tenir compte que le peu d'intensité des phénomènes abdominaux trompe souvent un observateur non prévenu.

La rapidité d'évolution de la péritonite septique d'origine appendiculaire est excessive et sa terminaison absolument fatale; il est des cas où, en 36 heures, la mort survient au milieu des signes habituels des intoxications suraiguës; rarement la vie se prolonge au delà du 4e ou du 5e jour. Au fur et à mesure que les accidents s'aggravent, la température s'abaisse, tandis que le pouls augmente de fréquence et devient de plus en plus faible; bientôt il disparaît aux radiales, les extrémités se refroidissent et la mort survient par collapsus cardiaque, sans que souvent l'intelligence ait perdu un seul instant de sa lucidité et sans qu'aucun autre symptôme (douleur, ballonnement du ventre) ait pu faire soupçonner une terminaison aussi rapide.

**Appendicite chronique.** — C'est un fait connu de tous que l'appendicite est sujette à récidives fréquentes. Elles surviendraient d'après Fitz dans 15 pour 100 des cas, dans 25 pour 100 d'après Krafft, dans 32 pour 100 d'après Richardson. Je crois avec Damaye qu'on arriverait à une proportion encore plus élevée si on tenait compte des accidents légers qui évoluent souvent à l'insu du médecin et doivent attentivement être recherchés. On peut dire avec Roux que tout appendice enflammé, cliniquement guéri, reste anatomiquement taré et porte en ses parois la menace permanente d'accidents nouveaux que fera naître un jour une cause occasionnelle quelconque, impossible à prévoir et par conséquent à éviter. Ce sont ces accidents qui caractérisent l'appendicite chronique, l'appendicite à rechutes (Talamon), l'appendicite à répétition (Damaye). Ils peuvent, en clinique, se présenter sous un aspect très variable.

Il est des cas où ils existent à l'état permanent sous forme de douleurs vagues, de tiraillements localisés à la fosse iliaque droite, gênant la marche et s'exagérant à la moindre fatigue, sans que la palpation fournisse aucun renseignement; ces douleurs spéciales sont souvent sous la dépendance d'adhérences épiploïques. Plus souvent, après une crise plus ou moins violente, la guérison a paru complète, elle s'est maintenue telle pendant une ou plusieurs années, puis une crise nouvelle éclate avec ses caractères habituels, c'est une *récidive* dont l'évolution, comme celle de la crise initiale, pourra être absolument variable; plus souvent encore une crise généralement légère est suivie à brève échéance de l'apparition de nouveaux accidents qui se répètent ainsi quelquefois pendant des mois et des années à quelques semaines d'intervalle. A chacune de ces *rechutes*, les symptômes peuvent être les mêmes, à peine menaçants, mais il peut arriver aussi que, dès la deuxième attaque, plus souvent au début de la troisième, la mort survienne par péritonite généralisée. Volz, en 1845, a bien caractérisé la gravité de cette appendicite à rechutes en disant : « Ce n'est pas le premier accès qui tue, c'est en général le second ou le troisième. »

## DIAGNOSTIC

Il est en général facile de reconnaître une appendicite qui se présente avec ses caractères habituels et classiques; seules les formes anormales sont

[F. BRUN.]

difficiles à diagnostiquer et l'erreur bien souvent n'est que le résultat d'un examen trop rapide ou incomplet.

Dans l'appendicite simple, la douleur abdominale qui marque le début des accidents peut évidemment faire croire tout d'abord à une colique hépatique, à une colique néphrétique, à une crise douloureuse d'entéro-colite.

L'hésitation sera généralement de courte durée si on a soin de bien attentivement préciser la localisation de la douleur à la pression. La constatation d'un point douloureux fixe, dans la fosse iliaque droite, accompagné de contracture localisée de la paroi, ne laisse généralement aucun doute et ce n'est que très exceptionnellement que l'on pourra être induit en erreur par le point de côté de la pneumonie souvent abdominal chez l'enfant, par la douleur de la coxalgie ou de la sacro-coxalgie.

L'appendicite enkystée avec tuméfaction perceptible à la palpation est plus facile encore à reconnaître si l'on tient compte, comme il convient, de l'évolution des accidents. La situation de la tuméfaction en un point assez éloigné de la fosse iliaque droite peut cependant quelquefois prêter à confusion, et l'appendicite rétro-cæcale pourra quelquefois ainsi être confondue avec un abcès périnéphrétique, l'appendicite pelvienne avec une périmétrite, un abcès du ligament large.

La péritonite purulente généralisée d'origine appendiculaire est plus souvent méconnue, et lorsque les symptômes qui la caractérisent apparaissent brusquement, c'est souvent à l'étranglement interne que l'on pense tout d'abord. Ransohoff, Hartley, Peyrot ont publié des observations où cette confusion avait été commise et tout dernièrement Nélaton, à la Société de Chirurgie, a insisté sur ce point. Peut-on, comme on l'a dit, se baser sur les arguments fournis par le thermomètre pour faire le diagnostic et faut-il ne diagnostiquer l'étranglement que dans les cas où la température reste normale ou s'abaisse? on se trouvera mieux, je crois, de tenir compte des renseignements fournis par la palpation et de rechercher avec soin comme indice d'appendicite la douleur de la fosse iliaque droite, qui, même en cas de péritonite généralisée, est en ce point plus marquée que partout ailleurs.

C'est encore cette localisation de la douleur qui, en présence d'une péritonite généralisée manifeste, pourra permettre de la rapporter à sa véritable cause, et de distinguer la péritonite appendiculaire de la péritonite par perforation de l'estomac ou du duodénum (Hartmann, Walter), par rupture des voies biliaires (Faure). La distinction est dans ces cas pourtant souvent difficile, quelquefois même impossible, mais, toutes les fois que chez l'enfant on se trouvera en présence d'une péritonite par perforation, il faudra songer de préférence à l'appendicite, car, ainsi que Leudet l'avait déjà indiqué en 1859, les perforations de l'appendice sont à elles seules plus communes que toutes les autres perforations du tube digestif.

J'ai dit, en traitant de la symptomatologie, que la péritonite septique appendiculaire était assez souvent méconnue à son début : c'est à une simple indigestion, à un embarras gastrique, à un début de fièvre typhoïde que l'on pense tout d'abord, et seule la palpation du ventre pourra là encore faire faire le diagnostic en réveillant au point précis la douleur caractéristique qui dans ces cas devra être recherchée avec d'autant plus d'attention qu'elle est souvent à peine marquée.

La douleur localisée sera encore le seul signe qui permettra de rapporter à leur véritable cause les accidents qui caractérisent l'appendicite chronique qui, dans quelques cas, ainsi que j'en ai observé deux exemples, pourra être confondue avec certaines formes légères et localisées de péritonite tuberculeuse.

J'ai trop insisté sur l'importance prépondérante que j'accordais, pour le diagnostic de l'appendicite, à la localisation de la douleur au point de Mac Burney, pour ne pas mentionner que dans certains cas exceptionnels on pourra précisément être trompé par la recherche de ce signe même. Routier, Schwartz, Fränkel ont signalé des cas où tous les phénomènes douloureux de l'appendicite se produisaient dans la fosse iliaque gauche, la droite restant absolument normale. Ce n'est qu'en ayant présente à l'esprit la possibilité de cette anomalie que l'on pourra espérer éviter une erreur.

L'appendicite reconnue et la variété déterminée, il serait encore dans bien des cas important de pouvoir diagnostiquer l'état des lésions. Dans une appendicite enkystée, la suppuration est-elle déjà effectuée, aucun signe précis ne nous renseigne à cet égard. Tout le monde s'accorde à repousser, pour éclairer le diagnostic, la ponction exploratrice proposée par Renvers : elle est, comme a dit Roux, inutile et dangereuse. Ce qu'il faut savoir, c'est que la suppuration est précoce. Roux, Reclus ont toujours rencontré du pus, quelque rapide qu'ait été leur intervention. Sur 106 cas, vérifiés par l'opération et l'autopsie et recueillis par Krafft, tous ont présenté un foyer purulent.

La crise appendiculaire terminée, reste-t-il au niveau de l'appendice une lésion capable de nous éclairer sur la possibilité d'une récidive? Il est le plus souvent impossible de le préciser, et nombre de fois la récidive est survenue chez des enfants dont le ventre était redevenu absolument souple et pouvait être palpé sans déterminer la moindre douleur. En somme, autant de questions, autant d'inconnues, et comme l'a écrit Ricard, « c'est le gros point noir du diagnostic et cette incertitude pèsera longtemps sur la thérapeutique ».

### PRONOSTIC

On ne saurait à l'heure actuelle rien affirmer de précis au sujet de la gravité générale de l'appendicite, les documents qui pourraient servir à l'établir étant absolument contradictoires. A consulter certaines statistiques médicales, on serait porté à la considérer comme extrèmement bénigne. — Guttmann, relevant tous les cas de pérityphlite traités à l'hôpital Moabit de 1879 à 1890, en compte 96 avec 5 seulement terminés par la mort, et encore, parmi ces 5 cas mortels, il y avait des faits de tuberculose et de cancer. Fürbringer en 4 ans a traité 120 cas de pérityphlite; il a eu 78 pour 100 de guérisons, 12 pour 100 d'améliorations et 10 pour 100 de morts. D'après

[F. BRUN.]

Renvers, sur 2000 cas observés en 6 ans dans l'armée allemande, la guérison aurait été obtenue sans opération dans 96 pour 100 des cas. Galliard, réunissant les statistiques publiées par Guttmann, Holländer, Fürbringer, Fowler, Baring, Revilliod, Curschmann et Renvers, arrive à la proportion de 93,24 pour 100 de guérisons. Cette appréciation si favorable répond mal à ce que nous voyons dans les services de chirurgie.

Dans la thèse de Mlle Gordon, qui contient les observations recueillies à l'hôpital Trousseau dans le service de Lannelongue suppléé par Broca, nous trouvons, sur 77 cas, 52 guérisons et 25 morts ; sur 45 cas que j'ai moi-même observés à l'hôpital des Enfants en 1895 et 1896, j'ai eu 32 guérisons et 13 morts. De semblables différences, quelque suprenantes qu'elles paraissent, s'expliquent cependant assez aisément. Comme l'a écrit autrefois Berger, les chirurgiens ne voient que les cas graves et ne peuvent fournir de renseignements précis sur le nombre relatif des appendicites bénignes et des appendicites graves ; inversement les médecins ont à soigner surtout les appendicites légères ou de moyenne intensité qui se terminent en effet souvent par la guérison, et leurs relevés pèchent certainement par l'omission des péritonites généralisées, si habituellement mortelles.

Ce qu'on peut affirmer sans crainte d'être contredit, c'est en somme la gravité excessive de la péritonite appendiculaire généralisée, purulente ou septique, la bénignité relative au contraire de l'appendicite simple ou compliquée de péritonite enkystée ; il resterait à connaître la fréquence relative de chacune de ces formes, mais aucun document à l'heure actuelle ne peut servir à l'établir ; il importe toutefois de ne pas perdre de vue que c'est dans l'enfance que l'on observe le plus souvent les formes suraiguës et aiguës. Ce qui montre bien, d'autre part, que le pronostic de l'appendicite ne saurait être en tous les cas trop réservé, c'est l'impossibilité où l'on se trouve le plus souvent, en présence d'un cas déterminé, de préciser d'une façon certaine son évolution ultérieure. L'appendicite enkystée la mieux caractérisée, celle qui semble le plus normalement marcher vers la résolution, peut brusquement donner lieu par ouverture dans le péritoine à une péritonite promptement mortelle et cette complication rare, je le veux bien, mais trop réelle, peut se produire sans qu'aucun signe spécial soit de nature à la faire prévoir.

Sans extension au péritoine général, la péritonite enkystée peut par elle-même, dans sa forme insidieuse, aboutir à la mort par cachexie lente et c'est alors que l'on voit se produire les complications viscérales telles que la pyléphlébite, les abcès du foie ou de la rate. Il n'est pas jusqu'à l'appendicite simple qui ne laisse après elle l'incertitude la plus inquiétante. Nous en savons la récidive fréquente dans 15 pour 100 des cas d'après Fitz, dans 25 pour 100 d'après Kraft, dans 32 pour 100 d'après Richardson, et non seulement nous sommes incapables de distinguer les cas dans lesquels la récidive a des chances de se produire, mais nous ne pouvons également prévoir, dans le cas où la récidive se produira, si la seconde crise sera bénigne comme la première ou si elle n'évoluera pas dans le sens de la péritonite généralisée. Comme l'a écrit Roux, « le professionnel de l'appendicite garde dans son tissu adénoïde, dans les cicatrices résiduales péri-appendiculaires ou pariétales, tous les éléments nécessaires pour contracter une nouvelle pérityphlite à l'occasion de toutes les hyperémies physiologiques, indigestions, refroidissements, menstruation, etc. ». Une semblable menace, qui n'est que trop réelle, ne plaide guère en faveur de la bénignité de l'appendicite; elle constitue l'argument le plus puissant en faveur de la résection appendiculaire.

## TRAITEMENT

Dans son importante communication du mois de mars 1896 à l'Académie de médecine, Dieulafoy a fait, au sujet du traitement de l'appendicite, une déclaration de principes des plus catégoriques. « Il n'existe pas, a-t-il dit, de traitement médical de l'appendicite; le traitement médical n'est bon qu'à faire perdre un temps précieux; le traitement chirurgical est le seul traitement rationnel, il est le seul qui mette à l'abri des accidents immédiats et des accidents éloignés; il est le seul qui prévienne les rechutes et leurs conséquences. » Bien qu'en matière d'appendicite je sois un partisan convaincu de l'intervention et de l'intervention rapide, je ne crois pas cependant qu'on puisse résumer toute la discussion relative au traitement de cette affection en une formule aussi concise.

Il est des cas où l'indication est formelle et l'hésitation impardonnable, c'est lorsqu'il existe une péritonite généralisée ou lorsqu'on constate l'existence d'un abcès qui, comme on l'a dit, est prêt à crever la peau, comme il crève les yeux de l'observateur. Dans ces deux cas, l'intervention chirurgicale s'impose et le traitement médical ne peut être que secondaire.

S'agit-il, au contraire, d'une appendicite simple, d'une crise appendiculaire dont la durée est éphémère et sur la nature de laquelle il est tout à fait exceptionnel que l'on puisse se méprendre, c'est incontestablement au traitement médical qu'il faut avoir recours et l'extirpation de l'appendice ne devra être discutée que la crise terminée, à titre préventif.

Restent les cas les plus nombreux d'appendicite avec péri-appendicite enkystée au sujet desquels, malgré des discussions multiples et des concessions réciproques, l'accord est loin d'être fait entre médecins et chirurgiens. S'appuyant sur ce fait indéniable que la guérison spontanée est fréquente et la terminaison fatale relativement exceptionnelle, les médecins préconisent contre elles le traitement médical, l'expectation. Les statistiques semblent, à première vue, leur donner raison et hypnotisés par elles ils oublient volontiers les observations trop nombreuses de malades atteints de pérityphlite localisée marchant normalement vers la résolution qui, brusquement, ont succombé à une péritonite généralisée par rupture de la poche; ils oublient aussi que l'appendicite enkystée à foyer primitivement unique peut, quand elle se prolonge, se compliquer de foyers secondaires difficiles à reconnaître et dont la présence a été trop souvent la cause d'insuccès lors d'interventions trop tardives; ils oublient encore que l'appendicite enkystée subaiguë, sans bruit, insidieusement, aboutit trop souvent à des lésions cæcales secondaires

[F. BRUN.]

qui se traduisent, en cas de survie, par l'établissement d'un anus contre
nature ou de fistules pyo-stercorales difficiles à guérir quand elles n'entraînent pas la mort par pyléphlébite et par suppuration du foie.

C'est la crainte de ces différentes complications et la conviction absolue
que, dans la majeure partie des cas où elles se sont montrées, une intervention rapide eût permis de les éviter, qui m'ont rendu de plus en plus cir-
conspect au sujet du traitement médical de l'appendicite enkystée. J'y ai
recours cependant et j'en ai bien souvent vérifié la valeur, mais je ne m'y
attarde jamais très longtemps.

Voici en peu de mots comment j'ai coutume de procéder. Quand je vois
un malade chez lequel le diagnostic d'appendicite enkystée me paraît non
pas probable mais certain, si les accidents n'offrent en eux-mêmes aucun
caractère menaçant, j'essaie du traitement médical. Si après 24 heures je
constate une amélioration, si légère soit-elle (diminution de la douleur,
abaissement de la température, meilleure tenue du pouls), je continue à
temporiser; mais si la température n'a subi aucun changement, si la douleur
reste très vive, si le pouls demeure fréquent et, à plus forte raison, si une
aggravation est survenue, je ne prolonge pas davantage ma tentative de traitement médical, je procède à l'opération. Une semblable manière de faire a
peut-être l'inconvénient de soumettre quelquefois à l'opération des malades
qui auraient pu guérir spontanément; j'ai la ferme conviction qu'elle a plus
souvent encore l'avantage de parer à des désastres. Ce qu'il faut savoir, du
reste, c'est que dans les cas où elle s'adresse à une pérityphlite nettement
enkystée, à une appendicite à tumeur, l'intervention chirurgicale est le plus
souvent favorable. Je n'ai pour ma part jamais vu survenir d'accident en
pareil cas et j'ai pourtant, comme je le dirai plus loin, l'habitude de rechercher longuement l'appendice et de l'enlever presque toujours.

Un autre point qu'il importe de bien mettre en évidence, car il est de
nature à justifier l'intervention, c'est que, quelque précoce que soit l'opération, toujours on tombe sur du pus. Roux, Reclus ont depuis longtemps
insisté sur ce point et j'ai moi-même bien souvent constaté et fait constater
à ceux qui m'assistaient que les lésions que l'on rencontre sont, dans la très
grande majorité des cas, plus avancées et plus étendues que ne pouvait
le laisser croire l'analyse attentive des phénomènes cliniques.

Il n'est que juste pourtant de faire remarquer que l'opération pratiquée
en pleine crise laisse assez souvent à sa suite une éventration plus ou moins
considérable de la paroi, mais la crainte de cet accident, auquel il est d'ailleurs plus tard facile de remédier, ne saurait à elle seule faire pencher la
balance du côté de la temporisation quand même. Que l'idéal soit, ainsi
qu'on l'a dit, d'attendre la disparition des phénomènes inflammatoires pour
intervenir plus tard radicalement, c'est-à-dire pratiquer la résection de l'appendice pendant la période d'accalmie, je n'en disconviens pas, mais tout
compte fait, et en ne considérant, bien entendu, que les appendicites enkystées, je crois que le chirurgien qui se conformera aux indications que j'ai
cherché à préciser obtiendra un chiffre de succès plus élevé qu'en tempori-
sant et en s'acharnant à aboutir à la résolution par le traitement médical.

Ces indications générales étant bien établies, il me faut maintenant fixer d'une façon plus précise les règles thérapeutiques applicables à chaque cas particulier. S'agit-il d'une crise appendiculaire ou d'une appendicite enkystée à son début, le traitement médical devra être, à mon avis, compris de la façon suivante.

Avant tout, et quel que soit le degré de la constipation, on s'abstiendra des purgatifs et des lavements, leur emploi intempestif n'étant que trop souvent la cause de la perforation de l'appendice ou de l'extension de la péritonite primitivement enkystée. Le danger des purgatifs semble reconnu aujourd'hui par tous ceux qui ont eu à soigner beaucoup d'appendicites (Moizard, Legendre, Routier, Jalaguier, etc.). J'y insiste cependant, car tout dernièrement encore à la Société de Chirurgie, puis à l'Académie, Lucas-Championnière a émis à ce sujet un avis tout à fait opposé.

Pour favoriser le développement des adhérences protectrices et limiter autant que possible le foyer infectieux, ce qu'il faut avant tout chercher à obtenir, c'est l'immobilisation absolue de l'intestin. On y arrive en soumettant les malades à une immobilité complète, à une diète sévère et en leur faisant prendre de l'opium à dose proportionnée à leur âge. L'utilité de la diète se fait d'autant plus rigoureusement sentir que les vomissements sont plus fréquents. Pour calmer ou tromper la soif qui est toujours vive, on peut soit donner à sucer de petits fragments de glace, soit de temps à autre faire prendre par cuillerées à café une boisson glacée très légèrement alcoolisée (champagne ou cognac coupé d'eau).

Pour l'administration de l'opium, j'ai recours soit à une potion contenant, pour 120 grammes d'excipient, 5 ou 10 centigrammes d'extrait thébaïque et 1 gramme de benzonaphtol à donner par cuillerées à soupe de deux heures en deux heures, soit, si les vomissements par leur fréquence contre-indiquent l'administration de l'opium par la voie stomacale, à une injection de 1/4 à 1/2 centigramme de chlorhydrate de morphine qui a en même temps l'avantage de calmer l'agitation et la douleur locale. Les sangsues, les ventouses scarifiées réussissent quelquefois bien à ce dernier point de vue. Je crois qu'il vaut mieux s'en abstenir en raison de la gêne qu'elles occasionnent plus tard si une intervention chirurgicale devient nécessaire, et j'estime que l'on obtient un résultat aussi satisfaisant par l'application bien surveillée d'une vessie de glace au niveau de la fosse iliaque.

L'effet de cette médication rigoureusement appliquée est souvent très rapide et son efficacité se traduit par un abaissement de la température et du pouls, par la diminution ou la suppression complète des vomissements, par l'atténuation de la douleur locale. Elle sera dans ce cas continuée avec la même sévérité jusqu'à disparition complète de la fièvre et de la sensibilité ; c'est seulement alors et quelquefois après 8 ou 10 jours que l'on pourra sans danger provoquer une évacuation du tube intestinal et revenir à l'alimentation. Pour vider l'intestin, je préfère aux lavements l'emploi de suppositoires glycérinés qui rarement échouent ; quant à l'alimentation, elle ne doit être reprise que lentement et longtemps surveillée, consistant surtout en matériaux de digestion facile : lait, œufs, légumes cuits en purée.

[F. BRUN.]

Dans les cas où, après 24 ou 36 heures au plus, le traitement médical n'a été suivi d'aucune amélioration, à plus forte raison dans ceux où la situation s'aggrave, il faut intervenir. En quoi consistera cette intervention? Toutes réserves faites au sujet des cas d'appendicites enkystées de siège anormal, c'est à l'incision de la paroi au-dessus de l'arcade, à l'incision de Roux qu'il est préférable de recourir. Plus sûrement que l'incision au voisinage du bord externe du muscle droit, elle vous conduit directement sur le foyer. Par une incision de 10 à 15 centimètres, parallèle au ligament de Fallope, à un travers de doigt en avant de l'épine iliaque, mi-partie au-dessus, mi-partie au-dessous de cette épine, on traverse couches par couches la paroi jusqu'au péritoine. Arrivé sur le péritoine, on l'incise dans la partie supéro-externe de la plaie, l'index est alors engagé entre l'intestin qu'il refoule en dedans et la paroi abdominale externe, puis le décollement et l'exploration sont poussés en arrière lorsque le pus n'a pas jailli tout d'abord.

Il est des cas, c'est la règle pour l'appendicite rétro-cæcale, où l'on n'arrive jusqu'à l'abcès qu'en traversant la cavité péritonéale intacte. C'est pour ces cas que Quénu a conseillé de se contenter de placer au contact du foyer purulent une mèche de gaze aseptique, destinée à guider pour ainsi dire son évacuation. Je n'ai pour ma part jamais recours à cette manière de faire, et comme Routier, je me suis toujours bien trouvé de procéder d'emblée à l'ouverture de l'abcès, quel que soit son siège, après avoir pris la précaution de protéger à l'aide de gaze aseptique la partie saine du péritoine.

L'abcès ouvert, faut-il oui ou non rechercher l'appendice? L'ouverture simple de l'abcès est évidemment dans bien des cas suivie de guérison complète; il n'en est pas moins vrai que les observations ne sont pas rares où une fistule longtemps persistante a nécessité une intervention secondaire et n'a guéri qu'après résection de l'appendice. Deux fois j'ai dû intervenir dans ces conditions et les appendices que j'ai ainsi extirpés présentaient des lésions, qui, très certainement, n'auraient jamais guéri spontanément; c'est pour cela que, toutes les fois que je le puis, je cherche, dès ma première intervention, à enlever l'appendice, ne craignant pas de fouiller, pour le découvrir, les fausses membranes épaisses, qui le plus souvent l'entourent; je n'ai du fait de ces manœuvres jamais observé aucun accident. Que j'aie ou non réussi dans ma tentative, je m'abstiens dans ces cas toujours de lavages, je craindrais en y ayant recours d'inoculer le péritoine, jusque-là intact.

Je ne saurais m'arrêter longuement sur les manœuvres opératoires que nécessite le traitement chirurgical des péritonites appendiculaires généralisées. Je me bornerai à faire remarquer que c'est dans les cas seulement où l'intervention sera précoce qu'elle pourra être suivie de succès. Je crois avec la plupart des chirurgiens que, dans ces cas, la seule chance de salut réside dans une laparotomie médiane suivie du lavage et de la toilette aussi complète que possible de la cavité péritonéale. Pour assurer et faciliter le drainage, je pratique volontiers, comme le conseille Berger, en dehors de la longue incision médiane, une incision supplémentaire dans chacune des fosses iliaques. Ces manœuvres diverses ne sont, il faut bien l'avouer, que rarement efficaces : elles ne le sont jamais, je crois, lorsqu'on se trouve aux prises avec cette forme spéciale d'appendicite qui, dès son début, s'accompagne de péritonite septique. La mort est dans ces cas si inexorablement fatale que l'utilité de l'intervention pourrait être sérieusement mise en doute s'il ne fallait compter avec une erreur possible de diagnostic; j'en ai eu récemment un exemple. Chez une fillette qui présentait tous les signes de la septicémie péritonéale (teint plombé, pouls ultra-rapide, température peu élevée, souplesse du ventre), j'ai trouvé, non enkysté, du reste, un pus lactescent, très différent du bouillon sale que je m'attendais à rencontrer. La résection de l'appendice gangrené et le drainage du péritoine m'ont permis d'obtenir une guérison dans un cas, qui, cliniquement, et après analyse attentive, m'avait paru désespéré.

Pour en avoir fini avec l'étude du traitement de l'appendicite, il me reste à envisager les indications de la résection appendiculaire pratiquée à froid, en dehors des crises. Préconisée par Trèves en 1887, cette opération a depuis fait ses preuves, et si, dans certains cas, la recherche de l'organe a été difficile et quelquefois même sans résultat, il n'en est pas moins établi que, pratiquée avec toutes les précautions désirables, elle n'est que très exceptionnellement suivie d'accidents. Bull, de New-York, a publié en 1874 une statistique de 450 résections avec 8 morts, soit 1.77 pour 100 de mortalité. Roux, sur une série de 95 cas d'appendicites opérées à froid, n'a perdu qu'un seul opéré qui succomba à une embolie avec une plaie guérie par première intention; aussi a-t-il pu écrire : « C'est une opération idéale, assez facile, elle supprime l'épée de Damoclès, toute chance de récidive et elle n'affaiblit point la paroi abdominale. »

Bull, il est vrai, a rapporté le cas d'une femme de 63 ans atteinte d'appendicite chronique avec des rechutes revenant régulièrement depuis 6 mois toutes les trois semaines. L'incision faite, il trouva l'appendice englobé dans une masse si épaisse d'exsudats plastiques, qu'il préféra refermer la plaie plutôt que d'exposer la malade aux risques d'une résection dont elle n'aurait probablement pas pu supporter la longueur. Delorme, en 1893, a, de son côté, rapporté à la Société de Chirurgie un cas où l'appendice ne put être trouvé malgré des recherches prolongées, et où le malade mourut de choc en vingt-quatre heures. Ces faits malheureux prouvent évidemment que l'appendicectomie à froid perd quelquefois de la bénignité qui lui est habituelle, mais ils ne doivent pas moins être considérés comme très exceptionnels.

La résection à froid de l'appendice dans les appendicites à répétition est du reste aujourd'hui généralement admise et la seule question qui se discute, c'est de savoir si une crise appendiculaire nettement constatée est une raison suffisante pour conseiller l'intervention, ou si, pour se résoudre à cette nécessité, mieux vaut attendre que par une ou plusieurs crises nouvelles, la lésion ait manifesté nettement de sa persistance et de son incurabilité. Dans la récente discussion provoquée par Merklen, à la Société médicale des hôpitaux, Moizard, Rendu, Siredey, Legendre se sont montrés favorables à une opération précoce et tout au plus; pour la légitimer, ont-ils

[F. BRUN.]

demandé l'apparition d'une première récidive. Il est à remarquer, d'autre part, que la persistance dans la fosse iliaque droite, même après une seule crise, d'une tuméfaction ne tendant pas à résolution, a été considérée par Schwartz et par Quénu comme une indication suffisante de l'opération. Si l'on réfléchit après cela que les exemples ne sont pas exceptionnels de péritonites mortelles survenues dès une seconde crise et alors que la première, d'ailleurs légère, n'avait laissé après elle aucune trace appréciable, on sera porté à conclure que, dussent être ainsi réséqués des appendices qui n'auraient donné lieu à aucun nouvel accident, l'opération est cependant justifiée toutes les fois qu'une crise d'appendicite a été nettement et indiscutablement diagnostiquée.

Je crois avec Roux que, comme les amygdales, l'appendice qui a été une fois infecté ne reconquiert qu'exceptionnellement son intégrité primitive, et que les foyers mal éteints qu'il renferme constituent un perpétuel danger. Devant une semblable menace et jusqu'à ce qu'on soit arrivé à diagnostiquer cliniquement les appendicites à évolution dangereuse et celles à guérison certaine et complète, je conclus à l'intervention, même après une seule crise, et cela d'autant plus que, bénigne en tout état de cause, l'opération sera d'autant plus facile, et partant moins dangereuse, qu'elle sera plus précoce.

# VI

## *ICTÈRES*

PAR LE D' L. RÉNON

Chef de clinique à la Faculté de médecine de Paris.

Chez les enfants, l'ictère peut apparaître à tous les âges, et, comme chez les adultes, son évolution clinique est tout entière sous la dépendance de la cause qui lui a donné naissance. Une classification purement étiologique et pathogénique permettrait de rendre compte de tous les cas, mais, en raison de l'obscurité qui règne sur la genèse des diverses variétés d'ictère, elle est encore impossible à l'heure actuelle. Si l'on jette un coup d'œil d'ensemble sur les multiples modalités de l'ictère dans les premières années de la vie, on voit immédiatement que, très commune dans les premiers jours, l'affection devient beaucoup plus rare par la suite. Cette fréquence de l'ictère chez les nouveau-nés, quelle qu'en soit l'origine, attire tout d'abord l'attention, en raison des conditions bien déterminées dans lesquelles il survient, et nous impose une description particulière de l'ictère des nouveau-nés.

Chez les enfants plus âgés, l'ictère diffère peu de celui qu'on observe chez l'adulte, et ne s'en distingue que par quelques caractères propres à toutes les maladies de l'enfance.

Cette étude comprendra donc deux grandes parties : la première, la plus importante, sera réservée à l'ictère des nouveau-nés; la seconde traitera de l'ictère des enfants plus âgés.

Nous n'entrerons ici dans aucune considération générale sur l'ictère; la question est bien mise au point dans les traités récents de pathologie médicale, et nous ne croyons pas utile de la discuter ici[1].

## I. — ICTÈRES DES NOUVEAU-NÉS

Chez les nouveau-nés, on doit décrire non pas un ictère, mais des ictères, différant les uns des autres par leurs causes, leurs lésions et leurs allures cliniques.

Le nouveau-né peut être atteint des affections qui donnent l'ictère chez les adultes et présenter de la lithiase biliaire, des infections légères des conduits biliaires, des lésions hépatiques graves; l'ictère est alors sous la dépendance de conditions pathogéniques et étiologiques bien élucidées pour la plupart; il est secondaire, il est *symptomatique*. Dans d'autres cas, et ce sont les plus fréquents chez le nouveau-né, l'ictère apparaît le second ou le

---

(¹) CHAUFFARD. *Traité de médecine*, t. III. — BOIX. *Manuel de médecine*, t. VI. — DIEULAFOY. *Manuel de pathologie interne*, 10ᵉ édition, 1897, t. III, p. 658.

[L. *RÉNON*.]

troisième jour après la naissance, pour disparaître au bout de peu de temps, sans laisser de traces; cet ictère a une individualité clinique bien marquée, mais ses causes sont obscures, puisqu'on discute encore sur sa genèse; on peut, sans rien préjuger de sa nature, le décrire sous le nom d'ictère dit *idiopathique* des nouveau-nés. Enfin, mais beaucoup plus rarement, les enfants peuvent être atteints, à cette époque de la vie, de troubles gastro-intestinaux accompagnés d'une coloration bronzée spéciale de la peau, et d'hématuries abondantes : il s'agit ici d'un ictère tout particulier auquel, pour des raisons que nous aurons à donner plus tard, nous réserverons la dénomination de *maladie bronzée hématurique des nouveau-nés.*

*Ictère dit idiopathique, maladie bronzée hématurique des nouveau-nés, ictères symptomatiques*, telles sont les trois grandes divisions que nous allons suivre dans l'étude de l'ictère des nouveau-nés.

## A. — ICTÈRE DIT IDIOPATHIQUE DES NOUVEAU-NÉS.

**Historique.** — Connu depuis fort longtemps, cet ictère n'a réellement été distingué des diverses variétés de jaunisse que par Levret qui, parmi toutes les causes qu'il essaye de déterminer, attribue à la présence du sang dans le cordon et à sa putréfaction une influence sur l'état du foie. Baumès, dans un travail présenté à l'Académie de chirurgie en 1785, incrimine la rétention du méconium comme cause d'ictère des nouveau-nés. Ses idées sont acceptées par les auteurs qui lui succèdent, notamment par Girtamer et Dervées.

Breschet fait jouer un grand rôle à la congestion exagérée de la peau dans la production de la couleur jaunâtre, idée partagée ensuite par Billard, Andral et Valleix.

Hervieux ne voit dans l'ictère des nouveau-nés qu'un ictère ordinaire, par rétention de la bile dans le sang : c'est un ictère biliphéique. Porchat partage cette idée, et va même jusqu'à prétendre que cet ictère ressemble à l'ictère catarrhal de l'adulte.

Telle n'est pas l'opinion des auteurs suivants : l'ictère hémaphéique, mis en honneur par Gubler, explique l'ictère des nouveau-nés. Soutenue par Meckel et Virchow, cette idée trouve un appui sérieux dans les travaux français, ceux de Budin en 1876, ceux de Porak en 1878 et en 1879. Le remarquable article du *Dictionnaire encyclopédique des sciences médicales*, écrit par Depaul[1], achève d'entraîner toutes les convictions (1879). Depuis cette époque, une série de travaux publiés à l'étranger, notamment en Allemagne, et fort bien exposés dans une étude des plus intéressantes de Max Runge[2], ne semble pas confirmer cette opinion de l'origine hémaphéique de l'ictère, soutenue aussi par Bauzon dans une communication sur l'ictère des très jeunes enfants et présentée au congrès de Rome en 1894[3].

---

[1] Depaul. Article Nouveau-né. *Dictionnaire Dechambre*, t. XIII, 2ᵉ partie, p. 639.

[2] Max Runge. *Die Krankheiten der ersten Lebenstage.* Stuggart. 1893, p. 216.

[3] J. Bauzon. L'ictère des nouveau-nés. *Congrès de Rome*, 1894, et la *Médecine infantile*, 15 juin 1894, p. 307.

Telles sont les phases de l'évolution de l'ictère idiopathique des nouveaunés : bien des points n'en sont pas nettement déterminés à l'heure actuelle.

**Étiologie.** — L'étiologie de cette forme d'ictère est très obscure. Il est de tous les temps et de toutes les latitudes ; « il n'est pas le propre d'une race, et est aussi visible chez le noir que chez le blanc » (Bauzon). Selon West, il serait plus fréquent en été et en automne, mais on ne saurait admettre avec lui qu'il se montre plus souvent à Paris qu'à Berlin. Dans tous les pays, la fréquence paraît être la même, et Bauzon a vu qu'en Italie, à Venise, Milan, Turin, l'affection n'était pas moins rare qu'en France.

Le sexe ne paraît guère avoir qu'une influence peu considérable ; les filles seraient cependant plus prédisposées que les garçons ; sur 240 observations, on trouverait 142 filles et 48 garçons (Bauzon).

Dans les maternités et dans les classes indigentes, la maladie est assez commune et présente souvent un aspect plus grave.

Dans une même famille, plusieurs enfants peuvent être atteints : dans une famille de 7 enfants, Bauzon a vu 6 d'entre eux atteints d'ictère.

Baumès a invoqué l'expulsion tardive du méconium ; mais on a remarqué que les enfants qui avaient rendu leur méconium dans les délais normaux étaient atteints d'ictère tout comme ceux qui l'avaient rendu plus tard ; Bauzon a même cru remarquer « que les enfants qui rendaient un méconium plus abondant, dans un espace de temps plus restreint, étaient moins exposés à l'ictère que les autres ».

Le chloroforme, donné pendant l'accouchement, a été fortement incriminé par certains auteurs : le chloroforme n'étant employé dans notre pays que pour les accouchements longs et difficiles, c'est plutôt à la longueur de l'accouchement et aux souffrances subies par le fœtus qu'il faut, en pareil cas, attribuer le développement de l'ictère : ce dernier manque rarement à la suite de présentations anormales ou après une opération obstétricale laborieuse.

Plus l'enfant est faible, plus il est prédisposé à l'ictère : la jaunisse coïncide avec le sclérème et l'œdème des nouveau-nés ; on la rencontre plus souvent chez les enfants élevés artificiellement, surtout avec des biberons, que chez les enfants nourris au sein. Dans cet ordre d'idées, la faiblesse congénitale joue certainement un rôle. Sur 240 enfants atteints d'ictère, Bauzon a constaté que plus de 90 étaient venus au monde avant terme ou étaient jumeaux.

Pour Porak[1], une des causes de l'ictère du nouveau-né, sinon la principale, serait la ligature tardive du cordon. Lorsque après la naissance on attend deux minutes pour lier le cordon, on augmenterait environ de 50 grammes la quantité totale du sang de l'enfant, d'après Bauzon, ce qui produirait pour un enfant de 3500 grammes, une accroissance de 1/70 de son poids. D'après Budin, par la ligature tardive, on donnerait à l'enfant un tiers de son sang en plus : Schücking[2] admet même que, dans ces conditions, c'est la moitié du

---

[1] Porak. Considérations sur l'ictère des nouveau-nés. *Thèse de Paris*, 1878.
[2] Schücking. Zur Physiologie der Nachgeburtperiode Untersuchungen. *Berlin klin. Wochens.*, 1877, n° 1 et 2.

[L. RÉNON.]

sang qu'on donne en plus à l'enfant. En comptant les globules, M. Hayem a pu voir que la ligature tardive augmentait de 489 000 globules par millimètre cube la richesse globulaire de l'enfant. M. Helot[1] a compté 902 632 globules et M. Porak 845 435 globules de plus par millimètre cube. Mais les jours suivants, la quantité de globules ainsi augmentée diminue d'une façon progressive (Helot) : il y a donc destruction globulaire, et destruction globulaire plus marquée que chez les enfants auxquels on a pratiqué la ligature précoce. L'ictère résulte de cette destruction globulaire, et devient beaucoup plus fréquent chez ces derniers enfants.

Bauzon n'accepte pas cette idée étiologique de Porak.

Tout récemment, Knœpfelmacher[2], dans une étude faite à la clinique de Schauta (de Vienne) sur l'ictère des nouveau-nés, a démontré que l'examen microscopique du sang pendant la première semaine de la vie permet de constater qu'il n'existe pas de destruction de globules rouges, mais au contraire une néoformation intense de ces globules rouges.

Tout cela rend encore bien obscure l'étiologie de l'ictère des nouveau-nés.

**Pathogénie.** — Si cette étiologie est peu nette, il faut avouer qu'à l'heure actuelle la pathogénie n'est pas mieux étudiée.

Depaul, dans son remarquable article, et Bauzon avaient conclu à l'origine hématogène de cet ictère : les derniers travaux publiés à l'étranger et ceux consignés dans la revue de Runge rendent la question beaucoup plus complexe. Nous devons examiner toutes les opinions émises sur cette pathogénie et nous verrons ensuite s'il nous est possible de conclure dans un sens ou dans un autre.

Tous les auteurs qui ont invoqué l'origine hématogène de l'ictère des nouveau-nés se fondaient, d'après Runge, pour soutenir leurs idées, sur ce fait essentiel que, dans cet ictère, on ne rencontre d'acides et de pigments biliaires, ni dans les organes ni dans l'urine. Cette origine non biliphéique de l'ictère des nouveau-nés a été soutenue par de nombreux auteurs, tant à l'étranger qu'en France, et parmi ceux-ci nous citerons Leyden[3], Zweifel[4], Porak[5], Violet[6] et tout récemment Bauzon : mais comme on a trouvé d'une manière irréfutable des acides biliaires dans la sérosité péricardique de nouveau-nés (examen positif fait par Birch-Hirschfeld[7] par la méthode de Neukomm), il paraît bien probable que l'origine de cet ictère doit être *hépatogène* (Runge), le foie seul paraissant jouer actuellement un rôle dans la formation des acides biliaires. De plus, les masses jaunes décrites par Parrot et Robin[8], dans les urines des nouveau-nés atteints d'ictère, et consi-

---

(1) Helot. Étude de physiologie expérimentale sur la ligature du cordon. *Union médicale de la Seine-Inférieure*, 1877.

(2) Knœpfelmacher. L'état des hématies dans l'ictère des nouveau-nés. *Wiener. klin. Wochens.*, 22 octobre 1896, n° 43, p. 976.

(3) Leyden. *Beiträge zur Pathologie des Icterus.* Berlin 1866.

(4) Zweifel. *Archiv. f. Gynækologie.* Bd. XII, 1877, p. 251.

(5) Porak. *Loco citato.*

(6) Violet. *Ueber der Gelzsucht der Neugeborenen und die beit der Abnabelung. Dissertation.* Berlin, 1880.

(7) Birch-Hirschfeld. *Icterus. Handbuch der Kinderkrank. v. Gerhardt.* Bd. IV, 2, 1879, p. 676, et *Virchow's Archiv.* Bd. LXXXVII, p. 1.

(8) Parrot et Robin. *Thèse de Dreyfus-Brissac*, 1879, et *Soc. de Biologie*, mars 1879.

dérées par ces derniers auteurs comme formées d'hémaphéine, ont été reconnues par Cruse[1] et Hofmeier[2] pour de la bilirubine. Toutes ces raisons,
d'après l'auteur allemand, militent en faveur de l'origine hépatogène de cet
ictère. Si l'on admet enfin qu'une destruction des globules rouges, plus
abondante qu'à l'état normal, peut former une quantité plus grande de bilirubine, et cette destruction n'est pas admise par Knœpfelmacher, il en
résulte une abondante polycholie, qui, en se résorbant, devient la cause de
l'ictère.

On peut penser aussi à une gêne de l'écoulement de la bile dans les
conduits biliaires. Pour Hervieux[3] et Porchat[4], il s'agirait d'un ictère catarrhal, opinion également soutenue par Virchow[5]. Pour Cruse et Epstein, la
chute de l'épithélium dans les conduits biliaires est la cause première de
l'ictère : cette desquamation épithéliale est un fait d'ordre général dans tous
les organes du nouveau-né, à la suite de troubles circulatoires survenant
après la naissance. On peut songer aussi à une étroitesse congénitale des voies
biliaires (Kehrer[6]) ou à une abondante polycholie : si l'afflux de la bile est
considérable, elle ne peut tout entière traverser l'étroit canal cholédoque, et
se résorbe en partie, produisant l'ictère (Cohnheim[7]). Weber[8] incrimine la
stase dans les vaisseaux portes, à la suite des changements survenus dans la
circulation fœtale. Pour Birch-Hirschfeld, la stase dans les canaux biliaires
réside dans la compression de ces canaux, provoquée par l'œdème de la
capsule de Glisson qui résulte de l'arrêt du sang dans le territoire de la
veine porte : cette opinion reposerait sur des recherches anatomiques, dans
lesquelles cet œdème glissonien aurait été réellement rencontré; mais cette
théorie n'a pas rallié l'opinion de Hofmeier, de Cohnheim et de Lahs[9], qui
combattent les idées de Birch-Hirschfeld.

Silbermann[10] a décrit l'augmentation du fibrin-ferment dans le sang des
nouveau-nés. La fermenthémie amène la stase et la thrombose dans le système
de la veine porte : il en résulte une dilatation considérable de tout ce système,
d'où compression des conduits biliaires et résorption de la bile : cette opinion
a été combattue par Stadelmann[11].

Pour d'autres auteurs, l'ictère tient à une cause plus immédiate; il
résulterait de l'absorption de la bile consécutive à des modifications de la circulation fœtale, au moment de la suppression de la circulation ombilicale.
La pression sanguine s'abaisse; « la diminution de tension dans les capillaires du parenchyme hépatique, produite après la cessation du courant dans
la veine ombilicale, occasionne une augmentation du passage de la bile dans

---

(1) Cruse. *Arch. für Kinderheilkunde*, Bd. I, 1880, p. 552.
(2) Hofmeier. *Zeitschr. f. Geb. u. Gyn.*, Bd. VIII, 1882, p. 287.
(3) Hervieux. *Thèse de Paris*, 1847.
(4) Porchat. *Thèse de Paris*, 1855.
(5) Virchow. *Verhandlung der Gesellschaft für Geburtshülfe zu Berlin*, Bd. II, p. 194; et *Gesammte Abhandlungen f. Wissensch. Medicin.*, 1856, p. 858.
(6) Kehrer. *Œsterr. Jahrbuch f. Pädiatrik. von Ritter und Herz.*, 1871, Bd. II, p. 71.
(7) Cohnheim. *Vorlesungen über allgemeine Pathologie*, 2 Aufl., 1882, p. 75, 81 et 301.
(8) Weber. *Beiträge zur pathologisch. Anat. d. Neugeborenen*. Kiel, 1851, p. 42.
(9) Lahs. *Vorträge u. Abhandlung über Tocologie u. Gynäk.* Marburg, 1881, p. 58.
(10) Silbermann. *Arch. f. Kinderheilk.* Bd. VIII, 1887, p. 401; et *Virchow's Archiv*, Bd. CXVII, p. 288.
(11) Stadelmann. *Der Icterus und seine verschiedenen Formen.* Stuggart, 1891.



[L. RÉNON]

le sang » : telles sont les propres paroles de Frerichs[1]. Chez les enfants vigoureux, les troubles s'apaisent rapidement : chez les enfants faibles, ils durent plus longtemps, et l'ictère apparaît. Admise par Schultze[2], cette théorie a été combattue par Kehrer et Zweifel.

Une autre théorie, déjà vieille mais rajeunie depuis peu, tend à prendre à l'heure actuelle une grande importance. Peter Franck[3] avait vu dans la persistance du canal veineux d'Aranzi la cause de l'ictère : cette idée a été reprise complètement par Quincke[4]. A l'état normal, le sang de la veine porte recueille une partie de la bile résorbée dans l'intestin, et cette bile est ramenée au foie par la voie portale. Si le canal veineux d'Aranzi reste perméable, une partie de cette bile résorbée passe dans la veine cave, et se rend de là dans la circulation générale et les tissus. Niée par beaucoup d'auteurs, cette théorie vient d'être récemment appuyée par Schreiber[5] (de Göttingue). Quincke avait trouvé dans 5 cas la persistance du canal veineux d'Aranzi. Elsässer, sur 200 autopsies d'enfants ayant succombé au cours des 8 premiers jours qui suivirent la naissance, ne trouva ce canal fermé que 23 fois, et sur 78 enfants mort-nés, ou morts immédiatement après la naissance, la perméabilité du canal veineux n'a fait défaut que 3 fois. Les études histologiques de Schreiber et ses expériences sur les animaux n'ont fait que le confirmer dans l'opinion de Quincke : si les enfants nés avant terme sont plus souvent atteints d'ictère que les autres, c'est que, chez eux, le canal veineux d'Aranzi est plus grand que chez les enfants parvenus à la limite de leur développement intra-utérin.

Tel est l'exposé des principales théories émises sur l'ictère des nouveaunés. Nous ne ferons que mentionner les idées anciennes de Baumès sur la rétention du méconium, et celles de West et de Breschet sur la congestion exagérée de la peau. Tout ce que nous venons de dire, doit-il, comme on pourrait le croire d'après les travaux allemands, faire rejeter la conception admise en France sur l'origine hématogène de cette variété d'ictère? La question ne nous paraît pas tranchée le moins du monde d'une manière définitive, et les idées émises chez nous par Porak, Hayem, Dreyfus-Brissac, Depaul et Bauzon, et acceptées par Boix[6] sur l'origine dite « hémaphéique » de l'ictère des nouveau-nés ne nous paraissent pas à l'heure actuelle moins soutenables. La question demeure très complexe, et de nouvelles recherches sont indispensables pour l'élucider complètement.

**Symptômes.** — L'ictère des nouveau-nés est caractérisé par la coloration jaune de la peau du jeune enfant. Quand l'ictère est léger, la coloration jaune pâle porte d'abord sur le visage, parfois sur la partie supérieure du tronc. Quand l'ictère est plus foncé, la coloration est souvent orangée; elle a été comparée par Depaul à la couleur de l'écorce de racine de grenadier : elle

[1] Frerichs. *Klinik. der Leberkrankheiten*, 1858, Bd. I, p. 199.
[2] Schultze. *Forschritte der Medicin von Carl Friedländer*, Bd. I, 1885, p. 39.
[3] Peter Franck. *De curandis hominum epitome*. Tubingæ. MDCCCXI. Lib. VI, Pars III, p. 353.
[4] C. Quincke. *Arch. für exp. Path. u. Pharmakol*. Bd. XIX, 1885, p. 34.
[5] Schreiber. Die Theorie Quincke's über das Entstekung der Icterus neonatorum. *Berlin. klin. Wochensch.*, n° 25, 24 juin 1895, p. 543.
[6] Boix. *Manuel de médecine*, t. VI, 1895, p. 566.

s'étend alors à tout le corps, l'abdomen, la partie postérieure du dos, aux membres, aux mains et aux pieds; dans certains cas, l'ictère est généralisé.

On a différencié plusieurs degrés d'ictère, et Porak en a décrit trois; dans le premier, le visage, la poitrine et le dos sont seuls colorés; dans le second, l'ictère s'étend au ventre, et aux parties supérieures des extrémités; dans le troisième, les mains et les pieds sont aussi colorés en jaune. La coloration des conjonctives n'existe que dans la moitié des cas : elle est l'apanage des ictères intenses.

Les autres signes sont peu importants. Le pouls ne présente aucune modification (Porak); on ne note aucun trouble de l'état général; les enfants s'alimentent et dorment comme les autres. Les matières fécales ne sont pas décolorées, et paraissent normales, ainsi que les urines : quelquefois cependant elles possèdent une légère coloration brunâtre.

Dans les formes légères, la muqueuse buccale n'est altérée ni dans son aspect extérieur, ni dans sa couleur; les bords latéraux de la mâchoire supérieure restent blancs, tandis que, dans les formes moyennes et intenses, cette muqueuse jaunit dans toute son étendue (Depaul).

D'après les pesées régulièrement faites chaque jour par Porak, Cruse et Hofmeier, les enfants atteints d'ictère augmentent moins et moins rapidement que les autres. L'ictère paraît d'autant plus prononcé que l'enfant perd davantage de poids dans les premiers jours de la vie, et que l'accroissement se fait plus tard et moins bien. D'après Hofmeier, les enfants ictériques perdraient plus d'acide urique et d'urée que les autres.

Dans les urines, on ne trouverait pas de pigments biliaires et de réaction de Gmelin (Porak). Parrot et Robin[1] ont rencontré des sédiments dans l'urine des nouveau-nés atteints d'ictère bénin : on y trouve des sphérules d'urate de soude, des cylindres hyalins épithéliaux et graisseux, des masses bleu d'indigo, des globules blancs, des cellules détachées des voies urinaires, de l'acide urique, de l'oxalate de chaux, etc., puis des principes spéciaux à l'urine ictérique, qui seraient :

1° des masses jaunes irrégulières, de dimensions variables, du volume du globule sanguin à celui d'une cellule épithéliale de la vessie; elles sont de couleur jaune d'or et translucides;

2° des granulations de même composition englobées ainsi que les masses jaunes dans les cylindres hyalins;

3° des sphérules brunes d'urate de soude, d'hématoïdine et d'acide urique et des globules rouges;

4° des cellules teintées en jaune par la même substance que celle dont sont constituées les masses jaunes.

Cruse, en démontrant histo-chimiquement la réaction de Gmelin sur ces corps, a pu, contrairement à l'opinion de Parrot et Robin et Depaul, les classer dans les pigments biliaires. Ce même auteur, avec Halberstan et Hofmeier, a décelé cette réaction caractéristique dans l'urine des enfants ayant une coloration ictérique de la conjonctive; d'ailleurs, cette excrétion de pigment

[1] Parrot et Robin. *Loco citato.*

[*L. RÉNON.*]

biliaire paraît être en raison directe de la plus ou moins grande intensité de l'ictère.

La durée de la maladie dépend du degré d'imprégnation des téguments : les ictères légers apparaissent du deuxième au quatrième jour après la naissance, augmentent pendant 2 ou 3 jours, restent stationnaires 1 jour ou 2, et disparaissent complètement vers le 10° jour : dans les formes plus intenses, la régression n'a lieu que du 15° au 20° jour.

**Diagnostic.** — On doit distinguer l'ictère des nouveau-nés des colorations cendrées et terreuses observées chez certains enfants. Il ne ressemble ni à la coloration cyanotique qui accompagne la perméabilité du trou de Botal, ni à toutes les ecchymoses si souvent rencontrés comme complications d'un accouchement laborieux, surtout après une présentation du siège, de l'épaule ou de la face. Enfin, selon Kehrer, l'ecchymose de la sclérotique, quand elle disparaît, donne naissance à une coloration jaune des conjonctives, que l'on évitera de confondre avec la coloration conjonctivale due à l'ictère : dans l'ictère, toute la conjonctive est colorée en jaune, alors que dans l'ecchymose de la sclérotique la coloration est semi-lunaire, siégeant surtout sur le bord du repli conjonctival, et qu'elle est complètement différente de celle des parties voisines.

Le diagnostic entre l'ictère dit idiopathique des nouveau-nés et l'ictère d'autre nature que le jeune enfant peut présenter à la naissance sera basé surtout sur les signes généraux, et sur tous ceux que nous aurons à décrire en traitant de ces variétés d'ictères.

En médecine légale, on a voulu attacher une certaine importance à l'ictère des nouveau-nés. La présence d'un ictère a-t-elle une valeur quelconque à ce point de vue spécial médico-légal, et prouve-t-elle que l'enfant a vécu ? L'affirmer absolument nous paraît impossible, mais il y a de fortes présomptions pour la survie de l'enfant pendant un certain nombre d'heures, car il est rare que l'ictère apparaisse avant les premières 24 heures.

**Pronostic.** — Bien que généralement bénin, l'ictère des nouveau-nés acquiert une réelle valeur pronostique sur l'état général de l'enfant et surtout sur son accroissement régulier. En se basant sur les travaux de Porak. Depaul a pu conclure « que, plus un enfant est jaune, moins il gagne de poids en 9 jours, lorsqu'il en gagne; et que plus il en perd, lorsqu'il en perd ».

**Anatomie pathologique.** — En raison du peu de gravité de l'affection, on a rarement l'occasion de faire l'autopsie d'un enfant ayant succombé à l'ictère des nouveau-nés. Dans les cas d'ictère intense, on trouve les organes internes, le tissu cartilagineux, le cerveau et la moelle colorés en jaune : la coloration ictérique de la rate, des reins et du tissu hépatique est exceptionnelle. Dans les cas légers comme dans les cas moyens, la coloration jaune ne manque jamais dans les artères, l'endocarde, les séreuses, le péricarde et le tissu conjonctif sous-cutané et intermusculaire. Si l'enfant succombe le second ou le 3° jour après sa naissance, il existe encore du méconium à la partie inférieure du tube digestif, tandis que la partie supérieure est remplie par les matières fécales récemment formées : celles-ci ne sont nullement décolorées et gardent leur aspect normal. Il n'existe pas d'oblitération du canal cholédoque, et, si l'on presse sur la vésicule biliaire, on voit la bile s'en échapper et couler dans le duodénum.

Les autres voies biliaires ne présentent aucune altération. Les reins contiennent souvent des infarctus uratiques.

En dehors de l'imprégnation des tissus par la bile, il n'existe aucune lésion propre à l'ictère des nouveau-nés.

**Traitement**. — Cette affection ne mérite souvent pas qu'on lui oppose un traitement énergique ; on peut donner à l'enfant de petits lavements à l'eau bouillie ou un peu d'eau de chaux. En général, avec des soins de propreté minutieuse et une alimentation très régulièrement faite, on aura quelque chance d'abréger la durée de cet ictère.


### B. — Maladie bronzée hématurique des nouveau-nés.

Cette variété d'ictère est caractérisée par une coloration spéciale jaune bronzée des téguments accompagnée d'hématuries, et se terminant le plus souvent par la mort.

**Historique**. — Décrite en 1873 à la Société de médecine de Lyon par Laroyenne [1], puis par son élève Charrin qui en fit le sujet de sa thèse inaugurale [2], cette affection avait été entrevue par Pollack [3] en 1871 ; mais c'est l'école lyonnaise qui lui assigna réellement sa place dans le cadre nosologique.

Parrot rapporte de nouveaux cas en 1875 [4] postérieurement à Laroyenne, et décrit la maladie sous le nom de « tubulhématie rénale chez le nouveau-né ».

En 1875, Bigelow [5] décrit une épidémie d'ictère chez des nouveau-nés bien développés et bien portants, dans laquelle les petits malades présentaient une coloration noirâtre de la peau identique à celle produite par l'usage du nitrate d'argent : les urines étaient sanguinolentes, les selles vert sombre, fétides. Sur dix enfants atteints, huit succombèrent ; la durée moyenne de la maladie fut de cinq jours.

En 1879, Winckel [6] publie un mémoire important sur une maladie des nouveau-nés non décrite jusqu'à ce jour. L'affection se montra sous forme épidémique chez vingt-trois enfants nouveau-nés venus à terme et bien développés. La marche du mal fut rapide, presque foudroyante, et la mort survint en trente-deux heures en moyenne. Dix-neuf enfants sur vingt-trois succombèrent. Winckel pense que les cas observés par lui diffèrent complètement de ceux rapportés par Parrot, et il propose la dénomination de « cyanose ictérique apyrétique avec hémoglobinurie », affection connue couramment en Allemagne sous le nom de maladie de Winckel. Nous verrons tout à l'heure ce qu'il faut penser de cette entité morbide.


[1] Laroyenne. *Congrès pour l'avancement des sciences*, 2ᵉ session. Lyon, 1873, p. 877.
[2] Charrin. *Thèse de Paris*, 1875.
[3] Pollack. *Wiener med. Presse*, n° 18, 1871.
[4] Parrot. *Arch. de physiol. norm. et pathologique*, 1875, p. 512.
[5] Bigelow. *Boston med. Journal*, n° 10. 1875.
[6] Winckel. *Deutsch. med. Wochensch.*, 1879, p. 21, 25, 34 et 35.


[L. RÉNON.]

En 1889, MM. Bar et Grandhomme [1] ont l'occasion de constater plusieurs cas de cette variété d'ictère dont un fut l'objet d'une étude complète de leur part.

En 1895, MM. Baumel et Boiadjieff [2] constatent un cas semblable chez un enfant nouveau-né qui a guéri.

**Symptômes.** — Chez un enfant né à terme et bien portant d'apparence, on observe, dès le second jour, de l'agitation incessante, quelques convulsions des membres et des yeux ainsi que des cris plaintifs : il refuse le sein, vomit, présente parfois de la diarrhée bilieuse et du muguet. Quelques heures plus tard, le jour suivant, ou seulement à la fin de la première semaine ou dans le cours de la seconde, la coloration de la peau fait son apparition. Elle est progressivement envahissante ou générale d'emblée, et passe de la teinte subictérique à la coloration bronzée la plus intense : l'aspect est semblable à celui de la peau des mulâtres. Dans un cas de Bar « la face avait des tons de vieux cuivre jaune, fond de chaudron, de certains tableaux hollandais ; le reste du corps était bronzé avec des reflets olive et se fonçait encore aux extrémités des membres. Ces dernières régions, beaucoup plus sombres, paraissaient d'ailleurs être le siège d'un certain degré de cyanose ». Cette teinte violacée des extrémités est assez fréquente, et les muqueuses sont souvent noirâtres : la teinte se fonce de plus en plus et la mort survient du troisième au quatrième jour. Dans les cas exceptionnels où s'observe la guérison, l'ictère diminue et la peau prend une coloration pâle et anémique.

L'hématurie peut survenir en même temps que l'ictère, mais ce n'est en général que deux ou trois jours après l'apparition de ce dernier qu'elle se montre : elle ressemble « à un liquide marc de café, chocolat, dans lequel la coloration acajou de l'urine serait modifiée par des éléments noirs en suspension » (Depaul). Sur les couches, elle laisse soit de larges taches brunâtres, soit des taches rosées limitées sur les bords par une matière noire pulvérulente. Ces éléments noirâtres se retrouvent dans les sédiments quand on verse l'urine dans un verre et qu'on la laisse s'y reposer : la densité de l'urine est augmentée, sa réaction est acide : elle contient peu d'albumine. Le sédiment, à l'examen microscopique, paraît constitué par des globules rouges altérés, des cellules épithéliales provenant du rein, le tout coloré par la matière colorante du sang. Quand l'enfant doit guérir, les urines deviennent acajou foncé, et les hématies disparaissent.

Dans le cas de MM. Baumel et Boiadjieff, les urines ne contenaient ni hémoglobine, ni méthémoglobine, ni hématine, mais de l'indican : les urines furent alternativement colorées en rouge violet, bleu noirâtre et jaune, à plusieurs reprises pendant les premiers mois de la vie.

On note souvent d'autres symptômes, l'irrégularité de la respiration, la rapidité des battements du cœur, de la diarrhée bilieuse ; mais ce qui domine surtout, c'est la déchéance profonde de l'organisme, et l'abaissement

---

[1] BAR et GRANDHOMME. Maladie bronzée hématurique des nouveau-nés. *Soc. de méd. pratique*, 31 janvier 1889. — BAR. *Notes d'obstétrique*. Paris, 1889, p. 99.

[2] BAUMEL et BOIADJIEFF. Ictère bronzé hémaphéique du nouveau-né. *Congrès de Gynéc., d'Obst. et de Pédiatrie de Bordeaux*, 10 août 1895.

considérable et rapide du pouls. La température est rarement élevée : elle tombe souvent au-dessous de la normale, parfois à 36 et même à 35 degrés.

Parrot a constaté des convulsions ; Charrin, l'assoupissement et le coma un peu avant l'issue fatale ; Bar, la mort dans le collapsus avec refroidissement progressif.

La marche est rapide : la mort arrive en trois ou quatre jours. Il est rare qu'on observe des rémissions et que la durée puisse être plus longue, à moins de guérison, ce qui est exceptionnel.

Le pronostic est donc très grave.

**Anatomie pathologique.** — A l'ouverture du corps, la coloration brun verdâtre de la peau persiste, mais moins prononcée que pendant la vie.

Le tissu cellulaire est d'une teinte jaune insolite. On ne trouve aucune lésion dans les plèvres et les poumons. Le tissu cardiaque est coloré en jaune, les oreillettes sont remplies de caillots fibrino-cruoriques teints également en jaune. Il n'existe aucune altération du foie, de la rate et du cerveau.

Les lésions portent principalement sur le sang et sur les reins.

Le sang, examiné pendant la vie par Parrot, paraît poisseux et de couleur noirâtre : il se dessèche très rapidement à l'air. La quantité des globules rouges est diminuée, celle des globules blancs augmentée : il y a aglobulie, et leucocytose abondante. Les globules rouges sont altérés dans leurs dimensions et quelquefois dans leurs formes : ils sont ratatinés, souvent augmentés de volume, crénelés et semblent contenir un noyau (Parrot). Les leucocytes sont aussi plus volumineux. Le sérum contient des granulations libres : enfin le sang exposé à l'air ne s'hématose pas.

Les lésions des reins sont des plus curieuses. A l'œil nu, on ne constate rien d'anormal ; l'organe est de poids moyen, sa forme est conservée, la capsule n'est pas adhérente et se décortique bien. A la coupe, les pyramides de Malpighi apparaissent tranchant sur le fond jaune de la substance corticale par leur coloration brun noirâtre très accentuée. En regardant de plus près, on peut reconnaître sur chaque pyramide des stries rectilignes très noires, ayant la direction des tubes de Bellini et convergeant vers le sommet de la papille ; les calices et les bassinets sont remplis par une matière noire, mollasse, ferme, « ressemblant à du marc de café, s'émiettant et s'écrasant sous la pression des doigts, constituée, comme le microscope le démontre, par des amas de globules de sang plus ou moins déformés, et des granulations pigmentaires jaune verdâtre » (Bar). Il n'y a aucune lésion des bassinets, des uretères et de la vessie qui contient de l'urine brunâtre. Du côté de la plaie ombilicale et des vaisseaux ombilicaux, MM. Bar et Grandhomme n'ont trouvé aucune lésion dans le cas qu'ils ont rapporté ; la plaie ombilicale était parfaitement cicatrisée, sans trace de rougeur au pourtour, et sans le moindre vestige de suppuration.

Histologiquement, l'appareil glomérulaire est relativement intact : on trouve quelques détritus entre la capsule de Bowmann et les anses vasculaires ; mais nulle part on ne voit le bouquet glomérulaire comprimé, ratatiné comme dans certaines néphrites. Toutes les lésions portent sur les tubes du

[L. RENON.]

rein. Les tubuli contorti sont dilatés, remplis d'un exsudat finement granuleux à reflet jaune verdâtre, au milieu duquel on aperçoit soit quelques globules rouges déformés, soit des hématies bien conservées. D'après Parrot, les hématies se disposeraient suivant des cylindres concentriques emboîtés les uns dans les autres ; Charrin n'a pu retrouver cette forme radiée. L'épithélium est aplati, cubique, mais conservé dans tous les tubes ; il est parfois coloré en jaune. Les tubes droits offrent des altérations analogues, ils sont distendus par l'épanchement sanguin surtout du côté des pyramides de Ferrein près des papilles, les canaux collecteurs contiennent des globules rouges moins altérés que dans les tubes contournés. Généralement il n'y a pas d'hémorrhagie dans les anses de Henlé.

L'examen bactériologique pratiqué par MM. Bar et Grandhomme a permis de reconnaître dans la région inférieure des tubes droits de grands bacilles que ces auteurs prennent pour des microbes de la putréfaction (l'analyse avait été faite vingt-quatre heures après la mort), et dans les tubes contournés de nombreux microcoques associés deux par deux, jamais en chaînettes, parfois en grappes : ils sont accumulés dans l'exsudat sanguin et dans les globules blancs que l'on voit çà et là au milieu des tubes ; les microorganismes paraissent distincts de ceux de la putréfaction, mais les cultures et les inoculations n'ont pu être faites. Les auteurs constatent le résultat, et ne veulent en tirer aucune conclusion.

Telles sont les lésions de la maladie bronzée hématurique des nouveaunés décrite par Laroyenne, Charrin et Parrot. Winckel a voulu faire des cas qu'il a rapportés une affection particulière hémoglobinurique, et non hématurique, distincte de cette dernière ; mais MM. Bar et Grandhomme font remarquer que, dans sa description, Winckel signale des globules rouges dans l'urine, et qu'il s'agit réellement d'hématurie : ces auteurs avaient proposé le nom de maladie bronzée hématurique des nouveau-nés qui ne préjuge en rien la nature de cet ictère : c'est pourquoi nous l'avons adopté ici.

**Diagnostic.** — Le diagnostic est en général facile : la teinte particulière des enfants, leur coloration bronzée, les hématuries, l'examen microscopique de l'urine permettent de rapporter tous ces symptômes à leur véritable cause.

**Étiologie.** — L'étiologie est encore bien obscure. Tout, dans la genèse de la maladie, milite en faveur d'une infection : cette variété d'ictère fait souvent son apparition dans les maternités en même temps que les épidémies de fièvre puerpérale, comme Charrin a pu en observer des exemples. Il est rare qu'un seul enfant soit pris : plusieurs sont habituellement atteints, et ces foyers d'infection créent souvent de véritables épidémies d'ictère bronzé hématurique.

**Pathogénie.** — La pathogénie n'est pas mieux élucidée. S'agit-il d'une infection primitive du sang ? La chose est possible, mais non démontrée. Pourquoi le sang passe-t-il à travers le rein, sans que celui-ci soit altéré ? S'il s'agit d'une infection, quel est l'agent pathogène ? Est-ce une infection primitive ou une infection secondaire ? Autant de questions que l'on peut poser, mais auxquelles il est impossible de répondre à l'heure actuelle.

**Traitement.** — Le traitement a peu de prise sur la maladie bronzée hématurique des nouveau-nés. Charrin a essayé, mais sans succès, un allaitement régulier, des bains sinapisés, de légères infusions de café. Il serait rationnel de tenter, en pareil cas, les injections de sérum artificiel dans le tissu cellulaire sous-cutané ou dans les veines.

### C. — Ictères symptomatiques.

Les ictères symptomatiques des nouveau-nés, par leur définition même, sont secondaires à une lésion du foie ou des voies biliaires; ils peuvent résulter d'un obstacle à l'écoulement de la bile, créant un véritable ictère par rétention : ils peuvent succéder à des lésions hépatiques de causes diverses. D'où les deux grandes divisions suivantes pour l'étude de ces ictères : ictères par obstacle à l'écoulement de la bile, et ictères d'origine hépatique.

### 1. — Ictères par obstacle au cours de la bile.

Ces ictères reconnaissent eux-mêmes des causes multiples. Les conduits biliaires peuvent être comprimés par une tumeur (ganglions, etc.). L'obstacle peut siéger dans ces conduits, soit qu'ils soient oblitérés par un calcul, soit qu'ils soient congénitalement atrésiés. Les nouveau-nés ne sont point à à l'abri d'une oblitération passagère du canal cholédoque par une infection biliaire légère, produisant tout le syndrome de l'ictère catarrhal. Dans certains cas enfin, les canaux sont obstrués par une production excessive de bile, par polycholie. L'ictère par rétention comprend ainsi quatre variétés chez le nouveau-né : ictère par lithiase biliaire, ictère par oblitération congénitale des voies biliaires, ictère catarrhal, ictère par polycholie. Examinons successivement toutes ces variétés.

a). **Ictère par lithiase biliaire.** — Cet ictère est très rare, et son existence ne repose que sur quelques observations. Lieutaud, chez un enfant venu au monde avec une jaunisse intense et qui succomba le deuxième jour, trouva le foie hypertrophié à l'autopsie et plusieurs calculs dans la vésicule biliaire; il en existait un du volume d'un pois dans le canal cholédoque, au niveau de son abouchement dans le duodénum. Portal a cité deux cas de lithiase biliaire chez le nouveau-né. Valleix a rencontré assez souvent à cet âge de petits calculs dans la vésicule. Buhl et Hecker ont trouvé une grande quantité de cholestérine dans la bile d'un nouveau-né, et même quelques ébauches de formation congénitale de calculs. Chez un enfant mort ictérique, Bouisson a décrit trois calculs dans la vésicule biliaire rencontrés dans de semblables conditions.

Mais tous ces faits sont relativement rares, et l'ictère dû à cette cause est exceptionnel chez le nouveau-né.

b). **Ictère par oblitération congénitale des voies biliaires.** — Cette variété d'ictère est beaucoup plus fréquente. En 1878, Hirschsprung[1] en a

---

(1) Hirschsprung. *Schmidt's Jahresb.*, 1878.

[L. RÉNON.]

réuni 12 observations. Porak[1], en 1879, a compulsé tous ces cas. Depuis, d'autres faits ont été publiés, et, en 1892, John Thomson[2], dans une monographie sur la question, a pu en relater 49 cas, dans lesquels le diagnostic fut vérifié à l'autopsie. Parmi les cas tout récents, nous citerons celui de John Lindsay Steven datant de 1896[3].

*Anatomie pathologique.* — Tantôt on ne trouve aucune trace des gros conduits biliaires; tantôt à leur place il existe un gros cordon fibreux. La vésicule biliaire peut manquer ou être remplacée par un diverticule du volume d'une plume de corbeau, étant complètement revenue sur elle-même. Les conduits biliaires intra-hépatiques sont soit dilatés, soit au contraire transformés en cordons fibreux. Ces lésions peuvent porter sur le canal cystique seul, sur le canal cholédoque seul, ou sur tous les conduits du hile du foie qui se trouvent ainsi oblitérés. Les lésions hépatiques manquent rarement. Dans presque tous les cas, le foie était hypertrophié, dur, criant sous le scalpel à la coupe, et de couleur vert olivâtre. A l'examen microscopique, on constate de la cirrhose périlobulaire, avec atrophie des lobules : les vaisseaux paraissent indemnes; les cellules hépatiques, infiltrées de pigment, étaient atteintes souvent de dégénérescence granulo-graisseuse. Le foie n'est atrophié que lorsque la mort est très tardive : cette atrophie était très marquée chez un enfant qui survécut sept mois. Quand la cirrhose atteint la veine porte, on note de l'hypertrophie de la rate, et parfois un peu d'ascite.

Il existe aussi des hémorrhagies : l'estomac et les intestins peuvent être remplis de sang; la rate est congestionnée ainsi que les reins (J. Lindsay Steven).

*Étiologie. Pathogénie.* — Quelle est la cause de l'oblitération des voies biliaires? Quand elle se produit après la naissance, elle résulte très probablement d'une angiocholite adhésive, à la suite d'une infection biliaire : si elle existe déjà pendant la vie intra-utérine, elle dépend très vraisemblablement d'anomalies et d'arrêts de développement sur la genèse desquels nous sommes peu fixés : on sait cependant qu'on peut les rencontrer chez plusieurs enfants d'une même famille (Binz, Pearson).

Les lésions hépatiques observées en pareil cas trouvent leur explication naturelle dans les célèbres expériences de Charcot et Gombault sur les résultats de la ligature du canal cholédoque.

Dans des cas exceptionnels, il peut exister une oblitération congénitale des voies biliaires sans production d'ictère. Marfan[4] a rapporté un fait d'atrésie congénitale du canal cholédoque avec dilatation telle de la vésicule biliaire qu'une ponction pratiquée pendant la vie donna issue à un litre de bile verdâtre; l'affection avait été prise pour une péritonite tuberculeuse. On n'aura guère à compter avec de pareilles exceptions dans la pratique courante.

*Symptômes.* — Quand il existe une oblitération congénitale des voies

(1) PORAK. *Société anatomique*, 1879.
(2) JOHN THOMPSON. *On congenital obliteration of the bileducts*. Edimburg, 1892.
(3) JOHN LINDSAY STEVEN. A case of congenital obliteration of the bile ducts, with deep jaundice persisting from hemorrhage at the age of four months. *Archives of Pediatrics*, octobre 1896.
(4) MARFAN. *La péritonite tuberculeuse chez les enfants*. Paris. Carré, 1894, p. 63 et 64.

biliaires, l'ictère apparaît peu de temps après la naissance. Il devient rapidement intense ; la peau prend une teinte jaune vert foncé ; l'urine est fortement colorée par la bile qui tache les couches, et contient des pigments
biliaires mis en relief par la réaction de Gmelin. Les selles sont complètement décolorées : elles sont blanchâtres, blanc grisâtre, fétides. Il ne paraît
y avoir ni fièvre, ni ralentissement du pouls.

L'enfant maigrit, le ventre se ballonne, des vomissements apparaissent
et la situation devient critique. Les hémorrhagies sont fréquentes ; on note
souvent du melæna, des ecchymoses sous-cutanées, plus rarement des hémorrhagies buccales, de l'épistaxis, des hématémèses et des hématuries. Le pouls
devient petit et rapide, indice précurseur de symptômes nerveux graves,
crampes, convulsions, somnolence et coma amenant la mort.

Celle-ci arrive en général dans les premières semaines, mais la vie peut
souvent se prolonger encore pendant 2 et 3 mois ; les enfants restent émaciés, avec un gros ventre dans lequel il n'est pas rare de trouver du liquide
ascitique (West). La mort résulte soit d'une hémorrhagie intestinale, soit
d'infections cutanées, érysipèle ou phlegmons.

Si le canal cystique est seul oblitéré, l'ictère est moins précoce dans son
apparition. Dans un cas, Köstlin[1] ne le vit apparaître qu'au bout de 6 mois ;
les enfants maigrissent, se cachectisent et finissent par succomber à une
affection intercurrente ou dans le marasme. Rarement on observe du ballonnement du ventre et de la décoloration des matières fécales.

*Pronostic.* — Le pronostic est très grave, mais l'affection n'est pas mortelle à brève échéance, puisqu'elle permet parfois une survie de plusieurs
semaines et même de 3, 4, 5 et 7 mois.

*Traitement.* — On comprend facilement que le traitement médical soit
impuissant dans cette forme d'ictère. La chirurgie des voies biliaires, qui
donne de si beaux résultats depuis quelques années, est-elle applicable à ces
cas ? Le conseil d'une intervention opératoire paraît bien difficile à donner
chez le nouveau-né ; mais c'est cependant la seule thérapeutique rationnelle.

c). **Ictère catarrhal des nouveau-nés.** — La doctrine de l'ictère
catarrhal des nouveau-nés, invoquée par certains auteurs pour expliquer
l'ictère dit idiopathique des nouveau-nés, paraît bien ressortir à une variété
distincte d'ictère, identique à celle observée chez l'adulte et chez les enfants
plus âgés.

Dans quelques observations de Hervieux et surtout dans celles de Porchat,
on put constater la décoloration des matières chez des enfants ictériques dont
la guérison fut complète : à l'autopsie d'enfants morts à la suite d'ictère,
outre cette décoloration des matières fécales, on put voir qu'en comprimant
la vésicule biliaire on faisait refluer la bile à travers le canal cholédoque.
Pendant la vie, l'urine présentait la réaction de Gmelin. En cas de guérison,
l'amélioration survenait en même temps que la bile apparaissait dans les
garde-robes, et l'ictère diminuait pour disparaître ensuite complètement.

Anatomiquement, Virchow et Weber ont observé un bouchon muqueux

---

[1] Köstlin. Verschliessung der Ductus cysticus mit Icterus u. Rothlauf im ersten Lebensalter.
*Wurtemb. Corr. — Bl.*, n° 14, 1862.

[L. RÉNON.]

qui oblitérait le canal cholédoque : ce dernier, dilaté et distendu par la bile au-dessus de l'obstacle, était aminci et vide au-dessous.

Quisling (de Christiania) (¹), chez des enfants ictériques présentant des pigments biliaires dans les urines, a pu déceler une affection gastro-intestinale manifeste avec vomissements, météorisme, selles muqueuses et liquides. Dans une autopsie, il a trouvé un grumeau muqueux à l'embouchure du canal cholédoque. Pour expliquer l'ictère, Quisling admet « que chez tous les enfants, il existe aussitôt après la naissance, un catarrhe physiologique déterminé par l'activité digestive s'éveillant chez le nouveau-né qui n'y est pas habitué ; il en résulte une hyperhémie considérable de l'estomac et de l'intestin grêle, où la nourriture la plus naturelle (le lait maternel) commence toujours par agir à la façon d'un irritant produisant l'hyperhémie, avec augmentation de la sécrétion du mucus et gonflement des muqueuses. Dans un grand nombre de cas, surtout si l'enfant est alimenté artificiellement, cette hyperhémie physiologique revêt un caractère pathologique et donne lieu à des symptômes dyspeptiques. Sans doute les bactéries peuvent aussi jouer un rôle, ce qui expliquerait la plus grande fréquence de la maladie dans les maternités que dans les maisons privées ».

Il est très vraisemblable que cet ictère catarrhal des nouveau-nés tient à une infection intestinale, coli-bacillaire ou autre, et se rapproche beaucoup de celui que nous aurons à exposer sous le nom d'ictère infectieux, bénin, épidémique des enfants plus âgés.

d). **Ictère par polycholie.** — Parrot et Robin ont décrit chez le nouveau-né un ictère par polycholie qui serait relativement commun : les matières seraient vertes et manifestement bilieuses, souvent diarrhéiques, nullement décolorées ; la peau présenterait les caractères de l'ictère biliphéique. On noterait du ralentissement du pouls, des éruptions cutanées, des troubles digestifs, et les urines contiendraient des pigments biliaires.

Depaul et Bauzon ne pensent pas que cette forme soit encore nettement caractérisée.

**Diagnostic des ictères par obstacle au cours de la bile chez le nouveau-né.** On ne les confondra ni avec l'ictère dit idiopathique des nouveaunés, ni avec la maladie bronzée hématurique : les caractères de l'ictère dans ces deux variétés, l'examen des urines, la marche de l'affection ne permettraient guère une erreur d'interprétation.

Pour distinguer les uns des autres les ictères biliphéiques par rétention, on recherchera si les matières sont décolorées ou non. Quand il y a flux biliaire, il s'agit vraisemblablement de polycholie. Quand les selles sont décolorées, l'ictère peut s'être montré soit dès la naissance, soit après la naissance. Si l'ictère est congénital, il succède soit à la lithiase biliaire, soit à une oblitération des conduits biliaires pendant la vie intra-utérine, et il est assez difficile de les distinguer l'un de l'autre. Si l'ictère n'apparaît qu'au bout de quelques jours, et s'il s'accompagne de troubles digestifs manifestes, il est probable qu'il s'agit d'un ictère catarrhal ; dans le cas contraire, on peut songer à une angiocholite.

(¹) Quisling. Études cliniques sur l'ictère des nouveau-nés. *Deutsche med. Zeit.*, n° 23, 1891.

Tous les ictères du nouveau-né, en dehors de l'ictère dit idiopathique, ne peuvent trouver leur raison dans un obstacle au cours de la bile; les lésions hépatiques sont aussi capables de leur donner naissance, et ce sont ces ictères qu'il nous reste à examiner.

## 2. — Ictères par lésions hépatiques.

Chez le nouveau-né, le foie peut être lésé à la suite d'infections ombilicales, par l'intermédiaire d'une phlébite ombilicale infectieuse; l'infection peut être aussi directement hépatique, et se trouve dans l'immense majorité des cas sous la dépendance de la syphilis : quelquefois on observe des formes d'hépatite interstitielle de nature mal connue, comme dans un cas intéressant de d'Espine. Nous aurons donc à décrire l'ictère succédant aux infections ombilicales, l'ictère dû à la syphilis hépatique, et enfin l'ictère produit par l'hépatite interstitielle.

a). **Ictère succédant aux infections ombilicales.** — Les infections de l'ombilic sont fréquentes chez le nouveau-né. Elles peuvent provenir de l'infection puerpérale de la mère, ou des complications septiques de la plaie ombilicale, et l'on sait combien est commun l'érysipèle des nouveaunés [1]. Elles s'accompagnent souvent d'hémorrhagies du cordon, mais ici l'hémorrhagie n'est que l'effet de l'infection, et non pas la cause directe de l'ictère : aussi n'avons-nous pas cru devoir, comme Depaul, faire une place à l'ictère par hémorrhagie du cordon.

On observe souvent d'autres manifestations infectieuses, de la péritonite, de la pleurésie, de la méningite suppurée. Il y a dégénérescence aiguë du foie, du cœur et des reins, et Buhl et Hecker [2], qui ont voulu faire de cette forme une entité morbide sous le non de dégénérescence graisseuse aiguë des nouveau-nés, n'ont vu que les symptômes de la maladie, sans remonter jusqu'à sa véritable cause : cette affection nouvelle des nouveau-nés né saurait prendre place dans le cadre nosologique (d'Espine et Picot [3]).

L'infection débute par la plaie ombilicale et se propage à la veine ombilicale : la phlébite ombilicale s'étend, comme l'a montré Weber, à la veine porte, et de là à la capsule de Glisson, pour devenir soit le point de départ d'une cirrhose périlobulaire, soit même d'abcès du foie, d'où production d'ictère d'origine hépatique. On observe souvent en pareil cas des hémorrhagies cutanées, muqueuses ou viscérales (Ritter et Klebs).

Nous avons rencontré, avec notre maître le Dr Bar, un bel exemple d'om-

---

(1) Un cas d'ictère chez un nouveau-né, ayant succombé à un érysipèle de la paroi abdominale et de l'ombilic, vient d'être rapporté par Labbé (*Soc. anatomique*, 19 mars 1897). — L'examen bactériologique du sang, pendant la vie et après la mort, y montra l'existence de streptocoques, ainsi que dans tous les viscères et sérosités de l'organisme. Le foie était volumineux, couvert de taches violacées, hémorrhagiques : histologiquement, il présentait une congestion intense avec atrophie des travées hépatiques, des foyers de nécrose des cellules hépatiques, des hémorrhagies au niveau des espaces portes et dans le parenchyme, enfin des lésions d'endartérite et d'endo-phlébite. La propagation s'est faite par la voie lymphatique.

(2) Buhl. *Die acute Fettdegeneration der Neugeborenen.* — Hecker et Buhl. *Klinik. der Geburtskunde*, t. I, 1861, p. 299. — Hecker. Beiträge zur Lehre von den Fettdegeneration bei Wöchnerinnen und Neugeborenen. *Monatsch. f. Geburtskunde*, XXIX, p. 525.

(3) D'Espine et Picot. *Manuel pratique des maladies de l'enfance*, p. 882.

[**L. RENON.**]

phalite ombilicale, due à un microbe dont l'action pathogène était alors peu connue, le *proteus vulgaris* de Hauser : bien que le cas fût un peu complexe au point de vue des lésions hépatiques, nous tenons à le rapporter, car c'est un fait exceptionnel d'ictère grave chez le nouveau-né[1].

Il s'agissait d'un enfant, du poids de 3 050 grammes, né à terme, d'une mère manifestement syphilitique, le 4 décembre 1894, et qui présentait un foie volumineux et des troubles marqués de l'hématose. Le second jour après sa naissance, il eut de la fièvre, 38°,5 à 39°,4. Le troisième jour un ictère se déclara qui s'accentua très rapidement du quatrième au cinquième jour. La température s'élevait pendant ce temps de 39°,5 à 40°,9 et l'enfant succombait le cinquième jour au matin.

A l'autopsie, pratiquée deux heures après la mort, le foie fut trouvé très volumineux (177 grammes) : à la coupe, le tissu hépatique, de coloration jaune, laissait voir les vaisseaux sanguins très élargis et obstrués par des caillots. Un de ces derniers remplissait complètement la veine ombilicale dont les dimensions étaient exagérées. La rate est grosse ainsi que les reins. La capsule surrénale droite est le siège d'un kyste sanguin. Le cœur, très volumineux, est distendu dans la moitié droite par de gros caillots.

Après cautérisation préalable de la surface par une baguette de verre rougie au bec de Bunsen, un fil de platine fut enfoncé dans le côté gauche du foie, dans la veine ombilicale (dans sa portion sous-hépatique), dans la rate et le cœur droit, et leur sérosité ensemencée sur gélose. Les tubes mis à l'étuve à 37 degrés, examinés au bout de vingt-quatre heures, présentaient à leur surface un mince voile pelliculaire transparent : on n'y trouvait pas d'autres colonies microbiennes. Une préparation faite avec le liquide de Ziehl, étendu d'eau, décela la présence de petits bacilles très courts, à extrémités arrondies; l'aspect fut exactement le même dans tous les tubes.

Un examen approfondi sur les différents milieux de culture fit voir qu'il s'agissait du *proteus vulgaris* de Hauser : sur bouillon, sur gélose, sur pomme de terre, l'identification était complète : sur gélatine, dans les boîtes de Pétri, on avait les formes séparées en boudin caractéristiques; un fragment de viande stérilisé, ensemencé avec le microbe, développait une forte odeur de putréfaction. Enfin, le microbe lui-même présentait toutes les réactions connues du bacille de Hauser : extrême mobilité, décoloration par la méthode de Gram. Le pouvoir pathogène ne put être examiné qu'au seizième passage sur gélose, et il était nul, comme c'est la règle en pareil cas, le lapin (injecté dans les veines) et le cobaye (injecté dans le péritoine) n'ayant présenté aucune des réactions des cultures récentes et virulentes.

De l'examen histologique des différents viscères, pratiqué après fixation par le sublimé acétique, nous ne retiendrons que ce qui a trait au foie. Dans cet organe, les lésions sont assez complexes. A. — 1° Les vaisseaux périlobulaires, ectasiés et gorgés de sang, sont entourés d'une gangue fibreuse intense : les capillaires intralobulaires, également très ectasiés, compriment les cellules hépatiques qui ont pris très nettement une dispo-

---

[1] Bar et Rénon. Ictère grave chez un nouveau-né atteint de syphilis hépatique, paraissant dû au *proteus vulgaris*. *Soc. de Biologie*, 18 mai 1895.

sition trabéculaire ; — 2° par place, on trouve des amas de cellules rondes, véritables gommes à l'état embryonnaire. B. — 1° Les cellules, fort altérées sur beaucoup de points, sont infiltrées de gouttelettes graisseuses ; — 2° enfin, toutes ces parties, mais surtout les espaces intercellulaires, sont envahis par un nombre très considérable de microbes colorés en rouge violet par la thionine, et se présentant sous forme de bacilles très courts, à extrémités arrondies, de cocci isolés ou réunis deux à deux.

En résumé, nous avons trouvé réunies les lésions de la syphilis hépatique et celles de l'ictère grave, ce qui est assurément fort rare, surtout chez le nouveau-né.

Il ne nous semble pas que ce fait puisse être légitimement qualifié d'ictère grave syphilitique. Si les lésions du foie, dues à la syphilis, ont pu constituer une cause singulièrement prédisposante à la production de l'ictère grave, celui-ci reconnaît, à notre avis, comme cause vraiment efficiente, une infection. Le moment d'apparition des accidents, l'évolution clinique le faisaient présumer : les cultures pures de *proteus vulgaris*, obtenues avec le contenu de la veine ombilicale, du foie, de la rate et du cœur, la constatation de ce même microbe dans les espaces intertrabéculaires hépatiques semblent le prouver.

Il ne s'agit certainement pas ici d'un envahissement de l'organisme qui se serait produit pendant l'agonie : la présence de la phlébite ombilicale montre que l'agent infectieux a pénétré par la plaie ombilicale[1].

**b). Ictère succédant à la syphilis hépatique.** — Cet ictère est assez commun, en raison de la fréquence de la syphilis hépatique chez le nouveau-né, et surtout de la forme diffuse que prend l'affection à cet âge de la vie. On comprend qu'il ne soit pas très rare d'observer cette variété d'ictère chez des enfants d'une même femme.

Bauzon[2] a rapporté quelques exemples typiques d'ictère syphilitique des nouveau-nés.

Ces enfants viennent au monde chétifs, malingres, d'aspect vieillot, et leur peau paraît ridée, parcheminée, sénile : l'ictère apparaît rapidement, et se greffe sur une teinte jaune terreuse présentée par les petits malades les premiers jours. La terminaison est fatale, et la mort arrive au bout de quelques jours, à la suite de vomissements et d'hémorragies multiples, hématémèses, melæna, épistaxis et même otorrhagies.

Toutes les lésions, en général diffuses, seront traitées à l'article « Syphilis hépatique : » nous ne les mentionnerons pas ici.

---

[1] L'action pathogène du *proteus vulgaris*, très discutée il y a quelques années, ne paraît plus faire de doute à l'heure actuelle. (LANNELONGUE et ACHARD. Sur les infections provoquées par les bacilles du groupe proteus et sur les propriétés agglutinantes du sérum dans ces infections. *Ac. des sciences*, 5 octobre 1896.)

JAEGER a imputé à ce microbe une action manifeste sur la production de l'ictère grave. (Die Ætiologie des infectiösen fieberhaften Ikterus, *Weil'sche Krankheit*. Ein Beitrag zur Kenntiss septischer Erkrangungen und der Pathogenität der Proteusarten. *Zeitschrift für Hygiene*, Bd. XII, p. 525.) Il en rapporte récemment un autre cas. (Ictère fébrile au cours d'une infection par le proteus. *Deutsch. med. Woch.*, 1895, n° 40, p. 667.) Tous ces faits sont confirmés par trois nouvelles observations d'ictère grave terminé par la mort et rapportées par KOLLI, dans lesquelles cet auteur a rencontré un bâtonnet mobile et court appartenant sans conteste au genre proteus. (KOLLI. Contribution à l'anatomie pathologique et à la bactériologie de l'ictère infectieux. *Wratchebnia Zapistri*, 1896, n°° 6 et 7.)

[2] BAUZON. *Loco citato.*

**[L. RÉNON.]**

L'étiologie et la pathogénie dépendent entièrement de la syphilis des ascendants, syphilis du père ou de la mère, syphilis conceptionnelle, qui ne permet souvent pas la vie du fœtus, expulsé macéré ou non : les jumeaux peuvent être atteints d'ictère (Bauzon).

Le traitement mercuriel est indiqué dans toute sa rigueur, sous forme de liqueur de Van Swieten mélangée au lait; si l'enfant n'est pas soumis à l'allaitement artificiel, on fera suivre le même traitement à sa nourrice qui ne devra être que la mère, ou une nourrice syphilitique.

c.) **Ictère par hépatite interstitielle.** — Dans un cas observé par d'Espine[1], il s'agissait d'un garçon venu à terme après un accouchement facile, et qui, dès sa naissance, fut atteint d'un ictère nettement caractérisé, s'étendant et se généralisant les jours suivants à toutes les muqueuses. Les selles étaient colorées; l'urine contenait un peu d'albumine et présentait la réaction de Gmelin. Le neuvième jour, des hémorrhagies survinrent : on constata de l'omphalorrhagie, du purpura et des ecchymoses, du melæna. La rate et le foie étaient volumineux, et il n'existait pas d'ascite. La température tomba au-dessous de la normale, l'enfant s'affaiblit et succomba le vingt-troisième jour, dans une crise de convulsion.

A l'autopsie, le foie était augmenté de volume. Il n'y avait point de bouchon muqueux dans le cholédoque. Le tissu hépatique, d'une coloration vert olive, présentait, au microscope, une abondante prolifération embryonnaire le long de la capsule de Glisson, et dans les espaces interlobulaires qui étaient par places notablement agrandis. « Cette néoformation se continue sous forme de guirlandes élégantes autour des cellules hépatiques dans l'intérieur des lobules; les cellules sont en grande partie conservées et contiennent des blocs de pigment biliaire. Les petits canalicules biliaires sont épaissis et remplis de cellules épithéliales : le peu d'altération de leur paroi permet de supposer que les lésions qu'ils présentent sont consécutives à l'hépatite insterstitielle. Nulle part on ne constate de gommes miliaires. » (d'Espine et Picot.) Ces auteurs pensent à une lésion syphilitique, tout en reconnaissant que l'enfant n'avait aucune lésion syphilitique; mais ils ne veulent pas classer ce fait, qui reste un fait d'attente, bel exemple d'ictère par hépatite interstitielle chez le nouveau-né[2].


## II. — ICTÉRES DES ENFANTS PLUS AGÉS

L'étude de l'ictère chez les enfants plus âgés est beaucoup plus facile que celle de la maladie chez les nouveau-nés, car elle présente la plus grande ressemblance avec les faits observés chez l'adulte, et cela nous dispensera d'insister aussi longuement sur elle.

Les enfants peuvent être atteints d'ictère par rétention, dû soit à une

---

[1] D'Espine. *Bullet. de la Soc. méd. de la Suisse romande*, 1879, p. 279; et *Gaz. méd. de Paris*, 1880, n°° 45 et 48.

[2] Ce fait de MM. d'Espine et Picot ressemble à des cas rapportés par Hanot chez l'adulte, et qui étaient d'origine syphilitique. (Hanot. Hépatite syphilitique hypertrophique avec ictère chronique. *Presse médicale*, 30 septembre 1896, p. 505.) On comprend fort bien que ces auteurs n'aient pu se défendre de la possibilité de l'origine syphilitique de pareilles lésions.

compression du canal cholédoque, soit à un obstacle siégeant dans son intérieur et l'oblitérant. Des causes de compression, les plus fréquentes
résultent de la présence à ce niveau de ganglions le plus souvent tuberculeux.
L'oblitération du conduit provient généralement d'un calcul ou d'un bouchon
muqueux catarrhal. La lithiase biliaire de l'enfance attire l'attention par les
symptômes ordinaires de la migration du calcul avec ses crises douloureuses
spéciales, la localisation si nette de la douleur dans les cas typiques, les vertiges,
les gastralgies dans les cas frustes. Le canal cholédoque peut être oblitéré en
tout ou en partie par le calcul migrateur, et l'ictère est constitué avec ou sans
signes généraux appréciables, avec ou sans hypertrophie du foie, selon que la
lithiase est septique ou aseptique. Les matières fécales sont décolorées complètement ou incomplètement; mais, en raison de la fréquence des affections
gastro-intestinales de l'enfant, surtout de l'enfant du premier âge, l'ictère dû
à cette cause est souvent moins bénin que celui de l'adulte.

La présence de ces troubles digestifs chez les enfants explique la fréquence d'une autre variété d'ictère par rétention, l'ictère dit catarrhal,
l'ictère toxi-infectieux. L'infection se propage souvent des gros canaux aux
moyens et aux petits canaux biliaires, créant une réelle angiocholite; cet
ictère revêt souvent une forme épidémique, et en fait une variété spéciale à l'enfance. D'un pronostic généralement peu sévère, cet ictère peut
prendre une allure sérieuse, et provoquer l'ictère grave : ce dernier peut
aussi apparaître d'emblée avec les mêmes lésions hépatiques que chez
l'adulte; mais cette forme est très rare, puisqu'on n'en connaît que quelques
observations.

Les lésions hépatiques, tenant à diverses maladies du foie, peuvent aussi
donner naissance à l'ictère dans l'enfance : parmi ces affections, nous
citerons surtout la syphilis, généralement héréditaire, rarement acquise, et
les cas, peu nombreux à l'heure, actuelle d'ictère par cirrhose hypertrophique
chez les enfants : MM. Gilbert et Fournier[1] ont étudié cette dernière variété de
lésions qu'on trouvera décrites à propos des cirrhoses hépatiques des enfants.

Si l'on tient aussi compte des ictères qu'on semble pouvoir ranger dans
la classe des ictères dits émotifs[2], nous en aurons terminé avec l'énumération rapide des principales causes d'ictère chez les enfants plus âgés. Mais
si la plupart de ces modalités de l'ictère ressemblent à celles de l'adulte à
ce point que leur description ne saurait trouver place ici, dans ce Traité des
maladies propres à l'enfance, nous devons cependant nous arrêter sur l'ictère
*infectieux épidémique des enfants*, qui présente des particularités vraiment
spéciales à cet âge de la vie, et nous ne dirons que quelques mots de *l'ictère
grave*.

### A. — ICTÈRE INFECTIEUX ÉPIDÉMIQUE.

Alors que chez l'adulte l'ictère dit catarrhal est la plupart du temps sporadique, cette variété d'ictère est généralement épidémique chez l'enfant.

[1] A. GILBERT et FOURNIER. La cirrhose hypertrophique avec ictère chez les enfants. *Soc. de Biologie*,
1er juin 1895.
[2] G. COULON. *Médecine infantile*, 15 avril 1894.



[L. RENON.]

**Historique.** — Connu depuis longtemps chez les enfants, l'ictère catarrhal, qui avait même servi à expliquer la pathogénie de l'ictère des nouveau-nés (Hervieux, Porchat), n'a été réellement étudié dans ses manifestations épidémiques que depuis peu de temps.

Meissner[1], en 1869, observe une épidémie d'ictère chez les enfants, et Rehn[2] donne une description de la forme épidémique de la maladie.

Henoch[3] fait bien remarquer que cet ictère se présente souvent « sous orme épidémique », Barthez et Sanné[4] admettent « qu'il n'est pas très rare d'observer l'ictère successivement sur plusieurs personnes d'une même famille ».

Les auteurs anglais ont eu l'occasion d'en étudier de nombreux cas en 1894, et nous trouvons des relations d'ictère épidémique rapportées chez les enfants par Hall Calwert, Pope Bartlett, Semple Young, Thursfield[5].

En 1895, dans une thèse faite à l'hôpital des Enfants Malades, Baron[6] relate un certain nombre de cas d'ictère catarrhal.

En 1896, deux auteurs russes, Krassnobaeff[7] et Kissel[8], observent à Moscou des cas intéressants d'ictère épidémique infectieux chez les enfants.

**Étiologie.** — L'ictère infectieux épidémique s'observe à toutes les périodes de l'enfance; d'après Barthez et Sanné, il serait plus fréquent à l'extrême limite de l'enfance, c'est-à-dire entre 13 et 14 ans : Hénoch l'a rencontré surtout après 5 ans, mais il a pu l'étudier aussi chez un enfant de 8 semaines et chez un autre de 5 mois. Dans une épidémie citée par Graarud[9], 22 enfants atteints avaient moins de 15 ans et le plus jeune en avait 2. Dans les observations de Baron, le plus âgé des enfants avait 9 ans 1/2 et le plus jeune 2 ans 1/2. Kissel, sur 75 observations, a relaté la fréquence de l'ictère au-dessous de 5 ans.

Les garçons paraissent aussi souvent atteints que les filles : dans les cas de Kissel, il y avait 35 garçons et 58 filles; il en était de même dans les cas de Baron.

La saison paraît avoir une influence étiologique incontestable : c'est dans les mois d'automne et d'hiver, d'octobre à février, qu'on le rencontre plus souvent: presque tous les cas de Kissel ont été observés pendant l'hiver ; sur 7 observations, Baron voit la maladie se développer 7 fois à la fin de septembre et au mois d'octobre. Dans les relations des auteurs anglais dont nous parlions tout à l'heure, les mêmes remarques ont été faites.

Les épidémies d'ictère infectieux sont connues depuis longtemps : dès 1772, Brunnig cite une épidémie qui coûte la vie à plus de 300 enfants. Rehn en a relaté à son tour, et nous avons déjà vu les épidémies signalées en

---

[1] Meissner. Eine Icterus Epidemie. *Jahrb. f. Kinderheilkunde*, 1863, t. III, p. 197.
[2] Rehn. *Analecten*, Heft IX, p. 52.
[3] Hénoch. *Leçons cliniques sur les maladies des enfants.* Traduction Hendrix. Paris, 1885, p. 451.
[4] Barthez et Sanné. *Traité clinique et pratique des maladies des enfants*, 1887, t. II, p. 656.
[5] Hall Calwert, Pope Bartlett, Semple Young, Thursfield. Epidemic Jaundice. *British medical Journal*, 3 et 24 février, 3 et 10 mars 1894.
[6] Baron. De l'ictère catarrhal chez les enfants. *Thèse de Paris*, 1895.
[7] Krassnobaeff. L'histoire d'une épidémie d'ictère infectieux dans une famille. *Dietskaia Medi-tsina*, 1896, n° 2.
[8] Kissel. Ictère infectieux chez les enfants. *Vratch*, 1896. n° 15.
[9] Graarud. Epidemischer Icterus catarrhalis. *Jahrb. f. Kinderheilkunde*, . XXVI.

Angleterre et en Russie. A propos des cas rapportés par Baron, nous avons pu savoir qu'après l'admission des petits malades dont il relate l'histoire, on a pu constater à l'hôpital des Enfants des faits d'ictères survenus par la suite. D'ailleurs, il est assez rare que les cas apparaissent simultanément. En général, ils se montrent successivement, 15 jours, 3 semaines, 1 mois après le premier cas ; des familles entières sont ainsi éprouvées et tous les enfants en sont atteints. L'affection a été notée sous forme épidémique dans les écoles.

Les troubles gastriques prédisposent les enfants à l'ictère : Comby a vu la maladie faire son apparition à la suite de la dilatation de l'estomac, et il a pu incriminer le rachitisme, ayant observé la jaunisse chez un petit rachitique de 18 mois[1].

Les auteurs anglais ont invoqué l'influence de maladies intercurrentes, surtout l'influenza : telle est l'opinion de Hall[2], basée sur une relation de 180 cas d'ictère épidémique faite par le Dr Meinert (de Dresde) et dans lesquels le rapport étiologique avec l'influenza ne semblait pas douteux. Il est possible que la grippe infectieuse ait une action sur l'apparition de l'ictère, mais dans la plupart des observations cette cause n'est pas notée.

Ce que l'on constate souvent, c'est l'existence de maladies antérieures, telles que la fièvre typhoïde, l'érysipèle, et surtout la rougeole et la scarlatine.

**Pathogénie.** — La pathogénie de l'ictère infectieux épidémique est encore bien obscure à l'heure actuelle. Il paraît très probable que les troubles gastro-intestinaux, si fréquents chez les enfants, notamment chez les enfants du premier âge, doivent jouer le plus grand rôle. La suralimentation, si fréquente chez les enfants mal réglés dans leur nourriture, peut en être une cause. Mais c'est surtout les affections infectieuses et toxiques qu'il faut incriminer : chez les nourrissons, le lait est souvent altéré, soit qu'il n'ait été ni bouilli, ni stérilisé, soit qu'il l'ait été trop longtemps après la traite. Marfan a insisté avec beaucoup de raison sur cette cause possible d'intoxication gastro-intestinale des nourrissons[3].

Chez les enfants plus âgés, l'eau a été souvent suspectée. Lireux[4] a pu observer plusieurs cas d'ictère à la suite d'usage d'eau de Seine. Holmes[5] a relaté une épidémie de 14 cas dans un village, chez des enfants de 4 à 12 ans ; l'eau qui servait à la consommation de ce village était rare et impropre à la boisson : l'épidémie ne cessa qu'après la filtration et l'ébullition de l'eau.

Mais il est des cas d'ictère à forme épidémique bien avérés chez des enfants qui ne faisaient usage que d'eau filtrée et bouillie.

Les produits impropres à l'alimentation ou toxiques peuvent être la cause directe de l'ictère. Antony Roche (de Dublin)[6] a pu constater un ictère épidémique chez tous les enfants d'une même famille : ceux-ci avaient mangé

---


[1] Comby. *Traité des maladies de l'enfance.* 2ᵉ édition, 1895, p. 515.
[2] Hall. Epidemic jaundice. *British medical Journal*, 1891, p. 555.
[3] Marfan. La gastro-entérite cholériforme des nourrissons. *Presse médicale*, 23 décembre 1896, p. 685.
[4] Lireux. L'ictère épidémique. *Thèse de Paris*, 1894.
[5] H. Holmes. *British medical Journal*, 1894.
[6] Antony Roche. Epidemic jaundice. *British medical Journal*, 10 mars 1894.


[L. RÉNON.]

une grande quantité de graines réservées à la nourriture d'un serin. Hawthon[1], dans une famille de 6 enfants, observa une épidémie de jaunisse chez 3 d'entre eux qui avaient absorbé une grande quantité de confitures de mauvaise qualité, très chargées en couleur jaune et rouge. Trois faits semblables sont aussi rapportés par l'auteur chez des enfants qui avaient fait pareil usage de confitures avariées. On ne peut affirmer que, dans ces cas, les substances ingérées aient été la cause directe de l'ictère, mais il était intéressant de les mentionner.

D'autres fois, on ne trouve rien pour expliquer cette pathogénie. Dans une épidémie très curieuse d'ictère infectieux chez 3 enfants d'une même famille, qui furent successivement atteints d'ictère à 24 et 29 jours d'intervalle, l'enquête la plus minutieuse n'a rien révélé de défectueux dans l'alimentation : Krassnobaeff[2] a pu seulement savoir que la famille n'occupait l'appartement que depuis quelques jours, et que ce dernier avait été habité pendant 2 jours par un enfant « qui avait la peau très jaune ».

L'agent pathogène de cet ictère infectieux épidémique des enfants est inconnu : il est bien probable qu'il ne s'agit pas là d'une bactérie spécifique, mais des hôtes normaux de l'intestin, peut-être d'une variété de proteus ou d'un coli-bacille, ayant acquis une virulence particulière, sous l'influence des causes que nous venons d'énoncer, et qui créent l'infection biliaire par le processus que Dupré, Gilbert et Dominici nous ont appris à connaître.

**Symptômes.** — L'ictère débute quelquefois par une série de symptômes généraux, mouvement fébrile plus ou moins marqué, céphalalgie, courbature, anorexie. La constipation est presque toujours la règle, et la diarrhée l'exception. Le plus généralement, on constate des nausées et des vomissements : la langue est couverte d'un enduit épais « blanc ou limoneux » (Rilliet et Barthez), et l'ictère apparaît le quatrième ou le cinquième jour.

Ce dernier peut être la première manifestation de la maladie ; mais il est fort rare qu'on l'observe seul, à l'exclusion de tout symptôme général, ou de tout trouble gastro-intestinal. D'abord limité aux conjonctives, l'ictère se généralise aux autres parties du corps, à la face, à la muqueuse de la bouche, au tronc et aux membres : l'extension se fait avec une rapidité et une intensité variables. La coloration est plus ou moins marquée, jaune pâle, jaune bouton d'or, jaune verdâtre et olivâtre. Il existe des douleurs dans les extrémités inférieures, et surtout dans les jambes (Krassnobaeff). Le foie est augmenté de volume : il déborde les côtes, s'étend jusqu'à l'épigastre et remonte dans l'hypochondre ; il est quelquefois indolore, mais souvent dur et douloureux, spontanément ou à la pression. Il reste encore hypertrophié et induré, après la décoloration complète de la peau, et quand il n'existe plus de pigment biliaire dans les urines (Baron). Les matières fécales sont dures ou couleur d'argile, décolorées, parfois très fréquentes et liquides, le plus souvent rares. Les urines contiennent des pigments biliaires, mis en évidence par la réaction de Gmelin : la coloration varie du jaune orangé, avec reflet verdâtre à la surface, à la coloration brune acajou complète. La réaction est acide, et « la

(1) Hawthox. Epidemic jaundice. *Ibid.*
(2) Krassnobaeff. *Loco citato.*

densité élevée peut varier de 1020 à 1025 » (Baron). Dans toutes ses observations, ce dernier auteur a noté la présence d'urobiline, et celle-ci suivait presque toujours dans son évolution la marche progressive ou décroissante des pigments biliaires. L'urée est diminuée, mais augmente au moment où les selles se recolorent : dans 2 cas, Baron a constaté une crise polyurique et azoturique très nette, comme chez l'adulte.

L'affection ne s'accompagne presque jamais d'hyperthermie : la fièvre est modérée, et persiste rarement après les premiers jours. Dans l'épidémie rapportée par Krassnobaeff, la température n'a dépassé la normale que chez un seul malade. Le pouls n'est pas ralenti : on n'observe jamais « dans l'ictère des enfants le ralentissement bien connu du pouls qui descend à 50 pulsations. Le pouls a toujours oscillé entre 100 et 120 pulsations » (Hénoch). Il n'est ralenti qu'exceptionnellement (Traube).

Au bout de quelques jours, 8 à 15 jours en général, l'ictère diminue. Les matières commencent à se recolorer, les pigments biliaires disparaissent de l'urine ; mais le foie reste souvent gros pendant longtemps encore, et son hypertrophie ne fait que graduellement place au volume normal. La maladie peut durer 20, 30 et 40 jours. Dans certains cas, l'ictère persiste plus longtemps, 60 jours dans une observation de Caussade, où la durée totale de la maladie fut de 155 jours[1].

La convalescence est longue et peut présenter des rechutes (Baron). La mort n'est que très rarement la terminaison de l'ictère infectieux épidémique des enfants : quand elle survient, elle résulte de l'extension de l'infection au parenchyme hépatique, et de l'altération dégénérative de ses cellules : l'affection prend alors l'allure clinique de l'ictère grave. Ce dernier, exceptionnel chez l'enfant, est d'habitude primitivement grave d'emblée ; mais, ici, comme chez l'adulte, on observe une gradation successive dans la gravité des cas, depuis les plus bénins jusqu'à ceux qui se terminent par le syndrome de l'ictère grave.

**Pronostic.** — Le pronostic est en général bénin ; dans la plupart des cas, la guérison est la règle, et il ne semble pas que l'existence d'un ictère antérieur puisse chez l'enfant inspirer beaucoup de crainte pour l'avenir.

**Diagnostic.** — Le diagnostic est facile quand l'ictère fait suite à une période de quelques jours de troubles gastro-intestinaux manifestes. Mais s'il est un peu tardif, si les symptômes généraux sont accentués, on peut penser à une infection quelconque, à la fièvre typhoïde et à la grippe, par exemple : dans le premier cas, la réaction agglutinante de Widal servira à lever tous les doutes ; dans le second, les troubles muqueux et névralgiques permettront de rapporter les symptômes à leur véritable cause ; d'ailleurs l'ictère peut apparaître dans le cours de ces deux affections.

La cirrhose hypertrophique biliaire, à cause du foie volumineux qu'elle présente, et de l'ictère parfois prolongé qui s'observe dans son évolution, peut ressembler à l'ictère infectieux des enfants ; mais, en général, il n'existe que peu de décoloration des matières fécales, et les signes de la cirrhose

---

[1] M<sup>lle</sup> Herzenstein. Contribution à l'étude de l'ictère catarrhal prolongé. *Thèse de Paris.* 1890, p. 56.

[L. RÉNON.]

hypertrophique de l'enfance sont pathognomoniques, d'après MM. Gilbert et, Fournier[1]. La rate est véritablement énorme, de 26 à 30 centimètres de longueur; la dernière phalange des doigts et des orteils s'hypertrophie notablement; les extrémités du tibia, du péroné, du fémur sont augmentées de volume, et on note parfois un peu d'hydarthrose.

Chez les enfants syphilitiques, l'ictère dit syphilitique de la période secondaire, tel qu'il existe d'après les observations de Gubler, de Fournier, de de Lavarenne, de Chapotot[2], présente la plus grande analogie avec la variété d'ictère infectieux des enfants; pour admettre l'ictère syphilitique, il faut constater les énanthèmes et les exanthèmes syphilitiques (roséole, plaques muqueuses) et surtout l'absence des causes habituelles de l'ictère infectieux par rétention.

L'ictère, dû à l'obstruction du canal cholédoque par un calcul, se distinguera par les troubles antérieurs dus à la lithiase biliaire et par l'existence des signes satellites de la migration du calcul (Dieulafoy).

**Anatomie pathologique.** — On ne connaît pas les lésions de l'ictère infectieux épidémique des enfants, puisque la guérison est la règle, et que les malades ne succombent qu'à la suite des symptômes d'insuffisance hépatique tributaires de l'ictère grave. L'anatomie pathologique de cette forme devient alors celle de l'ictère grave.

**Traitement.** — Si l'ictère se développe chez des nourrissons, atteints déjà depuis quelque temps de troubles gastro-intestinaux, la diète hydrique devra être appliquée dans toute sa rigueur, selon les préceptes de Marfan. Si l'affection apparaît d'emblée, sans autre lésion antérieure, chez les nourrissons comme chez les enfants plus âgés, on peut donner des lavements froids, à 15 à 18 degrés, comme Krüll l'a recommandé; le calomel, à très petites doses, peut aussi rendre des services (Kissel). Le régime lacté absolu, les alcalins, surtout l'eau de Vichy, de très légers purgatifs souvent répétés forment la base du traitement.

## B. — Ictère grave.

Les cas d'ictère grave, primitif ou secondaire, des enfants plus âgés, ressemblent à ce point à ceux de l'adulte que Hénoch a pu déclarer « que ses cas et ceux que les auteurs rapportent n'ont rien présenté de caractéristique pour l'enfance, ni au point de vue clinique, ni au point de vue anatomique »; et MM. d'Espine et Picot ajoutent que « la maladie s'accompagne des mêmes caractères et des mêmes lésions que chez l'adulte ».

**Historique.** — Les cas d'ictère grave sont très rares à cet âge de la vie. Trousseau[3] avait bien vu que, « dans la première année de la vie, l'ictère pouvait donner lieu à des accidents graves, susceptibles d'avoir une terminaison funeste », mais la littérature médicale est pauvre en documents. En

(1) Gilbert et L. Fournier. *Loco citato.*
(2) Chapotot. *Lyon médical* 1891.
(3) Trousseau. *Clinique médicale de l'Hôtel-Dieu.* 7e édition, 1885, t. III, p. 511.

1884, Greves[1] n'en avait réuni que 17 observations : on en compte quelques autres depuis cette époque, parmi lesquelles nous citerons celles de Auché et Coyne[2], de Fr. Lanz[3] et de Bernard Frenkel et Weinberg[4].

En 1895, M. Comby[5] n'avait jamais vu d'ictère grave dans la seconde enfance.

**Étiologie. Pathogénie.** — L'ictère grave peut frapper les enfants de tout âge. Trousseau, Greves, Mann, Politzer et Senator l'ont rencontré dans la première année, et Folwarczny chez un garçon de 14 ans; les cas intermédiaires sont échelonnés dans toute les périodes de l'enfance.

Les garçons sont aussi bien atteints que les filles. La pathogénie est très obscure : les recherches bactériologiques manquent ou sont insuffisantes. Dans le cas de Auché et Coyne, l'examen minutieux révéla des détails intéressants : huit heures avant la mort on avait ensemencé du sang venant de la veine médiane céphalique, et les cultures étaient restées stériles. Après la mort, on a constaté la présence du coli-bacille dans le système biliaire.

**Anatomie pathologique.** — Les lésions sont celles de l'ictère grave de l'adulte. Le foie est augmenté de volume (Bernard Frenkel et Weinberg); il peut conserver ses dimensions-normales; le plus souvent il présente l'aspect caractéristique de l'atrophie jaune aiguë (Fr. Lanz). Sur les coupes, on constate « une dislocation » des travées hépatiques qui ont perdu leur ordination normale; les cellules hépatiques sont, soit conservées, avec contours peu nets, noyaux indistincts, corps cellulaire parsemé de gouttelettes graisseuses, soit complètement détruites sous forme d'une masse presque homogène, anhiste, composée d'une agglomération de très fines gouttelettes graisseuses réunies sans ordre, entre lesquelles se trouvent des fibrilles excessivement fines, parallèles ou entrecroisées (F. Lanz). D'ailleurs, les cellules sont souvent infiltrées de granulations de différentes espèces : les unes sont biliaires, les autres sont ferrugineuses comme le prouve la réaction par le sulfhydrate d'ammoniaque (B. Frenkel et Weinberg). Les lésions vasculaires manquent rarement sous forme d'artérite ou de phlébite.

La rate est généralement augmentée de volume et présente les altérations ordinaires des maladies infectieuses. Les reins sont le plus souvent gros et leur épithélium subit la dégénérescence graisseuse.

Chez les enfants, en plus des lésions de l'ictère grave, on peut observer des lésions tuberculeuses des ganglions lymphatiques, parfois des ganglions du médiastin.

**Symptômes.** — L'ictère grave survient comme aggravation secondaire d'un ictère préexistant, ou à titre de détermination toxi-infectieuse primitive. Les symptômes sont les mêmes dans les deux cas : le début seul est différent. Des vomissements, de la constipation, de l'anorexie, une élévation de température de 38,5 à 39, et au delà, sont des signes qui ne manquent

---

[1] GREVES. *British medical Journal*, 1884, n° 1216.
[2] AUCHÉ et COYNE. *Congrès de médecine interne de Bordeaux*, 9 août 1895.
[3] LANZ. Ein Fall von acuter gelber Leberatrophie bei einem viersjährigen Knaben. *Wiener klin. Wochensch.*, 25 juillet 1896, n° 30.
[4] B. FRENKEL et WEINBERG. *Société médicale des hôpitaux*, 5 juin 1896, p. 509.
[5] COMBY. *Loco citato*, p. 516.

[L. RENON.]

jamais; puis l'ictère apparait, intense, accompagné d'un état général des
plus sérieux : le pouls est petit, fréquent, marquant 120, 150 pulsations,
parfois incomptable; on note des épistaxis ou d'autres hémorrhagies, de la
somnolence ou de l'agitation. Les selles sont colorées ou décolorées, les
urines ictériques. La mort arrive rapidement au milieu du coma, ou des convulsions, quelquefois à type tétaniforme. Dans le cas de MM. Auché et Coyne,
l'ictère grave était hypothermique; les auteurs pensent que leur fait ressemble à ceux de cette variété hypothermique, due au coli-bacille, et observée
par Hanot[1] et Boix[2] chez l'adulte.

La durée de l'affection ne dépasse pas 4 jours, 6 jours, 8 jours, rarement
15 jours, la mort en est la terminaison presque fatale.

Le *pronostic* est donc très grave.

Le *diagnostic* se basera surtout sur l'intensité des signes généraux, et
sur les symptômes urinaires de l'insuffisance hépatique.

**Traitement.** — Le régime lacté absolu, les lavements froids, les bains
tièdes, les injections sous-cutanées d'eau salée additionnée d'une très minime
quantité de benzoate de caféine : tels sont les moyens thérapeutiques à
employer chez l'enfant contre cette grave infection[3].

(1) Hanot. De l'ictère grave hypothermique. *Archives générales de médecine*, avril 1895. — *Société méd. des hôpitaux*, 31 mars 1893 et 4 mai 1894. — *Société de Biologie*, 17 février 1894.
(2) Boix. *Soc. de Biologie*, 26 mai 1895; et *Archives générales de médecine*, juillet 1896.
(3) Ce travail a été remis le 28 janvier 1897.

# VII

## *CONGESTION DU FOIE*

PAR C. ODDO

Médecin des Hôpitaux de Marseille.

Pas plus que chez l'adulte, la congestion du foie n'est une maladie autonome chez l'enfant. Tantôt, simple trouble circulatoire facilité par la richesse et la complexité vasculaires, par les connexions et les fonctions multiples de ce viscère, la congestion du foie est un épiphénomène passager lié à la perturbation d'autres organes ou à une infection générale; tantôt elle est plus durable et sujette à répétitions et à aggravations progressives, elle est alors le premier stade d'une altération plus profonde, dégénérescence ou cirrhose.

**Étiologie.** — Chez l'enfant, le foie est un organe relativement plus volumineux et plus vulnérable que chez l'adulte. D'autre part, la fréquence extrême des troubles digestifs dans le jeune âge ne peut manquer de déterminer de fréquentes congestions du foie. Mais le premier degré de l'hyperémie, les légers troubles fonctionnels qui l'accompagnent sont déjà difficiles à apprécier chez l'adulte, ils le sont bien plus encore chez l'enfant. Aussi la congestion du foie est-elle plus fréquente à cet âge qu'on ne le pense.

Nulle part la dichotomie classique qui sépare la congestion active et la congestion passive n'est aussi marquée qu'en ce qui concerne l'hyperémie du foie (Chauffard). Aussi la classification étiologique des congestions du foie est-elle toute tracée.

**I. Congestions actives.** — La vasodilatation réflexe par suppression d'un écoulement sanguin habituel, action du froid, etc., est plus rare chez l'enfant que chez l'adulte. Restent deux causes principales de congestion active du foie.

1° *L'hyperémie par suractivité fonctionnelle.* Le mauvais régime est un facteur important, il faut remarquer cependant que l'auto-intoxication vient ici ajouter ses effets au surmenage fonctionnel.

Chez le nourrisson, la suralimentation est très commune et entraîne fréquemment l'ectasie gastrique, ainsi que l'a établi Comby. Dans quelle proportion l'ectasie gastrique aboutit-elle à la congestion du foie chez le nourrisson? C'est un point mal élucidé; en tout cas, ce phénomène n'est pas aussi nettement appréciable que chez le dilaté adulte.

Dans la deuxième enfance, les écarts du régime sont encore bien fréquents. Mais la gloutonnerie, l'ingestion de mets grossiers aboutissent plutôt à l'indigestion qu'à la pléthore hépatique. Toutefois, les excès alimentaires répétés ont parfois pour conséquence l'embarras gastrique bilieux avec congestion du foie et suffusion ictérique.

Il faut faire ici une part à certaines *prédispositions individuelles*. Il y a des enfants bilieux, parfois fils de bilieux, sujets à des congestions passagères du foie avec accentuation de leur teint jaunâtre habituel, avec état saburral, inappétence et selles décolorées ou polycholiques.

2° *L'action des toxiques* se rencontre dans les infections, les auto-intoxications et les intoxications proprement dites.

a). *Les infections,* si communes et si diverses dans l'enfance, amènent la congestion du foie, premier stade du foie infectieux. Il convient de remarquer que les tares hépatiques antérieures (alcoolisme, impaludisme, etc.), qui jouent un rôle important dans la production des accidents hépatiques, manquent ordinairement dans le jeune âge.

On rencontre la congestion du foie au cours de la diphtérie, la fièvre typhoïde, la rougeole, la variole, la scarlatine, les entérites infectieuses, la pneumonie, la broncho-pneumonie, la tuberculose aiguë et chronique, la septicémie, la syphilis héréditaire précoce et plus rarement la syphilis héréditaire tardive, l'impaludisme, la dysenterie, la lymphadénie, etc.

b). *Les auto-intoxications* déterminent la congestion du foie en soumettant la fonction antitoxique de cet organe à un travail excessif et en agissant par les propriétés des toxines. Ces auto-intoxications se produisent au cours des infections, mais il faut placer ici surtout les auto-intoxications survenant chez les nourrissons dyspeptiques. Malheureusement les congestions du foie par troubles du chimisme gastro-intestinal chez l'enfant sont mal connues, parce que les faibles changements de volume et les troubles fonctionnels légers du foie sont difficilement appréciables chez l'enfant, ainsi que nous l'avons dit plus haut.

c). *Les intoxications proprement dites,* accidentelles ou médicamenteuses, ne présentent, au point de vue de leur action sur le foie, aucune particularité spéciale en dehors de la susceptibilité propre à l'enfance à l'égard de certains agents. L'alcoolisme de l'enfance détermine plus rapidement que chez l'adulte (Lancereaux) la congestion douloureuse du foie à la période de début et ensuite les poussées hyperémiques qui précèdent la cirrhose. Dujardin (de Gênes) a signalé la congestion du foie chez l'enfant par l'usage de l'onguent mercuriel et de l'extrait de belladone.

**II. Congestions passives.** — *Foie cardiaque.* — Les conséquences de la stase sanguine dans le foie sont les mêmes chez l'enfant que chez l'adulte. Mais les lésions orificielles, les lésions mitrales notamment, par leur compensation plus complète et plus prolongée, n'entraînent que rarement la congestion hépatique dans le jeune âge. Par contre, les lésions péricardiques, et particulièrement la symphyse, déterminent beaucoup plus souvent et beaucoup plus rapidement chez l'enfant la rupture de l'équilibre circulatoire et la congestion passive du foie (Weill, Hutinel). A tel point qu'on peut dire que les lésions péricardiques occupent chez l'enfant, dans la production du foie cardiaque, la place prédominante que tiennent chez l'adulte les lésions mitrales.

Hutinel[2] a très judicieusement placé à côté du foie cardiaque pur le *foie*

(1) Gasrou. Le foie infectieux. *Th. de Paris,* 1893.

(2) Hutinel. Cirrhoses cardiaques et cirrhoses tuberculeuses du foie chez l'enfant. *Rev. des mal. de l'enfance,* déc. 1893 et janv. 1894.

*cardio-tuberculeux*, qui est encore produit par une symphyse cardiaque, mais cette symphyse est de nature tuberculeuse.

*Les affections pulmonaires chroniques* (bronchite chronique avec sclérose pulmonaire, phtisie fibreuse, etc.), ne se rencontrent que très rarement chez l'enfant comme cause de dilatation du cœur droit et de congestion passive du foie. Les déformations thoraciques chez les *rachitiques*, les gibbeux, sont par contre une cause plus fréquente de congestion du foie chez les enfants. Toutefois, la congestion du foie chez les rachitiques a une pathogénie complexe à laquelle participent les troubles digestifs qui jouent un rôle si important dans la production du rachitisme. Il faut aussi tenir compte de l'ampliation apparente du foie, due au rétrécissement du thorax qui refoule cet organe en bas, et au relèvement du diaphragme qui le découvre sur une plus grande étendue.

**Anatomie pathologique.** — A. Foie infectieux. — C'est surtout lorsque le petit malade succombe au début de l'infection que les lésions congestives prédominent dans le foie; plus tard, à la congestion se joignent la stéatose et les autres altérations du foie infectieux (infiltration embryonnaire, nodules infectieux de Hanot, etc.); plus tard enfin pourront se dessiner les lésions de la cirrhose commençante.

*Aspect macroscopique.* — Le foie hyperémique, tel que l'a décrit Gastou, et dont le foie diphtérique est le type (Morel), présente un volume augmenté, une consistance molle, une couleur rouge intense; au degré le plus élevé, c'est le *foie hémorragique* (septicémie) caractérisé par un pointillé sous-capsulaire.

A la coupe, le sang s'écoule avec abondance; les vaisseaux dilatés forment un pointillé très apparent et, parfois, lorsque la dilatation vasculaire est très prononcée, la coupe présente l'aspect de l'angiome caverneux; enfin, dans le foie hémorragique, les vaisseaux s'entourent par places d'un cercle ecchymotique. A un examen attentif, on reconnaît l'aspect du *foie muscade interverti*, c'est-à-dire qu'ici le centre du lobule est blanc et la périphérie rouge. Parfois on trouve le *foie en cocarde* (Gastou), dans lequel la zone intermédiaire du lobule est claire et entourée de deux zones rouges, l'une centrale et l'autre périphérique.

*Lésions histologiques.* — A un faible grossissement, on constate que la congestion est intense et généralisée. Suivant Morel, la dilatation existe à la fois au centre, où la veine centrale est élargie, et à la périphérie, où l'espace porte est également dilaté. Au contact des capillaires distendus, les cellules hépatiques sont refoulées et aplaties. La zone intermédiaire tranche nettement avec les précédentes par sa coloration jaunâtre parsemée de tractus rosés. Par places on aperçoit des capillaires dilatés constituant des anévrysmes ou des varices capillaires. A un fort grossissement, on constate que, dès le début, les cellules hépatiques présentent de la surcharge graisseuse et de l'infiltration embryonnaire. Ces lésions vont prendre, dans une phase plus avancée des proportions de plus en plus considérables.

B. Foie cardiaque. — La congestion passive du foie se distingue anato-

[C. ODDO.]

miquement de la congestion active par la systématisation des lésions et leur prédominance dans la zone péri-sus-hépatique.

Ici encore le volume du foie est très augmenté, mais sa coloration est plus sombre que dans la congestion active. Sous la capsule distendue courent des veines bleuâtres gorgées de sang. Le tissu hépatique présente l'aspect du foie muscade : chaque lobule forme un îlot dont le centre est occupé par une veine sus-hépatique dilatée et entourée d'une zone rouge sombre, et dont la périphérie est pâle et grisâtre.

Au microscope, la distension des veines sus-hépatiques, celle des veines centrales des lobules et des capillaires afférents apparaissent plus nettement. L'ectasie centro-lobulaire forme un réseau télangiectasique constitué par des rayons rejoignant la veine centrale (Chauffard), dans les mailles des réseaux se trouvent les cellules, de plus en plus aplaties et complètement atrophiées à mesure qu'on se rapproche du centre. Cette zone centrale envoie des prolongements vers les espaces portes voisins circonscrivant le lobule porte de Sabourin.

Si la congestion se prolonge, la sclérose apparaît dans les zones ectasiées et la cirrhose cardiaque se dessine. Mais en même temps la sclérose apparaît dans la zone périportale, et cette sclérose surajoutée est due à une infection surajoutée elle-même, biliaire ou sanguine (Gastou). Le rôle de l'infection se caractérise encore par la présence de nodules infectieux qu'on trouve toujours, même dans le foie cardiaque le plus pur (Hutinel).

Le foie cardiaque pur et le foie cardio-tuberculeux présentent les mêmes lésions congestives à la période du début. Mais dans la seconde variété, les tubercules apparaissent bientôt sous forme de nodules embryonnaires qui aboutissent à la sclérose. Hutinel, qui a mis ce processus en évidence, fait remarquer que l'hyperémie passive, en troublant la nutrition, favorise l'action de la tuberculose et la fait évoluer dans le sens de la sclérose.

**III. Symptômes.** — Les signes de la congestion du foie sont produits par les modifications physiques et fonctionnelles de cet organe auxquelles viennent se joindre, suivant les cas, les symptômes de l'affection causale.

*Augmentation de volume du foie.* — C'est le signe direct et nécessaire. Or, l'appréciation du volume du foie présente chez l'enfant des particularités qui ont été étudiées avec soin par Dauchez[1]. Cet auteur a pratiqué 88 mensurations comparatives à l'état sain et à l'état pathologique, sur le vivant et sur le cadavre, avant et après l'ouverture du thorax. Il s'est ainsi rendu compte des difficultés qui entourent l'évaluation exacte des dimensions du foie chez l'enfant : elles proviennent de la sonorité excessive du thorax, de la résistance des muscles abdominaux et de la distension de l'estomac et de l'intestin par les gaz. Elles ont pour effet de diminuer l'étendue de la matité de la face antérieure du foie. Pour se rapprocher de la vérité, Dauchez recommande une percussion minutieuse sur les lignes axillaire et mamelonnaire, en tenant compte de la submatité du foie à ses deux lignes extrêmes et en combinant la palpation avec la percussion dans les cas douteux. Il résulte de ces

(¹) Dauchez. Mensurations comparatives du foie chez l'enfant. *Rev. des mal. de l'enf.*, sept. 1892.

recherches que le bord supérieur du foie répond chez l'enfant à l'espace qui sépare la 5e de la 6e côte. Les dimensions verticales du foie croissent à peu près régulièrement chaque année. Cet accroissement, appréciable entre 2 et 9 ans, cesse à peu près complètement à partir de 12 ans. Il peut se chiffrer chez les sujets sains en centimètres, en ajoutant 1, 2, 3 au nombre des années jusqu'à 8 ou 9 ans; puis, au-dessus de cet âge, les dimensions du foie évaluées en centimètres, correspondent ou sont légèrement inférieures au nombre des années. Ces données sont des plus importantes et sont indispensables pour apprécier l'ampliation pathologique du foie. Or, Dauchez a constaté que l'écart entre l'état sain et l'état pathologique, chez des enfants de même âge, atteint 2 et 4 centimètres, sous l'influence des causes les plus légères (embarras gastrique). Il range en 3 catégories les modifications pathologiques du foie : 1° le *foie débordant*, qu'on rencontre dans les congestions légères (embarras gastrique, etc.); 2° le *foie gros*, qui se trouve dans les congestions plus intenses et plus durables (foie palustre[1], foie cardiaque); 3° enfin le *foie très gros*, qui ne se rencontre que dans les dégénérescences et les tumeurs. On sait du reste que, dans certaines congestions, le volume du foie subit des écarts considérables et rapides (foie en accordéon des cardiaques). Enfin, comme chez l'adulte, on rencontre le pouls hépatique dans le foie cardiaque chez l'enfant.

*La douleur* n'est jamais assez considérable pour arracher des cris au petit malade, mais la pression du foie le gêne visiblement: il se défend plus ou moins énergiquement. La douleur n'atteint plus d'acuité que s'il y a de la péri-hépatite.

*Signes fonctionnels.* — *L'ictère* manque ou est peu prononcé : il n'atteint une teinte franche que si l'angiocholite se surajoute à la congestion; dans le foie infectieux notamment, il peut aller jusqu'à l'ictère grave. L'ictère est généralement polycholique et procède par poussées comme la congestion elle-même. Dans le foie cardiaque, la teinte subictérique tranche sur la coloration violacée de certaines parties de la face.

*Les urines* sont diminuées de quantité; hautes en couleur, de densité élevée, elles contiennent moins d'urée et de chlorures, mais dans la congestion active il y a des poussées azoturiques, les phosphates sont augmentés. On trouve des pigments modifiés (urobiline, pigment rouge brun) et, plus tard, des pigments biliaires en faible quantité. La glycosurie alimentaire est fréquente, annonçant l'insuffisance hépatique que confirme l'élévation de la toxicité urinaire.

*Le système digestif* est le premier à souffrir des perturbations hépatiques; il présente les signes de l'embarras gastrique simple ou fébrile. Il y

---

[1] Dans une communication personnelle, Moncorvo (de Rio-Janeiro) a bien voulu me faire part du résultat de ses observations nombreuses touchant la congestion paludique du foie chez l'enfant. Au cours de l'impaludisme aigu, l'hépato-mégalie lui a paru plus fréquente encore et plus accentuée que la mégalosplénie. Chez le nourrisson cependant, elle échappe parfois à l'examen. C'est surtout sur le lobe gauche que porte l'ampliation. Elle doit être recherchée à l'aide d'une percussion très superficielle, en même temps qu'on observe la contraction qui se produit sur les traits de l'enfant pendant qu'on pratique cette manœuvre. L'hyperémie du foie cède plus promptement au traitement que chez l'adulte. Enfin, la cirrhose graisseuse tuberculeuse peut se surajouter au foie palustre et rendre le diagnostic fort difficile entre l'impaludisme et la tuberculose aiguë.

[C. ODDO.]

a des alternatives de constipation et de diarrhée, les selles sont polycholiques ou décolorées et fétides. Le ventre est ballonné, la rate souvent grosse, il y a parfois de l'ascite et même, dans le foie cardiaque, de la dilatation des veines sous-cutanées abdominales sans qu'il y ait cirrhose constituée.

*Les troubles de la nutrition* surviennent lorsque la congestion dure depuis quelque temps et amène un degré notable d'insuffisance hépatique : il y a alors de la torpeur ou du subdelirium, de la fièvre continue ou intermittente; l'amaigrissement est parfois rapide, la peau est sèche avec poussées de sueurs profuses. Il y a assez souvent des hémorragies et notamment de l'épistaxis, du purpura dans les formes graves, enfin dans quelques cas de l'œdème avec albuminurie.

IV. **Formes et Diagnostic.** — Les signes précédents se rencontrent dans la congestion active et dans la congestion passive, dont le résultat est le même dans les grandes lignes au point de vue des perturbations hépatiques; néanmoins le tableau clinique diffère dans les deux formes.

*Congestion active.* — Les signes de l'infection dominent la scène et les symptômes hépatiques peuvent passer inaperçus : ce sont l'augmentation de volume du foie, la mégalosplénie, la teinte subictérique, les urines oligu-·riques, azoturiques et urobilinuriques. Lorsqu'au contraire ces derniers signes sont très accentués et dominent la scène morbide, on a affaire avec *les formes bilieuses* communes à toutes les infections. Quant à vouloir établir cliniquement la limite entre la congestion et la stéatose dans le foie infectieux, c'est là une appréciation fort délicate dans laquelle l'intensité et la durée des symptômes pourront seuls servir de guide à titre de simple présomption.

*Congestion passive.* — Le foie atteint ici des dimensions considérables et subit des variations parfois surprenantes; les urines sont hypoazoturiques et non hyperazoturiques comme dans la congestion active. Mais le foie cardiaque tire sa principale caractéristique de la concomitance des troubles circulatoires, de telle sorte que, suivant que les signes cardiaques ou hépatiques dominent la scène, on sera amené à incriminer un des viscères au détriment de l'autre. Dans le foie cardiaque produit par la symphyse, Hutinel a montré que les signes cardiaques peuvent être muets et que le syndrome hépatique paraît évoluer alors pour son propre compte, mais dans ce cas la dyspnée et la cyanose indiquent la perturbation cardiaque primitive. Suivant le degré des troubles hépatiques, on a décrit la petite et la grande asystolie hépatique Celle-ci, caractérisée par l'ascite, la circulation veineuse supplémentaire, peut faire penser à une cirrhose alors que le stade congestif n'est pas dépassé. Inversement la sclérose, dit Hutinel, ne modifie pas sensiblement les phénomènes antérieurs. On peut cependant diagnostiquer la cirrhose lorsque les poussées deviennent subintrantes et lorsque la rétrocession dans les périodes intercalaires reste minime. Quant au diagnostic entre le foie cardiaque pur et le foie cardio-tuberculeux, il ne doit pas s'établir sur les signes hépatiques, qui sont identiques dans les deux cas, mais seulement sur la concomitance des localisations tuberculeuses extra-hépatiques.

V. **Terminaisons. Pronostic.** — La congestion du foie n'entraîne pas la mort par elle-même, mais dans les formes bilieuses des maladies infectieuses, l'insuffisance hépatique vient ajouter à la gravité du pronostic; il est vrai que la stéatose de la cellule hépatique intervient alors. De même, dans le foie cardiaque, le petit malade ne meurt par le foie que lorsque la cirrhose se constitue avant que les troubles cardiaques aient abouti à l'asystolie définitive. On doit donc s'efforcer d'enrayer la congestion hépatique dans les deux cas pour éviter la production de lésions plus graves.

VI. **Traitement**. — Il doit s'adresser d'une part à la maladie causale et d'autre part à l'organe lui-même.

1. — Dans le foie infectieux, on aura tout naturellement à se préoccuper de l'infection générale, des auto-intoxications, des troubles digestifs. On devra s'efforcer de diminuer l'apport des toxines par l'antisepsie intestinale; on administrera tous les deux ou trois jours le calomel, qui est à la fois un antiseptique de premier ordre et un excellent purgatif, quoique faiblement cholagogue. Dans l'intervalle, on donnera le benzo-naphtol à doses réfractées. En même temps on soumettra le petit malade au régime lacté qui fournit le minimum de substances toxiques.

Dans la congestion d'origine cardiaque, les toniques du cœur seront sagement administrés; la diététique, l'hygiène et la thérapeutique des cardiopathies seront maintenues. Mais on se souviendra, en même temps, que l'infection vient souvent fournir son apport au processus hépatique.

2. — Pour agir sur la circulation hépatique d'une manière directe, on se trouvera bien, dans les congestions aiguës, des applications de compresses froides sur la région hépatique et des lavements froids, qui agissent puissamment par voie réflexe. Il ne faut compter que faiblement sur l'action des cholagogues dont l'action est toujours douteuse et l'administration malaisée chez l'enfant. Toutefois le salol et le salicylate de soude auraient, outre leur action antiseptique sur le foie, une influence favorable sur la sécrétion biliaire.

Lorsque la congestion hépatique aura de la tendance à se reproduire et à persister, il conviendra de surveiller sévèrement le régime, de supprimer les graisses, les viandes succulentes, les épices, l'alcool et tous les aliments ou boissons capables d'irriter le foie. On surveillera les fonctions intestinales et on administrera les purgatifs d'une manière fréquente et répétée. On recommandera l'exercice au grand air et on fera pratiquer l'hydrothérapie froide avec jet brisé sur la région hépatique. Il conviendra de s'adresser aux eaux bicarbonatées et chlorurées sodiques. Dans le premier groupe, on préférera à Vichy, dont les eaux sont peut-être trop déprimantes chez l'enfant, Vals, qui possède une gamme de minéralisation plus faible et plus graduée. Dans le second groupe, les eaux de Châtel-Guyon sont très bien tolérées par l'enfant, elles agissent très bien sur les fonctions intestinales qu'elles activent et par là même sur la circulation hépatique.

[C. ODDO.]

# VIII

## *STÉATOSE HÉPATIQUE*

PAR C. ODDO
Médecin des Hôpitaux de Marseille.

Ce titre est préférable à celui de dégénérescence graisseuse, car dans les lésions hépatiques qu'on désigne généralement sous ce terme il n'y a, le plus souvent, que de l'infiltration et non une véritable dégénérescence cellulaire. Le terme de stéatose a l'avantage de comprendre l'un et l'autre états.

La stéatose hépatique se rencontre avec une extrême fréquence chez l'enfant au cours des affections les plus diverses. Cette fréquence ne saurait surprendre si l'on songe que la surcharge graisseuse physiologique est beaucoup plus marquée dans le jeune âge qu'à l'âge adulte. La surcharge graisseuse est liée au mode d'alimentation chez le nourrisson ; elle diminue à partir du sevrage, tout en restant supérieure à ce qu'elle est chez l'adulte. La fréquence de la stéatose hépatique dans l'enfance atteste, en outre, l'atténuation de l'activité de la cellule hépatique (Deguéret) et sa faible résistance aux substances toxiques apportées au foie par des voies diverses, au cours des infections si fréquentes dans le jeune âge.

**Étiologie.** — Le foie gras se rencontre dans quatre conditions différentes que nous passerons en revue en nous maintenant dans le cadre de la pathologie infantile. Ce sont : 1° les intoxications ; 2° les infections aiguës et chroniques ; 3° les troubles généraux de la nutrition ; 4° certaines affections hépatiques dans lesquelles la stéatose se surajoute aux lésions primitives.

I. **Intoxications.** — Le *phosphore* est le poison qui détermine la dégénérescence la plus complète et la plus typique du foie. Vers le quatrième jour, le foie forme un bloc graisseux dans lequel les cellules ont perdu leur noyau et sont détruites. Cette stéatose phosphorée du foie se produit plus rapidement et plus complètement encore chez l'enfant que chez l'adulte.

L'*alcool* se place après le phosphore, au point de vue de son action stéatosante sur le foie. L'alcoolisme, quoique plus rare, est loin d'être inconnu dans l'enfance et, tout récemment, Lancereaux est revenu sur cette question : alcoolisme par l'allaitement chez le nourrisson (Vallin), par médication inopportune et prolongée, par impulsion chez les dégénérés héréditaires, etc.; ces divers modes d'intoxication alcoolique ne peuvent qu'agir promptement sur le foie, et Lancereaux a précisément démontré que les lésions viscérales sont plus promptes et plus graves chez l'enfant. Toutefois Lancereaux et son interne Paulesco n'ont pu produire, par l'intoxication alcoolique chez l'animal jeune, la stéatose du foie.

Les autres poisons qui sont capables de produire la stéatose du foie sont, pour la plupart, des agents thérapeutiques auxquels les enfants sont souvent très sensibles. Nous citerons l'arsenic, récemment incriminé, la morphine, l'iodoforme, le chloroforme et les antimoniaux.

II. **Infections.** — A. INFECTIONS AIGUËS. — Nous avons vu l'infection produire la congestion du foie. A un degré plus avancé, elle produit l'infiltration, et, au degré extrême, la dégénérescence de la cellule hépatique. Toutes les infections ne produisent pas avec une égale fréquence la stéatose du foie, il faut aussi tenir compte du degré de virulence des germes pathogènes, de l'exaltation, de la virulence des commensaux de l'intestin, de la durée de l'infection, de la prédisposition locale du sujet, qu'elle soit héréditaire ou acquise, etc.

Dans la *fièvre typhoïde*, Siredey et, plus récemment, Legry ont reconnu l'existence de l'infiltration graisseuse des cellules hépatiques survenant vers le troisième septénaire. Dans les formes graves il y a dégénérescence granulo-graisseuse véritable pouvant aller jusqu'à la production des lésions de l'ictère grave.

Dans la *rougeole*, Wagner, Laure, Parrot, Gastou ont trouvé le foie gras et congestionné. Parfois le foie est entièrement gras. Mais il faut tenir compte des complications et surtout des complications pulmonaires, dans la production de ces lésions.

Dans la *scarlatine* le foie est peu touché, il y a surtout de la congestion avec tuméfaction trouble. Cependant Lancereaux a vu deux cas de stéatose hépatique généralisée dans la scarlatine grave.

Dans la *variole*, on sait, depuis les descriptions classiques de Wagner, de Brouardel, de Desnos et Huchard, que le foie présente au début de la congestion avec tuméfaction trouble et de la dégénérescence graisseuse partielle ou totale à la fois.

La *diphtérie*, est parmi les maladies infectieuses aiguës de l'enfance, celle qui amène la stéatose hépatique la plus fréquente et la plus marquée; les lésions ont été étudiées avec grand soin par Œrtel, par Morel, etc.; aussi le foie diphtérique nous servira-t-il de type dans la description anatomique du foie gras infectieux.

Dans les cas de mort par *broncho-pneumonie* intercurrente au cours de la coqueluche, Gastou a trouvé une dégénérescence graisseuse à prédominance sus-hépatique. Les mêmes lésions ont été trouvées dans la pneumonie et la broncho-pneumonie ordinaires de l'enfance par Pilliet, Grandmaison, Gastou.

Dans la *tuberculose aiguë généralisée* de l'enfance, Aviragnet a trouvé dans quelques autopsies, à côté des granulations, une infiltration graisseuse plus ou moins étendue des cellules hépatiques. Cet auteur fait remarquer qu'il faut faire, dans la production de ces altérations, une part à l'entérite à bacilles commensaux de l'intestin qui accompagne l'infection tuberculeuse chez l'enfant.

Les lésions hépatiques survenues au cours des *diarrhées infantiles* ont été étudiées par Parrot, Sevestre, Lesage, Pilliet, etc.

Lorsque les enfants sont emportés rapidement par le choléra infantile, le foie exsangue ne contient que des cellules à tuméfaction trouble (Lesage). Au contraire, lorsque la marche de l'infection est un peu plus lente, les cellules sont infiltrées de graisse, mais cette lésion n'est pas constante.

B. INFECTIONS CHRONIQUES. — Les conditions productrices de la stéatose hépatique sont ici plus complexes, puisque, à côté du rôle direct de l'infection, il faut faire une place aux troubles généraux de la nutrition. Jadis on mettait cette dernière condition seule en cause; aujourd'hui, bien qu'elle soit reléguée au second plan, elle ne saurait être complètement négligée.

*Tuberculose chronique.* — La tuberculose pulmonaire chronique est la forme qui amène le plus souvent le foie gras dans toute sa pureté; elle est relativement rare dans la 2e enfance, exceptionnelle dans la 1re enfance. On rencontre aussi le foie gras dans la tuberculose chronique extra-pulmonaire si commune dans l'enfance : tuberculoses osseuses, articulaires, ganglionnaires. On le trouve encore dans certaines formes de tuberculose diffuse chronique propres à l'enfance telles que la tuberculose chronique à forme cachectique, et celle que Hutinel et son élève Pascal ont caractérisée par une cachexie progressive accompagnée de micropolyadénopathie comme seule manifestation tuberculeuse. D'autre part, la stéatose se rencontre comme lésion surajoutée aux diverses formes de tuberculose hépatique.

*Syphilis héréditaire.* — Il est remarquable que l'hérédo-syphilis précoce ou tardive, qui lèse si souvent le foie, ne détermine presque jamais la stéatose, ainsi que cela ressort des travaux de Cornil et Ranvier, Hutinel et Hudelo. Toutefois on rencontre parfois, dans le foie hérédo-syphilitique, des taches graisseuses qui pourraient simuler des lésions spécifiques à un examen superficiel.

**III. Maladies de la nutrition.** — Nous avons vu qu'il fallait faire jouer un rôle aux troubles de la nutrition dans la production des lésions graisseuses du foie au cours des infections chroniques. Inversement, l'infection et surtout l'infection gastro-intestinale jouent un rôle important dans les dystrophies, chez l'enfant en particulier.

*Dyspepsie gastro-intestinale. Gastro-entérite chronique.* — Les troubles digestifs habituels des nourrissons déterminent l'infiltration graisseuse du foie. C'est même la cause la plus fréquente de stéatose hépatique au premier âge. Steiner, Neureutter, Betz ont subordonné les troubles digestifs à cette lésion : or elle les entretient mais ne les produit pas. A la période de cachexie définitive, lorsque l'émaciation est arrivée à son apogée, l'infiltration graisseuse du foie disparaît, ainsi que l'a fait remarquer Parrot, avec la résorption générale de la graisse dans l'économie.

*Rachitisme.* — L'infiltration graisseuse du foie vient s'ajouter à la congestion et aux déformations thoraciques pour produire l'augmentation de volume du foie que présentent les rachitiques. On attribuait autrefois cette altération à la dystrophie, il faut la rattacher aux troubles digestifs qui sont eux-mêmes la cause du rachitisme, ainsi que l'a établi Comby.

**IV. Stéatose surajoutée aux lésions hépatiques.** — Il faudrait passer en revue toute la pathologie hépatique de l'enfance pour mentionner les lésions qui peuvent s'accompagner d'infiltration et de dégénérescence graisseuse de la cellule hépatique (cirrhoses, kystes hydatiques, abcès, etc.), ce sont tantôt des lésions d'irradiation et de voisinage, et tantôt des lésions de régression et de nécrose cellulaire.

**Anatomie pathologique.** — STÉATOSE AIGUË. — Nous prendrons comme type le foie diphtérique, d'après les descriptions d'Œrtel, de Morel, de Roux et Yersin, de Brulh et Dubief, de Gastou.

Dans l'angine hypertoxique amenant une mort rapide, on trouve une infiltration graisseuse très modérée disséminée dans le lobule; à un fort grossissement on voit que les gouttelettes graisseuses très fines siègent à la fois dans les cellules hépatiques et les cellules endothéliales des vaisseaux. Parfois même 4 ou 5 gouttes remplissent le protoplasma et masquent le noyau. A une phase plus avancée la graisse se montre surtout dans les cellules qui avoisinent les vaisseaux portes et elle paraît toujours siéger le long des bords de la cellule près des capillaires (action des toxines par voisinage). Les cellules endothéliales des vaisseaux sont atteintes et même, sur quelques points, les cellules du tissu conjonctif. Vers le 15ᵉ jour le foie volumineux présente très nettement les caractères du foie gras. Les gouttelettes intra-cellulaires sont deux fois plus grosses que le noyau. L'infiltration graisseuse s'est généralisée à tous les éléments : cellules hépatiques péri et centro-lobulaires avec intégrité relative de la zone centrale, cellules endothéliales, conjonctives. Les cellules, très gorgées de graisse, présentent un certain degré d'atrophie, mais le noyau est conservé, il s'agit donc d'infiltration et non de dégénérescence. Enfin, à cette époque, un troisième élément vient s'ajouter à la congestion et à la stéatose pour constituer le foie infectieux, c'est l'in-filtration de cellules embryonnaires qui envahissent l'espace et la fissure porte. En outre, on observe la tuméfaction trouble des cellules, la karyo-kinèse, la leucocytose et même, dans les phases avancées, on peut reconnaître l'ébauche de la sclérose, point de départ d'une cirrhose d'origine infectieuse (Gastou).

Cette description, avec quelques variantes, s'applique à toutes les infec-tions dans lesquelles le foie est touché.

STÉATOSE CHRONIQUE. — La tuberculose chronique est l'affection dans laquelle la stéatose hépatique se présente avec la plus grande fréquence et la plus grande variété des lésions. Blocq, dans une excellente revue consa-crée au foie chez les tuberculeux, distingue trois conditions dans lesquelles se rencontre la stéatose du foie : 1° l'*infiltration graisseuse pure*, foie gras vulgaire des tuberculeux, plus rare chez l'enfant que chez l'adulte, nous en avons vu les raisons. Depuis l'infiltration légère de la cellule hépatique, on rencontre tous les degrés jusqu'au foie jaune uniforme présentant l'aspect d'un bloc graisseux et un volume parfois considérable. Mais même dans ce cas, il s'agit toujours d'infiltration et non de dégénérescence puisque le noyau est conservé (Hanot et Lauth); 2° la *stéatose surajoutée à la tuberculose hépatique*. La présence de granulations tuberculeuses dans le foie exerce une véritable action d'appel vis-à-vis de la graisse. Hanot et Lauth seraient même tentés, tant le phénomène est constant, de décrire dans le foie une quatrième zone graisseuse surajoutée aux trois zones du tubercule élémentaire. Il faut

[C. ODDO.]

remarquer que la loi de Toupet et de Brissaud, en ce qui concerne la localisation des tubercules, est aussi applicable à la répartition de la graisse dans les divers éléments du foie, c'est-à-dire que la même partie est toujours intéressée dans le même foie, quelle que soit d'ailleurs la partie intéressée. Cette forme mixte tuberculo-graisseuse se rencontre chez l'enfant soit dans la tuberculose chronique généralisée, étudiée en particulier par Aviragnet, soit au cours de la péritonite tuberculeuse dans laquelle le foie n'est presque jamais épargné; 5° *la stéatose avec sclérose hépatique* se rencontre dans la cirrhose graisseuse, qui est plus rare chez l'enfant que chez l'adulte puisque le facteur alcoolisme est moins commun chez lui. Cependant, dans un cas de cirrhose cardio-tuberculeuse, Hutinel a rencontré une infiltration graisseuse très prononcée surajoutée aux lésions scléreuses.

**Symptômes.** — Les signes de la stéatose hépatique, déjà peu caractéristiques par eux-mêmes, sont en outre masqués par les symptômes de l'affection causale.

Dauchez range la dégénérescence graisseuse parmi les causes capables de produire chez l'enfant le foie *très gros* dépassant de plusieurs travers de doigt le rebord costal, ou même envahissant une grande partie de l'abdomen. En outre, le foie gras se caractérise par sa consistance très dure, sa surface très lisse, son bord tranchant et net. Une sensibilité un peu exagérée se rencontre quelquefois, surtout dans le foie infectieux aigu. La rate est souvent augmentée de volume, mais c'est là un symptôme accessoire et contingent (Baginsky) lié à l'infection.

L'insuffisance des fonctions hépatiques se traduit par le syndrome urologique : diminution de l'urée, glycosurie alimentaire, hypertoxicité urinaire, urobilinurie. En outre, dans les formes graves et étendues, l'insuffisance hépatique détermine des troubles généraux de la nutrition qu'il est difficile de séparer de la dystrophie produite par l'infection en cours. Ces signes seraient l'inanition, l'amaigrissement rapide, la teinte terreuse du visage et de la peau, la sécheresse des téguments, parfois la production d'éruptions hémorrhagiques (Baginsky), les œdèmes sans albuminurie, l'inappétence, l'aggravation des troubles digestifs antérieurs, les alternatives de diarrhée et de constipation, la décoloration et la fétidité des selles, enfin certains troubles nerveux, sueurs froides et profuses, agitation, délire, somnolence et torpeur, et notamment les convulsions, le laryngospasme (West, Bollestein). Au degré le plus extrême apparaît le syndrome de l'ictère grave annonçant qu'à la surcharge graisseuse a succédé la dégénérescence complète et généralisée du parenchyme hépatique.

**Diagnostic.** — Au cours des infections aiguës on soupçonnera l'infiltration graisseuse du foie lorsque l'augmentation de volume aura persisté depuis un certain temps. Si à ces signes physiques se joignent les signes de l'insuffisance hépatique, on sera en droit d'éliminer la simple congestion et de présumer l'existence d'une stéatose du foie.

Dans les infections à marche lente on tiendra compte de la nature de l'infection en se souvenant, par exemple, que la tuberculose produit aussi souvent le foie gras que la syphilis héréditaire le produit rarement. A côté des signes physiques on vérifiera l'état fonctionnel de la glande hépatique par l'examen des urines, qui constitue le meilleur moyen de l'apprécier.

**Pronostic.** — Le pronostic est commandé par la gravité de l'affection productrice. Toutefois l'insuffisance hépatique par stéatose vient ajouter elle-même à la gravité de l'affection par les troubles généraux qu'elle entraîne et notamment par la diminution du pouvoir antitoxique du foie. Il faut se souvenir cependant que le foie gras est constitué par l'infiltration cellulaire plutôt que par la dégénérescence, et que cette lésion est susceptible de régression si la cause cesse.

**Traitement.** — C'est encore la cause, intoxication ou infection, qu'il faut viser dans le traitement. Mais, en outre, il faudra songer à protéger le foie par l'antisepsie intestinale, car c'est dans l'intestin que se produisent surtout les toxines qui ont une action stéatosante sur le foie.

Dans les infections chroniques et les cachexies il faudra, à côté des moyens propres à combattre ces affections, mettre en première ligne les conditions hygiéniques capables de stimuler le fonctionnement du foie et de l'aider à se défendre contre l'infection. Le fonctionnement du système digestif sera particulièrement surveillé.

L'établissement d'un bon régime alimentaire approprié à l'état du petit malade aura une importance capitale. Enfin on écartera soigneusement tout médicament dont l'administration par la voie buccale serait capable d'entraver les fonctions digestives et par là d'avoir une action préjudiciable sur le foie. Dans la tuberculose de l'enfance, par exemple, il faudra tenir compte de l'état du foie dans l'administration de l'huile de foie de morue qui pourrait encombrer de graisse les cellules hépatiques déjà surchargées.

[C. ODDO.]

# IX

## *DÉGÉNÉRESCENCE AMYLOÏDE DU FOIE*

### PAR C. ODDO
Médecin des Hôpitaux de Marseille.

La dégénérescence amyloïde du foie se rencontre fréquemment chez l'enfant. Cela ne doit pas surprendre si l'on songe, ainsi que le fait remarquer Baginsky, à la fréquence chez l'enfant des maladies qui donnent naissance à cette lésion : « Les suppurations chroniques multiples du tissu cellulaire sous-cutané, les suppurations osseuses chroniques, la syphilis, la tuberculose caséeuse des ganglions, le rachitisme dominent en effet la pathologie infantile. » (Baginsky, *Traité des maladies de l'enfance*, t. II, p. 494).

**Étiologie.** — Le foie amyloïde comme la maladie amyloïde (l'*amylose* comme on dit aujourd'hui), dont il n'est qu'une localisation, la plus fréquente et la plus importante il est vrai, survient dans les infections à marche lente amenant la dénutrition progressive et la cachexie.

Dans *la tuberculose* c'est moins, comme chez l'adulte, la phtisie pulmonaire dans ses formes très lentes, à vastes cavernes, avec dilatations bronchiques, formes rares dans l'enfance, que les tuberculoses osseuses étendues, les tuberculoses articulaires ou ganglionnaires avec suppurations abondantes et intarissables, qui déterminent l'amylose dans le bas âge. Bartels a fait cette remarque importante, à savoir que la dégénérescence amyloïde ne survient que lorsque les foyers de suppuration sont largement ouverts au dehors. Ces accidents si communs dans l'enfance déterminent la dégénérescence amyloïde, non pas en tant qu'accidents tuberculeux mais par les suppurations prolongées qu'ils déterminent. Gastou a cependant trouvé cette lésion dans un cas de méningite tuberculeuse chez un enfant.

La *syphilis héréditaire précoce* n'entraîne que très rarement la dégénérescence amyloïde chez le fœtus et le nouveau-né, et encore cette lésion ne figure-t-elle qu'à titre de lésion histologique très discrète limitée au voisinage des gommes. C'est dans les foies à grosses gommes, et cela moins fréquemment chez l'enfant que chez l'adulte, qu'on voit cette altération porter sur les artérioles et les capillaires du voisinage (Lancereaux).

La *syphilis héréditaire, tardive* par contre, détermine souvent la production de l'amylose (Fournier, Hudelo) en raison de l'état cachectique souvent prolongé des jeunes sujets. Tantôt elle se combine aux autres altérations, à la forme gommeuse (forme amylo-gommeuse de Barthélemy) et tantôt elle existe à l'état prédominant ou à l'état pur, ne différant en rien du foie amyloïde des cachexies.

Le *rachitisme*, dans ses formes graves avec troubles digestifs profonds et marasme prolongé, peut entraîner l'amylose généralisée : gros foie, grosse rate, diarrhée incoercible et albuminurie.

On rencontre en outre l'amylose dans les infections prolongées. telles que la cachexie paludéenne, la leucocythémie, dans les cas de suppurations persistantes, telles qu'empyème avec fistules pleurales, vieilles ulcérations torpides des membres, etc., tous cas moins fréquents qu'autrefois depuis les progrès de la chirurgie.

**Anatomie pathologique.** — Le foie amyloïde est, on le sait, un foie très volumineux de forme cuboïde, à arêtes mousses, de consistance lardacée; sa coloration est grisâtre avec des reflets miroitants, son aspect est cireux et transparent sous une faible épaisseur. Lorsque la dégénérescence est partielle, cet aspect est limité aux zones envahies. Mais le caractère essentiel est la coloration acajou par la teinture d'iode, passant au bleu par l'addition d'acide sulfurique. On préfère maintenant à cette réaction celle des couleurs d'aniline; le violet de méthylamine donne aux tissus amyloïdes une couleur qui varie depuis le bleu jusqu'au rose foncé.

Histologiquement, il est aisé de constater que la matière amyloïde se dépose d'abord dans la tunique moyenne des capillaires à laquelle elle donne une très-grande épaisseur, et un aspect vitreux et fissuré. Puis les cellules endothéliales sont prises à leur tour. C'est d'abord dans les capillaires de la zone lobulaire moyenne que débute la lésion qui gagne ensuite les vaisseaux interlobulaires. Les cellules hépatiques sont-elles prises à leur tour? Les avis sont partagés à ce sujet. Toutefois la clinique nous démontre que l'altération cellulaire est tardive, si elle se produit. D'ailleurs bon nombre de cellules sont atrophiées par la compression qu'amène l'infiltration de matière amyloïde; d'autres dégénèrent par ischémie, le calibre des vaisseaux diminuant progressivement.

La dégénérescence amyloïde ne se limite pas au foie, elle occupe la rate par laquelle elle débute, elle gagne les parois intestinales, le rein, le myocarde, etc.

**Pathogénie.** — On ne voyait autrefois, dans la production de l'amylose, que l'influence des troubles prolongés de la nutrition. Mais déjà Bouchard et Charrin avaient produit expérimentalement la dégénérescence amyloïde par l'empoisonnement par la pyocyanine et par l'inoculation tuberculeuse. Czerny, faisant ressortir l'identité des réactions de la matière amyloïde et du glycogène contenus dans les leucocytes, conclut que la dégénérescence amyloïde est produite par l'infiltration des leucocytes dans les tissus. Tout récemment Krawkoff[1] a réussi à reproduire l'amylose chez les lapins et les oiseaux par des injections longtemps renouvelées de différents virus, et surtout de streptocoques. Il est ainsi arrivé à se rapprocher des conditions cliniques de la dégénérescence amyloïde. Il a vu que les suppurations amicrobiennes échouaient. C'est donc le microbe, et non la suppuration, qui détermine la dégénérescence amyloïde par les réactions cellulaires au contact prolongé des toxines.

**Symptômes et diagnostic.** — Le foie amyloïde partiel peut se soupçonner, mais ne se diagnostique pas. Le foie amyloïde total est un très gros

(¹) Krawkoff. De la dégénérescence amyloïde et des altérations cirrhotiques provoquées expérimentalement chez les animaux. *Archives de méd. exp.*, 1896, nᵒˢ 1-2.

[C. ODDO.]

foie appartenant à la troisième catégorie des mensurations de Dauchez. West avait fait remarquer que la dégénérescence amyloïde est la lésion qui peut donner les plus grandes dimensions au foie chez l'enfant. La consistance est très dure, plus dure que celle du foie gras. En outre la palpation permet de reconnaître que le bord libre est mousse arrondi, et non pas tranchant comme dans la stéatose hépatique.

Les fonctions hépatiques sont longtemps conservées, et c'est là encore un signe différentiel avec le foie gras. Les urines ne présentent pas les caractères de l'insuffisance hépatique, dans les périodes peu avancées au moins, ce qui permet de conclure à l'intégrité prolongée des cellules hépatiques.

La rate est toujours augmentée de volume, et cela d'une manière plus marquée et plus constante que dans la stéatose. La diarrhée jaune pâle et fétide est un signe de l'altération de l'intestin. Elle forme avec l'hépatomégalie et la mégalosplénie la triade symptomatique de l'amylose, à laquelle vient se joindre vers la fin l'albuminurie, indice de la participation du rein.

La cachexie extrême, la pâleur et l'amaigrissement profonds dépendent et de l'amylose et de l'infection chronique qui lui a donné naissance. Baginsk y a en outre signalé l'existence d'hémorrhagies multiples comme signe de l'amylose chez l'enfant.

On comprend que cet ensemble de signes ne permet pas d'hésiter dans le diagnostic, surtout si l'on songe que l'on est généralement prévenu par la notion des conditions propres à déterminer l'amylose : tuberculoses locales, syphilis héréditaire tardive, etc.

**Pronostic.** — On a discuté sur la possibilité de l'élimination de la matière amyloïde. On a même institué des expériences intéressantes à cet égard. Mais pratiquement, la question ne se pose même pas, attendu que les affections capables de produire une amylose reconnaissable cliniquement ne laissent aucune chance de retour. La mort est donc la terminaison fatale d'une amylose généralisée et nettement constituée.

**Traitement.** — Il résulte de ce qui précède qu'il ne peut être question que de prévenir la production de la dégénérescence amyloïde et non de la traiter quand elle est constituée.

Le traitement préventif consiste à enrayer la maladie générale qui peut produire la dégénérescence amyloïde. Avec les moyens que possède la chirurgie de nos jours, on pourra presque toujours éviter les suppurations tuberculeuses intarissables par le traitement local, et par l'éradication du foyer tuberculeux, en même temps qu'on défendra l'état général par une hygiène et un traitement médical appropriés. On ne méconnaîtra pas, d'autre part, l'hérédo-syphilis et on emploiera le plus tôt possible le traitement spécifique. Enfin les suppurations tuberculeuses prolongées sont devenues beaucoup plus rares aujourd'hui. Aussi la maladie amyloïde est-elle devenue beaucoup plus rare de nos jours en pathologie infantile, et est-elle appelée à le devenir plus encore dans l'avenir.

# X

## *ABCÈS DU FOIE*

PAR C. ODDO
Médecin des Hôpitaux de Marseille.

L'abcès hépatique de l'enfant était, il y a peu d'années encore, considéré comme une rareté. Dans les traités classiques on en citait quelques exemples à titre de curiosité. Leblond[1], qui consacre dans sa thèse un court mais substantiel chapitre à l'hépatite suppurée de l'enfance, rappelle que Bernhard le premier en a réuni plusieurs cas en 1886; le nombre de ces cas fut porté à 34 par Masser en 1890. A son tour Leblond a pu en réunir 45. Dans la thèse de Berthelin[2], consacrée aux complications hépatiques de l'appendicite, on relève 8 cas appartenant à l'enfance. Nous avons pu retrouver une douzaine d'observations qui n'avaient pas été mentionnées par les auteurs précédents. On peut dire par conséquent que, tout en restant une affection moins commune dans l'enfance que chez l'adulte, l'abcès du foie a cessé d'être une curiosité et que son étude mérite de former un chapitre spécial dans la pathologie infantile.

**Étiologie.** — L'abcès du foie se présente chez l'enfant avec certaines particularités étiologiques, qui constituent le principal intérêt de son étude. Examinons ses causes.

*Traumatismes.* — L'abcès traumatique du foie, très rare chez l'adulte, est relativement fréquent chez l'enfant puisque Leblond en a noté 8 cas sur 45 cas d'abcès hépatique. Cette fréquence relative peut tenir, soit à la facilité avec laquelle se produisent les chutes sur le ventre chez l'enfant, soit à la vulnérabilité du parenchyme hépatique à cet âge, et plus probablement à ces deux causes réunies. Le traumatisme avait été direct dans tous les cas réunis par Leblond. Tantôt l'abcès se développe rapidement après le choc, et tantôt il est précédé d'une période latente de durée variable.

*Ascarides lombricoïdes.* — Plus encore que l'abcès traumatique, l'abcès helminthique du foie est spécial à l'enfance. Leblond en a trouvé 8 cas. Deux conditions peuvent se présenter : on trouve les lombrics dans le foyer, ou bien, sans qu'on trouve le corps du délit dans le foie, la lombricose intestinale est la seule cause palpable. On peut, dans ce dernier cas, supposer que les helminthes, après leur ascension, sont redescendus dans l'intestin, laissant évoluer dans le foie les germes dont ils ont été les vecteurs, ou bien on peut invoquer une infection localisée au foie et causée par la présence des lombrics dans l'intestin.

*Phlébite ombilicale.* — Il semblerait à première vue que la suppuration hépatique dût être une conséquence fréquente de l'omphalite du nouveau-

(1) LEBLOND. Diagnostic et traitement des abcès du foie. *Th. de Paris*, 1892.
(2) BERTHELIN. Les complications hépatiques de l'appendicite. *Th. de Paris*, 1895..

né. Il n'en est rien cependant. Leblond n'a réuni que deux cas, dont l'un est celui de Ruysche souvent cité, et dont l'interprétation n'est pas à l'abri de toute critique. Cabilovici[1] ne mentionne que l'abcès septicémique survenant après pénétration des germes dans le sang au même titre que les suppurations articulaires et viscérales.

*Appendicite.* — Dans sa thèse intéressante, Berthelin établit que l'enfant est plus exposé que l'adulte aux suppurations hépatiques au cours de l'appendicite, puisque sur 26 cas de ce genre 5 appartiennent à des enfants âgés de 5 à 10 ans, et 3 de 10 à 15 ans. Berthelin attribue cette fréquence au faible pouvoir fonctionnel du foie chez l'enfant. C'est surtout dans les formes latentes à longue durée que survient cet accident. C'est par la voie veineuse que se fait l'infection hépatique, le plus souvent par contiguïté et par l'intermédiaire d'une pyléphlébite suppurée, plus rarement par embolie septique. Korte admet que la propagation se fait assez souvent par le tissu cellulaire rétro-cæcal, mais ce fait est très rare. Les mêmes germes se retrouvent dans les collections pérityphlique et hépatique.

*Dysenterie.* — L'abcès dysentérique si commun chez l'adulte est, au contraire, très rare chez l'enfant. C'est là l'opinion exprimée par tous les médecins des pays chauds. Des renseignements qu'a bien voulu me fournir à ce sujet Zancarol, dont la compétence est si grande en pareille matière, il résulte que, sur près de 600 cas d'abcès dysentérique du foie qu'il a observés, ne figure aucun enfant. Zancarol fait observer que cela découle de la rareté extrême de la dysenterie vraie chez l'enfant comparée avec la fréquence de la rectite banale. Le D<sup>r</sup> Vassalopoulo, chargé du service des enfants à l'Hôpital grec d'Alexandrie, a fait les mêmes observations. Toutefois l'abcès dysentérique est loin d'être inconnu dans l'enfance, puisque Leblond a pu en réunir 4 cas, auxquels nous pouvons ajouter 8 autres cas appartenant à Legrand (Alexandrie) (2 cas), Chapple (Bombay), Huybertz (Colombo), Neali (Guyane anglaise), Hall (Calcutta), Haughter (Virginie) et à Rosetti (Caracas).

La rectite, si commune chez l'enfant, n'amène que très rarement la suppuration hépatique. Ce fait est à noter. Cependant Leblond a rassemblé des faits dans lesquels la dysenterie nostras était manifestement en cause. Ces observations ne diffèrent en rien cliniquement de l'abcès tropical.

*Fièvre typhoïde.* — Leblond a relevé 2 cas d'abcès du foie au cours de la fièvre typhoïde (cas de Bokaï et de Sidlo).

*Tuberculose.* — On a remarqué depuis longtemps que l'entérite tuberculeuse n'entraîne presque jamais d'abcès secondaire du foie et l'on a expliqué ce fait par l'oblitération des vaisseaux autour des tubercules. Mais l'abcès tuberculeux primitif du foie est relativement fréquent chez l'enfant. Son principal caractère est de se propager aisément à la face convexe du foie et de donner lieu à ces abcès tuberculeux sous-phréniques, si bien étudiés par Lannelongue et ses élèves. Du reste les suppurations périhépatiques tuberculeuses de l'enfance paraissent parfois indépendantes de toute suppuration hépatique.

---

[1] Cabilovici. De l'infection ombilicale chez les nouveau-nés. *Th. de Paris*, 1895.

*Septicémie.* — Ce serait la cause la plus fréquente d'après la statistique de Leblond, puisqu'il en rapporte 11 cas. Mais 4 de ces cas relèvent d'une pyléphlébite et 5 d'une pérityphlite et rentrent par conséquent dans les paragraphes précédents. Restent 5 cas dus à des suppurations chirurgicales et médicales à point de départ net ou indéterminé. Il faut mentionner au premier rang la septicémie puerpérale des nouveau-nés et celle qui est consécutive à l'omphalite suppurée.

Enfin, dans quelques observations, il a été impossible de retrouver l'origine de l'abcès hépatique.

*En résumé :* l'étiologie des abcès du foie chez l'enfant est notablement différente de ce qu'elle est chez l'adulte. En effet, si certaines causes sont propres à l'enfance (traumatisme, helminthiase) ou plus communes à cet âge (appendicite, tuberculose), d'autres au contraire, celles qui sont les plus fréquentes chez l'adulte, n'interviennent ici que beaucoup plus rarement (dysenterie) ou même sont inconnues jusqu'ici à cet âge (angiocholite calculeuse).

**Anatomie pathologique.** — Les particularités anatomiques qui vont suivre sont inhérentes non pas à l'enfance mais aux différentes variétés d'abcès du foie qu'on rencontre à cet âge. C'est ainsi que l'abcès dysentérique se présente, chez l'enfant comme chez l'adulte, sous l'aspect volumineux, ordinairement unique, à pus stérile, contenant ou non des amibes ou des microcoques divers. L'abcès traumatique est aussi un abcès solitaire et volumineux, il contient souvent un pus sanguinolent. L'abcès septicémique, au contraire, est formé de petits foyers nombreux et disséminés contenant les agents de la septicémie, le streptocoque le plus souvent. En même temps on trouve des abcès dans les articulations et les viscères. Les abcès dus à des ascarides sont ordinairement au nombre de 2 ou 5 communiquant entre eux et avec les voies biliaires. L'abcès le plus éloigné du point de pénétration contient les lombrics. Parfois ils sont sortis du foie et on les retrouve dans les organes voisins qu'ils ont perforés. On peut ainsi suivre le chemin parcouru par les lombrics qui ont marqué leurs étapes par les foyers de suppuration qu'ils ont laissés sur leur route. L'abcès par pérityphlite est exceptionnellement un abcès à foyer unique. Il est ordinairement formé de loges multiples coalescentes ou de cavités anfractueuses traversées par des tissus fibreux et semblables à une caverne pulmonaire (Berthelin). En somme c'est l'abcès aréolaire de Chauffard. Le pus est épais, brunâtre, fétide, comparable au pus péritonéal, et cette analogie se poursuit dans le caractère microbien qui est identique dans les deux ordres de foyer chez le même sujet. C'est très souvent le bacterium coli qui est en cause. Enfin l'abcès tuberculeux du foie coïncide avec des granulations du péritoine et du foie. Il y a une ou deux collections volumineuses à parois anfractueuses, semées de granulations et contenant un pus verdâtre et plus ou moins caséeux. Nous avons vu en outre que ces abcès tuberculeux du foie avaient une tendance particulière à fuser vers la face convexe du foie et à produire des collections sous-diaphragmatiques.

**Symptômes.** — On peut distinguer plusieurs formes :

[C. ODDO.]

a) *Les formes communes* : « Un enfant souffrant d'ascarides ou frappé d'un coup à l'hypochondre droit, se plaint subitement d'une violente douleur en cette région, avec irradiation à l'épaule, d'une sensibilité à la pression avec pesanteur épigastrique; bientôt apparaît la fièvre rémittente et des frissons, accompagnés de vomissements, d'anorexie et parfois de selles diarrhéiques. Le foie augmente peu à peu de volume uniformément ou vers le thorax ou dans l'abdomen; les côtes font saillie, puis se dessine à l'hypochondre ou à l'épigastre une tumeur qui peut devenir fluctuante, avec œdème de la peau voisine et développement d'un réseau de veines superficielles. On suspecte un abcès du foie et on y enfonce une aiguille exploratrice jusqu'à ce qu'on soit assuré de la présence ou de l'absence de pus. » (Leblond.)

En général les abcès vermineux, les abcès septicémiques surtout, ne s'accompagnent pas d'une tumeur localisée, le foie est seulement augmenté de volume. Les abcès traumatiques, au contraire, se distinguent par la formation rapide d'une tumeur.

b) *Les formes latentes* sont plus communes chez l'enfant que chez l'adulte. Elles sont réalisées par deux mécanismes : 1° *prédominance des symptômes dus à une localisation extra-hépatique*. C'est ainsi qu'une pleurésie purulente, conséquence fréquente chez l'enfant d'une propagation médiate ou immédiate de la suppuration hépatique, pourra faire méconnaître la lésion primitive. Ailleurs, ce sont les signes de l'appendicite qui occupent toute l'attention et les signes de l'hépatite sont mis sur le compte de l'affection primitive; 2° *prédominance des phénomènes généraux*. L'infection générale peut masquer la lésion hépatique si on n'en recherche pas avec soin les signes physiques. C'est ce qui se passe dans les abcès septicémiques ou lorsqu'il y a pyléphlébite. Lorsque l'affection suit une marche plus lente, elle affecte les allures d'une fièvre typhoïde : fièvre grave, prostration, langue sale, selles diarrhéiques, ventre ballonné, parfois rate grosse, érythème polymorphe; ou même elle simule une granulie lorsque prédominent les phénomènes thoraciques : dyspnée, amaigrissement rapide et fièvre rémittente. D'autre part, le tableau clinique peut être obscurci par certains phénomènes réactionnels particulièrement intenses chez l'enfant. C'est ainsi que les convulsions sont fréquentes et qu'il peut se produire des contractures (Ashby), du délire. Parfois même la céphalalgie, l'abattement, l'attitude en chien de fusil, les vomissements, la constipation peuvent simuler la méningite. D'autres fois encore les réactions ont lieu dans le tube digestif. C'est ce qui se produit notamment dans les abcès hépatiques par pérityphlite (Berthelin), où l'on voit les vomissements se produire à chaque accès fébrile ou même s'installer et devenir incoercibles, rendant impossible toute alimentation.

c) Dans l'hépatite d'origine appendiculaire, Berthelin a décrit un tableau clinique qui tient à la fois des deux variétés précédentes. Dans la période initiale apparaissent des accès de fièvre intermittente à trois stades ou une fièvre rémittente, la douleur est peu marquée. Dans la période d'état les signes physiques et les douleurs s'accentuent, l'ictère survient en même temps que les phénomènes généraux s'aggravent et se caractérisent par des symptômes typhoïdes cachectiques ou nerveux. Enfin, dans la période ultime, le foie augmente de volume, il se produit une rémission dans les crises douloureuses, tandis que les vomissements deviennent de plus en plus fréquents et qu'il survient une diarrhée bilieuse se produisant à flots. L'ictère devient de plus en plus foncé, des hémorrhagies se produisent par toutes les voies. L'adynamie devient de plus en plus profonde, il y a hypothermie, le pouls devient filiforme et le petit malade meurt dans le coma. En somme, c'est le tableau de l'ictère grave.

Les abcès traumatiques suivent parfois une marche analogue : une première période se caractérise plus ou moins longtemps après le traumatisme par l'apparition graduelle des vomissements, de la diarrhée fétide, de l'anorexie, de la fièvre irrégulière, de l'insomnie, de l'amaigrissement, puis une douleur apparaît dans l'hypochondre droit qui précède la formation graduelle d'une tumeur dans cet hypochondre.

En résumé, on peut décrire 3 variétés de formes chez l'enfant.

1° *Les formes ordinaires*, caractérisées par la prédominance des phénomènes locaux. Elles ne diffèrent en rien de celles de l'adulte.

2° *Les formes latentes*, caractérisées par la prédominance des phénomènes généraux ou des symptômes extra-hépatiques.

3° *Les formes mixtes*, dans lesquelles les phénomènes généraux précèdent et masquent pour quelque temps seulement l'apparition des phénomènes locaux.

**Marche. Durée. Terminaison. Pronostic.** — La durée est très variable suivant les cas. Les abcès traumatiques qui se développent rapidement sans période préparatoire peuvent évoluer en 8 ou 15 jours. Au contraire, la période latente peut durer plusieurs semaines à elle seule, l'évolution de l'abcès est alors plus lente et peut durer un ou plusieurs mois. Dans l'abcès d'origine appendiculaire, les deux premières périodes durent 3 ou 4 semaines, la 3e période est généralement plus courte.

La terminaison de l'abcès hépatique est variable : la guérison est le plus souvent la conséquence de l'intervention chirurgicale; l'ouverture spontanée se fait soit dans le poumon, ou dans la plèvre à travers le diaphragme, soit dans le tube digestif, etc.; l'ouverture à la surface cutanée se fait *in situ* ou après une migration plus ou moins éloignée vers l'ombilic, l'épigastre, etc. Enfin, la mort peut survenir par le fait de la maladie causale : septicémie, pyléphlébite, soit par septicémie secondaire, soit par cachexie progressive ou par le fait d'une complication : empyème, abcès du poumon. Sur 40 cas cités par Leblond, on relève 17 guérisons et 23 décès. Du reste nous ne pouvons que répéter ici ce que Chauffard dit des abcès du foie en général. Le pronostic est subordonné à trois ordres de causes : 1° virulence des germes; 2° mode de réaction locale, unité ou multiplicité des abcès; 3° et surtout mode d'intervention chirurgicale.

**Diagnostic.** — Le diagnostic des abcès du foie est beaucoup plus difficile chez l'enfant que chez l'adulte. Cela tient, d'une part, à la plus grande fréquence des formes latentes et, de l'autre, à l'absence des anamnestiques.

Lorsque les signes locaux sont apparents, on pourra confondre, comme

[C. ODDO.]

chez l'adulte, l'abcès du foie avec un kyste hydatique ou avec les suppura-
rations hépatiques. La ponction exploratrice dans le premier cas tranchera la
difficulté, et l'examen bactériologique du pus permettra souvent d'éviter la
confusion avec le kyste hydatique suppuré.

Parmi les suppurations extra-hépatiques, l'abcès tuberculeux est d'un
diagnostic particulièrement difficile. C'est que l'abcès tuberculeux intra-
hépatique n'est cliniquement pas reconnaissable en général et son existence
n'est révélée que par l'abcès péri-hépatique qui lui succède. Il faut distinguer
2 cas avec Lannelongue : 1° si l'abcès proémine sous le rebord costal, on
pense à un kyste hydatique ou à un abcès du foie proprement dit. L'erreur a
pu être évitée deux fois en se fondant sur la limitation de la tumeur, son
évolution rapide et la notion des antécédents; 2° si la collection siège plus
haut, il faut la distinguer d'une pleurésie enkystée, d'un kyste hydatique ou
d'un abcès du foie. La ponction est souvent le seul moyen d'en fixer le diagnostic. Si la collection siège très haut, il devient nécessaire de réséquer le
bord inférieur du thorax jusqu'à la 5ᵉ ou 6ᵉ côte et, par l'ouverture, on peut
alors explorer le foie et chercher la coexistence d'un abcès hépatique.

Dans le diagnostic de l'abcès d'origine appendiculaire, Berthelin distingue 5 causes d'erreur : 1° On a diagnostiqué l'abcès du foie, mais l'appendicite a été méconnue. On pense à une infection d'origine gastro-intestinale
(dysenterie, ou fièvre typhoïde sans symptôme net), surtout chez l'enfant
chez lequel prédominent les phénomènes digestifs. On peut penser aussi à
un abcès d'origine biliaire, les crises douloureuses, la fièvre, les vomissements et l'ictère sont mis sur le compte des coliques hépatiques. Il faut donc,
en présence d'un abcès du foie chez l'enfant, rechercher attentivement
l'existence possible d'une appendicite méconnue. 2° On a diagnostiqué l'appendicite, mais l'abcès du foie a été méconnu. C'est surtout dans les formes
latentes et torpides qu'il faut se méfier de l'existence d'un abcès hépatique.
Pour la dépister il faudra tenir compte des caractères de la fièvre qui manque
généralement dans l'appendicite subaiguë sans complication, du siège de la
douleur, de l'état général, de l'émaciation rapide, de la pâleur, qui doivent
faire soupçonner l'infection généralisée et la pyléphlébite. Mais surtout il
faut explorer le foie qu'on trouvera augmenté de volume et ne pas oublier
qu'en pareil cas le caractère multiloculaire des abcès expose à des ponctions
blanches. 5° On n'a diagnostiqué ni la typhlo-appendicite, ni l'hépatite, le cas
rentre dans celui des formes latentes par prédominance des phénomènes
généraux. Dans ce cas l'exploration minutieuse du foie permettra seule de
faire le diagnostic qui ne sera possible que si le pus collecté donne un résultat positif par la ponction.

Quant au diagnostic différentiel de la variété d'abcès, l'existence des
anamnestiques et parfois les caractères bactériologiques du pus permettent
dans certains cas, mais non dans tous, de fixer la nature et l'origine de
l'abcès hépatique.

**Traitement.** — La prophylaxie de l'abcès du foie est souvent illusoire ;
sans doute en traitant la dysenterie d'une manière rigoureuse, on pourra
diminuer les chances de la production d'une hépatite, mais c'est une des

causes les moins fréquentes chez l'enfant. L'ablation précoce d'un appendice malade permet souvent d'éviter une pyléphlébite ultérieure. Mais le plus souvent l'abcès se forme sans qu'on ait pu songer à le prévenir.

Lorsqu'un abcès du foie est formé et constaté par la ponction, le seul traitement, chez l'enfant comme chez l'adulte, consiste à évacuer le foyer le plus complètement et le plus rapidement possible. Aux méthodes lentes ont succédé les procédés rapides parmi lesquels le procédé de Little est le plus hardi et le plus brutal. L'incision large en un seul coup de couteau, en se servant de l'aiguille exploratrice comme conducteur, est réservée aujourd'hui aux cas dans lesquels l'abcès superficiel saillant s'offre pour ainsi dire au couteau. L'existence probable d'adhérences est une garantie qui justifie l'emploi de ce procédé : le développement lent de l'abcès, l'existence de douleurs vives et prolongées, la constatation des frottements hépatiques sont les signes qui permettent de présumer de l'existence des adhérences. Dans les autres cas on préfère aujourd'hui, au procédé de Little, les procédés plus lents mais plus sûrs de l'incision couche par couche, soit en plusieurs séances, soit après suture du foie, du péritoine ou de la plèvre s'il s'agit d'abcès sous-costaux. Zancarol préfère le thermo-cautère au bistouri. Il est nécessaire que l'incision soit assez large et située de telle manière qu'elle permette une évacuation complète. On pratique ensuite des lavages antiseptiques à l'acide phénique, au sublimé ou au naphtol camphré, jusqu'à ce que l'eau sorte pure. Fontan pratique le curettage de l'abcès, ce procédé est peu suivi. Zancarol se contente d'une toilette des parois à l'aide d'éponges d'ouate montées. On introduit ensuite un double drain par lequel on pratique des irrigations jusqu'à ce que le pus soit tari. Dans le cas d'abcès sous-costal, on réséquera une ou deux côtes sur une étendue de 5 à 6 centimètres. Dans le cas où l'abcès se serait déjà ouvert dans une cavité ou dans un viscère voisin, on doit pratiquer quand même l'ouverture de l'abcès au lieu d'élection. Enfin les divers accidents ultérieurs : carie costale, fistule, etc., seront traités par les résections costales, la thoracotomie, etc.

En somme, il ne semble pas jusqu'ici que la thérapeutique chirurgicale de l'abcès du foie présente d'indication particulière chez l'enfant.

Lorsqu'on a affaire à un abcès tuberculeux sous-phrénique, on emploiera le procédé de Lannelongue : résection du bord inférieur du thorax en comprenant les 8e, 9e, 10e côtes dans une large fenêtre triangulaire qui permet d'aborder la face supérieure du foie.

[C. ODDO.]

# XI

## *KYSTES HYDATIQUES DU FOIE*

PAR LE Dᵣ·E. FORGUE

Professeur à la Faculté de Médecine de Montpellier.

### I. — DÉFINITION ET PATHOGÉNIE

Les kystes hydatiques sont des tumeurs dues au développement d'un *ver vésiculaire* connu sous le nom d'*échinocoque* ou d'*hydatide* qui se développe assez fréquemment dans certains organes de l'homme. Ces tumeurs nous représentent l'état larvaire d'un tænia de petite taille appelé tænia echinococcus (von Siebold, 1853).

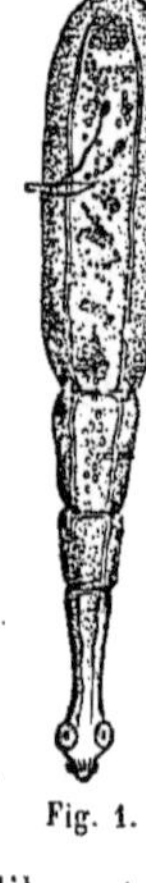

Ce tænia vit à l'état adulte dans la première partie de l'intestin grêle du chien et a été quelquefois observé dans le même organe chez le chacal et chez le loup. Il est très petit, sa longueur variant entre 2 mm. 5 et 5 millimètres, n'atteignant que très exceptionnellement 6 et 7 millimètres. Sa tête petite et subglobuleuse présente un rostre saillant, muni d'une double couronne de 28 à 50 crochets et de 4 ventouses. Le cou très court se trouve suivi par une courte chaîne composée de 5 ou 4 anneaux dont le dernier, quand l'animal a acquis son développement complet, égale ou dépasse la moitié de sa longueur totale. C'est dans cet anneau seulement qu'on aperçoit un utérus formé d'un tronc médian d'où partent des branches latérales et courtes remplies d'œufs. Dans l'intestin du chien, ce tænia est quelquefois

Fig. 1.

libre et nage dans le contenu intestinal, ou bien le ver est fixé par son extrémité céphalique entre les villosités.

A un moment donné le tænia est expulsé, et les œufs sont mis en liberté par la destruction des anneaux sous les influences atmosphériques. Ces œufs qui auront été expulsés avec les matières fécales du chien pourront être apportés avec les fumiers au pied des légumes, ou transportés par les eaux de pluie dans des ruisseaux. Ils peuvent ainsi être avalés par l'homme soit avec les aliments (légumes, fruits), soit avec les eaux de boisson.

Arrivés dans le tube digestif de l'homme, leur coque se dissout et il sort de l'œuf un petit embryon connu sous le nom d'*embryon hexacanthe*, muni de 6 crochets. Celui-ci perfore les tuniques de l'intestin, pénètre dans le torrent circulatoire et est entraîné avec le sang dans différents organes (foie, poumon, cerveau, os, etc.) où il s'enkystera et donnera naissance à un *ver vésiculaire* appelé aussi *hydatide* ou *échinocoque*. C'est la présence de cet échinocoque dans nos tissus qui donne lieu aux tumeurs connues sous le nom de *kystes hydatiques*. Non seulement on observe des hydatides chez l'homme, mais cet état larvaire du tænia échinocoque se montre chez d'autres animaux tels que le singe, le chien, le chat, l'ours, la panthère, le mouton, la chèvre, le bœuf, le cheval, l'âne, etc.; toutefois son évolution est toujours la même, dans toutes ces espèces animales.

Étudions donc une de ces tumeurs. Comment est constitué un kyste hydatique?

Dans un kyste hydatique, nous trouvons deux parties absolument distinctes : l'une, la plus externe, conjonctive, qui est un tissu de résistance au parasite et qui provient de l'organe atteint; l'autre, enfermée dans ce kyste, qui n'est autre chose que le ver vésiculaire ou l'échinocoque. Un échinocoque entièrement développé et sorti du kyste qui le contient présente l'aspect d'une vésicule tremblotante — *vésicule mère* — *Mutterblase* des Allemands, à paroi assez épaisse.

Cette paroi présente elle-même deux couches. L'une externe n'est autre chose qu'une très épaisse cuticule développée aux dépens de la capsule anhiste, aux dépens de l'embryon hexacanthe, et formée d'une série de

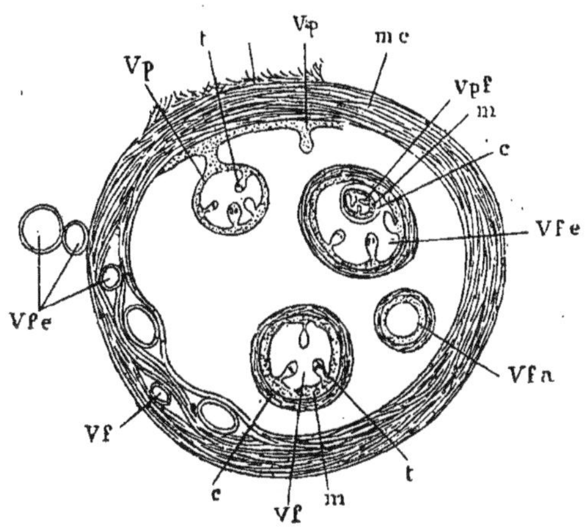


Fig. 2. — Schéma de la formation hydatique. — **mc**, Membrane cuticulaire. **Vp**, Formation de *vésicules proligères*, aux divers stades, aux dépens de la membrane germinale. **Vf, Vfa, Vfe**, Formation de *vésicules secondaires* ou *vésicules filles*, caractérisées par ce fait que, prenant naissance plus profondément, en pleines couches cuticulaires, elles entraînent du tissu de la cuticule et ont les mêmes membranes que la vésicule mère. **Vfe**, *Vésicules filles exogènes*. **Vfa**, Vésicules filles acéphalocystes, sans têtes de tænia. **Vpf**, Formation de vésicules petites-filles : troisième génération.

lames concentriques. On lui a donné le nom de *membrane cuticulaire* ou de *membrane hydatique*. L'autre, interne, mince, doublure de nature cellulaire appelée *membrane germinale* ou *membrane parenchymale*.

C'est cette dernière membrane qui va donner lieu à des productions vésiculeuses, connues sous le nom de *vésicules proligères* — *Brut Kapseln*. Ces vésicules sont toujours rattachées à la membrane germinale, dont elles dérivent, par un pédicule plus ou moins mince. Au début de leur développement, elles sont représentées par un simple bourgeon à la surface de la membrane germinale; plus tard, ce bourgeon s'accroît, se creuse d'une cavité qui se montre elle-même recouverte d'une mince cuticule. Enfin à l'intérieur de cette cavité on voit apparaître des têtes de tænias avec leurs crochets.

Mais, en dehors des vésicules proligères, on rencontre à l'intérieur du kyste d'autres productions connues sous le nom de *vésicules secondaires* ou *vésicules filles*, ou *Tochterblasen*, qui se distinguent des vésicules proligères en ce qu'elles sont revêtues extérieurement par une cuticule épaisse



[*E. FORGUE.*]

et qu'elles présentent en somme les mêmes caractères que la vésicule mère. Elles présentent toujours une couche cuticulaire externe à l'intérieur de laquelle on trouve une membrane germinale, laquelle renferme une cavité centrale où nagent des têtes de tænia. Elles se développent dans l'intérieur même de la cuticule de la vésicule mère du kyste, s'y accroissent et finissent par la rompre, soit par sa face interne, soit par sa face externe ; de sorte que suivant les cas les vésicules filles ou secondaires peuvent tomber à l'intérieur du kyste et nager dans son contenu liquide (vésicules filles endogènes — vésicules secondaires endogènes), ou à l'extérieur de ce même kyste (vésicules filles exogènes ou vésicules secondaires exogènes).

On peut se demander alors comment des productions comme les vésicules secondaires sont susceptibles de se développer dans la cuticule de la vésicule mère qui est formée par un tissu amorphe. Il suffit de se rappeler que cette cuticule n'est pas un produit de sécrétion de la membrane germinale, mais résulte de la modification de cette membrane, de sorte qu'on peut penser que certains éléments vivants ont persisté dans cette cuticule, et sont le point de départ des vésicules secondaires. Par le même procédé, on conçoit qu'aux dépens de la cuticule des vésicules secondaires il puisse se former des *vésicules petites-filles — Enkelblasen —* ayant tous les caractères des vésicules filles.

Les vésicules filles endogènes ou exogènes peuvent aussi développer des *vésicules proligères* avec des têtes de tænia. Mais il arrive fréquemment que certains kystes hydatiques ne renferment pas de têtes de tænia ; on dit alors qu'on a affaire à des *kystes acéphalocystes.*

Le liquide qui remplit la vésicule a des caractères pathognomoniques. Il résulte de la liquéfaction centrale de la masse granuleuse qui formait autrefois le contenu solide de l'embryon hexacanthe. Clair et transparent comme de l'eau de roche, parfois légèrement opalin, comme de l'eau anisée, il est ordinairement neutre ou alcalin, de densité oscillant entre 1007 et 1016, non coagulable par la chaleur ou les acides, riche en chlorure de sodium, ne contenant de l'albumine qu'après la mort des hydatides. On y trouve de la tyrosine, de la leucine, de la cholestérine, de l'hématoïdine, de l'acide urique, de l'oxalate de chaux, du phosphate et du sulfate de soude, de la xanthine, substances dont la plupart n'ont pas été élaborées par le ver, mais sont venues par osmose du sang ou des organes envahis.

Le liquide vésiculaire normal est amicrobien : il reste stérile grâce à l'imperméabilité des membranes d'enveloppe. Finsen, le premier, l'a établi ; Korach et Kirmisson en ont fourni la preuve expérimentale par l'innocuité des injections intra-péritonéales de ce liquide ; Chauffard et Widal en ont fait la démonstration bactériologique. Cette asepsie normale peut être troublée par l'apport de germes infectieux venus, pour plus de la moitié de ces kystes à contenu septique, par la voie biliaire, pour un quart apporté par l'inoculation directe d'une ponction, pour un dixième ayant pénétré par les voies sanguine ou lymphatique. Or, comme l'ont montré Chauffard et Widal, le liquide vésiculaire est un bon milieu de **culture** pour les microbes pathogènes.

Si le liquide est normalement exempt d'agents infectieux, il est, en revanche, habituellement pourvu de propriétés toxiques dont la notion a éclairé la pathogénie de certains symptômes, comme l'urticaire, ou de certains accidents, parfois consécutifs à la ponction exploratrice, tels que la dyspnée, les nausées, les vomissements, la syncope, le collapsus cardiaque. Cette action toxique, qui d'ailleurs est loin de répondre à une valeur constante, émane des hydatides, des produits de déchets et de décomposition de l'entozoaire mort, ou des substances issues de son activité reproductive. Ce sont de vraies ptomaïnes : Mourson et Schlagdenhaufen l'ont formulé avec netteté; Debove l'a établi par des recherches ingénieuses; Achard a fait une bonne étude de cette « intoxication hydatique »; Viron a isolé plus récemment une substance albuminoïde offrant les réactions chimiques des propeptones et les effets physiologiques des toxalbumines.

## II. — CONDITIONS ÉTIOLOGIQUES PROPRES A L'ENFANT

Les tumeurs hydatiques du foie sont rares dans l'enfance. Pendant longtemps leur existence n'a été mentionnée dans aucun traité de pathologie infantile. Il n'en est fait aucune mention dans les ouvrages de Barrier, de Rilliet et Barthez, de Bouchard. Guersant[1] en dit quelques mots; Giraldès[2] leur consacre une leçon étudiée dans laquelle il envisage la question chez l'adulte plutôt que chez l'enfant. Trousseau disait dans sa clinique : « La somme totale des faits d'hydatides chez les enfants, connus et publiés dans l'histoire de la médecine, se réduit à 18, dont 9 sont des cas de tumeurs hydatiques du foie ». En 1867, Pontou[3] réunissant, dans sa thèse, 46 cas de kystes hydatiques chez les enfants, signale 22 fois la localisation hépatique; Rathery[4] cite un cas observé dans le service de Roger; Finsen[5], dans un mémoire important basé sur de nombreux faits recueillis en Islande où cette maladie est fréquente, en rapporte un assez grand nombre. Depuis, à mesure que l'affection est devenue presque banale parce qu'elle est plus connue, les exemples se sont succédé, et à la suite de Bergeron[6], Archambault[7], de Saint-Germain[8], Descroizilles[9], Rilliet et Barthez, Comby, Marfan, Broca, etc., les chirurgiens en ont signalé des cas dont la mention ne leur a paru intéressante qu'au point de vue du traitement; nous en avons opéré deux cas chez de jeunes garçons.

L'échinocoque s'introduit dans l'organisme humain par les œufs du tænia, répandus sur le sol, mêlés aux eaux potables, apportés avec les légumes : c'est dire le rôle des aliments, exposés à cette souillure, dans sa production; c'est expliquer en même temps sa rareté dans la première enfance, son

---

[1] Guersant. In *Notices sur la chirurgie des enfants.* Paris, 1864, p. 71.
[2] Giraldès. *Leçons cliniques sur les maladies chirurgicales des enfants.* Paris, 1868, p. 281.
[3] Pontou. Recherches sur les kystes hydatiques du foie chez les enfants. *Thèse de Paris,* 1867.
[4] Rathery. Essai sur le diagnostic des tumeurs intra-abdominales chez les enfants. *Thèse de Paris,* 1870.
[5] Finsen. Contribution à l'étude des échinocoques épidémiques d'Islande. In *Archiv. de méd.,* 1869.
[6] In *France médic.,* 1877, p. 569.
[7] In *Union médic.,* 1878, II, p. 102.
[8] In *France médic.,* 1881, p. 362, 574.
[9] In *Manuel de pathologie et de clinique infantiles,* p. 258.

[E. FORGUE]

observation possible de 4 à 8 ans et sa fréquence croissante de 8 à 15 ans, alors que l'alimentation de l'enfant devient la même que celle de l'adulte. Cruveilhier a cependant cité un cas de kyste de cette nature qui s'était vidé dans l'intestin, chez un enfant mort à l'âge de 12 jours. Comment, dans ce cas, dont l'exactitude n'est point à l'abri de la critique, expliquer la formation de l'hydatide? Il est difficile d'admettre sa production pendant la vie intra-utérine et il est improbable de croire à un développement aussi rapide après la naissance.

Des recherches comparatives faites par les auteurs, il résulte d'après Finsen qu'un douzième des cas concerne des enfants âgés de moins de 10 ans, et, d'après Pontou, que l'affection est surtout fréquente de 8 à 9 ans (7 fois sur 21 cas). Il semble que les filles y soient plus sujettes que les garçons. Sur les 20 observations réunies par Pontou, 14 concernent des filles. Enfin, chez l'enfant, les statistiques montrent que c'est dans le foie que les hydatides se développent le plus fréquemment : les kystes du foie comprennent presque la moitié des tumeurs de même nature développées dans tous les autres viscères réunis.

### III. — SYMPTOMATOLOGIE

Les symptômes par lesquels se manifeste cliniquement cette affection parasitaire ont chez l'enfant la même variabilité que chez l'adulte. Toutefois, tandis que les phénomènes fonctionnels manquent ou sont peu sensibles la plupart du temps, les signes locaux semblent plus précoces et plus nets. dans le bas âge, à cause du volume plus considérable du foie de l'enfant, de la laxité et de la souplesse de ses côtes, de la minceur relative de ses parois abdominales.

1° **Symptômes généraux**. — Les troubles digestifs et respiratoires manquent presque toujours au début de l'affection et ne font guère leur apparition avant que le kyste ait atteint un certain volume. Les hydatides, selon l'expression de Segond, « se déposent à froid dans le parenchyme hépatique », et c'est seulement à la deuxième période de la maladie, au moment où la tumeur est manifeste, que surviennent l'inappétence, la gastralgie, la flatulence gastrique, les nausées, parfois les vomissements et la diarrhée. Telle est l'indication résultante que nous dégageons de la lecture de toutes les observations publiées.

Les troubles digestifs semblent surtout liés aux kystes de la face inférieure du foie, par suite de la compression facile de l'estomac et du duodénum. La gène respiratoire, l'essoufflement et la toux font, au contraire, partie du cortège symptomatique des kystes de la face convexe.

L'ictère que l'on rencontre très rarement chez l'adulte a été indiqué 5 fois par Pontou. La toux hépatique, la douleur à l'épaule droite, sont moins fréquemment notées que chez l'adulte. Les épistaxis ont été notées par plusieurs observateurs. Il nous paraît que les vomissements sont un symptôme fréquent : chez un jeune malade de 11 ans, que nous venons d'opérer, ils ont constitué le phénomène initial éveillant l'attention des parents. Depuis les indications de Dieulafoy, Debove, Achard, l'urticaire est considérée comme un signe de valeur pour le diagnostic précoce des tumeurs hydatiques : malheureusement, la banalité de ce symptôme, chez l'enfant, nous paraît lui enlever une partie de sa signification.

Ce n'est jamais sur ces signes médicaux, variables ou tardifs, que se basera un diagnostic de certitude : ce dernier ne peut naître que des renseignements locaux fournis par l'examen de la tumeur hépatique. C'est dire que, tant qu'un kyste de petit volume reste inclus en plein parenchyme, l'affection demeure latente ou méconnue.

2° **Signes physiques.** — Ces signes physiques, dont la valeur est prépondérante, varient, on le conçoit, suivant le siège et le mode de présentation de la tumeur hépatique. Tantôt l'augmentation de volume du foie est générale, au moins dans toute la région droite. Tantôt, elle est partielle, se détachant, sous forme d'une saillie plus ou moins limitée, de la face antérieure ou inférieure de l'organe, et évoluant ainsi à la façon d'une tumeur abdominale. En d'autres cas, enfin, elle occupe la face convexe du viscère, se développant vers le thorax. En clinique, ce sont là les trois modes évolutifs bien distincts, créant à la symptomatologie et au diagnostic différentiel des conditions bien spéciales.

1° *Cas d'une tuméfaction diffuse du foie.* — Soit d'abord le cas où la production hydatique, en tuméfiant l'organe, lui conserve sa forme générale, sans se dégager du parenchyme en une saillie perceptible à sa surface. Alors, l'inspection de la région fait constater une voussure, qui déborde le rebord costal, soulève l'hypochondre et agrandit les espaces intercostaux. On pose alors le diagnostic de « gros foie »; et il s'agit de le préciser, en le distinguant des autres affections capables de développer ainsi l'organe. Théoriquement, on peut songer à ces « gros foies » qui sont très communs chez les enfants, et qui tantôt durables peuvent résulter de la syphilis héréditaire, tantôt passagers expriment une infection intestinale, propagée par les voies biliaires ou portes. Il est fréquent, dans le jeune âge, d'observer. au cours de l'ictère catarrhal, des foies qui descendent au-dessous de l'ombilic, durs, lisses, indolores. Ces foies, en général, se réduisent assez promptement de volume — foie accordéon —. Mais quelquefois, ils persistent assez longtemps, durant 1 à 2 mois, après la guérison de l'ictère. Comme l'a dit Bouchard, nous ignorons quelles sont exactement les lésions histologiques de ces hypertrophies du foie; il nous paraît vraisemblable qu'elles se bornent à de la congestion. Il est possible qu'un de ces gros foies, persistant sans changement, pendant des mois, puisse exceptionnellement faire penser à un kyste hydatique. Mais nous croyons cette hypothèse très rare en pratique, l'étiologie est alors trop claire, le tableau trop net : il s'agit d'un de ces petits malades, en proie à de la dyspepsie habituelle, avec de la dilatation stomacale, de la gastro-entérite, de l'ictère persistant ou antécédent. Le gros foie est fréquent; le foie grossi par l'affection hydatique est l'exception.

2° *Kystes hydatiques issus de la face antérieure ou inférieure du*

*foie.* — Au lieu de déterminer une tuméfaction hépatique, massive, diffuse,
il est habituel que le kyste, suivant son lieu de fixation initiale et le sens de
son développement ultérieur, se dégage du foie, sur un point de sa périphérie et vienne constituer une tumeur juxtaposée à l'organe, en saillie plus
ou moins sessile, circonscrite, mieux accessible à nos moyens d'exploration.
C'est le cas ordinaire des kystes évoluant, en se dégageant du parenchyme,
soit sur la face antérieure du viscère, soit vers sa face inférieure. Nous ne
trouvons plus alors le soulèvement massif total de l'hypochondre et son élargissement régulier : sur un point une voussure globuleuse se dessine. Elle
est lisse, arrondie, régulière, indolente ou peu douloureuse; il est exceptionnel d'y trouver une fluctuation : Trélat insistait sur ce caractère; ces
tumeurs sont ordinairement tendues, résistantes, donnant, avec d'autant
plus de netteté qu'elles sont plus superficielles, la sensation d'une poche
dont les parois ont une réaction élastique. Percutée, la tumeur donne un son
mat. De même que la palpation montre la continuité de sa saillie avec le
relief hépatique sous-costal, de même la percussion montre que sa matité
se continue en général avec celle du foie. Parfois cependant une bande
sonore s'interpose entre le foie et la tumeur : la présence du côlon transverse, ou l'existence d'une dilatation gastrique, troublent, ainsi, les indications de la percussion.

Quand un kyste hydatique est nettement accessible, comme c'est le cas
surtout des kystes antéro-inférieurs, sa percussion peut déterminer l'apparition du signe pathognomonique connu sous le nom de *frémissement
hydatique*. Percutez d'un coup preste et détaché, l'index gauche étant bien
appuyé sur la saillie de la tumeur : vous éprouvez la sensation d'un choc
vibrant, comparable absolument à celui que donne la percussion d'un fau-
teuil, aux ressorts bien tendus. En 1813, Blatin fut le premier à noter ce
signe; en 1828, Briançon l'étudia et le dénomma. Ce frémissement est considéré par quelques-uns comme le résultat de la collision des hydatides
s'entre-choquant. Davaine et Boinet ont proposé une autre explication, à
laquelle nous préférons nous rallier. Dans une poche à parois minces, un
liquide peu dense est contenu, en tension suffisante pour transmettre rapidement les ondes de percussion, pas assez élevée pour les annuler; qu'un
choc y vienne créer des vibrations liquides : elles se répercuteront, comme
des ondes sonores vibrent en échos multiples. Donc, trois conditions physiques président à l'apparition de ce phénomène : la souplesse suffisante des
parois contenantes; les qualités fluides du liquide contenu; sa tension
moyenne. La preuve en est qu'il se produit dans les kystes monovésicu-
laires : il existait, très net vers l'épigastre, chez un enfant que nous avons
opéré d'une grande poche sans vésicules filles, tandis qu'il manquait chez un
adulte, opéré à quelques jours de là, pour un kyste bourré de vésicules
secondaires. Prenez dans la paume une vésicule et secouez le poignet; elle
vous donne le frémissement de Blatin. Et toute poche non hydatique, mais
qui remplit les conditions physiques requises, le fournira également :
Potain l'a bien indiqué et Segond l'a retrouvé dans un kyste du ligament
large.

Quand le siège du kyste est antérieur, ce qui est le plus fréquent, on trouve la voussure dans l'épigastre, si le lobe gauche est intéressé; on voit la base du thorax évasée, déjetée, si l'affection porte sur le grand lobe hépatique. En pareils cas, la continuité de la matité de la tumeur, ou de sa masse palpable, avec celle du foie contribue à limiter le diagnostic entre quelques hypothèses; et vraiment il y a lieu ici d'alléger ce long débat qui, dans les classiques, envisage des éventualités que les cliniciens ne connaissent guère. Ce n'est plus le gros foie des intoxications gastro-entériques; c'est une tumeur tendue, régulière, d'évolution lente, à symptomatologie réduite ou latente, et cela circonscrit le problème. Une affection peut, éventuellement, mériter discussion : c'est le cas rare de volumineuses gommes caséeuses, chez des enfants syphilitiques, dans un gros foie dur. Mais, chez les jeunes sujets, la syphilis hépatique apparaît, comme date de fréquence maxima, à l'époque où, au contraire, les kystes hydatiques offrent leur maximum de rareté. De plus, la gravité et la marche prompte des symptômes, si le traitement spécifique n'intervient pas, contribuent à différencier nettement les cas. Au surplus, le diagnostic se fait, sans phrases, par une ponction exploratrice : il jaillit avec l'eau de roche et dispense, sans péril aucun quand l'aiguille est capillaire et aseptique, de plus d'hésitation.

Pour la même raison, et grâce à la même preuve péremptoire, il nous paraît qu'on peut simplifier le chapitre de diagnostic différentiel concernant les kystes émanés de la face inférieure du foie. Ceux-là, évoluant au-dessous du viscère vers la grande cavité, et dont la matité est parfois séparée de la zone mate hépatique par une région sonore, prêtent à une longue et inutile discussion avec beaucoup de tumeurs abdominales, kystiques ou non. Or, chez l'enfant, ce diagnostic différentiel n'est point en face des mêmes éventualités que chez l'adulte; l'abcès dysentérique. l'hydropisie de la vésicule, les kystes de l'ovaire deviennent chez lui hypothèses tellement rares qu'il n'en faut point parler. Un sarcome aigu du rein, un kyste mésentérique. un abcès par congestion sont éventualités à savoir, mais qui vraiment doivent n'avoir jamais créé d'erreur. La ponction par la voie antérieure ou lombaire tranche le débat; et si la tumeur, profondément située, paraît périlleuse à ponctionner, la seule notion claire et nette est fournie par la laparotomie exploratrice. Sans nier la règle nécessaire d'un diagnostic rigoureux préopératoire, nous avons le droit de demander à une incision aseptique ce que la clinique n'en pouvait jadis attendre.

3° *Kystes de la face convexe à évolution thoracique.* — Ici, la tumeur, dissimulée par le plan costal, échappe à nos moyens d'exploration directe. Un malade présente une voussure non circonscrite de la partie inférieure du thorax; les côtes sont immobilisées; les vibrations thoraciques diminuées ou abolies: le poumon est refoulé, imperméable; sur une plus ou moins grande hauteur, la matité est complète et le murmure vésiculaire supprimé. Dans un fait observé par Gooch, le poumon était réduit au tiers de son volume normal. S'agit-il d'un épanchement intra-pleural? Les nuances sont délicates à fixer; les médecins ont essayé de les préciser. La matité pleurétique, suivant Damoiseau, est limitée en haut par une courbe parabolique

[E. FORGUE.]

dont l'axe est formé verticalement par la ligne des angles costaux; dans le kyste, la ligne de matité dessine toujours une courbe à convexité supérieure dont l'axe n'est plus sur la ligne angulo-costale, mais sur la ligne axillaire. La direction oblique descendante des côtes s'exagère, nous disent Guéneau de Mussy et Chauffard, dans la pleurésie et diminue dans le kyste. Le kyste tend à élargir l'enceinte costale plutôt qu'à l'allonger de haut en bas. Une ponction exploratrice résoudra le problème, mieux que ces indices un peu subtils.

## IV. — MARCHE. — DURÉE. — TERMINAISON

Le début est en général excessivement difficile à préciser; on peut souvent le faire remonter à plusieurs années. Les observations recueillies dans la thèse de Pontou nous montrent qu'il remontait à plus d'un an dans 7 cas, sans dépasser toutefois 5 années; dans 3 autres cas, les premiers phénomènes n'avaient précédé que de 2 à 8 mois l'apparition de la tumeur. A ce sujet, le cas singulier de cette femme presque octogénaire, chez laquelle un kyste hydatique paraissait avoir débuté à l'âge de 8 ans, rapporté dans le Journal d'Édimbourg, est demeuré classique. Pendant toute cette première période, les enfants sont aussi gais que d'habitude. La digestion et l'appétit ne sont nullement altérés. A peine si, de temps en temps, l'hydatide provoque quelques douleurs sourdes dans l'hypochondre droit. L'enfant éprouve alors une sensation de tiraillement, de pesanteur, de gêne, de distension dans la partie affectée; il peut rester ainsi des mois et des années sans ressentir d'autre incommodité qu'un léger malaise déterminé par la pression de ses vêtements qui lui paraissent trop serrés.

Mais bien que les kystes hydatiques soient fort longtemps compatibles avec une bonne santé, l'état général finit par s'en ressentir. Tantôt le sommeil de l'enfant est troublé par des cauchemars accompagnés d'anxiété précordiale, la respiration devient moins facile, la marche, les efforts, le saut s'accompagnent d'essoufflement marqué; tantôt les fonctions digestives s'altèrent, l'appétit diminue, des nausées et des vomissements surviennent après les repas, des alternatives de diarrhée et de constipation fatiguent le malade. En même temps, apparaît la modification de la région hépatique qui traduit à l'œil l'existence de la tumeur : avec elle, commence la deuxième période dont on décrit les phénomènes symptomatiques comme types de l'affection.

Ce qui domine à cette période, ce sont les troubles dyspnéiques et les perturbations digestives. Celles-ci ont pour conséquence la diminution rapide et progressive des forces, l'arrêt du développement, la sécheresse de la peau qui devient sèche, aride et terreuse, comme dans toutes les affections du foie; et la mort survient peu à peu dans une cachexie d'autant plus profonde que la tumeur entrave davantage les fonctions gastro-intestinales. Ce genre de terminaison est cependant assez rare et, dans la plupart des cas, le kyste aboutit, par suite d'une infection ou de son développement continu, à la suppuration ou à la rupture.

**Suppuration.** — Rarement le kyste suppure chez l'enfant. Toutefois, le fait peut se produire à la suite d'un traumatisme violent, ou consécutivement à une inflammation de voisinage, soit de la paroi, soit de la plèvre, comme Petit[1] l'a noté dans certains cas. Les frissons, l'élévation de la température avec augmentation parallèle de fréquence du pouls, l'état saburral des premières voies digestives, les sueurs, l'affaissement général, la douleur provoquée par la pression au niveau de l'hypochondre droit, sont alors les principaux symptômes observés. La fièvre revêt ici les caractères particuliers aux suppurations hépatiques et les accès suivent tantôt le type rémittent, tantôt le type intermittent. Dans ce dernier cas, ils peuvent durer plusieurs jours. La terminaison a lieu, dans les cas de suppuration, soit par septicémie mortelle, soit par ouverture spontanée ou chirurgicale.

**Rupture.** — Plus souvent la tumeur, exempte d'invasion microbienne, produit par un développement continu et progressif le tassement et l'atrophie du parenchyme hépatique. Les parois du kyste éprouvant d'une part moins de résistance du fait de cette diminution du volume du foie et, d'autre part, se laissant distendre par le développement du parasite et l'augmentation de nombre des hydatides, finissent par faire saillie aux points faibles, c'est-à-dire dans la poitrine, dans l'abdomen, à la peau. Et dès que la résistance extérieure est moindre que la poussée intérieure, le kyste se rompt, sans qu'il soit toujours besoin d'un traumatisme occasionnel.

Bien que l'inflammation joue quelquefois un rôle dans la rupture des kystes hydatiques, son intervention se trouve rarement nécessaire. Et cette condition est très souvent absente dans ce mode de terminaison, qui est habituel dans cette affection. L'époque de la rupture est très variable : certains kystes mettent 15 ou 20 ans alors que d'autres s'ouvrent au bout de 2 années. Le siège n'offre que les 3 variétés qui se rapportent au sens dans lequel la tumeur est naturellement portée à proéminer : vers le thorax, dans l'abdomen, à la peau.

A). *Migration thoracique.* — La poche hydatique peut s'ouvrir dans les bronches, dans la *plèvre*, dans le *péricarde*. La rupture dans le péricarde est une curiosité d'amphithéâtre étrangère à la pathologie infantile. La communication avec la plèvre est également un fait rare ; elle simule alors l'épanchement pleurétique et Monneret[2] en a observé 1 cas chez un jeune garçon. La règle est de voir des adhérences pleurales préalables empêcher l'ouverture dans la cavité séreuse et permettre la communication bronchique. Celle-ci se produit presque toujours avec le poumon droit, le poumon opposé n'étant intéressé que dans les cas rares où la tumeur a pris naissance dans le lobe gauche du foie. Un effort de toux, une quinte de coqueluche, un traumatisme sur le thorax en sont quelquefois responsables. Dans tous les cas, au moment où le contenu du kyste fait irruption dans les bronches, le malade est surpris par une douleur déchirante avec sensation d'angoisse et d'étouffement. Il survient ensuite une toux quinteuse qui s'accompagne d'une expectoration abondante dans laquelle on trouve des vésicules et des

---

(1) Petit. Pleurésies et tumeurs de l'abdomen. *Rev. mens. de méd et de chir.*, 1877, t. I, p. 678.
(2) Monneret. *Revue médico-chirurgicale*, t. XIII, p. 257.

[*E. FORGUE.*]

membranes d'hydatides. Si l'orifice de communication est réduit à une
simple fissure par laquelle filtre difficilement le liquide du kyste, les phénomènes sont moins sensibles : le malade présente simplement une expectoration abondante, fétide, purulente et, à l'auscultation, des signes amphoriques
correspondant à la base du poumon ulcéré.

La mort est souvent la conséquence de cette évacuation par les bronches :
elle est due soit à l'asphyxie, lorsque les hydatides obstruent les bronches,
soit à l'hémorragie, lorsqu'une artère d'un certain calibre a été intéressée.
Si le malade survit, il est néanmoins menacé de septicémie et de gangrène
pulmonaire, élément de pronostic presque fatal, lorsque la bile passe dans
les bronches. La guérison n'a de chances de se produire que lorsque l'évacuation du contenu kystique est brusque et complète.

B). *Migration abdominale.* — Les tumeurs de la face inférieure du
foie peuvent s'ouvrir dans le *péritoine*, dans le *tube digestif*, dans les *voies
biliaires*.

La rupture dans la cavité péritonéale reconnaît souvent pour cause un
traumatisme ou un effort qui a brusquement déchiré les parois du kyste.
Les conséquences sont subordonnées à l'état du liquide épanché : est-il purulent, une péritonite suraiguë tue l'enfant en quelques heures ; est-il asép-
tique, la péritonite est moins à craindre bien qu'elle ait été observée dans
des cas où le liquide était limpide et dépourvu d'éléments infectieux. Dans
les cas favorables, après une réaction plus ou moins intense de la séreuse, le
liquide s'enkyste dans une cavité fermée par des adhérences inflammatoires
et peut se résorber. Il se peut toutefois que l'hydatide contenue dans ce
liquide se mette à proliférer et menace de nouveau l'existence du malade.

Ce mode d'évacuation est rare ; bien plus souvent les kystes s'ouvrent
dans le tube digestif. La première courbure du duodénum et l'arc du côlon
sont ordinairement les points par lesquels se fait la communication, après la
formation d'adhérences. Celle-ci, dit Rendu, « s'accompagne presque toujours d'une douleur atroce et le malade a parfaitement conscience d'une
déchirure viscérale ; presque immédiatement après, survient une véritable
débâcle et une selle copieuse au milieu de laquelle il est facile de reconnaître
les membranes de l'hydatide ». Il va sans dire que la tumeur, ainsi vidée,
s'affaisse immédiatement et que tous les symptômes qui paraissaient menacer
la vie du malade diminuent. Lorsque la rupture s'opère dans le duodénum
ou les parties supérieures du jéjunum, il est fréquent de voir des vomissements entraîner les hydatides évacuées dans l'intestin.

Malgré que la septicémie puisse en être la conséquence, l'ouverture dans
l'intestin est encore la voie d'issue la plus favorable, surtout quand elle
s'opère dans le gros intestin. Les chiffres indiqués par M. Letourneur[1] chez
l'adulte — 27 guérisons sur 55 cas — montrent que cette terminaison a des
chances d'être favorable dans le jeune âge. Par contre, l'ulcération de l'estomac,
qui est particulièrement grave, ne s'est jamais rencontrée chez l'enfant.

L'issue des kystes hydatiques dans les *voies biliaires* n'est pas très rare.

---

[1] Letourneur. *Thèse de doctorat*, Paris, 1875.

Elle se traduit par des symptômes divers, suivant les cas très différents dans lesquels il y a élimination des hydatides à travers les canaux, infection de la poche kystique, obstruction des voies biliaires. Si les parasites progressent dans le cholédoque et tombent dans l'intestin, on observe le syndrome clinique de la colique hépatique avec ou sans ictère et la présence d'échinocoques dans les matières fécales. Dans le cas où la poche est infectée par des microorganismes venus de l'intestin, la fièvre s'allume, le foie devient douloureux et il est rare que la mort ne soit pas la conséquence de cette redoutable complication. Lorsque les voies biliaires sont obstruées, on observe le tableau symptomatique de l'angiocholite par rétention biliaire. Malgré la gravité des phénomènes observés, le sujet peut encore guérir si les voies biliaires deviennent libres; dans le cas contraire, les malades succombent en présentant des symptômes hémorragiques ou typhoïdes, ou bien à la suite d'une péritonite.

C). L'ouverture au niveau des *téguments* est généralement favorable. Le lieu d'élection est aux environs de l'ombilic. Toutefois ce mode de terminaison est de plus en plus rare, car un chirurgien n'attendra jamais l'ouverture à la peau d'une tumeur qui menace de l'infecter et de laisser une fistule intarissable.

### V. — TRAITEMENT

La simplicité de la ponction exploratrice tente le médecin et, de temps à autre, des observations sont publiées pour proclamer qu'on a eu tort d'abandonner la méthode. Nous ne le croyons pas, car elle est inefficace : d'ordinaire la récidive survient et les enfants n'échappent point à cette règle.

Deux méthodes divisent médecins et chirurgiens : les premiers inclinent vers les injections parasiticides; les seconds admettent, sans comparaison, l'ouverture large par une incision en un ou deux temps.

La méthode des injections parasiticides est ancienne déjà et il ne serait pas difficile de lui reconstituer une longue histoire. Mais son renouveau date de ces dernières années ; la teinture d'iode, la bile, l'alcool, l'iodure de potassium, ont cédé le pas aux solutions de bichlorure et de naphtol, et les succès obtenus ont paru assez éclatants pour disputer le premier rang aux opérations chirurgicales. Debove, Juhel-Rénoy ont dû à l'injection de liqueur de Van Swieten de beaux succès. Le procédé est simple, mais n'a point la bénignité qu'on lui prête ni l'efficacité constante qu'on annonce. Wilbouchevitch a publié récemment un cas d'intoxication hydrargyrique produite chez une fillette traitée dans le service de Saint-Germain. Il faut savoir que la membrane kystique, si heureusement imperméable aux agents infectieux, offre aux agents chimiques des propriétés de dialyse qui permettent au toxique de passer, à travers les parois, dans l'organe et dans la circulation générale. Cette propriété dialytique, sur laquelle les recherches de Chauffard et Widal nous ont si nettement instruits, offre, par contre, un avantage thérapeutique : c'est grâce à elle qu'une solution médicamenteuse, injectée dans un kyste, peut, par diffusion, agir sur toutes les vésicules qui y sont contenues.

Pour éviter le péril des intoxications, on peut recourir à diverses techniques : Bacelli se contente de retirer une petite quantité de liquide et de la remplacer par une quantité équivalente de solution sublimée à dose non toxique ; Hanot conseille l'évacuation totale préalable, avant l'injection à dose non toxique. Netter et Chantemesse recommandent de n'employer que de la liqueur de Van Swieten dédoublée, de l'évacuer avec soin, et d'enlever le sublimé restant par de grands lavages à l'eau boriquée ou à l'eau salée. Ces précautions suffisent lorsque la canule ne s'oblitère pas, que le kyste se vide bien et que le liquide parasiticide ressort facilement ; mais trop souvent le jet s'interrompt et le liquide demeure dans la poche. Aussi a-t-on songé à n'injecter que des substances peu solubles, peu absorbables, capables de rester impunément au contact du tissu hépatique. Chauffard a proposé l'eau naphtolée.

Ces tentatives sont intéressantes, mais elles nous paraissent moins sûres que l'intervention chirurgicale : elles ne réussissent guère dans le cas où le kyste est encombré de vésicules filles, et la récidive est beaucoup plus fréquente qu'après la large ouverture au bistouri. Cette incision peut se faire en un ou deux temps : ce dernier procédé est celui de Volkmann, qui s'arrête lorsqu'il est arrivé sur le viscère et n'ouvre la poche que quand des adhérences ont uni les deux feuillets de la séreuse ; dans le procédé de Lindemann-Landau, auquel nous nous rallions, on pratique immédiatement l'incision de la poche, et on en suture les lèvres aux bords de la plaie abdominale, créant ainsi une cavité béante à l'extérieur. Voici donc la technique que nous avons toujours suivie. Après aseptisation du champ opératoire, on pratique une incision qui le plus souvent est parallèle aux fausses côtes et dont le milieu répond au point culminant du kyste. Terrier préconise l'incision sur la ligne blanche : nous l'adopterions volontiers dans les cas où la tumeur a son maximum de saillie sur la ligne médiane ou lorsqu'elle se porte à gauche. La séreuse une fois ouverte, le foie est à découvert ainsi que la tumeur parfois fixée à la paroi par des néomembranes qui ferment la cavité péritonéale ; ce point est important et il faudra vérifier avec soin s'il n'existe pas de lacunes, et si ces adhérences sont partout continues ; en un mot, s'il n'est pas une « fissure » par où le liquide du kyste puisse pénétrer dans le péritoine. En effet, si ces néomembranes protectrices ne laissent aucun passage libre, l'opération en est beaucoup facilitée ; il ne reste plus qu'à inciser le foie sur le kyste ; le liquide, les vésicules s'échappent au dehors : on draine la plaie pour en maintenir les lèvres béantes et l'opération est terminée.

D'habitude il n'en est pas ainsi ; le foie, libre d'adhérences, monte et descend sous les yeux de l'opérateur à chaque mouvement respiratoire : il n'y a pas de néomembranes et il faut craindre l'effusion du liquide dans le péritoine. Aussi doit-on prendre de grandes précautions. Le mieux est alors de bien appliquer la surface convexe du foie contre la paroi abdominale, ce que des aides obtiennent facilement en refoulant avec les mains le flanc droit et le flanc gauche ; le kyste bombe ; on plonge dans sa cavité la grosse aiguille de l'appareil Dieulafoy ou Potain, et, lorsque la poche est vidée, on la saisit par une pince à kyste qui oblitère l'orifice, on la tire au dehors et on la fixe à la paroi par des points de suture : avec une aiguille de Reverdin courbe, on traverse à l'un de ses angles d'abord la lèvre gauche de l'incision, puis le kyste, puis la lèvre droite ; l'aiguille est alors libre ; on la retire armée d'un fil et on noue solidement. Même manœuvre à l'angle opposé. Le kyste est, d'ordinaire, alors assez fixé pour qu'on puisse, aux ciseaux ou au bistouri, ouvrir largement la poche dont chacune des lèvres, saisie par des pinces à forcipressure et éversée, sera unie à la paroi abdominale par des fils assez rapprochés les uns des autres pour que rien ne puisse filtrer vers le péritoine entre cette poche et la séreuse pariétale. Dans le cas de paroi kystique épaisse nous avons employé un mode de suture avantageux : l'aiguille traverse la peau, les plans profonds, le péritoine pariétal, chemine dans l'épaisseur de la paroi kystique et retraverse la paroi abdominale à 2 ou 3 centimètres de son point de pénétration ; ainsi sont placées, concentriquement à l'ouverture du kyste, des anses dont le plein affronte sur une certaine étendue les deux feuillets de la séreuse. S'il s'agit de kystes multiloculaires, et si l'on trouve le fond de la poche bombé et fluctuant, on incisera au thermo la cloison mitoyenne de tissu hépatique.

L'évacuation du kyste et sa suture ne se font pas toujours avec la facilité que suppose cette description et deux cas se présentent : dans le premier, celui que nous avons supposé jusqu'ici, la poche hydatique émerge du tissu du foie et forme une paroi molle et flexible que traverse aisément le trocart aspirateur et que saisissent les pinces oblitérantes ; cette paroi s'attire hors du ventre, et le contenu du kyste s'évacue sans crainte d'inoculer le péritoine. On peut même réséquer une partie plus ou moins considérable de la poche et diminuer d'autant la cavité que doit combler le bourgeonnement de la membrane granuleuse et la rétraction du tissu inodulaire. On prévoit même le cas où la tumeur attenant au foie seulement par un étroit pédicule, celui-ci sera lié comme le pédicule d'un kyste de l'ovaire et sectionné. Alors plus de cavité béante lente à cicatriser et guérison des plus rapides. Terrier et Championnière ont publié des faits de ce genre. Mais, dans le second cas, le kyste est intra-hépatique ; une couche souvent épaisse du parenchyme recouvre la poche ; les pinces dérapent sur cette surface lisse et friable, qui rompt et saigne abondamment. Aussi, pour peu que la ponction n'ait pas vidé le kyste et que des vésicules oblitèrent l'aiguille, il sera presque impossible de suturer la poche avant son incision large et son évacuation ; alors, pour éviter la pénétration du liquide dans le péritoine, il faudra redoubler de précaution et faire exercer, par des aides habiles, des pressions méthodiques dans les flancs.

Le traitement consécutif de la méthode en un temps est le même que celui de la méthode en deux temps après l'ouverture du kyste : un ou plusieurs gros drains, solidarisés en flûte de Pan, sont introduits dans la poche qui se détergera toute seule, sans lavage immédiat ou consécutif. Dans les premiers jours, le pansement, très épais, doit être changé plusieurs fois dans

[E. FORGUE.]

les 24 heures, car il s'écoule de la poche, outre les vésicules et les débris de la membrane, une quantité invraisemblable de liquide mélangé de bile. Mais, peu à peu, cette sécrétion se tarit et la cavité se comble : enfin, au bout d'un temps plus ou moins long et qui varie de deux ou trois semaines à deux ou trois mois, la guérison est obtenue.

Il existe une variété de kyste antéro-supérieur qui se développe presque en entier dans le thorax, en refoulant le diaphragme et le poumon. Cette tumeur, fort bien étudiée par Cécile Dylion, peut dévier le cœur, comprimer le poumon et s'ouvrir dans la plèvre, les bronches et même le péricarde ; on la confond très facilement avec une pleurésie enkystée. L'évacuation trop brusque du liquide a parfois présenté un très grave inconvénient : la congestion active du poumon, dont la mort pourrait être la conséquence ; aussi le procédé de choix serait en pareil cas, non l'opération chirurgicale, mais la ponction par la méthode de Bacelli qui, avec une seringue aspiratrice, retire du kyste une certaine quantité de liquide qu'il remplace par une quantité égale de sublimé. On n'oubliera pas d'ailleurs que le bichlorure de mercure est toxique, et la dose introduite dans la poche ne dépassera jamais 4 à 5 centimètres cubes de la solution au millième.

Les kystes *postéro-supérieurs*, d'un diagnostic fort difficile, souvent pris pour des pleurésies droites et traités comme telles, nécessitent un mode d'intervention particulier. Certainement on en a ouvert quelques-uns selon la méthode de Lindemann, et nous citerons plusieurs cas où, par la laparotomie antérieure, on a pu aborder le kyste, l'inciser et le guérir ; Bouilly note un fait de ce genre, et Landau, sur quatre interventions, accuse quatre succès. Il n'en est pas moins vrai que la voie antérieure est fort laborieuse. Ne faut-il pas abaisser le foie, le faire basculer en avant et le fixer dans cette position nouvelle par des sutures appropriées? Aussi croyons-nous avec Israël et Paul Segond que l'incision postérieure transpleuro-péritonéale est bien préférable. Peut-être, cependant, pourrait-on utiliser, pour ces tumeurs cachées sous le dôme diaphragmatique, l'opération imaginée par Lannelongue pour l'ouverture de certains abcès sous-hépatiques et sous-phréniques, la résection du rebord costal cartilagineux. Si l'on a recours à cette voie, « l'incision sera faite au bistouri, à 2 centimètres au-dessus du rebord costal. Elle commencera à 5 centimètres du sternum, pour finir à l'union de la dixième côte et de son cartilage. Le rebord costal sera isolé et réséqué avec le costotome de Collin. La partie enlevée comprendra les dixième, neuvième, huitième et quelquefois septième cartilages costaux et les espaces correspondants. Il faudra, écrit Canniot[1], après avoir découvert le kyste, le ponctionner, l'inciser et le suturer à la paroi. »

Israël[2], en 1879, eut le premier, recours à « l'incision transpleurale », mais il adopta la méthode en deux temps, ou mieux en trois temps, car, après résection de 2 centimètres de côte et incision de la plèvre pariétale, il tint écartées les lèvres d la plaie par de la gaze iodoformée ; au bout de

---

[1] Canniot. De la résection du bord inférieur du thorax pour aborder la face convexe du foie. *Thèse de Paris*, 1891.
[2] Israël. VII<sup>e</sup> *Congrès des chirurgiens allemands*, 1879, Berlin.

huit jours, incision du diaphragme, maintenu béant par un tampon antiseptique. Attente nouvelle de huit jours, alors seulement il ouvre le kyste. Genzmer[1] résèque plus largement les côtes et, grâce à cette ouverture plus étendue, peut faire l'opération en un temps. En France, Paul Segond[2] d'abord, puis Maunoury et E. Bœckel de Strasbourg, ont pratiqué plusieurs opérations de ce genre avec un excellent résultat. Nous empruntons à Segond sa technique opératoire, qui nous paraît la meilleure.

Le malade, anesthésié, est couché sur le côté gauche; on pratique une incision de 12 à 15 centimètres dont le milieu correspond à la prolongation axillaire sur la neuvième côte, dont on résèque 8 à 10 centimètres; puis on traverse le périoste sous-costal, le cul-de-sac pleural, le diaphragme et on arrive ainsi sur la face externe du foie que l'on inspecte. Avant d'inciser le kyste, que révèle sa coloration spéciale, ou une ponction aspiratrice s'il est intra-hépatique, on éverse, au dehors, les deux lèvres de l'incision diaphragmatique et on place des éponges pour fermer, en bas, l'accès de la cavité abdominale. On évacue du kyste ce que l'on peut avec l'aiguille de Dieulafoy ou de Potain, puis on ouvre la poche et, comme dans la méthode de Lindemann, on en fixe les lèvres à celles de la paroi abdominale par des fils qui traversent la paroi du kyste, le diaphragme, les deux feuillets pleuraux et les téguments. On assure enfin le libre écoulement des liquides à l'aide d'un tube de caoutchouc rouge.

L'opération peut être pratiquée sans résection costale; mais la manœuvre est alors plus difficile, dans l'espace intercostal fort limité. Reclus a dû faire une résection secondaire de la neuvième côte. Le kyste avait été incisé par un de nos confrères de province qui avait laissé choir un gros drain dans la poche et n'avait pas su le retirer. Après extirpation de la côte, non seulement le tube put être extrait, mais l'écoulement des liquides stagnants dans le kyste se fit facilement et la guérison fut rapide. Segond, à l'encontre d'Israël et Owen, à l'exemple de Genzmer et de Bulau, préconise l'opération en un temps.

La marsupialisation des poches kystiques laisse, après elle, une fistule qui souvent se prolonge au delà de deux mois. De là des tentatives cherchant à réduire les poches adventices des kystes hydatiques sans les drainer : Thornton et Bond l'avaient essayé; Billroth a réduit la poche suturée, après remplissage au moyen d'une émulsion iodoformée; mais Delbet a donné à cette méthode ses meilleurs arguments et sa plus précise technique. Il conseille de capitonner la poche adventice, après ablation de la vésicule mère et des vésicules filles, en adossant ses parois par des points de catgut passés à sa face interne, en profonde épaisseur; puis on suture les lèvres et l'on réduit. Ce procédé suppose comme conditions l'état aseptique du kyste, l'absence d'écoulement biliaire ou d'hémorragie, la non-existence d'un prolongement profond et inaccessible de la poche.

(1) Genzmer. VIIe Congrès des chirurgiens allemands, 1879. Berlin.
(2) Paul Segond. Du traitement chirurgical des kystes du foie. Congrès français de chirurgie, 3e session, 1888.

[E. FORGUE

# XII

## *CIRRHOSES DU FOIE*

PAR LE D<sup>r</sup> HUTINEL,
Professeur à la Faculté de médecine,

ET AUSCHER
Ancien chef de clinique de la Faculté,
Ancien interne des Hôpitaux de Paris.

### CONSIDÉRATIONS GÉNÉRALES

Il semblerait que chez l'enfant la pathogénie des cirrhoses du foie dût être plus facile à établir que chez l'adulte : la maladie se développe à un âge où les facteurs étiologiques ne se sont pas encore superposés d'une façon inextricable, comme il arrive chez l'adulte; l'enquête sur les antécédents héréditaires du malade est ordinairement possible, car la famille est, en général, vivante et présente; et les antécédents du petit malade sont encore frais dans la mémoire.

Cependant il faut reconnaitre que l'étude pathogénique de la cirrhose hépatique n'est pas moins décevante dans le jeune âge que chez l'adulte. Les raisons en sont multiples. Et d'abord la cirrhose est une affection extrèmement rare chez l'enfant; des observateurs aussi expérimentés que Rilliet et Barthez n'en ont observé que 4 cas. Frerichs, au cours de sa longue pratique, n'a également observé qu'un seul cas de cirrhose chez l'enfant.

En parcourant toute la littérature médicale, c'est à peine si on peut en recueillir 150 cas; et l'on peut affirmer que, en raison même de la rareté de cette affection, la plupart des observations recueillies ont été publiées.

Sur 70000 enfants malades, West n'en a observé que 4 cas. Neureutter, qui donne le pourcentage le plus élevé, évalue la fréquence de cette affection à 1 pour 1000 enfants malades.

Le matériel, qu'on peut réunir en compulsant les annales médicales, pèche plus encore par sa mauvaise qualité que par sa rareté. Les observations utilisables pour une étude critique sont l'infime exception. Tantôt c'est l'histoire clinique de la maladie qui laisse à désirer, tantôt l'étude anatomique est incomplète; plus souvent c'est la pathogénie qui est obscure.

La simplicité de la pathogénie de la cirrhose infantile n'est donc qu'apparente; les pyrexies de l'enfance sont sans doute des infections simples au début, mais elles se compliquent presque toujours d'infections secondaires. Est-on autorisé à mettre en cause une rougeole, une scarlatine, une varicelle, etc., quand, au décours de celle-ci, on voit se développer les symptômes d'une cirrhose du foie, alors que ces maladies évoluent des milliers et des milliers de fois sans s'accompagner d'une pareille complication? Les faits rapportés par MM. Laure et Honorat et les quelques observations qui ont été publiées depuis n'emportent nullement notre conviction.

Sans doute le foie est très fréquemment lésé chez l'enfant au cours des infections et des toxémies; si la cirrhose est une lésion relativement rare dans le jeune âge, c'est que les causes nocives qui agissent sur la glande hépatique s'attaquent surtout à la cellule hépatique. Celle-ci se charge de graisse, dégénère, se modifie ou même se nécrobiose. Mais une fois la maladie terminée, elle se répare ou disparaît sans presque laisser de traces de sa lésion. Si, au cours des infections ou des toxémies, on voit apparaître au niveau des espaces portes ou dans les lobules des amas de noyaux, témoignant d'une diapédèse ou d'une prolifération interstitielle plus ou moins active, il est rare que ces infiltrations embryonnaires ou ces nodules subsistent long-temps; il est plus rare encore qu'ils s'étendent et qu'ils arrivent à se substituer à l'élément cellulaire. La facilité avec laquelle les lésions cellulaires ou interstitielles se produisent et disparaissent dans le foie de l'enfant est digne de remarque; elle témoigne d'une activité nutritive considérable et d'une puissance de rénovation qu'on ne retrouve plus au même degré dans les tissus adultes.

Les toxi-infections aiguës, si fréquentes en pathologie infantile, laissent donc peu de traces dans le foie, à peine de minimes foyers cicatriciels, ou quelques taches scléreuses qui ne sauraient mériter le nom de cirrhoses.

La cirrhose est une affection progressive, envahissante, et, à ce point de vue, Laënnec pouvait bien la comparer à une tumeur. La cause qui la provoque doit sans doute être permanente elle-même; et cette cause toujours agissante, que Hanot, Cazalis, Kabanoff rapportent à un état prédisposant, l'arthritisme, paraît être tantôt une intoxication chronique, tantôt une infection chronique.

Parmi les intoxications, à action lente et répétée, l'alcoolisme joue un rôle incontestable dans l'étiologie des cirrhoses : chez l'enfant ce facteur intervient moins fréquemment, mais d'une façon encore plus nette que chez l'adulte. Parmi les infections chroniques, il faut citer en première ligne la syphilis, puis viennent, mais loin derrière, la tuberculose et la malaria. D'après les statistiques de Howard, de W. Edwards, de Lewerenz, l'alcoolisme intervient dans 17 pour 100 des cas, la syphilis dans 11 pour 100. Les observations de cirrhose paludéenne sont rares dans l'enfance; mais il en existe quelques cas incontestables.

Le rôle étiologique de la tuberculose est certain; les cas de cirrhoses observés chez des enfants tuberculeux sont assez nombreux. Mais nous aurons à discuter la façon dont la tuberculose intervient dans ces cas. Disons tout de suite que nous ne connaissons pas encore chez l'enfant un seul cas de cirrhose tuberculeuse primitive; toujours la tuberculose paraît s'être développée au préalable sur les séreuses, péritoine, plèvre, péricarde; le foie ne se prend que secondairement.

L'intervention de plusieurs causes morbides combinant leurs effets semble presque toujours nécessaire pour amener le développement de la plupart des cirrhoses chez l'enfant comme chez l'adulte. Mais on comprend combien est difficile à établir cette hiérarchie des causes; aussi, dans plus de la moitié des cas (60 pour 100 environ), l'étiologie reste indéterminée.

A côté des cirrhoses d'origine infectieuse, et des cirrhoses d'origine toxique, il nous faut également faire une place aux cirrhoses d'origine dystrophique. La stase sanguine, occasionnée par un trouble profond du fonctionnement du cœur, la stase biliaire, qu'entraîne l'obstruction acciden-telle, ou bien l'atrésie congénitale des voies biliaires, sont des causes produc-trices de cirrhose. Nous consacrerons donc également un chapitre à la cirrhose cardiaque et à la cirrhose biliaire. Enfin les cirrhoses d'origine capsulaire ne méritent qu'une courte mention.

L'anatomie pathologique générale des cirrhoses du foie ne nous arrêtera pas : elle ne donne lieu à aucune considération particulière à l'enfance. Nous avons indiqué que c'est à l'activité de la nutrition et à la facilité de réparation des tissus qu'il faut sans doute attribuer la rareté des cirrhoses dans le jeune âge.

La cirrhose hypertrophique est plus fréquemment rencontrée chez l'en-fant que la cirrhose atrophique.

Il est bien établi aujourd'hui qu'une même cause, syphilis, impaludisme, alcoolisme, peut déterminer l'une ou l'autre forme de cirrhose : mais, dans la cirrhose atrophique, les cellules hépatiques sont atrophiées sur la marge des zones scléreuses; elles sont normales ou même augmentées de volume dans l'hypertrophique. La vitalité de la cellule hépatique chez l'enfant nous semble encore donner la raison de la fréquence de la forme hypertrophique.

Il existe un certain nombre de symptômes qui se retrouvent dans toutes les cirrhoses, quelle que soit leur origine ou leur nature. La raison en est que les symptômes traduisent le trouble de la fonction de la cellule hépa-tique et non pas telle ou telle forme d'altération.

La dyspepsie est une conséquence habituelle des cirrhoses; la nutrition se fait mal; non seulement les enfants maigrissent, mais il se fait un retard et quelquefois un arrêt complet dans le développement. Tel enfant de douze ans en paraîtra six ou sept. La puberté est retardée ou même n'apparaît pas. La peau est sèche, souvent prurigineuse; le poil est également sec et cassant. Il se fait, mais beaucoup plus rarement, des troubles nutritifs au niveau des dernières phalanges et parfois des épiphyses osseuses qui se tuméfient alors. Quant aux troubles urinaires, cardio-vasculaires, rénaux cutanés, céré-braux, etc., ils ne diffèrent en rien de ce qu'on rencontre chez l'adulte.

Le pronostic des cirrhoses du foie est-il plus grave chez l'enfant? C'est possible : du moins les formes curables, étudiées chez l'adulte, n'ont pas été signalées jusqu'ici dans l'enfance. Nous avons vu cependant plusieurs enfants, chez qui le diagnostic de cirrhose hypertrophique du foie s'impo-sait, guérir après plusieurs années : on peut donc laisser une porte ouverte à l'espoir.

Le traitement général des cirrhoses du foie peut se résumer en quelques mots. Quand le médecin assiste au début de la cirrhose, il doit s'adresser à sa cause quand celle-ci peut être découverte : l'alcoolisme, l'impaludisme, la syphilis peuvent être victorieusement combattus. Une fois le tissu de cicatrice constitué, il lui faut ménager dans la mesure du possible l'intégrité des cellules hépatiques subsistantes, éviter à son jeune malade les infections, proscrire toute médication susceptible d'altérer le foie. Alors même que le parenchyme hépatique est entièrement perdu, le médecin peut espérer encore retarder l'apparition des accidents terminaux, comme de récents travaux nous l'ont appris, en instituant un régime alimentaire convenable où l'exclusion de tout alimentation carnée sera rigoureuse.

## I. — CIRRHOSE SYPHILITIQUE

Les lésions dues à la syphilis héréditaire se rencontrent souvent dans le foie et c'est dans cet organe qu'elles ont été le mieux étudiées.

C'est du mémoire de Gubler (1847) que date la connaissance précise de *l'hépatite hérédo-syphilitique*; mais déjà, au commencement du siècle (1813), Portal avait décrit chez des nouveau-nés syphilitiques de l'ictère, du météorisme abdominal et de l'ascite; cependant, il ne s'était pas prononcé sur la cause de ces symptômes.

En 1852, Gubler revenait sur la question de l'hérédo-syphilis hépatique et, dans un mémoire présenté à la Société de biologie, il établissait définitivement le type du foie silex.

L'hépatite interstitielle diffuse qui caractérisait ce type du foie pathologique resta longtemps la seule expression de la syphilis héréditaire hépatique; mais plus tard les observations de Bamberger, Testelin, Thiry démontrèrent l'existence de gros noyaux gommeux dans le foie du nouveau-né syphilitique. Schott et Virchow indiquèrent l'identité de structure qui rapproche les gommes des grains de semoule de Gubler; Wagner (1864), en créant le terme de syphilome, caractérisa par ce néologisme cette identité. Les travaux de Schuppel, Bamberger, Verliac, Parrot, Hutinel et Hudelo ont complété nos connaissances anatomo-pathologiques.

**Étiologie.** — Chez l'enfant, la syphilis héréditaire entre seule en jeu dans les altérations du foie. La syphilis acquise, en effet, ne produit la cirrhose du foie que quinze ou même vingt ans après l'infection primitive et par suite échappe à notre description.

Le mode d'hérédité ne semble jouer aucun rôle, en ce sens qu'il importe peu que la syphilis provienne de deux générateurs ou de l'un d'eux seulement. L'époque d'apparition des altérations du foie est variable, le plus souvent elles se manifestent dès les premières semaines qui suivent la naissance ou bien même sont congénitales; d'autres fois elles ne se montrent que bien plus tardivement et jusque dans l'âge adulte. Toutes les statistiques publiées sont d'accord sur ce point, que le foie est le siège d'élection pour les lésions de la syphilis héréditaire, fait que les rapports anatomiques et la prépondérance physiologique de cet organe expliquent suffisamment chez le nouveau-né. Le foie silex seul ou accompagné des grains de semoule paraît être la lésion la plus fréquente; la forme gommeuse est infiniment plus rare. Plus tard, dans la seconde enfance, les formes gommeuses ou scléro-gommeuses se rencontrent seules.

**Anatomie pathologique.** — L'étude des foies congestionnés sans induration ni productions gommeuses qu'on peut rencontrer chez les fœtus ou les nouveau-nés syphilitiques n'entre pas dans le cadre des cirrhoses. Les lésions que nous avons à étudier ici ressortissent à deux principales variétés :

1° L'hépatite interstitielle diffuse (foie silex de Gubler) ;

2° L'hépatite gommeuse et scléro-gommeuse.

**Hépatite interstitielle.** — L'aspect du foie est variable suivant que l'altération est généralisée ou partielle; cette dernière est plus fréquente. Quand les lésions sont généralisées, le foie est gros, globuleux et son poids est augmenté jusqu'au double du poids normal. La forme générale du viscère est conservée. La coloration est caractéristique. « La glande, dit Gubler, offre une couleur jaune, fort différente de l'état normal et que je ne puis mieux comparer qu'à l'apparence de certaines pierres à fusil. » Cette coloration silex se trouve aussi bien à la surface que dans la profondeur; la structure de la glande paraît homogène; l'on ne reconnaît plus le piqueté formé à l'état normal par les systèmes porte et sus-hépatique; on ne peut distinguer les deux substances, rouge et jaune, comme on disait autrefois.

La coloration silex est caractérisée encore par une demi-transparence, qu'il ne faut pas confondre avec l'aspect gras du parenchyme.

La coupe de l'organe est lisse, non granuleuse. Le foie est en même temps augmenté de consistance ; c'est là une particularité importante. Il est dur et élastique. Si l'on racle avec le couteau une surface de coupe fraîche, on retire, non du sang, mais une sérosité limpide, jaunâtre, coagulable par la chaleur.

Quand les lésions sont localisées, et c'est le cas le plus fréquent, l'organe est souvent augmenté de volume et reste régulier. Sur la surface, des îlots jaunâtres, de consistance plus ferme, de couleur silex, tranchent sur le fond rouge lie de vin qui représente la portion du foie restée normale; sur la coupe de l'organe, on remarque que les taches jaunes siègent surtout au niveau du bord tranchant, au voisinage du ligament suspenseur et dans le lobe de Spigel.

Telle est l'apparence du foie quand il s'agit de la lésion silex pure. Mais il n'est pas rare de voir des productions nodulaires s'associer à l'hépatite interstitielle. Alors sur le fond jaune uniforme que nous avons décrit plus haut se montre un semis de grains blancs miliaires. Ce sont les grains de semoule de Gubler : le volume du grain de semoule représente un diamètre moyen; mais il existe des granulations si petites qu'elles échappent à l'œil nu, et d'autres, beaucoup plus grosses, atteignent le volume d'un pois ; ces dernières font une saillie plus ou moins marquée sur la coupe.

L'hépatite avec tumeur gommeuse est rare dans la syphilis héréditaire précoce ; sa fréquence relative est d'autant plus considérable que l'enfant syphilitique est considéré à un âge plus avancé. Les gommes ont le caractère de celles qu'on trouve dans le foie adulte ; elles sont représentées par des tumeurs du volume d'une noisette ou d'une noix, siégeant tantôt dans la profondeur, tantôt vers la superficie où elles frappent l'œil tout d'abord. Leur nombre est variable, leur forme est plus ou moins arrondie, parfois irrégulière ; leur contour est net, mais il n'existe pas de capsule limitante entre elles et le parenchyme sain. Leur coloration est blanchâtre, grisâtre ou jaunâtre ; leur consistance, ferme et élastique, rappelle le fibro-cartilage. Rarement elles sont ramollies.

L'apparence lobulée, caractéristique du foie ficelé de l'adulte, est rare chez l'enfant. Les cicatrices étoilées logeant dans leur épaisseur des nodules gommeux ne s'observent que dans la syphilis héréditaire tardive.

**Histologie des lésions.** — Les foies congestionnés que l'on peut rencontrer chez les fœtus présentent sur les coupes microscopiques une dilatation des capillaires avec stase leucocytique. Parfois l'on rencontre l'infiltration embryonnaire généralisée avec traînées de cellules embryonnaires le long des travées hépatiques : ces cellules embryonnaires s'accumulent en amas au voisinage des espaces portes et en particulier autour de la veine qu'elles enserrent à la façon d'un manchon. Ces cellules proviennent, d'une part, de la prolifération des cellules du tissu conjonctif, d'autre part des phénomènes de diapédèse. Quant aux cellules hépatiques, elles perdent leurs caractères spécifiques. MM. Hutinel et Hudelo considèrent cette apparence du foie comme les premiers stades de l'hépatite interstitielle hérédo-syphilitique. Elles n'ont rien d'absolument spécifique et des foies simplement infectés peuvent présenter un aspect analogue ; c'est l'évolution des lésions qui est caractéristique.

Dans l'hépatite interstitielle, l'infiltration embryonnaire s'étend à tout le parenchyme malade. Dans les lobules, le réseau des trabécules hépatiques est disloqué par l'infiltration des cellules embryonnaires qui dissocient les cellules hépatiques presque une à une. Par suite de cette compression, la cellule du foie s'atrophie ; rarement elle dégénère. Les cellules embryonnaires s'ordonnent également le long des capillaires sanguins. Au lieu d'être arrondies, elles deviennent alors fusiformes, à extrémités parfois ramifiées et sont comprises dans un tissu d'apparence fibrillaire. A mesure que la lésion est plus ancienne, le tissu fibrillaire devient prédominant et finit par étouffer la lumière des capillaires. Les veines sus-hépatiques restent intactes. Les espaces portes sont élargis et dilatés ; ils sont occupés par un tissu fibreux dense qui se continue sans transition avec celui qui envahit les lobules voisins et qui forme autour des vaisseaux sanguins et biliaires d'épais manchons à couches concentriques. Les canaux biliaires et les branches de l'artère hépatique semblent conserver leur calibre normal. Les veines portes au contraire sont déformées, modifiées dans leur calibre, épaissies dans leurs parois et parfois disparaissent pour ne laisser à leur place qu'une cicatrice fibreuse, arrondie.

L'hépatite nodulaire gommeuse peut s'associer au foie silex, il s'agit alors du foie silex à grains de semoule. Les plus petits nodules, semblables aux amas embryonnaires que nous venons de décrire, sont constitués uniquement de cellules rondes, embryonnaires, à noyau vivement colorable. Sur les coupes on peut rencontrer d'autres nodules plus clairs, constitués par des cellules fusiformes siégeant dans une trame conjonctive dans laquelle on

[HUTINEL et AUSCHER.]

reconnaît encore des cellules hépatiques dégénérées. Les nodules plus volumineux présentent souvent un centre dégénéré où les noyaux ne se colorent plus : il est représenté par une substance grenue, résultat de cette nécrose spéciale qui constitue la caséification.

Il n'est pas rare de rencontrer, surtout vers la périphérie de ces nodules, des cellules géantes : les gommes ainsi constituées peuvent comprendre soit simplement un espace porte, soit une portion de lobule, soit un ou plusieurs lobules. Il importe de noter que ces tumeurs gommeuses ne s'enkystent pas comme celles de l'adulte. Cependant dans la syphilis infantile plus avancée on peut trouver des tumeurs gommeuses identiques à celles de l'adulte : dans ce cas, le foie peut revêtir l'aspect du foie ficelé.

**Symptomatologie.** — Un tableau d'ensemble de la cirrhose hépatique syphilitique de l'enfant est impossible à donner ; comme chez l'adulte, le processus peut évoluer d'une façon latente. D'autres fois on observe des symptômes indiquant une altération du foie et révélant l'existence tantôt d'une périhépatite, tantôt d'une compression des canaux biliaires ou des vaisseaux. Souvent l'hépatite s'accompagne de lésions syphilitiques d'autres organes qui masquent plus ou moins complètement la symptomatologie propre à la cirrhose du foie.

Pendant la vie intra-utérine nous savons combien est fréquente l'infiltration diffuse ; on admet que ces lésions contribuent à causer la mort du fœtus ; la mère avorte ordinairement au 7e mois de grossesse. L'enfant est souvent macéré depuis plusieurs jours, quand il vient au monde ; d'autres fois il meurt quelques instants ou quelques jours après.

Il est des cas où l'augmentation de pression dans la veine ombilicale, par suite de la difficulté de la circulation intra-hépatique, provoque l'hydramnios avec ses conséquences.

Chez le nouveau-né, les symptômes, quand ils existent, sont loin d'être caractéristiques. L'augmentation de volume du foie est un des meilleurs signes : le bord antérieur de l'organe peut s'abaisser jusqu'à l'ombilic et même jusqu'à la crête iliaque. C'est avec le pouce promené de bas en haut sur le ventre qu'on perçoit le mieux ce bord antérieur, qui produit un ressaut toujours facilement perceptible, quand l'enfant ne crie pas. Cette hypertrophie du foie est parfois appréciable à la simple inspection ; le ventre est globuleux, météorisé, on voit à sa surface des veines plus dilatées que normalement ; la palpation fait reconnaître la masse dure et lisse du foie. L'hypertrophie de la rate, appréciable à la percussion et mieux encore à la palpation, est constante et constitue un caractère diagnostique important.

La périhépatite est rare ; elle ne s'observe que chez les nourrissons ou chez les nouveau-nés qui ne succombent pas tout de suite après la naissance.

L'ascite peut exister, comme le démontrent les observations de Bœrensprung, Cheadle, Ory et Déjerine, Birch-Hirschfeld.

L'ictère est rare et apparaît immédiatement ou quelques jours après la naissance.

De tous les signes que nous venons de passer en revue aucun n'est caractéristique, et le diagnostic d'hépatite syphilitique diffuse se fondera surtout sur la coexistence d'autres manifestations syphilitiques.

Chez les enfants plus âgés, l'hypertrophie du foie se constate également au début; mais, avec les progrès de la maladie, le foie devient inégal et irrégulier; on assiste à une lobulation progressive du foie qui s'effectue souvent en l'espace de quelques mois. A mesure que cette lobulation fait des progrès, le foie diminue de volume d'une façon irrégulière : ainsi le lobe gauche peut se rétracter en totalité, tandis que le lobe droit est à peine modifié.

La rate reste volumineuse.

Dans cette forme scléro-gommeuse, les signes deviennent d'autant plus nets que l'affection est plus avancée. A la période d'état, les symptômes fonctionnels consistent en troubles gastro-hépatiques marqués par des alternatives de constipation et de diarrhée et par la dyspepsie flatulente.

L'ictère est rare. L'ascite devient considérable; le ventre est tuméfié; le réseau veineux sous-cutané est aussi dilaté que dans la cirrhose alcoolique. Cette ascite, qui manque rarement, récidive d'une manière désespérante; elle constitue un des caractères importants de cette forme de cirrhose.

Il est certaines complications communes à toutes les formes de la cirrhose syphilitique infantile. La dégénérescence amyloïde du foie est assez fréquente, mais ne se traduit par aucun symptôme pathognomonique.

Nous avons déjà noté la périhépatite, qui procède habituellement par poussées séparées par des intervalles d'accalmie. On note souvent des signes de néphrite, caractérisés par l'œdème des membres, l'anasarque et l'albuminurie.

**Diagnostic.** — Le diagnostic se pose d'une façon différente, suivant qu'il s'agit d'un nouveau-né ou d'un enfant plus âgé.

Chez le nouveau-né la coexistence de stigmates syphilitiques, pemphigus, fissures labiales et anales, coryza purulent, lésions osseuses épiphysaires, facilitera singulièrement le diagnostic. Mais, à défaut de ces signes et en dehors de tout renseignement sur l'état des parents, le diagnostic est extrêmement difficile; les gros foies des nourrissons dyspeptiques, ou tuberculeux, prêteront à confusion. La micropolyadénite concomitante fera pencher plutôt en faveur de la tuberculose, qui peut, en outre, se révéler par d'autres localisations. Chez les enfants simplement dyspeptiques, la cachexie est moindre, la rate peu ou pas hypertrophiée; l'influence d'un régime diététique approprié se fait dans ce cas rapidement sentir.

Chez les enfants plus âgés, le diagnostic est surtout à faire avec la cirrhose alcoolique atrophique et hypertrophique, la cirrhose hypertrophique biliaire, les hépatites tuberculeuses avec dégénérescence graisseuse, les hépatites du paludisme, de la dysenterie, de la leucocythémie, et celles consécutives aux maladies infectieuses.

Les cas de cirrhose hypertrophique biliaire se comptent encore dans la seconde enfance : l'ictère précoce, permanent et très prononcé, l'hypertrophie régulière et libre du foie, l'absence d'ascite, la non-existence du développement veineux rendront le diagnostic assez facile.

[HUTINEL et AUSCHER.]

Les hépatites tuberculeuses avec dégénérescence graisseuse, les hépatites paludéennes, dysentériques et leucocythémiques se reconnaîtront aux antécédents spéciaux du malade et s'accompagnent des autres signes de la tuberculose, du paludisme, de la dysenterie ou de la leucocythémie.

## II. — CIRRHOSE TUBERCULEUSE ET CIRRHOSE CAPSULAIRE

Les lésions du foie, au cours de la tuberculose infantile, sont constantes; on en trouvera la description en d'autres chapitres de ce traité. Mais l'histoire de la cirrhose tuberculeuse, chez l'enfant, est encore difficile à établir, faute de documents suffisants. Sans doute, le nombre des cas où l'on a noté la coexistence d'une cirrhose du foie et d'une tuberculose viscérale est considérable; mais il s'agit plutôt de cirrhose du foie avec tuberculose que de cirrhose tuberculeuse à proprement parler. En effet, ces cas peuvent se répartir en trois catégories :

1). Foies cardiaques et tuberculeux (cas de Hutinel).

2). Foies d'enfants à la fois alcooliques et tuberculeux (cas de Tœdten).

5). Foies où la cirrhose coexiste avec une péritonite tuberculeuse.

Ces cirrhoses revêtent tantôt la forme atrophique, tantôt, et plus souvent, la forme hypertrophique, et coexistent ordinairement avec des lésions de dégénérescence graisseuse.

La symptomatologie des deux premières catégories se trouve indiquée dans les chapitres de la cirrhose atrophique et hypertrophique, et de la cirrhose cardio-tuberculeuse.

Les cas où la cirrhose coexiste avec une péritonite tuberculeuse méritent une attention particulière : c'est à quelques-uns de ces cas qu'on a appliqué le nom de *cirrhose d'origine capsulaire*. Ils sont dus à Becquerel[1], Pitt[2], Hauerwaas[3], Foot[4], Oswald[5], Hutton[6], Reimer[7], Stuart[8], Bassi[9], Tœdten[10].

Leur interprétation ne laisse pas que d'être difficile et sans doute elle n'est pas univoque. La cirrhose (comme dans le cas de Tœdten) peut être la première en date; cette cirrhose non tuberculeuse s'accompagne d'ascite, qui devient une cause d'irritation chronique pour le péritoine; sur la séreuse, chroniquement irritée, le bacille tuberculeux trouve un terrain où il vient se fixer et germer. Telle est l'interprétation de Delpeuch[11], de Wagner[12], contestée d'ailleurs par Ziegler[13], pour expliquer la fréquence de


(1) Becquerel. *Arch. gén. de méd.*, t. VIII, 1840.
(2) Pitt. *Med. Times*, 1852.
(3) Hauerwaas. *Thèse de Wurtzburg*, 1871.
(4) Foot. *Dublin Journ. of med. Sc.*, 1875.
(5) Oswald. *Obst. transact.*, 1876.
(6) Hutton. *Brit. med. Journ.*, 1885.
(7) Reimer. *Petersb. med. Wochensch.*, t. XV, 1887.
(8) Stuart. *Boston med. and surg. Journ.*, 1887.
(9) Bassi. *Rivista clinica ital.*, 1889.
(10) Tœdten. *Th. de Wurtzburg*, 1892.
(11) Delpeuch. *Thèse de Paris*, 1885.
(12) Wagner. *Deutsche Arch. f. klin. Med.*, 1884.
(13) Ziegler. *Lehrb. der spec. path. Anat.* 5° éd., p. 596.

la péritonite tuberculeuse au cours des cirrhoses du foie chez l'adulte.

D'autres fois (cas de Bassi, de Hutton, de Howard, etc.) la péritonite tuberculeuse paraît être la première en date; la sclérose hépatique est alors secondaire et paraît se développer par le même processus que la phtisie fibreuse du poumon d'origine pleurale (sclérose pulmonaire pleurogène, sclérose hépatique péritonéogène).

Le processus anatomo-pathologique de ces cirrhoses tuberculeuses est donc plutôt entrevu que clairement établi. Dans les travées scléreuses qui sillonnent le foie et occupent surtout les espaces portes, on rencontre des nodules embryonnaires, qui n'ont rien de spécifique; mais on y voit également ment de nombreuses cellules géantes, qu'on peut considérer comme la signature du bacille tuberculeux; rarement l'on trouve des tubercules visibles à l'œil nu; mais le bacille lui-même n'a pu être décelé jusqu'ici dans cette forme d'hépatite scléreuse tuberculeuse. Les lésions péritonéales ne nous arrêteront pas; il s'agit, dans tous ces cas, de la forme adhésive, fibro-caséeuse, de la péritonite tuberculeuse.

Les difficultés de diagnostic de cette forme de cirrhose du foie se trouvent exposées au chapitre de la péritonite tuberculeuse.

### III. — CIRRHOSE CARDIAQUE

**Historique.** — Wunderlich paraît être le premier qui ait attribué aux affections du cœur un rôle étiologique dans la production de la cirrhose. Becquerel, sur 42 cas de cirrhose, compte 24 cardiaques. S'appuyant sur cette statistique, il se crut en droit d'affirmer que les cardiopathies étaient l'un des facteurs ordinaires de la cirrhose hépatique, plus fréquent que l'alcoolisme même.

Les recherches de Handfield Jones, de Wikham Legg, celles de Rokitansky, Frerichs, Fœrster, Klebs, Rindfleisch, Orth, Ziegler, Talamon, Sabourin, Parmentier portèrent plus particulièrement sur le processus anatomique de cette forme de cirrhose.

Mais ces recherches s'appliquaient surtout à l'adulte; Hanot et Parmentier, Hutinel, plus récemment, firent voir que chez l'enfant la cirrhose cardiaque existait aussi; mais. dans le jeune âge, les affections valvulaires n'entraînent qu'exceptionnellement des troubles hépatiques. Ceux-ci sont au contraire déterminés d'une façon fréquente et précoce par la symphyse du péricarde.

**Pathogénie.** — La symphyse du péricarde et les cardiopathies peuvent-elles donner lieu à des cirrhoses du foie en raison de la stase seule qu'elles entraînent, cette stase étant même favorisée par quelque disposition anatomique anormale, telle que la confluence sous un angle très aigu des veines sus-hépatiques dans la veine cave, ou la coudure de la veine cave inférieure? Non, sans doute. D'autres causes adjuvantes semblent devoir intervenir; ces facteurs, qui entraînent la transformation du foie, sont les infections et les intoxications d'origine intestinale; peut-être, aussi, diverses maladies infec-

[*HUTINEL et AUSCHER.*]

tieuses, au nombre desquelles le rhumatisme articulaire aigu lui-même, et des états prédisposants, tels que l'arthritisme, jouent-ils un rôle.

**Anatomie pathologique.** — Chez l'enfant, la cirrhose cardiaque revêt généralement la forme hypertrophique. L'ensemble de l'organe donne l'idée d'un foie muscade, dans lequel seraient disséminés des noyaux scléreux. Les granulations sont inégales, de la grosseur d'une tête d'épingle à celle d'un pois. La surface du foie est irrégulière, granuleuse, chagrinée. Les bords sont mousses. A l'examen histologique les lésions sont variables suivant les points qu'on considère. Par places, il n'existe qu'une simple hyperémie. La veine centrale est dilatée : ses parois sont épaissies; les capillaires radiés sont également distendus; il en résulte un aplatissement des cellules hépatiques, dont la plupart conservent leurs noyaux assez nettement colorés. En d'autres points, la distension des veines hépatiques entraîne la formation de foyers d'apoplexie, au niveau desquels les cellules hépatiques ont presque complètement disparu.

A mesure que l'hémorragie se résorbe, le tissu conjonctif se développe; il en résulte des foyers scléreux centro-lobulaires, d'où partent des traînées fibreuses rayonnantes; ces tractus fibreux aboutissent à des foyers de sclérose péri-portale, qui font rarement défaut; à la périphérie de ces espaces portes élargis et sclérosés, on rencontre ordinairement quelques néo-canalicules biliaires.

En somme il s'agit d'une sclérose irrégulièrement disséminée dans le parenchyme plutôt que systématisée.

**Symptômes.** — Pendant une première période, de durée variable, les troubles dont se plaignent ces malades appellent plutôt l'attention sur le cœur, l'appareil pleuro-pulmonaire ou l'appareil gastro-intestinal que sur le foie. C'est l'essoufflement facile, les accès de dyspnée, la cyanose ordinaire. La plupart de ces petits malades ont souffert de plusieurs poussées pleurétiques. L'appétit est irrégulier et capricieux; le ventre se ballonne après les repas, et parfois il existe du tympanisme persistant. Les selles sont rares et irrégulières. A la constipation habituelle succèdent des débâcles diarrhéiques.

Une douleur fixe, profonde, au niveau de l'hypochondre droit, avec irradiations à l'épaule du même côté, est souvent notée; la palpation permet de reconnaître facilement l'hypertrophie considérable du foie; mais cette hypertrophie rétrocède, quand les phénomènes d'asystolie s'amendent, aussi longtemps que la sclérose n'est pas encore constituée.

A la période d'état, le tableau clinique se présente sous un aspect vraiment caractéristique. Il s'agit d'enfants malingres, chétifs, peu développés pour leur âge; leur taille et leur poids sont inférieurs à la normale. La mine est souffreteuse, le teint est pâle, blafard ou cyanosé plutôt que subictérique; la face est souvent un peu bouffie. Les membres sont grêles, fluets, et cette maigreur fait ressortir le développement énorme de l'abdomen. Parfois l'amaigrissement des membres est masqué par l'œdème qui envahit même les téguments supérieurs du corps. Le ventre saillant, globuleux ou élargi, donne à ces enfants l'aspect et le port des femmes arrivées à la fin de la gestation. Ce gros ventre est habituellement indolore; à son niveau la peau est lisse, tendue, luisante, parfois vergetée et toujours sillonnée de grosses veines bleues; cet aspect fait songer tout de suite à l'existence d'un épanchement ascitique. Cet épanchement est de règle, mais son abondance est variable et il peut manquer à certaines périodes de la maladie; mais en aucun cas il ne peut être considéré comme la seule cause du développement insolite de l'abdomen.

Ce développement est dû en grande partie à l'hypertrophie constante du foie, qui constitue alors une masse pesante, dure, occupant tout l'hypochondre droit, le flanc droit, la région ombilicale; la hauteur de la matité du foie, sur la ligne axillaire, atteint 15 et jusqu'à 20 centimètres. La rate contribue également, pour une part bien moins importante il est vrai, au développement du ventre; l'hypertrophie splénique est facilement perceptible par la percussion et le palper.

Quand l'épanchement ascitique devient abondant, les membres inférieurs ne tardent pas à s'infiltrer; l'infiltration envahit bientôt le scrotum chez les petits garçons. Cette infiltration œdémateuse, dans certains cas, devient considérable à la période ultime de la maladie. Parfois on voit alors apparaître, sur la peau blanche et distendue, des taches de purpura plus ou moins nombreuses.

Le thorax, très amaigri, est sillonné à sa partie supérieure de veines bleues; les extrémités, aussi bien que les lèvres, prennent souvent une coloration violette, surtout quand le petit malade se trouve dans le décubitus horizontal, position à peu près impossible à garder à une période avancée de la maladie.

Chez les enfants, que nous avons observés, les urines n'étaient jamais bilieuses; elles étaient rares, brunes, chargées d'urobiline et contenaient de la glycose dès qu'on faisait absorber au malade une quantité de sucre un peu forte.

Les signes locaux, pour ce qui concerne le cœur, sont variables avec les lésions cardiaques; le plus souvent on trouve des souffles mitraux rudes; on croit à une lésion valvulaire; mais l'autopsie ne confirme pas toujours ce diagnostic.

Bien souvent l'examen du cœur ne révèle rien ou presque rien, qu'un léger trouble du rythme ou une certaine faiblesse du pouls : dans ces cas l'existence de la matité accrue du cœur, la forme spéciale de cette matité en cas de péricardite, et surtout sa non-variabilité dans les changements de position du sujet sont des signes précieux pour déceler l'existence d'une péricardite ou d'une symphyse du péricarde.

**Marche. Durée. Terminaison.** — L'évolution de ces accidents présente une durée variable. Grâce au repos au lit et à une médication judicieuse, la survie est possible pendant plusieurs années. Mais en dehors même de toute cause provocatrice appréciable, il survient des crises d'asystolie d'intensité variable, dont la répétition compromet de plus en plus l'existence; il est inutile d'insister sur la gravité exceptionnelle que prennent chez ces malades la moindre bronchite, les troubles digestifs, et les maladies infectieuses qui sont le lot de l'enfance.

[HUTINEL et AUSCHER.]

Menacés et par leur cœur, et par leur foie, et souvent aussi par leur rein, ces enfants peuvent mourir dans des conditions variables. La plupart présentent les signes d'une cachexie croissante, puis meurent tout à coup dans une syncope. Plus rarement ce sont des accidents d'ictère grave qui mettent fin à la vie; d'autres fois ils meurent au cours d'une rougeole, d'une scarlatine, dont ils ne peuvent plus faire les frais.

**Diagnostic.** — Quand l'affection du cœur est reconnue, et que la filiation des accidents permet d'établir que la cardiopathie a été la première en cause, le diagnostic est relativement facile; la difficulté est alors de préciser l'état du foie; s'agit-il d'une simple congestion du foie, affection curable, ou d'une cirrhose cardiaque, qui comporte, comme nous venons de le voir, un pronostic autrement grave. Il n'est pas toujours facile de dire, même après avoir suivi longtemps le malade, si le foie est franchement cirrhotique ou s'il n'est que congestionné. C'est que, dans le foie cardiaque, l'atteinte qu'a subie la fonction hépatique n'est pas en raison directe de l'étendue et de l'importance de la transformation fibreuse du parenchyme; elle est plutôt en rapport avec le trouble nutritif que la stase sanguine occasionne dans la glande. C'est surtout en se fondant sur les modifications de volume du foie, qui diminue rapidement par le repos et sous l'influence des toniques cardiaques, c'est par la constatation d'expansion et de battements hépatiques nets qu'on peut pencher en faveur de la congestion simple.

Nous discuterons dans un chapitre ultérieur tous les diagnostics qui peuvent se présenter à l'esprit, alors qu'on se trouve en face d'un foie volumineux. Disons cependant que l'existence dans les antécédents du malade d'une attaque de rhumatisme ou d'une chorée sera une présomption en faveur d'une hépatomégalie consécutive à une lésion cardiaque. D'ailleurs il est tout à fait exceptionnel de voir les affections graves qui constituent les différentes espèces d'hépatomégalie entraîner secondairement et par voie réflexe des phénomènes d'asystolie, bien que la possibilité d'une pareille éventualité ait été signalée.

### IV. — CIRRHOSE CARDIO-TUBERCULEUSE

Il semble que cette forme de cirrhose constitue la forme la plus ordinaire de la cirrhose tuberculeuse de l'enfance; c'est du moins ce qui résulte de notre expérience personnelle. L'étude de cet aspect de la tuberculose infantile n'a attiré l'attention des observateurs que depuis peu d'années; le mémoire de MM. Hayem et Tissier, celui de l'un de nous, plus tard le travail de Pick (de Prague), les thèses de MM. Boissin et Venot constituent les matériaux les plus importants.

**Anatomie pathologique.** — L'aspect sous lequel se présente le foie est plus variable que dans la cirrhose cardiaque simple que nous venons de décrire.

L'organe est toujours augmenté de volume; l'augmentation peut être telle que le foie est doublé de volume et de poids. La périhépatite est de règle; le péritoine qui l'enveloppe, épaissi et adhérent, rend son extraction difficile. Le foie n'est pas lisse; il n'est pas non plus clouté; il présente seu-

lement des saillies violacées ou des dépressions grisâtres masquées en partie
par l'épaississement souvent considérable de la capsule ; il est inégalement
coloré ; ses bords sont plutôt élargis et mousses que tranchants. La vésicule,
toujours épaissie, contient une bile verdâtre.

Quand on le sectionne, il résiste : donc il est induré. La coupe n'est pas
uniformément colorée.

Par places le parenchyme est congestionné, violacé : vrai type de foie
muscade, avec îlots d'apoplexie capillaire. Dans l'intervalle de ces zones foncées qui constituent le fond, on voit se détacher des parties plus pâles, plus
grises, qui se disséminent sous la capsule et le long des vaisseaux et qui
forment, par places, des arborisations. Souvent les lésions n'ont pas le même
aspect dans les deux lobes. Les veines sus-hépatiques sont dilatées ; les
branches de la veine porte restent également béantes.

Suivant que ce sont les parties rouges ou les parties grises qui dominent,
l'aspect de la glande rappelle tantôt le foie muscade et tantôt la cirrhose
graisseuse.

L'examen histologique rend facilement compte de ces différences. Il
arrive souvent que des coupes faites en plusieurs points d'un même foie ne
se ressemblent nullement.

Il n'en est que plus facile de suivre l'évolution des altérations.

Le type le plus simple est celui du foie cardiaque, exclusivement hypéré-
mié : il est caractérisé par la dilatation des veines sus-hépatiques et des veines
centrales des lobules, la dilatation des capillaires afférents, l'aplatissement
des cellules hépatiques dans l'intervalle de ces capillaires, l'atrophie de ces
cellules, et l'existence de petits foyers d'apoplexie interstitielle. Les lésions
que nous avons rencontrées dans tous nos foies cardio-tuberculeux ne
diffèrent en rien, comme on peut le voir, de celles qu'on rencontre dans les
foies cardiaques ordinaires.

A un degré plus avancé, la sclérose apparaît ; d'abord autour des veines
centrales dont les parois s'épaississent et d'où il part des travées fibreuses
divergentes, puis dans les espaces portes. Ici une distinction s'impose entre
les foies cardiaques simples, que l'on rencontre chez les rhumatisants, et les
foies cardio-tuberculeux.

Chez les cardio-tuberculeux, alors même que le foie a toutes les apparences d'un foie muscade vulgaire, on rencontre de loin en loin, soit dans
les espaces portes, soit dans les lobules eux-mêmes, des amas de noyaux qui
rappellent les nodules infectieux de la fièvre typhoïde et qui ne sont autres
que des tubercules embryonnaires.

A une phase plus avancée, on découvre, à côté des parties qui présentent
encore les caractères du foie cardiaque hyperémique, des territoires où la
sclérose se dessine déjà sous forme de cercles plus ou moins épais, autour
de la veine centrale.

Dans la plus grande partie de l'organe, les coupes montrent une véritable
sclérose diffuse.

La zone scléreuse centrale est épaisse et envahit une bonne portion du
lobule ; il en part des faisceaux divergents qui vont rejoindre les espaces

[HUTINEL et AUSCHER.]

portes et qui segmentent les travées cellulaires. Les espaces porto-biliaires, considérablement élargis, se rejoignent.

De la nappe fibreuse qui les remplit, partent des tractus qui empiètent sur la périphérie des lobules dont ils dissocient et étouffent les éléments. On y trouve des néo-canalicules en assez grand nombre.

Dans certains lobules, il ne reste plus qu'un petit nombre de cellules assez mal colorées. En maints endroits on découvre, soit dans le tissu fibreux qui remplit les espaces porto-biliaires, soit dans les lobules, dans les parties relativement saines aussi bien que dans les portions les plus malades, des amas de cellules embryonnaires avec quelques cellules épithélioïdes au centre, ou même de rares cellules géantes. On a même pu y colorer quelques bacilles. Ce sont là des nodules tuberculeux qui évoluent dans le sens de la sclérose. Ainsi la stase sanguine et l'infection tuberculeuse ont eu chacune leur rôle dans la genèse de cette sclérose diffuse.

En beaucoup d'endroits, les cellules hépatiques ont perdu leur apparence normale; elles sont surtout atrophiées et on peut considérer leurs modifications d'aspect et de structure comme secondaires, la sclérose primant tout.

Dans d'autres cas, au contraire, les altérations cellulaires prennent une importance prédominante, soit à cause de l'évolution plus rapide des lésions, soit en raison de la généralisation plus grande de la tuberculose. L'aspect du foie rappelle alors celui de la cirrhose graisseuse.

Dans ces cas d'ailleurs, l'aspect de l'organe, d'un gris jaune, onctueux au toucher, résistant sous le doigt, rappelle beaucoup moins le foie cardiaque.

La stéatose a son siège de prédilection autour des espaces portes; mais elle envahit les lobules presque en totalité. La cirrhose est encore très nette (sclérose centrale et périportale); mais elle est moins avancée que dans le cas précédent.

Des granulations tuberculeuses se retrouvent de distance en distance, les unes purement embryonnaires, les autres plus complètes, avec cellules épithélioïdes. Dans ce cas le rôle de la tuberculose a été plus net que celui de la stase sanguine.

Mais il est d'autres lésions viscérales, qu'on relève dans toutes ces autopsies; en dehors de la péricardite, qui ne fait jamais défaut, les grandes séreuses, péritoine et plèvre, sont toujours atteintes; et l'existence de ces lésions rend toute interprétation pathogénique de cette cirrhose singulièrement difficile.

Le *péricarde* pariétal, considérablement épaissi, forme dans certains cas une poche fibreuse, lardacée, intimement unie aux plèvres et même aux poumons; on est obligé de le sculpter pour le détacher. Par sa face interne, la poche péricardique adhère au péricarde viscéral sur une étendue plus ou moins considérable. Ce qui reste de la cavité contient du liquide en quantité variable et se trouve tapissé par des fausses membranes ou des granulations tuberculeuses.

Tout ce tissu a la structure du tissu fibreux avec des granulations de loin en loin, ou des parties caséeuses entourées de cellules géantes et de traînées de cellules embryonnaires.

Le *cœur* semble étouffé au milieu de cette gangue; il est modérément hypertrophié ou dilaté, moins d'ordinaire que chez les sujets rhumatisants. Tous les auteurs sont d'accord pour déclarer que, dans la symphyse tuberculeuse, l'intégrité du myocarde est l'exception; la dégénérescence de la fibre cardiaque manque rarement. Nous avons vu, dans un cas, le myocarde envahi par la tuberculose; le muscle était dissocié par des bandes fibroïdes contenant des nodules caséeux, et donnant l'aspect d'un néoplasme. Ces bandes étaient constituées par du tissu fibreux, et, autour des zones caséeuses, on trouvait des cellules géantes, des traînées embryonnaires et des bacilles. Le tissu fibreux avait rayonné et, par places, le myocarde avait un aspect purement scléreux. Le tissu musculaire, dissocié, atrophié, étouffé d'une façon irrégulière, avait subi de profondes altérations.

Les *valvules* sont ordinairement intactes.

Le *médiastin* contient presque toujours des masses ganglionnaires volumineuses, en dégénérescence tuberculeuse, le plus ordinairement caséeuses d'autres fois tout le médiastin a subi, plus ou moins, la transformation scléreuse; et c'est au milieu d'une gangue fibreuse que l'on retrouve les nerfs et les vaisseaux de la base du cœur.

La *plèvre* n'est jamais indemne; parfois la plèvre droite est seule intéressée; plus ordinairement celle du côté gauche est également prise. La pleurite tuberculeuse se présente sous forme de symphyse épaisse, ou bien se traduit par un épanchement d'une abondance variable; dans l'épaisseur de la plèvre, ou à sa surface, surtout du côté pariétal, il est facile de rencontrer des tubercules.

Nous n'insisterons pas sur la tuberculose des ganglions bronchiques. Quant à la tuberculose pulmonaire proprement dite, elle fait défaut dans bon nombre de cas.

Les *lésions péritonéales* ne manquent jamais; dans toutes les autopsies, on a constaté des adhérences du diaphragme, du foie, de l'estomac, du côlon, de la rate, etc., au péritoine pariétal irrité et épaissi. La présence de granulations tuberculeuses sur le péritoine est signalée dans plusieurs relations d'autopsie. L'existence d'une telle péritonite explique la constance et la ténacité de l'ascite, dans des cas où la gêne de la circulation porte ne saurait suffire à en rendre compte.

Dans la plupart des observations, le volume de la *rate* a été trouvé normal à l'autopsie; dans quelques autres, au contraire, elle était hypertrophiée; parfois elle était remplie de noyaux tuberculeux.

**Symptômes.** — Qu'il s'agisse d'une cirrhose cardiaque simple ou de cirrhose cardio-tuberculeuse, le tableau symptomatique reste à peu près le même; nous n'insisterons donc que sur quelques particularités plus spéciales à la cirrhose cardio-tuberculeuse.

Ce qui domine l'histoire de cette forme de cirrhose, c'est qu'elle évolue consécutivement à une tuberculose des séreuses, péricardique, pleurale et péritonéale; c'est par la symphyse tuberculeuse du péricarde que l'asystolie hépatique se constitue; cette symphyse s'installe rapidement, en quelques semaines; l'asystolie apparaît donc d'une façon précoce, mais une fois l'asys-

[*HUTINEL et AUSCHER.*]

tolie constituée, la maladie peut rester stationnaire pendant des mois et des années, comme dans la forme rhumatismale, étudiée précédemment.

L'examen *du cœur* ne fournit que peu de renseignements. Le choc de la pointe est en général imperceptible, aussi bien à la vue qu'au palper. La matité est souvent normale, en tout cas moins considérable que dans la symphyse rhumatismale ; elle reste invariable dans les diverses positions données au malade. A l'auscultation les bruits sont, en général, faibles et sourds. Rarement, on assiste à la période de formation de la symphyse ; à ce moment l'on pourrait entendre des frottements dus aux poussées de péricardite.

Le *pouls* est petit, rapide et longtemps régulier.

Les *symptômes pleuro-pulmonaires* sont constants : poussées de pleurite, le plus souvent bilatérales, foyers de congestion pulmonaire surtout vers les bases, parfois épanchement ; cet épanchement, qui d'habitude n'est pas considérable, est séreux, exceptionnellement hémorragique.

On voit que les signes physiques fournis par les appareils pulmonaire et cardiaque sont le plus souvent vagues, à peine appréciables chez certains sujets.

La *dyspnée* et la *cyanose* paraissent hors de toute proportion avec ces signes. Elles marchent de pair, s'atténuant et s'exagérant par crises. Elles augmentent au moindre effort, jusqu'à devenir menaçantes quand le malade est placé dans le décubitus dorsal. La cyanose est si persistante chez certains sujets qu'elle entraîne une déformation des doigts comparable à celle de la maladie bleue.

L'*ascite*, par sa fréquence, son abondance, sa fixité, la rapidité de sa reproduction après chaque ponction, constitue un des caractères particuliers de la cirrhose cardio-tuberculeuse ; elle est plus rare et moins abondante dans le foie cardiaque.

La constance des lésions péritonéales, sur lesquelles nous avons appelé l'attention, explique les caractères de l'ascite.

L'ascite apparaît souvent chez ces malades, comme premier signe d'asystolie : ponctionnée, elle reparaît après quelques jours. La digitale, le repos la diminuent parfois un peu, mais ne la font pas disparaître.

L'œdème des membres inférieurs apparaît ordinairement après l'ascite ; il manque rarement à une période avancée.

Le réseau veineux abdominal est développé, mais n'atteint jamais le développement excessif qu'il présente dans la cirrhose de Laënnec.

L'évacuation du liquide d'ascite permettra une palpation plus précise des viscères abdominaux ; mais les résultats fournis par cette palpation ne diffèrent guère de ce qu'on rencontre en cas de cirrhose cardiaque simple.

La maladie évolue sans ictère, ou bien l'ictère, quand il apparaît, est léger et passager. Les veines présentent les caractères que nous avons déjà notés à propos de la cirrhose cardiaque.

L'état général du petit malade est mauvais ; il maigrit, ses forces diminuent. Les accès de fièvre vespérale apparaissent ; des épistaxis surviennent.

L'*évolution* de la maladie n'est pas toujours plus rapide que dans la forme que nous avons étudiée en premier lieu.

Le *pronostic* est mauvais ; cependant la marche de la maladie n'est pas nécessairement progressive. Des rémissions peuvent se faire, de durée variable.

Le *diagnostic* est difficile ; nous avons indiqué, au cours de cet article, les quelques traits qui permettront de différencier la cirrhose cardio-tuberculeuse de la cirrhose-cardiaque simple.

## V. — CIRRHOSE ATROPHIQUE

Nous nous occuperons dans ce chapitre de la cirrhose atrophique infantile et nous ferons une large place à la cirrhose alcoolique, qui est de beaucoup la plus fréquemment relatée dans les observations.

**Étiologie.** — L'hépatite atrophique de l'enfance peut succéder :

1° A la *propagation d'un processus inflammatoire* de voisinage à la capsule fibreuse et de là au tissu conjonctif interlobulaire. Le processus inflammatoire peut être une péritonite localisée, due ordinairement à la tuberculose et que nous n'étudierons pas ici. — Les inflammations chroniques broncho-pulmonaires peuvent se propager à travers le diaphragme jusqu'au foie et provoquer une hépatite interstitielle atrophique. Enfin la *duodénite* (Gordon) peut, par l'intermédiaire des voies biliaires, amener une sclérose de la glande hépatique.

Dans ces cas, les symptômes, au début, sont ceux d'une hépatite aiguë avec hypertrophie de l'organe ; mais ce stade aigu peut passer inaperçu, et l'on trouve plus tard les signes d'une inflammation chronique avec atrophie du foie. C'est peut-être à des causes de cette nature qu'on devrait rapporter un certain nombre de cirrhoses infantiles dont l'étiologie reste tout à fait obscure.

2° *L'alcoolisme.* — C'est de beaucoup la cause la plus fréquente de l'atrophie hépatique infantile. On la retrouve dans 15 pour 100 des cas, d'après Palmer Howard. C'est en Angleterre qu'on en a observé les cas les plus nombreux ; les enfants de la classe pauvre s'étant habitués de bonne heure à boire des alcools ou de l'eau-de-vie. Il est souvent difficile de connaître les habitudes alcooliques des jeunes malades, les parents avouant rarement ces habitudes. La qualité et la quantité des boissons ingérées sont souvent difficiles à déterminer. Dans la plupart des observations, on se contente de dire que l'enfant suivait les parents au cabaret, et qu'il avait un goût très marqué pour les spiritueux. En Angleterre, c'est surtout le gin (alcool de genièvre) qu'on doit incriminer (Wilks, Taylor) ; parfois il s'agit de bières fortement alcooliques, telles que le pale ale, le porter. L'alcool de pommes de terre, l'eau-de-vie commune, le vin sont signalés dans d'autres cas. — Werley a émis l'opinion que l'allaitement par une nourrice alcoolique pouvait contribuer au développement de la cirrhose chez le nourrisson ; mais le fait ne repose sur aucune observation précise. — En étudiant de près les cas publiés, on constate : 1° que la quantité de boissons alcooliques ingérées n'a pas besoin d'être très considérable pour provoquer l'hépatite ; 2° que la durée de l'intoxication est en général assez courte.

La cirrhose alcoolique ne se développe guère au-dessous de 4 ans, bien que Barlow ait cité des cas à 6 mois et à 9 mois ; c'est surtout de 5 à 14 ans que se montre le maximum de fréquence. Le sexe est sans influence d'après Saunial ; sur 13 cas, on compte 7 garçons et 6 filles. Roland dit cependant que le sexe masculin est prédisposé ; près des deux tiers des cas appartiendraient à des garçons.

**Symptômes.** — En compulsant les observations où l'atrophie scléreuse du foie a été établie par l'examen nécroscopique, on voit que la cirrhose atrophique de l'enfant a une évolution clinique tout à fait analogue à celle de la cirrhose de Laënnec chez l'adulte.

1° *Période de début.* — Dans une première période dite *prodromique* ou *préascitique*, on note dans la moitié des cas une teinte hémaphéique de la peau qui se reproduit par poussées successives et finit par disparaître.

Les troubles digestifs sont très précoces ; la langue est sale, l'appétit irrégulier et capricieux. L'intestin paresseux dès l'abord se laisse distendre par les gaz ; d'où météorisme abdominal et constipation. Ce tympanisme précède presque toujours l'ascite, et, quand il est très marqué, il indique que l'épanchement péritonéal va se produire. Un peu plus tard, on observe des crises de diarrhée alternant avec la constipation.

Les vomissements ne sont pas rares ; ils sont muqueux ou bilieux ; ils contiennent parfois du sang qui semble provenir alors de la rupture de varices œsophagiennes.

L'examen physique du foie reste négatif à cette phase prodromique ; la palpation de la région hypochondriaque droite révèle seulement quelques douleurs vagues. La rate n'est pas sensiblement hypertrophiée.

La fin de cette période est caractérisée surtout par l'amaigrissement progressif des petits malades, et par l'augmentation du volume de l'abdomen. C'est d'ordinaire ce dernier symptôme qui attire l'attention des parents, et qui les engage à aller consulter. De sorte que l'on a rarement l'occasion de saisir le mal à son début.

2° *Période d'état.* — Elle est surtout caractérisée par *l'ascite* qui ne fait jamais défaut dans les cas de cirrhose atrophique infantile, par l'hypertrophie de la rate, par l'hypertrophie du foie. Ces trois symptômes persistent autant que la maladie elle-même, mais peuvent s'amender momentanément.

*L'ascite* se reconnaît à ses signes ordinaires : sonorité péri-ombilicale dans le décubitus dorsal, limite de la matité formant une courbe concave en haut, déplacement de la matité quand on change la position du malade, sensation de flot par la palpation bimanuelle. Elle atteint parfois des proportions énormes, apportant une gêne considérable à la respiration et nécessitant la paracenthèse. Le liquide est clair citrin, parfois à reflets verdâtres ; il est fortement albumineux et contient de la sérine et de la paraglobuline. L'ascite peut apparaître et disparaître à plusieurs reprises ; mais, quand elle a été abondante, elle se reproduit presque toujours et nécessite des ponctions successives.

*L'hypertrophie de la rate* est la règle ; elle peut être si marquée que l'organe remplit tout l'hypochondre gauche et est très appréciable à la palpation.

*L'atrophie du foie* est facilement perçue, quand on a évacué le liquide ascitique : on la constate par la percussion qui montre la diminution de la zone de matité. En insinuant le bout des doigts sous le rebord costal, les cuisses étant fléchies sur l'abdomen, on explore le bord antérieur et la face supérieure du foie : le bord antérieur est mousse et irrégulier ; la face supérieure est inégale et granuleuse ; le parenchyme a une résistance ligneuse toute particulière.

L'ictère est noté dans quelques cas ; mais ce n'est pas l'ictère foncé, biliphéique permanent. Il s'agit de subictère, avec passage de la matière colorante dans le sang, non dans les urines, c'est-à-dire d'ictère hémaphéique. Il présente d'ailleurs des intermittences dans son apparition.

*Le développement du réseau veineux sous-cutané* abdominal est surtout marqué quand l'ascite est abondante : il se compose de quelques gros troncs veineux, bien apparents, peu flexueux, qui rampent surtout dans la région sous-ombilicale de l'abdomen et du côté droit.

Les symptômes que nous venons de décrire sont les plus importants à cause de leur fréquence ; mais il en est d'autres moins constants, qui ont aussi leur valeur.

Les *hémorragies* sont assez souvent notées dans les observations. Elles se montrent d'ordinaire sous forme d'hématémèse, parfois sous forme d'épistaxis ou de melæna, plus rarement de pétéchies ou d'ecchymoses disséminées sur la surface du corps. Elles témoignent de l'altération de la cellule du foie et de la perversion de son rôle hématopoiétique. Elles sont graves, et doivent faire porter un pronostic très sombre, puisque tous les cas où elles ont été notées se sont terminés par la mort.

Les *troubles digestifs* s'accentuent à cette période, le dégoût pour les aliments solides et surtout les aliments gras est très marqué. La langue est saburrale, rouge à la pointe et sur les bords. A la constipation de la première période, succède une diarrhée qui alterne d'abord avec la constipation, puis qui devient permanente à mesure que la cachexie progresse ; les selles sont argileuses, jaunâtres, parfois muqueuses ou muco-sanguinolentes.

Le *cœur* reste indemne d'ordinaire ; parfois on observe cependant un souffle anémique au premier temps et à la base, ou bien des souffles de la pointe qui siègent soit à l'orifice mitral, soit à l'orifice tricuspide. Ces souffles ne sont pas en rapport avec des lésions orificielles.

Le *pouls* est remarquable par sa mollesse, et par l'accélération constante de ses battements, qui sont au nombre de 90 à 100 par minute.

Les *troubles pleuro-pulmonaires* sont assez fréquemment notés ; la respiration est très gênée par le tympanisme abdominal et par l'ascite : c'est la dyspnée qui nécessite le plus ordinairement la paracentèse. A une période avancée du mal, il n'est pas rare de voir se développer à la base des deux poumons des râles sous-crépitants humides, indice d'œdème pulmonaire. La plèvre droite est assez souvent atteinte sous forme de pleurésie de la base, sèche ou séreuse.

Les *urines* dans la cirrhose atrophique de l'enfant sont modifiées. Leur quantité reste voisine de la normale, leur coloration est foncée, acajou ; elles contiennent une quantité considérable d'urobiline et de pigment rouge brun; l'urée est diminuée, mais le sucre et l'albumine font presque constamment défaut. La réaction dite de la glycosurie alimentaire n'a pas été obtenue dans les cas peu nombreux où elle a été cherchée. D'ailleurs ce signe a perdu beaucoup de sa valeur depuis les expériences de MM. Linossier et Roques, qui n'ont jamais pu constater « de relation entre le degré d'altération de la cellule hépatique constaté à l'autopsie et la facilité avec laquelle le sucre ingéré passe dans l'urine ».

5° *Période terminale.* — C'est la période de cachexie. Elle est caractérisée par la déchéance complète de l'organisme : la peau est blème  erreuse, d'un jaune gris sale; la moitié supérieure du corps amaigrie fait un contraste frappant avec la moitié inférieure, œdématiée. La respiration s'embarrasse, les poumons s'œdématient ou se congestionnent, et enfin, si les hémorragies n'entraînent brusquement la mort, le malade s'éteint dans le marasme.

**Marche. Durée. Terminaison. Pronostic.** — La marche de la maladie est subaiguë et sa durée est toujours moins longue que celle de la cirrhose atrophique de l'adulte. Dans quelques cas rares, on a vu l'ascite rétrocéder spontanément ou ne pas se reproduire à la suite des ponctions ; mais l'arrêt du mal n'est que momentané.

On observe assez souvent dans l'évolution de la cirrhose atrophique de l'enfant des poussées aiguës survenant presque subitement, sans cause appréciable : le petit malade est pris de dyspnée intense; l'abdomen se météorise énormément, la région hépatique est douloureuse; la température s'élève à 59°-40°. avec soif, anorexie, phénomènes généraux. Ces crises coïncident souvent avec une augmentation brusque de l'ascite ou avec la production d'hémorragies, surtout de melæna et d'hématémèses. Elles accélèrent la marche du mal.

En quelques mois, l'enfant arrive à la dernière période de la cachexie, et meurt soit dans le coma, soit à la suite d'une complication.

Le *pronostic* de la cirrhose atrophique de l'enfant est des plus graves. On ne trouve pas d'exemple de guérison avérée parmi les observations qui ont été publiées. Il faut se garder de prendre pour des guérisons les améliorations apparentes qui surviennent parfois; ce sont de simples rémissions qui retardent de quelque temps l'issue funeste. Ajoutons que le nombre des cas de cirrhose atrophique de l'enfant est encore restreint. Peut-être, ainsi que cela se voit chez l'adulte, pourra-t-on observer des exemples de guérison.

**Diagnostic.** — Le diagnostic de la cirrhose atrophique chez l'enfant est toujours très difficile, et la maladie passe souvent inaperçue : on n'y pense guère à cause de sa rareté.

L'alcool et les boissons spiritueuses étant, en somme, la grande cause de l'hépatite scléreuse atrophique, c'est à l'intoxication alcoolique qu'il faudra tout d'abord songer en présence des signes de cette hépatite. Si cette étiologie se rencontre surtout en Angleterre, où les enfants, fils d'ouvriers d'usine, sont habitués de bonne heure à boire de l'alcool, il s'en faut que des observations analogues soient rares chez nous.

L'existence d'une teinte subictérique s'accompagnant de troubles graves de la nutrition, diarrhée, vomissements, avec douleurs hépatiques, la production d'hémorragies, épistaxis, hématémèse ou mélæna, attireront l'attention du côté du foie ; et si, à ce moment, on examine de plus près l'abdomen, on pourra noter un ballonnement intestinal et parfois un peu d'ascite. Plus tard, quand la maladie sera confirmée, on pourra constater l'existence des trois signes cardinaux : ascite, hypertrophie de la rate, atrophie du foie. L'apparition de la circulation veineuse sous-cutanée, les troubles digestifs, les phénomènes généraux, la cachexie, les œdèmes, confirmeront le diagnostic. Mais, même quand tous les signes sont au complet, il est des erreurs qu'on peut commettre

C'est avec la *péritonite tuberculeuse* que la confusion a été faite le plus souvent ; d'autant plus que, vu la fréquence de cette maladie de l'enfant, c'est à elle qu'on songe de prime abord. On a essayé de distinguer les deux affections par l'étude comparative des symptômes abdominaux qu'elles présentent.

Dans la péritonite tuberculeuse, la palpation de l'abdomen est souvent douloureuse ; dans la cirrhose elle reste indolore. Dans le premier cas, l'ascite est moins abondante et surtout moins mobile, le ventre donne au palper une sensation de rénitence due au plan résistant formé par l'agglutination des anses intestinales ; enfin le réseau veineux sous-cutané est surtout sous-ombilical. La rate n'acquiert pas dans la péritonite tuberculeuse le volume considérable qu'on observe dans la cirrhose. L'existence d'hémorragies abondantes, répétées, se faisant par diverses voies en même temps, plaide plutôt en faveur d'une cirrhose. Malgré tous ces signes différentiels, le diagnostic sera souvent d'une extrême difficulté.

La forme gommeuse ou scléro-gommeuse de la syphilis hépatique peut emprunter à la cirrhose atrophique quelques-uns de ses symptômes. Mais l'examen physique du foie, après ponction, fera reconnaître l'existence d'incisures profondes qui déforment irrégulièrement l'organe. L'étude des antécédents du jeune malade, la présence de stigmates de syphilis héréditaire (cicatrices, exostoses, malformation des dents, etc.), l'interrogatoire et même l'examen des parents pourront lever les difficultés.

L'impaludisme provoque d'ordinaire des hépatites hypertrophiques. Ici encore l'étude des antécédents, les renseignements fournis par l'entourage seront le meilleur guide.

Un *néoplasme* de la cavité abdominale, et en particulier un sarcome du rein avec noyaux secondaires dans le péritoine, pourrait provoquer de l'ascite et de la cachexie. Mais on aura pour se guider l'absence d'atrophie du foie, d'hypertrophie de la rate ; le palper méthodique permettra de déceler la présence d'une tumeur dans le rein ou dans le péritoine.

La *pyléphlébite* pourrait prêter à confusion si l'on s'en tenait aux seuls symptômes objectifs : ascite très considérable et circulation collatérale très développée. Mais, dans le cas de pyléphlébite, on tiendra compte de la marche aiguë de la maladie, de l'apparition rapide de l'ascite, de l'existence constante de l'ictère.

[HUTINEL et AUSCHER.]

Enfin, dans quelques cas exceptionnels, on a pu être induit en erreur par l'existence d'un ganglion du côté du foie comprimant le tronc de la veine porte. Mais il ne faudra songer à cette hypothèse que par voie d'exclusion, si quelque adénopathie tuberculeuse des ganglions du mésentère ou des ganglions périphériques pouvait donner un indice.

**Anatomie pathologique.** — Dans l'hépatite atrophique, le foie est toujours diminué de poids et de volume. L'atrophie peut porter sur la masse totale de l'organe, ou plus spécialement sur un des lobes, le gauche de préférence, qui est parfois réduit à l'état de mince languette.

La surface extérieure du foie est jaunâtre ou brun grisâtre; elle est irrégulière, granuleuse, hérissée de nodosités variant du volume d'une tête d'épingle à celui d'une noisette. Il est cependant assez rare, sauf dans le cas d'alcoolisme, de trouver le foie clouté typique de Laënnec.

La capsule de Glisson est épaissie totalement ou en partie, à la suite de la périhépatite qui est constante : cette périhépatite est d'ordinaire plus marquée sur la face supérieure du foie, souvent adhérente au diaphragme.

La substance hépatique est dure, élastique; sur la surface de coupe, les granulations font saillie comme si elles étaient énucléées par l'anneau fibreux qui les enserre.

Au microscope, l'étude des coupes fait reconnaître une sclérose annulaire, biveineuse, multi ou uni-lobulaire. Les rameaux portes sont infiltrés au début de cellules embryonnaires : plus tard, il y a endo-phlébite avec végétations qui peuvent arriver à oblitérer complètement la lumière de la veine. Il en est de même des rameaux de la veine sus-hépatique qui deviennent le centre d'une inflammation embryonnaire d'abord, et scléreuse plus tard. Les canaux biliaires sont normaux et il est assez fréquent de voir apparaître des néo-canalicules biliaires, surtout au moment des poussées inflammatoires. Il n'est pas rare de trouver en plein tissu de sclérose des néo-vaisseaux, à parois purement endothéliales.

Les cellules hépatiques perdent leur ordination radiée; la travée cellulaire est disloquée. Les cellules sont intactes, ou bien elles subissent des modifications de forme et de structure ; dans quelques cas rares, on a observé de la dégénérescence graisseuse.

**Traitement.** — S'il s'agit d'un enfant alcoolique, il faudra d'abord s'attaquer à la cause, et supprimer toute espèce de boisson contenant de l'alcool.

Dès le début du mal, le malade sera mis au régime lacté exclusif : ce régime sera doublement utile, car il permettra de réduire au minimum les apports irritants au foie, et il favorisera l'établissement de la diurèse.

L'usage de l'iodure de potassium à doses longtemps continuées trouvera son indication contre la sclérose elle-même. Mais les résultats chez l'enfant paraissent beaucoup moins heureux que chez l'adulte.

Les antiseptiques intestinaux, surtout le calomel, qui a une action marquée sur le fonctionnement et la nutrition de la glande hépatique, ne doivent être administrés qu'avec ménagement. Pour aider à la disparition de l'ascite on pourra agir sur l'intestin par les purgatifs répétés : mais cette médication finit par être très fatigante, et par déprimer les petits malades. Aussi ne sera-t-elle pas longtemps continuée. On pourra aussi agir sur les reins en associant au régime lacté les préparations diurétiques ordinaires.

Quand le liquide péritonéal gênera l'ampliation thoracique par son abondance, il y aura lieu de pratiquer la paracentèse de l'abdomen. Il ne faudra pas attendre que la quantité de l'épanchement soit excessive, car la paroi abdominale, dès qu'elle a été forcée, ne peut reprendre qu'incomplètement sa tonicité. La ponction sera faite suivant les règles ordinaires et avec les précautions antiseptiques voulues. La ponction de l'abdomen ne sera d'ailleurs qu'un palliatif momentané; et il sera utile d'y revenir chaque fois que la quantité de liquide épanché deviendra une gêne évidente pour le malade.

## VI. — CIRRHOSE HYPERTROPHIQUE AVEC ICTÈRE CHRONIQUE

### (Maladie de Hanot)

La maladie de Hanot mérite une description dans un traité de pathologie infantile; car si cette maladie est surtout fréquente de vingt à trente ans, elle est loin de constituer une rareté dans l'enfance : MM. Gilbert et Fournier ont pu en réunir 7 observations où le début de l'affection s'est montré entre cinq ans et quinze ans.

L'étiologie de l'affection nous échappe; sans doute l'évolution de l'affection qui procède par poussées successives, les lésions anatomo-pathologiques constatées, semblent démontrer qu'il s'agit d'une hépatite infectieuse subaiguë. Mais le microbe nous est encore inconnu; il serait même impossible de dire s'il s'agit d'un micro-organisme toujours identique ou si des germes variés peuvent intervenir. La topographie des lésions indique bien clairement que l'agent infectieux envahit les voies biliaires; mais nous ignorons aussi si l'envahissement se fait par voie canaliculaire, ou par voie vasculaire (sanguine ou lymphatique).

C'est en déterminant des lésions canaliculaires que MM. Charcot et Gombault (ligature septique du canal cholédoque), MM. Charrin et Roger, par l'injection de cultures microbiennes vivantes ou stérilisées, sont arrivés à reproduire presque trait pour trait les altérations anatomiques de la cirrhose de Hanot. Il existe cependant une différence essentielle : les canaux biliaires de gros calibre ne sont pas altérés dans la maladie de Hanot : ils le sont au contraire à un degré marqué dans les lésions expérimentales.

Il est possible également, probable même, que le processus anatomo-pathologique de la maladie de Hanot soit sous la dépendance d'une intoxication, intoxication peut-être d'origine microbienne. Les produits toxiques amenés au foie par l'artère hépatique pourraient donner lieu à la périangiocholite et à l'angiocholite qui caractérisent cette affection; de fait, par l'injection de toxine pyocyanique, MM. Charrin, Krawkow, H. Claude ont pu déterminer des lésions présentant plus d'une analogie avec celles que nous avons en vue; mais il faut bien avouer que la reproduction expérimentale de

[HUTINEL et AUSCHER.]

la cirrhose hypertrophique biliaire de Hanot n'a pu encore être faite d'une façon satisfaisante.

**Symptômes**. — Ictère chronique, hépatomégalie et splénomégalie, tels sont les symptômes fondamentaux de cette affection, que caractérisent encore la marche par poussées successives, s'accompagnant de fièvre et d'hépatalgie, et l'absence ordinaire d'ascite.

Le début est ordinairement tout à fait insidieux. Sans cause appréciable, le malade se plaint de douleurs sourdes dans l'hypochondre droit, en même temps qu'apparaît l'ictère; parfois un embarras gastrique, une violente colère, etc., semblent être la cause occasionnelle de ces premiers symptômes.

Ceux-ci s'accompagnent ordinairement d'un mouvement fébrile accentué : le thermomètre monte jusqu'à 39°,5. Le pouls est à 100, 110.

La douleur ne présente aucun des caractères d'une colique; c'est une sensation de tension dans l'hypochondre droit, qui ne devient douloureux qu'à la pression.

La langue est saburrale, l'appétit nul; il y a généralement de la constipation.

L'état général est mauvais; le malade maigrit, il se sent sans force et sans courage.

Cette crise dure une ou plusieurs semaines : tout semble rentrer dans l'ordre; mais il subsiste du subictère ou même de l'ictère franc, et l'examen du ventre permet de constater que le foie et la rate restent notablement hypertrophiés.

*Période d'état*. — A la période d'état l'ictère est constitué et persistera jusqu'à la fin. Dans ces premières phases, il est de couleur jaune safran; plus tard, il foncera en couleur pour devenir vert et même noir. Chaque poussée nouvelle amène un renforcement très marqué de l'ictère qui rétrocède en partie après la crise terminée. Les sclérotiques sont jaunes, la peau est sèche, parfois couverte d'éruptions lichénoïdes. Le prurit est fréquent, comme d'ailleurs dans tous les ictères. Le xanthélasma ne paraît pas avoir été noté chez les enfants.

Les selles gardent leur coloration habituelle, parfois elles sont bilieuses; ce n'est que par exception qu'elles prennent l'aspect grisâtre argileux traduisant un obstacle au cours de la bile. Elles sont très fréquemment boueuses ou diarrhéiques.

Le foie est toujours augmenté de volume. Sa matité monte en haut presque dans le 4e espace intercostal et descend de 3, 4, 5 travers de doigt au-dessous du rebord des fausses côtes. La percussion donne une ligne de matité verticale qui peut atteindre jusqu'à 20 centimètres sur la ligne mamelonnaire. L'hypochondre droit fait une saillie manifeste déterminée par la masse du foie, qui remplit également le creux épigastrique jusqu'à l'ombilic et envahit parfois plus ou moins profondément la fosse iliaque. L'évasement de la partie inférieure de la cage thoracique donne alors à l'abdomen l'aspect d'un ovoïde à grosse extrémité supérieure.

La palpation apprend que la face accessible du foie est généralement lisse, régulière, d'une consistance ferme, ligneuse.

Le bord inférieur du foie reste tranchant, régulier; on constate également que la vésicule biliaire ne dépasse pas le rebord du foie. La sensibilité de la glande est accrue; une pression un peu forte détermine une douleur profonde, diffuse, sans localisation ni irradiation particulière. L'hypertrophie est permanente et progresse à chaque poussée.

L'hypertrophie de la *rate* est un symptôme constant, nécessaire, de la maladie de Hanot.

Parfois même cette hypertrophie est relativement beaucoup plus marquée que celle du foie; dans quelques-uns des cas rapportés par MM. Gilbert et Fournier, le foie dépasse seulement d'un ou deux travers de doigt le rebord des fausses côtes, alors que la rate, remplissant tout le flanc gauche, remonte très haut vers l'aisselle, déborde la ligne ombilicale en avant et descend jusque dans le bassin. Dans certains cas, le grand axe de la rate peut atteindre 25 et jusqu'à 50 centimètres de longueur.

L'auscultation du foie et de la rate dénote parfois l'existence, au niveau de ces deux organes, d'un souffle doux, isochrone à la systole cardiaque.

L'absence d'ascite et de dilatation des veines sous-cutanées abdominales constitue encore une des particularités ordinaires de la maladie.

Cependant, on peut constater parfois sur l'abdomen le développement d'un réseau veineux, qui reste toujours peu important; il peut survenir aussi quelque épanchement dans le ventre, à l'occasion d'une poussée de péritonite. Ces poussées de périhépatite, de périsplénite, ne sont pas rares, mais l'épanchement reste faible et se résorbe rapidement.

Notons encore que les lésions du rein, du cœur, peuvent amener dans les dernières périodes de la maladie de l'œdème des membres inférieurs et de l'anasarque.

Les fonctions digestives sont troublées au moment des périodes de recrudescence; les nausées, les vomissements, la diarrhée surviennent alors. En dehors de ces périodes, l'appétit est bon, pendant longtemps parfois exagéré. Mais, à mesure que la maladie progresse, l'appétit fléchit. Les forces diminuent, l'amaigrissement apparaît. Les membres sont grêles, peu musclés, émaciés. Cette gracilité des membres, la petitesse de la taille forment le contraste le plus frappant avec l'énorme développement de l'abdomen.

Les *urines* sont assez abondantes; elles sont de couleur foncée, et renferment des pigments biliaires. Elles ne laissent pas déposer de sédiments uratiques, comme les urines de la cirrhose atrophique. La quantité d'urée n'est que peu diminuée; l'urobiline manque ordinairement.

Le *sang* présente une leucocytose marquée; le chiffre des globules blancs a varié de 10 000 à 15 000 dans les quelques observations où cette recherche a été faite. Dans d'autres observations, la composition du sang est donnée comme normale.

Les battements du *cœur* sont réguliers : on note assez fréquemment des souffles généralement systoliques aux différents orifices. Ces souffles ne sont pas provoqués par une lésion valvulaire.

Il n'y a pas de souffle continu dans les vaisseaux du cou.

Le *pouls* est faible, mou, mais non ralenti.

[HUTINEL et AUSCHER.]

Assez souvent, on note des signes de congestion pulmonaire, de pleurite, ou de pleuro-pneumonie, surtout vers la base du *poumon* droit.

Les *hémorragies* sont fréquentes : purpura, épistaxis, parfois gastrorragie ou entérorragie.

L'*évolution* de la maladie est lente et dure plusieurs années; nous avons indiqué que c'est par poussées, caractérisées par l'ictère, la fièvre, et l'apparition de signes à chaque fois plus inquiétants d'insuffisance hépatique, que la maladie progresse. La fièvre prend souvent les caractères du type intermittent. Chacune de ces crises dure de deux à plusieurs semaines; l'apparition d'une décharge urinaire, marquée par des urines abondantes, riches en urée, annonce chaque fois la terminaison de ces crises.

A mesure que la maladie est plus ancienne, les crises se répètent et finissent par être subintrantes. La fièvre devient rémittente, la langue se sèche, les poumons se remplissent de râles et le malade succombe avec les phénomènes variés de l'ictère grave.

La durée de l'affection se compte par années : la moyenne est de quatre à six ans.

La maladie peut se compliquer de péritonite, d'infections bronchiques, pulmonaires, d'endopéricardite, de néphrite, etc.

*Formes cliniques.* La cirrhose hypertrophique biliaire, quand elle évolue chez l'enfant, peut revêtir une physionomie assez spéciale, sur laquelle MM. Gilbert et Fournier ont attiré l'attention. Elle peut revêtir la *forme splénomégalique*, comme nous l'avons indiqué tout à l'heure.

En second lieu, chez les petits malades, la dernière phalange des doigts et des orteils peut s'hypertrophier notablement; les doigts deviennent alors hippocratiques.

En outre les extrémités du tibia, du péroné, du fémur, augmentent sensiblement de volume; une petite quantité de liquide distend les synoviales des genoux, et des douleurs apparaissent dans diverses articulations, même dans celles qui paraissent inaltérées.

Enfin la cirrhose hypertrophique avec ictère entraîne, comme les autres cirrhoses, des troubles profonds de la nutrition, qui amènent un ralentissement très marqué et même un arrêt de la croissance et du développement des enfants.

L'*anatomie pathologique* de la cirrhose de Hanot ne mérite pas une description spéciale dans un traité de pathologie infantile. Elle ne diffère en rien de ce qu'elle est chez l'adulte : nous renvoyons donc aux traités de pathologie interne.

**Diagnostic.** — Avant la constitution des symptômes cardinaux, hypertrophie du foie, splénomégalie et ictère chronique, le diagnostic pourra se faire avec les affections qui sont caractérisées par une de ces modalités symptomatiques.

Les poussées d'*ictère catarrhal* à formes prolongées avec augmentation de volume du foie pourront induire en erreur; on tiendra compte surtout de la décoloration des matières fécales qui est la règle dans l'ictère catarrhal.

Il n'est pas rare de rencontrer des enfants chez qui survient de l'ictère, en même temps que le foie augmente de volume ; après une durée variable, ces phénomènes s'amendent, puis subissent bientôt une nouvelle exacerbation ; il se fait ainsi plusieurs poussées. Cette affection est ordinairement fébrile. Il s'agit là de cas d'*ictère à rechute*, c'est-à-dire d'infections biliaires à répétition. Le pronostic de cette affection est bénin, avec les réserves que comporte tout ictère. Le foie reprend son volume normal et l'ictère disparaît d'une façon définitive dans cette maladie, qu'on pourrait confondre avec la cirrhose de Hanot au début.

Les poussées d'ictère ou de subictère, qui peuvent à certains moments compliquer toutes les formes d'*hépatite scléreuse*, ne donneraient lieu à confusion qu'en l'absence de tout renseignement sur l'évolution antérieure de l'affection.

Les douleurs hépatiques accompagnant l'ictère au début de la cirrhose hypertrophique ont fait penser dans certains cas à une *colique hépatique* d'origine calculeuse. Il est bon de se rappeler que les calculs biliaires sont d'une extrême rareté dans l'enfance ; d'ailleurs l'intensité moindre des douleurs dans la maladie de Hanot, leur durée prolongée, l'évolution chronique du mal feront rejeter cette hypothèse.

Quand la maladie est constituée, le diagnostic avec la *cirrhose palustre* présente parfois de réelles difficultés ; cependant l'intensité de l'ictère est moindre chez les paludéens. La notion étiologique (existence d'accès de fièvre palustre — habitation au bord d'un étang, au voisinage de terrains d'alluvion, ou dans les pays à malaria), au besoin la constatation à la suite d'un accès fébrile du sporozoaire de Laveran ou de pigment mélanique dans le sang sont des données qui heureusement serviront pour l'établissement du diagnostic.

Les *abcès* du foie s'accompagnant d'ictère, d'augmentation du volume de la glande et de poussées fébriles, peuvent faire croire à une cirrhose hypertrophique qui n'existe pas. Mais l'existence d'une dysenterie antérieure ou d'une lésion ulcéreuse chronique du tube gastro-intestinal, la formation d'une tumeur volumineuse accessible et fluctuante, le rejet brusque d'un flot de pus par la bouche ou dans les garde-robes, au besoin une ponction exploratrice, permettront d'établir un diagnostic exact.

L'hypothèse de l'existence d'une *angiocholite suppurée*, d'un *cancer massif* du foie, d'un *cancer de la tête du pancréas*, mérite à peine d'être discutée chez l'enfant.

Les *kystes hydatiques du foie* s'accompagnent rarement d'ictère, sauf dans les kystes aréolaires qui sont très exceptionnels. L'existence d'une tumeur accessible, la constatation du frémissement hydatique, l'examen du liquide retiré par la ponction, la conservation d'un état général satisfaisant sont des signes différentiels de valeur.

Les *cirrhoses hypertrophiques graisseuses* évoluent en deux périodes bien distinctes : une période initiale de longue durée caractérisée par une hypertrophie régulière du foie, le peu d'abondance de l'ascite, l'absence d'ictère, la conservation de l'état général : une seconde période où l'ictère apparait, en même temps que les hémorragies multiples et les phénomènes ataxo-adynamiques, emportant rapidement le malade. Cette évolution spéciale suffit à les caractériser.

Le *foie amyloïde* ne s'accompagne pas d'ictère, il se montre dans le cours des maladies chroniques, suppurations osseuses, tuberculose, paludisme, syphilis, etc.

La *cirrhose hypertrophique cardiaque* ou *cardio-tuberculeuse* est nécessairement consécutive à une affection chronique du cœur ou du péricarde, que l'examen méthodique de cet organe permettra le plus ordinairement de reconnaître ou tout au moins de soupçonner; du reste, dans cette variété de cirrhose, l'ictère fait également défaut.

C'est encore par l'absence d'ictère et par les caractères pathognomoniques révélés par l'examen du sang qu'on fera facilement le diagnostic du *gros foie leucocythémique*. L'ictère a cependant été constaté dans les cas où existaient de l'hypertrophie des ganglions du hile du foie; mais, dans cette forme ganglionnaire, les ganglions externes de l'aine, de l'aisselle, sont également très hypertrophiés.

La *splénomégalie primitive* de MM. Debove et Bruhl peut s'accompagner d'une légère augmentation de volume du foie; mais l'ictère manque toujours et les phénomènes hépatiques, si prédominants dans la maladie de Hanot, font presque totalement défaut.

Dans une autre forme de splénomégalie, décrite par Banti, la cirrhose hépatique intervient et complique la splénomégalie. Mais il s'agit le plus ordinairement de cirrhose atrophique, s'accompagnant d'ascite. Dans la maladie de Banti, l'examen du sang révèle en outre une diminution très marquée du nombre des globules rouges et de leur teneur en hémoglobine. Enfin l'ictère fait défaut.

## VII. — CIRRHOSE PAR OBLITÉRATION CONGÉNITALE DES VOIES BILIAIRES

L'oblitération congénitale des voies biliaires est relevée assez fréquemment dans les annales médicales; elle donne lieu à la formation de cirrhose biliaire pure, tout à fait analogue à celle que Charcot et Gombault ont reproduite expérimentalement. Sur les 49 cas relevés par Thompson[1], l'examen histologique n'a été pratiqué que pour neuf d'entre eux : la cirrhose existait dans ces 9 cas, elle parait ne manquer jamais quand la survie de l'enfant est assez longue. L'hypertrophie du foie est de règle, l'atrophie n'a été notée qu'une seule fois sur les 49 cas réunis par Thompson. La description de cette forme de cirrhose est faite au chapitre des Ictères symptomatiques.

[1] J. Thompson. *Congenital obliteration of the bile ducts.* Edinburgh med. Journ. T. XXXVI et XXXVII. 1891-1892.

# XIII

## *RATE ET SES MALADIES*

PAR PAUL GASTOU

Chef de clinique de la Faculté.

L'étude anatomique et physiologique de la rate chez l'enfant montre que cet organe joue dans la pathologie générale de l'enfance un rôle beaucoup plus considérable encore que chez l'adulte. Beaucoup plus souvent encore chez l'enfant que chez l'adulte, la rate participe aux lésions des maladies générales, troubles de nutrition, cachexies ou infections. D'autre part, la rate peut être lésée isolément, soit par le fait de : lésions ou malformations congénitales, de tumeurs ou néoplasies; soit en donnant naissance à de véritables splénopathies ayant une marche et une évolution spéciales.

De tous les processus pathogéniques, c'est le processus infectieux, ce sont les maladies infectieuses, qui réagissent le plus sur la rate. Quoique le rôle physiologique de la rate et sa symptomatologie morbide ne soient pas encore fixés, il est évident que la rate joue un rôle actif pendant et après l'infection, et dans la genèse de certains troubles de la nutrition et de la santé générale de l'enfant. De même que la lésion de certains organes entraîne des syndromes déterminés, de même il semble que la lésion de la rate crée un état organique spécial ou des modifications générales de la nutrition, que l'on pourrait appeler : syndrome splénique. En effet, à côté de la cachexie strumiprive et du myxœdème dus aux altérations du corps thyroïde; de la maladie d'Addison due aux lésions des capsules surrénales; de l'acromégalie supposée produite par l'hypertrophie de la glande pituitaire; de l'insuffisance hépatique et de l'ictère, conséquences de la destruction de la cellule hépatique; de la leucocythémie et de l'adénie attribuées aux modifications des organes hématopoiétiques : il semble qu'on puisse placer la cachexie splénique, due aux perturbations fonctionnelles de la rate, provoquées par les modifications pathologiques de sa structure.

Le syndrome de la cachexie splénique, fréquente chez l'enfant, serait constitué par trois signes essentiels : l'hypertrophie splénique, l'anémie et la leucocytose, et par des signes accessoires et variables : la diathèse hémorragique, les œdèmes, la diarrhée, la polyadénite.

[*P. GASTOU.*]

## CONSIDÉRATIONS ANATOMIQUES ET PHYSIOLOGIQUES SUR LA RATE
## CHEZ L'ENFANT

De l'étude anatomique de la rate chez l'enfant, faite en collaboration avec le D<sup>r</sup> Vallée dans le service du D<sup>r</sup> Sevestre à Trousseau[1], nous étions arrivés à conclure : Que chez l'enfant la rate est profondément située dans la cavité abdominale, refoulée vers la colonne vertébrale, masquée par l'estomac et le côlon distendu par des gaz, recouverte souvent par l'extrémité du foie, plus développé dans les premières années de la vie. La rate est enfermée dans une véritable loge, limitée en dedans par la face antéro-latérale de la colonne vertébrale (1<sup>re</sup> et 2<sup>me</sup> lombaires) ; en dehors par un feuillet périto-néal et les insertions du diaphragme ; en arrière et en haut par ce même muscle et ses piliers ; en avant par l'angle des côlons transverse et descen-dant et le grand cul-de-sac de l'estomac ; en haut par le foie ; en bas par la capsule surrénale, le rein gauche.

La forme, la situation et les rapports de la rate, variables suivant l'âge de l'enfant, expliquent la difficulté de sa délimitation sur le vivant.

La rate, en même temps qu'elle change de forme, change de situation, et, en s'abaissant pour devenir latérale, exécute un mouvement de rotation en dedans au fur et à mesure que l'estomac quittant sa position verticale devient horizontal. Vers l'âge de 6 à 8 ans, elle est aplatie de dehors en dedans et allongée de haut en bas et située dans un plan oblique de dehors en dedans et d'avant en arrière : son extrémité supérieure est plus près de la colonne vertébrale que l'extrémité inférieure, et sa face interne regarde en avant et en dedans. Sa forme à la naissance est celle d'un prisme quadran-gulaire dont les bords, les angles et les faces seraient arrondis.

Luschka décrit à la rate 3 faces : phrénique, gastrique, rénale, et 2 bords : antérieur et postérieur : Ballantyne, 4 faces : gastrique ou antéro-interne ; hépatique ou antéro-externe ; diaphragmatique ou postérieure ; sur-rénale ou inférieure. Avec Vallée, nous considérons à la rate : une face externe, diaphragmatique ; une face interne subdivisée en portion gastrique ou antéro-interne et portion pancréatique ou postéro-interne ; un bord anté-rieur ; un bord postérieur ; une extrémité supérieure et une extrémité inférieure.

Le poids et les dimensions de la rate sont excessivement variables sui-vant l'âge de l'enfant, et ses modifications pathologiques. Chez des enfants de même âge et de même poids, la rate peut varier dans des proportions consi-dérables. Pour Sappey, le poids moyen de la rate chez l'adulte est de 195 grammes, les dimensions : de 12 centimètres pour la longueur ; 8 centimètres pour la largeur ; 3 centimètres pour l'épaisseur.

Pour Ballantyne, les dimensions de la rate à la naissance sont environ : 4 centimètres pour la longueur ; 2 centimètres pour la largeur ; 1 centimètre

---

[1] Gastou et Vallée. Contribution à l'étude de la rate chez l'enfant. *Rev. mens. des mal. de l'enf.*, 1892, p. 397. — Charles Vallée. *Th. de Paris*, 1892.

pour l'épaisseur. Parrot, du cinquième jour au quarante-cinquième jour après la naissance, a trouvé une augmentation de 7 à 17 grammes environ. Les recherches les plus complètes sont dues à Frerichs, les voici résumées :

| AGE. | POIDS | | DIMENSIONS. | | |
|---|---|---|---|---|---|
| | CORPS. | RATE. | LONGUEUR. | LARGEUR. | ÉPAISSEUR. |
| | kil. gr. | grammes. | centim. | centim. | centim. |
| Fœtus 5 mois . . . . . | 0,720 | 2,5 | | | |
| Enfant nouveau-né . . | 1,600 | 8 | 5,2 | 2,25 | 1 |
| — 8 jours. . . . . | 2,700 | 9 | 4,8 | 5,1 | 1,15 |
| — 4 mois à 1 an . | 8,500 | 20 | 7,4 | 5,2 | 1,1 |
| — 5 ans . . . . . | 8,800 | 100 | 9,6 | 6,2 | 2,7 |
| — 11 ans . . . . . | 24,800 | 110 | 11,5 | 8,25 | 1,1 |
| Homme 27 ans . . . . | 50 | 220 | — | — | — |
| — 44 ans . . . . | 56,200 | 250 | 15,75 | 9 | 5,45 |

D'après ces recherches et le résultat de 80 autopsies d'enfants entre 5 mois et 15 ans, faites en collaboration avec Vallée, nous sommes arrivés aux conclusions suivantes : 1° Que le poids et les dimensions de la rate à l'état normal varient proportionnellement à l'âge et aux poids et dimensions du corps. 2° Que le maximum du poids de la rate proportionnellement au poids du corps serait vers l'âge de 8 ans. 3° Que le poids de la rate vers un an étant d'environ 52 grammes, le corps pesant 8 kilogrammes, l'augmentation de poids de la rate serait de 10 grammes par année et par augmentation d'environ 1500 grammes de poids du corps, jusqu'à l'époque où le poids de la rate proportionnellement à celui du corps est le plus élevé, c'est-à-dire 8 ans ; et de 6 grammes environ à partir de cette époque. 4° Enfin, que l'accroissement du poids de la rate (qui est à peu près le huitième de celui du foie à l'âge adulte), tout en étant concomitant à celui des autres organes, semble plus considérable par rapport au développement total du corps représenté en poids et dimensions.

La rate, relativement volumineuse chez l'enfant, est maintenue en place par les organes abdominaux et par quatre ligaments : gastro-splénique, phréno-splénique ; pancréatico-splénique ; spléno-rénal ; ce dernier, inséré en haut au diaphragme, en bas au mésocôlon transverse, forme une concavité qui reçoit l'extrémité inférieure de l'organe. La coloration de la rate chez l'enfant varie du rouge cerise à la teinte lie de vin. Sa consistance est ferme. La structure de la rate infantile ressemble à celle de l'adulte. Les différences portent : sur les cellules lymphatiques de la pulpe, qui ont des dimensions plus considérables que chez l'adulte, et sur les corpuscules de Malpighi.

Ces corpuscules plus développés, plus nombreux, participent au développement plus accentué du tissu réticulé, du tissu adénoïde et des glandes vasculaires sanguines chez l'enfant : ganglions, amygdales, follicules clos intestinaux, thymus. Souvent on voit, chez celui-ci, les ganglions s'hypertrophier en même temps que la rate et la diarrhée, symptomatique d'une altération des follicules clos, venir se greffer sur une splénopathie.

[P. GASTOU.]

Par sa charpente réticulée, par ses travées recouvertes d'endothélium
conjonctif, la rate fait partie du tissu conjonctif général et se rapproche des
séreuses. Par sa richesse vasculaire et lymphatique elle constitue un véritable
confluent lymphatico-sanguin, mettant en rapport : la circulation sanguine et
lymphatique; les sangs veineux et artériel et la lymphe; les globules rouges
et blancs et les cellules lymphatiques.

Ceci explique le rôle physiologique complexe qu'elle joue chez l'enfant.
Rôle compliqué encore par ses relations vasculaires avec la circulation générale, surtout la circulation veineuse; et par le voisinage de l'intestin, avec
lequel elle partage une vascularisation et une innervation d'origines communes.

La rate a des propriétés inhérentes à son tissu; des fonctions mécaniques
qu'elle doit à sa vascularisation et à ses rapports; tandis que, physiologiquement, elle est un organe hématopoiétique; et, pathologiquement, un organe
de défense aidant à créer l'immunité.

L'élasticité de la rate explique les rapides variations de volume sous
l'influence de troubles de la circulation cardiaque, pulmonaire, ou gastro-
intestinale. D'où son gonflement pendant les cris, les efforts, la digestion. La
rate n'aurait, d'après la majorité des auteurs, aucun rôle actif dans la digestion.
A côté de l'élasticité, la contractilité due à l'élément musculaire et sous la
dépendance du plexus splénique explique la possibilité d'agir sur la rate par
l'intermédiaire de médicaments tels que la strychnine et la quinine.

Le rôle hématopoiétique de la rate chez l'enfant est encore discuté. Pour
Hayem : à partir du 7e mois de la vie intra-utérine, le sang qui sort de la
rate ne renferme plus de globules rouges à noyaux et tous ses éléments
paraissent être d'origine hématoblastique. Les hématoblastes viendraient eux-
mêmes de la lymphe. Selon Kölliker, le foie ne fait des globules rouges que
du 2e au 5e mois de la vie intra-utérine. A ce moment la rate produit les
globules et le foie les fait passer à l'état adulte. D'après les recherches de
Foa et Salvioli, de Foa et Carbone, de Bizzozero, la rate succède au foie comme
organe hématopoiétique vers le 5e mois de la vie intra-utérine. Luzet attribue à la rate, pendant la période fœtale, la formation de cellules rouges nu-
cléées, plus ou moins sphériques. On a dit aussi que la rate produisait des
globules blancs, détruisait des globules rouges. Elle est très riche en produits
de désassimilation et d'oxydation, en fer.

Quel que soit le rôle qu'on lui attribue dans l'hématopoïèse, il ne faut pas
oublier que, par sa structure conjonctive et sa richesse lymphatique, la rate
se rapproche du tissu conjonctif et du tissu séreux, et que c'est dans le
tissu conjonctif, à la période fœtale, que naissent les cellules vaso-formatives
de Ranvier, les globules rouges adultes. D'autre part la rate participe aux
altérations du foie, de la moelle des os et des ganglions lymphatiques dans
la genèse de la leucocythémie. La rate, enfin, jouerait un rôle considérable
dans le mécanisme de l'immunité, et son hypertrophie serait alors en quelque
sorte providentielle dans les maladies infectieuses. Ce rôle serait, d'après
Bezançon, dévolu aux corpuscules de Malpighi, dans lesquels a lieu une multiplication de lymphocytes et la formation de leucocytes mono et polynucléaires phagocytaires. L'immunisation serait donc le résultat de la pro-

duction exagérée de phagocytes et Bezançon conclut « que la rate est moins un organe de combat, qu'un centre de production, où se fabriquent, pour être portés aux points envahis, les leucocytes phagocytaires, véritables armes défensives de notre économie ».

En 1887, Burdach ; en 1891, Sondakewitch, ont montré : que les animaux dératés mouraient plus facilement d'infection ; et que, chez eux, les agents pathogènes envahissaient le sang. La rate semble donc pouvoir emmagasiner les microbes. En 1887 Metchnikoff a vu, dans l'intervalle des accès de fièvre récurrente, des spirilles vivantes englobées dans la rate par des cellules phagocytaires. Si la rate emmagasine les microbes, elle peut à un moment donné sous des influences variables les répandre dans l'économie. La preuve en est l'accès de fièvre survenant chez d'anciens paludéens à la suite d'un traumatisme de la rate. Elle peut aussi inonder de leucocytes la circulation, puisqu'elle est, par excellence, un organe leucocytopoiétique (Bezançon) ; et engendrer ainsi une véritable leucocythémie (mort rapide, *sine materia*, ou par hémorragie, après les ablations de rates hypertrophiées). Par conséquent, si une rate infectée peut créer l'immunité, elle peut aussi devenir la source de véritables septico-pyohémies (leucocythémies) aiguës et chroniques, aboutissant surtout chez l'enfant à une véritable cachexie splénique, caractérisée par l'hypertrophie splénique, l'anémie et ses altérations globulaires et la leucocytose.

## SÉMÉIOLOGIE DE LA RATE

Les considérations précédentes m'ont paru nécessaires pour bien montrer le rôle de la rate dans la pathologie infantile. Toute la séméiologie de la rate se résume en ceci : 1° Modifications de volume de la rate : surtout hypertrophie ; 2° Examen du sang ; 3° Phénomènes douloureux ; 4° Troubles fonctionnels généraux.

La constatation de l'hypertrophie de la rate, et l'examen du sang, ont seuls une valeur réelle. Quant à l'atrophie, elle est rarement rencontrée et se voit surtout chez le vieillard.

## HYPERTROPHIE DE LA RATE

Il n'est guère possible de définir rigoureusement ce que l'on doit entendre par : rate hypertrophiée. Ce n'est guère que par l'ensemble des signes et des méthodes cliniques que nous allons énumérer que l'on arrive à dire que la rate est grosse. La recherche de l'hypertrophie splénique comporte : l'inspection, la palpation, la percussion, l'auscultation, la phonendoscopie.

L'inspection est rarement utilisable dans les hypertrophies simples de la rate, mais lorsque celle-ci atteint un volume considérable, l'enfant étant dans le décubitus dorsal, on observe : 1° une asymétrie entre les deux hypochondres ; 2° une saillie unilatérale de la région de l'hypochondre gauche,



[P. GASTOU.]

entraînant une déformation de la région, un soulèvement des côtes ; 3° des mouvements alternatifs de la région costale saillante qui s'abaisse pendant l'inspiration et s'élève pendant l'expiration.

L'inspection montre également des modifications des téguments, et dans certains cas, alors même qu'il n'y a pas de soulèvement, on aperçoit un lacis veineux, très développé, sous forme d'un réseau irrégulier, analogue à celui observé dans la cirrhose atrophique. Ce réseau veineux est quelquefois tellement développé dans la région de l'hypochondre gauche, qu'il attire l'attention et donne à la peau une teinte violacée.

La palpation est, de tous les signes cliniques, le meilleur pour diagnostiquer l'hypertrophie splénique. Dans la majorité des cas elle est facile chez l'enfant, mais lorsque celui-ci a un tympanisme exagéré, une sensibilité très vive de l'abdomen, ou bien lorsqu'on ne peut faire cesser ses cris, il est presque impossible de la pratiquer et elle peut donner des résultats incertains ou faux. La palpation donne, en même temps que des renseignements sur la sensibilité douloureuse de la région, des notions sur la consistance dure ou molle (fluctuation) de la rate, et permet de constater : l'état lisse de la surface, les inégalités, les bosselures, les sillons, les modifications des bords et de l'extrémité inférieure, la mobilité et les déplacements de l'organe.

Pour Piorry, sur 500 rates hypertrophiées, un cinquième serait nettement délimité par la palpation. Cette palpation se fait avec une ou deux mains, dans le décubitus dorsal ou latéral droit, voire même dans la situation génu-pectorale, ainsi que le conseille Piorry. Dans l'une ou l'autre situation, il faut que les muscles abdominaux soient relâchés et les cuisses fléchies.

Pour pratiquer la palpation, l'enfant, s'il est tout jeune, est laissé sur les genoux de sa mère qui peut lui donner le sein ou d'une aide qui lui donne le biberon pendant qu'on fait la palpation, cela afin d'éviter les cris et de distraire l'enfant. On peut encore occuper son attention par un jouet, ou tout autre objet afin qu'il ne se débatte pas et ne tende pas ses muscles.

Qu'il soit sur les genoux de la personne qui le présente ou dans son lit, il faut qu'il soit déshabillé et que son côté gauche soit en face de l'observateur. Celui-ci, mettant à plat sa main gauche dans la région axillaire gauche, gagne peu à peu par un véritable mouvement de reptation le bord inférieur de la cage thoracique. Arrivée aux dernières côtes, la main suit les mouvements inspiratoires, pendant que les doigts recourbés en crochet exercent une légère pression sur la paroi abdominale et se dirigent dans la profondeur de l'abdomen, en même temps qu'en haut, comme s'ils voulaient pénétrer dans le thorax et accrocher les fausses côtes à la façon d'une érigne.

En procédant ainsi, lentement, doucement, patiemment, en suivant les mouvements des côtes, on sent une légère rénitence, une résistance, on a la sensation d'un empâtement, d'une masse profonde sur laquelle on glisse jusqu'à ce que la sensation n'existe plus. A ce moment on recourbe les doigts et l'on refoule la masse de bas en haut.

La technique de la palpation comprend donc deux temps : glissement de haut en bas sous le creux axillaire, soulèvement en crochet de bas en haut, en remontant vers le thorax.

La palpation, qui est la meilleure façon de reconnaître l'hypertrophie de la rate (Sevestre), n'est pas toujours possible, ou est de peu de valeur, si les côtes, trop mobiles, ne donnent pas de points de repère, ou bien encore si la rate est trop molle et fuit sous les doigts. Elle peut enfin être une cause d'erreur, si, comme l'a montré Lichtenstein, on prend pour la rate l'entre-croisement du diaphragme et du muscle transverse en état de contraction.

Comme, à l'état normal, la rate, cachée derrière les fausses côtes et la grosse tubérosité de l'estomac, n'est pas palpable, on peut approximative-ment dire qu'elle est hypertrophiée chaque fois qu'on la percevra par la palpation et qu'elle dépassera le rebord des fausses côtes : réserve étant faite pour ses déplacements avec ou sans fixation par des adhérences péri-tonéales (périsplénite), ou sa mobilité anormale.

C'est dans ces cas surtout qu'est utile, comme confirmation, la per-cussion. La percussion de la rate ne donne dans tous les cas que des limites apparentes et au-dessous des limites réelles (Hagen). L'estomac distendu ou dilaté, le côlon plein de gaz ou de matières fécales, peuvent donner une sonorité exagérée ou créer une matité qui cache celle de la rate. Quelquefois même le son plein pulmonaire en haut, les sons tympaniques de l'estomac en dedans et de l'intestin en bas, empêchent toute percussion de la rate. Si le foie hypertrophié recouvre la rate, s'il y a un épanchement pleural, une hépatisation pulmonaire gauche, un cancer de l'intestin ou de l'estomac, une tumeur, un phlegmon du rein gauche, une hydronéphrose, de l'ascite, une tumeur du mésentère, la percussion de la rate est nulle.

Étant prévenus qu'il ne faut accorder de valeur qu'aux résultats absolu-ment nets et précis, il est nécessaire d'avoir une technique bien définie.

Piorry a donné pour la percussion de la rate les règles suivantes : le malade doit être dans le décubitus latéral droit, le bras gauche placé sur la tête. On percute d'abord, de haut en bas, sur une ligne abaissée de l'aisselle gauche à l'épine iliaque antéro-supérieure : cette percussion doit être forte, car l'interposition des lames pulmonaires et la sonorité gastro-intestinale cachent la matité splénique.

La percussion est ensuite faite sur une ligne transversale, partant de l'appendice xiphoïde et coupant la ligne axillaire perpendiculairement et à peu près à égale distance de l'aisselle et de l'épine iliaque. On a ainsi 4 points. On termine, suivant les conseils de Piorry, en délimitant les matités cardiaque et hépatique et les sonorités gastrique et intestinale.

La plupart des auteurs nient la possibilité de fixer la limite supérieure de la rate, la matité splénique n'étant perceptible qu'à la hauteur des dixième et onzième côtes et non à la neuvième! (Bezançon[1].)

D'après Weill, la limite entre la sonorité pulmonaire et la matité splé-nique parcourt en arrière, près de la colonne vertébrale, le dixième espace intercostal, atteint le neuvième au niveau de la ligne verticale tirée de

---

(¹) FERNAND BEZANÇON. *Contribution à l'étude de la rate dans les maladies infectieuses.* Steinheil, 1895.

[P. GASTOU]

l'omoplate, le huitième espace ou la huitième côte au niveau de la ligne axillaire moyenne (Bezançon). Schuster et Mossler placent le malade en diagonale et percutent dans une position intermédiaire entre le décubitus dorsal et latéral droit (Bezançon). Quinquaud et Nicolle[1] percutent le malade debout, le corps légèrement penché à gauche, le bras relevé. Pio Colombini[2] fait prendre à ses malades la position diagonale droite et les fait coucher sur le flanc droit, le bras gauche relevé, et il percute pendant une inspiration. Dans nos recherches faites avec Vallée sur la rate infantile, nous avons adopté la position et les règles de Piorry, percutant sur les deux lignes qu'il indique, et ensuite cherchant à quelle distance se trouvait la matité splénique : 1° de la colonne vertébrale; 2° de l'angle inférieur de l'omoplate; 3° du sommet de l'aisselle; 4° du mamelon gauche; 5° de l'ombilic; 6° de la ligne médiane (sterno-pubienne); 7° de l'épine iliaque antéro supérieure. Nos résultats ont été des plus variables et souvent une rate non hypertrophiée à la percussion pendant la vie était trouvée énorme à l'am phithéâtre. La matité splénique se déplace facilement en haut pendant l'expiration, en bas pendant l'inspiration; en haut et en arrière dans le tympanisme intestinal simple ou sus-ascitique; en bas dans la pleurésie gauche. Enfin il faut tenir compte de l'épaississement des parois interposées entre la rate et les doigts de l'explorateur.

Toutes les causes d'erreur étant écartées, on peut considérer comme rate grosse toute rate qui s'écarte des limites de percussion d'une rate normale, qui sont : Pour Niemeyer, étendues du bord supérieur de la neuvième côte au bord supérieur de la onzième. En avant une ligne allant de l'extrémité antérieure de la onzième côte au mamelon et se confondant en arrière à la matité rénale. Le plus grand diamètre de la matité splénique normale serait de 3 centimètres.

.Pour P. Guttmann : le bord supérieur de la matité splénique est parallèle au .bord supérieur de la neuvième côte; le bord inférieur suit le bord inférieur de la onzième côte. L'extrémité antérieure de la rate dépasse la ligne axillaire médiane et l'extrémité postérieure est sur la ligne scapulaire moyenne. Le plus grand diamètre (transversal pour Guttmann, oblique en réalité) est de 7 à 8 centimètres. Le plus petit diamètre (vertical pour Guttmann) est de 5 à 6 centimètres.

L'auscultation donne peu de renseignements sur l'hypertrophie splénique, quand celle-ci n'est pas déjà très manifeste par la percussion, voire même par l'inspection. On a signalé des bruits de frottement et des souffles. Les bruits de frottement accompagnent la mobilité de la rate et la périsplénite, mais bien rarement. Les souffles spléniques sont ou systoliques, ou continus.

Pour Capelleti (*Thèse Bezançon*), le souffle splénique est doux, nettement systolique, ne variant pas lors des changements de position du malade, ne se modifiant pas par le déplacement de la rate, par le météorisme.

(1) Quinquaud et M. Nicolle. Étude clinique sur l'hypertrophie de la rate dans la syphilis acquise. *Ann de dermatologie et de syphiligraphie*, décembre 1892.
(2) Dott. Pio Colombini. *Lo stato della milza nella sifilide acquisita.* Siena, 1895.

variant sous l'influence de la pression du stéthoscope, diminuant et augmentant avec le volume de la rate, se percevant à son maximum sur un espace de 2 à 3 centimètres carrés, sur une ligne verticale parallèle à la ligne axillaire et passant par le milieu de la clavicule. La pathogénie de ce souffle est discutée. Pour Besnier et Testi il a son siège hors de la rate et est dû au tiraillement du ligament gastrosplénique et de l'artère comprise dans ce ligament; pour Griesinger il est dû à la compression des gros vaisseaux de l'abdomen; pour Maissurianz, Schutzemberg, il est intrasplénique, résultat de la dilatation des vaisseaux; pour Capelleti il est capsulaire : épaississement de la capsule comprimant les vaisseaux du hile, ou dilatation des vaisseaux capsulaires au niveau du hile.

Le souffle splénique a été signalé : dans le paludisme (Maissurianz, Griesinger, Mossler, Capelleti); dans la fièvre récurrente (Griesinger); dans la fièvre typhoïde et la pneumonie chez les malariques (Capelleti).

A côté de la percussion et de l'auscultation il faut placer la phonendoscopie, qui n'est que la percussion auscultée. Cette méthode déjà ancienne a été étudiée et perfectionnée par Aurelio Bianchi, grâce à son invention du phonendoscope. Cette phonendoscopie peut être vibratoire ou percussive. Vibratoire lorsque, plaçant la tige du phonendoscope sur la ligne médiane axillaire, on frotte légèrement avec la pulpe de l'index en suivant les lignes de percussion et en notant avec un crayon dermographique ou à l'encre les points où les vibrations changent de timbre, où le son se renfonce.

Percussive, en frappant légèrement avec un marteau percuteur, tout autour de la tige du phonendoscope, en allant des régions éloignées vers les points de plus en plus proches, en notant également les modifications qui se produisent dans le timbre, la gravité, l'élévation des sons ainsi perçus. Pour Bianchi et Colombini cette méthode seule serait scientifique et exacte.

En résumé, de toutes les méthodes d'exploration de la rate, c'est encore la palpation qui nous paraît la plus simple et la plus pratique et avec Vallée nous conclurons que · la palpation est chez l'enfant le meilleur moyen pour s'assurer de la tuméfaction et de l'hypertrophie de la rate, et que toute rate qui est appréciable à la palpation, si elle n'est pas déplacée, est une rate grosse. Je reviendrai tout à l'heure sur la valeur séméiologique de l'hypertrophie et de l'atrophie spléniques; je tiens à fixer auparavant la valeur des autres signes de la séméiologie de la rate.

L'examen du sang me paraît venir comme importance après la constatation de l'hypertrophie splénique. L'anémie qui accompagne habituellement les altérations de la rate indiquerait déjà l'importance de cet examen du sang, si Luzet dans sa thèse n'en avait montré la nécessité.

Une autre raison vient encore s'ajouter à la constatation clinique de l'anémie, c'est que la rate joue chez l'enfant plus encore que chez l'adulte un rôle considérable dans les modifications du sang.

Les renseignements fournis par l'examen du sang chez l'enfant n'ont pas encore été groupés de façon à pouvoir en tirer une valeur séméiologique indiscutable. Cependant Luzet a montré que par cet examen on pouvait différencier certaines anémies infantiles de la leucocythémie. Cet examen du sang

[P. GASTOU.]

comporte : 1° Examen direct sans coloration : état des globules, numération, présence ou absence de réticulum, richesse en hémoglobine ; modalité de formes et de dimensions des globules, etc. 2° Examen après coloration : recherche de la variété des leucocytes, cellules éosinophiles, cellules rouges (globules rouges à noyau de Hayem et Luzet), etc.

L'examen du sang, pratiqué dans des cas où la mégalosplénie était nette, a permis de constater (Luzet) que, dans les maladies accompagnées d'hypertrophie splénique chez les enfants, il existait dans le sang des altérations particulières :

1° Toutes les modifications du sang rencontrées dans les anémies des 1er, 2e, 5e et 4e degrés chez l'adulte. 2° La fréquence des globules géants, des hématoblastes, des poïkylocites (globules rouges de formes variées). 5° La diminution de l'hémoglobine. 4° La présence de nombreuses cellules rouges (globules rouges à noyau). 5° L'augmentation du nombre des leucocytes, surtout des lymphocytes (leucocytes à gros noyau entouré d'une faible couche de protoplasma). 6° Des cellules éosinophiles.

Les deux constatations les plus importantes faites par Luzet sont d'une part la présence de lymphocytes en grande quantité, et d'autre part l'existence de cellules rouges (globules rouges à noyau).

Si l'on compare le résultat de l'examen du sang à l'examen histologique des rates hypertrophiées, on voit que l'on rencontre dans ces dernières toutes les variétés de cellules trouvées dans le sang, et l'on ne peut s'empêcher de conclure que l'hypertrophie de la rate et les modifications du sang, que la mégalosplénie, l'anémie et la leucocytose forment un véritable syndrome traduisant l'affection splénique au même titre que le myxœdème traduit la lésion thyroïde et la mélanodermie l'altération des capsules surrénales.

L'examen du sang chez l'enfant est riche de promesses, car en dehors de la constatation des modifications du liquide sanguin il nous renseigne encore par la méthode de séro-diagnostic de Widal, qui née d'hier a fait déjà ses preuves ; et, étendue à d'autres maladies, pourra devenir un élément précieux de diagnostic, surtout chez l'enfant.

J'ai laissé de côté à dessein l'étude des phénomènes douloureux, perçus dans la région splénique dans les cas où la rate est malade, parce que dans la majorité des cas la rate est insensible, comme elle l'est à l'état normal. Puis chez l'enfant peut-on le plus souvent savoir où il souffre, alors qu'il localise la douleur aux pieds quand il souffre de la tête et qu'il pousse des cris perçants dès qu'on le touche et même dès qu'on l'approche.

Il existe cependant, et on la trouve chez les enfants plus âgés, une douleur, une splénalgie, spontanée ou provoquée.

La douleur spontanée a été comparée à un véritable point de côté splénique ; elle s'exagère par les changements de position ; par l'examen, elle peut s'irradier sur le trajet du phrénique et s'accompagner de douleurs dans l'épaule gauche. Elle se manifeste de différentes façons sous forme d'une sensation de poids, de tiraillements, de sensibilité inspiratoire, d'élancements, de fourmillements, de battements. Elle accompagne surtout les distensions rapides de la rate, la périsplénite, l'infarctus, la suppuration et la rupture de la rate.

La douleur provoquée est beaucoup plus fréquente, presque chez tous les sujets rateleux, c'est-à-dire ayant une lésion ou une hypertrophie de la rate : la région splénique présente une hyperesthésie superficielle ou profonde nettement perçue par la palpation, la percussion ou par les applications locales de corps chauds ou froids.

Jointe aux autres signes la douleur splénique peut avoir de la valeur, mais le plus souvent seule elle n'est d'aucune utilité vu l'impossibilité où l'on est de rapporter cette douleur à son véritable siège.

Les troubles fonctionnels généraux n'ont pas de caractères bien nets. Le saignement de nez, surtout celui de la narine gauche, n'a aucune valeur. Les névralgies, la pléthore générale, l'asphyxie, les douleurs simulant l'angor pectoris ont été signalées dans le cours des affections spléniques.

Plus importantes sont l'anémie, la faiblesse générale, l'asthénie progressive, la diarrhée, les hémorragies, la fièvre à type intermittent, qui sont rencontrées dans les observations de splénomégalie.

La palpation de la rate ou sa percussion occasionnent dans certains cas une toux réflexe dite : toux splénique.

Il me reste à parler d'un dernier procédé d'investigation clinique qui est actuellement presque délaissé et qui avait été maintes fois employé pour le diagnostic de la fièvre typhoïde : c'est-à-dire la ponction de la rate.

Cette ponction faite avec des aiguilles en platine iridié, préalablement flambées et avec les précautions antiseptiques d'usage, est inoffensive. On a vu cependant quelquefois, à sa suite, se produire des péritonites et des hémorragies intra-péritonéales. Pour éviter ces accidents, M. Cornil fait suspendre tout mouvement respiratoire pendant la durée de l'opération. Le liquide obtenu ainsi par la ponction est généralement du sang que l'on examine à l'état frais, après coloration, et dont on fait des ensemencements. On y trouve différentes espèces bactériologiques ; généralement de même espèce que celles qui habitent l'intestin ; on peut également retirer du pus amicrobien.

## VALEUR SÉMÉIOLOGIQUE DE L'HYPERTROPHIE SPLÉNIQUE

Le nombre des maladies dans lesquelles la rate s'hypertrophie est des plus considérables. Mais tandis que, dans les maladies infectieuses aiguës, l'hypertrophie de la rate est souvent passagère et cesse avec la maladie infectieuse causale, dans les maladies chroniques au contraire cette hypertrophie persiste et augmente pendant la durée de la maladie. Toutes ces hypertrophies spléniques sont des hypertrophies symptomatiques ; elles accompagnent une évolution morbide ; des affections dont elles ne sont qu'un épisode. Il n'en est plus de même de certaines hypertrophies de la rate qui évoluent pour leur propre compte, avec une allure spéciale, et constituent des splénopathies.

[P. GASTOU.]

## MÉGALOSPLÉNIES SYMPTOMATIQUES

Les hypertrophies. spléniques symptomatiques se montrent dans la plupart des infections, des cachexies, des troubles de nutrition ; on les voit dans les :

**Maladies infectieuses aiguës :** — Variole, rougeole, scarlatine, fièvre typhoïde, typhus, peste, fièvre jaune, fièvre intermittente, choléra, diphtérie, purpura, tuberculose aiguë, endocardites ulcéreuses, méningites, etc., pneumonie, hépatites aiguës, érysipèle, septicémie, infection puerpérale.

**Dans les maladies chroniques :** tuberculose chronique, syphilis, impaludisme, rachitisme, scrofule, athrepsie, entérites, cirrhoses, cancers, affections cardiaques, suppurations osseuses. Ces hypertrophies spléniques symptomatiques n'ont souvent d'histoire clinique que leur constatation. Elles peuvent disparaître avec la maladie qui les a fait naître. D'autres fois elles donnent naissance à des complications ou bien elles sont l'origine de splénopathies.

Les complications dues aux lésions de la rate sont le fait d'une congestion brusque. d'une dilatation subite de l'organe ou d'un traumatisme de la région : ruptures, hémorragies ; de l'hypertrophie progressive de l'organe : déplacements, luxations de la rate, compression des organes voisins ; d'une infection secondaire : périsplénite capsulaire, péritonite périsplénique, phlegmon périsplénique, abcès, gangrènes.

Les splénopathies qui résultent de localisations de maladies infectieuses sur la rate forment en quelque sorte l'intermédiaire entre les mégalosplénies symptomatiques et les splénopathies primitives ; on peut les appeler les splénopathies secondaires, ce sont : les splénites diffuses aiguës et chroniques, la sclérose ou cirrhose splénique, les embolies et infarctus de la rate, l'hypertrophie pigmentaire, les dégénérescences amyloïde et graisseuse.

Ces splénopathies secondaires persistent après la guérison de la maladie qui les a produites et évoluent ensuite en produisant des troubles organiques spéciaux qui aboutissent à l'anémie et à la cachexie spléniques d'Eichhorst.

C'est également à cette anémie et à cette cachexie qu'aboutissent les splénopathies primitives.

**Splénopathies primitives.** — Dans les splénopathies primitives on peut faire entrer : d'une part, la leucémie splénique, l'anémie infantile pseudoleucémique, qui ont des caractères spéciaux ; et, d'autre part, toutes les tumeurs et néoplasies solides ou liquides, rares chez l'enfant : myxome, lipomes, lymphadénome, kystes séreux, kystes hydatiques, etc., etc.

Ces splénopathies primitives diffèrent totalement des hypertrophies spléniques symptomatiques, elles ont une histoire clinique spéciale alors que les hypertrophies symptomatiques sont surtout intéressantes par leur histoire anatomique et leurs lésions microscopiques.

### DIAGNOSTIC DES SPLÉNOPATHIES

J'ai dit que les hypertrophies symptomatiques aboutissaient souvent à des splénopathies secondaires et que celles-ci comme les splénopathies primitives se traduisaient au bout d'un certain temps par le syndrome de la cachexie splénique : c'est-à-dire mégalosplénie, anémie, leucocytose. Le diagnostic des splénopathies est tout entier dans l'étude de ces trois signes.

La mégalosplénie peut être confondue avec des lésions siégeant dans les organes du voisinage ; nous avons déjà mentionné : les épanchements pleuraux et les hépatisations pulmonaires, les tumeurs du rein et les suppurations rénales, la stase intestinale, les cancers de l'intestin, de l'estomac, du mésentère, les tumeurs ovariennes ou du petit bassin. Il faut donc avant de diagnostiquer une rate grosse éliminer toutes ces causes d'erreur.

Mais si la rate est grosse et s'accompagne d'anémie, le diagnostic ne peut se faire que par l'examen du sang, ainsi que le dit Luzet dans sa thèse[1] à laquelle j'emprunte ce qui suit :

La cirrhose du foie avec mégalosplénie s'accompagne d'une anémie modérée, sans leucocytose, ni cellules rouges dans le sang.

Dans la syphilis héréditaire, il peut exister une anémie du 3ᵉ degré ; les hématoblastes sont diminués de nombre ; on trouve une leucocytose modérée dépassant rarement 20 000 ; il y a quelques cellules rouges : la plupart petites, chiffonnées avec un petit noyau rond ; d'autres à formes nucléaires jeunes, à noyaux doubles, avec figures de mitose.

Le rachitisme présente les mêmes altérations sanguines que la syphilis héréditaire.

L'anémie infantile pseudo-leucémique se différencie du paludisme et de la tuberculose par les phénomènes propres à ces maladies et par leur marche ; elle peut être confondue avec : l'adénie, la leucocythémie.

L'adénie s'accompagne de gonflements ganglionnaires, qui manquent dans l'anémie pseudo-leucémique ou sont tardifs.

Dans l'adénie il n'y a pas une leucocytose comparable à celle de l'anémie pseudo-leucémique. Beaucoup plus difficile est la distinction entre la leucémie et l'anémie pseudo-leucémique. Luzet la base principalement sur la leucocytose, troisième signe du syndrome de la cachexie splénique. L'anémie infantile pseudo-leucémique se caractérise par une leucocytose ne dépassant pas 50 000 à 60 000, par l'absence de tout signe d'infarctus blancs (épistaxis, lésions cutanées, infarctus rétiniens), et d'adénopathies lymphatiques ; par la présence d'une hypoglobulie grave, de cellules rouges nombreuses dont les noyaux ont une multiplication active. Il faut au contraire diagnostiquer la leucémie si le nombre des leucocytes dépasse 100 000 ; s'il y a des épistaxis, des pétéchies, des lésions ganglionnaires. Mais comme le fait remarquer Luzet, les deux formes passent quelquefois l'une dans l'autre et l'anémie pseudo-leucémique se transforme en leucocythémie.

_____

(1) Charles Luzet. *Étude sur les anémies de la première enfance et sur l'anémie infantile pseudo-leucémique.* Steinheil, 1891.

[*P. GASTOU.*]

Toute l'histoire clinique des mégalosplénies est donc comprise dans ces trois termes : hypertrophie de la rate, modification anémique du sang, leucocytose. C'est aussi dans ces trois termes que sont : le pronostic, l'anatomie pathologique et le traitement des mégalosplénies.

## PRONOSTIC DES MÉGALOSPLÉNIES

En dehors des complications possibles, dues à l'hypertrophie de la rate, complications que nous avons signalées, la gravité du pronostic résulte de l'examen du sang. La constatation des signes d'une anémie extrême, et surtout d'une leucocytose dépassant 100 000 leucocytes, doit faire porter un pronostic fatal et faire craindre la mort dans un bref délai. La diminution des leucocytes au contraire est d'un bon pronostic.

Le pronostic des hypertrophies symptomatiques est entièrement subordonné à celui de la maladie causale, il se base également sur l'examen du sang. Il faut toujours tenir comme suspecte une hypertrophie splénique persistante, car si elle n'est point d'origine syphilitique, tuberculeuse, mais consécutive à une infection, elle peut aboutir, comme on en a signalé des cas, à une leucémie ou à une leucocythémie grave. C'est dans ces cas que l'examen du sang est indispensable. Le pronostic général de l'hypertrophie splénique peut se résumer en ceci : dans le cours d'une maladie aiguë elle est toujours l'indice d'une infection générale ; dans une maladie chronique elle doit faire craindre une anémie, une cachexie ou une dénutrition rapides et quelquefois la mort à bref délai.

## ANATOMIE PATHOLOGIQUE GÉNÉRALE DES HYPERTROPHIES SPLÉNIQUES

L'aspect de la rate hypertrophiée est le même chez l'enfant que chez l'adulte. Si l'hypertrophie est récente, survenue rapidement au cours d'une maladie infectieuse aiguë, la rate est tuméfiée, rouge intense, molle, comme semi-fluctuante. La coupe a l'aspect lie de vin et le tissu s'étale comme si la rate se vidait. D'autres fois le tissu est plus dur. La capsule peut être plissée ou au contraire distendue comme si elle allait se rompre.

Si la maladie est plus ancienne, autour de la rate existent des lésions de voisinage : péritonite, péri-splénite, phlegmon péri-splénique qui masquent l'organe. La coupe est alors plus dure, plus résistante.

Dans les cas d'hypertrophie considérable on voit même les travées épaissies formant de véritables mailles. Les modes d'altération les plus variés donnent à la rate un aspect en rapport avec la cause de l'hypertrophie : gommes, tubercules, granulations miliaires, infarctus, abcès, kystes, tumeurs, etc , etc.

## HISTOLOGIE GÉNÉRALE DES HYPERTROPHIES SPLÉNIQUES

L'étude des lésions spléniques dans les maladies infectieuses a été faite en détail dans ces dernières années par de nombreux auteurs dont on trouvera l'énumération dans la thèse de Bezançon. Voici à quelles conclusions arrive Bezançon, conclusions que je reproduis presque *in extenso* : Les modifications apportées dans la rate par les maladies infectieuses sont :

1° Des phénomènes de suractivité fonctionnelle de l'organe : hypertrophie des corpuscules de Malpighi, multiplication directe ou indirecte des lymphocytes ou transformation de ceux-ci en leucocytes mono et polynucléaires, c'est-à-dire en leucocytes aptes à la phagocytose. Même processus de multiplication dans les mailles de la pulpe.

2° Des lésions dégénératives dans le corpuscule et la pulpe. Nécroses variées des éléments isolés, des fragments de corpuscule ou des segments de pulpe : foyers de nécrobiose.

3° Apparition dans la pulpe et dans les capillaires sanguins de grands leucocytes mononucléaires (macrophages) qui ont englobé des leucocytes plus petits et des noyaux.

4° Altération des hématies englobées dans les macrophages ou réduites à l'état de pigment.

**Étude bactériologique.** — Bezançon dit n'avoir pas vu de bactéries dans la rate quand il s'agit d'infections localisées, tandis qu'au contraire dans les infections générales elles se localisent dans les mailles de la pulpe splénique où elles constituent des colonies. Les bactéries sont libres ou incluses dans les leucocytes mononucléaires (leucocytes).

## THÉRAPEUTIQUE GÉNÉRALE DES AFFECTIONS DE LA RATE

La première règle thérapeutique à appliquer dans les affections de la rate est le traitement de la maladie causale. Dans les maladies infectieuses telles que la fièvre typhoïde, la variole, la scarlatine, etc., si on ne peut agir directement sur la rate, il faut tout au moins agir sur le tube digestif, surtout s'il y a de la diarrhée, par les évacuants et les désinfectants intestinaux. Chez les enfants tout jeunes un léger purgatif à l'huile de ricin, à l'huile d'amandes douces, sera indiqué. On peut employer la formule suivante :

Huile de ricin. . . . . . . . . . . . . . . . )
Huile d'amandes douces . . . . . . . . . . . } āā 10 grammes.
Sirop de fleurs d'oranger . . . . . . . . . . )

Mélange dont on donnera une demi-cuillerée à café de la naissance à 6 mois, de 6 mois à 2 ans et demi une cuillerée à café suivant la force de l'enfant. De 2 à 4 ans : 2 à 3 cuillerées à café, etc., etc.

À partir de 6 mois on peut administrer le calomel, soit délayé dans du lait, soit mélangé à du miel, à la dose de 5 centigrammes. Il faut commencer par des doses faibles pour tâter la tolérance de l'enfant. Entre 8 et 10 mois on donne 10 à 15 centigrammes, puis 20 à 25 vers un an. Il faut éviter de donner en même temps : des acides, des alcalis, des aliments salés, de l'eau de laurier-cerise, des loochs, de l'iode et des iodures.

[P. GASTOU.]

Parmi les autres médications de la diarrhée on donnera l'acide lactique à la dose de 1 à 4 grammes, le bétol de 1 à 4 grammes également selon l'âge. Si l'hypertrophie splénique est constituée, des applications révulsives légères sur la région splénique calmeront la douleur et diminueront la poussée congestive : les cataplasmes sinapisés remplissent activement ce rôle.

Comme médication interne il faudra administrer : la quinine, la strychnine, l'iode et ses dérivés, l'arsenic, le fer et ses dérivés.

Le sulfate de quinine se donne en pilules, en solution, en suppositoire, en lavements, à la dose de 5 à 15 centigrammes avant un an; de 10 à 20 centigrammes entre 1 an et 2 ans; de 15 à 25 centigrammes entre 2 et 5 ans.

*Pilules :*

| | |
|---|---|
| Sulfate de quinine | $0^{gr},01$ |
| Miel | Q. S. |

*Solution :*

| | |
|---|---|
| Sulfate de quinine | $0^{gr},50$ |
| Acide tartrique | $0^{gr},30$ |
| Sirop simple | 60 grammes. |

1 à 3 cuillerées à café contenant 5 centigrammes dans un peu de café noir.

*Suppositoires :*

| | |
|---|---|
| Sulfate de quinine | $0^{gr},10$ |
| Beurre de cacao | $0^{gr},50$ à 1 gramme. |

La strychnine est employée sous forme de teinture de noix vomique, à la dose de 2 à 3 gouttes à partir de 1 an seulement. L'iode, l'arsenic, s'administrent dans les mêmes proportions.

On a conseillé également dans le traitement des hypertrophies spléniques l'électricité, sous forme de courants continus, les douches tièdes et froides.

Les malades devront être soumis à une hygiène spéciale. Ils seront munis d'appareils de contention et de protection pour empêcher les coups; ils ne devront faire ni efforts, ni courses, ni ascensions, et éviter toutes fatigues.

Suivant l'état de la rate il faut être sobre d'examens et surtout de palpation.

Quant au traitement chirurgical, il ne faut le conseiller qu'avec une grande réserve, les ablations de rate étant très souvent suivies à bref délai de mort par hémorragie consécutive.

# XIV

## *ALBUMINURIE ET NÉPHRITES*

PAR LE D<sup>r</sup> JULES RENAULT
Chef de clinique à l'Hôpital des Enfants-Malades.

### I. — EXAMEN DES URINES

L'examen des urines est aussi utile dans la pathologie infantile que dans la pathologie de l'adulte et cependant on le néglige fort souvent. A l'hôpital on le fait généralement pour les enfants de 10 à 15 ans, dont la physiologie et la pathologie se rapprochent de plus en plus de celles de l'adulte; on ne le fait qu'exceptionnellement pour les enfants de 2 à 10 ans et presque jamais chez les nourrissons.

Les raisons de cette omission sont la difficulté avec laquelle on se procure l'urine des enfants en bas âge et le peu de connaissances que nous possédons sur ses caractères normaux et ses variations pathologiques.

La miction est involontaire chez le nourrisson : elle se fait soit en même temps que la défécation, soit sous l'influence des contractions intestinales qui expulsent les gaz. Assez souvent aussi l'enfant urine au moment où on le change de langes, l'action du froid amenant la contraction de la vessie : on peut, si l'on y prend garde, recueillir l'urine à ce moment, mais on conçoit qu'il soit difficile de compter sur ce moyen.

Les examens, que nous ont laissés les auteurs, ont été faits sur de l'urine recueillie soit à l'autopsie, soit par cathétérisme, soit encore au moyen de petites éponges bien propres placées entre les jambes de l'enfant.

En clinique, on se contente la plupart du temps de regarder les langes, de constater si elles sont plus ou moins mouillées, de juger, d'après leur couleur, de celle de l'urine : c'est dire combien cet examen nous donne peu de renseignements.

M. Marfan[1] a imaginé deux petits appareils qui permettent de recueillir aisément l'urine des nourrissons, sans qu'elle soit souillée par les matières fécales.

Pour les petits garçons, le récipient est une poire en caoutchouc rouge, souple, aplatie d'avant en arrière, longue de 25 centimètres, large de 10 centimètres, fermée à sa partie inférieure par un robinet. Sa face postérieure présente sur la ligne médiane, à l'union des $2/5^e$ supérieurs avec les $3/5^e$ inférieurs, une ouverture circulaire, de 1 centimètre 1/2 de diamètre, dans laquelle on introduit la verge et les testicules. Afin d'éviter la compression de ces organes, on a ménagé à l'appareil deux petites dilatations, l'une pour la verge sur la moitié supérieure de la face antérieure, l'autre pour les

---

[1] *Soc. méd. des hôpitaux*, 1897.

testicules sur la partie inférieure de la face postérieure. L'appareil est fixé
à la partie antérieure d'une ceinture en caoutchouc, à laquelle on le fixe
d'autre part au moyen de deux sous-cuisses, qui partent du pôle inférieur
de l'ouverture circulaire.

Pour les petites filles, le récipient, long d'environ 25 centimètres, se
compose d'un entonnoir et d'une poire, réunis l'un à l'autre par une partie

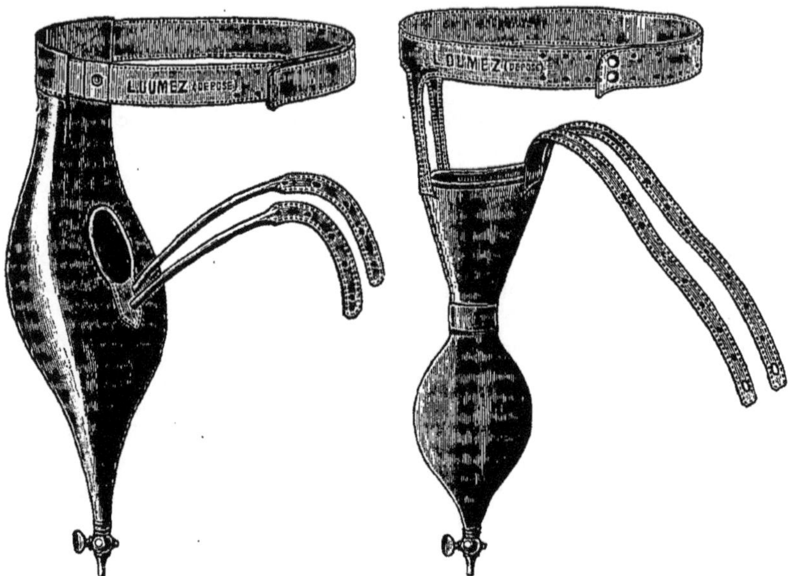


<table>
<tr><td>Fig. 1.<br>Appareil pour recueillir l'urine des nourrissons.<br>(Garçons.)</td><td>Fig. 2.<br>Appareil pour recueillir l'urine des nourrissons.<br>(Filles.)</td></tr>
</table>

étranglée. L'entonnoir, aplati de gauche à droite, a une ouverture longue de
6 centimètres, large de 2 centimètres, qui peut recouvrir entièrement la
vulve. La poire, fermée à sa partie supérieure par un robinet, est en caoutchouc souple. Pour que l'urine puisse couler facilement de l'entonnoir dans
la poire, on a donné au col une demi-rigidité qui en empêche l'affaissement.
L'ouverture de l'entonnoir, appliquée sur la vulve, est maintenue en place
par quatre bandes de caoutchouc (deux antérieures et deux sous-cuisses) qui
la rattachent à une ceinture. Elle doit être placée de telle façon qu'elle
recouvre la vulve mais laisse le périnée libre, afin d'éviter que l'urine ne
soit souillée par les matières fécales.

Chez les enfants de 1 an, il est souvent possible de se procurer de l'urine
sans le secours d'aucun appareil : la miction est devenue un acte volontaire.
On explique l'incontinence des premiers mois par une faiblesse du sphincter
vésical ou une excitabilité réflexe exagérée des centres médullaires qui président à la miction : elle est due bien plutôt au développement incomplet

des facultés intellectuelles, dont le contrôle à cet âge ne s'exerce sur aucun des actes de la vie. Dès l'âge de 6 mois, les enfants sont susceptibles d'une certaine éducation, aussi en voit-on qui, grâce aux soins d'une nourrice attentive et intelligente, ont déjà appris à être propres, à retenir l'urine et les matières fécales jusqu'à heures fixes. Par contre, on voit des enfants de 2 ans qui, élevés par une mère ou une nourrice négligentes, ne sont pas plus propres que des enfants de 3 mois.

A l'état physiologique l'éducation est donc, à partir de l'âge de 6 mois, la cause des grandes différences qu'on observe dans la propreté des enfants. Cette éducation est impossible chez les enfants atteints de sclérose cérébrale, d'idiotie, etc., l'incontinence de l'urine et des matières fécales persiste diurne et nocturne. L'incontinence nocturne d'urine a des causes toutes différentes, qui sont étudiées en leur place.

**Quantité.** — Le premier jour, il arrive souvent que l'enfant n'urine pas : la première miction peut ne se faire que le second ou le troisième jour. Dohrn, ayant cathétérisé un enfant aussitôt après sa naissance, trouva 7,5 centimètres cubes d'urine dans la vessie. Martin et Ruge évaluent l'urine de la première miction de 8 à 28 centimètres cubes; Ultzmann estime que la quantité émise dans les 24 premières heures, en une ou deux fois, varie de 30 à 35 centimètres cubes.

Du 2e au 10e jour, l'enfant urine deux ou trois fois en 24 heures, rarement quatre à cinq fois. Le chiffre d'urine totale des 24 heures est de 80 centimètres cubes d'après Hecker, de 150 environ d'après Parrot et Robin.

Du 10e au 30e jour les mictions sont plus fréquentes et plus abondantes. L'urine des 24 heures est de 150 à 300 centimètres cubes, d'après Parrot et Robin, 250 à 300 d'après Pollak et Bouchaud.

A 3 mois l'enfant urine dix à douze fois par jour, environ 400 à 500 grammes d'urine en 24 heures.

Camerer a calculé qu'un enfant de 5 mois rendait en moyenne 35 grammes d'urine par miction, soit 450 à 500 grammes par jour.

Parrot et Robin donnent les chiffres suivants correspondant à la première miction du matin, et vraisemblablement à la capacité moyenne de la vessie :

| | | |
|---|---|---|
| De 1 à 5 jours . . . . . . . . . | 5 à 10 grammes d'urine. |
| — 5 à 10 — . . . . . . . . | 10 à 25 — |
| — 10 à 15 — . . . . . . . | 15 à 30 — |
| — 15 à 30 — . . . . . . . . | 20 à 30 — |
| — 30 à 150 — . . . . . . . . | 25 à 35 — |

De 6 mois à 1 an, la capacité de la vessie augmente, les mictions sont plus espacées et plus abondantes, mais la quantité totale d'urine reste à peu près la même.

De 2 à 3 ans l'urine émise dans les 24 heures est de 500 à 600 grammes; de 3 à 5 ans, 750 grammes; de 6 à 10 ans, 1000 à 1200 grammes; de 10 à 15 ans, 1200 à 1500 et 1800 grammes comme chez l'adulte.

Tous les auteurs ont fait remarquer combien l'enfant urinait plus que

[J. RENAULT.]

l'adulte proportionnellement à son poids. Par kilogramme de son poids, un enfant de 3 mois émet environ 100 grammes d'urine; un enfant de 6 mois, 75 grammes; Vierordt, dans des recherches faites sur des sujets de plus de 3 ans, a trouvé les chiffres suivants :

| AGE. | NOMBRE DES CAS. | POIDS MOYEN DU CORPS EN KIL. | QUANTITÉ D'URINE EN 24 HEURES. | QUANTITÉ PAR RAPPORT AU POIDS PAR KIL. |
|---|---|---|---|---|
| 3-5 ans. | 4 | 13,82 | 745 | 53,03 |
| 6 ans. | 1 | 15,5 | 1 200 | 78 |
| 7 ans. | 1 | 22,42 | 1 055 | 47,06 |
| 11 ans. | » | 24 | 1 815 | 75,65 |
| 13 ans. | » | 52,69 | 756 | 23,12 |
| Adulte. | » | 63 | 1700-1800 | 28 |

Un nourrisson urine donc, proportionnellement à son poids, cinq ou six fois plus qu'un adulte; un enfant de 5 à 10 ans, deux à trois fois plus. C'est pour suffire à cette tâche que les reins sont bien plus gros par rapport au poids du corps chez l'enfant que chez l'adulte. Quant à la raison de l'abondance de l'urine chez l'enfant, il faut la chercher dans sa nourriture exclusivement liquide : la quantité d'urine émise chez l'enfant et chez l'adulte est, à l'état normal, proportionnelle à la quantité de liquide ingéré. Camerer et Bouchaud ont calculé qu'un enfant prenant 560 grammes de lait rendait 360 grammes d'urine, soit, pour 1 litre de lait, 643 grammes d'urine; ils ont trouvé, d'autre part, qu'un adulte prenant 2818 grammes de liquide, tant en aliments qu'en boisson, rendait 1600 grammes d'urine, soit pour 1 litre de liquide 567 grammes d'urine.

Vierordt comparant un nourrisson de 5 mois, un enfant de 8 ans, un homme de 66 ans, tous trois au régime lacté absolu, a obtenu les résultats suivants :

**Quantité d'urine émise par rapport à la quantité de lait ingéré (Vierordt).**

| AGE. | POIDS DU CORPS EN KIL. | QUANTITÉ MOYENNE PAR JOUR EN GRAMMES. | | QUANTITÉ MOYENNE DE LAIT EN GR. | POUR 1000 DE LAIT IL Y A D'URINE. |
|---|---|---|---|---|---|
| | | ABSOLUE. | POUR 1 KIL. DU POIDS DU CORPS. | | |
| 5 mois | 6,8 | 986 | 145 | 1576 | 626 |
| 7 ans et 11 mois. | 17,85 | 1616 | 90 | 2000 | 808 |
| Homme de 66 ans. | 70 | 1586 | 19,8 | 2081 | 666 |

**Couleur.** — Ballantyne a trouvé dans la vessie d'un fœtus de 7 à 8 mois une urine claire et limpide, chez un fœtus à terme une urine un peu plus foncée : il pense que cette différence tient au séjour plus ou moins prolongé dans la vessie.

Dans les premiers jours de la vie, la couleur de l'urine est assez foncée, presque comme celle de l'adulte, grâce à sa faible dilution d'une part, et d'autre part à la grande quantité de sels uratiques qu'elle contient.

Passé les dix premiers jours, elle est chez le nourrisson claire, incolore, limpide comme de l'eau, plus rarement un peu teintée comme du vin de Chablis (Parrot et Robin).

Chez les enfants nourris au sein elle est plus pâle que chez les enfants nourris au biberon, et peut-être faut-il attribuer cette différence à la présence de l'indican chez les enfants au biberon, si souvent sujets aux troubles digestifs.

L'urine est quelquefois opalescente au moment de l'émission et se clarifie par le repos : l'examen du dépôt — dit à tort dépôt muqueux — montre la présence d'un grand nombre de cellules épithéliales de la vessie et de l'urèthre.

D'autres fois elle devient trouble après refroidissement, par la précipitation des sels uratiques : ce fait n'a rien de pathologique.

L'urine peut être colorée en rouge par le sang (voir hématurie), l'hémoglobine (voir hémoglobinurie); en vert ou brun par les pigments biliaires; enfin par un certain nombre de médicaments, tels que la rhubarbe, le séné, la santonine, qui donnent une couleur jaune plus ou moins foncé, le goudron, la résorcine, l'acide phénique, qui donnent une teinte verte ou brunâtre.

**Odeur.** — Quand l'urine est claire, et c'est le cas le plus fréquent, elle n'a aucune odeur. Quand elle est foncée, elle a l'odeur de l'urine de l'adulte, quelquefois l'odeur d'urine bouillie. L'odeur ammoniacale des langes, des draps indique simplement le manque de propreté.

**Densité.** — L'urine de l'adulte a une densité de 1016 à 1022; celle de l'enfant, beaucoup plus diluée, a une densité bien moindre.

Martin, Ruge, Biedermann donnent les chiffres suivants :

| Urine du | 1er jour | | Densité : | 1010 |
|---|---|---|---|---|
| — | 2e — | | — | 1010 |
| — | 3e — | | — | 1009 |
| — | 4e — | | — | 1004,5 |
| — | 5e — | | — | 1006 |
| — | 6e — | | — | 1004,8 |
| — | 7e — | | — | 1005,5 |
| — | 8e — | | — | 1003,7 |
| — | 9e — | | — | 1002,4 |
| — | 10e — | | — | 1002,7 |

Ce sont à peu près les chiffres de Parrot et Robin, qui donnent à l'urine, depuis le 5e jusqu'au 30e jour, une densité de 1003 à 1004.

De 1 à 4 mois la densité oscille de 1004 ou 1005 (Parrot et Robin) à 1005 ou 1007 (Pollak). Camerer trouve chez un enfant de cinq mois la densité de l'urine à 1011,5.

La densité augmente quand à l'alimentation exclusivement lactée on substitue l'alimentation mixte, puis l'alimentation commune. Chez un enfant



[J. RENAULT.]

de trois ans Ranke a trouvé 1013 en moyenne : l'urine du matin était un peu plus dense (1018) que celle de la journée (1007), comme on l'observe chez l'adulte.

Vers l'âge de cinq ou six ans, la densité est à peu près la même que chez l'adulte. Nous verrons plus loin que la proportion des matières extractives est plus grande à cet âge que chez l'adulte.

**Réaction.** — L'urine de la première miction est souvent acide, ce qui tient sans doute à sa concentration; plus tard l'urine est encore acide, si elle est foncée; quand elle est claire, elle est invariablement neutre (Ballantyne).

Martin, Ruge, Bridermann trouvent l'urine des nouveau-nés légèrement acide dans les 9/10 des cas, très rarement un peu alcaline. Sur 70 observations, Parrot et Robin trouvent l'urine neutre 46 fois, légèrement acide 17 fois, et 7 fois avec une réaction acide à peine marquée.

Si l'urine est si légèrement acide, ou même neutre, chez le nourrisson, c'est qu'elle contient une proportion d'eau considérable par rapport aux sels. L'urine du matin, plus concentrée, est plus acide que celle du jour; dans la seconde enfance la réaction est acide comme chez l'adulte.

**Urée.** — Suivant quelques auteurs l'urine, au moment de la naissance, ne contiendrait pas d'urée; la plupart cependant admettent qu'elle en contient une petite quantité. Ballantyne en a trouvé des traces dans deux cas; Dohrn $0^{gr},036$. Suivant Martin et Ruge la quantité totale d'urée émise le $1^{er}$ jour est de $0^{gr},0763$, de $0^{gr},0783$ le second; elle augmente brusquement le $3^{e}$ jour où elle atteint $0^{gr},2504$, et reste entre $0^{gr},15$ et $0^{gr},25$ jusqu'au $10^{e}$ jour. La quantité d'urine émise dans les 24 heures augmentant assez rapidement pendant cette période, il faut retenir la quantité d'urée des 24 heures et non la quantité rapportée à un litre, qui paraîtrait beaucoup trop faible.

Du $10^{e}$ au $30^{e}$ jour Ultzmann a trouvé $0^{gr},91$ d'urée par jour; Picard $1^{gr},41$ à 5 semaines, 3 grammes à 4 mois. Vers l'âge de 3 ans le poids total de l'urée s'élève à 13 ou 14 grammes; il est de 20 grammes à partir de 10 ans et augmente peu à peu jusqu'au chiffre qu'il atteint chez l'adulte.

La quantité d'urée émise en 24 heures présente donc des différences considérables suivant qu'il s'agit d'un nourrisson ou d'un enfant de trois ans et au-dessus. Si on la rapporte à la quantité d'urine émise on voit qu'un nourrisson émet en moyenne 3 à 4 grammes d'urée par litre, un enfant de plus de deux ans 15 à 20 grammes par litre, chiffre qui se rapproche beaucoup de celui de l'adulte (20-24 grammes). Par contre si l'on rapporte la quantité d'urée des 24 heures au poids du corps, on trouve que le nourrisson rend pour un kilo de son poids environ 0,50 d'urée comme l'adulte, tandis que les enfants en rendent environ 1 gramme.

L'introduction des aliments azotés dans l'alimentation a donc une influence notable sur l'excrétion de l'urée; pendant toute la durée de l'enfance, époque du maximum des échanges nutritifs, cette quantité reste élevée; elle diminuera plus tard chez l'adulte pour arriver à son minimum chez le vieillard.

**Urée émise en 24 heures.**

| AGE. | URÉE EN GR. CONTENUE EN 1000 C C D'URINE. | SEXE. | QUANTITÉ D'URÉE EN GRAMMES. | | AUTEURS. |
|---|---|---|---|---|---|
| | | | EN 24 HEURES. | PAR KIL. DU POIDS DU CORPS. | |
| Après la naissance . | 4,85 | — | — | — | Dohrn. |
| 1ᵉʳ jour. . . . . . | — | — | 0,077 | 0,0205 | Martin et Ruge. |
| 10ᵉ jour. . . . . | — | — | — | 0,0919 | id. |
| De 1 à 10 jours . | 4,89 | — | 0,192 | — | id. |
| 1 jour . . . . . | 7,84 | Masculin. | — | — | Picard. |
| 4 jours. . . . . | 2.77 | id. | — | — | id. |
| 6-8 jours. . . . | 2,5 – 4 | id. | — | — | id. |
| 3-8 jours. . . . | 4,5 | — | — | — | Hecker. |
| 8-17 jours . . . | 2,84 | — | 0,219 | (0,064) | id. |
| 11-30 jours . . . | — | — | 0,91 | 0,23 | Parrot et Robin. Ultzmann. |
| 5 semaines . . . | 0,46 | — | 1,41 | (0,34) | Picard. |
| 2 mois 1/2 . . . | 10 | Masculin. | 3 (?) | (0,5 ?) | id. |
| 5 mois . . . . . | 7,5 | Féminin. | 3 (?) | (0,5?) | id. |
| 3-5 ans. . . . . | 18,83 | Masculin. | 13,99 | 1,017 | Rummel, Uhle. |
| 3-5 ans. . . . . | 20 | Féminin. | 14,16 | 0.961 | Scherer, Rummel. Uhle, Ranke. |
| 6 ans. . . . . | 13,61 | Masculin. | 16,49 | 1,06 | Mosler. |
| 7 ans. . . . . . | 17,33 | id. | 18,29 | 0,811 | Scherer. |
| 8 ans. . . . . | — | id. | 13,47 | 0,61 | Lecanu. |
| 11 ans. . . . . | 11,73 | id. | 21,3 | 0,88 | Mosler. |
| 13 ans. . . . . | 26,3 | id. | 19,81 | 0,606 | Uhle. |
| Adulte . . . . . | 24 | — | 30,5 | 0,53 | |

**Acide urique.** — Ballantyne considère comme normale la présence de traces d'acide urique dans l'urine aussitôt après la naissance, tandis que pour d'autres auteurs c'est un fait pathologique.

Dès le 2ᵉ ou le 3ᵉ jour toutefois l'acide urique apparaît dans l'urine, d'une façon assez nette, bien qu'il soit difficile à doser à cause de la petite quantité d'urine émise. Gautier, Parrot et Robin en ont constaté la présence ; Martin et Ruge, chez trois enfants de 6 à 8 jours, ont trouvé en moyenne 21 milligrammes d'acide urique par 24 heures ; Hecker, chez des enfants de 8 à 17 jours, en a trouvé 24 milligrammes. Souvent les urates sont en assez grande abondance pour être visibles sur les langes sous forme d'une fine poussière rouge.

Cette élimination d'urates pendant les premiers jours ne surprend pas si l'on songe avec quelle fréquence on rencontre les infarctus uriques dans les reins des nouveau-nés. Cette lésion, signalée par Denis, Billard comme se rapportant à la gravelle, fut décrite par Virchow sous le nom d'infarctus d'acide urique, puis étudiée par Cless, Schlossberger, etc.

Sur une coupe longitudinale du rein on voit dans la substance pyramidale des traînées jaunâtres ou rougeâtres convergeant vers le hile. Le microscope permet de se rendre compte que ces traînées sont dues au dépôt dans les tubes droits d'une poussière amorphe d'urate d'ammoniaque, de cristaux d'acide urique et de quelques cellules épithéliales ; sur les papilles on voit les mêmes éléments, de même que, mais bien plus rarement, dans quelques tubes contournés

[J. RENAULT.]

Ces infarctus d'acide urique s'observent quelquefois chez les enfants mort-nés ; on les rencontre chez presque tous les enfants qui succombent du 2ᵉ au 10ᵉ jour ; on ne les trouve plus chez ceux qui succombent à partir du 12ᵉ ou du 14ᵉ jour (Vogel).

Parrot considérait ces dépôts d'acide urique comme un phénomène pathologique dû à la débilité congénitale : les tissus, d'après lui, ne peuvent pousser le travail de désassimilation assez loin pour faire de l'urée, et forment de l'acide urique qui se précipite dans les canaux droits à l'état d'urate de soude.

Virchow et aujourd'hui presque tous les auteurs considèrent ces dépôts uratiques comme un phénomène physiologique. On l'observe en effet chez presque tous les enfants de deux à dix jours, quelle que soit l'affection à laquelle ils succombent, et ce fait infirme l'idée de production sous l'influence de la débilité congénitale.

On admet généralement aujourd'hui que l'enfant buvant très peu ou pas du tout la première journée, les matières extractives qu'excrète le rein ne sont pas suffisamment diluées et se précipitent dans les canaux droits. Dans les jours suivants sous l'influence de l'ingestion d'une assez grande quantité de lait, l'eau de l'urine augmente notablement et entraîne, dissous ou non, les urates, qui s'étaient précipités pendant les deux premiers jours.

Cette théorie suppose que les substances extractives contenues dans l'urine sont bien plus à l'état de sels uratiques qu'à l'état d'urée : il en est en effet ainsi, car d'après les auteurs le rapport de l'acide urique à l'urée des 24 heures est de 1 à 14 de 6 à 8 jours, de 1 à 9 de 8 à 17 jours. A l'âge de cinq semaines la quantité d'acide urique des 24 heures est de 0ᵍʳ,15 (Ultzmann) ; à l'âge de 3 ans elle est de 0,425 (Ranke) et son rapport à l'urée est de 1 à 51. Chez l'adulte le rapport de l'acide urique à l'urée est de 1 à 70. Il semble que la transformation des substances albuminoïdes en urée est de plus en plus complète au fur et à mesure qu'on s'éloigne de l'enfance pour se rapprocher de l'âge d'adulte. D'autre part, lorsqu'on trouve sur les langes de l'enfant des poussières d'urate, on est en droit de supposer que la même poussière existe dans les tubes collecteurs du rein ; or ce fait s'observe chez un grand nombre de nourrissons de 2 à 8 jours qui jouissent d'une santé parfaite.

**Acide hippurique** — L'urine des enfants en contient une très faible quantité à l'état d'hippurate. L'acide hippurique, sous l'influence des acides et des alcalis, se transforme très facilement en acide benzoïque et glycocolle : ce dédoublement explique comment on a pu trouver dans l'urine, bien qu'elle n'en contienne pas en réalité, de l'acide benzoïque et du benzoate d'ammoniaque.

On trouve encore, mais en quantité minime, d'autres produits de désassimilation des substances azotées : la créatine, la créatinine ; l'allantoïde que Wolker a trouvée dans l'urine des jeunes veaux, se rencontre aussi dans celle du nouveau-né : l'allantoïne n'existe ni dans l'urine du fœtus, ni dans celle du nouveau-né.

**Chlorures.** — Parrot et Robin avaient raison en disant que l'urine des nouveau-nés contenait toujours des chlorures, bien que ce fût quelquefois à l'état de traces seulement. La quantité augmente dans les premières semaines. Elle augmente surtout au moment où l'enfant quitte l'alimentation exclusivement lactée, le chiffre des chlorures est dès ce moment à peu près le même que chez l'adulte.

Chlorure de sodium de l'urine.

| AGE. | QUANTITÉ DE CHLORURES POUR 1000 CC D'URINE. | QUANTITÉ DE CHLORURES | | AUTEURS. |
|---|---|---|---|---|
| | | EN 24 HEURES. | PAR KIL. DU POIDS DU CORPS. | |
| | GR. | | | |
| 1-10 jours . . . . . . | 1,07 | 0,0118 | 0,013 | Marun et Ruge. |
| 3-8 jours. . . . . . . | 1,5 | — | — | Hecker. |
| 8-17 jours . . . . . | 0,89 | 0,069 | (0,022) | id. |
| 5 semaines. . . . . | 0,69 | 0,211 | 0,051 | Ultzmann. |
| 3-5 ans. . . . . . . | 10,01 | 7,88 | 0,579 | Rummel, Uhle. |
| 5 ans. . . . . . . | 9,46 | 7,707 | 0,45 | Scherer, Rummel, Uhle. |
| 6 ans. . . . . . . | 5,46 | 6,6 | 0,44 | Mosler. |
| 11 ans. . . . . . . | 5,84 | 10,6 | 0,44 | id. |
| Adulte . . . . . . . | 10 | 17,5 | 0,28 | |

**Phosphates.** — On en trouve dès la naissance. Parrot et Robin ont remarqué qu'il existe de grandes différences suivant les enfants et surtout suivant l'âge. C'est bien plus encore l'alimentation qui a une influence sur la proportion des phosphates urinaires, et leur quantité augmente comme celle des chlorures au moment où l'enfant est mis à l'alimentation mixte.

Acide phosphorique de l'urine.

| AGE. | EN GRAMMES PAR LITRE. | EN GRAMMES | | AUTEURS. |
|---|---|---|---|---|
| | | PAR 24 HEURES. | PAR KIL. DU POIDS DU CORPS. | |
| 5-7 jours. . . . . . . . | 0,45 | 0,021 environ | 0,003 | Martin et Ruge. |
| 3-8 jours. . . . . . . . | 0,14 | — | — | Hecker. |
| 8-17 jours . . . . . . . | 0,06 | 0,005 | (0,002) | id. |
| 5 semaines. . . . . . . | 0,22 | 0.67 | 0,016 | Ultzmann. |
| 3 ans et 2 mois . . . . . | 0,67 | 0,67 | 0,034 | Ranke. |
| 6 ans. . . . . . . . . | — | — | 0,18 | Mosler. |
| 11 ans . . . . . . . . | — | — | 0,14 | id. |
| Adulte . . . . . . . . | — | 3,5 | 0,16 | |

**Sulfates.** — La quantité des sulfates est très faible dans l'urine du nourrisson. Dans la seconde enfance elle est, proportionnellement au poids du corps, plus grande que chez l'adulte.

[J. RENAULT.]

**Acide sulfurique.**

| AGE. | EN GRAMMES PAR 1000 GR. D'URINE. | EN GRAMMES EN 24 H., PAR KIL. DU POIDS DU CORPS. | AUTEURS. |
|---|---|---|---|
| 3-8 jours . . . . . . . . . . | 0.15 | — | Hecker. |
| 8-17 jours, . . . . . . . . . | 0,31 | 0,008 | *id.* |
| 5 semaines . . . . . . . . . | 0,12 | 0,0087 | Ultzmann. |
| 6 ans . . . . . . . . . . . . | — | 0,08 | Mosler. |
| 11 ans . . . . . . . . . . . | — | 0,044 | *id.* |
| Adulte . . . . . . . . . . . | 1,00 | 0,026 | |

**Indican.** — L'indol, qui se produit dans l'intestin par la fermentation des matières albuminoïdes, subit, soit dans l'intestin, soit après résorption, une oxydation qui le transforme en indoxyle. L'indoxyle se transforme à son tour en un dérivé sulfo-conjugué (acide indoxylsulfurique), qui, en s'unissant aux bases, constitue l'indican, qu'on rencontre dans l'urine.

Chez l'adulte, on l'y trouve toujours, quelquefois en très faible quantité. Le meilleur procédé clinique pour le déceler « consiste[1] à mélanger dans un tube à essais un peu grand volumes égaux d'urine et d'acide chlorhydrique; on ajoute au mélange 2 ou 3 centimètres cubes de chloroforme, puis ensuite goutte à goutte une solution étendue d'hypochlorite de soude (ou une solution concentrée d'hypochlorite de chaux) en ayant soin de retourner le tube, et de bien mélanger le liquide après chaque addition du dernier réactif. Le chloroforme se colore peu à peu en bleu, si l'urine essayée renferme de l'indican. Un léger excès d'hypochlorite n'a pas d'influence sensible sur la réaction, mais un excès trop considérable empêcherait la coloration bleue d'apparaître, en transformant l'indigo en un dérivé d'oxydation plus avancée et jaunâtre, l'isatine. Si l'urine, dans laquelle on recherche l'indican renfermait de l'albumine, il faudrait au préalable éliminer cette dernière. »

Senator avait déjà remarqué, puis Escherich, que l'urine des nourrissons ne contenait pas d'indican. Deux élèves de Kassowitz, Hochsinger (1890) et Kahane (1892), firent sur l'indicanurie des recherches qui les conduisirent aux résultats suivants : 1° Les nourrissons au sein n'ont pas d'indicanurie; 2° les nourrissons au biberon n'en ont généralement pas, s'ils ne présentent pas de troubles digestifs; 3° les enfants plus âgés bien portants n'en ont généralement pas non plus; 4° l'indicanurie existe toujours chez les nourrissons atteints de troubles digestifs, et elle est d'autant plus marquée que les troubles sont plus graves; 5° elle manque dans les bronchites, broncho-pneumonies, le rachitisme; 6° elle est constante dans la tuberculose quels qu'en soient la forme, le degré, quel que soit l'âge du malade, qu'il ait ou non des troubles digestifs.

<hr>

[1] In SONNIÉ-MORET. *Éléments d'analyse chimique médicale.*

M. Steffen (de Stettin), M. Voûte[1], M. Giarre[2] arrivaient à des résultats différents et concluaient que l'indicanurie n'avait aucune valeur pour le diagnostic de la tuberculose infantile, puisqu'elle se rencontrait d'une part dans toutes les maladies accompagnées de troubles digestifs, que d'autre part elle manque chez des tuberculeux avérés.

Mlle Lioubitza Djouritch[3] reprit la question en 1894, et arriva aux mêmes conclusions, ou à peu près, que Hochsinger et Kahane. Elle a trouvé l'indican dans toutes les maladies avec troubles digestifs, dans un certain nombre d'affections fébriles, et d'une façon constante dans la tuberculose du premier âge ou de la seconde enfance.

Ce signe reste néanmoins de peu de valeur, étant donné le grand nombre de maladies dans lesquelles on le rencontre. Tout au plus en prendra-t-il quand l'indicanurie ne sera explicable par aucune de ces affections, et coïncidera avec d'autres signes de présomption de la tuberculose.

**Diazo-reaction.** — Cette réaction, trouvée par Ehrlich, s'obtient en ajoutant, à 10 centimètres cubes d'urine, 10 centimètres cubes de :

| | |
|---|---|
| Acide sulfanilique. . . . . . . . . . | 1 gramme. |
| Acide chlorhydrique. . . . . . . . | 10 centimètres cubes. |
| Eau distillée . . . . . . . . . . . . | 200 — |

puis cinq à dix gouttes de :

| | |
|---|---|
| Nitrate de sodium . . . . . . . . . | 50 centigrammes. |
| Eau distillée . . . . . . . . . . . . | 100 centimètres cubes. |

puis 2 à 5 centimètres cubes d'ammoniaque. L'urine prend une teinte d'un rouge intense.

Nissen[4] a étudié la diazo-reaction chez les enfants. Il l'a constamment trouvée dans la rougeole, la fièvre typhoïde, la tuberculose miliaire. Dans la rougeole elle apparaît 24 ou 48 heures après l'éruption et dure de 5 à 8 jours. Dans la fièvre typhoïde, elle se montre dès le milieu du premier septénaire et dure deux ou trois jours après la défervescence.

Elle peut, d'après Nissen, se rencontrer ou manquer dans la pneumonie, la pleuro-pneumonie, la pleurésie, la laryngite, la méningite tuberculeuse, la diphtérie, l'érysipèle, la carie des côtes, la scarlatine. Elle manque dans toutes les autres maladies de l'enfance.

La recherche du sucre, des pigments biliaires, de l'urobiline, des médicaments capables de passer dans l'urine, l'examen microscopique ne présentent rien de spécial chez les enfants.

## II. — ALBUMINURIE

On a décrit un certain nombre d'albumines urinaires : la sérine, la globuline, la nucléo-albumine, l'albumine phosphatée, la néphrozymase, etc.

---

[1] *Rev. mens. des mal. de l'enf.*, 1895.
[2] *Lo sperimentale*, 1895.
[3] *Thèse de Paris*, 1894.
[4] *Jahr. für Kinderheilk.* 1894.

[J. RENAULT.]

Cliniquement la sérine et la globuline sont les seules dont on s'occupe, la composition et la signification pathologique des autres étant trop imparfaitement connues.

La sérine et la globuline sont mélangées dans le sang : la sérine, d'après Hammarsten, y entre pour 4,516 pour 100, la globuline pour 3,103 pour 100. Dans l'urine elles sont associées en proportions variables, sans que la prédominance de l'une ou de l'autre puisse donner une indication sur la nature de la maladie. On sait simplement que dans les néphrites aiguës et la dégénérescence amyloïde la globuline domine, que dans les autres lésions du rein la sérine et la globuline sont associées par parties égales.

Ces deux albumines sont précipitables par la chaleur et par l'acide nitrique : le dosage de l'albumine urinaire donne donc la somme totale de la sérine et de la globuline. Si l'on veut doser l'une ou l'autre isolément, il faut faire un dosage par différence. Un dosage total par pesée d'une part donne la somme des deux ; on précipite d'autre part la globuline par le sulfate de magnésie à saturation, on filtre et l'on dose par pesée la sérine dans le liquide filtré : la différence donne le poids de globuline.

M. Bouchard a attiré l'attention sur ce fait que l'albumine urinaire ne se comportait pas toujours de la même façon en présence des réactifs : tantôt le caillot se précipite au fond du tube, tantôt il surnage ou flotte au milieu du liquide ; il y aurait ainsi deux variétés d'albumine : l'une rétractile, l'autre non rétractile. On ne connaît pas encore bien la cause de ces deux aspects, mais il ne semble pas qu'on doive admettre que l'albumine rétractile corresponde aux lésions rénales, la non-rétractile indiquant simplement un trouble dyscrasique.

### Albuminurie des nouveau-nés

L'albumine se trouve souvent dans l'urine du fœtus (Ribbert), et sa présence est due sans doute au développement imparfait de l'épithélium.

Martin et Ruge l'ont constatée, dans les 10 premiers jours de la vie, chez des enfants dont la santé générale n'était nullement altérée : ils pensent que cette albuminurie peut tenir à l'exagération subite des fonctions vitales au moment de la naissance, mais qu'elle est due le plus souvent à une altération du parenchyme rénal. Parrot et Robin croient qu'elle n'existe pas en dehors de cette dernière condition.

Cette albuminurie cependant est ordinairement transitoire et disparaît en quelques jours : il faut vraisemblablement l'attribuer soit à une congestion passagère du rein, qui se produirait au moment de l'accouchement, soit au trouble circulatoire qui résulte de la présence des infarctus uratiques dans les tubes collecteurs.

Dans quelques cas enfin, l'enfant albuminurique est né d'une mère éclamptique ; Trousseau avait déjà remarqué que les enfants d'éclamptiques avaient souvent des convulsions semblables à celles de leurs mères ; Simpson, Barker trouvèrent de l'albumine dans leur urine ; Moussous, Cassaet, Chambrelent expliquèrent cette albuminurie par des hémorragies qu'ils constatèrent dans les tubes collecteurs.

Dans tous ces cas, l'albuminurie n'est donc pas due à une néphrite, mais à une congestion rénale plus ou moins intense, allant de la simple stase jusqu'aux hémorragies intratubulaires.

### ALBUMINURIE PHYSIOLOGIQUE

Dans la première enfance, mais surtout dans la seconde enfance et à l'âge de la puberté, un certain nombre de sujets sont albuminuriques sans qu'on puisse trouver chez eux le moindre trouble de la santé générale : c'est à propos des cas de ce genre qu'on discute l'existence d'une *albuminurie physiologique*.

Kleugden, Senator, Posner disent que chez 1/3 des sujets bien portants on trouve de petites quantités d'albumine dans l'urine en la cherchant par les procédés ordinaires, et qu'on en trouve chez tous, si l'on concentre l'urine. Leroux[1] sur 330 enfants de 6 à 15 ans bien portants a trouvé 5 fois une albuminurie constante, 14 fois une albuminurie périodique. Capitan sur 97 sujets de 1 à 18 ans a trouvé 38 fois une albuminurie légère. C'est en examinant l'urine d'écoliers ou de soldats bien portants qu'on est arrivé à considérer l'albuminurie physiologique comme un fait très fréquent (41 pour 100 environ).

Mais l'existence de cette albuminurie physiologique est de plus en plus contestée. Sénator, qui en reste le défenseur le plus autorisé, se demande pourquoi l'albumine ne pourrait pas passer dans l'urine au même titre que la glucose, l'acide oxalique, l'indican, l'inosite, l'urobiline, les phénols, etc., dont le passage n'indique pas une altération du parenchyme rénal. D'ailleurs, pour être considérée comme physiologique, l'albumine doit se présenter dans certaines conditions : 1° en dehors de tout état pathologique antérieur ou actuel; 2° ne pas excéder 40 ou 50 centigrammes par litre; 3° se trouver dans une urine normale à tous autres points de vue, volume, densité, aspect, composition (Sénator), sans éléments figurés (Leube); 4° être de courte durée (albuminurie passagère, albuminurie transitoire) ou n'exister qu'à certains moments de la journée (albuminurie périodique).

Aucun de ces caractères cependant ne suffit pour éliminer l'idée d'une albuminurie pathologique : 1° Il est bien difficile d'affirmer qu'il n'y a eu dans le passé du malade aucune affection capable de léser le rein, surtout que nous savons aujourd'hui le nombre des affections, même légères, qui sont susceptibles de déterminer une néphrite. D'autre part, de ce qu'un sujet présente une albuminurie légère sans aucun trouble de la santé on n'est pas autorisé à dire qu'il n'a pas une néphrite : les troubles de la santé, dans nombre de cas, ne surviennent que bien longtemps après le début de l'albuminurie, alors seulement que la dépuration devient déjà insuffisante.

2° Le chiffre de 40 à 50 centigrammes d'albumine par litre s'observe souvent dans les néphrites confirmées, où l'on trouve d'ailleurs des chiffres inférieurs.

3° De même on voit souvent dans ces mêmes néphrites l'urine avoir une composition tout à fait normale, et ne pas contenir de cylindres.

4° La durée plus ou moins courte de l'albuminurie paraît un argument de plus de valeur : mais ne voit-on pas dans certaines néphrites de longues périodes sans albuminurie, qui pourraient faire croire au caractère transitoire de l'albuminurie antérieurement constatée? Dans ces mêmes néphrites l'albuminurie n'apparaît souvent qu'à certaines heures de la journée, sous l'influence de la digestion, d'un travail musculaire, d'un bain froid, d'une fatigue intellectuelle, d'une forte émotion, à l'époque des règles chez les jeunes filles : ainsi la périodicité n'est-elle encore pas un signe suffisant de l'albuminurie physiologique.

W. Gull considérait l'albuminurie comme un phénomène fréquent au moment de la puberté, et l'attribuait à la débilité générale de l'organisme. Lecorché et Talamon ont démontré que l'albuminurie, loin d'être plus fréquente chez les enfants et les jeunes gens, s'observait au contraire de plus en plus souvent avec les progrès de l'âge; on la trouve :

Chez les enfants . . . . . . . . . . . . . .     11 fois sur 100.
    —      adultes . . . . . . . . . . . . . .     22        —
    —      hommes de 65 ans . . . . . . . .     48        —
    —         —      75 — . . . . . . . . .     60        —
    —         —      80 — . . . . . . . . .     61        —

Pour ces auteurs, l'albuminurie physiologique n'existe pas, et l'albuminurie des jeunes gens doit être considérée non comme un simple trouble fonctionnel, sans pronostic grave pour le présent ou l'avenir, mais comme l'indice d'une lésion rénale bien tolérée par un organisme jeune, et ayant plus de tendance à la guérison que chez les adultes.

ALBUMINURIE CYCLIQUE

Une des variétés les plus intéressantes de l'albuminurie des adolescents est celle que Vogel avait déjà décrite en 1856, que Pavy, en 1885, étudia sous le nom d'*albuminurie cyclique*, caractérisée par la présence constante d'une quantité relativement grande d'albumine dans l'urine du jour et son absence constante dans l'urine de la nuit.

L'albumine n'existe jamais, même à l'état de traces, dans la première urine du matin ; elle apparaît aussitôt après, dès que le malade est levé, augmente jusque vers 4 à 6 heures de l'après-midi, diminue ensuite et disparaît de 6 à 10 heures du soir. La quantité par litre est de 20 à 50 centigrammes en moyenne et, en tout cas, ne dépasse pas 1 gramme.

Cette albuminurie, qui apparaît tous les matins pour disparaître tous les soirs, mérite donc bien le nom de cyclique. Teissier a remarqué, de plus, qu'elle est toujours précédée d'une abondante émission de matières colorantes et suivie d'une forte excrétion d'urates et d'urée : les phénomènes se produisent régulièrement dans l'ordre suivant, qui constitue le cycle urologique (Teissier[1]): 1° émission de matières colorantes ; 2° albuminurie ; 3° excrétion d'urates : 4° excrétion d'urée.

_______________

[1] Congrès de Grenoble, 1885.

L'urine ne contient pas de cylindres, d'après la plupart des auteurs, et c'est un signe sur lequel on se base, en général, pour distraire des néphrites l'albuminurie cyclique ; mais Krans, Oswald, Landi en ont trouvé par la centrifugation.

Cette albuminurie est compatible avec une excellente santé, et, chez certains sujets, c'est par accident qu'on la constate ; chez d'autres, on observe en même temps quelques signes de neurasthénie ; chez d'autres, un peu de pâleur de la face, d'essoufflement, de brièveté de la respiration ; chez quelques-uns enfin, on constate de l'œdème de la face, des céphalées, de l'essoufflement, de l'inaptitude au travail, de la pâleur, de l'anémie, de la langueur, des épistaxis, quelquefois des hémoptysies, des crampes, des troubles vaso-moteurs, des gastralgies.

L'absence d'autopsie empêche d'être fixé sur la nature de la cause de cette albuminurie. Pour Pavy et pour Teissier, ces caractères cliniques sont tellement spéciaux qu'elle mérite une place à part dans la nosologie ; Teissier la considère comme une *albuminurie hépatogène*, sous l'influence des troubles digestifs qui sont presque constants chez les malades. M. Marie[1] la regarde, avec Stirling, comme une *maladie de posture*, puisque l'albumine n'apparaît pas si le sujet reste au lit ; et M. Arnozan a vu « une jeune fille atteinte de cette affection qui, étant restée au lit quatre jours à l'occasion d'une varicelle, n'eut pas du tout d'albumine pendant ce laps de temps. Mais la preuve que la station verticale ne doit venir cependant qu'en seconde ligne, c'est que dans l'après-midi, alors même que le malade continue à marcher, l'albuminurie diminue et peut même disparaître avant que le malade se recouche. »

Pour MM. Lecorché et Talamon, l'albuminurie cyclique est due à une *néphrite* : l'augmentation de l'albumine pendant le jour et sa diminution dans l'urine de la nuit sont d'observation presque constante dans le mal de Bright ; que la diminution vespérale et nocturne soit plus accentuée, l'évolution cyclique de la maladie de Pavy est constituée.

M. Teissier fait remarquer que cette affection s'observe surtout chez les sujets jeunes, de 8 à 16 ans, fils d'arthritiques, de neurasthéniques, appartenant à la classe aisée, mais qu'elle se rencontre aussi, comme les néphrites vulgaires, après les maladies infectieuses. Cette étiologie n'est pas pour écarter l'idée de mal de Bright : elle indique en effet qu'on peut ranger en deux groupes les malades atteints d'albuminurie cyclique : les uns ont une hérédité goutteuse avec toutes ses conséquences et sont au début d'une néphrite goutteuse, qui évoluera lentement ; les autres ont eu une néphrite infectieuse, qui a laissé des traces susceptibles ou non de guérison.

De fait, l'évolution de l'albuminurie cyclique est variable. Elle peut guérir complètement après quelques années, comme l'ont observé Teissier, Merley ; Landi a vu une albuminurie permanente guérir après avoir passé par le stade d'albuminurie cyclique. Mais la maladie peut persister et évoluer plus tard vers l'atrophie rénale.

Le peu d'ancienneté de l'affection, la faible quantité d'albumine, la courte

_______

(1) *Sem. médic.*, 1896.

[J. RENAULT.]

durée de l'albuminurie dans la journée, l'absence de tout autre phénomène
pathologique sont des signes d'un bon pronostic. Mais, dans tous les cas, il
est prudent de faire des réserves et de surveiller longtemps les malades de
ce genre.

### ALBUMINURIE HÉRÉDITAIRE

Cette dénomination consacre un fait clinique bien connu, mais réunit
des cas sans doute très dissemblables.

Nous avons vu que l'enfant d'une femme éclamptique peut naître albuminurique, mourir dans les convulsions, et qu'à son autopsie on trouve des
hémorragies intratubulaires, explicables par une congestion rénale intense.
Il est probable qu'en dehors de ces cas mortels on trouverait assez fréquemment l'albuminurie chez les nourrissons nés de mères albuminuriques,
si l'on examinait leur urine systématiquement pendant un certain temps ; il
n'est pas inadmissible de supposer que le sang toxique de la mère albuminurique, éclamptique ou non, puisse déterminer chez le fœtus une néphrite
toxique, trop légère pour se manifester cliniquement après la naissance,
mais qui se révélera un jour par une attaque d'éclampsie mortelle :
l'éclampsie infantile perd de jour en jour du terrain comme entité morbide,
et les cas d'éclampsie urémique se multiplieraient sans doute, si l'on
examinait plus souvent l'urine des nourrissons atteints de troubles digestifs
ou nerveux, légers et inexplicables.

Il est une autre variété d'albuminurie héréditaire dont l'existence est
bien mieux démontrée : c'est celle qui débute chez des sujets de 12 à 20 ans,
dont les parents eux-mêmes sont albuminuriques ou sont morts de néphrites.
Dans certains cas la mère était albuminurique au moment de la grossesse, et
l'on peut se demander si l'albuminurie constatée vers 12 ou 15 ans chez
l'enfant ne date pas de la naissance : il s'agirait vraiment d'une néphrite
héréditaire. Dans les autres cas, l'albuminurie des parents, père ou mère,
semble être postérieure à la naissance de l'enfant : les ascendants auraient
transmis non la néphrite, mais une susceptibilité particulière du rein qui le
rend plus facilement vulnérable par les nombreuses infections ou intoxications auxquelles nous sommes exposés : cette susceptibilité peut se transmettre à plusieurs générations successives. Heubner, MM. Lecorché et
Talamon citent des observations de ce genre, et la suivante, publiée par
Dickinson à la Société pathologique de Londres, est des plus intéressantes :
« La première génération est représentée par un frère et quatre sœurs. Le
frère meurt subitement à 34 ans à la suite d'une longue maladie des reins.
Deux des sœurs succombent à l'âge de 48 ou 49 ans, après avoir été albuminuriques pendant plusieurs années. Le frère laisse six enfants, deux garçons
et quatre filles. Sur ces six enfants, quatre deviennent albuminuriques : un
des garçons meurt à 26 ans, ayant eu de l'albumine dans l'urine depuis
l'âge de 12 ans ; l'aînée des filles meurt à 39 ans, ayant été albuminurique
depuis l'âge de 16 ans ; une seconde fille meurt d'albuminurie compliquée
de glycosurie ; une troisième vit encore, albuminurique. La transmission de

l'albuminurie à la troisième génération se fait par les enfants de deux des filles. Sur cinq enfants de l'une, l'un est albuminurique. Sur les six enfants de l'autre un seul, un garçon, a échappé à la maladie familiale. Enfin la quatrième génération est représentée par l'enfant de l'aîné de ces six enfants, lequel est albuminurique depuis sa naissance[1]. »

M. Arnozan[2] a vu aussi des cas de ce genre : « Je connais pour ma part une famille où une brightique, sœur d'un brightique, a une petite fille atteinte d'albuminurie cyclique et dont un fils a eu une néphrite infectieuse grave. Les affections du cœur, celles du poumon, celles de l'encéphale, celles de l'estomac sont héréditaires. Pourquoi celles du rein échapperaient-elles à cette loi ? Est-il interdit de croire qu'on peut transmettre à ses enfants de mauvais reins, comme on leur transmet mauvais d'autres organes, c'est-à-dire des reins dont l'épithélium est fragile, mal défendu contre les causes morbides ? La ressemblance aux ascendants qui s'accuse dans des détails insignifiants tels que la couleur des cheveux, la nuance de la peau, etc., ne pourrait-elle s'affirmer dans la structure intime des organes essentiels de la vie ? »

Il est enfin une troisième catégorie de cas, ceux où l'enfant hérite de la goutte des parents et sera comme eux atteint de néphrite goutteuse. Un certain nombre des observations d'albuminurie cyclique chez les jeunes gens de la classe aisée, nés de parents arthritiques ou goutteux, doivent être rangées dans cette variété.

L'albuminurie héréditaire, en dehors des cas de néphrite infectieuse aiguë survenant quel que soit l'âge chez un enfant d'albuminurique, débute souvent vers l'âge de 12 ou 15 ans ; ou plus exactement c'est à cet âge qu'on la trouve, en examinant accidentellement l'urine d'un enfant dyspeptique, ou pâle, anémique, en état de langueur. Elle est toujours légère, peut diminuer sous l'influence du régime, sans tendance à disparaître complètement ; elle peut, par contre, augmenter, mais pas notablement, par l'exercice, le travail musculaire, le travail intellectuel, les émotions vives.

Si une infection ne vient pas subitement l'aggraver, elle continue à évoluer lentement, mais d'une manière progressive : six, quinze ans après les malades sont devenus des brightiques à petit rein contracté et succombent dans l'urémie : cette terminaison peut heureusement tarder davantage ; dans l'observation de Dickinson par exemple, on la voit une fois se produire 25 ans après la constatation de l'albuminurie.

Le pronostic de l'albuminurie héréditaire est donc grave, puisque les malades peuvent succomber rapidement au cours d'une maladie infectieuse, souvent bénigne pour tout autre, ou arriveront presque fatalement à l'atrophie rénale et à l'urémie entre 25 et 40 ans.

### MALADIES INFECTIEUSES AIGUËS

On croyait autrefois que l'albuminurie s'observait seulement dans les formes graves des maladies infectieuses. Gubler, puis A. Robin montrèrent

(1) TALAMON. Congrès de Nancy, 1896.
(2) ARNOZAN. Congrès de Nancy, 1896.

[J. RENAULT.]

que c'était au contraire un phénomène presque constant dans la *fièvre typhoïde*, et qu'elle apparaissait dès le premier septénaire, du 2ᵉ au 6ᵉ jour.

L'albuminurie s'observe presque aussi fréquemment dans la *pneumonie* et dès le début de l'affection.

Dans la *diphtérie* elle se rencontre dans les 3/4 des cas environ. G. Sée l'a trouvée 50 fois pour 100, Empis 60 fois pour 100, Cadet de Gassicourt 74 fois pour 100; elle apparaît, en général, du 2ᵉ au 11ᵉ jour, mais quelquefois plus tard; elle est ordinairement légère et fugace. Sa constatation a une certaine importance pronostique : elle manque, en effet, souvent dans les formes légères et dure peu; elle est plus fréquente, plus abondante, plus durable dans les formes moyennes; elle ne manque jamais dans les formes graves. Ces constatations avaient déjà été faites par Sanné : il était intéressant de les contrôler à l'aide des divisions bactériologiques actuelles des angines diphtériques : Chaillou et Martin ont trouvé 17 fois l'albuminurie sur 20 cas bénins de diphtérie pure, et 11 fois sur 11 cas graves. Rolland[1] l'a trouvée 49 fois sur 100 dans la diphtérie pure, 59 fois sur 100 dans la strepto-diphtérie. L'association du streptocoque en augmente donc la fréquence.

La fièvre typhoïde, la pneumonie, la diphtérie s'accompagnent donc, ou constamment ou très fréquemment, d'albuminurie pendant leur période fébrile. Sur un deuxième plan on peut placer la scarlatine, le rhumatisme articulaire aigu, la rougeole, la variole, la grippe, le choléra. Sur un troisième plan bien éloigné les amygdalites, les oreillons, et enfin toutes les infections fébriles.

Pour la scarlatine, il est nécessaire de faire une distinction entre la période fébrile et la période de desquamation : dans la première, l'albuminurie est relativement rare, est légère en général et dure peu; dans la seconde, c'est la véritable néphrite scarlatineuse que nous retrouverons plus loin; entre les deux c'est la peptonurie qu'on constate.

On discute encore sur la cause intime de cette albuminurie de la période fébrile des maladies infectieuses. Gubler pensait que les albumines incomplètement carburées pouvaient traverser le filtre rénal. Semmola croit que l'albumine du sang est plus diffusible; cette diffusibilité plus grande serait due à l'élévation de la température du corps, à l'augmentation de l'urée et de l'acide urique (Senator), à la diminution des chlorures (Heller) et aussi au ralentissement de la circulation au niveau du glomérule (Lecorché et Talamon); il serait enfin bon de savoir si cette albuminurie, qui est en grande partie formée de globuline, n'est pas en rapport avec une plus grande abondance de la globuline du sang (Brault).

Quoi qu'il en soit, cette albuminurie correspond à certaines lésions du rein, lésions éminemment légères et fugaces, que M. Brault décrit sous le nom de néphrites passagères, et que nous aurons l'occasion d'étudier. Ces néphrites passagères sont les plus fréquentes et l'albuminurie disparaît en général avec la fièvre; c'est encore aux maladies infectieuses que sont

---

[1] *Traité des mal. de l'enf.*, Diphtérie de Sevestre et Martin.

dues les néphrites subaiguës, d'une durée variable, mais toujours bien plus longue que l'albuminurie fébrile : la pathogénie est la même dans les deux cas et aussi le début; l'évolution seule permettra de savoir à quelles lésions on a affaire.

La plupart des auteurs s'entendant aujourd'hui à considérer l'albuminurie des maladies infectieuses comme le résultat d'une néphrite, c'est au chapitre des néphrites que nous l'étudierons.

### Maladies infectieuses chroniques

**Tuberculose.** — L'albuminurie des tuberculeux a surtout été étudiée chez l'adulte, où elle se rencontre dans 30 pour 100 des cas (Le Noir), 47 pour 100 (Lecorché et Talamon). Tantôt elle est due à la dégénérescence amyloïde des reins, tantôt à une néphrite diffuse avec nécrose de coagulation des épithéliums (Leredde) et prend les caractères du mal de Bright; tantôt elle est légère, intermittente, variable avec l'état de l'intestin et du foie, avec la fièvre et semble dépendre d'une néphrite toxique légère et passagère; tantôt enfin elle dépend de la congestion rénale produite par la gêne de la circulation cardio-pulmonaire.

Tous ces cas s'observent chez l'enfant comme chez l'adulte et ne présentent rien de spécial. Teissier[1] a décrit chez les jeunes sujets une *albuminurie prétuberculeuse*. Cette albuminurie atteint surtout les jeunes gens à hérédité tuberculeuse; elle est légère, intermittente, quelquefois cyclique, mais jamais aussi régulièrement que la maladie de Pavy, s'accompagne toujours de phosphaturie et d'azoturie; elle alterne quelquefois avec des poussées de congestion pulmonaire et des hémoptysies, peut aussi disparaître pendant plusieurs semaines ou plusieurs mois, sans être remplacée par aucune autre manifestation morbide. Puis, un jour, elle fait place à la tuberculose pulmonaire dont elle a précédé l'éclosion quelquefois de plusieurs années : l'albuminurie cesse et la tuberculose pulmonaire évolue d'une façon chronique dans certains cas, aiguë le plus souvent. M. Teissier explique cette albuminurie par la congestion rénale due à l'élimination des toxines tuberculeuses. M. Arnozan[2] se demande pourquoi l'albuminurie cesserait au moment de la tuberculose pulmonaire et s'il ne serait pas préférable d'admettre à la maladie deux périodes : une première, dans laquelle un petit foyer de tuberculose sécréterait une substance vaccino-toxique, préservant le malade de l'extension de la tuberculose, mais lui donnant des poussées de congestion rénale : une seconde, dans laquelle cette sécrétion vaccino-toxique n'existant plus, l'albuminurie disparaît et la tuberculose s'étend rapidement[3].

A côté de ces albuminuries tenant à la tuberculose du poumon ou de tout autre organe, il ne faut pas oublier l'albuminurie liée à la *tuberculose rénale*, relativement assez fréquente chez les enfants de 14 à 18 ans, et qui

---

(1) *Sem. médic.*, 1896.
(2) Congrès de Nancy.
(3) MM. Grancher et Martin ont obtenu expérimentalement des néphrites parenchymateuses par des cultures atténuées de tuberculose, et les expliquent par des substances vaccinales et toxiques.

[J. RENAULT.]

souvent n'est que le premier indice de cette localisation tuberculeuse que
d'autres signes permettront bientôt de diagnostiquer. Au début elle peut être
paroxystique, intermittente et tenir à des congestions rénales passagères,
accompagnées ou non d'hématurie ; plus tard, quand il existe des cavernes du
rein et de la suppuration du bassin, elle devient permanente et est constituée
pour la plus grande partie par du pus.

La *syphilis* peut déterminer l'albuminurie par des processus bien différents : tantôt c'est par infection au moment des manifestations secondaires,
tantôt c'est par des lésions gommeuses des reins, tantôt par la dégénérescence amyloïde, tantôt enfin par la néphrite chronique avec atrophie. Tous
ces processus s'observent chez l'enfant comme chez l'adulte : Dans la syphilis
héréditaire précoce de même que dans la syphilis secondaire acquise, c'est
l'albuminurie passagère qu'on observe ; dans la syphilis héréditaire tardive, les lésions tertiaires du rein coexistent avec de graves lésions des
autres viscères. Quant à la néphrite chronique avec atrophie rénale, elle a
été vue par M. Talamon chez des sujets de 3, 5 et 14 ans, chez lesquels on
trouvait d'autres lésions viscérales syphilitiques.


### MALADIES DYSCRASIQUES

Le *rachitisme* ne semble pas s'accompagner souvent d'albuminurie :
celle-ci ne s'observe guère que chez les rachitiques cachectiques et coïncide
avec l'hypertrophie du foie, l'œdème des membres inférieurs, le purpura, etc.
Dans le rachitisme aigu (maladie de Möller-Barlow), l'albuminurie ne se
rencontre que si l'enfant est gravement atteint : on ne sait d'ailleurs si elle
est due à une néphrite toxi-infectieuse, ou simplement à des hémorragies
rénales trop peu abondantes pour donner de l'hématurie.

Dans le *diabète*, affection rare chez l'enfant, l'albuminurie peut accompagner la glycosurie comme chez l'adulte.

L'albuminurie n'est pas rare chez les enfants du second âge atteints
d'*obésité* : obésité et albuminurie sont peut-être alors dues l'une et l'autre
au même facteur étiologique, la goutte.

L'albuminurie *prégoutteuse* débute souvent dans l'adolescence : il faut
lui attribuer certains cas d'albuminurie héréditaire et peut-être la plupart
des cas d'albuminurie cyclique. Ce n'est pas à dire qu'elle ne se produise
que chez des enfants d'albuminuriques goutteux et sous le mode cyclique ;
elle peut être un des premiers signes de la goutte, dont les parents sont
indemnes ou à peu près, et qui se manifeste déjà chez l'adolescent par des
troubles dyspeptiques, de l'eczéma, des migraines, etc. ; les accès francs de
goutte articulaire n'apparaîtront que plus tard. C'est toujours une albuminurie légère, elle est constante, ou cyclique, ou intermittente : elle peut disparaître des mois et même des années pour réapparaître sous une influence
quelconque ; elle peut même, dit-on, guérir complètement ; mais pour l'affirmer, il faudrait suivre les malades longtemps et savoir si, 20 ou 30 ans
plus tard, ils ne succomberont pas à l'atrophie rénale. Quoi qu'il en soit, sa
constatation chez un adolescent doit imposer de grandes réserves pour l'avenir.

Il faut de cette albuminurie prégoutteuse rapprocher *l'albuminurie
saturnine*, légère, intermittente, qu'on observe quelquefois chez des sujets
de 15 à 20 ans. Sa constatation, en dehors de tout autre signe pathologique,
est importante, car elle peut permettre de soustraire à temps le malade à
l'intoxication qui l'a déjà touché.

### INTOXICATIONS

A la suite de la *chloroformisation* un tiers des enfants, d'après Patein,
présenterait une albuminurie passagère. D'autres auteurs sont arrivés à des
résultats semblables; cependant Binaud et Rullier[1] n'ont guère trouvé l'albuminurie post-chloroformique que chez 5 sujets sur 70 adultes sains. Les
enfants ont peut-être une susceptibilité toute spéciale comme pour la cantharide, l'acide phénique, etc.

La susceptibilité pour la *cantharide* est bien connue : à la suite de l'application d'un vésicatoire, on voit quelquefois les enfants devenir oliguriques,
et même anuriques; l'usage de ce révulsif disparaît fort heureusement de
la thérapeutique infantile.

La cantharide produit l'albuminurie en provoquant des lésions glomérulaires rapides et intenses; il en est de même des sels de *mercure* (cyanure
de mercure, nitrate acide, sublimé), des frictions mercurielles. L'usage du
mercure rend évidemment les plus grands services dans le traitement de la
syphilis des nourrissons; mais on ne saurait l'employer à trop petites doses,
car il est possible que certaines morts, survenant au milieu des convulsions
peu de jours après le début du traitement mercuriel, doivent être mises au
moins autant sur le compte de l'intoxication médicamenteuse que sur celui
de la syphilis. Les enfants plus âgés supportent aussi bien le mercure que
les adultes.

Le *sulfonal*, le *trional*, l'*acide phénique*, la *créoline*, sont des médicaments susceptibles de provoquer une intoxication rapide avec albuminurie.

Le *phosphore* et l'*arsenic* à doses thérapeutiques donnent exceptionnellement de l'albuminurie; ce sont, en effet, les intoxications chroniques
phosphorées ou arsenicales qui déterminent la stéatose du foie et du rein.
Nous avons pu, en traitant la chorée par la liqueur de Boudin (méthode de
F. Siredey), donner dans l'espace d'un mois une somme de 60 centigrammes
d'acide arsénieux sans déterminer d'albuminurie.

Ces albuminuries toxiques peuvent être plus ou moins graves suivant le
degré de l'intoxication, mais elles ne paraissent pas laisser de néphrite
chronique.

L'albuminurie peut résulter d'une *auto-intoxication* : les produits de
désassimilation insuffisamment élaborés, des produits anomaux de fermentation intestinale, des produits toxiques formés dans les tissus peuvent
déterminer un certain degré de néphrite toxique, qui se traduit par l'albuminurie et quelquefois par des phénomènes d'insuffisance rénale.

[1] ARNOZAN : Congrès de Grenoble.



[*J. RENAULT.*]

Le *surmenage* physique est une cause fréquente d'albuminurie, et c'est à lui qu'il faut rapporter bien des cas de l'albuminurie transitoire des écoliers.

Les *troubles digestifs* gastriques ou intestinaux peuvent être cause de l'hypertrophie du foie et de l'albuminurie : en général il s'agit d'une albuminurie passagère, intermittente, peu abondante; mais la répétition des accidents, leur chronicité peuvent à la longue produire des lésions définitives du rein, des néphrites ayant les caractères anatomiques des néphrites subaiguës.

C'est peut-être à une oxydation incomplète des matières azotées qu'est due l'albuminurie dans la *chlorose*, phénomène assez fréquent pour que M. Dieulafoy ait attiré l'attention sur le chloro-brightisme.

Dans un certain nombre d'*affections cutanées*, il est possible de trouver l'albuminurie : eczéma, psoriasis, gale; la *gale* en est une cause particulièrement fréquente, soit par elle-même, soit par le traitement qu'on lui applique; on en a signalé de nombreux cas à la suite du traitement par l'onguent styrax, la pommade au naphtol, par la frotte simple. C'est une question complexe : L'albuminurie résulte-t-elle dans la gale non traitée de l'intoxication par les sécrétions acariennes, dans la gale traitée de l'intoxication par les médicaments, ou par suppression des fonctions de la peau?

De même l'albuminurie consécutive aux *brûlures* étendues est due pour les uns à l'intoxication par une leucomaïne produite au niveau de la surface brûlée, pour d'autres à un réflexe qui diminuerait la pression glomérulaire.

## MALADIES DU SYSTÈME NERVEUX

Sans parler de l'albuminurie des hémorragies cérébrales, des tumeurs cérébrales, dont l'étude n'a pas été faite chez les enfants, du goitre exophtalmique, il faut citer l'albuminurie post-convulsive, qui s'observe après les crises d'épilepsie ou d'hystérie, l'albuminurie au cours de la chorée. Ces dernières résultent peut-être en partie d'une action du système nerveux qui détermine une congestion du rein, en partie d'une auto-intoxication par les produits dus au surmenage musculaire : M. Charrin a montré que l'albuminurie de la chorée n'apparaissait que le soir après l'agitation musculaire de toute la journée et qu'elle était en rapport avec l'intensité des mouvements choréiques.

## MALADIES DU CŒUR ET DES POUMONS

L'albuminurie au cours des maladies du cœur s'observe chez l'enfant comme chez l'adulte. Elle n'apparaît qu'avec l'asystolie, dont elle peut être le premier indice, et disparaît avec elle; au début du moins, elle est peu abondante, n'excède pas en général 1 à 2 grammes et varie d'ailleurs en raison inverse de la quantité d'urine émise : c'est une albuminurie par stase, sans lésions rénales; l'acide urique et l'urée sont éliminés en quantité normale; la diminution de la pression artérielle d'une part, l'augmentation de la pression veineuse d'autre part empêchent la sortie de l'eau hors des glomérules et favorisent le passage de l'albumine; l'intégrité des épithéliums permet l'élimination normale des principes excrémentitiels.

Plus tard, quand les attaques d'asystolie se sont répétées 2 ou 3 fois, l'albuminurie est persistante, l'urée et l'acide urique sont éliminés en quantité inférieure à la normale. A la stase rénale se sont ajoutées des lésions anatomiques.

La stase, par gêne de la circulation cardio-pulmonaire, la fatigue et la dilatation du cœur droit sont la cause de l'albuminurie observée chez l'enfant, comme chez l'adulte, à la période asphyxique des affections pulmonaires.

### NÉPHRITES CHRONIQUES

L'albuminurie dans les néphrites chroniques n'est qu'un symptôme de la maladie et sera étudiée en sa place.

Dans un assez grand nombre de cas cependant, l'albuminurie existe seule pendant longtemps et semble constituer une entité morbide : c'est ce que nous avons vu pour l'albuminurie dite physiologique, la maladie de Pavy, l'albuminurie héréditaire, l'albuminurie prégoutteuse; c'est encore ce qui se passe quand un sujet a eu une néphrite aiguë, dont il semblerait entièrement guéri, n'était l'albuminurie légère mais persistante qu'il conserve (albuminurie *résiduale*).

Pour la plupart des auteurs, ainsi que nous l'avons vu chemin faisant, toutes ces albuminuries *minima* sont l'indice d'une lésion rénale. MM. Cuffer et Brault considèrent ces néphrites comme des néphrites *parcellaires* intéressant quelques lobules et respectant le reste du rein; de nouveaux lobules peuvent être pris successivement par de nouvelles infections; le champ de la sécrétion urinaire se trouvera peu à peu diminué et deviendra insuffisant; il se peut aussi qu'il ne se produise pas de nouvelles infections, le malade garde indéfiniment son albuminurie minima.

M. Bard appelle ces néphrites *cicatricielles* : à la suite d'une néphrite aiguë, la régénération des épithéliums se fait imparfaitement, et l'albumine peut passer dans l'urine. Cette lésion cicatricielle du rein ne compromettrait en rien l'existence.

## III. — CONGESTION RÉNALE

### 1. — CONGESTION RÉNALE AIGUË

La congestion rénale aiguë, active ou fluxionnaire « ne doit pas, dit M. Brault, être considérée comme le premier degré de la néphrite, mais comme un état particulier de dilatation vasculaire, généralisé à tout l'organe et dont la durée est transitoire ».

Un certain nombre de *médicaments* produisent chez l'enfant, bien plus facilement que chez l'adulte, la congestion active du rein. Il faut citer en première ligne la cantharide; il n'est en effet pas rare de voir la congestion

rénale succéder à l'application d'un ou de plusieurs larges vésicatoires.
MM. Cornil et Brault ont d'ailleurs reproduit expérimentalement la congestion cantharidienne chez les animaux et ont constaté la dilatation des
petits vaisseaux et des capillaires interstitiels et glomérulaires, la présence
de globules rouges dans les tubes urinifères, des granulations pigmentaires
dans les cellules des tubuli contorti.

Les larges cataplasmes de farine de moutarde ont aussi été incriminés :
nous devons dire toutefois que nous n'avons jamais observé de congestion
rénale après leur emploi ni après celui de bains chauds sinapisés, répétés
7 à 8 fois par jour.

Le copahu, le cubèbe, le santal sont capables de déterminer la congestion
rénale, mais on les emploie exceptionnellement chez l'enfant. Il n'en est
pas de même de la térébenthine, dont il faut surveiller les effets, quoique
son action congestive sur le rein ait sans aucun doute été exagérée : de
même pour l'azotate de potasse.

Le phosphore et l'arsenic, employés longtemps à forte dose, déterminent
la stéatose et non la congestion : cette dernière est plutôt l'effet des intoxications aiguës par les sels de mercure.

Les *maladies générales* aiguës sont souvent accompagnées d'albuminurie : l'altération sanguine, l'hyperthermie, la congestion rénale ont été
tour à tour incriminées, on tend de plus en plus aujourd'hui à admettre qu'il
s'agit d'une néphrite plutôt que d'une congestion : les reins ne sont pas en
effet rouges et turgides, mais œdémateux, mous, blanchâtres, grisâtres; les
lésions histologiques ne sont pas celles de la congestion simple, elles
indiquent toujours une altération diffuse du rein qui manque dans la congestion. C'est dans le même groupe des néphrites aiguës passagères que la
plupart des auteurs font rentrer le type clinique décrit par M. A. Robin sous
le nom de congestion *a frigore.*

Les *maladies dyscrasiques,* telles que la goutte et le diabète, produisent
chez l'adulte assez souvent la congestion rénale : l'albuminurie prégoutteuse
ou goutteuse est certainement moins rare chez l'enfant qu'on ne le croit
d'ordinaire; mais il est vraisemblable qu'elle est due à une néphrite goutteuse au début.

La congestion au cours des *maladies du rein* est un phénomène fréquent; elle est la règle dans le rein sain, quand l'autre est fonctionnellement
supprimé: elle se produit souvent dans les parties saines d'un rein malade :
c'est ainsi qu'on la voit accompagner les infarctus uriques des nouveau-nés,
les calculs rénaux, la gravelle, les tumeurs du rein, l'hydronéphrose, la
tuberculose rénale : dans cette dernière affection, elle procède par poussées
plus ou moins intenses que l'on a pu comparer aux poussées congestives
pérituberculeuses du poumon (hémoptysies rénales). Dans les néphrites on
voit souvent des phases d'aggravation se produire sous l'influence du froid,
d'une faute de régime, d'une maladie infectieuse légère : mais ne s'agit-il
pas plutôt d'une nouvelle poussée de néphrite que d'une congestion passagère, et chacune de ces poussées ne laisse-t-elle pas une altération durable
d'un nouveau territoire du rein?

La congestion rénale enfin s'observe dans la plupart des maladies du *système nerveux* qui s'accompagnent de convulsions violentes.

La congestion active du rein ne détermine pas la mort : aussi son anatomie pathologique est-elle décrite d'après ce que l'on observe dans les congestions expérimentales et celles qui accompagnent les maladies convulsives du système nerveux : les reins sont gros, turgides, rouges surtout au niveau de la substance médullaire, les petits vaisseaux et les capillaires sont dilatés, des hémorragies existent dans les glomérules, entre les tubes ou dans leur intérieur.

Cliniquement elle se caractérise simplement par des mictions un peu plus fréquentes qu'à l'état normal, bien que la quantité totale d'urine soit moindre, par quelques troubles digestifs, sans fièvre, par une légère douleur dans la région lombaire et quelquefois dans l'hypogastre, rarement par un œdème léger de la face, des paupières ou des malléoles.

L'urine est peu abondante, dense, légèrement albumineuse, sédimenteuse, avec quelques cellules épithéliales desquamées des canalicules droits, de rares cylindres épithéliaux ou des coagula fibrineux. Les globules rouges sont en nombre variable, assez grand quelquefois pour constituer une véritable hématurie.

L'évolution est toujours bénigne et ne dure pas plus que l'administration du médicament dans les congestions médicamenteuses : dans ces cas là cessation du médicament, le repos au lit, le lait, quelques boissons chaudes font rapidement cesser la congestion. La même thérapeutique est indiquée dans les congestions pérituberculeuses, mais elle échoue le plus souvent, et n'empêche pas les poussées successives de se produire de la façon la plus inattendue.

## 2. — CONGESTION PASSIVE. — REIN CARDIAQUE

La congestion passive s'observe exceptionnellement à la suite d'une compression de la veine cave inférieure, ou d'une veine rénale, par un néoplasme ou par des brides péritonéales dans la péritonite tuberculeuse.

La congestion décrite par Parrot et Hutinel chez les enfants athrepsiques n'a guère qu'un intérêt anatomique : due à une thrombose d'une veine rénale ou d'une de ses branches, elle se caractérise par la teinte rouge foncé, violacée des pyramides tranchant sur la teinte feuille morte de la substance corticale, souvent atteinte de stéatose.

La congestion passive est par contre un phénomène important des maladies du cœur et du poumon. Traube l'a nettement séparée de l'atrophie granuleuse du rein, et Kelsch a montré qu'elle était due à la double influence de la diminution de la tension artérielle et de l'augmentation de la tension veineuse.

Elle survient au cours des attaques d'asystolie, disparaît d'abord avec elles, puis s'installe d'une façon définitive dans l'asystolie prolongée, qui détermine des lésions permanentes du rein comme elle produit la cirrhose cardiaque. Or on sait combien les lésions du cœur sont longtemps admira-

*J. RENAULT.*]

blement compensées chez l'enfant quand il n'existe pas de symphyse du péricarde : c'est donc dans cette dernière affection, compliquant ou non les lésions valvulaires, qu'on a le plus souvent l'occasion de constater le rein cardiaque.

La congestion passive s'observe encore à la dernière période des broncho-pneumonies aiguës, dans les broncho-pneumonies chroniques, bien plus rarement dans la tuberculose pulmonaire, dont l'évolution diffère chez l'enfant de ce qu'elle est chez l'adulte.

Quand la congestion passive a été de courte durée, les reins sont volumineux, rouges, lisses avec des étoiles de Verheyen bien marquées : sur une coupe la substance médullaire est d'un rouge foncé, la substance corticale rosée avec des points rouges correspondant aux glomérules, et des bandes rouges correspondant à des hémorragies intra ou péritubulaires. Au microscope les capillaires, les capillaires glomérulaires, les veines sous-capsulaires, les veines droites apparaissent fortement dilatés ; de petites hémorragies se sont faites dans le tissu interstitiel ou dans la lumière des tubes. Les tubes contournés ont des parois très nettes, leurs cellules sont normales. Ces lésions d'ailleurs ne sont pas toujours généralisées à tout le rein.

Quand la congestion a duré longtemps, elle aboutit à l'induration cyanotique de Klebs ; le rein a son volume normal, mais il est plus lourd, plus dur à la coupe, sa section est plus nette ; sa capsule adhérente par places, surtout au niveau des dépressions produites par les infarctus, s'enlève moins facilement qu'à l'état normal. La substance médullaire est d'un rouge plus foncé que la substance corticale : dans la première des gaines nettes de tissu conjonctif se voient autour des tubes et des vaisseaux distendus ; dans la seconde on en voit autour des veines sous-capsulaires et on constate des expansions fibreuses, qui relient la capsule au réseau veineux du labyrinthe ; les hémorragies interstitielles et intratubulaires ne sont pas rares. Dans la lumière des tubes il y a des cylindres hyalins à côté des globules rouges ; les cellules épithéliales des tubes contournés et des branches ascendantes de Henle sont à peu près normales ; souvent elles sont tuméfiées, chargées de pigment rouge brun, quelquefois de granulations graisseuses, mais leur noyau est intact.

L'asystolie locale du rein est relativement rare : le rein est atteint en même temps que le foie, le poumon, etc., et sa congestion passive n'est qu'un des signes de l'asystolie, coïncidant avec la congestion hépatique, l'œdème du poumon, des membres inférieurs : son diagnostic est des plus faciles.

L'urine est peu abondante, sa quantité n'est quelquefois que de 150 à 500 grammes ou moins encore ; elle est fortement foncée, colorée par l'urobiline ou le pigment rouge brun, que leurs réactifs mettent en évidence ; elle laisse déposer un abondant sédiment briqueté d'urates et d'acide urique ; l'albumine est ordinairement peu abondante, de 0,25 à 0,50 en moyenne, rarement de 1 à 2 grammes, excepté toutefois dans l'asystolie chronique. Au microscope on découvre des globules rouges et quelques cylindres hyalins. Les produits excrémentitiels sont presque toujours à leur chiffre normal et ce n'est pas un des points les moins intéressants de l'histoire du rein cardiaque que cette quantité normale de produits excrémentitiels coïncidant avec une oligurie marquée. Elle s'explique facilement par l'intégrité des cellules épithéliales, tandis que l'oligurie et l'albuminurie doivent être mises sur le compte de la diminution de la pression dans le glomérule et de son augmentation au niveau de la pyramide (Stokvis, Runeberg, Brault).

La congestion passive du rein est toujours un fait de la plus haute gravité chez l'enfant : dans les péricardites aiguës elle disparaît ordinairement avec la maladie causale; mais quand l'asystolie apparaît au cours d'une affection chronique du cœur, d'une symphyse cardiaque notamment, il est rare qu'elle disparaisse pour plusieurs années comme chez l'adulte : après de courtes phases de rémission elle évolue d'une façon fatalement progressive. Son traitement est décrit en sa place, au chapitre des affections cardiaques.

## IV. — NÉPHRITES DIFFUSES

### 1. — NÉPHRITES AIGUËS ET SUBAIGUËS

**Étiologie.** — Les néphrites aiguës s'observent fréquemment chez les enfants, aussi bien dans la première que dans la seconde enfance.

De nombreuses observations démontrent l'existence certaine d'une néphrite aiguë *primitive*, de même qu'il existe des inflammations primitives de tous les organes. Le *froid*, surtout le froid humide, auquel s'exposent souvent les enfants dans leurs jeux, en est la cause habituelle : il est vraisemblable qu'il agit, comme dans la pneumonie ou la pleurésie, en tant que cause occasionnelle, provocatrice, et que l'agent réel de la néphrite est un microbe. Mircoli, Tizzoni, Letzerich ont trouvé le pneumocoque, ou des bacilles non déterminés bactériologiquement, dans plusieurs cas de néphrite primitive.

Le plus souvent la néphrite aiguë est *secondaire* à une maladie infectieuse; c'est ici le lieu de rappeler une distinction que nous avons déjà indiquée; tantôt la néphrite, caractérisée par l'albuminurie avec ou sans phénomènes d'hydropisie et d'urémie, débute dans les premiers jours de la période fébrile de la maladie et disparaît avec la fièvre; tantôt elle se montre soit dès cette période, soit pendant la convalescence, mais dure toujours un certain temps. Dans le premier cas la néphrite est constituée anatomiquement par des lésions éminemment passagères des cellules des tubes contournés; c'est la néphrite passagère de Brault, l'ancienne albuminurie fébrile par hyperthermie ou par troubles vaso-moteurs du rein; dans le second cas les lésions sont diffuses, intéressent les tubes contournés, les glomérules, le tissu interstitiel et sont persistantes : c'est la néphrite aiguë de la plupart des auteurs, la glomérulo-néphrite de Klebs, la néphrite subaiguë de Brault. S'il est bon au point de vue d'une description didactique de décrire à part les lésions et les symptômes de ces deux variétés très différentes au point de vue pronostique, il est impossible de ne pas leur reconnaître la même étiologie. D'autre part il n'est guère facile cliniquement de savoir si l'albuminurie

[J. RENAULT.]

légère, que l'on constate à l'examen complet du malade, sera une albuminurie d'une durée de quelques jours, ou de plusieurs semaines, de plusieurs
mois, de dire en un mot si l'albuminurie, que l'on a considérée un instant
comme simplement fébrile et sans importance pronostique, n'est pas le début
d'une néphrite subaiguë ou chronique qui emportera plus tard le malade.

Ces réserves faites on peut attribuer à des lésions passagères l'albuminurie qui s'observe presque constamment au début de la *pneumonie*, dans
toute la période fébrile de la *fièvre typhoïde*, dans la moitié ou les 3/4 des
cas de *diphtérie*.

La *scarlatine* par contre s'accompagne rarement d'albuminurie pendant
la période d'éruption, mais produit très souvent, vers le 15e ou le 20e jour à
la période de desquamation, une néphrite aiguë grave : cette néphrite attribuée d'abord au froid est certainement d'origine infectieuse, car Babes et
d'autres auteurs ont trouvé souvent le streptocoque dans le rein ; mais l'action
provocatrice du froid n'est pas niable.

La *varicelle* a été plusieurs fois signalée comme cause de néphrite aiguë,
plus rarement la *variole*, la *rougeole*, la *rubéole* ; dans la variole c'est à la
période de suppuration qu'apparaît la néphrite ; dans la varicelle, la rougeole,
elle paraît due à une infection secondaire, car on ne l'observe guère que
dans les cas où une complication de ce genre se produit.

Les *oreillons*, les *amygdalites*, les *stomatites*, l'*érysipèle* de la face ou
l'érysipèle des membres chez les nourrissons, la fièvre *récurrente*, la *malaria*,
l'*entérite*, les *pyohémies* de toute sorte, le *choléra infantile*, etc., peuvent
être compliqués de néphrite aiguë ; il faut avouer toutefois que ces faits
sont d'une heureuse rareté.

La néphrite des maladies infectieuses est due dans un grand nombre
de cas à l'arrivée des microbes dans le rein ; on y a trouvé le pneumocoque, le streptocoque, le staphylocoque, le bacille typhique, le bacterium
coli commune ; c'est donc tantôt le microbe de la maladie primitive
comme le bacille d'Eberth dans la fièvre typhoïde, le pneumocoque dans
la pneumonie, le streptocoque dans les angines, le staphylocoque et le
streptocoque dans les pyohémies, tantôt un microbe d'infection secondaire
comme le streptocoque dans la scarlatine, le bacterium coli, le staphylocoque dans la fièvre typhoïde, le même microbe dans les entérites et le
choléra infantile, si tant est qu'il ne soit pas la cause de ces affections, etc.
La diffusion des lésions de glomérulo-néphrite se comprend aisément
quand on voit que les microbes peuvent se trouver dans les glomérules,
dans les capillaires péritubulaires, le tissu interstitiel, dans les cellules
épithéliales qu'ils ont pénétrées. Il est remarquable toutefois que l'élimination des microbes par le rein ne s'accompagne pas toujours de néphrite :
c'est le cas pour la bactéridie charbonneuse, qui ne produit jamais de
lésions du rein ; c'est le cas souvent pour le bacille d'Eberth et le coli-bacille
que l'on trouve fréquemment dans l'urine des typhiques convalescents sans
qu'il y ait d'albuminurie. Pourquoi l'élimination des bactéries par le rein
produit-elle dans un cas plutôt que dans un autre des lésions rénales,
c'est une inconnue qui reste à déterminer.

Les maladies infectieuses n'agissent d'ailleurs pas toujours directement par leurs microbes : le tétanos, la diphtérie (Roux et Yersin, Enriquez) agissent sur le rein par leurs toxines, et les lésions produites peuvent être passagères, comme c'est le cas habituel, ou définitives, progressives, ainsi qu'on l'observe cliniquement quelquefois et que l'ont démontré expérimentalement Hallion et Enriquez. Il est possible qu'il en soit de même de l'albuminurie fébrile de la pneumonie et de la fièvre typhoïde par exemple, et que les lésions passagères auxquelles elle correspond soient d'origine toxique plutôt que directement microbienne.

On a signalé assez souvent des néphrites survenues à l'occasion d'un eczéma, d'une gale traitée ou non : il s'agit dans ces cas probablement tantôt de néphrites toxiques, tantôt de néphrites microbiennes dues à une infection secondaire.

Les substances médicamenteuses qui s'éliminent par le rein ont été accusées de produire des néphrites aiguës : nous avons vu qu'elles occasionnaient plutôt soit la congestion rénale, si leur action était passagère, soit la stéatose, si leur action est prolongée (phosphore, arsenic) ; il faut faire une exception pour la cantharidine avec laquelle MM. Cornil et Brault ont reproduit expérimentalement les lésions de la néphrite aiguë.

**Anatomie pathologique.** — Dans les *néphrites passagères* les lésions sont toujours diffuses, elles occupent tout le parenchyme, mais intéressent beaucoup plus les tubes contournés que les vaisseaux et les glomérules ; les variétés que l'on observe correspondent non à des degrés différents, mais à des modes de réaction différents suivant l'intensité plus ou moins grande de l'irritation (Brault).

Dans la néphrite congestive, que l'on rencontre surtout dans la pneumonie, à la période fébrile de la scarlatine, dans la diphtérie, la variole, la fièvre typhoïde, on trouve des dilatations, irrégulièrement réparties, des capillaires de la substance corticale et de quelques glomérules. Les cellules des tubes contournés ont subi la tuméfaction trouble, sont granuleuses et opaques à leur base, hyalines à leur partie libre ; dans la lumière des tubes on voit un exsudat muqueux contenant des cellules lymphatiques.

La néphrite lymphomateuse, qui s'observe le plus souvent dans l'érysipèle, mais aussi dans la scarlatine et la fièvre typhoïde, est caractérisée par les mêmes lésions des cellules des tubes contournés et par l'abondance des cellules lymphatiques soit réunies en amas, soit infiltrées entre les tubes, autour des capsules de Bowmann, ou formant sur elles un croissant au point où pénètre l'artère afférente.

Dans la néphrite dégénérative le rein est blanc, lisse, jaunâtre ; l'épithélium des tubes contournés est gonflé, rempli de granulations et contient un noyau vésiculeux ; quelquefois il a subi la nécrose de coagulation ou contient une émulsion granulo-graisseuse : on l'observe surtout dans la diphtérie et le choléra infantile (Baginsky).

Le type de la *néphrite subaiguë* est la néphrite de la période de desquamation de la scarlatine (Brault), ou encore la néphrite *a frigore*.

Le rein est augmenté de volume, d'une couleur blanc grisâtre avec, sous

la capsule qui s'enlève facilement, des taches jaunâtres et des points ecchymotiques. A la coupe la substance corticale apparaît plus épaisse que normalement, d'une couleur gris jaunâtre avec de petites hémorragies punctiformes,
la substance médullaire est hyperémiée.

Sur une coupe perpendiculaire à l'axe de la pyramide (Brault), le lobule
apparaît avec son aspect ordinaire, mais les glomérules sont doublés ou
triplés de volume (Colberg, Bartels). La capsule de Bowmann est très épaissie,
elle est le siège d'une prolifération abondante, qui la clive en plusieurs
feuillets ; de sa partie externe partent des tractus fibreux, qui se continuent
avec les faisceaux du labyrinthe ; entre sa face interne et le glomérule se
trouvent de nombreuses cellules, qui se mettent en contact avec des prolongements de la couche périvasculaire du glomérule ; la cavité est presque, ou
complètement, oblitérée par cette prolifération cellulaire et par un exsudat
fibrineux, qui comprime le glomérule ; celui-ci est exsangue, avec les anses
glomérulaires en partie oblitérées.

Les tubes contournés sont dilatés, contiennent des cylindres formés de
produits d'exsudation, de débris cellulaires, de globules blancs et de quelques globules rouges. L'épithélium a subi quelquefois la dégénérescence
graisseuse ; il est ordinairement abrasé, les cellules ne sont pas distinctes,
forment une masse protoplasmique diffuse, infiltrée de gouttelettes graisseuses et contenant des noyaux irrégulièrement répartis.

Les tubes droits et les tubes collecteurs sont relativement sains : leur
lumière est souvent obstruée par des cylindres cireux.

Le tissu interstitiel est infiltré par places de cellules embryonnaires ; les
artères afférentes et efférentes sont le siège d'une inflammation, qui les
oblitère aux points attenant aux glomérules.

C'est en somme une glomérulo-néphrite : pour Klebs et Friedländer,
il y aurait d'abord de la glomérulite, les lésions parenchymateuses et interstitielles s'ajouteraient ensuite.

Les lésions peuvent être étendues à tout le rein : le plus souvent on
trouve à la fois des glomérules sains, des glomérules lésés, des glomérules
entièrement sclérosés, le rein est touché inégalement par territoire.

**Symptômes.** — La *néphrite passagère* de la période fébrile des maladies infectieuses passerait souvent inaperçue, si l'on ne faisait tous les jours
l'examen de l'urine ; elle est simplement indiquée par l'albuminurie, toujours peu abondante. L'urine est peu abondante, dense, chargée en urée,
acide urique, indican, urobiline, et contient peu de chlorures. L'hématurie
est cependant quelquefois assez intense, dans la pneumonie notamment,
mais elle ne dure que deux ou trois jours. A la période de défervescence
tous ces phénomènes urologiques disparaissent ; l'albuminurie est remplacée
pendant quelques jours par la peptonurie, l'eau et les chlorures augmentent
rapidement.

Dans un certain nombre de cas cependant la néphrite est évidente,
assez prononcée quelquefois pour prendre le pas sur la maladie première :
c'est la *forme rénale* des maladies infectieuses. L'urine rare, colorée, contient
de fortes proportions d'albumine (2 à 5 grammes par litre), des cylindres, des

cellules épithéliales nombreuses, des globules rouges en assez grande
quantité; l'œdème apparaît rapidement à la face, à la région lombaire, aux
malléoles et peut se généraliser à tout le corps; la vue se trouble, le malade
tombe dans le coma ou plus souvent dans les convulsions. La mort peut
survenir au milieu de ces symptômes, mais plus souvent les phénomènes
s'amendent, les symptômes nerveux s'atténuent, l'albumine diminue, l'urine
augmente : l'urémie est conjurée; le rein fermé un instant par une congestion intense qui oblitérait les tubes (Renaut) redevient perméable, et la
maladie première reprend son évolution ordinaire.

A part les cas exceptionnels où la mort survient dans l'anurie et l'urémie,
l'albuminurie des maladies infectieuses guérit en quelques jours. Quelquefois elle se prolonge pendant deux ou trois semaines et disparaît complètement. Peut-on affirmer toutefois que cette néphrite guérit sans laisser de
traces, et qu'elle n'est pas le point de départ d'une néphrite qui évoluera
lentement, ou tout au moins qu'elle ne laisse pas le rein dans un état de
faiblesse, qui ne lui permettra plus de résister aussi efficacement aux infections ultérieures? Il est certain que dans nombre de cas il est impossible
de trouver à une néphrite chronique, à évolution lente, une autre origine
qu'une pneumonie, une grippe, une fièvre typhoïde antérieures. Le pronostic
de ces albuminuries fébriles, bénin dans la grande majorité des cas, doit donc
toujours être l'objet de quelques réserves, surtout si l'on voit l'albuminurie
persister pendant quelques semaines après la guérison de la maladie.

La *néphrite aiguë* (subaiguë de Brault) est quelquefois annoncée par de
la fatigue, de la céphalalgie, des épistaxis, un peu de fièvre; la peau est
sèche, l'anorexie marquée, la soif vive; la constipation, des nausées, des
vomissements accompagnent cette période prodromique. Après un ou deux
jours l'albuminurie et l'œdème de la face apparaissent.

Souvent le début est brusque. L'enfant, jusque-là bien portant, est pris
d'un œdème presque généralisé : dans la période de desquamation de la
scarlatine, l'anasarque apparaît même en quelques heures. En même temps,
la fièvre s'élève à 38 degrés, 39 degrés ou même 40°,5 après quelques frissons, et s'accompagne de douleurs lombaires sourdes, ou quelquefois très
violentes, de vomissements bilieux, de soif, d'anorexie, de sécheresse de la
peau; l'enfant est abattu avec la face rouge, congestionnée, une céphalalgie
intense.

L'urine est rare : la quantité peut descendre à 500, 150 et même
50 grammes; elle est foncée, souvent sanglante, très acide. Le sédiment
abondant contient des globubes rouges, des globules blancs, des cellules
épithéliales, des cylindres fibrineux, des cylindres hyalins ou granuleux, ou
tapissés de cellules et de globules rouges.

Ces cylindres peuvent exister sans qu'il y ait d'albuminurie, et cela pendant toute la durée de la maladie (Hénoch, Aufrecht). Presque toujours
cependant, l'albumine est abondante, elle atteint quelquefois 3 et 5 grammes
par litre; sa quantité varie d'ailleurs d'un jour à l'autre.

Les globules sanguins, qui ne manquent presque jamais, sont parfois en
quantité telle qu'il y a une véritable hématurie : cette hématurie ne dure en

[J. RENAULT.]

général que 2 ou 3 jours, mais elle peut persister pendant 2 ou 3 semaines.

L'œdème débute ordinairement par la face, les paupières notamment, et de là se généralise en un jour ou deux à tout le corps : le tronc, les bras, les jambes, le scrotum ou les grandes lèvres, sont pris presque simultanément. Ordinairement il apparaît après l'albuminurie, mais il peut la précéder de 2 ou 3 jours ; il disparaît toujours avant elle. Dans quelques cas exceptionnels, il y a anasarque sans albuminurie, mais la cylindrurie ne manque pas.

Les séreuses sont fréquemment le siège d'hydropisie : l'ascite, l'hydrothorax double, l'hydropéricarde accompagnent souvent l'anasarque et sont quelquefois plus marqués que l'œdème sous-cutané. Dans quelques cas enfin, l'œdème de la glotte est le premier signe de la néphrite scarlatineuse, il peut entraîner la mort sans qu'il y ait d'autre hydropisie (Trousseau). L'œdème du poumon ne manque presque jamais ; il se produit quelquefois en quelques heures, et peut alors emporter rapidement le malade.

Un des dangers les plus menaçants de la néphrite aiguë, de la néphrite scarlatineuse surtout, est l'encéphalopathie. Elle est parfois le premier signe de la néphrite et apparaît avant que l'anasarque ou l'albuminurie aient annoncé la lésion rénale, mais ordinairement elle survient dans les deux ou trois premiers jours ou dans la première semaine. Après quelques heures d'anxiété, d'agitation, d'obscurcissement de la vue, l'enfant est pris d'une violente attaque d'éclampsie, qui peut durer quelques minutes, une heure ou deux, être remplacée par le coma avec lequel elle alterne ensuite ; d'autres fois, l'enfant tombe dans le coma sans avoir de crises convulsives. Sous l'influence d'un traitement énergique, ces accidents peuvent cesser rapidement, et le petit malade ne plus conserver qu'une violente céphalalgie et un peu d'abattement. Si la crise ne se renouvelle pas dans les 24 heures, elle ne se reproduit ordinairement pas les jours suivants (West) ; mais si elle revient après quelques heures, le pronostic devient infiniment plus grave : la mort survient soit dans le coma, soit dans les convulsions. Fort heureusement, le fait est relativement moins fréquent qu'on ne pourrait le craindre : Rilliet et Barthez ont vu l'éclampsie guérir 10 fois sur 13.

La période du début est la plus dangereuse : si l'enfant la traverse, il guérit le plus souvent. L'urine devient abondante, claire, l'anasarque disparaît, l'albumine diminue, la fièvre tombe. En 5 ou 6 jours quelquefois, un enfant qui a couru les plus grands dangers est complètement guéri : ordinairement cependant l'albuminurie persiste pendant 4 à 6 semaines, quelquefois 2 à 3 semaines seulement, mais aussi pendant 3 ou 4 mois.

Les rechutes ne sont pas rares et au moment où l'on s'y attend le moins, une fatigue, un coup de froid, un écart de régime, ramènent l'anasarque, l'albuminurie, l'éclampsie, et remettent tout en jeu.

La guérison complète a été observée par Rilliet et Barthez, 94 fois sur 126 cas ; mais il ne faut pas oublier qu'elle n'est souvent qu'apparente, et qu'après une phase de rémission plus ou moins longue, on constate de nouveau l'apparition de l'albumine dans l'urine, en même temps que l'anémie, l'essoufflement facile, le mauvais état général, indiquent que l'enfant est atteint de néphrite chronique.

## 2. — Néphrites chroniques

**Étiologie.** — La néphrite diffuse chronique est peu fréquente dans l'enfance : elle peut exister toutefois à tous les âges, même chez les enfants au-dessous d'un an.

Dans la plupart des cas, elle est consécutive à une néphrite aiguë et son étiologie par conséquent se confond avec celle de cette dernière : quelquefois la néphrite aiguë a passé inaperçue, et la néphrite chronique pourrait être considérée comme primitive, mais la recherche attentive des antécédents permet presque toujours de trouver une *maladie infectieuse antérieure*, à laquelle on est en droit de la rattacher.

Dans d'autres cas c'est à la syphilis, à la tuberculose, à la malaria, à une maladie chronique de l'intestin, à des dermatoses chroniques, qu'il faut attribuer la néphrite chronique.

La *syphilis* héréditaire peut déterminer chez le nouveau-né de petites gommes miliaires dans la substance corticale du rein, analogues aux gommes du foie et coïncidant ordinairement avec elles : ces lésions sont souvent latentes, mais peuvent déterminer la mort par urémie.

Bradley rapporte un cas de néphrite syphilitique chez un enfant de 4 mois 1/2, qui fut caractérisée par de l'albuminurie, de l'anasarque et guérit en même temps que les lésions cutanées par le traitement spécifique.

La syphilis héréditaire tardive détermina, dans un cas rapporté par Bartels, de l'albuminurie, de l'anasarque, de l'ascite en même temps que des lésions osseuses ; l'albuminurie guérit après plusieurs années. Il est permis de se demander s'il ne s'agissait pas de dégénérescence amyloïde.

La syphilis acquise peut déterminer une néphrite qui évolue ordinairement d'une façon rapide comme une néphrite subaiguë, mais dans certains cas dure plusieurs mois, et même plusieurs années.

La *tuberculose*, en dehors des lésions tuberculeuses du rein et de la dégénérescence amyloïde, peut produire des néphrites aiguës (Coffin) et des néphrites chroniques (Bartels). MM. Grancher et H. Martin ont reproduit expérimentalement ces néphrites chez les lapins par inoculation de vieilles cultures de tuberculose.

Les néphrites subaiguës et chroniques dans l'*impaludisme* sont bien connues depuis Bartels, Kelsch et Kiener, Laveran, etc.

Les *troubles digestifs* prolongés déterminent la néphrite chronique assez fréquemment chez l'enfant, presque toujours après avoir produit des congestions hépatiques répétées.

**Anatomie pathologique.** — Le *gros rein blanc* constitue le type le plus commun de la néphrite chronique diffuse. Son volume est doublé ou triplé, sa capsule se détache facilement et laisse voir, à la surface, des réseaux veineux bleuâtres ; sur une coupe la substance corticale apparaît franchement blanche, très épaissie, tandis que la substance médullaire, nettement limitée, est d'un rouge foncé.

Les tubes contournés sont dilatés par place et contiennent soit des cellules épithéliales desquamées, en dégénérescence graisseuse, soit des cylindres hyalins; en d'autres points ils sont vides et affaissés. Leurs cellules sont gonflées, troubles, mal délimitées et ont subi des altérations granuleuses ou graisseuses. Les parois sont épaissies.

La capsule de Bowmann et le glomérule sont épaissis, soudés l'un à l'autre, sclérosés.

Le tissu interstitiel est infiltré de cellules embryonnaires, légèrement sclérosé.

Ces lésions sont, on le voit, les mêmes que celles de la néphrite subaiguë *a frigore* ou de la scarlatine : le gros rein blanc correspond en effet aux néphrites diffuses chroniques, généralisées et à marche assez rapide. Le *gros rein tacheté*, ou *bigarré*, n'en diffère que par la persistance de zones congestives au milieu de la substance corticale.

Dans les cas dont l'extension a été un peu plus lente, on voit sur la coupe des granulations, dites granulations de Bright, bien différentes de celles du rein contracté; tantôt volumineuses, tantôt à peine visibles à l'œil nu, elles sont formées par des tubes normaux ou dilatés qui font saillie au-dessus des parties voisines formées par du tissu conjonctif affaissé, dans lequel les tubes peu nombreux sont atrophiés (Kelsch et Kiener); ce tissu conjonctif toutefois ne comprime pas les granulations (Brault) comme on le croit généralement.

Dans la néphrite *a frigore* et dans la néphrite scarlatineuse, lorsque l'affection a évolué lentement, le rein peut être diminué de volume : la substance corticale est un peu moins épaisse que normalement, le poids de l'organe n'a pas diminué toutefois, parce que le tissu conjonctif a peu à peu remplacé l'élément glandulaire,

Dans la néphrite paludéenne, dont l'évolution est toujours très lente, le rein est souvent extrêmement atrophié : c'est le *petit rein blanc*, à surface inégale, à granulations irrégulières, et dont les deux substances sont mal délimitées. Le tissu conjonctif a remplacé la plus grande partie du parenchyme, et l'atrophie des cellules épithéliales des tubes contournés qui restent est très marquée ; les dégénérescences graisseuse et amyloïde accompagnent ces lésions.

**Symptômes.** — La néphrite diffuse chronique succède quelquefois sans transition à la néphrite aiguë : l'anasarque a disparu, l'albumine est tombée à 1 gramme ou 50 centigrammes, l'urine est devenue abondante, mais contient encore de nombreux cylindres épithéliaux ou fibrineux; l'anémie, les troubles digestifs n'ont jamais disparu.

Le plus souvent la néphrite semble chronique d'emblée et ne paraît pas avoir succédé à une phase aiguë; cependant, si l'on recherche dans l'histoire du malade, on retrouve qu'il a eu, quelques mois ou même quelques années avant, une maladie infectieuse, à laquelle il faut sans doute rattacher la néphrite; mais à ce moment les symptômes n'avaient pas été assez prononcés pour attirer l'attention. Dans les cas de ce genre, ce sont la perte de l'appétit, la pâleur, l'amaigrissement de l'enfant qui engagent les parents à consulter un médecin ; ces signes datent souvent de plusieurs mois et n'ont cédé à aucune médication. Si on pense alors à rechercher la néphrite, on trouve que le malade a des envies fréquentes d'uriner, que les mictions sont parfois un peu douloureuses : l'urine est émise en quantité à peu près normale, mais contient de l'albumine en faible proportion d'abord, puis en quantité notable ; cette albuminurie est quelquefois transitoire, n'apparaît qu'après une fatigue, des troubles digestifs, une maladie légère ; mais, même en dehors des périodes d'albuminurie, l'urine présente des cylindres fibrineux, granuleux ou granulo-graisseux.

Les troubles digestifs s'accentuent : l'anorexie est de plus en plus marquée, des vomissements se produisent sans raison, la diarrhée survient fréquemment.

L'anémie devient intense ; l'enfant est pâle, maigre, avec des chairs flasques ; il s'essouffle rapidement, a des palpitations au moindre effort et souvent sans raison.

La céphalalgie est presque constante et s'accompagne d'inaptitude au travail, d'apathie, d'abattement, de troubles de l'ouïe, d'éblouissements. La vue s'affaiblit, et à l'ophtalmoscope on trouve sur la rétine soit de petites hémorragies, soit, plus tard, des taches blanches dues à la dégénérescence graisseuse.

L'œdème n'apparaît que longtemps après tous ces signes : il se montre d'abord aux paupières, à la face, aux malléoles ; passager pendant les premiers temps et n'existant que le matin à la face, ou le soir aux malléoles, il ne tarde pas à devenir persistant ; puis il s'étend à tout le corps ; l'hydropisie atteint le péritoine, les plèvres, le péricarde. Le cœur est souvent dilaté à cette période ; ses bruits sont mal frappés, sa pointe bat près de la ligne axillaire.

La néphrite chronique n'évolue pas d'une façon progressive ; elle présente d'assez longues rémissions pendant lesquelles l'enfant présente une albuminurie très faible, mais conserve sa pâleur, son anémie, ses troubles digestifs plus ou moins prononcés ; ces rémissions durent quelquefois des mois et des années et équivalent à une guérison : bien des cas d'*albuminuries minima* doivent sans doute leur être rapportés. Mais ces enfants sont exposés aux rechutes sous la moindre influence, ou, peut-être plus exactement, à de nouvelles poussées de néphrite, qui envahissent des territoires du rein respectés par les attaques antérieures.

Quand le nombre des lobules sains est trop restreint, la dépuration urinaire devient insuffisante et la maladie évolue rapidement. L'albuminurie augmente, l'urine diminue, ainsi que les principes excrémentitiels, l'anasarque devient persistante et l'enfant succombe soit dans le marasme, soit emporté par l'urémie cérébrale ou thoracique, soit encore à la suite d'une pneumonie ou d'une broncho-pneumonie intercurrentes.

Le pronostic de la néphrite chronique est donc des plus sombres : dans les 4/5 des cas la mort survient en moins d'un an ; les autres cas, considérés

[J. RENAULT.]

comme des guérisons, ne sont souvent que des périodes de rémission d'une
durée plus ou moins longue.


### 3. — Petit rein contracté

*Synonymie* : Néphrite interstitielle chronique, atrophie granuleuse du rein,
sclérose rénale, néphrite chronique avec atrophie, rein goutteux.

**Étiologie.** — Le petit rein contracté est exceptionnel chez les enfants :
aussi croyons-nous devoir ne pas lui consacrer un long chapitre et renvoyer
pour son étude détaillée aux Traités et Manuels de pathologie classiques.

Sur 308 cas de néphrite atrophique relevés par M. Lecorché, un seul a
trait à un sujet de moins de 20 ans. Sur 130 cas relevés à l'amphithéâtre de
Guy's Hospital de 1875 à 1882, Goodhart[1] n'en trouve pas au-dessous de
10 ans, il n'en voit qu'un seul, chez une jeune fille de moins de 20 ans ;
mais il en rapporte 3 observations suivies d'autopsie, une chez une fillette de
10 ans, une chez une fillette de 11 ans, la troisième chez une jeune fille de
18 ans dont le début de la maladie remontait à l'âge de 12 ans.

Guthrie[2] ajoute à ces cas et à deux de Barlow une observation personnelle suivie d'autopsie chez un enfant de 7 ans ; il fait une étude symptomatique assez longue de cette affection.

Baginsky, sans en rapporter d'observations personnelles, pense que l'atrophie rénale n'est pas aussi exceptionnelle dans l'enfance qu'on se plaît à
le répéter.

Quand on a voulu établir que la sénilité était une des causes habituelles
du petit rein contracté, on a opposé la fréquence de cette affection dans la
vieillesse à son extrême rareté dans l'enfance. Mais le nombre des années ne
paraît pas avoir par lui-même une grande influence, puisque bien des vieillards meurent avec des reins sains et que d'autre part le petit rein contracté
s'observe dans l'enfance ; si les enfants en sont moins souvent atteints que
les adultes, c'est qu'ils n'ont en général pas encore été exposés assez longtemps aux causes réelles de la maladie.

Ces causes sont en première ligne le saturnisme et la goutte, puis,
mais plus rarement l'alcoolisme, l'impaludisme, plus rarement encore la
syphilis et peut-être, mais exceptionnellement, des atteintes successives de
maladies infectieuses diverses.

Le saturnisme est une affection exceptionnelle chez l'enfant en tant
qu'intoxication chronique, c'est-à-dire sous la forme où il peut produire le
petit rein contracté.

La goutte est beaucoup moins rare, si on l'envisage, bien entendu, dans
ses petites manifestations, c'est-à-dire non dans ses manifestations articulaires mais dans les petits signes, eczéma, migraines, etc., donnés comme
indices du tempérament goutteux. C'est à elle vraisemblablement qu'il faut
rapporter bien des cas d'albuminurie héréditaire, d'albuminurie cyclique à

[1] KEATING. *Cyclopedia of the diseases of children.*
[2] *The Lancet* 1897.

évolution lente, dont quelques-uns (albuminurie prégoutteuse) sont suivis plus tard d'attaques de goutte caractérisée.

L'alcoolisme est exceptionnel dans l'enfance; il existe cependant, ainsi que l'attestent des observations de cirrhose alcoolique, et peut-être peut-il jouer sinon le rôle de cause réelle, tout au moins celui de cause adjuvante.

Quelques cas pourront aussi être rapportés à l'impaludisme et à la syphilis, et aussi à des atteintes successives d'infections à manifestations rénales. Dans un des cas de Goodhart, la jeune fille âgée de 18 ans avait eu la scarlatine 6 ans auparavant; il est possible qu'elle ait eu ensuite d'autres affections qui aient frappé successivement les territoires du rein respectés par la scarlatine.

**Anatomie pathologique.** — Le rein est souvent deux ou trois fois plus petit que normalement. Le rein droit de la fillette de 11 ans, de Goodhart, pesait 50 grammes, le gauche 21 grammes; les reins de la jeune fille de 18 ans pesaient 95 grammes.

Sa surface, gris rougeâtre ou gris pâle, est irrégulière, parsemée de granulations du volume d'un grain de mil, séparées par des bandes bleuâtres de tissu conjonctif. La capsule, épaissie, s'enlève difficilement, à cause des adhérences qui la fixent aux points déprimés; quand on l'enlève, on arrache avec elle des fragments de substance corticale. A la surface on voit encore assez souvent des kystes de volume variable, depuis celui d'un grain de semoule jusqu'à celui d'une lentille, d'un pois.

Le rein est dur, crie sous le couteau; sur la coupe on voit que la substance médullaire a conservé à peu près ses dimensions, tandis que la substance corticale est considérablement diminuée, réduite en certains points à une mince bandelette, plus épaisse en d'autres.

Les uretères et les calices sont quelquefois dilatés : c'était le cas dans deux des observations de Goodhart, et l'auteur se demande, bien qu'il n'ait trouvé aucune obstruction, si l'atrophie rénale n'était pas due à une lithiase ayant existé dans le jeune âge.

Jusqu'à ces dernières années on distinguait, à l'aide du microscope, deux variétés d'atrophie granuleuse du rein : dans l'une (néphrite artérielle de Lancereaux), le tissu conjonctif se développerait autour des artères et consécutivement à l'artérite; dans l'autre (cirrhose glandulaire de Charcot et Gombault), il se développerait autour des tubes urinifères depuis la papille jusqu'au glomérule, respectant les artères. M. Brault, après avoir accepté[1] cette division de néphrite chronique en deux variétés de néphrites systématiques, la rejette[2], parce que, selon lui, les lésions des artères existent aussi bien dans l'une que dans l'autre.

La substance corticale, surtout dans les couches sous-capsulaires, est transformée en une bande de tissu fibreux avec lequel se confondent les glomérules, qui sont sclérosés et soudés à la capsule de Bowmann épaissie. Plus près des pyramides et dans les colonnes de Bertin, les lésions sont moins avancées, certains glomérules sont encore perméables; les artères

---

[1] CORNIL ET BRAULT. *Études sur la pathologie du rein.*
[2] BRAULT. Étude sur l'inflammation. *Arch. de méd.*, 1888.



*[J. RENAULT.]*

afférentes et efférentes sont atteintes d'artérite, oblitérées ou non, mais il n'y a aucune relation entre l'état du glomérule et celui de ses artères : l'un peut être perméable et les autres pas, ou inversement. Les artères de la voûte sont le plus souvent atteintes d'artérite, mais largement ouvertes; de même les artères de gros calibre.

Les tubes contournés sont affaissés; ils ont perdu leur paroi hyaline et leur épithélium repose directement sur le tissu conjonctif; cet épithélium est devenu cubique, par places' il a disparu. Dans quelques points du rein les tubes sont dilatés, formant de petits kystes à contenu mucoïde, à épithélium lamellaire. Dans d'autres ils sont sains.

Pour expliquer ces lésions, M. Brault, rejetant les hypothèses d'une dystrophie par lésions artérielles, — d'une ancienne inflammation arrivée à la période cicatricielle — d'une inflammation évoluant sans discontinuité, admet que les lésions du petit rein contracté se produisent sous l'influence d'une série d'inflammations successives, atteignant tantôt un point, tantôt un autre, déterminant l'oblitération successive des capillaires; « la diminution de vitalité des épithéliums, leur désintégration lente, leur résorption insensible accompagnent le développement de l'endartérite et la formation des plaques de sclérose dans le tissu conjonctif intertubulaire ».

L'hypertrophie du ventricule gauche est notée dans les observations de Goodhart, avec la dilatation et l'amincissement du cœur droit.

**Symptômes.** — Les observations de petit rein contracté chez l'enfant sont trop peu nombreuses et trop incomplètes pour qu'on puisse tracer un tableau symptomatologique exact de cette affection.

Le début passe presque toujours inaperçu, et dans plusieurs cas la maladie semble être restée à peu près latente jusqu'au moment où sont survenus les accidents urémiques, qui ont amené la mort en deux ou trois jours.

Pendant longtemps l'enfant a simplement l'aspect d'un petit anémique; il est pâle, faible, chétif, fatigué au moindre exercice, s'essouffle rapidement, se plaint d'une lassitude permanente, de palpitations ou de maux de tête qui le plus souvent prennent le type migraineux, de légers troubles de la vue; il est mélancolique, incapable de tout travail intellectuel. Guthrie insiste sur la fréquence d'une teinte bronzée de la peau rappelant celle de la maladie d'Addison et qu'il explique par la sclérose des capsules surrénales, enserrées dans le tissu conjonctif périrénal sclérosé.

Un symptôme important peut attirer l'attention sur la fonction rénale, c'est la fréquence des mictions, qui oblige le petit malade à se lever plusieurs fois la nuit pour uriner.

L'urine est abondante, claire, transparente, de faible densité, contient une petite quantité d'albumine. Cette albuminurie peut manquer toutefois pendant longtemps; ou bien elle prend les caractères de l'albuminurie cyclique; ou bien elle n'apparaît qu'à de longs intervalles, pendant quelques jours seulement, à la suite d'une fatigue, d'un écart de régime, d'un refroidissement. Elle est toujours légère. Ce n'est qu'après plusieurs années qu'elle devient permanente et peut atteindre le chiffre d'un gramme à un gramme et demi par litre. Même à cette période, les éléments figurés manquent souvent; en tout cas les cylindres sont toujours peu nombreux.

La dyspnée qui survient très facilement après la moindre fatigue, ou sans cause, prend souvent le type paroxystique; elle n'est expliquée par aucune lésion pulmonaire.

Les palpitations coïncident avec une hypertrophie cardiaque facile à constater : la pointe du cœur bat dans le cinquième espace intercostal à un travers de doigt en dehors de la ligne mamelonnaire gauche; le pouls est dur, tendu; la tension artérielle est exagérée.

L'examen du fond de l'œil permet de découvrir une rétinite hémorragique, qui explique les troubles visuels.

La maladie apporte toujours un trouble notable de la nutrition : le développement est retardé et les enfants petits, malingres, à l'air souffreteux, paraissent avoir plusieurs années de moins que leur âge; la dentition est souvent défectueuse.

Förster a signalé des symptômes nerveux qui prennent quelquefois le premier plan : du tremblement, de l'agitation, l'exagération des réflexes, de l'aphasie, des troubles psychiques; dans d'autres cas il a vu des épistaxis répétées et abondantes, des hémorragies buccales.

L'hémorragie cérébrale (Filatow) peut se produire comme chez l'adulte; tantôt elle amène la mort, tantôt elle laisse à sa suite une hémiplégie, qui persistera pendant des années, jusqu'au jour où surviendra l'urémie.

C'est au milieu de symptômes urémiques que la mort arrive le plus souvent. Après quelques jours de violents maux de tête, de dyspnée, l'enfant tombe dans le coma; le pouls bat 110 ou 120, la respiration s'accélère, la dyspnée devient de plus en plus grande, la poitrine s'emplit de râles muqueux fins, la cyanose des extrémités est très prononcée, quelquefois une diarrhée profuse se produit, et la mort survient en deux ou trois jours (un cas de Goodhart).

L'apparition de ces phénomènes à évolution toujours rapide peut être précédée de l'apparition d'un œdème léger de la face ou des membres, mais ce n'est pas la règle; il en est de même de la diminution de la sécrétion urinaire. Aussi les troubles urémiques sont-ils presque toujours inattendus.

Le diagnostic du petit rein contracté est en général assez difficile, puisque d'une part les signes sont souvent trop peu marqués pour faire penser à une affection rénale, réputée exceptionnelle à cet âge, et que d'autre part l'albuminurie peut manquer. C'est donc par l'examen répété de l'urine que l'on pourra dépister la cause de l'anémie, des troubles cardiaques et respiratoires que rien n'explique.

Le pronostic est fatal puisque l'affection marche d'une façon progressive; l'évolution est toujours assez longue; dans les cas de Förster elle a été de 3 ans 1/2 à 4 ans 1/2; dans un cas de Goodhart elle a été de 6 ans.


### TRAITEMENT DES NÉPHRITES

**Néphrites aiguës.** — La *néphrite passagère* de la période fébrile des maladies infectieuses est en général tellement bénigne qu'elle ne réclame pas

[J. RENAULT.]

un traitement spécial : elle est suffisamment combattue par la diète à laquelle on soumet le malade, les boissons abondantes, le lait, que l'on permet ou conseille au cours de ces affections.

Dans la *forme rénale* des maladies infectieuses les accidents durent en général peu ; s'ils sont trop prononcés, trois ou quatre ventouses scarifiées suffisent en général pour faire une dérivation du côté de la peau et diminuer la congestion intense qui ferme le rein. Un bain tiède de 10 à 15 minutes, de grands lavements froids amènent souvent le même résultat.

M. Jaccoud avait déjà conseillé l'usage du lait dans la scarlatine comme *moyen préventif* de la néphrite ; Ziegler l'a employé d'une façon systématique chez un très grand nombre de malades et de ce jour n'a plus vu de néphrite scarlatineuse. Sans être aussi optimiste, il faut reconnaître que cette pratique a diminué considérablement le nombre des complications rénales de la scarlatine. Le petit malade est mis dès le début de sa maladie au régime lacté, aux boissons chaudes diaphorétiques ; quand la fièvre est tombée et l'éruption éteinte, on continue le lait d'une façon exclusive, ou en y ajoutant un peu de pain et de pâtes alimentaires, pendant trois semaines, c'est-à-dire pendant la période la plus dangereuse de la scarlatine : passé ce moment, on peut laisser le malade se lever et revenir progressivement à l'alimentation commune, mais il ne doit quitter la chambre et le lait, qui constitue sa boisson aux repas, qu'après la fin de la désquamation. Pendant tout ce temps, d'ailleurs, il faut examiner l'urine tous les deux jours, surveiller le malade et à la moindre trace d'albumine ou d'œdème le remettre au régime lacté absolu.

Le *régime lacté* constitue en effet le véritable traitement des *néphrites aiguës* et souvent le seul nécessaire : le malade prend, suivant l'âge, de 1 litre 1/2 à 3 litres de lait, soit en quatre repas de 20 minutes dans la journée, soit par petites tasses toutes les heures. Ce régime doit être absolu pendant les premiers jours ; quand les œdèmes ont disparu, quand l'albumine a diminué d'une façon notable, on peut permettre quelques potages au lait et au riz, au tapioca, aux pâtes alimentaires, au pain ; un peu plus tard des légumes. L'albuminurie durant en général quelques semaines seulement, il est préférable d'attendre sa disparition complète pour revenir à l'alimentation commune ; si elle se prolonge toutefois plus de 5 à 6 semaines, on ne saurait continuer le régime du lait, trop débilitant même pour des enfants, sans craindre de produire de l'anémie, et il faut prudemment, progressivement, donner une alimentation plus substantielle. Cependant si l'albumine augmente notablement sous l'influence de ce régime, ou si l'œdème réapparaît, il faut revenir au lait exclusivement pour une nouvelle période de temps.

Dans la grande majorité des cas le régime seul suffit pour guérir la néphrite scarlatineuse, la néphrite aiguë *a frigore* ou des maladies infectieuses.

Cependant si, quelle que soit la quantité d'albumine, l'urine est peu abondante, si l'hématurie est intense, si l'œdème se généralise rapidement, il faut intervenir d'une façon plus active.

La *révulsion* au niveau de la région lombaire est un des premiers moyens à employer : il faut bien se garder, est-il besoin de le dire? d'avoir recours aux vésicatoires, à la teinture d'iode, aux frictions térébenthinées, aux sinapismes même, qui pourraient augmenter la congestion rénale; la dérivation du côté de la peau sera obtenue au moyen des ventouses sèches appliquées matin et soir (20 ou 30 environ) sur la région lombaire, et plus sûrement encore, plus rapidement, si les accidents sont pressants, par 4 à 10 ventouses scarifiées posées au niveau du triangle de J.-L. Petit; le lendemain, quand l'urémie est conjurée, on reviendra aux ventouses sèches.

On administre en même temps un *purgatif* destiné à faire une dérivation intestinale : on conseille le plus souvent les purgatifs doux, huile de ricin, purgatifs salins, dont on n'a pas à craindre l'action irritante sur l'intestin; les drastiques, employés à faible dose, donnent une diarrhée plus abondante et ne semblent pas mériter les objections qu'on leur fait. On obtient des résultats rapides avec l'eau-de-vie allemande :

> Eau-de-vie allemande 1 à 10 grammes (suivant l'âge, 1 gramme par année).
> Sirop d'orgeat. . . .     60     —

à donner en une fois.

Le lait constitue non seulement un aliment mais un puissant diurétique; il peut être utile cependant de lui adjoindre des *diurétiques* : c'est le cas lorsque, après quelques jours de régime lacté, après l'application de ventouses scarifiées, on voit persister l'oligurie et les hydropisies. Les diurétiques balsamiques, térébenthine, santal, copahu, devront être proscrits à cause de leur action irritante sur le rein; la teinture de cantharides à faible dose (1 à 6 gouttes) a été conseillée; elle ne donne pas d'accidents, mais pas non plus de résultats merveilleux.

Les diurétiques légers, tels que les tisanes d'uva ursi, de chiendent, de queues de cerises, peuvent être donnés dans tous les cas.

On a craint l'action toxique des sels de potasse et leur influence dépressive sur le cœur; ils agissent cependant réellement bien et la potion suivante :

> Acétate de potasse . . . . . . . . . . . . .     1 à  3 grammes
> Sirop des cinq racines . . . . . . . . . . .     40     —
> Infusion de sommités de genêt . . . . . .     80     —

peut être administrée sans crainte dans une journée.

La scille est peu employée à cause de son action irritante sur le rein. La digitale doit être réservée aux cas où le cœur faiblit, et toujours donnée avec prudence à cause de son accumulation possible.

La lactose réussit mieux dans les congestions rénales que dans les néphrites; elle rendra service toutefois dans les cas où l'enfant ne supportera pas le lait; on la donne à la dose de 50 à 100 grammes par jour, en solution dans un litre d'eau additionnée d'eau de menthe.

La théobromine a été employée dans les néphrites aiguës à la dose de 1 à 3 grammes et a quelquefois donné de bons résultats; on lui a reproché toutefois, et surtout à la diurétine, de donner des hématuries.

Citons encore la caféine, qui peut être employée en injections sous-cutanées, le strophantus, la spartéine, tous utiles surtout, comme la digitale,

[J. RENAULT.]

quand le cœur faiblit, et dont l'administration doit être précédée d'une saignée locale ou générale, ou d'un purgatif.

Les *diaphorétiques* autres que les boissons chaudes ne sont guère employés : l'acétate d'ammoniaque peut toutefois agir comme diaphorétique et comme stimulant diffusible. La pilocarpine, conseillée par Demme en injections sous-cutanées, à la dose de 5 milligrammes au-dessous de 2 ans, de 7 à 10 milligrammes entre 2 et 6 ans, de 25 milligrammes au-dessus de cet âge, peut provoquer des vomissements et du collapsus : aussi vaut-il mieux ne pas y avoir recours.

Les bains chauds, les bains d'air chaud, dont l'action est discutable dans les néphrites chroniques, sont contre-indiqués dans les formes aiguës.

**Néphrites chroniques.** — Tout ce qui vient d'être dit du traitement des néphrites aiguës est applicable aux poussées aiguës des néphrites chroniques : repos au lit, régime lacté absolu, avec ou sans purgatifs et diurétiques ; les saignées locales seront d'autant moins employées que la néphrite chronique date de plus longtemps et que l'anémie est plus prononcée ; elles seront prohibées à la période cachectique des néphrites diffuses et à la période ultime du petit rein contracté.

Dans l'intervalle des poussées aiguës, l'albuminurie et l'anémie sont quelquefois les seuls symptômes qui persistent : vouloir, dans ces conditions, faire disparaître l'albumine par la continuation du régime lacté serait courir à un échec certain et exposer le malade à une anémie, dont on ne serait pas sûr de le guérir. En thèse générale on peut dire qu'après 6 semaines ou 2 mois, si les hydropisies ont disparu, si l'urine a son taux à peu près normal, on a obtenu du régime lacté ce qu'il pouvait donner. On lui substituera peu à peu le régime mixte, puis le régime commun, tout en se tenant prêt à revenir au régime lacté si l'urine diminue, si l'œdème réapparaît ou si quelque autre trouble vient annoncer le début de l'insuffisance rénale.

Les médicaments que l'on conseille à cette période pour guérir l'albuminurie sont à peu près sans action : le tannin, le quinquina, les iodures, l'ergot de seigle, le calomel, les acides minéraux, l'arsenic, etc., ne font jamais disparaître complètement l'albuminurie ; les sels de strontiane la font diminuer pendant leur administration ; elle réapparaît ensuite à son taux primitif. Le sirop iodotannique mérite d'être ordonné, mais bien plus comme tonique et reconstituant que comme anti-albuminurique.

L'hygiène constitue la partie importante du traitement, dont le but doit être simplement d'empêcher la production de l'urémie, et l'apparition de l'anémie.

L'alimentation se composera de viandes blanches, fraîches : volaille, veau, bœuf, porc frais ; on proscrira les viandes noires, le gibier, les mollusques, les crustacés et en général les poissons, à moins qu'ils ne soient très frais ; les huîtres sont permises. Les œufs ne seront prescrits qu'en petite quantité, bien cuits, à la condition qu'ils n'augmentent pas l'albuminurie.

Tous les légumes, verts ou secs, sont permis, à l'exception des betteraves, de l'oignon, des radis, des navets et de tous les condiments.

On autorisera seulement les fromages frais, qui peuvent rendre de grands services.

Les fruits sont permis, à l'exclusion des noix (Grainger-Stewart).

Le lait constitue pendant longtemps la boisson principale; puis on peut le remplacer par le vin, la bière, le cidre, l'infusion de thé léger; on proscrira les boissons fortement alcooliques.

Les eaux minérales sont souvent utiles : bicarbonatées sodiques (Vichy, Royat, Saint-Nectaire, Vals), chez les brightiques qui ont des troubles digestifs; — bicarbonatées et sulfatées calcaires (Capvern, Contrexéville, Vittel, Pougues, Évian), chez les malades légèrement albuminuriques, anémiés et épuisés; — chlorurées (Bourbonne, Bourbon-l'Archambault, Bourbon-Lancy, Uriage, Salins, Salies), chez les anémiques, ou au début de la cachexie; — ferrugineuses (Bussang, Orezza, Forges), chez les anémiques dont les fonctions digestives sont parfaites.

. L'hygiène cutanée doit être surveillée avec soin : tous les matins on doit faire à l'enfant une friction avec un gant de flanelle imbibé d'eau de Cologne, d'alcoolat de lavande, de liniment de Rosen; les bains salés tièdes seront permis; les bains froids et les bains de mer défendus.

Le malade doit être vêtu chaudement, avoir le corps couvert de flanelle pour éviter les refroidissements.

L'exercice musculaire, modéré, au grand air, activera la circulation et la nutrition.

Les climats de moyenne altitude, les bords de la Méditerranée, le voisinage des forêts de pin seront conseillés, à l'encontre de plages de l'Océan et plus encore de celles de la Manche.

L'anémie, en dehors des poussées aiguës, sera combattue à l'aide d'un régime reconstituant, du fer, de l'arsenic, des toniques et des amers qui stimuleront l'appétit.

**Urémie.** — L'urémie peut se produire subitement dans les premiers jours de la néphrite aiguë, malgré l'institution du traitement le plus sévère. Il ne faut alors pas hésiter à avoir recours à une saignée générale, de 100 à 300 grammes, suivant l'âge de l'enfant, et qu'on pourra répéter le lendemain, s'il est nécessaire; quelques heures après, si la crise n'est pas calmée, on administrera un lavement purgatif, et, autant qu'on pourra, des diurétiques.

Les inhalations d'oxygène, les ventouses sèches soulageront la dyspnée; les convulsions seront calmées par des inhalations de chloroforme, ou des lavements de chloral (0,50 à 2 grammes), de bromures, d'antipyrine; contre le coma on emploiera les injections sous-cutanées d'éther et de caféine.

Ces derniers moyens doivent aussi être utilisés dans l'urémie quand elle survient au cours ou à la fin des néphrites chroniques; mais la saignée, qu'il faut faire au début de l'urémie convulsive ou comateuse des néphrites aiguës, doit être ici discutée : on pourra encore l'employer dans les cas de néphrite chronique peu ancienne et chez les malades peu anémiés; mais elle sera rejetée chez les cachectiques et surtout à la fin du petit rein contracté, où elle pourrait précipiter la terminaison fatale.

[J. RENAULT.]

### DÉGÉNÉRESCENCE AMYLOÏDE

Rokitansky décrivit le premier le rein lardacé, rein cireux : Virchow l'appela rein amyloïde, à cause de la coloration brune que prennent sous l'influence d'une solution iodée les parties dégénérées, comme l'avait montré Meckel. Le nom de dégénérescence amyloïde a été conservé bien que Kekulé, Schmidt, aient démontré, depuis lors, que la substance dite amyloïde n'est pas une substance amylacée, mais albuminoïde.

Un certain nombre des cas décrits autrefois sous le nom de gros rein blanc doivent lui être rapportés. Pour Lecorché la dégénérescence amyloïde n'est d'ailleurs qu'une lésion surajoutée à la néphrite parenchymateuse ; pour Bartels, Furbringer, Brault, elle existe le plus souvent indépendamment de toute néphrite, bien qu'elle puisse dans certains cas être associée à toutes les variétés de néphrite.

**Anatomie pathologique**. — Au début, par exemple chez les enfants qui succombent à une tuberculose ganglionnaire, il faut rechercher attentivement, au microscope même, cette dégénérescence pour la déceler. Le rein est gros, lisse, pâle et ressemble à un rein simplement anémique ; la capsule s'enlève facilement, à la coupe la substance médullaire est un peu moins pâle que la substance corticale.

Au microscope, sur des coupes colorées au violet de Paris, qui teint la substance amyloïde en rouge violet et le tissu normal en bleu pâle, on se rend compte que cette substance est répartie d'une façon irrégulière, sans ordre, comme au hasard, sur un certain nombre d'artérioles et de glomérules ; sur les artérioles, elle peut siéger en un point quelconque depuis la voûte artérielle jusqu'au glomérule ; dans les glomérules, elle n'atteint que quelques anses vasculaires. Les capillaires intertubulaires et les vaisseaux des pyramides ne sont pris que plus tard. Toutes les cellules épithéliales sont saines depuis les papilles jusqu'aux capsules de Bowmann.

Plus tard l'aspect du rein amyloïde est celui du gros rein blanc ; il est très volumineux, lisse, pâle, ferme, élastique, avec quelques veinules dilatées sous la capsule, qui se décortique facilement. Sur une coupe, la substance médullaire apparaît à peu près décolorée, la substance corticale un peu augmentée de volume, très pâle, est parsemée de points translucides, comme des gouttelettes d'empois, qui ne sont autre que les glomérules dégénérés ; ces points prennent, quand on les touche avec une solution iodée, une teinte rouge-brun.

Au microscope on voit que les lésions sont généralisées, atteignent les artères, les glomérules, les capillaires, la paroi des tubes.

Les glomérules sont pris dans leur totalité ; la capsule de Bowmann n'est pas enflammée, mais son épithélium a disparu par une sorte d'exfoliation, de résorption insensible (Brault) tenant sans doute à la perturbation organique apportée par l'anémie globulaire, due elle-même au peu de perméabilité des anses vasculaires.

Les cellules des tubes urinifères sont saines, ou atteintes de lésions diverses si la dégénérescence amyloïde n'est pas pure.

On a décrit, suivant la prédominance des lésions amyloïdes en tel ou tel point, une forme *corticale*, une forme *médullaire*, exceptionnelle (Kyber, Strauss), portant sur les vaisseaux des pyramides, une forme *mixte*, de beaucoup la plus fréquente ; la forme médullaire, qui respecte les glomérules, se distingue cliniquement par l'absence d'albuminurie.

Pour Grainger-Stewart, la dégénérescence amyloïde peut aboutir à l'atrophie rénale ; pour la plupart des auteurs, cette atrophie est due non à la dégénérescence amyloïde elle-même, mais aux lésions de néphrite, auxquelles elle est associée. MM. Cornil et Brault, tout en considérant l'atrophie due à la dégénérescence amyloïde pure comme un fait exceptionnel, en rapportent un cas très net, qu'ils expliquent par le collapsus rénal dû au rétrécissement graduel du champ circulatoire.

Souvent, en même temps que la dégénérescence amyloïde, on trouve les lésions de néphrite diffuse chronique avec dégénérescence graisseuse des épithéliums, des lésions de néphrite avec atrophie, des lésions tuberculeuses ou syphilitiques.

Très souvent enfin la dégénérescence amyloïde atteint à la fois le rein, le foie, la rate, l'intestin ; dans un assez grand nombre de cas cependant, elle est, sinon localisée, tout au moins prédominante sur un de ces organes.

**Étiologie.** — Dickinson n'a jamais trouvé la dégénérescence amyloïde chez des enfants de moins de 5 ans ; Fehr, sur 182 cas, l'a rencontrée 2 fois de 1 à 5 ans, 6 fois de 1 à 10 ans. Passé cet âge la dégénérescence amyloïde devient bien plus fréquente, parce que les affections qui la produisent augmentent elles-mêmes de fréquence.

La tuberculose osseuse et la tuberculose articulaire viennent en première ligne ; caries osseuses des membres ou de la tête (Bartels), tumeurs blanches diverses, mal de Pott ; il est d'ailleurs remarquable que la dégénérescence amyloïde ne se produit pas avant la communication des abcès avec l'extérieur, même si le pus est collecté depuis longtemps.

La pleurésie purulente, surtout la pleurésie tuberculeuse, est une cause fréquente de la dégénérescence amyloïde, et ici encore celle-ci n'apparaît qu'après l'ouverture de la plèvre.

La tuberculose chronique des poumons ne lui donne lieu que lorsqu'il y a des cavernes pulmonaires, fait d'autant plus rare, on le sait, que les enfants sont plus jeunes.

Toutes les lésions tuberculeuses peuvent d'ailleurs, mais plus rarement, s'accompagner de dégénérescence amyloïde : l'adénopathie trachéo-bronchique, la tuberculose intestinale, mésentérique, la péritonite tuberculeuse, le lupus ulcéré.

Après la tuberculose la cause la plus fréquente de dégénérescence amyloïde est la syphilis, héréditaire ou acquise, quand elle produit des lésions étendues de la peau, des os ou des viscères.

Le rachitisme très prononcé, la cachexie paludéenne à la suite de fièvres invétérées ; les eczémas avec suppuration et infiltration de la peau sont encore des causes de dégénérescence amyloïde.

Elle peut enfin se produire dans un rein quand l'autre est atteint de

[J. RENAULT.]

pyonéphrose, et nous avons vu qu'elle pouvait compliquer toute néphrite préexistante.

Quant à la pathogénie, elle est encore à peu près inconnue. Puisque le foie, la rate, l'intestin peuvent être pris en même temps que le rein, on ne peut admettre qu'il s'agit d'une élimination par ce dernier d'une substance viciée qui se déposerait dans les artérioles et les capillaires. D'autre part il ne s'agit pas non plus du dépôt d'une substance étrangère dans les tissus, puisque les vaisseaux artériels et capillaires sont seuls atteints et que les autres parties des organes restent saines.

Le sang est cependant sans aucun doute altéré ; son altération est l'intermédiaire obligé entre la maladie première et la dégénérescence amyloïde, mais la nature de cette altération nous échappe encore. Elle doit être dans certains cas cependant assez profonde, car la lésion amyloïde peut se produire avec une grande rapidité.

**Symptômes.** — Du fait de leur maladie première les enfants sont déjà pâles et anémiques ; mais quand la dégénérescence amyloïde survient, leur nutrition est encore plus défectueuse : ils deviennent pâles, blêmes, leur peau prend une teinte de cire, transparente, cachectique.

La polyurie abondante est un des bons signes du début : la quantité d'urine atteint 2 ou 3 litres et plus, puis, après un certain temps, elle diminue, mais sans descendre au-dessous de la normale, excepté toutefois quand il se produit soit de la diarrhée, soit de la fièvre, soit, à la fin, une forte diminution de la tension artérielle.

L'urine est pâle, aqueuse, d'une densité de 1 005 à 1 015 ; elle n'est trouble, sédimenteuse, que s'il existe de la fièvre sous l'influence de la maladie causale. L'urée, les matières extractives, les chlorures, les phosphates sont considérablement diminués.

Au début l'albuminurie est légère ; souvent elle est transitoire, disparaît pendant quelques jours pour reparaître ensuite. Elle ne tarde pas à s'installer d'une façon définitive et à être très abondante : tant qu'il y a une polyurie notable la quantité d'albumine ne dépasse guère 1 à 2 grammes par litre ; plus tard quand l'urine diminue, l'albumine augmente ; les chiffres de 5, 10, 15 grammes ne sont pas exceptionnels du tout, on a même trouvé jusqu'à 50 grammes d'albumine par litre.

Elle est formée de sérine et de globuline en proportions variables.

Les éléments figurés manquent au début ou sont très rares ; plus tard ils deviennent très abondants : ce sont des cellules épithéliales peu nombreuses, des cylindres larges, cireux ou colloïdes, mais ne présentant pas les réactions de la substance amyloïde, comme l'avaient annoncé quelques auteurs.

L'œdème peut manquer pendant toute l'évolution de la maladie ou apparaître à des époques variables. Pendant très longtemps il est très léger et reste limité aux malléoles ; puis il s'étend aux jambes et aux cuisses ; plus tard encore apparaît l'ascite. Ordinairement l'œdème reste limité aux membres inférieurs et au péritoine : c'est tout à fait exceptionnellement qu'il se généralise, gagne le tronc, la face et les cavités pleurales ou péricardiques. En dehors de cette limitation habituelle aux membres inférieurs et au péritoine, qui le rapproche de l'œdème cachectique, on doit faire remarquer sa coexistence fréquente avec une polyurie relativement abondante, ce qui le différencie des œdèmes des néphrites.

La diarrhée s'observe assez fréquemment, constituée par des selles liquides plus ou moins abondantes et fétides : tantôt elle est due à une tuberculose intestinale préexistante, tantôt elle doit être attribuée à la dégénérescence amyloïde de l'intestin ; elle est exceptionnellement le fait de l'urémie gastro-intestinale.

Les vomissements sont très rares : les matières vomies sont claires, liquides, très faiblement acides.

Le foie et la rate sont souvent hypertrophiés du fait de la dégénérescence amyloïde qui les atteint en même temps que le rein.

Le cœur est rarement hypertrophié, ainsi que l'avait déjà vu Traube ; à la fin de la maladie seulement il peut être dilaté.

L'évolution est très lente ; le début est très difficile à préciser exactement, mais toujours plusieurs mois ou plusieurs années se passent entre le moment où l'on constate les signes nets et la terminaison fatale, qui est presque la règle. On a cependant signalé des cas dans lesquels la mort est survenue moins de deux mois après le début non de la dégénérescence amyloïde, mais de la maladie qui l'avait produite.

Chez l'adulte la guérison est exceptionnelle, si tant est qu'elle se produise ; chez l'enfant il en existe des observations qui, pour ne pas être nombreuses, n'en sont pas moins incontestables : il s'agit toujours d'enfants dont la cachexie, due à des lésions tuberculeuses ou syphilitiques, n'est pas encore très prononcée ; la maladie première guérit d'abord, la dégénérescence amyloïde ensuite : on voit l'enfant engraisser, la peau se colorer, l'urine augmenter ; en même temps que la densité, les matières extractives et les chlorures augmentent, l'albumine diminue graduellement, les cylindres et les cellules épithéliales disparaissent. La guérison met toujours plusieurs mois à se faire.

La mort est la terminaison habituelle : elle survient le plus souvent du fait d'un épuisement général, d'une cachexie extrême.

L'urémie est rare, même dans les cas où la sécrétion urinaire est complètement supprimée un jour ou deux avant la mort ; si cependant elle se déclare, c'est presque toujours la forme comateuse qu'elle revêt, exceptionnellement la forme convulsive.

Dans un certain nombre de cas, enfin, la mort est due à une pneumonie, à la tuberculose pulmonaire, à une pleurésie, une péricardite, une péritonite ordinairement purulente, ou encore à des hémorragies diverses, épistaxis, purpura, etc., à la phlegmatia alba dolens suivie d'embolie.

**Diagnostic.** — Le diagnostic de dégénérescence amyloïde est en général assez facile. On doit y penser et on est autorisé à le faire, quand, au cours d'une suppuration prolongée, d'une tuberculose ou d'une syphilis cachectisantes, on voit l'urine devenir pâle, abondante, avec diminution de sa densité, de ses matières excrémentitielles, des phosphates, des chlorures, apparition d'une albuminurie constamment croissante et abondante, de

[J. RENAULT.]

rares éléments figurés. Le diagnostic devient encore plus vraisemblable, quand apparaît cet œdème si nettement limité, en général, aux membres inférieurs et au ventre ; il est certain quand on constate en même temps l'augmentation du volume du foie et de la rate.

Le diagnostic peut être hésitant seulement entre la dégénérescence amyloïde et la néphrite chronique diffuse. La quantité d'urine est modifiée dans les deux cas, mais sa composition est modifiée dans la dégénérescence amyloïde, les principes excrémentitiels, les chlorures et les phosphates restent en quantité normale dans la néphrite diffuse chronique à sa dernière période. Dans la première l'urine est plus abondante en général qu'à l'état normal, mais même si elle l'est moins, elle est claire, non sédimenteuse et contient des cylindres variés et nombreux, des globules rouges. Dans la dégénérescence amyloïde il n'y a, presque toujours, que de l'œdème des membres inférieurs et de l'ascite ; dans la néphrite diffuse chronique il y a de l'anasarque et de l'hydropisie de toutes les séreuses. Dans la première enfin la rate et le foie sont ordinairement augmentés de volume ; dans la seconde ils sont normaux.

**Traitement.** — Le traitement de la dégénérescence amyloïde est entièrement différent de celui des néphrites : mettre le malade au régime lacté serait augmenter l'anémie, la cachexie, hâter la terminaison fatale ; c'est au contraire un régime tonique et reconstituant qui convient. A une nourriture animale et végétale substantielle, aux vins généreux on ajoutera l'emploi de l'huile de foie de morue, du fer, de l'arsenic ; les iodures conseillés par Bartels, Murchison, dans le but d'agir sur l'altération des vaisseaux du rein, n'ont pas donné grands résultats.

Quant à la cause même de la dégénérescence amyloïde, il faut la combattre autant que faire se peut. On sera souvent impuissant dans les cas de tuberculose pulmonaire, ganglionnaire ou péritonéale avancée ; le traitement antisyphilitique échouera de même trop souvent contre des lésions profondes de syphilis héréditaire, il doit néanmoins être employé avec persévérance, puisque c'est le seul dont on puisse attendre quelque chose, et il ne faut pas considérer la lésion rénale et l'albuminurie énorme qu'elle détermine comme des contre-indications à l'emploi du mercure et de l'iodure de potassium à hautes doses.

On peut être plus heureux quand il s'agit de tumeurs blanches suppurées, d'abcès par congestion, d'empyème fistuleux : la suppression de la suppuration a dans quelques cas été suivie de la guérison des lésions amyloïdes ; l'apparition de ces dernières, loin donc d'être une contre-indication à l'opération, peut en être considérée comme une indication pressante, à moins, bien entendu, que le degré trop prononcé de la cachexie ne puisse faire renoncer à tout espoir de guérison.

# XV

## PÉRINÉPHRITE, PHLEGMON PÉRINÉPHRÉTIQUE

PAR LE Dr J. COMBY
Médecin de l'hôpital des Enfants-Malades.

La *périnéphrite*, le *phlegmon périnéphrétique,* sont des termes qui servent à désigner l'inflammation suppurative de l'atmosphère cellulo-graisseuse qui entoure le rein. Cette maladie ne joue qu'un rôle effacé dans la pathologie de l'enfance. Elle est moins rare à l'âge adulte.

**Étiologie.** — La périnéphrite peut être *primitive* ou *secondaire*. Primitive, elle survient sans cause connue, en pleine santé, ou bien elle est sous la dépendance d'un refroidissement, d'un traumatisme : coup sur les reins, chute, efforts plus ou moins violents, etc. Secondaire, la périnéphrite peut résulter d'une infection de voisinage, d'une propagation inflammatoire, ou reconnaître une cause plus générale.

Dans le premier groupe de causes, figurent les lésions du rein : néphrite et pyélonéphrite suppurée, tuberculose rénale, tumeurs du rein, lithiase rénale, rein flottant; appendicite ouverte au-dessous ou en arrière du rein, abcès du foie, ostéomyélite vertébrale ou costale, mal de Pott avec abcès par congestion, etc.

Dans le groupe des maladies générales pouvant se compliquer de périnéphrite, il faut citer la rougeole (un cas observé par M. Lannelongue), la fièvre typhoïde (un cas observé chez un enfant de 7 ans par M. Tuffier, *Appareil urinaire, in* Traité de chirurgie, VII, p. 550, 1re édition), la scarlatine, etc.

Parmi les causes que nous venons d'énumérer, quelques-unes pourraient être écartées, la tuberculose du rein, le mal de Pott, comme ne déterminant pas à proprement parler le *phlegmon périnéphrétique*, mais plutôt l'*abcès froid* périrénal.

Et d'ailleurs, en faisant la somme de toutes ces causes d'infection de l'atmosphère celluleuse du rein, on ne trouve qu'un nombre fort restreint d'observations chez les enfants.

D'après Hallé (Thèse de Paris 1863, — *Des phlegmons périnéphrétiques*), la périnéphrite ne s'observerait pas avant l'âge de 10 ans. Or Gibney rapporte un cas observé chez un enfant de 5 semaines; Weber, cité par Fürbringer, aurait rencontré la maladie chez le fœtus. Nous citons plus loin un cas à 20 mois (Buscarlet) ; Lœb en avait observé un autre chez un garçon de 6 ans (*Jahrb. f. Kind*, 1874), à la suite d'une chute, avec guérison après incision.

Rawdon (*Brit. med. Jour.*, 1878), à l'autopsie d'un enfant de 6 ans mort à la suite de l'opération de la taille pour un calcul vésical, trouva un abcès autour du rein.

Gibney (*Chicago med. Jour.* 1880) a recueilli 28 observations de périnéphrite chez des enfants âgés de 18 mois à 15 ans. Sur ce nombre, il y avait 15 filles et 13 garçons : 14 fois le phlegmon était à gauche, et 14 fois à droite ; 8 fois il était consécutif à un traumatisme. D'après cette statistique, le pronostic serait bénin, car la terminaison fut toujours favorable, 12 fois par résolution spontanée, 16 fois par ouverture de la collection purulente au dehors.

L'abcès peut s'ouvrir dans l'intestin, dans la plèvre, dans les bronches (1 cas de Gibney).

Le traumatisme, si souvent invoqué chez l'adulte, agit avec une égale fréquence chez l'enfant (8 fois sur 28, d'après Gibney, plus de 28 pour 100).

Le Dr F. Buscarlet (*Revue médicale de la Suisse Romande*, 20 juillet 1894) a rapporté un exemple de phlegmon périnéphrétique consécutif à un traumatisme chez un enfant de 20 mois.

Cet enfant, jusque-là bien portant, nourri au sein, tombe le 5 février d'un lit élevé sur le sol. Au bout de quelques jours, on ne peut le soulever par le bras sans le faire crier. Le 10 mars, survient de la fièvre avec anorexie ; en même temps les urines sont rouges et laissent un dépôt rougeâtre, sanguinolent. L'enfant ne peut plus se tenir debout et garde le lit. Le 9 avril, la région lombaire se tuméfie, bombe, des accès fébriles se montrent tous les soirs.

Quand M. Buscarlet fut appelé, le 30 avril, près de 3 mois après l'accident, l'enfant était amaigri, épuisé, semblable à un phtisique parvenu à la dernière période. La région lombaire présentait, à gauche, une énorme tuméfaction qui allait depuis l'angle inférieur de l'omoplate jusqu'à la crête iliaque, et depuis l'épine dorsale jusqu'au flanc gauche. La peau était lisse, amincie, tendue, la fluctuation était des plus nettes. Une ponction donne issue à 3/4 de litre d'un pus verdâtre. Puis la poche se remplit de nouveau ; une large incision est alors pratiquée, et le chirurgien sent avec le doigt introduit dans la plaie une poche profonde qui entoure le rein gauche.

L'abcès était en bouton de chemise. On fit un lavage à l'eau phéniquée faible et un tamponnement iodoformé. En huit jours l'enfant se transforma, la fièvre disparut, l'appétit revint. La guérison fut obtenue sans fistule.

Dans cette observation des plus intéressantes, on voit que la maladie s'est manifestée d'abord par des douleurs atroces provoquées par les mouvements, puis par de la fièvre, de l'*hématurie*, et enfin par une tuméfaction lombaire fluctuante. L'intervention, bien que tardive, a été suivie d'un succès complet ; si elle n'avait pas eu lieu, l'enfant aurait probablement succombé à la septicémie.

La bactériologie de la périnéphrite est à peine ébauchée.

Chez un enfant de 18 mois, atteint d'abcès périnéphrétique à la suite d'une rougeole, MM. Lannelongue et Achard (*Manuel de Médecine*, Debove-Achard) ont trouvé le coli-bacille et le staphylocoque doré dans le pus.

On peut rencontrer aussi le streptocoque, le pneumocoque (Tuffier).

Mais, d'après Albarran, le coli-bacille, dont le rôle est si important dans toutes les suppurations des voies urinaires, serait l'organisme pathogène le plus fréquemment rencontré. Cette bactérie pyogène a été trouvée à l'état de pureté 4 fois sur 7 cas, et une fois associée à des cocci. On aurait pu même reproduire expérimentalement la périnéphrite en injectant les cultures de coli-bacille dans l'uretère.

**Symptômes**. — Le phlegmon périnéphrétique ne s'accuse par aucun symptôme caractéristique avant l'apparition de la tuméfaction dont le siège seul fait présumer la nature. Si l'enfant est assez grand pour se plaindre et pour localiser avec précision ses souffrances, il indiquera un point douloureux dans la région lombaire ou dans le flanc, d'un côté ou de l'autre. En même temps il cessera de marcher et recherchera la position horizontale. En même temps il y aura une fièvre vive, à exacerbation vespérale, quelquefois franchement intermittente, avec frissons, douleurs et sueur. L'appétit diminue, puis se perd, l'enfant peut présenter des vomissements. Les urines rouges, peu abondantes, sont souvent normales ou à peu près normales. Après une période plus ou moins longue (3, 4, 6 semaines), pendant laquelle on ne sait vraiment à quoi se rattacher, un empâtement profond, avec voussure, se dessine du côté des lombes ; en même temps le membre du côté de la tuméfaction est gêné dans ses mouvements, la cuisse se fléchit sur le bassin. A mesure que la collection augmente, l'échancrure située entre les fausses côtes et la crête iliaque s'efface, se comble, elle est remplacée par une voussure ; tout le côté est alors tuméfié dans son ensemble. La peau, très éloignée d'abord de la collection purulente, ne change que tardivement de couleur, de consistance, de souplesse.

Enfin elle est empâtée à son tour, épaisse, œdémateuse, rouge en certains points. Si l'intervention est différée, une collection sous-cutanée se dessine, la fluctuation superficielle est manifeste, on est en présence d'un *abcès en bouton de chemise*.

Quand ces signes physiques existent, les douleurs spontanées et surtout à la pression sont atroces, et tout mouvement est de nature à les exaspérer. Quand on veut sortir l'enfant de son lit, quand on veut le soulever par les bras ou par le tronc, on lui arrache des cris aigus. Un bon chirurgien ne doit pas attendre, pour intervenir, que la fluctuation soit manifeste ; quand, éclairé par l'évolution de la maladie, par la fièvre, par la palpation méthodique de la région, il s'est assuré que la phlegmasie existe, il doit hardiment aller au-devant du pus en incisant profondément la région lombaire, en dehors de la masse musculaire, de façon à pénétrer dans le foyer sans intéresser le péritoine.

L'abcès méconnu, non ouvert chirurgicalement, peut fuser dans les régions voisines, dans la fosse iliaque, dans le petit bassin ; il peut à travers le diaphragme envahir la plèvre ; il peut perforer le péritoine, l'intestin, la vessie, le vagin.

Ces migrations du pus sont une source de dangers très grands (péritonite, pleurésie, fistule cutanée).

**Diagnostic**. — Le diagnostic repose non seulement sur la notion de la cause (traumatisme), mais sur l'association des symptômes indiqués plus haut : douleur, fièvre, tuméfaction. La néphrite, la pyélonéphrite peuvent

[J. COMBY.]

aussi entraîner de la fièvre, de la douleur lombaire, mais la tuméfaction manque souvent, et les urines sont toujours altérées ; hématuries, urines troubles, mêlées de pus, etc.

La tumeur du rein a une évolution lente, souvent indolore : on sent une masse dure dans le ventre, en avant de la masse sacro-lombaire, il n'y a pas de fluctuation.

Dans l'hydronéphrose, il y a bien tuméfaction et fluctuation, mais sans fièvre, sans douleur ; la tumeur s'est déclarée insidieusement et elle a une durée généralement plus longue que la périnéphrite ; d'autre part cette tumeur fluctuante proémine surtout dans l'abdomen.

L'appendicite, dans certains cas, peut être une cause d'erreur, et on peut même voir des périnéphrites consécutives à l'inflammation et à la perforation de l'appendice.

Quand la collection est froide, quand elle s'est formée lentement, insidieusement, à la suite d'un mal de Pott, d'une carie costale tuberculeuse, d'une caséification du rein, ses symptômes sont peu nets, et elle peut être aisément méconnue.

D'après Monti, la périnéphrite passerait souvent inaperçue dans le jeune âge, l'enfant ne rendant pas bien compte du siège de la douleur et des sensations qu'il éprouve.

**Traitement.** — Le traitement de la périnéphrite est exclusivement chirurgical ; sans doute les bains tièdes, les applications émollientes, la révulsion peuvent bien dans quelques cas procurer un certain soulagement. Mais il faut se préparer à l'intervention et la pratiquer en temps opportun.

Les *abcès chauds*, dit A. Broca, seront traités par l'incision et le drainage (incision verticale le long du bord externe de la masse sacro-lombaire) ; on explorera avec le doigt les organes voisins, le rein (assez rarement en cause), les côtes et le rachis (ostéomyélite). L'incision est indiquée, sans attendre la fluctuation, par la fièvre, la douleur et l'œdème de la région lombaire.

Les *abcès froids* (tuberculose rénale, mal de Pott) seront incisés et curettés plutôt que soumis à la ponction et à l'injection iodoformée

# XVI

## *PYÉLITE ET PYÉLONÉPHRITE*

### PAR LE Dʳ J. COMBY
Médecin de l'Hôpital des Enfants-Malades.

On désigne sous le nom de *pyélite* l'inflammation de la membrane muqueuse qui tapisse les bassinets et les calices des reins. C'est dire que la pyélite est rarement isolée et qu'elle s'accompagne souvent de néphrite (*pyélo-néphrite*).

### ÉTIOLOGIE

Quoique la pyélite soit rare dans l'enfance, les causes qui peuvent lui donner naissance sont très variées.

On doit distinguer d'abord une *pyélite primitive*, survenue sans cause appréciable, chez des enfants jusque-là bien portants. Dans ces cas, on peut invoquer l'influence du *froid*, du *traumatisme*, d'une *indigestion*, ou de toute autre cause accidentelle dont l'action n'est pas toujours facile à mettre en relief.

Emmet Holt a rapporté, à la Société de Pédiatrie américaine (juin 1894), trois cas de pyélite aiguë dans l'enfance ; cette pyélite a été primitive, et aucune cause prédisposante ou déterminante n'a pu être invoquée.

1° Un petit garçon de 14 mois, nourri au sein par sa mère, est pris le 15 septembre 1892 de fièvre qui dure plusieurs jours et s'accompagne d'urines rares et troubles. Ces urines, recueillies dans un verre à expériences, laissent un dépôt d'un pouce de hauteur. Au microscope, on voit des cellules de pus, des épithéliums, pas de cylindres. La présence du pus persiste trois semaines; l'enfant a fini par guérir.

2° Une fillette de 8 mois, observée le 6 décembre 1892, est malade depuis 9 jours. Allaitement artificiel. Début par un frisson, avec fièvre qui persiste 8 à 10 jours. Traitement par la quinine et les bains; on croyait à une pneumonie. De l'urine ayant été recueillie, on trouve du pus sans cylindres. Guérison rapide après administration de citrate de potasse.

3° Une fillette de 9 mois est prise, le 8 février 1894, de frisson avec cyanose des lèvres, abattement, fièvre vive. Bain chaud dans la nuit, nouvel accès de fièvre ; bain, quinine (10 centigrammes de sulfate acide par le rectum toutes les 3 heures). Le troisième jour, deux nouveaux accès avec sueurs. Urine très acide, laissant un dépôt de pus; densité 1012. On donne 10 centigrammes de citrate de potasse toutes les 2 heures. Le sixième jour, urines plus abondantes et plus claires.

Le 14 février, 2ᵍʳ,50 de citrate de potasse par jour, qui fait disparaître l'acidité urinaire. Pus en abondance : 5 pour 100 du volume total, soit 2 ou 3 onces par jour. Cellules de pus, épithélium du rein et de la vessie, quelques cylindres; pas de bacilles de Koch. Un médecin appelé en consultation (Ripley) incrimine la malaria : on fait des injections de bisulfate de quinine; plus de frissons. Le 15 mars, guérison.

Ce troisième cas va nous servir de transition pour étudier les pyélites de cause générale.



[*J. COMBY*].

Les maladies infectieuses, la variole, la scarlatine, la rougeole, la diphtérie, la fièvre typhoïde, peut-être la malaria, par les poisons qu'elles jettent dans la circulation et que le rein doit éliminer, pourraient dans quelques cas déterminer la pyélite.

Les intoxications par les balsamiques, par la cantharide (vésicatoire), sont susceptibles d'irriter le bassinet et les calices et de déterminer la production d'une pyélite catarrhale ou même membraneuse.

La gastro-entérite des nourrissons a été incriminée dans quelques cas. Monti dit qu'on trouve souvent la pyélite à l'autopsie des enfants morts de catarrhe intestinal.

Baginsky (*Soc. de méd. interne de Berlin*, 2 mai 1897) décrit une pyélonéphrite curable consécutive aux diarrhées infantiles, avec présence du colibacille dans les urines. Que la pyélonéphrite soit bénigne ou grave, elle reconnaîtrait toujours la même cause, c'est-à-dire des troubles digestifs.

Mais ce sont surtout les lésions de l'appareil génito-urinaire qui s'accompagnent le plus volontiers de pyélite. Au premier rang de ces lésions, il faut placer la lithiase rénale, beaucoup plus fréquente qu'on ne le croit chez les jeunes enfants et qui passe souvent inaperçue.

Je ne parle pas seulement de cette fine poussière uratique qui se dessine en traits jaune d'or sur la coupe des pyramides (infarctus de Parrot), mais de véritables calculs des bassinets et des calices, soit en grains, soit en graviers arrondis, anguleux, mûriformes, dont la présence, généralement bien tolérée, peut dans des cas exceptionnels irriter la muqueuse et déterminer la pyélite, l'hématurie, la dysurie, etc.

Comme cette question de la lithiase rénale dans la première enfance n'est pas très connue, je vais en rapporter quelques observations.

I. B... Henri, âgé de 2 mois, entre à la crèche de l'hôpital des Enfants-Malades, le 21 janvier 1897. Cet enfant, nourri au biberon, est très amaigri, a des vomissements, de la diarrhée. On lui donne du lait stérilisé coupé d'eau de chaux (une cuillerée à soupe par biberon). Les vomissements et la diarrhée cessent. Pas de fièvre. L'enfant succombe le 13 février, malgré les injections d'eau salée (10 centimètres cubes) et de sérum de Chéron (1 centimètre cube). A l'autopsie, faite le 14 février, nous trouvons de l'atélectasie pulmonaire, de la dilatation du gros intestin et de l'estomac (ce dernier avait 145 centimètres cubes de capacité), un gros foie en voie de dégénérescence graisseuse. Pas de tuberculose, pas d'hypertrophie ganglionnaire.

Rein gauche normal. Le rein droit, fendu longitudinalement, présente 5 calculs uratiques des calices et du bassinet ; ces calculs, gris jaunâtre, sont anguleux, plus gros que des têtes d'épingles, très durs, ne s'écrasant pas sous le doigt. La vessie, vide et revenue sur elle-même, présente à la surface de sa muqueuse de petits graviers analogues au nombre d'une dizaine.

En dehors de la lithiase que nous venons de décrire, les reins n'ont pas présenté ces stries jaunes des pyramides produites par la réplétion uratique des canaux de Bellini (infarctus de Parrot).

II. *Petite fille de 3 mois athrepsique. Calculs multiples dans les deux reins.* — G... Antoinette, âgée de 3 mois, entre à l'hôpital des Enfants-Malades, le 12 janvier 1897. Née à terme, elle a été mise à l'allaitement mixte (le sein la nuit, le biberon le jour). Elle est malade depuis le 1er janvier : diarrhée verte, vomissements. On lui donne du lait stérilisé, mais elle est athrepsiée et meurt le 18 janvier.

A l'autopsie, on trouve de l'atélectasie des bases pulmonaires ; après avoir incisé verticalement les reins, on voit dans les calices et les bassinets de très nombreux calculs d'un gris jaunâtre, les uns très petits, en poussière, les autres gros comme des grains de plomb, arrondis, mûriformes, durs. Il ne semble pas y avoir de pyélite accompagnant cette lithiase. En somme, gravelle rénale uratique chez une fillette athrepsiée.

Pendant la vie, on n'avait rien remarqué du côté des urines; aucun trouble, pas de pus, pas de sang.

III. *Fillette de 4 mois athrepsique. Lithiase rénale.* — S... Gabrielle, âgée de 4 mois, entre à la crèche de l'hôpital des Enfants-Malades, le 24 décembre 1896, pour des troubles digestifs qui datent du 16 décembre. Cette enfant, nourrie au biberon, venait mal; puis elle a présenté de la constipation et des vomissements. Quand elle entre à l'hôpital elle n'a pas de fièvre, mais elle tousse et présente quelques râles de bronchite. On lui donne du lait stérilisé; elle digère mieux. Le 27 décembre, elle présente les signes d'une broncho-pneumonie commençante (foyers de râles crépitants, souffle aux deux bases). Le 6 janvier, la température monte le soir à 40°,5 et l'enfant succombe dans la nuit. A l'autopsie, faite le 8 janvier 1897, nous trouvons de l'atélectasie des deux bases avec gouttelettes de pus s'écoulant des bronches à la pression; des fragments de poumon excisés vont au fond de l'eau.

La coupe longitudinale des deux reins montre, dans les calices et les bassinets, de petits calculs brun jaunâtre, très nombreux, sans stries jaunes dans la substance des pyramides. Il y a donc une lithiase rénale en grains chez une fillette athrepsiée. Cette lésion était restée latente et une autopsie attentive seule a pu la mettre en relief. Pas de lésions inflammatoires dans les voies urinaires.

IV. Fille de 11 mois et demi, entrée à l'hôpital le 26 janvier 1897, pour une bronchopneumonie double : râles sous-crépitants dans les deux poumons en arrière, souffle. L'enfant est sevrée depuis deux mois; elle était au sein, mais elle mangeait depuis l'âge de 6 mois. Erythème des fesses et des cuisses avec desquamation par lambeaux. Mort dans l'asphyxie le 3 février.

Le 4 février, autopsie : on trouve les deux poumons, dans leur partie postérieure et inférieure, infiltrés de pus avec hépatisation lobulaire. Foie gros et parsemé de taches blanches (foie infectieux). Rein droit sain. Rein gauche, fendu verticalement, présente un calcul gris jaunâtre, quadrangulaire, de la largeur d'une lentille, de consistance pierreuse. Pas d'autre production calculeuse. Les deux reins étaient disposés en fer à cheval, tendant à se réunir par leur extrémité supérieure.

V. *Méningite tuberculeuse. Lithiase rénale avec pyélonéphrite chez un garçon de 23 mois.* — R... René, âgé de 23 mois, entre à l'hôpital le 2 avril 1896; il est dans le coma et n'a plus que quelques jours à vivre. Il serait malade depuis 8 jours.

Son père a une bronchite chronique; sa mère est arrivée à la dernière période de la phtisie. Une sœur est morte athrepsique, deux frères sont bien portants.

Il est né à terme, a été élevé moitié au sein, moitié au biberon. Il n'a jamais marché, il est rachitique.

Depuis 8 jours, on a remarqué qu'il dépérissait, qu'il avait de la constipation, de l'anorexie, de l'insomnie.

Au moment de l'entrée à l'hôpital, on constate que l'enfant est maigre, peu développé pour son âge; ses tibias sont incurvés, son thorax est déformé et présente le chapelet rachitique. Il n'a que 6 dents. L'enfant est dans le coma, les yeux demi-clos; la respiration est irrégulière, le pouls donne 130 à la minute. Il y aurait eu la veille des convulsions et il persiste un léger état de contracture avec main gauche en griffe. La température rectale est de 37°,8, le 2 avril au soir; elle monte à 38°,8 le 3 au matin, à 39°,3 dans la soirée du même jour, et la mort survient le 4 avril à 4 heures du matin.

Les pupilles étaient dilatées, surtout à gauche, la raie méningitique était très prononcée. En palpant l'enfant, on découvrit, à la face postérieure du mollet gauche, une gomme tuberculeuse suppurée.

*Traitement.* — Vessie de glace sur la tête, lavement glycériné, calomel (3 centigrammes).

*Autopsie le 5 avril.* — A l'ouverture du crâne, écoulement abondant de liquide

[J. COMBY.]

céphalo-rachidien : cerveau mou et étalé; granulations miliaires à la base et dans la scissure de Sylvius, gros tubercule caséeux sur le vermis supérieur du cervelet.

Ventricules latéraux très dilatés. Peu de congestion cérébrale.

Du côté de la poitrine, gros ganglions caséeux autour des bronches, poumon droit infiltré de tubercules caséeux; poumon gauche congestionné. Rien au cœur. Rate petite, mais criblée de tubercules miliaires. Ganglions mésentériques sains. Estomac très dilaté. Reins de moyen volume, mais présentant, à la coupe, 3 ou 4 calculs irréguliers, durs, qui semblent formés par des urates, et qui sont logés dans les calices. La pression fait sourdre du pus de ces calices. Il y a donc pyélite et lithiase rénale.

Dans ce cas, il y avait une pyélite très nette, mais la tuberculose pouvait être incriminée autant que la lithiase.

VI. *Garçon de 2 ans. Gangrènes cutanées multiples. Gravelle rénale (sable jaune dans les calices)*. — B... Martin, âgé de 2 ans, entre à l'hôpital Trousseau, le 26 avril 1896. Outre les foyers de gangrène multiples en différents points, l'enfant présente à l'épaule gauche une large surface sphacélée consécutive à un vésicatoire. Il serait malade depuis 15 jours : toux, fièvre, vomissements. On entend, à la base droite, un souffle intense. L'enfant meurt le lendemain de son entrée à l'hôpital.

A l'autopsie, on trouve une double broncho-pneumonie pseudo-lobaire grise. Pas de tubercules. En ouvrant les reins, on rencontre, des deux côtés, dans les calices et les bassinets, une multitude de petits graviers jaunes. L'enfant avait donc, en même temps que l'affection pulmonaire qui l'a emporté, une gravelle rénale de date plus ou moins ancienne.

Je viens de faire une série d'autopsies de nourrissons morts d'athrepsie, de broncho-pneumonie, etc., et dont les reins examinés avec soin ont présenté de la gravelle et de la pyélo-néphrite. En pressant sur les pyramides on faisait sortie un liquide blanc laiteux contenant des leucocytes, des cellules de revêtement des canaux de Bellini (Bernard) et souvent aussi de la poussière uratique. Cette poussière uratique est une cause d'irritation pour les épithéliums des bassinets et des tubuli, et elle est très souvent associée à la pyélo-néphrite. Chez l'enfant, comme chez l'adulte, la lithiase rénale est au premier rang des causes de la pyélite. Mais cette lithiase elle-même, si commune chez le nouveau-né et le nourrisson, d'où vient-elle? Elle n'est pas diathésique ni héréditaire. Elle est liée à la mauvaise nutrition de l'enfant (biberon, suralimentation), à la concentration et à l'acidité de ses urines, peut-être à la gastro-entérite et à la déshydratation des tissus qui en résulte, peut-être aussi dans quelques cas à l'infection colibacillaire, dont le rôle, dans la pathologie des voies urinaires, tend à s'élargir de plus en plus. (Voir, dans ce volume, l'article *lithiase* de M. Bókay; voir aussi la thèse du D^r Ducamp d'Orgas, sur la *Lithiase rénale chez les nourrissons*, Paris, juillet 1897.)

Quelquefois le sable urinaire, les calculs du rein coïncident avec la congestion rénale, et avec la thrombose veineuse si bien décrite par Hutinel (*De la thrombose des veines rénales chez les nouveau-nés. — Revue mensuelle de méd. et de chir.* 1877, p. 196).

Dans ce travail, basé sur 45 observations, Hutinel établit que la thrombose est bilatérale 2 fois sur 3, que la veine cave peut être oblitérée. Dans les trois quarts des cas, le caillot occupe le tronc de la veine rénale; dans les autres cas, il occupe les veines secondaires. A la coupe, les pyramides forment des cônes noirs, d'aspect apoplectique, dont le sommet est souvent encombré par une poussière uratique d'un jaune d'or.

C'est exactement l'apparence que nous a donné le *rein gauche* d'un enfant de 6 mois dont nous avont fait l'autopsie le 17 février 1897.

VII. A... Gabriel, âgé de 6 mois, entre à la crèche de l'hôpital des Enfants-Malades. le 10 février, pour de la *diarrhée*. Cet enfant, né à terme, est nourri au biberon à long tube par sa mère, quand il ne va pas à la crèche. Depuis quelques jours, il a une diarrhée jaune abondante et il vomit des caillots de lait. Érythème des fesses. Température : 37 degrés, puis 37°,4, 57°,6, 37°,2. Il est mort le 16 février avec 37°,2.

À l'autopsie, nous avons trouvé l'estomac dilaté (270 centimètres cubes), le foie gros, strié de taches blanches (foie infectieux), les poumons atélectasiés à leur base, la rate de moyen volume avec périsplénite très limitée. Les deux reins sont de volume très inégal, le rein gauche est beaucoup plus gros que le droit et plus congestionné. A la coupe, on constate que les pyramides des deux tiers inférieurs se détachent en *noir foncé* sur un fond grisâtre. Il semble que le rein soit bourré de truffes. La dissection attentive du hilé, faite par M. Bernard, montre que les veines émulgentes sont remplies par des caillots (thrombose). En même temps que la congestion apoplectiforme des pyramides consécutive à la thrombose des veines, on trouve plusieurs graviers jaunâtres, uratiques, dans les calices. La coupe du rein droit ne montre rien de semblable, il n'y a ni congestion, ni gravelle.

Les uretères, la vessie ont été examinés, ils ne présentaient rien d'anormal. A son entrée, l'enfant ne pesait que 4 kilogrammes, il avait le facies d'un athrepsique.

Voilà donc un nourrisson infecté par le biberon et qui, consécutivement à la gastro-entérite, a fait de la thrombose des veines rénales et de la gravelle.

Chez un autre petit garçon âgé de 5 mois, nourri au biberon, mort de broncho-pneumonie, j'ai trouvé le rameau supérieur de la veine rénale droite oblitéré par un caillot; ce rein offrait, à la surface et à la coupe, des tâches noirâtres apoplectiques occupant sa partie moyenne : on voyait aussi, dans le bassinet et les calices, une poussière uratique jaunâtre. Le rein gauche n'offrait pas de trombose veineuse, mais une hydronéphrose provoquée par la lithiase. Estomac dilaté (330 c. c.), chapelet rachitique, etc.

Après les calculs qui, dans la majorité des cas et au moins pendant longtemps, sont bien tolérés, il faut indiquer les différents parasites du rein (échinocoque, strongle géant) et surtout la tuberculose des voies urinaires, qui peut déterminer la pyélite et la pyélonéphrite suppurée, ainsi que j'en ai publié un exemple dans le journal *la Pediatria* (1896).

Un petit garçon de 9 ans et demi, rendant des urines abondantes, mais troubles et purulentes, sans fièvre, meurt subitement. A l'autopsie, outre la tuberculose miliaire de divers viscères, on trouve le rein droit réduit à une coque pleine de pus (*pyélo-néphrite caséeuse*); l'uretère du même côté est dilaté et infiltré de tubercules (*urétérite tuberculeuse*); la vessie est moins atteinte. Rein gauche sain.

Toute lésion de la vessie et de l'urèthre, ainsi que des organes génitaux externes (cystite, uréthrite, vulvo-vaginite, phimosis, hypospadias), peut entraîner, par voie ascendante, une pyélite. Un cathétérisme malpropre de l'urèthre, un sondage de la vessie peuvent, par infection ascendante, entraîner la pyélite.

[*J. COMBY.*]

## ANATOMIE PATHOLOGIQUE

Quand la pyélite est secondaire et n'a pas attiré l'attention pendant la vie, on ne songe guère à.rechercher ses lésions après la mort. Les calices, les bassinets sont rarement étudiés, et il en résulte que beaucoup de pyélites légères, catarrhales, congestives, échappent à l'œil distrait des maîtres et des élèves.

J'ai décrit plus haut les calculs et les graviers qu'on trouve si fréquemment dans les bassinets des nourrissons allaités artificiellement.

Ordinairement la muqueuse ne semble pas atteinte ; mais quelquefois elle est rouge. épaissie, et par la pression on peut faire sourdre du pus. Dans quelques cas, on a trouvé une exsudation muco-membraneuse qui tapisse inégalement le bassinet et qui témoigne de la violence du processus inflammatoire. Dans d'autres cas, ce sont des suffusions hémorragiques, des ecchymoses, des taches noires qui se rencontrent surtout dans les cas où la pyélite s'est accompagnée d'hématuries. Ailleurs ce sont des ulcérations. Mais les lésions ne sont jamais plus avancées que dans les cas de pyélo-néphrite caséeuse. Quelquefois même là pyélite s'accompagne d'épanchement abondant, d'hydronéphrose, qui relève d'une obstruction, d'une sténose ou d'une coudure de l'uretère.

Dans un cas de *cystite et de pyélonéphrite* calculeuses, liées à des anomalies des organes urinaires (Soc. de Méd. Nancy, 1895), le D<sup>r</sup> Haushalter a noté des lésions intéressantes. Il s'agissait d'une fillette de 2 ans morte 5 jours après son entrée à l'hôpital. A l'autopsie, lésions de cystite chronique et de pyélo-néphrite suppurée ; l'uretère du côté droit est énorme ; dans le rein gauche s'abouchent 2 uretères s'ouvrant dans 2 bassinets séparés ; chacun des 5 uretères s'ouvre par un orifice distinct dans la vessie. Mais le second uretère du rein gauche s'ouvre, au-dessus du col vésical, dans une vésicule grosse comme une noisette qui mettait obstacle à l'écoulement de l'urine. Il en est résulté de la cystite d'abord, puis la formation d'un gros calcul de carbonate de chaux et de phosphate ammoniaco-magnésien ; dans le rein gauche, très distendu par le pus, on trouvait 2 calculs gros comme des pois.

Voici, pour M. Haushalter, l'enchaînement des lésions : rétention d'urine, cystite chronique, lithiase vésicale, distension des uretères, pyélonéphrite et enfin lithiase rénale.

Les lésions du rein accompagnent souvent la pyélite, et on a alors la pyélonéphrite : augmentation de volume, vascularisation du rein, état trouble des épithéliums, formation d'abcès multiples dans le parenchyme. Quelquefois même, l'atmosphère celluleuse périrénale est envahie (périnéphrite).

Le premier degré de la pyélonéphrite est marqué par une desquamation épithéliale des bassinets, des calices, des tubes de Bellini, avec production abondante de leucocytes ; en pressant avec les doigts sur les pyramides, on fait sourdre de leurs extrémités mamelonnaires un liquide blanc, laiteux, qui indique la participation du rein au processus inflammatoire. Ce liquide constitué par de l'urine, des cellules cylindriques, des globules blancs, témoigne de l'existence d'un catarrhe ascendant des canaux de Bellini. Ce catarrhe est habituel dans la lithiase rénale des nourrissons.

## SYMPTÔMES

Souvent la pyélite est latente, les enfants n'accusent aucune douleur, n'ont pas de fièvre, leurs urines sont assez claires, rien n'attire l'attention du côté du bassinet.

Dans les formes primitives des jeunes sujets, on peut avoir des frissons, de la fièvre, avec accès pseudo-intermittents. En même temps l'état général est ébranlé, l'enfant pâlit, maigrit, refuse le sein. Dans la pyélite calculeuse, on aura parfois des douleurs lombaires avec irradiations abdomino-génitales qui feront penser à la colique néphrétique. Les troubles digestifs, vomissements, diarrhée, soif vive, état saburral, sont inconstants.

Quelquefois il y a de l'œdème localisé aux bourses, aux grandes lèvres, ou généralisé (anasarque). Mais il ne faut compter sur aucun des symptômes précédents, à cause de leur inconstance et de leur peu de signification.

L'examen des *urines* seul est valable. On tâchera de recueillir l'urine de 24 heures, ce qui n'est pas toujours facile chez les enfants en bas âge, et on verra alors que ces urines sont tantôt diminuées, tantôt augmentées, tantôt en quantité normale. La polyurie existe dans quelques cas; j'en ai cité un exemple personnel. Mais, ce qui est vraiment caractéristique, c'est la couleur et la composition de l'urine. Ce liquide est trouble, même au moment de la miction; quand on le laisse reposer dans un vase, dans une éprouvette, dans un verre à expérience, on constate la formation d'un dépôt épais, blanc jaunâtre, qui est constitué par du pus et par des cellules épithéliales (le microscope permet de s'en assurer). L'urine purulente est très acide au papier de tournesol, et par la chaleur elle donne un léger précipité albumineux.

La densité est augmentée. Suivant la hauteur plus ou moins grande du dépôt urinaire, on pourra juger de l'intensité de la pyélite. Dans ce dépôt on devra rechercher la présence des bacilles de Koch, afin de savoir si la pyélite est ou n'est pas de nature tuberculeuse.

Quand on ne trouve pas de cylindres dans les sédiments, on en conclut que la pyélite n'est pas compliquée de néphrite. S'il y a néphrite, on remarque d'ailleurs que l'albuminurie est très forte et non proportionnelle à la quantité de pus rendu avec l'urine.

Quand la pyélite est unilatérale, les urines peuvent tout à coup devenir claires, et l'on constate une tuméfaction insolite et douloureuse dans une des régions hypochondriaques. Cela indique que l'uretère a été obstrué par un caillot, un calcul, un bouchon muqueux, etc., et que la pyurie est momentanément enrayée. Puis l'obstacle est chassé dans la vessie, et les urines redeviennent troubles. Cet épisode indiquera l'unilatéralité de la lésion et la source de la pyurie. Il pourra servir, à l'égal de la cystoscopie, de guide au chirurgien quand l'indication de la néphrectomie se posera.

[J. COMBY.]

## DIAGNOSTIC

Le diagnostic de la pyélite est très difficile ; il repose tout entier sur l'examen des urines. Tant que la pyélite est simple, non suppurée, elle ne peut pas être reconnue. Tout au plus sera-t-elle soupçonnée si l'on voit des enfants être pris de douleurs lombaires, de coliques, de fièvre, parfois de convulsions, et que l'on trouve dans leur vase ou dans leurs langes des concrétions calculeuses qui attestent la lithiase rénale. Si, en même temps, les urines deviennent sanglantes, on pourra presque affirmer l'existence d'une *pyélite calculeuse*.

La *pyélite tuberculeuse* sera soupçonnée quand l'enfant sera pâle, maigre, cachectique ; mais la tuberculose peut coïncider avec les apparences de la santé ; on devra toujours rechercher la présence du bacille de Koch dans les urines.

La *cystite*, qui trouble les urines, comme la pyélite, s'en distinguera par les envies fréquentes d'uriner, par les épreintes, par la présence de caillots sanguins à la fin des mictions, etc.

La *néphrite* aiguë peut s'accuser par des urines foncées, rouges ou noires, avec dépôt trouble au fond du vase ; dans ce cas, il y a une albuminurie notable, et l'on trouve, dans les sédiments, des cylindres granuleux, granulo-graisseux, des cellules desquamées des canalicules, etc.

On ne confondra pas, avec du pus, les dépôts parfois abondants de *phosphates* ou d'*urates* qui se rencontrent dans certaines urines et qui se dissolvent par la chaleur.

## PRONOSTIC

La pyélite aiguë simple, telle que celle des nourrissons (Emmet Holt), ou celle qui accompagne les maladies infectieuses, les calculs, etc., est curable et la guérison s'obtient en 15 jours ou 3 semaines. La pyélite par intoxication (cantharide) est également curable. Mais il n'en est pas de même de la pyélite tuberculeuse, à laquelle il faudra toujours songer et dont le pronostic est des plus sombres.

La pyélonéphrite par infection ascendante (*rein chirurgical*) est également très grave et bien souvent au-dessus des ressources de l'art.

## TRAITEMENT

Tout enfant atteint de pyélite sera soumis à la diète lactée pure et absolue, avec addition d'eau minérale alcaline (Vichy, Vals, Contrexéville, Pougues, etc.). Si l'enfant ne supporte pas le lait, on lui donnera de l'eau en abondance de façon à avoir des urines abondantes, diluées. c'est-à-dire à pratiquer une sorte de lavage interne des bassinets et des calices.

En même temps on ordonnera le repos absolu au lit et les bains tièdes prolongés (un bain de 30 à 40 minutes, à 35 degrés, tous les jours). On obtiendra ainsi la sédation des douleurs quand il y en aura.

Emmet Holt s'est bien trouvé du *citrate de potasse* (10 centigrammes toutes les deux heures), et de la quinine.

Si l'on soupçonnait l'influence paludéenne, il ne faudrait pas hésiter à employer *largâ manu* ce dernier médicament qu'on pourrait prescrire en injections sous-cutanées (10 à 15 centigrammes de bichlorhydrate de quinine par année d'âge dans un centimètre cube d'eau stérilisée).

Dans quelques cas (pyélonéphrite unilatérale avec poche énorme et accessible) on sera autorisé à intervenir chirurgicalement (néphrotomie), quand on aura des raisons de penser que le rein du côté opposé n'est pas malade. Chez une fillette de mon service, entrée à l'hôpital pour une pyélonéphrite tuberculeuse, avec vaste collection fluctuante dans le flanc gauche, mon collègue le D<sup>r</sup> Jalaguier, pour enrayer la cachexie qui menaçait la vie de la malade, a bien voulu ouvrir la poche purulente, la drainer, l'aseptiser, etc. Grâce à cette intervention, l'enfant a eu une survie de plus de 6 mois et n'a succombé qu'à la généralisation ultérieure de sa tuberculose.

[J. COMBY.]

# XVII

## *LITHIASE URINAIRE*

PAR LE PROFESSEUR J. DE BÓKAY

Médecin en chef de l'Hôpital d'enfants « Stéphanie » (Budapest).

Dans certaines conditions il se dépose dans l'urine, pendant qu'elle se trouve encore dans l'organisme, des matières dites lithogènes qui peuvent amener la formation de calculs, c'est-à-dire qui peuvent donner lieu au développement de corps durs, de consistance pierreuse, connus sous le nom de concrétions, de calculs urinaires. Si l'on envisage les statistiques de H. Thompson, Th. Bryant, Prout, Civiale, Tholozan, Gross, Bókay aîné[1] et autres, on constate que la lithiase urinaire est relativement fréquente chez les enfants. L'étude de la lithiase urinaire présente donc un grand intérêt pratique et a sa place tout indiquée dans un traité de pédiatrie. Ainsi, sur les 1827 cas de Thompson, la moitié se rapporte à des enfants au-dessous de 13 ans; d'après Th. Bryant, plus de moitié des cas de lithiase urinaire opérés depuis 25 ans à Guy's Hospital a trait à des enfants au-dessous de 10 ans. La statistique de Prout montre que, sur 1256 lithiasiques opérés dans les hôpitaux de Bristol, de Leed et de Norwich, 500 n'avaient pas encore atteint l'âge de 10 ans. Sur les 5900 cas de lithiase réunis par Civiale, on en trouve 45 pour 100 se rapportant à des enfants. Parmi les 156 lithiasiques opérés et observés par Tholozan, en Perse, 116 n'avaient pas encore 15 ans. Gross (de Philadelphie) a trouvé 2334 enfants sur 6042 lithiasiques d'origine anglaise, française ou russe.

Chez les enfants, comme nous allons le voir plus loin, les calculs se forment d'abord dans les reins. Les concrétions urinaires qu'on trouve chez eux sont donc au début des calculs rénaux; toutefois, en considérant les organes dans lesquels on les trouve, nous aurons à envisager successivement les calculs rénaux, les calculs vésicaux et les calculs uréthraux que nous aurons à étudier dans ce travail[2].

### PATHOGÉNIE ET ÉTIOLOGIE

Les substances solides qui se déposent dans l'urine, et que nous avons désignées sous le nom de « lithogènes », se rencontrent soit dans l'urine normale, dans laquelle elles sont dissoutes, soit dans l'urine ayant subi des modifications pathologiques. Dans la formation des calculs, les substances

---

[1] H. Thompson. *Clin. lectur. on diseases of the urinary organs.* London, 1882. — Giraldès. *Leçons sur les mal. chir. des enfants.* Paris, 1869. — Bókay sen. *Gerhardt's Hdb. d. Kinderkrankh.* IV, 1878.

[2] Nous ne dirons que quelques mots, à la fin de notre travail, des *calculs prostatiques* et des *calculs préputiaux*.

organiques de l'urine interviennent au même titre que les substances inorganiques et, comme nous le verrons plus tard, les premières (voy. la théorie de formation des calculs d'Ebstein) forment la partie essentielle et constante des calculs.

Si l'on fait abstraction de l'origine des calculs et des organes dans lesquels on les trouve, la classification des concrétions urinaires la plus convenable au point de vue pratique consiste à prendre pour base leur composition chimique. On peut distinguer alors aux calculs les variétés suivantes :

1) *Calculs uriques*, qui sont composés d'acide urique ou d'urates;

2) *Calculs oxaliques*, qui sont formés d'oxalate de chaux ;

3) *Calculs phosphatiques*, qui sont formés de phosphate acide de chaux ou de phosphate d'ammoniaque et de magnésie ;

4) *Calculs de carbonate de chaux*;

5) *Calculs de cystine*;

6) *Calculs de xanthine*[1].

Les calculs urinaires peuvent donc être formés aussi bien par les substances qui se déposent dans l'urine acide ou de réaction neutre, que par les substances qui forment un dépôt dans l'urine alcaline. Les substances lithogènes de l'urine acide sont l'acide urique, l'urate de soude, l'oxalate de chaux et la cystine; celles de l'urine alcaline sont l'urate d'ammoniaque, le phosphate acide ammoniaco-magnésien et le phosphate amorphe de chaux; enfin les substances lithogènes qui se trouvent dans l'urine neutre sont le carbonate de chaux et le phosphate de chaux cristallisé.

La composition chimique de la concrétion urinaire exerce, comme nous allons le voir dans un moment, une influence considérable sur la forme, la dureté, l'aspect et, d'une façon générale, sur toutes les propriétés physiques des calculs.

Dans un grand nombre de cas le calcul est formé par deux ou plusieurs substances lithogènes : il porte alors le nom de calcul *composé*. Il n'est pas rare en effet de rencontrer, dans le même calcul, de l'acide urique, des urates et de l'oxalate de chaux. Les calculs composés d'acide urique ou d'urates, d'oxalate de chaux et de phosphates, c'est-à-dire les calculs formés par les trois principales substances lithogènes, sont loin d'être rares. Les calculs ainsi composés sont désignés par le nom de la substance qui prédomine dans leur composition.

Les dimensions du calcul dépendent en partie de sa composition chimique, en partie du temps plus ou moins long qu'il a mis à se former. Les calculs rénaux atteignent rarement des dimensions considérables[2], mais les calculs les plus petits sont ceux qu'on trouve dans l'urèthre. Il est établi que les petits calculs sont plus fréquents chez les jeunes enfants que chez les enfants déjà grands, fait qu'on s'explique fort bien quand on envisage la pathogénie des calculs chez les enfants (V. plus loin).

---

[1] Les *calculs d'indigo* n'ont pas jusqu'à présent encore été observés chez les enfants; je ne les fais donc pas figurer dans ma classification.

[2] BÓKAY aîné a trouvé, à l'autopsie d'un garçon de 8 ans, 6 calculs rénaux dont chacun avait les dimensions d'un œuf de pigeon.

[J. DE BÓKAY.]

Le poids du calcul n'est pas toujours en rapport direct avec ses dimensions; il ne dépend pas, non plus, de l'âge du malade, mais exclusivement de la composition chimique de la concrétion urinaire.

Dans la collection de calculs de l'hôpital d'enfants « Stéphanie », qui contient plus de 500 calculs, le plus lourd pèse 45 gr. 50 et provient d'un garçon de 5 ans. La longueur de ce calcul est de 5 cm. 4, sa largeur de 4 cm. 1, son épaisseur de 5 cm. 4. Les plus gros calculs de notre collection pèsent de 22 à 45 gr. 5; en général le poids moyen d'un gros calcul est de 15 grammes environ; le poids moyen des calculs les plus petits est de 2 à 5 centigrammes. Les calculs de couleur foncée sont ordinairement plus lourds; ce sont surtout les calculs en forme de noyau de pêche ou en forme de tomate qui ont le plus gros poids.

Nous distinguons les concrétions à surface lisse de celles à surface rugueuse; un grand nombre de calculs ont une surface lisse, mais inégale, d'autres une surface rugueuse, mais plane. Les calculs à surface lisse figurent pour 48 pour 100 dans notre collection, ceux à surface rugueuse pour 52 pour 100. Les calculs foncés en forme de noyaux de pêche ou en forme de tomate ou de framboise présentent ordinairement une surface lisse, tandis que les calculs de couleur blanche ou blanc grisâtre ou jaune sale offrent le plus souvent une surface rugueuse.

Les calculs peuvent présenter, chez les enfants, des formes très variées. On trouve des calculs arrondis, ovalaires, en gland de chêne, en amande, des calculs ayant la forme d'un caillou rond, d'une framboise, d'une tomate, d'une sphère, d'une pyramide à sommet et à bords plus ou moins aplatis. D'autres calculs ont la forme d'une coquille, d'un rein, d'une poire, d'un champignon, d'un sablier. Les calculs uréthraux peuvent être arrondis ou plus ou moins cylindriques ou simplement allongés, ou bien encore ils se présentent sous forme de petits cailloux arrondis. Les calculs rénaux sont quelquefois ramifiés, étoilés en quelque sorte.

La surface de section du calcul présente ordinairement une stratification très variée dont les couches forment parfois des dessins très beaux. Les calculs homogènes, c'est-à-dire les calculs dont la surface de section ne présente pas de couches superposées, sont plus rares.

Si nous comparons les propriétés physiques des calculs avec leurs propriétés chimiques, nous arrivons aux résultats suivants :

1) *Les calculs uriques* sont de petites ou de moyennes concrétions qui atteignent rarement des dimensions considérables. Les petits calculs présentent une surface lisse; quand ils sont plus gros, leur surface est granuleuse. La dureté des calculs composés exclusivement d'acide urique est considérable et n'est dépassée que par celle des calculs formés d'oxalates; la dureté des calculs formés d'urates est moins grande. Les calculs uriques sont ordinairement lourds. Leur couleur est jaune rougeâtre ou brun clair ou brune ou gris jaunâtre ou gris blanchâtre. Quand ils sont multiples, comme cela s'observe quelquefois dans les calculs vésicaux (V. plus loin), leur surface est couverte de facettes. D'après notre pratique, les calculs uriques forment les 7/12 des calculs urinaires chez les enfants.

2) Les *calculs oxaliques*, formés d'oxalates, sont des concrétions rondes ou ovalaires, ordinairement un peu aplaties sur les deux faces. Ils sont généralement moins gros, mais en revanche plus durs et plus lourds que les calculs formés d'urates. La couleur rouge-brun, gris-brun, voire même noirâtre, leur vient des matières colorantes de l'urine et non pas du sang. Comme ils présentent une surface granuleuse (ils semblent composés de petites sphères), on les désigne encore sous le nom de calculs framboisés ou en tomate. Dans notre collection ils forment un douzième de tous les calculs.

5) *Les calculs phosphatiques* présentent une forme allongée (sphéroïde) et des dimensions qui dépassent celles des calculs formés d'urates ou d'oxalates. Les plus gros calculs de notre collection sont des calculs phosphatiques. Ils sont composés d'une masse friable analogue à de la stéatite et présentent une surface rugueuse, comme parsemée de sable. Leur consistance est faible, aussi sont-ils bien moins durs et moins lourds que les calculs étudiés plus haut. Leur couleur est d'un gris blanc, d'un jaune sale ou d'un blanc jaunâtre. Ils forment les 4/12 des calculs qui se trouvent dans notre collection.

4) Les *calculs* composés exclusivement de *carbonates* sont blancs, finement granuleux, de consistance solide.

5) *Les calculs de cystine* sont arrondis, sphériques, de couleur jaune pâle ou tirant sur le vert. Leur surface est finement granuleuse, leur consistance molle; la surface de section de ces calculs a un aspect de cire et présente des bords transparents. Ils n'atteignent jamais des dimensions notables. Dans notre collection, où se trouvent plus de 500 calculs, il n'y a pas un seul calcul de cystine. Le premier calcul de cystine vu par Wollaston, auquel nous devons la connaissance de ces concrétions, était un calcul uréthral, et a été trouvé par lui, en 1805, chez un garçon[1]. Hodann a enlevé par la taille latérale un calcul de cystine assez volumineux chez un garçon de 6 ans[2].

6) *Les calculs de xanthine* ont, d'après Bence Jones, une couleur blanchâtre ou d'un brun sale; ils sont friables et présentent une surface poreuse qu'on peut facilement entamer avec l'ongle.

Ordinairement, quand, à l'aide d'une scie, on partage par le milieu un calcul, on trouve un noyau central ou excentrique, des dimensions d'un grain de poivre ou d'une lentille; la surface de section du noyau est tantôt ronde, tantôt ovalaire, tantôt polyédrique, tantôt d'une forme irrégulière. La ligne qui limite le noyau est ordinairement très nette. Quelquefois le point de départ du calcul est formé par deux noyaux à la fois. Si l'on examine en détail le noyau, on trouve quelquefois à son centre un petit nucléole d'un brun foncé ou d'un gris métallique, dont les dimensions sont à peine celles d'un grain de mil. Le noyau, de même que le nucléole, sont presque toujours formés d'urates ou d'acide urique, ou encore, dans des cas exceptionnels, d'oxalate de chaux[3].

Il est certain que la lithiase urinaire chez les enfants se trouve en relation


(1) H. PICARD. *Traité des maladies de la vessie*. Paris 1878.
(2) A. MONTI. *Gerhardt's Handb. Kinderkrankh.*, IV, 1878.
(3) Mentionnons encore, sans discuter le fait, que KLEBS, MAAS et EBSTEIN ont trouvé des bactéries dans les noyaux de quelques calculs.


**[J. DE BÓKAY.]**

intime avec les infarctus uriques (infarctus uriques des reins), découverts par Cless (1841) et décrits plus tard par Schlossberger (1848 et 1850), par Virchow (1856) et par d'autres auteurs. Quand on examine les reins d'un nouveau-né, on trouve notamment les canaux collecteurs de la substance médullaire remplis d'une masse rouge brunâtre analogue à de la poussière de brique, laquélle masse, finement granuleuse, se réunit en petits amas dans la portion inférieure des canaux collecteurs de l'urine. Quelquefois l'infarctus remplit à tel point les canaux urinaires des pyramides que le rein semble injecté par cette masse de poussière de brique (les stries de couleur jaune clair se dirigent concentriquement vers le milieu du rein). A l'examen attentif on trouve que l'infarctus urique se compose de petits corpuscules sphériques, brunâtres, qui en se réunissant forment des bâtonnets remplissant les canaux urinaires de la substance médullaire (jamais on ne rencontre d'infarctus dans la substance corticale). Quand on examine l'infarctus à un grossissement convenable, on constate que les petits amas de couleur rouge brunâtre se composent de fines aiguilles disposées concentriquement, de sorte que chaque amas forme une agglomération de cristaux. L'examen microchimique montre que l'infarctus se compose de cristaux d'urate de soude (d'après Ultzmann, dépôt d'urate de soude précipité[1]).

La formation d'infarctus uriques se trouve en relation intime avec la composition chimique particulière de l'urine du nouveau-né. Pendant les premiers jours l'urine du nouveau-né renferme notamment une quantité surprenante d'acide urique; et il est certain que c'est à cette surcharge d'acide urique qu'est due la formation d'infarctus uriques. A partir de la deuxième semaine de la vie la quantité d'acide urique de l'urine diminue déjà notablement et entre la troisième et la quatrième semaine elle est déjà, d'après Ultzmann, réduite au minimum. Pour Virchow, l'infarctus urique serait le résultat de l'exagération physiologique des transformations des matières se manifestant avec l'établissement de la respiration, de la digestion, de la production de la chaleur, etc.

L'infarctus urique resté dans le rein du nouveau-né est déjà, pendant les premiers jours de la vie, en partie dissous, en partie balayé par l'urine, dont la quantité augmente tous les jours. La poussière que pendant les premiers jours de la vie on trouve chez le nouveau-né, sur le linge souillé par l'urine qui s'est évaporée, n'est autre chose que des cristaux d'acide urique emportés avec l'urine. C'est ainsi que les choses se passent ordinairement. Mais quand la quantité d'infarctus uriques est considérable ou lorsque l'urine ne possède pas un pouvoir suffisant de dissolution, ou encore quand quelques amas de cristaux s'enclavent dans les canaux urinaires, ce qui reste d'infarctus uriques peut devenir un centre de cristallisation et le point de départ de la formation d'un *calcul rénal*. Tout cela nous montre donc que pendant la première période de la vie l'élimination d'acide urique considéré comme substance lithogène correspond à un état physiologique, à un état normal. Ce qui prouve encore que dans certaines conditions anormales les infarctus

---

[1] R. Ultzmann. *Die Harnconcretionen des Menschen*, etc. Wien, 1882.

uriques peuvent en effet ne disparaître qu'incomplètement des reins, c'est qu'à l'autopsie des enfants de 4 semaines, voire même de 5 et de 6 mois, on retrouve quelquefois des restes d'infarctus dans les reins. Disons enfin que l'obstruction des canaux urinaires provoque une stase de l'urine et des troubles de la circulation pouvant amener une albuminurie passagère; et que pendant sa migration l'infarctus peut encore arracher l'épithélium rénal. Nous verrons l'importance considérable de. ces faits en étudiant la théorie de formation des calculs (théorie d'Ebstein).

La formation des calculs *dans la vessie* peut généralement s'expliquer de trois façons.

*a*) Le calcul rénal a quitté le rein et, en traversant l'uretère, est arrivé dans la vessie, où il reste; les substances solides de l'urine se déposent alors sous forme de couches successives sur le calcul rénal, qui augmente ainsi de volume et devient le noyau d'un calcul vésical.

*b*) Un corps étranger ayant pénétré dans la vessie s'incruste de plus en plus de sédiments urinaires et devient le noyau d'un calcul ainsi formé.

*c*) Le calcul se forme dans la vessie même, sans le concours d'un noyau comme dans les deux cas précédents (calcul rénal, corps étranger), mais simplement par formation d'un précipité dans l'urine quand celle-ci se trouve encore dans la vessie.

Il s'agit maintenant de savoir quel est le mode de formation des concrétions urinaires qui explique le mieux la fréquence des calculs vésicaux chez les enfants. Il est un fait bien établi, c'est que la présence des corps étrangers dans la vessie, surtout chez les enfants, est tout à fait exceptionnelle (parmi les très nombreux malades de l'hôpital d'enfants « Stéphanie » on n'a observé que quelques cas de ce genre); aussi le rôle étiologique de cette cause est presque nul. Par contre le second mode de formation des calculs vésicaux, la formation d'un calcul autour d'une concrétion rénale passée dans la vessie (*origine rénale*) joue chez les enfants un rôle considérable; enfin la formation primitive, endogène, des calculs dans la vessie (*origine vésicale*) ne s'observe chez les enfants qu'exceptionnellement.

D'après tout ce qui vient d'être dit, on peut se représenter de la façon suivante le développement de la lithiase urinaire chez les enfants :

L'acide urique libre ou l'urate de soude se dépose dans les canaux urinaires et est progressivement chassé par l'urine constamment sécrétée jusque dans le bassinet; mais pendant ce trajet assez contourné la concrétion urique a augmenté de volume et atteint progressivement les dimensions d'un grain de pavot ou d'un grain de mil. Le petit grain peut rester longtemps dans un calice, surtout s'il se dépose dans une anfractuosité ou derrière une travée. Pendant ce séjour le gravier augmente progressivement de volume, de façon à atteindre les dimensions d'une graine de lin ou d'un petit pois (*calcul rénal*). Deux choses peuvent alors se passer : ou bien le calcul restera dans le calice parce qu'à cause de ses dimensions il ne peut plus avancer; ou bien sous l'influence combinée de son poids et de la pression de l'urine il s'engagera dans l'uretère et passera de là dans la vessie. Quand le petit calcul se trouve dans le réservoir urinaire, il peut, par une contraction vio-

[J. DE BÓKAY.]

lente de la vessie au moment de la miction, être chassé dans l'urèthre (*calcul uréthral*) et expulsé au dehors; ou bien, si par le fait d'un obstacle il reste dans la vessie, il deviendra le point de départ d'une concrétion dite *calcul vésical*.

La formation dans la vessie d'un calcul vésical, autour du calcul rénal jouant le rôle de noyau, se poursuit de la façon suivante. Tout d'abord c'est l'acide urique libre qui se dépose autour du noyau. Il arrive rarement que l'acide urique disparaisse pour être remplacé par l'oxalate de chaux, c'est-à-dire qu'il est rare de voir, dans la formation progressive du calcul, l'acide urique se redissoudre pour ainsi dire à nouveau. Souvent on rencontre une petite quantité d'urate d'ammoniaque qui se précipite et se dépose sur les couches les plus rapprochées qui se sont formées autour du noyau.

Tant que le développement de la concrétion se fait chez l'enfant de cette façon, l'accroissement du calcul est lent et, comme la surface lisse de la pierre lèse à peine la muqueuse vésicale, les modifications pathologiques secondaires font défaut chez le malade. Il peut encore arriver que le développement du calcul continue à se faire comme il vient d'être indiqué et que les couches secondaires du calcul soient produites par le dépôt formé dans l'urine acide. Ce fait est suffisamment démontré par l'existence chez les enfants de gros calculs formés en grande partie d'acide urique pur et d'oxalate de chaux. Mais quand le calcul, relativement petit et léger au début, devient progressivement et de plus en plus volumineux et rugueux, il ne tarde pas à irriter la muqueuse de la vessie et, avec le catarrhe vésical qui en résulte, le calcul entre dans une nouvelle phase de développement. Avant tout il y a, dans ces conditions, formation d'une grande quantité d'urate d'ammoniaque qui se dépose à la surface du calcul; et, lorsque la quantité d'urée décomposée est telle que l'urine prend une réaction alcaline, les phosphates terreux se précipitent et forment des matériaux abondants pour le développement ultérieur du calcul. Dans ces cas, à mesure que le calcul se développe, les douleurs du malade deviennent de plus en plus intenses. Sous l'influence du repos et d'une médication conforme, les symptômes peuvent devenir moins accusés et le malade plus tranquille; le catarrhe diminue, la réaction alcaline de l'urine devient de moins en moins nette ou disparaît presque complètement, ce qui fait que l'urate d'ammoniaque et les phosphates terreux ne se précipitent plus et que parallèlement avec ces modifications change aussi la composition des nouvelles couches qui se forment autour du calcul. Mais d'après ce qui vient d'être dit il est facile de comprendre que la réapparition du catarrhe ne se fera pas attendre et que ce seront encore une fois les substances de l'urine alcaline qui fourniront les matériaux pour le développement ultérieur du calcul.

La cause principale de la formation des calculs vésicaux réside donc dans la non-expulsion par la vessie du calcul rénal qui est descendu le long de l'uretère. L'obstacle à l'expulsion peut résider dans ce fait que dans la région du trigone de Lieutaud la paroi postérieure de la vessie forme une sorte de diverticule. A l'état normal, le fond de la vessie est à la vérité plus faiblement développé chez l'enfant que chez l'adulte — chez le premier la vessie est étroite et allongée ; — mais, dans certaines conditions anormales, un tel diverticule peut exister (Ultzmann) : il retient alors le calcul rénal et peut ainsi s'opposer à l'expulsion du calcul par la vessie. Nous avons souvent l'occasion de constater, notamment quand on sonde l'enfant, la profondeur inaccoutumée du fond de la vessie, et ceci dans des cas où le calcul est encore petit, où par conséquent la formation de diverticule n'a pu être favorisée ni par les dimensions ni par le poids du calcul.

La vessie des filles a un diamètre antéro-postérieur plus court et de par sa position (voisinage de l'utérus) se prête déjà moins que la vessie des garçons à la formation de cette sorte de diverticule. La rareté des calculs vésicaux chez les filles doit donc être attribuée non seulement à la brièveté et à la largeur que présente chez elles l'urèthre qui dans ces conditions laisse facilement passer les calculs, mais aussi aux conditions anatomiques particulières de leur vessie. Ajoutons encore que chez les garçons l'obstacle à l'expulsion du calcul peut encore être formé par l'anneau prostatique (*annulus prostaticus*) quand il est hautement situé.

Pour ce qui est de la formation proprement dite des calculs, il existe actuellement sur cette question deux opinions. Tandis que les partisans de l'une nient aux parties organiques de l'urine toute influence sur la formation du calcul, les partisans de l'autre soutiennent que ces substances organiques interviennent directement dans la formation du calcul.

Parmi les partisans de la première opinion, Chopart admet que les calculs se forment par juxtaposition de cristaux ; Heller considère le calcul comme le résultat d'une agglomération de substances de l'urine normale ou pathologique, tandis qu'Ultzmann, en s'appuyant sur ses recherches nombreuses, soutient que la lithiase provient d'une cristallisation en masse qui se produit au moment où les substances lithogènes se précipitent de l'urine.

La seconde opinion, dont les partisans principaux sont Meckel, Cantani et Ebstein, doit sa base scientifique aux recherches chimiques de Fourcroy et de Vauquelin qui ont montré la présence des substances organiques dans chaque calcul. En dissolvant des calculs de volume et de composition variables et en précipitant de la solution les substances solides, Ebstein[1] et Nicolaier ont constamment trouvé une certaine quantité de substances organiques ; et, en prenant les précautions nécessaires pendant la dissolution des calculs, ils ont pu constater que les substances organiques qui restaient ne formaient pas une masse amorphe, mais possédaient une certaine structure architecturale, une certaine forme, c'est-à-dire que c'étaient elles en dernier lieu qui formaient le véritable squelette du calcul. Ebstein a pu rétablir ce squelette avec les noyaux des calculs très volumineux et même avec les couches isolées des calculs indépendamment de leur composition chimique. Le squelette se compose de substances protéiniques qui, d'après Ebstein, se forment à la suite d'un processus catarrhal des voies urinaires. Mais comme il est établi que pendant la première période de formation de calcul il n'existe ordi-

<hr>

(1) *Centralb. f. Chir.*, 1885.



[J. DE BÓKAY.]

nairement pas de catarrhe dans le sens habituel du mot, Ebstein admet pour
les besoins de son hypothèse l'existence d'un catarrhe desquamatif, de sorte
que ce seraient encore les cellules épithéliales desquamées qui formeraient
le squelette du calcul. Mais si l'on pense que l'infarctus urique, comme
nous l'avons dit plus haut, arrache pendant sa migration l'épithélium rénal,
on conçoit que la théorie d'Ebstein explique la lithiase rénale chez les enfants
en dehors de cette hypothèse.

Comme causes étiologiques prises dans le sens large du mot, voici ce
que je puis dire :

Lorsque j'ai voulu étudier la propagation de la lithiase chez les enfants
en Hongrie, j'ai envoyé un questionnaire à 3400 médecins hongrois. J'ai
obtenu ainsi 1621 observations détaillées de lithiase urinaire chez les enfants,
et en consignant les résultats de mon enquête sur la carte du pays, j'ai pu
ainsi étudier la distribution géographique de la lithiase urinaire en Hongrie

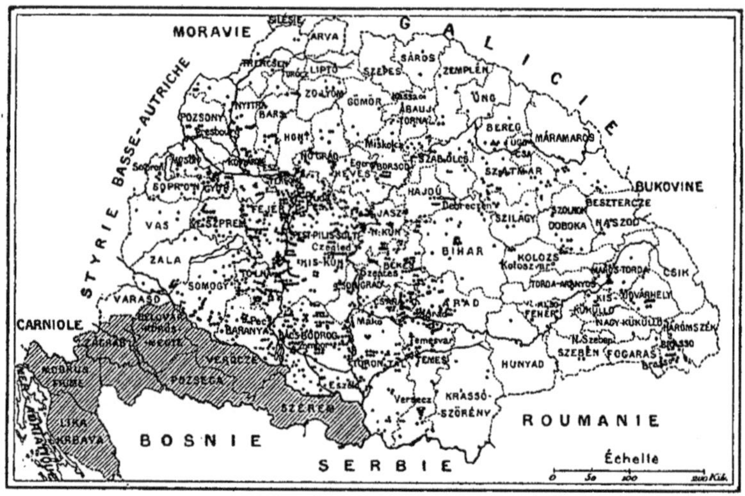


(V. la carte)[1]. Or, il résulte de cette statistique portant sur 1621 cas de
lithiase urinaire chez les enfants qu'en Hongrie c'est au voisinage du Danube
et de la Theiss que cette affection est particulièrement fréquente tandis
qu'elle constitue une rareté chez les enfants des régions montagneuses de
la haute Hongrie.

Il nous est impossible de nous prononcer d'une façon précise sur les
causes de cette propagation inégale de la lithiase chez les enfants. Mais ce
que nous pouvons dire, d'accord en cela avec d'autres auteurs et en particulier avec deux autorités comme Ultzmann et Antal, c'est que ni l'eau potable,
ni le climat, pas plus du reste que les conditions telluriques ou atmosphériques, ne semblent jouer un rôle notable dans la lithiase des enfants. Il

_______________

[1] Bókay. Die Lithiasis in Ungarn. *Jahrb. f. Kinderheilk.*, XL.

n'est pas impossible, il est même très probable que chez les enfants la lithiase soit favorisée par les conditions de la vie et plus spécialement par une alimentation défectueuse. Ainsi on peut constater que dans un grand nombre de nos cas les enfants appartenaient à des familles pauvres (Thompson, Fergusson, Bókay aîné). Pourtant ce qui ne permet pas de généraliser ce fait c'est que dans les régions les plus pauvres de la Hongrie, notamment dans les comitats situés au nord, la lithiase urinaire ne s'observe généralement pas chez les enfants.

Au point de vue de l'âge, nos 1621 cas se décomposent de la façon suivante :

| AGE. | NOMBRE DE CAS. | AGE. | NOMBRE DE CAS |
|---|---|---|---|
| 1re année | 43 | 9e année | 80 |
| 2e — | 120 | 10e — | 49 |
| 3e — | 225 | 11e — | 54 |
| 4e — | 234 | 12e — | 78 |
| 5e — | 184 | 13e — | 56 |
| 6e — | 187 | 14e — | 27 |
| 7e — | 145 | 15e — | 55 |
| 8e — | 94 | | |

Il résulte de ce tableau que la majorité des cas de lithiase urinaire en Hongrie s'observe entre deux et sept ans, et que le plus grand nombre de cas a été noté chez des enfants de deux à trois ans. D'après la statistique de Keegan[1], c'est en moyenne vers l'âge de six ans qu'on observerait le plus grand nombre de cas.

Les 43 cas observés chez des enfants qui se trouvaient dans la première année de leur vie se décomposent comme il suit :

| AGE EN MOIS. | NOMBRE DE CAS. | AGE EN MOIS. | NOMBRE DE CAS. |
|---|---|---|---|
| 2 mois 1/2 | 1 | 8 mois | 4 |
| 3 — | 1 | 9 — | 4 |
| 5 — | 3 | 12 — | 24 |
| 6 — | 6 | | |

L'enfant le plus jeune, du moins en Hongrie, chez lequel on ait constaté l'existence d'une lithiase urinaire, était donc âgé de 2 mois (ce cas a été observé dans mon service). Troitzki[2] a retiré de l'urèthre d'un garçon de 1 mois un calcul qui pesait 25 centigrammes.

Dans nos 1621 cas, il s'agissait 1150 fois de calculs vésicaux et 471 fois de calculs uréthraux, c'est-à-dire de calculs qui grâce à leur petitesse ont pu être expulsés de la vessie dans l'urèthre et de là ont été soit chassés spontanément, soit retirés par une intervention.

La théorie qui met la lithiase urinaire en rapport étiologique avec les infarctus uriques des nouveau-nés et qui fait par conséquent remonter l'origine de cette affection aux premiers jours de la vie, me semble d'autant plus plausible que les petits calculs se rencontrent généralement chez les

(1) A. Baginsky. *Lehrb. d. Kinderkrankh.* Berlin, 1896, 5e édit.
(2) W. Hunter. Keating. *Cyclopaedia of the diseases of children.* Vol. III, Philadelphia, 1890.

*[J. DE BÓKAY.]*

petits enfants plutôt que chez les grands. L'âge de 96 enfants traités à l'hôpital d'enfants « Stéphanie », le fait voir comme on peut le juger d'après le tableau suivant :

| AGE. | NOMBRE DE CAS. | AGE. | NOMBRE DE CAS. |
|---|---|---|---|
| 1re année | 10 | 8e année | 8 |
| 2e — | 21 | 9e — | 2 |
| 3e — | 19 | 10e — | 2 |
| 4e — | 8 | 11e — | 2 |
| 5e — | 8 | 12e — | 2 |
| 6e — | 9 | 13e — | 2 |
| 7e — | 5 | | |

Le plus grand nombre de cas de calculs uréthraux a donc été observé pendant les trois premières années de la vie; il est toutefois curieux de constater que, parmi nos malades d'hôpital, des calculs uréthraux furent encore constatés chez 8 enfants ayant dépassé l'âge de 9 ans. Le poids de deux calculs uréthraux retirés chez des enfants de 13 ans était de 12 centigrammes dans un cas, de 35 dans l'autre; chez 2 enfants de 12 ans, les calculs uréthraux pesaient 8 et 25 centigrammes; les deux calculs uréthraux des enfants de 11 ans pesaient respectivement 10 et 42 centigrammes; enfin le poids des deux calculs retirés chez les enfants de 9 ans était de 30 centigrammes dans un cas et de 45 dans l'autre. L'existence, rare il est vrai, des calculs uréthraux dans la seconde enfance semble montrer, comme l'a déjà fait remarquer Ultzmann, que la lithiase urinaire chez les enfants ne dépend pas toujours directement des infarctus uriques des nouveau-nés, et que par conséquent la lithiase dite primitive ne remonte pas toujours à la première période de la vie. Il est en effet inadmissible qu'une concrétion provenant d'un infarctus urique formé quelques jours après la naissance, puisse rester 11, 12, voire même 13 ans dans le bassinet ou la vessie et ne peser au bout de ce temps que 8, 10 ou 12 centigrammes.

Parmi nos 1621 cas, il n'y avait que 62 filles : elles formaient par conséquent seulement 4 pour 100 du nombre total des cas. La proportion est la même dans la statistique de Werewkin, où l'on trouve 11 filles sur 271 cas de lithiase urinaire chez les enfants.

Au point de vue de l'âge, les 62 filles de ma statistique se divisaient comme il suit :

| AGE. | NOMBRE DE CAS. | AGE. | NOMBRE DE CAS. |
|---|---|---|---|
| 6 mois | 1 | 8 ans | 5 |
| 1 an | 2 | 9 — | 3 |
| 2 ans | 1 | 10 — | 2 |
| 3 — | 8 | 11 — | 5 |
| 4 — | 8 | 12 — | 1 |
| 5 — | 7 | 13 — | 1 |
| 6 — | 8 | 14 — | 1 |
| 7 — | 9 | | |

Il résulte de ce tableau que les filles les plus jeunes, chez lesquelles on ait trouvé des calculs urinaires, étaient âgées de 6 mois à 1 an, et que c'est entre 3 et 8 ans que la lithiase est la plus fréquente chez les filles en Hongrie.

Parmi les causes étiologiques de la lithiase urinaire, toutes les conditions qui peuvent gêner les mictions jouent certainement un rôle considérable, et, parmi ces conditions, le phimosis congénital me semble jouer chez les garçons un rôle particulièrement important. Dans une communication récente[1], Romniceano insiste à plusieurs reprises sur l'importance étiologique de ce facteur. Il m'a été impossible d'élucider le rôle du phimosis dans tous les cas que j'ai recueillis. Mais chez les malades de mon service, et chez ceux de la clinique chirurgicale de l'Université, chez lesquels la religion à laquelle appartenait le malade a été notée, j'ai pu établir la proportion des enfants israélites, c'est-à-dire des enfants circoncis. J'ai ainsi constaté que, sur 636 cas de lithiase urinaire chez des enfants, il n'y avait que 19 israélites, fait qui montre que la lithiase urinaire est encore moins fréquente chez les enfants israélites (3 pour 100) que chez les filles en général (4 pour 100). Ce fait fort curieux a déjà été signalé par W. Hunt en 1890. L'âge de ces 19 enfants israélites était le suivant.

| AGE. | NOMBRE DE CAS. | AGE. | NOMBRE DE CAS. |
|---|---|---|---|
| 3 ans | 2 | 7 ans | 1 |
| 4 — | 4 | 10 — | 1 |
| 4 — 1/2 | 5 | 11 — | 1 |
| 5 — | 2 | 12 — | 2 |
| 6 — | 1 | | |

Je crois intéressant de noter ici que, parmi les enfants de mon service, je n'ai vu qu'un seul cas où la lithiase ait coexisté avec de l'hypospadias; et pourtant cette malformation n'est pas très rare chez nous.

Un grand nombre de cas publiés dans la littérature montrent que la lithiase urinaire est héréditaire. Peut-être la disposition héréditaire à la lithiase s'explique-t-elle en partie par la distribution géographique inégale de la lithiase. J'ai l'intention d'étudier la lithiase urinaire des adultes de la même façon, c'est-à-dire d'envoyer un questionnaire aux médecins de mon pays et d'établir, avec les résultats de cette enquête, une carte analogue à celle que j'ai faite pour les enfants. La nouvelle carte montrerait donc la distribution géographique de la lithiase urinaire chez les adultes, et je pense que la comparaison de ces deux cartes ne manquerait pas d'intérêt. Je crois que si des cartes analogues, donnant la distribution géographique de la lithiase, étaient établies dans d'autres pays où cette affection est fréquente, on pourrait voir jusqu'à quel point l'hérédité joue un rôle dans la distribution géographique inégale de la lithiase chez les enfants.

Comme exemple d'hérédité, le cas de Clubbe que je cite d'après W. Hunt est particulièrement intéressant. Il s'agit d'un homme, pêcheur à Lowestoft. Ses trois fils ont été lithotomisés respectivement à l'âge de 2, 3 et 8 ans. L'urine des parents formait toujours un précipité d'acide urique et contenait parfois de la gravelle. Le grand-père avait la pierre et la grand' mère a expulsé deux fois des calculs. Le frère du grand-père avait été opéré de la pierre. Il y a dans cette famille 6 oncles et 4 tantes qui ont

(¹) Romniceano. *Réflexions sur le phimosis congénital*. Bucarest, 1897.

[J. DE BÓKAY.]

tous la gravelle. Un cousin, enfant d'un oncle, a expulsé plusieurs fois des calculs.

L'hérédité pourrait peut-être s'expliquer par ce fait qu'un grand nombre de familles restent soumises pendant plusieurs générations aux mêmes conditions nocives qui exercent leur influence sur les parents et sur les enfants. Keyes[1] suppose que la fréquence de la lithiase chez les habitants de certaines régions dépend justement de ces conditions. Il pense que lorsque les voyages et les communications d'un pays à l'autre se généraliseront et deviendront plus faciles, les régions particulièrement favorisées au point de vue de la lithiase perdront ce caractère : il croit notamment que l'extension des relations d'un pays à l'autre aura pour résultat la multiplication des mariages entre des personnes de pays différents, et que ces mariages modifieront les conditions favorables à la lithiase et diminueront la disposition héréditaire à cette affection.

Pour ce qui est de la distribution géographique de la lithiase urinaire[2], on sait qu'elle est particulièrement fréquente en Égypte, en Perse, en Angleterre, dans le centre de la Russie, en Hollande et en Hongrie. Il me semble intéressant de relever ce fait que la lithiase chez les enfants se rencontre fréquemment dans les hôpitaux de Moscou, tandis qu'elle est rare à Saint-Pétersbourg. De même tandis qu'en Hongrie, comme on a pu le juger par les statistiques que nous avons apportées, la lithiase est extrêmement fréquente chez les enfants, dans les pays voisins, dans les hôpitaux de Vienne par exemple, ces cas se rencontrent d'une façon isolée, et encore le plus souvent s'agit-il dans ces cas d'enfants hongrois.


### SYMPTOMATOLOGIE ET DIAGNOSTIC


Les symptômes de la *lithiase rénale* varient avec le volume, le nombre, la position et les propriétés physiques des calculs. Les concrétions qui ont les dimensions d'un grain de sable, d'un gravier ou des dimensions encore moindres, peuvent ne provoquer chez les enfants aucun symptôme, si bien que souvent on est tout surpris de trouver une lithiase rénale à l'autopsie des enfants qui ont succombé à une autre affection. D'une façon générale, l'existence de la lithiase rénale peut passer inaperçue jusqu'au moment où il survient un accès de coliques néphrétiques, c'est-à-dire jusqu'au moment où le calcul rénal, en changeant de place, s'enclave dans l'uretère.

Dans l'urine fraîchement émise, encore chaude, on trouve seulement parfois un dépôt finement granuleux de couleur jaunâtre qui, chez les nourrissons, s'attache aux langes, et chez les enfants plus grands se dépose au fond du vase. Ce dépôt donne la réaction d'acide urique.

Il est rare également de trouver, à l'examen microscopique de l'urine préalablement déposée, des cellules épithéliales des calices, des hématies

(¹) W. Hunt. *Loc. cit.*
(²) A. Hirsch. *Handb. d. histor. geogr. path.*, 1886.
(³) Rauchfuss. *Bericht der Kinderhospitals des Prinzen Peter von Oldenburg*. Saint-Pétersbourg, 1894.

ou des corpuscules de pus (l'albumine peut faire entièrement défaut dans l'urine).

Le tableau change considérablement, quand apparaissent les symptômes d'incarcération, c'est-à-dire les signes des coliques néphrétiques. L'accès se manifeste ordinairement d'une façon inattendue. Les enfants déjà grands crient violemment, ne trouvent pas de bonne place et se plaignent de douleurs violentes, aiguës, tranchantes, qui partent des reins et s'irradient dans le ventre et le bassin. Quelquefois les douleurs s'irradient sous forme de brûlures jusqu'à l'orifice externe de l'urèthre. Les douleurs présentent des alternatives d'accalmie et de recrudescence.

Tout en ayant des besoins incessants d'uriner, l'enfant n'émet chaque fois qu'une toute petite quantité d'urine colorée en rouge, sanguinolente. La figure est pâle et une sueur froide perle sur le front de l'enfant; ses pieds et ses mains sont glacés. Les nourrissons pleurent d'une façon incessante et tiennent leurs cuisses constamment fléchies contre le ventre. Dans les cas graves et particulièrement chez les enfants nerveux, le tableau peut se compliquer de convulsions cloniques; les vomissements d'origine réflexe ne sont pas rares. La durée et l'intensité de l'accès de coliques dépendent moins du volume que de la surface rugueuse, pointue et anguleuse du calcul (c'est un fait de pratique courante que de voir des calculs relativement volumineux mais lisses traverser l'uretère sans occasionner des douleurs notables). Les coliques, la douleur sont dues d'un côté aux mouvements péristaltiques convulsifs des uretères et de l'autre à la distension et aux tiraillements que subissent les voies urinaires supérieures par le fait de la rétention de l'urine. Les accès de colique sont favorisés par les mouvements violents, les secousses (secousses de voiture, sauts, etc.).

L'état misérable amené par l'accès de coliques ne dure quelquefois que très peu de temps; d'autres fois, il peut se prolonger, avec des rémissions, pendant des heures et des journées entières.

Quand l'accès est terminé, l'enfant se trouve débarrassé instantanément, comme par enchantement, de sa torture : il survient une véritable euphorie et la diurèse, diminuée pendant l'accès, se relève d'une façon surprenante. L'examen de l'urine montre alors, à côté d'une petite quantité d'albumine, la présence des cellules épithéliales des calices, mêlées avec des cellules mucoïdes et des cellules de pus; dans le dépôt, à côté d'un sédiment granuleux, on trouve souvent des concrétions assez volumineuses.

Les coliques néphrétiques reviennent ordinairement à plusieurs reprises. La durée des intervalles de repos est tantôt longue, tantôt courte. La rémission de courte durée s'explique dans les cas où le calcul, au lieu de franchir l'uretère, a été simplement repoussé dans le rein.

Lorsque les accès se répètent et que la lithiase urinaire se complique de pyélite, le nombre des cellules du pus augmente dans l'urine en même temps que les cellules épithéliales des calices y deviennent plus nombreuses. Dans les cas où la pyélite envahit aussi le rein, on voit se développer le tableau clinique de la pyélo-néphrite ou celui d'un abcès du rein.

Pour diagnostiquer un calcul du rein, on aura donc tout d'abord les

[J. DE BÓKAY.]

symptômes qui viennent d'être indiqués. En second lieu, on se rapportera à l'existence d'un sédiment urique dans l'urine, à l'apparition périodique des coliques, à la rétention temporaire de l'urine qui les accompagne et, dans certains cas, aux variations de la quantité d'urine et à l'hématurie. Au point de vue diagnostique, il importe de savoir que, dans la lithiase rénale, l'hématurie peut apparaître sans coliques néphrétiques. L'unilatéralité des douleurs et le toucher rectal permettront de savoir lequel des deux reins est malade. L'intégrité du second rein est probable, lorsque pendant l'accès de coliques le malade, au lieu d'une urine muqueuse ou purulente, émet une urine normale, claire. Il faut encore savoir que l'anurie, dans la lithiase rénale, ne s'observe pas seulement quand les deux uretères sont obstrués par des calculs (Lancereaux)[1] : elle survient aussi quand un seul uretère est bouché par un calcul enclavé, et pour expliquer dans ces cas l'anurie absolue on admet qu'il y a alors abolition réflexe du fonctionnement du second rein[2]. Après tout ce qui a été dit, il est inutile d'insister sur l'importance diagnostique de l'examen chimique et microscopique de l'urine ; nous pouvons encore ajouter que le diagnostic précoce de lithiase rénale est impossible sans un examen complet de l'urine.

Les manifestations morbides provoquées chez les enfants par les *calculs de la vessie* sont très variables. Il y a des cas où l'enfant souffre relativement peu et ne présente rien d'anormal à part quelques troubles légers de la miction ; par contre il n'est pas rare de rencontrer aussi des cas où, à côté des troubles locaux extrêmement graves, on trouve tout l'organisme, pour ainsi dire, atteint par la souffrance. C'est justement cette symptomatologie variable qui fait que pendant les premières années de la vie, quand l'enfant ne peut encore exprimer d'une façon satisfaisante ses impressions, l'affection échappe souvent à l'attention du médecin. Les symptômes que les calculs vésicaux provoquent chez les enfants sont : les douleurs violentes survenant d'une façon périodique, les troubles de la miction et les modifications de l'urine.

Les douleurs, qui varient d'intensité avec la nature des calculs, peuvent même complètement disparaître pour quelque temps. Les mouvements violents, les secousses, les sauts, les chutes, les promenades en voiture les exagèrent considérablement. Les enfants qui viennent de loin se plaignent ordinairement de douleurs très vives qui ne se calment généralement qu'après plusieurs jours de repos au lit. Le repos au lit calme la douleur. Les enfants des deux sexes manifestent leurs douleurs par des gémissements, ils sont inquiets, se roulent dans leur lit, portent leurs mains aux parties génitales ; les garçons se tirent encore la verge. Si l'enfant est saisi de douleurs à l'état de veille, il trépigne les larmes aux yeux, et de douleur se roule par terre. Les rémissions sont de courte durée, car la douleur est à chaque moment ranimée par le ténesme vésical et rectal. C'est ainsi qu'avec des intervalles de calme la douleur d'intensité variable persiste sans laisser à l'enfant de repos ni le jour ni la nuit. Le tableau qui vient d'être exposé n'est pourtant pas la règle et souvent on est surpris de trouver dans la vessie des calculs

(1) H. Picard. *Loc. cit.*
(2) Réczey. *Zuelzer's Klinik der Horn. u. Sexualorgane*, II.

relativement volumineux qui n'ont pas par trop fait souffrir le malade. Les garçons déjà grands et assez intelligents se plaignent de sensations douloureuses dans le gland et la vessie, dans la région lombaire, le périnée, le rectum et les testicules; les filles accusent la même sensation dans le vagin. Les douleurs s'irradient souvent dans les cuisses. Les enfants déjà grands se plaignent encore d'une sensation de plénitude dans la vessie, laquelle sensation persiste encore après les mictions abondantes et se rencontre principalement en cas de gros calculs lourds et lisses.

A côté des douleurs, le calcul vésical provoque encore une modification caractéristique des mictions. Le jet d'urine est brusquement interrompu et ne reparaît pas malgré les efforts; si l'enfant prend une autre attitude, s'il se courbe par exemple, ou s'il tape des pieds, la miction un moment interrompue reparaît, mais l'urine sort en jet brisé. L'interruption brusque du jet d'urine est provoquée par le calcul qui en se déplaçant vient se mettre contre l'orifice de la vessie. Cette obstruction de l'orifice vésical par le calcul peut se produire plusieurs fois pendant la même miction et provoquer à chaque fois du ténesme et des douleurs spastiques. Souvent malgré le ténesme et malgré la douleur l'urine ne sort que goutte à goutte. Les malades se plaignent d'éprouver à la fin des mictions une sensation de brûlure vive qui ne disparaît ordinairement que lorsque la vessie se remplit de nouveau. Parfois il survient une rétention complète d'urine, mais cela s'observe seulement dans les cas où le calcul est arrêté dans l'urèthre; tant que le calcul reste dans la vessie, on n'observe pas de rétention complète d'urine. (Bókay aîné a vu des calculs piriformes fixés dans le col de la vessie sans qu'il se fût produit une rétention complète d'urine.) Plus souvent on observe une incontinence de l'urine avec suintement continuel d'urine, de sorte qu'il est presque impossible de tenir l'enfant propre. L'incontinence s'observe ordinairement en cas de gros calculs à surface rugueuse qui exercent sur le col de la vessie une irritation permanente et considérable. L'hématurie est chez les enfants plus rare qu'on ne l'admet généralement; elle peut être provoquée par des calculs rugueux après un exercice physique ou des mouvements violents. On admet d'une façon générale que les calculs oxaliques à surface rugueuse provoquent des hématuries plus fréquentes et plus abondantes que les calculs uriques ou les calculs phosphatiques de mêmes dimensions.

L'urine peut présenter, dans la lithiase vésicale, des modifications variables. Elle est émise en petites quantités à la fois, mais aussi plus souvent qu'à l'état normal, et s'il survient une cystite catarrhale secondaire, les intervalles entre les mictions deviennent de plus en plus courts. Dans certains cas l'urine est claire, de réaction acide et renferme des filaments muqueux isolés; sous le microscope on trouve, dans le dépôt qu'elle forme, de l'épithélium vésical et de petites granulations d'acide urique ou d'urates. Dans d'autres cas l'urine est trouble, d'odeur ammoniacale, et le dépôt très abondant qu'elle forme renferme du mucus, des leucocytes, des hématies, des phosphates tribasiques et d'autres substances lithogènes. Il n'est pas rare de rencontrer, dans le dépôt de l'urine, des granulations calculeuses ayant le volume d'un grain de mil, ou encore une quantité de débris de calculs,

[J. DE BÓKAY.]

formant une masse visqueuse. La fréquence exagérée des mictions se complique parfois de ténesme, d'ènvies fréquentes d'aller à la selle, et dans ces cas le prolapsus du rectum et l'apparition d'une hernie inguinale sont loin d'être rares. La conformation du pénis constitue un élément diagnostique fort important. A la suite de l'habitude que l'enfant a prise de se tirer la verge, le pénis s'allonge et s'épaissit, le gland complètement ou en partie découvert est rouge et tuméfié, le prépuce distendu et épaissi. Parfois on trouve sur la peau du pénis des excoriations recouvertes de croûtes brunâtres et qui persistent malgré les traitements, pour ne disparaître que lorsque l'enfant est débarrassé de son calcul. Ces modifications du pénis sont tellement caractéristiques que dans les cas où on les rencontre on peut diagnostiquer presque avec certitude l'existence d'un calcul vésical. Chez les filles les manipulations fréquentes des parties génitales amènent une rougeur et une tuméfaction du clitoris et des grandes lèvres. Bien que tous ces symptômes constituent des éléments précieux de diagnostic, ce dernier ne peut toutefois être établi avec certitude qu'après le cathétérisme de la vessie: c'est le procédé d'exploration qui permet d'affirmer avec certitude l'existence du calcul et de lever tous les doutes qui pouvaient encore exister à ce sujet.

Le cathétérisme est fait avec une sonde métallique, d'un calibre moyen, présentant une courte courbure (sonde de Mercier). Biedert[1] se sert des sondes en caoutchouc durci pourvues d'un bout métallique. L'exploration est facile quand on a l'habitude de manier la sonde. Dans les conditions ordinaires on n'a pas besoin d'endormir l'enfant: mais chez les enfants très agités il est indiqué de pratiquer le cathétérisme sous la narcose. L'exploration est plus facile quand la vessie contient de l'urine, parce que dans ces conditions on peut faire faire à l'extrémité libre de la sonde des excursions plus ou moins étendues. Pendant le cathétérisme le malade doit être couché sur le dos, le bassin élevé de 7 à 8 centimètres à l'aide d'un coussin poussé sous lui; la sonde doit être introduite dans la vessie d'une façon prudente et douce. En introduisant la sonde dans l'urèthre, il faut déjà penser à la possibilité de rencontrer un calcul enclavé dans le canal. Quand l'extrémité de la sonde pénètre dans le col de la vessie, il est possible qu'on sente déjà à ce moment le calcul; ceci arrive notamment dans les cas où le calcul est gros et volumineux et la vessie fortement rétractée sur lui. Dans ces cas il est ordinairement difficile de déplacer le calcul et de pénétrer avec la sonde plus profondément dans la vessie pour l'explorer en détail. Mais le plus souvent on trouve le col de la vessie libre et on pénètre facilement dans le réservoir urinaire. Une fois qu'on est dans la vessie, on fait avec la sonde de petites excursions en imprimant à l'instrument un mouvement de rotation autour de son diamètre longitudinal, de droite à gauche et inversement. Lorsque la vessie n'est pas vide, les mouvements de va-et-vient de la sonde s'exécutent sans difficulté; dans le cas contraire, l'extrémité de la sonde ne se déplace que difficilement, car elle s'engage continuellement dans les replis de la muqueuse vésicale, et si le calcul est encore recouvert par la muqueuse,

---

(¹) Pн. Biedert. *Lehrb. d. Kinderkr.* Stuttgart, 1894.

on ne le trouve que difficilement, surtout quand il est petit. Dans les conditions favorables, c'est-à-dire quand la vessie n'est pas trop distendue par l'urine, on peut trouver le calcul à la première exploration. On reconnaît le calcul à la sensation de frottement dur que l'on perçoit à travers la sonde et au son aigu qu'il donne quand on le heurte avec la sonde; ce son est plus ou moins fort ou plus ou moins faible suivant la consistance du calcul. La sensation de frottement et le bruit qu'on provoque en heurtant le calcul avec la sonde sont tellement précis et caractéristiques que les appareils destinés à augmenter leur intensité (plaque de Brock) sont tout à fait inutiles ; on peut également se passer de l'auscultation de la vessie pendant l'exploration intra-vésicale. (Biedert place à l'extrémité de la sonde un tube en caoutchouc attaché à un stéthoscope.)

Mais d'un autre côté il existe des cas où la découverte du calcul rencontre des difficultés. C'est ainsi par exemple que dans une vessie trop distendue par une grande quantité d'urine les calculs peu volumineux sont difficiles à trouver parce qu'ils flottent pour ainsi dire dans le liquide et se dérobent devant l'extrémité de la sonde. L'existence d'un vaste diverticule de la vessie, rendant difficile la découverte du calcul, est rare chez les enfants; c'est ainsi que parmi les nombreux cas observés dans notre clinique il ne s'en est trouvé qu'un seul dans lequel le calcul était logé dans un diverticule de la vessie. (Dans ce cas le calcul n'a été trouvé qu'à l'autopsie.)

Quand le calcul est recouvert de mucosités visqueuses ou d'un dépôt mou, de consistance de bouillie (urate d'ammoniaque), le son produit par la sonde qui frappe le calcul est peu net. Un médecin peu expérimenté peut encore être induit en erreur par les incrustations qui recouvrent la muqueuse vésicale ou par la conformation trabéculaire de la vessie, et on sait que dans ces cas des erreurs ont été commises même par des médecins très familiarisés avec ce genre d'exploration[1].

Quand on a trouvé le calcul, il faut encore se rendre compte de ses dimensions, de sa consistance, des caractères de sa surface, et voir ensuite s'il existe un seul ou plusieurs calculs dans la vessie. Ce qui importe surtout c'est d'établir les dimensions et la consistance du calcul, car c'est d'elles que va dépendre l'intervention chirurgicale ultérieure. On détermine les dimensions du calcul en poussant et en retirant le bec de la sonde dans diverses directions. Si l'on veut avoir des renseignements précis, on remplace la sonde par un lithotriteur présentant des divisions très rapprochées ou par une sonde de Thompson pourvue d'une échelle de divisions. La dureté du calcul est appréciée approximativement par la nature du son que l'on obtient en heurtant le calcul avec la sonde : les calculs phosphatiques donnent un son plus profond, les calculs composés d'urates ou d'oxalates un son plus clair. Les cas où il existe dans la vessie plusieurs calculs à la fois sont plus rares. L'exploration permet de constater la présence de plusieurs calculs, mais, lorsqu'il y a plus de deux calculs, leur nombre ne peut être déterminé d'une façon précise. Sur le nombre total de nos cas d'hôpital, il s'en trouvait

---

(1) Bouchut. *Traité prat. des mal. des enfants.* Paris, 1885, 8ᵉ édit. — T. Holmes (Larcher). *Thérapeut. des mal. chir. des enf.*, Paris, 1870.

[J. DE BÓKAY.]

25 (6 pour 100 des cas) où la vessie renfermait plus d'un calcul, à savoir 19 cas avec 2 calculs, 2 cas avec 3 calculs et 2 cas avec 4 calculs. Halley[1] a trouvé dans la vessie d'un garçon de 8 ans 10 calculs tétraédriques. Avec quelque expérience on arrive à constater la présence des calculs dont le volume ne dépasse pas celui d'un petit pois. Quand le fond de la vessie est un peu excavé, les petits calculs qui s'y engagent sont difficiles à trouver. Dans ces cas il faut élever le manche de la sonde afin de pouvoir abaisser suffisamment son bec une fois qu'on est parvenu dans le fond de la vessie. Si la première exploration ne donnait pas de résultats satisfaisants, elle est renouvelée au bout de quelques jours. Il peut encore arriver que la première exploration donne un résultat positif et la seconde un résultat négatif : ce fait peut tenir au changement de position du calcul ou aux modifications survenues dans l'état de la vessie. Dans ces cas il faut refaire un cathétérisme de contrôle qu'on exécute en faisant prendre au malade des positions variées.

En cas de calculs haut situés, il faut pénétrer avec la sonde profondément dans la vessie. Le cathétérisme peut être rendu plus facile si, au moment de l'exploration avec la sonde, on exerce avec la main sur la région hypogastrique une forte pression de haut en bas. Si le calcul se trouvait dans une excavation au fond de la vessie, on aura soin de soulever ce dernier avec le doigt introduit dans le rectum. Les calculs un peu volumineux peuvent être sentis avec le doigt introduit dans le rectum. Si la vessie est vide, l'exploration bimanuelle permet non seulement de se rendre compte des dimensions du calcul, mais encore d'apprécier son diamètre et la nature de sa surface (Volkmann). Dans les cas de vessie irritée ou irritable, le cathétérisme est rendu difficile par ce fait que l'urine, chassée avec force contre l'urèthre au moment où la sonde pénètre dans la vessie, s'oppose ainsi aux mouvements de latéralité qu'on imprime au bec de l'instrument. Si la contraction vésicale ne cesse pas aussitôt, il faut remettre le cathétérisme à une autre fois et le pratiquer alors sous le chloroforme.

On observe chez les calculeux des mouvements fébriles, quand le calcul a provoqué une inflammation dans une partie de l'appareil urinaire. Par lui-même le calcul est naturellement incapable de provoquer une inflammation dans la vessie ou dans les reins, puisque ces inflammations, comme celles d'autres organes, exigent, pour se réaliser, le concours des bactéries ; mais ce que le calcul fait c'est, par le traumatisme auquel il donne lieu, de diminuer la résistance des parois de la vessie. Il crée ainsi un *locus minoris resistentiæ* et prépare de cette façon un terrain favorable à la multiplication des bactéries pyogènes qui ont pénétré dans l'organisme. Ce qui démontre ce fait, c'est que parfois des calculs très volumineux restent longtemps dans la vessie sans qu'il se manifeste une inflammation de la muqueuse vésicale.

Les calculs qui pénètrent dans l'urèthre, les *calculs* dits *uréthraux*[2], se manifestent par des troubles graves de la miction, survenant sous forme

[1] *Bull. méd. du Nord*, 1878.
[2] Nous n'envisagerons pas ici les calculs qui se forment primitivement dans l'urèthre et qui ont été récemment étudiés par LIEBLEIN. *Beitr. z. Klin. Chir.*, XVIII, H. 1.

d'une rétention complète ou incomplète de l'urine. L'enclavement du calcul se produit ordinairement pendant un effort de toux ou d'éternument, à l'occasion d'un mouvement violent ou au moment d'un besoin impérieux d'aller à la selle. Tant que le calcul reste dans la vessie et ne pénètre que momentanément dans l'orifice interne de l'urèthre, les troubles de la miction ne durent pas longtemps. Mais aussitôt que le calcul a pénétré dans l'urèthre dont il obstrue plus ou moins complètement la lumière, la miction ne peut plus se faire, ou bien l'urine ne sort que goutte à goutte ou en jet mince, malgré tous les efforts ou toute la peine (position courbée en avant, tractions exercées sur le pénis, position accroupie, etc.) que le malade se donne. Quand le calcul franchit enfin l'anneau prostatique (*annulus prostaticus*) et passe dans la portion prostatique de l'urèthre, il est chassé à la première miction dans la portion membraneuse, plus étroite que la portion prostatique de l'urèthre.

Le calcul peut rester assez longtemps, pendant plusieurs jours, dans la portion membraneuse de l'urèthre sans qu'il survienne une rétention complète d'urine. Si malgré sa distension la vessie n'a pas été profondément atteinte dans sa contractilité, les contractions énergiques des parois vésicales chassent le calcul dans la portion caverneuse de l'urèthre, d'où il passe assez vite dans la fosse naviculaire. Si le calcul est lisse et arrondi et l'orifice externe de l'urèthre assez large, l'urine chasse le calcul au dehors sans trop de difficultés, et tous les symptômes morbides disparaissent brusquement. Mais si le calcul est volumineux, s'il est allongé ou anguleux et placé obliquement dans la portion membraneuse de l'urèthre, ou encore s'il présente une surface rugueuse incrustée, pour ainsi dire, dans les parois de l'urèthre, la rétention d'urine sera absolue. Malgré les plus grands efforts, le malade ne parviendra à émettre que quelques gouttes d'urine, qui en outre seront encore teintées de sang. L'enfant devient alors inquiet, sa figure exprime la souffrance, son sommeil est agité, interrompu par des réveils incessants, et il a de la fièvre. Dans ces cas, le malade n'arrive au médecin que lorsque tous ces symptômes persistent déjà depuis 24 ou 48 heures. Le diagnostic est établi alors d'après les renseignements que fournissent les parents, et l'examen du malade permet de se rendre rapidement compte de la nature du processus morbide. La verge est plus ou moins tuméfiée, rouge, et, en palpant le pénis depuis sa racine jusqu'à l'orifice externe de l'urèthre, on parvient à sentir, à travers les parties molles, le calcul enclavé dans un point du canal. Nous tenons à ajouter que les calculs uréthraux peuvent aussi être multiples; ainsi, sur nos 104 cas de calculs uréthraux, il y en avait 17 (16,3 pour 100) où l'urèthre renfermait plus d'un calcul. (Dans un cas l'urèthre contenait 5 calculs.) Pendant qu'on explore le pénis, le malade accuse ordinairement une douleur particulièrement vive à l'endroit où le calcul est arrêté. A la suite de la distension de la vessie, la région hypogastrique forme une saillie et il n'est pas rare alors de voir le sommet de la vessie arriver jusqu'au niveau de l'ombilic.

A la percussion on trouve une zone de matité qui monte jusqu'à l'ombilic et qui latéralement s'étend jusqu'aux fosses iliaques. Avec un litho-

[J. DE BÓKAY.]

triteur ou une sonde métallique introduite dans l'urèthre, on peut sentir très nettement le calcul et même produire avec la sonde le son caractéristique. Le cathétérisme doit être fait avec douceur et de façon à ne pas repousser le calcul dans la vessie. Dans les cas où le calcul est arrêté au niveau de la fosse naviculaire, on trouve le gland tuméfié et douloureux; le calcul lui-même est facile à sentir surtout au niveau du frein du prépuce, et en écartant les bords du méat on arrive même parfois à l'apercevoir. Si tel n'est pas le cas, il suffit d'introduire une sonde métallique dans l'urèthre pour sentir aussitôt le calcul. Disons encore que les calculs arrêtés dans la fosse naviculaire provoquent rarement une rétention d'urine aussi complète que celle qui résulte de l'enclavement du calcul dans la portion membraneuse de l'urèthre.

## MARCHE

Les calculs rénaux, qui sont ordinairement expulsés à travers les uretères, provoquent rarement chez les enfants des troubles sérieux. Ce n'est que lorsque les calculs, après avoir séjourné longtemps dans les calices et acquis de grandes dimensions, ne peuvent plus être expulsés dans la vessie, qu'on voit apparaitre des complications graves qui modifient complètement le tableau de la lithiase rénale (V. plus loin le pronostic).

La lithiase vésicale a toujours chez les enfants une marche chronique, de sorte que l'affection peut durer pendant des années. L'influence que le calcul exerce sur la vessie dépend de la conformation de sa surface et se manifeste tôt ou tard. Les calculs à surface rugueuse de même que les calculs gros et lourds exercent de meilleure heure que les petits calculs lisses et légers une influence nocive sur la vessie et, d'une façon générale, sur tout l'appareil urinaire.

Le calcul irrite, par sa présence, en premier lieu la vessie, et cette irritation est d'autant plus vive que la surface du calcul est plus rugueuse et plus granuleuse. Le catarrhe de la muqueuse ne tarde pas à se manifester; mais au bout de quelque temps il diminue d'intensité ou disparaît même, pour revenir ensuite et s'aggraver quelquefois. Sous l'action constante de l'irritation, la cystite peut atteindre une très grande intensité et devenir même pseudo-membraneuse dans les cas graves. Quand la cystite dure longtemps, l'épithélium peut se détacher dans plusieurs endroits de la muqueuse vésicale, des excoriations peuvent se former et le dépôt qui se fait dans l'urine alcaline se précipite non seulement autour du calcul dont il augmente le volume, mais s'incruste encore, sous forme d'urates, dans la muqueuse vésicale. Le processus ulcéreux de la vessie peut encore aboutir à la péricystite, à l'infiltration d'urine, aux abcès du périnée et à la formation de fistules de direction variable, à travers lesquelles le calcul vésical peut s'éliminer d'une façon complète ou incomplète.

La marche des calculs uréthraux est ordinairement fort simple, car d'une façon ou d'une autre l'expulsion d'un calcul qui a pénétré dans la vessie ne se fait pas attendre. En 1887, j'ai observé un cas de calcul uréthral remarquable par son évolution clinique rare et fort intéressante [1].

.Il s'agissait d'un garçon de 3 ans et demi qu'on a amené à l'hôpital en disant qu'il présente depuis un an des troubles de la miction et que depuis trois semaines son urine coule constamment goutte à goutte. A l'examen on ne constate aucune modification dans la forme du pénis; le méat urinaire est normal et à la palpation la vessie ne semble pas distendue. Avec le lithotriteur, dont l'introduction ne présente aucune difficulté, on constate que les parois vésicales sont trabéculaires, mais la sonde ne rencontre pas de calcul. Le malade n'a pas de fièvre, il urine souvent et les mictions sont parfois douloureuses; l'urine est trouble, alcaline et renferme, à l'examen microscopique, une quantité moyenne de pus et d'épithélium vésical. Cinq jours plus tard le malade est pris d'une rétention d'urine. La vessie est distendue et à la palpation du pénis on sent en avant du bulbe de l'urèthre un calcul des dimensions d'un petit pois. Le calcul ayant pu être atteint avec une cuiller auriculaire, on l'attire vers la fosse naviculaire et on l'extrait après dilatation sanglante du méat. Comme après l'extraction du calcul le malade n'a pu uriner spontanément, il est sondé. Pendant les deux jours suivants l'enfant n'a pas de fièvre, mais il vomit à plusieurs reprises et paraît abattu. La région vésicale et le pénis sont endoloris, le malade peut uriner spontanément, mais l'urine a l'aspect caractéristique de la cystite. Les jours suivants, au milieu d'une fièvre vive, on voit se développer une pneumonie de la base gauche. L'urine s'écoule constamment goutte à goutte et en même temps la vessie est manifestement distendue. La région vésicale et le pénis sont douloureux et les douleurs s'exagèrent par la palpation. L'urine prise avec la sonde a une odeur fortement ammoniacale. Au 15e jour après l'entrée du malade à l'hôpital, apparaît, au niveau du méat urinaire légèrement enflammé, une fausse membrane d'un gris sale, qui se continue dans l'urèthre et y adhère fortement. La pneumonie et l'incontinence de l'urine n'ont pas changé. L'état général est devenu mauvais et le malade s'affaiblit visiblement de jour en jour. Le lendemain on retire de l'urèthre une fausse membrane de 3 centimètres de longueur qui reproduit très exactement la conformation du canal : le méat et la partie visible de l'urèthre se détergent alors; il survient une miction abondante, et le cathétérisme de même que les lavages de la vessie peuvent être faits sans difficulté. Au bout de 48 heures survient une nouvelle rétention complète d'urine dont le cathétérisme ne triomphe que difficilement : on constate que, bien que la sonde se trouve dans la vessie, il ne s'en écoule qu'une petite quantité d'urine. Il sort encore de la vessie quelques débris de fausses membranes, puis de l'urèthre quelques gouttes d'un pus épais, fétide, sanguinolent, suivies immédiatement d'une cuillerée à café environ d'une urine extrêmement fétide. La vessie atteint presque l'ombilic. L'état général est très mauvais, la prostration des forces augmente et le malade est presque dans le collapsus.

Dans ces conditions et avec les symptômes observés, j'ai considéré comme

[1] Bókay. *Arch. f. Kinderheilk.* Bd. II.

[*J. DE BÓKAY.*]

tout indiquée une intervention chirurgicale destinée en premier lieu à évacuer l'urine accumulée en grande quantité dans la vessie.

L'opération (taille périnéale latérale) qui a été faite sous la narcose légère, le malade étant placé dans la position de la taille, n'a présenté aucune difficulté. Pendant l'introduction du conducteur, de nouvelles fausses membranes sortirent de l'urèthre.

Après l'incision de la portion membraneuse de l'urèthre et après l'agrandissement de la plaie avec le bistouri boutonné, il sortit à travers la plaie une quantité énorme (près d'un litre, d'après mon évaluation) d'urine fétide et en même temps apparut une fausse membrane chiffonnée ayant la forme d'un sac rempli de liquide et reproduisant très exactement la forme de la vessie. Dès le lendemain l'état du malade s'améliore considérablement. L'urine sort à travers la plaie périnéale et à la palpation on constate que la vessie est à peine distendue et presque plus douloureuse. A partir de ce moment l'amélioration s'accentue tous les jours, la fièvre diminue et la pneumonie entre en résolution. Le malade quitte l'hôpital complètement guéri 74 jours après son entrée : l'urine sort sans difficulté par l'urèthre, l'état général est excellent et le malade a augmenté de poids. L'urine est claire et ne renferme aucun corps étranger.

Les symptômes présentés par le malade, et qui viennent d'être exposés en détail, sont ceux de cystite et d'uréthrite pseudo-membraneuses. Personnellement je ne crois pas que le processus fût provoqué exclusivement par l'extraction du calcul uréthral à l'aide de la cuiller tranchante. J'aurais plutôt une tendance à incriminer sous ce rapport la rétention d'urine de longue durée et à n'attribuer à l'intervention instrumentale, au cathétérisme fréquent et à l'emploi de la cuiller auriculaire, qu'un rôle étiologique secondaire.

### PRONOSTIC

La lithiase rénale, dans les cas où les concrétions rénales ne sont pas éliminées de bonne heure, constitue chez les enfants une affection sérieuse, car les calculs provoquent dans les reins des modifications qui non seulement ont une importance considérable pour le parenchyme rénal, mais encore constituent un danger pour la vie.

Les coliques néphrétiques sont chez les enfants rarement une cause directe de la mort, mais lorsque la rétention de l'urine se prolonge, elles peuvent amener la mort avec des symptômes d'urémie. La pyélite, quand elle survient à titre de complication, est ordinairement légère et offre un caractère plutôt catarrhal ; toutefois elle peut, dans des cas exceptionnels, se transformer en pyélonéphrite grave et amener la suppuration des calices et du parenchyme rénal. La pyélite calculeuse peut provoquer la perforation des calices ordinairement en arrière, dans la région lombaire, ce qui donne lieu à une suppuration prolongée avec formation de fistules multiples. La perforation du côté de la cavité péritonéale est plus rare, et quand elle se produit, il survient rapidement une péritonite mortelle. Si l'abcès péri-néphrétique s'ouvre dans l'intestin, le malade peut guérir.

La lithiase vésicale est certainement plus bénigne chez les enfants que chez les adultes. Mais si nous considérons qu'elle ne guérit spontanément que dans des cas très rares et qu'abandonnée à elle-même elle peut amener la mort, nous sommes obligé de l'envisager comme une affection grave même chez les enfants.

L'affection se termine favorablement quand le calcul est expulsé spontanément à travers l'urèthre ou enlevé par une intervention chirurgicale. La fragmentation spontanée du calcul et l'expulsion complète des débris à travers l'urèthre, s'observent à peine chez les enfants; il est également rare de voir à cet âge le calcul sortir à travers une ulcération du fond de la vessie et être expulsé au dehors après avoir pénétré dans le rectum ou le vagin.

Une intervention chirurgicale appropriée débarrasse l'enfant de son affection et amène sa guérison complète, souvent même dans des cas où la lithiase vésicale existe depuis 6-10 ans. Bókay aîné a rapporté l'observation d'un garçon de 10 ans qui depuis 6 ans portait un calcul dans sa vessie; bien que le malade se trouvât dans un état déplorable et que l'extraction de deux gros calculs (ils pesaient ensemble 52 gr. 7) qui se trouvaient dans sa vessie fût très difficile, l'enfant guérit rapidement et sans la moindre complication.

L'hypertrophie de la vessie (la vessie dite trabéculaire) provoquée par les difficultés de miction, n'a pas de valeur pronostique importante. Bien plus importantes sont, sous ce rapport, les modifications qui sont produites par la suppuration de la vessie et des reins, venant compliquer la lithiase vésicale. Tant qu'il n'y a pas de suppuration, l'enfant qui porte un calcul dans sa vessie a beaucoup à souffrir, mais n'est exposé à aucun danger; mais aussitôt qu'un processus inflammatoire apparaît dans la vessie ou dans les reins ou dans les deux à la fois, le danger croît, et son accroissement est proportionnel au degré et à l'intensité du processus inflammatoire.

En vertu de tous ces faits, le pronostic de la lithiase doit donc rester réservé. Une constitution vigoureuse, la courte durée de l'affection, un calcul petit et lisse, l'absence de complications autorisent un pronostic favorable. Mais si l'enfant est faible, s'il n'a pas encore 2 ans, si le calcul est gros, lourd, rugueux, s'il existe des complications du côté de l'appareil génito-urinaire, le résultat définitif de l'intervention chirurgicale devient problématique, et le pronostic doit être réservé. Il ne faut pas, non plus, oublier que le succès de l'opération ne dépend pas toujours du chirurgien seul et que le résultat définitif peut être incomplet en ce sens qu'après l'extraction du calcul, les suites fâcheuses (incontinence, fistules, etc.) peuvent persister et constituer une infirmité pendant toute la vie.

Le pronostic des calculs uréthraux est généralement favorable, car les cas où l'enclavement du calcul provoque des ulcérations, de la gangrène, des abcès, de l'infiltration d'urine, constituent des exceptions rares.



[J. DE BÓKAY.]

### TRAITEMENT

Dans la *lithiase rénale* le traitement est en grande partie purement symptomatique, abstraction faite des cas où les calculs provoquent telles lésions dans le parenchyme des reins qu'une intervention· chirurgicale (néphrotomie, néphro-lithotomie, néphrectomie) s'impose tout naturellement.

Si nous étions en mesure de reconnaître la lithiase rénale dès son début, nous arriverions peut-être, par l'administration d'une grande quantité de boissons, à nous opposer à l'accroissement progressif des concrétions. Il n'est pas impossible, il est même probable qu'à cette période les substances nuisibles peuvent être chassées du rein. Ce mode de traitement peut être particulièrement important dans les infarctus des reins des nouveau-nés.

La circoncision à titre prophylactique dans le sens large du mot (V. plus haut *Étiologie*) peut être utile dans les cas où le prépuce gêne l'émission de l'urine.

En cas de coliques néphrétiques, l'emploi des narcotiques est inévitable. Tandis que chez les jeunes enfants nous nous adressons, dans ce but, au chloral et à l'opium (les lavements d'asa fœtida agissent aussi fort bien), on peut, chez les grands, avoir recours aux injections de morphine faites avec toute la prudence nécessaire en pareil cas. Les bains tièdes secondent dans ces cas l'action des médicaments. Pour ce qui est du traitement de la pyélite pouvant compliquer la lithiase rénale, nous renvoyons le lecteur à l'article correspondant du traité.

Si la présence d'un *calcul dans la vessie* est certaine, ce dernier doit être enlevé au moyen d'une intervention chirurgicale.

Il n'y a pas à compter beaucoup sur la dissolution des calculs par voie chimique, dont les médecins (Roberts) se promettaient tant jadis. Nous n'en parlerons donc pas plus longtemps. Tout ce qu'on peut obtenir par la voie chimique c'est, tout au plus, d'empêcher l'accroissement progressif du calcul et d'influencer dans un sens plus ou moins favorable les phénomènes secondaires qui résultent de la présence du calcul dans la vessie. C'est dans ce sens qu'agissent les diverses eaux minérales (eaux carbonatées, alcalines, eaux contenant des sels de lithine) et les médicaments (pipérazine) préconisés de différents côtés.

L'intervention chirurgicale peut être de deux sortes : ou bien on enlève le calcul à l'aide d'une incision (cystotomie ou lithotomie), ou bien on broie mécaniquement le calcul dans la vessie, et les débris sortent ensuite par l'urèthre (lithotripsie, lithotritie, litholapaxie) [Bigelow, Otis, Thompson].

La taille, c'est-à-dire l'ouverture de la vessie par une incision, peut se faire chez les garçons dans deux endroits : au niveau du périnée ou au-dessus de la symphyse. Quand l'incision est faite au-dessus de la symphyse, l'opération est désignée ordinairement sous le nom de taille élevée (épicystotomie) ;

lorsque l'incision est faite au niveau du périnée, l'opération porte le nom de taille médiane (*sectio mediana, sectio Mariani*, lithotomie uréthrale) quand l'incision est faite sur la ligne médiane, et de taille latérale (*sectio lateralis*, lithotomie prostato-uréthrale) quand l'incision passe en dehors de la ligne médiane.

Avant d'étudier les indications de ces diverses opérations, il me semble utile de rapporter d'abord les résultats que chacune d'elles a donnés, tels qu'ils ressortent de mes statistiques personnelles et de celles qui ont été publiées dans la littérature.

A l'hôpital d'enfants « Stéphanie », on a observé depuis sa fondation, c'est-à-dire depuis 57 ans, 474 cas de lithiase dont 387 de lithiase vésicale. Sur ces 387 cas, 365 ont été opérés (dans 11 cas les calculs vésicaux ont été trouvés seulement à l'autopsie) : sur ce nombre d'opérés, il y a eu 56 morts, soit une mortalité de 15,3 pour 100. Nous ferons toutefois observer que ces 56 cas de mort viennent d'une statistique totale englobant tous les cas opérés, c'est-à-dire que les cas de mort sont entrés en ligne de compte quand ils étaient, aussi bien que lorsqu'ils n'ont pas été, le résultat direct de l'intervention. Mais lorsqu'on défalque les cas de mort par causes indépendantes de l'opération, on trouve que celle-ci a donné une mortalité de 9,5 pour 100.

La taille latérale a été faite dans 340 cas : elle a donné une mortalité de 15,1 pour 100, ou de 9 pour 100 quand on fait les défalcations nécessaires.

La taille médiane a été faite dans un cas : l'enfant a succombé. La taille élevée (épicystotomie) a été faite dans deux cas : les deux opérés ont guéri.

La lithotripsie faite dans 22 cas a donné une mortalité de 9,1 pour 100.

Si l'on envisage la mortalité suivant l'âge chez les enfants qui ont été opérés et chez 11 enfants chez lesquels le calcul fut trouvé seulement à l'autopsie, on trouve les chiffres suivants :

| AGE. | NOMBRE DE CAS. | NOMBRE DE MORTS. | MORTALITÉ % |
|---|---|---|---|
| 0 à 1 an. . . . | 2 | » | » |
| 1 à 3 ans . . . | 83 | 21 | 25 |
| 3 à 7 — . . . | 183 | 32 | 17,5 |
| 7 à 14 — . . . | 108 | 14 | 12,9 |
| Totaux . . | 376 | 67 | 17,8 |

A l'hôpital que je dirige, la taille latérale est donc l'opération que nous faisons le plus souvent et de préférence à toute autre ; je dois ajouter que, parmi nos cas, je n'en ai pas observé un seul où le calcul ait été tellement volumineux qu'il n'ait pu être extrait à travers l'incision périnéale (Bókay aîné a enlevé par la taille latérale, chez un garçon de 10 ans, un calcul vésical qui mesurait 6 cm. de longueur, sur 4 de largeur et 3,2 de hauteur). Bókay aîné et Verebély qui, jadis, faisaient la lithotomie à l'hôpital Stéphanie, soutiennent, en s'appuyant sur les bons résultats qu'ils ont obtenus, que la position élevée de la vessie ne constitue pas une contre-indication de la taille latérale. Ils ne partagent pas non plus les craintes de ceux qui reprochent à la taille latérale d'exposer à la blessure éventuelle des canaux éjaculateurs (Podrazki, Szinizin). Ils réservent la taille élevée pour les calculs volumineux et ne font la lithotripsie qu'en cas de petits calculs en considérant cette opération comme contre-indiquée dans les cas où le calcul est tellement volumineux que son broiement exige plusieurs séances.

H. Thompson, qui a fait la taille latérale dans 1 028 cas de lithiase vésicale chez des enfants, n'a perdu que 70 opérés; sa statistique donne par conséquent une mortalité de 6 pour 100 seulement. Chez les enfants, Thompson préfère la lithotomie à la lithotripsie.

Les statistiques réunies de Werewkin, de Golowatscheff, de Makawéieff et de Gross donnent 24 morts sur 347 tailles latérales, 1 mort sur 16 tailles médianes et 76 morts sur 371 tailles élevées. Werewkin, en s'appuyant sur les bons résultats que lui a donnés la taille latérale (12 morts sur 147 opérés), se déclare partisan de cette opération; par contre, Golowatscheff et Makawéieff, malgré les bons résultats que leur a donnés cette opération, lui préfèrent la taille élevée. Rosenthal et Mikolszky ont eu 24 morts sur 385 cas de taille latérale; les 143 malades de Freyer opérés par la taille latérale ont tous guéri. Szinizin a perdu 7 malades sur 157 opérés par la taille élevée, tandis que les 27 malades d'Alexandroff opérés par la taille élevée ont tous guéri.

Pour ce qui est de la lithotripsie ou de la litholapaxie chez les enfants, nous pouvons citer les faits suivants :

E. Hurry Fenwick (de Londres) a réuni 106 cas de lithotripsie, ayant donné une mortalité de 0,9 pour 100.

Suivant l'âge, ces enfants se divisent comme il suit :

| AGE. | NOMBRE DE CAS. | NOMBRE DE MORTS. |
|---|---|---|
| De 1 à 2 ans | 6 | 0 |
| De 2 1/2 à 3 ans | 10 | 0 |
| De 3 1/2 à 4 ans | 13 | 1 |
| 5 ans | 16 | 0 |
| De 6 à 9 ans | 34 | 0 |
| De 10 à 15 ans | 27 | 0 |
| | 106 | 1 |

Alexandroff[1] a perdu 5 malades sur 32 traités par la lithotritie. L'âge des malades qui ont guéri était le suivant :

| AGE. | NOMBRE DE CAS. |
|---|---|
| 1 à 5 ans | 15 |
| 5 à 10 — | 9 |
| 10 à 12 — | 2 |
| 14 ans | 1 |

D'après cet auteur, la lithotripsie ou litholapaxie est indiquée lorsqu'un lithotriteur de petit calibre (n° 14) pénètre facilement (lithotriteur fenêtré

___
[1] *Deutsche Zeitschr. f. Chir.*, vol. XXXII.

de Collin, n° 00) dans la vessie et que le diamètre du calcul ne dépasse pas
2 centimètres à 2 cm. 1/2. Il préfère la taille élevée dans les cas où le calcul
est plus volumineux.

F. Keegan a eu 4 morts sur 140 lithotripsies et dans sa dernière série de
114 cas il n'y a pas eu un seul cas de mort.

Les statistiques réunies de Keegan, Freyer, Newell et Gilmette donnent
pour la lithotritie une mortalité de 2,7 pour 100. Suivant ces auteurs,
l'étroitesse relative de l'urèthre chez les garçons ne peut pas constituer une
contre-indication de la lithotripsie quand nous possédons aujourd'hui des
instruments très fins et qui, malgré leur finesse, permettent de développer
une force suffisante pour broyer facilement des calculs même durs. Popoff
a, du reste, montré qu'on pouvait dilater progressivement même l'urèthre des
nouveau-nés de façon à passer avec la sonde n° 14, ce qui constitue une
dilatation suffisante pour passer avec un lithotriteur mince, puisque, d'après
Popoff, l'urèthre d'un garçon de 2 à 4 ans peut être dilaté[1] de façon à laisser
passer la sonde n° 20. Tandis qu'Alexandroff, comme nous l'avons vu, n'accepte la lithotritie que pour les cas où le diamètre du calcul ne dépasse pas
2 cm. 1/2, White a pu broyer des calculs bien plus volumineux, et
Keegan a pu faire la lithotritie d'un calcul de 44 grammes chez un garçon de
9 ans 1/2.

Si nous prenons en considération les faits qui viennent d'être cités, nous
pouvons établir chez *les garçons* les indications de chaque intervention de la
façon suivante[2] :

1. *Parmi les opérations pour lithiase vésicale chez les garçons, la
taille vésicale occupe la première place et la gardera probablement encore pendant longtemps.*

2. *La taille élevée est particulièrement indiquée chez les garçons dans
les cas où le calcul est très volumineux.*

3. *La lithotripsie, ou plus exactement la litholapaxie, est encore à
l'étude pour ce qui est de ses indications chez les garçons. Toutefois les
nombreux faits favorables consignés à l'actif de cette opération font
penser que la litholapaxie prendra la première place en chirurgie infantile et diminuera de plus en plus le nombre d'interventions sanglantes
sur la vessie.*

Comme nous l'avons dit en parlant de l'étiologie de la lithiase, les calculs
vésicaux sont rares chez les filles, et quand ils se rencontrent ils sont expulsés
spontanément, quand même ils seraient volumineux, à travers l'urèthre très
extensible. Bókay aîné a vu une fille de 6 ans expulser à travers l'urèthre un
calcul vésical rugueux qui avait les dimensions d'une grosse noix.

Dans la lithiase vésicale des filles, la nature de l'intervention dépend des
dimensions et de la composition du calcul. Les petits calculs peuvent être
saisis et extraits de la vessie avec la pince de Pithа. Si l'urèthre était trop
étroit, on pourrait le dilater systématiquement avec des sondes.

---

[1] F. Karewski. *Die Chir. Krankheit. der Kindesalter.* 1894, Stuttgart.
[2] Comme toutes ces opérations sont du ressort des chirurgiens de profession, j'ai cru inutile de
donner la description du procédé opératoire de chaque opération.

[J. DE BÓKAY.]

La dilatation brusque et surtout la dilatation sanglante (avec le bistouri boutonné ou le lithotome caché) comporte le danger d'une incontinence ultérieure de l'urine, et ne peut être conseillée.

(Th. Bryant, qui ne croit pas à la possibilité de cette incontinence de l'urine, se prononce plutôt pour la dilatation brusque.)

Dans les calculs volumineux, en supposant qu'ils ne soient pas trop durs, la lithotripsie est le procédé de choix. Le seul inconvénient à craindre, c'est qu'au moment de l'introduction du lithotriteur, la vessie chasse toute l'urine qu'elle renferme. de sorte que la recherche et la saisie du calcul peuvent devenir très difficiles sinon impossibles.

La taille élevée est l'opération de choix chez les filles qui ont de très gros calculs. Dans les cas où chez les filles un petit calcul s'enclave dans l'urèthre, on peut le retirer avec la pince de Pitha ou avec une petite pince à pansement ou avec la cuiller auriculaire fenêtrée (voy. plus loin). L'extraction s'effectue ordinairement sans difficulté.

Les indications du traitement opératoire de la lithiase vésicale chez *les filles* peuvent donc être formulées de la façon suivante :

1. *La lithotripsie sera faite dans tous les cas où les calculs ne seront ni trop gros, ni trop volumineux.*

2. *Dans tous les cas où, par le fait de leur volume ou de leur dureté, les calculs ne peuvent être broyés dans la vessie, on fera la taille élevée.*

Dans les cas de lithiase vésicale chez des filles, traités à notre clinique, nous avons toujours fait la lithotripsie, sauf deux fois où les calculs étaient tellement volumineux qu'il a fallu recourir à la taille élevée. Cette opération a réussi aussi bien que possible chez les deux malades.

Dans les cas dans lesquels le calcul expulsé s'arrête, pour une raison ou une autre, dans l'*urèthre*, la nature de l'intervention variera avec le siège du calcul. Comme nous l'avons déjà dit en étudiant la symptomatologie, le calcul s'arrête ordinairement derrière l'orifice externe de l'urèthre, au niveau de la fosse naviculaire. Dans ces cas, son extraction se fait facilement au moyen de la cuiller auriculaire qu'on glisse habilement derrière lui. Pour éviter que le calcul ne soit repoussé en arrière par l'instrument, on prend la précaution de comprimer entre le pouce et l'index, le gland derrière le calcul. Si par un mouvement de levier imprimé à la cuiller on ne parvient pas à extraire le calcul, on est obligé d'inciser dans une étendue de 4 à 5 millimètres l'angle inférieur de l'orifice externe de l'urèthre. Dans les cas où l'extraction du calcul est rendue difficile par l'existence des adhérences cellulaires ou du phimosis, il faut commencer par détacher les adhérences ou par opérer le phimosis.

L'opération est plus délicate quand le calcul est arrêté au niveau de l'isthme de l'urèthre. Lorsque dans ces cas l'émission de l'urine est fortement gênée ou qu'il existe même une rétention complète d'urine, on peut essayer d'introduire dans la vessie une sonde métallique mince qu'on fait passer à côté du calcul. La sonde peut, dans ces cas, avoir un double avantage : d'abord elle s'oppose à la distension par trop considérable de la vessie; en second lieu elle augmente la force propulsive de la couche musculaire de la vessie et, dans ces conditions, sous l'influence d'un jet d'urine particulièrement vigoureux, le calcul peut être mobilisé et chassé au dehors à travers le méat. Mais si, avec une rétention complète de l'urine, le cathétérisme était impossible, il faudrait à tout prix extraire le calcul.

Dans ces conditions l'extraction du calcul est toujours difficile et d'autant plus difficile que l'enfant est plus petit; car, malgré leur finesse, les instruments dont nous disposons (pince uréthrale de Hunter ou de Collin) ne peuvent être utilisés que si l'urèthre est suffisamment large. Si les tentatives d'extraction venaient à échouer, il faudrait enlever le calcul par l'uréthrotomie externe (autant que je sache, la lithotripsie uréthrale de Voillemier n'a jamais été employée chez les enfants). Quand on a soin de fixer convenablement le calcul avec les doigts, l'uréthrotomie externe se fait ordinairement sans difficulté, et la guérison de la plaie s'effectue en peu de temps même quand on n'aurait pas suturé l'incision (Heincke).

L'introduction dans la vessie d'une sonde à demeure, après l'opération, est inutile, car d'un côté elle ne s'oppose pas à ce qu'une partie de l'urine passe à côté d'elle et vienne souiller la plaie, et de l'autre la présence d'une sonde irrite la plaie. En faisant l'incision de l'uréthrotomie externe, il faut éviter autant que possible la région scrotale : c'est au niveau de cette région que l'infiltration d'urine se fait avec la plus grande facilité. Si le calcul était arrêté dans la portion scrotale de l'urèthre, il faudrait essayer de le repousser en arrière, afin que l'incision pût être faite dans une région plus appropriée, au niveau du périnée par exemple.

Le nombre des cas de calculs uréthraux traités à notre clinique est de 140. Sur ce nombre, le calcul a été expulsé spontanément 13 fois; dans 63 cas, il été extrait au moyen d'un instrument (le plus souvent avec la cuiller auriculaire); dans 28 cas on a fait l'uréthrotomie externe. Sur ces 28 cas on a eu 1 cas de mort par infiltration d'urine. Et c'est justement dans ce cas qu'on avait été obligé de faire l'incision au niveau du scrotum.

Nous ne faisons que mentionner ici les *calculs prostatiques* et *préputiaux*[1], et encore ne le faisons-nous que pour être complet.

Les *calculs de la prostate* sont extrêmement rares chez les enfants, sans doute parce qu'à cet âge la prostate n'a pas encore atteint son développement complet. Quand on les rencontre chez les enfants, ils sont dus à la pénétration dans la prostate de gravier ou de petits calculs vésicaux qui augmentent ensuite de volume par les substances solides de l'urine qui se déposent à leur surface. W. Hunt cite un cas d'Ebel qui a trouvé un calcul dans la prostate d'un garçon de trois ans. Comme ces calculs de la prostate peuvent provoquer une série de symptômes morbides (uréthrite prostatique, spasmes de l'urèthre, rétention d'urine, péri-prostatite), il est nécessaire de les enlever par une intervention chirurgicale.

Si l'on ne parvient pas à repousser le calcul dans l'urèthre, si par conséquent on n'a pas à compter sur son expulsion spontanée à travers l'urèthre, le mieux est de l'enlever par la taille médiane à travers une incision

---

[1] J. MUNK. *Real Encyclopaed. d. ges. Heilk.*, Bd. IV. — ENGLISCH. *Ibid.*, Bd. XVI. — W. HUNT. *Loc. cit.*

[J. DE BÓKAY.]

médiane du périnée. Mais s'il s'agissait d'un calcul volumineux enclavé dans la prostrate, on pourrait être amené à faire la taille élevée.

Les vrais *calculs préputiaux* sont aussi exceptionnels chez les enfants que chez les adultes. Il semble qu'on les rencontre plus souvent en Chine. Abstraction faite des calculs *pseudo-préputiaux* qui ne sont que des amas de smegma calcifiés, les calculs préputiaux vrais proviennent de petits calculs qui, après avoir été expulsés de la vessie et de l'urèthre, ont été arrêtés derrière l'orifice du prépuce et se sont enclavés dans le sac préputial (Voigtel). Il va de soi que cela n'arrive que lorsqu'il existe un phimosis congénital. W. Hunt cite un cas où on a fait pour un calcul du prépuce l'opération du phimosis; plus tard on reconnut l'existence d'un calcul vésical qui fut enlevé par la cystotomie. Disons enfin que les calculs pseudo-préputiaux (smegma calcifié) provoquent les mêmes symptômes (balanoposthite, dysurie, gangrène du prépuce) que les vrais calculs du prépuce et que, par conséquent, il n'y a pas, au point de vue opératoire, à établir une distinction entre les deux.

# XVIII

## *TUBERCULOSE DU REIN*

PAR M. J. HALLÉ

Interne des Hôpitaux de Paris.

L'étude de la tuberculose rénale chez l'enfant comprend l'étude, d'une part des tubercules du rein, d'autre part des lésions secondaires du rein chez les enfants tuberculeux, ce qu'on désigne aujourd'hui sous le nom de néphrite des tuberculeux.

On sait encore peu de chose de cette néphrite; par contre les tubercules du rein sont connus depuis longtemps, surtout depuis le chapitre du traité de Rilliet et Barthez[1], qui est encore actuellement le document le plus important sur cette question. Depuis cette époque, de nombreux documents ont été publiés, des interventions chirurgicales ont mieux fait connaître les formes infiltrées de la tuberculose rénale, et actuellement on peut dire d'une manière générale que la tuberculose rénale de l'enfance ne se distingue de la tuberculose rénale de l'adulte que par la fréquence relative de ses différentes formes.

On observe en effet beaucoup plus souvent des tubercules du rein chez l'enfant que chez l'adulte. Sur 300 autopsies d'adultes, Dickinson[2] relève seulement 17 fois des tubercules du rein, tandis que sur 300 enfants il compte 49 cas de tuberculose rénale.

Rilliet et Barthez[3], recherchant la fréquence de la tuberculose rénale chez les enfants tuberculeux, avaient trouvé 49 enfants avec des tubercules du rein sur 312 autopsies de tuberculeux. Oscar Muller[4] évalue la fréquence de la tuberculose rénale chez les enfants tuberculeux à 23 pour 100. Schwer[5] donne une proportion encore plus considérable, et note 83 fois des tubercules du rein sur 123 autopsies.

Le rein n'est cependant pas un des organes les plus souvent atteints par la tuberculose. D'après Rilliet et Barthez, il ne vient qu'au dixième rang, après la rate, le foie et les méninges.

Nous dirons quelques mots d'abord de la néphrite des enfants tuberculeux; nous étudierons ensuite la tuberculose miliaire du rein, qui n'est généralement qu'un fait banal au cours de la tuberculose infantile. Enfin, sous le nom de tuberculose chirurgicale du rein, nous comprendrons les formes massives de la tuberculose qui peuvent se traduire par une symptomatologie spéciale.

(1) RILLIET et BARTHEZ. *Traité clinique*, t. III, p. 462, 1843.
(2) DICKINSON. *On renal and urinary affections*. London, 1885.
(3) *Loco citato*.
(4) OSCAR MULLER. Zur Kenntniss der Kindertuberkulose. *Munch. med. Wochen.*, 1889.
(5) SCHWER. Ein Beitrag zur Statistik und Anatomie der Tuberculose im Kindesalter. *Inaug. Dissert. allg. Medicinische Central Zeitung*, n° 6, 1886.

[*J. HALLÉ.*]

## NÉPHRITE DES ENFANTS TUBERCULEUX

Les lésions secondaires du rein dans la tuberculose infantile sont encore mal connues. A part la dégénérescence amyloïde du rein, assez fréquente chez les petits tuberculeux, et qui donne lieu à des symptômes propres, l'état du rein chez les enfants morts de tuberculose sans altération spécifique des organes rénaux n'a été l'objet d'aucun travail d'ensemble.

Dans les formes aiguës de la tuberculose granulique, le rein est habituellement très congestionné, mais montre le plus souvent des granulations tuberculeuses. Dans les formes lentes de la tuberculose, il apparaît souvent avec une coloration pâle et un éclat graisseux, et ne renferme pas de granulations. Cet aspect est beaucoup plus marqué dans la substance corticale que dans la substance médullaire. La capsule n'est pas adhérente; parfois, sur la section de l'organe, on trouve des parties particulièrement décolorées, tantôt sous la forme de points, tantôt sous la forme de traînées allongées dans le sens des tubes, ces régions blanchâtres pouvant faire croire à un examen superficiel à l'existence de granulations tuberculeuses.

A ces aspects extérieurs répondent des lésions microscopiques manifestes, mais très variables d'intensité. Sur plusieurs reins examinés, et où il n'existait pas de tubercule, nous avons trouvé des altérations manifestes du parenchyme rénal. Ces lésions portaient sur l'élément glandulaire et les glomérules. Nous n'avons pas observé d'une manière notable d'infiltration embryonnaire dans le tissu conjonctif, sans trouver en même temps, dans le rein, des granulations tuberculeuses manifestes avec bacilles. La néphrite parenchymateuse subaiguë parait être le type habituel de la néphrite des enfants tuberculeux. Dans un cas, il existait des cylindres dans des tubes urinifères. Les glomérules sont enflammés et présentent une prolifération notable des noyaux. Il existe peu de lésions de la capsule de Bowmann.

Il est difficile de dire la part exacte de la tuberculose dans ces altérations du rein. Expérimentalement, on connaît bien, depuis les travaux de MM. Grancher et H. Martin[1], les néphrites causées par la tuberculine; mais chez l'enfant, il est bien probable que la tuberculose n'intervient pas seule dans la genèse de ces altérations rénales et cette néphrite toxique doit être l'effet de causes multiples. La symptomatologie de cette néphrite n'a été l'objet d'aucune recherche.

## TUBERCULOSE MILIAIRE DU REIN

La tuberculose miliaire du rein est fréquente chez l'enfant, beaucoup plus fréquente que l'infiltration caséeuse massive. Dans cette forme, il est de règle que les deux reins soient pris simultanément[2].

[1] Grancher et H. Martin. *Congrès de la tuberculose.* Paris, 1891.
[2] C'est ainsi que Rilliet et Barthez ont trouvé dans 49 cas de tubercules du rein, 37 cas dans lesquels les deux reins contenaient des tubercules; 7 fois le rein droit était seul pris, 5 fois seulement le gauche. Ces 49 cas comprenaient les formes infiltrées de la tuberculose du rein.

Habituellement, le rein n'est pas augmenté de volume. A sa surface, il est souvent possible de distinguer, sous la capsule, de petits points blanchâtres ou jaunâtres, de la taille d'une tête d'épingle environ, et qui sont des tubercules. Rarement ces granulations de la surface sont très abondantes; leur nombre est en rapport avec celui des tubercules profonds. Ce qu'on aperçoit à la surface du rein correspond mal à la dimension de ces granulations sous-corticales. Le plus souvent, en effet, elles ne touchent qu'un point de la superficie et s'enfoncent dans la profondeur du parenchyme. A la coupe, les reins apparaissent quelquefois criblés de tubercules en nombre variable, surtout visibles quand il existe une congestion abondante. Le plus souvent cependant la tuberculose miliaire du rein est discrète. Il faut faire des coupes multiples des deux reins pour découvrir plusieurs granulations; mais habituellement, une granulation n'existe pas seule, et, en multipliant les coupes, surtout en examinant l'organe au microscope, on trouve des lésions tuberculeuses beaucoup plus étendues.

Les tubercules miliaires et les granulations grises et jaunes siègent un peu partout dans le rein, mais peut-être plus habituellement dans la substance corticale. On en voit surtout sous la capsule, d'autre part au voisinage des vaisseaux volumineux. Dans la région de la voûte artérielle, les granulations atteignent parfois un volume considérable; elles se montrent souvent comme formées de granulations accolées l'une à l'autre. Chez les enfants qui succombent avec une tuberculose miliaire abondante du rein, on peut voir de véritables traînées tuberculeuses, blanchâtres, allongées dans le sens des tubes du rein. Quant aux gros tubercules du rein, il est exceptionnel qu'ils accompagnent la tuberculose miliaire.

Le microscope montre généralement des lésions tuberculeuses beaucoup plus étendues que celles que l'on peut constater à l'œil nu; et l'on peut facilement suivre dans le rein, grâce à la faible quantité de tissu conjonctif qu'il renferme, toute l'histoire des granulations tuberculeuses, depuis le follicule tuberculeux élémentaire. Aussi le rein a-t-il souvent été choisi par les histologistes pour l'histogenèse du tubercule.

Sur les reins que nous avons examinés, nous avons surtout trouvé des lésions tuberculeuses dans les régions suivantes : autour des veines de la capsule, qui constituent les étoiles de Verheyen; en pleine substance corticale, mais généralement au voisinage d'une artériole; autour des vaisseaux de la voûte artérielle et veineuse entre les pyramides. Parfois les granulations infiltrent les gros paquets de fibres musculaires lisses satellites des vaisseaux et qui sont si visibles dans le rein de l'enfant. Les cellules géantes sont abondantes, faciles à trouver; elles apparaissent de bonne heure au milieu des points où se fait une infiltration embryonnaire. Au voisinage des granulations, on est frappé du peu de réaction de l'épithélium urinaire, et on voit très peu de figures de division cellulaire, surtout au niveau des épithéliums. Par contre, on observe des altérations secondaires très nettes des tubes excréteurs et des tubes contournés. Les canalicules sont souvent comprimés au niveau des points où l'infiltration des cellules mono et polynucléaires vient constituer des follicules tuberculeux. Parfois il existe des lésions glandulaires

[J. HALLÉ.]

dans des points où l'infiltration commence à peine, et il n'est pas rare de constater des cylindres dans les tubes urinifères contigus à un capillaire autour duquel existe seulement une légère augmentation d'éléments cellulaires. Les glomérules présentent peu de lésions jeunes d'infiltration cellulaire; il semble donc que la tuberculose miliaire du rein débute rarement par les glomérules.

Les bacilles de Koch ne se sont pas montrés très abondants dans les reins observés. On peut couper une granulation tuberculeuse entière sans rencontrer plus de quelques bacilles. On voit surtout les bacilles dans la zone d'envahissement du tubercule. Nous en avons vu très rarement dans les glomérules, jamais dans un tube excréteur, rarement dans les cellules géantes.

**Symptômes.** — Il est rare que la localisation rénale dans l'affection bacillaire de l'enfant amène au cours de la maladie des symptômes particuliers révélateurs. Souvent, chez les enfants morts avec de la tuberculose miliaire du rein, on a constaté de l'albuminurie, quelquefois des hématuries légères. Avec quelle fréquence? nous l'ignorons complètement; et on ne sait même pas si la présence de granulations tuberculeuses dans le rein amène fatalement de l'albumine dans l'urine. Ce que l'on voit au microscope du peu de réaction des cellules épithéliales, autorise à attribuer plutôt l'albuminurie à la néphrite concomitante. Dans les quelques cas de granulie où sont survenues des hématuries, on a signalé dans le rein à l'autopsie de petits foyers hémorragiques[1].

Si le plus souvent la tuberculose miliaire du rein, manifestation banale de la tuberculose, ne donne pas lieu chez l'enfant à un cortège spécial de symptômes, il est des cas, exceptionnels il est vrai, où cette localisation rénale de la tuberculose peut être primitive et constituer une variété spéciale de la tuberculose infantile. Le fait suivant, dû à Beaver[2], en est un exemple remarquable : Un enfant de 3 ans fut pris de phénomènes douloureux dans l'abdomen et de rétention d'urine. On crut à un calcul. Une exploration vésicale fut pratiquée sans rien trouver d'anormal. Deux jours après, l'enfant mourut dans le coma avec persistance des phénomènes d'anurie. L'autopsie ne permit de déceler d'autre lésion qu'une tuberculose miliaire localisée au tiers supérieur du rein droit, prenant à la fois la substance corticale et la substance médullaire. Pas trace de tuberculose dans les autres organes.


## TUBERCULOSE CHIRURGICALE


Indépendamment de la tuberculose miliaire si fréquente dans l'enfance, on peut observer, plus rarement il est vrai, toutes les formes anatomiques de l'infiltration tuberculeuse du rein, telles qu'on les voit chez l'adulte : gros tubercules caséeux, cavernes tuberculeuses du rein, pyélites et pyonéphroses tuberculeuses. Parfois, la tuberculose transforme le rein entier en un bloc

[1] Dennig. Privat doc. Tubingen. *Ueber die tuberkulose im Kindesalter*. 1896.
[2] Beaver. *The Lancet*, 1889, p. 1313.

caséeux; dans quelques cas, l'infiltration ne se localise pas au rein, mais envahit d'emblée tout l'appareil urinaire.

Ces variétés anatomiques de la tuberculose du rein sont beaucoup mieux connues aujourd'hui qu'au temps de Rilliet et Barthez, qui n'avaient pu en réunir que quelques exemples. La présence du bacille de Koch dans l'urine permet parfois et de bonne heure d'établir un diagnostic certain de tuberculose urinaire; la symptomatologie de cette affection s'est précisée. Enfin des interventions chirurgicales, tout en complétant les données anatomo-pathologiques, ont donné parfois d'heureux résultats.

Aldibert[1], en 1893, réunissait déjà 13 opérations sur le rein tuberculeux de l'enfant; nous avons rassemblé plusieurs autres faits d'interventions et c'est sur un ensemble de plus de trente observations, dont près des deux tiers accompagnées d'opérations, que nous décrirons l'infiltration tuberculeuse du rein de l'enfant.

Un fait domine l'histoire de cette affection : c'est qu'elle peut être une localisation primitive de la tuberculose. Alors que la forme miliaire de la tuberculose du rein est exceptionnellement primitive, ces formes infiltrées peuvent évoluer assez longtemps sans que du côté des autres organes on observe des signes de tuberculose.

Une question très importante est celle de l'unilatéralité ou de la bilatéralité des lésions au début de l'affection. Gluck[2], puis Aldibert[3] insistent sur l'unilatéralité, ce qui d'après eux autorise la néphrectomie primitive. Les faits d'autopsie nous renseignent rarement sur cette question et les néphrectomies primitives suivies d'une guérison définitive ne sont pas encore assez nombreuses pour autoriser une ferme conclusion.

A la mort, les deux reins sont habituellement atteints, mais dans une proportion très différente. D'un côté, on trouve un rein très altéré, paraissant complètement perdu pour la fonction urinaire, un uretère et un bassinet très malades, une vessie tuberculeuse sur une étendue notable. L'autre rein peut être sain, mais le plus souvent il présente des lésions plus récentes ou moins étendues. On y trouve soit de gros tubercules caséeux isolés dans le parenchyme, soit une pyonéphrose tuberculeuse. Les considérations d'étendue et de profondeur des lésions permettent parfois de retrouver la voie suivie par l'infection et le plus souvent on doit admettre que d'un côté la tuberculose a suivi une voie descendante du rein à la vessie. Dans l'autre rein, la tuberculose a pu se produire secondairement, soit par voie ascendante, soit par voie sanguine.

Sans arriver à ces formes très étendues de tuberculose urinaire, les lésions tuberculeuses du rein affectent chez l'enfant des variétés anatomiques identiques à celles que l'on peut voir chez l'adulte et qui se classent ainsi.

Parfois, l'infiltration tuberculeuse a lieu sous forme de gros tubercules crus non ramollis pouvant atteindre le volume d'une noix ou d'une noisette, siégeant souvent dans le voisinage des vaisseaux de la voûte artérielle. Ces

<hr>

[1] ALDIBERT. *Revue mensuelle des maladies de l'enfance*, nov. 1893, p. 498.
[2] GLUCK. *Berlin. Klin. Wochen.* 1892, p. 516.
[3] *Loco citato.*

[J. HALLÉ.]

masses caséeuses peuvent exister sans altération du bassinet et de l'uretère. Dans les formes plus avancées, on voit un ou plusieurs de ces tubercules se ramollir à leur centre, et, en s'ouvrant dans le bassinet, ils constituent de véritables cavernes tuberculeuses. Ces cavernes augmentent de volume par un processus d'extension progressive, analogue à celui de l'accroissement des cavernes pulmonaires. Les parois de ces cavités présentent deux zones bien distinctes, une portion centrale, franchement caséeuse, ramollie, en pleine désagrégation, et une zone externe d'envahissement de coloration moins blanche, d'aspect vitro-caséeux. A la limite du parenchyme rénal existe un liséré sinueux, mince et élégant, séparant le tissu sain du tissu malade. Le reste de la substance du rein paraît peu altéré. Parfois, il se produit une augmentation notable de la substance corticale non atteinte par l'infiltration tuberculeuse, ce qui constitue une hypertrophie compensatrice manifeste[1].

Avant le stade ulcéreux de la tuberculose rénale, il n'est pas habituel de trouver des lésions tuberculeuses dans le reste de l'appareil urinaire. Nous croyons donc que, dans la majorité des cas, la tuberculose commence par le rein et qu'elle n'envahit que secondairement la vessie.

Dans les cas où le bassinet envahi par la tuberculose est distendu et épaissi, cavernes et bassinet peuvent ne plus constituer qu'une seule poche purulente; le rein peut alors atteindre un volume considérable. Ces pyonéphroses tuberculeuses s'accompagnent le plus souvent d'une tuberculose étendue de l'uretère. Ce conduit atteint alors un volume remarquable; sa surface muqueuse peut être ulcérée sur toute sa longueur, ou bien montrer une quantité notable de granulations tuberculeuses ou d'ulcérations. Sa paroi externe s'épaissit et, par péri-uretérite, il peut atteindre ou dépasser le calibre du petit doigt. Dans d'autres cas, l'uretère tuberculeux est oblitéré. Depuis le collet du bassinet jusqu'à la vessie, il est converti en un cordon fibreux, résistant et sans lumière. Dans ces cas d'oblitération, l'atrophie rénale peut se produire. Le rein peut être réduit à une série de petites poches à parois fibreuses et épaisses[2], à l'intérieur desquelles on trouve des débris caséeux et des masses crétacées. Cette oblitération de l'uretère, par l'atrophie rénale consécutive, peut devenir ainsi un processus de guérison de la tuberculose.

La transformation en masse de tout un rein en un bloc caséeux peut s'observer sans oblitération de l'uretère. Cette tuberculose massive, toujours unilatérale, a été longtemps décrite en Allemagne[3] sous le nom de néphrophtisie, à l'époque où s'enseignait encore la dualité de la tuberculose, et on l'opposait aux tubercules du rein. Dans ces tuberculoses massives, le rein entier est converti en un bloc caséeux, entouré seulement d'une capsule épaisse, d'où l'on voit seulement se détacher quelques tractus fibreux riches en vaisseaux altérés, et cloisonnant encore le rein sur quelques millimètres

---

(1) MAUCLAIRE. Tuberculose génito-urinaire à marche descendante (*Société anatomique*, 11 juillet 1890). Il signale un cas où la substance corticale avait trois fois au moins l'épaisseur normale.
(2) Rilliet et Barthez rapportent un fait de ce genre.
(3) MONTI. Krankheiten der Nieren. *Gerhardt's Handbuch*, t. IV, Bd. 3, 1878.

de hauteur. Le bassinet est souvent peu malade dans ces formes massives. Les auteurs s'accordent à dire que cette variété de tuberculose du rein ne s'accompagne pas habituellement de généralisation tuberculeuse dans les autres organes. On observe surtout ces cas chez les enfants atteints d'une tuberculose osseuse. Les autres viscères présentent parfois de la dégénérescence amyloïde.

A côté de ces formes surtout rénales et unilatérales de la tuberculose, il existe des cas où les lésions sont si profondes dans tout l'appareil urinaire, qu'il est impossible de retrouver à l'examen des pièces la marche suivie par l'infection. On se demande alors comment, dans des formes aussi étendues aux deux reins, la fonction urinaire était encore possible. Les deux reins, les deux uretères, la vessie, la prostate sont envahis dans leur totalité[1]. L'urèthre même peut présenter des lésions spécifiques sur une grande longueur[2].

Dans les cas où il existe seulement quelques gros tubercules, dont quelques-uns commencent à s'ulcérer, le reste du parenchyme rénal peut ne pas présenter de lésions très manifestes au microscope. Autour des grosses masses caséeuses difficiles à colorer, on observe une zone d'envahissement caractérisée par une infiltration embryonnaire abondante. C'est surtout dans cette région que les cellules géantes sont fréquentes. Parfois, en pleine masse caséeuse amorphe, on retrouve des restes de vaisseaux volumineux, dont les parois sont très épaisses et nécrosées. Toutefois de gros tubercules peuvent exister sans amener un changement notable dans l'aspect des régions environnantes. Le tubercule refoule seulement sur les côtés les tubes excréteurs et les anses glandulaires. Il existe cependant quelquefois une réaction manifeste de l'épithélium autour des foyers tuberculeux. On observe alors des proliférations épithéliales très nettes, avec des cellules qui remplissent les canalicules et les tubuli contorti. Ces cellules ont une forme allongée, presque cylindrique. Au niveau de la capsule de Bowmann, la prolifération va jusqu'à la formation de trois à quatre couches de cellules.

Dans la région située au-dessus du tubercule, les lésions paraissent surtout mécaniques, et se traduisent par des dilatations des tubes du rein. Ces dilatations ont le caractère d'être localisées à certains tubes, sans atteindre les régions voisines. Sur les coupes bien orientées, on peut observer des canalicules distendus sur une longue étendue ; les uns n'ont plus qu'un revêtement de cellules aplaties, avec un noyau refoulé contre la paroi ; quelques-uns de ces tubes contiennent des cylindres. Pareille dilatation existe au niveau des tubuli contorti ; rarement elle s'observe aux dépens des cavités glomérulaires. Ces lésions de dilatation sont dues à la compression exercée par les tubercules et à la rétro-dilatation par l'urine en arrière de l'obstacle.

Toutes ces altérations non spécifiques de la tuberculose dans le rein acquièrent une intensité extrême dans certaines formes infiltrées de la maladie. Dans les reins très altérés, outre les lésions épithéliales et intersti-

---

[1] Voir à ce sujet une pièce remarquable de tuberculose urinaire chez une fillette de 14 ans, pièce offerte par M. le D′ Quénu. Musée de M. le professeur Guyon à l'hôpital Necker, n° 404.

[2] Pasquet. *Soc. anat.*, juillet 1838, p. 149. — Verneuil. *Soc. anat.*, mars 1884, p. 73.

[J. HALLÉ.]

tielles que l'on peut voir en certains points, on peut observer les altérations
les plus marquées de la sclérose, analogues à celles des plus anciennes
néphrites médicales avec atrophie rénale. On constate alors une transformation fibreuse des débris du rein; artères et veines présentent des lésions
profondes de leurs parois; les glomérules sont réduits à des nodules fibreux.
Par place, quelques tubes remplis par des cylindres indiquent seuls qu'on
est en présence d'une coupe de rein. Près des cavernes, les tubes peuvent
apparaître comme des canaux rigides, dépourvus d'épithélium, et creusés
dans le tissu de sclérose.

Dans les grosses masses caséeuses, ou le pus du bassinet, on ne trouve
habituellement le bacille de Koch qu'en très faible quantité. Sur les coupes,
le bacille se trouve réparti d'une façon assez inégale. Il n'est pas rare de
parcourir plusieurs préparations de masses caséeuses volumineuses sans
rencontrer un seul bacille. Parfois, au contraire, on trouve ces organismes
réunis en amas d'une richesse extrême, à ce point qu'ils donnent à l'œil
nu leur propre couleur aux coupes qui les renferment.

**Symptômes.** — Généralement les gros tubercules non ulcérés du rein
ne se traduisent pendant la vie par aucun symptôme. Parfois même, le rein
peut être transformé tout entier en masse caséeuse, sans qu'aucun phénomène attire l'attention du côté de l'appareil urinaire. Dans les cas où la tuberculose rénale est reconnue à quelques signes, il est rare que le malade
présente tout le tableau symptomatique de l'affection.

En effet, le début de l'infiltration tuberculeuse du rein est toujours
obscur. Dans un certain nombre de cas, la maladie longtemps latente se
dévoile par une évacuation abondante de pus dans l'urine. Parfois, apparaissent d'emblée des signes de rétention purulente dans le rein, constituant
des accidents graves. De tous les signes, l'hématurie est encore le symptôme
le plus commun et le premier en date. Dans quelques cas, on retrouve dans
l'histoire du malade des hématuries dont l'entourage du petit malade a
gardé le souvenir et qui sont restées inexpliquées [1].

Les hématuries de la tuberculose rénale ont généralement un début insidieux; mais les causes qui amènent la congestion des reins, les contusions,
les traumatismes, sont souvent la cause occasionnelle de ces hémorragies.
Ces hématuries sont rarement très abondantes; au bout d'un temps variable,
elles cèdent d'elles-mêmes, surtout sous l'influence du repos au lit; mais
longtemps encore après que les urines ne sont plus colorées par le sang, on
retrouve de nombreuses hématies au microscope dans l'urine. A titre exceptionnel, des caillots se forment dans un point de l'appareil urinaire et amènent
des phénomènes de rétention.

L'incontinence d'urine, chose singulière, a été signalée dans quelques
cas comme premier symptôme de la tuberculose rénale. Harrison [2] rapporte
le cas d'un enfant de 4 ans, qui depuis 1 an avait de l'incontinence et des
mictions impérieuses, ce qui avait fait porter le diagnostic de calcul vésical,
d'autant qu'il y avait eu parfois un peu de sang dans l'urine. L'exploration

---

(1) Krassnobaeff. *Dietskaja medizina*, n° 2, 1896. Moscou.
(2) Harrison. London, 1887.

vésicale, la marche de la maladie, l'autopsie, montrèrent qu'il s'agissait de tuberculose rénale, sans participation de la vessie.

Parfois la polyurie et la pollakiurie constituent les premiers signes des tubercules du rein; mais, si importants que soient les symptômes tels que l'hématurie, la polyurie et l'incontinence, c'est encore la présence du pus tuberculeux dans l'urine qui est le signe le plus caractéristique de la tuberculose des voies urinaires.

La pyurie est constante à la phase ulcéreuse de la tuberculose rénale. Ce pus présente des caractères spéciaux surtout au début de la tuberculose et quand le malade ne présente pas d'infection urinaire surajoutée. Le dépôt urinaire est alors pulvérulent, ni lié, ni floconneux. Versé dans un large cristallisoir à fond plat, il montre au milieu des globules de pus, de petites masses blanc jaunâtre, de forme variable, véritables débris caséeux. Très souvent, on observe également de petits caillots presque microscopiques.

La valeur séméiologique de l'analyse bactériologique est ici capitale. La recherche du bacille de Koch s'impose dans tous les cas suspects. C'est surtout dans les grains caséeux qu'on a chance de le rencontrer. L'emploi des centrifugeurs, en permettant de concentrer le dépôt urinaire, simplifie beaucoup la découverte du bacille de Koch, et, dans nombre de cas, l'examen est positif, surtout si l'on procède à plusieurs recherches. Quand bien même la recherche du bacille de Koch a échoué, on peut encore tirer quelque présomption d'une analyse négative. Quand, sur plusieurs lamelles de pus urinaire fraîchement émis, on ne trouve pas d'organismes, pas même le bacille de Koch, on est en droit de suspecter beaucoup la tuberculose. Enfin, dans les cas où des examens répétés ont échoué, l'inoculation au cobaye soit par voie péritonéale, soit mieux par la voie sous-cutanée, reste encore un moyen précieux de diagnostic.

Les modifications de l'urine peuvent être dans beaucoup de cas et pendant longtemps les premiers et les seuls signes d'une tuberculose rénale. Très souvent la pyurie précède les phénomènes douloureux de la miction. Quand ceux-ci apparaissent, ils peuvent atteindre une intensité et une persistance extrêmes. Les mictions deviennent alors horriblement pénibles par leur nombre et les douleurs qu'elles éveillent. Ces signes de cystite indiquent souvent la participation de la vessie à l'affection tuberculeuse du rein; cependant les douleurs en urinant, les mictions fréquentes et impérieuses et d'autres troubles que l'on rapporte habituellement à la vessie doivent être souvent attribués aux réflexes du rein malade sur le reste de l'appareil urinaire.

Des douleurs lombaires peuvent accompagner la tuberculose du rein; ces phénomènes sont très variables d'intensité : ils peuvent indiquer la rétention purulente, et, dans ces cas, on peut assister à de véritables vomiques urinaires, et à des crises aiguës douloureuses simulant la colique néphrétique.

L'exploration du rein est assez facile chez l'enfant; elle éveille souvent des douleurs dans le rein malade, mais ne renseigne guère que sur le volume de l'organe malade, qui peut atteindre la taille d'un rein d'adulte et même davantage, et présente alors tous les caractères des tumeurs rénales, ballottement, etc....



[J. HALLÉ.]

**Marche. Durée. Terminaison**. — En même temps que tous ces phénomènes apparaissent, la santé générale de l'enfant s'altère, et après un an ou deux, il est exceptionnel de ne pas voir le petit malade présenter les signes de la cachexie fébrile : fièvre à type vespéral, intermittent, puis continu. Avant la période ultime de la maladie, la persistance de la fièvre plusieurs jours de suite indique généralement une complication. Si on n'observe pas de modification notable dans la quantité et l'aspect des urines, il peut s'agir d'une complication extra-urinaire. Dans les cas où existe une diminution de la quantité des urines, ou de la diminution du dépôt purulent, la fièvre élevée et persistante indique le plus souvent une rétention rénale.

Aux diverses périodes de la tuberculose rénale, on peut voir apparaître des complications dans le reste de l'appareil urinaire. L'extension de la tuberculose à l'uretère, à la vessie ou à l'autre rein n'est pas une complication véritable ; elle est à peu près fatale et fait partie de la maladie ; mais, autour du rein, on peut voir se développer des abcès de siège variable, pouvant même descendre dans la fosse iliaque[1].

Les accidents terminaux sont assez variables. Le plus souvent, l'enfant succombe à la généralisation de la tuberculose, surtout de la tuberculose pulmonaire, ou simplement aux progrès de la cachexie. Dans quelques cas, on observe, à la fin de la maladie, des phénomènes urémiques. Dans un cas de Comby[2], la mort survint d'une façon subite et inattendue chez un enfant porteur d'une pyélonéphrite tuberculeuse. La cause de la mort resta inconnue.

**Diagnostic**. — Le diagnostic de la tuberculose rénale est généralement difficile, surtout au début. Le médecin doit cependant se mettre en garde contre certaines incontinences d'urine, nocturnes et diurnes, apparaissant sans cause chez des enfants déjà d'un certain âge ; il doit se rappeler que certaines polyuries troubles survenant sans motif, que des hématuries spontanées, des cystites sans cause peuvent être les premiers signes de la tuberculose urinaire. Nous croyons donc que, dans bien des cas où le diagnostic a échappé au début, il aurait pu être porté si les urines avaient été vues et examinées avec soin. En présence d'une pyurie survenant sans cause, l'examen méthodique des urines permet souvent d'établir de très bonne heure le diagnostic de tuberculose urinaire. Dans une observation inédite de M. le professeur Guyon et Noël Hallé, on put affirmer la tuberculose par la présence du bacille de Koch dans l'urine, chez un enfant d'apparence robuste, sans antécédents héréditaires ni personnels de tuberculose, et qui présentait seulement depuis 8 jours des mictions un peu fréquentes et douloureuses. Les urines louches, rosées, contenaient seulement quelques filaments purulents. Le bacille de Koch existait seul et abondant dans l'urine.

Préciser le siège et l'étendue de la tuberculose urinaire est toujours difficile. Si la palpation abdominale ne permet pas de trouver un rein volumineux et douloureux, on est tenté de croire à une simple tuberculose vésicale primitive. Nous avons vu ce qu'il fallait penser de cette opinion ; et on doit se rappeler que la tuberculose vésicale primitive est rare par rapport à la

---

[1] BARDENHEUER. *Mittheilung aus dem Kölner Bergerhosp.* 1899.
[2] COMBY, *Morte istantanea di un fanciullo di 9 anni.... La Pediatria*, agosto 1896.

tuberculose rénale, que celle-ci peut longtemps rester latente et que la marche descendante des lésions tuberculeuses du rein à la vessie est le mode le plus habituel de l'envahissement vésical.

Sans nous arrêter au diagnostic différentiel avec les affections rares, telles que les kystes hydatiques du rein, on peut à la période de tumeur rénale confondre la tuberculose avec les tumeurs malignes du rein, les hydronéphroses et les calculs de l'appareil urinaire.

Généralement les tumeurs malignes se montrent dans un âge moins avancé, les hématuries constituent ici un symptôme capital. La tumeur rénale s'accroît généralement plus vite et acquiert alors des proportions que n'atteint que rarement le rein tuberculeux.

Les hydronéphroses congénitales et acquises forment des tumeurs fluctuantes qui ne s'accompagnent pas de l'état général de la tuberculose rénale.

Les calculs du rein et de la vessie peuvent être confondus avec la tuberculose; ou bien, chez les enfants, la tuberculose urinaire qui accompagne le calcul, comme cela n'est pas exceptionnel, peut passer inaperçue. Dans tous ces cas, c'est encore l'examen des urines qui peut souvent trancher la question, en l'absence de symptômes propres, et l'on n'oubliera pas que les infections banales qui accompagnent les calculs, en l'absence de tuberculose, sont beaucoup plus fréquentes et riches en espèces microbiennes que celles que l'examen microscopique et les cultures permettent de découvrir dans les urines tuberculeuses.

**Traitement.** — La marche envahissante de la tuberculose rénale, la coïncidence d'autres tuberculoses sur le même malade expliquent que le traitement ne puisse consister que dans une thérapeutique de symptômes dirigée seulement contre certains accidents. Cependant la localisation primitive de la tuberculose sur le rein, fait bien démontré, peut faire espérer qu'une intervention soit vraiment curatrice. Malheureusement le début de la tuberculose rénale est trop obscur pour permettre d'intervenir souvent lorsque la tuberculose rénale est encore une affection locale. Aussi, sans entrer dans le détail du traitement général, qui ne peut nous occuper ici, nous croyons pouvoir, dans la pratique, poser ainsi les règles opératoires dans la tuberculose du rein de l'enfant.

Dans certains cas, l'intervention chirurgicale est une opération d'urgence dans la tuberculose rénale, et tout le monde est d'accord sur la nécessité de la néphrotomie quand il existe des phénomènes de rétention rénale avec une fièvre persistante élevée, diminution des urines, et formation d'une pyonéphrose manifeste. La néphrotomie devient alors une excellente opération qui amène immédiatement la cessation des accidents menaçants. Dans ce cas, on n'a pas le choix du procédé opératoire, la gravité de l'état général exclut la néphrectomie.

Mais quand le chirurgien est en présence d'une tuberculose du rein évoluant lentement sans accidents aigus chez un enfant, quels sont les signes qui doivent le décider à intervenir et quelle opération choisira-t-il? Il ne doit pas d'abord oublier qu'une guérison spontanée de la tuberculose rénale peut se produire, si exceptionnelle soit-elle; il se rappellera que la

[J. HALLÉ.]

tuberculose rénale peut pendant de longs mois être compatible avec un état de santé assez satisfaisant, que certains enfants, porteurs de cavernes rénales, urinant du pus en abondance, peuvent encore s'améliorer, engraisser sous l'influence d'un traitement général approprié. Aussi croyons-nous qu'il ne devra intervenir que si la santé générale du petit malade commence à s'altérer gravement du fait même des lésions rénales.

Décidé à intervenir, quelle opération choisira-t-il? La néphrectomie paraît d'abord une opération bien préférable à la néphrotomie. Elle supprime, dit-on, l'organe malade et, dans les cas où la tuberculose est primitive dans le rein, elle peut prétendre devenir une opération curatrice. De plus, les partisans de la néphrectomie primitive insistent sur les difficultés ou même les impossibilités de la néphrectomie secondaire à l'incision du rein.

Il ne faut pas s'exagérer les avantages de la néphrectomie. D'abord, elle ne peut convenir qu'aux cas où l'on a de très sérieuses raisons de croire que l'autre rein est intact, ce qui est bien rare; de plus, elle n'est pas une opération aussi radicale qu'on veut bien le dire. Elle laisse l'uretère, foyer tuberculeux, souvent volumineux, qui continue d'infecter la vessie et peut-être l'autre rein. C'est ainsi que dans un cas, Noël Hallé a vu, sur un enfant opéré du rein, l'uretère tuberculeux devenir le point de départ d'une péritonite tuberculeuse localisée à un côté de l'abdomen. De plus, la néphrectomie secondaire, quoique plus difficile que la primitive, est encore possible dans la plupart des cas. Aussi, croyons-nous que c'est seulement pièces en mains, au cours de l'intervention, que le chirurgien pourra se décider pour l'ablation ou la simple incision avec drainage du rein.

Décidé à intervenir, l'opérateur, après une étude détaillée des symptômes, s'étant fait une idée sur l'état de l'autre rein, fera l'incision exploratrice du rein. Se trouve-t-il en présence d'un rein absolument détruit par les tubercules et perdu pour la fonction, il pourra l'enlever dans tous les cas; mais si une partie notable du parenchyme rénal paraît conservée, surtout s'il a des doutes sur l'état de l'autre rein, le chirurgien devra se contenter d'une néphrotomie.

Dans ces cas, l'incision du rein peut être encore une opération de valeur, qui peut permettre dans quelques cas au petit malade de s'améliorer de remonter son état général et de supporter une néphrectomie secondaire.

# XIX

## *MALADIE D'ADDISON*
## (TUBERCULOSE DES CAPSULES SURRÉNALES)

PAR LE Dr J. COMBY
Médecin de l'hôpital des Enfants-Malades.

C'est au médecin anglais Thomas Addison que revient l'honneur d'avoir le premier décrit la *maladie bronzée* et de l'avoir attribuée à une lésion des capsules surrénales (*On the constitutional and local effects of Disease of the Suprarenal capsules*, London, 1855). Cette maladie, aussi bien chez les enfants que chez les adultes, est caractérisée par une coloration bronzée spéciale de la peau, par une cachexie générale progressive, le tout en rapport avec la *tuberculose des capsules surrénales*. Sans doute, chez les adultes, on a pu décrire des lésions qui ne relevaient pas de la tuberculose; mais, chez l'enfant, la tuberculose est seule en question, et la synonymie est parfaite entre *maladie d'Addison* et *tuberculose surrénale*. (Cependant on a vu 1 cas de cancer chez une fillette de 5 ans.)

Sans insister sur l'historique de la question et sur les controverses soulevées par la publication des premières recherches d'Addison (voyez l'article *Maladie bronzée*, par le Dr Ball, dans le Dictionnaire Dechambre, ainsi que l'article du Dr Jaccoud dans le Dictionnaire de médecine et de chirurgie pratiques), nous allons décrire les principales particularités observées chez les enfants.

### ÉTIOLOGIE

La maladie d'Addison est plus rare chez les enfants que chez les adultes; cependant un nombre respectable d'observations a été publié dans les recueils spéciaux, et pour fixer immédiatement les idées à ce sujet, nous allons résumer les faits les plus authentiques et les plus connus.

Voici d'abord une série de cas empruntés au tableau récapitulatif dressé par le professeur Jaccoud :

1° Fille de 14 ans (Fernie, *Brit. med. Journ.* 1857), malade pendant 5 ans; affaiblissement, vomissements incoercibles jusqu'à la mort, mélanodermie non uniforme; état caséeux des capsules surrénales, calcification en un point, rares tubercules au sommet des poumons;

2° Garçon de 16 ans (Wagner, *Dissertation inaugurale*, Giessen, 1858), malade pendant 5 mois; catarrhe de l'estomac, état typhoïde; caséification des capsules surrénales, grosse rate, gros ganglions mésentériques;

3° Garçon de 11 ans (Hutchinson, *Med. Times and Gazette*, 1858); asthénie, amaigrissement, diarrhée, convulsions à la fin; tubercules crétacés des capsules, tuberculisation des ganglions mésentériques;

4° Garçon de 15 ans (Mackenzie, Bacon, *Med. Times and Gazette*, 1859), malade pendant 7 mois; asthénie, vomissements, ulcères des membres inférieurs, céphalée, vertige; tuberculisation totale des capsules, tuméfaction des ganglions mésentériques, adhérences pleurales;

5° Garçon de 16 ans (Addison, *Lancet.* 1859); asthénie, tuberculisation totale des capsules surrénales;

6° Fille de 16 ans (Schmidt, *Arch. of Holl. Beit.*, 1859), malade pendant 5 mois; choléra 4 ans auparavant, asthénie, amaigrissement, refroidissement, douleurs lombaires intenses, palpitations, vomissements, diarrhée, hoquet; caséification des capsules, atrophie du sympathique autour de l'aorte abdominale, tuméfaction des ganglions mésentériques avec état lardacé, rate grosse;

7° Garçon de 12 ans (Aldis, *Med. Times,* 1860), malade pendant 4 mois; asthénie, vomissements, douleurs lombaires, incontinence d'urine; capsules transformées en une masse jaunâtre, plus de tissu normal, rien ailleurs;

8° Garçon de 12 ans (Henoch, *Med. centr. Zeit.*, 1860), malade pendant 3 mois 1/2; asthénie, vomissements, constipation, polypnée (80), souffle au cou, mort en convulsions (12 heures); transformation caséeuse des capsules, pigmentation et hypertrophie des ganglions bronchiques et mésentériques; gros foie et grosse rate; psorentérie, cœur gras;

9° Garçon de 14 ans (*Med. Times and Gazette*, 1861, Backer), malade pendant 4 mois; asthénie, vomissements, douleurs dans l'hypochondre droit; tuberculisation totale des capsules, tubercules pulmonaires;

10° Garçon de 16 ans (Hayden, *Dublin Quart. Journ.*, 1864), malade pendant 6 mois; céphalalgie, constipation, nausées, puis vomissements, douleurs abdominales vives, asthénie; caséification de la capsule gauche; rien ailleurs;

11° Fille de 3 ans (Pitman, *Lancet*, 1865); à l'âge d'un an, poils courts et noirs sur tout le corps, obésité, asthénie, vomissements; cancer de la capsule gauche, noyau encéphaloïde dans le foie et le sommet du poumon gauche;

12° Fille de 13 ans (Greenbow, *Path. Trans.*, 1865), malade pendant 6 mois; nausées, malaise, sensation de froid, pouls faible, toux, crachats sanglants, mélanodermie à la fin, mort presque subite; masses caséeuses et nodules crétacés dans les capsules, tubercules pulmonaires, hypertrophie des plaques de Peyer;

13° Garçon de 14 ans (Faure, *Union médicale*, 1866), malade pendant 1 an; asthénie, amaigrissement, dyspepsie, vomissements, convulsions; caséification et nodules calcaires dans les capsules, infiltration purulente; tubercules dans le thymus;

14° Fille de 15 ans (Parker, *Trans. of the path. Soc. of London*, 1866), malade pendant 7 semaines; asthénie, vomissements, syncopes, mélanodermie irrégulièrement distribuée, pouls faible et irrégulier (100), mort dans l'algidité, leucocytose; caséification des capsules, tubercules au sommet des poumons;

15° Fille de 8 ans (Tigri, *Gaz. med. ital. Tosc.*, 1857), mélanodermie partielle; capsules normales (pas d'examen histologique); mélanose du foie et de la rate; cas douteux. Cet exemple est rangé par Ball dans les observations de mélanodermie sans lésions des capsules surrénales.

A ces cas anciens il faut ajouter un cas de Monti, chez un garçon de 10 ans, un autre de Legg (garçon de 15 ans), un de Pye Smith (garçon de 14 ans), un de Sturger (garçon de 16 ans), un de Baginsky (chez une fillette de 6 ans atteinte de péritonite tuberculeuse), deux de Descroizilles dont nous parlerons plus loin, soit en tout une vingtaine de cas authentiques.

Dans le cas de Monti (*Ein Fall von Morbus Addisonii bei einem 10 jährigen knaben. Arch. f. Kind.*, 1885), la maladie avait débuté à l'âge de 7 ans; la coloration bronzée de la peau s'était développée par poussées successives, précédées chacune par des troubles digestifs et nerveux (vomissements, diarrhée, asthénie, somnolence, céphalée, syncope). L'enfant jouissait d'une bonne santé avant le début des accidents; il fut pris subitement de fièvre, accompagnée des accidents susdits. Les attaques fébriles se répétèrent 5 fois en 3 ans. Mort dans l'éclampsie. A l'autopsie, outre une broncho-pneumonie, on trouva l'absence congénitale de la capsule surrénale droite et l'atrophie complète de la gauche; hyperplasie de la rate, des ganglions et des follicules lymphatiques.

La 1re observation de M. Descroizilles (1 *cas de maladie d'Addison, La médecine infantile*, 15 février 1895, page 91) est fort intéressante. R... Louise, âgée de 14 ans 1/2, entre à l'hôpital des Enfants le 21 avril 1893. Sa mère est morte tuberculeuse, un frère tousse. Début il y a quelques semaines par des vomissements se répétant tous les jours; faiblesse, asthénie, amaigrissement. Après les troubles gastriques qui persistèrent un mois environ, la peau devint brune, et, dès le commencement du séjour à l'hôpital, on parla de *maladie bronzée*. Vers la fin de juillet, l'enfant est envoyée à la campagne (Épinay).

En janvier 1894, écoulement menstruel qui d'ailleurs ne reparut plus; au commencement de février, toux persistante avec expulsion de quelques crachats épais, sans hémoptysie. Le 22 avril, l'enfant se plaint d'une lassitude extrême. Une pigmentation très prononcée existait sur toute la peau, principalement à l'abdomen, au nombril, aux régions trochantériennes, aux seins, aux genoux, au dos des mains et au cou. Dans ces différents points, la peau était presque noire. Taches pigmentaires à la face interne de la lèvre inférieure. La chevelure, autrefois blonde, avait pris une nuance plus foncée.

Ganglions cervicaux et sous-maxillaires tuméfiés.

A l'auscultation du poumon, respiration rude à droite et en arrière, avec quelques râles sous-crépitants au niveau de la fosse sous-épineuse. Température rectale à 38 degrés. Le 28 avril, point de côté droit, 39°,2; souffle et râles fins au-dessous de l'épine de l'omoplate du même côté. Le 1er mai, convulsions, mort.

Autopsie le 3 mai, 31 heures après la mort; adhérences du poumon droit à la paroi thoracique, foyers de broncho-pneumonie en arrière avec granulations tuberculeuses. Ganglions du médiastin durs, infiltrés, tuméfiés. Thymus volumineux (30 grammes). Foie hyperémié (1050 grammes), rate

[J. COMBY.]

grosse (170 grammes). Ganglions mésentériques assez gros, non caséeux; granulations tuberculeuses sur le mésentère, etc. Pas de tubercules dans les reins. Les capsules surrénales très volumineuses toutes les deux, dures, bosselées, présentaient à la coupe une couleur jaunâtre avec épaississement de la couche corticale. La capsule droite contenait deux noyaux caséeux de la grosseur d'une cerise.

Déjà M. Descroizilles avait observé un autre cas analogue (*Union médicale*, janvier 1893). Il s'agissait encore d'une fille de 14 ans 1/2, amaigrie, débilitée, ayant des douleurs généralisées depuis plusieurs semaines. Cette enfant, qui présentait à un haut degré la teinte bronzée de la peau, resta à peine 15 jours à l'hôpital et mourut de diarrhée cholériforme. A l'autopsie, on trouva le thymus gros (25 grammes), ayant 12 centimètres de long et 6 de large. Les capsules surrénales, très tuméfiées et bosselées, contenaient de nombreux noyaux tuberculeux.

J'ai observé récemment (18 mai 1897) un beau cas de maladie d'Addison chez un garçon de 14 ans. Voici le résumé de son histoire clinique : mère agée de 40 ans, forte et bien portante; père mort en 1886, à l'âge de 39 ans, de tuberculose pulmonaire, après 2 ans de maladie. Le petit addisonien avait alors 3 ans et il avait une coqueluche violente depuis 4 mois quand son père est mort. A 8 ans, pleurésie droite. Un de ses frères, âgé de 17 ans, a des écrouelles; deux autres, qui ne sont pas du même père (7 ans 1/2, 2 ans 1/2), sont très bien portants.

Il y a deux ans, après un séjour prolongé dans la Creuse, à Bourganeuf, la mère a trouvé son enfant bronzé, et comme brûlé par le soleil. Cette coloration a persisté en s'accentuant. Puis l'enfant a perdu ses forces; depuis quelques mois il se plaint d'une lassitude extrême, il a des troubles digestifs, des crises de diarrhée, etc.

État actuel : coloration bronzée très intense et générale des parties découvertes comme des parties couvertes par les vêtements. Taches noires sur la muqueuse des lèvres et des joues. Pas de glandes au cou, rien à l'auscultation des poumons. Enfant grand, bien développé.

En somme, type de *maladie d'Addison* chez un enfant contagionné dans le bas âge par son père. La maladie bronzée dure depuis plus de deux ans, et la cachexie manque encore. Je prescris une capsule surrénale de mouton à prendre tous les jours.

Si nous récapitulons tous ces faits, nous voyons que la maladie d'Addison peut se présenter chez les enfants de tout âge, à l'exclusion peut-être, au moins jusqu'à nouvel ordre, des nouveau-nés et des nourrissons. Si l'on fait abstraction du cas de Pitman (fillette de 3 ans), on voit que la maladie d'Addison se rencontre dans la seconde enfance (6, 7, 8 ans), et surtout dans l'adolescence (13, 14, 15, 16 ans). C'est aux approches de la puberté qu'elle semble présenter son maximum de fréquence.

La tuberculose des capsules surrénales semble un peu plus fréquente chez les garçons que chez les filles (12 pour 9); mais la statistique est trop restreinte pour autoriser une conclusion ferme à cet égard. Relativement à la cause intime de la maladie, presque tous les faits bien observés plaident en faveur de la tuberculose. Les cas dans lesquels la tuberculose manque sont exceptionnels, et la plupart même ne se rapportent pas à la maladie d'Addison; ils doivent être rangés dans la classe mal définie des *mélanodermies*.

La pathogénie de la maladie d'Addison est très obscure. Mühlmann aurait constaté, dans les capsules surrénales, la *pyrocatéchine*, substance toxique qui serait rendue inoffensive par les filets nerveux sympathiques. Quand ces derniers sont malades, il se produirait une auto-intoxication par la pyrocatéchine. En solution alcaline, cette substance devient brunâtre au contact de l'air. La pyrocatéchine circulant dans le sang expliquerait donc la coloration bronzée de la maladie d'Addison. Son action toxique rendrait compte de l'asthénie, de l'anémie, des troubles digestifs, etc. Mais ce n'est là qu'une hypothèse et nous ne connaissons pas encore d'une façon précise et indiscutable le mécanisme pathogénique de la cachexie addisonienne.

### ANATOMIE PATHOLOGIQUE

Dans deux ou trois cas, au plus, on a trouvé l'atrophie des capsules surrénales ou leur dégénérescence cancéreuse. Dans tous les autres cas, nous relevons les expressions suivantes : caséification, tuberculisation, crétification, granulations, etc. En un mot, les capsules sont envahies par la tuberculose à tous les degrés de son évolution. Tantôt les dépôts tuberculeux sont limités, partiels, tantôt ils remplacent en grande partie ou en totalité le tissu propre des glandes qui, dans plusieurs observations, semble avoir disparu entièrement.

Si la *maladie bronzée* n'existe pas indépendamment de la tuberculose des capsules surrénales, cette dernière peut se rencontrer sans mélanodermie. C'est ainsi que, chez une fillette de 4 mois, morte de granulie, j'ai trouvé les capsules surrénales criblées de granulations tuberculeuses, quoiqu'il n'y eût pas trace de pigmentation cutanée. Mais les faits négatifs ne prouvent rien et il reste bien établi que la TUBERCULOSE DES CAPSULES SURRÉNALES est le substratum anatomique de la MALADIE D'ADDISON.

Autour de ces lésions primordiales et essentielles gravitent en proportion variable les lésions tuberculeuses des organes proches ou éloignés, en connexion ou sans connexion avec l'appareil rénal : tuberculose péritonéale, mésentérique, adénopathie tuberculeuse du médiastin, tubercules du poumon, de la plèvre, etc., etc.

Dans quelques cas la tuberculose semble limitée exclusivement aux capsules surrénales, et son importance pathogénique éclate alors à tous les yeux. Dans plusieurs observations, on signale des lésions du côté de la muqueuse intestinale; gonflement des plaques de Peyer, des follicules isolés (psorentérie), entérite, etc.

La mélanodermie, phénomène pour ainsi dire constant, et qui caractérise le mieux la maladie d'Addison, est produite par un dépôt de pigment dans le réseau de Malpighi; le derme comme la partie superficielle de l'épi-

*[J. COMBY.]*

derme n'en contiennent pas. Ce pigment peut envahir le système pileux (cas de Descroizilles).

On sait qu'il se rencontre aussi au niveau des muqueuses (bouche), formant des macules ardoisées qui rappellent les marbrures buccales des chiens de race. Dans quelques cas, le pigment n'est pas resté cantonné dans les cellules du corps de Malpighi, il a envahi les viscères, les séreuses, les ganglions, la rate, les poumons, les capsules surrénales elles-mêmes.

Les lésions du sang dans la maladie d'Addison ne sont pas complètement élucidées; la leucocytose est signalée dans quelques observations; il serait intéressant de savoir les modifications que présentent les globules rouges, l'hémoglobine, la fibrine, la coagulabilité, etc.

Quelques auteurs ont beaucoup insisté sur les lésions des ganglions semi-lunaires et du plexus solaire (atrophie, hypertrophie, congestion, infiltration graisseuse). La variabilité de ces lésions et leur inconstance ne sont pas favorables au rôle pathogénique qu'on leur a attribué.

Quant à l'hypertrophie du thymus (observation de M. Descroizilles), à sa tuberculisation (obs. de Faure), elles sont si rarement mentionnées qu'on peut n'en tenir aucun compte.

### SYMPTÔMES

Le début de la maladie d'Addison est variable; mais en général il n'est pas soudain. Tantôt il s'agit d'enfants déjà tuberculeux, toussant, ayant des symptômes de phtisie pulmonaire, qui tombent graduellement dans la cachexie addisonienne; tantôt la tuberculose est latente et la mélanodermie attire seule l'attention au milieu d'un complexus général vague et indéterminé.

Les enfants présentent des troubles digestifs, des vomissements répétés, de la diarrhée plus souvent que de la constipation; ils ne tardent pas à maigrir, à perdre leurs forces, ils deviennent rapidement cachectiques.

Quelques-uns ont des douleurs lombaires, des coliques, de la céphalalgie, des douleurs vagues dans les membres. D'autres ne souffrent pas. Mais tous tombent dans cet état de prostration nerveuse et d'adynamie qui a frappé les observateurs et qui se traduit habituellement sous leur plume par le terme d'*asthénie*.

Cet abattement a quelque chose de caractéristique, quand il coïncide avec la coloration particulière des téguments sur laquelle nous allons maintenant insister.

La coloration foncée, allant du jaune sale, terreux, au noir, en passant par les teintes intermédiaires, peut être générale, envahissant la totalité des téguments, ou partielle. Quand elle est générale, elle n'offre pas la même intensité sur tous les points; le visage, le cou, les mains, qui sont exposés au contact de l'air et à la lumière, sont plus colorés que les parties couvertes; les surfaces riches en pigment (aréole, organes génitaux externes, région ombilicale, aines, aisselles, pubis) présentent une couleur plus sombre, quelquefois absolument noire.

Quand la pigmentation est partielle, elle forme parfois des taches plus ou moins étendues, des îlots, des traînées qui donnent au corps l'aspect tigré. Cet aspect tacheté s'observe surtout au début; à mesure que la maladie progresse, les intervalles de peau saine sont comblés et la teinte bronzée devient uniforme.

On a vu, dans une des observations de M. Descroizilles, et le fait a été signalé par d'autres médecins, que les cheveux peuvent être envahis par le pigment; une chevelure blonde pourra ainsi devenir noire ou tout au moins d'un châtain très accusé. Les ongles échappent à la pigmentation addisonienne; ils peuvent être touchés par la pigmentation arsenicale.

Du côté des muqueuses, génitales, buccales, on pourra voir des taches brunes ou ardoisées, qui devront toujours être recherchées, car elles ont une valeur séméiologique importante.

Enfin, il faut s'attendre à observer des cas frustes, dans lesquels la mélanodermie semble manquer, est à peine accusée et qui, cependant, doivent être reconnus par l'ensemble des symptômes qui dénotent la cachexie addisonienne (troubles digestifs, douleurs, adynamie, parfois état typhoïde).

A mesure que la maladie fait des progrès, la mélanodermie perd de son importance aux yeux du clinicien, qui s'attache surtout aux symptômes de dépression et de cachexie qui font toute la gravité des cas.

Bientôt l'enfant accuse une lassitude extrême, il ne peut faire aucun effort, aucun mouvement; l'appétit diminue ou se perd, l'amaigrissement se prononce de plus en plus, avec une anémie extrême, qui se traduit quelquefois par des souffles dans les vaisseaux du cou et à la base du cœur.

La fièvre manque souvent ou est modérée (38°, 38,5); elle peut devenir intense (39°, 40°), sous l'influence des progrès de la tuberculisation pulmonaire, ou de l'intervention d'une broncho-pneumonie. Le pouls est accéléré, petit, filiforme; la respiration se précipite (Hénoch a compté 80 respirations à la minute dans un cas). La fin peut être marquée par des convulsions éclamptiques suivies de coma ou de syncope mortelle.

Quelques enfants succombent en pleine possession de leurs facultés intellectuelles; le délire manque presque toujours, le cerveau est respecté.

La maladie d'Addison peut se compliquer d'œdème des membres inférieurs, d'anasarque, d'ascite, d'albuminurie.

La durée est très variable; dans quelques cas la maladie d'Addison accomplit toute son évolution en 3 mois, en 2 mois, en 7 semaines. Plus souvent elle dure un an, deux ans et même trois ans (cas de Monti). Tout dépend du degré des lésions, de leur étendue, de leur diffusion aux autres viscères de l'économie.


## PRONOSTIC


La maladie d'Addison doit figurer parmi les affections les plus graves qui puissent atteindre les enfants. Le pronostic est en quelque sorte fatal, quoi-

[J. COMBY.]

qu'on puisse fonder quelque espoir sur l'*organothérapie*, dont nous ne commençons qu'à entrevoir l'efficacité.

Les cas de guérison, en très petit nombre, qui ont été rapportés, pourraient bien s'expliquer par des erreurs de diagnostic. M. le D<sup>r</sup> Zinnis (d'Athènes) a publié, dans la *Médecine infantile* (15 mai 1894, page 266), un cas intitulé « Maladie d'Addison chez un enfant de 3 ans, guérison ». Cet enfant, observé le 23 mars 1888, avait souffert en 1887 de diarrhée chronique. Au commencement de l'année suivante, il avait eu des accès de fièvre intermittente. En mars 1888, sa mère remarque une teinte bronzée sur les parties latérales du cou. Peu de jours après, la même teinte bronzée se montre sur d'autres parties du corps. État actuel : anémie, sans souffle au cœur, rien au poumon, rien dans les urines ; tout se résumait en une coloration bronzée de la peau sur certains points ; la pigmentation occupait les parties latérales du cou, le pourtour de l'ombilic, les genoux, la face dorsale des mains et des pieds, le pourtour de l'anus. Les mamelons offraient la même coloration que chez les femmes enceintes. Rien à la face interne des lèvres. En dehors des parties bronzées, la peau avait une couleur un peu jaune. Le 5 avril, la coloration bronzée s'est un peu atténuée, sauf au niveau des mamelons. A partir du 22 juin, les taches deviennent plus claires ; l'état général n'a cessé d'être satisfaisant. Trois mois après, toute coloration avait disparu.

Il est bien évident que ce cas ne rentre pas dans le cadre de la maladie d'Addison. Il s'agit purement et simplement d'une *mélanodermie*, peut-être d'origine paludéenne. Sans cela, comment expliquer l'absence d'adynamie, de tout trouble de la santé générale, et surtout la guérison aussi rapide ?

Les mêmes objections peuvent s'adresser au cas de « Maladie bronzée chez une fille de six ans, a la fin d'une chorée grave » publié par le D<sup>r</sup> G. Coulon (*Médecine infantile*, 15 sept. 1894, page 507).

Il s'agissait d'une fillette de 6 ans, que j'avais vue en consultation pour une chorée très grave avec agitation extrême et troubles cérébraux. L'enfant, très difficile de caractère, très gâtée par ses parents, fut isolée pendant six semaines dans une maison de santé. Au bout de ce temps, elle était guérie de sa maladie nerveuse, mais elle conservait un léger souffle à la pointe du cœur. Peu de temps après, elle présentait des taches noires disséminées sur différents points de la peau, et notamment sur la face.

De chaque côté du cou, il y avait des taches larges comme la paume de la main, quelques taches arrondies sur les épaules, sur le front, sur les tempes, sur le menton. Rien du côté des muqueuses. Quinze jours après, les mains avaient une teinte noirâtre, les cheveux deviennent plus foncés. Puis l'enfant présente de la faiblesse, elle est perdue de vue.

Dans ce cas, il n'est pas possible d'invoquer le paludisme ; mais on peut incriminer la névropathie ; il est probable que cette pigmentation anormale consécutive à une chorée grave était sous la dépendance de troubles nerveux. J'ajoute que l'enfant n'avait pas suivi de traitement arsenical.

## DIAGNOSTIC

Quand on se trouve en présence d'une mélanodermie, il faut d'abord éliminer l'arsenic qui, dans quelques cas, peut donner une pigmentation plus ou moins étendue des téguments. J'ai pour ma part observé le phénomène chez une fillette de 9 ans que j'avais traitée par la liqueur de Boudin (solution arsenicale à 1 pour 1000). A la suite de doses considérables prises dans un espace de temps très court (moins d'un mois), l'enfant présenta de la pigmentation du dos des mains et des avant-bras. Cette mélanodermie guérit du reste très rapidement.

Beaucoup de tuberculeux étant soumis au traitement arsenical, il ne faut pas perdre de vue la possibilité d'une pigmentation médicamenteuse.

Certains enfants, à cheveux bruns, à peau bistrée, pourront aussi présenter, après un séjour à la campagne, ou au bord de la mer, une couleur bronzée des téguments qui sera aisément rapportée à sa véritable cause, car elle coïncide avec un état général parfait (appétit conservé, force musculaire intacte, gaieté, entrain, etc.).

La cachexie paludéenne, avec mélanodermie, sera reconnue d'après les antécédents des malades, les accès de fièvre qu'ils auront présentés, le milieu dans lequel ils vivent, l'influence de la quinine, etc.

Quant à l'ictère, même foncé, même olivâtre, il se reconnaîtra toujours aisément, ne fût-ce qu'à l'examen des urines.

Je passe sur les intoxications par le plomb, par le nitrate d'argent, qui ne sauraient faire échec au médecin le moins avisé. Dans les cas douteux, il faudra tenir un grand compte des taches qui pourraient se manifester sur la muqueuse buccale, quoique l'intoxication saturnine soit capable elle aussi d'entraîner cette pigmentation.

Enfin la mélanodermie n'est pas tout dans la maladie d'Addison ; c'est un signe objectif de grande valeur, mais il ne va jamais seul. L'adynamie, la prostration, l'asthénie, les troubles digestifs, la cachexie progressive viennent bientôt caractériser cette mélanodermie et lever tous les doutes qui pourraient subsister.

## TRAITEMENT

Le traitement a été jusqu'à ces derniers temps bien ingrat et bien décourageant. On a dû se borner à soutenir les malades par une bonne alimentation que leur estomac ne pouvait pas toujours tolérer, par des toniques bien impuissants contre la faiblesse nerveuse (vin, fer, quinquina).

Chez les enfants, l'*huile de foie de morue* se recommande avant tout médicament. On peut y ajouter une petite quantité de phosphore blanc (un milligramme à deux milligrammes par jour). On combattra en même temps la diarrhée, les vomissements, par les remèdes appropriés. La créosote est rarement bien supportée. On conseillera le séjour à la campagne, la cure d'air, les inhalations d'oxygène.

[J. COMBY.]

Quand on pourra envoyer les enfants dans le Midi (Cannes, Menton, etc.), on n'y manquera pas. Bref on traitera la Maladie d'Addison comme la tuberculose pulmonaire, c'est-à-dire par une bonne hygiène.

L'ingestion de capsules surrénales de mouton, plutôt que l'injection sous-cutanée d'extrait de ces glandes, doit être essayée dans les cas qui semblent offrir quelques chances de guérison ou de survie.

Schilling (de Nuremberg. — *Munch. med. Woch.*, 1897) a traité un garçon de 14 ans atteint de la maladie bronzée de la façon suivante : l'enfant prit tous les jours la moitié, puis la totalité d'une capsule surrénale crue d'agneau, sous forme de fin hachis, pendant trois mois consécutifs. La couleur bronzée disparut presque entièrement, l'asthénie diminua, le poids augmenta de 15 kilogrammes. On pouvait croire à la guérison. Mais trois mois après la suppression du traitement, mort avec diarrhée intense et vomissements (intoxication aiguë par la pyrocatéchine). A l'autopsie, caséification des capsules surrénales, caséification et mélanose des ganglions mésentériques. Dans sa première enfance, ce malade avait eu une otite moyenne tuberculeuse. La maladie d'Addison dura trois ans ; car il mourut à l'âge de 17 ans. L'usage interne des capsules surrénales semble inoffensif, et il est indiqué de le continuer très longtemps après la guérison apparente.

Chez un garçon de 14 ans, mélanodermique depuis deux ans, que je traite depuis quelques semaines, l'ingestion quotidienne d'une capsule surrénale de mouton, hachée et crue, est très bien supportée, et l'amélioration que je constate me donne quelque espoir de guérison. Je dois dire que ce jeune malade, très grand, très vigoureux, nullement cachectique, n'offre aucun symptôme de tuberculose pulmonaire. Chez lui on peut espérer que la tuberculose est localisée aux capsules surrénales, et s'il en est ainsi, je ne vois pas pourquoi la cicatrisation serait déclarée impossible.

# XX

## *NÉOPLASMES DU REIN*

PAR LE D<sup>r</sup> ALBARRAN
Agrégé, Chirurgien des hôpitaux de Paris.

En 1876, Hueter, le premier, osa extirper un sarcome du rein chez
l'enfant; le malade succomba à l'hémorragie, mais d'autres chirurgiens suivirent son exemple et, l'année suivante, Jersop réussit l'opération chez un
enfant qui mourut plus tard de récidive. Depuis, les opérations se sont mul-
tipliées et on a publié de nombreuses statistiques. Dans quelques-uns des
principaux mémoires, publiés sur le cancer du rein, on trouve une étude
clinique et thérapeutique assez détaillée de la maladie; à ce point de vue, je
dois citer la thèse de Rathery[1] (1870), les remarquables thèses de Guillet[2]
(1888), et de Chevalier[3] (1891), et les mémoires de Hildebrandt[4] (1894), et
de Döderlein et Hirschfeld[5] (1894). Éparses dans un grand nombre de
publications, on trouve aussi quelques descriptions anatomiques et histologiques soignées, mais je ne connais aucun bon travail d'ensemble sur
l'anatomie pathologique des néoplasmes du rein chez l'enfant.

### DIVISION

Les néoplasies du rein observées chez l'enfant sont les unes d'origine
épithéliale et les autres dérivées du mésoderme. Parmi les néoplasies *épithéliales*, les kystes seront étudiés séparément et je ne m'occuperai ici que des
adénomes et des carcinomes. Les néoplasmes *mésodermiques* comprennent
les sarcomes purs ou associés à des fibres musculaires lisses ou striées, ou
à des cellules cartilagineuses. Dans un certain nombre de cas, la néoplasie
présente, mélangées en proportions diverses, la prolifération conjonctive et
la prolifération épithéliale, ce sont les *adéno-sarcomes*.

Il est difficile, en anatomie pathologique, de tracer les caractères dis-
tinctifs de ces différentes néoplasies; je l'essayerai pourtant, quoique les
documents dont je dispose soient très insuffisants. En clinique il est impossible, aujourd'hui, de décrire séparément les différents néoplasmes du rein;
ce sera la tâche de l'avenir, et nous devons nous contenter d'une description
symptomatique commune.

Anatomie pathologique.

a). *Tumeurs épithéliales*. — Chez l'adulte, on rencontre assez fréquemment, à la surface du rein, des nodosités circonscrites, souvent multiples,

(1) Rathery. Essai sur le diagnostic des tumeurs abdominales chez l'enfant. *Thèse Paris*, 1870.
(2) Guillet. Des tumeurs malignes du rein. *Thèse Paris*, 1888.
(3) Chevalier. De l'intervention chirurgicale dans les tumeurs malignes du rein. *Thèse Paris*, 1891.
(4) Hildebrandt. Contr. à la chir. du rein. *Deutsche Zeitsch. f. Chir.*, 1894, décembre.
(5) Döderlein et Hirschfeld. Tumeurs embryonnaires de la région du rein. *Centr. f. Krankh. d. Horn
und Sexuale Org.*, 1894, H. 1 et 2.

[ALBARRAN.]

bien étudiées par Weichselbaum et Greenich, par Granitz et par Sabourin ; on les connaît sous le nom d'adénomes : leur histoire histologique et pathogénique a donné lieu à des discussions sans nombre, et, en réalité, le mot « adénome du rein » englobe une série de tumeurs très dissemblables les unes des autres.

Dans un travail récent, j'ai classé dans trois groupes les néoformations épithéliales qu'on peut rencontrer dans les reins en dehors de la maladie kystique. Ce sont : 1° les néoformations épithéliales des granulations de Bright ; 2° les adénomes vrais ; 3° les épithéliomes.

1° *Les néoformations épithéliales consécutives à la néphrite* interstitielle ont été très bien étudiées par Sabourin[1] ; les productions adénoïdes sont dans ce cas multiples et varient de la grosseur d'une cerise à la granulation invisible à l'œil nu. L'épithélium néoformé qui constitue la granulation naît des canalicules rénaux compris entre les bandes de sclérose de la néphrite et correspond aux granulations de Bright. Ces productions sont assimilables, d'après moi, à la cirrhose biliaire de Hanot et à la cirrhose prostatique que j'ai signalée. Chez l'enfant je ne connais pas d'exemple de cette première variété de néoplasie épithéliale.

2° *L'adénome.* — Ce mot adénome ne devrait désigner que des néoplasmes reproduisant plus ou moins parfaitement la structure des canalicules rénaux ; or, dans la très grande majorité des observations publiées, la prolifération épithéliale devient atypique dans certaines parties de la tumeur, et l'adénome se transforme en épithéliome. Il existe pourtant chez l'adulte des tumeurs qui sont des adénomes vrais, et chez l'enfant, Ruprecht[2] et Shattock[3] en ont publié des observations.

L'adénome du rein, distinct des productions adénoïdes des néphrites mentionnées plus haut, est une tumeur le plus souvent unique, parfois multiple. Ces tumeurs siègent plus volontiers dans la substance corticale, au-dessous de la capsule propre du rein qui les recouvre ; leur volume n'excède guère celui d'une noix. Ce sont des néoplasmes arrondis, bien limités, séparés du tissu rénal qui les entoure par une coque conjonctive qui peut manquer. À la coupe on constate que la tumeur est molle, friable, grise ou rougeâtre, et que parfois elle contient de petits kystes séreux ou sanguins.

L'examen histologique montre que les adénomes sont formés par des tubes plus ou moins parfaits tapissés d'épithélium cylindrique, ou bien par des alvéoles pleins de cellules ou présentant dans leur cavité des végétations papillaires. Leurs cellules épithéliales ont un protoplasma clair et un noyau arrondi ; souvent elles sont fortement infiltrées par de la graisse.

3° *L'épithéliome.* — C'est la forme la plus commune des tumeurs épithéliales du rein, mais il faut bien savoir que chez l'enfant les néoplasmes épithéliaux de cet organe sont beaucoup moins fréquents que les sarcomes : c'est ainsi que, parmi les tumeurs observées depuis 1890, je trouve 8 tumeurs épithéliales et 43 sarcomes.

---

[1] Sabourin. *Arch. de physiol.*, 1882, p. 67, et *Rev. de méd.*, 1884, p. 574 et 1885, p. 889.
[2] Ruprecht. *Centr. f. Gynecologie*, 1890, p. 274.
[3] Shattock. *Lancet*, 1894, vol. II, p. 1219.

La tumeur naît sur un point quelconque de la surface du rein et, bridée par la capsule propre, s'enfonce dans l'intérieur du parenchyme dont elle paraît séparée par une bande conjonctive plus ou moins épaisse. Ces néoplasmes sont souvent moins volumineux que les sarcomes, mais quelques-uns peuvent acquérir un grand volume : c'est ainsi que Reczey[1] extirpa chez un enfant de 5 ans un épithélioma du poids de 8 livres.

Macroscopiquement la tumeur est bosselée, irrégulière, de couleur blanc jaunâtre et paraît développée aux dépens d'une portion du rein dont on retrouve presque toujours une extrémité, parfois la plus grande partie, présentant son aspect normal. La capsule propre du rein s'étend sur le néoplasme et le recouvre, lui donnant des limites précises, mais sur elle rampent, dans l'atmosphère adipeuse plus ou moins adhérente, de larges veines gorgées de sang. A la coupe, on est frappé de voir que la tumeur paraît encapsulée dans sa totalité et que sa capsule la sépare de la portion encore existante du parenchyme rénal. Le rein ne paraît pas comprimé, une partie de l'organe manque, et à sa place, s'emboîtant dans l'organe par une surface à larges mamelons arrondis, se trouve la tumeur pourvue de sa capsule. L'isolement de la tumeur n'est pas toujours parfait, et dans certains cas on voit des portions de l'épithélioma se continuer directement avec le parenchyme du rein. Parfois on voit des prolongements de la tumeur pencher dans le bassinet et jusque dans l'uretère et, dans ces cas, la portion du rein non envahie par la tumeur peut présenter des lésions d'hydro-néphrose plus ou moins avancée, consécutive à l'obstruction mécanique de l'uretère. Rarement le rein a disparu en entier, et la tumeur s'est complète-ment substituée à l'organe normal. La coupe de la tumeur elle-même montre une masse divisée en lobes par de larges roues conjonctives souvent très fermes ; ces travées séparent des loges qui contiennent, pour la plupart, un tissu mou, friable, jaune blanchâtre ; d'autres ont une couleur foncée et contiennent un détritus formé par du sang et des cellules dégénérées : par places on peut voir des parties semi-kystiques d'aspect colloïde.

La propagation par continuité de ces néoplasmes aux organes voisins est rare chez l'adulte ; elle n'est pas signalée dans les observations chez l'enfant. La généralisation se fait par la voie veineuse et par la voie lymphatique. Les épithéliomas du rein envahissent volontiers la veine rénale, parfois le néoplasme pousse dans l'intérieur du vaisseau un prolongement : d'un autre côté, les ganglions du hile du rein et la chaîne ganglionnaire lombaire sont souvent envahis. A distance, les noyaux néoplasiques de généralisation sont surtout fréquents dans le poumon et dans le foie.

## HISTOLOGIE

Aussi bien au point de vue de la structure qu'à l'examen macroscopique, on ne peut établir de limite précise entre les adénomes et les épithé-

(¹) Reczey. Centr. f. Chir., 1885, n° 31.

liomas vrais. La structure de ces néoplasmes épithéliaux présente une grande uniformité, et leurs caractères histologiques sont presque toujours assez tranchés pour qu'ils ne puissent être confondus avec les tumeurs d'un autre organe. Ce sont des tumeurs alvéolaires très spéciales dont les alvéoles contiennent de grandes cellules ayant une tendance très particulière à la dégénérescence graisseuse.

La trame de la tumeur est formée par quelques larges cloisons qui séparent des nodosités arrondies bien distinctes les unes des autres; ces cloisons sont formées par du tissu conjonctif et il n'est pas rare d'y trouver des cellules musculaires lisses. De cette grossière charpente se détachent de minces cloisons qui forment des alvéoles arrondies, ovalaires ou très allongées en forme de tube et qui contiennent les éléments épithéliaux de la tumeur. Il est remarquable de voir que les cloisons principales ne se divisent pas en cloisons secondaires de plus en plus fines, mais bien que, brusquement, sur la forte bande conjonctive qui sépare les uns des autres les lobes de la tumeur, on voit s'implanter les minces cloisons qui constituent la trame des alvéoles. Ces cloisons interalvéolaires sont formées par des capillaires sanguins entourés de quelques rares fibrilles conjonctives, en sorte que les cellules épithéliales paraissent reposer directement sur la paroi des vaisseaux : par places les capillaires interalvéolaires se dilatent et forment de petits sinus remplis de globules rouges.

Les cellules épithéliales contenues dans les alvéoles présentent des formes variées ; pour la plupart elles se rapprochent de la forme cylindrique. Lorsque les coupes ont été montées à la glycérine et les pièces durcies dans des liquides qui ne dissolvent pas les graisses, l'aspect de la préparation est souvent très confus ; les cellules et les cloisons qui les séparent se distinguent mal et on a sous les yeux une masse confuse grenue dans laquelle on ne distingue que quelques noyaux, et quelques cristaux d'acide gras. Si les coupes ont été dégraissées, on voit au contraire d'élégantes préparations. Les cellules épithéliales sont larges, claires ; elles possèdent une mince membrane propre et un noyau rond situé souvent plus près de la base que du sommet de la cellule. Sur ces préparations on reconnaît que par places les alvéoles ont nettement la forme tubulaire et que ces tubes, pour la plupart pleins d'éléments épithéliaux, montrent dans certains endroits une lumière centrale.

Je dois encore signaler que souvent les cellules épithéliales contiennent du glycogène. Fréquemment aussi les cellules et les cloisons interalvéolaires subissent la dégénérescence muqueuse, et l'on voit ainsi se former des kystes plus ou moins irrégulièrement cloisonnés.

Le tissu qui sépare les capillaires sanguins des alvéoles de la tumeur est si mince que ces tumeurs ont une grande tendance aux hémorragies parenchymateuses; par places, on voit le sang remplir plusieurs alvéoles; dans d'autres endroits, les cloisons interalvéolaires sont détruites, et il se forme de vastes kystes sanguins.

Dans certaines portions des tumeurs que je viens de décrire, on voit le tissu conjonctif interalvéolaire former des cloisons plus épaisses et les cellules perdent cet aspect clair si caractéristique : alors la tumeur se rapproche des carcinomes ordinaires. D'autres épithéliomas du rein sont constitués en entier comme les dernières portions que je viens de décrire.


## PATHOGÉNIE


Ces tumeurs que je viens de décrire comme des adénomes et des épithéliomes sont regardées par les uns comme des endothéliomes; d'autres pensent qu'elles proviennent de noyaux aberrants des capsules surrénales, tandis que certains auteurs les font naître des épithéliums rénaux; enfin j'ai fait intervenir dans leur genèse des canalicules rénaux embryonnaires aberrants.

De Paoli[1], Driessen[2] ont décrit ces tumeurs à cellules claires comme des *endothéliomes* en se basant d'un côté sur les rapports des cellules avec les capillaires, et de l'autre côté sur l'analogie qui existerait entre ces néoplasmes et certaines tumeurs osseuses (Driessen).

Sturm[3] qui, le premier, décrivit les adénomes du rein, Waldeyer[4], Sabourin[5], Brault[6], Sudeck[7] pensent que ce sont des épithéliomes nés par prolifération des épithéliums des canalicules, surtout des canaux contournés; ces auteurs auraient vu les formes de transition entre les canalicules normaux et les alvéoles néoplasiques.

Grawitz[8], et après lui la plupart des auteurs allemands, Askanazky[9], Horn[10], Lubarsch[11], Ulrich[12], Manasse[13], etc., font naître presque tous les épithéliomas du rein, surtout ceux à cellules claires, de noyaux aberrants des capsules surrénales inclus pendant la vie fœtale sous la capsule propre du rein. L'isolement des noyaux de la tumeur qui sont séparés du rein par une zone conjonctive, l'analogie de leur texture avec celle des capsules surrénales et la dégénérescence graisseuse des cellules néoplasiques, semblable à l'infiltration graisseuse normale de la capsule surrénale, ainsi que la présence du glycogène dans les cellules de la tumeur, tels sont les principaux arguments invoqués par ces auteurs.

J'ai longuement discuté ailleurs[14] ces différentes théories et je me borne ici à de brèves indications.

Il suffit de lire la description histologique de ces tumeurs pour repousser d'emblée la désignation d'endothéliomes qu'on leur a appliquée; les caractères


(1) De Paoli. *Ziegler's Beiträge*, 1890, Bd 8.
(2) Driessen. *Ibid.*, 1892, Bd 12.
(3) Sturm. *Arch. der Heilkunde*, 1875, Heft 3.
(4) Waldeyer. *Virchow's Archiv*, vol. XLI, p. 491.
(5) Sabourin. *Loc. cit.*
(6) Brault. *Bull. méd.*, 1891.
(7) Sudeck *Virch. Arch.*, 1893, Bd 133 ; et 1894, Bd 136.
(8) Grawitz. *Langenbeck's Arch.*, Bd 30.
(9) Askanazki. *Ziegler's Beiträge*, Bd 14.
(10) Horn. *Virchow's Arch.*, Bd 126.
(11) Lubarsch. *Ibid.*, 1894, Bd 135 et 137.
(12) Ulrich. *Ziegler's Beiträge*, 1885, p. 588.
(13) Manasse. *Virchow's Arch.*, p. 165, 1895.
(14) Albarran. *Ann. des mal. des org. gén.-urin.*, 1897, mars.

des cellules et leur agencement réciproque classent bien ces néoplasmes parmi les épithéliomes.

Les arguments invoqués en faveur de la théorie surrénale de Grawitz ne sont pas décisifs. L'isolement de la tumeur séparée par une zone de sclérose du parenchyme rénal est un fait banal qui s'observe dans la grande majorité des tumeurs du rein, même dans celles qui, comme les sarcomes embryonnaires, naissent en plein parenchyme rénal; au surplus, cet isolement de la tumeur cadre aussi bien avec la théorie des noyaux pararénaux que j'exposerai tout à l'heure qu'avec celle de Grawitz. La présence du glycogène dans les cellules est aussi chose banale dans toutes les variétés de néoplasmes du rein. L'aspect clair des cellules et leur infiltration par de la graisse ne constitueraient un argument valable que si les épithéliums du rein ne pouvaient présenter des modifications analogues; or, j'ai décrit et représenté un canalicule rénal dont une partie des cellules conserve encore ses caractères normaux tandis que d'autres cellules ont subi des modifications qui les rendent semblables à celles des tumeurs décrites.

On ne peut pas dire qu'il n'existe pas de tumeurs du rein nées des capsules surrénales aberrantes, certaines tumeurs paraissent bien présenter cette origine; mais dans la grande majorité des cas les tumeurs épithéliales du rein naissent des épithéliums rénaux. Cela est démontré parce qu'on peut suivre pas à pas les modifications épithéliales du canalicule normal à l'adénome et à l'épithéliome.

A cette notion générale, d'origine épithéliale rénale, j'ai ajouté que ces tumeurs naissent dans certains cas de *canalicules embryonnaires pararénaux* persistant depuis la vie fœtale. J'ai en effet découvert inclus dans la capsule du rein des amas de canalicules embryonnaires. Ces canalicules pararénaux existent dans la plupart des fœtus; ils représentent des formations aberrantes nées par branchement des canaux contournés de l'écorce et ne se mettant pas en contact avec des glomérules. Je pense qu'à l'égal des débris épithéliaux paradentaires dans le cancer de la mâchoire et des formations canaliculaires du para-ovaire, ces canalicules pararénaux jouent un rôle important dans la pathogénie du cancer du rein.

**Sarcomes.** — Les sarcomes du rein peuvent se présenter au point de vue macroscopique sous des aspects très divers : 1° Très rarement le rein a conservé sa forme et se trouve infiltré en totalité par les éléments néoplasiques ; 2° d'autres fois, quoique très rarement aussi, la tumeur se développant au centre du parenchyme se trouve entourée d'une mince couche de tissu rénal ; 3° par opposition à cette forme, je signalerai les rares observations où le sarcome, plutôt capsulaire que rénal, entoure le rein dont l'apparence normale est conservée ; 4° le plus souvent le sarcome forme une tumeur, qui se développe dans un point quelconque de l'organe qu'elle détruit dans son rapide accroissement.

Au début, le sarcome paraît dans certains cas séparé du rein par une capsule; mais souvent cette capsule manque et, lorsqu'elle existe, elle crève en maint endroit, en sorte que les éléments de la tumeur se répandent dans le parenchyme qu'elles infiltrent.

Ces tumeurs arrivent à former d'énormes masses qui peuvent remplir plus de la moitié du ventre de l'enfant : elles sont largement lobulées, fermes dans certains cas, partiellement ou totalement ramollies dans d'autres. A la coupe elles montrent fréquemment des portions ramollies, des foyers hémorragiques et des pseudo-kystes. Lorsque la tumeur acquiert un grand volume et qu'elle siège à droite, elle refoule le foie en haut et la masse intestinale en dedans ; en se développant le néoplasme dédouble le méso-côlon ascendant, et le côlon se trouve appliqué sur la face antérieure de la tumeur, détail dont nous verrons l'importance clinique. Lorsque la tumeur siège du côté gauche, le côlon descendant ne se trouve pas en dehors d'elle : cette différence dans la situation du côlon dans les tumeurs du côté droit et celles du côté gauche est due aux rapports normaux de cet intestin avec les reins. Le côlon ascendant monte verticalement jusqu'à l'extrémité inférieure du rein qu'il recouvre plus ou moins, là il se continue avec le côlon transverse qui va obliquement en haut et à gauche passer au-dessus de l'extrémité supérieure du rein droit et se continue alors avec le côlon descendant placé en dehors du rein : l'angle du côlon ascendant repose sur l'extrémité inférieure du rein droit, tandis que l'angle du côlon descendant encadre et entoure l'extrémité supérieure du rein gauche.

J'ai dit la croissance rapide des sarcomes du rein chez l'enfant. Certaines de ces tumeurs peuvent acquérir un grand volume et rester quand même bien limitées, sans envahir les organes voisins et sans se généraliser. La plupart se propagent rapidement à la veine rénale, aux ganglions et se généralisent par des noyaux métastatiques qu'on trouve de préférence dan les poumons et dans le foie.

## HISTOLOGIE

La variété de sarcome la plus commune est le sarcome embryonnaire à petites cellules rondes. Sur 43 sarcomes opérés depuis 1890 chez l'enfant, je trouve :

| | |
|---|---|
| Sarcome fuso-cellulaire | 3 |
| Sarcome embryonnaire pur | 25 |
| Adéno-sarcome | 7 |
| Myosarcome à fibres lisses | 5 |
| Rhabdomyosarcome | 4 |
| Ostéo-chondro-myxosarcome | 1 |

Ces variétés représentent à peu de chose près les différentes structures des sarcomes du rein. Pick[1] signale un endothéliome.

Je ne puis insister ici sur des détails d'histologie. Les plus curieuses de ces tumeurs sont les sarcomes à fibres striées, décrits pour la première fois dans le rein par Eberth[2] et dont Windle[3] avait déjà réuni 11 cas en 1884.

[1] Pick. *The Wurzburg*, 1885.
[2] Eberth. *Virchow's Arch.*, 1872, p. 518.
[3] B. Windle. *Journ. of Anat. and Phys.*, 1884. p. 150.

[ALBARRAN.]

J'en ai retrouvé plusieurs autres qui forment un total de 21 cas. Presque toujours il s'agit de sarcomes, mais les fibres striées peuvent se rencontrer dans l'adénocarcinome (cas de Hirschfeld[1]). Ces tumeurs sont souvent bilatérales, peuvent acquérir un grand volume et restent fréquemment séparées du tissu rénal par une capsule; lorsqu'elles se généralisent, on peut dans les noyaux secondaires retrouver les fibres musculaires.

A la coupe de ces myosarcomes, on trouve des bandes d'apparence fibreuse qui divisent régulièrement la masse sarcomateuse; c'est dans ces bandes qu'on reconnaît, tantôt simplement des fibres musculaires lisses, tantôt aussi des fibres striées; ces dernières sont souvent incomplètement développées; dans un grand nombre de cas elles n'ont pas de sarcolemme et parfois il est difficile de classer les éléments qu'on observe parmi les fibres lisses ou les fibres striées.

## PATHOGÉNIE

Rien d'étonnant à ce que le sarcome se développe aux dépens du tissu conjonctif interstitiel du rein, et il est facile de comprendre aussi la présence des fibres musculaires lisses dans quelques néoplasmes; on sait, en effet, que, à l'état normal, il existe des fibres lisses dans la capsule du rein, et que ces éléments se rencontrent aussi dans l'intérieur du parenchyme rénal (Jardet, Albarran). Il est plus intéressant de constater qu'il existe dans le rein des tumeurs primitives contenant des tissus différenciés comme les fibres musculaires striées et les cellules cartilagineuses qui normalement n'existent pas dans cet organe. On ne peut expliquer ces faits qu'en supposant que ces éléments proviennent d'inclusions embryonnaires sous-capsulaires des tissus voisins. Il est probable que les noyaux aberrants pararénaux jouent un rôle actif dans le développement des adéno-sarcomes.

## ÉTIOLOGIE

Le cancer du rein est très fréquent chez les enfants. Duran[2] remarque que « de tous les organes envahis, l'œil et le rein l'ont été de beaucoup le plus fréquemment, dans une proportion telle, que sur 124 cas, 111 fois ces deux organes ont été atteints, l'œil 70 fois et le rein 45 fois ». Hirschsprung[3] sur 29 cancers de l'enfant en trouve 15 dans le rein. D'un autre côté, il faut noter que sur l'ensemble des cas observés de cancer du rein, un grand nombre se voient chez les enfants : 45 cas sur 152 dans le relevé de Guillet[4], 38 pour 100 dans celui de Doderlein[5]. Ma statistique de cancers opérés depuis 1890 comprend 347 cas dont 63 chez l'enfant au-dessous de 10 ans.

(1) DÖDERLEIN et HIRSCHFELD. *Loc. cit.*
(2) DURAN. Du cancer chez les enfants. *Thèse Paris*, 1876.
(3) HIRSCHPRUNG, cité par Doderlein et Hirschfeld.
(4) GUILLET. *Loc. cit.*, p. 9.
   DÖDERLEIN. *In* Doderlein et Hirschfeld.

Le maximum de fréquence se voit de 1 à 5 ans, mais on a publié plusieurs exemples de tumeurs rénales congénitales. Seibert[1] en cite plusieurs d'après Jacobi. Weigert[2] a observé chez un nouveau-né un double adéno-carcinome du rein et Semb[3] a vu chez un mort-né un sarcome à cellules rondes pesant 250 grammes.

Chez l'adulte, le cancer du rein est plus fréquent chez l'homme que chez la femme; chez l'enfant, la différence entre les garçons et les filles n'est pas bien marquée.

La seule influence étiologique directe signalée dans de très rares observations est celle du traumatisme exercé sur la région rénale. La coexistence avec la lithiase, qui n'est pas exceptionnelle chez l'adulte, n'est pas signalée dans l'enfance.

## SYMPTÔMES

Dans la très grande majorité des cas, le premier symptôme est la constatation de la tumeur. Les parents remarquent que le ventre a grossi, ou bien l'enfant ayant maigri on l'examine et la tumeur est découverte; très rarement, ce sont les hématuries et encore moins les douleurs qui appellent l'attention.

La constatation de la tumeur abdominale est non seulement le signe de début le plus fréquent, mais, dans la plupart des cas, il constitue presque à lui seul, avec les phénomènes de cachexie, tout le tableau clinique; il est donc de la plus grande importance de bien étudier ce symptôme.

**Tumeurs abdominales.** — Le cancer du rein chez l'enfant se développe trop vite pour rester longtemps confiné dans la région lombaire; quand on l'observe, la tumeur est franchement abdominale. Variable dans son *volume*, elle acquiert souvent d'énormes dimensions et peut s'étendre des dernières côtes; qu'elle soulève, au bassin; en largeur elle peut dépasser la ligne médiane et, dans les dernières périodes, le contraste est frappant entre l'état misérable et amaigri du petit malade et la saillie irrégulière de son ventre que parcourent des veines dilatées. Au palper la tumeur a un contour irrégulier, une *consistance* variable, tantôt ferme, tantôt rénitente, donnant même parfois la sensation d'une vague fluctuation; ces variations dans la consistance peuvent se voir dans la même tumeur, suivant les points qu'on examine. Par la palpation, on constate encore que *la tumeur suit les mouvements du diaphragme*, qu'elle s'abaisse pendant l'inspiration. Lorsqu'on applique la main à plat sur les tumeurs du côté droit, sur le bord externe du muscle droit de l'abdomen, la pointe des doigts dirigée en haut et faisant une pression douce sur la paroi abdominale, on peut constater souvent que la tumeur est indépendante du foie : pendant les profondes inspirations on sent souvent le bord tranchant du foie qui glisse sous la tumeur et vient se mettre en contact avec les doigts explorateurs.

[1] Seibert. *Jahrb. f. Kinderkrankh.*, vol. XXXI, p. 706.
[2] Weigert, cité par Manasse.
[3] Semb. *Centr. f. Gynäk.*, 1894, n° 14.

*La tumeur a le contact lombaire*, c'est-à-dire que tout en étant franchement abdominale elle touche à la paroi lombaire. Pour le constater, il faut placer l'enfant sur le dos, couché à plat; le médecin se place sur le côté à explorer mettant en arrière la main qui correspond à la tête de l'enfant et en avant celle qui correspond à ses pieds. La pulpe des doigts de la main postérieure est insinuée dans l'angle que forment la dernière côte et la masse sacro-lombaire; la main antérieure est appliquée au-dessous des côtes sur le bord externe du muscle droit. Dans cette position on sent très bien que les mouvements imprimés à la tumeur sont transmis en masse d'une main à l'autre. Si on veut chercher le *ballottement rénal*, les doigts de la main postérieure doivent imprimer de brusques mouvements à la tumeur, pendant que la main antérieure se borne à recueillir la sensation de la masse qui vient la frapper, mais chez l'enfant les tumeurs du rein sont trop grosses pour bien ballotter; dans la plupart des cas on produit, non le ballottement, mais une *transmission en masse*.

A côté des caractères de la tumeur, constatés par l'inspection et la palpation, il importe de ne pas négliger la *percussion*. La tumeur est mate dans son ensemble, mais il faut avec soin de rechercher deux zones de sonorité : 1° la sonorité supérieure qui sépare la matité de la tumeur de la matité hépatique : cette zone est facile à constater dans la plupart des cas, mais il n'est pas rare que le foie et le néoplasme soient confondus dans une seule surface mate à la percussion; 2° la zone sonore antérieure, qui marque sur le devant de la tumeur la place occupée par le côlon : cette sonorité colique, très importante puisqu'elle montre que la tumeur est extra-péritonéale, ne s'observe que dans les tumeurs du côté droit, comme nous l'avons vu dans l'étude anatomique.

**Hématurie.** — Après la constatation de la tumeur, le symptôme le plus important, mais malheureusement trop rare, est l'hématurie. Le pissement de sang, qui frappe à un si haut degré les malades, ou leur entourage, constitue chez l'adulte un symptôme révélateur, fréquent et précoce, qui permet d'intervenir à temps dans un bon nombre de cas. Chez l'enfant, ce symptôme manque le plus souvent et lorsqu'il existe il est presque toujours tardif. Guillet, sur 58 cas de sarcome chez l'enfant, ne trouve que 10 fois l'hématurie. Sur 56 enfants opérés depuis 1890, je ne vois l'hématurie signalée que 9 fois. Sur 7 enfants opérés par Kœnig, ce symptôme n'a jamais existé, et il a manqué aussi dans 4 cas de tumeur du rein chez l'enfant que j'ai observés.

Lorsque l'hématurie existe, elle présente des caractères qui la rapprochent des hématuries néoplasiques de l'adulte : c'est dire que le pissement de sang est spontané dans son apparition, survenant par crises, non modifiable par le repos ou par le mouvement, indolore, assez abondant.

Les crises hématuriques surviennent sans cause appréciable, elles se prolongent plusieurs heures ou plusieurs jours, puis se renouvellent après quelques semaines ou quelques mois. Pendant la crise hématurique, toutes les mictions peuvent être sanglantes, ou bien encore le malade rend parfois des urines claires et d'autres fois des urines rouges; ce phénomène est dû à l'obstruction temporaire de l'uretère du côté malade par un caillot. Chaque miction est constituée par un liquide rouge plus ou moins foncé, dont la teinte est uniforme pendant toute la miction; parfois pourtant la fin du jet est plus colorée; avec l'urine on peut trouver des caillots et le liquide rendu peut être du sang presque pur. Je n'ai pas vu signalés dans les hématuries des enfants les longs caillots vermiformes reproduisant le moule des uretères qu'on voit quelquefois chez l'adulte.

L'hématurie n'est pas modifiée par le repos ou par le mouvement. Ce caractère, qui n'est du reste pas absolu, présente une grande importance chez l'adulte, car il distingue les hématuries néoplasiques de celles de la lithiase; chez l'enfant il a beaucoup moins d'importance, car les calculs à cet âge ne font guère saigner.

L'hématurie est indolore; l'enfant ne souffre pas pendant qu'il urine du sang, c'est par hasard qu'on constate que les urines sont rouges. Dans quelques cas pourtant, lorsque les urines contiennent des caillots, on peut observer des douleurs abdominales qui rappellent les coliques néphrétiques (caillots urétéraux) ou des douleurs et des difficultés dans la miction dues à l'accumulation de caillots dans la vessie.

Dans plusieurs observations on signale l'existence d'*hématuries microscopiques*, alors que l'examen à l'œil nu faisait croire à des urines normales : on comprend, sans que j'aie besoin d'insister, l'importance de la constatation de ce symptôme.

A côté de ces deux symptômes primordiaux : tumeur rénale, hématurie, les enfants atteints de cancer du rein peuvent présenter des symptômes accessoires que j'indiquerai rapidement. Ce sont la douleur, les modifications de l'urine, les troubles dans la miction, les phénomènes de compression et des symptômes dépendant de l'état général.

**Douleur.** — Déjà peu importante chez l'adulte, la douleur est un symptôme tout à fait secondaire chez l'enfant. En dehors des pseudo-coliques néphrétiques déjà signalées, on voit très rarement les enfants se plaindre de douleurs qu'ils localisent vaguement sur le côté malade; j'ai vu un garçonnet atteint de tumeur du rein qui se plaignait de douleurs irradiées sur la partie antérieure de la cuisse.

**Modifications de l'urine.** — En dehors de l'hématurie, elles ont été mal étudiées; presque toutes les observations sont muettes à cet égard. Dans un certain nombre de cas, alors que les enfants portaient des tumeurs volumineuses, il est indiqué que l'urine était normale d'aspect et de composition, et qu'elle ne contenait pas d'albumine. C'est là un phénomène d'autant plus remarquable que, nous l'avons vu dans l'étude anatomique, les portions du rein malade que le néoplasme épargne présentent souvent des lésions avancées de néphrite atrophique diffuse. Dans quelques cas pourtant on a constaté de l'albuminurie, la présence de cylindres et des éléments cellulaires abondants provenant de fragments détachés du néoplasme.

**Troubles de la miction.** — Dans la plupart des cas, les mictions sont d'une fréquence normale; parfois pourtant, même en dehors des périodes hématuriques, on a noté une certaine pollakiurie. La douleur dans les mic-

tions ne s'observe que dans les hématuries abondantes, alors que les caillots s'accumulent dans la vessie; dans ces conditions on peut même observer
de la rétention d'urine.

*Les phénomènes de compression* dus au développement du néoplasme
consistent en des *douleurs irradiées* par compression nerveuse et des
*œdèmes des membres inférieurs* par compression veineuse. Quoique plus
rarement que chez l'adulte, on voit aussi chez l'enfant le *varicocèle* signalé
par le professeur Guyon; ce varicocèle est dû à la gêne de la circulation
dans les veines spermatiques.

*La cachexie* se développe beaucoup plus rapidement chez l'enfant que
chez l'adulte, les tumeurs du rein ayant chez ces derniers une évolution plus
courte.

### DIAGNOSTIC

Le diagnostic comprend : 1° existence du néoplasme; 2° la variété anatomique; 3° état du rein du côté opposé; 4° généralisation.

1° *Existence du néoplasme.* — On doit tout d'abord s'assurer de ce
que :

Chez l'adulte, l'hématurie précoce conduit parfois au diagnostic des
petites tumeurs du rein. Chez l'enfant, je ne connais pas d'observation où le
diagnostic ait été fait sans que la tumeur eût déjà acquis un assez fort développement pour être facilement appréciable. Il est possible que dans l'avenir
l'hématurie puisse permettre de soupçonner un néoplasme au début, et il
importe de se rappeler les caractères du pissement de sang, sa spontanéité,
son intermittence et son abondance. Ces caractères de l'hématurie ne s'observent, chez l'enfant, que dans la tuberculose rénale[1] et, très rarement,
dans certains néoplasmes de la vessie.

La *tuberculose rénale* de forme hématurique est souvent confondue chez
l'adulte avec les néoplasmes du rein. Chez l'enfant, les hématuries tuberculeuses sont généralement discrètes, elles coïncident avec des urines troubles
dans lesquelles l'examen bactériologique fait souvent reconnaître le bacille
de Koch. Le rein tuberculeux est augmenté de volume, mais il n'atteint pas
les énormes dimensions des néoplasmes, et en outre l'organe est douloureux
à la pression.

J'ajouterai que la tuberculose primitive du rein est très rare chez l'enfant, et que l'examen attentif du malade fera souvent découvrir d'autres
lésions bacillaires qui éclaireront le diagnostic.

Les *tumeurs de la vessie* sont rares chez l'enfant, et, pour la plupart
elles ne s'accompagnent pas d'hématurie. Le toucher rectal combiné au palper hypogastrique et, au besoin, l'examen cystoscopique feront le diagnostic.

J'ai déjà dit que le principal, souvent l'unique symptôme du cancer du

_______________

[1] On n'a pas signalé chez l'enfant les variétés d'hématurie rénale congestive qui rendent si difficile
chez l'adulte le diagnostic de la cause de ce symptôme. Je veux parler des hématuries dans certaines
hydronéphroses et dans le rein mobile que j'ai signalées, des hématuries de la grossesse étudiées par
Guyon, des hémophilies rénales de Sénator et du groupe confus des névralgies hématuriques.

rein chez l'enfant, consiste dans la constatation de la tumeur ; or, il importe de s'assurer d'abord qu'il s'agit bien d'une tumeur du rein et de déterminer ensuite qu'on a affaire à un néoplasme.

De toutes les grosses tumeurs abdominales chez l'enfant, la tumeur rénale est la plus fréquente ; il faut donc y penser toujours : on cherchera dans tous les cas les caractères propres de ces tumeurs étudiés plus haut et on ne négligera jamais l'examen macroscopique et microscopique des urines. Au surplus on distinguera les tumeurs rénales des autres tumeurs abdominales par les caractères suivants :

Les *tumeurs du foie* ont rarement le contact lombaire, et, plus rarement encore, elles sont susceptibles de ballotter. Dans ces tumeurs la matité se continue avec celle du foie sans interposition de zone sonore ; en outre on ne peut sentir, dans les inspirations profondes, que le bord tranchant du foie glisse sur la tumeur.

Les *tumeurs de la rate* se développent dans l'hypochondre gauche et dépassent les fausses côtes, prenant la forme d'un gâteau allongé, sur le bord antérieur duquel on sent souvent une forte échancrure : à la percussion il existe souvent une zone sonore entre la matité de la tumeur et la colonne vertébrale : le ballottement est très rare dans les tumeurs de la rate, on constate plutôt une transmission en masse. Dans les cas douteux, l'examen du sang peut avoir de l'importance.

Les *tumeurs du mésentère* sont médianes, très mobiles dans le sens latéral, présentant au-devant d'elles une zone de sonorité qui peut d'ailleurs manquer (Augagneur).

Les *tumeurs pararénales*, nées de la capsule du rein ou de la capsule surrénale, ne peuvent être distinguées, chez l'enfant, des néoplasmes du rein.

L'*ascite* développée rapidement chez un enfant a pu être confondue avec un sarcome dans un cas de Dickinson. Cette erreur s'explique parce que certains sarcomes du rein sont très mous, mais on devra l'éviter en ayant surtout soin de chercher les changements de la matité dans les différentes positions données au malade.

Lorsqu'on a constaté l'existence d'une tumeur du rein, on arrivera au diagnostic « néoplasme » après avoir éliminé les hydronéphroses, les pyonéphroses et les kystes.

L'*hydronéphrose* se développe plus lentement que les néoplasmes, la tumeur qu'elle forme est souvent fluctuante et ne s'accompagne pas d'altération de l'urine ; en outre l'état général du malade est conservé.

La *pyonéphrose* s'accompagne toujours d'urines septiques et, dans la grande majorité des cas, de pyurie intermittente : en outre la pression de la région lombaire provoque de la douleur et le malade présente des phénomènes fébriles.

Les *kystes hydatiques* chez l'enfant sont si rares que je n'en connais qu'une observation de Hildebrandt[1] : le kyste fut constaté à l'autopsie d'un enfant de 5 ans mort de collapsus.

---

[1] HILDEBRANDT. *Arch. f. klin. Chir.*, t. XLVIII, p. 228.

Les *kystes séreux congénitaux*, extrêmement rares, présentent les symptômes des hydronéphroses. Dans un cas de Hildebrandt un de ces kystes coexistait avec un sarcome, et ce fait montre bien que même la ponction pourrait induire en erreur.

La *maladie kystique des reins* a comme principaux caractères d'être double, de s'accompagner d'une grande polyurie, et parfois de tumeur kystique du foie. Son évolution est plus lente que celle des néoplasmes.

*Diagnostic de la variété anatomique.* Au point de vue clinique, tout ce que l'on peut dire c'est que le sarcome est beaucoup plus fréquent chez l'enfant que l'épithélioma; en outre le sarcome acquiert un volume plus considérable, il s'accompagne moins souvent d'hématurie et a un développement plus rapide.

*Diagnostic de l'état du rein du côté opposé.* Toutes les fois qu'on se propose d'opérer un néoplasme du rein, ce diagnostic s'impose; il est indispensable tout au moins de s'assurer de l'existence de l'autre rein. Ce diagnostic ne peut se faire d'une manière certaine que par la cystoscopie. L'examen cystoscopique peut se faire chez l'enfant avec facilité; il permet d'étudier l'écoulement de l'urine des uretères et de constater si le liquide est trouble ou limpide. Chez l'enfant on ne peut pas, comme chez l'adulte, pratiquer le cathétérisme urétéral, car le calibre des instruments est trop gros; chez les fillettes on pourrait, au besoin, pratiquer ce cathétérisme.

*Diagnostic de la propagation du néoplasme.* On cherchera par une palpation attentive à se rendre compte de l'augmentation de volume des ganglions lombaires et iliaques; il faudra ensuite examiner soigneusement les poumons et le foie.


## PRONOSTIC

Les néoplasmes du rein qui peuvent être diagnostiqués chez l'enfant conduisent fatalement et rapidement à la mort : la durée moyenne de la maladie, qui chez l'adulte peut être évaluée de 3 à 5 ans, est chez l'enfant de moins d'un an. D'une manière générale, on peut dire que les tumeurs épithéliales sont moins graves que les sarcomes; elles se développent moins rapidement et paraissent donner une survie plus longue après la néphrectomie.


## TRAITEMENT

Depuis que Hueter extirpa en 1876 un sarcome du rein chez une fillette de 4 ans, le nombre des néphrectomies pratiquées chez l'enfant est considérable : j'ai pu en réunir 97 cas. Le nombre des opérations pratiquées en France est minime, et tandis que les chirurgiens étrangers deviennent de plus en plus interventionnistes, on voit la plupart de nos auteurs conseiller l'abstention. Cette conduite est basée sur ce que, chez l'enfant, le diagnostic est presque toujours posé trop tardivement et sur la foi de statistiques dont le taux de mortalité est effrayant. Guillet, sur 15 néphrectomies, trouve 9 morts; Chevalier, sur 27 opérations, compte 19 morts (55 pour 100) et garde des doutes sur le sort ultérieur des survivants; cet auteur rappelle que Fischer donne une mortalité opératoire de 48 pour 100, que la plus longue durée de la survie a été de 1 an 1/2 et que, sur 50 néphrectomies pour tumeur du rein chez l'enfant, Fischer ne trouve qu'une seule guérison radicale; aussi Chevalier conclut, chez l'enfant, à la non-intervention.

A l'étranger au contraire, Kœnig, Hildebrandt, Doderlein, Ardle, Israël, etc., pensent que l'intervention est justifiée parce que la maladie conduit à coup sûr à la mort. Ces auteurs donnent des statistiques moins mauvaises. Doderlein, qui écrit en 1894, réduit la mortalité opératoire, sur 49 cas réunis, à 40 pour 100 et trouve 5 malades exempts de récidive. Le travail d'Ardle, qui est de la même année, ne donne que 20 pour 100 de mortalité opératoire, mais cette statistique perd de sa valeur si on considère qu'elle ne porte que sur 26 cas.

Je me suis efforcé de faire une statistique plus complète que les précédentes et j'ai réuni tous les cas opérés jusqu'à la fin de l'année 1896 que j'ai pu trouver. Dans l'ensemble j'arrive à un total de 97 cas avec une mortalité opératoire de 31, soit 30 pour 100. Le nombre des récidives est de 43; en plus je note que 11 malades ont été vus en bonne santé au moins un an après l'opération et je manque de renseignements ultérieurs sur 11 des opérés guéris. Ces résultats ne sont pas encore très brillants, mais ils sont bien meilleurs que ceux de Chevalier et de Guillet.

Il est intéressant de constater que la mortalité opératoire s'est beaucoup abaissée dans ces dernières années, et on peut constater dans les chiffres ci-joints que de 1876 à 1889 la mortalité était de 40 pour 100 et que dans la période qui va de 1890 à 1897 cette mortalité s'abaisse à 20 pour 100.

| | NOMBRE DES OPÉRÉS. | GUÉRIS. | RÉCIDIVES. | RESTÉS GUÉRIS APRÈS PLUS DE 1 AN. | SANS NOUVELLES ULTÉRIEURES. |
|---|---|---|---|---|---|
| De 1876 à 1890. . . . . | 54 | 16 | 16 | 0 | 0 |
| De 1890 à 1897. . . . . | 65 | 50 | 27 | 17 | 12 |

Ces chiffres nous permettent de bien juger de la gravité de l'opération, mais ils ne peuvent nous renseigner que très incomplètement sur ce que l'on doit attendre de la néphrectomie chez les malades qui survivent à l'opération. J'ai dit que nous avons des renseignements sur 11 enfants opérés qui étaient en bonne santé plus d'un an après l'opération; quatre d'entre eux étaient bien portants 1 an 1/2 et deux 2 ans 1/2 après la néphrectomie. Ces deux derniers cas sont : 1° celui de Schend qui eut un remarquable succès chez un enfant de 6 mois néphrectomisé pour un sarcome; 2 ans 1/2 après, lorsque l'enfant avait trois ans, il était en parfaite santé; 2° le cas d'Israël[1] chez un enfant de 6 ans opéré pour sarcome à cellules bipolaires; 2 ans et 5 mois après il n'y avait pas trace de récidive.

Mais ces brillants succès ont leur contre-partie dans des récidives survenues si tardivement qu'on aurait pu croire à une guérison définitive; c'est ainsi que parmi les opérés de Trendelenburg je remarque un enfant de 2 ans 1/2 opéré pour myosarcome et qui mourut de récidive 1 an 1/2 après l'opération; un autre enfant de 9 ans, opéré par le même auteur pour un adéno-carcinome, mourut aussi de récidive 5 ans 1/2 après la néphrectomie.

Les observations que je viens de citer doivent nous imposer une grande réserve dans l'appréciation des résultats éloignés. Ce que l'avenir réserve aux enfants néphrectomisés ne pourra être connu que dans quelques années, mais d'ores et déjà nous pouvons dire que les résultats de la néphrectomie dans les tumeurs malignes du rein chez l'enfant sont suffisants pour que l'opération doive être conseillée toutes les fois qu'un examen attentif ne fera pas découvrir des signes de généralisation et que l'état du malade nous permet d'espérer qu'il pourra résister à l'opération. Cette conclusion découle naturellement de tout ce que je viens d'écrire et elle est pleinement justifiée par la rapidité de la marche et le pronostic invariablement mortel de la maladie. J'ajoute que la néphrectomie peut être suivie de succès quel que soit l'âge de l'enfant, et quels que soient le volume et la nature du néoplasme.

Les plus jeunes enfants opérés n'avaient que 6 mois, et, pour juger de la gravité opératoire dans les premières années de la vie, je me bornerai à dire que sur 18 enfants de 2 ans et au-dessous, opérés depuis 1890, il n'y a eu que 2 morts et que 5 étaient bien portants de 7 mois à 2 ans 1/2 après l'opération.

Le volume de la tumeur n'est pas non plus une contre-indication opératoire, car les cas de guérison sont nombreux parmi les grosses tumeurs; parmi elles quelques-unes n'ont pas récidivé. Sans doute il faut opérer au plus vite, mais il importe de connaître ces faits pour ne pas se laisser aller à trop de découragement. Lorsque la tumeur est volumineuse, nous pouvons intervenir par une opération qui devra d'abord être exploratrice, et on extirpera le rein toutes les fois qu'on ne constate pas l'existence de ganglions et qu'on croit pouvoir enlever tout le néoplasme. Cette conduite prudente est du reste la meilleure dans tous les cas et on ne devra jamais extirper un rein néoplasique avant d'avoir fait pendant l'acte opératoire une soigneuse exploration de l'abdomen.

En ce qui regarde les résultats éloignés de la néphrectomie suivant la nature du néoplasme, je remarque que, sur les 11 cas non récidivés, 5 fois il s'agissait de tumeurs épithéliales, et que le cas de mort tardive, après 5 ans 1/2, était un adéno-carcimone. C'est-à-dire que parmi les résultats les meilleurs, on trouve à peu près la moitié de tumeurs épithéliales, alors que

_______________

(1) Israël. *Deutsche med. Woch.*, 1896, n° 22.

cette variété de néoplasmes n'entre guère que pour un quart dans l'ensemble des tumeurs du rein chez l'enfant. Le pronostic opératoire est donc plus favorable pour les tumeurs épithéliales que pour les sarcomes.

Je ne dirai qu'un mot sur la voie qu'il convient de suivre pour pratiquer l'opération. A mon avis, chez l'enfant, contrairement à ce que je pense pour l'adulte, la voie transpéritonéale par laparotomie médiane est préférable. Contrairement à l'adulte, chez l'enfant la voie transpéritonéale est moins grave que la voie lombaire ; dans mon relevé, je trouve 21 pour 100 de mortalité pour la première et 29 pour 100 pour la seconde. Il faut en outre considérer que chez l'enfant, l'échancrure costo-iliaque, trop petite, ne permet pas d'opérer à l'aise, même avec l'incision transversale de la paroi abdominale, et que la laparotomie médiane rend plus facile la constatation de la propagation aux ganglions lymphatiques et aux vaisseaux sanguins.

[ALBARRAN.]

# XXI

## *TUMEURS LIQUIDES DU REIN*

PAR LE Dr J. COMBY

Médecin de l'hôpital des Enfants-Malades.

### I. — HYDRONÉPHROSE

Quand un obstacle s'oppose au cours de l'urine, le bassinet se dilate et forme bientôt une tumeur liquide plus ou moins volumineuse qui constitue l'hydronéphrose.

### ÉTIOLOGIE

L'obstacle peut siéger dans toute la hauteur, sur tous les segments des voies d'excrétion de l'urine. Il peut agir sur le bassinet lui-même, sur l'uretère, sur la vessie, sur le canal de l'urèthre.

L'hydronéphrose peut être congénitale et résulter d'une malformation, d'un rétrécissement de l'uretère, d'un vice d'abouchement vésical de ce conduit, d'une imperforation de l'urèthre, d'un phimosis trop serré. Elle peut être acquise et reconnaître pour cause la présence d'un corps étranger, d'un calcul, d'un parasite, dans la cavité des voies urinaires. Ou bien elle est due à une sténose inflammatoire, à une inflexion de l'uretère (rein mobile). Dans quelques cas, la cause est extrinsèque, c'est une tumeur de l'abdomen, du petit bassin qui agit par compression de l'uretère, de la vessie, etc. Dans un cas mortel rapporté par Baginsky, l'hydronéphrose accompagnait un sarcome du rein.

Les causes habituelles de *l'hydronéphrose acquise* sont : les calculs (lithiase rénale), la compression par tumeur. Les causes de *l'hydronéphrose congénitale* se réduisent aux malformations de l'appareil urinaire; ces malformations coïncident d'ailleurs fréquemment avec d'autres : bec-de-lièvre, pied bot, imperforation anale, etc. L'hydronéphrose congénitale peut être telle qu'elle mette obstacle à l'accouchement; elle est souvent incompatible avec la vie.

H. Brinon (*Des hydronéphroses congénitales et des dilatations congénitales de l'uretère. —* Thèse de Paris. 25 juillet 1896) a relevé les principales malformations rencontrées dans les autopsies; les voici telles qu'il les indique : imperforations urétérales de l'extrémité inférieure ou du trajet, plus souvent sténoses simples, coudures, valvules, compressions par brides. Dans le rein en fer à cheval à concavité supérieure, l'uretère est obligé de faire un coude brusque au-dessus du bord concave comme cela arrive parfois dans le rein flottant. A ces malformations il ajoute les *valvules* à l'union du bassinet et de l'uretère, les rétrécissements congénitaux qui siègent parfois à l'orifice vésical, les compressions par une artère, par une veine, par une bride, les abouchements anormaux de l'uretère dans l'intestin, la vessie (trajet oblique), la prostate, l'urèthre, la vulve, l'utérus, le vagin, etc. ; les vices de conformation de l'urèthre (absence, imperforation, sténose, etc.).

J. Englisch (*Ueber primære Hydronephrose. — Deut. Zeits. f. Klin.* 1879) décrit, sous le nom d'*hydronéphrose primaire*, les cas dérivant d'une lésion intrinsèque de l'appareil urinaire (calices, bassinet, uretère), réservant le nom d'*hydronéphrose secondaire* à ceux qui reconnaissent pour cause une lésion extrinsèque ou un calcul.

Voici la statistique de cet auteur, comprenant 90 cas :

| Age. | Origine congénitale. | Origine plus tardive. |
|---|---|---|
| Nouveau-nés . . . . . . . . . . . . . | 27 | » |
| 1 à 5 ans . . . . . . . . . . . . | 1 | » |
| 5 à 10 ans . . . . . . . . . . . | » | » |
| 10 à 20 ans . . . . . . . . . . | 3 | 2 |
| Au-dessus de 20 ans . . . . . . . . | 13 | 21 |
| Indéterminé . . . . . . . . . . . | » | 28 |

D'après les observations personnelles de J. Englisch, les malformations de l'appareil urinaire qui déterminent l'hydronéphrose se répartissent de la manière suivante :

| | |
|---|---|
| Absence des uretères. . . . . . . . . . . . . . . . . . | 8 |
| Oblitération totale de l'uretère . . . . . . . . . . . . . . | 10 |
| —         de la partie supérieure. . . . . . . . . . . . | 5 |
| —         —         moyenne . . . . . . . . . . . | 1 |
| —         —         inférieure. . . . . . . . . . . . | 9 |
| Sténose totale de l'uretère. . . . . . . . . . . . . . . . | 8 |
| —         de la partie supérieure. . . . . . . . . . . | 30 |
| —         —         moyenne . . . . . . . . . . . | 2 |
| —         —         inférieure. . . . . . . . . . . | 21 |

Dans un cas de Porak, l'obstacle consistait en une valvule de la région membraneuse de l'urèthre.

« La situation trop profonde du rein, disent Lannelongue et Achard dans leur *Traité des kystes congénitaux*, peut amener l'hydronéphrose, parce que la portion initiale de l'uretère répond au sacrum, contre lequel elle est facilement comprimée. On l'a encore vu se produire par la compression qu'exerçait sur l'uretère une artère rénale supplémentaire, enroulée autour de lui. »

On trouve quelquefois, à l'autopsie de jeunes enfants, des hydronéphroses simples ou doubles, dont la cause échappe, et l'on se demande alors si ces hydronéphroses ne sont pas d'origine congénitale. Une sténose, insuffisante pour mettre un obstacle invincible au cours de l'urine, ne serait-elle pas capable cependant, par la gène qu'elle détermine, de produire une hydronéphrose modérée, permanente ou intermittente, telle que celle observée dans les deux cas suivants?

1° *Enfant athrepsique. Hydronéphrose double.* — S... Lucien entre à



[J. COMBY.]

l'hôpital Trousseau, à l'âge de 2 mois, le 31 mai 1896. Cet enfant a été nourri par sa mère pendant 15 jours au sein, puis au sein et au biberon. Depuis quelques jours, il a beaucoup maigri ; il a de la diarrhée et des vomissements. Sous l'influence du lait stérilisé et à la suite d'une potion au bismuth et à l'élixir parégorique, l'enfant va mieux, les troubles digestifs disparaissent. Pendant un mois, tout va bien ; mais, à la fin de juillet, sous l'influence d'un séjour prolongé dans une salle de malades, la broncho-pneumonie se déclare et l'enfant meurt le 28 juillet 1896. On trouve une broncho-pneumonie pseudo-lobaire des deux bases et une hydronéphrose double ; les bassinets sont distendus par un liquide clair, sans qu'il y ait de calculs pouvant expliquer cette rétention des urines. Pas de tuberculose, pas de cystite. En somme, hydronéphrose double chez un enfant âgé de 4 mois au moment de sa mort, athrepsique et broncho-pneumonique.

2° *Fille de 4 ans tuberculeuse. Hydronéphrose double.* — G... Léontine, âgée de 4 ans, entre à l'hôpital Trousseau le 13 juillet 1896. Nourrie au sein jusqu'à 10 mois, elle a été ensuite alimentée d'une façon très défectueuse. Depuis deux jours, elle tousse et présente de la fièvre (40°). A l'auscultation, on trouve un souffle au sommet droit, en arrière. Rachitisme très accusé (grandes déformations du thorax et des membres). Au bout de quelques jours, il se produit une véritable défervescence, et on pouvait penser à une pneumonie franche. Mais, à partir du 21 juillet, la courbe thermique présente de grandes oscillations et l'enfant meurt le 27 juillet. A l'autopsie, on trouve de la granulie pulmonaire, une rate grosse et granulique, un foie gras, des ganglions mésentériques caséeux. Du côté des reins, on note une hydronéphrose double, les deux bassinets sont distendus et contiennent un liquide clair qui ressemble absolument à l'urine.

De ces deux cas on peut rapprocher l'observation intéressante recueillie par Hénoch (*Leçons cliniques...*, p. 489 de la traduction française). « Parmi les cas les plus rares, dit-il, on peut citer celui d'un enfant de trois semaines qui fut reçu dans ma clinique avec deux grosses tumeurs des hypochondres, fluctuantes et mates à la percussion. L'urine faisait complètement défaut depuis dix jours environ, mais aurait été rendue dans les premiers temps de la vie. Je donnai issue par la ponction de la tumeur du côté gauche à une quantité de liquide séro-sanguin et l'autopsie révéla qu'il s'agissait d'une hydronéphrose double et de l'oblitération cicatricielle des deux uretères à leur émergence au bassinet. Cette oblitération ne pouvait s'être faite, au moins d'un côté, qu'après la naissance, car la sécrétion de l'urine aurait été impossible dans les premiers jours. Le liquide évacué par la ponction ne sortait pas du reste de l'hydronéphrose, mais d'un kyste enveloppant tout le rein, rempli de sérosité sanguinolente et dans lequel le trocart avait pénétré ; c'était probablement le produit d'un hématome péri-rénal survenu pendant la vie fœtale. »

Plus récemment le Dr Martin (*Revue de Chir.*, 1895) a observé un garçon de deux ans et demi dont le ventre avait grossi progressivement par suite de la production d'une tumeur fluctuante occupant l'hypochondre, l'hypogastre et la région ombilicale du côté gauche, dépassant même de trois travers de doigt la ligne médiane. Une ponction donne issue à 600 grammes de liquide clair contenant de l'urée et des cellules rénales. Néphrectomie lombaire ; sac contenant un litre de liquide. Orifice de l'uretère très étroit à la partie inférieure de la tumeur. Pour l'auteur, la cause de l'hydronéphrose résidait dans l'étroitesse congénitale de l'uretère à son origine rénale.

Dans un cas d'hydronéphrose double que j'ai vu récemment chez un nourrisson, la maladie tenait à l'obstruction des uretères près de l'embouchure vésicale par des calculs uratiques en poussière fine. Dans un autre cas (fillette de 6 mois), il y avait une hydronéphrose partielle du rein gauche due à la même poussière uratique, que je trouve très fréquemment à l'autopsie des nourrissons.

## ANATOMIE PATHOLOGIQUE

L'hydronéphrose peut être double, mais elle est le plus souvent unilatérale. Elle peut être partielle, modérée, respectant la substance du rein, la laissant subsister presque intégralement. Mais elle est d'ordinaire générale, étendue ; la poche liquide refoule en haut et en dehors le tissu rénal et a bientôt fait d'en produire l'atrophie et la disparition presque complète. L'hydronéphrose est, suivant les cas, uniloculaire ou multiloculaire.

La surface interne est lisse et polie, divisée en plusieurs loges par des cloisons, au cas d'hydronéphrose multiloculaire. On trouve, à l'ouverture de la poche, un liquide généralement clair comme de l'eau ou de l'urine pâle, parfois trouble, jaune, ambré, voire rougeâtre. Quand l'hydronéphrose est de date récente (obstruction par un calcul ou compression par une tumeur), le liquide est très analogue à l'urine dont il renferme tous les éléments. Quand il y a compression du col de la vessie par tumeur, on peut trouver une vessie distendue par l'urine, des uretères également dilatés sans que les bassinets soient atteints. C'est ce que j'observais récemment chez une fillette de huit mois, tuberculeuse, ayant un abcès péri-rectal qui avait déterminé la rétention d'urine. Chez elle, les uretères seuls étaient gros comme l'intestin grêle et remplis d'un liquide clair analogue au contenu vésical. L'hydronéphrose n'avait pas eu le temps d'évoluer, l'enfant ayant succombé à son infection bacillaire.

Les cas d'hydronéphrose limitée aux uretères ne sont pas rares ; ils reconnaissent généralement, chez les enfants en bas âge, deux conditions pathogéniques : 1° un rétrécissement plus ou moins notable de l'uretère, près de sa terminaison ou plus haut ; 2° une obstruction par des graviers ou par une poussière uratique jaune ou blanchâtre, qu'on retrouve également dans les bassinets et dans la vessie. Chez certains enfants, notamment chez les athrepsiques, l'urine charrie incessamment des sables plus ou moins fins, qui par leur accumulation en certains points normalement ou anormalement rétrécis peuvent mettre obstacle, souvent incomplètement, au cours de l'urine. C'est alors qu'on voit un uretère dilaté, fusiforme, ampullaire, moniliforme, sans que le bassinet participe forcément à cette dilatation. J'ai par devers moi

[J. COMBY.]

plusieurs observations de ces hydronéphroses lithiasiques partielles et incomplètes des nourrissons.

Quand l'hydronéphrose est ancienne, elle ne contient plus qu'un liquide séreux, séro-muqueux, albumineux, faiblement alcalin ou acide. On y trouve, au microscope, des cellules épithéliales, des hématies, des leucocytes. La densité du liquide est faible (1007, 1010), il contient peu d'urée et de phosphates.

La paroi externe de l'hydronéphrose est inégale, rugueuse, unie par des adhérences aux organes voisins souvent refoulés et déplacés par elle. Le rein atrophié est dur, scléreux, jaunâtre ou brunâtre. Il est envahi par la prolifération conjonctive qui a détruit les éléments nobles de la glande: glomérules et canalicules. Parfois tout le parenchyme rénal a disparu et l'on ne trouve plus qu'une poche fibro-conjonctive.

Les dimensions des hydronéphroses sont très variables; il en est qui n'atteignent ou ne dépassent pas le volume d'un œuf, d'autres qui égalent une tête de fœtus à terme. Dans un cas de Heller, la poche avait une capacité de 3400 centimètres cubes. L'uretère est généralement dilaté (2 à 3 centimètres de diamètre), et rappelle quelquefois, par ses dimensions, un intestin d'enfant; ses parois sont amincies. Quand l'obstacle est situé très bas, au niveau de l'urèthre par exemple, il y a dilatation générale de toutes les voies urinaires: vessie, uretères, bassinets; mais, dans ce cas, la vie est impossible, et l'enfant meurt en naissant s'il n'est déjà mort avant l'accouchement.

Cependant la survie est possible, comme le montre l'observation suivante, recueillie par M. E. Charon (*Chirurgie infantile*, Bruxelles, 1895, page 329). Un enfant, né le 24 juillet 1893, est amené le 19 septembre suivant à l'hôpital Saint-Pierre. Il est atteint de rétention d'urine. Depuis sa naissance, il n'urine pas naturellement quoique ses linges soient souvent mouillés. Des tentatives infructueuses de cathétérisme ont été faites ces jours derniers. L'enfant meurt le lendemain, n'ayant pas encore deux mois. A l'autopsie : vessie pleine d'urine (volume d'une grosse orange), reins hypertrophiés parsemés à la surface de bosselures transparentes produites par la dilatation des canalicules, bassinets dilatés par l'urine, uretères gorgés d'urine, ayant l'apparence et le calibre du gros intestin. Une sonde est arrêtée au niveau de la portion membraneuse de l'urèthre où existe une fausse route et une petite caverne grosse comme une noix. Le cathétérisme rétrograde ne permet pas de franchir l'urèthre; la sonde bute contre un diaphragme qui la sépare de la caverne. Il y avait donc là une sténose congénitale qui a été la cause de la rétention d'urine, mais qui n'a pas empêché l'enfant de vivre pendant près de deux mois.

### SYMPTÔMES

Parfois l'hydronéphrose est latente, c'est une trouvaille d'autopsie ; il en était ainsi dans les observations personnelles que j'ai citées plus haut. En effet les symptômes réactionnels de l'hydronéphrose sont rarement bien accusés. Tout se borne à l'existence d'une tumeur indolente qu'il faut étudier avec soin.

Le flanc gauche ou droit est effacé, soulevé par une tuméfaction mal limitée, qui gagne par en bas vers le bassin, et par devant vers la région ombilicale. Cette tumeur est nettement fluctuante. Elle n'est pas douloureuse spontanément ou à la pression; elle donne, à la percussion, une matité bien nette, à moins que des anses intestinales ne viennent s'interposer entre elle et la paroi abdominale antérieure. Dans ce cas, la matité est remplacée par un son tympanique.

Quand la tumeur est de dimensions restreintes, elle n'entraîne pas d'autres manifestations. Mais si elle augmente de volume, elle refoule les viscères du voisinage et peut causer alors de la dyspnée, de l'essoufflement pendant la marche, de la dyspepsie, de la constipation par compression du gros intestin et arrêt mécanique des matières. Il n'y a pas de fièvre, l'état général est satisfaisant. Cependant on note parfois une soif intense.

Les urines sont peu modifiées, à moins que la tumeur ne soit soumise à des alternatives de gonflement et d'affaissement (*hydronéphrose intermittente*). Quand la tumeur disparaîtra, on en sera averti par une émission anormale d'urine, par une polyurie; les urines rendues à ce moment seront de faible densité et hypoazoturiques. Après l'affaissement et la polyurie, les choses reprendront leur cours et l'hydronéphrose se montrera de nouveau. Ces intermittences s'observent surtout dans les cas de flexion, de coudure de l'uretère par rein mobile. On peut voir aussi l'hydronéphrose disparaître dans la lithiase rénale, et parfois pour ne plus revenir.

Un bel exemple de cette terminaison favorable est cité par Goodhart (page 385 de la traduction française) : « Un garçon âgé de 6 ans était soigné par le D<sup>r</sup> John et le D<sup>r</sup> Herbert Burton (de Blackheath). Trois semaines avant que je ne le visse, il avait commencé d'être très souffrant de vomissements, et son abdomen, qui avait toujours eu un volume suffisant pour lui valoir le surnom de Falstaff, était devenu plus volumineux encore. En même temps, il se plaignait de vives douleurs abdominales, sans retour des vomissements. A ma première visite je trouvai tout le côté gauche de l'abdomen occupé par une tumeur dure et d'apparence solide. Il existait un léger degré d'ascite; les douleurs abdominales étaient vives, l'urine était normale. Je le revis une quinzaine de jours plus tard. C'était un enfant ayant l'apparence de la santé. plutôt maigre, de souche goutteuse. Le côté gauche de l'abdomen était occupé par un gonflement élastique et lobulé, qui s'étendait depuis le flanc jusqu'au côté droit de l'ombilic. L'urine était limpide et ne contenait ni albumine, ni sang, ni sable.

« Les commémoratifs et les signes physiques se rapportaient tous à un calcul et à une hydronéphrose consécutive. L'opium avait déjà été donné régulièrement, et il fut décidé de le continuer, en l'associant avec la belladone, pendant quelques jours encore; trois jours après, il y eut un accroissement subit de la quantité d'urine excrétée (1 litre 1/2); le jour suivant,

[J. COMBY.]

1 litre 3/4 ; la tumeur disparut tout à fait, et avec elle tous les autres symptômes. »

L'hydronéphrose, comme toutes les hydropisies, affecte en général une marche lente, torpide, chronique.

La terminaison varie suivant la cause ; si l'hydronéphrose est congénitale, elle est presque toujours mortelle. Cependant on a signalé des cas de survie et même de guérison (Baum, Heusinger). L'hydronéphrose double est plus grave que l'hydronéphrose unilatérale ; elle est en quelque sorte fatale, à moins qu'elle ne porte sur des uretères surnuméraires. L'hydronéphrose d'origine calculeuse, l'hydronéphrose intermittente, l'hydronéphrose par compression sont susceptibles de guérison. Mais en somme l'hydronéphrose doit être considérée comme une maladie très grave. La menace de l'anurie et de l'urémie est toujours suspendue sur la tête de l'enfant.

### DIAGNOSTIC

Le diagnostic est très difficile. Quand l'hydronéphrose est de petit volume, elle échappe bien souvent à l'attention du médecin, elle est méconnue. Quand elle présente un grand développement, elle déforme trop l'abdomen pour passer inaperçue, mais elle peut être confondue avec une ascite, un kyste de l'ovaire, un kyste hydatique du foie ou du rein, une tumeur sarcomateuse ou polykystique, etc.

L'*ascite* a pour elle son développement symétrique et son étendue ; la sensation de flot transmise d'un côté à l'autre, le déplacement du liquide suivant la position du malade, le développement de la circulation collatérale, l'évolution, les commémoratifs permettront le plus souvent de faire le diagnostic.

Le *kyste de l'ovaire*, très rare d'ailleurs dans l'enfance, se développe d'abord dans la région sous-ombilicale, il forme une saillie globuleuse qui se porte en avant, etc. Enfin la ponction exploratrice permettra de lever les doutes. Quant aux *tumeurs* du rein, leur diagnostic différentiel est assez délicat et je renvoie le lecteur à l'article écrit par notre collaborateur Albarran.

Quelquefois on se trouve en présence d'une tumeur fluctuante unilatérale, qui n'est pas une hydronéphrose, mais une pyélo-néphrite calculeuse ou tuberculeuse. Dans ce cas, il y a du pus, les urines sont troubles, l'état général est plus ou moins mauvais. Si les signes physiques sont semblables, les symptômes généraux sont bien différents.

Quand on se trouve en présence d'un rein mobile, il est important de s'assurer qu'il n'est pas compliqué d'hydronéphrose. Les variations de volume de ce rein, l'intermittence du gonflement mou et fluctuant surajouté au rein mobile, qui est dur et rénitent, permettront de soupçonner la complication hydronéphrosique.

## TRAITEMENT

Le traitement de l'hydronéphrose varie suivant la cause qui lui a donné naissance. S'il s'agit par exemple d'une hydronéphrose par déplacement du rein, le meilleur remède sera d'intervenir par la néphrorraphie. Le rein étant fixé profondément par des points de suture, l'uretère ne sera plus coudé et l'hydronéphrose perdra sa raison d'être.

Quand l'hydronéphrose résulte d'un vice d'abouchement de l'uretère, il sera parfois possible de rectifier cette malformation et de créer un abouchement convenable de ce conduit dans la vessie.

En dehors de ces circonstances et de quelques autres, la thérapeutique est bien impuissante et trop souvent réduite aux moyens palliatifs : ponction, évacuation de la poche quand elle est trop volumineuse, etc.

Bidder (*Berl. klin. Woch.*, 1885), chez un petit garçon de 1 an 1/2 portant une tumeur fluctuante depuis sa naissance, fit d'abord une ponction qui donna issue à 1 litre 1/2 de liquide; alors il put examiner la tumeur et s'assurer de son siège (rein gauche); une nouvelle ponction donna 200 grammes de liquide; un fil d'argent placé à demeure, pour permettre l'écoulement du liquide, favorisa sans doute l'infection de la poche, car l'enfant mourut après avoir eu de la pyurie, de la fièvre, etc.

Si l'on veut intervenir avec quelque chance de succès, il vaut mieux pratiquer l'extirpation rétro-péritonéale.

Schattauer (*Centr. f. Chir.*, 1887) a guéri ainsi un enfant de 7 ans qui portait depuis plusieurs années une hydronéphrose énorme du côté gauche. Une première ponction avait donné issue à 11 litres de liquide. La guérison fut obtenue en 5 semaines.

## II. — KYSTES

Sans insister sur les kystes rares, séreux ou hématiques, intra-rénaux ou péri-rénaux, qu'on peut rencontrer dans quelques autopsies, et dont l'importance clinique est à peu près nulle, je décrirai deux variétés principales parfaitement définies : 1° les kystes congénitaux ; 2° les kystes hydatiques.

### I. — KYSTES CONGÉNITAUX

Hufeland avait entrevu les kystes multiples du rein, mais c'est Rayer qui les a le premier bien décrits sous le nom de *dégénérescence enkystée générale*, puis Cruveilhier sous celui de *transformation kysteuse des reins*. Virchow (1855) a mis en relief le *rein polykystique congénital* qui, pour Brault, ne serait pas une maladie particulière (*Traité de Médecine*, tome V, page 830).

Comme chez l'adulte (F. Lejars, *Du gros rein polykystique de l'adulte*, thèse de Paris, 1888), on trouve chez l'enfant nouveau-né des reins énormes criblés de kystes arrondis, à contenu clair, qui donnent à la masse l'apparence d'une grappe de raisin. Entre ces grains kystiques, dont les uns sont gros comme des pois, les autres comme des cerises, le parenchyme rénal est atrophié, sclérosé parfois, réduit à peu de chose.

La dégénérescence polykystique est généralement bilatérale, chez le nouveau-né comme chez l'adulte ; Lejars, sur 66 reins polykystiques d'adultes, n'en trouve qu'un d'unilatéral. Dans un cas très intéressant de Carbonel (*Soc. anat.*, juin 1861), le rein polykystique était unilatéral et il avait été rencontré chez deux jumeaux, du même côté (rein droit).

Chez des enfants en bas âge, de 2 à 3 ans, d'après Brault, on aurait observé des reins polykystiques d'un seul côté ; les auteurs qui rapportent ces faits exceptionnels les attribuent à une maladie congénitale ayant évolué dans le silence pendant les premières années de la vie (Talamon, Withier). Virchow d'ailleurs avait soutenu jadis que le rein polykystique de l'enfant et même de l'adulte remontait à la vie intra-utérine.

Les reins polykystiques sont quelquefois énormes et constituent un obstacle sérieux à l'accouchement. On en a vu qui pesaient 1000 grammes (Siebold), 1200 grammes et même plus. Mais souvent le poids est moindre et n'atteint ou ne dépasse pas 400 grammes. La répartition des kystes dans la substance rénale est très irrégulière et semble se faire comme au hasard, dans la substance corticale aussi bien que dans les pyramides. Les pyramides ont presque entièrement disparu et plusieurs d'entre elles sont remplacées par des grains kystiques volumineux.

« Les kystes congénitaux, dit Brault, ressemblent beaucoup par leur structure aux kystes de l'adulte ; ils offrent une paroi fibreuse plus ou moins épaisse et un épithélium de revêtement. L'épithélium est rarement formé par des cellules cubiques ou cylindriques surbaissées, presque toujours il se détache en lambeaux d'une extrême minceur. Les cellules qui composent ces membranes forment un revêtement d'une extrême régularité, elles sont transparentes et très aplaties. Presque toujours on trouve des glomérules encore reconnaissables et des canalicules urinifères présentant des dilatations sacciformes sur leur trajet et ampullaires à leur extrémité (Lejars). Le liquide contenu dans les kystes est limpide et clair, quelquefois légèrement muqueux, coloré en rouge ou en brun par le sang. Il contient de l'urée, de l'acide urique (Ranvier), de l'acide hippurique (Lannelongue). Wittlaus a signalé la présence des cellules de Drysdale analogues à celles que l'on trouve dans les kystes de l'ovaire. »

Les voies urinaires inférieures sont habituellement libres, contrairement à ce qui a lieu dans l'hydronéphrose. Par contre on peut trouver, dans d'autres viscères, des lésions analogues. Witzel a montré la coexistence d'une dégénérescence kystique du foie avec celle du rein.

Ailleurs on a signalé diverses malformations : le pied bot (Virchow), le bec-de-lièvre (Bartholin), l'absence du membre inférieur droit et de la moitié droite des parties génitales (Heusinger), l'hydrocéphalie (Lévy), etc.

Un fait encore plus curieux est celui de l'existence chez plusieurs frères du gros rein polykystique. Une femme citée par Virchow eut 4 enfants atteints de cette maladie, une autre en eut 3 ; Brückner ayant assisté une femme au moment de ses accouchements, au nombre de 7, trouva le rein polykystique chez 2 enfants dont l'extraction avait été particulièrement pénible.

Virchow explique ces kystes par une néphrite fœtale ayant pour effet une atrésie papillaire (kyste par rétention). Cette hypothèse ne repose sur aucune vérification anatomique.

Köster et Klebs admettent un défaut de fusion entre le système tubulaire supérieur et l'inférieur. Pour la plupart des histologistes (Ranvier, Brault, etc.), les kystes représentent des productions nouvelles en rapport avec une activité spéciale des épithéliums.

Le diagnostic du rein polykystique, avant l'accouchement, est presque impossible; en présence d'un cas de dystocie à évolution particulière, on ne peut que soupçonner la nature de l'obstacle. Après la naissance, l'aspect de l'enfant est caractéristique : « L'abdomen énorme, dit Lejars, était soulevé par deux reliefs arrondis et verticaux qui se dessinaient sous la paroi; les deux reins à peu près dégénérés le remplissaient en entier. C'étaient deux grappes finement bosselées à leur surface et teintes de jaune, de brun, de rouge, suivant les kystes; l'uretère de chaque côté, la vessie et le reste des voies urinaires étaient normaux. »

Au moment où Brault publiait son article du *Traité de Médecine*, on connaissait 36 cas authentiques de dégénérescence kystique congénitale : 20 cas relevés par Nieberding, 16 par Lejars (*Gaz. des hôpitaux*, 1889). La première observation est due à Osiander (1821), mais les travaux les plus importants publiés sur la question sont ceux de Bouchacourt (*Arch. gén. de méd.*, 1843; *Gaz. méd.*, 1845; *Gaz. des hôpitaux*, 1853), et de Virchow. Cette maladie, en somme, n'a guère qu'un intérêt scientifique; ses symptômes n'existent pour ainsi dire pas, la survie étant exceptionnelle.

D'après Lannelongue et Achard (*Traité des kystes congénitaux*), les reins polykystiques pourraient, par leur volume énorme, entraver les mouvements du diaphragme et causer la mort du nouveau-né par asphyxie mécanique.

Le pronostic des kystes congénitaux du rein est très grave, tant pour l'enfant que pour la mère. Quand la dégénérescence kystique est portée à un haut degré, la viabilité n'est pas possible, et l'enfant, s'il naît vivant, succombe au bout de quelques heures ou de quelques jours.

Pour la mère, quand les kystes sont volumineux, il y a danger; l'accouchement ne peut se faire naturellement, il faut intervenir par le forceps, par la version, quelquefois par l'embryotomie, toutes opérations qui peuvent entraîner la mort de la parturiente.

Mais il est possible qu'un certain nombre de kystes congénitaux limités à un rein ou à une partie d'un rein persistent et soient l'origine de productions kystiques de l'enfance ou de l'âge adulte (Virchow). La survie n'est donc pas impossible, et le pronostic varie suivant le degré de la lésion.

## II. — Kystes hydatiques

Le ténia échinocoque du chien peut donner lieu aux kystes hydatiques du rein; mais le fait est rare, à tout âge, et spécialement dans l'enfance. Sur 566 cas d'échinocoques observés chez l'homme, Davaine n'en a trouvé que 50 dans le rein. Le plus jeune des enfants observés avait 4 ans. Sur

983 cas colligés par Neisser, il y a 80 kystes du rein ; le sexe masculin serait deux fois plus atteint que le féminin. Presque toujours le kyste à échinocoques est limité à un seul rein, le gauche plus souvent que le droit. La tumeur, développée par en haut ou par en bas, a pris naissance dans la substance corticale, moins fréquemment dans la substance médullaire. Elle est arrondie ou ovalaire, de volume variable, depuis les dimensions d'un œuf jusqu'à celles d'une tête d'enfant.

La structure du kyste est la même ici que partout ailleurs : membrane adventice, membrane proligère, hydatides filles, etc. L'analyse du liquide aurait montré à Barker la présence de l'acide urique, de l'oxalate de chaux, du phosphate de soude. La pénétration de ces substances dans le kyste s'explique par la puissance de dialyse de ses parois (Lecorché).

Le kyste peut se calcifier et guérir ainsi spontanément ; il peut aussi suppurer, se rompre, s'ouvrir dans le bassinet (émission d'urines contenant des crochets, des fragments d'hydatides, etc.). Quand il s'ouvre dans le bassinet, il détermine généralement une pyélite. On l'a vu encore s'ouvrir au dehors, dans l'intestin, dans le péritoine, dans les bronches.

Les symptômes sont de même ordre que dans l'hydronéphrose et les kystes séreux congénitaux ou acquis. Après une période latente de germination et de développement graduel de la tumeur, le flanc se gonfle, se soulève, et la déformation du côté attire l'attention. Alors il peut y avoir de la douleur, de la gêne dans la marche, dans les mouvements de la respiration.

A la palpation on sent une tumeur molle, arrondie, fluctuante. Matité à la percussion, à moins que des anses intestinales ne viennent masquer le kyste. Il ne faut pas compter sur le frémissement hydatique. Quand le kyste se développe par en haut, vers le diaphragme, il est bien difficile de le distinguer d'une tumeur du foie ou de la rate. Quand il se développe par en bas, il forme une tumeur beaucoup plus accessible, et d'autant plus qu'il entraîne souvent la mobilité du rein qui en est le siège. Dans les cas douteux, la ponction capillaire exploratrice permettra de faire le diagnostic : le liquide retiré sera clair comme de l'eau de roche et il contiendra des crochets reconnaissables au microscope.

Le traitement est purement chirurgical ; tantôt on se contente de la ponction simple suivie ou non d'injection de sublimé (liqueur de Van Swieten, 1 à 2 centimètres cubes), tantôt on a recours à l'ouverture large de la poche, à la néphrotomie.

Bradbury (cité par Baginsky et Labadie-Lagrave) a obtenu la guérison d'un kyste hydatique du rein gauche par des ponctions successives, malgré la suppuration de la poche : un enfant de 8 ans portait dans le flanc gauche une tumeur élastique au niveau de laquelle on percevait un frémissement hydatique. Une ponction exploratrice donna issue à 44 onces d'un liquide qui avait tous les caractères du contenu des kystes hydatiques. Peu de temps après, l'urine renfermait du pus, preuve que la tumeur s'était ouverte dans le bassinet. Dix jours plus tard, la tumeur avait repris son volume primitif. Nouvelle ponction, qui laissa écouler 31 onces d'un liquide purulent dans lequel nageaient des vésicules d'hydatides. Guérison.

# XXII

## *REIN MOBILE*

### (REIN FLOTTANT, REIN DÉPLACÉ, ECTOPIE RÉNALE)

PAR LE D<sup>r</sup> J. COMBY
Médecin de l'Hôpital des Enfants-Malades.

Quand le rein, quittant la loge qu'il occupe normalement, flotte en avant dans la cavité abdominale, on dit qu'il est déplacé ou mobile.

### ÉTIOLOGIE

Cette anomalie, plus rare chez l'enfant que chez l'adulte, est quelquefois congénitale. Dans ce cas, elle n'a pas d'histoire clinique : c'est une trouvaille d'autopsie.

**Ectopie congénitale. Anomalies.** — Tantôt l'enfant n'a qu'un rein siégeant à droite ou à gauche ; tantôt les deux reins semblent avoir fusionné ensemble à une époque déjà lointaine de leur développement, et on trouve alors un organe ovoïde ou semi-lunaire, en fer à cheval, situé au-devant de la colonne vertébrale. De ce rein unique, qui semble résulter de la soudure des deux reins primitifs, partent un ou deux uretères qui se dirigent, par un trajet plus ou moins direct, dans la vessie. Dans le rein en fer à cheval, la soudure s'est faite généralement par en bas, la concavité étant tournée en haut. Il y a parfois un rein surnuméraire (deux d'un côté, un de l'autre). Il peut y avoir par contre un rein unique, hypertrophié, pour compenser l'absence de l'autre.

Un enfant opéré par M. Pousson pour une fistule uréthro-rectale est pris de douleurs de ventre avec vomissements, en même temps qu'une tumeur douloureuse se développe dans le flanc droit. Il meurt subitement ; à l'autopsie, on trouve le rein droit hypertrophié, avec deux uretères s'abouchant normalement dans la vessie ; ce rein avait aussi deux bassinets et deux artères. A gauche, pas de rein (*Pièces présentées à la Société anat. et phys. de Bordeaux*, par M. Laroche, 1895). Tantôt un des deux reins se trouve situé hors de sa loge, sans être mobile ; il est fixé au voisinage de son congénère auquel l'unissent parfois des adhérences intimes et solides. C'est ainsi que Schwalbe (*Virch. Arch.*, 1896) a rapporté deux exemples intéressants de cette variété d'ectopie rénale. Dans le premier cas, le rein droit était situé sous le rein gauche et soudé à ce dernier par son extrémité supérieure. Dans le second cas, le rein droit était situé au-devant des quatrième et cinquième vertèbres lombaires, dépassant un peu la ligne médiane à gauche. Les capsules surrénales occupaient leur siège habituel.

[J. COMBY.]

Dans un cas de grossesse gémellaire avec hydramnios (Chambrelent et Chemin, *Journal de Médecine de Bordeaux*, 1896), un des fœtus avait un seul rein, le droit, volumineux, descendant jusqu'à la fosse iliaque avec deux uretères distincts et croisés en 8 avant de se rendre dans la vessie: à gauche, il n'y avait que la capsule surrénale.

M. Chrétien (Soc. anat. de Paris, 15 nov. 1895) a constaté, chez un enfant de 3 mois, l'existence d'un seul rein, à droite, avec sa capsule surrénale; à gauche il n'y avait que du tissu cellulo-adipeux occupant la loge du rein. Quelquefois les reins manquent complètement. Un enfant né vivant (Riessmann), du poids de 1500 grammes, offrant un pied bot à gauche et une cryptorchidie double, meurt au bout de 4 heures et demie. A l'autopsie, on ne trouve pas trace de rein ni d'uretères. Les capsules surrénales étaient normales. Quelquefois on trouve deux reins s'abouchant dans la vessie par un seul uretère (Hansemann, Soc. de méd. de Berlin, janvier 1897).

Parfois le système urinaire manque totalement comme Meyer (de Bonn) l'a vu chez un nouveau-né.

Les ectopies congénitales du rein sont parfois compatibles avec la vie et avec la santé la plus parfaite. Seulement, dans les cas de rein unique, on comprend que les lésions des voies urinaires comportent un pronostic plus grave que dans les cas de reins séparés et distincts. Si une lésion sérieuse survient du côté du bassinet ou de la glande (néphrite, pyélo-néphrite), la vie est directement menacée, la fonction du rein unique ne pouvant être suppléée par celle d'un congénère qui fait défaut.

Nous n'en dirons pas plus long sur les ectopies congénitales, et nous abordons l'étude des causes de l'ectopie acquise.

**Ectopie acquise.** — Chez l'enfant, le rein flottant est très rare, et je n'ai pu en rencontrer que quatre cas bien nets jusqu'à ce jour. Ces quatre cas d'ailleurs ont été observés dans le sexe féminin, comme à l'âge adulte. A ces quatre cas reconnus pendant la vie, je dois en ajouter deux autres rencontrés à l'autopsie de fillettes hérédo-syphilitiques âgées respectivement de 33 jours et de 3 mois. A tous les âges, on peut le dire, le rein mobile est une maladie féminine; il est d'une rareté extrême dans le sexe masculin.

Rosenthal (*Ther. Mon.-Hefte*, 1896), ayant examiné 54 jeunes filles, a pu sentir 26 fois l'extrémité inférieure du rein; chez 2 de ces jeunes filles, le rein était absolument mobile. Par contre, chez 32 garçons, l'extrémité du rein n'a pu être sentie que 3 fois, et la mobilité n'a été observée dans aucun cas. Stiller a vu trois cas de rein flottant, chez des enfants de 6, 9 et 10 ans (*Wien. med. Woch.*, 1889, 4 et 5, d'après Tuffier).

Le rein mobile commence à se montrer surtout dans la seconde enfance, vers l'âge de 10, 12, 14 ans, au moment où la fillette va se transformer et prendre les attributs et les fonctions de son sexe.

En voici trois observations :

1° Le 15 avril 1896, je suis consulté, à l'hôpital, par une jeune fille de 16 ans, grande, maigre, non encore réglée. Cette enfant souffre dans le ventre depuis 3 ans, et, à cette époque, la cause de ses douleurs a été attribuée au déplacement du rein droit, puisqu'il a été question de faire une opération destinée à fixer ce rein. Notre malade avait alors 13 ans, et l'on peut présumer que le déplacement du rein avait pu rester latent pendant plusieurs années avant de s'annoncer par des douleurs abdominales. La fillette avait été nourrie au sein par sa mère qui, ayant peu de lait, avait fait appel de très bonne heure à une alimentation supplémentaire. Ce régime mixte n'avait pas donné de bons résultats, l'enfant avait eu des vomissements, des alternatives de diarrhée et de constipation, de la dyspepsie en un mot. A 18 mois, elle commençait à peine à marcher.

Depuis le sevrage, l'enfant avait toujours souffert de l'estomac, mangeant peu, buvant beaucoup. On l'a traitée à plusieurs reprises pour une dilatation de l'estomac.

En effet on constate, à l'examen direct, un ventre souple, facile à explorer ; la percussion directe de la région épigastrique fait entendre un bruit de clapotage descendant au-dessous de l'ombilic. Donc ectasie gastrique notable, avec abaissement marqué de la grande courbure de l'estomac (gastroptose). En même temps, à la palpation méthodique des reins, on sent à droite une masse dure, arrondie, sensible à la pression, mobile, qui est en rapport avec la paroi abdominale (néphroptose). J'ai dit que le rein était mobile ; en réalité il l'est très peu et semble fixé dans sa position antérieure et inférieure par des adhérences péritonéales.

Le rein gauche occupe son siège normal. La malade étant habituellement constipée, je lui conseille l'usage répété de poudres mélangées (bicarbonate de soude, magnésie, rhubarbe, noix vomique), un régime alimentaire tendre et succulent (purées de viandes et de légumes, œufs, laitages, peu de liquides, etc.). En même temps, elle devra porter une ceinture. Sous l'influence de ce traitement, l'état s'est rapidement et grandement amélioré et la néphroptose est devenue tolérable.

2° Le 30 janvier 1897, je recevais, dans mon service de l'hôpital des Enfants-Malades, une grande fillette de 13 ans, non encore réglée, souffrant du ventre depuis longtemps. Cette enfant m'avoue que son appétit laisse à désirer, qu'elle est habituellement constipée, et que sa soif est vive. Elle boit continuellement aussi bien en dehors qu'au moment des repas. A l'examen du ventre, je constate une sensibilité obtuse et profonde, insuffisante pour gêner l'exploration ; le ventre est souple, non tendu, non ballonné. En percutant la région épigastrique, on provoque très facilement un bruit de clapotage, qui descend fort bas, au-dessous de l'ombilic. L'estomac est très notablement dilaté. Je passe sur les autres symptômes de la dyspepsie et j'arrive à l'exploration du rein. A gauche, le rein occupe sa place habituelle, il n'est pas mobile. A droite, au contraire, on sent du premier coup dans le flanc droit, immédiatement derrière le plan musculo-cutané, une masse dure et arrondie, réniforme, indolente, mobile, qu'on peut repousser dans tous les sens et renvoyer dans la loge lombaire. Donc le rein droit est ectopié et mobile. L'enfant ne porte pas encore de corset, mais elle me confie qu'elle se serre depuis longtemps la taille avec une ceinture et qu'elle est en butte, de ce chef, aux observations et aux réprimandes de sa mère. Retenons cette particularité.

[J. COMBY.]

3° U..., Louise, âgée de 14 ans, entre dans mon service de l'hôpital des Enfants-Malades le 12 janvier 1897. C'est une fille grosse, forte, mais pâle, décolorée, éprouvant des battements de cœur, de la dyspnée quand elle marche ou monte les escaliers. Elle présente un souffle systolique léger à la base du cœur et un bruit de diable dans les vaisseaux du cou. Anorexie, dégoût pour les aliments, dyspepsie flatulente avec constipation. Elle aime surtout les mets épicés, mange des grains de café, etc.

Réglée il y a 3 mois pour la première fois, sang pâle, pas de fluers blanches. En somme, *chlorose* de la puberté.

Sous l'influence du repos au lit, du régime lacté et du fer (protoxalate), l'état s'améliore rapidement, l'enfant reprend des forces et des couleurs.

En explorant avec soin l'abdomen, on trouve une sensibilité profonde dans le flanc droit. A ce niveau, on ne tarde pas à sentir, par la palpation méthodique, un corps arrondi, ovalaire, qui fuit sous la main. En même temps, l'enfant accuse de la douleur, il est évident que nous sommes en présence d'un *rein mobile*, nettement perceptible malgré l'embonpoint de la malade. Cette ectopie rénale est restée latente jusqu'à ce jour et il est impossible de préciser le début de la mobilité du rein. Quant à la cause, elle peut être attribuée à la dyspepsie dont souffre l'enfant depuis longtemps déjà, et peut-être aussi à ce fait que, depuis plus de 2 ans, elle porte un corset à baleines assez serré.

Si je n'avais pas cherché systématiquement la mobilité rénale chez cette jeune fille comme j'ai pris récemment l'habitude de le faire chez tous les malades de mon service, je l'aurais bien certainement méconnue. On ne pourra apprécier le degré de fréquence de la *néphroptose* chez l'enfant sans un examen attentif pratiqué sur de nombreux sujets. On pourra alors mesurer cette fréquence, et peut-être saisir le début de l'affection, tâche assurément difficile pour une anomalie trop souvent silencieuse et latente.

Voilà donc trois exemples de rein mobile survenant chez des fillettes déjà grandes, pubères ou près de l'être. Mais l'ectopie rénale peut se rencontrer à un âge beaucoup plus tendre, sans qu'on puisse faire intervenir ni le port du corset, ni la ceinture, etc. En voici un cas des plus intéressants.

4° Le rein mobile peut être précoce et ses symptômes pénibles se montrent, dans quelques cas exceptionnels, aussi graves que chez l'adulte. Une fillette de 10 ans, nourrie au biberon, ayant marché tard, dyspeptique depuis sa première enfance, présentant les signes d'une grande dilatation de l'estomac, se présente à mon observation avec une cicatrice au flanc droit. J'apprends qu'elle a souffert pendant longtemps d'un rein flottant, qu'elle a eu de l'hydronéphrose et que mon collègue le D<sup>r</sup> Jalaguier lui a fait, il y a 5 ans, une néphrorraphie, dont le résultat d'ailleurs a été parfait. L'enfant reste dyspeptique, mais elle ne souffre plus de son rein. Chez elle, j'ai pu m'assurer que le foie était gros, et j'ai pensé que cet organe avait joué un certain rôle dans le déplacement du rein.

On aurait observé le rein mobile chez des enfants encore plus jeunes, à 6 mois (Schutze, cité par Legry, *Manuel de Médecine*). Les deux observations suivantes, que j'ai recueillies récemment, ont trait à des enfants nouveau-nés.

5° *Rein flottant congénital chez une fillette de 35 jours.* Cette enfant, née le 28 février 1897, entre à l'hôpital le 1er avril de la même année et succombe le 3 à une broncho-pneumonie. Elle était très petite en venant au monde et, malgré l'allaitement maternel, elle ne pesait pas plus de 2530 grammes à un mois. Stigmates de syphilis héréditaire. A l'autopsie, nous trouvons un estomac normal (80 centimètres cubes), un gros foie (170 grammes), une grosse rate (27 grammes). Les reins flottent librement dans l'abdomen et sont très abaissés, surtout le gauche. Ce dernier entre en contact avec la paroi abdominale antérieure. Il est donc ectopié et mobile. Il pèse 14 grammes et son congénère 13 grammes. Ils sont d'ailleurs normaux comme forme, comme couleur, comme consistance, comme aspect à la coupe. Calices, bassinets, uretères sains. Pas d'infarctus uriques, pas de calculs. Si cette fillette avait survécu, elle aurait pu présenter plus tard les symptômes du rein mobile, et l'on n'aurait pas manqué d'accuser le corset, la constriction de l'abdomen, les grossesses, etc.

6° Peu de jours après, j'avais l'occasion de recueillir un fait identique. D.... Hélène, née le 6 janvier 1897, entre à l'hôpital, le 30 mars, et meurt le 7 avril, à l'âge de 3 mois. La mère, âgée de 21 ans, est saine, le père est syphilitique. L'enfant ne pesait que 4 livres 1/2 à la naissance, et à l'heure actuelle, son poids ne dépasse pas 2450 grammes. Nourrie au sein jusqu'au moment de l'entrée à l'hôpital. Nous la trouvons dans l'état suivant : maigreur notable, peau ridée, teint bistré de la face, fissures des lèvres, coryza avec ulcération du sillon naso-labial ; ventre un peu gros, pointe de hernie ombilicale. Prescription : bains de sublimé (2 gr. par bain), frictions mercurielles. A l'autopsie, faite le 8 avril, nous trouvons : l'estomac petit (80 centimètres cubes de capacité), en rapport avec le faible développement de la fillette et l'allaitement naturel dont elle a joui ; les poumons sains, le foie (145 grammes) et la rate (20 grammes) assez gros. Mais ce sont les reins qui attirent surtout notre attention. Le rein droit, pesant 15 grammes comme le gauche, se trouve très abaissé, occupe la fosse iliaque jusqu'à l'arcade de Fallope qui marque sa limite inférieure. Il est un peu mobile. Le rein gauche, moins abaissé, est porté en avant et en dedans ; il est absolument mobile et flottant grâce au long pédicule dont il est muni. Structure du parenchyme d'ailleurs normale.

Dans une étude fort intéressante sur le rein mobile (*Annales des maladies des organes génito-urinaires*, juillet-août 1895), le Dr Albarran en arrive à considérer dans la plupart des cas le rein mobile comme un *stigmate de dégénérescence*, et comme une affection congénitale. « Il est, dit-il, des néphroptoses qui paraissent purement traumatiques, mais, dans l'immense majorité des cas, la cause, ou les causes déterminantes qui peuvent être invoquées chez un sujet sont tellement peu efficientes que, pour comprendre le déplacement du rein, il faut invoquer une prédisposition

[J. COMBY.]

congénitale. De fait, la congénitalité du rein mobile est admise par un grand nombre d'auteurs (Litten, Gutterbock, Ewald, etc.). La différence qui existe entre le rein congénitalement déplacé et le rein mobile n'est d'ailleurs pas si grande que le ferait supposer l'étude des cas extrêmes de chacune de ces deux catégories. »

Et Albarran cite les cas, d'ailleurs rares, dans lesquels le rein est pourvu d'un mésonéphron et a un pédicule trop long, les cas d'anomalies artérielles, de reins lobulés, etc. Il montre que le rein mobile peut être héréditaire (deux sœurs, la mère et la fille, etc.). La théorie si originale et si ingénieuse de M. Albarran expliquerait les cas de reins mobiles précoces, observés dans la première et la seconde enfance. Mais elle n'a pas été encore vulgarisée comme elle le mérite.

Pour ma part, je la trouve très acceptable et j'ai recueilli des faits qui la confirment. J'ajouterai, d'après les deux observations citées plus haut, que l'hérédo-syphilis doit être considérée comme une cause possible d'ectopie rénale. Cette maladie se trouve à l'origine de tant de malformations congénitales, qu'on ne saurait être surpris de lui voir jouer un rôle dans l'étiologie du rein mobile.

Quelles sont donc les causes de l'ectopie rénale chez l'enfant, quand elle n'est pas congénitale? Chez la femme adulte, on a pu invoquer avec raison l'influence des corsets trop serrés, des grossesses multiples; chez l'homme, on a incriminé les efforts violents, les traumatismes, la constriction du ventre par des tuniques ou des ceintures (militaires, ouvriers de certaines professions, etc.). Or, chez l'enfant, ces causes n'agissent que très rarement. La ceinture peut être mise en cause dans le deuxième cas que j'ai cité plus haut. En général, cette explication manque.

Reste alors la dyspepsie, la dilatation de l'estomac, avec son retentissement en quelque sorte obligatoire sur le foie; cet organe, chargé d'arrêter les poisons qui lui arrivent de l'intestin et de l'estomac par la veine porte, ne tarde pas à se congestionner, à s'engorger. Il augmente de volume et il peut agir alors par pression directe sur l'extrémité supérieure du rein droit. Voilà pourquoi le rein mobile est si commun chez les dyspeptiques et chez les dilatés; Bouchard en a très nettement exposé le mécanisme.

Nous croyons donc que le foie joue un rôle dans le déplacement du rein; mais ce rôle n'est pas tout. Quand on suit les enfants mal nourris (biberon, alimentation et sevrages prématurés, suralimentation), quand on assiste au développement exagéré de leur abdomen, quand on voit leur sangle abdominale se relâcher (éventration), leurs orifices naturels se dilater, leurs sphincters céder (hernies ombilicales et inguinales, prolapsus rectal, etc.), on est porté à croire que le *gros ventre* des nourrissons joue un rôle mécanique fâcheux dans les rapports des viscères.

L'enfant n'est pas serré de dehors en dedans par un corset, par une ceinture, mais il est distendu par les gaz qui se développent dans son estomac et son tractus intestinal. Il peut en résulter un relâchement général des liens suspenseurs des viscères, une ptose des principaux organes, estomac, intestin, rein, rate, etc. Voilà, je crois, une notion dont il faut tenir compte si l'on veut comprendre la pathogénie de la *néphroptose* chez l'enfant.

On m'objectera que le gros ventre des nourrissons est commun, banal, et que l'ectopie rénale est exceptionnelle dans le jeune âge. A cela je répondrai que le rein mobile est une affection le plus souvent latente, qu'il faut le chercher systématiquement pour le découvrir ; qu'au surplus j'ai cité des observations démontrant qu'il n'est pas si rare qu'on pourrait le croire : qu'enfin il est possible que la néphroptose si commune chez les adultes remonte à la seconde ou même à la première enfance. La question est à l'étude, il serait prématuré de conclure ni pour ni contre la fréquence relative du *rein mobile* chez l'enfant.

## SYMPTÔMES

La symptomatologie est vague et pauvre, d'autant plus pauvre que l'attention des cliniciens n'a pas été suffisamment attirée sur la question de l'ectopie rénale de l'enfance.

Chez l'adulte, le rein mobile donne lieu à un véritable luxe de symptômes, dont la plupart sont d'ordre nerveux et pourraient bien tenir à l'auto-suggestibilité des malades. En réalité, à tous les âges, l'ectopie rénale est latente et ne donne lieu à aucun symptôme pénible.

Quelquefois cependant, même dans l'enfance, on note des douleurs tantôt sourdes et continues, tantôt vives et intermittentes, paroxystiques, qui sont mises sur le compte de gastralgies, de coliques intestinales, etc. En même temps les malades ont un appétit irrégulier, une soif exagérée ; ils dorment mal, ils ont des sueurs nocturnes, tous symptômes de dyspepsie. La constipation est habituelle.

Parfois le renversement du rein sur le bassinet et sur l'uretère amène un arrêt dans le cours de l'urine et on peut avoir une hydronéphrose intermittente. Cet accident, plus encore que les douleurs, peut conduire à une intervention chirurgicale. La pyélo-néphrite, l'hématurie se rencontrent excep-tionnellement.

On a vu plus haut (4e observation), que la néphrorraphie avait dû être faite, quoique l'enfant fût très jeune (5 ans seulement).

Quand les fillettes sont réglées, on pourra avoir chez elles, comme chez les femmes adultes, des exacerbations douloureuses au moment des époques menstruelles. Chez les malades nerveuses, irritables, l'ectopie rénale sera l'occasion ou le prétexte de crises hystériques plus ou moins violentes.

Quelquefois on aura des symptômes rappelant la péritonite (péritonisme) ou l'étranglement interne ; hyperesthésie abdominale, ballonnement, vomissements alimentaires et bilieux, constipation, etc. Mais le facies reste bon, le pouls conserve sa force et son rythme, la température reste normale.

Il ne faut pas compter sur ces symptômes, qui d'ailleurs n'offrent rien de



[*J. COMBY.*]

caractéristique. L'examen direct est de rigueur ; seul il permet de reconnaître l'ectopie rénale. L'enfant étant couchée sur le dos, les membres dans le relâchement, la tête un peu basse, le médecin se place à droite, glisse sa main gauche sous la région lombaire droite pendant que la main droite palpe l'abdomen. En procédant ainsi, on ne tarde pas à sentir en avant et à prendre, entre les deux mains qui vont à la rencontre l'une de l'autre, une masse ovalaire, ayant la forme, le volume et la consistance du rein. La mobilité, l'indolence, la forme de cette tumeur la caractérisent.

## ÉVOLUTION ET PRONOSTIC

L'ectopie rénale est une lésion permanente qui dure autant que la vie sans marquer aucune tendance à disparaître spontanément. Le rein, une fois déplacé, reste déplacé ; en général ce déplacement est latent, silencieux, il est indolore et ne cause par lui-même aucun accident fâcheux. Le pronostic est donc bénin. Mais, dans quelques cas, la maladie donne lieu à des douleurs atroces qui troublent la vie des malades et les livrent aux mains des chirurgiens. Enfin, il ne faut pas oublier que l'ectopie rénale est presque toujours liée à la dyspepsie, qu'elle coïncide avec la dilatation de l'estomac, et que certains médecins ont même voulu subordonner l'ectasie gastrique à la compression exercée sur le pylore ou sur le duodénum par le rein déplacé. Cette compression doit être aussi rare que la compression d'une anse intestinale, et nous ne croyons pas que le rein flottant puisse ordinairement jouer le rôle d'organe compresseur sur un viscère quelconque.

## DIAGNOSTIC

Le diagnostic est en général facile et la palpation méthodique de l'abdomen, plus encore que tout symptôme réactionnel, fera reconnaître le déplacement du rein. Toutefois nous devons signaler quelques causes d'erreur.

En premier lieu la constipation opiniâtre, la *coprostase*, l'accumulation des matières fécales dans le cæcum et le côlon ascendant, pourrait faire songer à une ectopie rénale. Outre les sensations directes parfois trompeuses, relatives à la consistance, à la forme, à la mobilité de la masse qu'on explore, et dont il faudra tenir compte, on aura soin, dans le doute, de prescrire un purgatif. Si, sous l'influence d'une débâcle, le flanc droit et la fosse iliaque deviennent libres, le diagnostic de coprostase sera établi.

L'*appendicite* sera reconnue à ses douleurs spéciales et localisées au voisinage du cæcum, à la fièvre concomitante, aux vomissements, à la constipation, etc.

Le *carreau* donne la sensation de masses dures, arrondies, multiples, véritables marrons situés dans la profondeur de l'abdomen.

La *néphrite*, la pyélo-néphrite tuberculeuse, les *tumeurs du rein*, qui peuvent coïncider avec l'ectopie, se reconnaîtront aux symptômes qui leur sont propres (douleurs spéciales, cachexie, altération des urines, etc.).

## TRAITEMENT

Quand l'enfant ne souffre pas, il n'y a rien à faire ; on soignera seulement la dyspepsie si elle existe, on combattra la constipation, et on recommandera des vêtements amples et aisés, ne serrant pas la taille. On interdira l'usage des ceintures et des corsets trop serrés. Ces mesures hygiéniques sont également commandées par la prophylaxie.

Si la néphroptose devient gênante, douloureuse, on fera porter des ceintures destinées à limiter la mobilité du rein ou à fixer l'organe dans sa loge. Ce but est très difficile à atteindre.

Enfin, si les douleurs sont intolérables, si la fonction urinaire est compromise, s'il y a de l'hydronéphrose permanente ou intermittente, on conseillera le traitement chirurgical (néphrorraphie) qui consiste à aller à la recherche du rein et à le fixer à la paroi abdominale postérieure.

[J. COMBY.]

# XXIII

## *HÉMATURIE*

PAR LE Dʳ J. COMBY

Médecin de l'Hôpital des Enfants-Malades.

On doit entendre par hématurie toute miction de sang pur ou d'urines mêlées de sang. L'hématurie se distingue de l'hémoglobinurie par la présence de globules rouges reconnaissables au microscope. Dans l'hémoglobinurie, en effet, la matière colorante seule des hématies est retrouvée dans les urines, les corpuscules rouges sont absents.

### ÉTIOLOGIE

L'hématurie est très fréquente chez les enfants de tout âge, car les causes qui peuvent lui donner naissance sont très nombreuses.

Pour étudier ces causes avec fruit, il faut diviser les hématuries en hématuries de *cause locale* et en hématuries de *cause générale*.

1° *Hématuries de cause locale.* — Une lésion quelconque des voies urinaires, depuis l'urèthre jusqu'au rein, peut donner lieu à un pissement de sang.

A). Un traumatisme de l'urèthre, une déchirure de la muqueuse produite par un coup, une chute, un calcul, une inflammation violente, un renversement ou prolapsus de la muqueuse (vulvo-vaginite des petites filles), peuvent être suivis d'hématurie.

B). La cystite de cause locale ou générale (tubercules, néoplasmes de la vessie, infection gonococcique, intoxication cantharidienne, calculs vésicaux) peut se traduire par des hématuries. Une chute d'un lieu élevé, une fracture du bassin, un effort violent agissant indirectement sur le bassin, pourront produire le même effet.

C). La pyélite, la pyélo-néphrite calculeuse, tuberculeuse, cantharidienne, peuvent se traduire par des hématuries. L'infarctus hémorragique, la thrombose des veines rénales ont été signalés dans quelques cas. Mais la cause ordinaire des hémorragies d'origine rénale est la congestion et la néphrite, quelle qu'en soit l'origine.

Parmi les causes habituelles d'hématurie *rénale,* il faut retenir la *lithiase* et les *tumeurs* du rein. Le sarcome et le cancer du rein, si fréquents chez les enfants en bas âge, se traduisent assez souvent par des hématuries plus ou moins abondantes (dans 25 pour 100 des cas au moins).

Le rein mobile peut être une cause d'hématurie.

2° *Hématuries de cause générale.* — On peut classer en trois groupes les maladies générales capables d'entraîner l'hématurie.

A). Maladies infectieuses : scarlatine, variole hémorragique, diphtérie, fièvre typhoïde, coqueluche, rougeole, pneumonie, grippe, fièvre jaune, ictère grave, etc.

B). Maladies dyscrasiques : scorbut, hémophilie, maladie de Werlhof (purpura hémorragique), maladie hémorragique des nouveau-nés (melæna), leucocythémie, etc.

C). Maladies de la peau : pemphigus, eczéma, impétigo, gale, etc. A ces dernières causes, on pourrait ajouter les excitations cutanées qui résultent de l'abus des bains sulfureux dans le premier âge, au-dessous de 2 ans (Barthez et Sanné).

3° *Hématuries essentielles.* — On pourrait ranger dans une troisième classe, les cas d'hématurie dans lesquels on ne trouve aucune lésion locale, aucune maladie générale, acquise ou héréditaire, aucun trouble de la santé. Les enfants sont pris, de temps à autre, parfois d'une façon périodique, sans cause occasionnelle, d'hématuries abondantes. Ces crises hématuriques rappellent par plusieurs traits les crises hémoglobinuriques.

Les observations de cette forme d'hématurie ne manquent pas, nous en citerons quelques-unes.

Quand on dit *hématurie essentielle*, on avoue implicitement son ignorance sur la cause et la nature du syndrome. Il est possible qu'un certain nombre de cas rangés provisoirement sous cette étiquette soient imputables à l'hémophilie. Tous les auteurs qui ont étudié l'hémophilie, Grandidier entre autres, ont insisté sur les rapports de cette diathèse avec les hématuries. Un hémophile n'a pas forcément des hémorragies par diverses voies. Les uns ne saignent que du nez, d'autres de la bouche, d'autres de l'utérus, quelques-uns des reins ou de la vessie. En présence des hématuries essentielles, on devra donc toujours chercher l'hémophilie dans les antécédents héréditaires et collatéraux des malades. (Voir A. Broca. *Hémophilie rénale et hématuries rénales sans causes connues*. Gaz. hebd., 15 décembre 1894.)


### ANATOMIE PATHOLOGIQUE


Quand on fait l'autopsie d'un enfant qui a succombé à la suite d'hématuries, on trouve généralement des lésions du côté de l'appareil urinaire. Ces lésions varient suivant la cause.

Tantôt ce sont des déchirures, des érosions hémorragipares de la muqueuse uréthrale ou vésicale, tantôt un calcul enchatonné dans la vessie, tantôt une tumeur de cet organe, des ulcérations tuberculeuses, etc.

Si l'hémorragie vient du rein, on voit que cet organe est gros, congestionné, que sa coupe est semée de stries, de points, de foyers hémorragiques ; les canaux de Bellini sont remplis par des cylindres fibrino-hématiques analogues à ceux qu'on a pu rencontrer dans les urines pendant la vie (*blood-casts*).

Quelquefois on note des ecchymoses sur la muqueuse du bassinet, ou bien des caillots, des fausses membranes, etc. Chez un enfant de six ans, qui

[J. COMBY.]

avait eu des hématuries à la suite d'une fièvre typhoïde, Barthez et Sanné ont trouvé les lésions d'une pyélo-néphrite hémorragique ; rein gros et rouge foncé, substance des pyramides violacée, bassinet couvert d'ecchymoses avec fausse membrane molle, se continuant avec des caillots cruoriques ; à gauche ces caillots se prolongeaient dans l'uretère.

Mais ces lésions sont loin d'être constantes, et parfois les reins et les bassinets sont à peu près indemnes.

### SYMPTÔMES

Le symptôme principal de l'hématurie est la présence de sang plus ou moins altéré dans les urines. Si le sang vient de l'urèthre ou de la vessie, il est rouge vif, se dépose immédiatement au fond du vase, et forme souvent des caillots, des flocons noirs qui nagent dans un liquide plus clair. S'il s'agit d'uréthrorragie, le sang est rendu au commencement de la miction et manque à la fin.

S'il y a cystite, c'est le contraire qu'on observe ; on note de plus des douleurs vives, surtout à la fin de la miction, et des envies fréquentes d'uriner.

J'ai eu récemment, dans mon service, une fillette atteinte de tuberculose des voies urinaires, avec cystite, qui ne cessait d'être sur le vase, à cause des besoins incessants qu'elle éprouvait. Chez elle, les urines rendues en très petite quantité à la fois contenaient des caillots sanguins nageant dans une urine trouble.

Quand le sang vient d'un point élevé des voies urinaires, du bassinet, du rein, il est intimement mêlé aux urines et présente une couleur tirant sur le noir. On constate alors, dans le vase, un liquide homogène, couleur café, ou malaga, différant peu du liquide de l'hémoglobinurie.

Cependant, même dans les cas de néphrorragie ou d'hématurie dyscrasique, on peut avoir des urines absolument rouges, ressemblant à du sang pur. Un garçon de 4 ans, dont l'observation est rapportée dans le livre de Barthez et Sanné, présente, trois semaines après une maladie fébrile avec miliaire (scarlatine probable), un œdème généralisé avec urines noirâtres ; puis il rend du sang presque pur en très grande abondance. Cette hématurie dura 6 jours, et l'enfant guérit.

La densité des urines hématuriques est très élevée, et d'autant plus que la proportion du sang mêlé à l'urine est plus grande.

La réaction est neutre ou même *alcaline*. Les réactifs habituels (acide nitrique, acide picrique, réactif de Tanret, chaleur) montrent qu'il existe une grande quantité d'albumine. Cette albuminurie est proportionnelle à l'hématurie, elle est due à la sérosité du sang et à la globuline. Aussitôt que la couleur sombre s'atténue, l'albuminurie diminue, elle disparaît entièrement quand les urines redeviennent claires.

Quand on laisse reposer l'urine dans un bocal, on voit se former, au bout de quelques heures, deux zones d'inégale hauteur : l'inférieure de moindres dimensions, très foncée, opaque, presque noire; la supérieure plus claire, plus transparente.

Quand on prélève, pour l'examiner au microscope, un échantillon du dépôt noirâtre qui occupe le fond du vase, on le trouve formé par de la fibrine, des cylindres rénaux fibrino-hématiques, des cellules épithéliales, des leucocytes, et surtout des hématies en très grand nombre, les unes rondes, les autres crénelées, contractées, déformées.

La présence de ces éléments est caractéristique, elle permet de faire le diagnostic d'hématurie.

Les symptômes généraux sont variables : quelques enfants n'éprouvent aucun malaise, n'accusent aucun trouble morbide. Ils n'ont pas de fièvre, pas de douleurs lombaires, pas d'anasarque, pas de douleurs de tête. D'autres ont de la bouffissure du visage, de l'œdème des bourses ou des grandes lèvres, des maux de tête, de l'agitation, du délire (urémie).

Les symptômes réactionnels dépendent surtout de la cause qui a provoqué le symptôme hématurique. Ils seront donc extrêmement variables suivant les cas. Pour donner une idée de cette diversité symptomatique, nous allons citer quelques exemples.

J'ai observé, dans mon service de l'hôpital Trousseau, chez un garçon de 12 ans, une hématurie grippale. (Voir l'observation de M. Lesné, *la Médecine infantile*, 1895, page 516.)

Cet enfant, entré à l'hôpital le 4 mars 1895, a des antécédents héréditaires rhumatismaux (père mort à la suite de plusieurs attaques de rhumatisme articulaire aigu). Le petit malade lui-même, sans compter la rougeole à 2 ans, la fièvre typhoïde à 5 ans, a eu une polyarthrite rhumatismale à 7 ans 1/2. Depuis cette époque, quand il marchait un peu vite, quand il montait un escalier, il était très essoufflé. Depuis 5 jours, il a été pris de courbature généralisée, avec douleurs vagues dans les membres, vomissements, anorexie, constipation.

Au moment de l'entrée, il a 40°. Les urines, d'aspect sale et brunâtre (500 grammes) contiennent des hématies en grand nombre et de l'albumine. Souffle systolique à la pointe du cœur ; rien au poumon. On fait le diagnostic de *grippe avec hématurie*. Régime lacté, purgatif.

Le 7 mars, l'enfant rend 600 grammes d'urines rougeâtres avec dépôt brun contenant des hématies et de l'albumine (38°,6, 39°,8). Ventouses scarifiées sur la région lombaire.

Le 8 mars, les urines sont claires, ne contenant plus ni globules rouges ni albumine (39°,5, 40°). Œdème de la face. Constipation persistante.

Le 9 mars, douleurs articulaires au niveau des poignets, des genoux, des cous-depied; sueurs abondantes. Urines claires et albumineuses. Pleurésie rhumatismale à la base gauche (souffle, matité). On donne 4 grammes de salicylate de soude. Le 11 mars, plus de douleurs, traces d'albumine. Le 14 mars, retour des douleurs et de l'hématurie. Le 16, tout rentre dans l'ordre. Le 19 mars, urines normales, plus de fièvre. Langue grippale, étalée, blanchâtre pendant plusieurs semaines.

En résumé on voit, au 11ᵉ jour d'une grippe compliquée d'hématurie, le rhumatisme apparaître.

La grippe, après avoir frappé le rein, a favorisé la récidive du rhumatisme chez un enfant prédisposé par ses antécédents héréditaires et personnels à cette maladie.

Chez deux fillettes de l'hôpital des Enfants-Malades (12 et 14 ans), l'hématurie abondante, avec polyurie et pollakiurie, revenant à des intervalles plus ou moins éloignés, a succédé à une angine aiguë fébrile. Chaque poussée d'hématurie s'est accompagnée de fièvre, d'état saburral de la langue. Dans ces cas, mon interne M. Bernard a trouvé des hématies en abondance, des cylindres granuleux, sans *blood-casts*, sans bacille de Koch. Albuminurie parallèle et proportionnelle à l'hématurie.

L'hématurie consécutive aux lésions cutanées est très rare.

J'ai pu en observer un exemple :

S... Émile, âgé de 8 ans 1/2, entre à l'hôpital Trousseau, dans mon service, le 6 juin 1895. Il était soigné pour la gale dans un Dispensaire et c'est parce qu'étaient survenus de l'anasarque et de l'hématurie qu'on me l'a adressé.

Père mort tuberculeux, mère saine, deux autres enfants en bonne santé. L'enfant, habituellement bien portant, a eu la rougeole à l'âge de 3 ans. Depuis quelque temps, il accusait de vives démangeaisons, et on pouvait voir de nombreuses papules prurigineuses disséminées sur le corps, principalement aux mains, aux pieds, aux fesses, etc. Bientôt sont survenus des frissons, de la céphalalgie, de la courbature avec anorexie. Il y a 8 jours, bouffissure de la face ; il y a 3 jours, urines rouges. Au moment de l'entrée à l'hôpital, on remarque une éruption impétigineuse disséminée sur la face, les mains, les avant-bras, les cuisses, les jambes. On voit, à un examen attentif, des papules, des pustules, et des sillons de gale dans les espaces interdigitaux et sur le fourreau de la verge. La mère a aussi des démangeaisons.

Bouffissure de la face, œdème des membres inférieurs. Urines très rouges, floconneuses, contenant de nombreuses hématies (albumine proportionnelle à l'hémorragie, 1ᵉʳ,50 par litre). La température dépasse à peine 37°. Prescription : 6 ventouses scarifiées sur la région lombaire, 10 grammes d'eau-de-vie allemande ; 20 centigrammes d'acide gallique, régime lacté. Pansement de la peau à la vaseline boriquée. Pendant 15 jours, l'enfant émet des urines rouges en abondance (1 litre, 1 litre 1/4 par 24 heures).

Très rapidement l'œdème de la face disparaît et l'albumine manque le jour où les urines sont redevenues claires.

Dès le 11 juin, les lésions cutanées sont pansées avec une pommade au naphtol à 1 pour 10. Alors elles s'améliorent rapidement et l'hématurie décroît.

Le 22 juin, on peut constater à la fois la guérison des lésions sarcoptiques et de l'hématurie. Le parallélisme absolu entre ces deux ordres de manifestations m'a porté à établir entre elles une relation de cause à effet.

La maladie a évolué en 15 jours, sans fièvre (le thermomètre n'a pas dépassé 37°,6 et s'est tenu le plus souvent à 37° ou au-dessous).

L'hématurie est fréquente à la suite de la scarlatine et, bien souvent, elle marque le début d'une néphrite plus ou moins grave, plus ou moins durable. A côté des cas qui s'accompagnent d'anasarque, et qui laissent à leur suite une albuminurie notable, il en est de bénins, d'éphémères qui semblent traduire une simple congestion passagère du rein.

En voici un exemple :

Le 2 octobre 1896, entre, dans mon service de l'hôpital Trousseau (pavillon de la scarlatine), le jeune C... Daniel, âgé de 8 ans. Ce petit garçon est en pleine éruption de scarlatine et sa langue, dépouillée, hérissée de papilles, est absolument typique. La température, à 39° le jour de l'entrée, tombe le lendemain à 37°,5, puis oscille entre 37° et 38°, pendant quelques jours, pour rester définitivement à 37° ou même au-dessous.

Le 16 octobre, l'enfant, maintenu au lit, en pleine desquamation, sans aucune fièvre, présente des traces indosables d'albumine. Le 7 novembre, plus d'un mois après le début de la maladie, accès soudain de fièvre (38°,8 le matin, 40° le soir) ;

en même temps les urines sont d'un rouge tirant sur le noir. On les examine au microscope et on trouve de nombreux globules rouges. On donne 40 centigrammes de calomel qui amènent plusieurs garde-robes.

Le lendemain, l'hématurie continue, mais la fièvre est tombée à 37°,6.

Le surlendemain, plus d'hématurie, plus d'albuminurie, température 37°. L'enfant était guéri.

Il est resté encore quelques semaines dans le service avant de quitter l'hôpital.

On peut observer ces hématuries éphémères et bénignes en dehors de la scarlatine.

L... Charlotte, âgée de 5 ans, entre à l'hôpital des Enfants-Malades, le 15 janvier 1897, pour une légère bronchite avec anémie. Aurait eu la rougeole à 2 ans, la coqueluche à 3 ans. Pas d'albuminurie à l'entrée.

L'enfant allait bien et attendait le moment de partir pour Forges.

Le 4 février, elle se plaint de douleurs en urinant et rend des urines rouges brunâtres (hématurie), contenant beaucoup d'hématies et de leucocytes, avec quelques cellules épithéliales de la vessie, sans bacille de Koch.

La température, jusqu'alors normale, s'élève le soir du 5 février à 39° pour redescendre le lendemain à 37°,4. L'hématurie n'a duré que 24 heures et n'a pas été suivie d'albuminurie. Pas de vulvo-vaginite.

## HÉMATURIE ESSENTIELLE

On doit distinguer l'hématurie endémique des pays chauds et l'hématurie essentielle de nos climats.

I. — L'hématurie des pays chauds est une maladie endémique des régions tropicales qui sévit avec prédilection sur les jeunes sujets. On l'attribue généralement à la présence de parasites dans le sang : *Bilharzia hæmatobia, Filaria sanguinis hominis*, etc. Dans ce cas, l'hématurie est souvent associée à la *chylurie*, on voit les urines chyleuses alterner avec les urines sanglantes. On suppose alors que les hématies peuvent se décomposer, dans certaines circonstances, laissant échapper les substances grasses qui donneraient aux urines la couleur laiteuse et chyliforme.

L'hématurie endémique présente des allures intermittentes, et procède par accès séparés par des intervalles plus ou moins longs. Pendant les périodes intercalaires, la santé peut être parfaite. Les urines deviennent sanglantes sans douleur, sans malaise prodromique; quelquefois cependant il y a de la courbature, de la lassitude, du lombago. Après quelques jours ou quelques semaines d'hématuries, on peut voir survenir des urines laiteuses, graisseuses, ou à la fois graisseuses et hématiques.

L'urine, recueillie dans un vase, laisse distinguer trois couches : au fond le sang, au milieu l'urine plus ou moins claire, en haut la matière grasse ou la crème. Cette graisse se trouve dans le liquide à l'état d'émulsion et l'agitation avec l'éther rend l'urine parfaitement claire.

Quoique l'hématurie des pays chauds soit une maladie de longue durée (plusieurs années), elle n'est pas très grave et la guérison est habituelle. Quand les malades veulent mettre un terme aux symptômes si bizarres qui les effraient, ils n'ont qu'à émigrer dans les climats tempérés, ou même,

*J. COMBY.*]

sans quitter les tropiques, à se transporter dans les montagnes ou sur les plateaux élevés de leur pays.

II. — L'hématurie essentielle de nos climats ne diffère pas beaucoup de l'hématurie des pays chauds; mais elle ne s'accompagne pas de chylurie et elle est en général moins longue, moins tenace, moins nettement paroxystique et intermittente. Cependant elle peut quelquefois durer très longtemps et compromettre la santé.

M. Dieulafoy (*Manuel de Pathologie*) rapporte précisément un cas de ce genre qu'il a observé : un jeune garçon de 15 ans urine du sang depuis deux ans. « Cette hématurie, d'origine rénale, n'était pas continue, elle survenait tantôt sans cause apparente, tantôt à l'occasion de la moindre fatigue, de la moindre marche. » L'enfant, exerçant la profession de typographe, ne pouvait travailler deux heures debout sans avoir des urines sanglantes; de même il ne pouvait faire la moindre course sans que l'hématurie se montrât. Parfois, même quand il restait en repos, l'hématurie reparaissait et durait plusieurs jours. A la longue l'enfant était devenu faible et anémique.

L'examen ne révélait ni symptômes de lithiase rénale, ni bacilles de la tuberculose, ni tumeur. La térébenthine fut prescrite à dose croissante (6, 8, 10, 12 capsules par jour); peu à peu l'hématurie diminua, puis disparut complètement. Depuis cinq ans, le malade n'a pas uriné de sang une seule fois; il peut impunément faire les courses les plus longues, travailler debout toute la journée, faire du travail supplémentaire la nuit, etc. Mais il continue l'usage de la térébenthine.

Durando Durante (*la Pediatria*, 1896) a observé deux cas d'*hématurie cyclique* remarquable.

Dans le premier cas, il s'agit d'un enfant de 11 ans qui, depuis 3 ans, émet périodiquement des urines sanglantes; en dehors de ses crises hématuriques, l'enfant se porte bien, quoique délicat. Dans le second cas, il s'agit d'un enfant de 4 ans, rachitique, ayant commencé à uriner du sang vers l'âge de 2 ans. Depuis cette époque, les mictions sanglantes reviennent tous les mois ou tous les deux mois. L'examen des urines a montré un dépôt abondant composé de cylindres hématiques, de cristaux d'acide urique. Quand l'enfant vient d'avoir une hématurie, si on le fait uriner quelques instants après, on constate que les urines sont claires et normales. Impossible de retrouver, dans les antécédents des deux sujets, ni la syphilis, ni la tuberculose, ni le cancer, etc.

Enfin M. le Dr Renault, chef de clinique à l'hôpital des Enfants-Malades, m'a communiqué deux observations fort intéressantes qu'il a recueillies et que je demande la permission de transcrire intégralement avec les réflexions qui les accompagnent.

I. — Une fillette de 5 ans, qui n'a jamais eu aucune maladie, est prise, en mars 1895, de purpura rhumatoïde : douleurs dans les membres inférieurs, avec gonflement des cous-de-pied et des genoux, œdème léger des jambes, nombreuses taches purpuriques aux membres inférieurs surtout, mais aussi sur les fesses, les épaules et les bras. L'enfant reste environ 6 semaines à l'hôpital ayant une nouvelle poussée de taches purpuriques chaque fois qu'on la lève. Pendant son séjour elle a une fois une entérorragie peu abondante, deux fois une hématurie qui dure 2 jours. Elle sort tout à fait bien portante.

Trois mois après, l'enfant est de nouveau prise d'un léger malaise sans fièvre : le soir même son urine est fortement teintée de sang (examen microscopique) et des taches purpuriques petites et nombreuses apparaissent sur les jambes. L'hématurie dure 3 jours; pendant les 8 jours suivants, l'urine est très claire, ne contient plus d'hématies, mais encore un peu d'albumine (environ 30 centigrammes par litre). Puis tout guérit.

Deux mois après, nouvelle éruption de purpura sans hématurie cette fois mais avec légère albuminurie, qui dure 5 à 6 jours.

Six mois plus tard, hématurie qui dure 36 heures mais cette fois sans qu'on puisse constater la moindre tache de purpura.

Sous l'influence du séjour à la campagne, d'un régime reconstituant, et du traitement ferrugineux, l'enfant n'a pas eu de nouvelle poussée.

L'hématurie chez cette petite malade a presque toujours coïncidé avec le purpura, mais elle s'est montrée aussi en dehors de toute hémorragie cutanée ou autre : il est vraisemblable qu'elle s'est dans toutes les circonstances produite sous la même influence.

II. — Un garçon de 13 ans entre à l'hôpital des Enfants en novembre 1896 avec une anasarque généralisée et une hématurie intense. L'affection avait débuté quelques jours auparavant par des douleurs dans les membres inférieurs, sans fièvre, et l'anasarque s'était généralisée rapidement.

Le diagnostic fut d'abord celui de néphrite aiguë, ou de poussée aiguë au cours d'une néphrite ancienne datant d'une scarlatine que l'enfant a eue.

Sous l'influence du repos et du régime lacté l'anasarque disparaît en quelques jours, mais l'hématurie persiste avec la même intensité : le malade émet par jour 1 litre à 1 litre 1/2 d'une urine très rouge contenant un très grand nombre de globules rouges. Il y a 3$^{gr}$,50 d'albumine par litre.

A la fin du 1$^{er}$ mois, l'enfant ne conserve de sa maladie qu'une anémie assez prononcée et l'hématurie qui persiste un peu moins abondante, avec des fluctuations de la quantité de sang, et des fluctuations correspondantes de la quantité d'albumine.

L'examen attentif des poumons, des testicules, de la prostate et des vésicules séminales ne décèle pas la moindre lésion tuberculeuse. La recherche du bacille de Koch dans l'urine donne un résultat négatif.

On met le malade au régime lacté mixte, puis peu à peu au régime ordinaire et enfin à un régime fortifiant, et au traitement ferrugineux. L'état général s'améliore rapidement, l'anémie disparaît, l'embonpoint revient. L'hématurie diminue peu à peu, et avec elle l'albuminurie.

A la fin de janvier, l'enfant a toutes les apparences de la bonne santé : son urine est cependant encore rosée et contient 50 centigrammes d'albumine par litre.

Dans ce cas l'hématurie est constante depuis 3 mois : l'urine est chargée de sang à chaque miction. La quantité de sang, très grande d'abord, a peu à peu diminué sans disparaître complètement.

Cette hématurie ne ressemble en rien aux hématuries qu'on observe quelquefois dans les néphrites aiguës ou chroniques. D'autre part l'albumine que l'on constate tient à la présence du sang dans l'urine, dont elle suit les fluctuations.

Le cancer et la lithiase rénale peuvent être éliminés. Il est plus difficile d'affirmer qu'il ne s'agit pas de tuberculose rénale : mais la persistance, la continuité de l'hématurie, l'absence de tuberculose d'autres organes, l'absence de bacilles de Koch dans l'urine, l'amélioration rapide de l'état général plaident contre l'hypothèse de tuberculose.

L'enfant a eu en mai 1896 une poussée de purpura. D'autre part, il a eu deux fois en novembre, dans le premier mois de sa maladie, une hémorragie intestinale assez abondante. Il est permis de se demander si le purpura, les hémorragies intestinales, l'hématurie ne doivent pas être mises sous l'influence d'une même cause pathogénique.

[J. COMBY.]

Les hématuries en dehors des lésions rénales sont rangées en 3 classes : hémophilie rénale, hématurie essentielle, hématurie avec néphralgie. Ces deux enfants n'étaient pas des hémophiliques : ils n'ont pas eu de néphralgie : leur hématurie ne peut être rangée ni dans l'hémophilie rénale ni dans l'hématurie avec néphralgie. L'épithète d'hématurie essentielle ne convient pas davantage puisque, dans le 1ᵉʳ cas, l'hématurie s'est bien montrée une fois isolément, mais a coïncidé la plupart du temps avec le purpura; que dans le second l'hématurie a été accompagnée d'hémorragie intestinale.

Il est permis de se demander si le processus pathogénique (infectieux, toxique, nerveux) qui produit le purpura avec hématurie ne peut pas produire aussi l'hématurie isolée. La persistance de l'hématurie dans la seconde observation ne va pas à l'encontre de cette hypothèse : on sait en effet combien le purpura peut avoir une longue durée en dehors de toute influence appréciable.

## PRONOSTIC

L'hématurie est toujours un symptôme alarmant, dont on devra se préoccuper. Souvent elle est le prélude d'une néphrite aiguë dont la terminaison est incertaine. Elle peut être le premier acte d'une tuberculose rénale, d'un sarcome du rein, d'un calcul. Elle aura alors une signification fâcheuse. Il ne faut cependant pas désespérer et je viens de citer des cas qui se sont terminés favorablement, malgré la présence, dans les urines, de quantités considérables de sang. On a vu que l'hématurie essentielle guérit le plus souvent; il en est de même de l'hématurie grippale, pneumonique, scarlatineuse, par lésions cutanées, etc. L'hématurie qui survient dans la variole hémorragique, dans le purpura infectieux, dans la fièvre jaune, dans le melæna des nouveau-nés, implique un pronostic presque toujours fatal. Dans le scorbut, dans l'hémophilie, dans l'impaludisme. l'hématurie, sans cesser d'être grave, laisse quelque espoir de guérison. Quoi qu'il en soit, il faudra toujours faire des réserves, même dans les formes en apparence les moins graves.

## DIAGNOSTIC

Le diagnostic de l'hématurie comprend deux points principaux : 1° reconnaître la présence du sang dans les urines; 2° remonter à la source de l'hémorragie.

On reconnaîtra la présence du sang à l'aide du microscope qui fera voir les hématies avec leur forme et leurs dimensions habituelles. On distinguera ainsi facilement l'hématurie de l'hémoglobinurie.

Si le sang est rouge vif, on soupçonnera une lésion de l'urèthre ou de la vessie; s'il est noirâtre, brunâtre, intimement mêlé à l'urine, on pensera à une lésion du rein. Enfin, la présence de foyers hémorragiques dans divers organes, de purpura sur les téguments, la coexistence d'épistaxis, d'hématémèse, de melæna, indiqueront qu'il s'agit d'une maladie générale, infectieuse ou dyscrasique, qui sera suivant les cas : le purpura hémorragique, le melæna des nouveau-nés, la variole hémorragique, etc.

Lorsque l'hématurie succédera à un refroidissement et s'accompagnera d'oligurie, de douleurs lombaires, etc., on pensera à la néphrite aiguë qui souvent débute par une congestion rénale hémorragique.

## TRAITEMENT

On traitera l'hématurie comme on traiterait une néphrite aiguë : repos au lit, régime lacté absolu, ventouses sèches ou scarifiées sur la région des reins, quand il s'agit d'une néphrite ou d'une congestion rénale. Si la cystite est en cause, on donnera des bains tièdes, des cataplasmes émollients sur le bas-ventre, des tisanes à la fois diurétiques et émollientes (graine de lin), on fera des lavages intra-vésicaux quand il y aura du pus. On ne manquera pas de prescrire un purgatif (huile de ricin, scammonée, jalap, eau-de-vie allemande). Pour combattre la congestion rénale, on se trouvera bien quelquefois de l'ergotine en potion ou en injections sous-cutanées, de l'infusion de seigle ergoté ($2^{gr}$,50 à 5 grammes pour 120), du perchlorure de fer (V à X gouttes dans l'eau sucrée), de l'acide gallique (15 à 20 centigrammes). Si l'impaludisme est en cause, on prescrira la quinine à dose suffisante.

Dans les cas d'hématurie essentielle, on ne manquera pas d'essayer la térébenthine, en capsules, en potion, sirop, etc.

[J. COMBY.]

# XXIV

## *HÉMOGLOBINURIE PAROXYSTIQUE*

### PAR LE Dʳ J. COMBY
Médecin de l'hôpital des Enfants-Malades.

L'hémoglobinurie paroxystique est une maladie caractérisée par l'émission éphémère, à des intervalles plus ou moins longs, d'urines noires ou rouges, cette coloration foncée étant due, non pas à la présence du sang, ni des globules rouges, mais à celle de l'hémoglobine dissoute dans le liquide urinaire. L'hémoglobinurie n'est donc qu'une *fausse hématurie*.

G. Harley fut le premier à entrevoir la maladie qu'il décrivit sous le nom d'*hématurie intermittente* (1864).

Plus tard Lichtheim lui donna le nom plus exact d'*hémoglobinurie périodique*, Kuessner celui d'*hémoglobinurie paroxystique* auquel Mesnet (1881) a ajouté le qualificatif *a frigore*, qui exprime la cause occasionnelle habituelle, mais non constante, des accès. Comme le fait remarquer Hayem, les accès peuvent se reproduire sous l'influence d'une fatigue.

Décrite d'abord chez les adultes, l'hémoglobinurie n'a pas tardé à être observée chez les enfants de tout âge, et, pour ma part, je n'ai pas rencontré moins de 5 cas d'hémoglobinurie paroxystique infantile en quelques années (*la Médecine infantile*, 15 avril 1895).

### ÉTIOLOGIE ET PATHOGÉNIE

Une intoxication accidentelle (quinine, acide phénique, etc.), une maladie infectieuse grave (paludisme), une affection parasitaire du sang (filaria sanguinis hominis), peuvent provoquer l'hémoglobinurie. Baginsky (Soc. méd. de Berlin, 1887) a rapporté un cas d'hémoglobinurie parasitaire chez un enfant de 3 ans. La fièvre hématurique des pays chauds est bien connue (*fièvre bilieuse hémoglobinurique* de Kelsch et Kiener).

Quant à l'hémoglobinurie toxique, le Dʳ Carreau en a cité des cas consécutifs à la quinine (*De la méthémoglobinurie quinique, urines noires déterminées par la quinine*. Pointe-à-Pitre, 1891). Le mécanisme de ces hémoglobinuries symptomatiques est toujours le même; qu'il s'agisse d'un poison, d'un microbe, d'un hématozoaire, l'agent morbide attaque les hématies, les désorganise et met l'hémoglobine en liberté. Dans tous ces cas, il s'agit d'un syndrome plutôt que d'une maladie, et je ne m'occuperai désormais que de l'*hémoglobinurie paroxystique essentielle*.

Elle peut se rencontrer chez les enfants de tout âge; Hénoch l'a vue à 9 mois, à 2 ans 1/2, Mackenzie à 3 ans, Copeman en cite 2 cas au-dessous de 4 ans.

Les 5 cas qui me sont personnels avaient débuté à 1 ou 2 ans, à 3 ans, à 4 ans 1/2, à 8 ans. Une fillette de 7 ans, observée par Soltmann (*Congrès de Rome*, 1894), avait eu son premier accès à l'âge de 2 ans.

Le petit garçon hémoglobinurique dont Courtois-Suffit a rapporté l'histoire (*Médecine moderne*, 2 mars 1895) n'avait que 2 ans.

Donc l'hémoglobinurie peut débuter dans la première comme dans la seconde enfance. On a dit qu'elle était plus commune chez les garçons que chez les filles; je suis peu porté à admettre cette différence d'après mes observations personnelles (4 filles sur 5 cas).

En réalité, dans l'enfance, le sexe ne paraît pas exercer d'influence pathogénique. L'agent provocateur de l'hémoglobinurie est le *froid*, et l'on a pu dire que cette maladie était une maladie *hivernale*, les accès ne survenant jamais pendant les chaleurs de l'été.

Toujours le début a lieu en hiver, à l'occasion d'un refroidissement accidentel, d'une sortie par un temps glacé. Plus le thermomètre est bas, plus les accès sont à craindre, et inversement. Les accès ne surviennent jamais en été, ni quand les enfants gardent le lit.

M. Hayem a cependant montré que le refroidissement des malades n'était pas la seule influence provocatrice; une marche prolongée, une fatigue musculaire peut, en dehors de toute réfrigération, amener l'émission d'urines noires. De même la peur, une contrariété, une émotion morale.

Chez une fillette hémoglobinurique de mon service (Hôpital Trousseau, 1895), le seul fait de quitter la position horizontale, de se lever du lit, suffisait pour provoquer un accès immédiat.

Il y a, chez certains malades profondément atteints, une sorte d'*état de mal hémoglobinurique*, et les accès se succèdent rapidement, empiètent même les uns sur les autres, au moindre incident. Dans ces cas, on peut provoquer les accès à volonté. Saundby a vu, dans la même famille, 3 cas d'hémoglobinurie (mère, enfant, neveu); ce caractère familial n'a pas été relevé ailleurs, pas plus que la transmission héréditaire directe.

Mais on a trouvé, chez la majorité des malades, des traces, des stigmates, ou des aveux de syphilis héréditaire ou acquise.

Les trois premières fillettes hémoglobinuriques que j'ai vues étaient presque certainement hérédo-syphilitiques (hyperostose métacarpienne guérie par l'iodure de potassium chez la première, cicatrice profonde de la lèvre supérieure et amélioration par l'iodure chez la seconde, dents d'Hutchinson chez la troisième et aveu de syphilis paternelle).

Pour les deux autres, les renseignements faisaient défaut, mais le traitement ioduré n'a pas été moins efficace. Le petit enfant de Courtois-Suffit avait des stigmates multiples d'hérédo-syphilis et le père était syphilitique. Le Dr Soltmann (Leipzig) croit fermement à l'origine syphilitique de la maladie. L'enfant observé par Gœtz (1886) offrait la triade d'Hutchinson, et fut tellement amélioré par le traitement mixte que le froid ne provoquait plus d'accès.

L'influence de la syphilis est admise par Lépine, par Hayem, par Murri et par presque tous les auteurs. On peut ranger l'hémoglobinurie parmi les

[*J. COMBY.*]

affections qui, sans être directement engendrées par le microbe de la syphilis, en dérivent d'une façon indirecte, et méritent de rentrer dans la classe des *affections parasyphilitiques* du professeur Fournier.

Mais la syphilis, et plus particulièrement la syphilis héréditaire, n'est pas la seule cause générale qu'on puisse invoquer; dans certains pays, la malaria, l'empoisonnement palustre semble jouer un rôle capital dans la production de l'hémoglobinurie, et la quinine vient juger la nature de la maladie.

Mais comment ces diverses causes, le froid, la syphilis, l'impaludisme, agissent-elles pour dissoudre l'hémoglobine et la faire passer dans les urines?

Il est certain, quel que soit le mécanisme du phénomène, que l'hémoglobinurie est une maladie du sang. Les globules sont malades, ou d'une fragilité, d'une vulnérabilité anormales; cet état du sang est permanent, quoiqu'il ne se manifeste que par des accès éloignés et intermittents.

Dans un cas étudié par Vaquez et Marcano (*Arch. de Méd. expér.*, 1896), l'hémoglobine était réduite au tiers, et les globules étaient si peu résistants que, dans le sérum artificiel, au bout de 24 heures, 36 pour 100 se détruisaient spontanément, au lieu de 21 pour 100, chiffre normal.

Babès aurait trouvé, dans l'hémoglobinurie du bœuf, un *hématococcus* qu'il considère comme pathogène; pareille constatation n'a pas été faite dans l'hémoglobinurie humaine. On a beaucoup discuté sur le point de savoir si la dissolution de l'hémoglobine s'opérait dans le sang (hémoglobinhémie précédant l'hémoglobinurie), ou dans le rein (congestion rénale aboutissant à la destruction des globules rouges).

Pour démontrer que les globules rouges sont dissous dans les capillaires et que l'hémoglobinhémie préexiste à l'hémoglobinurie, Ehrlich fait la ligature d'un doigt et le soumet au refroidissement avant de prélever le sang. Il trouve alors que le sérum, au lieu d'être jaune, présente un aspect laqué, rouge rubis, dû à la dissolution de l'hémoglobine.

Or ce sérum rouge rubis ne se rencontre pas dans tous les cas d'hémoglobinurie (Hayem); d'après cet auteur la redissolution du caillot dans le sérum du sang retiré au moment des accès serait plus constante.

M. Dieulafoy (*Manuel de Pathologie*, 1897) se déclare nettement pour la doctrine de l'*hémoglobinhémie préalable*, et il base son opinion à la fois sur l'expérimentation et sur l'anatomie pathologique.

« Dans l'hémoglobinurie paludéenne, dit-il, comme dans l'hémoglobinurie expérimentale, on observe une phase d'hémoglobinhémie suivie d'une phase d'altératien rénale. Pour qu'il y ait hémoglobinurie, la dissolution globulaire doit être *abondante* et correspondre environ au sixième de la masse totale des hématies; elle doit être *rapide* et s'accomplir en un espace de temps variant entre quelques heures et 24 heures au maximum. Les altérations rénales sont la conséquence de la débâcle pigmentaire qui se fait par les tubuli contorti. Le pigment ne s'observe ni dans la branche descendante de Henle, ni dans les tubes droits, ni dans le tube collecteur, ni dans les glomérules; on ne le retrouve que dans les épithéliums sombres des tubes contournés et des branches ascendantes de Henle. La localisation est bien celle des substances colorantes lancées dans la circulation, comme dans la célèbre expérience de Heidenhain avec l'indigo. Les cellules infiltrées par le pigment deviennent opaques; les noyaux et les séparations des cellules ne sont plus visibles. L'inondation pigmentaire peut être telle que l'on retrouve dans l'intérieur des tubes une poussière fine ou grenue, de même aspect que le pigment, formant quelquefois des amas volumineux et pouvant obstruer le calibre du canalicule, de façon à déterminer l'anurie. »

Pour lui, la théorie rénale soutenue par MM. Hayem, A. Robin, etc., ne repose guère que sur des hypothèses.

A l'autopsie d'une malade morte en pleine crise hémoglobinurique, MM. Dieulafoy et Widal ont trouvé les reins présentant une couleur sépia très marquée dans toute la substance corticale. Au microscope, les glomérules étaient indemnes, les cellules troubles des tubes contournés et des branches montantes de Henle présentaient seules une infiltration hémoglobinique complète; de grosses granulations hémoglobiniques se rencontraient même dans l'aire des tubes. La localisation était bien celle des pigments qui, dissous préalablement dans la circulation générale, sont éliminés par le rein, comme dans l'expérience de Heidenhain.

Cette autopsie fournit donc, croyons-nous, à la théorie hémoglobinhémique, une des preuves qui lui manquaient.


## SYMPTÔMES


L'hémoglobinurie débute comme un accès de fièvre palustre. L'enfant tout à coup est pris de frissons, de bâillements, avec céphalalgie, courbature générale; puis la réaction se fait et la chaleur revient aux extrémités qu'elle avait quittées.

Le visage est pâle, les lèvres sont cyanosées; on constate parfois la syncope locale, le phénomène du doigt mort. Dans quelques cas, on a vu se former des œdèmes localisés, de l'urticaire, du purpura, en somme des phénomènes vaso-moteurs plus ou moins intenses.

Les accès varient d'intensité, non seulement suivant les malades, mais chez le même malade; il y a de grands et de petits accès, des accès complets et des accès avortés; les premiers marqués par de grands frissons et des urines très foncées, les seconds annoncés par un léger malaise et par des urines à peine teintées.

Au moment des accès la température s'élève de un ou plusieurs degrés, en général la fièvre est modérée et ne dépasse pas 38 degrés, 38°,5; quelquefois elle peut atteindre 39 et 40 degrés.

Les premières urines émises après l'accès ont une teinte plus ou moins foncée; elles sont rouges comme du vin de Bordeaux, ou noires comme du café ou du vin de Malaga; puis elles suivent une gamme chromatique décroissante, passant par le rouge paille, par le fauve, avant d'arriver à la teinte normale.

Quand on examine les urines hémoglobinuriques, on trouve qu'elles ne



[J. COMBY.]

contiennent pas de globules rouges intacts ou que, si elles en contiennent, ils sont en très petit nombre.

La coloration de l'urine est due à l'hémoglobine dissoute et à la méthémoglobine (Hayem). L'examen au spectroscope montre les deux raies de l'hémoglobine (l'une dans le jaune, l'autre dans le vert) et avec une troisième raie dans le jaune rouge qui révèle la présence de la méthémoglobine.

En même temps il y a de l'albuminurie, qui peut persister quelque temps après la cessation de l'accès. On peut observer aussi de la polyurie. On a noté parfois de l'urobilinurie.

L'examen du sang montre, au moment des accès, une diminution considérable du nombre des hématies; dans le cas de Gœtz, il n'y avait, au moment des accès, que 1 800 000 globules rouges, au lieu de 2 500 000 dans leur intervalle et 4 000 000 après le traitement. L'hémoglobine du sang est également diminuée dans une forte proportion.

Le retour des accès ne présente aucune périodicité régulière; il est avant tout influencé par le froid. On voit des enfants qui n'ont qu'un ou deux accès par an; d'autres en ont un grand nombre, d'autant plus que la saison est plus froide et qu'ils s'exposent sans protection suffisante à l'air extérieur.

Le séjour à la chambre, le repos au lit préviennent le retour des accès et en éloignent indéfiniment l'échéance.

La durée de la maladie est très longue et sa marche essentiellement chronique; la guérison complète n'est pas impossible, elle peut être spontanée ou obtenue par un traitement prolongé, mais le résultat est toujours incertain.

Quoique l'hémoglobinurie ne soit pas une maladie mortelle par elle-même, son pronostic est donc sérieux, et l'on peut craindre que le rein ne finisse par s'altérer profondément et que la néphrite chronique ne vienne terminer les poussées congestives hémoglobinuriques.

Sans doute il y a des rémissions très longues, pendant lesquelles les enfants semblent bien portants, on pourrait les croire guéris; l'anémie, qui succède aux accès répétés, a disparu; les forces sont revenues; l'appétit est bon, les urines sont normales. Mais vienne un refroidissement, les accidents réapparaissent.

Pour donner une idée de cette marche intermittente et de cette durée indéfinie de l'hémoglobinurie, je vais transcrire un résumé de quelques observations personnelles :

1° Fille de 9 ans, vue pour la première fois le 4 janvier 1888; elle est à ce moment pâle et anémique. Parents bien portants; sur 9 enfants qu'ils ont eus, 5 sont morts, dont 3 en bas âge, à la suite de convulsions. Il y a un an, pendant l'hiver de 1887, par un temps très froid, au retour de l'école, l'enfant, pour la première fois, a rendu des urines rouges comme du sang. Le lendemain, les urines étaient redevenues claires.

Pendant un an, à la suite de cet accès, rien de nouveau.

Il y a huit jours, vers 4 heures et demie, au retour de l'école, par un temps froid, la fillette a présenté un deuxième accès aussi bref que le premier.

Aujourd'hui, 4 janvier, troisième accès. Le 14 janvier, toujours en revenant de l'école, quatrième accès qui dure trois jours, parce que l'enfant continue à sortir. Quant elle reste à la maison, les urines sont claires.

Le 22 novembre 1889, l'enfant revient après avoir eu trois nouvelles crises hémoglobinuriques; le flacon d'urine qu'elle m'apporte a la couleur du vin de Malaga (pas de globules rouges au microscope).

En mars 1890, quatre nouveaux accès.

L'enfant est pâle, son visage est bouffi, elle saigne fréquemment du nez. A l'occasion d'une coqueluche qu'elle a prise il y a 18 mois, elle aurait craché du sang à plusieurs reprises.

En avril 1890, nouvel accès avec frissons, douleurs de rein et fièvre; urines analogues à du jus de réglisse.

En octobre, deux accès.

Le 1er juillet 1891, elle présente une hyperostose du troisième métacarpien droit; je donne 1 gramme d'iodure de potassium par jour.

Le 12 octobre, l'hyperostose a disparu, mais les épistaxis se répètent.

J'ai pu suivre cette enfant pendant 5 ans; l'iodure de potassium a produit une amélioration manifeste.

2° Fillette de 7 ans et demi, observée pour la première fois le 25 janvier 1892; autrefois robuste, cette enfant est aujourd'hui pâle et anémique.

Il y a trois ans (elle avait alors 4 ans et demi), en janvier 1889, elle a eu un accès de fièvre (frissons et chaleur), et a rendu des urines couleur de vin de Bordeaux. Pendant quelque temps, les émissions d'urines rouges se succédèrent à de courts intervalles (tous les 2 ou 3 jours). Puis les accès s'éloignèrent pour disparaître en été.

Le dernier accès est survenu il y a 12 jours. L'enfant porte, au niveau de la lèvre supérieure, une cicatrice profonde sur l'origine de laquelle on me donne des renseignements très vagues; il y aurait eu, pendant la première enfance, un gros bouton terminé par ulcération et cicatrice indélébile.

N'était-ce pas une gomme?

Le 4 février, l'enfant, étant sortie par le froid, rend des urines couleur de café; nouvel accès le 19 février.

Pendant de longs mois, l'enfant prend 1 gramme d'iodure de potassium par jour.

L'état général se remonte, la pâleur disparaît. Le 16 mars 1894, quoiqu'elle ait eu récemment un accès, l'enfant est dans un état florissant.

3° Fillette de 8 ans et demi, entrée à l'hôpital Trousseau le 31 décembre 1894; père alcoolique et syphilitique. Mère morte de cancer. Depuis sa première enfance, cette malade émet, sous l'influence de refroidissements accidentels, des urines rouges ou noires.

L'accès débute par un grand frisson, suivi de raideur du corps, d'état syncopal; l'enfant, d'après la personne qui l'accompagne, serait comme morte. Puis tout se termine par une miction sanglante, parfois douloureuse. Dernier accès le 30 décembre.

L'enfant porte, à ses deux incisives médianes supérieures, l'érosion semi-lunaire qui caractérise la dent d'Hutchinson; de plus elle a une exostose médio-palatine très marquée. Traitement par l'iodure de potassium; l'enfant sort de l'hôpital sans avoir eu de nouveaux accès.

4° Fillette de 8 ans, entre à l'hôpital Trousseau le 18 octobre 1894 pour une hémoglobinurie remontant à 5 ans. A cette époque l'enfant, après une sortie par un temps froid, aurait présenté du tremblement, du trismus et, le lendemain, aurait rendu des urines couleur vin de Malaga. Tous les hivers, depuis cette époque, elle a eu des accès semblables, très intenses, avec céphalalgie, refroidissement et cyanose des extrémités. L'intensité et le nombre des accès vont en augmentant chaque année.

Au moment de l'entrée à l'hôpital, la fillette est pâle, amaigrie, elle se plaint de la tête, elle a des urines rouges.

Pour éviter le retour des accès qui sont incessants, on maintient l'enfant au lit.

[J. COMBY.]

A la fin de décembre, je prescris 50 centigrammes, puis 1 gramme d'iodure de potassium par jour. L'enfant suivit ce traitement pendant trois mois.

Après 15 jours de cure iodurée, je fais lever la malade dans la salle, pendant quelques heures, elle n'a plus d'accès.

Mais, vers la fin de janvier 1895, le thermomètre ayant baissé brusquement, et la salle étant mal chauffée, l'enfant a un accès très intense, avec douleurs et cyanose des pieds et des jambes, tremblement général, claquement de dents ; elle rend en abondance des urines foncées.

Après la crise, persiste une polyurie abondante avec dépôt d'urates.

Quelquefois même la polyurie précède les accès et permet de les prévoir.

Au moment d'un accès, mon externe, M. Couloumme, a trouvé 38°,6 dans le rectum.

La pâleur est grande au moment des accès et dans les jours qui suivent ; cependant l'hypoglobulie n'est pas excessive, car mon interne, M. Pochon, a trouvé 3 millions et demi de globules par millimètre cube.

L'examen répété des urines démontre la fréquence de l'hémoglobine, sans globules rouges, sans albuminurie, sans glycosurie. L'iodure de potassium ayant amélioré l'enfant sans la guérir, j'ai prescrit, concurremment, pendant six semaines, des frictions mercurielles. Qu'est-elle devenue ensuite ? Je l'ignore. Je dois dire cependant que la petite malade ne portait pas de stigmates de syphilis héréditaire.

5° Garçon de 4 ans, observé à la consultation de l'hôpital Trousseau, le 28 février 1895. Il y a un an, en décembre, bronchite avec adénopathie cervicale fébrile (fièvre ganglionnaire). A la suite de cette maladie, les urines deviennent noires comme du café. Cette couleur persiste pendant 4 ou 5 jours, puis disparaît.

Un an plus tard, deuxième accès survenu dans les mêmes conditions (adénopathie cervicale fébrile). Cet accès a été accompagné de douleurs dans les jambes et de refroidissement des extrémités.

Traitement par l'iodure de potassium ; résultat inconnu.

6° *Observation du D<sup>r</sup> Courtois-Suffit.* — Au début de l'hiver 1892, Pierre D..., âgé alors de 2 ans, urine du *vin rouge* ; trois accès semblables au cours de cet hiver. Depuis cette époque, les accès se reproduisent à chaque hiver, et sont précédés d'*urticaire*. L'enfant reste pâle, anémié, fatigué après les accès.

Le père est mort, dans un asile, de paralysie générale d'origine syphilitique ; la mère a eu deux enfants mort-nés.

L'enfant survivant, actuellemment âgé de 5 ans, présente une hyperostose du tibia gauche, douloureuse la nuit. On le soumet aux frictions mercurielles et à l'iodure de potassinm pendant deux mois.

La lésion osseuse diminue rapidement, les crises d'hémoglobinurie cessent ; à deux reprises seulement, il y a eu des *crises avortées.*

7° Observation de mon ami le D<sup>r</sup> G. Pignero (*Poche note clinico-statistiche e di terapia raccolte durante l'anno* 1896. — Livorno, 1897). Un enfant de 5 ans, portant des marques de rachitisme, présente depuis 18 mois des accès d'hémoglobinurie. L'accès survient brusquement, sans cause apparente, alors même que le sujet vient d'émettre une heure ou plusieurs heures auparavant des urines parfaitement limpides. L'examen du liquide, au moment des accès, montre la présence de l'hémoglobine dissoute, sans globules rouges reconnaissables. L'accès dure un jour, deux jours, parfois trois jours, quelquefois une demi-journée seulement. Puis l'urine redevient claire. Pas de douleurs, pas de malaises ; le froid ni la fatigue ne semblent pas avoir d'influence provocatrice. Dans les derniers temps, les accès revenaient périodiquement tous les mois et duraient 3 ou 4 jours.

Administration quotidienne d'*iodure de potassium*; l'enfant est resté deux mois et demi sans avoir d'urines noires. Là encore, on a pu apprécier les bons effets du traitement ioduré.

8° Le D<sup>r</sup> P.-J. Gagey (*Contribution à l'étude de l'hémoglobinurie*, Thèse de Paris 1896) a rapporté un cas d'hémoglobinurie datant de cinq ans chez un garçon de 14 ans atteint de *xeroderma pigmentosum*. A 16 mois, il avait commencé à maigrir, à pâlir ; à 3 ans, éruption à la figure et aux mains, bulles claires, sorte de pemphigus (joues, paume des mains). Ces bulles crevaient, se desséchaient, laissaient des croûtes, une pigmentation jaune brunâtre. Etat actuel : pigmentation brunâtre en larges placards aux joues, aux oreilles, au nez, à la lèvre supérieure; atrophie de la peau avec rétraction, taches pigmentaires aux mains qui sont atrophiées et déformées, arrêt de développement des doigts. Urines d'un rouge brunâtre depuis l'âge de 8 ou 9 ans, sans paroxysme *a frigore* (raies spectroscopiques de l'hémoglobine); densité, 1017; pas d'albumine. Pas d'anémie (4500000 hématies); un cousin hémoglobinurique.

## DIAGNOSTIC

Le diagnostic de l'hémoglobinurie paroxystique repose tout entier sur l'examen microscopique et spectroscopique des urines rendues. Cependant, même avant cet examen, on peut presque affirmer la maladie, quand on voit survenir, sous l'influence du froid, ses accès caractéristiques.

Ces urines noires ou rouges, homogènes, qui sont rendues d'une façon soudaine, sans douleur, sans colique néphrétique ou vésicale, qui ne laissent pas déposer de caillots cruoriques, de graviers; qui, dès le lendemain, changent de coloration et reviennent rapidement à leur état normal, quoi de plus caractéristique?

L'hématurie ne procède pas ainsi, quelle qu'en soit la source (vésicale, urétérale, rénale); elle est annoncée, précédée, accompagnée par d'autres symptômes; elle n'est pas paroxystique; elle ne survient pas sous l'influence du refroidissement et uniquement sous cette influence, elle n'est pas éphémère. Enfin l'urine, dans l'hématurie, n'a pas cette coloration uniforme, café, malaga, bordeaux, madère.

Le sang se reconnaît dans le bocal à première vue, sous forme de traînées ou de depôts rouges, plus foncés que les parties ambiantes.

Enfin le microscope est là pour trancher la difficulté; dans l'hématurie vraie, il y a des globules rouges; dans l'hémoglobinurie, il n'y en a pas.

Dans l'hémoglobinurie, l'examen spectroscopique montre les deux raies de l'hémoglobine et quelquefois aussi la raie de la méthémoglobine.

Le diagnostic est donc facile.

Mais il faut aller plus loin et savoir, s'il est possible, la cause de l'hémoglobinurie. On éliminera aisément les *hémoglobinuries symptomatiques* qui dépendent d'une intoxication (acide phénique, quinine, etc.) ou d'une infection aiguë (paludisme, etc.). Elles ne sont pas paroxystiques, et le froid n'est pas leur agent provocateur unique et exclusif.

Quant à l'hémoglobinurie paroxystique *a frigore* qui reste seule en dernière analyse, on s'efforcera de remonter à sa cause intime, à la syphilis héréditaire, dont on retrouvera quelquefois des stigmates sur les malades, quand on n'aura pas les aveux de leurs parents.

Enfin, on n'oubliera pas que le paludisme chronique mérite une place à côté de la syphilis, et, quand celle-ci fera défaut, on songera à celui-là.

Aujourd'hui, le rôle pathogénique de la syphilis héréditaire tend à être

[J. COMBY]

généralement admis dans l'hémoglobinurie paroxystique de l'enfance. Quand
les stigmates manquent, quand les renseignements sont négatifs, on doit
quand même penser à l'hérédo-syphilis et tabler sur son intervention
possible, quoique ignorée. Cela a de l'importance pour le traitement.


## TRAITEMENT


Il y a un traitement hygiénique et un traitement quasi spécifique de
l'hémoglobinurie.

Le traitement hygiénique repose sur la connaissance des causes provocatrices des accès; on sait le rôle joué par le froid. On cherchera à l'annuler
en couvrant les malades de flanelle, en les réchauffant par tous les moyens
possibles, en les maintenant à la maison ou à la chambre par les temps
froids. La fatigue est une cause à éloigner également, et l'on prescrira le
repos.

Quand on se trouvera en présence d'accès répétés et subintrants se
reproduisant en hiver, au moindre refroidissement, à la moindre tentative
de travail ou d'exercice, on prescrira le repos au lit; c'est parfois le seul
moyen de mettre un terme aux accès hémoglobinuriques.

On nourrira les malades avec soin (régime azoté, lait, préparations
ferrugineuses) pour combattre la faiblesse et l'anémie.

Le traitement pharmaceutique qui a donné les meilleurs résultats, les améliorations les plus prononcées et les plus durables, est le traitement antisyphilitique. L'iodure de potassium, longtemps continué (1/2, 1 gramme,
2 grammes par jour, suivant l'âge), employé seul, ou associé avec les
frictions mercurielles, fortifie les malades et rend les accès de plus en plus
rares et de plus en plus bénins.

Tel enfant qui avait 5 ou 6 accès par hiver, n'en aura plus que 1, ou
restera 1 an, 2 ans, sans en avoir. S'il en a encore, malgré le traitement spécifique, ces accès seront atténués, avortés, bornés à quelques
sensations pénibles, à quelques frissonnements accompagnés d'urines peu
colorées.

Quelques auteurs se sont bien trouvés de l'emploi exclusif du mercure.
C'est ainsi que le D\u02b3 Pignatti-Morano (*Riv. clinica e terap.*, 1895), chez un
enfant de 5 ans qui, à la suite d'un refroidissement, avait présenté des
urines rouges, et avait continué à en avoir de temps à autre pendant 1 an,
prescrivit des frictions mercurielles et des injections de sublimé (3 milligrammes). Dans l'espace de 2 mois, il obtint la guérison : l'enfant, devenu
plus fort et plus résistant, pouvait désormais s'exposer impunément au
froid; les globules rouges, très diminués avant le traitement, étaient revenus
à leur taux normal, l'hémoglobine avait augmenté; l'albuminurie, qui
existait auparavant, avec forte acidité, avait disparu[1].

---

[1] Avant le traitement, il y avait 2 800 000 globules rouges; après le traitement on en comptait
3 200 000 par millimètre cube. L'hémoglobine était montée de 10 à 15 pour 100. Gœtz avait obtenu déjà
des résultats semblables.

Le mercure, en pareil cas, serait un véritable reconstituant du sang, il rendrait les hématies plus résistantes et moins altérables.

Quand la malaria est en cause, on ne manquera pas de prescrire le sulfate de quinine, et au besoin l'arsenic, si la quinine ne réussissait pas.

Quand les malades sont uricémiques, on fera bien de leur donner des alcalins, le salicylate de soude qui aurait donné un succès à Haig, chez une fillette de 7 ans; le benzoate de soude, le bicarbonate de soude.

Pendant la période des accès, le régime lacté exclusif est de rigueur; et, s'il persistait de l'albuminurie, on devrait le maintenir pendant long-temps. Chez quelques enfants, je me suis bien trouvé des bains sulfureux et de l'huile de foie de morue, à titre de toniques et reconstituants généraux.

[J. COMBY.]

# XXV

## *NÉVROSES URINAIRES*

PAR LOUIS GUINON
Médecin des Hôpitaux de Paris.

### I. — SPASME DU COL VÉSICAL

Cette affection s'observe chez le nouveau-né. On sait que la première urine excrétée après la naissance est très chargée d'urates et d'acide urique. qu'on retrouve dans les tubes du rein, si l'enfant succombe dans les premiers jours. La densité très grande du liquide rend l'excrétion difficile ; et parfois les efforts de la vessie sont impuissants à expulser son contenu ; il en résulte un spasme douloureux du sphincter. Il y a donc à la fois contracture spasmodique de la vessie et du sphinter : « c'est une colique avec ténesme, dans laquelle le.ténesme est le plus fort et empêche l'évacuation » (Bókay).

Dans ce cas, la première miction se fait longtemps attendre (2 ou 3 jours), l'enfant manifeste par des cris répétés, de l'agitation continuelle, des flexions brusques des cuisses sur le ventre, la douleur qu'il éprouve ; puis survient une miction pénible, douloureuse, abondante ; alors tous ces phénomènes s'exagèrent pour cesser avec la miction. Il n'y a donc pas rétention d'urine, mais seulement difficulté d'évacuation.

L'urine émise est fortement colorée et laisse déposer sur les linges et le prépuce une poudre jaune d'acide urique, le corps du délit. Ces accidents se renouvellent en diminuant d'intensité pendant deux ou trois jours.

Le diagnostic de ces coliques vésicales résulte de l'examen négatif des orifices de l'urètre et du rectum qui doit toujours suivre la naissance ; l'ingestion d'eau sucrée tiède, un lavement, les bains chauds auront rapidement raison de ce malaise (Bokai).

### II. — POLLAKIURIE NERVEUSE

La pollakiurie est un symptôme vulgaire des cystites et des néphrites. Il existe une pollakiurie symptomatique ou réflexe chez les filles, dans le cours de la vulvite avec urétrite orificielle, chez les garçons qui ont un phimosis avec balanite légère.

On l'observe aussi à la suite d'un bain froid, ou quand une purgation forte a produit une densification de l'urine et l'a rendue plus irritante par la perte aqueuse de l'intestin. Un état nerveux passager, comme celui que provoque la dentition, produit aussi quelquefois la pollakiurie.

Mais il existe une pollakiurie nerveuse, d'origine psychopathique, qui se montre dès la plus tendre enfance chez des sujets névropathes, à hérédité plus ou moins chargée. Je l'ai rencontrée chez un enfant eczémateux, fils d'un père asthmatique et d'une mère pollakiurique.

Elle est à la fois diurne et nocturne. Pendant la journée, les envies se reproduisent fréquentes et impérieuses, au point que l'enfant évacue dans ses vêtements, s'il n'a pu se préparer assez vite. Pendant la nuit, l'enfant se réveille plusieurs fois pour uriner; mais si, pour une raison ou une autre, son sommeil est trop profond, il urine dans son lit. C'est une des formes de l'incontinence d'urine, qu'a bien décrite Janet.

Cette pollakiurie infantile peut se prolonger dans un âge avancé; quelquefois elle n'est que la suite d'une incontinence d'urine guérie. Elle a été quelquefois provoquée par l'une des causes énumérées ci-dessus, mais elle a survécu à la cause; l'enfant a pris une mauvaise habitude, son urètre est devenu intolérant, et il devient bientôt lui-même un « véritable hypocondriaque urinaire » (Janet).

Cette petite infirmité, bien légère en apparence, suffit cependant par elle-même à affaiblir l'enfant, à nuire à son développement. Quand elle aboutit à l'incontinence nocturne d'urine, il est superflu de démontrer sa nocuité; dans le cas contraire, elle est une cause d'insomnie fâcheuse.

Quand il est démontré que la pollakiurie n'est due à aucune des causes locales que j'ai énumérées plus haut, on peut la modérer ou la supprimer par l'application d'un traitement général. Les lotions froides diminuent la sensibilité au froid et l'excitabilité vésicale. L'extrait de belladone donné à doses progressives, en commençant par 1 centigramme, agit très bien dans beaucoup de cas.

Si ces moyens échouent, on peut avoir recours à la distension répétée de la vessie par un liquide d'injection, procédé dont Janet, Genouville ont montré l'efficacité chez l'adulte.


### III. — INCONTINENCE NOCTURNE D'URINE


De tous les troubles urinaires de l'enfance, voilà certainement le plus banal. Bien simple en apparence, il devient obscur et complexe devant l'analyse, comme en fait foi la multiplicité des théories pathogéniques. Mais pour nombreuses que soient celles-ci, elles n'approchent pas encore du nombre des méthodes thérapeutiques que la théorie a engendrées.

L'incontinence nocturne d'urine qu'on nomme encore *enuresis nocturna*, qui serait mieux désignée sous le nom de *miction involontaire nocturne*, n'a rien de commun avec les incontinences que l'on observe dans le cours ou à la suite des maladies aiguës adynamiques, avec celles qui accompagnent les paralysies médullaires et vésicales, ni avec l'incontinence de l'idiot gâteux qui perd jour et nuit ses urines comme ses matières fécales.

Un mot la caractérise : ce n'est pas une incontinence, c'est-à-dire une évacuation continue ou discontinue, goutte à goutte; c'est bien une miction, *à plein jet*, mais une miction non perçue ou trop peu perçue pour provoquer le réveil, quelle que soit la cause de cette aperception.

[*L.GUINON.*]

**Symptômes.** — La symptomatologie en est des plus simples. Le plus souvent l'incontinence s'établit par la seule persistance chez l'enfant des habitudes du premier âge ; on croit d'abord à un retard dans le perfectionnement et dans l'éducation, mais il faut un jour reconnaître que l'incontinence est établie ; ou bien elle apparaît plus tard, vers 4 ou 5 ans, chez un enfant jusque-là normal en apparence, à l'occasion d'un traumatisme ou dans la convalescence d'une maladie aiguë, parfois sans cause apparente. Dès ce moment, l'enfant pisse au lit, tantôt toutes les nuits, tantôt par séries, avec des arrêts plus ou moins prolongés et des recrudescences liées à des changements d'habitude.

C'est à une heure variable que la miction a lieu : certains enfants urinent pendant le premier sommeil qui est le plus profond (Vogel) ; d'autres, vers le matin (Trousseau) ; d'autres enfin échelonnent les émissions sur toutes les périodes de la nuit ; c'est dire que le nombre en est variable, mais rarement plus de trois fois. Chaque enfant a ses habitudes à ce sujet. Les réveils provoqués ont une influence variable, certains enfants arrivant ainsi à éviter les mictions involontaires ; mais souvent l'incontinence n'en éprouve aucune modification ; on fait lever le malade, il vide sa vessie, mais une fois endormi, il évacue encore involontairement bien que la sécrétion urinaire soit plus rare et que la pression vésicale soit certainement faible. (Wollheim de Fonseca.)

A ce point de vue, il faut noter l'absence de rapports entre la quantité de boissons ingérées et la fréquence des évacuations ; la suppression des liquides au repas du soir diminue la quantité d'urine éliminée, mais ne supprime pas toujours la miction involontaire, preuve, pour le dire en passant, qu'il y a là autre chose qu'un état local, mais bien certainement un état spécial du fonctionnement cérébral ou du sommeil.

Quant à l'abondance de l'urine évacuée, on ne peut donner aucune moyenne ; tel enfant n'urinant qu'une fois, mouille très légèrement ses draps, un autre émet une quantité si abondante qu'elle traverse le matelas et s'écoule à terre ; la quantité varie d'une nuit à l'autre. J'ai tenté, il y a quelques années, d'évaluer et comparer la quantité d'urine sécrétée par les incontinents dans les deux moitiés de la journée, en réveillant les enfants assez fréquemment pour que l'incontinence nocturne fût impossible. On laissait l'enfant 12 heures au lit, la nuit était comptée égale au jour, de 6 à 6 heures ou de 8 à 8 heures, suivant la saison. L'excrétion nocturne totale a été le plus souvent inférieure à l'excrétion diurne. J'ai cependant vu quelquefois l'urine de la nuit plus abondante dans 2 cas (filles de 17 et 14 ans), beaucoup plus que celle du jour ; il est vrai que l'une d'elles mal surveillée le jour a dû plusieurs fois négliger de recueillir la totalité de ses urines.

Au premier abord, j'avais été tenté d'attribuer l'incontinence à cette polyurie nocturne relative ; mais ayant mesuré depuis lors l'urine d'enfants normaux, j'ai vu que ce fait est fréquent ; cela s'explique par l'heure du coucher très rapprochée du dîner, les enfants éliminant ainsi pendant le sommeil tout le liquide du repas du soir. La composition de l'urine n'a pas de caractères particuliers et il ne faut pas attacher beaucoup d'importance à la présence d'un corps réducteur signalé par Rohde, qui ne serait pas du sucre, mais peut-être de l'acide lactique (?).

Le sommeil de l'incontinent est parfois si profond qu'on a de la peine à le réveiller et qu'il se lève pour uriner à demi endormi; mais n'est-ce pas là l'état normal des enfants sains? Parfois, au contraire, l'enfant est en perpétuelle agitation, il se meut, se découvre et parle, au point de gêner ses voisins.

Le jour, la fonction urinaire de l'incontinent peut être absolument normale; c'est ce qui a lieu chez le plus grand nombre, le malade garde son urine aussi longtemps que les autres enfants de son âge; d'autres, au contraire, éprouvent un besoin fréquent d'uriner.

Ils y résistent à grand'peine et alors, sous l'influence d'une émotion, ou retenus par un motif quelconque (discipline scolaire) ils perdent partie de leurs urines; ceux-là sont incontinents le jour (incontinence occasionnelle, émotive ou de nécessité). Mais alors même qu'ils n'ont pas d'incontinence diurne, beaucoup de ces enfants sont pollakiuriques.

L'habitus extérieur des incontinents varie comme leur constitution et leur valeur intellectuelle; on ne saurait dire, comme Vogel, Bohn, qu'ils sont rachitiques ou scrofuleux, ni leur attribuer un aspect chétif et un système musculaire peu développé (Onimus, du Souich). Ce phénomène n'a aucun rapport avec le développement physique, ni avec l'état de santé habituel, réserve faite, comme nous le verrons plus loin, de l'état de leur système nerveux. Tous, en effet, sont des névropathes à quelque degré: mais tandis que les uns sont intelligents, ouverts, susceptibles de toutes les cultures, d'autres sont apathiques, mous, arriérés; d'abord indifférents à leur infirmité, les enfants réprimandés, puis châtiés plus ou moins vivement par leurs éducateurs, souffrent et s'affectent, la miction devient leur préoccupation dominante; honteux de leur infériorité constamment et injustement reprochée, ils prennent une attitude triste, craintive et soupçonneuse que Bokai attribue aux châtiments, mais qui, le plus souvent, n'est que l'expression de leur état mental arriéré.

Les réflexes de l'incontinent sont souvent exagérés et Freud a constaté toujours une exagération du tonus musculaire des membres inférieurs[1].

L'incontinence d'urine n'a pas, comme nous l'avons déjà vu, une marche continue; elle disparaît pendant d'assez longues périodes, parfois à la suite d'un changement de régime, ou d'un séjour à la mer, pour reparaître dans la suite.

Elle guérit généralement avant l'adolescence; peu à peu l'enfant apprend à se réveiller la nuit et à uriner avant l'heure de l'émission involontaire, la

[1] Pour constater ce phénomène on asseoit l'enfant sur une table, les jambes allongées; si on cherche à écarter les pieds le plus possible, on rencontre une résistance d'abord considérable, puis moins forte, qui rappelle la raideur du tabes spasmodique; dès qu'on laisse aller les jambes, elles se rapprochent brusquement et les talons frappent l'un contre l'autre. Cette résistance est due à la contraction des adducteurs, mais on la constate aussi dans le quadriceps. Ce phénomène existe chez la moitié des incontinents, et d'après Freud, on ne saurait l'attribuer à l'émotion de l'enfant, car elle est très rare chez d'autres enfants; ce qui ferait supposer que l'incontinence est due à un tonus exagéré de la vessie (*Neurol. Centralbl.*, nov. 1893).

[L. GUINON.]

sensation du besoin étant devenue consciente ou assez vive pour provoquer le réveil : dans ce cas, l'enfant est obligé de se lever plusieurs fois; d'incontinent, il est devenu pollakiurique simple (Janet). Plus souvent, par le seul fait du développement, le trouble cesse par périodes de plus en plus longues, il n'apparaît plus qu'à de rares intervalles, une ou deux nuits de suite, quand l'enfant a le sommeil alourdi par la fatigue. L'occurrence d'une maladie aiguë accélère ou confirme souvent la guérison.

Enfin, très rarement l'incontinence persiste à l'âge adulte et constitue une infirmité difficilement curable. On cite des cas de guérison chez les filles après la défloration.

L'incontinent, une fois guéri, n'est pas à l'abri de toute mésaventure génito-urinaire, surtout s'il est mâle. Ce n'est souvent que le premier stade d'une longue suite de malaises ou de véritables infirmités dont M. Janet nous a fait connaître les curieuses relations, et qui vont de la pollakiurie à l'hypocondrie en passant par les spasmes de l'urètre et les névralgies vésico-urétrales, ensemble qui constitue les *psychopathies urinaires*. C'est qu'en effet, comme je l'ai montré dès 1889, l'incontinence d'urine n'est qu'une des multiples manifestations du nervosisme et de la dégénérescence mentale à tous les degrés, comme il est facile de le démontrer.

**Étiologie. Pathogénie.** — L'incontinence nocturne des enfants n'est pas une, et à l'exemple de Janet (*Traité de chirurgie*, tome VII, article de Tuffier), il faut en reconnaître plusieurs espèces dont l'origine est tout à fait différente. Je ne citerai que pour mémoire quelques théories qui n'ont été adoptées que par leurs auteurs, ou qui ne répondent qu'à un nombre de cas tout à fait restreint.

Telle est l'incontinence par *modification pathologique de l'urine* trop chargée d'urates (Lawrence) ou albumineuse : l'urine des incontinents est le plus souvent tout à fait normale.

Telle est encore l'influence de *l'hypertrophie amygdalienne* et des végétations qui agiraient en gênant l'hématose (Major, Ziem) : les végétations sont fréquentes chez les incontinents, mais pas plus que dans toute autre classe de dégénérés.

Quelques auteurs ont supposé un *défaut de sensibilité du sphincter*; erreur de fait, car tous les enfants incontinents sentent fort bien le besoin d'uriner à l'état de veille, puisqu'ils sont souvent pollakiuriques.

Quant à *l'hyperexcitabilité vésicale* invoquée par Trousseau, Vogel, elle n'est qu'un élément de l'incontinence; elle existe chez les incontinents pollakiuriques, mais, puisqu'elle existe aussi chez les pollakiuriques non incontinents, elle ne suffit pas par elle-même à expliquer le trouble nocturne; il y a donc quelque chose de plus.

On trouve dans les théories proposées par J.-L. Petit une analyse plus exacte, car elles se rapprochent par quelques côtés de la théorie psychique qui nous permet actuellement d'interpréter le plus grand nombre des incontinences. J.-L. Petit distinguait trois variétés :

a) L'incontinence des enfants qui sont paresseux à se lever pour pisser aux premiers avertissements;

b) L'incontinence de ceux qui dorment si profondément que l'envie d'uriner n'est pas perçue (théorie admise par Valleix et Voillemier);

c) L'incontinence de ceux qui rêvent pisser quelque part (théorie adoptée par Hénoch et par Janet).

La paresse nocturne et le sommeil profond sont communs à tous les enfants, ce qui n'empêche pas l'immense majorité des enfants après 2 ans de rester toute la nuit sans uriner. Nous verrons le rôle que Hénoch et Janet font jouer au rêve dans l'incontinence.

En analysant soigneusement les faits, on peut admettre les variétés pathogéniques suivantes :

1° *Incontinence par défaut de contractilité du sphincter urétral* (théorie de Guyon). — Voici ce qu'en dit M. Janet (*Traité de chirurgie*, tome VII, p. 733) : « Le défaut de contractilité du sphincter urétral détermine la miction involontaire en larges évacuations, dès que la vessie entre en tension, aussi bien pendant le jour que pendant la nuit. Le sphincter trop faible ne peut résister à la pression vésicale, et la vessie se vide sans que le patient ait eu le temps d'aller à l'urinoir pendant le jour ou de se réveiller pendant la nuit. Cette faiblesse du sphincter est due à des causes multiples : elle peut être congénitale et relever d'une malformation ou de la petitesse excessive de ce sphincter; cet état coïncide généralement avec un développement rudimentaire des organes génitaux externes ou avec l'hypospadias. Elle peut être due d'autre part à une paralysie d'un sphincter urétral bien conformé, cette paralysie coïncidant souvent avec une atonie semblable du sphincter anal; il est facile de le constater au peu de résistance qu'éprouve la boule de l'explorateur à franchir la portion membraneuse. L'hystérie est le plus souvent la cause de ces paralysies. »

Cette forme est assurément rare chez les enfants. Pour ma part, je ne l'ai jamais observée; quand j'ai pratiqué le cathétérisme chez les garçons incontinents, j'ai toujours senti l'olive de la sonde resserrée au niveau du col. Il faut remarquer que si l'atonie du sphincter était la cause ordinaire, les filles dont l'appareil musculaire est moins développé seraient beaucoup plus exposées à l'incontinence, ce qui n'est pas (Vogel, Hyrtl, Hénoch). Dans cette hypothèse, l'incontinence devrait se constituer dès le plus jeune âge (ce qui n'est pas la règle) et devrait diminuer avec l'âge chez les garçons, à mesure que la prostate approche de son complet développement, c'est-à-dire vers 10 ou 11 ans (Dittel); or loin de s'améliorer, l'incontinence va souvent en augmentant. Chez les filles on la voit s'aggraver parfois à l'approche de la puberté; ajoutons que l'atonie est contredite par ce fait que les maladies, fébriles qui cependant affaiblissent l'organisme, suppriment l'incontinence.

2° *Incontinence des dégénérés et des névropathes. Incontinence d'origine psychopathique.* C'est la vraie incontinence « essentielle », celle que l'on observe journellement chez les enfants : elle a les plus étroites parentés avec les autres manifestations du nervosisme et de la dégénérescence psychopathique.

En relevant les *antécédents héréditaires* des incontinents, on trouve chez la mère l'hystérie, chez le père, l'alcoolisme; chez l'un ou l'autre, les convulsions pendant le jeune âge, les névralgies, la céphalée, l'angine de poitrine, le somnambulisme, la neurasthénie, l'hypocondrie, l'épilepsie, la débilité mentale, l'aliénation, les malformations congénitales, le strabisme. Mêmes phénomènes, mêmes caractères chez les collatéraux oncles ou tantes, depuis les plus bénins jusqu'aux plus graves; enfin l'incontinence d'urine elle-même se retrouve dans les ascendants, souvent liée aux manifestations ci-dessus (*hérédité similaire*); mais tandis que celles-ci s'atténuent et disparaissent chez les descendants, l'incontinence se transmet comme le dernier vestige d'une hérédité nerveuse dont les traits se sont effacés. Il n'est pas moins intéressant d'étudier les frères et sœurs du malade; le plus souvent on découvre ainsi quelques anomalies anatomiques ou fonctionnelles, y compris l'incontinence; il est rare en effet qu'un seul enfant soit atteint dans une famille, à l'exclusion des autres : et l'on peut trouver ainsi, réunis dans une même famille, tous les stigmates nerveux, convulsions, chorée, terreurs nocturnes, débilité intellectuelle, malformations.

Enfin l'étude du malade lui-même offre plus d'un enseignement. Dans sa première enfance, il a eu parfois des convulsions, des terreurs nocturnes, puis il a marché tard. Sa physionomie est souvent bien caractéristique, tantôt émotive, craintive, avec léger exorbitis, tantôt atone et inerte, ou soupçonneuse et sournoise. Quelquefois, la face, le crâne sont asymétriques; les cheveux vicieusement implantés forment un double tourbillon (Féré) et descendent très bas sur un front déprimé. La voûte palatine est ogivale et profondément excavée. L'arcade dentaire supérieure est rétrécie, et, comme conséquence, offre un prognathisme plus ou moins marqué. Les dents sont inégales, dirigées en tous sens, et s'imbriquent. Les pavillons des oreilles sont mal conformés, insérés en anse sur le crâne, avec un lobule sessile. Les organes génitaux présentent quelquefois des anomalies (phimosis, retard dans la descente ou petitesse du testicule, hernie congénitale). Ne sont-ce pas les *stigmates somatiques* que l'on assigne aux dégénérés (Morel, Magnan, Legrain)? mais ils sont *le plus souvent atténués*; peu nombreux, ils veulent être cherchés.

Aussi bien, les caractères intellectuels et moraux de ces enfants sont dignes d'être signalés, et à ce point de vue ils se divisent en deux classes bien distinctes; d'une part les débiles, arriérés, idiots (épileptiques ou non) : ce sont les incontinents des asiles; d'autre part, les enfants intelligents, mais émotifs, excitables, rêvant la nuit, agités pendant leur sommeil, honteux de leur incontinence, désirant guérir, et se prêtant volontiers au traitement; quelques-uns sont indisciplinés, d'une vivacité encombrante; d'autres sont méchants, menteurs, grossiers. Et il n'est pas nécessaire, pour expliquer ces traits de caractère, de faire intervenir, comme le fait Bókay, l'éducation et les mauvais traitements.

La miction involontaire nocturne est donc un *stigmate d'hérédité nerveuse*; mais c'est un *stigmate bénin*, car s'il peut coïncider avec une dégénérescence grave résultant d'une lourde hérédité psychique, il est aussi la manifestation discrète d'une hérédité légère, d'une névropathie atténuée;

il peut s'isoler complètement comme la dernière trace de cette hérédité.

Cela étant, on voit qu'il n'est pas nécessaire, pour expliquer l'incontinence nocturne, d'invoquer une altération locale, anatomique ou fonctionnelle de la vessie; l'incontinence résulte d'un mauvais fonctionnement des centres nerveux; on sait quels étroits rapports régissent les fonctions de la vessie et du cerveau : tout travail cérébral s'accompagne d'une contraction de la vessie (Mosso et Pellacani, Janet) et on a pu dire que la vessie est le miroir de l'âme (Born). On ne peut donc s'étonner de voir l'excrétion urinaire troublée chez un sujet dont la caractéristique est la déséquilibration du système nerveux.

La contraction du sphincter urétral qui empêche l'évacuation de la vessie, quand celle-ci est incitée à se contracter, est sous la dépendance de la volonté; mais cet acte est tellement habituel chez l'homme civilisé habitué à ajourner la satisfaction d'un besoin naturel, qu'il devient réflexe. Pendant le sommeil, la vessie se contracte aussi quand son contenu a atteint une certaine tension, variable pour chaque sujet; mais par un acte inconscient, la contraction du sphincter s'oppose à l'émission. Chez l'enfant incontinent ce réflexe fait défaut, car l'inconscient sommeille trop profondément pour accomplir cet acte; la contraction vésicale se produit avec d'autant plus d'intensité que l'enfant est souvent pollakiurique et la miction s'effectue. Elle se reproduira ainsi une, deux et trois fois par nuit suivant que le dégré de tension maxima sera atteint une ou plusieurs fois. Si les conditions du sommeil sont modifiées, si l'enfant se réveille avant que la tension n'ait acquis le degré nécessaire, l'incontinence n'aura pas lieu; ainsi agit la maladie aiguë qui trouble le sommeil et diminue la sécrétion. De même, si on arrive par un moyen quelconque (cathétérisme, électrisation) à éveiller dans l'urètre postérieur une exagération de la sensibilité; l'arrivée de l'urine y produit une sensation assez vive pour provoquer le réveil; dès ce moment, l'enfant prend l'habitude de se lever et urine éveillé; puis, la sensation urétrale arrive à provoquer une contraction énergique du sphincter et celle-ci se produit même pendant le sommeil; alors le malade est guéri.

Tel est le mécanisme de l'incontinence nocturne chez beaucoup de jeunes psychopathiques.

Il en est un autre bien étudié et exposé par Janet. Il repose sur deux éléments : d'une part, la pollakiurie, d'autre part, le rêve mictionnel chez un enfant dont le sommeil est profond. L'incontinent, d'après Janet, est pollakiurique et il ne diffère du pollakiurique simple que parce qu'il ne se réveille pas la nuit. Par ce fait, l'enfant est déjà un « hypocondriaque urinaire », il est sollicité par le besoin répété à penser souvent à la miction, non seulement pendant le jour mais encore pendant la nuit, sous la forme du *rêve mictionnel*; cette tendance s'accentue par ce fait que l'infirmité est pour lui une source continuelle d'ennuis; il y pense en se couchant, il continue à y penser dans son sommeil; mais il dort trop profondément et le rêve mictionnel n'aboutit qu'à provoquer l'expulsion involontaire. L'incontinence est donc pour Janet, comme pour Hénoch, « absolument superposable à la pollution nocturne; comme elle, elle se produit à l'occasion d'un rêve, et

[L. GUINON.]

comme elle, peut passer inaperçue du dormeur à cause de la profondeur du sommeil ».

Si on a excité par un moyen quelconque la sensibilité du canal, le premier acte de la miction est assez douloureux pour éveiller le malade, et celui-ci peut la suspendre assez à temps pour éviter l'évacuation involontaire. Cette forme guérit de la façon suivante : « au moment de la puberté, les nouvelles préoccupations des jeunes gens, l'éveil de leurs sensations génitales, donnent une autre direction à leurs rêves; d'autre part, leur sommeil devenant moins profond, ils se réveillent au moment où la miction va avoir lieu et ils se lèvent pour uriner. Dès ce moment, ils se considèrent comme guéris et ne tardent pas à être débarrassés complètement de leur rêve mictionnel; alors disparaissent les mictions involontaires et le plus souvent même, la pollakiurie nocturne qui lui avait succédé (Janet). »

Cette théorie, certainement applicable à beaucoup de cas, ne peut être généralisée à tous les incontinents psychopathiques, car nombre d'entre eux pèchent beaucoup plus dans le sens contraire; ils ne pensent pas assez à leur infirmité, tels sont ceux que la suggestion guérit en attirant leur attention sur le besoin d'uriner pendant la nuit.

3° Enfin il est une forme d'incontinence qu'on peut appeler *réflexe* ou par *irritabilité vésicale* de Trousseau. Elle est provoquée par des excitations périphériques portant sur les organes génitaux; le phimosis, les adhérences préputiales et l'atrésie du méat chez les garçons, les oxyures chez les filles, les fissures rectales, en sont les causes ordinaires. Mais encore faut-il que les enfants qui en sont atteints remplissent les conditions psychiques que j'ai exposées plus haut.

**Diagnostic.** — La miction involontaire nocturne est facile à distinguer des incontinences symptomatiques.

L'incontinence par *malformation* des organes d'excrétion se fait de manière continue, goutte à goutte; le vice de conformation apparait généralement au premier examen : tels sont l'exstrophie vésicale, l'hypospadias, l'épispadias, l'atrésie du méat, l'abouchement direct d'un uretère dans le vagin[1].

La cystite est une cause fréquente d'incontinence chez les jeunes enfants (Nicolaier). Elle a lieu le jour; l'urine recueillie est trouble et renferme généralement des coli-bacilles en abondance.

Chez les enfants atteints de *calculs vésicaux* ou *urétraux*, on observe quelquefois l'incontinence, mais elle est généralement à la fois diurne et nocturne et s'accompagne de douleurs vésicales.

L'*incontinence des épileptiques* survient à la fin des crises d'épilepsie et, comme celles-ci, elle est plus souvent nocturne; elle n'apparaît que par intervalles; on la soupçonne à l'abattement que présentent les malades au réveil, aux morsures de la langue. Contrairement à l'incontinence psychopathique, elle existe aussi chez l'adulte.

---

[1] Albarran a décrit une variété d'incontinence chez les filles due à l'adhérence de la vessie à l'utérus, en arrière ; quand l'enfant est couchée, l'utérus entraine la paroi postérieure de la vessie en arrière; quand elle est debout, l'utérus se portant en avant tire sur la paroi postérieure de la vessie et déplisse l'orifice vésico-urétral qu'il maintient béant ; c'est ce qui produit l'incontinence dans la station debout, alors qu'elle n'a pas lieu dans la position couchée.

*Dans la convalescence des maladies graves*, il arrive que les enfants perdent leurs urines pendant quelques nuits; mais à mesure qu'ils reprennent leurs forces, cet inconvénient devient plus rare et finit par céder à une bonne alimentation et à un régime tonique.

*L'incontinence par regorgement* est rare chez les enfants en dehors des lésions de la moelle (mal de Pott, myélite transverse).

Voici cependant une cause assez curieuse signalée par Hennig. D'après cet auteur, on peut voir dans certaines maladies chroniques une *constipation* telle que d'énormes quantités de matières dures s'accumulent dans le rectum; ni lavements ni purgations n'agissent. En conséquence, la vessie se vide mal, elle se distend et l'évacuation ne se fait plus que par gouttes d'une façon continue, surtout chez les garçons. Le diagnostic se fera par le toucher rectal; et il faut quelquefois, pour en venir à bout, faire un véritable curage à la cuiller, et plus tard, pour empêcher le retour de cette constipation, le massage du gros intestin.

Il est une autre forme signalée par Civiale, et dernièrement bien étudiée par Rochet et Jourdanet; elle a les deux caractères suivants : 1° un urètre membraneux bien serré, contracturé; 2° une vessie spacieuse, contenant parfois beaucoup d'urine malgré les évacuations répétées du petit malade. La rétention incomplète est produite par un spasme urétral survenant au cours de la miction, le malade ne satisfait jamais complètement son besoin; il urine souvent, car il est pollakiurique, et cependant l'urine s'écoule dans l'intervalle des mictions. L'incontinence est en général seulement nocturne, le jour elle est remplacée par la pollakiurie: parfois elle est diurne et nocturne. Quant au *spasme urétral* qui cause cette rétention, il est de *nature hystérique*.

**Traitement.** — Avant tout, il importe d'examiner soigneusement les organes génito-urinaires et les parties voisines, de s'assurer qu'il n'existe aucune anomalie, si minime soit-elle, qui puisse être l'origine du réflexe de la contraction vésicale. Il faut intervenir chirurgicalement s'il est nécessaire, dans le cas de phimosis, d'adhérences préputiales ou clitoridiennes, d'atrésie du méat; il faut guérir les fissures anales, détruire les oxyures. Enfin, par un cathétérisme explorateur aseptique (mais seulement dans les cas où on soupçonne quelque cause profonde), on s'assurera qu'il n'existe pas de calcul vésical ou urétral.

La nature primitive, *essentielle*, de l'incontinence une fois trouvée, on se trouve en présence de moyens aussi nombreux qu'inconstants dans leurs effets, mais parmi lesquels on peut toutefois faire un choix judicieux.

*Hygiène morale et physique.* — Avant tout, il faut, si l'enfant est susceptible de comprendre, lui assurer qu'il peut guérir. Les réprimandes, les brutalités ne font que le terroriser sans résultats; loin de le punir, comme le dit justement Janet, il faut lui donner confiance en lui-même; on obtient cela en procurant au malade quelques nuits sèches; à cet effet, il faut, d'une part, tâcher de rendre le sommeil plus léger, ce qu'on obtient en donnant à l'enfant, le soir, un peu de thé ou même de café léger et en le faisant coucher sur un lit dur; d'autre part, le réveiller à temps



[*L. GUINON.*]

pour le faire uriner. Quelquefois l'enfant prend l'habitude de se réveiller seul et c'est l'acheminement à la guérison (Le Gendre). On peut y aider en employant le moyen recommandé par Stumpf et qui consiste à faire coucher l'enfant la tête et les épaules basses, les pieds et le siège élevés, pendant quelques jours.

Les médecins initiés aux pratiques de la suggestion (et dans le cas particulier, une longue expérience est superflue) pourront employer le *traitement hypnotique* qui a donné à Liébault, Bernheim, Bérillon, Cullere. d'excellents résultats. C'est un moyen simple, sans danger, mais qui demande quelque conviction de la part de l'opérateur.

Chez l'enfant affaibli, lymphatique, maigre et anémique, il ne faut pas négliger le *traitement général*. L'usage des toniques, surtout de l'huile de foie de morue, des douches ou des affusions froides, peut suffire à amener la guérison. J'en dirai autant du séjour à la mer et de la balnéation dans les eaux chlorurées sodiques fortes (Salins, Salies, Briscous).

*Traitement local.* — Quelle que soit la cause admise : faiblesse du sphincter, diminution de sensibilité de l'urètre postérieur, ou sommeil trop profond pour permettre la sensation du besoin d'uriner, on comprend facilement l'utilité des traitements locaux qui sont certainement les moins infidèles.

Tels sont le *cathétérisme* de l'urètre et du col avec un cathéter Béniqué d'un gros calibre (Goulard, Baudelocque, Mondière, Nélaton), avec une bougie chargée d'une substance irritante (Raynaud), la cautérisation du méat chez les filles (Chambers).

L'*électrisation* par les courants faradiques est un moyen très efficace. On peut l'appliquer de plusieurs façons :

a) On peut placer un pôle dans le vagin ou le rectum et l'autre sur le périnée ou le bas-ventre (Ultzmann).

b) Erb applique le positif sur la moelle lombaire, le négatif au périnée, pendant 1 à 2 minutes; puis il termine en introduisant une électrode métallique de 2 centimètres dans l'urètre des garçons, où une éponge entre les grandes lèvres des filles pendant 1 à 2 minutes. Cette seconde partie de l'opération doit aller jusqu'à la douleur.

c) Voici comment Köster recommande d'appliquer le traitement faradique. Après avoir fait uriner le patient, on lui applique sur le pubis une électrode ordinaire en communication avec le pôle positif de l'appareil. Le fil de cuivre qui est relié au pôle négatif n'est pas muni d'une électrode. On gratte au niveau de son extrémité libre la couche isolatrice qui le recouvre sur une longueur d'un demi-centimètre environ, on le désinfecte soigneusement dans une solution phéniquée forte, et on l'introduit à une profondeur d'un centimètre et demi environ, dans l'urètre. On fait passer ensuite un courant très faible, qu'on augmente lentement jusqu'à une limite variable, suivant la sensibilité du sujet. On laisse alors agir le courant pendant 2 ou 5 minutes; puis on diminue peu à peu son intensité, pour l'augmenter de nouveau progressivement. On recommence encore une fois la même série d'excitations, et on termine après une application de 5 à 7 minutes au total.

On ne pratique qu'une seule faradisation pour commencer et on attend le résultat; on recommence, si le résultat est nul ou peu durable.

d) On agit plus directement en introduisant, suivant la méthode de M. Guyon, une sonde munie d'une olive métallique jusque dans la portion membraneuse chez les garçons, au niveau du col chez les filles. Cette sonde est en communication avec le pôle négatif; l'autre pôle est placé sur la symphyse. On donne un courant faible à interruptions rares pendant 1 à 5 minutes.

Ce dernier procédé agit en augmentant la force du sphincter et aussi, comme les précédents, en produisant dans l'urètre une sensation un peu pénible qui s'exagère sous l'influence de la miction et qui suffit soit à éveiller le malade, soit à provoquer de la part du sphincter une réaction qui empêche ou suspend la miction involontairement commencée.

Je ne sais ce que vaut une singulière application du massage, pratiqué par Beztchinski sur le col vésical, par le rectum.

*Traitement médicamenteux.* — On emploie des médicaments de deux ordres : les uns antispasmodiques destinés à combattre l'excitabilité des centres nerveux et de la vessie (bromure, belladone), les autres toniques pour augmenter la résistance du sphincter (ergot de seigle, noix vomique).

Trousseau employait l'extrait de belladone de la manière suivante :

Il commençait par donner une pilule de 1 centigramme d'extrait le soir, au moment du coucher, pendant plusieurs jours; puis, sans se laisser arrêter par la cessation ou la persistance de la maladie, il augmentait progressivement les doses du médicament, qu'il poussait jusqu'à 6, 8, 10 et même 15, 20 centigrammes et cela pendant un mois ou deux, quand bien même la guérison était obtenue, et si cependant il n'y avait pas intolérance....

La noix vomique s'administre, chez les enfants, sous forme de sirop de strychnine contenant 5 centigrammes pour 100 grammes de sirop de sucre, chaque cuillerée à café renfermant à peu près 2 milligrammes et demi.

Chez les enfants de 5 à 10 ans, on commence, le premier jour, par deux cuillerées à café, une le matin, une le soir pendant deux jours. Si cette dose est bien supportée, on laisse deux jours de repos et on augmente d'une cuillerée à café, c'est-à-dire qu'on donne trois cuillerées à café pendant encore deux jours; puis, après un nouveau repos de deux jours, on administre quatre cuillerées à café. M. Picard conseille même d'atteindre de plus hautes doses; mais un pareil médicament n'est pas sans danger.

J'ai utilisé avec succès, après d'autres, la teinture de rhus aromaticus à la dose de 10 à 100 gouttes par jour.

## DIABÈTE INSIPIDE

**Étiologie.** — Le diabète insipide (diabète sans glycosurie, polyurie simple, essentielle) s'observe assez souvent dans l'enfance. Les premiers travaux d'ensemble sur cette maladie en rapportent quelques exemples (thèses de Lacombe (1841), Lancereaux (1869), leçons de Roger (1866), Bouchut

[L. *GUINON*.]

(1877). Lacombe rapporte 20 cas ayant débuté dans l'enfance ; Neuffer, sur 31 cas qu'il a réunis, en signale 9 de 0 à 10 ans ; Strauss, 9 cas dont le début eut lieu entre 0 et 16 ans. Toutefois, en analysant soigneusement ces observations, on voit qu'elles ont trait aux faits les plus dissemblables et que beaucoup d'entre elles rentrent dans le groupe des polyuries symptomatiques. Aussi dans mon travail de 1889 (thèse de Paris) n'ai-je pu en réunir que 29 observations, ensemble assurément fort incomplet et qui ne donne qu'une faible idée de la fréquence du diabète insipide dans le jeune âge, si j'en juge par le nombre d'adultes polyuriques qui font remonter leur maladie à l'enfance.

Garçons et filles en sont également atteints, ce qui semble étonnant, au premier abord, quand on connaît le rôle des névropathies et particulièrement de l'hystérie dans la genèse du diabète insipide.

Lacombe, Pain ont admis que le polyurique est souvent scrofuleux ou tuberculeux, confondant probablement la polyurie simple avec certaines polyuries symptomatiques ; c'est ainsi qu'on l'a signalée dans le cours de la tuberculose des ganglions abdominaux. Ce qui domine toute l'étiologie du diabète insipide, c'est le nervosisme, la prédisposition nerveuse, acquise ou héréditaire, la psychopathie à tous les degrés.

La polyurie est un phénomène nerveux au premier chef ; elle s'observe transitoirement ou de façon persistante dans les altérations les plus variées du système nerveux, dans les émotions, dans les traumatismes des centres, les lésions du cerveau et de la moelle, dans la piqûre du quatrième ventricule (Cl. Bernard), autant de faits qui peuvent faire prévoir l'influence du système nerveux sur le diabète insipide. Il en est de celui-ci comme du diabète sucré, dont Seegen, Griesinger et bien d'autres ont montré la fréquence et l'alternance dans les familles psychopathiques et névropathiques. Ebstein, qui un des premiers a soutenu cette thèse, avait noté le diabète insipide dans des familles où existaient des cas d'idiotie, d'épilepsie. Ce qui est vrai de l'adulte est encore plus net chez l'enfant. Tous les cas que j'ai réunis se rattachent, à quelque degré, à la névropathie et cette relation, cachée si on s'en tient à l'examen du polyurique isolé, devient évidente quand on analyse l'hérédité. C'est ainsi qu'on peut interpréter nombre de cas où une cause, insignifiante en apparence, provoque l'établissement définitif du diabète insipide. Dans une observation de Johannessen, un enfant devient polyurique après une piqûre d'insecte survenue pendant son sommeil ; or sa famille est sujette aux maladies mentales, il a une sœur idiote, un frère bizarre, un autre atteint d'incontinence d'urine, une mère sujette à de violentes céphalées, un père migraineux ; voilà une hérédité singulièrement lourde ; dans d'autres cas, on trouve chez les ascendants ou les collatéraux, la neurasthénie, l'hystérie, l'épilepsie, le tabes ; chez le sujet lui-même les stigmates de la dégénérescence, et en particulier, fréquemment cette manifestation dont j'ai montré la valeur psychopathique, l'incontinence d'urine, à une époque où la polyurie n'existait pas encore.

L'analyse clinique conduit ainsi à expliquer le plus grand nombre des cas de diabète insipide par la dégénérescence héréditaire.

Landouzy (de Reims) a observé la polyurie chez des enfants capricieux, bizarres ou voleurs. Je l'ai trouvée moi-même chez les malfaiteurs de profession, les récidivistes, les « fous moraux », qui rentrent aussi dans la classe des dégénérés.

L'hystérie est aussi une cause à signaler, mais plus rarement chez l'enfant que chez l'adulte (Erhardt); je l'ai vue une fois chez une fille hystérique; mais je crois d'ailleurs volontiers que beaucoup d'enfants polyuriques sont destinés plus tard à devenir hystériques. Est-ce à dire que leur polyurie soit une manifestation hystérique? Loin de là.

Tel est le terrain sur lequel se développe le diabète insipide. Mais il faut, pour le provoquer, une cause accidentelle. Celle-ci est des plus variées; dans beaucoup de cas, on trouve un choc quelconque, une perturbation physique ou morale; c'est une émotion vive provoquée par la vue d'un animal, c'est un refroidissement brusque par un bain froid ou par l'ingestion d'eau glacée, toutes causes bien minimes en apparence pour un si grand effet.

D'autres cas reconnaissent des causes plus violentes, un trauma portant sur le crâne, les tempes, une chute d'un lieu plus ou moins élevé. Jewel a vu la polyurie apparaître dans le cours d'un abcès du conduit auditif externe, qui aurait irrité la branche auriculaire du pneumogastrique et du glosso-pharyngien (?).

On a signalé aussi les infections comme la fièvre typhoïde, la fièvre intermittente, la scarlatine; elles engendreraient la polyurie comme elles provoquent l'hystérie.

Enfin, il existe une polyurie héréditaire (Orsi, Weill) qui atteint un grand nombre de membres d'une même famille.

**Pathogénie.** — Ce n'est pas le lieu de discuter longuement la nature de la polyurie essentielle (car elle n'a rien de spécial chez l'enfant), ni ses relations avec la polydypsie. Bouchut, Guéneau de Mussy assimilaient celle-ci à certaines perversions du goût et de l'appétence. Mais il suffit de rappeler quels accidents entraîne chez le polyurique la suppression des boissons, pour comprendre combien cette opinion est inacceptable, au moins dans la grande majorité des cas; ce sont de véritables phénomènes de dessiccation. Il ne s'agit pas de la satisfaction d'une passion déréglée, ni d'une habitude de l'organe du goût. La soif n'est pas une sensation locale; c'est une sensation diffuse, généralisée; c'est la cellule qui a soif, ce sont les tissus de l'organisme, privés d'une partie de leur eau par la sécrétion rénale trop active.

La polyurie est donc bien le phénomène primitif. On pourrait dire avec Kraus que la différence entre le polyurique et l'homme sain qui boit la même quantité d'eau dans le même temps réside non pas dans les quantités d'eau éliminées, mais dans la rapidité avec laquelle le polyurique élimine; il est donc tachyurique et il est secondairement polyurique, s'il peut réparer par les ingestions les pertes d'eau qu'il subit.

Par quel mécanisme se produit cette polyurie? Nous ne savons pas grand'chose sur ce point. Cette question n'a pas fait de progrès depuis l'expérience

[L. GUINON.]

de Cl. Bernard. On a cru alors que tout était expliqué, et instruit par les expériences de Duret produisant par choc crânien des hémorragies, des ecchymoses, des phlyctènes sanguines en différents points de l'encéphale, on a admis que *les traumatismes* vulgaires, qui produisent la polyurie, causaient des épanchements dans le bulbe ou son plancher, épanchements dont la cicatrice continuait à irriter le centre de sécrétion (Mosler); on cherchait ainsi à ramener tout à une lésion du bulbe; et Johannessen, interprétant la polyurie consécutive à la piqûre d'un scarabée, supposait une névrite du spinal remontant à son noyau d'origine, atteignant par contiguïté les noyaux du vague, de l'acoustique et inférieur du facial (parésie linguale et labiale) et enfin le centre de la polyurie (?).

Mais on ne saurait admettre l'existence d'une *lésion* dans tous ces cas, car elle produirait des phénomènes cérébraux de voisinage des plus graves (or, nous savons qu'ils peuvent manquer complètement après le traumatisme) et si elle existait, elle ne pourrait subir une régression si spéciale, au point de se localiser à un territoire de 1 millimètre carré.

Une altération anatomique de cette nature est donc inacceptable.

Le siège du centre lui-même est douteux, car d'une part la piqûre de Cl. Bernard n'a jamais produit qu'une polyurie transitoire et, d'autre part, Schiff, Eckard, Thiernesse, ont obtenu la polyurie en lésant des parties très différentes de l'encéphale (cervelet, vermis inferior), en irritant le grand sympathique au cou, les ganglions dorsaux placés sur le trajet des grands splanchniques; Kahler a constaté la polyurie dans les lésions des portions que logent les fosses occipitales, et de l'isthme de l'encéphale. On ne saurait donc localiser le centre de la polyurie; et il semble que ce soit un mode de réaction spécial à certains sujets à l'égard des traumatismes ou de certaines excitations.

**Symptômes.** — Le diabète insipide apparaît assèz brusquement. Les parents sont frappés tantôt par l'avidité de l'enfant et par la sécheresse de sa bouche, tantôt par la fréquence de ses mictions. Chez le nourrisson, la mère ou la nourrice reconnaît que le sein ou le biberon ne suffit pas, que l'enfant non rassasié crie et se débat continuellement. Quand elle est l'effet d'un refroidissement, d'une émotion, d'un traumatisme, c'est quelquefois dans la nuit qui suit le choc, plus souvent quelques jours après, qu'apparait la polyurie. Dans ce dernier cas, elle passe d'abord inaperçue, cachée qu'elle est par différents symptômes cérébraux en rapport avec la commotion cérébrale (coma ou torpeur, incontinence d'urine et des matières, vertiges, etc.). Parfois cependant, ces accidents sont si atténués qu'ils passent inaperçus et la polyurie paraît être le seul phénomène consécutif au trauma. A la suite d'une maladie aiguë, la polyurie apparaît aussi dès la convalescence (Leteinturier).

Le trouble sécrétoire, une fois établi, se manifeste par un ensemble de symptômes dont le plus frappant est l'augmentation de la soif; la polydypsie varie en raison directe de l'activité de l'excrétion; mais tandis que, chez quelques enfants, elle n'est qu'un besoin un peu exagéré, chez d'autres, elle devient un véritable supplice; le nouveau-né, à peine retiré du sein ou séparé du biberon, crie et proteste, et, sous l'influence de ce besoin incompris de la mère, passe des nuits sans sommeil; plus âgé, l'enfant emploie tous les moyens pour se procurer du liquide, le dérobe si on le rationne et boit tout ce qui lui tombe sous la main; la soif varie avec le moment de la journée, mais persiste la nuit, assez pour réveiller le malade.

Si on prive l'enfant de boisson, ses lèvres se sèchent et se crevassent; il éprouve des sensations de vide, de picotement, des douleurs gastriques; parfois des vomissements apparaissent avec palpitations et oppression; on a vu une suppression trop prolongée entraîner la mort de l'enfant.

*Caractères de l'urine.* — La quantité d'urine est comme celle des boissons, très variable[1]; Bürger a vu 8 litres émis en 24 heures par une fille de 7 ans, du poids de 36 livres; Gerhardt 10 litres par un enfant de 4 ans; von der Heidjen 9 litres 800 par une fille de 6 ans; Vierordt rapporte l'histoire d'un garçon de 6 ans et demi du poids de 13 kilogrammes qui urinait 15 litres, en sorte que cet enfant éliminait un poids d'urine supérieur à celui de son corps; il est vrai que la mort rapide de cet enfant fait supposer l'existence d'une lésion profonde, probablement dans les centres nerveux.

En général la quantité journalière d'urine atteint 1/4, 1/5 ou 1/7 du poids du corps. D'après H. Vierordt, l'enfant peut fournir des proportions d'urine beaucoup plus considérables que l'adulte, car le cas de polyurie de l'adulte où l'émission fut le plus abondante, celui de Trousseau, ne donne qu'un rapport de 0,666 : 1, tandis que chez l'enfant on a vu 1,157 : 1. On pourrait expliquer cette différence par le fait que le poids du rein est, relativement au poids du corps, plus grand chez l'enfant que chez l'adulte, puisque chez un enfant de 6 ans, le poids du rein est de 150 grammes et celui du corps 17 kilogrammes, ce qui donne le rapport 1/113, tandis que chez l'adulte, il est de 1/232 (280 gr. et 65 kilogr.).

Les mictions, très fréquentes, le sont moins la nuit que le jour. La quantité émise pendant le jour paraît plus abondante que celle de la nuit; dans un cas que j'ai observé assez longtemps, l'urine diurne dépassait l'urine nocturne de 200 à 600 grammes (la nuit commençant et finissant à 7 heures).

[1] Voici pour comparaison les quantités normales d'urine aux différents âges :

PREMIER AGE (d'après Camerer).

| AGE. | QUANTITÉ (24 H.). | POUR 1 KGR. DU POIDS DU CORPS. | |
|---|---|---|---|
| 1er jour. | 48 gr. | 14,5 | Lait de la mère. |
| 2 — | 53 | 17,6 | — |
| 3 — | 172 | 54 | — |
| 4 à 6 — | 204 | | — |
| 9 à 12 — | 357 | | — |
| 18 à 21 — | 385 | | — |
| 31 à 33 — | 398 | | — |
| 67 à 69 — | 447 | 105 | — |
| 12e à 15e semaine. | 517 | 98 | — |
| 20e à 25e — | 466 | 75 | Lait de vache. |
| 35e à 40e — | 819 | 122 | — |
| 52e à 52e — | 698 | 112 | — |

Les quantités relatives à 1 kil. de poids du corps de l'enfant montent de 14,5 (1er jour)
à 107 ( 2e semaine).
à 90 (13e semaine).
à 112 (1 an).

ENFANTS PLUS AGÉS (d'après Mme Schabanowa).

| AGE. | URINE DES 24 H. | PAR KGR. DE POIDS DU CORPS. | PAR KGR D'EAU INGÉRÉE. |
|---|---|---|---|
| 2 ans. | 675 | 68,5 | 690 |
| 2 1/2 . | 525 | 47,4 | 520 |
| 3 . | 610 | 56,2 | 588 |
| 4 . | 1225 | 101,5 | 870 |
| 5 . | 943 | 62,5 | 825 |
| 6 . | 1295 | 83 | 926 |
| 7 . | 941 | 57,7 | 766 |
| 8 . | 822 | 40,2 | 747 |
| 8 1/2 . | 1152 | 62,6 | 900 |
| 9 . | 1205 | 53,6 | 960 |
| 10 . | 1866 | 65,7 | 969 |
| 11 . | 1205 | 46,9 | 1061,1 |
| 12 . | 1201 | 43,5 | 1118 |
| 13 . | 1012 | 56,9 | 905,9 |

[L. GUINON.]

Pribram, Schapiro ont obtenu des résultats contraires, et Lecorché admet que, en général, les deux quantités arrivent à s'égaler; il explique ce phénomène par un retard dans l'élimination des boissons ingérées le jour : la sécrétion rénale ne s'établissant que si le sang a récupéré les pertes en eau que lui a fait subir la polyurie (?).

D'après ce que j'ai observé, au contraire, l'émission suit généralement de près l'ingestion des boissons, bien qu'en disent Külz qui croit que l'émission commence plus tard chez le polyurique et Falck qui admet un ralentissement dans l'absorption digestive des liquides; l'opinion de ces auteurs n'est vraie que dans le cas où on rationne le sujet; mais, quand son organisme est saturé d'eau, ce qui est son état normal, le polyurique sécrète plus vite que l'homme sain pour une même quantité d'eau (Kraus).

Beaucoup d'auteurs se sont demandé si l'urine était plus ou moins abondante que les boissons ingérées : c'est une question difficile à résoudre, parce qu'il faudrait tenir compte de l'eau ingérée avec les aliments autres que les boissons; les observations de Strauss, de Pribram et les miennes montrent que le rapport varie tantôt dans un sens, tantôt dans l'autre; et si on admettait avec Külz que le polyurique, pour une même quantité de boisson, sécrète plus qu'un sujet sain, enlevant ainsi de l'eau à ses tissus, cela ne pourrait durer longtemps sans que la santé fût profondément atteinte. Il est bien certain que dans l'immense majorité des cas l'eau ingérée compense suffisamment les pertes.

*Propriétés physiques et chimiques.* — Ce sont celles de toutes les urines abondantes. Couleur très pâle, densité très faible (1004 à 1001 et 1000,5). Réaction faiblement acide ou neutre. Peu d'analyses ont été publiées. Les observations relatives à l'urée donnent des résultats très différents, parfois une faible augmentation[1]. Une enfant de 10 ans, pesant

---

[1] Voici d'après Mme Schabanowa les quantités d'urée éliminée par des enfants en augmentation égulière de poids :

| AGE. | EAU BUE OU INGÉRÉE AVEC ALIMENTS. | POIDS MOYEN DU CORPS. | URÉE MOYENNE. | URÉE PAR KGR. DU CORPS. |
|---|---|---|---|---|
| 2 ans | 932 | 9 877 | 9,87 | 1,01 |
| 2 1/2 | 1 009 | 11 076 | 10,58 | 0,92 |
| 5 | 1 056 | 10 860 | 13,58 | 1,25 |
| 4 | 1 286 | 11 085 | 14,96 | 1,57 |
| 5 | 1 143 | 15 075 | 14,47 | 0,95 |
| 6 | 1 598 | 15 500 | 14,74 | 0,97 |
| 7 | 1 207 | 18 894 | 15,55 | 0,81 |
| 8 | 1 045 | 20 436 | 17,89 | 0,87 |
| 8 1/2 | 1 279 | 18 400 | 18,25 | 1,00 |
| 9 | 1 525 | 22 468 | 19,51 | 0,86 |
| 10 | 1 918 | 28 440 | 20,42 | 0,71 |
| 11 | 1 151 | 25 915 | 19,19 | 0,70 |
| 11 | 1 277 | 26 620 | 19,62 | 0,75 |
| 12 | 1 077 | 27 575 | 22,25 | 0,80 |
| 15 | 1 177 | 27 602 | 20,02 | 0,71 |

Ces chiffres montrent que la quantité absolue d'urée augmente avec l'âge, mais que la quantité relative au poids du corps, après avoir augmenté jusqu'à 4 ans, diminue ensuite d'une façon constante. C'est ce qu'exprime Vierordt en disant qu'il y a 2 minima correspondant aux deux extrêmes de l'enfance et qui sont au maximum (4 ans) comme 1 : 5 : 2.

La quantité d'urée relativement à l'urine est généralement inférieure à 1 pour 100, elle atteint 1,7 et 1,8 pour 100, mais reste toujours inférieure au taux de l'adulte 2,15 pour 100.

23 livres, observée par Strauss, éliminait de 9 à 15 grammes d'urée ; une malade de Dickinson (8 ans, 21 livres), tuberculeuse il est vrai, émettait 14 à 21 grammes, avec une nourriture mixte ; avec un régime végétal, l'urée tomba à 6 grammes, pour remonter à 30 avec une alimentation animale. Une autre fille de 6 ans, pesant 27 livres, rendait de 9 à 23 grammes avec régime mixte, 6 à 7 grammes avec régime végétal, 24 grammes avec régime animal. Un garçon, observé par Niemeyer (20 ans), présentait une azoturie très nette (28 à 38 gr.) ; Mosler, Chavanis ont observé deux cas analogues.

Les analyses que j'ai faites dans 3 cas de diabète insipide de l'enfant m'ont dénoté une diminution de l'urée dans deux cas, 10 au lieu de 17 ; 10 au lieu de 20 ; elle était normale dans un troisième. Ces trois enfants avaient, il est vrai, peu d'appétit.

L'acide urique et les chlorures sont en quantité normale ou peu augmentés ; l'acide phosphorique est au-dessous de la normale. On a constaté la présence de l'inosite chez l'enfant comme chez l'adulte polyurique, mais de façon très inconstante ; ce corps ne paraît avoir, d'ailleurs, aucune signification pathogénique.

Dans la polyurie simple de l'enfant, liée à un trouble du système nerveux, les matériaux sont généralement en quantité inférieure à la normale. Mais ce n'est pas une règle absolue, car le traumatisme (Mosler, Chavanis) peut aussi bien provoquer une azoturie qu'une hydrurie simple ; l'hystérie et la dégénérescence donnent aussi parfois une augmentation des chlorures.

A quoi attribuer ces excès rares, mais réels, de matériaux fixes ? Jeanneret admet que l'urée augmente de 0 gr. 03 par 24 heures pour 100 centimètres cubes d'eau ingérée, fait que Mme Schabanowa n'a pu vérifier chez l'enfant. De même Becquerel, Kiener, pensent que la persistance de la polyurie entraîne, à un certain moment, l'excrétion exagérée des produits normaux. On peut l'admettre pour certaines variétés de polyurie à déterminer, mais il est assurément des formes qui durent pendant des années sans modifier en rien le chimisme des excreta, ceux-ci restant normaux ou au-dessous de la normale\

En présence de ces opinions contradictoires, il faut se rappeler combien sont grandes chez les sujets normaux les variations des éléments de l'urine. Ne peut-on admettre qu'avec une polyurie de même origine, chaque sujet réagissant à sa façon se distingue des autres par une soustraction plus ou moins abondante de telle ou telle substance ?

Le diabète insipide présente ainsi des variétés qu'on peut qualifier d'azoturiques, anazoturiques, chloruriques.

*État des fonctions.* — Les fonctions digestives sont généralement bonnes, et l'appétit est conservé. Il faut noter cependant quelques anomalies ; certains nerveux mangent extrêmement peu ; ils sont anazoturiques ; on a signalé la polyphagie chez des enfants azoturiques (Chavanis) ; quelques enfants éprouvent pendant la digestion de la céphalalgie, un peu de gêne cérébrale en rapport avec la dilatation d'estomac. La gastrectasie est fréquente, si on en juge par le siège du clapotage, mais pas aussi développée que pour-

[L. GUINON.]

rait le faire croire l'abondance des boissons ; celle-ci loin de nuire aux diges-
tions de l'enfant est souvent tout à fait nécessaire.

Les garde-robes sont rares, aqueuses, ce qu'expliquerait la sécheresse
du tube digestif. On observe la dilatation de la vessie qui remonte fréquemment jusqu'à l'ombilic. L'incontinence d'urine accompagne quelquefois
la polyurie.

Un fait qui est lié à l'activité de la sécrétion urinaire, c'est l'immunité à
l'égard des boissons alcooliques et des médicaments : Extrait de valériane à
hautes doses, ergotine par grammes, prolongée pendant plusieurs jours.
antipyrine à la dose de 6 grammes régulièrement administrée, ne produisent
aucun effet fâcheux sur ces enfants, car la substance active est éliminée par
le lavage des tissus.

La température du corps serait abaissée (Külz), ce qu'explique la déperdition résultant de l'élimination exagérée d'eau et surtout l'ingestion si fréquente de liquides froids. Pribram l'a trouvée au-dessus et au-dessous de la
normale suivant les circonstances.

L'étude de la perspiration cutanée a été faite par Strauss et Bürger. Cette
question avait une grande importance autrefois, car on admettait que dans
le diabète l'urine peut dépasser de beaucoup la quantité des liquides ingérés,
et pour expliquer cela, on supposait que la peau pouvait absorber l'eau de
l'air ambiant. Mais il est certain que la différence entre l'urine et les
boissons n'est jamais bien considérable, et de plus les expériences de
Nasse ont démontré que la peau du diabétique n'absorbe pas d'eau, même
dans un bain.

Strauss, Bürger ont constaté que la perspiration cutanée est abaissée chez
le polyurique ; d'après Bürger elle peut tomber à 8 pour 100 de la perte de
poids du corps, tandis qu'elle est de 52 à 53 pour 100 chez un sujet normal,
d'après Vierordt.

D'après Pribram, la perspiration cutanée et pulmonaire augmente quand
la polyurie diminue. Toutefois, il ne faut pas généraliser, car Külz, Engel-
mann et Kraus ont constaté de grandes variations.

Les polyuriques ont souvent des palpitations, leur pouls est parfois petit
et serré (Vogel). Je n'ai pas constaté l'exagération de la tension artérielle
qu'ont admise les auteurs ; les épistaxis et les palpitations qu'on invoque
comme preuve de ce phénomène ont été surtout observées chez des enfants
atteints de polyurie symptomatique.

La menstruation s'établit quelquefois très tard. Cependant les fonctions
génératrices ne semblent pas atteintes chez les polyuriques qui arrivent à
l'état adulte.

Malgré des conditions de nutrition anormales en apparence, les enfants se
développent bien, quand leur urine ne renferme pas un excès de matériaux
solides ; tous ceux que j'ai observés étaient gras, vigoureux, colorés et vifs.
après plusieurs années de polyurie. Cependant, si l'on en croit la statistique
de Külz où sont réunis les poids de 14 polyuriques, leur croissance serait
très inférieure à la normale. Mais, comme je l'ai déjà dit, on a souvent réuni
dans une même description des cas très dissemblables et particulièrement

des polyuries symptomatiques d'altérations des reins ou de lésions diverses. C'est ainsi qu'on peut s'expliquer le tableau si noir que fait Bouchut de l'enfant atteint de diabète insipide. « La peau, dit-il, est sèche et terreuse, le pouls est petit et faible;... le sang perd une partie de ses globules; il se fait donc peu à peu une anémie d'autant plus prononcée que la sécrétion urinaire se prolonge plus longtemps : alors les enfants sont sensibles au froid, ont les extrémités froides; ils sont tristes, abattus, et dans un état de langueur plus ou moins prononcé. »

Tous ces traits sont évidemment forcés. Le polyurique, en tant que névropathe, est exposé à des manifestations nerveuses multiples : névralgies, céphalées, convulsions, chorée; comme dégénéré, il peut présenter toutes les manifestations psychiques : émotivité, irritabilité du caractère, colères violentes, instabilité mentale, indiscipline, perversions.

**Marche et pronostic.** — Le diabète insipide est essentiellement chronique; il s'établit brusquement et dure indéfiniment avec des oscillations dont la cause souvent échappe. Les maladies aiguës, fébriles, atténuent et parfois suppriment la polyurie, mais la guérissent rarement (Debout). Dickinson, Von der Heyden, n'ont vu aucune modification au cours d'une scarlatine, d'une rougeole, d'un érysipèle et d'une pleurésie.

Bouchut signale un cas de guérison par les injections de morphine. Lunin, un autre, guéri après 9 ans de maladie et différents traitements. Un malade de Desgranges aurait guéri après un vésicatoire suppuré, appliqué dans le cours d'une pleurésie.

Le plus souvent, on retrouve la polyurie à 20, 30, 40 ans de son début, laissant généralement son porteur en assez bon état. Au bout de 19 ans, un malade de Bidard est bien constitué, quoique lymphatique. Un homme de 54 ans, malade depuis l'âge de 4 ans, est peu vigoureux, d'appétit normal, les gencives décolorées. Un homme de 53 ans, polyurique depuis l'enfance, est maigre avec le thorax peu développé, mais il n'est jamais malade.

La plupart meurent de maladies accidentelles, quelques-uns de tuberculose contractée à l'hôpital. D'après Bouchut, les enfants succombent à la consomption ou à des accidents comateux comme dans l'urémie; mais comme je l'ai dit plus haut, les observations de Bouchut concernent des polyuries symptomatiques. L'*azoturie* conduit généralement à la cachexie et à la tuberculose.

La *polyurie traumatique* chez l'enfant est plus fréquemment indépendante de la glycosurie, ce qui explique sa bénignité; elle guérit souvent en quelques semaines (Fritz, Johannessen).

La *polyurie hystérique* sur laquelle Brissaud attirait de nouveau l'attention dernièrement n'est autre que celle que je viens de décrire.

La *polyurie héréditaire* mérite une place à part dans cette description; les observations de Lacombe, de Pain, S. Gee, Weill, sont les plus remarquables. Cette polyurie atteint un grand nombre de personnes dans une même famille, 7 sur 9 dans une observation de Lacombe, 7 sur 10 (Pain), 23 sur 91 (A. Weill). Les personnes épargnées appartiennent aux deux sexes. Elle peut sauter une génération; elle débute dans le jeune âge, souvent dans

[L. GUINON.]

les 6 premiers mois ; quand elle est congénitale, l'enfant succombe généralement de 4 à 6 mois.

On trouve dans ces familles quelques cas de scrofule, de tuberculose (Pain), quelques malformations (Weill), mais trop rares pour qu'on puisse rattacher cette maladie à une diathèse ou à une infection quelconque. La polyurie héréditaire est en effet compatible avec une excellente santé, beaucoup de sujets sont vigoureux, d'intelligence normale et vivent vieux ; mais ils gardent toujours leur infirmité.

**Diagnostic.** — Le diagnostic est généralement facile. Toutefois il exige une observation attentive, qui permette d'éloigner tout soupçon de *simulation*, et des analyses complètes et répétées.

Une seule analyse pourrait en effet laisser inaperçue la présence du sucre dans l'urine : le *diabète sucré* chez l'enfant, comme chez l'adulte, peut en effet présenter des phases transitoires de diabète insipide. Il s'accompagne de troubles de nutrition assez importants pour attirer l'attention.

La *polyurie symptomatique des affections cérébrales* apparaît dans le cours des tumeurs cérébrales, des méningites de la base et cérébro-spinales, de la tuberculose cérébrale, de l'hydrocéphalie. Elle n'est pas très abondante, s'accompagne souvent de glycosurie ; elle est d'ordinaire précédée de symptômes cérébraux sous la dépendance plus ou moins immédiate de la lésion : céphalée, vomissements, troubles de la vue, vertiges, attaques convulsives et épileptiformes ; l'examen du fond de l'œil peut rendre des services en décelant un œdème péripapillaire.

La *polyurie par lésion des reins* ne se voit guère chez l'enfant que dans la dégénérescence amyloïde de ces organes ; il s'agit presque toujours de petits tuberculeux ou syphilitiques, porteurs de vieilles suppurations osseuses ; la pâleur extrême, la faiblesse, le gros ventre, le gonflement et la dureté du foie sont les meilleurs signes de cette dégénérescence.

La *polyurie post-épileptique, la polyurie des convalescences* (entérite, fièvre typhoïde, paludisme aigu, pneumonie) sont passagères et se distinguent de la polyurie essentielle par l'abondance des matériaux de désassimilation que contient l'urine ; Whittle a signalé une polyurie *alcaline* dans la convalescence d'une angine membraneuse.

La *polyurie de guérison des ascites et anasarques* est aussi transitoire et facile à reconnaître.

**Traitement.** — *Hygiène.* — Nous ne possédons pas encore de traitement bien établi du diabète insipide. Il est cependant un certain nombre de précautions hygiéniques recommandables.

Avant tout, il ne faut pas priver le polyurique de boissons, comme ont proposé de le faire Foussagrives, Marsh et Piorry ; c'est une méthode dangereuse, comme nous l'avons vu, et à coup sûr inutile. Le polyurique ayant tendance au refroidissement, il faut réduire autant que possible la perte de chaleur que produit l'ingestion de boissons froides, en lui donnant des liquides tièdes. Il doit, de même, porter des vêtements chauds ; « c'est un moyen utile, même au point de vue de la polyurie, dont il peut diminuer l'intensité, en augmentant la perspiration cutanée » (Lecorché).

Les bains chauds, les frictions agissent favorablement en excitant les fonctions cutanées ; l'exercice est utile, mais il doit être modéré et ne jamais aller jusqu'au surmenage, sous peine d'augmenter les déperditions auxquelles a toujours tendance le polyurique.

Pour réparer les pertes, on prescrira l'huile de foie de morue, les aliments azotés et gras, le fer, les amers et le quinquina.

*Traitement pharmaceutique.* — On a essayé et on peut essayer tous les médicaments qui, en provoquant la sécrétion d'autres glandes ou par un autre procédé, diminuent la sécrétion rénale. Signalons le jaborandi, l'opium, la valériane, la belladone, la strychnine, l'acétate de plomb, l'antipyrine, le salicylate de soude.

Cette énumération est quelque peu décourageante ; mais tous les essais sont légitimes, d'autant plus que la polyurie protège les malades contre l'intoxication.

On a conseillé aussi l'*électrisation galvanique* (Seidel, Le Fort) appliquée sur la moelle et les reins. Chez les hystériques, *la suggestion* a une efficacité réelle (Babinski, Mathieu, Erhardt).

[L. GUINON.]

## XXVI

# *MALADIES DES ORGANES GÉNITO-URINAIRES EXTERNES DANS LE SEXE MASCULIN*

PAR ALF. POUSSON

Agrégé, chargé du Cours complémentaire de clinique des maladies des voies urinaires,
Chirurgien des hôpitaux de Bordeaux.

## PÉNIS

### VICES DE CONFORMATION

Les difformités que le pénis peut présenter à la naissance portent, suivant la classification très judicieuse de Demarquay, *a)* sur la totalité de cet organe : *b)* sur les corps caverneux ; *c)* sur le prépuce.

*a) 1° Absence complète du pénis.* — Elle est extrêmement rare. Les cas de Révolat[1], de Nélaton[2], de Demarquay[3], de Goschler[4], de Hicks[5] sont sans doute les seuls authentiques que nous possédions. Chez le malade de Révolat, outre un spina-bifida, il existait une hernie ombilicale au-dessous de laquelle l'urine et le méconium s'échappaient par un orifice transversal ; les sujets de Nélaton, de Goschler, de Demarquay ne présentaient aucune autre anomalie : le scrotum lui-même était bien conformé, le cordon normal, mais il n'y avait nulle part trace de pénis et les urines s'écoulaient par une fistule vésico-rectale. A part l'individu observé par Demarquay, qui avait 27 ans et était très vigoureux, nous ne savons ce qu'il advint des nouveau-nés vus par les autres chirurgiens. De cet unique fait il est cependant permis de conclure que ce vice de conformation est compatible avec l'existence, lorsque l'urine trouve une issue directement à l'extérieur, ou dans un réservoir voisin comme l'intestin. Il n'en est pas de même, cela va sans dire, lorsque, ainsi que cela existait chez le fœtus de Hicks, la vessie et le rectum s'ouvrent dans une poche fermée située à la place du scrotum.

Il convient de rapprocher de ces faits d'absence complète et réelle de la verge, ceux plus rares encore où cette absence n'est qu'apparente, tels les cas de Boutellier[6] et de Lemke[7]. Dans le premier, l'urine sortant par un pertuis situé à la place de la verge, on sentait sous les téguments un rudiment de pénis que le chirurgien dégagea par une incision en T. Le second cas a pour sujet un enfant de 5 ans, possédant un orifice urinaire étroit

---

(1) *Journal de Sédillot*, t. XXVII.
(2) *Éléments de path. chir.*, t. V, p. 657.
(3) *Maladies chirurgicales du pénis*.
(4) *C. R. de l'Acad. des Sc.*, 1884.
(5) *Encyclop. internat. of surgery*, t. VI, p. 554.
(6) *Union médicale de la Seine-Inférieure*, 1875, n° 40, p. 27.
(7) *Virchow's Arch.* Bd. 135, p. 181, 1895.

situé au-dessus d'un scrotum muni de ses deux testicules entre lesquels on sentait très bien un pénis. L'enfant très affaibli ne fut pas opéré.

2° *Duplicité de la verge.* — Les quelques observations de verge double publiées jusqu'à ce jour peuvent être classées en deux catégories : les deux pénis indépendants dans toute leur longueur sont superposés ou placés l'un à côté de l'autre; la verge une à sa racine est bifide à sa partie antérieure. Isidore Geoffroy-Saint-Hilaire[1] a rapporté le seul cas de pénis superposés que l'on connaisse : l'une et l'autre de ces verges était creusée d'un canal qui servait isolément ou simultanément à l'émission de l'urine ou du sperme. Dans le cas récent observé par Lannelongue[2], il s'agissait en réalité d'un pseudo-pénis ombilical. En effet, la verge bien conformée se trouvait à sa place normale, mais il existait à la région de l'ombilic une hernie saillant en forme de verge au sommet de laquelle l'ouraque perméable s'ouvrait et laissait s'écouler une partie de l'urine au moment de la miction. Velpeau[3], Hart[4], Van Buren et Keyes[5], Giacomo Sangalli[6] ont observé des individus porteurs de deux verges placées l'une à côté de l'autre. Chez tous il existait en même temps d'autres vices de conformation plus ou moins accentués portant sur le scrotum, les testicules, la symphyse pubienne, et sur la vessie (double chez le malade de Sangalli). Malgré ces difformités surajoutées, plusieurs de ces sujets atteignirent l'âge adulte.

Le seul cas de bifidité pénienne a été publié par Torster et Klebs[7]. La verge était fendue dans la traversée du gland et dans sa moitié antérieure : le côté gauche était muni d'un renflement balanique et pourvu de tissu érectile; le côté droit était peu développé, sans renflement terminal; l'urètre s'ouvrait en entonnoir au point d'union des deux parties séparées.

3° *Palmure de la verge.* — Cette difformité résulte de l'insertion au scrotum des téguments péniens par un repli plus ou moins étendu en largeur et en hauteur. La verge est ainsi infléchie par en bas, comme dans la plupart des cas d'hypospadias, auquel est d'ailleurs très souvent lié ce vice de conformation. On devine les troubles qui en résultent : l'urine inonde le scrotum à chaque miction et plus tard la copulation est rendue impossible.

Contrairement à J.-L. Petit, qui conseillait l'abstention, tous les opérateurs sont aujourd'hui d'accord pour remédier à cette infirmité par une intervention. C'est ce que firent Dupont, Bouisson et plus près de nous Duplay, qui incisa la palmure profondément jusqu'à la cloison des corps caverneux et réunit ensuite transversalement les lèvres de la plaie. Cette opération doit être pratiquée d'assez bonne heure, vers 2 ou 3 ans, car l'incurvation de la verge a une fâcheuse influence sur son développement.

4° *Torsion du pénis.* — Cette difformité congénitale très rare, dans laquelle les corps caverneux regardent le scrotum tandis que le corps spon-

---

(1) *Histoire des anomalies de l'organisation*, t. II.
(2) *Congrès gynéc. de Bordeaux*, août 1895.
(3) *C. R. de l'Académie des Sc.*, 1844.
(4) Cité par Ed. Schwartz. *Encyclop. intern. de chir.* Paris, vol. VII, p. 424.
(5) *Intern. Encyclop. of surg.* New-York, t. VII, p. 554.
(6) *Mem. del R. Instilute Lombardo di Scienze e Lettere*, 1894, fasc. IV, vol. XVII.
(7) *Anal. pathol.*, p. 1152.

[ALF. POUSSON.]

gieux est dirigé vers le pubis, coïncide presque toujours avec l'hypospadias et l'arrêt du testicule dans sa migration. Godard, Verneuil, Guerlain, John Gay en ont rapporté des observations. Chez le petit malade de John Gay, la torsion s'accompagnait d'épispadias. Jusqu'ici, à notre connaissance, rien n'a été tenté pour remédier à ce vice de conformation.

5° *Fistules péniennes congénitales.* — Dans ces dernières années Kauffmann a décrit, d'après les faits observés par Marchal, Luschka, Picardat, Pribram, Perkowsky et Verneuil, des fistules péniennes congénitales. Plus récemment Englisch[1] en a rapporté deux nouveaux cas. Elles s'ouvrent sur le dos de la verge dans l'espace compris entre le gland et le pubis par un orifice cutané, auquel fait suite un trajet oblique d'avant en arrière, plus ou moins large et profond mais ne communiquant jamais avec l'urètre. La pathogénie de ces fistules est d'une interprétation difficile. Klebs les considère comme des épispadias dont l'abouchement à l'urètre se serait seul fermé.

Ces fistules, qui plus tard au moment des érections laissent s'écouler un liquide filant, peuvent être infectées par le microbe de la blennorragie.

Perkowsky obtint l'oblitération de la fistule de son malade, en la fendant jusqu'au pubis, en cautérisant son cul-de-sac et en suturant ses lèvres.

b) *Absence des corps caverneux.* — Delbarrier a publié le seul cas, encore contestable, d'absence totale des corps caverneux, le corps spongieux et l'urètre étant d'ailleurs bien conformés.

c) 1° *Absence du prépuce.* — L'absence et l'atrophie congénitales du prépuce, d'après Bloch et quelques autres auteurs, s'observeraient plus fréquemment chez les enfants israélites que chez les autres en raison de la transmission héréditaire de la mutilation rituelle de cet organe. Avec la majorité des observateurs nous ne saurions souscrire à cette assertion. Ce vice de conformation est d'ailleurs sans conséquence, et les opérations proposées par Celse, J.-L. Petit, Dieffenbach pour y remédier n'ont plus qu'un intérêt historique.

2° *Division du prépuce.* — Comparée, sans raison embryogénique, au bec-de-lièvre, la division congénitale du prépuce, qu'elle siège sur la ligne médiane ou sur les côtés, est complète ou incomplète suivant qu'elle intéresse en partie ou en totalité ce repli cutanéo-muqueux. La division incomplète n'entraîne le plus souvent aucune gêne fonctionnelle. Lorsqu'elle est complète elle peut devenir plus tard un obstacle à la copulation par la douleur que le tiraillement des deux lambeaux occasionne. Pour remédier à cet inconvénient, J.-L. Petit recommandait de suturer les deux bords préalablement avivés; Boyer et Demarquay conseillent avec plus de raison d'exciser les lambeaux flottants.

3° *Brièveté du frein.* — Cette petite infirmité sans inconvénient pendant la première enfance peut, au moment où surviennent les érections, déterminer de la gêne, de la douleur et entraver plus tard la copulation par la traction qu'elle exerce sur le gland. Il convient donc d'y remédier par la petite opération suivante. Tandis que la verge étant relevée vers l'abdomen, le chirurgien redresse le gland de la main gauche, un aide écarte le prépuce

---

(1) *Internat. Centralb. f. Physiol. u. Path. der Harnorgan*, 1892. Bd. III, Lep. Aledre.

et tend le frein. Celui-ci est alors incisé avec des ciseaux de préférence au bistouri, les lames rasant le gland. Il se produit parfois une petite hémorragie fournie par l'artère du frein, que l'on peut être obligé de lier. Mais le plus souvent le léger écoulement sanguin s'arrête de lui-même par la suture au catgut ou au crin de la petite plaie losangique résultant de la section.

4° *Adhérences congénitales.* — D'après Bokai et Schweigger-Seidel, la face interne du prépuce adhère intimement à la face externe du gland, par fusion des deux couches épithéliales, pendant la plus grande partie de la vie intra-utérine et même après la naissance chez un grand nombre d'individus. Ainsi s'explique la fréquence des adhérences congénitales du prépuce ou symphyse balano-préputiale. On les rencontre surtout chez les enfants atteints de phimosis. Exceptionnellement totales, elles siègent par places de préférence au niveau de la couronne du gland et dans le sillon balano-préputial. Elles sont précaires, se rompent facilement sans effusion de sang, et se distinguent par là des adhérences cicatricielles acquises. N'ayant aucun caractère de gravité, elles ne sont cependant pas sans entraîner quelques inconvénients. C'est ainsi que, retenant le smegma préputial dans la rainure du gland, elles déterminent une irritation qui porte les enfants à se gratter et peut devenir le point de départ d'une balano-posthite. Elles gênent surtout pour l'opération du phimosis, en rendant l'antisepsie plus difficile et la section de la muqueuse irrégulière.

Rien n'est plus facile que de rompre les adhérences balano-préputiales, lorsque l'orifice du prépuce est large. Il suffit de ramener cet organe en arrière du gland, et il serait à désirer que cette petite manœuvre s'introduisît dans toutes les maternités et que tous les nouveau-nés y fussent soumis. Lorsque le prépuce ne peut pas découvrir le gland, il faut avec une sonde cannelée, ou un stylet, séparer les deux surfaces épithéliales fusionnées. Un jet d'eau boriquée lancé entre le prépuce et le gland aseptise ensuite le sac préputial et entraîne le smegma et tous les produits de sécrétion.

5° *Phimosis.* — On dit qu'il y a phimosis lorsque le prépuce ne peut pas être ramené en arrière du gland. Cet état peut résulter de l'étroitesse native de l'orifice préputial ou de son resserrement pathologique ; de là deux variétés : le phimosis congénital et le phimosis acquis ou accidentel. Ce dernier est rare chez l'enfant et reconnaît pour cause à peu près exclusive la balano-posthite. Nous ne nous occuperons ici que du phimosis congénital.

Ce vice de conformation est fréquent. Il convient cependant de ne pas le confondre avec une disposition qu'on observe chez presque tous les enfants naissants et dans laquelle le gland quoique complètement recouvert peut être facilement mis à nu.

**Symptômes.** — L'étroitesse de l'orifice préputial est très variable : entre les cas extrêmes où le gland passe à frottement entre ses lèvres et où il n'existe qu'un pertuis punctiforme livrant passage à l'urine, tous les intermédiaires peuvent être rencontrés ; exceptionnellement même l'occlusion du sac préputial peut exister. La distinction faite par Ricord en phimosis incomplet et phimosis complet repose sur ces inégalités de diamètre du limbe. La longueur du repli cutanéo-muqueux débordant le gland a, au point



*[ALF. POUSSON.]*

de vue pratique, une importance presque égale à l'étroitesse de son orifice;
aussi est-il bon de retenir la distinction établie par Vidal (de Cassis) entre
le phimosis atrophique dans lequel le prépuce s'applique au gland sans le
déborder, et le phimosis hypertrophique dans lequel le prépuce exubérant le
dépasse parfois de 2 à 3 centimètres. Dans le phimosis court, pourvu que
l'orifice du prépuce soit concentrique à l'embouchure de l'urètre et qu'il
n'existe ni épispadias ni hypospadias préputial, l'urine sort sans encombre.
Il n'en est pas de même lorsque le parallélisme des deux orifices est détruit
et lorsque le canal constitué par le prépuce hypertrophié est long et étroit :
l'urine distend alors le sac préputial en forme de ballon à chaque miction,
et, s'écoulant lentement et incomplètement de ce réservoir accidentel, y entretient une irritation habituelle qui, commençant par la suppuration de la
face interne du prépuce et du gland, peut y déterminer des ulcérations, et,
dans la suite, des adhérences cicatricielles. La rétention du smegma vient
encore ajouter à ces causes d'irritation, et la sécrétion des glandes de Tyson
forme des masses plus ou moins dures, susceptibles de s'incruster de sels
calcaires et de constituer de véritables calculs préputiaux.

**Complications et accidents.** — Outre les troubles fonctionnels d'ordre
mécanique que la gêne apportée à l'émission des urines par le phimosis
détermine du côté de l'urètre et de la vessie (dilatation de l'urètre, distension
du col vésical, cystite(?), etc.) et sans compter les inconvénients plus ou
moins graves qui peuvent en résulter à la période de l'activité sexuelle, on
a encore accusé ce vice de conformation d'être chez les enfants la cause
d'une foule d'accidents. Ils ont été bien exposés par un de mes élèves,
L.-E. Berger (th. inaug., Paris, 1890). Les uns, comme les hernies, le
prolapsus du rectum, l'hydrocèle, résultent des efforts répétés que font les
petits malades pour uriner. Les autres, d'ordre réflexe, portent soit sur l'appareil génito-urinaire, soit sur les divers autres appareils organiques. Les
troubles de l'appareil génito-urinaire consistent dans du spasme de l'urètre,
de la contracture du col, de la cystalgie, de l'incontinence (accident le moins
contestable et de beaucoup le plus fréquent), de l'éréthisme de la verge
pouvant entraîner des habitudes d'onanisme, et provoquer au moment de
l'adolescence des pollutions nocturnes qui épuisent les sujets et nuisent à
leur développement. Les troubles réflexes à distance, signalés d'abord par
Sayre, de New-York, et étudiés surtout par les chirurgiens américains,
frappent principalement le système nerveux. Les enfants sont irritables et
inattentifs pendant le jour; ils ne dorment pas la nuit; ils ont des convulsions, des attaques épileptiformes (H. G. Wetherill, Jord Thompson, Sinkler),
de la chorée (Heckford, Chapmann), des parésies (Magruder) et des paralysies portant soit sur les membres inférieurs (Sayre, Hurd, Eggleston), soit
sur les membres supérieurs, soit sur certains groupes musculaires, des contractures (pseudo-coxalgies, Barwell, Kalby, Reverdin; pieds bots, Sayre,
Magruder; strabismes, Sayre, Ray. Chapmann); certains ont des palpitations cardiaques, des crises gastralgiques (Saunders), de la diarrhée, de la
constipation, etc.

**Traitement.** — Pratiquée chez les juifs, où elle constitue l'un des rites

religieux, dans les huit jours qui suivent la naissance, l'opération du phimosis se fait plus tardivement chez les autres enfants et seulement lorsqu'il
existe quelque indication qui la réclame. Le plus souvent, on a recours à
l'excision circulaire du prépuce ou circoncision, mais il existe aussi d'autres
procédés opératoires. Nous ne rappelons que pour mémoire l'écrasement
linéaire, la ligature élastique, la cautérisation linéaire galvanique ou au
thermocautère; nous n'insistons pas non plus sur le débridement par incision simple dorsale, latérale ou inférieure, l'incision en V supérieure ou
inférieure, en croissant, en quadrilatère, etc. Les premiers procédés sont
indignes de la chirurgie antiseptique; les seconds ne peuvent être que des
procédés d'exception, ayant surtout leurs indications dans le traitement du
phimosis accidentel. La dilatation préconisée par Nélaton et fortement
recommandée par Verneuil et de Saint-Germain, il y a 10 à 15 ans, alors que
l'on redoutait encore, outre les accidents septiques généraux, l'infection de
la plaie par les germes de diverses maladies, et en premier lieu de la diphtérie traitée dans les salles communes, va, croyons-nous, à l'encontre du
but recherché. En provoquant des déchirures sous-cutanéo-muqueuses du
limbe préputial, elle expose aux récidives et à l'atrésie progressive de
l'orifice.

L'opération véritablement chirurgicale à opposer au phimosis, c'est la
circoncision. Elle a subi bien des modifications dans son manuel opératoire.
Voici celui que nous avons adopté. L'enfant, quel que soit son âge, est soumis
au sommeil anesthésique, bien supérieur à l'analgésie locale par le froid,
l'éther, et même la cocaïne. Le champ opératoire est lavé et bien aseptisé; à
cet effet, des injections antiseptiques sont faites entre le gland et son enveloppe, et les adhérences épithéliales qui peuvent exister sont détruites à l'aide
d'une sonde cannelée portée dans le fond du sillon balano-préputial et circonscrivant le gland. Un lien élastique disposé autour de la base de la verge,
assurant l'hémostase, rend singulièrement faciles les manœuvres d'affrontement et de suture de la peau à la muqueuse. Ces précautions préliminaires
prises, nous procédons à l'opération. Pour pratiquer la section du prépuce,
deux pinces à forcipressure ayant été placées l'une sur la face dorsale et
l'autre du côté du frein, de manière à empêcher les deux feuillets de glisser
l'un sur l'autre, nous disposons au-dessous de leurs mors la pince fenêtrée
de Ricord bien parallèlement au bourrelet balanique. Les fils (crins de
Florence ou catgut fin) sont alors passés au-dessous du champ, et le prépuce
est sectionné à l'aide d'un bistouri passé dans la fenêtre. Le prépuce abattu,
le plein des fils en contact avec le gland est sectionné et la lèvre muqueuse
est réunie à la lèvre cutanée à l'aide des fils ainsi libérés de chaque côté. La
surface de section ne saignant pas, grâce au lien hémostatique, il est facile
d'affronter correctement la surface épidermique à la surface épithéliale.
Il faut surtout apporter tous ses soins à la région du frein, que l'on doit
reconstituer par la suture, s'il a été sectionné, de manière à éviter la formation d'un tissu cicatriciel, susceptible de maintenir plus tard le gland
incurvé par en bas au moment de l'érection. Le lien hémostatique enlevé,
pour arrêter l'écoulement sanguin résultant de la congestion post-isché-

[ALF. POUSSON.]

mique, on irrigue largement les parties avec une solution antiseptique très chaude. Comme pansement, après nous être servi pendant longtemps de la pâte de Socin au chlorure de zinc, dont les qualités antiseptiques ont été contestées, nous lui avons substitué une pâte au salol et à l'iodoforme, préparée extemporanément en faisant fondre au bain-marie le premier de ces produits et en y mélangeant de l'iodoforme auquel on ajoute un peu de gomme adragante. Toute la ligne de suture est recouverte de cette pâte. Du 4ᵉ au 6ᵉ jour la réunion est faite et on enlève les sutures.

LÉSIONS INFLAMMATOIRES. — PARAPHIMOSIS

Le paraphimosis est une affection résultant de l'étranglement de l'extrémité antérieure du pénis par les lèvres de l'orifice préputial accidentellement ramené et retenu en arrière de la couronne du gland.

**Étiologie et mécanisme.** — C'est une complication du phimosis, dont le mécanisme pathogénique est facile à comprendre. Il ne saurait se produire chez les individus qui, ayant l'orifice du prépuce large, décalottent et recalottent, suivant les expressions consacrées, sans la moindre difficulté, mais il ne saurait non plus se produire chez les sujets dont l'orifice préputial est trop étroit pour laisser passer le gland : un phimosis atrophique ou hypertrophique, tel que le prépuce puisse être ramené à frottement en arrière du gland, voilà la condition première du paraphimosis.

Chez les enfants la curiosité, l'existence d'une irritation de l'extrémité de la verge les invitant à découvrir le gland, l'onanisme, sont les causes habituelles du paraphimosis. Il est rarement chez eux la conséquence d'une affection vénérienne du gland ou du prépuce comme chez l'adulte.

Les phénomènes, qui se passent du côté du prépuce et du gland, pour aboutir au paraphimosis, sont à la fois d'ordre mécanique et dynamique. Le prépuce, ramené à frottement en arrière du bourrelet balanique, commence d'abord par étreindre la base du gland par la contraction de ses fibres lisses et détermine la turgescence de ce dernier. Bientôt vient s'ajouter la stase du sang et de la lymphe dans les tissus du prépuce qui, gonflé de plus en plus, étrangle le gland, dont la gêne circulatoire va ainsi progressivement croissant. Une lutte s'établit de la sorte entre l'agent d'étranglement et l'organe étranglé, qui diminue, à mesure qu'elle se prolonge, les chances de cessation spontanée des accidents.

**Symptômes.** — Chez l'enfant, le paraphimosis dépasse rarement la phase œdémateuse, caractérisée par une succession de bourrelets circulaires, dont le plus volumineux, formé par la muqueuse pâle et translucide, entoure la base du gland, tandis que les autres, dont le relief va en décroissant, sont cutanés et s'échelonnent dans la longueur de la verge. Cette forme est indolente et facilement réductible. Exceptionnellement, on peut voir survenir la phase inflammatoire. Elle s'annonce par l'ulcération de la muqueuse et de la peau au fond des sillons de séparation des bourrelets. Tantôt l'infiltration embryonnaire, gagnant en profondeur, établit des adhérences solides entre le prépuce et les corps caverneux et rend pour l'avenir la réduction impossible sans opération ; tantôt au contraire les tissus du prépuce se mortifiant, l'étranglement cesse de lui-même et tout rentre dans l'ordre. Chose remarquable, tandis que l'on observe du côté du prépuce ces divers phénomènes d'ulcération et de gangrène, le gland conserve le plus souvent toute sa vitalité.

Inutile d'insister sur les symptômes généraux (fièvre, insomnie) qui accompagnent d'ordinaire la forme inflammatoire du paraphimosis.

**Traitement.** — L'expectation qui, exceptionnellement, peut trouver ses indications dans la forme inflammatoire du paraphimosis chez l'adulte, ne saurait être conseillée chez l'enfant. La réduction demeurant presque toujours possible chez lui, c'est à elle que l'on doit avoir recours sans s'attarder aux bains locaux résolutifs, aux mouchetures, aux scarifications, aux pommades belladonées, et autres moyens destinés à combattre des accidents inflammatoires qui le plus souvent n'existent pas. Elle s'opère à l'aide d'une série de manœuvres de la main et des doigts ou taxis. La verge nue, ou mieux enveloppée d'une compresse antiseptique, est saisie de la main gauche au-dessous des bourrelets, qu'embrassent plus étroitement l'index et le pouce, tandis que le gland, dont on a eu soin de lubrifier la couronne avec un corps gras, est circonscrit par la pulpe des doigts de la main droite réunis en cône. Tandis qu'avec ces derniers l'opérateur malaxe le gland et le réduit de volume, avec l'index et le pouce de la main gauche il s'efforce de pousser en avant les bourrelets, et partant le limbe du prépuce, de manière à lui faire franchir la couronne du gland. Celle-ci doublée par l'orifice préputial, la réduction est faite ; mais, pour l'assurer et la consolider, il faut avoir soin de bien maintenir le prépuce en place et surveiller l'enfant jusqu'à ce que tout gonflement, tout œdème ait disparu. Nous devons ici mettre en garde contre ce que nous appellerons la fausse réduction. Il arrive, en effet, parfois, que les bourrelets œdémateux pétris par la main gauche se flétrissent et s'allongent sur le gland, au point de simuler la réduction. Dans ce cas, lorsqu'on les abandonne, le gland se découvre de nouveau avec la plus grande facilité. Le paraphimosis bien réduit se reconnaît à ce que le prépuce se maintient de lui-même sur le gland, et à ce que l'on sent avec le doigt introduit dans son capuchon le bord net et tranchant du limbe.

Il est rare que le taxis, pratiqué méthodiquement et suffisamment prolongé, échoue dans la forme œdémateuse du paraphimosis infantile, mais, lorsque des infiltrations plastiques résistantes se sont produites dans l'épaisseur du limbe préputial et *a fortiori* quand des adhérences inflammatoires se sont constituées avec l'enveloppe des corps caverneux, il devient nécessaire de recourir au débridement simple ou multiple à ciel ouvert de l'anneau d'étranglement dans le premier cas, et au débridement sous-cutané imaginé par Malgaigne dans le second. Lorsque après le débridement la réduction a été obtenue, il existe presque toujours des débris du prépuce en forme d'oreille qu'il convient de réséquer. De même il arrive, quoique cela soit moins fréquent que chez l'adulte, qu'après une réduction simple on soit obligé d'enlever, par une demi-circoncision inférieure, un bourrelet œdémateux, dur et fort disgracieux, pendant au-dessous du gland et constituant le

[ALF. POUSSON.]

jabot sous-préputial de Mauriac. Notons enfin que si, exceptionnellement, le
paraphimosis, en dilatant le limbe préputial, peut être considéré comme un
accident heureux du phimosis, et a été érigé par certains chirurgiens en
méthode de traitement, le plus souvent il constitue, par ses répétitions, une
des indications de la circoncision.

## BALANITE ET BALANO-POSTHITE

**Étiologie.** — L'inflammation du gland et du prépuce ne s'observe guère
chez les enfants que lorsqu'il existe un phimosis. L'irritation produite par
l'urine retenue dans le prépuce après la miction et par l'accumulation des
sécrétions épithéliales et glandulaires en est la cause prédisposante; les
démangeaisons, les grattages, les tiraillements auxquels elles invitent les
petits malades, en sont les causes déterminantes. L'onanisme, le frottement
des vêtements, par exemple le port d'une culotte ou d'un caleçon trop étroit,
enflamment assez souvent le gland et le prépuce. Exceptionnelle est, on le
comprend, dans l'enfance, la balano-posthite symptomatique de l'urétrite
blennorragique, des chancres et autres affections vénériennes. Il est difficile
de souscrire à l'opinion des auteurs, qui prétendent que l'enfant, en traversant, à sa naissance, un vagin infecté, peut prendre une balanite. Vidal
(de Cassis) ayant observé à la naissance des adhérences du prépuce et
du gland les attribue à l'évolution d'une balano-posthite intra-utérine.
Nous avons vu quelles étaient la nature et la signification de ces adhérences.

**Symptômes.** — Inutile d'insister sur les signes physiques et les troubles
fonctionnels qui caractérisent l'inflammation glando-préputiale. Le diagnostic
qui, parfois, se pose chez l'adulte avec la blennorragie, lorsqu'il existe un
phimosis serré et hypertrophique, n'a pas lieu de se poser chez l'enfant.
Mais il faudra se rendre compte de l'existence des complications possibles :
rétention du smegma, concrétions préputiales, etc., qui, à la vérité, déterminent plus souvent qu'elles ne compliquent la balano-posthite. Par le prurit
qu'elle occasionne et qui pousse les malades à découvrir leur gland, cette
affection devient assez souvent le point de départ d'un paraphimosis : elle
peut aussi être l'origine d'adhérences inflammatoires fermes et résistantes
entre le gland et le prépuce, et d'un état scléromateux de ce repli cutanéo-
muqueux.

**Traitement.** — Le traitement, lorsque l'orifice préputial est suffisamment large pour découvrir le gland ou seulement pour permettre l'introduction de l'embout d'une seringue entre son limbe et le gland, est simple
et rapidement efficace. Il consiste en repos, bains émollients et antiseptiques, injections intra-préputiales avec les mêmes substances : nous mentionnerons plus particulièrement les bons effets des lavages et badigeonnages
à la solution de nitrate d'argent à 0,25 ou 0,50 pour 100. Si l'inflammation
se prolonge, s'il existe un phimosis qui gêne l'application du traitement, il
ne faut pas hésiter à faire la circoncision, malgré les sécrétions septiques;
on devra seulement redoubler de précautions pour empêcher la plaie de

s'infecter. La répétition des atteintes de balano-posthite est aussi une des indications de la circoncision.

### Traumatismes de la verge

Les traumatismes de la verge ne sont pas absolument rares chez les enfants du peuple, en raison de la légèreté de leur vêtement dans les pays méridionaux, et la diversité de leurs jeux. Assez souvent ils sont produits par des morsures d'animaux. Une des variétés fréquemment notée est l'étranglement du pénis par corps étrangers (ruban, fil, anneau métallique) dans lesquels les petits malades enserrent leur verge soit pour s'amuser, soit pour ne pas souiller leur lit lorsqu'ils sont par exemple atteints d'incontinence d'urine. L'accident qui en est la conséquence porte plutôt sur l'urètre que sur la verge elle-même, et consiste dans la formation d'une fistule urinaire.

Les traumatismes ordinaires ne sont la source d'aucune indication particulière. Dans le cas de corps étranglant, il faut couper celui-ci au plus vite, ce qui n'est pas toujours facile, car il se dérobe en général au fond d'un sillon, les tissus se gonflant au-dessus et au-dessous. Les émollients, le froid, les manipulations et la compression méthodiques sont le plus souvent insuffisants à diminuer le gonflement et c'est à l'aveuglette qu'il faut, après s'être enquis de la nature du corps étranger, essayer de le sectionner du côté de la face dorsale de la verge. Mieux vaut en effet entamer les corps caverneux que de courir le risque de voir une fistule pénienne se former et la verge elle-même tomber en sphacèle.

## URÈTRE

### Vices de conformation

Nos connaissances sur le développement normal de l'urètre jetant une vive lumière sur la plupart des vices de conformation de cet organe, nous croyons devoir tout d'abord résumer ce point difficile d'embryologie. Établissons d'abord un premier fait, qui se dégage des travaux publiés depuis Coste jusqu'à Tourneux : à savoir que l'urètre dans le sexe masculin se développe en trois segments successifs. Ce sont par ordre chronologique d'apparition : le segment postérieur ou urètre prostato-membraneux; le segment moyen ou urètre spongieux; le segment antérieur ou urètre balanique.

L'urètre prostato-membraneux se forme du $2^e$ au $3^e$ mois par le cloisonnement du cloaque en deux cavités : une postérieure qui sera le rectum, et une antérieure, sinus uro-génital de Müller, qui deviendra précisément l'urètre prostato-membraneux. Ce développement de l'urètre postérieur en connexion étroite avec celui du rectum explique les vices de conformation par abouchements anormaux de l'extrémité du tube digestif avec l'urètre,

[ALF. POUSSON.]

vices de conformation que l'on doit étudier avec la pathologie du rectum.

L'urètre spongieux se constitue aux dépens d'un bourgeon conoïde apparaissant à la commissure antérieure d'une dépression en fente du feuillet interne, doublé d'une masse entodermique constituant le bouchon cloacal de Tourneux, qui, se produisant vers la 6ᵉ semaine en face le sinus uro-génital, se déprime vers lui. Comme le cloaque interne, cette fente ou fissure uro-génitale se divise en deux étages par une cloison transversale, qui constituera le périnée : l'étage postérieur s'abouchant au rectum forme l'anus; l'étage antérieur s'ouvrant dans le sinus uro-génital est le lieu où se développent les organes génito-urinaires externes dans les deux sexes. Cet étage antérieur, fente ou fissure uro-génitale, est bordé de chaque côté par un repli demi-circulaire, repli génital, qui, suivant le sexe, deviendra grande lèvre ou scrotum; à sa commissure supérieure se voit vers la 6ᵉ semaine, d'après Tiedemann, un bourgeon en forme de cône, tubercule génital. C'est ce tubercule génital qui devient l'origine du clitoris chez la femme, du pénis chez l'homme : à ce moment, qui répond au milieu du 3ᵉ mois, l'embryon est à l'état d'indifférence sexuelle ou d'hermaphrodisme. S'il évolue vers le type féminin, le tubercule génital conserve sa forme rudimentaire et devient clitoris : la portion moyenne de l'urètre ne se développe pas, et les replis génitaux restant écartés forment les grandes lèvres. Si l'embryon revêt le type masculin, au fur et à mesure que le tubercule génital s'allonge et grossit par la formation dans son intérieur des corps spongieux et caverneux, la gouttière creusée à sa face inférieure, sillon génital continuant la fente uro-génitale et tapissé par le même épithélium, se constitue en canal par la soudure progressive et d'arrière en avant de ses deux lèvres, ainsi que l'a très clairement démontré Retterer, qui compare ce mode d'occlusion à celui de la gouttière médullaire. Pendant ce temps, les replis génitaux arrivent à coalescence et forment le sac scrotal, unique à sa superficie, mais double dans sa profondeur.

La troisième portion de l'urètre, ou urètre balanique, se forme de toute pièce aux dépens du creusement en gouttière, bientôt suivi de sa fermeture en canal, d'un épaississement épithélial situé à la face inférieure du gland que Tourneux, qui a bien étudié ce point d'embryogénie, désigne sous le nom de mur épithélial du gland ou rempart balanique.

Ce mode de développement de l'urètre permet de comprendre, nous le verrons, la pathogénie de la plupart des vices de conformation du canal, mais il ne saurait les expliquer tous. Ces vices de conformation sont : l'hypospadias, l'épispadias, les fistules sous-péniennes, la duplicité, l'absence totale ou partielle de l'urètre, son imperforation et son occlusion, les rétrécissements congénitaux, l'étroitesse du méat, enfin les dilatations congénitales du canal.

### HYPOSPADIAS

Ce vice de conformation de l'urètre est caractérisé par l'ouverture anormale et congénitale de ce conduit à la face inférieure du pénis, à une distance variable de l'extrémité du gland.

**Étiologie.** — Sa fréquence serait assez grande, puisqu'elle s'observerait 1 fois sur 300 individus d'après Bouisson, 10 fois sur 5000 d'après Rennes, 165 à 255 fois sur 265 000 à 280 000 hommes du contingent militaire d'après Forgue.

L'hérédité a sur sa production, comme sur celle de toutes les malformations, une influence indéniable et tous les médecins ont observé des familles d'hypospades. Les causes, qui entravent l'évolution normale de l'urètre et le fixent définitivement à un de ses stades embryonnaires, nous échappent complètement.

En vain Kauffmann, reprenant dans ces derniers temps les idées de Dionis et de Haller, a invoqué la rupture du canal sous l'effort de l'urine accumulée en avant du gland imperforé.

**Anatomie pathologique.** — Le rapide aperçu embryogénique que nous avons précédemment donné permet de comprendre les différentes variétés de la malformation que nous étudions. Que le tubercule génital reste à l'état de rudiment, et que les replis génitaux demeurent écartés, nous aurons affaire à l'hypospadias périnéal ou périnéo-scrotal, caractérisé par l'existence d'une fente au fond de laquelle s'ouvre l'urètre prostato-membraneux, et dont les bords sont limités de chaque côté par deux gros replis rappelant les grandes lèvres, et en haut par un pénis atrophié, imperforé, fortement incurvé en bas et retenu dans cette position par deux replis cutanéo-muqueux. Ce degré extrême, auquel convient bien la dénomination d'hypospadias vulviforme employée par Dugès, explique les erreurs de sexe commises à la naissance des enfants, faute d'un examen suffisamment attentif. A un degré plus avancé de l'évolution embryonnaire, le sillon génital, situé à la face inférieure du tubercule du même nom, s'étant constitué en canal fermé dans toute la traversée scrotale, et les replis génitaux étant, d'autre part, arrivés à coalescence, l'urètre spongieux, qui existe ici en partie, s'ouvre dans l'angle formé par le scrotum et le pénis, c'est l'hypospadias péno-scrotal. Comme dans le cas précédent, mais à des degrés moindres, la verge est atrophiée et incurvée du côté du scrotum où elle est retenue par une palmure plus ou moins ample. Dans la variété pénienne, la soudure des bords du sillon génital s'est faite sur une longueur plus ou moins grande du corps de la verge, et l'orifice de l'urètre s'ouvre plus ou moins près de la base du gland. La verge atteint ici un développement à peu près normal ; ordinairement libre, elle jouit presque intégralement de ses fonctions physiologiques. L'hypospadias balanique comprend un grand nombre de sous-variétés, dont la morphologie a été fixée dans ses types principaux par le travail de Tourneux et les observations cliniques de plusieurs praticiens. Tous peuvent être ramenés à deux : dans le premier de beaucoup le plus fréquent, l'urètre glandaire fait complètement défaut et est remplacé par une gouttière creusée à la face inférieure du gland ; dans le second l'urètre glandaire existe, mais il ne s'abouche pas avec l'urètre pénien et forme un canal borgne plus ou moins long et ordinairement situé au-dessus du vrai canal[1].

(1) La diversité de conformation du méat et de l'urètre balanique est si grande, que nous pensons que leur morphologie devrait être prise en considération en anthropométrie.

[ALF. POUSSON.]

Ce sont ces cas qui ont été décrits à tort comme des cas d'urètre double. Le gland est rarement bien conformé chez les individus porteurs d'hypospadias balanique : il est comme aplati et étalé; élargi dans le sens transversal, il est au contraire raccourci dans le sens longitudinal; souvent il est incurvé par en bas; le frein fait habituellement défaut, et le prépuce, qui peut être complètement absent, est en général tout entier reporté vers la face dorsale du gland où il forme un repli épais.

Dans un travail très important « Sur les anomalies fistuleuses congénitales du pénis » publié dans les « Annales des maladies des organes génito-urinaires » (juillet, août, septembre 1896), M. René Le Fort, à l'aide de tous les faits publiés jusqu'alors, et de ses observations personnelles portant sur environ 10 000 pénis, a étudié, avec le plus grand soin, les nombreuses variétés que peut présenter l'urètre balanique et son méat, et en a donné une interprétation conforme aux données embryogéniques et particulièrement aux recherches de Tourneux sur l'évolution du mur ou rempart épithélial du gland.

**Symptômes.** — Inutile d'insister après ce qui vient d'être dit sur l'aspect physique des organes génito-urinaires des hypospades. Quant aux troubles fonctionnels, faisons tout d'abord remarquer qu'il n'y a jamais d'incontinence : chez les jeunes enfants ces troubles sont presque exclusivement relatifs à la miction et n'ont d'autres conséquences que de les obliger à certaines précautions pour ne pas souiller leur vêtement; chez les grands garçons la gêne que l'incurvation de la verge et du gland apporte à l'érection peut déterminer de la douleur et entretenir une certaine irritabilité dans la zone génitale. Nous n'avons pas à parler ici des entraves apportées aux différents actes de la génération.

L'hypospadias est peu grave pour l'existence. Relativement aux troubles fonctionnels qu'il détermine, sa gravité augmente évidemment avec le degré de la difformité. Lorsqu'elle est très prononcée, la perturbation morale qu'elle peut amener chez l'individu qui en est porteur fait un devoir au chirurgien d'intervenir.

**Traitement.** — L'hypospadias balanique réclame une opération très simple employée d'abord par Dieffenbach, Velpeau, et perfectionnée ensuite par S. Duplay, qui en fait un des premiers temps de sa méthode de restauration de l'hypospadias pénien, péno-scrotal et périnéo-scrotal. Cette opération consiste dans l'avivement des deux lèvres bordant la gouttière qui représente les vestiges du canal et dans leur suture par-dessus une sonde. Si l'ébauche de la gouttière balanique est insuffisante à loger la sonde, on l'approfondit à l'aide d'une incision médiane ou de deux latérales faites sans danger en plein tissu érectile. La portion du canal glandaire ainsi restaurée est ensuite réunie à l'urètre pénien préexistant. Inutile de faire ressortir la supériorité de cette opération plastique sur la tunnellisation du gland, soit avec un fer rouge à l'exemple de Dupuytren, soit avec un trocart comme le firent Blandin, Guersant, Ripoll et autres.

Grâce aux travaux de Bouisson, de S. Duplay et de quelques autres chirurgiens, nous possédons aujourd'hui un ensemble de procédés autoplastiques, qui permet d'entreprendre presque à coup sûr la cure des formes les plus prononcées de l'hypospadias péno et périnéo-scrotal.

Le premier principe de la méthode préconisée par S. Duplay est emprunté à Thiersch pour la restauration de l'épispadias, il consiste à ne procéder que par temps successifs à la réparation des parties, que l'on met ainsi plusieurs mois ou même plusieurs années à reconstituer. Nous croyons que, grâce à l'antisepsie et au perfectionnement des moyens de suture, ce principe est de nos jours susceptible de moins d'absolutisme. Que l'on procède à intervalles plus ou moins éloignés ou dans une seule séance à la restauration de l'hypospadias par la méthode de Bouisson-Duplay, voici résumés les divers temps de l'opération : 1° réfection du canal balanique par le procédé décrit ci-dessus ; 2° redressement de la verge par l'incision profonde, jusque dans l'épaisseur des corps caverneux, s'il est nécessaire, de la bride cutanéo-muqueuse ; 3° création d'un nouveau canal de l'embouchure hypospadienne à la base du gland, à l'aide d'un double plan de lambeau pris sur les parties latérales de la gouttière urétrale ; 4° abouchement de ce canal à l'orifice hypospadien et au canal balanique reconstitué[1]. Les auteurs divergent d'opinion relativement à l'âge auquel il convient d'opérer les hypospades : tandis que Bouisson est d'avis d'attendre la puberté, Duplay conseille d'espacer les différents temps de l'opération de cinq à six ans, jusqu'à l'adolescence, et de commencer d'abord par le redressement de la verge, puis de procéder à la création du canal pénien, enfin d'aboucher beaucoup plus tard les divers segments. Nous pensons qu'à moins d'indications particulières, obligeant à intervenir dans la première enfance, l'époque qui se prête le mieux à la réussite de l'opération, tant par la docilité du patient, que par le développement et la vitalité des parties, s'étend de la huitième à la douzième année.

## ÉPISPADIAS

L'épispadias est une malformation congénitale de l'urètre, dans laquelle ce canal s'ouvre à la face dorsale du pénis et qui, à son degré le plus prononcé, s'accompagne de l'absence totale de la paroi supérieure et qui se complique, chez un certain nombre de sujets, de fissure de l'urètre postérieur et d'exstrophie de la vessie. La possibilité de l'arrêt commun à l'urètre antérieur, au canal prostato-membraneux et à la vessie, qui ne se rencontre pour ainsi dire jamais dans l'hypospadias, semble créer entre ces deux vices de conformation une différence capitale au point de vue de leur pathogénie et de leurs troubles fonctionnels.

**Étiologie.** — Baron n'ayant trouvé que 2 cas d'épispadias sur 300 cas d'hypospadias, on doit en conclure que ce vice de conformation est rare. En dehors de l'influence de l'hérédité, qu'on ne saurait contester, nous ne savons rien de ses causes.

Sa pathogénie est beaucoup plus obscure que celle de l'hypospadias et ne peut se déduire aussi nettement de l'arrêt de développement des organes

[1] Nous renvoyons pour les détails opératoires aux deux mémoires de S. DUPLAY (*Arch. gén. de méd.*, mai et juin 1874 et mars 1880).

[ALF. POUSSON.]

génito-urinaires externes. De fausses données embryogéniques avaient permis, pendant un certain temps, de comprendre très simplement le mode de formation de cette difformité, mais les progrès réalisés dans cette science ont montré l'erreur de ces conceptions, sans jeter plus de lumière sur ce point particulièrement ténébreux. C'est ainsi que l'explication fournie par Ad. Richard et Richet, d'après laquelle l'épispadias résulte de la non-soudure des corps caverneux sur la ligne médiane, est infirmée par ce fait que les corps caverneux ne sont pas d'abord séparés, mais se développent dans le tubercule génital aux dépens d'une traînée mésodermique unique que divise dans la suite une lame fibreuse verticale. De même la théorie de Dolbeau, qui pensait que l'ouverture du canal à la face dorsale de la verge reconnaît pour cause la coalescence suivant leurs bords inférieurs des deux bourgeons génitaux externes, tandis que leurs bords supérieurs restent séparés, a été ruinée du jour où il a été démontré que le pénis n'est pas formé par les deux éminences génitales de Coste, mais bien par un tubercule génital unique. L'hypothèse de Trélat, qui repose aussi sur l'idée que le pénis se développe aux dépens de deux bourgeons, n'a pas survécu davantage. Si l'on considère, comme l'a fait remarquer Guyon, que chez la grande majorité des hypospades la verge semble avoir subi sur son axe une rotation telle que l'urètre divisé occupe, avec son corps spongieux, la face dorsale, tandis que les corps caverneux bien conformés et le prépuce sont situés à sa face inférieure, on est conduit à admettre avec Forgue, pour expliquer la pathogénie de ce vice de conformation, l'hypothèse, d'après laquelle « l'épispadias ne serait qu'un hypospadias renversé, un hypospadias dorsal ». Quant à la rotation du pénis, elle pourrait s'expliquer, d'après le même auteur, par la prédominance de développement d'un des replis génitaux qui dévierait le tubercule génital et le ferait tourner sur son axe. Ainsi que le dit si judicieusement Forgue, cette hypothèse « a contre elle les faits d'épispadias à verge droite sans rotation apparente..., mais elle a du moins l'avantage de ne point heurter, aussi gravement que les autres, nos données embryogéniques actuelles ».

**Anatomie pathologique.** — L'épispadias comprend plusieurs degrés superposables à ceux de l'hypospadias. Le plus prononcé, qui est aussi le plus fréquent, est l'épispadias complet ou péno-pubien. Ses caractères sont les suivants : la fissure urétrale occupe toute la longueur du pénis; celui-ci est court, trapu, presque uniquement constitué par le gland, dont le volume contrairement au corps de l'organe est à peu près normal; le prépuce déjeté tout entier au-dessous du gland est épais et charnu, recourbé en haut au contact du pubis, le pénis doit être rabattu en bas si l'on veut voir la gouttière urétrale et sa jonction avec la partie postérieure du canal normalement conformée. Cette jonction se fait au fond d'un entonnoir limité en bas par la gouttière épispadienne et en haut par un repli cutané en croissant, dont les cornes inférieures se perdent sur la racine de la verge et le scrotum. Dans la variété pénienne ou spongo-balanique, la fissure s'étend à toute la traversée du gland et à une partie plus ou moins grande de la région spongieuse : la verge courte et ramassée, comme dans l'épispadias complet, est munie d'un prépuce exubérant au-dessous du gland; elle est presque rectiligne et faiblement incurvée par en haut. Dans la variété balanique, l'urètre est seulement fendu au niveau du gland, mais sa portion pénienne, bien conformée, occupe la face dorsale de la verge, qui comme dans les variétés précédentes est courte et presque uniquement constituée par le gland au-dessous duquel pend un prépuce volumineux.

**Symptômes.** — Outre l'aspect des parties, l'épispadias se traduit par des troubles fonctionnels peu importants lorsque le vice de conformation est incomplet : la miction est simplement irrégulière, le jet de l'urine venant se briser sur la verge relevée; quant aux troubles de l'éjaculation et à la copulation, il n'y a point à s'en préoccuper chez les enfants. Dans l'épispadias complet, à l'irrégularité de la miction il se joint souvent de l'incontinence, ce qui n'a jamais lieu dans l'hypospadias. Cette incontinence, difficile à expliquer puisque le développement de l'urètre postérieur et de son sphincter ne subit aucune atteinte, montre bien qu'il y a quelque chose qui échappe dans l'interprétation embryogénique de la malformation. Chose à noter et aussi inexplicable, c'est que l'incontinence disparaît lorsqu'on a restauré même en partie le canal.

**Traitement.** — Il est facile de remédier chirurgicalement aux variétés d'épispadias balanique et spongo-balanique, en employant les procédés de Nélaton, de Dolbeau et de Thiersch, qui reconstituent soit la paroi supérieure du canal avec des lambeaux empruntés à l'hypogastre ou au scrotum, soit de préférence celui de Duplay qui, après avoir approfondi, s'il est nécessaire, la rigole urétrale par une incision pénétrant dans la cloison fibreuse interposée aux deux corps caverneux, suture l'un à l'autre les deux bords du corps spongieux avivés de manière à obtenir un canal complètement érectile. L'épispadias complet, quoique réclamant des actes opératoires plus nombreux et plus complexes, est aussi susceptible de restauration tout aussi parfaite au double point de vue de la forme et de la fonction, grâce aux méthodes et procédés de Thiersch et de Duplay. Ces méthodes et procédés reposent sur le même principe que ceux employés pour la cure de l'hypospadias, d'agir par temps successifs, et se composent de trois actes chirurgicaux : 1° redressement de la verge; 2° constitution d'un nouveau canal du gland à l'orifice épispadien; 3° abouchement du nouveau canal à l'urètre postérieur nativement bien conformé.

FISTULES SOUS-PÉNIENNES

Ces fistules ont été bien étudiées par René Le Fort dans son travail précédemment signalé. Si quelques-unes s'expliquent par le mécanisme de l'éclatement de Kauffmann et constituent des lésions congénitales, le plus grand nombre sont bien dues à des arrêts de développement, à des interruptions dans la fermeture de la gouttière urétrale, et rentrent dès lors dans la catégorie des malformations congénitales : aussi y a-t-il intérêt à rapprocher leur étude de celle de l'hypospadias et de l'épispadias. D'après René Le Fort, ces fistules comprennent plusieurs variétés : tantôt il n'existe qu'une simple

ALF. POUSSON ]

ouverture s'ouvrant en un point quelconque du pénis, la partie antérieure du canal étant bien conformée ou oblitérée au niveau du méat, c'est là l'hypospadias complexe; tantôt il existe un véritable canal latéral à l'urètre qui lui se trouve oblitéré en aval, c'est là la fistule sous-pénienne proprement dite.

A côté de ces deux variétés qui résultent de l'absence de soudure des bords de la gouttière urétrale en un de ses points ou de la rupture de sa paroi, il en existe une troisième dans laquelle le canal sous-pénien s'est formé aux dépens d'une inclusion de l'épithélium des bords des replis de la gouttière urétrale.

Ces fistules ne sont qu'une évolution des kystes du raphé génito-périnéal étudiés récemment par Mermet. Leur ouverture dans le canal et à la peau se fait en général à la faveur d'une inflammation; aussi méritent-elles le nom de fistules secondaires par opposition aux fistules primitives qui à la naissance même communiquent avec le canal. Les unes et les autres sont d'ailleurs très rares et constituent de véritables curiosités pathologiques.

### Urètre double

L'existence de deux urètres accolés et s'ouvrant l'un et l'autre dans la vessie est niée par la majorité des auteurs. Les exemples de ce vice de conformation rapportés jusqu'ici ne sont pour la plupart que des exemples de fistules sous-péniennes. L'origine embryogénique de ces dernières se comprend sans peine, tandis qu'il est bien difficile d'expliquer la formation d'un double canal étendu aux trois segments de l'urètre ou dans un pénis unique. Cependant deux faits publiés dans ces dernières années par Meisels semblent bien être des cas authentiques de duplicité de l'urètre [1].

### Absence totale ou partielle de l'urètre

Ce vice de conformation extrêmement rare surtout dans le sexe masculin se lie presque toujours à l'absence ou au développement rudimentaire de la verge et nous ne reviendrons pas sur ce que nous en avons dit à propos des malformations du pénis.

### Imperforations et occlusions de l'urètre

Avec Guyon on doit distinguer d'abord les occlusions, qui résultent de ce que la muqueuse du gland passant comme un pont au-devant du méat le voile complètement, ou ne laisse d'autres vestiges de sa présence qu'une légère dépression en cul-de-sac. C'est là la variété la plus fréquente. Celles, qui sont constituées par la muqueuse de l'urètre tendue à la façon d'un diaphragme dans la continuité du canal, sont rares et on ne connaît que les cas de Duparque, de Zöhrer et de Gourdon. Rares aussi sont les occlusions par transformation de l'urètre en un cordon plein d'une plus ou moins grande lon-

---

[1] Voir travail de Lejars, *Ann. Guyon*, 1888, p. 595, et Englisch, même année, p. 791.

gueur, puisque Guyon n'en a relevé que 8 cas. Ces divers genres d'imperforations peuvent devenir chez le fœtus le point de départ d'accidents graves
et même mortels; c'est ainsi que dans une observation de Simpson la vessie
se rompit et que, dans deux cas observés par Depaul et Lefour, la distension de
la vessie, des uretères et des reins, devint une cause de dystocie. Parfois les
dangers inhérents à l'occlusion sont en quelque sorte conjurés par l'existence
d'un canal de dérivation, qui s'ouvre soit à l'ombilic (persistance du canal
de l'ouraque), soit dans le rectum, soit en un point quelconque de la verge.
Dans ce dernier cas, il faut se garder de confondre ces orifices anormaux de
l'urètre imperforé en aval avec l'hypospadias et l'épispadias. Ces fistules congénitales par éclatement de l'urètre en arrière d'une oblitération sont d'ailleurs infiniment rares. Ce sont elles qui fournissent le plus sérieux appoint
à la théorie mécanique de l'hypospadias et de l'épispadias formulée par
Kauffmann après Duncan et Muller.

Les diverses variétés d'imperforations de l'urètre, occlusion du méat,
cloisonnement dans la continuité du canal, substitution d'un cordon plein
à la lumière urétrale, s'expliquent sans peine par l'embryologie. Elles
résultent soit d'un arrêt de développement dans la constitution en gouttière puis en canal du sillon génital au niveau du pénis et du rempart balanique au niveau du gland, soit d'un défaut d'abouchement des trois segments
constituant l'urètre définitif. Un bel exemple de cette malformation se trouve
consigné dans le Bulletin de la société scientifique de l'ouest pour l'année
1894 par MM. Herveau et Lautier. Chez un enfant nouveau-né atteint de
rétention, il existait au niveau du méat une mince pellicule l'obturant complètement, à la base du gland un second diaphragme valvulaire, enfin un troisième opercule un peu au delà du sillon périnéo-scrotal. Ces trois obstacles
furent dans la même séance détruits à l'aide d'un stylet enfoncé avec quelque
force presque sans effusion de sang et l'enfant urina par la suite sans difficulté.

**Traitement.** — Les occlusions congénitales de l'urètre réclament, on le
comprend, une intervention immédiate aussitôt après la naissance. Elle consiste dans la perforation du diaphragme membraneux à l'aide d'un bistouri
ou d'un trocart lorsqu'il siège au méat, à l'aide d'un cathétérisme forcé mais
prudent, lorsqu'il occupe la continuité du canal. Lorsqu'on se trouve en
présence d'une transformation de l'urètre en un cordon fibreux d'une
certaine longueur, l'affection est souvent au-dessus des moyens chirurgicaux·
cependant il n'est pas impossible, croyons-nous, de tenter aujourd'hui à l'aide
du bistouri et en s'aidant des divers procédés d'urétroplastie le rétablissement de la continuité du canal.

### RÉTRÉCISSEMENTS CONGÉNITAUX

Ils sont infiniment rares et ont été même niés par un certain nombre de
praticiens autorisés. Leur existence est cependant confirmée par quelques
faits indiscutables, notamment par celui rapporté en 1895 à la Société anatomique de Paris par M. Guibé. Sur la pièce, provenant d'un enfant mort
quelques heures après sa naissance, il existait à l'union de l'urètre antérieur

[ALF. POUSSON.]

à l'urètre postérieur un rétrécissement s'opposant au passage d'une sonde
cannelée. D'après Getz (de Baltimore) il existerait fréquemment dans l'urètre
de très légères strictures congénitales, qui passeraient inaperçues, mais constitueraient pour l'avenir une prédisposition fâcheuse. Chez les individus possédant de tels urètres on verrait en effet la blennorragie et même de simples
irritations de la muqueuse. comme celles produites par la masturbation, par le
passage d'une urine pathologique, déterminer la production d'un rétrécissement, tandis que les porteurs d'urètres bien conformés échapperaient pour
la plupart à cette complication.

La pathogénie des rétrécissements congénitaux, qui peut exceptionnellement se comprendre par l'hypertrophie des replis bordant les lacunes de
Morgagni, trouve bien plus souvent son explication dans l'irrégularité de
l'abouchement des divers segments embryogéniques de l'urètre. C'est en effet
au point d'union de l'urètre prostato-membraneux que siègent dans la grande
majorité des cas les strictures congénitales.

Ne déterminant en général aucun trouble fonctionnel, et c'est pour cela
qu'ils sont le plus souvent ignorés, les rétrécissements congénitaux ne sont
justiciables d'aucun traitement. S'ils apportaient des troubles à l'émission de
l'urine, il serait évidemment indiqué de les sectionner et leur forme valvulaire donne à penser que cette petite opération serait sans danger.

### ÉTROITESSE DU MÉAT

Cette malformation est assez fréquente. L'atrésie est dans la majorité des
cas constituée par une valvule occupant la commissure inférieure, mais elle
peut être aussi formée par un pertuis creusé en plein tissu spongieux. Chez
les tout jeunes enfants, l'étroitesse du méat ne détermine que des troubles
mécaniques de la miction, mais un peu plus tard il s'y joint des phénomènes réflexes, incontinence, rétention, névralgies vésicales et testiculaires, etc., etc., analogues à ceux que nous avons signalés à propos du
phimosis.

Pour remédier à tous ces inconvénients et accidents, il est nécessaire de
pratiquer le débridement du méat atrésié. Cette petite opération se fait en
pratiquant sur la commissure inférieure moins vasculaire, plutôt que sur la
supérieure, une incision soit à l'aide du méatotome à bascule de Civiale, soit
plus simplement à l'aide d'un bistouri ou d'un ténotome boutonné. Il faut
savoir que cette incision donne lieu à un écoulement sanguin abondant, mais
qu'il est facile d'arrêter par une irrigation d'eau chaude et la compression.
Un inconvénient de l'incision simple du méat est la soudure des lèvres
incisées et partant la récidive de la sténose ; c'est pour la prévenir qu'il est
bon de suturer la muqueuse de l'urètre à la muqueuse du gland en réalisant
ainsi une opération analogue à la canthoplastie des ophtalmologistes.

### DILATATIONS CONGÉNITALES DE L'URÈTRE

Guyon n'en relève que deux cas dans sa thèse : l'un observé par Hendriksz
(d'Amsterdam), l'autre par Anger ; Forgue en rapporte un troisième vu par

Delbovier et cité par Depaul. René Le Fort, reprenant incidemment cette étude, n'a pas rassemblé moins de 14 cas bien authentiques de cette malformation. Elle consiste dans l'existence d'une poche située au-dessous de la verge, se dilatant pendant la miction pour se vider artificiellement par la pression de l'urine qu'elle retient ensuite. Dans le cas d'Hendriksz seul il existait des replis valvulaires en aval de la poche, dans les deux autres aucun obstacle ne s'opposait à l'issue des urines; la dilatation ne semble donc point la conséquence d'une disposition mécanique, elle reconnaît plutôt pour cause l'absence de développement de la gaine spongieuse de l'urètre, car, dans tous les cas, la paroi de la poche était réduite à la muqueuse du canal et aux téguments. René Le Fort l'explique par la distension, sous la pression de l'urine, de la paroi d'un de ces canaux sous-péniens, borgnes internes, précédemment signalés. Cette malformation, qui ne saurait compromettre l'existence, fut guérie chez le petit malade d'Hendriksz par la résection d'une portion suffisante des parois de la tumeur et la suture séparée de la muqueuse et de la peau sur une sonde préalablement mise à demeure dans le canal.

LÉSIONS INFLAMMATOIRES

En dehors des vices de conformation, la pathologie de l'urètre chez l'enfant se réduit presque exclusivement aux phlegmasies de ce canal. Sans doute on peut observer dans le jeune âge comme dans le reste de la vie des lésions traumatiques diverses du canal, des corps étrangers venus de l'organisme ou introduits par le méat, des rétrécissements, etc.; mais toutes ces affections sont justiciables des principes généraux de la thérapeutique urinaire et elles ne sont la source d'aucune autre indication particulière que celle qui résulte du petit volume de l'organe.

URÉTRITES

Les urétrites méritent une description particulière dans le chapitre des affections acquises de l'urètre chez l'enfant, en raison surtout des problèmes souvent insolubles que soulève leur étiologie.

**Pathogénie.** — Il est aujourd'hui surabondamment démontré que l'inflammation de l'urètre comme l'inflammation des autres organes reconnaît pour cause prochaine l'intervention de micro-organismes pyogènes divers, au premier rang desquels se trouve le gonocoque de Neisser. Si chez l'adulte ce diplocoque est l'agent le plus ordinaire de l'infection urétrale, chez l'enfant il passe au dernier rang et chez lui l'urétrite est, dans la grande majorité des cas, le produit de germes pathogènes vulgaires, comme le colibacille, les diverses variétés de staphylocoques, les streptocoques, etc., qui s'introduisent dans l'urètre par des mécanismes variés, ou y vivent habituellement en saprophytes. Les conditions qui rendent offensifs pour l'urètre ces microbes, en temps ordinaire bien tolérés, sont celles que tous les cliniciens de la période prébactériologique avaient bien su voir et qu'ils avaient élevées au rang de causes déterminantes sans soupçonner l'intermédiaire obligé entre elles et leurs effets.

**Étiologie.** — Ces causes ne font que rendre fertile le terrain urétral..Ce sont les traumatismes et en particulier le cathétérisme mal fait, les injections irritantes, le séjour dans le canal d'une sonde à demeure ou d'un corps étranger. L'onanisme est chez les grands enfants une cause fréquente d'urétrite. L'excitation, entretenue dans tous les tissus de la verge par les manœuvres de la masturbation, détermine l'infection du canal par ses saprophytes ou par des germes venant de l'extérieur et transportés au niveau du méat par la main polluante. A côté des urétrites non vénériennes, il y a lieu de mentionner, chez les enfants comme chez les adultes, des urétrites vénériennes et le plus souvent alors gonococciques. Il en existe des cas observés chez de tout jeunes enfants contaminés par des nourrices ou des gardiennes de mœurs dépravées.

Les urétrites, dont nous venons de mentionner l'étiologie, peuvent être appelées urétrites de cause externe par opposition aux urétrites de cause interne que nous allons maintenant signaler. Comme le dit Faitout dans une bonne revue sur les urétrites non gonococciennes : « elles sont ou liées à un état général, une diathèse, ou bien dues à des ingesta qui peuvent être des aliments, des médicaments à dose raisonnable ou toxique ». Les états constitutionnels, comme la goutte (Legendre, chez un garçon de 14 ans), le rhumatisme (Martineau, Riel, Jullien, chez des jeunes gens), les maladies infectieuses comme la fièvre typhoïde, les oreillons (Barthez et Sanné), agissent par l'intermédiaire de l'urine, du sang ou des autres humeurs soit en modifiant le milieu urétral et en le rendant vulnérable aux organismes, ses hôtes habituels, soit en important à la surface ou dans l'épaisseur de la muqueuse leurs germes spécifiques. C'est aussi par les altérations apportées à la composition des urines que l'ingestion de certains aliments et boissons (asperges, oseille, cresson, raifort, poivre, moutarde, excès de bière, vin blanc, cidre, etc.), ou de certains médicaments (sels de potasse, scille, vins diurétiques à base de cresson, cochléaria, raifort (Desruelles), préparations arsenicales (Rousseau Saint-Philippe, Delioux de Savignac, Delacour), huile de foie de morue accidentellement cantharidée (Boutin), détermine la suppuration de l'urètre en rendant tout à coup offensifs les germes pathogènes. Quant aux urétrites survenant pendant la période de la dentition et chez les enfants atteints d'oxyures, et dénommées par les anciens auteurs urétrites réflexes, elles peuvent s'expliquer par la perturbation que ces phénomènes physiologiques ou pathologiques apportent dans les humeurs de ces jeunes organismes.

**Symptômes.** — Les urétrites infantiles, à part celles qui exceptionnellement sont gonococciques, se caractérisent toutes cliniquement par la rapidité de leur évolution. S'allumant en général sans période d'incubation, elles s'éteignent pour ainsi dire du jour au lendemain aussitôt qu'est supprimée la cause qui leur a donné naissance. Elles ne passent ainsi presque jamais à l'état chronique et restent le plus souvent cantonnées à l'urètre antérieur. On peut cependant observer chez les diathésiques la propagation à l'arrièrecanal et des complications de cystite, d'urétérite et de pyélo-néphrite. Les caractères physiques de l'écoulement diffèrent peu de ceux de l'urétrite blennorragique des adultes, et il serait téméraire de vouloir le différencier par son abondance, sa consistance fluide, sa coloration moins verte; l'examen bactériologique est le seul *criterium* qui permet de le reconnaître. En général, la réaction inflammatoire locale est moins vive : il n'y a pas de tuméfaction du méat, de gonflement du gland, d'œdème du prépuce, de lymphangite de la verge; les douleurs de la miction sont moins vives. Le pronostic des urétrites de l'enfance est peu grave pour le moment et aussi pour l'avenir, car elles ne deviennent pas le point de départ de rétrécissement. Néanmoins, à la suite de l'urétrite blennorragique, cette complication peut s'observer chez l'enfant comme chez l'adulte et elle apparaît parfois assez rapidement, puisque Kammer (de New-York) l'a constatée chez un enfant de 3 ans, 6 mois après le début de la blennorragie.

**Traitement.** — Le traitement, des plus simples, doit d'abord consister dans la suppression de la cause. Quelques bains locaux émollients et antiseptiques, à la solution boriquée particulièrement, au besoin des injections de solutions légèrement cathérétiques, ou astringentes, suffiront à dessécher le canal si, la cause supprimée, l'écoulement tardait à disparaître.

### SCROTUM

#### VICES DE CONFORMATION

Il convient de distinguer, dans l'étude des vices de conformation du scrotum, ses arrêts de développement proprement dits, et son absence de déroulement. Les arrêts de développement se lient intimement à l'évolution de l'urètre, et nous n'avons pas à revenir sur ce que nous avons dit à ce sujet à propos de l'hypospadias périnéo-scrotal. Rappelons seulement que, dans cette malformation, les deux replis génitaux non venus à coalescence forment de chaque côté du pénis atrophié et dépourvu d'urètre un relief, rappelant tout à fait les grandes lèvres. L'aspect des organes génitaux externes chez les jeunes enfants mâles ainsi vicieusement conformés est à première vue celui que présentent les petites filles et, comme nous l'avons dit plus haut, ainsi s'expliquent les erreurs de sexe commises par des observateurs inattentifs. Considérés souvent comme de vrais hermaphrodites, ces sujets ne doivent en réalité que figurer dans le cadre de l'hermaphrodisme apparent ou pseudo-hermaphrodisme externe.

L'absence de déroulement du scrotum est la conséquence de l'arrêt des testicules dans leur migration. Même lorsque ces deux organes sont retenus à l'anneau inguinal ou dans un point plus élevé de leur trajet, il est rare que le scrotum fasse complètement défaut, seulement il se présente sous l'aspect d'un sac rudimentaire et ratatiné au-dessous de la verge. Le raphé médian existe toujours, mais il est déjeté du côté opposé au testicule descendu, lorsqu'un seul a effectué sa migration complète.

**[ALF. POUSSON.]**

## LÉSIONS INFLAMMATOIRES

Chez les enfants du premier âge, le scrotum incessament souillé par les urines et les matières fécales devient facilement le siège d'érythème, de rougeur érysipélateuse, d'éruption eczémateuse, d'exulcérations et d'ulcérations. Ces dernières lésions, qui en raison de l'effraction de l'épiderme peuvent devenir le point de départ d'accidents infectieux locaux ou à distance, ne sauraient être traitées avec trop de soin. Un emmaillotage méthodique, des lavages antiseptiques mais non irritants, tels que ceux pratiqués à la solution boriquée, surtout l'emploi de poudres absorbantes, préviendront le plus souvent les lésions épidermiques. Que si elles se produisent, les glycérolés et les pommades au tanin, à l'oxyde de zinc, à l'aristol, etc., en assureront vite la guérison.

## INFILTRATION SÉREUSE

En raison de sa grande laxité, le tissu cellulaire du scrotum se laisse très facilement infiltrer par la sérosité sanguine, et indépendamment des causes communes à l'adulte et à l'enfant susceptibles de déterminer l'œdème des bourses, nous devons signaler cet état de déchéance organique qui constitue l'athrepsie. Dans tous les cas, l'infiltration séreuse du scrotum à la naissance est l'indice d'une faiblesse native. Au lieu d'occuper la totalité des bourses, l'œdème est fréquemment alors localisé à la partie déclive du scrotum où il forme une tumeur tendue, luisante, transparente et souvent fluctuante.

## TUMEURS

Les parois scrotales chez les enfants peuvent être le siège de toutes les variétés de tumeurs rencontrées chez l'homme fait : nous signalerons plus particulièrement les tumeurs vasculaires ou angiomes et les kystes dermoïdes ou tératomes, dont la description a été faite si complètement par le professeur Lannelongue dans son traité des kystes congénitaux, auquel nous renvoyons le lecteur. La variété d'épithéliome, qu'on a dénommée cancer des ramoneurs, sans être spéciale à l'enfance, s'observe souvent de 8 à 15 ans chez les sujets dont le scrotum est soumis aux poussières et autres causes d'irritation professionnelle.

## HYDROCÈLE

L'épanchement de sérosité dans la tunique vaginale peut être, chez l'enfant comme chez l'adulte, le résultat d'une inflammation de la séreuse, consécutive elle-même à une inflammation du testicule ou de l'épididyme. Cette hydrocèle acquise du jeune âge ne diffère à aucun point de vue de celle qu'on observe après la puberté et dans tout le reste de l'existence.

### Hydrocèle infantile

Mais il est une variété d'hydrocèle infantile chez les nouveau-nés dont nous devons dire quelques mots. Elle serait assez fréquente. Bien que sa pathogénie soit encore obscure, il est probable qu'elle résulte du froissement de l'épididyme au cours d'un accouchement prolongé et difficile et d'une vaginalite séreuse consécutive. Nous en avons observé un grand nombre dans notre service des enfants, et il nous semble qu'elle se rencontre le plus souvent chez des nouveau-nés chétifs et malingres. Le scrotum distendu par la sérosité vaginale atteint parfois le volume d'un poing d'adulte. Il est lisse et régulier, et forme une tumeur translucide sur laquelle se détachent des arborisations vasculaires plus ou moins nombreuses. Comme le liquide s'est accumulé dans une vaginale close de toutes parts, la tumeur est irréductible. Il est de règle que le liquide se résorbe, et que la tumeur disparaisse dans les 3 ou 4 semaines qui suivent la naissance. Si elle persiste, on peut lui appliquer le traitement par la ponction avec injection d'alcool ou de teinture d'iode ou bien avec cautérisation au nitrate d'argent, comme nous le dirons au paragraphe suivant.

### Hydrocèle congénitale

**Pathogénie. Étiologie.** — L'hydrocèle congénitale a pour première caractéristique de tenir à la persistance du canal vagino-péritonéal de Chassaignac, qui dans les premiers jours de la vie fait communiquer la séreuse entourant le testicule avec la grande séreuse abdominale, et qui, d'après Ramonède, resterait perméable 52 fois sur 215 sujets. Les recherches de cet auteur lui ont montré que, loin d'être régulièrement calibré, ce conduit présente au point où il croise l'artère épigastrique, puis à sa sortie du canal inguinal et enfin au niveau de sa pénétration dans les bourses, une série d'étranglements, qui peuvent parfois aller jusqu'à l'oblitération complète. L'accumulation de liquide dans les départements du canal vagino-péritonéal ainsi délimités constitue l'hydrocèle enkystée du cordon, tumeur irréductible et par cela même bien différente de l'hydrocèle congénitale que nous étudions en ce moment. Mais il peut arriver que le premier étranglement du canal vagino-péritonéal se fermant complètement au niveau de l'artère épigastrique, le conduit reste perméable dans tout son trajet funiculaire. Dès lors, le liquide refluant de la vaginale dans le cordon constitue une variété rare d'hydrocèle congénitale, qui mérite le nom d'hydrocèle en bissac, communicante ou biloculaire, décrite pour la première fois par Dupuytren et dont l'étude a été reprise dans ces derniers temps par Duplay et plus récemment par Bazy. Dans cette variété d'hydrocèle la poche scrotale communique par un goulot occupant le canal inguinal avec une poche iliaque qui parfois atteint un volume considérable.

**Anatomie pathologique.** — Le liquide de l'hydrocèle congénitale ne diffère pas par ses caractères physiques et sa composition chimique du liquide de l'hydrocèle acquise commune. La séreuse est ordinairement lisse et sans altération à sa surface interne, mais parfois elle est dépourvue d'épithélium par place, et présente des végétations dentitriques et des fausses membranes, indices d'une inflammation primitive ou secondaire. Le testicule peut être à sa place normale dans le fond et en arrière du scrotum, mais souvent il est retenu à la partie supérieure des bourses, ou dans le canal inguinal, ou même dans l'abdomen ; parfois il est en inversion ; on l'a vu se mouvoir à l'orifice interne du canal inguinal et faire office de soupape, permettant au liquide de passer du conduit vagino-péritonéal dans les bourses, mais s'opposant à son reflux en sens inverse. Notons enfin la coexistence fréquente d'une hernie inguinale avec l'hydrocèle congénitale.

**Symptômes.** — Quoique le plus souvent l'hydrocèle congénitale révèle son existence dès les premiers temps de la vie, il n'est pas rare qu'elle apparaisse assez tard vers la puberté, au moment où par exemple le testicule, retenu jusqu'alors à l'anneau, achève sa migration et établit ainsi la communication entre la vaginale et le conduit péritonéo-vaginal.

Les caractères de l'hydrocèle congénitale sont ceux de l'hydrocèle acquise commune : tumeur régulière lisse, à parois souples, de consistance égale dans tous les points, élastique, fluctuante et éminemment transparente ; mais il en est deux qui lui sont particuliers et dont l'un est véritablement pathognomonique : la conformation de la tumeur et sa réductibilité. Au lieu d'être ovoïde et de se terminer du côté du canal inguinal par un bord net et arrondi, l'hydrocèle congénitale a une forme allongée se prolongeant par une sorte de pédicule dans le trajet inguinal et jusque dans la fosse iliaque. Dans les cas où existent les étranglements signalés par Ramonède dans le canal vagino-péritonéal, le liquide distendant les portions intermédiaires, la tumeur est moniliforme et multiloculaire ; elle est franchement en bissac dans les hydrocèles communicantes ou biloculaires de Dupuytren. La réduction s'obtient par une pression lente et continue, et elle est plus ou moins rapide suivant que l'orifice de communication avec le péritoine est plus ou moins largement ouvert. Certaines hydrocèles congénitales, qui ne se réduisent que très difficilement, ou même sont tout à fait irréductibles par la pression, disparaissent par le repos au lit pendant la nuit. Comme le fait remarquer Guersant, il est probable que dans ce cas le liquide qui, repoussé par la main, applique l'une contre l'autre les sinuosités du conduit et se ferme le passage à lui-même, filtre invisiblement dans le ventre dans le décubitus dorsal. La tumeur réduite se reproduit en général assez vite ; la station verticale, les efforts, les cris et la toux activent sa réapparition, et la main éprouve à ce moment une impulsion qui n'est pas sans analogie avec celle des hernies. Dans toute hydrocèle congénitale, il convient de rechercher avec soin la position du testicule et de s'assurer qu'il n'existe pas de hernie concomitante. C'est là le seul point délicat de diagnostic que comporte cette affection. La sonorité et le gargouillement feront reconnaître la présence de l'intestin, les épiplocèles étant exceptionnelles chez les enfants.

Le pronostic de l'hydrocèle congénitale est peu grave chez les jeunes enfants, car le plus souvent l'affection guérit toute seule. Lorsqu'elle persiste, elle constitue un danger pour l'avenir, les inflammations secondaires ou primitives de la vaginale peuvent en effet gagner le péritoine.

**Traitement.** — La première indication à remplir dans le traitement de l'hydrocèle congénitale, c'est de provoquer une inflammation adhésive qui oblitère le canal vagino-péritonéal : la communication avec la séreuse péritonéale une fois fermée, on voit le liquide contenu dans la vaginale se résorber et ne plus se reproduire, preuve que le liquide vient bien plutôt du péritoine que de la vaginale. Cette indication est simplement remplie par une légère compression exercée sur le trajet inguinal à l'aide d'un bandage ou de tout autre appareil approprié. On a cherché à la réaliser par d'autres moyens moins anodins consistant en application de topiques irritants sur les bourses et le cordon : tels que l'alcool, la teinture d'iode, la teinture de noix de galle, le chlorhydrate d'ammoniaque, les vésicatoires, etc. Si ces moyens ne réussissent pas, on doit comme dans l'hydrocèle commune agir directement sur la vaginale pour en évacuer le liquide, et en tarir la sécrétion. Les ponctions répétées suffisent parfois dans les premières années de la vie ; plus tard il est nécessaire d'y joindre l'action de liquides modificateurs. Parmi ces liquides, l'alcool absolu, dont on injecte un ou deux grammes suivant le procédé de Monod père, ne présente aucun danger d'après notre expérience, malheureusement le résultat qu'il donne est loin d'être constant ; il en est de même du chlorure de zinc au dixième injecté à la dose de 10 à 20 gouttes comme le préconise Polaillon ; la teinture d'iode agit bien plus efficacement mais aussi elle présente plus de dangers. On ne doit l'employer que dans les hydrocèles dont la communication avec la cavité péritonéale est étroite, et il faut pousser l'injection avec prudence en ayant soin de faire comprimer par les doigts d'un aide le canal péritonéo-vaginal. Un bon procédé de cautérisation de la vaginale après évacuation du liquide, n'exposant pas aux risques que font courir les injections, est celui de Defer. Il consiste à évacuer le liquide avec le trocart et à toucher en plusieurs points la face interne de la vaginale à l'aide d'un stylet cannelé dans la rainure duquel on a coulé du nitrate d'argent.

L'hydrocèle congénitale rebelle aux moyens que nous venons d'indiquer est-elle justiciable de l'incision antiseptique ? Pour nous, cela ne saurait être douteux et nous croyons qu'entre les mains d'un chirurgien aseptique cette méthode offre moins de dangers que la méthode des injections. Dans les cas compliqués d'ectopie du testicule et de hernie, l'incision nous paraît être la méthode de choix, car en même temps qu'elle assure la guérison de l'hydrocèle elle permet de fixer le testicule à sa place et de faire la cure radicale de la hernie. Il va sans dire que cette opération ne sera pas pratiquée dans les premiers temps de la vie, mais différée à l'époque où l'âge et la force de l'enfant autorisent les interventions chirurgicales.

## MALADIES DU TESTICULE

### VICES DE CONFORMATION ET ANOMALIES

Nous ne nous occuperons dans ce paragraphe, consacré aux vices de conformation et anomalies des testicules, que des arrêts que subissent ces organes

[ALF. POUSSON.]

dans leur migration, c'est-à-dire de leur ectopie et des changements de rapports que les testicules descendus peuvent présenter avec les parties voisines, c'est-à-dire l'inversion.

L'*hypertrophie* et l'*atrophie testiculaires* congénitales, affections d'ailleurs très rares, ne révèlent leur existence qu'à la puberté, aussi n'avons-nous pas à en parler. Il en est de même de l'absence réelle de l'un ou des deux testicules ou anorchidie vraie, qui ne peut être sûrement distinguée de la cryptorchidie qu'à l'autopsie. Quant à la polyorchidie, on ne connaît de bien authentique jusqu'ici que le cas de Blasius. Enfin la soudure des deux testicules dans le scrotum ou synorchidie, que l'on observe normalement chez les kanguroos, n'a pas encore été nettement démontrée dans l'espèce humaine.

**Ectopie.** — Quelle que soit la théorie que l'on admette (théorie de l'inégal développement des organes placés au-dessus et au-dessous des testicules invoquée par Robin, Sappey, E.-H. Weber, Cleland, Kölliker, Hertwig et plus récemment par Bramann, ou théorie de la contraction active du *gubernaculum testis* soutenue par Debierre et Pravaz), le testicule, primitivement formé à la face interne du corps de Wolff dans la région lombaire, subit un mouvement de migration progressif et continu, qui l'amène dans les bourses au moment de la naissance. Cet organe parcourt ainsi diverses étapes au cours desquelles il peut subir un temps d'arrêt temporaire ou définitif : on dit alors qu'il est en ectopie.

L'ectopie abdominale et l'ectopie inguinale sont de beaucoup les plus fréquentes : cette dernière d'après Godard se rencontrerait 50 fois sur 44 cas, tandis que la première ne compterait que pour 7. Mais à côté de ces ectopies, que permettent de comprendre les théories de la migration des testicules précédemment rappelées, il en est d'autres plus difficiles à interpréter : ce sont les ectopies extra-abdominales d'Englisch, dans lesquelles le testicule, après avoir franchi le canal inguinal, au lieu de descendre dans le scrotum, s'arrête dans le pli cruro-scrotal ou se dévie par suite d'insertion vicieuse du *gubernaculum testis* ou par tout autre cause encore mal déterminée du côté du triangle de Scarpa ou du côté du périnée.

Les ectopies cruro-scrotale, crurale, périnéale, sont rares et ne présentent qu'un faible intérêt en pathologie infantile, aussi ne faisons-nous que signaler leur existence.

Il en est de même de l'ectopie abdominale, dont les accidents, lorsqu'ils se produisent, se manifestent en général après la puberté.

Mais nous devons traiter avec quelques détails l'*ectopie inguinale* qui devient souvent dès la naissance et pendant toute la durée de l'enfance la source d'indications thérapeutiques aussi délicates à déterminer qu'à remplir.

**Pathogénie.** — Comme nous l'avons dit, cette variété d'ectopie est de beaucoup la plus fréquente. L'influence de l'hérédité sur sa production ne saurait être contestée, mais ses causes nous échappent complètement. Outre l'insuffisance des contractions du *gubernaculum* et de son allongement proportionnellement au développement de la région sous-ombilicale dont parle Godard, outre les adhérences inflammatoires que le testicule peut contracter au cours de sa migration, on a encore invoqué avec Hunter l'hypertrophie de la glande et avec plusieurs autres auteurs l'étroitesse du trajet inguinal et surtout de son orifice sous-cutané[1].

Avec A. Broca et Bezançon, nous croyons que cette dernière disposition est rare et que, ainsi que le fait remarquer ce dernier auteur, « la trop grande largeur de cet anneau est une cause prédisposante au testicule flottant, en lui ouvrant une route de retour vers le trajet inguinal ».

**Anatomie pathologique.** — Le testicule peut être arrêté à l'orifice interne ou sous-péritonéal du canal inguinal, dans son trajet, ou à son orifice sous-cutané ; de là, trois variétés d'ectopie inguinale : interne, interstitielle et externe. Il est des cas dans lesquels le testicule ectopié est coiffé de son épididyme et muni de son canal déférent, comme il l'est normalement dans le scrotum ; dans d'autres, l'épididyme et le canal déférent sont descendus dans les bourses et reliés à la glande par les canaux efférents déroulés. Les divers éléments du cordon groupés autour du déférent conservent leurs rapports normaux. Les auteurs sont divisés sur la question de savoir si le cordon est originellement trop court, ou s'il le devient consécutivement par suite des adhérences que ses replis contractent entre eux et avec les parois du canal inguinal. Ce qu'il y a de certain, c'est qu'à côté des enfants chez lesquels la brièveté du cordon s'oppose à la descente du testicule même après l'opération, il en est d'autres chez lesquels le cordon reste suffisamment long et dont le testicule n'en habite pas moins le trajet inguinal.

Le péritoine accompagnant le testicule en ectopie inguinale lui constitue une tunique vaginale, qui le plus souvent reste ouverte du côté de la séreuse abdominale. Lorsque l'épididyme descend dans le scrotum, la vaginale l'accompagne, et se continue avec la vaginale testiculaire proprement dite par un orifice parfois étroit et d'autres fois largement ouvert. De l'existence de ce sac séreux, il résulte que le testicule est très mobile et peut même être amené au fond des bourses pourvu que la laxité du cordon le permette.

Une des complications fréquentes de l'ectopie inguinale, qui tient à la communication de la vaginale avec le péritoine, est la hernie congénitale intestinale, épiploïque ou intestino-épiploïque. Elle est dite funiculaire si elle occupe la partie supérieure du conduit péritonéo-vaginal ; testiculaire, si l'intestin vient se mettre en contact avec le testicule ; vaginale sous-testiculaire, si l'intestin passant au delà du testicule descend dans le fond du scrotum.

Un fait important bien mis en relief par les recherches de Bezançon, qui sont venues confirmer celles de plusieurs autres auteurs, c'est que les testicules en ectopie inguinale conservent chez les enfants leur intégrité anatomique en sorte qu'ils « ne semblent pas loin de pouvoir fonctionner, surtout si l'on pouvait les amener dans le scrotum ». On sait, d'après Monod et Arthaud, Tuffier et autres, qu'il n'en est pas de même chez les adultes

---

[1] On désigne sous la dénomination de *monorchidie* ou de *cryptorchidie simple* l'état d'un individu dont un des testicules est absent des bourses ; l'expression de *cryptorchidie* s'applique à l'état dans lequel les deux testicules sont absents des bourses. L'expression d'*anorchidie simple ou double* employée pour dénommer ces états est incorrecte ; si on voulait la conserver il faudrait y ajouter l'épithète d'*apparente*.

[ALF. POUSSON.]

dont les testicules ectopiés subissent la dégénérescence scléreuse et cessent de sécréter les spermatozoïdes.

**Symptômes.** — La vacuité du scrotum, la présence dans un point du trajet inguinal d'une tumeur ovoïde, se déplaçant plus ou moins facilement dans le sens de ce trajet, et faisant naître à la pression une douleur particulière, sont les signes caractéristiques de l'ectopie testiculaire inguinale. Le diagnostic ne présente donc aucune difficulté, et ce n'est qu'un examen superficiel qui pourra faire prendre le testicule ectopié pour un ganglion ou une hernie.

Bien que, chez les enfants, la cryptorchidie inguinale ne se traduise que par des modifications de l'habitus extérieur, beaucoup moins sensibles que chez l'adolescent et l'adulte, on a noté chez certains un arrêt dans le développement physique, portant dans les cas de monorchidie sur le côté correspondant au testicule ectopié, de la polysarcie (Le Dentu), de l'hypertrophie mammaire (M. Laugier).

Le testicule en ectopie inguinale devient souvent le point de départ d'accidents et de complications, à la vérité moins fréquents et moins graves dans le jeune âge que plus tard, mais que nous devons néanmoins signaler. Ce sont d'abord des phénomènes nerveux bien étudiés par Bezançon consistant en bizarrerie et inégalité du caractère, en impressionnabilité excessive, en féminisation des sentiments. Certains sont sujets à des absences, à des vertiges, à des pertes de connaissance, à des convulsions épileptoïdes, etc. S'il est vrai que bon nombre d'enfants ne souffrent aucunement de leur testicule ectopié, il en est aussi beaucoup qui éprouvent des souffrances sourdes continues et des douleurs vives et de durée variable lorsqu'ils se tiennent longtemps debout, qu'ils marchent et éprouvent en un mot quelque fatigue. Ces accidents douloureux s'observent principalement chez les petits malades dont le testicule très mobile va et vient dans le trajet inguinal et chez ceux qui ont des hernies concomitantes.

Un phénomène curieux signalé pour la première fois par Nicoladoni, et qui d'après Kocher se produit surtout lorsque le testicule ectopié est en inversion, c'est la torsion du cordon. A cette cause doivent être attribuées en partie, outre les phénomènes douloureux précités, l'inflammation, la suppuration et même la gangrène du testicule que l'on observe parfois. Les traumatismes accidentels ou chirurgicaux, tels que ceux produits par un bandage non approprié, sont aussi capables, cela va sans dire, de provoquer des orchites.

Le pronostic de l'ectopie inguinale uni ou bilatérale chez les enfants est bénin en ce sens qu'elle ne compromet pas l'existence, mais il comporte quelques réserves en raison de la possibilité des accidents et complications que nous venons de signaler, et auxquels il faut joindre la prédisposition de la glande aux dégénérescences néoplasiques malignes.

**Traitement.** — Les indications thérapeutiques de l'ectopie testiculaire inguinale doivent être envisagées, comme le fait Bezançon, dans les trois cas suivants : ectopie sans hernie ; ectopie avec hernie ; ectopie avec accidents et complications. Dans le cas d'ectopie sans hernie, il faut tout

d'abord s'efforcer, comme le conseillent Monod et Terrillon, Tuffier, Jalaguier, de favoriser la descente de la glande dans les bourses par des manipulations et des pressions exercées doucement à sa surface, aidées d'exercices
corporels modérés, de massage de l'abdomen, d'une ceinture ventrière compressive. Lorsque le testicule a été ainsi entraîné hors du canal, ou que
nativement il était fixé au-dessous de l'anneau, il est bon de l'empêcher d'y
remonter en comprimant ses parois à l'aide d'un bandage à large pelote ou
en fourche. Par ces moyens de douceur, on réussit d'autant plus souvent à
amener le testicule dans le scrotum, qu'il n'est pas rare de voir cet organe
accomplir spontanément sa migration dans la première année. Après un an,
cette migration spontanée est exceptionnelle, mais à la puberté, elle s'accomplit encore assez souvent. On comprend que l'incertitude où l'on est de
l'époque à laquelle le testicule a perdu toute chance de descendre seul dans
les bourses embarrasse fort le chirurgien pour déterminer l'âge auquel il
convient d'intervenir opératoirement. Si rien n'oblige à une intervention plus
hâtive, c'est croyons-nous à l'approche de la puberté qu'il convient de pratiquer l'orchipexie. Parmi les causes qui peuvent déterminer à intervenir
plus tôt, il ne faut pas oublier les troubles physiques et intellectuels que l'ectopie double est susceptible de produire.

Lorsque l'ectopie se complique de hernie, la conduite des chirurgiens de
l'époque antérieure à l'antisepsie, celle recommandée par Gosselin, ne saurait être acceptée de nos jours. La doctrine était alors en effet, ou de ne
rien faire ni contre la hernie, ni contre les testicule ectopié, ou de sacrifier
ce dernier, soit en le repoussant dans le ventre, soit en le comprimant pour
maintenir la hernie. Actuellement tous les auteurs sont d'accord pour pratiquer la cure radicale de la hernie et fixer le testicule après mobilisation dans
le fond des bourses. Dans certains cas exceptionnels, lorsque la glande s'oppose à la réduction de l'intestin, lorsqu'elle est douloureuse ou qu'on suppose qu'elle pourra le devenir, lorsqu'elle est complètement atrophiée, on
est autorisé à la sacrifier. En raison des accidents dont la hernie peut
devenir le siège, et pour se mettre à l'abri des entraves que des adhérences
inflammatoires du cordon pourraient apporter à la libération et à la mise en
place du testicule, nous pensons que sans opérer dans le premier âge, il convient de ne pas trop tarder et d'agir dès que l'état de l'enfant semblera pouvoir
le permettre.

Aucune règle absolue relative à l'âge de l'enfant, ou au mode opératoire,
ne saurait être formulée lorsque surviennent les accidents précédemment
signalés de l'ectopie inguinale. Sans parler du traitement de l'inflammation
du testicule, qui dans l'espèce n'est l'objet d'aucune indication particulière,
il est évident que si la suppuration s'en empare et s'il se développe de la
péritonite, il faut intervenir au plus vite pour évacuer le pus, enlever le
testicule si besoin est, ouvrir le péritoine s'il est infecté et le laver. La douleur est de tous les accidents celui qui réclame le plus souvent l'intervention.
La fixation du testicule à sa place normale ne la fait pas toujours cesser, et
dans certains cas il faut avoir recours à la castration.

[ALF. POUSSON]

## LÉSIONS INFLAMMATOIRES ET ORGANIQUES

### ORCHITES ET ÉPIDIDYMITES

Chez l'enfant comme chez l'adulte, l'inflammation du testicule et de l'épididyme peut être traumatique ou d'origine urétrale, à la suite de toutes les irritations du canal et en particulier de la masturbation, mais dans la grande majorité des cas elle survient au cours d'une maladie infectieuse, telle que les oreillons, la variole, la scarlatine, le typhus. Chose digne de remarque, elle serait très rare, si même elle se rencontre, dans la rougeole. Les oreillons qui, on le sait, se compliquent si souvent d'orchite chez les adultes, détermineraient assez rarement cette complication chez les enfants et les adolescents, d'après Crevoisier d'Hurbache de Strasbourg, et Gintrac de Bordeaux. Elle frappe le plus souvent un seul testicule et se termine presque toujours par l'atrophie.

L'orchite variolique, si bien décrite par Béraud en 1859, est commune chez les enfants, où elle passe souvent inaperçue. Presque toujours bilatérale, elle revêt deux formes anatomiques : tantôt en effet les lésions portent surtout sur la vaginale et l'épididyme, périorchite ; tantôt elles sont à leur maximum dans le parenchyme de la glande. La première forme, de beaucoup la plus commune, se termine presque toujours par la résolution ; la seconde, par la suppuration.

D'après Mollière et Augagneur, il n'existerait qu'une seule observation d'orchite scarlatineuse chez un enfant de 10 ans. L'inflammation était surtout caractérisée par l'abondance de l'épanchement dans la vaginale, épanchement qui se résorba très lentement.

### TUBERCULOSE DU TESTICULE ET DE L'ÉPIDIDYME

**Étiologie.** — La tuberculose orchi-épididymaire ne serait pas beaucoup plus rare dans l'enfance qu'après la puberté d'après Hutinel et Deschamps[1]. Cependant Mollière et Augagneur réunissant les statistiques de plusieurs auteurs n'ont trouvé qu'un enfant sur 185 jeunes gens atteints de cette affection, et Jullien, sur 5 566 enfants examinés à la consultation de l'hôpital Trousseau, n'en a observé que 17 cas. Le premier âge y semble plus prédisposé, car sur ces 17 enfants 6 avaient moins d'un an, 6 de 1 à 2 ans et 5 de 2 à 13 ans. Les circonstances rendant les tout jeunes enfants plus aptes à contracter la tuberculose testiculaire nous échappent. A un âge plus avancé on a accusé la fatigue, les exercices violents, les traumatismes, la masturbation, etc. Fait qui surprendra, mais qui pourtant est bien réel, c'est que tandis que le testicule ectopié est fréquemment atteint d'inflammation et de dégénérescences néoplasiques, il est rarement envahi par la tuberculose. Chez le plus grand nombre d'enfants porteurs de testicule tuberculeux, on

---

[1] Étude sur la tuberculose du testicule chez les enfants. *Arch. gén. de méd.*, mars et avril 1891.

rencontre des tubercules dans d'autres organes, et il est souvent difficile de dire si la manifestation testiculaire est primitive ou secondaire. Si l'on en croit Hutinel et Deschamps, les bacilles infectant la glande séminale proviendraient de la cavité intestinale.

**Anatomie pathologique.** — Il est rare que les deux testicules soient atteints et les lésions portent ordinairement sur le seul testicule gauche. L'infection, qui se fait par l'intermédiaire des vaisseaux sanguins et lymphatiques bien plutôt que par les voies spermatiques, débute dans le testicule lui-même et respecte longtemps l'épididyme. Le cordon peut être envahi, et encore cela est-il rare, mais la prostate, les vésicules séminales et la vessie demeurent presque toujours indemnes contrairement à ce que l'on observe chez l'adulte. Nous n'avons point ici à discuter le point précis où colonisent d'abord les bacilles et où se développent les granulations tuberculeuses, ni à décrire les différentes phases d'évolution de ces dernières. Qu'il nous suffise de dire que les noyaux caséeux n'atteignent qu'un faible volume et qu'ils sont dès leur formation entourés d'une zone fibroïde épaisse s'opposant à la destruction des tissus et à la production de ces vastes cavernes et de ces trajets fistuleux, qui serpentent dans les parois du scrotum et viennent s'ouvrir à sa surface en plus ou moins grand nombre. Cependant la fonte caséeuse du testicule peut s'observer et l'élimination des produits tuberculeux par les fistules des bourses est un mode de guérison de la maladie; mais le plus souvent l'organe se sclérose, s'atrophie et peut même disparaître insensiblement au centre du scrotum demeuré intact.

**Symptômes.** — La tuberculose testiculaire peut revêtir chez l'enfant comme chez l'adulte la forme aiguë ou la forme chronique. La forme aiguë, tuberculose galopante du testicule, orchite tuberculeuse, s'accompagne de tous les symptômes locaux et généraux des inflammations violentes du testicule. Ces symptômes durent seulement quelques jours, après lesquels la douleur, le gonflement du testicule diminuent, mais sans disparaître complètement. En quelques semaines, des foyers caséeux peuvent se former à la suite de cet envahissement aigu de la glande par les bacilles et s'ouvrir à l'extérieur; d'autres fois, l'infection, bruyante à ses débuts, sommeille pendant de longs mois et des années et est depuis longtemps à l'état chronique lorsque le ramollissement et les fistules se produisent. Mais, dans la grande majorité des cas, la maladie revêt d'emblée la forme chronique, et s'installe insidieusement jusqu'à ce que le volume relativement énorme du testicule et la formation d'abcès attirent l'attention du petit malade ou de ses parents.

**Diagnostic.** — Le diagnostic de la tuberculose du testicule ne présente guère de difficulté lorsque les foyers se sont ramollis et qu'il existe des fistules à la surface du scrotum, car il est peu d'affections de cette glande qui donnent lieu à pareille fistulisation. Lorsque les lésions se réduisent à du gonflement, à des bosselures de l'organe, il est parfois difficile de distinguer le testicule tuberculeux du testicule syphilitique. Les antécédents, fournis par l'examen des ascendants et l'état de santé général du petit malade, constituent les bases de ce diagnostic délicat.

**Pronostic.** — Le pronostic serait grave d'après Hutinel et Deschamps,

[ALF. POUSSON.]

puisque sur 9 de leurs malades il y aurait eu 6 morts. Par contre Jullien a pu suivre 9 de ses cas, qui tous ont guéri.

**Traitement.** — Le traitement doit être avant tout un traitement général : séjour à la campagne, au bord de la mer, vie au grand air, bains salés, etc. Ces mesures hygiéniques sont de beaucoup préférables aux médications anti-bacillaires qui troublent les fonctions de l'estomac, dont la conservation est si précieuse chez ces jeunes organismes qui se défendent surtout par l'excellence de leur alimentation et la régularité de leur nutrition. Cependant, on donnera avec avantage l'huile de foie de morue, les iodures, le phosphate de chaux, etc. Ce n'est que tout à fait exceptionnellement que se posera l'indication de la castration, lorsque par exemple le testicule sera en grande partie détruit par la caséification, et le plus souvent mieux vaudra recourir, pour tarir les fistules et foyers de suppuration, aux opérations économiques telles que la cautérisation et la résection des noyaux caséifiés.


## SYPHILIS DU TESTICULE

Observée par un assez grand nombre de cliniciens, la syphilis du testicule chez l'enfant a été étudiée par Hutinel dans un mémoire remarquable. Suivant cet auteur, l'orchite syphilitique infantile serait beaucoup plus fréquente qu'on ne le croit généralement, car nombre de lésions spécifiques qui passent inaperçues en clinique sont révélées par l'histologie à l'amphithéâtre. Il va sans dire que cette affection est héréditaire. Elle est parfois congénitale mais se développe le plus souvent du 2e au 15e mois.

Ordinairement bilatérales, les lésions respectent en général l'épididyme et il est exceptionnel qu'elles s'accompagnent de liquide dans la vaginale. Revêtant presque exclusivement la forme scléro-gommeuse non suppurée, elles donnent à la glande une consistance ferme et dure comparée par Hutinel à celle du globe oculaire. Le testicule est indolent et roule sous les doigts dans les bourses comme une bille.

Ne se ramollissant pour ainsi dire jamais, le sarcocèle syphilitique se termine presque toujours par l'atrophie, de telle sorte que l'enfant, qui en est porteur, s'il arrive à l'âge adulte, est destiné à demeurer stérile. Comme le dit Hutinel, « il est possible que certaines atrophies dites congénitales, que certains arrêts de développement de la glande n'aient pas d'autres causes que la syphilis héréditaire ».

L'orchite syphilitique infantile est d'un diagnostic qu'on peut dire facile, et les caractères que revêt alors le testicule ont une certaine valeur en sémiologie ; c'est ainsi que lorsque « un jeune sujet cachectique porte, autour de la bouche ou de l'anus, des fissures suspectes, sur les fesses ou sur les membres une éruption douteuse, s'il a les glandes spermatiques dures comme des billes, volumineuses et indolores, il n'est pas téméraire d'affirmer qu'il est syphilitique ».

Le pronostic de l'orchite syphilitique est celui de la syphilis infantile, c'est-à-dire grave.

Quant au traitement, il consiste chez le tout jeune enfant nourri au sein dans l'administration des préparations mercurielles et iodurées par l'intermédiaire de l'organisme de la nourrice. Des frictions mercurielles, des médications internes à bases d'hydrargyre et d'iodure de potassium seront employées chez les enfants non allaités ou sevrés.

## TUMEURS DU TESTICULE

*Tumeurs bénignes.* — Toutes les variétés des tumeurs bénignes et malignes qu'on observe chez l'adulte peuvent se rencontrer chez l'enfant. Parmi les tumeurs bénignes dont le nombre est aujourd'hui bien moins considérable qu'il y a quelques années, car les progrès de l'anatomie pathologique en ont distrait le tuberculome, le syphilome, nous ne ferons qu'énumérer les kystes simples et les kystes par inclusions fœtales ou tératomes qui, bien que d'origine congénitale, ne révèlent leur existence qu'à une période assez avancée de la vie. Quant aux fibromes, enchondromes, myomes, ils se présentent rarement à l'état de tissu isolé dans le testicule de l'enfant comme dans celui de l'homme et s'associent presque toujours à des éléments myxomateux, sarcomateux ou épithéliaux, qui en font des tumeurs mixtes et éminemment malignes.

## TUMEURS MALIGNES

Les tumeurs malignes du testicule dans l'enfance forment un groupe clinique bien défini, mais qui comprend comme chez l'adulte des variétés histologiques nombreuses souvent associées pour former des tumeurs mixtes et complexes. Laissant donc de coté la description anatomo-pathologique du sarcome, du myxome, du lymphadénome, de l'épithéliome, du carcinome, nous ne nous occuperons que de l'histoire clinique de ces tumeurs que l'on peut placer sous l'étiquette commune de cancers.

Après l'œil, le testicule est chez l'enfant l'organe le plus fréquemment atteint de cancer. La néoplasie se développe surtout dans les premières années de la vie et peut même être congénitale comme dans les cas de Silcok et de Parker. L'hérédité joue un rôle incontestable dans leur étiologie, mais c'est tout ce que nous savons à ce sujet. Comme nous l'avons déjà dit, l'ectopie favorise la dégénérescence maligne de la glande spermatique.

Le testicule cancéreux se caractérise par l'existence d'une tumeur spontanément douloureuse et très rapidement volumineuse, englobant le testicule et l'épididyme, régulière à sa surface mais bientôt bosselée, de consistance inégale, distendant les bourses, qui se vascularisent et finissent par être absorbées par le tissu pathologique et s'ulcérer. Le cordon, qui reste longtemps sain, se prend à la longue et parfois bien après les ganglions de la fosse iliaque. A ce moment, la généralisation ne tarde pas à se produire et le petit malade succombe à la cachexie.

En général, la marche de l'affection est rapide. Le pronostic est d'autant plus grave que la récidive, même après une exérèse hâtive, est la règle. Le fait de Parker, dans lequel un myxochondrome chez un enfant de 3 ans, après castration, ne récidiva pas, est tout à fait exceptionnel.

[ALF. POUSSON.]

Si le diagnostic, au début du mal, peut présenter quelque incertitude avec le testicule tuberculeux et syphilitique, le développement rapide de la tumeur, l'envahissement des ganglions ne tardent pas à faire cesser toute hésitation.

Le seul traitement du cancer du testicule est la castration faite dès que le diagnostic est établi.

### Maladies du cordon

Au nombre des maladies du cordon, que la pathologie infantile nous offre à étudier, nous n'avons guère à décrire ici que les hydrocèles du cordon.

Ces épanchements de sérosité se font dans la portion funiculaire du canal péritonéo-vaginal. Ils comprennent deux variétés : l'hydrocèle congénitale et l'hydrocèle enkystée ou kyste du cordon.

### Hydrocèle congénitale du cordon

L'hydrocèle congénitale du cordon forme une collection liquide occupant la portion funiculaire du canal péritonéo-vaginal, s'étant bien isolé de la vaginale par en bas, mais restant en communication avec la cavité péritonéale par en haut. Cette variété est relativement rare et elle simule souvent une hernie, car la tumeur qu'elle forme est allongée suivant le canal inguinal, molle, réductible et augmentant de volume lorsque le petit malade reste debout, qu'il fait un effort ou qu'il tousse. L'absence de fluctuation, le gargouillement, la réduction brusque et en masse sont les signes auxquels on reconnaîtra la hernie.

Comme l'hydrocèle congénitale vaginale, l'hydrocèle congénitale funiculaire guérit souvent seule dans les premiers temps de la vie : que si elle persiste, son traitement ne diffère pas de celui de l'hydrocèle vagino-péritonéale.

### Hydrocèle enkystée du cordon

**Pathogénie.** — L'hydrocèle enkystée ou kyste du cordon résulte d'une accumulation de sérosité dans le canal funiculaire fermé à ses deux extrémités. On ne saurait en effet accepter que sous toute réserve que cette tumeur se développe de toute pièce dans le tissu cellulaire du cordon. Quant à sa formation aux dépens des débris wolffiens et en particulier du corps innominé de Giraldès, elle ne saurait être acceptée que pour les kystes siégeant tout à fait au voisinage de la partie initiale du cordon tout près de l'épididyme.

**Anatomie pathologique.** — Siégeant sous l'enveloppe fibreuse du cordon et le crémaster, l'hydrocèle enkystée du cordon constitue une tumeur à parois ordinairement minces, lisse à sa face interne, mais pouvant présenter des plis qui la cloisonnent et la divisent en loges indépendantes les unes des autres ou communiquant ensemble. Son contenu est le plus souvent une sérosité claire, citrine, mais il peut être épais, sirupeux, rougeâtre ou brunâtre à la suite de l'inflammation chronique et des froissements de la poche. Comme l'hydrocèle congénitale de la vaginale, l'hydrocèle enkystée du cordon se complique souvent de hernie.

**Symptômes.** — La conformation extérieure des kystes funiculaires varie suivant leur siège : sont-ils placés à la partie initiale du cordon au-dessous de l'anneau sous-cutané du canal inguinal, ils sont arrondis et globuleux ; dans le trajet inguinal, ils sont un peu allongés ; cette dernière forme s'accentue lorsque la tumeur occupe à la fois et le trajet inguinal et la partie supérieure des bourses, souvent alors ils sont bilobés. Quelle que soit leur configuration, les kystes du cordon sont tous rénitents, élastiques et assez souvent transparents. On peut leur imprimer certains mouvements de va-et-vient dans le canal et parfois les réduire complètement dans l'abdomen. Cette réductibilité peut en imposer pour une hernie, mais la forme généralement sphéroïdale de la tumeur kystique, son absence de pédicule, sa consistance ferme et résistante, sa transparence sont des signes qui permettront rarement l'hésitation. Dans le doute une ponction exploratrice lèvera toutes les difficultés.

**Traitement.** — Si l'hydrocèle enkystée du cordon ne disparaît pas spontanément dans les premiers temps de la vie ou ne cède pas aux applications résolutives, elle est justiciable des divers modes de traitement de l'hydrocèle vaginale et de l'hydrocèle funiculaire congénitales.

### VICES DE CONFORMATION DE LA VESSIE

#### ABSENCE DE LA VESSIE

Il n'existe dans la science qu'une dizaine de cas bien authentiques d'absence de la vessie, dans lesquels les uretères venaient s'ouvrir soit dans l'urètre, soit dans le rectum, soit à l'extérieur à la surface de la paroi abdominale tout près du pubis. Ce vice de conformation n'est pas par lui-même incompatible avec l'existence, mais, comme il s'y joint presque toujours d'autres lésions organiques, les petits malades succombent souvent dès les premiers temps de la vie.

#### MULTIPLICITÉ DE LA VESSIE

Les cas de multiplicité de la vessie sont tout à fait exceptionnels. Cependant si les observations, où il est dit qu'on a rencontré chez un même sujet 3, 4, 5, 6 vessies, doivent être tenues pour suspectes, il n'est pas douteux qu'il existe des exemples incontestables de vessie double. On peut en voir un beau spécimen dans le musée du professeur Guyon à l'hôpital Necker : il est formé de deux poches accolées communiquant ensemble par un orifice de la largeur d'une pièce d'un franc et recevant chacune un uretère.



[ALF. POUSSON.]

## EXSTROPHIE DE LA VESSIE

Ce vice de conformation de la vessie, de beaucoup le plus fréquent, a pour caractères essentiels l'absence plus ou moins complète de sa paroi antérieure et l'arrêt de développement de la paroi abdominale à son niveau, et pour caractères accessoires l'épispadias, l'abaissement ou l'absence de l'ombilic, et l'écartement du pubis.

**Étiologie et pathogénie.** — L'exstrophie de la vessie est rare, car on ne la rencontrerait que 7 fois sur 700 000 naissances d'après Puech et 2 fois sur 100 000 nouveau-nés d'après Neudörfer. Elle serait beaucoup plus fréquente chez les garçons que chez les filles. Les causes nous échappent; en vain a-t-on invoqué les émotions morales au cours de la grossesse, les traumatismes intra-utérins, les maladies générales de la mère, telles que la syphilis. L'hérédité, contrairement à ce que l'on observe pour les autres vices de conformation, ne semble jouer ici aucun rôle.

Moins obscure que l'étiologie, la pathogénie s'est dans ces dernières années éclairée d'un jour nouveau à la lumière de l'embryologie. La théorie mécanique de Chaussier et Breschet, de Bonn, Duncan et autres, qui explique la production de la difformité par un éclatement de la vessie sous la pression du liquide contenu dans son intérieur et la théorie pathologique de Rose, Velpeau, de Quatrefages, Steiner et autres, qui l'attribue soit au traumatisme utérin, soit à des adhérences placentaires, ont fait place aujourd'hui à la théorie embryogénique. Cette théorie, nettement formulée pour la première fois par Jamain, a pendant longtemps expliqué l'exstrophie par l'absence de réunion sur la ligne médiane des deux bourgeons allantoïdiens d'où proviendrait la vessie, et par l'arrêt des lames ventrales dans la marche qu'elles effectuent normalement l'une vers l'autre. Cette conception a été acceptée avec quelques modifications de détails par Debierre et par Retterer. Depuis, les recherches de Keibel et de Vialleton, en infirmant le principe de la dualité de l'allantoïde, ont réduit à néant la théorie de Jamain en même temps qu'elles ont permis à leurs auteurs d'en édifier une nouvelle.

Cette théorie peut se résumer dans les quelques lignes suivantes. On sait que du côté de l'extrémité caudale de l'embryon l'intestin postérieur est fermé à son extrémité par une lame ento-ectodermique, connue sous le nom de membrane anale, et que c'est aux dépens de cet intestin postérieur que naît par évagination l'allantoïde. Au fur et à mesure que s'incurve l'extrémité caudale et que s'accroît la vésicule allantoïde, on voit se former entre cette dernière et l'intestin, dont elle se sépare, un éperon doublé suivant Retterer des deux replis de Ratke, qui pénétrant dans le cloaque le divise en deux étages, l'un inférieur qui sera le rectum, et l'autre supérieur qui deviendra la vessie. A ce moment le pédicule de l'allantoïde ou vessie future est constitué quant à sa paroi postérieure par l'éperon et les replis de Ratke, quant à sa paroi antérieure par la membrane anale réduite aux deux seuls feuillets ento et ectodermique et constituant à cette phase du développement de l'embryon la paroi primordiale de l'abdomen ou paroi vésico-abdominale de Keibel.

C'est dans l'évolution ultérieure de la membrane anale que se trouve la genèse de l'exstrophie.

Si, en effet, suivant Tourneux, les éléments cellulaires de la membrane anale prolifèrent d'abord avec intensité au niveau du point où elle ferme le cloaque et prend le nom de bouchon cloacal, bientôt ses éléments se désagrègent au-dessus et au-dessous de l'éperon pénétrant dans son intérieur pour former le périnée. Cette désagrégation a pour résultat de mettre en communication avec l'extérieur l'étage inférieur du cloaque ou rectum par le conduit anal et l'étage supérieur ou vessie par l'urètre postérieur. Que devient la membrane anale dans sa portion supérieure, c'est-à-dire au niveau du point où elle forme la paroi vésico-abdominale? Normalement elle se renforce des éléments mésodermiques provenant des protovertèbres pour constituer les aponévroses et muscles abdominaux, de telle sorte que la conformation des parois de la vessie et de l'abdomen ne laisse rien à désirer. Mais si les lames mésodermiques sont arrêtées dans leur évolution, la membrane anale se résorbe au niveau de l'allantoïde comme elle l'a fait au niveau du cloaque, dès lors l'exstrophie est constituée. Tandis que pour Keibel cette fissuration est la conséquence de l'arrêt de développement des masses protovertébrales, pour Vialleton elle résulterait du développement exagéré de la membrane anale, qui empêcherait la membrane primordiale abdominale d'arriver à coalescence dans toute la hauteur de la région infra-ombilicale.

**Symptomatologie.** — Suivant l'étendue en largeur de la fissuration de la membrane anale et le degré d'écartement des lames mésodermiques, l'exstrophie comporte plusieurs degrés. A son degré le plus complet ce vice de conformation se présente sous l'aspect d'une tumeur située un peu au-dessus du pubis ou à son niveau même. De forme ovalaire, à grand axe transversal, elle fait le plus souvent un relief considérable, mais est quelquefois de niveau avec les parties voisines ou même déprimée au-dessous d'elles. Les cris, la toux, les efforts augmentent sa saillie. Elle est toujours réductible et il n'est pas rare, lorsque son relief est prononcé, que la réduction s'accompagne d'un bruit de gargouillement indiquant la présence d'anses intestinales sous-jacentes. La surface exstrophiée est d'un rouge plus ou moins vif, quelquefois cramoisie, d'autres fois à peine rosée. Elle est irrégulière, tomenteuse, mamelonnée, comme fongueuse. Constamment humide et baignée par les urines, elle se recouvre d'un enduit glaireux, blanchâtre, résultant de l'altération de ce liquide. Les uretères s'abouchent à la partie inférieure de la tumeur et à chacune des extrémités de son grand diamètre soit au niveau d'un mamelon, soit au fond d'une dépression d'où sourd l'urine, non goutte à goutte, mais par une sorte de petite éjaculation.

A la périphérie la muqueuse se continue directement et brusquement avec les téguments. Ceux-ci sont en général normaux; parfois cependant ils sont lisses et d'apparence cicatricielle, mais même dans ce cas ils sont souples, non adhérents aux parties sous-jacentes. C'est principalement au-dessus de l'exstrophie que la peau revêt cet aspect, et ce qui frappe à ce niveau, c'est la situation et la forme de l'ombilic, qui souvent fait défaut.

[ALF. POUSSON.]

Lorsqu'elle existe, la cicatrice ombilicale est placée plus bas qu'à l'ordinaire, très près des limites de la tumeur et se confondant quelquefois avec elle.

Au-dessous, la verge, fendue sur le dos jusqu'à l'urètre et présentant un épispadias, est atrophiée, rudimentaire, réduite parfois à un simple tubercule aplati verticalement et représentant le gland au-dessus duquel le prépuce très développé forme un appendice fort ingénieusement utilisé dans certains procédés de restauration. Le scrotum peut être normal et muni de ses deux testicules, mais le plus ordinairement il en est dépourvu, ceux-ci se trouvant retenus à l'anneau, dans le canal ou dans l'abdomen.

Du côté des organes génitaux externes de la femme, on observe des difformités analogues : le clitoris est aplati, séparé en deux par une fente plus ou moins profonde qui peut s'étendre jusqu'à l'urètre, lequel semble alors faire défaut; les grandes et les petites lèvres sont écartées, et tandis que les premières sont comme atrophiées, les secondes acquièrent un développement inusité.

Outre ces lésions visibles à première vue, il existe des lésions profondes très intéressantes à connaître et que révèle le toucher rectal. Ce sont dans le sexe masculin l'absence ou l'état rudimentaire de la prostate et des vésicules séminales : les canaux éjaculateurs peuvent aussi manquer et, lorsqu'ils existent, ils s'ouvrent à la base de la gouttière urétrale. Dans le sexe féminin le vagin et l'utérus sont souvent bifides. Dans les deux sexes les uretères allongés plongent souvent dans le petit bassin avant d'atteindre la vessie, et assez fréquemment ils sont dilatés à leur point de réflexion. Enfin, fait très important, les pubis sont écartés et réunis à distance par une bandelette fibreuse.

Assez souvent d'autres difformités, soit du côté de la zone génito-anale, soit du côté d'organes plus éloignés, se joignent à la malformation vésicale; tels sont dans la première série : la communication du rectum avec la vessie, l'imperforation de l'anus, l'absence du rectum, les hernies, la chute de l'utérus, etc. ; dans la seconde série : le spina-bifida, la fissure du sacrum, les pieds bots, le bec-de-lièvre, etc.

Le trouble fonctionnel le plus important offert par les exstrophiés est l'écoulement permanent de l'urine qui, coulant sur le scrotum et la racine des cuisses, provoque et entretient des excoriations, des incrustations calcaires, qui sont une source de gêne et de douleur constante pour le malade. L'odeur urineuse ajoute à cet état lamentable. A l'âge adulte, l'état concomitant des organes de la génération entraîne des troubles fonctionnels dont nous n'avons pas ici à nous occuper.

Simple et sans complication d'autres anomalies graves, l'exstrophie est compatible avec l'existence et on a vu de ces malades atteindre un âge avancé. Cependant on comprend que l'ouverture directe des uretères à l'extérieur prédispose aux urétérites et aux pyélo-néphrites, qui en effet emportent un certain nombre de patients.

**Traitement.** — Pendant longtemps on s'est exclusivement contenté de remédier à cette triste infirmité par des appareils collecteurs des urines, tels sont ceux de Jurine et de Bonn; mais, depuis un certain nombre d'années, de nombreux efforts ont été tentés pour arriver à un résultat palliatif meilleur, à l'aide d'opérations chirurgicales, et même dans ces derniers temps on a essayé de guérir radicalement ce vice de conformation.

Les opérations mises en œuvre pour remédier chirurgicalement à l'exstrophie sont très nombreuses, et dans un travail sur ce sujet, où je les ai exposées et étudiées en détail, j'ai cru devoir les rapporter toutes à trois grandes méthodes. La première méthode a pour objectif la dérivation du cours des urines par abouchement des uretères dans l'intestin avec conservation de la vessie (procédé de Simon, Holmes, Lloyd, Thomas Smith), ou par greffe à la paroi abdominale ou à la gouttière urétrale (procédé de Sonnenburg). La seconde méthode consiste à pratiquer la suture directe des bords de la vessie exstrophiée, soit par simple affrontement de ses bords avivés (procédé proposé par Gerdy et exécuté par Rigaud de Strasbourg et Hal. C. Wyman), soit par affrontement après rapprochement des pubis (procédé conçu par Dubois et Dupuytren et mis à exécution par Trendelenburg et Passavant), soit après dissection extra-péritonéale de la partie supérieure de la vessie et renversement sur la partie inférieure (procédé de Segond). La troisième méthode enfin s'attache à restaurer, à l'aide de lambeaux empruntés aux parties voisines, la paroi vésicale absente. C'est la méthode française créée par J. Roux, perfectionnée par Wood, Thiersch, L. Le Fort qui a ingénieusement utilisé le prépuce exubérant à la restauration de l'épispadias, méthode qui a été pratiquée par un très grand nombre d'opérateurs.

La méthode de dérivation du cours de l'urine à la paroi abdominale ou dans la gouttière urétrale ne met guère les exstrophiés dans une situation meilleure que celles qu'ils ont sans opération, aussi n'est-elle qu'à demi recommandable; son seul avantage est de supprimer les inconvénients qui résultent de l'irritation de la surface exstrophiée, en supprimant cette surface elle-même. Il n'en est pas de même du procédé qui consiste, la vessie étant extirpée, à greffer les uretères au rectum. Depuis que Tuffier nous a révélé les précautions à prendre pour éviter l'infection rénale (greffe du méat urétéral) et que certains faits cliniques ont montré la tolérance du rectum pour les urines, il est permis de se demander si ce n'est pas là l'opération de l'avenir pour l'exstrophie de la vessie, car elle seule permet la rétention volontaire des urines.

Des deux premiers procédés de la seconde méthode, l'un ne peut convenir qu'à des cas exceptionnels (simple fissure de la vessie); l'autre n'est praticable que chez les jeunes sujets, à moins que l'on ait recours à la disjonction, à ciel ouvert, de la symphyse sacro-iliaque. Quant au troisième, imaginé par Segond, il a certainement agrandi le champ de la méthode. mais son exécution est délicate, et dans certains cas le lambeau vésical supérieur, rabattu sur la partie inférieure de la vessie, s'est sphacélé. Il n'en est pas moins vrai que le principe qui l'a guidé est excellent, puisqu'il permet de réparer par synthèse simple et sans emprunt de tissus étrangers la malformation.

La méthode autoplastique, qui s'applique à la généralité des cas, rempli-

[ALF. POUSSON.]

rait au mieux toutes les indications, sauf celle de la rétention des urines.
et mériterait par cela même la préférence des opérateurs, si elle n'avait
contre elle cet inconvénient grave d'exposer à la formation de concrétions calcaires, par suite du contact de l'urine avec la face épidermique des lambeaux. C'est à elle que jusqu'ici les chirurgiens ont eu le plus souvent
recours, mais nous devons reconnaître que le procédé de Segond, d'une
part, et la greffe des uretères dans le rectum, d'autre part, lui font perdre
chaque jour des partisans. Que si on la choisit, la préférence doit être donnée
au procédé à double plan de lambeaux de Wood, perfectionné par Le Fort, qui
a recommandé de se servir du prépuce pour reconstituer la paroi supérieure
de l'urètre absente.

# XXVII

# VULVITE, VULVO-VAGINITE ET AUTRES INFLAMMATIONS

### DES

## ORGANES GÉNITAUX EXTERNES DES PETITES FILLES

PAR LE D<sup>r</sup> ALOÏS EPSTEIN

Professeur de clinique infantile à l'Université allemande,
médecin de l'hospice des Enfants-Assistés de Prague [1].

## HISTORIQUE

L'aperçu historique, que nous donnons avant d'aborder notre sujet, n'est pas pour nous une simple formalité d'usage. Il est plutôt destiné à montrer comment et jusqu'à quel point l'étiologie des écoulements génitaux observés chez des petites filles, de même que leur interprétation clinique et médico-légale, ont été influencées par les idées et opinions courantes sur la nature des états blennorragiques en général et de la chaudepisse en particulier. La conception étiologique qu'on se faisait des vulvo-vaginites était souvent fausse, et ce qui y contribuait pour une grande partie c'était que des théories médicales très différentes se succédaient assez rapidement et que les opinions scientifiques, généralement admises dans la pathologie d'adulte, ne pénétraient que très progressivement et bien plus tardivement dans la pathologie infantile.

Quelques Traités isolés du commencement du xviii<sup>e</sup> siècle, consacrés aux maladies des femmes et des enfants, signalent déjà l'existence du *fluor albus*, du *fluxus*, des « flueurs blanches » chez les enfants. Ce phénomène est considéré comme une curiosité, comme un véritable jeu de la nature, comme une sorte de précocité, et comparé aux hémorragies vaginales. c'est-à-dire à la menstruation précoce des enfants. Il est intéressant de noter qu'en 1752, Johann Storch est le premier à signaler la coexistence des pertes blanches chez la mère et la fille, sans toutefois formuler une opinion sur le rapport entre l'affection de la mère et celle de son enfant. De même, Ramel (1785) a publié une observation de « flueurs blanches hérédi-taires » chez deux sœurs de 6 et 8 ans, chez lesquelles cette affection a été constatée à l'âge de 6 ou 7 mois. La mère de ces enfants avait depuis de longues années un écoulement génital analogue fort grave.

Vers la fin du xviii<sup>e</sup> siècle, les idées sur la nature de l'écoulement génital des petites filles sont influencées par la théorie de Hunter (1767) sur l'identité de la syphilis et de la blennorragie. Doublet et Bertin, auxquels nous devons la première description détaillée de la syphilis congénitale, mais

____

[1] Article inédit, traduit par M. Romme.

[A. EPSTEIN.]

qui, en englobant, dans leur description, des affections très hétérogènes, ont élargi au delà de toute limite la symptomatologie de la syphilis congénitale, considèrent la blennorragie des muqueuses comme une manifestation de la syphilis chez le nouveau-né. D'après Bertin, le catarrhe vénérien se présente comme « un écoulement d'une couleur verdâtre plus ou moins foncée, avec irritation plus ou moins vive ». La conjonctive, la muqueuse du nez, des oreilles, du *vagin*, de l'*urètre* et de l'anus peuvent, chez le nouveau-né, être le siège de la blennorragie vénérienne qui est considérée soit comme une manifestation de l'infection syphilitique généralisée, soit comme le foyer primitif, le point de départ d'une infection syphilitique généralisée, ultérieure. La constatation d'un écoulement vaginal purulent ou d'une blennorrhée conjonctivale suffit à Bertin pour diagnostiquer la syphilis. Quelques-unes de ses observations montrent que plusieurs fois il a vu l'écoulement vaginal se compliquer d'ophtalmie, et que pour lui l'écoulement vaginal est le point de départ et l'ophtalmie le dernier terme d'une infection syphilitique générale.

C'est d'une façon analogue que plus tard encore les catarrhes purulents des muqueuses chez les petits enfants sont compris parmi les symptômes de la syphilis acquise ou congénitale et rangés à côté du coryza syphilitique et des papules syphilitiques des muqueuses. Schœnfeld (1859) considère la blennorrhée vaginale des petites filles comme une manifestation de la syphilis acquise, parce qu'il en a vu un grand nombre de cas chez des enfants qui couchaient dans le lit de leurs parents atteints de syphilis constitutionnelle. Il pense que la maladie peut encore se transmettre indirectement par le linge, les vêtements, etc. En 1854, Putegnat tient encore fermement au caractère syphilitique de la vulvo-vaginite des petites filles, bien qu'à cette époque de nouvelles théories aient déjà remplacé l'ancienne hypothèse.

Progressivement et sous l'influence des idées de Broussaïs qui niait la spécificité de toutes les inflammations dont les causes étaient attribuées par lui à des irritations directes ou à des influences sympathiques, les écoulements génitaux sont conçus et expliqués d'une façon diamétralement opposée. L'influence de ces idées se réflète d'une manière manifeste dans la première monographie détaillée que nous possédons sur cette question et que nous devons à Rayer (1821). Dans cette monographie, Rayer, à côté des causes indirectes (malpropreté, corps étrangers, etc.), incrimine, en tant que causes principales des écoulements génitaux chez les enfants, la dentition, les troubles digestifs, la constitution lymphatique, et assigne des limites très étroites à la contamination syphilitique. A côté des théories de l'anti-contagionniste Broussais qui niait d'une façon générale l'existence d'un virus vénérien, il faut encore compter avec les idées de Ricord (1835) qui ont également contribué à modifier l'ancienne conception. Ricord a notamment établi que la syphilis et la blennorragie étaient deux affections étiologiquement distinctes. Pour ce qui est de la blennorragie, il soutenait qu'il s'agissait d'un processus catarrhal de la muqueuse dans lequel un contage spécifique n'intervenait pas. Cette conception a exercé jusqu'au milieu de notre siècle une influence très accentuée sur l'observation clinique et la littérature médicale de cette époque. Les écoulements génitaux des petites filles descendent dès lors au rang d'un phénomène insignifiant et d'autant plus privé de toute importance que les rapports sexuels n'y jouent aucun rôle. Sans plus de différenciation étiologique, ces écoulements sont envisagés comme un catarrhe, comme « une leucorrhée » produits par des irritations locales (malpropreté, vers, masturbation, corps étrangers), mais surtout par la diathèse scrofuleuse et les états cachectiques. Pendant longtemps il ne sera plus question d'infection ni de contagion.

Les théories anatomo-pathologiques exercent à leur tour une influence sur les idées qu'on se fait des écoulements génitaux des petites filles, en ce sens que ces écoulements sont différenciés suivant la distribution topographique, les lésions anatomiques et les caractères morphologiques de cette affection et suivant la nature de la maladie primitive. On distingue maintenant la vulvite, la vaginite et l'urétrite. F.-J. Behrend (1848), qui introduisit le terme de « vulvo-vaginite », encore en usage aujourd'hui, distingue les formes catarrhale ou érythémateuse, phlegmoneuse, gangreneuse, diphtéritique, syphilitique et éruptive ou exanthématique, cette dernière comprenant les formes scarlatineuse, morbilleuse, varioleuse, eczémateuse, prurigineuse et herpétique. Behrend non plus ne parle pas de la possibilité d'une contagion blennorragique spécifique. La vulvo-vaginite aphteuse, décrite plus tard par Parrot, s'appuie également sur une base anatomique.

Cependant, des observations cliniques nombreuses, faites d'abord chez des adultes (hommes et femmes), conduisent de plus en plus à penser que le catarrhe simple de la muqueuse génitale par irritations diverses devrait être séparé de la blennorrhée et que cette dernière serait non seulement une affection à phénomènes inflammatoires particulièrement violents, mais encore une affection particulière, virulente et contagieuse, de la muqueuse. Ce qui était particulièrement en faveur de la spécificité de la lésion, c'était la constatation de ce fait que le transport des sécrétions blennorragiques de la muqueuse génito-urinaire sur la conjonctive provoquait dans cette dernière une affection à caractères particuliers. Seulement les contagionnistes étaient incapables de donner les signes certains du catarrhe vénérien et contagieux de la muqueuse, et leur affirmation que la purulence des sécrétions était caractéristique et que le contage résidait dans les corpuscules de pus (d'où la division du catarrhe en séreux, muqueux et purulent) n'était pas admise par les non-contagionnistes qui exigeaient la démonstration positive du contage même. Cette démonstration ne devait être fournie que plus tard.

Toutes ces opinions ont retenti sur l'idée qu'on se faisait des écoulements génitaux chez les petites filles. Des auteurs anglais comme Tanner, Cooper Forster, Holmes (1860-1870), commencent à séparer la gonorrhée de la leucorrhée des petites filles. Toutefois, l'étiologie de la blennorragie chez la femme est encore si étroitement liée à l'idée des rapports sexuels, que dans la gonorrhée des petites filles on incrimine presque exclusivement la transmission directe par contact des organes génitaux. En même temps on insiste d'une façon toute particulière sur ce fait qu'une distinction clinique entre la leucorrhée aiguë et la gonorrhée est impossible et que, par conséquent,

[A. EPSTEIN.]

au point de vue médico-légal, la plus grande prudence doit être de rigueur. La contagiosité et l'origine infectieuse de certaines leucorrhées infantiles se trouvent maintenant relevées avec insistance, et les observations de leucorrhées familiales ou endémiques se multiplient de plus en plus. Déjà, en 1846, se trouve, dans les Annales de Cazenave[1], une communication — qui est certainement le premier fait de ce genre — relative à une femme atteinte de blennorragie et qui, dans un bain, a contaminé ses deux petites filles âgées de 4 et 8 ans. En 1860, Forster publie une observation de gonorrhée chez trois petites filles, trois sœurs, dont le père et la mère avaient la même affection et qui ont été lavées avec une éponge qui servait également à leur mère. Plus tard, Atkinson a publié la relation d'une endémie de vulvites purulentes chez les élèves d'un pensionnat qui avaient l'habitude de se rendre visite, la nuit, dans leurs lits. Dans ce même pensionnat, régnait encore une endémie d'ophtalmies contagieuses et de stomatites entre lesquelles cet auteur a une tendance à établir un rapport étiologique. Bouchut qui, dans son Traité bien connu (4ᵉ édition, 1862), considérait la leucorrhée comme une affection due le plus souvent à la diathèse scrofuleuse, accepte plus tard (1884) la nature contagieuse d'une sorte de leucorrhée infantile et admet une « contagion leucorrhéique » pouvant, d'après lui, se propager aussi par l'air. Le mérite d'avoir attiré l'attention sur la grande fréquence de la vulvo-vaginite spécifique chez les enfants revient à Pott, de Halle, qui, en s'appuyant sur des observations personnelles, s'est prononcé pour l'*identité* de cette vulvo-vaginite des petites filles avec les affections blennorragiques des adultes. Sur 8481 fillettes de sa policlinique, il en a trouvé 86 venues pour des formes rebelles de vulvo-vaginite, et, à cette occasion, il fait observer que non seulement plusieurs enfants de la même famille étaient atteintes simultanément, mais qu'encore ordinairement on trouvait un écoulement génital purulent chez les parents et, plus particulièrement, chez la mère. C'est en se basant sur ces faits que Pott a été amené à penser que le plus souvent (dans 90 pour 100 de ses cas personnels) la vulvo-vaginite tenace des petites filles relevait d'une contagion indirecte et était due à ce que l'enfant couchait dans le même lit avec sa mère ou une autre personne ayant la blennorragie. Pott et les auteurs cités plus haut sont arrivés à cette conclusion par voie d'observation clinique.

En 1879, Neisser a découvert dans le pus blennorragique des adultes un diplocoque qu'il a considéré comme l'agent spécifique de la gonorrhée et auquel il a donné le nom de gonocoque. Les travaux ultérieurs, fort nombreux, ceux de Neisser, Bumm, Bockhart, Finger, Roux, Wertheim et autres, ont établi les propriétés tinctoriales et biologiques de ce micro-organisme, étudié la façon dont il se comportait envers les différents milieux nutritifs et montré expérimentalement qu'une culture pure de gonocoques transportée sur une muqueuse saine provoquait une véritable gonorrhée. Le gonocoque a été trouvé dans les sécrétions de la blennorrhée conjonctivale, dans le liquide articulaire et le sang des malades atteints de rhumatisme

---

[1] *Rev. mens. des mal. de l'enf.*, 1884.

blennorragique, dans les sécrétions de la muqueuse utérine, le pus des trompes et le pus des abcès ovariens chez les femmes présentant la forme de gonorrhée dite ascendante; il a été encore constaté dans la vessie, dans les reins, dans le rectum. Aujourd'hui le gonocoque appartient au groupe de bactéries le mieux étudiées et sa place parmi les micro-organismes spécifiques n'est généralement plus discutée. Actuellement on admet donc que la gonorrhée est une inflammation spécifique de la muqueuse, produite par la pénétration des gonocoques dans l'épithélium, dans les vaisseaux lymphatiques et dans les tissus où ils se multiplient et provoquent une diapédèse considérable de leucocytes. Par le fait de cette théorie, la démonstration des gonocoques dans les sécrétions est devenue un moyen diagnostique important en ce sens qu'on a une tendance à admettre que la présence des gonocoques indique l'origine gonorrhéique de l'inflammation, c'est-à-dire sa production par une infection à l'aide des sécrétions gonorrhéiques. C'est dans un sens bien précis que l'ancien terme de blennorrhée est actuellement employé par un grand nombre d'auteurs. L'affection dite pseudo-gonnorrhée de l'urètre de l'homme (Auvard, Bockhart) semble se rencontrer d'une façon relativement rare.

La découverte de Neisser a aussi eu des conséquences importantes en pathologie infantile. Tout d'abord ce fut, bien naturellement, l'ophtalmie purulente des nouveau-nés sur laquelle se porta l'attention. L'ancienne conception, basée exclusivement sur des faits cliniques et d'après laquelle cette ophtalmie coïncidait avec une blennorragie chez la mère et était provoquée par une infection pendant le passage de l'enfant à travers la filière pelvi-génitale, a trouvé un appui solide dans le résultat des recherches bactériologiques. En effet, ces recherches se sont montrées extrêmement importantes et précieuses surtout pour tout ce qui concernait le diagnostic, le pronostic et le traitement de l'ophtalmie purulente des nouveau-nés dans les cas douteux et au début de l'affection. L'hygiène publique et l'hygiène privée ont largement aussi profité de la découverte de Neisser. Le gonocoque a été trouvé dans l'écoulement purulent de l'urètre de petits garçons (Cséri, Rôna), dans certains cas de rhinite (Cunier, Ziem, Cozzolino) et d'otite (Flesch) des enfants. Dohrn et Rosinski ont décrit une stomatite gonorrhéique chez les enfants nouveau-nés. Mes recherches personnelles sur la présence des gonocoques dans les sécrétions de la blennorrhée ombilicale (sécrétion abondante des plis ombilicaux après la chute du cordon) ont constamment donné des résultats négatifs.

La découverte de Neisser a eu encore pour résultat de faire reprendre l'étude clinique de la vulvo-vaginite des petites filles et provoqué une série de nouvelles recherches, comme en témoigne la littérature de cette question, particulièrement accrue ces temps derniers. Ici aussi a été soulevée la question des rapports étiologiques entre le diplocoque de Neisser et la vulvo-vaginite des petites filles, c'est-à-dire la question de savoir si la constatation de ces microcoques justifie la création d'une nouvelle forme de vulvo-vaginite et si leur présence doit être considérée comme une preuve certaine de la transmission du virus gonorrhéique. La réponse à ces questions a souvent

A. EPSTEIN.]

varié avec les opinions personnelles de chaque observateur sur les recherches bactériologiques en général et la spécificité du diplocoque de Neisser en particulier. De plus, la fréquence avec laquelle le gonocoque était trouvé dans les sécrétions de la vulvo-vaginite infantile était en contradiction avec l'opinion courante sur l'innocuité de cette affection, si bien que l'affirmation de ceux qui soutenaient que la vulvo-vaginite infantile était très souvent ou même presque toujours d'origine gonorrhéique, devait paraître hasardée à un grand nombre de médecins. Jusqu'alors l'idée de la gonorrhée génito-urinaire était presque inséparable de celle des rapports sexuels, de sorte que, pour un grand nombre d'auteurs, l'opinion d'après laquelle la transmission indirecte de la gonorrhée jouerait un grand rôle justement chez les enfants devait avoir quelque chose de paradoxal. Il faut enfin compter, sous ce rapport, encore avec ce fait que, chez les enfants, les symptômes et la marche de la gonorrhée présentent certaines particularités qu'on ne trouve pas chez les femmes adultes. Toutes ces circonstances ont contribué à ce que la valeur de la présence des gonocoques dans les sécrétions fût admise non sans résistance et plus tardivement en pédiatrie qu'en syphiliologie et en gynécologie. Il suffit du reste de comparer les récents Traités de maladies infantiles pour voir certains auteurs (Hénoch, Comby, Filatow) n'attribuer aucune importance à la présence des gonocoques, d'autres prendre une position indécise, d'autres encore n'admettre la gonorrhée qu'en cas de coït impur bien démontré, d'autres enfin, parmi lesquels je me range, considérer la présence des gonocoques comme une preuve certaine du caractère gonorrhéique de la vulvo-vaginite.

Bien que les travaux récents s'occupassent presque exclusivement de l'étiologie de la vulvo-vaginite, ils n'en ont pas moins élargi nos connaissances sur la symptomatologie et les complications de cette affection. La participation de l'urètre au processus a été ainsi étudiée avec plus de détails et les rapports entre la vulvo-vaginite et l'ophtalmie des enfants ont été solidement établis au moyen des recherches bactériologiques qui ont en même temps attiré l'attention sur les infections secondaires et les infections mixtes. On a publié des cas où des arthropathies et des péritonites ont été observées à la suite de la vulvo-vaginite, et on a ainsi démontré que cette affection pouvait amener autre chose que des troubles locaux. Il existe aujourd'hui des faits qui semblent montrer que la vulvo-vaginite, ayant évolué chez une petite fille, peut avoir des conséquences sérieuses plus tard quand la petite fille est devenue femme.

Les modifications successives, que l'étiologie de la vulvo-vaginite a subies sous l'influence des diverses théories médicales, peuvent se retrouver aussi en médecine légale. Au commencement de notre siècle on avait une grande tendance à incriminer dans tous les écoulements vaginaux des petites filles les rapports sexuels, de sorte que les dénonciations et les racontars fantaisistes trouvaient toujours une oreille attentive. Une communication de Ward, datant de 1791, est particulièrement intéressante sous ce rapport. Une petite fille de 4 ans est atteinte d'une inflammation intense des parties génitales se manifestant par un écoulement vulvaire et par des douleurs pen-

dant la miction. Les parents ont dénoncé, comme auteur du mal, un garçon
de 14 ans, et Ward, commis par la justice, a conclu qu'un viol avait dû
avoir lieu. Sur ces entrefaites, se déclarent plusieurs cas d'inflammation
génitale avec écoulement purulent chez des petites filles, et dans des conditions telles qu'aucun soupçon de viol ne pouvait exister. Ward croit alors
de son devoir de signaler ce fait à la justice, et comme dans l'affaire dont il
était chargé il n'y avait autre chose que des racontars de la petite fille, le
garçon accusé a été mis en liberté. Par contre, au milieu de notre siècle, les
médecins et surtout les médecins d'enfants se donnent beaucoup de peine
pour faire écarter l'hypothèse du viol et pour faire prévaloir la théorie de
l'origine autochtone du catarrhe vaginal. Si le viol ou le coït sont admis en
tant que cause de la vulvite, on incrimine l'inflammation traumatique plutôt
que la transmission de l'infection gonorrhéique par l'homme blennorragique.
Après la découverte de Neisser, les médecins légistes ont eu également à se
prononcer sur la question de savoir si la présence des gonocoques, chez
une petite fille atteinte de vulvo-vaginite, permet ou non d'affirmer qu'une
infection gonorrhéique, voire un viol a eu lieu ou non. Cette question a
été résolue très différemment par les divers auteurs.

Ce n'est qu'en 1884, c'est-à-dire cinq ans après la découverte de Neisser,
que les médecins légistes et les médecins d'enfants ont commencé à s'occuper de la valeur diagnostique des gonocoques. A ce titre, nous devons
mentionner les travaux de Aubert, de Amicis (1884), E. Frænkel, Widmark,
Lennander, Cséri (1885), V. Dusch (1888), Dupré, Spaeth, Steinschneider
(1889), Vibert et Bordas (1890), Epstein, Cahen-Brach, Skutsch (1891) et
autres.

**Définition et division du sujet.** — Sous le nom de vulvo-vaginite des
petites filles nous comprenons un état inflammatoire des organes génitaux,
se manifestant principalement par l'hypersécrétion de la muqueuse et dans
lequel les phénomènes inflammatoires sont plus ou moins accusés. L'ancienne
opinion, encore soutenue aujourd'hui par quelques médecins, à savoir que le
processus ne frapperait que la vulve et épargnerait les autres segments du
canal génito-urinaire, doit être modifiée dans le sens de la participation
régulière du vagin au processus et de l'extension fréquente des lésions à
l'urètre. Cette participation du vagin et de l'urètre s'observe surtout dans
la forme infectieuse. Toutefois, à cause de certaines particularités anatomiques et notamment à cause de la membrane de l'hymen qui empêche
l'inspection du vagin et cache même quelquefois l'orifice externe de l'urètre,
il n'est pas toujours possible de connaître exactement les parties envahies
par l'inflammation. C'est pour ces raisons qu'au point de vue pratique le
terme de vulvo-vaginite reste bien indiqué.

Il est assez difficile d'exposer les diverses considérations et les divers
points de vue qui ont dicté la division de la vulvo-vaginite en plusieurs
formes. Au point de vue clinique, on peut distinguer une forme aiguë et une
forme chronique, suivant l'intensité des phénomènes locaux et la durée de
l'affection. Certains auteurs ont adopté la division de la vulvo-vaginite en primitive et secondaire (constitutionnelle) suivant que l'affection était pro-

[A. EPSTEIN.]

voquée par une cause locale ou par une cause générale (anémie, scrofule). D'autres se basent sur les caractères des sécrétions et parlent d'une vulvo-vaginite catarrhale simple, à laquelle ils opposent la vulvo-vaginite purulente considérée comme une forme plus grave et fréquemment contagieuse. La différenciation de la vulvo-vaginite en contagieuse et non contagieuse est basée par certains auteurs sur l'observation des cas épidémiques et, dans chaque cas particulier, sur l'anamnèse. Brouardel signale, comme une catégorie particulière, la vulvite traumatique.

Personnellement nous distinguons au point de vue bactériologique :

1) La vulvo-vaginite gonorrhéique (vulvo-vaginite à gonocoques, blennorragique, blennorragie génito-urinaire).

2) La vulvo-vaginite catarrhale, dont les différentes variétés se trouvent étudiées plus loin.

Cette division se trouve non seulement d'accord avec les idées actuelles, mais correspond encore à un besoin pratique. L'examen microscopique des sécrétions, généralement facile à faire, peut nous renseigner d'une façon certaine, objective, sur la question de savoir si dans un cas donné nous nous trouvons ou non en face d'une affection gonorrhéique et par conséquent contagieuse. Il est probable que la vulvo-vaginite catarrhale est aussi produite le plus souvent par les bactéries qui se trouvent dans le canal génital et qui, soit sous l'influence d'une cause locale ou générale, soit du fait d'une susceptibilité particulière de l'épithélium, se multiplient, prolifèrent et provoquent un catarrhe de la muqueuse (auto-infection).

### BACTÉRIOLOGIE

**Étude générale du gonocoque de Neisser.** — Les gonocoques se présentent sous le microscope avec les caractères suivants :

1) Ils sont réunis deux par deux et affectent la forme d'un grain de café ou d'un biscuit. (D'autres diplocoques possèdent aussi cette forme qui, par conséquent, à elle seule n'est pas caractéristique du gonocoque.)

2) Ils sont relativement gros. Leur longueur mesurée d'une extrémité à l'autre varie entre 0,8 et 1,6 $\mu$; leur largeur, prise au milieu, oscille entre 0,6 et 0,8 $\mu$.

3) Ils sont toujours groupés en gros amas.

4) Ils sont situés à l'intérieur des cellules. On trouve souvent des leucocytes dont le protoplasma est rempli de gonocoques et qui, de ce fait, paraissent très volumineux. L'aspect de ces leucocytes, cet aspect de mosaïque, est très caractéristique. Quand les gonocoques sont nombreux, on trouve ordinairement, dans le champ du microscope, 3 ou 4 de ces leucocytes. (Les autres diplocoques ne présentent pas ce groupement caractéristique et ne se trouvent pas en aussi grand nombre à l'intérieur des leucocytes).

5) Ils se comportent d'une façon particulière envers les substances colorantes, surtout quand on les colore par la méthode de Gram. Pour colorer

les gonocoques, on emploie ordinairement le bleu de méthylène ou le violet
de gentiane ou de méthylène. Les diplocoques colorés tranchent alors très
nettement sur le protoplasma moins foncé et se distinguent bien des noyaux
un peu plus foncés des leucocytes. La coloration avec une solution d'aniline
et de violet de gentiane est plus difficile, mais en revanche on obtient des
figures plus belles. Les gonocoques se décolorent dans l'alcool absolu et
dans la solution iodo-iodurée de Gram, et la façon dont ils se comportent
envers le Gram constitue un signe des plus importants pour le diagnostic
différentiel avec les autres micro organismes. Tandis que la plupart d'autres
espèces diplococciques qu'on rencontre dans le pus blennorragique ne se
décolorent pas avec le Gram, le gonocoque, comme Roux l'a montré le premier, perd sa coloration avec le Gram. D'après les recherches très détaillées
de Steinschneider, on peut, par cette méthode, différencier toujours les gonocoques d'autres diplocoques. La forme particulière des gonocoques, leur
disposition en amas dans le protoplasma et autour du noyau des leucocytes
et leur décoloration par le Gram, constituent les signes qui permettent de les
reconnaître avec une certitude presque absolue. Pour rendre les gonocoques
visibles après leur décoloration par le Gram, Steinschneider conseille de
colorer la préparation avec le brun de Bismarck que, parmi les diplocoques,
les gonocoques sont seuls capables de fixer.

A défaut d'une méthode de coloration spécifique du gonocoque, comme
on en possède par exemple pour le bacille tuberculeux, on est obligé de
recourir aux cultures, surtout quand il s'agit des cas douteux où il importe
d'avoir une solution immédiate et définitive. Pour fermer enfin la chaîne de
preuves, il faut encore que les gonocoques cultivés provoquent, quand ils
sont transportés sur une muqueuse normale de l'homme, un processus
gonorrhéique typique.

Les recherches faites jusqu'à présent dans cette direction ont montré
que les gonocoques appartiennent au groupe de micro-organismes pathogènes
dont la culture pure présente certaines difficultés. Ils poussent mal ou ne se
développent pas du tout sur les milieux nutritifs ordinaires (gélatine, agar,
viande-peptone-gélatine) et exigent pour leur développement une température entre 25 et 39 degrés. Aussi les cultures obtenues sur les milieux ordinaires et développées à la température de la chambre, doivent-elles être
tenues pour suspectes. C'est Bumm qui, le premier, a réussi à isoler le
gonocoque sur du sérum du sang de placenta (femme). Plus tard Wertheim
a publié une méthode qui a donné des résultats très satisfaisants. Cet auteur
emploie le sérum-agar comme milieu nutritif et se sert du procédé de culture sur plaques qui facilite l'isolement du gonocoque. A la place du sérum
du sang d'homme on peut employer le sérum de mouton ou de veau et le
mélanger avec de l'agar. Finger recommande un mélange d'urine et d'agar
qu'on verse dans des cellules de Petri. Anfuso a obtenu des cultures pures
sur le liquide d'hydarthrose solidifié. On peut de la même façon employer,
mélangés avec de l'agar, les autres liquides organiques contenant de l'albumine (liquide d'hydrocèle, d'ascite, de pleurésie, de kystes ovariques, etc.).
Il va de soi que, abstraction faite des formes dégénérées des gonocoques, la

[A. EPSTEIN.]

culture pure doit posséder toutes les propriétés morphologiques et tinctorielles qui ont été étudiées plus haut et présenter certains caractères dits de culture, sur lesquels nous ne pouvons nous étendre ici. Les auteurs que nous avons cités ont encore prouvé la spécificité des gonocoques cultivés par les résultats positifs que leur ont fournis les inoculations de cultures pures dans l'urètre sain de l'homme.

Une question qui nous intéresse d'une façon particulière et qui se confond en quelque sorte avec celle de la transmission indirecte de la gonorrhée, est celle de la vitalité du gonocoque. On a pu démontrer la présence des gonocoques dans des linges souillés depuis plus de six mois avec du pus blennorragique (Kratter). Il semble par contre que dans du pus desséché les gonocoques perdent rapidement leur virulence, c'est-à-dire qu'ils ne se développent plus après ensemencement sur un milieu nutritif approprié. Par contre, ils gardent leur virulence tant que le pus reste humide. Toutefois, les gonocoques suspendus dans l'eau perdent leur virulence très rapidement, déjà au bout de quelques heures (Finger).

**Recherches bactériologiques chez les enfants.** — D'après les recherches de Strogonoff, le canal génital des filles nouveau-nées ne renferme pas de microbes immédiatement après la naissance. Mais, après le premier bain, on peut déjà trouver quelques bactéries dont le nombre augmente ensuite et devient considérable au bout de 12 heures. L'apparition précoce des bactéries est favorisée quand, pendant l'accouchement, l'enfant se présente par les fesses. Chez le nourrisson et chez l'enfant plus grand, la vulve *normale* et le vagin renferment un très grand nombre de micro-organismes très variés. Sur 20 fillettes de 3 mois à 13 ans, tout à fait bien portantes, qui ont été examinées par Heiman, on n'a jamais trouvé de gonocoques de Neisser. Koplik, qui le premier a essayé de différencier les diplocoques qui se trouvent dans le canal génital des enfants sains et malades, a trouvé dans le vagin normal d'une fillette un diplocoque blanc qui ne se décolorait pas par le Gram. On devait donc se demander si les saprophytes qui se trouvent dans le canal génital normal et parmi lesquels on rencontre des staphylocoques et des streptocoques, pouvaient, dans certaines conditions d'ordre local ou général, devenir pathogènes et produire une infection endógène et une inflammation de la muqueuse? Cette question n'a pas encore été étudiée chez les enfants, si bien que pour y répondre on est amené à s'adresser aux recherches de bactériologie expérimentale. *A priori* et au point de vue clinique on n'a aucun fait à opposer à cette hypothèse. Ce qui vient tout d'abord à l'appui de cette conception, c'est le fait bien connu depuis longtemps, à savoir que dans les affections générales et surtout dans les affections fébriles de longue durée, on trouve souvent la muqueuse de la vulve dans un état catarrhal. Peut-être, sous l'influence de certaines circonstances particulières, le coli-bacille qui se rencontre dans la vulve des enfants devient-il pathogène et occasionne-t-il alors chez les fillettes la cystite coli-bacillaire qui n'est pas rare chez elles. Il serait encore possible que certains érysipèles et infections septiques, à point de départ génital chez des filles nouveau-nées, fussent provoqués par les streptocoques de la vulve devenus pathogènes *in* *loco* et ayant pénétré dans les tissus à travers une perte de substance accidentelle de l'épithélium.

Dans la vulvo-vaginite *catarrhale*, les sécrétions renferment, à côté des cellules épithéliales et des leucocytes, un nombre considérable de bactéries de formes variables. On y trouve, entre autres, des diplocoques; mais, d'après Koplik, dont les recherches s'appuient sur l'étude de plus de 200 enfants, ces diplocoques ne présentent jamais dans les leucocytes la disposition caractéristique propre aux gonocoques. Personnellement, Koplik a isolé dans les sécrétions de la colpite catarrhale un diplocoque blanc qui ne se décolorait pas par le Gram et semblait identique au pseudo-gonocoque de Lustgarten et Mannaberg. Ce diplocoque se trouvait à l'état de culture pure dans deux cas de colpite catarrhale. Heiman a décrit, sous le nom de diplococcus colpitis catarrhalis, un diplocoque isolé dans les sécrétions de la colpite catarrhale, lequel diplocoque était situé dans les cellules du pus, mais différait du gonocoque par l'absence des propriétés pathogènes en cas d'inoculation de la muqueuse urétrale de l'homme. L'existence chez les enfants d'une vulvo-vaginite contagieuse, mais non gonorrhéique, a été soutenue par un certain nombre d'auteurs (Comby, Berggrün, Koplik, Heiman et autres). Le fait est possible comme semblent le montrer l'observation clinique et l'analogie avec le catarrhe d'autres muqueuses; seulement l'existence de cette vulvo-vaginite n'a pas encore été établie par voie bactériologique. Et c'est justement dans ces endémies de vulvite, qu'on cite à l'appui de l'existence de la vulvo-vaginite catarrhale et contagieuse, que l'examen bactériologique n'a pas été fait ou fait d'une façon insuffisamment rigoureuse. Cette remarque se rapporte aussi à l'endémie de colpites infectieuses étudiée par E. Fraenkel à l'hôpital de Hambourg et si souvent citée à l'appui de la vulvo-vaginite catarrhale et contagieuse. Fraenkel (1885) a notamment publié la relation d'une endémie de colpite qui a traîné pendant trois ans et frappé 62 enfants de 1 à 12 ans. Dans les sécrétions vaginales de ces malades, il a constamment trouvé un micro-organisme qui ne différait en rien du gonocoque de Neisser et qu'il considérait comme l'agent de la colpite. Mais, comme les symptômes de cette colpite étaient très légers et que d'un autre côté l'inoculation de la conjonctive d'un enfant moribond avec les sécrétions vaginales n'a provoqué qu'une conjonctivite d'intensité moyenne, Fraenkel eut des doutes sur l'identité de cette colpite avec la gonorrhée et admit que son diplocoque pouvait être soit un microcoque particulier à la colpite, soit un gonocoque dont la virulence s'était considérablement atténuée par passages successifs à travers le canal génital des petites filles.

Les sécrétions de la vulvo-vaginite *gonorrhéique* sont caractérisées par la présence des gonocoques, cette présence témoignant d'une infection extérieure, bien que chez les enfants nous ne soyons pas souvent en mesure d'établir le mode de cette infection. Le nombre de gonocoques qu'on trouve dans ces cas est très variable. Dans les cas récents, avec des sécrétions crémeuses abondantes, caractérisées encore par la présence de quelques cellules épithéliales à côté de leucocytes nombreux, on peut déjà trouver des gonocoques dans la première préparation mise sous le microscope, et



[A. EPSTEIN.]

dans ces cas les gonocoques sont souvent à l'état de pureté, c'est-à-dire
qu'à côté d'eux on ne trouve pas d'autres micro-organismes. Chez 3 nouveau-nées de 10, 16 et 20 jours, soignées dans ma clinique, en 1890, les
gonocoques se trouvaient (à l'examen microscopique) à l'état de culture
pure. Dans les cas chroniques, ils sont ordinairement associés aux autres
micro-organismes variés, quelquefois même ils sont en très petit nombre,
si bien que leur recherche demande de la patience. Dans la vulvo-vaginite
gonorrhéique, Koplik a trouvé, à côté du gonocoque, un diplocoque qui ne se
décolorait pas par le Gram, et le diplococcus flavus de Bumm. Dans 19 cas
de vulvo-vaginite examinés par Dusch, le gonocoque fut trouvé chez tous les
malades. La fréquence, avec laquelle le gonocoque était trouvé, a été de 21 à
14 chez Spaeth, de 23 à 23 chez Dupré, de 8 à 6 chez Ashby, de 26 à 25
chez Cahen-Brach, de 30 à 24 chez Cassel, de 54 à 50 chez Fischer, de
31 à 11 chez Berggrün, de 87 à 68 chez Laborde. Sur 39 filles et 8 garçons
présentant un écoulement génital et étudiés par Moncorvo, la recherche des
gonocoques a donné 39 fois des résultats positifs. A en juger par ces chiffres,
la vulvo-vaginite des petites filles revêt donc le plus souvent la forme gonorrhéique. Mon expérience personnelle, que je ne puis toutefois appuyer sur des
chiffres, s'accorde avec ce fait. Je crois toutefois devoir ajouter que chez les
nourrissons la forme catarrhale est plus fréquente que la forme gonorrhéique.

Les propriétés biologiques des gonocoques qu'on trouve dans la vulvo-
vaginite sont les mêmes que celles des gonocoques de l'urétrite de l'homme.
La plupart des cliniciens se sont contentés de l'examen microscopique des
préparations colorées, ce qui est largement suffisant au point de vue clinique, surtout quand on a une bonne méthode et une expérience technique
suffisante. Mais l'identité du gonocoque de la vulvo-vaginite avec le gonocoque de Neisser a été encore établie par la voie des cultures (Aubert, Koplik,
Berggrün, Heiman). En transportant le pus de la vulvo-vaginite d'une petite
fille sur l'urètre d'un homme, de Amicis (1884) a vu se produire une urétrite à gonocoques, et cette expérience garde toute sa valeur quoique cet
auteur soutienne que les gonocoques ne constituent pas le signe distinctif
de cette affection. E. Martin (1882) a transporté sur l'urètre sain d'un
homme le pus de la vulvo-vaginite d'une petite fille dont l'affection génitale ne
relevait pas de rapports sexuels : l'inoculation réussit fort bien et l'homme
eut une gonorrhée typique très violente.

Les recherches bactériologiques (Ròna) ont encore montré que les urétrites qu'on observe chez les petits garçons sont assez souvent d'origine
gonorrhéique. Nous mentionnons ici ce fait parce qu'on a plusieurs fois
signalé des endémies familiales où les petites filles avaient des vulvo-
vaginites et leurs petits frères des urétrites typiques dans lesquelles l'examen
montrait la présence des gonocoques. Dans ces cas non plus, il n'était pas
toujours possible d'établir le mode d'infection. Souvent les garçons étaient
tellement jeunes (15, 19, 21 mois, 2, 3 ans, etc.) qu'on ne pouvait guère penser à un rapport sexuel actif. Ce qui est à remarquer, c'est que ces urétrites
des petits garçons présentent la même ténacité et les mêmes complications
(épididymite, cystite, hémorragies) que l'urétrite gonorrhéique des adultes.

## ÉTIOLOGIE ET PATHOGÉNIE

La rareté relative des urétrites des petits garçons, dont il vient d'être question, comparée à la bien plus grande fréquence des vulvo-vaginites chez les petites filles, indique l'existence d'un facteur étiologique qui doit être envisagé dans la pathologie de la vulvo-vaginite et qui est constitué par les *conditions anatomiques*. Les conditions de défense naturelle contre l'atteinte des substances nuisibles sont décidément plus avantageuses chez les garçons que chez les filles. Chez le garçon, le prépuce, à une certaine période de développement, adhère au gland et, comme il le dépasse un peu, il recouvre l'orifice de l'urètre, de sorte que la muqueuse ne se trouve pas à découvert, ou bien n'est plus tard découverte que dans une petite étendue. Chez le garçon, l'appareil génital et l'appareil urinaire se terminent par un canal commun, ce qui est encore un avantage en ce sens que les substances qui pénétreraient dans ce canal seraient balayées avec l'urine. Chez les petites filles on trouve une muqueuse étendue, pourvue d'anfractuosités et de replis nombreux, présentant par conséquent des conditions favorables à la pénétration des matières irritantes et infectieuses. Les autres parties des organes génitaux externes s'y prêtent également en grande partie. Au début, les grandes lèvres sont aplaties et restent telles pendant la première enfance, pour ne gagner en rondeur, en ampliation, en élasticité, que vers l'époque de la puberté; chez les enfants mal nourries, elles sont ordinairement flasques. Pendant les premiers mois de la vie, on trouve sur les grandes lèvres deux ou trois rides transversales, indice d'une parenté embryogénique avec le dartos du scrotum. La commissure postérieure de la vulve, la fourchette, manque quelquefois, de sorte que chaque grande lèvre se continue directement avec la fesse correspondante. Chez les petites filles, le clitoris et les petites lèvres proéminent souvent entre les grandes lèvres et présentent parfois une surface épidermoïde, et ce n'est que plus tard que le clitoris et les petites lèvres se rétractent derrière les grandes. Toutes ces conditions font que, chez la petite fille, surtout chez la petite fille faible, la fente génitale est entre-bâillée encore plus largement qu'on ne l'obtient chez la femme par l'écartement des cuisses. La membrane de l'hymen, qui est large, et ferme presque complètement l'entrée du vagin, forme aussi une surface muqueuse étendue, et la petitesse relative de toutes les dimensions fait que toute cette région muqueuse devient encore plus accessible aux germes. Seul l'orifice externe de l'urètre est plus caché et mieux défendu.

Parmi les affections génitales des enfants, la vulvo-vaginite est la plus fréquente. Sur 32 873 enfants malades de l'hôpital de Budapest, elle a existé dans 0,7 pour 100 des cas. Sur 8401 fillettes, Pott a trouvé la vulvo-vaginite 86 fois (1, 2 pour 100); Cahen-Brach compte 15 gonorrhées sur 4501 enfants; Seiffert, sur 5414 enfants malades de la policlinique, a constaté 22 fois l'existence des affections gonorrhéiques; Williams évalue cette proportion à 1 pour 100, Henoch compte 1 cas sur 1500 enfants; Koplik a

[A. EPSTEIN.

observé dans l'East Dispensary de New-York plus de 200 cas dans l'espace
de deux années. Les trois cas de vulvo-vaginite gonorrhéique chez des
petites filles nouveau-nées de ma clinique, que j'ai déjà mentionnés, ont été
observés sur un total de 625 nouveau-nés de sexe féminin. Dans toutes ces
statistiques il s'agit presque toujours de fillettes soignées à la policlinique,
c'est-à-dire d'enfants amenées à la consultation quand les troubles ont atteint
une certaine intensité. En réalité, la fréquence de la vulvo-vaginite est
encore plus grande, comme cela résulte des observations faites chez les
enfants des familles aisées. Certains auteurs insistent sur le rôle des saisons.
Hennig parle d'une propagation épidémique pendant le mois d'avril;
Descroizilles soutient que la plupart des cas s'observent au printemps et au
début de l'été. Tout en confirmant, pour ma part, ce fait, je ne crois pourtant pas que la saison exerce une influence directe sur la production de la
maladie. Il faut plutôt admettre que la vulvo-vaginite plus ou moins latente
se révèle pendant la saison chaude par une sécrétion abondante grâce à
la température élevée et aux exercices physiques plus vifs auxquels les
enfants se livrent pendant l'été.

Les indications relatives à la fréquence de la vulvo-vaginite aux différents âges, telles qu'on les trouve dans les traités de pathologie infantile,
sont tellement discordantes, que, sans commettre une erreur, on peut supposer que les différences qui existent sous ce rapport doivent être attribuées
aux particularités des matériaux cliniques de chaque observateur. La plupart de ces données pèchent encore par défaut d'une différenciation étiologique rigoureuse. Mais, d'une façon générale, ces données permettent de
conclure que c'est entre 2 et 6 ans que les écoulements génitaux s'observent
le plus souvent chez les filles. Sur 151 enfants de Comby, 21 étaient âgées de
13 mois à 2 ans, 48 de 3 à 5 ans, 36 de 5 à 10 ans, 46 de 10 à 13 ans.
Dans la statistique de Pott portant sur 86 enfants, on trouve 56 âgées de 0 à
5 ans, 23 au-dessous de 10 ans, et 7 au-dessus de 10 ans. D'après Frænkel,
la vulvo-vaginite serait particulièrement fréquente chez les fillettes de 5, 6
et 9 ans. Sur les 19 cas de vulvo-vaginite gonorrhéique observés par
v. Dusch, 10 étaient âgés de 2 ans 1/2 à 4 ans. Sur les 24 fillettes gonorrhéiques de Cassel, 1 était âgée de 7 mois, et 20 autres avaient de 1 à 5 ans.
Parmi les 25 cas de gonorrhée chez des fillettes, rapportés par Cahen-Brach,
19 n'avaient pas dépassé l'âge de 7 ans. Sur les 50 cas de vulvo-vaginite
gonorrhéique observés par Fischer, 32 fillettes étaient âgées de moins de
6 ans, et 14 seulement avaient dépassé l'âge de 6 ans. Dans la statistique de
Comby qui ne différencie pas la vulvo-vaginite, l'âge de 10 à 13 ans figure
dans une proportion assez élevée. Peut-être à cette époque déjà les processus physiologiques inhérents à la puberté exercent-ils une certaine
influence sur l'augmentation des sécrétions de la muqueuse génitale de la
femme. Comme le dit Descroizilles, un écoulement catarrhal est quelquefois,
à cet âge, le précurseur de la menstruation, surtout chez les fillettes anémiques et faibles.

Chez les fillettes nouveau-nées, on trouve encore un phénomène qui ne
sort pas des limites physiologiques et que j'ai décrit sous le nom de

« catarrhe desquamatif de la muqueuse vulvo-vaginale des nouveau-nées ».

On peut notamment observer chez des fillettes, pendant les premiers jours après la naissance, un écoulement génital plus ou moins abondant. Souvent à la première toilette de l'enfant on trouve déjà, au-devant du vagin et de la vulve, une masse épaissse, visqueuse, d'aspect gélatineux et de couleur lactescente : quand on veut l'essuyer, elle s'étire comme une gelée et peut être suivie jusque dans le vagin. Dans les cas où cette masse visqueuse est moins abondante, elle remplit encore toujours le vestibule du vagin. Chez les enfants qui succombent peu de temps après la naissance, cette masse se retrouve dans le vagin et dans la cavité utérine. A l'examen microscopique on constate que cette substance se compose presque exclusivement de cellules épithéliales pavimenteuses, souvent troubles, enroulées sur leurs bords ou déchirées. Les leucocytes y font défaut. Les bactéries, ordinairement de petits micrococques ronds, ne s'y trouvent au début qu'en très petit nombre, tout à fait isolées. Les jours suivants la masse épithéliale devient plus granuleuse ou bien, en se mélangeant avec du mucus, elle se liquéfie, prend la consistance d'une sécrétion colloïde ou crémeuse, en même temps que les micrococques ronds (amas zoogléiques) prolifèrent. L'examen microscopique montre pourtant (masses épithéliales et absence des leucocytes) qu'il s'agit simplement d'une modification de consistance de la même masse. Progressivement cette sécrétion devient moins abondante et prend un aspect plus muqueux. En écartant alors les bords de la fente génitale on voit des filaments muqueux minces étendus d'une surface à l'autre ; ou bien encore on trouve la muqueuse, et notamment la face interne des petites lèvres, recouverte d'un enduit mince analogue aux flueurs, jusqu'à ce qu'au bout de deux ou plusieurs semaines cette muqueuse prenne sa coloration rouge-rose qu'elle garde définitivement.

La sécrétion de la muqueuse génitale des nouveau-nées, qui vient d'être décrite, n'est qu'une manifestation locale d'un processus desquamatif général qui intéresse la peau et toutes les muqueuses ainsi que les orifices muco-cutanés. Ce processus existe déjà pendant la vie intra-utérine, mais devient encore plus énergique pendant les premiers jours après la naissance par le fait des excitations extérieures et des nouvelles conditions auxquelles se trouve soumis le nouveau-né. Suivant les organes qu'il envahit, suivant l'intensité avec laquelle il se manifeste et suivant sa combinaison avec des conditions pathologiques différentes, il provoque chez le nouveau-né une série de phénomènes divers et particuliers, sur lesquels je ne puis m'étendre ici. Je dirai seulement qu'à la peau il provoque une desquamation des couches épidermiques superficielles tantôt fine et menue, tantôt lamelleuse et en bandes minces et étroites ; au niveau des muqueuses des cavités naturelles, il se manifeste par des phénomènes variés. Au niveau de la muqueuse du canal vulvo-vaginal, il provoque un catarrhe desquamatif, mais sans manifestations inflammatoires proprement dites, de sorte que le terme de catarrhe n'est justifié que par l'abondance des sécrétions. Bien entendu, il peut arriver — et cela arrive en effet encore assez souvent — que sur ce catarrhe desquamatif des nouveau-nées vienne se greffer une vulvo-vaginite catarrhale :

*[A. EPSTEIN.]*

la muqueuse présente alors les phénomènes d'hyperémie et d'inflammation, les sécrétions prennent un aspect muco-purulent plus accusé et, quand on les examine sous le microscope, on trouve des leucocytes à côté des cellules épithéliales.

Les causes de la vulvo-vaginite catarrhale des petites filles sont d'ordre local ou général et varient avec l'âge des enfants. Comme causes locales, on peut citer la malpropreté, les traumatismes, les corps étrangers, les oxyures, la masturbation; comme causes d'ordre général les diverses maladies générales aiguës et chroniques.

La propreté rigoureuse des organes génitaux externes des petites filles est souvent négligée dans les familles même aisées, ou bien réalisée d'une façon imparfaite à cause d'un certain sentiment de pudeur. Le bain quotidien dont on se contente ordinairement ne suffit pas à maintenir les organes génitaux des petites filles dans un état de propreté satisfaisante. Les masses de smégma qui justement pendant les premières semaines de la vie se déposent en si grande quantité, les matières fécales qui arrivent dans la fente génitale ou qui y sont introduites quand on essuie l'enfant, l'urine qui chez l'enfant couchée s'accumule dans la vulve, forment une masse qui agit comme un corps irritant et se prête à la décomposition. En employant, pour la toilette, des linges malpropres ou des éponges qui quelquefois servent en même temps à nettoyer les fesses, on augmente encore l'ensemble d'agents nocifs. On comprend encore que si l'enfant souffre d'une diarrhée, où il reste encore plus souvent dans ses matières fécales et où une irritation particulière est causée par ces dernières, les conditions nocives s'aggravent encore. La vulvo-vaginite produite par la malpropreté se manifeste moins par une augmentation des sécrétions que par la rougeur et la tuméfaction de la muqueuse, pouvant aller jusqu'à l'intumescence œdémateuse de certaines parties, des petites lèvres par exemple ou du clitoris. La vulvo-vaginite catarrhale constitue chez les nourrissons un phénomène pour ainsi dire journalier et l'opinion de ceux qui soutiennent que la vulvo-vaginite est plus rare chez les nourrissons que chez les fillettes grandettes, ne peut s'expliquer que par l'absence d'un examen systématique et par l'impossibilité dans laquelle se trouvent les nourrissons d'attirer l'attention sur leur mal. C'est juste le contraire qu'il faudrait dire sur la fréquence de la vulvo-vaginite *catarrhale* chez les nourrissons. Chez les fillettes plus grandes, l'action de la malpropreté peut se manifester dans certaines circonstances, au cours des maladies de longue durée par exemple. Ce qui montre que dans ces cas encore des éléments de matières fécales peuvent exercer une influence morbide, c'est la cystite coli-bacillaire produite probablement par l'invasion directe du coli-bacillus et pendant laquelle, suivant Escherich et Trumpp, on observe souvent en même temps de la vulvo-vaginite.

Les traumatismes, et surtout les traumatismes à action unique et violente, comme par exemple le viol ou la chute sur un objet pointu ou anguleux, de même que les frottements répétés des parties génitales, peuvent provoquer l'inflammation ou la rougeur inflammatoire de la muqueuse. Hennig rapporte l'histoire d'une fillette de 2 ans qui, à la suite d'une chute sur un chevalet, a présenté une suppuration de la vulve jusqu'à l'âge de 12 ans. Divers jeux d'enfants (glissades sur la rampe d'escalier, monter à califourchon sur un objet dur) peuvent provoquer des états d'irritation passagers. J'ai souvent observé des excoriations douloureuses avec vulvite qui étaient produites par des pantalons en étoffe épaisse, en futaine, mal faits ou faits de telle façon que la couture du milieu pénétrait dans la fente génitale. Comby incrimine dans un cas l'usage de la machine à coudre. Les corps étrangers ayant pénétré accidentellement, ou introduits par malice ou par légèreté par les enfants, peuvent produire des inflammations, des ulcérations, une vulvo-vaginite purulente, et ne se retrouver que très tard quand ils pénètrent derrière l'hymen. Chez les petites filles qui se traînent sur les fesses nues, il peut pénétrer dans la vulve des fils de laine, de la laine de tapis, du sable, des éclats de verre, des morceaux de bois. On a trouvé, dans le vagin de petites filles, des épingles à cheveux, des perles en verre, des petits cailloux, des bouts de crayons et de plumes, des haricots, etc. Diverses affections locales (gale, eczéma, urticaire, rectite) peuvent donner lieu à des démangeaisons plus ou moins violentes contre lesquelles l'enfant lutte en se grattant les parties génitales, en y introduisant ses doigts, et provoque de cette façon un état inflammatoire de la muqueuse. Quelquefois l'habitude de se gratter persiste après la disparition des causes de l'irritation, et dans ces cas il ne faut pas penser de suite à la masturbation. Du reste la masturbation, c'est-à-dire la friction des organes génitaux en connaissance de cause et dans un but voluptueux, est rarement une cause manifeste de la vulvo-vaginite.

Les oxyures non plus ne jouent pas de rôle essentiel dans l'étiologie de cette affection. Un oxyure isolé, qui s'égare dans la vulve, ne tarde pas à succomber. Une véritable pullulation d'oxyures ne s'observe jamais dans la vulve, car le parasite ne trouve que dans l'intestin les conditions nécessaires à sa vie. Les oxyures n'interviennent que rarement dans l'étiologie de la vulvite et encore d'une façon tout à fait indirecte, c'est-à-dire par l'intermédiaire du prurit anal ou de la rectite catarrhale qu'ils peuvent provoquer. La constipation habituelle et la putréfaction intestinale agissent de la même façon. Ces états s'accompagnent souvent chez les petites filles d'un état d'irritation de l'appareil génito-urinaire, se manifestant d'un côté par une sécrétion accrue et une congestion de la muqueuse vulvo-vaginale, et de l'autre par des mictions irrégulières et très fréquentes.

Parmi les causes locales rares de la vulvo-vaginite, on peut encore citer la paralysie de la vessie avec incontinence de l'urine, comme on l'observe dans la myélite, les néoplasmes et les malformations congénitales de l'appareil génito-urinaire. Parmi ces malformations je mentionnerai surtout l'accolement congénital des petites lèvres. J'ai vu plusieurs de ces cas dans lesquels cette malformation n'a été découverte que longtemps après la naissance, quand il y avait déjà de la douleur ou des troubles de la miction. En séparant l'une de l'autre les deux lèvres accolées, on trouve ordinairement une muqueuse fortement congestionnée. Dans un cas que j'ai observé, il est sorti après la petite opération une quantité notable d'un liquide visqueux. Plusieurs fois j'ai vu une forme rare de vulvite ulcéreuse avec suppuration se produire

[A. **EPSTEIN**

assez rapidement après la naissance à la suite de la destruction ulcéreuse
des angiomes congénitaux plats (télangiectasie) qui quelquefois se trouvent
sur la surface de la muqueuse vulvaire. J'ai observé ce mode de guérison
naturelle des angiomes plats sur d'autres muqueuses, par exemple sur la
muqueuse des lèvres et des joues.

Comme cause de la vulvite, Jacobi cite encore le refroidissement local,
survenant quand on est assis par exemple sur une marche en pierre.

Certaines dermatoses, la dermatite exfoliatrice, le pemphigus des nouveau-nés, l'impétigo contagieux, puis les exanthèmes infectieux et les maladies constitutionnelles chroniques peuvent provoquer l'inflammation catarrhale de la muqueuse vulvo-vaginale. Dans la varicelle on peut observer
sur la muqueuse vulvaire les petites ulcérations bien connues. La forme
catarrhale simple aussi bien que la forme infectieuse de la vulvo-vaginite ont
été observées après la scarlatine. Il semble que dans ces cas encore la desquamation épithéliale prépare le terrain au développement de la maladie.
Parrot a décrit la vulvite aphteuse comme une affection post-morbilleuse.
Sur 56 cas il l'a vue survenir 59 fois, le plus souvent chez les enfants de 2 à
4 ans. Dans ces cas, on voit apparaître sur les grandes lèvres, quelquefois
aussi sur les petites lèvres et le clitoris, sur le périnée et sur le pourtour de
l'anus, de petites élévations d'épiderme, rondes ou ovalaires, souvent déprimées au centre, qui quelquefois s'ulcèrent au bout de quelque temps, quelquefois s'accompagnent d'une tuméfaction considérable des tissus et parfois
précèdent la gangrène. A mon avis, cette affection que je connais fort bien
n'est pas une maladie *sui generis*. Il s'agit plutôt de petites ulcérations et
nécroses circonscrites de la peau qui peuvent se former au cours de différentes maladies chez de petits enfants épuisés et affaiblis, et à la production
desquelles concourent les troubles de nutrition de la peau produits par la
maladie primitive, l'action particulière des matières fécales et de l'urine dans
lesquelles baigne l'enfant et enfin les facteurs traumatiques (linge dur
et grossier, grattage avec les doigts, façons grossières d'essuyer les
enfants, etc.).

Dans les autres affections fébriles de longue durée, dans la fièvre typhoïde
par exemple, la résistance diminuée de tous les tissus, la difficulté de
tenir les enfants toujours propres et, probablement, la concentration plus
forte de l'urine peuvent concourir à produire un état d'irritation inflammatoire de la muqueuse vulvo-vaginale. Parmi les maladies constitutionnelles
chroniques, la scrofule est celle dans laquelle la vulvo-vaginite est particulièrement fréquente. L'anémie semble aussi prédisposer à la vulvo-vaginite.
Les écoulements qu'on observe encore assez souvent dans la syphilis congénitale peuvent être de nature catarrhale et favorisés par l'affection générale ;
dans d'autres cas, ils sont provoqués par les plaques syphilitiques de la muqueuse, ou bien ils sont de nature gonorrhéique et provoqués par conséquent par une autre infection. J'ai observé assez souvent cette coexistence
de la gonorrhée et de la syphilis congénitale, non seulement chez les petites
filles, mais encore chez les garçons. Dans plusieurs cas la mère du petit malade avait aussi les deux affections à la fois.

La forme *gonorrhéique* de la vulvo-vaginite présente un intérêt tout particulier au point de vue de son étiologie et de sa pathogénie. Comme nous l'avons déjà dit, l'infection gonorrhéique domine l'étiologie de la vulvo-vaginite. Si l'on se rapporte aux résultats des examens bactériologiques, on doit admettre que la grande majorité des cas survenus ou traités à l'hôpital ou soignés dans les policliniques est d'origine gonorrhéique. Toutefois, il est très souvent impossible d'élucider le mode d'infection, de sorte que très fréquemment on est obligé de considérer comme source probable de l'infection une personne de l'entourage de l'enfant, atteinte de gonorrhée.

La contagion est *directe* quand les organes génitaux d'une personne atteinte de gonorrhée se mettent en contact avec les organes génitaux sains de la petite fille et les infectent. D'une façon générale, le viol d'une enfant par un homme atteint de gonorrhée n'est pas, en comparaison avec les autres modes d'infection, très fréquent, abstraction faite des mœurs locales ou nationales qui peuvent exercer une certaine influence sur la fréquence des cas de ce genre. Sous ce rapport, il faut encore compter avec une superstition, qui, comme il paraît, s'étend aussi loin que la « civilisation » et d'après laquelle l'attouchement de la vulve d'une enfant par le pénis fait rapidement disparaître la gonorrhée de l'homme. Bien plus souvent on a l'occasion d'accuser les attouchements accidentels ou voulus des organes génitaux, auxquels les enfants se livrent entre eux et qui font qu'en cas d'écoulement gonorrhéique d'un enfant, l'affection se communique à un autre. De tels attouchements parmi les enfants arrivent plus souvent que ceux-ci ne veulent bien l'avouer. C'est encore de cette façon, en jouant « au mari et à la femme », que les petits frères sont contaminés par leurs petites sœurs atteintes de vulvo-vaginite. Les attouchements accidentels se réalisent probablement inconsciemment pendant le sommeil, quand les enfants couchent avec leurs parents dans le même lit. C'est de cette façon, comme nous l'apprend l'expérience clinique, que peut se réaliser l'infection gonorrhéique chez les petites filles qui couchent dans le même lit avec leurs parents, leurs sœurs ou avec toute autre personne du sexe féminin ou masculin, présentant des écoulements génitaux, et dans ces cas l'infection ne se réalise pas seulement par l'attouchement direct des organes génitaux, mais aussi par les taches humides que le pus gonorrhéique forme sur le linge et les draps.

Chez les nouveau-nées, la vulvo-vaginite, acquise *intra partum*, relève aussi d'une infection directe. En 1870 déjà, Haussmann a attiré l'attention sur la possibilité d'une infection des organes génitaux du nouveau-né pendant l'accouchement. Après la découverte du gonocoque et après la démonstration de la nature gonorrhéique de la blennorrhée conjonctivale des nouveau-nés, il devenait tout naturel de songer à la possibilité de l'infection d'autres muqueuses pendant le passage de l'enfant à travers le canal vulvo-vaginal de la mère. Par l'examen bactériologique de la vulvo-vaginite purulente des nouveau-nées d'un côté et des sécrétions vaginales de la mère de l'autre, Epstein et Aubert ont établi les rapports étiologiques de ces deux affections. Comme dans l'ophtalmie purulente des nouveau-nés, l'infection de la vulve et du vagin de l'enfant se réalise par le contact de la muqueuse

[A. *EPSTEIN*.]

vulvo-vaginale de l'enfant avec les sécrétions blennorragiques du canal génital de la mère. Le mécanisme habituel de l'accouchement et de la sortie de l'enfant explique suffisamment la plus grande fréquence de l'infection conjonctivale. En cas de présentation de l'extrémité céphalique, la tête reste assez longtemps dans le canal génital pour que les sécrétions vaginales de la mère puissent pénétrer dans le sac conjonctival de l'enfant, tandis que les autres parties du corps franchissent très rapidement le même canal. Il semble donc que l'évacuation de la vessie, qu'on observe chez les nouveau-nés peu de temps après la naissance, ne soit pas une chose inutile, mais serve peut-être à chasser les sécrétions blennorragiques qui ont pu pénétrer dans l'urètre. D'après mon expérience personnelle, la vulvo-vaginite gonorrhéique de cette origine est encore assez fréquente dans la clientèle privée. Mais, tandis que les phénomènes d'une blennorrhée conjonctivale ne peuvent passer inaperçus, les mêmes manifestations du côté de la muqueuse vulvaire demandent à être recherchées, ou bien ne sont constatées le plus souvent, surtout chez le nouveau-né, que par hasard. Mais lorsqu'on a l'habitude, en examinant un nouveau-né ou un nourrisson, d'inspecter aussi ses organes génitaux, ce qui est à recommander pour plus d'une raison, on a souvent l'occasion, comme je l'ai déjà dit, de trouver chez les enfants de cet âge un état inflammatoire de la muqueuse vulvo-vaginale et de constater même parfois l'existence d'une vulvo-vaginite gonorrhéique. Je puis même dire, en m'appuyant sur mon expérience personnelle, qu'un grand nombre de vulvo-vaginites que le médecin ne voit que bien plus tard datent des premiers jours de la vie et relèvent d'une infection *intra partum*. Tant que l'enfant reste dans son lit, tant qu'on le baigne journellement et qu'on le garnit souvent, l'affection passe inaperçue ou bien les phénomènes sont attribués à une cause imaginaire quelconque. Mais quand l'enfant devient plus grand, lorsque la fillette commence à marcher et à courir, quand les sécrétions s'accumulent dans l'intervalle des mictions, lorsque des taches suspectes apparaissent sur la chemise et le pantalon et qu'enfin l'enfant lui-même peut manifester et communiquer ses impressions, c'est à ce moment seulement que dans l'entourage de l'enfant on commence à s'occuper de cet état.

La vulvo-vaginite gonorrhéique peut encore se produire par auto-infection, notamment par transport sur la vulve du virus d'une autre muqueuse gonorrhéique. Chez les petites filles, pendant les premières semaines de la vie, il n'est pas rare de rencontrer une blennorrhée conjonctivale à côté d'une vulvo-vaginite, et dans les sécrétions de ces deux muqueuses on peut trouver des gonocoques. Seulement, on ne pourra pas toujours savoir si les deux infections sont survenues en même temps ou si la vulvo-vaginite s'est développée secondairement.

Dans la grande majorité des cas de vulvo-vaginite gonorrhéique des petites filles qu'on a à soigner, on n'arrive à savoir rien de précis ni sur le mode d'infection ni sur le temps qui s'est écoulé depuis l'infection. Les observations faites dans la clientèle privée et les observations d'apparition sériée ou endémique de la vulvo-vaginite dans les familles, les hôpitaux, les pensionnats, etc., conduisent à la conclusion que dans un grand nombre de cas cette affection se développe par infection *indirecte*. Si l'on considère l'extension considérable de la gonorrhée et la multiplication considérable des germes infectieux qui agissent déjà en quantité minime et qui s'attachent aux doigts et aux objets de toutes sortes, on comprend que les occasions d'une infection indirecte sont multiples et très variées. La transmission du virus, par les éponges et les serviettes servant à la mère atteinte de gonorrhée, est fréquente et démontrée d'une façon certaine. L'infection peut de la même façon être transmise par les linges de corps et les linges de lit souillés de pus gonorrhéique, de même que par d'autres objets d'usage domestique ou par des instruments, etc.

Il existe une *gonorrhée familiale*, comme il existe une syphilis familiale. Dans une famille, j'ai vu trois sœurs atteintes de vulvo-vaginite, et dans ma clientèle privée j'ai vu souvent deux sœurs avoir en même temps la vulvo-vaginite. Widmark a constaté dans une famille le groupement suivant : le père avait une gonorrhée, la mère aussi une gonorrhée mais compliquée d'adénite inguinale suppurée double et de paramétrite; une fillette de 2 ans présentait une vulvo-vaginite et une conjonctivite purulente (avec gonocoques dans la vulve et les conjonctives); un enfant nouveau-né offrait une blennorrhée conjonctivale. Des cas, où à côté des sœurs atteintes de vulvo-vaginite gonorrhéique on trouve de petits frères présentant une urétrite, ont été publiés assez souvent (Crandall, Cséri, Rôna). Les sécrétions gonorrhéiques viennent ordinairement de la mère qui très souvent — dans 90 pour 100 des cas, d'après une évaluation de Pott — présente un écoulement. Bien entendu, le père peut être atteint en même temps d'une gonorrhée chronique ou aiguë. Aubert a publié une observation qui, sous ce rapport, forme une exception. Dans cette observation, la source probable de l'infection était le père qui avait une urétrite chronique postérieure (gonocoques dans les flocons); la mère était en apparence saine. La transmission indirecte de la gonorrhée peut encore s'effectuer à l'aide d'autres personnes gonorrhéiques de l'entourage de l'enfant, par les domestiques, la gouvernante, etc.

La vulvo-vaginite des petites filles s'observe dans les familles qui vivent dans les meilleures conditions d'hygiène, où les enfants ont non seulement leurs chambres et leurs lits à eux, mais où ils sont encore entourés de tous les soins possibles d'hygiène et de bien-être. Ce fait montre donc que, même dans ces conditions, la transmission de la gonorrhée par les sécrétions de la mère ordinairement atteinte d'un écoulement ne peut être évitée. On comprend aussi que la vulvo-vaginite se rencontre plus souvent dans les classes peu aisées ou pauvres, vivant dans des logements étroits comportant des contacts plus fréquents et plus intimes, où tous les objets sont communs, où les enfants couchent souvent avec leurs parents et où par conséquent l'occasion de s'infecter se trouve pour ainsi dire sous la main. Pour expliquer le fait que pendant les premières semaines de la vie les enfants sont épargnés par la vulvo-vaginite, Pott admettait que, chez ces enfants, l'occasion de s'infecter ne se présente que lorsqu'ils quittent leur berceau pour coucher avec leur mère ou leur sœur déjà infectées. Il faudrait encore

[A. *EPSTEIN*.]

considérer que l'enfant qui quitte son berceau peut déjà se promener dans la chambre, toucher à tout, jouer avec les objets qui lui tombent sous la main et se trouver ainsi exposé à se mettre en contact avec toutes sortes de germes infectieux.

Il est probable que les écoulements gonorrhéiques, qui durent depuis longtemps et dont la virulence est tellement affaiblie qu'ils n'ont plus de prise sur la muqueuse résistante de l'adulte, peuvent encore infecter la muqueuse de l'enfant. Ensuite, il n'est pas impossible que chez la femme une vulvo-vaginite, acquise d'une façon indirecte pendant son enfance, ne devienne plus tard une source d'infection pour ses enfants. Je possède une observation qui semble venir à l'appui de cette possibilité. Il s'agit d'une femme de 23 ans dont la fillette âgée d'un an est soignée pour une vulvo-vaginite gonococcique. La mère, qui a aussi un écoulement, nous a dit avoir été soignée pour cet écoulement quand elle était encore enfant (il n'a pas été possible de préciser exactement à quel âge). Le mari de la femme, par conséquent le père de l'enfant, n'a jamais rien eu et n'a absolument rien ; et la jeune femme n'a jamais eu de rapports sexuels avant son mariage.

Ce sont surtout les *endémies* de vulvo-vaginite observées *dans les hôpitaux* d'enfants, qui montrent d'une façon particulièrement nette la possibilité et la fréquence de l'infection indirecte d'un côté, et l'infectiosité et la résistance du virus de l'autre. L'endémie de vulvo-vaginites observée, à l'hôpital de Hambourg par E. Fraenkel (1885) et qui est la première étudiée bactériologiquement, était très probablement de nature gonorrhéique. Les autres endémies étudiées également au point de vue bactériologique et publiées par von Dusch (Heidelberg), Cséri (Budapest), Lennander (Stockholm), Späth (Munich), Fischer (Altona), etc., étaient des gonorrhées certaines.

Quelquefois l'extension de la maladie est due à l'entrée à l'hôpital d'une enfant atteinte de vulvo-vaginite. Dans quelques endémies on n'est pas parvenu à découvrir la source de l'infection, mais l'apparition accidentelle des phénomènes inflammatoires, particulièrement intenses du côté des parties génitales, attirait l'attention et révélait l'existence de l'endémie. Dans certains hôpitaux, la gonorrhée règne d'une façon endémique pendant des années avec des intervalles passagers de calme. La maladie se propage d'une façon très irrégulière en frappant certains enfants et en en épargnant d'autres. Elle ne se cantonne pas dans une salle, mais passe d'une salle à l'autre et frappe aussi bien les enfants soignés pour une affection chirurgicale que les enfants qui sont là pour une maladie interne. Dans l'endémie d'hôpital de Hambourg, c'étaient surtout les enfants du pavillon de scarlatine qui étaient frappés. Ce qu'il y avait de particulièrement remarquable dans cette endémie, c'est que les filles déjà réglées qui se trouvaient dans ce pavillon ont été épargnées.

Ordinairement on ne trouvait pas de mode de contamination déterminé, mais on admettait que la transmission pouvait se faire par les doigts des infirmières ou des enfants eux-mêmes, par la literie, les éponges, les serviettes, les baignoires, les cabinets, les vases de nuit, les pièces de pansement, les instruments, les appareils, etc. Dans l'épidémie d'hôpital observée par Weill et Barjon et dont le point de départ a été une enfant atteinte de gonorrhée, la contamination se faisait à l'aide du thermomètre qui servait à prendre la température rectale et qui évidemment était insuffisamment désinfecté. Ollivier a fait disparaitre de son service une endémie de vulvo-vaginites contagieuses en soumettant le personnel des salles à des règles d'antisepsie rigoureuse, en faisant remplacer par du coton hydrophile les éponges qui servaient à la toilette des organes génitaux des enfants et en faisant nettoyer soigneusement les vases de nuit et les cabinets. Rosthorn raconte avoir observé dans un hôpital de Vienne l'apparition sériée de la gonorrhée qui était transmise par la canule d'un appareil à lavements.

La propagation épidémique de la vulvo-vaginite peut encore résulter des bains pris en commun. Suchard, médecin des thermes sulfureux de Lavey, a eu l'occasion d'observer deux fois, en 1887, l'apparition sériée de la vulvo-vaginite à la suite des bains. Depuis le 15 mai, 12 fillettes âgées de 12 à 14 ans et atteintes de manifestations scrofuleuses légères avaient pris des bains dans un bassin cimenté. Après le quatrième bain, on trouva chez une fillette de 6 ans et demi une vulvo-vaginite récente et pendant les 6 jours suivants les 11 autres enfants contractèrent la même affection. La vulvo-vaginite a été dans tous ces cas légère et a duré 4 semaines. Deux mois plus tard, une nouvelle endémie se manifesta dans les mêmes conditions. Des recherches bactériologiques n'ont pas été faites dans ces cas.

Dans le même ordre de faits peut se ranger une épidémie de vulvo-vaginites gonorrhéiques décrite par Skutsch et particulièrement intéressante par sa grande extension. Au commencement du mois d'août 1890, un grand nombre de fillettes de Posen, âgées de 6 à 14 ans et fréquentant déjà l'école, ont présenté une affection inflammatoire des parties génitales. Au mois de septembre, on trouvait déjà 160 fillettes soignées à la policlinique, mais le nombre total des malades était certainement encore plus grand et s'élevait, comme on l'a trouvé après enquête, à 236. Chez toutes ces malades, l'affection est survenue à la suite de l'emploi des bains de boue donnés gratuitement par un établissement de la ville. Plusieurs enfants ont avoué s'être touché mutuellement les parties génitales ou avoir manipulé ces dernières avec leurs doigts. L'emploi en commun des serviettes et de l'eau des bains pouvait également jouer un rôle dans la propagation de cette épidémie qui a traîné pendant longtemps. Quelques-unes de ces enfants ont encore eu des ophtalmies purulentes. L'examen microscopique, fait dans la majorité des cas, a montré la présence de gonocoques typiques. Les préparations faites, plus tard, avec les sécrétions de 140 enfants chez lesquelles la vulvo-vaginite durait depuis 6 semaines, furent envoyées à la clinique de Neisser. Chez 60, c'est-à-dire dans 43 pour 100 des cas, on trouva encore des gonocoques typiques.

Bien que la possibilité de l'infection indirecte par les sécrétions gonorrhéiques transportées sur la muqueuse, accidentellement ou dans un but expérimental, soit absolument certaine, il n'en est pas moins vrai que *chez les adultes* les affections gonorrhéiques par contamination indirecte sont

[A. EPSTEIN.]

relativement rares. Ainsi, pour prendre un exemple, malgré la fréquence de la chaudepisse, l'infection des yeux est rare chez l'adulte. Nous sommes donc obligés d'admettre que chez les enfants il doit exister des conditions particulières qui augmentent leur disposition à l'invasion du virus gonorrhéique et la susceptibilité de leurs muqueuses envers ce dernier. Cette hypothèse n'a du reste rien de forcé, rien de spécieux. Nous connaissons en effet toute une série de maladies infectieuses non seulement générales mais encore locales pour lesquelles les enfants présentent une prédisposition toute particulière. Nous nous contenterons de mentionner ici seulement les maladies infectieuses de la bouche et de la gorge, qui présentent encore ceci de particulier que leur fréquence varie encore avec les différentes époques d'âge de l'enfant. Quant aux affections gonorrhéiques, on sait déjà que la fréquence et l'intensité de l'urétrite gonorrhéique après rapports sexuels sont plus grandes chez les jeunes gens que chez les individus plus âgés. Nous rappellerons encore la grande sensibilité de la conjonctive du nouveau-né pour l'infection blennorragique et la résistance amoindrie de ses tissus envers cette dernière. Certaines observations permettent de conclure que les écoulements, qui n'infectent plus la muqueuse de l'adulte, sont encore virulents pour la muqueuse vulvo-vaginale de l'enfant. Il y a encore ceci de remarquable que la muqueuse vaginale est plus souvent atteinte par l'inflammation gonorrhéique pendant l'enfance qu'à une époque plus avancée de la vie. Tandis que chez une femme adulte la participation du vagin au processus est relativement rare et faible, la vaginite est la règle chez l'enfant. Tous ces faits permettent donc de dire que d'une façon générale la disposition de la muqueuse vaginale à l'infection gonorrhéique et, par conséquent, la possibilité d'une contagion indirecte, sont plus grandes chez l'enfant que chez les individus plus avancés en âge. Mais pour la gonorrhée, comme pour beaucoup d'autres maladies, il nous est encore impossible de dire en quoi consistent les particularités auxquelles est due cette plus grande prédisposition, si elles résident dans la finesse particulière de l'épithélium ou dans d'autres propriétés biologiques de la muqueuse vulvo-vaginale. A côté de cette prédisposition générale, un certain rôle devrait encore être joué par la prédisposition individuelle et momentanée. Toutes les causes d'ordre local et toutes les maladies générales, qui amènent la congestion de la muqueuse ou qui la touchent d'une façon ou d'une autre, favorisent l'infection quand par hasard l'agent infectieux arrive au contact de la muqueuse enflammée.

*Incubation.* — On a rarement l'occasion de pouvoir déterminer d'une façon précise la durée de l'incubation. Les seuls cas où cette constatation est possible sont ceux par exemple où la vulvo-vaginite résulte d'un viol et où la malade arrive au médecin aussitôt que l'écoulement a été constaté. D'après des cas de ce genre, Luczny (4 cas) et Cahen-Brach (5 cas) ont évalué la durée de l'incubation de la gonorrhée chez les enfants à 3 ou 4 jours. Comme, chez l'adulte, la période d'incubation est ordinairement plus longue. on peut dire, et le fait est confirmé du reste aussi pour la blennorrhée conjonctivale des nouveau-nés, que la muqueuse des enfants réagit plus vite contre le virus gonorrhéique.

## SYMPTÔMES ET MARCHE

Les manifestations cliniques de la vulvo-vaginite simple et de la vulvo-vaginite gonorrhéique présentent un grand nombre de points qui leur sont communs; aussi allons-nous étudier ensemble les deux formes en relevant seulement les particularités propres à chacune d'elles. Les symptômes objectifs sont constitués dans les deux cas par l'écoulement et par les modifications et les manifestations qu'on observe du côté de la vulve, du vagin, de l'urètre et du col de l'utérus; en fait de symptômes subjectifs et fonctionnels on trouve de la douleur, d'autres troubles de la sensibilité générale et des troubles de la miction. Les affections secondaires d'autres organes et les troubles généraux seront étudiés dans le chapitre des complications.

**L'écoulement.** — Les mucosités qui proviennent de la muqueuse de la vulve, du vagin et de l'urètre, sont de couleur blanche, jaunâtre ou verdâtre. Un écoulement purulent abondant, de consistance épaisse, crémeuse, de couleur tirant sur le vert, doit éveiller aussitôt le soupçon de la gonorrhée. Dans la gonorrhée qui dure déjà depuis quelque temps et dans la vulvo-vaginite catarrhale, l'écoulement est plus liquide, séreux ou muqueux, lactescent et filant. En cas de soins de propreté insuffisants et surtout quand l'écoulement est abondant, le pus se dessèche et forme avec l'épithélium desquamé des croûtes brunâtres ou verdâtres, fortement adhérentes aux tissus sous-jacents. On les trouve sur les faces externe et interne des grandes lèvres et sur les parties voisines. Quelquefois les deux grandes lèvres sont accolées l'une à l'autre par le pus desséché et présentent des bords rouges couverts de croûtes purulentes. Dans les cas où la vulvo-vaginite a été négligée, n'a pas été soignée, le pus a une odeur fétide. Sur le linge de corps en contact avec l'appareil génital, le pus en se desséchant forme des taches verdâtres qui empèsent le linge et se morcellent, au contact, en lamelles fines. Quand l'écoulement a une consistance muqueuse ou séreuse, on ne trouve sur le linge que des taches grisâtres, formant ombre, ou bien encore le linge est simplement sale, taché dans une grande étendue. La quantité de pus qui s'écoule est variable non seulement suivant les cas, mais varie encore chez la même malade. Quelquefois le pus recouvre tout le vestibule du vagin et le clitoris, suinte goutte à goutte à travers l'orifice urétral ou s'écoule en grande quantité à travers l'orifice de l'hymen. Toutes les parties voisines sont souillées par le pus, si bien qu'on trouve des masses purulentes ou des croûtes desséchées dans les plis génito-cruraux, à la face interne des cuisses, jusque dans la région anale. Dans d'autres cas et principalement dans les cas chroniques, la sécrétion de pus est très peu abondante : aussi souvent qu'on change et qu'on examine l'enfant, il est impossible de trouver un écoulement, et seules les taches qui existent sur la chemise témoignent d'une façon indiscutable de son existence. Dans les cas de ce genre, les sécrétions viennent du vagin, mais à cause de l'hymen leur écoulement se fait non pas d'une façon continue, mais par poussées. Si, pour les besoins de l'examen bactériologique, on introduit une anse dans le vagin,

[A. EPSTEIN.]

on a beaucoup de peine à recueillir le peu de liquide nécessaire pour l'examen microscopique, mais ce dernier montre qu'un grand nombre de ces cas sont d'origine gonorrhéique.

Sous l'influence des exercices physiques, en cas d'excoriations ou de traumatisme de la muqueuse, le sang peut venir se mêler aux sécrétions et l'écoulement prend alors une teinte brunâtre ou rougeâtre. Dans les mêmes conditions on peut observer des hémorragies plus sérieuses, éveillant l'idée de menstruation précoce ou de métrorragie. L'orifice urétral, qui est quelquefois considérablement tuméfié par le fait du processus vulvo-vaginal, peut être le siège de ces hémorragies. L'ectropion de la muqueuse urétrale dans les flueurs blanches chroniques des femmes adultes est connu depuis longtemps et a été désigné par les anciens médecins français sous le nom de « renversement de la muqueuse urétrale ». Henoch mentionne chez les enfants les papillomes du vagin et les bourrelets polypeux de l'urètre comme source possible des hémorragies. Dernièrement, A. Broca a attiré l'attention sur cette affection qu'il a étudiée sous le nom de « prolapsus de l'urètre chez les petites filles » et qu'il attribue aussi à la vulvite. Peu de temps après, Comby a publié 5 cas de vulvo-vaginite gonorrhéique chez de petites filles qui présentaient en même temps des hémorragies provenant de bourgeonnements fongueux entourant l'orifice urétral.

**La vulve.** — Dans les cas aigus s'accompagnant d'un écoulement abondant, surtout quand la vulvo-vaginite gonorrhéique n'a pas été soignée, la peau et la muqueuse des organes génitaux internes présentent des signes qui relèvent d'un côté de l'inflammation et qui, de l'autre, sont le résultat des frottements et de la macération dans les sécrétions. Les grandes lèvres sont rouges, tuméfiées, couvertes de nodules eczémateux, de petits abcès folliculaires, d'excoriations ou de petites ulcérations. L'eczéma se propage quelquefois jusqu'à la face interne des cuisses et au pli interfessier. Parfois les replis de la muqueuse anale sont aussi le siège de petites ulcérations. La muqueuse du vestibule du vagin, celle de l'hymen et des petites lèvres sont congestionnées, tuméfiées, érodées. La face externe des petites lèvres ou la face interne ou encore les deux faces à la fois sont quelquefois œdématiées ou présentent une infiltration dure. L'hymen tuméfié ferme presque complètement l'entrée du vagin. L'orifice urétral fait hernie sous forme de bourrelet. Au-dessous du clitoris tuméfié et couvert d'excoriations on trouve parfois une ulcération profonde. De petites ulcérations ou érosions existent encore sur les autres muqueuses, notamment au voisinage de l'orifice urétral, à la face interne des grandes lèvres, aux bords des petites lèvres. Si l'on se reporte à l'ensemble du tableau clinique, on peut dire que toute la muqueuse vulvaire participe au processus gonorrhéique, et cette participation est encore prouvée dans certains cas par la propagation de l'inflammation aux canaux excréteurs des glandes de Bartholin dont les orifices sont alors entourés d'une aréole inflammatoire tantôt à peine dessinée, tantôt très accusée. D'après Fischer, la participation des glandes de Bartholin au processus gonorrhéique existerait même dans un tiers des cas. Il aurait notamment vu sourdre du pus de l'orifice des canaux chaque fois qu'il exerçait une pression sur la glande; chez une enfant il y eut même formation d'un abcès typique qu'il a fallu ouvrir.

Dans les cas chroniques, les phénomènes inflammatoires du côté de la muqueuse sont bien moins accentués ou même font complètement défaut. Quelquefois la muqueuse vulvaire présente seulement des taches rouges très foncées qui tranchent sur le fond pâle, paraissent comme granuleuses et se trouvent ordinairement dans le sillon formé par l'hymen et la muqueuse vulvaire. Dans les cas où la vulvo-vaginite dure depuis des années, j'ai parfois constaté une minceur et un état lisse tout particulier de l'épithélium, et, dans ces cas, la peau voisine de la fente génitale paraissait également particulièrement lisse, comme atrophiée.

Les papillomes (condylomes acuminés) de la muqueuse génitale sont rares chez les enfants. Fischer cite un cas de gonorrhée chez une fillette dont le vestibule du vagin était rempli de condylomes acuminés typiques.

**Le vagin.** — Les idées relatives au siège du processus gonorrhéique et à la participation, à ce processus, de divers segments du canal génito-urinaire, se sont considérablement modifiées depuis la découverte du gonocoque. Les recherches qui ont été faites, principalement chez des femmes adultes (Bumm, Neisser, Steinschneider), ont montré que ce sont principalement la muqueuse de l'urètre et celle du col de l'utérus qui participent au processus; que l'épithélium du vagin jouit d'une assez grande immunité envers le gonocoque, et que dans ces conditions l'affection de la muqueuse n'est que secondaire, n'est qu'une sorte de catarrhe désquamatif provoqué par le passage des sécrétions et par la macération de la muqueuse. Certains sont même allés jusqu'à nier l'existence d'une vaginite gonorrhéique, en invoquant ce fait que les éléments cellulaires superficiels du vagin se réunissent en une sorte de couche protectrice analogue à la couche cornée de l'épiderme et résistent ainsi à l'invasion et à la pénétration des gonocoques. Welander, par contre, admet qu'il existe sous ce rapport une grande différence entre les vieilles prostituées ou les femmes ayant eu plusieurs enfants, et les femmes très jeunes ayant encore conservé un vagin de jeune fille. D'après lui on peut chez ces jeunes femmes observer une vaginite gonorrhéique sans gonorrhée du col. Mais même les auteurs cités plus haut admettent qu'il existe de grandes différences entre la femme adulte et la fillette et reconnaissent l'existence chez cette dernière d'une vulvo-vaginite gonorrhéique essentielle. Les symptômes objectifs de l'affection plaident aussi en faveur de cette conception. L'écoulement du pus à travers l'orifice de l'hymen montre en tout cas que la muqueuse située derrière l'hymen est atteinte par le processus. En exerçant avec le doigt une pression le long du périnée on peut faire sortir une quantité notable de pus et constater ainsi que le pus vient des parties supérieures du canal vaginal. Dans les cas où le vagin peut être vu, inspecté, on trouve sa muqueuse rouge, tuméfiée, couverte quelquefois de petites érosions. Koplik, qui a examiné les enfants au spéculum, insiste sur l'état d'inflammation intense dans lequel se trouve la muqueuse vaginale. Quand l'affection dure déjà depuis longtemps, la muqueuse vaginale prend une couleur bleuâtre. Dans les cas chroniques où la tuméfaction de la



[A. EPSTEIN.]

vulve et de l'urètre a presque complètement disparu et où l'écoulement est devenu très minime, la nature gonorrhéique de l'affection n'est souvent établie que par l'examen microscopique des mucosités, recueillies entre les replis de la muqueuse vaginale. Vogel fait remarquer que, chez les fillettes tuberculeuses ayant eu une leucorrhée qui a persisté jusqu'à la mort, on trouve à l'autopsie la muqueuse vaginale présentant cet aspect verruqueux, granuleux, qu'on rencontre si souvent dans la leucorrhée chronique des adultes.

D'après Jacobi, une atrésie du vagin d'intensité moyenne s'observerait souvent après les catarrhes vaginaux de longue durée. Cette atrésie est ordinairement de nature épithéliale, de sorte qu'il suffit souvent d'écarter les parties avec les doigts ou avec une sonde pour rompre les adhérences.

**L'urètre.** — L'étude de l'urétrite dans la vulvo-vaginite des petites filles n'est pas faite dans certains traités même récents; mais si l'on se reporte aux travaux des auteurs qui se sont spécialement occupés de cette question, on voit que l'urètre est dans ces cas très souvent pris. En s'appuyant exclusivement sur des observations cliniques, Faille (1881) a montré qu'en cas de vulvite on trouvait toujours de la vaginite et le plus souvent encore de l'urétrite. Plus tard, quand on a appris à connaître le gonocoque, on a pu déterminer d'une façon plus précise le siège de l'affection. Et, lorsque les recherches faites dans la gonorrhée de la femme adulte ont montré que l'urètre était le siège principal du gonocoque, des recherches analogues furent faites chez des enfants. La participation de l'urètre au processus gonorrhéique a été formellement mise en doute par Frænkel; mais il ne faut pas oublier que c'étaient justement l'absence de l'urétrite et quelques autres particularités cliniques qui, malgré les données bactériologiques, l'ont fait douter de la nature gonorrhéique de l'épidémie de vulvites qu'il a observée à l'hôpital de Hambourg. Spaeth, par contre, a insisté sur l'affection constante de l'urètre dans la vulvo-vaginite gonorrhéique, laquelle urétrite a existé dans les 14 cas qu'il a observés. Pour lui, l'existence de l'urétrite constituait une nouvelle analogie entre la vulvo-vaginite de l'enfant et celle de la femme et acquérait par là une grande importance diagnostique. Cahen-Brach va même plus loin et considère l'urétrite comme le symptôme essentiel de l'affection et la vulvo-vaginite comme une manifestation subordonnée, secondaire, due à l'infection de la vulve par les sécrétions de l'urètre. D'autres observateurs, comme Cassel, Fischer, Skutsch, ont aussi insisté sur l'existence constante de l'urétrite. Personnellement j'ai fréquemment trouvé l'urètre atteint, mais d'un autre côté je puis affirmer que, dans certains cas de vulvo-vaginite gonorrhéique diagnostiquée bactériologiquement, on voit l'urètre ne pas participer au processus inflammatoire et ne pas contenir de gonocoques. Aussi m'est-il impossible de voir dans l'urétrite un symptôme pathognomonique absolument indispensable au diagnostic de gonorrhée; pour moi l'examen bactériologique des sécrétions vaginales est à ce point de vue de beaucoup plus important. D'une façon générale, le mode d'infection diffère chez la femme adulte et chez l'enfant. Il est probable que chez la première l'urètre et le col de l'utérus sont assez souvent infectés directe-

ment, pendant le coït ; aussi les infections gonorrhéiques se produisent-
elles, chez les prostituées par exemple, l'une après l'autre. Il semble donc
résulter de ces faits qu'une analogie complète dans les symptômes chez la
femme adulte et l'enfant peut ne pas exister. Il faut ensuite compter encore
avec des différences anatomiques relevant de l'âge et avec les variétés individuelles qui, sous ce rapport, peuvent jouer un certain rôle. Pendant les
premières années de la vie, et plus particulièrement chez les nourrissons,
l'orifice urétral se trouve relativement caché derrière la partie supérieure de
l'hymen et est, de ce fait, mieux protégé contre l'infection.

Le symptôme le plus important de l'urétrite est constitué par la tuméfaction de l'orifice urétral et par l'écoulement purulent ou muco-purulent
qui se fait à travers cet orifice. Sa muqueuse est congestionnée, tuméfiée,
parfois érodée. Quelquefois on trouve de petites ulcérations qui à la façon
d'une couronne entourent l'orifice de l'urètre. Dans un certain nombre de
cas on trouve dans l'orifice urétral une gouttelette de pus ; quand cette
gouttelette fait défaut, on peut la faire apparaître en comprimant l'urètre
contre le pubis ou bien en exerçant une pression avec une baguette en verre
qu'on fait glisser d'arrière en avant le long de l'urètre. Si l'on veut faire
cette démonstration d'une façon nette ou encore quand il s'agit d'avoir du
pus urétral pour l'examen bactériologique, il faut nettoyer d'abord la vulve
et la région urétrale du pus qui s'y trouve. Il faut pourtant savoir qu'en
cas de fréquence des mictions on ne peut souvent rendre visible la gouttelette de pus qui se trouve dans l'urètre. Il semble que l'inflammation se
limite ordinairement à la partie antérieure de l'urètre. Comme conséquence des urétrites de longue durée, on peut observer un certain relâchement de l'orifice urétral qui paraît alors élargi, et un ectropion de la
muqueuse marginale de l'orifice, déjà mentionné plus haut. L'urétrite
persiste quelquefois après la disparition de la vulvo-vaginite.

**Le col de l'utérus.** — Pour des raisons faciles à comprendre, il n'existe
encore qu'un très petit nombre de recherches sur l'état du col dans la vulvo-
vaginite des petites filles. L'introduction du spéculum présente non seulement des difficultés techniques, mais provoque encore de la douleur, de
petites hémorragies et peut exercer une action nocive sur la muqueuse
enflammée. L'occlusion de l'orifice externe du col chez les enfants, l'absence
de menstruation, la protection naturelle de la muqueuse cervicale et utérine
contre les agents nocifs qui interviennent seulement à l'époque de la maturité sexuelle, enfin les différences dans le mode d'infection que nous avons
déjà signalées, nous font comprendre pourquoi chez les enfants la muqueuse
du col et de la cavité de l'utérus est ordinairement épargnée par le processus.
Toutefois les observations de péritonite consécutive à la vulvo-vaginite, dont
nous aurons à parler plus loin, montrent que l'invasion de la muqueuse utérine par l'inflammation est possible. Dans 2 cas de gonorrhée avec examen
au spéculum, publiés par Spaeth, on ne trouva pas de sécrétions ni de gonocoques au niveau de l'orifice externe du col. Le même résultat négatif se
trouve encore consigné dans 2 cas de vulvo-vaginite gonorrhéique publiés
par Cahen-Brach. Par contre, d'après Éraud, le canal cervical serait toujours

[A. EPSTEIN.]

pris dans la vulvo-vaginite des petites filles, et cette opinion est partagée par Koplik qui, dans les cas examinés au spéculum, a constamment vu le col de l'utérus rouge, baignant dans du pus et présentant une gouttelette de pus dans son orifice externe. Cette participation du col au processus a été également constatée dans plusieurs cas de vulvo-vaginite non gonorrhéique.

**Les ganglions inguinaux.** — Il va de soi qu'il ne peut être question de tuméfaction des ganglions inguinaux que lorsqu'ils semblent bien plus gros que les ganglions lymphatiques d'autres régions. Chez les enfants atteintes de vulvo-vaginite, mais autrement bien portantes et bien nourries, les ganglions inguinaux sont quelquefois à peine appréciables au palper. Par contre, dans d'autres cas, et surtout lorsque la propreté laisse à désirer et qu'il existe en même temps une affection inflammatoire de la peau (eczéma, excoriations, folliculite), on trouve une tuméfaction uni ou bilatérale des ganglions lymphatiques qu'on sent très bien au toucher et qui sont même douloureux. Dans des cas rares, les ganglions hypertrophiés peuvent même suppurer.

**Troubles subjectifs, troubles fonctionnels et autres manifestations.** — Au moment où les malades sont ordinairement amenées au médecin, l'affection se trouve déjà le plus souvent à sa période chronique. L'écoulement reste alors la seule manifestation de la maladie, tandis que les autres troubles ont disparu ou bien ne se manifestent que d'une façon passagère. Il est pourtant possible que les phénomènes initiaux aient échappé à l'attention ou aient été méconnus. Dans certains cas, on a pourtant l'occasion de voir la maladie dès son début et d'en observer la période aiguë, par exemple dans les hôpitaux ou encore en cas de viol avec ou sans infection. Dans les gonorrhées à début aigu, on peut observer pendant les premiers jours des symptômes très accusés tels que la fièvre, l'agitation, l'insomnie, l'irritation nerveuse, l'anorexie, la constipation. En cas d'écoulement abondant, d'eczéma ou de tuméfaction inflammatoire intense des parties génitales, les fillettes déjà grandes y accusent des douleurs, une sensation de brûlure ou de gêne quand elles marchent ou sont assises ou se tiennent debout les jambes écartées. Elles témoignent des démangeaisons qu'elles éprouvent en se grattant les parties génitales ou en y passant constamment leurs doigts. Du reste l'endolorissement et l'hyperesthésie de la muqueuse sont faciles à constater à l'examen des organes génitaux. Quelques enfants se plaignent encore de douleurs dans le bas-ventre ou dans les aines, et, lorsqu'on examine ces régions, on les trouve sensibles à la pression. Les troubles de la miction sont très variables. Chez quelques enfants on trouve des besoins fréquents d'uriner, d'autres se plaignent d'une sensation de brûlure au moment des mictions, laquelle sensation est provoquée par le contact de l'urine avec la muqueuse enflammée et érodée. La douleur que les enfants éprouvent pendant la miction et qu'elles manifestent souvent en tapant des pieds, puis l'émission d'urine, non pas d'un seul jet mais par portions fractionnées, peuvent faire penser à l'existence de la lithiase. L'appréhension de la douleur pendant la miction peut être telle qu'on observe une véritable rétention d'urine avec distension de la vessie nécessitant le cathétérisme. J'ai observé ce fait chez une fillette de 2 ans. Certains cas d'énurésis chez des filles doivent être attribués à l'existence d'une vulvo-vaginite. On comprend alors que dans ces cas l'affection devienne vraiment pénible et même grave et qu'en peu de temps elle amène un état de dénutrition très marqué.

**Marche.** — Les phénomènes inflammatoires que nous avons décrits diminuent ordinairement au bout de 2 ou 3 semaines. L'écoulement purulent est plus tard remplacé par des sécrétions plus liquides, plus séreuses. Quelquefois la suppuration peut cesser brusquement pour reparaître, sans cause connue, au bout de quelque temps.

A côté des cas qui viennent d'être étudiés, il en existe d'autres où la vulvo-vaginite apparaît d'une façon insidieuse et prend dès le début une marche chronique. Les récidives qu'on rencontre dans les cas du premier groupe ont leur analogie dans les exacerbations qu'on observe dans les cas du second groupe, dans les cas à allure chronique. On constate alors non seulement une augmentation de l'écoulement, mais encore au bout des mois et même des années on voit apparaitre de temps en temps les symptômes étudiés plus haut, et cette réapparition s'accompagne même d'un mouvement fébrile éphémère.

La tendance à la chronicité et à la récidive est une particularité caractéristique de la vulvo-vaginite gonorrhéique des petites filles. La durée de l'écoulement est extrêmement variable. Chez les fillettes vigoureuses il est ordinairement plus abondant, mais en revanche il dure généralement moins longtemps. Dans les cas devenus chroniques, l'affection traîne pendant un temps indéfini, et ceci malgré tous les soins, malgré tous les traitements. Pour Suchard la maladie a une durée de 4 semaines. Frænkel a vu la guérison survenir au bout de 5 à 6 semaines, pourtant une partie de ses malades ont quitté l'hôpital au bout de ce temps sans être guéries. Dusch assigne au traitement une durée de 3 à 7 semaines, Spaeth, une durée de 2 à 7 mois 1/2, soit 3 mois 1/2 en moyenne, Cahen-Brach une durée de 5 semaines à 7 mois, soit 3 mois en moyenne, Koplik, une durée de 6 à 12 mois. Skutsch a traité ses malades pendant 10 à 12 semaines et au bout de ce temps il trouva encore des gonocoques dans 43 pour 100 des cas. Cassel a pu suivre 8 malades jusqu'à la fin de leur maladie, c'est-à-dire jusqu'à la disparition de la suppuration et des gonocoques. Dans ces cas, la durée de l'affection, à partir du moment où le traitement fut commencé, a été de 2 à 3 mois.

D'après mon expérience personnelle, les cas qu'on observe à l'hôpital et dans les policliniques ne donnent pas une idée suffisante de la durée de la maladie. Moi aussi j'ai vu partir de ma clinique les malades après 6 à 8 semaines de traitement, avec l'étiquette « guérison », lorsqu'il n'y avait plus d'écoulement et qu'on ne trouvait plus de gonocoques dans les sécrétions. Seulement, bien souvent, j'ai eu plus tard l'occasion de constater que l'affection considérée comme guérie chez ces malades était loin d'être terminée. Les cas qu'on soigne dans les policliniques se prêtent mal à l'appréciation de la durée de la vulvo-vaginite, car les parents de ces enfants se contentent ordinairement au bout de plusieurs semaines d'un succès très probléma-

[A. EPSTEIN.]

tique. Seuls les cas observés dans la clientèle de ville, dans les familles, peuvent donner une juste idée de la ténacité de cette affection. C'est là qu'on a l'occasion et le dépit de se voir appelé, de temps en temps, à soigner pendant des années et des années des enfants atteintes de vulvo-vaginite. Dans ces cas, on peut voir la maladie disparaître pendant des mois et revenir ensuite. Je crois même que dans ces cas il ne s'agit pas toujours de nouvelles infections, mais ordinairement des exacerbations d'une vulvo-vaginite latente. J'ai vu plusieurs cas où l'affection contractée pendant les premières années de la vie a traîné ensuite jusqu'à l'âge de 9 ou de 10 ans; je puis par conséquent fort bien comprendre que la maladie dure encore après que la fillette est devenue jeune femme. J'ai observé cette marche essentiellement traînante, chronique, dans un nombre de cas relativement si élevé, que je ne puis la considérer comme exceptionnelle ou accidentelle. Toutefois je regrette de ne pouvoir encore donner une réponse précise à la question de savoir pendant combien de temps les gonocoques persistent et restent virulents dans les cas essentiellement chroniques de vulvo-vaginite gonorrhéique. D'après son expérience chez des adultes, Bumm pense que dans la gonorrhée chronique le gonocoque peut conserver sa virulence pendant 5, 10 ans et même davantage. Parmi mes observations personnelles, quelques-unes que je vais citer présentent sous ce rapport un certain intérêt.

Fille de 10 jours, première-née, atteinte de vulvo-vaginite gonorrhéique. Tuméfaction considérable de la vulve; écoulement purulent de couleur jaune verdâtre; gonocoques nombreux. La mère de l'enfant est soignée plus tard, par un gynécologue, pour un écoulement gonorrhéique. Chez l'enfant, les phénomènes de vulvo-vaginite disparaissent après 4 semaines de traitement antiseptique local. Avec les premiers essais de marche que l'enfant fait à l'âge de 14 mois, l'écoulement et les phénomènes inflammatoires reparaissent. A l'examen on trouve des gonocoques. A l'âge de 2 ans, l'enfant est examinée à nouveau à cause de la persistance de l'affection. On trouve encore des gonocoques. A partir de ce moment, on ne fait plus d'examen bactériologique, mais l'enfant est soignée jusqu'à l'âge de 4 ans pour plusieurs récidives. Quand la petite malade a eu 6 ans, sa mère est morte en couches, en donnant naissance à une seconde fillette qui n'a pas eu de vulvo-vaginite.

Fillette de 4 ans, atteinte de vulvo-vaginite. Sa mère présente un écoulement. Chez la fille on trouve des gonocoques. A l'âge de 8 ans, la fillette est envoyée dans une station d'eau ferrugineuse pour anémie et réapparition répétée de l'écoulement. Avant son départ, l'examen de l'écoulement montre encore la présence des gonocoques.

Fille de 8 ans. Depuis *trois ans* l'enfant est soignée par plusieurs médecins pour une vulvo-vaginite. Dans les sécrétions, très peu abondantes, on trouve des leucocytes et un petit nombre de gonocoques très caractéristiques. La sœur de la malade, âgée de 3 ans, présente également depuis 15 jours un écoulement gonorrhéique. La mère est atteinte aussi d'un écoulement chronique.

Fillette de 16 mois. Depuis quelque temps déjà la mère a constaté que le linge de l'enfant est taché et que la petite souffre en urinant. A l'examen de l'enfant on trouve un écoulement purulent contenant des gonocoques. La mère elle-même a eu un écoulement étant jeune fille. La fillette, actuellement âgée de 9 ans, a eu, depuis le premier examen, plusieurs récidives. Il y a quelques mois seulement, elle a présenté de la fréquence des mictions et un gonflement douloureux du poignet et du métacarpe du côté gauche, qui a disparu au bout de 8 jours. L'examen des linges de l'enfant a permis de constater que l'écoulement n'était pas encore terminé. Il est intéressant de noter que, vers la même époque, le petit frère de la malade, âgé de 2 ans et atteint de phimosis, a présenté une balano-posthite purulente. L'enquête a démontré que par erreur on a donné au petit garçon l'éponge de toilette qui servait à sa sœur, les deux éponges se trouvant ordinairement dans la même table de toilette.

**État général.** — Dans beaucoup de cas les enfants ne présentent aucune modification de leur état général. Si l'écoulement est très abondant et dure longtemps, on voit quelquefois les enfants tomber dans un état de langueur et dépérir plus ou moins. Peut-être faut-il attribuer à la vulvo-vaginite le développement physique insuffisant et la fragilité constitutionnelle que j'ai observés quelquefois chez des enfants qui ont longtemps souffert de cette affection. Leur figure est souvent pâle, comme flétrie. Des troubles nerveux, tels que la céphalalgie, l'irritabilité, l'agitation musculaire, peuvent s'observer aussi. Sous l'influence déprimante d'une mère particulièrement impression-nable, particulièrement préoccupée de l'état de son enfant, il peut survenir chez la malade un état de dépression psychique.

## COMPLICATIONS ET SUITES

Il n'y a pas encore bien longtemps, la vulvo-vaginite des petites filles était considérée comme une maladie tenace, mais généralement légère et sans conséquence, parce qu'on la considérait comme une affection locale dont les manifestations ne se faisaient sentir que dans une région très limitée. La bactériologie et l'observation clinique en même temps que les recherches anatomiques et expérimentales n'ont pas tardé à montrer que la vulvo-vaginite gonorrhéique des petites filles se comportait comme une gonorrhée de toute autre muqueuse, c'est-à-dire qu'elle pouvait s'accompagner d'affec-tions d'autres organes et de phénomènes généraux qui en partie directe-ment, en partie indirectement, dépendaient du processus gonorrhéique.

Pendant longtemps on a pensé que le gonocoque ne pénétrait que dans l'épithé-lium cylindrique et ne provoquait dans les muqueuses qu'une inflammation superfi-cielle. Les recherches ultérieures ont montré que non seulement les gonocoques pénétraient dans l'épithélium pavimenteux stratifié, mais encore qu'ils passaient dans le tissu conjonctif sous-épithélial et sous-muqueux et pouvaient y provoquer de l'in-flammation et même de la suppuration. De cette façon il a été démontré que le gono-coque pouvait cheminer le long des travées conjonctives, traverser le parenchyme des tissus et des organes et provoquer ainsi des inflammations éloignées de son foyer primitif. Les expériences de Wertheim ont fait voir que, des organes génitaux externes, le gonocoque peut passer dans les parties supérieures et internes du canal génital et provoquer ainsi de l'endométrite, de la salpingite, des abcès ovariques et de la péri-tonite circonscrite. Dans l'exsudat pleurétique d'une fillette de 11 ans qui a été violée et avait une pleurésie et une polyarthrite, Bordone-Uffreduzzi a trouvé des gonocoques aussi bien à l'examen microscopique que par le procédé de culture. Neisser aussi a publié un cas où l'exsudat pleurétique renfermait des gonocoques. Leyden et Councilman ont constaté l'existence, chez les adultes, d'une endocardite gonorrhéique avec gonocoques dans l'exsudat fibrineux qui se trouvait sur les valvules. La pré-sence des gonocoques a été encore signalée dans d'autres produits inflammatoires et principalement dans les abcès consécutifs à la gonorrhée. Toutes ces observations montrent d'une façon certaine que, d'une muqueuse gonorrhéique, les gonocoques

[A. EPSTEIN.]

peuvent pénétrer dans le sang (gonohémie) et produire des métastases dans des points éloignés.

Il est aujourd'hui démontré que la complication la plus fréquente de l'inflammation gonorrhéique des muqueuses, l'arthrite gonorrhéique, est produite par un processus métastatique dû à la pénétration des gonocoques dans l'articulation, le tissu péri-articulaire, les gaines synoviales ou le périchondre. Comme l'a fort bien montré Souplet, les idées sur le rhumatisme blennorragique ont subi avec le temps des modifications considérables. Si Swediaur (1784) a déjà pensé à la nature métastatique de cette affection, il est certain que plus tard sa théorie tomba dans l'oubli quand la gonorrhée fut déclarée processus inflammatoire purement local. Peter niait même le rhumatisme blennorragique et considérait les manifestations articulaires de la blennorragie comme un vulgaire rhumatisme. Fournier croyait à un réflexe de la muqueuse urétrale enflammée. Après la découverte de Neisser, Bouchard (1882) émit le premier l'opinion que le rhumatisme blennorragique était dû à une infection générale par des gonocoques, comme semblait le montrer la présence des gonocoques dans le sang de quatre malades atteints d'arthrite gonorrhéique qu'il a observés. Peu de temps après, Petrone, Kammerer, Horteloup et autres, ont signalé la présence des gonocoques dans l'épanchement articulaire. Nous reviendrons plus loin sur ces faits à l'occasion des constatations faites chez des enfants.

Nous n'avons jusqu'à présent considéré que les complications purement gonorrhéiques, c'est-à-dire les complications provoquées exclusivement par le gonocoque. Mais les complications peuvent aussi être produites par une infection secondaire ou mixte. Les bactéries pyogènes qui pullulent au milieu des gonocoques peuvent passer de la muqueuse enflammée dans la circulation et produire des métastases pyohémiques. C'est de cette façon qu'on peut s'expliquer les cas où les produits inflammatoires ne renferment pas de gonocoques, mais seulement des streptocoques et des staphylocoques. D'autres observations font encore penser que les gonocoques pénètrent avec les microcoques pyogènes, mais que ces derniers les repoussent, les détruisent progressivement. On a enfin formulé une opinion d'après laquelle certaines complications seraient produites par la résorption des produits toxiques des gonocoques.


Telles sont nos connaissances actuelles sur la question des complications de la gonorrhée. Les complications de la vulvo-vaginite gonorrhéique des petites filles sont relativement rares. Mais il est probable que, si on avait l'habitude, à l'occasion de diverses maladies, de penser à un rapport possible avec la vulvo-vaginite, on aurait eu plus souvent l'occasion de constater l'existence des complications dans cette affection.

Les complications de la vulvo-vaginite peuvent se produire de plusieurs façons : tantôt il y a transport des sécrétions de la muqueuse malade sur une autre qui s'infecte à la suite ; tantôt l'inflammation se propage, par contiguïté, aux organes génitaux internes, au péritoine, ou aux parties internes de l'appareil urinaire ; tantôt enfin, les gonocoques ou d'autres micro-organismes pénètrent dans le sang et provoquent des métastases internes ou des phénomènes généraux.

**Blennorrhée secondaire de la conjonctive.** — A la suite d'Arlt (1881) qui a le premier mentionné la coïncidence de la blennorrhée conjonctivale aiguë avec l'écoulement vaginal chez des fillettes de 2 à 6 ans, un grand nombre d'auteurs, parmi lesquels il convient de citer Hirschberg (1884), ont montré les liens étiologiques qui existent entre ces deux affections, et prouvé l'infectiosité, pour l'œil, de l'écoulement vaginal des petites filles. Depuis cette époque l'examen bactériologique des sécrétions conjonctivales a permis d'établir un grand nombre de fois le caractère gonorrhéique des ophtalmies purulentes des petites filles. A côté des cas d'auto-infection on en a publié d'autres où l'infection a eu lieu par l'intermédiaire d'une personne. Dans un cas, une infirmière s'est infectée l'œil au moment où elle donnait une injection vaginale à une fillette, et le perdit (Cséri). Une fillette de 4 ans atteinte de vulvo-vaginite toucha avec son doigt l'œil gauche d'une autre fillette de 7 ans : peu de temps après la seconde fillette était prise d'ophtalmie purulente à gonocoques, suivie de gonite (Morax). D'une façon générale on admet que la gonorrhée transmise de cette façon évolue ordinairement d'une façon plus bénigne et plus rapide que chez les nouveau-nés. Toutefois on connaît des cas où la lésion oculaire s'est terminée par l'ulcération ou la perforation de la cornée. La rareté relative de ces blennorrhées secondaires dans la vulvo-vaginite doit être attribuée à la moindre susceptibilité à l'infection blennorragique de la conjonctive des grands enfants.

**Muqueuse utérine, trompes, péritoine.** — Bien que chez les petites filles on n'ait pas encore constaté anatomiquement la propagation de l'inflammation à la muqueuse utérine, on peut néanmoins admettre la possibilité de cette complication, puisque les foyers d'inflammation secondaire peuvent, comme nous allons le voir dans un moment, se rencontrer même au delà de l'endomètre. Hofmeier admet que certaines endométrites des jeunes femmes peuvent même provenir d'une vulvo-vaginite ayant existé pendant l'enfance.

Les observations de pyosalpinx et de péritonite chez des petites filles consécutivement à la vulvo-vaginite sont particulièrement intéressantes, quoique l'examen bactériologique et anatomique de ces cas n'ait pas été fait avec toute la précision désirable.

*Observation de Lovén* (1886). — Une fille de 5 ans est prise de vomissements. Deux jours après on trouve sur les draps de son lit des taches qui conduisent à faire l'examen génital qui permet de constater l'existence d'un écoulement purulent. Il se développe ensuite une péritonite avec douleurs dans l'épaule. Mort avec des phénomènes de septicémie. L'autopsie montre l'existence d'une péritonite généralisée. Les parois du petit bassin sont couvertes d'un exsudat purulent épais. La muqueuse vaginale et celle de l'utérus sont tuméfiées, érodées, congestionnées. Les deux trompes renferment du pus jaune, épais. Les ovaires sont tuméfiés; le gauche est le siège d'un abcès. Les mucosités vaginales contiennent des gonocoques; dans le pus péritonéal on trouve des streptocoques.

*Observation de Francis Huber (American Pediatric Society,* 1889). — Fille de 7 ans atteinte de vulvo-vaginite et d'urétrite. Écoulement assez abondant, de couleur verdâtre (pas d'examen bactériologique). Anémie, constipation. Au cours du traitement, l'enfant est prise de vomissements opiniâtres et de phénomènes péritonitiques avec hypothermie et collapsus. Dans l'idée d'une appendicite avec perforation, on fait la laparotomie. L'opération permet de constater l'existence d'une péritonite séro-purulente diffuse. L'appendice est normal. Par contre, l'orifice abdominal de la trompe droite est trouvé enflammé et épaissi. Mort 20 heures après l'opération. Huber pense que le point de départ de la péritonite a été la vulvo-vaginite. Dans une communication ultérieure, il est revenu sur ce cas pour dire que, quelque temps après la mort de son opérée, il a eu à soigner, pour une gonorrhée chronique, le frère aîné de la petite malade.

Huber a communiqué encore un second cas, analogue, de péritonite diffuse, à la suite de la vulvo-vaginite chez une fille de 4 ans. Mort après la laparotomie. L'opéra-

[A. EPSTEIN ]

tion montra que les trompes étaient épaissies et dans un état d'inflammation aiguë. L'appendice était normal. — A côté de ces cas qui se sont terminés par la mort, Huber a vu plusieurs cas de péritonite subaiguë à la suite de vulvo-vaginite chez les petites filles qui ont guéri.

Des cas de péritonite mortelle à la suite de vulvo-vaginite ont encore été publiés par Caillé chez une enfant de 5 mois (gonorrhée chez la mère, ophtalmie et catarrhe vulvo-vaginal chez l'enfant), par Steven chez une enfant de 4 ans, par Baginsky chez une enfant de 11 ans : dans ce dernier cas, il y avait des gonocoques et des staphylocoques dans les sécrétions vaginales, et à l'autopsie on trouva une péritonite diffuse, du pus dans l'espace de Douglas, une salpingite suppurée et des abcès dans les ovaires. Un cas de péritonite « gonorrhéique », qui a fini par guérir, a été publié par Hatfield.

Sænger, qui a observé une péritonite violente à la suite d'une infection gonorrhéique chez une fille de 3 ans et demi, soutient que certains cas de pyosalpinx et de péritonite enkystée qu'on observe chez les jeunes femmes proviennent d'une gonorrhée acquise pendant l'enfance ; et, à cette occasion, il décrit les signes de l'inflammation d'origine obscure qui persiste encore, après l'évolution du processus, sur la séreuse du bassin de jeunes filles de 15 à 20 ans. Currier suppose qu'un grand nombre de cas d'arrêt de développement et de déformation de l'utérus, qui s'accompagnent de troubles dysménorrhéiques et de stérilité, peuvent relever d'une vulvo-vaginite datant de la première enfance. Notre expérience personnelle, relative aux conséquences tardives que la vulvo-vaginite infantile peut avoir pour la santé de l'enfant devenue pubère et épouse, est encore trop limitée et peut seulement se compléter par des cas appropriés, observés en ville, dans des familles. Mais si les théories qui viennent d'être exposées devaient se confirmer, il faudrait compléter l'opinion de Noeggerrath et dire que ce n'est pas toujours de la chaudepisse du mari que viennent tous les malheurs conjugaux, mais que quelquefois il faut aussi incriminer la chaudepisse, depuis longtemps oubliée, du père.

Quoi qu'il en soit, les observations faites jusqu'à présent doivent nous faire penser que, dans la péritonite des petites filles, les organes génitaux peuvent servir de porte d'entrée à l'inflammation. Il est intéressant de noter que certains auteurs attribuent aux filles une prédisposition particulière à la péritonite dite idiopathique. En 1842, Duparque a décrit sous le nom de « péritonite aiguë des jeunes filles », une forme de péritonite qu'il a principalement observée chez des filles allant déjà à l'école. Mais, même dans les états inflammatoires circonscrits et moins bruyants de l'abdomen, dans les états qui, par exemple, donnent l'impression d'une pérityphlite, il sera aussi indiqué de se demander s'il n'y a pas relation avec une vulvo-vaginite ancienne ou encore en train d'évoluer. Chez plusieurs filles de 8 à 10 ans, que j'avais soignées quelques années auparavant pour une vulvo-vaginite, j'ai observé l'apparition, à la suite d'une fatigue physique (marche prolongée, danse, patinage), de douleurs diffuses très vives au-dessus du pubis et dans la région hypogastrique ; ces douleurs s'accompagnaient quelquefois d'un court mouvement fébrile, de fréquents besoins d'uriner et persistaient pendant un temps assez long.

**Vessie et reins.** — Les manifestations du côté de l'appareil urinaire consistent ordinairement en des phénomènes d'irritation vésicale apparaissant à la suite de l'urétrite et qui se manifestent par des besoins fréquents d'uriner et de la douleur pendant la miction. Une véritable cystite gonorrhéique, c'est-à-dire une cystite produite par la pénétration des gonocoques dans la muqueuse vésicale, a été observée par Wertheim dans un cas de vulvo-vaginite gonorrhéique chez une fille de 9 ans qui avait été violée et qui présentait des métastases gonorrhéiques dans les deux poignets. Dans le cas de cystite, à la suite de vulvo-vaginite, communiquée par Berger, l'urine était trouble, ammoniacale, et présentait un dépôt muco-purulent; il y a eu, dans la suite, des phénomènes de rétention d'urine. Les rapports étiologiques entre la vulvo-vaginite et les cystites coli-bacillaires, qu'on rencontre assez souvent chez les enfants et surtout chez les filles, ne sont pas encore suffisamment établis. Dans les cas de cystite coli-bacillaire observés par Escherich, il existait plusieurs fois un écoulement vaginal. Haushalter a publié une observation de cystite à coli-bacilles venant compliquer la vulvo-vaginite chez une fille de 8 ans. Hutinel, qui a vu cette complication survenir dans plusieurs cas bien observés, pense que la vulvo-vaginite chronique antérieure crée un terrain favorable pour la pullulation et la propagation des coli-bacilles et constitue, de cette façon, une cause occasionnelle de la cystite. Si je m'en rapporte à mon expérience personnelle, je puis dire que la cystite constitue chez les enfants une complication assez fréquente, surtout chez les nourrissons atteints de gastro-entérite et que lorsqu'elle apparaît on observe constamment une congestion et une tuméfaction intense de la muqueuse vulvo-vaginale avec ou sans hypersécrétion. La possibilité à cet âge d'une cystite coli-bacillaire a été dernièrement démontrée par les recherches de Finkelstein.

Goldberg, qui a dernièrement attiré l'attention sur la grande fréquence (dans un septième des cas) de l'albuminurie vraie dans la gonorrhée des adultes, attribue cette albuminurie à l'infection métastatique ou à l'intoxication. Nous ne possédons pas encore de recherches systématiques sur l'albuminurie dans la gonorrhée des enfants. Berggrün a rapporté un cas de gonorrhée chez une fille de 7 ans qui probablement avait été violée; sa gonorrhée était compliquée de gonite, et l'examen de ses urines montra la présence des cylindres hyalins et d'une quantité moyenne d'albumine.

**Fissures à l'anus.** — Comme nous l'avons déjà dit plus haut, à la suite de la macération de la peau par les sécrétions, on peut voir se développer sur le périnée, surtout chez les enfants malpropres, de petites érosions qui quelquefois s'étendent à l'anus. Mais dans plusieurs cas j'ai trouvé de véritables fissures anales et tous les symptômes pénibles de cette affection. Ordinairement c'étaient justement ces symptômes qui me faisaient examiner l'anus de l'enfant et découvrir, à cette occasion, la vulvo-vaginite. Je crois qu'il ne s'agit pas là d'une simple coïncidence, mais que la vulvo-vaginite joue plutôt le rôle de cause occasionnelle en cas de prédisposition à la formation des fissures.

[A. EPSTEIN.]

### RHUMATISME BLENNORRAGIQUE

Nous avons conservé le nom de « rhumatisme » de préférence à celui d' « arthrite » devenu actuellement d'un usage courant, parce qu'il ne s'agit pas toujours d'exsudats intra-articulaires, et que souvent seuls les tissus péri-articulaires et les gaines synoviales sont atteints. Ce sont principalement les observations faites chez des enfants qui ont élargi nos connaissances sur la nature des affections articulaires qu'on observe dans la blennorragie. Depuis la communication de Cl. Lucas qui, en 1885, a observé l'apparition des inflammations articulaires chez 4 nouveau-nés atteints de blennorrhée des yeux, le nombre des observations analogues s'est multiplié d'une façon considérable. Parmi ces observations, il convient de citer comme particulièrement importantes celles de Deutschmann (1890) et de Lindemann (1892), qui ont montré que dans ces cas l'exsudat articulaire renfermait des gonocoques. Plus importante encore sous ce rapport est l'observation de Hoeck (1893) qui, par le procédé des cultures, a montré la présence exclusive des gonocoques dans l'exsudat articulaire chez un enfant atteint de blennorrhée des nouveau-nés et qui présentait une arthrite du genou. Dans un cas d'ophtalmoblennorrhée, compliqué d'arthrite du genou gauche et terminé par la mort avec des phénomènes de pyohémie, qui a été observé chez un nouveau-né par Finger, l'examen bactériologique détaillé a donné les résultats suivants : l'examen microscopique et bactériologique de l'exsudat articulaire retiré, pendant la vie, par la ponction du genou, montra la présence exclusive des gonocoques; après la mort on trouva des gonocoques seuls dans un abcès développé autour d'un cartilage costal, des gonocoques et des streptocoques dans le genou gauche et dans un abcès péri-articulaire de la cuisse gauche, enfin des streptocoques seuls dans l'articulation temporo-maxillaire gauche et dans le pus du phlegmon du cou et du médiastin qui s'était développé à la suite de l'arthrite du maxillaire.

Des observations de rhumatisme gonorrhéique dans la vulvo-vaginite des petites filles ont été publiées par Philpot (1885) et par Hartley (1887). Ce dernier a observé 4 cas d'arthrites chez des filles de 3 à 8 ans et constaté la présence des gonocoques dans l'exsudat articulaire. D'autres cas ont été publiés par Koplik, Cahen-Brach, Ollivier, Béclere, Lop, L. Guinon, Richardière, Vignaudon, Marfan et autres. Dans la thèse de Vanuxcem (1895) on trouve 14 cas de ce genre recueillis dans la littérature, 13 cas où l'arthrite s'était développée à la suite de l'ophtalmie purulente, et une observation personnelle d'arthrite chez un garçon de 4 ans atteint d'urétrite gonorrhéique; toutes ces observations servent à l'auteur pour l'étude du rhumatisme blennorragique chez l'enfant. J'ai trouvé dans la littérature 28 cas de rhumatisme d'origine vulvo-vaginale, auxquels je puis ajouter deux cas personnels. Il convient enfin de citer le cas particulièrement intéressant de tendo-vaginite gonorrhéique chez une fille de 4 ans publié par Seifert (1896) et dans lequel l'ensemencement du pus retiré par ponction du poignet donna naissance à une culture pure de gonocoques.

Les formes de rhumatisme gonorrhéique observées jusqu'à présent peuvent, au point de vue anatomique, se diviser en arthrites, périarthrites, synovites; quelquefois ces variétés se trouvent combinées chez le même malade, si bien que cliniquement il n'est pas toujours possible de préciser le siège de l'affection. Il existe un cas tout à fait isolé de carie, d'origine gonorrhéique, de l'articulation de la hanche avec gonocoques dans l'articulation (Sonnenburg).

Comme dans le rhumatisme blennorragique des adultes, l'arthrite frappe, chez les enfants, ordinairement une seule articulation ou quelquefois plusieurs. Par ordre de fréquence, les articulations atteintes sont le genou, les articulations de la main et du pied, plus rarement la hanche, le coude, l'épaule et les autres articulations. Contrairement à ce qu'on observe chez les adultes, la marche de l'arthrite est, chez les enfants, plus bénigne et moins longue. Les inflammations séreuses du genou (hydarthrose du genou) avec épanchement considérable et ballottement, qu'on voit chez les adultes traîner et persister pendant des mois et des années, ne s'observent pas chez les enfants. De même les troubles persistants, l'ankylose, les hyperostoses, les déformations articulaires, semblent très rares chez les enfants. L'atrophie musculaire par inactivité, qu'on a notée dans plusieurs cas, est passagère et disparaît après la guérison de l'arthrite et sous l'influence d'un traitement approprié.

L'arthropathie peut apparaître, comme complication, à n'importe quel moment de la vulvo-vaginite. On a vu l'arthrite survenir quelques jours après l'infection aussi bien que plusieurs mois après l'apparition de la vulvo-vaginite. Le cas personnel de vulvo-vaginite chronique que j'ai rapporté plus haut, semble montrer que l'arthrite peut survenir plusieurs années après l'infection vulvo-vaginale.

D'après la marche et la gravité des symptômes locaux et généraux, on peut distinguer trois types d'arthrite blennorragique : une forme subaiguë, une forme aiguë et l'arthrite suppurée. La marche subaiguë de l'arthrite semble la règle chez les fillettes ayant dépassé l'âge de 2 à 3 ans, tandis que chez les enfants plus jeunes et surtout chez les nourrissons et les nouveau-nés les arthropathies s'accompagnent de phénomènes graves et se terminent assez souvent par la suppuration.

L'arthrite subaiguë débute quelquefois sous forme de douleurs vagues dans une région du corps, lesquelles douleurs se localisent ensuite à une articulation ; les phénomènes inflammatoires deviennent alors manifestes ou bien ils apparaissent sans symptômes prodromiques. La tuméfaction, les douleurs et l'impuissance fonctionnelle sont d'intensité moyenne. L'élévation de la température peut faire entièrement défaut ou n'être que de courte durée. La forme aiguë est caractérisée par l'évolution rapide des symptômes, par une fièvre vive, par des douleurs intenses, par la tuméfaction et l'inflammation considérables des tissus, par des troubles graves des fonctions motrices. C'est dans ce cas que le soupçon de la suppuration vient souvent à l'esprit. Malgré la gravité de la lésion, la forme suppurée, qui n'est pas rare, n'a pas dans son évolution ultérieure de conséquences graves au point de vue du rétablissement des fonctions articulaires à la condition qu'il ne s'agisse pas de nouveau-nés débiles. En effet, le processus en question n'est pas une ostéite des extrémités articulaires, mais plutôt une périarthrite suppurée, et ordinairement le pus qui descend le long de la diaphyse pénètre de bonne heure entre les masses musculaires et apparaît à la périphérie ; et quand on ouvre l'abcès, l'inflammation ne tarde pas à s'arrêter.

L'intensité des phénomènes locaux est très variable. Dans certains cas on

[A. EPSTEIN.]

ne trouve aucun signe objectif en dehors de la sensibilité de l'article, mais dans d'autres on voit apparaître une tuméfaction œdémateuse des tissus péri-articulaires et des parties voisines : la peau est pâle et tendue, ou bien elle est congestionnée et présente une élévation locale de la température. Dans le cas de Guinon, la température était de 55°,2 au niveau de l'articulation tibio-tarsienne gauche malade, et de 29°,8 seulement au niveau de l'articulation tibio-tarsienne droite restée saine. La température du corps est ordinairement élevée. L'affection peut durer de quelques jours à plusieurs semaines.

**Métastases viscérales.** — A côté des cas nombreux observés chez les adultes, nous n'avons chez les enfants que le cas de Chiasso et Isnardi, qui se rapporte à une fille de 10 ans. Dans ce cas la gonorrhée, qui s'est développée à la suite d'un viol, se compliqua de rhumatisme polyarticulaire, d'insuffisance mitrale et de pleurésie droite. Dans l'exsudat articulaire et dans l'épanchement de la plèvre l'examen microscopique montra la présence des gonocoques.

**Dermatoses.** — Ces temps derniers, on a décrit chez l'adulte, comme complication de la gonorrhée, une série d'éruptions cutanées, de courte durée (Jumon, Maumonier, Welander). Dans le travail que j'ai publié en 1891, j'ai déjà signalé la présence de ces dermatoses dans la vulvo-vaginite des petites filles. Je les ai observées principalement dans des cas où les phénomènes inflammatoires du côté de la muqueuse vulvo-vaginale étaient particulièrement accusés. Il s'agissait d'érythèmes diffus de la peau ou de taches rubéoliformes ou d'exanthèmes qui ressemblaient à de l'urticaire ou à l'érythème exsudatif polymorphe. Ces éruptions étaient ordinairement localisées au tronc et disparaissaient assez rapidement. Il est difficile de dire si ces manifestations cutanées étaient d'origine toxique, infectieuse ou réflexe.

Chez une fillette de 4 ans que j'ai soignée un an auparavant pour une vulvo-vaginite purulente, j'ai vu un érysipèle grave partir de la région génitale; à ce moment, l'écoulement n'était pas encore tari. Peut-être l'érysipèle était-il dû à une contamination de la région génitale par les doigts.

**Phénomènes nerveux.** — Chez les enfants atteintes de vulvo-vaginite chronique, j'ai observé plusieurs fois une sorte d'agitation musculaire qui pourtant n'avait pas le type d'une chorée bien accusée. Toutefois, comme Litten a observé chez des adultes deux cas de chorée consécutivement à la gonorrhée compliquée de polyarthrite et d'endocardite, on admettra aussi la possibilité de cette complication chez les fillettes, et ceci d'autant que, d'après les recherches des auteurs français, on peut observer dans la gonorrhée de l'adulte d'autres complications, parfois très graves, du côté du système nerveux.


### DIAGNOSTIC ET CONSIDÉRATIONS MÉDICO-LÉGALES


On est ordinairement conduit au diagnostic de vulvo-vaginite par l'existence des symptômes et des troubles locaux sur lesquels les parents ou l'enfant elle-même attirent l'attention du médecin. Souvent même, ce qui fait conduire l'enfant chez le médecin, c'est la constatation des taches sur le linge qui, quelquefois, est même apporté à titre de pièce à conviction. Dans d'autres cas, l'enfant se plaint de douleurs, d'une sensation de brûlure qu'elle éprouve pendant la miction, et ce sont ces plaintes ou bien encore les attouchements auxquels l'enfant se livre sur elle-même, qui conduisent à l'examiner et à constater l'existence d'une vulvo-vaginite. Mais dans d'autres états encore, en cas d'enuresis, par exemple, ou de douleurs du bas-ventre fréquemment répétées, ou d'anorexie chez les fillettes nerveuses et pâles, — dans tous ces cas il faudra aussi songer à la possibilité d'une vulvo-vaginite. Quelquefois, au moment où les parents déshabillent l'enfant en vue d'un examen général, il ne me semble pas inutile de jeter un regard sur les parties correspondantes de la chemise de la petite malade. Dans les affections de longue durée et surtout dans les exanthèmes aigus, la fièvre typhoïde, la tuberculose, etc., il est bon d'attirer l'attention des parents ou des infirmières sur les parties génitales de la malade en leur disant de les surveiller attentivement et au besoin de les inspecter.

L'examen des organes génitaux sera fait autant que possible sur la table à spéculum qui permet au médecin de s'orienter d'une façon plus précise et plus commode et de recueillir les sécrétions dont il a besoin pour l'examen microscopique. Tout ceci doit être fait avec tact et discrétion en présence de la mère. Peut-être chez de grandes filles serait-il préférable que cet examen fût fait par un médecin-femme qui se chargerait ensuite des soins ulté-rieurs. Si les enfants résistent et ne veulent pas se laisser examiner, il vaut mieux ne pas les violenter et remettre l'examen à plus tard. Chez les nour-rissons, la commissure postérieure est quelquefois extrêmement mince et fine, si bien qu'elle se déchire lorsqu'on écarte tant soit peu brusquement la vulve. Quand l'écoulement est très modéré ou bien encore quand on a un intérêt à savoir si le pus vient aussi du vagin et de l'urètre, on fera uriner la malade et on la mettra pour deux ou trois heures au lit avant de procéder à l'examen. Dans ces conditions, il suffira, après un nettoyage de la vulve, d'exercer une compression sur le périnée ou de comprimer l'urètre contre le pubis, ou même de faire tousser l'enfant, pour voir le pus accumulé s'écouler goutte à goutte du vagin, ou une gouttelette de pus apparaître à l'orifice externe de l'urètre.

Pour le diagnostic aussi bien que pour le pronostic, le traitement et la prophylaxie, il importe de savoir exactement si l'on a affaire à la forme catarrhale ou à la forme gonorrhéique de la vulvo-vaginite. Je partage entièrement l'opinion de Laborde quand il dit que la coloration verdâtre (allant quelquefois jusqu'au vert pistache) du pus indique d'une façon presque certaine la présence des gonocoques. Mais il faut aussi savoir que des gonocoques peuvent se trouver dans des écoulements jaunâtres ou lactes-cents et même dans des sécrétions séreuses. L'existence d'une urétrite purulente doit éveiller le soupçon de gonorrhée; de même les cas à marche chronique avec tendance à la recrudescence doivent faire penser à la nature gonorrhéique de l'affection, lequel soupçon s'imposera encore dans les cas

[A. EPSTEIN.]

familiaux et endémiques. Mais la certitude ne sera fournie que par l'examen bactériologique. Pour les besoins de la pratique courante, surtout lorsqu'on a quelque expérience et qu'on est familiarisé avec l'aspect des gonocoques, l'examen microscopique seul des préparations passées à la flamme et colorées au bleu de méthylène suffira largement. Mais dans les cas douteux on doit répéter plusieurs fois l'examen, et recourir au besoin à d'autres méthodes de diagnostic. Dans des cas de ce genre, où il importe d'établir solidement le diagnostic, il est même indiqué de produire une prolifération passagère des gonocoques, en provoquant une irritation artificielle de la muqueuse, au moyen d'un badigeonnage avec une solution de nitrate d'argent par exemple.

Toujours pour asseoir le diagnostic et aussi dans un but de prophylaxie on aura tout intérêt à se rendre compte de la source de l'infection. Ordinairement on la trouvera chez la mère; mais, si on l'interroge sur l'existence d'un écoulement, on aura soin de poser la question d'une façon incidente et avec beaucoup de tact. Comme la mère ne comprend pas ou ne veut pas comprendre le but de la question qu'on lui adresse, elle ne répondra pas toujours avec toute la franchise désirable. La réponse négative donnée d'une façon très précise est quelquefois suivie, à une autre occasion, d'une réponse très affirmative à la question autrefois posée : ou encore il arrive que plus tard on apprend par hasard ou indirectement que l'état, qu'on a supposé exister et qui avait été nié, existait en réalité. Quelquefois on sera amené à penser à d'autres personnes de l'entourage de l'enfant. Si l'enfant pour lequel on est consulté a de petites sœurs, il est indiqué de les examiner à leur tour.

On parviendra rarement à établir la mode de transmission de l'infection. En tout cas, ne fût-ce que pour éviter les réinfections répétées de la malade, il faudra se rendre compte de la façon dont l'enfant est couchée, baignée, lavée, de la manière dont on lui fait la toilette des parties génitales. Dans les cas de vulvo-vaginite négligée, ou encore dans les cas où, à la suite de la négligence ou de l'absence de soins, il est survenu des lésions secondaires (tuméfaction considérable des grandes lèvres, érosions ou ulcérations de la muqueuse, dysurie, impossibilité de marcher, etc.), l'aspect des parties peut éveiller à première vue l'idée du viol ou de la syphilis. On ne pensera à une infection directe par le coït consenti ou par le viol que dans certaines circonstances déterminées, notamment chez les filles déjà assez grandes du prolétariat, chez celles qui ne sont pas surveillées ou habitent dans des maisons qui sont de véritables cités. C'est avec la plus grande prudence et la plus grande réserve qu'on doit se prononcer sur ces cas. Dans les classes inférieures on trouve des mères qui, ayant un horizon borné, croyant toujours à l'opinion populaire d'après laquelle un écoulement ne provient que du coït, et se rappelant peut-être encore un petit péché de jeunesse, sont toujours portées à penser que leur fille a été séduite, et cette idée devient encore particulièrement tenace quand il s'y mêle un sentiment d'exploitation pécuniaire ou de chantage. Une parole imprudente du médecin peut favoriser ou même réveiller ces sentiments inavouables. D'un autre côté, il n'entre pas dans le rôle du médecin privé d'obtenir un aveu en interrogeant directement l'enfant ou en le circonvenant d'une façon ou d'une autre. Vogel a tracé un tableau frappant de ces enfants moralement déchues.

« Quiconque, dit Vogel, a souvent l'occasion d'examiner et d'observer ces enfants malheureuses, est certainement frappé de l'expression singulière qu'elles présentent. Quand on leur demande simplement d'où vient leur maladie, on les voit perdre ce qu'elles gardaient encore de contenance ingénue. Elles défendent alors leur ignorance, soit très simplement, soit avec une fausse vivacité; ou bien encore la simple question qu'on leur pose les met dans un état de gêne très visible, et c'est d'une voix éteinte, à peine intelligible, qu'elles vous disent ne rien savoir sur ce qu'on leur demande. Si l'on ne constate aucun changement dans la contenance de ces enfants, on peut admettre avec beaucoup de certitude que l'infection ne résulte pas d'un coït suspect. »

Mais quand, dans un cas particulier, on ne connait pas le caractère de l'enfant, qui pourra affirmer que ce qu'on voit est de la ruse et non de la naïveté, une manifestation de la pudeur et non la conscience de la culpabilité? L'existence ou la possibilité du viol ne doit être affirmée que lorsqu'on trouve des signes objectifs non douteux ou d'autres circonstances suffisamment sérieuses, et c'est dans ces conditions seulement que le médecin peut faire connaître ses soupçons aux parents de l'enfant. Mais le cas ressortit alors à un autre tribunal.

L'examen bactériologique de l'écoulement au point de vue de la présence des gonocoques peut parfois être d'une grande importance pour le médecin légiste. En cas d'un viol prouvé, il peut être question de savoir si le viol a été accompagné ou non d'infection. D'un autre côté, la constatation de la gonorrhée chez l'enfant peut, dans certaines conditions, permettre de dire si l'attentat a eu lieu ou non. L'existence d'une gonorrhée acquise en cas de viol certain peut encore servir dans certaines conditions à établir l'identité de la personne qui a commis le viol. Tous ces points se trouvent envisagés dans un grand nombre de travaux publiés depuis une dizaine d'années sur l'importance médico-légale des écoulements gonococciques dans les attentats à la pudeur. Dans la discussion qui a été soulevée sur cette question par Aubert et Vibert en France et par Kratter en Allemagne, on a formulé parfois des opinions tout à fait opposées. Tandis que les uns soutenaient que la recherche et la constatation des gonocoques dans les sécrétions n'avaient aucune valeur médico-légale, d'autres considéraient cette recherche comme un postulat indispensable à la démonstration; enfin, d'après une troisième opinion, la constatation des gonocoques avait seulement, au point de vue de l'interprétation médico-légale de chaque cas en particulier, une valeur subordonnée à certaines conditions. Nous n'avons pas à insister ici sur les détails de cette discussion. Mais ce que nous devons relever et qui paraît sûrement étrange au médecin d'enfants, c'est que la grande fréquence de la vulvo-vaginite blennorragique des petites filles, acquise en dehors des rapports sexuels, semble presque inconnue aux médecins légistes qui paraissent avoir conservé, à cet égard, le point de vue de la période prébactérienne si bien caractérisé par exemple par Holmes (1869) quand il dit : « In the child gonorrhœa seldom occurs without violence having been used ». C'est



[A. EPSTEIN]

de cette hypothèse nullement démontrée que partent probablement Vibert et Bordas quand, dans l'exposé de leurs recherches sur le diagnostic médico-légal des vulvites, ils disent que « si l'expert pouvait démontrer que la vulvite est blennorragique, il prouverait ainsi qu'elle résulte très probablement d'un crime ». Il est évident que les recherches basées sur une hypothèse erronée devaient amener des résultats de peu de valeur. D'un autre côté, l'existence d'une gonorrhée chez l'enfant ou la constatation de la présence des gonocoques dans l'écoulement suffisaient à certains médecins légistes pour soutenir l'hypothèse d'un viol certain.

En face de ces opinions qu'on trouve fréquemment formulées dans la littérature de ces dernières années, on ne saurait trop répéter que, d'après l'expérience des médecins d'enfants, la vulvo-vaginite gonorrhéique des petites filles est une affection très répandue qui est produite non seulement par les rapports sexuels avec un individu gonorrhéique, mais qui encore et bien plus souvent est due à la contagion accidentelle, indirecte. Le virus infectieux vient bien des organes génitaux : mais, au point de vue du mécanisme de l'infection, la maladie n'est ordinairement pas une affection vénérienne. L'examen bactériologique des sécrétions nous fait seulement voir si l'affection de l'enfant est de nature gonorrhéique ou non ; et si cet examen donne des résultats positifs, cela ne prouve pas encore que la transmission de la maladie s'est effectuée au moyen des rapports sexuels. Quand même on trouverait une gonorrhée chez l'homme suspecté, la constatation d'un écoulement gonococcique chez l'enfant ne constituerait pas encore une preuve absolue des rapports sexuels. On peut même se figurer le cas d'un homme bien portant qui contracte la gonorrhée en violant une petite fille infectée déjà par un mécanisme autre que celui des rapports sexuels. Pour appuyer ou combattre l'hypothèse du viol, il faut, à côté des données de l'examen bactériologique, envisager encore les autres manifestations possibles du viol, à savoir les lésions traumatiques de la région génitale, l'aspect et l'état de la membrane de l'hymen, etc. Il n'est pas enfin inutile de faire remarquer que le résultat négatif de l'examen bactériologique ne permet pas encore d'affirmer que l'inflammation ne résulte pas d'un rapport sexuel.

### PRONOSTIC

La vulvo-vaginite simple, due à la malpropreté ou à l'irritation locale, guérit ordinairement en peu de temps sous l'influence d'une hygiène appropriée. Le pronostic est plus grave dans la forme gonorrhéique, surtout dans les cas où le processus frappe non seulement la vulve, mais envahit encore l'urètre, le vagin et le col de l'utérus. Toutefois, comparée à la blennorrhée de la femme, la vulvo-vaginite gonorrhéique des petites filles comporte généralement un pronostic plus favorable. Cela tient à ce que, chez les enfants, on ne trouve pas les conditions multiples qui retardent et rendent difficile la guérison de l'affection au moment de la maturité sexuelle, et qui sont le coït et ses effets traumatiques, la possibilité à cette occasion de nouvelles

infections, les états congestifs pendant les époques menstruelles, la grossesse
et l'accouchement. La forme ascendante de la gonorrhée et les complications
qui en résultent sont aussi décidément plus rares chez l'enfant que chez la
femme. Toutefois, si l'on songe que ces complications et bien d'autres
peuvent aussi se produire chez l'enfant, que l'affection a une tendance à la
chronicité et peut avoir parfois un retentissement sur tout l'organisme et
sur son développement ultérieur, on devra envisager d'une façon plus
sérieuse qu'on ne l'a fait jusqu'à présent la vulvo-vaginite gonorrhéique
des petites filles. Le pronostic dépend encore en partie du moment auquel le
traitement a été commencé, de la possibilité de continuer ce traitement d'une
façon méthodique et pendant un temps suffisamment long, des conditions
extérieures dans lesquelles se trouve la malade. D'une façon générale, on
peut dire que le pronostic n'est pas mauvais dans les cas où le traitement
est commencé de bonne heure, et que, en tout cas, il est meilleur que dans
les cas négligés où l'affection traîne déjà depuis des mois et des années. Un
grand nombre de cas se distinguent par leur ténacité particulière, et leur
résistance au traitement. Ces cas constituent, suivant l'expression des anciens
médecins qui ont écrit sur la leucorrhée des femmes, un véritable « crux et
scandalum medicorum ».

### TRAITEMENT, PROPHYLAXIE ET HYGIÈNE

En cas de phénomènes inflammatoires violents qu'on rencontre dans la
forme catarrhale aussi bien que dans la forme gonorrhéique — plus souvent
pourtant dans celle-ci que dans celle-là — en cas de ces phénomènes inflammatoires, disons-nous, qui s'observent ordinairement au début de l'affection, mais peuvent survenir aussi pendant les exacerbations de l'état
chronique, et se manifestent par du gonflement considérable, des douleurs,
des besoins fréquents d'uriner, etc., on essaiera avant tout de faire disparaître les troubles subjectifs et les phénomènes inflammatoires. A cette
période, on conseillera le repos au lit, les compresses antiphlogistiques en
cas de tuméfaction des grandes et des petites lèvres ; s'il existe une tuméfaction
et une sensibilité de la muqueuse vulvaire et de l'orifice de l'urètre, on
placera entre les grandes lèvres des tampons d'ouate antiseptique ou antiphlogistique ; on fera faire des lavages et donner des bains de siège froids
ou astringents. Les tampons d'ouate peuvent être imbibés d'eau blanche ou
trempés dans la solution de Burow (alun 1, acétate de plomb 10, eau distillée 200), ou dans une solution glycérinée de tannin à 1 pour 25. Pour les lavages et les irrigations de la vulve, on pourra employer les solutions d'acide
borique de 2 à 4 pour 100 ; l'eau des bains de siège sera avantageusement
additionnée d'une décoction d'écorce de chêne. Les eczémas, s'ils existaient
dans les régions voisines, seront traités par des pommades convenables
(à l'acide borique, à l'oxyde de zinc) ou par des poudres antiseptiques
(poudre d'amidon salicylée). — En cas de fièvre et d'anorexie, on instituera
un régime diététique approprié. Sous l'influence de ce traitement dont le

[A. EPSTEIN.]

repos et la propreté forment la base, on verra les phénomènes inflammatoires aigus rétrocéder en quelques jours. Même dans la vulvo-vaginite gonor rhéique, je m'en tiens à ce traitement plutôt superficiel, et, tant que les phénomènes inflammatoires persistent, je m'abstiens de toute intervention plus énergique en renonçant surtout aux caustiques des méthodes dites abortives, tant prônées dans la gonorrhée de l'adulte. Par le fait de la grande susceptibilité de la muqueuse, ces caustiques sont mal supportés et provoquent une aggravation des phénomènes d'inflammation et de suppuration. sans abréger ordinairement la durée de l'affection.

Les différences essentielles qui existent entre les deux formes de la vulvo-vaginite se font également sentir dans les résultats que donne le traitement. Bien que dans la forme catarrhale, surtout quand il s'agit d'enfants faibles ou présentant des tares constitutionnelles, on puisse rencontrer des cas où l'hypersécrétion catarrhale persiste longtemps, ordinairement il suffit de faire disparaître les causes de l'affection et de veiller à la propreté au moyen de simples lavages, pour voir la guérison survenir rapidement. Il en est tout autrement de la forme blennorragique de la vulvo-vaginite. Le grand nombre de méthodes employées et de médicaments préconisés indique déjà suffisamment que le mal résiste souvent au traitement et que jusqu'à présent nous ne possédons pas encore de remède spécifique.

Les causes qui rendent le traitement si difficile sont multiples. On sai que, dans ces cas, nous avons affaire à un virus qui se reproduit pendant longtemps sans s'affaiblir et dont la vitalité ne s'épuise pas rapidement. Ensuite, chez les petites filles, la membrane de l'hymen forme un véritable obstacle qui d'un côté rend très difficile le traitement local et de l'autre gêne l'écoulement spontané du pus qui, étant retenu, irrite continuellement la muqueuse située au-dessus de la membrane de l'hymen. Aussi certains auteurs ont-ils, d'après Jacobi, proposé d'enlever la membrane de l'hymen, proposition à laquelle on a de la peine à souscrire. Une autre difficulté réside dans l'étroitesse de l'urètre dont les petites dimensions rendent difficile et même dangereuse toute intervention locale. Enfin souvent on aura l'occasion de constater que les résultats thérapeutiques sont paralysés par la cessation intempestive du traitement ou par toute autre condition extérieure.

Les principes dont doit s'inspirer le traitement sont l'enlèvement régulier des sécrétions par les irrigations de la muqueuse, par les lavages et les bains ; l'application des substances antiparasitaires destinées à détruire les gonocoques et les autres micro-organismes, ou du moins à empêcher leur multiplication ; l'abstention de toute intervention et de toute substance nocive qui peut irriter et léser la muqueuse.

L'expérience faite dans le traitement de l'ophtalmoblennorrhée a montré que les moyens les plus puissants, dont nous disposons dans la lutte contre le processus blennorragique, consistent à maintenir la muqueuse aussi propre que possible et à enlever soigneusement ses sécrétions. Pour cette raison et encore parce que le procédé se montre aussi très efficace dans la vulvo-vaginite gonorrhéique, on fera, soit des irrigations de la vulve avec l'irrigateur et la sonde de Nélaton, soit des injections avec une seringue pourvue d'un embout flexible. La fréquence de ces irrigations doit varier avec l'intensité des sécrétions. En cas de sécrétions profuses, on commencera par faire un ou deux lavages par jour; plus tard ces lavages pourront être plus espacés. Si l'on a affaire à une mère intelligente, il suffira de lui montrer une ou deux fois la façon de faire ces lavages pour qu'elle s'en acquitte convenablement. Il est très important pour le succès de ces irrigations de mettre l'enfant dans une position convenable, afin que le liquide puisse pénétrer facilement et irriguer toutes les parties de la muqueuse. Il est certain que ce but n'est pas atteint chez une enfant qui résiste ou qui est couchée sur un matelas peu résistant. Le mieux, quand on n'a pas de chaise à spéculum à sa disposition, c'est de mettre l'enfant sur une table, le bassin dépassant un peu le bord de la table, les cuisses écartées et les jambes fléchies sur les cuisses. Pour compléter l'effet des irrigations ou pour les remplacer quand on ne peut faire autrement, on pratiquera de simples lavages des parties génitales et on donnera tous les jours un bain de siège. Dans les familles pauvres ou besogneuses, on aura souvent des difficultés pour faire exécuter même ce traitement simplifié. Dans ces cas, on enverra les enfants dans une policlinique ou un dispensaire possédant des bains convenablement installés, en prenant naturellement toutes les mesures prophylactiques indiquées en pareil cas.

Les lavages peuvent être combinés avec des applications locales. Mais, comme certaines substances antiseptiques ont la propriété de former une combinaison chimique avec l'albumine ou la mucine et perdent ainsi une grande partie de leurs propriétés bactéricides, il est indiqué, quand on les emploie, de faire précéder l'irrigation médicamenteuse d'un lavage de la muqueuse avec de l'eau bouillie. Pour éviter une lésion de la muqueuse ou même une action nuisible sur tout l'organisme, les substances antiseptiques dont on se sert doivent avoir, dans les solutions, un degré de concentration convenable. Au point de vue théorique, on doit donner la préférence aux substances qui ont l'avantage de tuer les gonocoques et parmi lesquelles on peut citer plusieurs sels d'argent (nitrate d'argent, argentamine), l'ichtyol et l'oxycyanure de mercure. Toutefois, ni le nitrate d'argent qui a été tant vanté, ni les autres substances énumérées plus haut ne justifient les espérances théoriques, car au degré de concentration auquel on les emploie, c'est-à-dire en solution très étendue, ils n'exercent qu'une action superficielle et n'atteignent pas les gonocoques qui se trouvent plus profondément. Le nitrate d'argent est employé en solution de 0,5 à 1 pour 100. Il n'est pas toujours bien supporté par les enfants, provoque quelquefois une sensation de brûlure ou de véritables douleurs et peut même produire une augmentation de la suppuration ; aussi son degré de concentration dans les solutions doit être réglé suivant l'effet qu'il produit. Quelquefois il semble indiqué de n'employer le nitrate d'argent que de temps en temps, dans l'intervalle d'autres médicaments. L'ichtyol est donné en solution aqueuse de 1 ou 2 pour 1000. ·

A côté de ces substances on en a encore utilisé une série d'autres, douées de propriétés antiseptiques ou astringentes et qui sont d'un usage courant dans

[A. EPSTEIN.]

la gonorrhée de l'adulte, comme le sublimé, le permanganate de potasse, la thalline, l'alumnol, la créoline, la résorcine, le bleu de méthylène, le sulfate de zinc, le sulfate de cuivre, l'alun, l'eau blanche à l'état de concentration convenable, l'iodoforme; comme poudre on a encore employé l'acide salicylique, le sous-nitrate de bismuth, l'airol, le dermatol. Dans la vulvo-vaginite, les substances les plus fréquemment employées sont le sublimé à 0,1 ou 0,2 pour 1000, l'acide borique à 20 ou 50 pour 1000 et le permanganate de potasse si vanté par Janet (1895) et par Reverdin (1892), dans le traitement de la gonorrhée de l'adulte, en solution de 0,5 pour 1000. Laborde, Monod ont signalé les bons effets du permanganate dans la vulvo-vaginite. C'est aussi mon médicament de prédilection, que j'emploie pour les irrigations de la vulve et du vagin avec un 1/2 litre de solution à 0,25 et 0,50 pour 1000; au début, des irrigations sont faites une fois par jour, plus tard on les espace davantage. Pott recommande l'iodoforme, soit comme suppositoire vaginal, soit pour saupoudrer les parties malades. L'iodoforme, qu'on ne peut toujours employer déjà à cause de son odeur, ne m'a jamais réussi. Spaeth et Cahen-Brach, qui considèrent l'urétrite comme la lésion primitive et essentielle de la blennorrhée génito-urinaire, ont particulièrement insisté sur le traitement local de l'urètre. Cahen-Brach a traité la muqueuse urétrale par des applications locales, soit sous forme d'injections données avec des sondes de petit calibre, soit sous forme d'antrophores ou de suppositoires au beurre de cacao. Il a même essayé de cautériser la muqueuse urétrale avec le crayon de nitrate d'argent mitigé; ces cautérisations, comme c'est facile à comprendre, ont provoqué des phénomènes d'irritation vive avec ténesme vésical et écoulement de sang. Toutes ces manipulations, parfois très douloureuses, n'ont été d'aucune utilité, si bien que Cahen-Brach est arrivé à conclure que le traitement le moins violent était aussi le meilleur, opinion que nous partageons. En effet, dans l'urétrite, nous n'avons pas à nous occuper de l'enlèvement des sécrétions, puisque le nettoyage de la muqueuse est assuré par un mécanisme naturel et spontané. Par contre, les interventions sur l'urètre peuvent quelquefois provoquer la cystite.

Nous ne possédons donc pas encore le remède spécifique contre la gonorrhée, et c'est à l'avenir de nous fournir une « anti-gonococcine » destinée à combattre une infection généralisée menaçante. En attendant, nous pouvons dire qu'avec un traitement local approprié, par les irrigations de la muqueuse vulvo-vaginale, par les lavages et par les bains, on voit ordinairement, non toujours, mais dans la grande majorité des cas, l'écoulement disparaître au bout de six ou huit semaines. Ce qui montre encore l'utilité du traitement, c'est que, quand on le cesse trop tôt, l'écoulement et les autres troubles apparaissent aussitôt. Il est donc indiqué de continuer le traitement jusqu'à la disparition des gonocoques et même, si c'est possible, encore pendant quelque temps après. Pour éviter les réinfections, il faudra, suivant le conseil de Cassel, rechercher la source de l'infection, et, si elle réside dans la famille même, on essaiera de soumettre les adultes à un traitement approprié.

Dans les cas chroniques de vulvo-vaginite catarrhale ou gonorrhéique, compliqués d'anémie et d'affaiblissement général, il faudra, à côté du traitement local, instituer un traitement tonique général (ferrugineux, huile de foie de morue, régime alimentaire fortifiant). Les bains de mer, les bains de boue, les eaux ferrugineuses remplissent alors cette double indication. On trouve souvent des jeunes femmes qu'on envoie aux stations balnéaires et qui auraient dû y aller étant fillettes.

Les exercices physiques violents qui provoquent une augmentation de sécrétions, les travaux fatigants, les longues promenades, les courses à bicyclette, la danse et plusieurs autres jeux et distractions doivent être défendus à une certaine période de la vulvo-vaginite, ou du moins contrôlés dans leurs effets. En cas de sécrétions profuses, il est indiqué de faire changer fréquemment de linge. La constipation habituelle sera combattue par une diète alimentaire appropriée, mais non par les drastiques. Les complications qui peuvent survenir seront traitées d'après les règles ordinaires de la médecine ou de la chirurgie.

Pour éviter l'infection d'une autre muqueuse ou d'une autre personne par l'enfant atteinte de vulvo-vaginite, il faudra attirer l'attention des parents ou des personnes qui ont la charge de l'enfant sur la possibilité d'une telle contamination. En même temps, on défendra à la malade de se toucher les parties génitales. Ses mains seront tenues dans un état de propreté rigoureuse. En cas d'apparition d'une conjonctivite, on s'en occupera d'une façon aussi sérieuse que possible. La malade aura non seulement son lit à elle, mais encore son vase de nuit, sa serviette de toilette, dont les autres personnes ne se serviront pas. Il est encore indiqué de faire laver séparément son linge de corps. On désinfectera soigneusement la baignoire chaque fois que l'enfant prendra son bain.

Au point de vue prophylactique, quand on a affaire à une mère présentant un écoulement, on attirera son attention sur la possibilité de la transmission de l'affection à ses enfants et sur les dangers que comporte sous ce rapport le coucher ensemble et l'emploi en commun des objets de toilette. Chez une nouveau-née dont la mère a un écoulement, il est aussi important de faire la désinfection de la vulve que celle des yeux, qu'on fait aujourd'hui couramment. Je n'hésite donc pas à formuler ici encore une fois la proposition que j'ai faite et qui est d'ajouter, au premier bain qu'on donne au nouveau-né, une substance antiseptique non nuisible, comme le permanganate de potasse par exemple, surtout quand l'enfant naît dans une clinique. Pour la même raison, il faudrait encore apprendre aux sages-femmes à s'occuper de l'enfant avant de faire la toilette de l'accouchée et à ne jamais toucher au nouveau-né avant de s'être soigneusement désinfecté les mains. Chez les nouveau-nés présentant de l'ophtalmoblennorrhée, il faudra prendre toutes les précautions pour ne pas transporter les sécrétions conjonctivales sur la vulve au moment du bain ou quand on lave ou habille l'enfant.

Les faits observés dans les hôpitaux commandent d'une façon absolue d'examiner les parties génitales chez toute fillette qui entre à l'hôpital, et si l'on trouve une vulvo-vaginite gonorrhéique, il faut isoler l'enfant ou prendre

[A. EPSTEIN.]

d'autres mesures prophylactiques qui sont encore parfaitement justifiées dans les établissements fermés, dans les pensionnats, les orphelinats, les crèches, etc. Au point de vue prophylactique, on considérera encore comme suspects les bains populaires ayant une seule piscine pour tous les visiteurs. Il serait logique, mais d'une exécution difficile, d'exclure de l'école toute enfant atteinte de vulvo-vaginite; toutefois, les faits observés jusqu'à présent ne justifient pas encore la nécessité absolue d'une telle mesure.

## AUTRES INFLAMMATIONS ET ÉTATS INFLAMMATOIRES
## DES ORGANES GÉNITAUX EXTERNES DES PETITES FILLES

Sous ce titre, nous rangeons certaines affections et états morbides qui se rencontrent aussi sur d'autres muqueuses et qui ont déjà été étudiés en détail dans des chapitres correspondants. Pour éviter les répétitions, nous ne les mentionnerons que brièvement, quitte à insister davantage sur les particularités qu'ils présentent et qui résultent de leur localisation. Quelques-uns des états morbides que nous allons étudier ici sont communs aux deux sexes.

**Sclérœdème des grandes lèvres.** — Nous croyons personnellement que le sclérœdème des nouveau-nés, ou l'œdème des nouveau-nés (Parrot), n'est pas un œdème simple résultant, comme l'anasarque, d'une stase passive, mais un œdème inflammatoire de la peau provoqué probablement par des causes infectieuses ou toxiques. C'est là la raison pour laquelle nous avons à l'envisager ici. La tuméfaction et l'induration des grandes lèvres qui, dans ces conditions, proéminent fortement et frappent par leur pâleur, leur aspect luisant et leur dureté particulière, sont quelquefois le premier signe qui attire l'attention du médecin ou des parents sur l'existence d'un sclérœdème, dont la nature est encore peu connue.

**Muguet de la vulve.** — Le muguet, comme nous le savons, d'après les faits cliniques, se développe rarement sur une muqueuse absolument saine, et il n'apparaît ordinairement que sur une muqueuse déjà congestionnée ou catarrhale. Bien que Trousseau ait observé plusieurs fois cette vulvite spéciale, le muguet de la vulve n'est pourtant mentionné chez les enfants que très rarement. Personnellement, je l'ai observé assez souvent. Il s'agissait ordinairement dans ces cas d'enfants faibles, nées avant terme, présentant une fente génitale largement entre-bâillée et des petites lèvres proéminentes. Les petites malades étaient âgées de quelques semaines, avaient des troubles digestifs et présentaient en même temps du muguet de la bouche. Sur les bords libres ou les faces des petites lèvres qui avaient alors un aspect villeux, on trouvait de petits amas blanchâtres qui, sous le microscope, étaient composés de gonidies et de filaments. Ce qui montrait qu'il s'agissait réellement de muguet, c'est que, dans les cultures par piqûre sur gélatine, on retrouvait le développement caractéristique du champignon et ses filaments finement ramifiés.

**Érysipèle.** — D'après ce que j'ai vu, l'érysipèle des nouveau-nés, encore assez fréquent dans les hospices, part, chez les filles, le plus souvent de la vulve. Dans ces cas, les grandes lèvres se tuméfient considérablement, deviennent rouge foncé, tendues, puis, avec une fièvre élevée, la rougeur se propage dans toutes les directions sur les autres parties du corps. Au début, la confusion avec le sclérœdème est très facile, surtout lorsque la rougeur est peu accentuée et que la température, comme cela s'observe dans l'érysipèle des enfants très affaiblis, reste normale ou même au-dessous de la normale. Mais la propagation de la rougeur et le bord saillant qui limite les plaques érysipélateuses assurent rapidement le diagnostic. A la suite de l'inflammation érysipélateuse, on voit quelquefois apparaître, sur la peau des grandes lèvres, des vésicules ou même des plaques gangréneuses qui peuvent parfois intéresser les tissus profonds. Chez les nouveau-nés, l'érysipèle se termine ordinairement par la mort. Sur 8 enfants (3 garçons et 5 filles), que j'ai observés en 1896 et chez lesquels le point de départ de l'érysipèle a été les parties génitales, aucun n'a guéri.

**Phlegmon de la vulve; vulvite phlegmoneuse.** — J'ai souvent observé cette affection chez les nourrissons et les enfants au-dessous de 4 ans. Dans tous les cas, l'inflammation a été unilatérale, c'est-à-dire qu'elle n'a frappé qu'une grande lèvre et laissé intacte l'autre. La grande lèvre prise est tuméfiée à la façon d'un bourrelet, tendue, rouge et douloureuse. La suppuration est fréquente et quelquefois la fluctuation peut être perçue dans toute l'étendue de la grande lèvre. La collection se porte ordinairement vers la face muqueuse de la grande lèvre où elle forme une saillie pouvant être facilement incisée. Le pus a ordinairement un bon aspect. La guérison est rapide. Quelquefois la cause de l'abcès est une vulvo-vaginite antérieure; dans d'autres cas, la cause de l'affection ne peut être élucidée.

**Diphtérie de la vulve.** — Autrefois le terme de « diphtérie » était employé dans un sens plus large qu'il ne l'est aujourd'hui quand le diagnostic est fait au point de vue bactériologique. On désignait alors sous le nom de diphtérie de la vulve toutes les nécroses de la muqueuse vulvaire, toutes les ulcérations pseudo-membraneuses de mauvaise odeur ou de mauvais aspect qu'on voyait survenir à la suite de diverses affections générales chez des enfants cachectiques, vivant dans de mauvaises conditions d'hygiène; le diagnostic de diphtérie paraissait certain surtout quand l'affection se terminait par la mort de l'enfant. Certains auteurs, qui ont adopté l'opinion soutenue pendant longtemps par des chirurgiens sur l'identité étiologique de la diphtérie et de la gangrène d'hôpital, ont employé indistinctement et comme synonymes les termes de diphtérie et de gangrène de la vulve. Mais actuellement on ne considérera plus comme diphtériques que les inflammations des muqueuses dans lesquelles l'examen bactériologique aura montré la présence des bacilles diphtériques. La diphtérie de la vulve est ordinairement secondaire et survient habituellement à la suite d'une diphtérie de la gorge. Dans leur travail sur la diphtérie où ils ont également étudié la diphtérie génitale au point de vue clinique (t. Ier, p. 595), Sevestre et Martin disent : « La diphtérie ano-génitale n'est presque jamais primitive ». Les infections diphtériques primitives de la muqueuse vulvaire ont

[A. EPSTEIN.]

été en effet observées très rarement. Henoch a communiqué quatre cas de ce genre, contre lesquels on peut pourtant invoquer l'absence de l'examen bactériologique. Cet examen a été fait dans un cas observé dans ma clinique [1].

Fille de 15 mois, entrée à l'hôpital le 15 juillet 1895. Les deux grandes lèvres sont très rouges, considérablement tuméfiées et présentent une infiltration inflammatoire. Les surfaces cutanées et muqueuses sont jaunâtres, recouvertes d'exsudats grisâtres. Sur les deux surfaces muqueuses qui se regardent, on trouve des ulcérations ovalaires, allongées, se présentant sous forme de stries larges et recouvertes d'un exsudat gris jaunâtre. Cette affection existe depuis 8 jours. L'aspect clinique présente de grandes analogies avec les papules syphilitiques en voie de ramollissement, mais les autres manifestations syphilitiques manquent. L'ensemencement sur sérum de bœuf donne naissance, au bout de 18 heures, à une culture typique de bacilles diphtériques. Le lendemain des fausses membranes apparaissent sur les amygdales en même temps que surviennent les phénomènes de sténose progressive du larynx. Malgré une injection de sérum de Behring on est obligé de pratiquer la trachéotomie. Deux autres injections amènent bien la guérison complète des lésions diphtériques de 'a vulve et de la gorge, mais l'enfant n'en succombe pas moins le 28 juillet avec des phénomènes de faiblesse cardiaque.

**Syphilis.** — Pendant la première enfance la vulve est rarement le siège des affections syphilitiques, ceci aussi bien dans la forme acquise que dans la forme héréditaire de la syphilis infantile. Dans la forme acquise le chancre primitif est bien plus souvent extra-génital (lèvres, langue, face). J'ai vu chez une enfant de 18 mois le chancre siéger sur le périnée, en dehors de la grande lèvre gauche; un gros cordon induré partait de ce chancre vers les ganglions sclérosés de l'aine gauche. Chez une autre fillette de 1 an, présentant une syphilis acquise, j'ai trouvé, à côté des manifestations syphilitiques secondaires, un chancre induré de la grande lèvre; cette enfant était placée chez une blanchisseuse qui blanchissait le linge des soldats. Ce qui est particulièrement remarquable, c'est que, dans la forme héréditaire de la syphilis infantile, la muqueuse de la vulve reste ordinairement intacte bien que les rhagades et les plaques sur les autres muqueuses (lèvres, nez, anus, commissure labiale et palpébrale) soient un fait banal.

Chez les grandes filles, le chancre primitif de la vulve, à la suite d'un viol ou d'un simple attentat, a été observé assez souvent. Chez elles les plaques et les ulcérations de la vulve, comme manifestations locales de syphilis constitutionnelle, sont plus fréquentes que chez les nourrissons.

**Infection septique.** — On sait que chez les nouveau-nés l'infection septique évolue souvent comme une septicémie cryptogénétique, c'est-à-dire que très souvent il nous est impossible de déterminer dans ces cas le point de départ de l'infection. R. Fischl a décrit (tome Ier, p. 454) en détail les diverses sources d'infection qui sous ce rapport menacent le nouveau-né. Dans un travail intitulé : *Étude sur les infections septiques des muqueuses chez les enfants*, que j'ai publié en 1879, j'ai soutenu que la muqueuse buccale était d'une façon particulièrement fréquente le point de départ des infections septiques des nouveau-nés; en même temps j'attirais, dans ce

---

[1] Ce cas a été publié par le Dr Toch (*Prag. med. Wochenschrift*, 1896, n° 37).

travail, l'attention sur ce fait qu'à cet âge, chez les petites filles, la muqueuse génitale, exposée à des traumatismes fréquents et aux contacts répétés avec des matières infectieuses et putrides, peut devenir le siège d'une affection et le point de départ d'une infection généralisée.

A la suite du catarrhe desquamatif de la muqueuse vaginale décrit plus haut, on voit quelquefois survenir une tuméfaction des grandes lèvres, un œdème ou une infiltration des petites lèvres qui deviennent proéminentes ; souvent encore on voit la muqueuse voisine du vestibule du vagin prendre une coloration rouge foncé et se recouvrir par places d'un exsudat pseudo-membraneux, les bords libres des petites lèvres et le capuchon du clitoris présenter dans quelques endroits des plaques d'un aspect gris sale ou noirâtre, et toutes ces lésions, si l'enfant ne succombe pas rapidement, aboutissent quelquefois à une gangrène des organes génitaux externes. Plusieurs fois, j'ai dans ces conditions, trouvé à l'autopsie une métrite suppurée typique. Comme on voit une inflammation locale de la muqueuse vulvaire amener une infection générale, de même on peut voir une infection septique généralisée, quel que soit son point de départ, amener dans certaines circonstances, par la voie de la circulation sanguine, une nécrose secondaire de la muqueuse vulvaire. C'est pour cette raison que dans les septicémies généralisées les manifestations primitives peuvent se confondre avec les manifestations secondaires, et la distinction entre les deux est alors d'autant plus difficile que les symptômes locaux et les symptômes généraux se suivent de plus près. Theodor (1893) a observé un cas où, à la suite d'une inflammation phlegmoneuse de la vulve chez une nouveau-née, il est survenu une infection septique généralisée avec destruction gangréneuse de la peau et du tissu cellulaire sous-cutané de plusieurs régions. L'enfant a néanmoins guéri.

## GANGRÈNE DE LA VULVE
### (NOMA DE LA VULVE ; VULVO-VAGINITE GANGRÉNEUSE)

**Étiologie.** — Il est assez curieux de constater que, dans ces derniers 20 ou 30 ans, la place réservée à l'étude de la gangrène de diverses régions du corps dans les Traités de maladies d'enfants est devenue progressivement de plus en plus restreinte. Rilliet et Barthez ne consacrent pas moins de 110 pages aux gangrènes. Les traités modernes sont, sous ce rapport, bien plus discrets. Abstraction faite de la gangrène de la bouche, les autres localisations de la gangrène sont rapportées et étudiées très brièvement ; quant à la gangrène de la vulve, elle a même complètement disparu de plusieurs Traités. Les causes de ce fait ne sont pas difficiles à expliquer. C'est qu'avec l'amélioration des conditions hygiéniques des hôpitaux, avec les progrès de la propreté et de l'asepsie, avec la plus grande quantité d'air et d'espace réservés aux malades, avec un personnel d'infirmiers plus intelligents et avec l'isolement des malades infectés, les médecins d'hôpitaux ont bien moins souvent l'occasion de voir cette gangrène. Certaines affections, comme la variole par exemple, à la suite de laquelle on voyait encore assez souvent survenir la gangrène d'une

[A. EPSTEIN.]

partie du corps, ont presque disparu depuis la vaccination obligatoire. Il faut encore compter à cet égard avec l'amélioration progressive des conditions sociales et hygiéniques même des classes pauvres, de sorte que la « cachexia pauperum », qui se manifestait quelquefois chez les enfants sous forme de gangrène, a fini par prendre des allures plus bénignes. Ce que je puis affirmer c'est que, dans la sphère de mon activité médicale, les gangrènes ont décidément diminué de fréquence.

La gangrène de la vulve est considérée par la plupart des auteurs comme une affection secondaire. Toutefois, on a publié des cas où cette gangrène s'est manifestée sans être précédée d'aucune affection. Politzer a publié l'observation d'une fille de 5 mois, chez laquelle la gangrène de la vulve est survenue « d'une façon primitive et autonome, en pleine santé ». Hénoch a vu un cas analogue chez une fille de 2 ans qui avait une santé florissante. Dans les deux cas, la gangrène s'est terminée par la guérison. Il est probable que chez les deux enfants l'affection strictement localisée était d'origine traumatique. Si l'on fait abstraction de ces cas exceptionnels qui probablement n'appartiennent même pas à la gangrène proprement dite, caractérisée essentiellement par la propagation du processus et son extension aux régions voisines, on voit toujours la gangrène de la vulve, comme celle de la bouche, de l'œsophage, des poumons, du pavillon de l'oreille ou de la peau, survenir à titre de complication de diverses maladies générales graves. Ordinairement, il s'agit dans ces cas d'enfants qui étaient toujours maladives, faibles, mal nourries, ayant toujours vécu dans de mauvaises conditions d'hygiène, atteintes d'une maladie constitutionnelle chronique (tuberculose, malaria, syphilis, purpura) et dont la situation précaire est encore compliquée par une maladie grave (pneumonie à marche chronique, affection cérébrale, entérite) ou par une maladie infectieuse aiguë (rougeole, variole, scarlatine, fièvre typhoïde, choléra asiatique). La rougeole semble, dans certaines conditions, favoriser d'une façon particulière le développement de la gangrène. L'affection survient plus rarement en ville que dans les salles encombrées, malsaines et mal aérées d'hôpital. Bouchut a souvent observé l'apparition épidémique des gangrènes de la bouche compliquées de celles de la vulve. Sur 20 cas de noma observés par Gierke à l'hôpital d'enfants de Stettin, il y avait 13 filles dont 4 avaient une gangrène des organes génitaux externes. Dans la statistique de Loeschner portant sur 20 cas de l'hôpital d'enfants de Prague, se trouvent 2 filles avec gangrène de la vulve. A l'hôpital d'enfants assistés de Vienne, Bednâr a vu chez les nourrissons la gangrène de la vulve survenir pendant les premières semaines de la vie, se compliquer de gangrène de l'ombilic, de la peau des aisselles ou d'une autre région du corps. Personnellement, j'ai vu la gangrène de la vulve succéder à un érysipèle parti des organes génitaux externes.

L'étiologie, la pathogénie et les phénomènes généraux de la gangrène de la vulve sont les mêmes que ceux de la gangrène de la bouche. Au point de vue anatomique, le processus peut être défini comme une destruction des tissus, une nécrose avec laquelle se combine une putréfaction des éléments anatomiques provoquée par les saprophytes. Un ensemble de causes internes et extérieures, toutes les deux antérieures à la gangrène, forment la condition nécessaire au développement du processus. Parmi les causes internes, on peut citer les troubles profonds de la nutrition générale, l'abaissement des échanges interstitiels et les troubles de la circulation. Dans les maladies infectieuses aiguës on pourrait encore incriminer, dans le même ordre d'idées, l'intervention possible des infections secondaires et la formation des toxines agissant d'une façon destructive sur le protoplasma des cellules. Les mauvaises conditions d'hygiène et les infections par l'air peuvent compter parmi les causes extérieures. Il est également certain que dans le développement de la gangrène interviennent quelquefois certaines conditions et certaines causes nocives d'ordre local, c'est-à-dire résidant dans les parties génitales mêmes. Tout comme une stomatite ulcéreuse se transforme parfois en gangrène de la cavité buccale, la gangrène de la vulve, comme Parrot l'a souvent observé, peut faire suite à une vulvite ulcéreuse. Dans certains cas de gangrène de la vulve on a noté l'existence antérieure d'une vulvo-vaginite.

**Description.** — La gangrène débute ordinairement au niveau des grandes lèvres, dont elle frappe une seule ou les deux à la fois; quelquefois, mais bien plus rarement, elle se manifeste en premier lieu sur les petites lèvres. Parfois, elle est précédée d'une tuméfaction inflammatoire diffuse avec coloration livide des parties. Seulement, le processus n'aboutit pas à la suppuration, mais provoque de suite une nécrose des tissus. Si l'on fait une incision, les bords de la plaie s'écartent, il en sort un liquide séro-sanguinolent et au fond on aperçoit déjà les tissus mortifiés, de couleur grisâtre ou brunâtre. Quelquefois, à la place de la tuméfaction diffuse, on trouve dans la profondeur des grandes lèvres une infiltration circonscrite à reflets bleuâtres, qui en augmentant de volume se porte vers la surface, s'ouvre à la face cutanée ou à la face muqueuse de la grande lèvre, après quoi la gangrène s'étend rapidement. La muqueuse est rouge foncé et présente par place des ilots d'infiltration qui se transforment rapidement en ulcérations profondes avec un fond sale et des bords noirâtres. Ou bien encore, il apparaît sur la muqueuse des vésicules remplies d'un liquide séro-sanguinolent et qui en se rompant laissent une surface dénudée, ulcéreuse, sécrétant une sanie fétide. L'extension de la gangrène varie avec la résistance de l'enfant. Dans un cas observé par Rilliet et Barthez chez une fille de 5 ans et demi, il y a eu non seulement destruction des organes génitaux externes, mais encore « la gangrène s'étendait en haut jusqu'à un pouce du pubis, en dehors jusqu'aux vaisseaux fémoraux, en bas jusqu'au tiers supérieur de la cuisse droite et au quart de la gauche, en arrière jusqu'à la lèvre postérieure de l'anus ». Ordinairement, le vagin et l'urètre échappent à la gangrène. Bednâr a observé la gangrène de la paroi postérieure du vagin chez une fille de quatre semaines qui avait en même temps un phlegmon du bras droit; dans ce cas, l'affection génitale ne fut reconnue que lorsque l'escarre du vagin en partie décollée apparut au dehors. Les matières fécales prirent alors le chemin du vagin[1].

(1) J'ai observé un cas analogue chez une femme de 26 ans, syphilitique avérée, qui avait une fièvre typhoïde. L'attention fut éveillée par un écoulement vaginal très fétide. Il existait une communication entre le rectum et le vagin. La malade a succombé.

[A. EPSTEIN.]

Les phénomènes généraux qu'on observe dans ces cas dépendent moins du processus local que de la maladie primitive. Dans certains cas, il existe de la fièvre, d'autres évoluent avec une température normale ou même au-dessous de la normale et un pouls petit et rapide. La plupart de ces enfants succombent encore avant l'extension du processus, avec des diarrhées et des signes de prostration et d'affaiblissement progressif du cœur. D'après Descroizilles, le pronostic est pourtant moins fâcheux que celui des autres sphacèles survenant pendant la période infantile. Si l'état général se relève, si l'appétit reparaît, l'escarre se limite et s'entoure d'une ligne de démarcation, les parties mortifiées s'éliminent et se détachent en laissant une surface granuleuse qui finit par se cicatriser. Les rétrécissements secondaires du vagin sont rares après la gangrène.

Quand l'enfant succombe, on trouve ordinairement, à l'autopsie, des broncho-pneumonies lobulaires, des inflammations septiques et même de la gangrène d'autres organes, et enfin les lésions produites par la maladie primitive. Dans un cas observé par Gee chez une fille de 5 ans, on constata à l'autopsie l'existence d'embolies du cerveau et des reins.

**Traitement.** — L'expérience nous apprend que, chez les enfants cachectiques et au cours de diverses maladies graves, la gangrène peut succéder à une lésion locale imperceptible. Aussi est-il indiqué, comme nous l'avons déjà dit, de considérer comme sérieux, surtout dans les hôpitaux, tous les états inflammatoires, toutes les érosions et les ulcérations de la vulve, et de mettre ces parties à l'abri des causes nocives en les maintenant dans un état de propreté rigoureuse. Dans la gangrène déclarée, le succès du traitement et l'arrêt du processus dépendent avant tout de l'état général du malade. Toutefois les résultats seront relativement meilleurs dans les cas dans lesquels on peut intervenir dès le début; mais, même dans ces cas, tout dépendra encore du siège de l'affection qui alors se prête ou non à une intervention. Si la gangrène était plutôt superficielle, on essaierait de la limiter par des cautérisations faites avec du chlorure de zinc, du sublimé, du perchlorure de fer, du nitrate d'argent. Parrot recommande de bourrer la vulve d'iodoforme après avoir préalablement nettoyé les ulcérations. Dans d'autres cas on sera obligé d'employer des caustiques à action énergique et profonde comme l'acide sulfurique ou l'acide chlorhydrique, ou même de recourir au thermocautère. Les tissus nécrosés déjà ramollis doivent être enlevés avec une pince et des ciseaux, après quoi il est bon de nettoyer le fond de la plaie avec un antiseptique ou un caustique énergique. On peut encore recommander les nettoyages fréquents du foyer gangréneux par des lavages antiseptiques suivis d'application de tampons d'ouate imbibés d'eau de chlore ou d'une autre solution désinfectante. On pourrait enfin espérer exciter la vitalité des tissus par des compresses chaudes, l'eau alcoolisée, le liniment camphré. A côté du traitement local, il faudra encore relever les forces de l'enfant par une alimentation et une hygiène appropriées et par l'administration des substances et des médicaments toniques et stimulants.

# BIBLIOGRAPHIE


Amicis (de), *Rivista clinica e terapeutica*, mars 1884. ——. Asnby. Vaginitis. Gynecol. and obstetr. Society of Baltimore. *Pacific. Record*, 1891, p. 304. —— Atkinson, *Amer. Journ.* V. 150, n° 1. p. 446 (*Ref. in Boerners Jahrb. f. prakt. Med.*, 1879). —— Ayres (S. C.). Specific Vaginitis in little girls complicated with purulent ophtalmia. *Cincin. Lancet Clinic*, 1890, XXIV, p. 711. —— Aubert. Gonorrhœa insontium. *Lyon méd.*, 1884. — Le Gonococcus en médecine légale. *Lyon méd.*, 1888, n° 7. — Étiologie des vulvites blennorragiques chez les petites filles. *Lyon méd.*, 16 août 1888.

Baginsky (A.). Fall von Peritonitis bei Vulvovaginitis. *Berliner med. Ges.*, am 11. Marz 1896. *Allg. med. Centralzeitung*, n° 23. —— Barrier. *Traité prat. des mal. de l'enfance*, tome II. p. 200. —— Béclère. Rhumatisme blennorragique de l'enfance. *Soc. méd. des hôp.*, 1897, 27 oct. *Revue gén. de clinique*, 1897, 9 mars. —— Becquerel. Du traitement de la vaginite aiguë et chronique par la cautérisation de la membrane muqueuse du vagin avec le nitrate d'argent solide. *Union méd.*, 1863. —— Bednar. *Die Krankheiten der Neugeborenen und Säuglinge*, Wien, 1850. —— Behrend (F. J.). Ueber die Entzündung der äusseren Geschlechtstheile bei kleinen Mädchen. *Journ. f. Kinderkrankh.*, X, p. 25. —— Berger. *Annales de policlinique de Bordeaux*, 1889 (*Ref. in Archiv f. Dermat. u. Syph.*, Bd. XXI, p. 856). —— Berggrün (E.). Bacteriologische Untersuchungen bei der Vulvovaginitis kleiner Mädchen. *Arch. f. Kind.*, 1893, Bd. XV, p. 321. —— Bertin. *Traité des maladies vénér. chez les enf. nouveau-nés*, Paris, 1810. —— Biggs. Diphteritic vaginitis. *Med. Rec.* N. Y., V. XLIV, p. 152. —— Blumenthal. Vulvovaginitis or leucorrhœa of infants and children. *New-York Academie of medicine*, 1866. —— Bouchard. *Traité des maladies par ralentissement de la nutrition*, 1892. —— Bouchut. *Traité prat. des mal. des nouveau-nés*, IV, éd. 1892, p. 676. — *Clinique de l'hôpital des Enfants-Malades*, 1884, p. 173. —— Bovet. De la valeur du gonococcus Neisser au point de vue de la médecine légale. *Soc. de méd. prat.*, 1890, 12 févr. *Journ. des Soc. scientif.*, 1891, VII, p. 107. —— Broca (A.). Le prolapsus de l'urètre chez les petites filles. *Annales de gynécol.*, mars 1896. —— Broes van Dort. Gonococcen-Infection bei einem zweijährigen Mädchen. *Nederl. tijdschr. v. Geneskonde*, 1891, n° 11 (*Ref. in Centralbl. f. Gyn.* 1891, XV, p. 904). —— Bumm. *Der Mikroorganismus der gonorrhoischen Schleimhauterkrankung.* Wiesbaden, 2. Aufl., 1887. — Ueber die Tripperansteckung beim weiblichen Geschlecht und ihre Folgen. *Münchener med. Woch.*, 1891, n° 50 u. 51.

Cahen-Brach. Die Urogenitalblennorrhœ der kleinen Mädchen. *Jahrb. f. Kind.* N. F. XXXIV, p. 369-410. —— Callum (Mc. C.). Vaginitis in children. *Harper Hosp. Bull.* Detroit, 1890-91, I, 28. —— Cassel. Ueber Gonorrhœ bei kleinen Mädchen. *Berliner klin. Woch.*, 1893, n° 29. —— Cheadle. A case of double pyosalpinx in a child one year and nine months old. *Lancet*, 14 nov. 1891. —— Chiasso et Isnardi. Sopra caso di reumatismo blennorragico con complicazioni viscerali. *Giorn. della R. Acad. d. med. di Torino*, févr. 1894. —— Comby (J.). Étude sur la vulvo-vaginite des petites filles. *Bull. et mém. de la Soc. méd. des hôp. de Paris*, 17 juillet 1891 ; *La Semaine méd.*, 1891, n° 56, p. 294. — Les hémorragies dans la vulvo-vaginite des petites filles. *Bull. et mém. de la Soc. méd. des hôp. de Paris*, 1896, n° 32, p. 719. —— Councilman. Gonorrhœal myocarditis. *Journ. of med. sc.*, 1893, 3. —— Cozzolino. La blennorragie du nez. *La Médecine moderne*, 1893, n° 86, p. 1040. —— Crandall (F. M.). Gonorrhœa in a brother and sister aged six and eight years. *New-York med. Journ.*, 26 avril 1890. —— Crozer (J. P. Griffith). Ulcerative Vulvitis following measles. *Arch. of pediatrics*, 1893, p. 510. —— Cséri. Der Mikrococcus der infectiösen Vulvovaginitis bei Kindern. *Pester med.-chir. Presse*, 1885, n° 11. —— Currier (A. F.). Vulvo-Vaginitis in children. *Philad. med. News*, 1889, July 6.

Descroizilles. *Pathologie et clinique infantile*, Paris 1891, p. 545. — Leucorrhée infantile. *Arch. de tocol.*, 1884. —— Deutschmann. *Graefe's Archiv f. Ophtalmologie*, XXXI, 1890. —— Dind. Vulvovaginite. *Rev. méd. de la Suisse*, 1893, n° 7. —— Donax. Ueber gonorrhoische Erkrankung der Mundschleimhaut bei Neugeborenen. *Wiener med. Bl.*, 1891, n° 25. —— Doublet. *Mémoire sur les symptômes et le traitement des mal. vénér. des nouveau-nés*, Paris, 1781. —— Duparque. Péritonite aiguë des jeunes filles. *Annales d'obstétrique*, 1842, p. 241 ; *Gaz. des hôpit.*, 1867, 18 sept. —— Dupré. *Soc. de biologie*, 1889, et *Congrès de médecine interne de Lyon*, 1894. —— Duscn. Ueber die infectiöse Kolpitis kleiner Mädchen. *Deutsche med. Woch.*, 1888, n° 41, p. 851.


**[A. EPSTEIN.]**

Epstein (A.). Ueber Vulvovaginitis gonorrhoica bei kleinen Mädchen. *Arch. f. Dermat. u. Syph.*, XXIII, 1891 (Erg. Heft). — Ueber septische Erkrankungen der Schleimhäute bei Kindern. *Arch. f. Kind.* Bd. I. —— Eraud. *Province méd.*, 1888; *Bull. de la Soc. franç. de Dermat. et de Syph.*, 12 avril 1890. —— Escherich. Ueber Cystitis bei Kindern. *Mittheil. d. Vereines d. Aerzte in Steiermark*, 1894, n° 5.

Faille. Vulvovaginite. *Thèse de Paris*, 1880. —— Feld (C. R.). Another case of gonorrhœa without coitus. *New-York med. Journ.* Vol. LX, n° 2. —— Ferranti (C.). Casi di difterite vulvare. *Raccoglitore medico*, Forli, ottobre 1891. —— Finger, Ghon und Schlangenhaufer, Beiträge zur Biologie des Gonococcus und zur pathologischen Anatomie des gonorrhoischen Processes. *Arch. f. Derm. u. Syph.*. 1894, XXXIII, p. 5 et 277. —— Finkelstein. Ueber Cystitis im Säuglingsalter. *Jahrb. f. Kind.*, 1896, XLIII, 148. —— Fischer. Ueber Kindergonorrhœ. *Deutsche med. Woch.*, 1895, n° 51. —— Flesch. Zur Aetiologie der Ohren-Eiterung im Kindesalter. *Berl. klin. Woch.*, 1891, n° 18. —— Forster (Cooper). *The surgical diseases of children*, 1860, p. 123. —— Frænkel (E.). Bericht über eine bei Kindern beobachtete Endemie infectiöser Kolpitis. *Virchow's Archiv f. path. Anat. B. qq.* 1885, p. 251. —— Frühwald, *Wiener med. Woch.*, 1885, n° 7.

Gierke. Zur Casuistik des Noma. *Jahrb. f. Kind.*, 1868, I, p. 267. —— Goldenberg. Gonorrhœal rheumatism in early childhood. *New-York med. Journ.*, LVI, 4, 1892, 23 July. —— Griffon. Arthrite suppurée à gonocoques chez un nouveau-né. *Presse méd.*, 1896, 9 févr. —— Gross. Zur Casuistik der Gonorrhœ. *Inaug. Diss.*, Tübingen, 1890. —— Guinon (L.). Note sur l'arthropathie d'origine blennorragique. *Revue mens. des mal. de l'enfance*, 1893, p. 23

Haberda. Gerichtsärztl. Bemerkungen über die Gonorrhœ und ihren Nachweis. *Vierteljahrschr. f. ger. Medicin*, 1894. Suppl. —— Hartley. Gonorrhœal Rheumatism in the female. *New-York med. Journ.*, 1887. —— Hatfield. *Archives of Pediatrics*, 1886, p. 641. —— Haushalter. Cystite à coli-bacilles dans le cours d'une vulvo-vaginite chez une fillette. *Rev. med. de l'Est*, 1894, n° 6, p. 174. — Rhumatisme blennorragique chez un nouveau-né. *Congr. franç. de médecine*, II° Session, août 1895. —— Hausmann. Ueber eine sehr frühe Entstehung von Katarrhen der weibl. Geschlechtsorgane. *Berliner klin. Woch.*, 1870, p. 58. —— Heiman (H.) (New-York). Klinische und bacteriologische Studie über das Vorkommen des Gonococcus (Neisser) in der männlichen Harnröhre und im Vulvo-vaginaltractus der Kinder. *Arch. f. Dermat. u. Syph.*, 1896, XXXIV, p. 422. —— Hennig. Krankheiten der weiblichen Sexualorgane. *Gerhardts Handbuch der Kinderkrankheiten*, IV. Band, 2. Abth., p. 78. —— Henoch (E.). *Vorlesungen über Kinderkrankheiten*, 5. Aufl., 1887, p. 617. —— Hirschberg. *Berliner klin. Woch.*, 1884. —— Hoeck. Ein Beitrag zur Arthritis blennorrhoica. *Wiener klin. Woch.*, 1893, 41. —— Hofmeier-Schræder, *Handbuch d. Krankh. d. weibl. Geschlechtsorgane*, 1893. 11. Aufl., p. 167. —— Hofmokl. Klinische Erfahrungen über verschiedene Erkrankungen der Harn-und Geschlechtsorgane. *Arch. f. Kind.* IX, 1888. —— Holmes. *The surg. treatment of the dis. of infancy and childhood*, 1869, p. 629. —— Horteloup. Arthrite blennorragique, *Gaz. des hôp.*, 1885. —— Huber (Francis). Acute Peritonitis following vulvovaginal catarrh in a girl seven years old. *Arch. of pediatrics*, 1889, p. 887. — Vulvovaginitis. *Arch. of pediatrics*, 1893, X. —— Hutinel. Cystites coli-bacillaires chez les enfants. *Presse méd.*, 1896, 18 nov., n° 95.

Jacobi et Jackson (A.-R.). *Therapeutics of infancy and childhood*, 1896, p. 305. — Infantile leukorrhœa. *Med. and surg. Reporter* Philad., 1888, 55. —— Israel. *Ugesk f. Läger.* 4 R., XIII, 1886.

Junon (L.). Complications médicales de la blennorragie. Revue critique. *La France méd.*, 1894, 20 oct., n° 43.

Kammerer. Ueber gonorrhoische Gelenksentzündung. *Centralbl. f. Chir.*, 1884. —— Kauffmann (E.). *Ueber Gonorrhœ bei kleinen Mädchen.* Bonn, 1892. —— Koblanck. Vulvovaginitis bei Neugeborenen. *Zeitsch. f. Geb. u. Gyn.*, B. XXXIII, p. 160. —— Koplik (H.). Arthritis complicating vulvo-vaginal inflammation in children. *New-York med. Journ.*, 1890, 21 Juny. — Urogenital Blennorrhœa in children. *Journ. of cutan. and genito-urin. dis.*, Juny 1893. —— Krasin. Zwei Fälle von sogen. Noma. *Russ. med.*, n° 21, 22. —— Kratter. Ueber die Verwerthbarkeit des Gonococcenbefundes für die gerichtliche Medicin. *Berliner med. Woch.*, 1890, n° 42. —— Krönig. Demonstration eines Falles von gonorrhoischer Coryza und Otitis media. *Centr. f. Gyn.*, 1893, p. 239.

Laborde (J.). Contribution à l'étude de la vulvo-vaginite des petites filles. *Thèse de Paris*, 1896. —— Lacassagne. De l'examen méthodique des petites filles victimes d'attentats à la pudeur. *Congr. internat. de méd. lég.* Paris, 1889. *La Semaine méd.*, 1889, n° 36. —— Lagneau. *Traité prat. des maladies syphilitiques.* Paris, 1828. —— Lennander. Ueber purulente Vulvitis bei Minderjährigen. *Hygiea*, B. 47, q., p. 505. —— Leyden. Ueber innere Metastasen der Gonorrhœ. *Deutsche med. Woch.*, 1893; *Arch. f. Derm. u. Syph.*, 1896, B. 54, p. 122. —— Lindemann. Arthritis blennorrhoica. *Beiträge z. Augenheilk.*, 1892. —— Lop. Arthrite monoarticulaire chez une fille de deux ans. *Gaz. des hôp.*, 1892, n° 42. —— Löschner. Der Brand im Kindesalter. *Prager Vierteljahrsch.*, 1887, III. B., p. 39. —— Loven. *Hygiea*, 1886, B. 48, n° 10. (Ref. im *Jahrb. f. Kind.* B. 26, p. 410). —— Lucas (Clément). *British med. Journ.*

July 1885. —— Luczny. Zur Pathologie und Therapie der frischen weiblichen Gonorrhœ. *Inaug.-Dissert.* Berlin, 1890.

Maumonier. Des dermopathies blennorragiques. *La Médecine moderne*, 1894, n° 93, 21 nov. —— Marfan (A.-B.). Le rhumatisme blennorragique. *Gaz. des hôp.*, 1888. Arthrite blennorragique. *Traité des maladies de l'enfance.* Publié s. l. d. de MM. Grancher, Comby et Marfan, Paris, 1897, t. I, p. 505; —Étude sur la vulvo-vaginite blennorragique des petites filles. *Rev. mens. des mal. de l'enf.*, mars 1897, p. 93. —— Martin (E.). Vulvo-vaginitis in children. *Journ. of cutan. genito-urin. dis.* New-York, 1892, V. X., p. 475. —— Martineau. De la vulvite. *France méd.*, 1880. — Leçons cliniques sur la blennorragie chez la femme. —— Marx. Salpingo-ovarites à la suite de la vulvo-vaginite chez les enfants. *Revue de thérapeutique méd. chir.*, 1er mai 1895. —— Monconvo. Rhumatisme gonorrhoïque chez les enfants. *La méd. infantile*, 1894, 15 juil. —— Monod. Traitement de la vulvo-vaginite par le permanganate de potasse. Index thérap. *Province méd.*, 1893, n° 41, 15 oct. —— Morax. Trois cas d'ophtalmies blennorragiques causées par l'inoculation du pus de vulvo-vaginite chez de jeunes enfants. *Le Progrès méd.*, 1895, n° 43. —— Morgenstern. Acute gonorrhœal vulvo-vaginitis and arthritis in an infant at birth. *Med. Rec.* New-York, Vol. XLVII, p. 143. —— Mosse. (I. L.). Five cases of gonorrhœa in little girls. *Arch. of ped.*, 1894, August.

Neisser (A.). Ueber eine der Gonorrhœ eigentümliche Mikrokokkenform. *Centralbl. f. med. Wiss.*, 1879, n° 28. — Die Mikrokokken der Gonorrhœ. *Deutsche med. Woch.*, 1882, n° 20. — Ueber die Bedeutung der Gonococcen für Diagnose und Therapie. *Verhandl. der deutschen dermatol. Ges.* I. Congress. Wien, 1889, p. 133.

Ollivier (A.). La vulvo-vaginite des petites filles. *Acad. de méd.*, 1885, 23 oct. ; — *Le Concours méd.*, 1888, 3 nov. ; — Rhumatisme blennorragique chez une petite fille de 2 ans. *Méd. moderne*, 1891. Vol. II, p. 485.

Petrone. Sulla natura parasitaria dell' artrite blennorragica. *Rivista clinica*, 1883. —— Philpot. Gonorrœhal Rhumatism. *Lancet*, 1885, 6 oct. —— Politzer. (L.-M.). *Jahrb. f. Kind.*, 1865. Bd. 7, H. 4, p. 60 —— Pott (R.). Zur Aetiologie der Vulvovaginitis des Kindesalters. *Verhandl. der deutschen Ges. f. Gyn.* Leipzig, 1888, p. 231 ; und *Jahrb. f. Kind.*, 1883, B. XIX, p. 71. —— Prettyman. Gonorrhœa in young children. *Med. Record*, 1887, Vol. 32, nov. 12. —— Putegnat. *Histoire et thérapeutique de la syphilis des nouveau-nés.* Paris, 1854.

Ramel. *Journ. de méd.*, LXIV. (Cit. in Barrier. *Trait. prat. des mal. de l'enf.*, II, p. 200.) —— Rayer. *Sur les inflammations non virulentes de la muqueuse des organes de la génération chez les enfants*, 1821. —— Richardière. Rhumatisme articulaire à la suite d'une vulvite blennorragique. *Soc. des hôp.*, 20 oct. 1893. — *Progrès méd.*, 1893, n° 43, p. 280. —— Rilliet et Barthez. *Traité des mal. des enfants*, 2e éd., 1861, t. II, p. 128. —— Rocaz (C.). Quelques considérations sur le pronostic et le traitement de la vulvo-vaginite des petites filles. *Gaz. de gyn.*, Paris, VIII, p. 289, —— Rosinski. Ueber gonorrhoische Erkrankung der Mundhöhle Neugeborener. *Deutsche med. Woch.*, 1891 ; — *Zeitsch. f. Geb. u. Gyn.*, 1891. B. XXII. —— Rosthorn. *Jahresber. über die Fortschritte auf dem Gebiete der Geburtshilfe und Gynæcologie*, Bd. V, 1891. p. 786.

Saenger. *Verhandlungen der deutschen Ges. f. Gynäk.*, 1888. —— Sarrasin. Vulvite aphtheuse chez l'enfant et son traitement par l'iodoforme. *Thèse de Paris*, 1883. —— Schoenfeld. *Annales d'oculistique et de gynécologie.* Bruxelles, 1839 (Barrier). —— Sée (Marcel). Le gonocoque. *Thèse de Paris*, 1896. —— Sheffield (H.-B.). Vulvo-vaginitis in children. *Medico-Surgical Bulletins*, 1896, n° 22. —— Seiffert. Tendo-vaginitis gonorrhoica. Ein Beitrag zur Lehre von der Gonorrhœ im Kindesalter. *Jahrb. f. Kind.*, 1896, XLII, p. 12. —— Simon (P.). Vulvo-vaginite des enfants. *Arch. de tocologie et de gyn.*, 1893, n° 21. — Les vulvo-vaginites chez les petites filles au point de vue clinique et médico-légal. *Revue méd. de l'Est.* Nancy, 1893, 1er déc., p. 712. —— Skutsch (R.). Ueber Vulvo-vaginitis gonorrhoica bei kleinen Mädchen. *Inaug.-Diss.* Jena, 1891. —— Sonnenburg. Berliner Ges. der Charitéärzte. *Berl. klin. Woch.*, 1886, n° 34. —— Souplet. La blennorragie maladie générale. *Thèse de Paris*, 1893. —— Spaeth (F.). Zur Kenntniss der Vulvo-vaginitis im Kindesalter. *Münchener med. Woch.*, 1880, n° 22. —— Steinschneider. Ueber Vulvo-vaginitis gonorrhoica der kleinen Mädchen. *Verhandl. d. I. Congr. d. deutschen dermatol. Ges.*, 1890, p. 170. — Steinschneider u. Galewski. Ueber Gonococcen und Diplococcen in der Harnröhre. *L. c.*, p. 159. —— Steven (I.). Case of acute rapidly fatal general peritonitis in a child associated with vulvo-vaginal catarrh. *Lancet*, 1891, I, p. 1104. —— Storch alias Pelargus. *Abhandlung von Kinderkrankheiten*, 1750, Vol. III, p. 493. —— Strogonoff. *Bakteriologie des Genitalkanales bei neugeborenen Kindern.* Wratch, 1892 (Russe). —— Strzhelbitzki . Vulvitis et vulvo-vaginitis. *Akuscherka.* Odessa. Vol. V, p. 84 (Russe). —— Suchard (A. F.). De la contagion de la vulvo-vaginite des petites filles. *Rev. mens. des mal. de l'enfance*, 1888, VI, p. 265.

Tanner. *A practical treatise on the diseases of infancy and childhood*, 1888, p. 167. ——

Theodor. Septische Infection eines Neugeborenen, etc. *Arch. f. Kind.*, 1893, XV, p. 358. —— Trumpp. Ueber Colicystitis im Kindesalter. *Münchener med. Woch.* 1896, n° 42

Vanuxcem. Étude sur le rhumatisme blennorragique chez l'enfant. *Thèse de Paris*, 1895. —— Veillon (A.) et Hallé (I). Étude bactériol. des vulvo-vaginites chez les petites filles et du conduit vaginal à l'état sain. *Arch. de méd. expériment.*, mai 1896, p. 281. —— Vibert et Bordas. Du gonocoque dans le diagnostic médico-légal des vulvites. *La Médecine moderne*, 1890, n° 47. — Étude sur le gonocoque. *Ibidem*, 1891, n° 1. —— Vignaudon. De l'arthrite blennorragique chez l'enfant. *Thèse de Paris*, 1893. —— Vogel (A.). *Lehrb. d. Kinderkrankheiten*, 6. Aufl. Erlangen, 1873, p. 597.

Weil. et Barjon. Épidémie de vulvites à gonocoques; transmission par un thermomètre. *Congr. franç. de médecine int. de Lyon*, 1894. —— Welander. Ein Fall von Gonorrhœ mit Endocarditis, mit cutanen Manifestationen complicirt. *Nordiskt. med. Archiv*, 1894, n° 13. (Ref. in *Arch. f. Dermat. u. Syph.* Bd. 33, p. 303. — Gibt es eine Vaginitis gonorrhoica bei erwachsenen Frauen? *Arch. f. Derm. u. Syph.*, XXIV, 1892. —— Wertheim. Die ascendirende Gonorrhœ beim Weibe. *Arch. f. Gyn.*, XLI, 1 H. — Ueber Cystitis gonorrhoica. *Verh. d. deutschen Ges. f. Gyn.*, VI, p. 484. —— West (Ch.) *Lectures on the diseases of infancy and childhood.* London, 1824, p. 756. —— White (I.-W.). Gonorrhœa and vulvo-vaginitis. *American Text-book of the diseases of children*. Edited by L. Starr. Philad., 1895, p. 1027. —— Widmark. Gonococcen in acht Fällen von Vulvo-vaginitis bei Kindern. *Arch. f. Kind.*, VII, p. 1. — Weitere Beobachtungen über das Vorkommen von Gonococcen bei purul. Conjunctivitis u. purulenter Vulvo-vaginitis. *Hygiea.* Bd. 47, 4, p. 217. —— Williams (J.-W.). Vulvo-vaginitis in children. *Maryland med. J.* Baltimore, 1892, Vol. XXVII, p. 705.

# XXVIII

## *CYSTITE*

PAR LE D<sup>r</sup> J. COMBY

Médecin de l'Hôpital des Enfants-Malades.

La cystite est plus rare chez les enfants que chez les adultes et les vieillards, et en général elle est plus bénigne dans le jeune âge. Elle est souvent limitée au col et se traduit par du spasme, de l'oligurie avec pollakiurie, sans émission de sang ni de pus.

### ÉTIOLOGIE

Les causes sont variables : il faut mettre à part, à cause de leur gravité spéciale et de leurs complications, les cystites consécutives à la *tuberculose*, aux calculs, à un néoplasme. La tuberculose des voies urinaires, chez l'enfant, suit généralement une marche descendante, elle commence par le rein, se propage à l'uretère et n'atteint la vessie qu'en dernier lieu. Les *vulvites* et *vulvo-vaginites* des petites filles, de même que les *urétrites* à gonocoques des petits garçons, se compliquent rarement de cystite. Hutinel, dans un article intéressant que nous mettrons à contribution (*Cystites coli-bacillaires chez les enfants, Presse médicale*, 18 nov. 1896), déclare qu'il n'a jamais vu de cystites se produire au cours d'une vulvo-vaginite récente, quoiqu'il ait recherché soigneusement cette complication.

Je crois, comme lui, que la propagation de la vulvo-vaginite à la vessie est très rare ; cependant, chez une fillette de 4 ans atteinte de vulvo-vaginite gonococcienne aiguë, j'ai noté des symptômes de cystite, tels que mictions fréquentes, douleurs vives en urinant, etc. Au moment où la dysurie a fait son apparition, la température, qui était à 37°,2 le matin, est montée le soir à 39°,8, pour redescendre il est vrai le lendemain à 38°. En quelques jours la guérison fut obtenue avec des bains, des cataplasmes, le régime lacté.

La cystite bénigne du col s'observe dans d'autres circonstances ; elle peut être d'*origine alimentaire*. J'ai été consulté pour une petite fille de 4 ans (11 février 1897), qui depuis longtemps éprouve de fréquentes envies d'uriner (20, 30 fois par jour), ne rendant, à chaque miction, que quelques gouttes de liquide. Quand sa mère, impatientée, lui refuse le vase, il lui est impossible de se retenir et elle souille sa chemise. L'examen des organes génitaux externes ne révèle rien, pas de rougeur, pas d'écoulement, pas de vulvite. Or voici la cause de ce spasme vésical. L'enfant, douée d'un grand appétit, mange trop souvent des viandes rouges, des beefsteaks saignants, elle boit du vin, etc. Les urines sont trop azotées, trop acides, et la vessie en éprouve une irritation qui se traduit par de l'intolérance et des contractions incessantes. Il a suffi de mettre l'enfant au régime lacté pour faire disparaître la légère cystite ou le spasme du col dont je viens de parler. Il faut donc, dans l'histoire de la cystite infantile, faire une petite place à l'alimentation carnée trop abondante et à l'*uricémie* qui en résulte. Cette variété de cystite se rapproche des faits décrits par Bókay sous le nom de *spasme de la vessie* (*Gerhardt's Handbuch*, 1878). Cette cause de *dysurie* n'avait pas échappé à Hénoch. « Le simple passage à travers l'urètre d'une urine concentrée et très acide, par exemple quand la fièvre est très élevée, peut donner lieu à des douleurs à la miction. Une urine saturée de sels uriques peut en outre occasionner des accès rappelant la colique néphrétique des adultes. Chez deux enfants de 3 et de 4 ans, j'ai vu survenir de violents accès·de douleur dans le ventre, accompagnés même quelquefois d'un peu de frisson et de chaleur, se reproduisant parfois pendant plusieurs jours successifs et se terminant chaque fois par la sécrétion d'une urine trouble, surchargée de sels uriques et contenant manifestement de l'albumine, tandis que dans les intervalles des accès, intervalles dont la durée était souvent de plusieurs mois, l'état général était excellent et l'urine parfaitement normale. Comme les accès s'accompagnaient aussi de nausées et de constipation, on avait posé d'abord le diagnostic de colique intestinale jusqu'au moment où le caractère de l'urine eût attiré l'attention et provoqué l'examen. On n'a jamais observé ici de véritable émission de graviers qui peuvent provoquer, chez l'adulte comme chez l'enfant, un processus inflammatoire dans le bassinet et même dans le rein.... » Et Henoch ajoute qu'il s'est bien trouvé de l'eau de Vichy qui rend ici les mêmes services que chez l'adulte.

Dans tous ces cas, le mécanisme est le même. Qu'il s'agisse de nourrissons athrepsiques, ou d'enfants plus âgés atteints de gastro-entérite, la présence de *concrétions uratiques*, la concentration des urines par *déshydratation* rapide, se traduisent par l'irritation vésicale.

Chez les enfants plus âgés, la maladie pourrait résulter d'un *refroidissement* (Picot et d'Espine).

Depuis quelques années, on a étudié une nouvelle variété de cystite qui serait déterminée par la pénétration du coli-bacille dans la vessie. Ces *cystites coli-bacillaires* ont fait l'objet d'intéressantes recherches de la part d'Escherich (1894), Haushalter (*Cystite à coli-bacilles dans le cours d'une vulvo-vaginite chez une fillette. Revue médicale de l'Est*, 1894), J. Trumpp (*Ueber Colicystitis im Kindesalter. Münch. med. Woch.*, oct. 1896), Finkelstein (*Ueber Cystitis im Säuglingsalter. Jahrb. f. Kind.* 1896), Hutinel (*Cystites coli-bacillaires chez les enfants. La Presse médicale*, 18 nov. 1896).

Escherich (*Soc. des médecins de Styrie*, 26 février 1894) a attiré l'attention des cliniciens sur la cystite des enfants. Autrefois on croyait que la décomposition ammoniacale des urines était une condition indispensable à la genèse des cystites; aujourd'hui on sait que la cystite peut exister avec des urines acides.

Généralement la cystite infantile est liée à la blennorragie (vulvo-vaginite à gonocoques, etc.). Or Escherich a étudié des cystites *acides*, chez les filles, entre 7 et 9 ans, par exception entre 6 mois et 1 an (2 cas), produites par des bacilles qui ressemblent au *bacterium coli commune*. Comme symptômes, il note des mictions fréquentes, des sensations de brûlure, de la strangurie. On a admis que ces cystites dérivaient d'une migration du coli-bacille à travers la paroi recto-vésicale. Mais l'urètre peut aussi servir de porte d'entrée au bacille du côlon. Comme traitement, Escherich a conseillé les lavages antiseptiques avec une solution de créoline. Escherich semble bien être le premier qui ait appelé l'attention des cliniciens sur la cystite à *coli-bacille* des enfants. Car ces faits étaient bien connus chez l'adulte depuis les travaux de Clado, Albarran, etc. Son élève Trumpp n'a pas recueilli moins de 29 cas, chez des enfants de 5 semaines à 9 ans, à la clinique de Graz.

Sur ces 29 enfants, il y avait 21 filles et 8 garçons; 12 enfants avaient moins de 1 an, 6 moins de 2 ans; le plus jeune avait 5 semaines, le plus âgé 9 ans. D'après cet auteur, la cystite pourrait se produire de deux façons : 1° chez les filles atteintes de diarrhée, la vulve étant souillée par les matières fécales, les coli-bacilles de ces dernières pénètrent dans la vessie à travers le canal de l'urètre et provoquent la cystite; 2° chez les garçons, le cheminement urétral des coli-bacilles n'est pas probable, et on peut admettre leur migration à travers la paroi rectale dépouillée de son épithélium; la rectite préalable jouerait dans ce cas un rôle pathogénique important. Quant à la pénétration coli-bacillaire de la vessie par la voie sanguine, elle ne semble pas admissible, les faits cités à l'appui étant exceptionnels.

Finkelstein cite 9 observations recueillies dans le service de Heubner (Berlin), chez des nourrissons de 3 à 9 mois, entrés pour des affections graves et même mortelles (gastro-entérite, broncho-pneumonie, méningite, etc.). La cystite ayant été observée presque exclusivement chez des filles, l'auteur pense que les coli-bacilles des matières fécales ont suivi la voie urétrale pour envahir la vessie préparée déjà par la congestion fébrile, l'oligurie, la diurèse insuffisante, etc. Finkelstein soutient donc la même opinion que Escherich et Trumpp. Hutinel confirme cette étiologie : « J'ai observé plusieurs fois, dit-il, chez des enfants, particulièrement chez des fillettes, des inflammations assez graves de la vessie, survenues sans cause appréciable, du moins en apparence, sans intervention chirurgicale et en dehors de tout traumatisme. C'étaient des cystites nettement caractérisées, qu'on aurait pu croire spontanées et qui rentraient dans la catégorie des cystites désignées par M. Guyon sous le nom de *cystites vaginales*. Ce qui m'avait particulièrement frappé dans les premiers cas que j'avais rencontrés, c'était l'existence concomitante d'une vulvite et d'une rectite, cette dernière étant en pleine évolution ou en voie de guérison. » Et il pense que la rectite, ou tout au moins le catarrhe intestinal, n'est pas étranger au développement de la cystite. Voici le résumé des faits rapportés par Hutinel :

1° Une fillette de 4 ans, superbe, grosse mangeuse, a une légère vulvite depuis 1 mois.

En juillet 1892, elle est prise d'entérite folliculaire avec coliques, ténesme, selles muco-sanglantes, anorexie, fièvre. Au bout de quelques jours, mictions incessantes et

[J. COMBY.]

pénibles, urines rares, floconneuses, chargées de muco-pus et d'albumine. État typhoïde. Régime lacté. Guérison, après 2 rechutes.

2° Fillette de 5 ans présentant les mêmes symptômes; guérison de la cystite en une douzaine de jours.

3° Fillette de 22 mois, entrée à l'hôpital le 11 juillet 1893. Écoulement vulvaire, rectite pseudo-membraneuse, mictions fréquentes, douloureuses, urines muco-purulentes. L'examen du liquide accumulé dans le vagin (Jeanselme) montre de nombreux coli-bacilles.

4° Fille de 10 ans, souvent atteinte de diarrhée, présente depuis le mois de novembre 1893 un écoulement vulvaire; en janvier 1894, la vulvo-vaginite s'aggrave, puis envies fréquentes d'uriner, douleurs, urines muco-purulentes, un peu de sang. Coli-bacilles.

5° Fille de 4 ans, convalescente de fièvre typhoïde, ayant de la constipation avec rectite et selles muco-sanglantes. Cystite grave; lavages de la vessie au permanganate de potasse à 1 pour 5000. Les urines contenaient le coli-bacille à l'état de pureté.

« Nous nous sommes trouvé en face de fillettes atteintes depuis un temps assez long d'écoulement vaginal ordinairement mal soigné; un jour, une infection intestinale plus ou moins grave s'est produite accidentellement et, du coup, les phénomènes de cystite ont apparu. Le tableau clinique, dans tous les cas, comprend à la fois les symptômes de l'inflammation intestinale, ceux, plus ou moins atténués, de la vulvo-vaginite et ceux de la cystite. » Hutinel fait jouer un rôle capital à la rectite; c'est la rectite qui crée l'ensemble des conditions nécessaires à l'inflammation de la vessie, car l'inflammation de cette portion de l'intestin retentit sur la vessie, en détermine la congestion, etc.

« Pour me résumer, dit-il, il me semble que la vulvo-vaginite joue le rôle d'un intermédiaire en facilitant la pénétration des coli-bacilles dans la vessie, mais que, dans un assez grand nombre de cas, la rectite joue le rôle principal, ce qui ne veut pas dire, à coup sûr, que la cystite ne puisse pas se produire s'il n'existe pas de rectite. » Il pense enfin que, dans les cystites des fillettes, les coli-bacilles suivent d'ordinaire la voie urétrale, le passage à travers les parois recto-vésicales étant exceptionnel. Chez les petits garçons, l'infection doit cependant suivre cette voie.

Il est difficile de se prononcer d'une façon catégorique sur la pathogénie de la cystite coli-bacillaire dont l'histoire date de quelques années à peine.

### ANATOMIE PATHOLOGIQUE

La cystite n'est pas mortelle par elle-même, mais elle peut compliquer des maladies mortelles. C'est alors qu'on peut avoir l'occasion de faire des autopsies et de noter les altérations vésicales que Finkelstein a rapportées. La vessie présentait les lésions d'une cystite catarrhale : congestion, épaississement de la muqueuse, parfois ulcérations. Urine en petite quantité, trouble, floconneuse, contenant un peu d'albumine. Au microscope, épithélium vésical desquamé, nombreux leucocytes, coli-bacilles. Dans un cas, à côté du bacterium coli, on trouva le bacillus subtilis.

## SYMPTÔMES

Les symptômes sont ceux de la cystite du col bien décrite chez l'adulte : mictions extrêmement fréquentes ; l'enfant demande incessamment le vase et quelquefois même ne le quitte pas ; à chaque effort il rend à peine quelques gouttes d'une urine trouble, rarement sanguinolente, contenant du muco-pus. Les douleurs au moment de la miction sont très vives et souvent compliquées de ténesme rectal. L'albuminurie est notée dans la plupart des observations. On doit distinguer, au point de vue clinique, des formes *latentes*, des formes *légères*, des formes *graves*. Dans la forme latente, la cystite est une trouvaille d'autopsie ; l'enfant, affaibli par l'athrepsie, ou par une autre maladie, a succombé sans se plaindre, sans présenter de symptômes vésicaux, et on trouve sa vessie enflammée, contenant des urines muco-purulentes. La forme latente n'est pas toujours mortelle, elle peut être curable. Trumpp en cite 14 cas (5 garçons et 9 filles), dans lesquels la cystite ne s'était manifestée par aucun symptôme local ni général, mais les urines étaient troubles et contenaient des coli-bacilles (*bactériurie à coli-bacilles*). Cette cystite, survenue au cours de l'entérite folliculaire, a parfaitement guéri.

Dans la forme *légère*, il y a bien des douleurs vésicales ou vulvaires, des mictions répétées, des urines troubles, de réaction acide, mais sans aucun symptôme général, sans fièvre. Au bout de 8, 10, 15 jours, la cystite guérit sans complication.

Dans la forme *grave*, outre les symptômes de dysurie, on note de la fièvre, de l'anorexie, de la soif, des vomissements, de l'amaigrissement, quelquefois un état typhoïde. Dans ces cas, on peut craindre la propagation de l'infection aux voies urinaires supérieures, aux bassinets, au parenchyme rénal (pyélite, pyélo-néphrite). Dans deux cas terminés par la mort, Trumpp a trouvé de la pyélo-néphrite avec abcès multiples des reins.

Malgré ces cas mortels, relativement rares, le pronostic de la cystite infantile n'est généralement pas grave et la guérison est habituelle dans un délai qui varie, suivant l'intensité des formes, de 1 à 4 ou 6 semaines.

**Diagnostic.** — Le diagnostic de la cystite est facile, il repose sur les signes énumérés plus haut : fréquence des mictions, douleurs pendant les mictions, urines muco-purulentes ou sanglantes rendues en très petite quantité à la fois.

Mais, chez les enfants du premier âge, la cystite peut être latente, et on ne pourra la soupçonner que quand on verra les urines diminuer notablement, foncer en couleur, ou même se supprimer entièrement. Si, avec ces modifications des urines, l'état général devient mauvais, si la fièvre s'allume, on pourra songer à l'infection urinaire, à la cystite purulente. Mais bien souvent le diagnostic ne sera pas posé. La cystite étant reconnue, reste à en déterminer la nature et la cause.

S'il s'agit d'une fillette ayant de la vulvo-vaginite, on pensera naturellement à la cystite gonococcique et la bactériologie pourra confirmer ce diagnostic.

[J. COMBY.

Si les enfants ont de la diarrhée, des selles muco-membraneuses, des symptômes d'entéro-colite ou de rectite, on pensera à l'infection de la vessie par le coli-bacille et l'on recherchera ce microbe dans le dépôt formé par les urines.

Si la cystite est survenue spontanément, si elle s'accompagne de pâleur, d'amaigrissement, de cachexie, si les urines rendues sont troubles, mêlées de caillots sanglants, on devra songer à la cystite tuberculeuse, et explorer avec soin les reins, les poumons, etc. En même temps on recherchera la présence du bacille de Koch dans les sédiments urinaires. Si l'enfant atteint de cystite accuse des douleurs à l'hypogastre, au col de la vessie, à la verge, surtout à la fin des mictions, si le jet est interrompu tout à coup, si l'évacuation de la vessie présente des difficultés, si les secousses de la marche, de la voiture, augmentent les douleurs et provoquent l'hématurie, on pensera à une cystite d'origine calculeuse.

Si l'enfant, qui se plaint en urinant, fait abus de viandes rôties, saignantes, de vin, s'il a un régime trop azoté, trop excitant, on pensera à la *cystite uricémique*, d'ailleurs légère et peu durable.

## TRAITEMENT

Comme traitement il faut conseiller le repos absolu au lit, les bains tièdes prolongés, les cataplasmes sur le bas-ventre, le régime lacté absolu.

Quand il y a du pus dans les urines, il faut faire le lavage de la vessie soit avec l'eau bouillie simple, soit avec l'eau boriquée, soit avec une solution de lysol à 1 pour 400. Après avoir vidé la vessie, sans sortir la sonde, on introduit, suivant l'âge, de 50 à 150 grammes de la solution. On laissera le liquide en contact avec la vessie pendant quelques minutes. On a conseillé encore le salol à l'intérieur (25 à 50 centigrammes trois fois par jour).

Hutinel a obtenu la guérison des cas qu'il a observés en 15 à 20 jours, sous l'influence du régime lacté, des boissons émollientes et des lavages de la vessie avec le *permanganate de potasse* en solution à 1 pour 5000. En même temps il ne faut pas manquer de traiter la vulvo-vaginite et l'entérite concomitantes.

Pendant combien de temps faut-il continuer les lavages de la vessie? Pour Hutinel, ils doivent être continués après la disparition de la cystite; dans un cas où ils furent interrompus trop tôt, il survint une rechute et la cystite ne céda qu'à un nouveau traitement. Ce traitement des cystites coli-bacillaires est applicable à toutes les cystites purulentes, quelle qu'en soit la cause.

Mais, quand il n'y a qu'un peu d'irritation du col, de spasme vésical sans mictions purulentes ni sanglantes, on pourra se borner au traitement diététique (régime lacté), combiné avec le repos et les bains émollients.

# XXIX

## *ANOMALIES GÉNITALES CHEZ LES PETITES FILLES*

PAR LE D<sup>r</sup> J. COMBY
Médecin de l'Hôpital des Enfants Malades.

Sans entrer dans le détail des vices de conformation de l'appareil génital chez les filles, je crois devoir appeler l'attention sur trois états pathologiques pour lesquels le médecin est consulté :

1° Les *adhérences vulvaires* capables de mettre obstacle à la miction ou à l'écoulement menstruel ; 2° les *hémorragies vulvaires* ; 3° les *hémorragies utérines* (menstruation prématurée).

### I. — ADHÉRENCES VULVAIRES

Sans parler de l'*imperforation de l'hymen* qui pourra ne devenir évidente qu'au moment de la menstruation, et exigera alors l'intervention chirurgicale si elle est complète et de nature à arrêter le cours du sang, il convient de signaler les adhérences des lèvres entre elles, leur union par un pont membraneux, qui constituent des anomalies généralement curables.

Les grandes, comme les petites lèvres, sont quelquefois unies entre elles, soudées intimement ; ou bien elles sont réunies par un pont membraneux qui va de l'une à l'autre et s'étend comme un voile opaque au devant du vagin. En général, le pont n'est pas complet, il laisse un écartement supérieur par lequel les urines trouvent une issue plus ou moins directe. Quelquefois cependant la symphyse est complète, totale, et l'orifice urétral est masqué comme l'orifice hyménial.

Dans ce cas, il faut intervenir d'urgence, dès le premier ou le second jour de la naissance, pour combattre les effets de la rétention d'urine.

Même quand l'anomalie n'est pas complète, la moitié supérieure de la vulve étant bien conformée et libre, il peut arriver que la membrane fibreuse qui sous-tend la moitié inférieure des lèvres forme une sorte de cul-de-sac dans lequel les urines s'accumulent et se décomposent. Il ne faut pas hésiter en pareil cas à inciser le repli qui favorise cette fermentation urinaire et les irritations locales consécutives.

Les adhérences vulvaires sont lâches ou serrées ; quand elles sont lâches, peu résistantes, elles peuvent céder à l'écartement forcé imprimé par les mains du chirurgien, sans aucun instrument, avec une sonde cannelée maniée avec douceur. Quand elles sont serrées, fibreuses, il faut avoir recours à l'instrument tranchant.

S'il y a un orifice supérieur, on introduit de haut en bas, par cet orifice, l'extrémité mousse d'un stylet cannelé ou d'une sonde cannelée préalablement stérilisés par l'ébullition ou l'étuve sèche. Avec un bistouri à lame étroite stérilisé de même, et glissé dans la rainure de la sonde, on fait une incision d'arrière en avant qui libère les lèvres. Souvent le voile obturateur est extrêmement mince, transparent, et sa section ne donne pas d'écoulement sanguin. Quelquefois il est plus épais, vascularisé, et l'on est obligé de faire une compression avec la gaze ou la ouate stérilisées.

Quand la membrane ne laisse voir aucun orifice, on l'attaquera soit avec la pointe d'un bistouri, soit avec des ciseaux, pour livrer passage à la sonde cannelée qui doit servir de conducteur pour l'opération libératrice.

D'ordinaire les adhérences des grandes ou des petites lèvres sont très faciles à opérer, et l'intervention chirurgicale n'entraîne aucune suite fâcheuse.

Le D<sup>r</sup> Kirmisson (*Rev. d'orthop.*, janv. 1897) rapporte un cas typique d'adhérence des petites lèvres : une fillette de 8 mois présente un accolement des deux petites lèvres masquant le clitoris et l'orifice du vagin ; il a suffi de décoller avec un stylet les deux petites lèvres soudées entre elles pour rendre à la vulve sa configuration normale.

« Chez les petites filles, dit Henoch, on rencontre parfois une adhérence des petites lèvres, on peut la rompre avec le manche d'un scalpel et il est rare qu'elle exige l'incision. Dans quelques cas cette adhérence a paru la cause de la dysurie qui se dissipait aussitôt après la séparation des lèvres. »

Outre les adhérences des lèvres, on a signalé des adhérences du clitoris avec son capuchon muqueux, adhérences qui pourraient déterminer des démangeaisons, des irritations capables de conduire les fillettes qui en sont atteintes à la pratique de l'onanisme. Avant de recourir à la clitoridectomie, il faudrait libérer ces adhérences.

## II. — HÉMORRAGIES VULVAIRES

Les hémorragies vulvaires peuvent s'observer chez les filles nouveau-nées, et elles font partie alors de ce *complexus hémorragipare* qui commande les différentes hémorragies décrites à l'article *Hémorragies des nouveau-nés* : ou bien chez des fillettes plus âgées, et elles relèvent alors d'un processus inflammatoire (*vulvite*, *urétrite*, etc.).

J'ai insisté, dans une communication à la Société médicale des hôpitaux (23 octobre 1896), sur les *hémorragies dans la vulvo-vaginite des petites filles*. Ordinairement la vulvite et la vulvo-vaginite évoluent, chez les petites filles, sans aucun suintement sanguin. Mais quand l'inflammation est violente, quand la vulvite se complique d'urétrite, on peut voir survenir l'hémorragie.

J'avais vu, à l'hôpital Trousseau, trois filles présentant ces hémorragies ; récemment, à l'hôpital des Enfants-Malades, j'ai observé un quatrième cas chez une fillette de 5 ans. Dans les deux premiers cas, il s'agissait de fillettes de 6 et 8 ans qu'on avait reçues à l'hôpital avec le diagnostic *métrorragie*. Or il était facile de voir que le sang ne provenait pas du vagin, mais de bourgeons fongueux entourant l'orifice urétral.

Une fillette de 2 ans et demi, prise de rougeole le 6 mars 1896, entre au pavillon d'isolement de l'hôpital Trousseau le jour même et en sort guérie le 19. Mais elle présentait au moment de sa sortie une vulvo-vaginite. Le lendemain elle perdait du sang par la vulve et la mère, effrayée, la reconduisait à l'hôpital le 23 mars. On constate alors un écoulement purulent jaune verdâtre, empesant le linge, et des hémorragies plus inquiétantes par leur répétition que par leur abondance. En même temps, il y avait de la fièvre (jusqu'à 40 degrés le soir, 38 degrés le matin). Cette fièvre rémittente persista pendant 8 jours et ne céda qu'après des lavages répétés de la vulve et du vagin avec une solution de permanganate de potasse à 1 pour 1000. Le 1er avril, la vulvo-vaginite, qui était gonococcique, se tarissait, mais les hémorragies persistaient. Examinant avec soin la vulve de la fillette, je constatai que le méat urinaire était caché par des bourgeons charnus, friables et saignants. Au-dessous de ce bourgeonnement fongueux, l'entrée du vagin était normale et il était aisé de voir que l'hémorragie ne venait pas de là. Donc, pas de *métrorragie*. Prenant une sonde molle en caoutchouc, je la fis pénétrer à travers les bourgeons vulvaires jusque dans la vessie et je retirai une urine claire. En même temps l'orifice urétral, quoique à peine effleuré par la sonde, se mit à saigner abondamment. Le sang venait donc de l'orifice urétral. Quelques cautérisations au pinceau avec une solution de nitrate d'argent à 1 pour 50 firent rétracter les bourgeons urétraux et arrêtèrent l'hémorragie.

Le Dr A. Broca avait déjà vu des faits analogues et il les avait décrits sous le nom de *Prolapsus de l'urètre chez les petites filles* (*Annales de gynécologie*, mars 1896). Une fillette de 6 ans perdait du sang par la vulve depuis trois jours : suintement léger, mais continu, tachant largement la chemise. L'examen de la vulve montre que tout est normal, sauf au méat urinaire où se montre un petit bourrelet rouge enflammé. Il y avait un prolapsus léger et circulaire de la muqueuse urétrale. Il a suffi de cautériser le bourrelet pendant trois jours avec une solution de nitrate d'argent à 1 pour 100 pour arrêter l'hémorragie.

Le cas du Dr A. Broca ressemble tout à fait au nôtre. Mais, d'après cet auteur, si la maladie était négligée, on pourrait avoir une tumeur fongueuse et violacée atteignant le volume d'une noisette ou d'une noix.

Quoi qu'il en soit, le pronostic est bénin; quand la tumeur est grosse et irréductible, il faut l'exciser au bistouri avec suture exacte. Quand il n'y a qu'un léger gonflement, la cautérisation au nitrate d'argent suffit.

Le Dr Pourtier a repris la question dans sa thèse (*Du prolapsus de la muqueuse de l'urètre chez la femme*, Paris, 1896). Il montre que cette affection est exceptionnelle chez la femme adulte, et qu'elle présente son maximum de fréquence aux deux extrêmes de la vie (vieilles femmes, filles de 2 à 15 ans). Le seul symptôme constant est l'*hémorragie*.

Ces hémorragies vulvaires des petites filles avaient été d'ailleurs observées de longue date par Henoch. « La source en est parfois, dit-il, comme l'exploration le révèle, dans un papillome de la vulve ou du vagin, ou dans une tuméfaction polypoïde de l'urètre. De l'orifice de ce canal on voit saillir

[J. COMBY.]

une tumeur d'un rouge sombre, saignant facilement, qui peut devenir si grosse qu'elle écarte les parois vulvaires. On méconnaît facilement le ténesme urinaire qui existe souvent en même temps et l'hémorragie attire la première l'attention de la mère. Dans 2 cas de ce genre observés dans ma clinique chez des petites filles de 7 et de 10 ans, nous obtînmes en quelques semaines la guérison par la cautérisation de la muqueuse urétrale tuméfiée et prolabée. »

Le D<sup>r</sup> Heinricius (*Jahrb. f. Kind.*, 1889) a vu, chez une fillette de 12 mois, une tumeur faisant saillie à la vulve ; depuis l'apparition de cette grosseur l'urine coulait goutte à goutte. Au milieu de la fongosité se voyait un orifice qui conduisait dans la vessie. La tumeur était réductible. Les cautérisations ayant échoué, on l'extirpa avec le thermocautère.

Græfe (*Centr. f. Gynæk.*, 1892) a vu une grosseur polypiforme à l'orifice urétral d'une fille de 8 ans. Cette grosseur qui avait le volume d'une amande datait de 6 mois ; elle présentait à son tiers supérieur un orifice conduisant dans la vessie. On dut faire l'extirpation.

Tous ces exemples (ceux que j'ai produits, ceux de M. Broca et de son élève Pourtier), les cas de prolapsus urétral cités par Henoch, Heinricius, Græfe, montrent qu'il faudra désormais compter avec les hémorragies vulvaires des petites filles. Ces hémorragies, qui viennent compliquer la *vulvovaginite*, ne doivent pas être prises pour des *métrorragies* ou pour des faits de *menstruation précoce*.

L'examen local permettra d'éviter l'erreur et de déceler la source exacte de la perte sanguine, c'est-à-dire la muqueuse irritée et prolabée de la partie antérieure de l'urètre. D'après les observations qui me sont personnelles, cette *métrorragie* des petites filles n'a aucune gravité, et elle cède très facilement aux cautérisations par le nitrate d'argent (1 pour 100, 1 pour 50) combinées avec les irrigations antiseptiques de la vulve et du vagin (solution de permanganate de potasse à 1 pour 1000).


### III. — MENSTRUATION PRÉMATURÉE

L'écoulement périodique de sang à travers les voies génitales, qu'on appelle *menstruation*, est une fonction temporaire qui va de la puberté à la ménopause.

La menstruation peut se montrer prématurément dans les premières années de la vie, et alors, même quand elle correspondrait à un développement précoce de la fonction ovarienne, elle a quelque chose de *pathologique* qui doit attirer l'attention des médecins. Une fillette réglée à 8 ans, à 6 ans, à 5 ans, n'est pas une enfant normale.

D'après Unger, les jeunes filles chez lesquelles la menstruation s'établit d'une manière précoce deviennent fréquemment chlorotiques.

Il faut d'ailleurs bien distinguer, de la *menstruation prématurée*, les hémorragies pathologiques telles que celles qu'on rencontre chez les nouveau-nées, qui n'ont aucune relation avec l'ovulation, et qui n'ont de génital que leur siège.

Dans les premiers jours de la vie, on peut voir des fillettes rendre du sang (hémorragies des nouveau-nés). Ou bien c'est en faisant une autopsie qu'on découvre la métrorragie : « J'ai trouvé deux fois, dit Billard, du sang épanché et pris en caillot dans la cavité de l'utérus chez des petites filles mortes peu de jours après la naissance. » Ces éliminations faites, on trouve un assez grand nombre d'observations authentiques de *menstruation précoce*.

L'âge moyen de l'établissement de la fonction menstruelle est, dans les climats tempérés, entre 13 et 15 ans. Or, Symes dit avoir vu, à Boston, une jeune fille de 10 ans qui était enceinte et avait été réglée un certain temps auparavant (Depaul et Guéniot. Article *Menstruation* du Dictionnaire Dechambre). Carus, cité par les mêmes, a relaté l'observation d'une femme qui, réglée dès l'âge de deux ans, avait eu une première grossesse à 8 ans.

On trouve, dans l'ancien *Dictionnaire des sciences médicales*, à l'article PUBERTÉ, l'observation suivante, qui a été communiquée à l'auteur par le D<sup>r</sup> Comarmond (de Lyon).

Un enfant du sexe féminin présenta à l'âge de 3 mois un développement des seins dont la mère conçut de l'inquiétude. « Cette inquiétude devint plus grande lorsqu'on vit les parties génitales se couvrir de poils noirs, crépus, épais, et les aisselles offrir la même particularité. Bientôt les règles coulèrent comme chez une femme bien formée, et elles ont reparu avec régularité jusqu'à présent que cette enfant est âgée de 27 mois. Le D<sup>r</sup> Comarmond l'a vue pour la première fois à l'âge de 7 mois ; il fut étonné de l'expression du visage, dont les traits étaient prononcés et n'avaient rien d'enfantin, et surtout de la vivacité des yeux, qui semblaient exprimer des désirs. La gorge a continué à prendre du développement, elle est ferme et bien placée ; en un mot, cette petite fille présente, à son âge actuel de 27 mois, tous les signes physiques de la puberté, qui ont commencé à se manifester après sa naissance. »

Au rapport du D<sup>r</sup> J. Le Beau, Mathilde H..., née à la Nouvelle-Orléans le 30 septembre 1827, vint au monde avec des seins complètement développés, le mont de Vénus couvert de poils, comme une fille de 13 ou 14 ans. A l'âge de 3 ans, ses règles parurent et continuèrent de revenir périodiquement tous les mois avec la même abondance que chez une femme adulte. Chaque époque durait 3 jours. A l'âge de 4 ans, cette enfant avait déjà 1<sup>m</sup>,25 de hauteur. Elle était bien constituée, ses seins avaient la grosseur d'une forte orange ; enfin, les dimensions du bassin étaient de beaucoup supérieures à celles qui sont propres à cet âge.

D'Outrepont cite le fait d'une fille très précoce qui, à l'âge de 2 semaines, avait 4 dents et qui commença à être menstruée à 9 mois. Elle avait alors de longs cheveux noirs et les seins très développés. Les règles revinrent exactement tous les mois jusqu'à 9 ans, époque à laquelle l'observation fut discontinuée.

Le D<sup>r</sup> Susewind déclare avoir connu une fille de 27 mois, rachitique, qui avait été réglée dès l'âge d'un an. Le flux sanguin se reproduisait tous les mois et était, chaque fois, accompagné des symptômes de congestion qu'on observe habituellement chez les femmes en temps de menstruation. Les seins et le mont de Vénus offraient, chez cette petite fille, le développement qu'on rencontre d'ordinaire vers l'âge de 14 ou 15 ans.

Nous n'en avons pas fini avec ces *monstruosités emméniques* (Raciborski). G. E. Rein (Vratch) a présenté, à la Société de gynécologie et d'obstétrique de Kiew, une fillette de 6 ans qui était réglée d'une manière normale depuis environ une année. Les règles revenaient toutes les trois ou quatre semaines et duraient chaque fois 4 à 6 jours. Les seins, les organes génitaux externes et les poils du pubis ressemblaient à ceux d'une fille de 13 à 14 ans. L'examen du ventre, qui était gonflé, révéla la présence d'un kyste de l'ovaire, fluctuant et à parois épaisses.

Le Dr Pluyette (*Marseille médical*) a vu une fillette de 4 ans qui avait 1m,12 de taille; elle avait été réglée à 46 mois; 57 jours après, nouvel écoulement sanguin; puis règles tous les 34 ou 35 jours; seins très développés.

Wachs a vu une fillette réglée à 2 ans et demi.

Le Dr Méngus, du Puy-Notre-Dame (*Semaine médicale*), rapporte le fait suivant : Le 15 janvier 1883, la mère de la petite Vésinard Eugénie, de B..., nous appela pour nous demander notre avis sur une véritable perte de sang dont était atteinte sa petite fille, alors âgée de près de 25 mois.

L'examen de cette enfant, bien constituée et très développée pour son âge, nous laissa voir un écoulement de sang provenant des parties génitales.

D'où cet écoulement sanguin tirait-il son origine? Aucune contusion, aucune lésion extérieure ne pouvait nous mettre sur la voie ; nous séparâmes donc les grandes et petites lèvres et un cathéter introduit sans effort, par son propre poids, jusque dans le fond du vagin, ne réveilla aucune douleur et ne nous permit de sentir la présence d'aucun corps étranger. Nous conseillâmes à la mère de garder son enfant au lit et de veiller sur elle. Après trois jours tout écoulement de sang s'arrêta pour revenir de nouveau six semaines après.

De nouveau consulté, et croyant avoir affaire soit à un corps étranger, soit à un polype, nous crûmes devoir examiner l'enfant plus à fond.

Les grandes et petites lèvres écartées, nous ne pûmes découvrir trace de vrai hymen. Cette membrane n'était représentée que par plusieurs languettes triangulaires très régulièrement découpées et dont les pointes venaient se recouvrir au centre en formant une étoile bien dessinée. L'entrée du vagin était tout à fait libre et notre petit doigt s'y enfonça sans le moindre effort et arriva avec la plus grande facilité jusque sur le col de la matrice, col qui nous parut fort développé pour une enfant de cet âge. De corps étranger ou de polype, aucune trace.

Avait-on affaire à un véritable écoulement menstruel? C'était d'autant plus probable que l'enfant, très intelligente et très développée pour son âge, présentait déjà certains signes extérieurs de la puberté, qui s'accentuèrent encore davantage à la nouvelle époque cataméniale. Les seins étaient alors développés comme chez une fille nubile, les poils commençaient à percer au pubis qui en est couvert aujourd'hui ; la peau, satinée chez les enfants, avait pris cette apparence chagrinée qui distingue celle des filles pubères.

Les pertes de sang, dans les premiers temps, fatiguaient l'enfant, mais quelques toniques lui permirent de s'y habituer. Aujourd'hui, à 3 ans et demi, la petite fille, toujours régulièrement menstruée une fois par mois, se porte très bien et est toujours très avancée pour son âge ; et, fait digne d'être noté, son unique frère, de plus d'un an plus âgé qu'elle, présente tous les caractères du crétinisme dans son type le plus pur.

Le Dr Vanderveer, d'Albany (*Amer. Journ. of Obst.*, 1884), a vu une fillette de 2 ans et 7 mois qui avait commencé à présenter un écoulement menstruel normal, régulier, durant 4 à 5 jours, à l'âge de 4 mois. Cet écoulement reparaissait tous les 28 jours. L'enfant pesait 49 livres, son visage et sa conformation étaient ceux d'une fille de 10 à 12 ans ; ses seins avaient le volume d'une petite orange. Le mont de Vénus était couvert de poils. En décembre 1882, janvier et février 1883, pas de règles ; en mars, retour des règles.

Le Dr Diamanti (*Arch. di Pat. inf.*, 1889) a vu une fillette réglée à 2 ans ; à 1 an, elle avait toutes ses dents ; à 4 ans, elle pesait 59 livres ; à 6 ans, 79 livres. Mamelles développées, pubis et aisselles pourvus de poils. Depuis janvier 1888, les règles ont cessé, et à leur place sont survenus des accès épileptiformes périodiques.

Au mois de novembre 1892, j'observai une fillette de 11 mois atteinte de coqueluche et qui ne tarda pas à être enlevée par une broncho-pneumonie. Cette enfant, d'après le récit que me fit sa mère, avait perdu du sang par la vulve régulièrement tous les mois jusqu'à l'âge de 7 mois. A partir de cette époque elle cessa d'être réglée, à l'occasion d'une variole ou d'une varicelle.

Woodruff (*A case of unusually early menstruation.* — Medical Record, 7 mars 1896) a vu, à la policlinique du Dr Monti (Vienne), une fillette de 6 ans et 2 mois, ayant le facies et l'apparence d'une fille de 14 à 15 ans, brune (118 centimètres de taille). Les seins étaient pleins, fermes et arrondis. La circonférence pectorale avait 72 centimètres ; le pelvis mesurait un diamètre de 20 centimètres à la crête iliaque, 21 à l'épine antérieure et supérieure, 25 aux trochanters. Le mont de Vénus était couvert de poils, l'utérus était normal au toucher rectal, l'hymen intact. L'enfant avait commencé à être réglée vers l'âge de 2 ans, et avec périodicité depuis cette époque. Chez sa mère et cinq sœurs, la menstruation s'était établie entre 12 et 14 ans. La santé générale de l'enfant était excellente et n'avait pas souffert de cette menstruation prématurée.

Les D[rs] Ch. Barbaud et Lefèvre (*Essai sur la puberté chez la femme.* Paris, 1897), rapportent le fait suivant : Puech (d'après Molitor) a vu une fille réglée à 4 ans ; le pubis à la naissance était couvert de poils ; rapports sexuels à 8 ans ; ensuite anorexie, vomissements, aménorrhée pendant

[J. COMBY.]

3 mois; au bout de ce temps, perte sanguine, fausse couche, embryon de 55 millimètres de long pesant 15 grammes.

Le D$^r$ V. Gautier (*Rev. méd. de la Suisse romande*, 15 nov. 1884) a dressé un tableau des menstruations prématurées :

| | |
|---|---|
| A la naissance . . . . . . . . . . . . . . . | 1 cas. |
| 4 mois. . . . . . . . . . . . . . . . . . . . . | 2 — |
| 5 — . . . . . . . . . . . . . . . . . . . . | 2 — |
| 7 — . . . . . . . . . . . . . . . . . . . . | 5 — |
| 9 — . . . . . . . . . . . . . . . . . . . . | 5 — |
| 10 — . . . . . . . . . . . . . . . . . . . . | 1 — |
| Autres mois de la 1$^{re}$ année. . . . . . . . . | 5 — |
| Total. . . . . . . | 19 cas (1$^{re}$ année). |

| | |
|---|---|
| 15 mois. . . . . . . . . . . . . . . . . . . | 1 cas. |
| 16 — . . . . . . . . . . . . . . . . . . . . | 1 — |
| 18 — . . . . . . . . . . . . . . . . . . . . | 1 — |
| 19 — . . . . . . . . . . . . . . . . . . . . | 1 — |
| 22 — . . . . . . . . . . . . . . . . . . . . | 1 — |
| 23 — . . . . . . . . . . . . . . . . . . . . | 1 — |
| Autres . . . . . . . . . . . . . . . . . . . | 5 — |
| Total. . . . . | 9 cas (2$^e$ année). |

A ces 28 cas des 2 premières années de la vie, il faut ajouter 11 cas entre 2 et 6 ans (2 de 2 à 3 ans, 5 de 3 à 4 ans, 3 de 4 à 5 ans, 1 de 5 à 6 ans); ce qui fait en tout 39 cas. Reste un cas dont l'âge n'est pas indiqué, plus un autre dans lequel la fillette, atteinte de rétention par atrésie génitale, mourut d'hématocèle à 3 ans et demi.

Nous n'insisterons pas plus longtemps sur ces monstruosités sexuelles, qui sont rares et échappent d'ailleurs à l'action médicale.

La fillette, étant réglée prématurément ou en temps opportun, peut être sujette à des troubles de la menstruation (aménorrhée, dysménorrhée, métrorragies). L'aménorrhée et la dysménorrhée sont très fréquentes. Avant que les règles ne s'établissent avec une périodicité suffisante, il y a souvent une période de transition pendant laquelle les jeunes filles souffrent d'irrégularités plus ou moins marquées, de retards, de suspensions pendant quelques mois, etc.

Quant aux *métrorragies* de la puberté, elles sont plus rares et elles doivent être étudiées avec soin. D'après M. Lamy (*Des métrorragies chez les jeunes filles à l'époque de la puberté*. Nancy, 1896), ces pertes de sang s'observeraient chez deux catégories de malades : les unes sont anémiées ou chlorotiques au moment où la menstruation s'établit, et l'hémorragie est précédée, commandée en quelque sorte par une cause débilitante; les autres sont bien portantes jusqu'au moment de la menstruation, et l'hémorragie donne le signal d'un affaiblissement notable.

Dans ce dernier cas, il faut soupçonner une lésion locale qui sera tantôt une *métrite virginale* du corps, tantôt une *métrite* du col avec développement anormal de cette partie de l'utérus. Ces métrites déterminent sur la muqueuse des fongosités vasculaires qui sont la source des métrorragies.

D'où viennent ces métrites? On peut invoquer quelquefois une infection ascendante, une vulvo-vaginite à gonocoques ou à streptocoques, une irritation banale par l'onanisme, la fatigue, les exercices pénibles, etc.

M. Bécigneul a présenté à la *Société médico-chirurgicale de Nantes* (voir *Gazette de gynécologie*, 15 février 1897) une intéressante observation de métrorragie chez une fillette de 13 ans 2 mois, qui, réglée pour la première fois le 4 octobre 1895, n'avait pas éprouvé alors le moindre malaise. Puis elle perdit beaucoup de sang rouge avec caillots pendant 15 jours. Interruption de 8 jours, suivie d'une nouvelle métrorragie de 15 jours. C'est alors que le D<sup>r</sup> Bécigneul est appelé par la famille. L'examen ne montra rien qui pût expliquer l'hémorragie. Le repos horizontal, les injections d'ergotine n'amenèrent aucun résultat. Anémie très prononcée.

Le toucher vaginal put être pratiqué; il montra un utérus petit, mobile, insensible, le col de dimensions normales, mais légèrement entr'ouvert. On fit des injections vaginales à 45° et les pertes s'arrêtèrent (28 octobre). Le 6 novembre, l'enfant s'étant levée, l'hémorragie se renouvelle et dure jusqu'au 12, malgré les injections chaudes et les piqûres d'ergotine. On continue les injections vaginales pendant un mois après l'arrêt du 12, la malade gardant le lit, et on put ainsi triompher définitivement des métrorragies.

Le 10 janvier 1896, règles peu abondantes, pendant une nuit. Pendant les trois mois qui suivent, la santé est bonne, la menstruation est suspendue. Puis elle se rétablit avec régularité, les règles durent 3 à 4 jours, et la quantité de sang n'a plus rien d'excessif.

Comment expliquer ces métrorragies de l'adolescence, de la puberté, se produisant sans lésion organique, sans cause provocatrice d'aucune espèce? Quelle est l'influence secrète qui met en branle le molimen hémorragique et le fait sortir de ses limites physiologiques?

La malade de M. Bécigneul n'était ni chlorotique, ni syphilitique, ni hémophile, ni diabétique, ni albuminurique; elle n'était sous l'influence d'aucune intoxication, d'aucune maladie infectieuse; elle n'avait pas de symptômes de lésions cardiaques ni hépatiques. L'examen de l'appareil génital permettait d'éliminer la métrite, les polypes, le cancer, la fausse-couche, etc. Pas de traumatisme.

Les faits analogues ne sont pas très rares et, pour ma part, j'ai vu une fillette de 12 ans qui, réglée pour la seconde fois et ayant contracté la rougeole au début de son époque menstruelle, a perdu du sang en abondance pendant plus de dix jours, quoiqu'elle gardât le lit. Mais, dans ce cas, on pouvait invoquer l'état fébrile et la congestion morbilleuse de l'utérus.

Le D<sup>r</sup> Marx (*Salpingo-ovarites à la suite de la vulvo-vaginite chez les enfants. Revue de thérapeutique médico-chirurgicale*, 1<sup>er</sup> mai 1895) a insisté sur la longue durée et sur les complications à longue portée des

vulvo-vaginites infantiles. En pratiquant le toucher rectal, il a pu constater
de l'empâtement dans les culs-de-sac latéraux, et il croit avoir été en présence, plusieurs fois, de salpingites suppurées avec ovarites consécutives.
Ces vulvo-vaginites seraient suivies, à époques plus ou moins tardives, de
troubles du côté des annexes, et, au moment de la puberté, elles seraient
de nature à troubler la menstruation. Chez des fillettes de 7, 8 et 9 ans,
autopsiées dans les hôpitaux, cinq fois on a trouvé du pus enkysté dans les
trompes.

Les salpingo-ovarites ne sont donc pas inconnues dans l'enfance, et les
recueils spéciaux contiennent même quelques observations de kystes de
l'ovaire chez des filles vierges et non pubères.

# XXX

## *ONANISME*

### PAR LE D<sup>r</sup> J. COMBY

Médecin de l'hôpital des Enfants-Malad s.

L'onanisme est tantôt une habitude vicieuse, un tic, une succussion instinctive, sans racines profondes ; tantôt une perversion du sens génital, avec
recherche de sensations voluptueuses contre nature, pouvant se continuer
dans l'âge adulte. Dans les deux cas, cette succussion des organes génitaux
externes, cette masturbation, est avant tout une maladie de l'enfance, qui
préoccupe beaucoup les familles après avoir absorbé l'attention d'un certain
nombre de médecins.

A la fin du siècle dernier, un médecin de Lausanne, Tissot, a écrit sur
l'onanisme un de ces ouvrages qui ont fait fortune dans le monde, et que
tout médecin sérieux aurait de la peine à lire aujourd'hui jusqu'au bout ;
car c'est un tissu de sottises et d'erreurs insipides, quoique exprimées dans
un beau langage.

La clinique ne saurait tenir aucun compte du livre de Tissot, et nous
n'aurons pas à le citer dans le cours de cet article. « Il serait intéressant de
rechercher, dit Christian (article *Onanisme* du Dictionnaire encyclopédique),
ce qui, au xviiiᵉ siècle, a provoqué cette levée de boucliers contre l'onanisme.
Ce vice était-il devenu si commun et si inquiétant? Assurément, le xviiiᵉ siècle
ne passera jamais pour un siècle vertueux ; mais s'il a été corrompu, il y a
eu avant lui, et sans qu'il faille remonter à la décadence romaine, des périodes
où les mœurs étaient bien autrement dissolues.

« Je croirais plus volontiers que l'ouvrage du médecin de Lausanne dérive
de cette effervescence d'utopies généreuses dont le xviiiᵉ siècle semble avoir
le monopole ; on dirait un chapitre de l'*Émile*. Chez Tissot, le médecin était
doublé du piétiste ; dans l'onanisme, il combat le péché au moins autant que
l'acte préjudiciable à la santé. De là une véhémence qui l'entraîne à une
exagération d'autant plus fâcheuse, qu'elle lui fait manquer le but. Je doute
que beaucoup d'onanistes aient été guéris de leur funeste habitude par les
peintures effrayantes qu'il s'est plu à accumuler.

« C'est du reste un fait général, curieux à signaler. Quiconque a écrit sur
ce sujet a été entraîné, en quelque sorte fatalement, à forcer la note, à
assombrir le tableau, à généraliser, outre mesure, des accidents qui n'ont
ni la gravité, ni la fréquence qu'on a voulu leur attribuer. »

Il faut reconnaître que M. Christian sait se garder de cette exagération
qu'il reproche à bon droit à ses prédécesseurs. Lasègue aussi avait bien vu
ce qu'il y avait dans l'onanisme et derrière l'onanisme, et il avait fait bonne
justice de tout ce qu'il y a de fabuleux et de légendaire dans l'histoire de
cette passion.

[J. COMBY.]

Je me souviens d'une leçon clinique faite il y a une quinzaine d'années, à la Pitié, par l'incomparable professeur qu'était Lasègue, devant un jeune auditoire ravi par son esprit, par sa finesse, par son sens clinique aiguisé et profond à la fois.

Pour lui, il fallait distinguer, chez l'enfant, deux groupes d'onanistes, suivant que la pratique de la masturbation est ou n'est pas accompagnée de jouissance.

Dans la première enfance, à 18 mois, à 2 ans, Lasègue avait vu des masturbateurs de cet âge, l'onanisme est sans valeur par lui-même ; c'est le symptôme d'un état morbide, d'une névrose cérébrale latente. Peut-on en effet, à 18 mois, à 2 ans, considérer l'onanisme comme le résultat d'une lubricité précoce? Loin de là, c'est un acte inconscient, maniaque, un tic, une sorte de chorée contre laquelle rien ne prévaut. Cet acte machinal, indifférent pour la santé générale, ne s'accompagnant pas et ne pouvant pas s'accompagner de jouissance, c'est-à-dire d'ébranlement nerveux, de dépense nerveuse, n'a pas plus d'importance que l'acte qui consiste à sucer le pouce ou une tétine en caoutchouc ; on sait combien ce *suçotage* est répandu chez les nourrissons.

En se livrant à ces actes mécaniques, l'enfant témoigne simplement du besoin de succussion, de mouvement qu'il éprouve, et qui se traduira plus tard par l'amour du saut, de la danse, du balancement, etc.

Donc, à cet âge, l'onanisme exprime un état nerveux ; la succussion du pénis n'a dès lors pas plus de valeur que la succion des doigts ou un autre tic quelconque. Et Lasègue conseille d'observer l'enfant, d'étudier son système nerveux, son état cérébral, au lieu de le soumettre à des mesures de coercition destinées à un honteux échec.

Dans la seconde enfance, dans l'adolescence, la masturbation est accompagnée de jouissance ; elle acquiert une importance qu'elle n'avait pas jusqu'alors, mais qu'il faut bien se garder d'exagérer. Parmi les masturbateurs des collèges, les uns sont entraînés par l'exemple, par l'occasion, et ils guérissent, les autres sont des cérébraux, des déséquilibrés, des névrosés, qui peuvent présenter dans la suite des désordres plus ou moins graves.

Lasègue avait parfaitement raison et nous ne pouvions mieux faire que de rappeler sa manière d'envisager l'onanisme au début de cet article.

### ÉTIOLOGIE

Dans la première enfance, l'onanisme est rare et ne s'observe guère que chez les garçons.

J'ai connu deux frères, dont l'aîné suçait son pouce avec frénésie et ne pouvait s'endormir sans cela, et dont le cadet exerçait sur son pénis des tractions énergiques, assez fortes quelquefois pour déterminer des érosions et des suintements sanguins au niveau des bourses et du raphé périnéal.

Cette habitude vicieuse avait commencé à 6 mois chez les deux enfants, et s'est continuée jusqu'après 3 ans. Nourris au sein, bien portants sous tous les rapports, ces jeunes sujets n'ont jamais souffert de leur mauvaise habitude.

L'un de ces enfants, en même temps qu'il manifestait sa tendance à l'onanisme, présentait des accès d'asthme assez inquiétants parfois. De pareils exemples ne sont pas exceptionnels, et souvent même ils n'attirent pas l'attention.

Parfois, il y a une cause locale à cette succussion du pénis : c'est le prépuce qui est trop long ou trop étroit, qui laisse difficilement passer l'urine, qui s'irrite à sa surface interne et cause des démangeaisons suivies de grattages et de protractions incessantes. D'autres fois ce sont des adhérences balano-préputiales qui portent l'enfant à se toucher. Ou bien les organes génitaux sont le siège d'eczéma, toujours prurigineux dans ces régions ; j'ai vu, à l'hôpital Trousseau, un enfant de cette catégorie atteint d'eczéma arthritique des parties génitales et des cuisses depuis l'âge de 6 mois : mon interne, M. Bayeux, pensant que la succussion du pénis était due à la longueur et à l'étroitesse du prépuce, fit la circoncision qu'on est autorisé à faire en pareil cas. Mais la suite a montré que l'onanisme était dû à l'eczéma.

La présence d'oxyures vermiculaires, chez les garçons comme chez les filles, par l'irritation que provoquent ces parasites en se promenant le soir en dehors de l'anus, peut aussi conduire à l'onanisme.

Chez les fillettes, le prurit vulvaire, la vulvite, la vulvo-vaginite peuvent être les causes occasionnelles de la masturbation.

Lawson Tait, qui a étudié avec soin l'onanisme dans les deux sexes, le déclare très commun chez les garçons, très rare chez les filles. Il est disposé à croire que les garçons sont presque tous atteints de ce vice, à un degré plus ou moins accusé, et qu'ils y tombent d'eux-mêmes le plus ordinairement. Il professe au contraire que la pratique de la masturbation est, chez les filles, le résultat d'une contamination morale. Presque toujours, c'est d'une amie plus âgée que les petites filles apprennent la masturbation. Elles pourraient toutefois elles aussi la découvrir spontanément.

Lawson Tait a en effet observé deux fillettes, l'une de 4 ans, l'autre de 6 ans, chez lesquelles il était impossible de trouver l'origine de la contamination, et chez lesquelles il fut également impossible de triompher de cette funeste habitude. Elles étaient toutes les deux d'une intelligence défectueuse, condition regardée par lui comme une des causes, et non comme un des effets de l'onanisme. Dans quelques cas, des adhérences clitoridiennes sont le point de départ de la masturbation.

C'est donc chez les garçons, bien plus que chez les filles, que l'onanisme sévit. Les écoles, collèges, les pensionnats offrent à la diffusion de ce vice toute latitude. Beaucoup d'enfants sont restés purs jusqu'à leur entrée au collège ; là ils trouvent des camarades plus avancés qui leur révèlent les jouissances de la masturbation, à laquelle ils vont se livrer avec plus ou moins d'assiduité.

Il est bien peu d'enfants, surtout parmi les internes, qui ne se soient livrés à l'onanisme ; et nous devons avouer que ce mal offre des caractères de généralité et d'universalité indiscutables. Il est de tous les climats, de

[J. COMBY.]

toutes les latitudes, de toutes les races humaines ; il n'est même pas inconnu de certaines espèces animales.

Chez l'adolescent, chez l'enfant pubère ou qui approche de la puberté, l'onanisme trouve une explication, sinon une excuse, dans la satisfaction, le besoin peut-être d'un sens qui s'éveille, du sens génital. Mais en général l'éveil de ce sens ne correspond pas avec le développement des organes sexuels, il est plus précoce, prématuré, on peut le dire, et l'on doit préserver les jeunes sujets de ces excitations par le livre, par les spectacles, par les conversations, par les images obscènes, qui les portent à la pratique de l'onanisme, en attendant qu'ils puissent se livrer à d'autres excès.

Les causes de l'onanisme peuvent donc être nombreuses, et elles se trouvent souvent réunies dans les maisons d'éducation mal surveillées : exemple, imitation, lecture, conversation, image, corruption par les cama-. rades, les domestiques, les maîtres parfois.

En dehors des collèges, la masturbation est rare ; les enfants élevés dans leur famille, ne recevant que de bonnes leçons, n'ayant sous les yeux que de bons exemples, soumis à une surveillance discrète, mais incessante, ont beaucoup de chance d'échapper à l'onanisme. S'ils tombent dans ce vice, ils ne s'y livrent pas à outrance et sans mesure.

Les rapports de l'onanisme avec les maladies cérébrales de l'enfance méritent d'être étudiés, au point de vue étiologique et pathogénique. Quand on se trouve en présence d'un masturbateur effréné, il faut soupçonner une tare nerveuse et chercher du côté du cerveau la cause de ses honteux excès.

L'onanisme est commun chez les enfants idiots, imbéciles, épileptiques, crétins ; tantôt ces enfants ont des organes génitaux rudimentaires, aussi peu développés que le reste de leur corps, ou mal conformés ; tantôt au contraire ils sont doués de pénis volumineux, monstrueux ; quelques-uns sont affectés de cryptorchidie, d'épispadias, d'hypospadias, etc. On voit ces épileptiques, ces idiots, ces maniaques, ces crétins, se masturber d'une façon intermittente, au moment ou à la veille de leurs accès ; ce qui a pu faire dire que l'onanisme conduisait à l'épilepsie, alors qu'il n'en était que l'effet secondaire, le symptôme. Dans l'intervalle des accès de manie ou d'épilepsie, on pourra voir l'onanisme cesser et sommeiller jusqu'à la prochaine crise, ce qui prouve bien la liaison existant entre les deux phénomènes, le *cérébral* et le *génital. L'aberration génitale se rattache à l'aberration cérébrale.*

Si les masturbateurs effrénés ne sont pas tous des épileptiques ou des idiots, beaucoup sont des cérébraux, issus d'aliénés, d'alcooliques, d'épileptiques, d'arthritiques. L'hérédité s'affirme chez eux par l'onanisme en attendant qu'elle les accable de névroses plus graves.

Quand on étudie les tares nerveuses des masturbateurs, on rencontre assez souvent le strabisme, l'incontinence d'urine, la migraine, la chorée, divers tics, etc. Et tous ces stigmates viennent confirmer l'idée de *dégénérescence* que la perversion très accusée du sens génital avait fait naître.

## SYMPTÔMES ET CONSÉQUENCES DE L'ONANISME

Dans la première enfance, avant que toute éjaculation et toute jouissance soit possible, les effets de l'onanisme sont négligeables, et les craintes, dont les parents nous font confidence, sont absolument chimériques. Rien de funeste, rien de fâcheux ne peut résulter, pour un enfant de 2 ou 3 ans, de la succussion plus ou moins forte du pénis. Plus tard, chez le collégien, chez l'adolescent, c'est une autre affaire.

Sans doute il faut se défendre de la tendance à pousser au noir un tableau assez sombre par lui-même. Il faut bien reconnaître que la plupart des enfants qui se livrent à la masturbation n'en éprouvent aucun effet durable. Suivant la fréquence plus ou moins grande de leurs honteuses manœuvres, ils manifesteront plus ou moins de fatigue, plus ou moins de lassitude, et ce sera tout. D'autres auront des symptômes plus accusés qu'il nous faut exposer avec quelques détails.

Ces conséquences secondaires de l'onanisme portent sur le système nerveux, sur les organes des sens, sur l'appareil digestif, sur l'appareil circulatoire, etc.

L'enfant devient paresseux, apathique, incapable de tout effort intellectuel, sa mémoire s'affaiblit; il a des vertiges, des bourdonnements d'oreilles, des troubles de la vue. Le sommeil est agité et traversé par des cauchemars ou des rêves lubriques; quand l'enfant se lève, il est plus fatigué qu'au moment de se coucher; le séjour au lit, qui aurait dû réparer ses forces et ranimer son énergie, a agi en sens contraire.

Les yeux sont battus, excavés, cerclés d'ombre. On observe que les traits sont tirés, que le visage est pâle; il existe, souvent, au front ou sur le menton, de petits boutons d'acné.

L'enfant est essoufflé quand il marche un peu vite, quand il monte un escalier, sa respiration est courte et anhélante. En même temps, les battements du cœur se précipitent et des palpitations pénibles se montrent par accès. On a noté parfois des intermittences du pouls, de l'arythmie cardiaque.

Les fonctions digestives sont défaillantes; l'appétit est diminué ou aboli, la soif est vive; la digestion est lente, pénible, accompagnée de borborygmes, de douleurs (gastralgie). Il y a habituellement de la constipation, et parfois de la diarrhée.

On a dit que les enfants finissaient par tomber dans un état de langueur et de consomption qui pouvait les conduire à la phtisie pulmonaire. D'autres finiraient par l'hypocondrie, la folie, l'épilepsie, la paralysie générale, le gâtisme, etc. Autant d'exagérations qui ne méritent aucune créance, car on a pris souvent l'effet pour la cause.

Ce qui est vrai, c'est que la pratique exagérée de l'onanisme peut conduire l'enfant à un affaiblissement regrettable, qui le rendra plus vulnérable et moins résistant à l'égard des maladies intercurrentes.

« Quels sont, dit Christian, parmi les jeunes enfants, ceux qui, ayant été initiés, d'une manière quelconque, aux manœuvres de l'onanisme, ne

[J. COMBY.]

s'en corrigent pas et s'en font une habitude désastreuse? Ce sont, la remarque est de Burdach, des enfants prédisposés à l'encéphalite. Les exemples épars dans les livres se rapportent tous à des êtres maladifs, mal conformés; quelques-uns sont de véritables monstres, comme ce garçon dont parle Gall, qui, à l'âge de 5 ans, présentait tous les attributs de la virilité, et dont les parties sexuelles étaient entièrement développées.

« Tous ces enfants sont voués à une fin précoce, et l'autopsie n'a jamais manqué de révéler du côté de l'encéphale quelque anomalie de structure ou quelque maladie accidentelle.

« Si, de 10 à 15 ans, la pratique de l'onanisme est malheureusement presque générale, elle ne devient, il faut le dire, une habitude invétérée que dans un petit nombre de cas. Car, comme je l'ai dit plus haut, dès que l'adolescent peut se livrer au coït, il renonce complètement aux manœuvres solitaires. Elles ne restent pratiquées que par ces jeunes gens pâles, maigres, chétifs au physique et au moral, timides, craintifs, pusillanimes, mal conformés, mal venus, portés à l'hypocondrie et au mysticisme, ceux, en un mot, que notre maître Lasègue a si heureusement appelés des *cérébraux*, parmi lesquels on rencontre un grand nombre d'*héréditaires*, qui apportent en naissant les stigmates d'une dégénérescence transmise par les parents. C'est parmi eux que se recrutent les types de ces aliénés si improprement appelés *raisonnants*, qui, après avoir mené l'existence la plus extravagante, finissent par échouer dans nos asiles d'aliénés, où ils sont le désespoir du médecin comme ils ont été celui de leurs familles. »

Le pronostic de l'onanisme est loin d'être aussi noir dans l'immense majorité des cas. La guérison complète est la règle générale; la persistance du vice au delà de la puberté est l'exception.

L'onanisme *accidentel*, acquis, est parfaitement curable, parce qu'il n'a pas, dans l'organisme, de racines profondes; c'est une habitude contractée par l'exemple, un vice blâmable, ce n'est pas une maladie à proprement parler.

L'onanisme *pathologique*, le seul grave et inquiétant, en diffère d'une façon absolue, car il exprime une anomalie ou une lésion cérébrale.

Mais si l'onanisme, Christian en fait encore la remarque, n'est d'abord qu'un symptôme, un effet secondaire d'un état morbide antérieur, il peut devenir à son tour, par l'affaiblissement qu'il entraîne, la cause de maladies nouvelles, de complications plus ou moins graves, qui varieront suivant les conditions de milieu, de disposition individuelle, etc. Voilà comment on peut considérer comme aboutissants de l'onanisme, la tuberculose pulmonaire, l'ataxie locomotrice, la folie, les pertes séminales involontaires, etc.

L'organe le plus menacé par l'onanisme est la moelle épinière, parce que c'est dans la moelle épinière que réside le centre génital. Chaque fois qu'il y a tendance aux excès génitaux quelconques, il y a irritation ou fatigue de la moelle épinière. L'onanisme est bien une perversion cérébrale, mais c'est la moelle qui est menacée, parce que c'est la moelle qui porte tout le poids des excès sexuels, naturels ou contre nature.

Hénoch a vu un enfant présenter des troubles de la marche assez curieux : ce garçon, âgé de 7 ans, se masturbait depuis l'âge de 5 ans, par suite d'une habitude qu'il avait prise dans le lit d'une parente qui abusait de lui. A son entrée à l'hôpital, on notait l'épuisement, l'incontinence nocturne d'urine, l'insomnie, l'impossibilité de marcher depuis 15 jours. Il ne pouvait ni s'asseoir, ni se tenir debout, ni marcher sans aide. Même soutenu, il chancelait, avait des vertiges, et semblait *ataxique*, surtout quand il fermait les yeux. Au lit, les mouvements étaient libres; sensibilité intacte; anémie et amaigrissement; urines et garde-robes retenues avec difficulté. On prescrivit : bain tiède de 10 minutes avec eau froide sur la tête et la nuque, tous les jours, surveillance étroite pour prévenir l'onanisme. Au bout de 15 jours, amélioration de la marche, plus d'incontinence; au bout de 5 semaines, guérison complète.

L'excitation répétée des nerfs génitaux peut donc, chez les enfants, donner lieu à de la parésie ataxiforme des membres inférieurs, avec affaiblissement des sphincters.

Chez les filles, le pronostic de la masturbation est plus bénin que chez les garçons, parce que, chez elles, le vice est rarement poussé au même degré, et parce que la déperdition nerveuse et génitale qui en résulte est moins importante.

Cependant Lawson Tait a cité des hématocèles, des périmétrites provoquées par la masturbation. On peut certainement, en fouillant profondément la littérature médicale, réunir des observations navrantes de nature à assombrir le pronostic de l'onanisme.

Mais ces faits malheureux n'ont été publiés que parce qu'ils étaient en dehors de la règle et du cours habituel des choses; ils sont trop exceptionnels pour changer l'opinion qn'une observation éclairée et impartiale a fait naître dans l'esprit des cliniciens les plus éminents.


## DIAGNOSTIC


Reconnaître, chez un enfant, l'existence de l'onanisme, n'est pas toujours facile; car, pour peu que le sujet ait atteint l'âge de la masturbation scolaire, il se cache avec le plus grand soin et oppose, à toute question sur ce chapitre, des dénégations absolues ou un mutisme obstiné.

Dans la première enfance, les sujets sont trop inconscients pour dissimuler une pratique dont ils se font un jeu; la pudeur n'existe pas encore, et rien n'est plus facile que de constater le flagrant délit. Plus tard, le doute est permis, car rien, dans le facies et les symptômes secondaires, ne permet d'affirmer l'onanisme.

Un enfant est pâle, languissant, apathique, sans énergie physique, sans ressort moral; les parents soupçonnent la masturbation, ils affirment que le garçon ou la fillette *se touche*; ils prévoient et annoncent les conséquences les plus effroyables, et le médecin a beaucoup de peine à se défendre de partager leurs exagérations.

Tous les symptômes sont trompeurs, aucun n'est pathognomonique; il

[J. COMBY.]

faut avoir vu pour croire et pour affirmer, le constat seul permet de faire le diagnostic. Les parents, les personnes de l'entourage devront donc surveiller l'enfant suspect afin de le saisir sur le fait. Cette surveillance sera étroite, quoique peu apparente; encore sera-t-elle souvent mise en défaut.

Cependant il est possible, dans les familles comme dans les écoles, chez les enfants qui vivent isolément comme chez ceux qui font partie d'une collectivité, de dévoiler l'onanisme, et dès lors on devra chercher à le supprimer, à le guérir, à entraver sa diffusion, à prévenir ses effets.

## TRAITEMENT

Le système de compression, de coercition, de torture qui a été opposé à l'onanisme est inefficace, barbare, cruel et par suite condamnable. Ce n'est pas par des liens constricteurs ou frénateurs, par la camisole de force, par la ceinture de chasteté, qu'on extirpera l'onanisme. C'est un mal moral, qu'il faut d'abord traiter par une hygiène morale; aux enfants assez grands pour comprendre, on essaiera de la persuasion, on leur fera honte de leur vice, on ne manquera pas de leur faire entrevoir ses effets funestes; s'il sont trop avancés pour reculer, si le mal est trop invétéré pour céder à de bonnes paroles, on exercera sur eux une surveillance incessante, on les mettra dans l'impossibilité de se masturber sans témoin.

Si l'onanisme est accidentel, il cessera; s'il est l'effet d'un trouble cérébral, il continuera malgré tout et on étudiera alors ce trouble cérébral, ce manque d'équilibre, cette névrose, pour la traiter par des moyens appropriés : douches froides, frictions sèches, massage, etc.

Aux masturbateurs effrénés dont il s'agit, le traitement dans une maison de santé, loin de la famille, peut convenir.

A ceux qui ne se livrent à l'onanisme que par désœuvrement, par ennui, par imitation, conviennent les distractions physiques, les jeux de plein air, la gymnastique, l'escrime, le canotage, la natation, la pêche, la chasse, etc.

Si l'enfant est robuste, on cherchera à fatiguer le corps pour obtenir la profondeur du sommeil et émousser les besoins sexuels factices.

Aux cerveaux précoces, aux imaginations ardentes et vives, on interdira la lecture des romans obscènes, la vue des images, tableaux, statues où la lubricité peut trouver un aliment, le théâtre (la grande école d'immoralité de notre siècle), etc.

Dans les écoles secondaires, collèges, lycées, pensionnats, les maîtres devront surveiller avec le plus grand soin les salles d'études, cours de récréations, dortoirs, etc., où la masturbation est souvent enseignée et pratiquée sur une vaste échelle.

On ne souffrira jamais la communauté de lit entre deux enfants, qu'il s'agisse de garçons ou de filles.

Il ne faut jamais permettre que les enfants couchent avec des domestiques; cette tolérance pourrait, dans les familles, avoir de funestes effets.

On veillera à ce que les vêtements aient assez de jeu et d'ampleur pour ne pas gêner et irriter les parties génitales.

L'hygiène doit être mise au premier plan du traitement de l'onanisme : exercices du corps, repos de l'esprit, nourriture peu excitante. Voilà ce qui convient à la plupart des masturbateurs.

À ceux qui présenteraient de l'éréthisme, on pourrait donner les anaphrodisiaques, le bromure de potassium, le bromure de camphre, etc.

Dans quelques cas, la suggestion hypnotique a donné de bons résultats.

Le traitement direct de l'onanisme n'est justifié que dans les cas où la maladie relève d'une cause locale : adhérences, phimosis, oxyures, vulvite.

On pourra donc, par le décollement des adhérences, par la circoncision, par le traitement des irritations locales, faire disparaître la masturbation, quand elle ne sera pas devenue une habitude.

Chez les filles on a proposé et on a pratiqué la clitoridectomie. Voici ce qu'en dit Lawson Tait (Bulletin médical) :

« Dans les cas invétérés, chez les jeunes filles, quand tous les moyens ont échoué, on peut tirer quelques avantages de la clitoridectomie ; je ne l'ai pratiquée qu'une seule fois. Il est certain que le point principal de l'excitation locale dans l'acte sexuel est le clitoris. et cela suffit pour justifier la clitoridectomie dans les *cas particulièrement graves*.

À ce propos, voici une histoire des plus étranges et des plus tristes.

Il y a quelque trente ans vivait à Londres un chirurgien d'une grande habileté, M. Baker Brown, ovariotomiste distingué. Ce n'était pas un observateur très attentif, ni un logicien parfait. Il avait trouvé qu'un grand nombre d'épileptiques à moitié fous se masturbaient, et que la masturbation était, chez les femmes, principalement produite par l'excitation de la membrane muqueuse qui entoure et recouvre le clitoris. Faisant de graves omissions dans son syllogisme, et mettant la charrue avant les bœufs, il arriva à cette conclusion que l'ablation du clitoris devait mettre fin à l'habitude pernicieuse et par conséquent guérir l'épilepsie.

Il fit la clitoridectomie dans un grand nombre de cas, car l'épilepsie est très commune, et les malades qui en sont atteints consentent à toute opération qui leur donne un espoir de guérison.

Sans aucun doute, il y eut dans bien des cas une amélioration passagère ; de même qu'il y a des cas d'épilepsie qui ont été améliorés par la castration chez l'homme, par l'ablation des annexes de l'utérus chez la femme, par la trépanation dans les deux sexes.

De plus, l'opération de Baker Brown ne produisait aucune mortalité, et la diminution de l'excitation sexuelle chez un grand nombre d'épileptiques, même pour un court intervalle de temps, était en elle-même une bonne chose.

Malheureusement, Baker Brown alla trop loin, parce qu'étant atteint d'un ramollissement cérébral, il était incapable d'avoir un jugement sain....

La *Société d'obstétrique* fut saisie de l'affaire, Baker Brown fut expulsé, et la clitoridectomie fut abandonnée : je n'ai jamais entendu dire qu'un chirurgien ait pratiqué cette opération depuis 1867.

Cependant je suis certain qu'en bien des circonstances elle est utile. Je l'ai pratiquée une fois sous l'instigation du Dr Thursfield. Une lettre que j'ai reçue, deux ans après l'opération, justifie pleinement mon intervention.

« Mon cher Tait,

« Vous vous rappelez que je vous ai dit que, dans les premiers mois qui suivirent l'opération, la malade était ennuyée de l'avoir subie. Quelque temps après, sa santé

[J. COMBY.]

s'améliora, et aujourd'hui je suis heureux de vous apprendre qu'elle est très bien au point de vue physique et moral.

« Elle est gouvernante des enfants de sa sœur, et la dernière fois que je la vis, je ne l'ai pas reconnue tant elle avait bonne mine. Mon opinion est que, sans l'opération, elle se serait suicidée ou aurait fini par être enfermée. »

L'indication d'une intervention aussi sérieuse que celle, dont il est question, ne se présentera que bien rarement chez les enfants ; elle n'est à prévoir que chez ces tribades, dont l'antiquité nous a légué la lamentable histoire, et dont les exemplaires sont heureusement en tout petit nombre, même chez les nations les plus dissolues.

Règle générale, l'onanisme des enfants ne relève pas de la chirurgie ; il n'a qu'une importance médiocre, et ne mérite l'attention que des hygiénistes et des pédagogues.

# CHAPITRE VII

# APPAREIL CIRCULATOIRE

## I

## *MALADIES CONGÉNITALES DU CŒUR*

PAR LE D<sup>r</sup> A. MOUSSOUS

Professeur agrégé, médecin de l'hôpital des Enfants de Bordeaux.

Sous le titre de maladies congénitales du cœur, j'ai groupé les dispositions vicieuses de l'organe central de la circulation établies, *in utero*, par un mécanisme quelconque et·susceptibles d'entraîner, après la naissance, une situation pathologique. La dexiocardie, les ectopies, la dualité et l'absence du cœur, questions qui relèvent plus spécialement de la tératologie,' ne me semblent pas devoir être abordées dans les pages qui suivent. Un historique pour être complet demanderait trop de développement; qu'il me suffise de rappeler ici, pour leur rendre un hommage mérité, les noms de : Cruveilhier, Bouillaud, Louis, Gintrac, Peacock, Heine, Kussmaul, Rokitansky, Roger, ·Cadet de·Gassicourt,·Rauchfuss,, Grancher, François Franck. Par contre, la pathogénie ne peut être abordée sans quelques détails préalables sur l'embryologie du cœur.

### QUELQUES DÉTAILS SUR L'EMBRYOLOGIE DU CŒUR

L'embryologie cardiaque est encore fort mal connue, entourée de bien des obscurités. Nous nous bornerons à énoncer ici les quelques faits qui semblent le mieux établis et dont la connaissance est tout à fait indispensable à l'exposition de notre sujet.

C'est du 12<sup>e</sup> au 18<sup>e</sup> jour chez l'embryon humain que le cœur fait son apparition sous forme de deux blastèmes ayant une position symétrique sur les parois latérales du pharynx. Ces deux blastèmes tendent à s'accoler. Le tube cardiaque né de leur fusion est placé sur la ligne médiane en avant dé l'intestin directement sous le capuchon céphalique. Il reçoit, par son extrémité inférieure, les veines omphalo-mésentériques et donne naissance par son extrémité supérieure aux deux aortes primitives. A peine constitué le tube cardiaque s'allonge, mais il est fixé à ses deux extrémités par les vaisseaux afférents et efférents, si bien qu'en s'allongeant il se recourbe. L'inflexion qu'il subit est double. Il offre la forme d'une S italique. La portion artérielle s'incurve en avant.et à droite; la portion veineuse s'incurve en arrière et à gauche. — A mesure que l'allongement se poursuit, les courbes s'exagèrent si bien que la coudure droite semble descendre, la coudure gauche semble remonter pour se placer au-dessus et en arrière de celle-ci. Pendant que s'opèrent cet accroissement en longueur et cette double inflexion le tube cardiaque ne conserve déjà plus un calibre uniforme. On y voit s'y dessiner des étranglements successifs. L'un sépare nettement la portion où se jettent les veines de la portion d'où naissent les artères, c'est le *canal auriculaire*, ligne de démarcation entre l'oreillette primitive et le ventricule primitif. Un autre moins distinct est décrit sous le nom de *détroit de Haller*, il distingue la bulbe aortique de la portion ventriculaire. En résumé, on trouve en partant des veines omphalo-mésentériques, qui se sont réunies en un tronc très court *sinus veineux* : 1° l'oreillette ; 2° le canal auriculaire ; 3° le ventricule ; 4° le détroit de Haller ; 5° le bulbe. — La portion qui correspond à l'oreillette se gonfle de deux saillies latérales qui apparaissent à droite et à gauche du bulbe aortique, ce sont les ébauches des *auricules* qui surmontent déjà le ventricule et tendent à embrasser en arrière le bulbe. Sur le sommet du ventricule, au point qui correspondra à la pointe du cœur, se dessine un petit sillon, *sillon interventriculaire* indiqué par Kölliker.

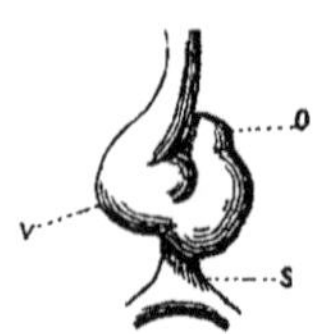

Fig. 1. — Cœur d'un embryon de lapin (d'après Bischoff).

Tout d'abord, le cœur est donc mono-auriculaire et mono-ventriculaire. Les séparations entre les trois compartiments, oreillette, ventricule et bulbe, sont marquées par des constrictions perpendiculaires à son axe.

C'est grâce à des cloisonnements antéro-postérieurs que s'effectue la division en deux loges distinctes : 1° du ventricule (ventricule droit et ventricule gauche) ; 2° de l'oreillette (oreillette droite et oreillette gauche) ; 3° du bulbe (artère pulmonaire et aorte). Les cloisonnements du bulbe et du ventricule sont les premiers à s'effectuer et se terminent à peu près à la même époque. La division du bulbe serait accomplie vers la 7ᵉ semaine. Kölliker a constaté chez des embryons humains de cet âge une artère pulmonaire et une aorte parfaitement distinctes. Ce cloisonnement s'effectue de haut en bas par un septum légèrement incurvé qui part de la partie postécieure et gauche du bulbe pour se porter en avant et à droite, et dont la face convexe regarde en avant et à gauche. Sur une coupe horizontale du bulbe cloisonné, l'artère pulmonaire se présente comme un croissant, tandis que l'aorte est représentée par un cercle placé en arrière et à sa droite. La cloison interventriculaire serait achevée vers la 8ᵉ semaine, d'après Coste, Ecker et Schmidt, même dès la fin de la 7ᵉ d'après Kölliker. A l'encontre de la cloison du bulbe, elle se développe de bas en haut. Elle offre tout d'abord la forme d'un croissant. En s'élevant, la corne antérieure du croissant atteint la circonférence gauche du bulbe, tandis que la corne postérieure plus importante vient se placer entre les orifices auriculo-ventriculaires droit et gauche. L'échancrure qui occupe le bord supérieur de la cloison se réduit graduellement, mais il est à présumer qu'elle ne disparait jamais. D'après Lindes elle est destinée à constituer l'embouchure de l'aorte dans le ventricule gauche.

Si l'achèvement de la cloison se poursuivait en effet, par l'oblitération progressive et complète de cette échancrure, la séparation du ventricule droit et du ventricule gauche serait bien effectuée, le cloisonnement du ventricule primitif serait opéré, mais les deux vaisseaux artériels s'ouvriraient dans le ventricule droit. La cloison occupe en effet le plan médian du ventricule primitif, et le bulbe s'élève à droite de ce plan.

La phase du travail embryonnaire qui amène l'abouchement définitif de l'aorte dans le ventricule gauche et de l'artère pulmonaire dans le ventricule droit nous est mal connue. Rokitansky[1] entre à ce sujet dans des détails très minutieux et que nous ne pouvons que rapidement résumer. L'abouchement des troncs artériels dans leurs ventricules respectifs serait, d'après lui, obtenu par l'intermédiaire des lèvres auriculo-ventriculaires et grâce au développement d'un bourgeon né secondairement de la paroi interventriculaire.

Lindes a donné le nom de *lèvres auriculo-ventriculaires* à deux bourrelets qui se développent au niveau du canal auriculaire, l'un sur sa face antérieure, l'autre sur sa face postérieure, et en rétrécissent la lumière ; les bourrelets perpendiculaires à l'axe du canal se font vis-à-vis. Dès lors, le passage auriculo-ventriculaire est représenté par trois fentes, une centrale comprise entre les deux lèvres, deux petites latérales comprises entre les extrémités de chaque lèvre et la paroi latérale du canal auriculaire qu'elles n'atteignent pas. Rokitansky compare la forme du canal auriculaire ainsi modifié à l'image suivante : ⊢⊣

Le trait central représente l'espace ménagé entre les deux lèvres ; les deux traits plus courts perpendiculaires au premier représentent l'espace laissé libre de chaque côté en dehors de leurs extrémités. Les parties centrales des deux lèvres placées en face l'une de l'autre seraient destinées à se rejoindre, à se fusionner pour constituer le *cordon commissural* ; ce cordon est situé entre la cloison des oreillettes et la cloison des ventricules, entre l'orifice auriculo-ventriculaire droit et l'orifice auriculo-ventriculaire gauche.

Lorsque la cloison interventriculaire en s'élevant a atteint le cordon commissural, l'échancrure médiane est en partie dissimulée tant du côté du ventricule droit que du côté du ventricule gauche. Elle se trouve masquée à droite et à gauche par deux petits tubercules, l'un antérieur, l'autre postérieur, qui occupent la circonférence interne de chaque orifice auriculo-ventriculaire ; ces tubercules ne sont autre chose que les extrémités encore indépendantes des lèvres auriculo-ventriculaires. On n'a qu'à soulever les tubercules pour apercevoir l'échancrure dans toute son étendue. Cette disposition persistera du côté du ventricule gauche où les extrémités des lèvres auriculo-ventriculaires ne contracteront aucune relation avec le bord de l'échancrure et vont contribuer à former la valve aortique de la mitrale. A droite, il n'en est plus de même.

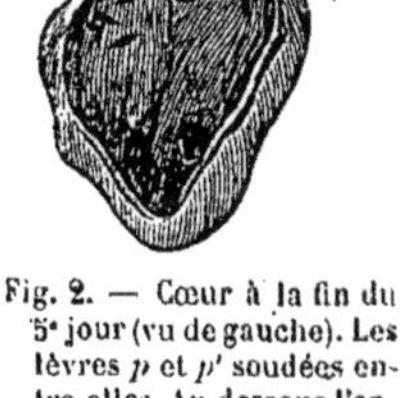



Fig. 2. — Cœur à la fin du 5ᵉ jour (vu de gauche). Les lèvres *p* et *p'* soudées entre elles. Au-dessous l'entrée du trou de la cloison ventriculaire ( d'après Rokitansky).

[1] ROKITANSKY. *Die defecte der Scheidewunde des Herzens Wien.* 1875.

[A. MOUSSOUS.]

L'échancrure ne reste plus béante comme du côté du ventricule gauche. Elle est tout d'abord fermée dans sa partie postérieure; c'est l'extrémité de la lèvre auriculo-ventriculaire postérieure qui opère le début de cette occlusion en contractant des adhérences avec le bord de l'échancrure, puis celle de la lèvre auriculo-ventriculaire antérieure en fait bientôt de même. La soudure des deux extrémités droites des lèvres auriculo-ventriculaires entre elles et avec le bord de l'échancrure font que la communication interventriculaire conservée à gauche dans ses dimensions premières se trouve réduite à droite et s'ouvre directement au-dessous et en arrière de la partie postérieure du bulbe aortique.

Dès cette période de la vie embryonnaire le sang ne passe donc plus aussi librement d'un ventricule à l'autre, celui qui provient du ventricule gauche trouve bien du côté de la cloison une échappée facile, puisque la béance de l'échancrure est totale, mais il est indiqué sur la droite et partiellement dirigé vers la partie postérieure du bulbe, partie postérieure que l'achèvement du septum du bulbe va transformer en aorte.

C'est alors que naît de la cloison interventriculaire un petit bourgeon, qui se développe, grandit et forme une crête; cette crête vient atteindre pour s'y souder le bord inférieur de la cloison du bulbe. Grâce à elle, la cloison du tronc artériel commun se trouve prolongée et complétée en bas. Les deux vaisseaux artériels se trouvent indépendants dans toute leur étendue, l'échancrure médiane de la cloison est complètement oblitérée du côté du ventricule droit, toute communication est effacée entre les deux ventricules, enfin l'aorte reste seule en relation avec l'échancrure médiane de la cloison qui devient son origine réelle dans le ventricule gauche.

On comprend facilement que ces opérations délicates soient susceptibles d'échouer. Quoi qu'il en soit de son mode de formation, la cloison interventriculaire définitivement constituée peut être considérée comme formée de trois portions distinctes : 1° Une portion postérieure la plus étendue, de constitution musculaire, venant se terminer en haut entre les deux orifices auriculo-ventriculaires et se reliant à la cloison interauriculaire par l'intermédiaire du cordon commissural. C'est le *septum postérieur* de Rokitansky. 2° Une portion antérieure également musculaire, correspondant aux deux vaisseaux artériels et venant se terminer dans les parois ventriculaires antérieures. Elle a la forme d'une *s* italique, englobe dans sa boucle postérieure l'aorte et dans sa boucle antérieure l'artère pulmonaire. C'est le *septum antérieur* de Rokitansky lui-même divisible en deux portions; la zone aortique, la zone pulmonaire. Nous avons indiqué les détails relatifs à la zone aortique qui semble surtout constituée par des fibres venant du ventricule gauche, ajoutons que cette zone forme la paroi postérieure de l'infundibulum de l'artère pulmonaire, si bien que si elle vient à manquer le cône artériel restera rudimentaire et qu'il ne sera plus formé que par les fibres qui lui sont fournies par le ventricule droit. 3° La *portion membraneuse* intermédiaire aux deux précédentes. Cette zone est uniquement formée par du tissu conjonctif revêtu à droite et à gauche par les endocardes ventriculaires.

On a fait jouer à cette portion membraneuse, *undefended espace* de Peacock, un grand rôle dans la genèse des communications anormales reliant les deux ventricules, aussi importe-t-il d'en fixer très exactement les limites.

D'après Kauska et plus tard d'après Pelvet[1], ces limites sont surtout distinctes lorsqu'on regarde du côté du ventricule gauche. L'espace membraneux a la forme d'un rectangle allongé. Les deux bords supérieurs sont formés par l'angle rentrant qui résulte de la réunion des sigmoïdes aortiques droite et postérieure. Des deux côtés inférieurs l'un est formé par le bord supérieur de la partie charnue de la cloison, il est oblique de droite à gauche et de haut en bas; l'autre correspond au point d'insertion de la valvule mitrale à son anneau fibreux.

Du côté du ventricule droit les limites sont moins fixes, l'espace membraneux peut correspondre tout entier au ventricule ou à l'oreillette, ou bien partiellement au ventricule, et partiellement à l'oreillette. Variations qui dépendent du point d'insertion plus ou moins élevé de la tricuspide.

Reiss[2] admet enfin que dans certains cas l'espace membraneux peut se prolonger entre la sigmoïde postérieure et gauche de l'aorte jusqu'au bord de la valvule aortique de la mitrale : *espace mitral*. Le septum postérieur, l'espace membraneux, le septum antérieur, lui-même divisible en deux parties distinctes, tels sont donc d'arrière en avant les trois segments successifs du bord supérieur de la cloison des ventricules. Au moment où le cloisonnement du bulbe et du ventricule s'achève, commence celui de l'oreillette.

Le *septum interauriculaire* part de la paroi antérieure de l'oreillette et du bord supérieur de la cloison interventriculaire et se dirige vers l'embouchure du sinus veineux qu'il n'atteint pas. Lorsque le sinus a cessé d'être, sur la paroi postéro-inférieure de l'oreillette, à droite et à gauche de la veine cave inférieure, se développent deux replis destinés à former l'un la valvule d'Eustache, l'autre la valvule du trou ovale. Ces valvules sont distinctes le 3e mois. L'achèvement de la cloison interauriculaire n'a guère lieu que le 5e mois. Rokitansky professe, à l'égard du développement de la cloison des oreillettes, une autre manière de voir. Pour lui la cloison définitive proviendrait d'*une cloison primitive*. La cloison primitive serait constituée par une sorte de grillage compris dans un cadre charnu. Peu à peu le cadre prendrait une importance prépondérante, et se substituerait à la cloison primitive dont les mailles seraient comblées à l'exception d'une seule qui n'est autre que le trou de Botal. L'époque et le mode de formation des appareils valvulaires destinés aux orifices auriculo-ventriculaires et aux orifices artériels offre également un intérêt de premier ordre. Deux hypothèses ont été autrefois en présence. On se demandait si les valvules étaient le résultat de la segmentation d'un diaphragme préexistant ou si chacune d'elles se formait aux dépens d'un bourgeon primitif. Les travaux de Ecker, de Bernays et Kölliker sont venus affirmer la réalité de la seconde manière de voir.

Dès la huitième semaine, c'est-à-dire à l'époque où s'achève la séparation

---

[1] Pelvet. Anév. du cœur. *Th. de Paris*, 1867.
[2] Reiss. Contribution à l'étude des maladies congénitales du cœur. (Maladie de Roger.) *Th. Paris*, 1895.



[A. MOUSSOUS.]

des deux ventricules, les bords des fentes, qui de ces cavités donnent accès
dans l'oreillette, commencent à présenter chacune un bourrelet saillant; c'est
aux dépens de ce bourrelet, constitué par un épaississement de l'endocarde,
que va se former la valvule, dont la structure est définitive, d'après Bernays,
au troisième mois. D'après Tonge, les valvules semi-lunaires apparaissent à la
base du bulbe sous forme de petits bourgeons avant même la division définitive du bulbe. Kölliker a vu ces valvules déjà distinctes sur les deux artères
d'un embryon de 7 semaines. Au début une des valvules sigmoïdes est généralement plus petite que les deux autres.

Rappelons aussi que les arcs aortiques, nés du bulbe, ne persistent pas
tous les cinq; certains disparaissent, certains se transforment en vaisseaux
définitifs, ce sont : 1° les troisièmes qui deviennent les carotides; 2° les qua-
trièmes dont le gauche forme la crosse de l'aorte et le droit le tronc brachio-
céphalique; 3° enfin l'un des cinquièmes, celui du côté gauche, qui constitue

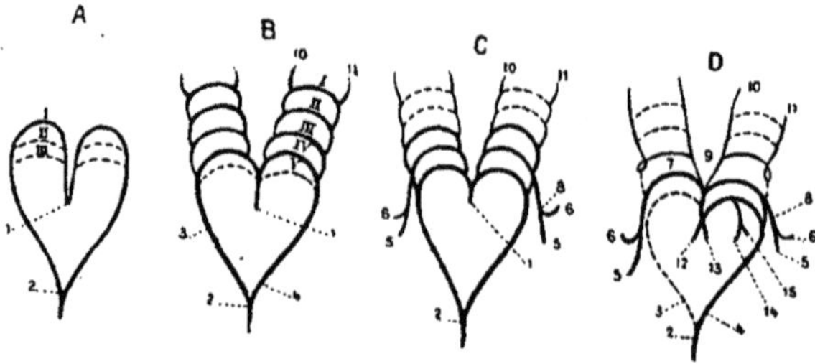

Fig. 3. — Formation des arcs aortiques des grosses artères, figures schématiques. — (D'après Kölliker.)

I, II, III, IV, V. Premier, deuxième, troisième, quatrième et cinquième arcs aortiques; A, tronc artériel
commun d'où naissent les deux premiers arcs aortiques; la place où se formeront les suivants
est indiquée par des lignes ponctuées; B, tronc artériel commun avec les trois paires d'arcs
aortiques et la trace du cinquième; C, tronc artériel commun avec les trois dernières paires
d'arcs aortiques et la trace des deux premières oblitérées à cette époque; D, artères persistantes;
les parties disparues sont indiquées par des lignes ponctuées.

1, tronc artériel commun; 2, aorte thoracique; 3, branche droite du tronc artériel commun destiné
à disparaître; 4, branche gauche persistante; 5, artère axillaire; 6, artère vertébrale; 7, 8, sous-
clavière; 9, carotide primitive; 10, carotide externe; 11, carotide interne; 12, aorte; 13, artère
pulmonaire; 14, 15, branches pulmonaires droite et gauche de l'artère pulmonaire.

le canal artériel. Cet arc va en effet de la partie supérieure du bulbe aortique
à la portion descendante de l'aorte primitive, portion qui constituera l'aorte
descendante définitive. Son embouchure a lieu directement au-dessous de
celle du quatrième arc gauche, c'est-à-dire à la terminaison même de la crosse
de l'aorte ou pour mieux dire à l'isthme de l'aorte.

Lorsque le cloisonnement du bulbe s'opère, comme cet arc provient de
la portion qui forme l'artère pulmonaire, il constitué une voie de communication entre cette artère et le début de l'aorte descendante. Cette communication n'est autre que le canal artériel. Sur la portion interne de ce canal on
voit se développer deux petits vaisseaux, ce sont les deux premières branches
de l'artère pulmonaire qui apparaissent tout d'abord comme des émanations
du canal artériel. Pendant toute la vie intra-utérine, le canal artériel a pour
mission, comme on sait, de conduire dans la grande circulation une partie
du sang lancé dans l'artère pulmonaire. Lorsque la respiration est établie,

tout le sang gagne le réseau pulmonaire et le canal artériel devenu inutile (du moins dans les conditions normales) s'oblitère. Cette oblitération est complète vers le vingtième jour.

## I. — ANATOMIE PATHOLOGIQUE

**Anomalies des cloisons.** — I. *Cloison interventriculaire.* — L'absence complète de la cloison interventriculaire est rarement observée, et dans ce cas il y a toujours d'autres vices importants dans la conformation du cœur. Lorsque la cloison est rudimentaire, elle se présente sous la forme d'une petite crête mal dessinée s'élevant de la région de la pointe. Il n'existe à proprement parler qu'une seule loge ventriculaire. Les malformations partielles sont représentées soit par des perforations, si elles occupent le centre ou le sommet de la cloison ; soit par des échancrures, si elles occupent la base. Ces perforations, ces échancrures ont toutes pour conséquence d'établir une communication entre les deux cavités ventriculaires. Les perforations rencontrées dans le voisinage de la pointe ou vers le centre de la cloison sont relativement rares. Rokitansky a signalé une communication interventriculaire occupant exactement le centre du septum. C'était une ouverture parfaitement arrondie offrant environ sept à huit millimètres de diamètre. Une autre signalée par Féréol (Soc. méd. des hôpitaux, 1881) mesurait environ six millimètres de diamètre, était tapissée d'un endocarde lisse et blanchâtre et était située à un centimètre et demi au-dessous du septum membraneux intègre mais très distendu.

Les malformations de la base de la cloison doivent être distinguées suivant leur siège. La malformation *du septum postérieur* peut être uniquement caractérisée par son manque de hauteur; ou bien ce septum paraît comme inachevé et son bord supérieur présente une véritable échancrure. L'arrêt de développement du septum postérieur peut se combiner avec une absence de la portion membraneuse et de la partie postérieure du septum antérieur. Dans ces circonstances, il existe une communication interventriculaire énorme. La cloison est très basse dans toute son étendue, mais se redresse en avant pour s'insérer entre les deux orifices artériels.

Les vices de conformation du *septum antérieur* peuvent intéresser une de ses portions ou sa totalité. Lorsque le septum antérieur manque complètement, il existe une lacune importante; elle va depuis les attaches antérieures du septum jusqu'à la portion membraneuse; ses dimensions antéro-postérieures correspondent à la place occupée par l'origine des deux vaisseaux aorte et artère pulmonaire, ou bien par le tronc aortico-pulmonaire si les deux vaisseaux n'en font qu'un. Les malformations de la partie antérieure du septum antérieur sont représentées par un orifice généralement arrondi, d'assez petit diamètre, qui correspond soit au niveau de la valvule sigmoïde gauche de l'artère pulmonaire, soit à l'intervalle de la valvule droite et de la valvule gauche. Les trois quarts des malformations partielles du septum ventriculaire sont constituées par l'absence de la partie postérieure du septum

[A. MOUSSOUS.]

antérieur. La cloison interventriculaire paraît comme inachevée, elle se termine au point indiqué par une sorte de brèche, une échancrure assez vaste pour admettre l'extrémité du petit doigt. Cette échancrure est directement sous-jacente au vaisseau artériel postérieur, d'ordinaire l'aorte, très rarement l'artère pulmonaire (inversion). Elle est semi-lunaire, exceptionnellement triangulaire. Le rebord concave qui la limite inférieurement est lisse, mousse, arrondi, quelquefois un peu tranchant, jamais déchiqueté. Les limites de l'échancrure correspondent en avant au milieu de la circonférence antérieure de l'anneau aortique, en arrière au milieu de sa circonférence postérieure. Sa hauteur est variable, toujours inversement proportionnelle à ses dimensions antéro-postérieures, lesquelles dépendent uniquement du vaisseau artériel placé au-dessus et qui peut être dilaté. L'orifice de communication ainsi établi entre les deux ventricules est en partie dissimulé à gauche par la valve aortique de la mitrale, à droite par la valve antérieure de la tricuspide.

En raison de sa structure spéciale, l'*espace membraneux* a toujours été considéré comme le point le moins résistant de la cloison et l'on y a, pour ce motif, localisé le plus grand nombre de communications anormales interventriculaires. Mais, ce qui semble vrai pour les communications acquises, ne paraît pas aussi bien établi pour les communications congénitales. Rokitansky s'est élevé contre cette opinion en quelque sorte devenue classique. Il prétend, dans le plus grand nombre des cas, avoir toujours retrouvé la portion membraneuse. Elle est parfois tiraillée, déformée en raison de la torsion et du transport à droite de l'aorte, mais elle serait facile à reconnaître. Les détails anatomiques dans lesquels nous sommes entré semblent en effet lui donner raison puisque les échancrures congénitales les plus vulgaires de la cloison se prolongent en avant sous l'aorte au delà des limites assignées à l'espace membraneux. Mais l'espace membraneux est-il, en pareille circonstance, aussi souvent respecté que le croit Rokitansky? Voilà le point qu'il serait bon d'élucider. Si l'espace membraneux n'est pas si souvent compromis qu'on le croyait, certaines observations tendent cependant à établir qu'il peut offrir des anomalies personnelles tout à fait isolées. Reiss (Thèse Paris 1893) a rassemblé ces observations au nombre de six. Chez trois sujets (faits de Coupland, Rokitansky et Dupré), *l'espace membraneux aortique* seul est intéressé. Dans deux observations de Newman, la perforation siège dans *l'espace membraneux mitral*; dans un dernier cas enfin, les deux portions de l'espace membraneux font complètement défaut.

II. *Cloison interauriculaire.* — Tout d'abord que convient-il d'entendre sous le terme d'inocclusion du trou de Botal? Ce que l'on sait du rôle de la valvule du trou de Botal dans le fonctionnement régulier du cœur, rôle différent avant et après la naissance, doit faire cesser toute confusion à ce sujet. De même que pendant la vie intra-utérine la valvule donne un libre passage au sang de l'oreillette droite dans l'oreillette gauche, de même elle doit s'opposer dès la naissance à tout reflux de l'oreillette droite dans l'oreillette gauche. Elle y arrive lorsqu'elle est normalement conformée, c'est-à-dire lorsqu'elle est suffisamment développée pour déborder en haut, en bas et en avant, le cadre formé par l'anneau de Vieussens et que ses cornes antérieures possèdent leurs points d'attache naturels.

Elle s'applique même d'autant plus hermétiquement sur ce cadre pour rendre pendant la systole auriculaire tout reflux impossible, que la pression est plus grande dans l'oreillette gauche. Dans ces conditions, qu'elle ait contracté des adhérences solides avec tout le pourtour de ce cadre (ce qui se produit habituellement) ou que ces adhérences fassent défaut, la situation est à peu près la même. L'absence des adhérences n'ajoute rien au fonctionnement normalement dévolu au clapet interauriculaire. Dans le premier cas on ne trouvera, en pratiquant l'autopsie, aucun passage d'une oreillette dans l'autre; dans le second on trouvera un canal oblique en bas et en avant, plus ou moins spacieux, permettant le passage d'un stylet. Tout réside dans cette différence d'ordre purement anatomique. Si pendant la diastole auriculaire un peu de sang s'écoule de droite à gauche, cette quantité est relativement insignifiante. Mais ce fait négligeable de l'inocclusion du trou de Botal, lorsqu'aucune cause perturbatrice n'agit sur les pressions sanguines intracardiaques, devient d'une importance réelle au contraire dans certaines circonstances pathologiques. Si à l'encontre des lois habituelles qui règlent l'hydraulique cardiaque, la pression est à un certain moment plus élevée dans l'oreillette droite que dans l'oreillette gauche, il n'est plus indifférent qu'il y ait ou non inocclusion du trou de Botal. Si la valvule est libre, elle s'ouvrira dès que la pression exercée à sa surface droite dépassera la pression à laquelle elle se trouve soumise à sa surface gauche et le sang veineux se mélangera au sang artériel. Nous aurons à revenir sur cette intéressante particularité en traitant la question de la cyanose tardive.

Il serait exagéré de ranger parmi les faits pathologiques une anomalie aussi fréquente, aussi vulgaire que l'inocclusion simple du trou de Botal puisqu'elle peut se concilier avec un fonctionnement aussi régulier que possible de l'appareil cardiaque. On ne doit cependant pas la passer sous silence, vu le rôle qu'elle peut jouer dans les cardiopathies, qu'il s'agisse de cardiopathies acquises ou de cardiopathies congénitales. C'est à propos de ces dernières que nous aurons surtout à en parler; elle nous apparaîtra comme la conséquence forcée de toute une série d'autres malformations. Elle fait partie de ce qu'on nomme les *anomalies subordonnées*, elle est même de beaucoup la plus fréquente parmi celles-ci. L'inocclusion du trou de Botal mise à part, restent les anomalies proprement dites de la cloison interauriculaire.

Comme la cloison des ventricules, la cloison des oreillettes peut manquer d'une façon complète, mais le fait est très rare. Le plus habituellement la cloison est seulement incomplète. Le point sur lequel porte l'arrêt de développement n'est pas toujours le même. A un degré extrême la cloison tout à fait rudimentaire n'est représentée que par un repli falciforme descendant du plafond de l'oreillette. La communication interauriculaire est si vaste que les deux cavités n'en forment réellement qu'une, cavité où vient s'ouvrir la veine cave ascendante. L'inachèvement partiel donne lieu à des malformations de deux ordres : la cloison parfois n'atteint pas le plancher des oreillettes et

[A. MOUSSOUS.]

offre cependant le type d'une cloison normale, c'est-à-dire présente un fora-
men ovale et une valvule du trou de Botal, et, dans ce cas, tantôt la fosse
ovale est fermée, tantôt elle reste ouverte. Dans une autre catégorie de faits,
on s'aperçoit que l'orifice anormal de communication interauriculaire n'est
plus directement en bas, mais en arrière et que même en ce point il ne
descend pas jusqu'au niveau du plancher des oreillettes. On note alors toute
une série de dispositions plus ou moins singulières. L'orifice de communication est bordé sur son bord inférieur par un bourrelet membraneux,
ou parcouru d'avant en arrière par des brides d'apparence fibreuse. On l'a
trouvé occupé par une membrane très mince, fenêtrée. Deux fois on y a
signalé la présence d'une sorte de poche, de bourse dont le sommet plongeait
dans l'oreillette gauche et présentait une ou plusieurs perforations pour le
passage du sang venant de la veine cave ascendante (Rokitansky et Jules
Simon, *Union médicale*, 1891, p. 48).

Enfin l'on voit, et ceci est beaucoup plus fréquent, dans la partie postérieure de cet orifice de communication, une languette membraneuse à
laquelle on peut logiquement donner le nom de valvule du trou de Botal,
mais qui, vu les dimensions de cet orifice, ne peut remplir les fonctions qui
lui sont dévolues. C'est à cette disposition qu'il convient d'appliquer le terme
d'insuffisance vraie de la valvule de Botal. Le plus habituellement cette languette présente elle-même des lacunes, des trous. Les petites perforations de
la valvule sont du reste une des anomalies que l'on rencontre le plus fréquemment. Signalons encore, parmi les faits anormaux, la fermeture prématurée du trou de Botal; c'est-à-dire précédant d'un temps plus ou moins
long l'époque de la naissance après laquelle elle doit seulement s'effectuer.

**Anomalies des gros troncs artériels.** — L'*artère pulmonaire* est très
souvent altérée. La malformation peut porter sur la région orificielle, sur
le tronc du vaisseau lui-même dans sa portion extra-cardiaque, enfin sur
son origine intra-cardiaque, c'est-à-dire sur l'infundibulum. Le rétrécissement orificiel est très commun. Très rarement il provient de l'anneau lui-
même, le plus souvent il est formé par la coalescence des valvules sigmoïdes.
Ces valvules soudées par leurs bords forment une sorte de diaphragme perforé à son centre; ce diaphragme est d'ordinaire bombé comme un dôme
et fait saillie dans la lumière du vaisseau. Lorsque la soudure des valvules
n'est pas complète et que l'extrémité de chacune d'elles conserve son indé-
pendance, l'orifice a l'aspect d'une étoile à trois branches; dans le cas contraire il a la forme d'une fente, d'un trou arrondi, peut même se réduire à
un pertuis de fort petite dimension. Parfois on distingue sur le diaphragme
trois brides ou arêtes correspondant aux soudures des valvules. Parfois les
valvules ont conservé leur minceur, leur transparence; le plus souvent elles
sont épaissies, sans souplesse, voire même incrustées de sels calcaires.

L'oblitération complète est beaucoup moins fréquente que le simple
rétrécissement. L'artère se termine du côté du cœur par un petit cul-de-sac
au centre duquel on trouve un tubercule; ou bien l'oblitération est due à un
diaphragme en tout semblable à celui que nous venons de signaler dans le
rétrécissement, avec cette différence toutefois que l'orifice central de ce dia-

phragme n'existe pas. L'insuffisance de l'artère pulmonaire est au moins aussi rare que dans les lésions acquises. Elle peut être due à l'état rudimentaire ou à l'absence des valvules, ou bien il y a insuffisance relative par dilatation de l'artère et de son anneau, les valvules étant normales, quelquefois même au nombre de quatre. Les quelques exemples connus de ces différents types d'insuffisance sont consignés dans le mémoire publié par Barié dans les *Arch. gén. de méd.*, 1891. Le rétrécissement préartériel s'observe assez souvent. L'aspect de l'infundibulum rétréci est variable. Dans une première catégorie de faits, la disposition anormale rappelle beaucoup l'une de celles qui sont signalées dans le rétrécissement préartériel acquis.

Le rétrécissement occupe l'infundibulum tout entier ou un seul point du conduit. Il est annulaire ou unilatéral. Lorsqu'il siège très bas, l'infundibulum peut être dilaté au-dessus et ressemble à une cavité ventriculaire supplémentaire en relation avec la cavité ventriculaire proprement dite par un simple orifice. Lorsque la coarctation occupe la partie moyenne, l'infundibulum prend la forme d'un sablier. L'endocarde est épaissi, induré, plissé, le myocarde sous-jacent est dur, sclérosé; on a quelquefois trouvé des bourgeons charnus, de véritables végétations dans l'intérieur de l'infundibulum.

Quel que soit le degré de sténose, il est à remarquer que la direction générale, la forme, les rapports de l'infundibulum sont conservés.

Tout différents sont les faits de la seconde espèce qui se rencontrent bien plus souvent dans les lésions congénitales.

Ce n'est plus un infundibulum avec un rétrécissement, c'est un infundibulum rudimentaire, court, étroit, tout à fait différent par son aspect, par sa position, d'un infundibulum normal. Il ne s'évase plus pour se continuer en bas avec la cavité ventriculaire, mais il prend naissance dans l'épaisseur même de la paroi cardiaque par un orifice étroit. C'est un conduit légèrement aplati, qui semble creusé au sein des fibres musculaires. On peut y rencontrer sur certains points des coarctations partielles venant encore en réduire la lumière déjà restreinte, mais ces coarctations sont produites par des colonnes charnues, hypertrophiées, qui font saillie dans sa cavité. Si les parois de cet infundibulum rétréci présentent parfois des signes de lésions inflammatoires, par contre il y a des cas où celles-ci font complètement défaut (endocarde et myocarde sous-jacents paraissent parfaitement sains). On peut noter l'absence complète d'infundibulum, comme on trouve quelquefois un infundibulum parfaitement reconnaissable alors que l'artère pulmonaire n'existe pas. Le tronc lui-même de l'artère pulmonaire est généralement modifié. L'artère peut être uniformément diminuée de calibre dans toute son étendue, elle peut être seulement rétrécie à son origine et reprendre ensuite son calibre normal, enfin elle peut être spacieuse, voire même franchement dilatée. S'il y a atrésie orificielle, l'artère semble naître en bas d'un cône effilé dont le sommet est directement en rapport avec l'oblitération; ou bien l'artère est imperméable, elle est représentée par un cordon fibreux qui peut se prolonger jusqu'au canal artériel. Même en cas d'atrésie, on a parfois noté comme dans le rétrécissement une dilatation du vaisseau au-dessus de l'oblitération. En dehors des lésions orificielles, l'artère pulmo-

[A. MOUSSOUS.]

naire peut offrir une dilatation généralisée, *dilatation primitive*, anomalie qui a presque passé inaperçue à cause de la fréquence extrême de la disposition inverse, mais que Rokitansky a rencontrée plusieurs fois et que Goodhart a signalée également en lui donnant pour origine habituelle des lésions pulmonaires précoces et surtout l'atélectasie des poumons.

Les anomalies de l'*aorte* présentent beaucoup d'analogie avec celles de l'artère pulmonaire, mais sont beaucoup moins fréquentes. Le rétrécissement peut être également orificiel ou préorificiel. Il peut même y avoir oblitération complète. Le rétrécissement peut rappeler celui des lésions vulgaires ou se présenter comme à l'orifice pulmonaire sous forme d'un diaphragme formé par la coalescence des trois sigmoïdes et perforé d'un orifice central. A l'encontre de ce qui a lieu pour l'artère pulmonaire, la dilatation aortique est beaucoup plus fréquente que l'étroitesse totale du vaisseau. Cette dilatation se rencontre presque toujours combinée à d'autres anomalies.

Bien que ne faisant pas à proprement parler partie de l'histoire des maladies congénitales du cœur, nous ne pouvons omettre de signaler ici, parmi les anomalies congénitales de l'aorte, son étroitesse généralisée (*aortis chlorotica*), et les rétrécissements localisés placés loin du cœur, particulièrement au niveau de l'isthme. Ce rétrécissement de l'aorte descendante s'accompagne toujours à la longue d'une dilatation de la crosse et des vaisseaux qui en naissent; avec lui coexistent parfois des malformations cardiaques ou au moins de l'hypertrophie des ventricules. Lorsque les voies fœtales s'oblitèrent, l'hypertrophie porte spécialement sur le ventricule gauche et serait très marquée d'après Théremin[1] dès le sixième mois.

Après avoir mentionné les anomalies de calibre des deux troncs artériels, reste à parler des anomalies relatives à leur position, à leur origine, à leur nombre. Un des troncs artériels est porté trop en avant, trop en arrière, ou il est situé complètement sur le côté de son congénère; dans ce dernier cas, le cœur est plus large que haut et ressemble à un rein placé horizontalement. Les deux vaisseaux peuvent sortir du même ventricule, ou bien c'est l'aorte qui sort du ventricule droit et l'artère pulmonaire du ventricule gauche (*transposition*). L'aorte provenant du ventricule droit s'élève d'abord verticalement, se recourbe un peu à gauche pour former la crosse et embrasse la bronche gauche; l'artère pulmonaire est placée en arrière et à gauche de l'aorte. Tantôt les vaisseaux transposés conservent un calibre normal, tantôt il y a étroitesse de l'un d'eux; il peut également se faire qu'il y ait des anomalies dans le nombre des valvules ou dans les branches fournies, etc. Enfin un des troncs artériels manque. Cette absence peut n'être qu'apparente et l'on retrouve le vaisseau oblitéré sous forme d'un cordon fibreux. Dans d'autres cas il n'y a aucun vestige du vaisseau manquant, un seul gros tronc vasculaire s'élève de la base du cœur.

Ce vaisseau *aortico-pulmonaire* muni tantôt de trois, tantôt de quatre valvules sigmoïdes (Théremin), reste indivis ou bien présente bientôt un cloisonnement et l'une des divisions s'affirme comme étant l'aorte, l'autre

---

(1) Théremin. Étude sur les affections congénitales du cœur. *Th. de Paris*, 1895.

comme étant l'artère pulmonaire. Les artères coronaires naissent de la portion commune. Quant à la disposition qui assure la circulation pulmonaire, elle est variable. On trouve suivant les cas : 1° un vaisseau se détachant à une hauteur quelçonque du tronc commun et se bifurquant bientôt à l'égal de l'artère pulmonaire ; 2° deux vaisseaux sortant directement du tronc, commun pour gagner les poumons l'un à droite, l'autre à gauche ; 5° le développement inusité des artères bronchiques, lesquelles constituent l'unique voie d'apport du sang à l'appareil pulmonaire (observation de Charrin et Lenoir).

**Anomalies des gros troncs veineux.** — Elles sont beaucoup moins fréquentes que celles des troncs artériels. Leur recherche du reste est assez négligée et bien des observations sont muettes à cet égard. Dans certaines malformations de la cloison interauriculaire, les veines caves ne correspondent pas uniquement à l'oreillette droite, c'est tantôt la veine cave supérieure qui s'ouvre à la fois dans les deux oreillettes, tantôt la veine cave inférieure. On a même vu se jeter l'une ou l'autre dans l'oreillette gauche ou les veines pulmonaires dans l'oreille droite. Rokitansky cite le cas de deux veines caves ascendantes et Théremin donne un exemple de deux veines caves descendantes. De même on constate l'irrégularité de nombre des veines pulmonaires (3 ou 5). On les a vues s'ouvrir dans les veines caves.

**Anomalies des appareils valvulaires.** — I. *Valvules sigmoïdes.* — Indépendamment des altérations déjà signalées, les anomalies réelles se rapportent au nombre, aux dimensions de ces valvules ainsi qu'à leur point d'implantation. Haranger, dans sa thèse (1882), donne quelques détails sur ce sujet beaucoup trop négligé et qui a pourtant une bien grande signification au point de vue de la pathogénie des autres dispositions vicieuses concomitantes. Les anomalies numériques par excès sont les plus rares. Les valvules surnuméraires sont bien moins souvent rencontrées au niveau de l'orifice aortique qu'au niveau de l'orifice pulmonaire. Là on a compté jusqu'à cinq valvules, mais le chiffre quatre est celui qui est le plus souvent consigné. Tantôt les quatre valvulves sont d'égale dimension et de même aspect ; tantôt l'une ou deux d'entre elles sont sensiblement plus petites, quelquefois même tout à fait rudimentaires. Une fois Babington a trouvé, avec le verticelle, des valvules ordinaires, une valvule surnuméraire placée plus haut que les autres, très petite, mais bien conformée. Dans une observation de Variot, une des trois valvules sigmoïdes est placée plus haut que les deux autres. C'est dans la dilatation primitive de l'artère pulmonaire que la présence de quatre valvules a été surtout mentionnée. L'anomalie numérique par défaut est la plus commune. Nous avons indiqué l'absence possible de toutes les valvules. La présence de deux valvules est de toutes les anomalies valvulaires celle que l'on a le plus de chance de rencontrer. Quelquefois cette anomalie existe en même temps aux deux orifices artériels. Elle coïncide très souvent avec l'étroitesse du vaisseau correspondant. La grandeur exagérée des valvules s'observe presque toujours avec la dilatation de l'orifice, mais il n'en est pas forcément ainsi ; leur amplitude peut alors devenir une gêne pour la pénétration du sang dans le vaisseau. C'est là un type de rétrécissement aussi original qu'exceptionnel. Lorsqu'il n'existe que deux valvulves, celles-ci n'ont pas en général une forme régulière, elles sont hautes, un peu épaisses, leurs points d'attache sont à une assez grande distance au-dessus de l'orifice. D'après Coyne, l'aspect fenêtré des valvules sigmoïdes doit être également considéré comme une anomalie congénitale.

II. *Valvules auriculo-ventriculaires.* — Les anomalies de forme, de nombre, de dimension, des valvules auriculo-ventriculaires, leurs insertions vicieuses se rencontrent rarement d'une façon isolée. C'est surtout dans les cas de malformation des cloisons cardiaques et particulièrement de la partie postérieure du septum interventriculaire que les valvules auriculo-ventriculaires s'écartent de leur type normal. Rokitansky, qui a minutieusement étudié ces détails, établit les distinctions suivantes : Lorsque le septum postérieur manque simplement de hauteur, la valve interne ou aortique de la mitrale et les valves internes et antérieures de la tricuspide sont réduites dans leurs dimensions. Elles contrastent avec les valves externes normalement développées. Les orifices auriculo-ventriculaires sont élargis et ils ne sont plus dans le même plan horizontal, ils occupent deux plans qui se coupent sur la ligne médiane en formant un angle obtus ouvert en haut.

Si la malformation est un peu plus accentuée, la valve aortique de la mitrale est fendue dans sa partie supérieure, les valves antérieures et internes de la tricuspide sont plus écartées que de coutume. Une échancrure importante du septum postérieur entraine la séparation en deux tronçons distincts de la valve aortique de la mitrale. Enfin lorsque la malformation est poussée dans ses dernières limites, les dispositions des valves sont encore plus curieuses. Le tronçon antérieur de la mitrale s'unit directement avec le bord supérieur de la valve antérieure de la tricuspide; quant au tronçon postérieur de la mitrale et à la valve interne de la tricuspide, ils s'attachent directement à la paroi postérieure sur le bord du large et unique orifice qui représente les deux orifices auriculo-ventriculaires fusionnés.

Les autres altérations des valvules auriculo-ventriculaires, à l'exception de celles qui entraînent une oblitération complète de l'orifice auriculo-ventriculaire, rappellent beaucoup ce que l'on rencontre dans les maladies de cœur acquises. Leudet a étudié dans sa thèse (Paris, 1888) les lésions congénitales de la valvule tricuspide, lésions déjà signalées par Peacock, Friedreich, Forster, Rosenstein et surtout par Schipmann[1] qui en a réuni 23 exemples.

Tantôt il s'agit d'un rétrécissement simple, tantôt les trois valves soudées ensemble forment un cône allongé plongeant dans le ventricule; les valves peuvent même être réunies à leur sommet, le sang passe alors comme à travers un tamis. Un certain degré d'insuffisance peut accompagner le rétrécissement. L'oblitération peut être complète.

Le rétrécissement, l'insuffisance et l'oblitération de la mitrale ont été également signalés. Reste une importante question et qui n'a pas encore aujourd'hui de réponse définitive: la lésion connue sous le nom de rétrécissement mitral pur est-elle déjà constituée *in utero* ou s'établit-elle progressivement pendant la première enfance pour s'affirmer cliniquement à l'époque

[1] In *Virchow und Horsch's Jahresb.*, 1869.

de la puberté? Dans la clinique médicale de la Charité (1894), Teissier se livre à ce sujet à une discussion des plus serrées, rapportant des observations de Peacock, Ayrolles, Goodhart, Benezerd-Smith, Parrot, où la mitrale est rétrécie, mais il y a d'autres anomalies. Dans un seul cas, celui de Gerhardt, relatif à un enfant mort à 4 mois, la mitrale seule est intéressée. S'agit-il réellement d'un rétrécissement pur et la lésion aurait-elle pris plus tard le type anatomo-pathologique propre à ce genre de lésion? Il est difficile de le dire, aussi Teissier avoue-t-il qu'il est impossible de conclure.

**Anomalies des cavités cardiaques.** — L'état des différentes loges du cœur est très variable. L'oreillette droite est beaucoup plus souvent que la gauche atteinte de dilatation. Cette dilatation est parfois considérable. L'atrophie coïncide presque toujours avec celle du ventricule correspondant. Théremin a trouvé l'auricule droite interposée entre les deux troncs artériels. Du côté des ventricules, on observe soit une dilatation simple, soit une dilatation avec hypertrophie; mais la disposition la plus originale est l'hypertrophie concentrique, particulièrement celle du ventricule droit. La cavité ventriculaire est réduite comme capacité et ses parois sont d'une extrême épaisseur, les colonnes charnues sont fortement dessinées ainsi que les muscles papillaires. Les résultats de quelques examens histologiques permettent d'affirmer que l'hypertrophie se produit bien aux dépens de l'élément musculaire. Les anomalies dans l'implantation des cordons tendineux, dans le nombre et la disposition des muscles papillaires, sont très fréquentes. Lorsqu'en raison de l'oblitération ou du rétrécissement extrême de l'un des orifices auriculo-ventriculaires, le sang ne pénètre plus ou pénètre à peine dans un des ventricules, celui-ci s'atrophie. Il finit par s'offrir sous l'aspect d'une masse charnue au centre de laquelle il est très difficile de reconnaître une cavité. Si l'atrophie porte sur le ventricule droit, la forme du cœur est très modifiée et la pointe formée par le ventricule gauche est dirigée à droite (Théremin, observat. n° 44).

**Types anatomo-pathologiques.** — Certaines des dispositions vicieuses que nous venons de décrire peuvent se rencontrer isolément. Ce sont en particulier : 1° les perforations occupant le centre, le sommet ou la base de la cloison interventriculaire; 2° les perforations occupant un point quelconque de la cloison des oreillettes ou la valvule du trou de Botal; 3° le rétrécissement de l'artère pulmonaire; 4° le rétrécissement de l'aorte; 5° la transposition des troncs artériels: 6° la persistance du canal artériel; 7° la persistance du trou de Botal; 8° les anomalies de nombre des valvules sigmoïdes et leur état fenêtré; 9° les altérations de l'une ou l'autre des valvules auriculo-ventriculaires.

Mais il faut bien le savoir, les faits sont généralement plus complexes, il y a association, coïncidence de plusieurs lésions, de plusieurs anomalies. Les types anatomo-pathologiques constitués par ces combinaisons me semblent devoir être divisés en deux catégories. La première comprend tous les cas où il y a une malformation, à proprement parler, telle par exemple que l'inachèvement d'une des cloisons, la position ou l'abouchement irrégulier d'un vaisseau, etc. La deuxième comprend tous ceux où le cœur étant normalement

[A. MOUSSOUS.]

constitué, il existe des lésions, rappelant celles que l'on trouve dans les maladies acquises. Il peut y avoir en pareil cas, il est vrai, persistance des voies fœtales (canal artériel ou trou de Botal). Mais la persistance de ces voies fœtales qui ont eu pendant toute la vie intra-utérine un rôle physiologique à remplir ne peut être assimilée à un vice de conformation.

*Première catégorie.* — Ce n'est pas avec l'espoir d'être complet qu'on peut entreprendre l'énumération des types anatomo-pathologiques de cet ordre. Leur variabilité est extrême. Nous nous bornerons à indiquer les combinaisons les plus usuelles. Farre[1] et Forster[2] rapportent chacun une nécropsie ayant trait à un cœur composé d'un seul ventricule, d'une seule oreillette, cœur d'où émergeait un seul vaisseau artériel. Avec l'absence complète de septum interventriculaire, mentionnée dans les observations de Rokitansky, de Tiedemann[3], Lawrence[4], Fleischmann[5], Hein[6], Kreyzig[7], Thore[8], Hale[9], Breschet[10], on note constamment d'autres anomalies importantes, soit une cloison interauriculaire incomplète, soit l'atrésie, l'absence, l'étroitesse d'un des troncs artériels, soit la transposition complète de l'aorte et de l'artère pulmonaire. La plupart du temps en outre figurent d'autres anomalies vasculaires ou viscérales comme dans l'observation de Rokitansky qui note l'abouchement des veines pulmonaires dans l'oreillette droite, un canal artériel double, l'absence de la rate, etc. L'absence complète du septum interauriculaire se combine toujours aussi à d'autres anomalies. Sans parler de l'absence ou de l'état rudimentaire de la cloison interventriculaire déjà signalée, indiquons les anomalies des troncs artériels (étroitesse, atrésie, irrégularité d'origine), ou des vices de conformation portant sur d'autres organes, par exemple l'absence de voûte crânienne, l'arrêt de développement des parois thoraciques et abdominales, la torsion complète du rachis comme il est signalé dans une observation très ancienne de Méry.

Avec les malformations seulement partielles des cloisons, commence à se montrer plus de fixité dans le groupement des anomalies. Des types anatomo-pathologiques réels se dessinent, les affinités de certaines dispositions vicieuses s'affirment. L'inachèvement du septum postérieur interventriculaire coïncidait dans les faits de Barbeziu[11] et de Maschka[12] avec l'étroitesse de l'infundibulum et la transposition de l'aorte et de l'artère pulmonaire. Mais cette malformation s'associe surtout avec l'inachèvement de la cloison interauriculaire. Rokitansky a réuni plusieurs faits de cet ordre et il est arrivé a dégager un véritable type anatomo-pathologique qui est caractérisé par les traits suivants : 1° La cloison des oreillettes a l'apparence d'une


(1) Farre. *On malformation of the human heart*, 1814.
(2) Forster. *Transac. of path. Soc. of London*, 1846.
(3) Tiedemann. *Zoologie*, t. I, p. 177.
(4) Lawrence. *Malformations*, 1814.
(5) Fleischmann. *He Mekel aut de Phys.*, 1815.
(6) Hein. *De Istis cordis deformationibus*, 1816.
(7) Kreyzig. *Krankheiten des Herzens*, VIII.
(8) Thore. *Arch. gén. de méd.*, t. I, 1843.
(9) Hale. *Trans. of the path. Soc. of London*, 1852-53.
(10) Breschet. *Rép. gén. d'anat. et de phys. path.*, t. II, 1826.
(11) Barbeziu. *Jahrb. f. Kinderheilkunde*, 1879.
(12) Maschka. *Zietetfut für Heilkunde*, Prague, 1884.

cloison normale, présente une fosse ovale (avec fermeture ou béance du trou de Botal), mais cette cloison n'atteint pas en bas le plancher des oreillettes ; 2° la cloison des ventricules, de son côté, reste inachevée en arrière et n'atteint pas le plancher des oreillettes ; 3° les valvules auriculo-ventriculaires présentent, suivant le degré d'inachèvement de la cloison des ventricules, l'une des dispositions que nous avons signalées comme coïncidant d'habitude avec les malformations du septum postérieur ; 4° les cavités droites sont dilatées ainsi que le tronc de l'artère pulmonaire. L'absence de tout le septum antérieur est très rare. Dans les cinq observations que nous avons pu réunir nous avons toujours trouvé d'importantes anomalies des troncs artériels : trois fois l'inversion de l'aorte et de l'artère pulmonaire, deux fois la réunion de ces deux vaisseaux en un seul tronc artériel. L'absence de la partie postérieure du septum (la malformation la plus vulgaire de la cloison) fait partie d'une foule de combinaisons dont les unes sont fréquentes, les autres exceptionnelles. Voici le résumé des principaux types anatomo-pathologiques de cet ordre : 1° absence de la partie postérieure du septum antérieur, rétrécissement de l'artère pulmonaire (rétrécissement orificiel formé par la soudure des valvules sigmoïdes), aorte dilatée et à droite, à cheval au-dessus de l'échancrure de la cloison, hypertrophie concentrique du ventricule droit ; 2° absence de la partie postérieure du septum antérieur, étroitesse des voies artérielles pulmonaires dans leur totalité (infundibulum, orifice, tronc artériel), aorte dilatée et à droite, à cheval au-dessus de la cloison, hypertrophie concentrique du ventricule droit ; 3° absence de la partie postérieure du septum antérieur, étroitesse des voies artérielles pulmonaires dans leur totalité (infundibulum, orifice, tronc artériel), deux valvules sigmoïdes seulement, aorte dilatée et à droite à cheval au-dessus de l'échancrure de la cloison, hypertrophie concentrique du ventricule droit. Dans ces trois cas on trouve ou non des traces d'endocardite. Le plus souvent, les voies fœtales sont oblitérées, elles sont au contraire conservées s'il y a atrésie de l'artère pulmonaire. On note alors : 4° absence de la partie postérieure du septum antérieur, oblitération de l'artère pulmonaire, aorte dilatée et à droite, hypertrophie concentrique du ventricule droit, persistance du canal artériel, ou bien : 5° Absence de la partie postérieure du septum antérieur, oblitération de l'artère pulmonaire, aorte dilatée et à droite, hypertrophie concentrique du ventricule droit, artères bronchiques très volumineuses et en nombre variable.

Les observations où le rétrécissement aortique se substitue au rétrécissement pulmonaire, où l'hypertrophie du ventricule gauche remplace celle du ventricule droit, sont tout à fait exceptionnelles. On rencontre aussi d'autres variantes. Les traits caractéristiques du type restant les mêmes, il y a : transposition des deux vaisseaux artériels, l'échancrure de la cloison est sousjacente à l'artère pulmonaire, ou étroitesse simultanée de ces deux vaisseaux dont les orifices sont munis de deux valvules sigmoïdes seulement ; enfin les valvules auriculo-ventriculaires peuvent être altérées. Leurs lésions peuvent conduire à l'oblitération complète d'un des orifices auriculo-ventriculaires. La cavité ventriculaire correspondante subit alors une atrophie plus ou moins

[A. MOUSSOUS.]

complète. Hormis les cas signalés par Rokitansky et où l'inachèvement partiel
de la cloison des oreillettes se combine avec l'inachèvement partiel du septum
postérieur intra-ventriculaire, on peut remarquer que c'est surtout combinées avec des anomalies des gros vaisseaux que l'on rencontre les autres
dispositions vicieuses de la cloison interauriculaire. Parmi ces anomalies,
la plus fréquente de beaucoup est la dilatation de l'artère pulmonaire, qui
est toujours elle-même accompagnée d'une dilatation considérable de l'oreillette droite. Avec cette dilatation de l'artère pulmonaire et de la cavité
auriculaire droite on a parfois constaté l'occlusion prématurée du trou de
Botal. Lorsqu'un seul tronc artériel émerge du cœur, il y a toujours d'autres
anomalies cardiaques. Mais elles sont assez variables. C'est ainsi qu'on a
noté : L'absence complète d'une des cloisons; l'absence de la partie antérieure du septum antérieur (Lavergne); l'absence de la partie postérieure du septum antérieur (Charrin et Lenoir, Théremin, etc.). La transposition de l'aorte et de l'artère pulmonaire, au contraire, existe parfois sans autre malformation du cœur (les voies fœtales étant béantes
ou oblitérées). En pareil cas il y a presque toujours hypertrophie du ventricule droit qui remplit les fonctions du ventricule gauche et la tricuspide est assez souvent épaissie. La coïncidence du rétrécissement de l'isthme
de l'aorte a été indiquée par Théremin dans plusieurs observations.

*Deuxième catégorie.* — Si le rétrécissement de l'artère pulmonaire
figure si souvent à côté des malformations des septa, il peut en être indépendant et s'accompagner simplement de l'inocclusion du trou de Botal.
La sténose pulmonaire avec persistance du trou de Botal représente
même un type anatomo-pathologique très vulgaire. Le rétrécissement présente toujours en pareil cas le type des rétrécissements acquis orificiels ou
préorificiels, et le ventricule droit est non seulement hypertrophié, mais
dilaté. Le canal artériel peut ne pas être oblitéré, mais il l'est habituellement. Dans les cas d'oblitération complète de l'artère pulmonaire, oblitération
beaucoup plus rare que la simple sténose, il y a au contraire, forcément,
persistance du canal artériel et la cavité ventriculaire droite, devenue inutile, s'atrophie. Dans le même type anatomo-pathologique, la sténose ou
l'oblitération aortique peuvent remplacer la sténose ou l'oblitération pulmonaire. Le fait est du reste extrêmement rare. A l'une ou l'autre de ces quatre
combinaisons peuvent s'ajouter d'autres lésions; celles-ci intéressent soit la
tricuspide, soit la mitrale, amenant le rétrécissement, l'insuffisance, voire
même l'oblitération de l'un ou de l'autre des orifices auriculo-ventriculaires.
On a trouvé, sur des enfants mort-nés ou n'ayant vécu que quelques
jours, des altérations inflammatoires isolées des valvules auriculo-ventriculaires. Dans tous ces faits l'apparence des points malades est identique à
celle des lésions acquises. La dernière disposition vicieuse qu'il nous reste
à mentionner est la persistance simultanée du trou de Botal et du canal
artériel sans aucune autre lésion intra-cardiaque.

**Classification.** — On a fait plusieurs tentatives de classification des
types anatomo-pathologiques. La division longtemps classique depuis Deguise
et Pize distinguait le cœur à une, deux, trois cavités; à quatre cavités

avec communication : 1° entre les ventricules; 2° entre les oreillettes;
3° entre les ventricules et les oreillettes en même temps. Puis venaient
les anomalies vasculaires : 1° persistance du canal artériel; 2° les origines anormales des vaisseaux qui prennent leur insertion sur le cœur.
Fallot[1] a cherché à dégager et à mettre en relief le substratum anatomo-
pathologique le plus usuel de la cyanose : la tétralogie qui est caractérisée par : 1° un rétrécissement pulmonaire de l'artère; 2° une communication interventriculaire; 3° une hypertrophie du ventricule droit; 4° une
déviation de l'aorte à droite, ou, un peu moins souvent, la trilogie : 1° rétrécissement ou oblitération de l'artère pulmonaire; 2° développement complet de la cloison interventriculaire; 3° persistance du trou de Botal.
Mais si ces remarques de Fallot sont très judicieuses, on ne peut
souscrire au vœu qu'il forme de voir l'histoire de la cyanose définitivement
affranchie des cas plus complexes et qui, à son dire, ressortissent uniquement de la tératologie. La classification la plus scientifique que nous possédions est évidemment la suivante (...), due à Rokitansky. Malheureusement
elle émane d'idées théoriques beaucoup trop absolues et ne s'adresse du
reste qu'aux anomalies des cloisons. Si nous ne cherchons pas, pour notre
part, à donner une classification nouvelle et plus détaillée, c'est que nous
trouvons qu'une base sérieuse manque pour l'établir. Cette base serait la
différenciation exacte des dispositions vicieuses imputables à une simple
déviation du travail embryogénique, et de celles imputables à un processus
inflammatoire. Or, cette différenciation est aujourd'hui l'objet même sur
lequel on discute.

### MALFORMATIONS DE LA CLOISON DES VENTRICULES (...)

A. Absence complète ou presque complète.
B. Absence de la cloison postérieure.

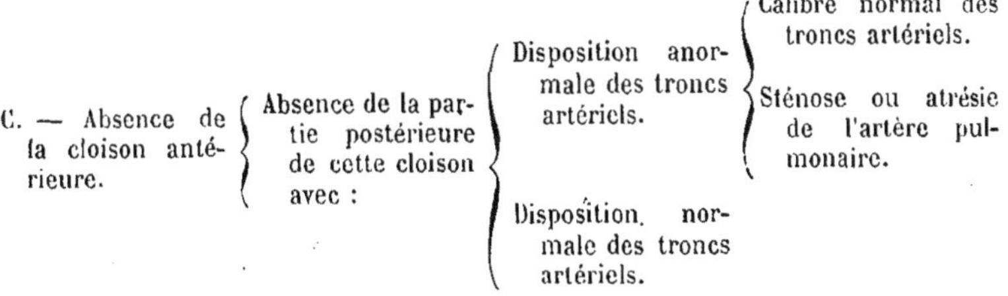



### MALFORMATIONS DE LA CLOISON DES OREILLETTES

A. Malformations de la cloison primitive :
    1° Absence presque complète;
    2° Cloison rudimentaire avec foramen ouvert ou fermé.
B. Malformations de la cloison secondaire :

[1] Fallot. *Marseille médical*, 1888.

[A. MOUSSOUS.]

1° Sans reliquats de la cloison primitive ;

2° Avec reliquats de la cloison primitive, sous forme :
- d'un bourrelet membraneux adhérent au cadre charnu ;
- d'un fil, d'un grillage, de membranes perforées, etc., occupant le centre du cadre charnu ;
- d'une bourse saillante dans l'oreillette gauche ;
- d'une grande fosse ovale ouverte.

**Lésions et anomalies extra-cardiaques.** — Nous avons déjà signalé la fréquence du rétrécissement de l'aorte descendante. Les anomalies d'origine des différentes branches artérielles fournies par la crosse sont fréquentes ; on a même vu cette crosse contournant la bronche droite. Enfin, le système veineux n'est pas seulement intéressant par ses anomalies. Dans la maladie bleue il subit dans son ensemble des modifications de structure. Le fait dominant est la dilatation avec hypertrophie des parois dont l'élément musculaire prend un développement exceptionnel (Loubaud, Th. Paris, 1882), d'où peut-être la rareté de l'œdème périphérique. Les capillaires cutanés sont dilatés, flexueux. Cette disposition serait pour beaucoup, d'après Chouppe, dans la tuméfaction des extrémités digitales, opinion qui vient d'être confirmée par l'application des rayons de Röntgen. Dans un cas de cyanose congénitale avec extrémités des doigts en spatule, M. Yedel[1] a trouvé qu'il n'y avait pas de tuméfaction osseuse phalangienne. D'après Carpenter, les capillaires tortueux à parois épaissies aplatissent les cellules spéciales des divers organes : foie, reins, et au niveau des poumons on note souvent de véritables foyers de broncho-pneumonie pigmentaire et hémorragique. Le foie et la rate sont très notablement augmentés de volume. Il n'est pas rare enfin de rencontrer des vices de développement d'autres organes. Sans parler de la transposition totale des viscères, qui existe dans la dexiocardie, signalons ici l'irrégularité fréquente dans le nombre des lobes des poumons et toute une série d'autres malformations. On a mentionné, dans cet ordre d'idées, une mâchoire inférieure portant 6 incisives (Hendly, *Lancet*, 1887) ; une imperforation de l'anus et de l'hypospadias (Orth) ; une asymétrie crânienne, une atrophie du lobe de l'oreille, de l'étroitesse du conduit auditif, de l'atrophie de l'apophyse mastoïdienne (Barbillon, *Progrès médical*, 1883) ; bec-de-lièvre et division du voile du palais (Rokitansky) ; spina-bifida (Kane) ; malformation des maxillaires, allongement de deux métatarsiens (Monnier, Th. Paris, 1890).

**Modifications du sang.** — On s'est beaucoup occupé, dans ces dernières années, de l'état du sang chez les cyanotiques. L'hyperglobulie, signalée par Krehl[2] chez un malade atteint d'une affection congénitale du cœur, a été surtout étudiée par Vaquez dont le premier travail a été lu à la Société de biologie le 7 mai 1892, et dont les dernières recherches ont été communiquées en mars 1895 à la même société. Les faits annoncés par Vaquez ont donné lieu à des travaux de contrôle de la part de Bahnholzer, Bureau, Marie, Hayem, Rendu, Richardière, Widal, Variot, travaux qui ont été complètement confirmatifs. Les conclusions suivantes semblent définitive-

---

[1] Yedel. *Presse médic.*, 30 déc. 1896.
[2] Krehl. *Deuts. Arch. f. klin. Medic.*, 1889, p. 420.

ment établies. Dans la cyanose chronique, on note: 1° une hyperglobulie très marquée; 2° une augmentation du diamètre des globules rouges; 3° une surcharge en hémoglobine, hors de proportion avec le nombre des globules; et aussi une surcharge en fer (Lapicque); 4° une augmentation de l'alcalinité du sang et une augmentation de sa densité (1070 à 1080).

L'hyperglobulie paraît *progressive*, elle n'existe pas ou est à peine appréciable chez les très jeunes enfants au-dessous de 2 ans ; elle est au contraire habituelle à partir de cette époque, et très accentuée si les malades sont parvenus à l'âge adulte, le chiffre de 8 000 000 a été atteint et dépassé. M. Vaquez a pu suivre cette progression chez plusieurs sujets et entre autres a noté chez un cyanotique que le nombre des hématies était passé en quelques années de 5 800 000 à 6 350 000. Généralement il y a parallélisme entre l'exagération de la cyanose et l'augmentation du nombre des hématies. C'est également à Vaquez que revient le mérite d'avoir signalé l'augmentation des dimensions des globules rouges. Comme l'hyperglobulie, cette exagération du diamètre globulaire lui paraît progressive. Elle n'a pas été constatée pendant les premières années, mais chez un enfant de 7 ans le diamètre globulaire atteignait 7,90 μ à 8 μ. Chez un sujet de 20 ans, 8 μ; chez un de 50, 8μ,5 à 8μ,6 avec quelques éléments géants de 11 μ à 12 μ. Il n'y a pas une relation forcée entre l'hyperglobulie et l'augmentation du diamètre des globules ; l'hyperglobulie semble devancer cette exagération de volume des hématies, mais peut n'être jamais suivie par elle. Vaquez a noté une hyperglobulie de 8 500 000 avec des globules de dimension normale. L'hyperglobulie et l'augmentation du diamètre globulaire semblent des manifestations de suppléance fonctionnelle que le sang oppose aux phénomènes qui résultent de l'asphyxie.

## II. — PATHOGÉNIE

On a cherché de tout temps à expliquer la production des différents vices congénitaux de la structure du cœur que nous venons de décrire. Nous passerons sous silence, et pour cause, quelques tentatives de rapprochement établi entre ces malformations et les dispositions anatomiques que l'on rencontre normalement chez certains vertébrés inférieurs. Cette supposition d'anomalies réversives n'a pas eu de succès. Aujourd'hui, deux théories pathogéniques restent en présence : 1° la théorie de l'endocardite fœtale; 2° la théorie tératologique.

*Théorie de l'endocardite fœtale.* — Si une lésion inflammatoire surprend le cœur pendant sa période de développement avant l'époque où il a atteint sa structure définitive, cette inflammation peut avoir pour effet non seulement d'entraîner les conséquences de toute endocardite, mais elle peut arrêter le travail de formation embryonnaire de l'organe. La lésion partielle devient le point de départ de toute une série d'autres malformations, malformations qui ne sont pas le produit direct du processus inflammatoire, mais en sont les résultats indirects : anomalies subordonnées, pour employer l'expression consacrée.



[A. MOUSSOUS.]

Cette théorie, qui semble avoir été formulée par Cruveilhier le premier, a été acceptée par un très grand nombre de pathologistes tant en France qu'à l'étranger. Mais les uns ne l'ont adoptée que pour expliquer certains vices de structure, d'autres au contraire lui ont donné une extension beaucoup plus grande, et ont voulu, grâce à elle, fournir la raison d'être de toutes les perturbations anatomo-pathologiques précédant la naissance. Voici à peu près l'exposé de cette théorie telle qu'on la trouve développée par Larcher, Grancher, Cadet de Gassicourt et nos différents auteurs classiques. Qu'on suppose un rétrécissement de l'artère pulmonaire produit avant la naissance, c'est-à-dire alors que le trou de Botal est encore ouvert, que le canal artériel est encore perméable; si ce rétrécissement met un obstacle sérieux à la déplétion du ventricule droit, la pression auriculaire droite est très élevée et, malgré l'établissement de la fonction respiratoire, elle reste supérieure à a pression intra-auriculaire gauche; forcément le sang continue à passer de droite à gauche par le trou de Botal. Il y aura inocclusion du trou de Botal.

Si le rétrécissement de l'artère pulmonaire est très marqué, la faible quantité de sang qui y circulera sera tout à fait insuffisante pour répondre à l'appel énergique fait par le réseau vasculaire des poumons, et des emprunts de sang seront constamment faits à l'aorte par l'intermédiaire du canal artériel. La perméabilité de ce canal sera conservée.

Donc persistance du trou de Botal, persistance du canal artériel, sont les anomalies subordonnées au rétrécissement de l'artère pulmonaire.

Si le rétrécissement de l'artère pulmonaire survient avant le cloisonnement complet des oreillettes, il pourra, en produisant une stase dans les cavités droites, interrompre, arrêter l'accroissement du septum. Enfin si le rétrécissement se produit beaucoup plus tôt dans la période fœtale (avant la fin du deuxième mois), il surprendra le cœur dans une situation particulière et aura des conséquences différentes. A cette époque, en effet, le septum interventriculaire n'a pas encore atteint son entier développement, les deux ventricules communiquent entre eux par une lacune. L'exagération de la tension intraventriculaire droite a pour effet d'amener la production d'un courant de dérivation vers la cavité ventriculaire gauche qui, s'opérant par la lacune de la cloison inachevée, la maintiendra indéfiniment béante. L'orifice de communication sera petit, moyen ou considérable, suivant l'époque plus ou moins précoce du rétrécissement.

La dilatation et la situation particulière de l'aorte reçoivent aussi leur explication : sous l'effet de la stase circulatoire et de l'exagération de la pression du sang dans le ventricule droit, la cloison reste non seulement incomplète mais elle est déviée vers la gauche. En raison de cette déviation, l'orifice aortique paraît déplacé vers la droite, il se trouve à cheval au-dessus de l'échancrure de la cloison et regarde partie dans le ventricule droit, partie dans le ventricule gauche. Enfin, recevant une portion du sang qui devait passer par l'artère pulmonaire, l'aorte se dilate jusqu'à l'embouchure du canal artériel. Tout ce qui vient d'être dit pour le rétrécissement est applicable à l'oblitération de l'artère pulmonaire, mais il est alors de toute nécessité que le canal artériel reste ouvert ou bien qu'il se crée une autre voie détournée pour amener le sang vers le poumon. (Dilatation des artères bronchiques, œsophagiennes, péricardiques, etc.)

Les anomalies qui accompagnent les altérations de l'aorte peuvent recevoir une interprétation tout à fait analogue, mais il y a, bien entendu, des différences dans la direction des courants de dérivation. Tels sont, en général, les termes dans lesquels se trouve formulée la théorie de l'endocardite et telles sont les limites dans lesquelles elle est habituellement acceptée. Ces limites ont pourtant été franchies et M. Lancereaux[1] croit pouvoir y trouver l'explication de malformations encore plus importantes. La constatation de l'altération des orifices artériels dans certains cas d'absence totale de la cloison interventriculaire, de celle des oreillettes ou même d'absence simultanée des deux septa, lui fait admettre que ces vices de structure considérables relèvent aussi de la simple gène circulatoire entraînée par la lésion inflammatoire des vaisseaux. Enfin il croit à l'influence tout aussi étendue des lésions des valvules auriculo-ventriculaires et admet que le rétrécissement ou l'oblitération de la tricuspide ou de la mitrale peuvent expliquer l'absence complète du cloisonnement interventriculaire, et il résume son opinion dans cette phrase : « La tératologie du cœur n'est autre que la pathologie de cet organe pendant la vie intra-utérine. »

**Théorie tératologique.** — Si la théorie de l'endocardite a été poussée dans ses dernières limites par Lancereaux, celle des arrêts de développement a pris une extension toute particulière avec Rokitansky. Il va sans dire que, pour lui, l'absence totale d'un des septa, absence qui entraîne la persistance d'une seule oreillette, d'un seul ventricule ou d'un seul tronc artériel, ne peut être considérée que comme un fait d'ordre tératologique. Mais là où ses explications deviennent tout à fait intéressantes, c'est lorsqu'il cherche à expliquer par une simple déviation du processus formatif normal toutes les anomalies des deux troncs artériels, et lorsqu'il cherche à montrer l'influence qu'exercent ces anomalies sur toutes les autres malformations. Le septum du bulbe se développe de haut en bas; il est également à noter, d'après l'auteur viennois, qu'il se forme en arrière et à gauche pour se diriger en avant et à droite, en décrivant une courbe. Il divise ainsi la circonférence du bulbe en deux segments : l'un, du côté de sa concavité en arrière et à droite, formera l'aorte; l'autre, du côté de sa convexité en avant et à gauche, formera l'artère pulmonaire. Mais il peut y avoir une anomalie de direction dans le septum artériel dont la concavité formera toujours l'aorte : au lieu de prendre son origine à gauche, il peut la prendre au milieu et se diriger droit en avant, alors l'aorte se trouvera entièrement à droite et l'artère pulmonaire tout à fait à gauche. Il en résultera une anomalie de position. Si le septum prend son origine encore à gauche, mais que sa concavité regarde en avant, l'aorte sera située en avant, l'artère pulmonaire en arrière et l'on aura une interversion.

Le septum artériel peut commencer à droite au lieu de commencer à gauche; l'aorte se trouve alors à gauche et en arrière, tandis que l'artère

---

(¹) Lancereaux. Des anomalies cardiaqu s. *Gaz. des hôp.*, 1890

[A. MOUSSOUS.]

pulmonaire se trouve à droite et en avant. Le septum ventriculaire, se prolongeant en haut comme d'habitude, ira aboucher l'artère pulmonaire dans le ventricule gauche et l'on aura une anomalie d'origine, etc.... Mais il y a plus : le point d'origine, le sens de la courbure du septum ne sont pas seuls susceptibles de variation. La direction du septum vis-à-vis de l'axe du bulbe peut être modifiée, il peut tout en descendant se dévier. Le bulbe n'est plus alors divisé en deux portions égales. Si par cette déviation le septum rapproche sa face convexe de la paroi du bulbe, le calibre de l'artère pulmonaire est amoindri, celui de l'aorte amplifié ; si c'est sa face concave, l'aorte sera au contraire étroite, et l'artère pulmonaire large. La déviation peut être telle que le septum vienne accoler l'une de ses faces à la paroi du bulbe ; il y a alors oblitération de l'artère pulmonaire ou de l'aorte. La hauteur à laquelle s'opère la déviation a aussi son importance. Si elle se produit seulement en bas, le calibre du vaisseau peut être conservé ; mais il y a une sténose orificielle, sténose qui, suivant le sens de l'inclinaison, est pulmonaire ou aortique. A son degré extrême une déviation de ce dernier genre amène enfin une occlusion totale ou atrésie d'un des orifices artériels. Ce cloisonnement vicieux du bulbe entraîne d'autres anomalies.

L'absence de la partie postérieure du septum antérieur est, on le sait, une des plus fréquentes. En pareille circonstance il est à remarquer que l'aorte dilatée est toujours placée non seulement en arrière, mais en arrière et à droite, quelquefois complètement à droite de l'artère pulmonaire rétrécie. L'origine du septum du bulbe déplacée en arrière et à gauche, son inclinaison totale ou partielle vers la droite ont suffi pour provoquer cette association des deux malformations des troncs vasculaires, sténose pulmonaire et position vicieuse de l'aorte dilatée. Le déplacement à droite de l'orifice aortique et ses dimensions exagérées ont pour conséquence l'inocclusion du septum.

La portion postérieure du septum antérieur, portion placée en avant du septum membraneux et qui doit venir contourner la circonférence droite de l'aorte pour l'aboucher dans le ventricule gauche, est impuissante à remplir ce rôle, elle ne peut atteindre ni embrasser le contour du vaisseau trop large et déplacé. Cette anomalie du septum antérieur a d'autre part une influence sur l'infundibulum. Celui-ci est privé des fibres musculaires que la portion absente du septum devrait normalement lui fournir, et on a un infundibulum rudimentaire : sténose de l'artère pulmonaire, dilatation et transport vers la droite de l'aorte, étroitesse et trajet raccourci de l'infundibulum, communication interventriculaire, tout cela s'enchaîne et découle uniquement du cloisonnement vicieux du bulbe. Rokitansky essaie également de rattacher au cloisonnement vicieux du bulbe l'absence de tout le septum antérieur ou du septum postérieur de la cloison interventriculaire, enfin les différentes malformations de la cloison interauriculaire. La stase sanguine produite dans l'une ou l'autre des oreillettes, lors de sténose ou d'atrésie de l'un ou de l'autre des troncs artériels, entraîne la dilatation de cette oreillette et entrave le développement régulier de la cloison.

En dehors de ces deux grandes théories s'adressant à l'ensemble des anomalies cardiaques congénitales, une place doit être faite à d'autres interprétations d'ordre pathogénique, visant quelques points de détail. Peacock[1] pense que l'étroitesse de l'artère pulmonaire peut souvent dépendre du développement défectueux de l'arc branchial que forme le canal artériel. Il établit cette opinion sur des constatations intéressantes. Même lorsqu'il est perméable, le conduit artériel est mince et grêle dans les cas de sténose et d'atrésie de l'artère pulmonaire. Dans de simples sténoses, il s'oblitère souvent d'une façon précoce et en dépit de circonstances pourtant bien défavorables. On l'a même vu faire complètement défaut avec une artère pulmonaire rétrécie ou oblitérée; il avait donc peut-être disparu avant le cloisonnement du bulbe. Dans les sténoses de l'artère pulmonaire, on constate parfois le rétrécissement de l'aorte descendante qui peut être logiquement considérée comme la continuation du canal artériel. Pour plusieurs auteurs, le rétrécissement de l'artère pulmonaire n'est pas, comme on le répète toujours, le fait primitif, mais bien le fait secondaire. Von Dusch croit à la malformation primitive de la cloison interventriculaire. Le sang du ventricule droit trouvant alors de bonne heure un débouché vers le ventricule gauche et vers les voies aortiques, il est détourné des voies pulmonaires. L'infundibulum et le tronc pulmonaire reçoivent moins de sang et s'atrophient. Heine fait de la déviation de la cloison interventriculaire l'anomalie première, anomalie tenant sous sa dépendance et l'inachèvement de la cloison qui ne peut plus s'insérer sur le côté droit de l'aorte, et le rétrécissement de l'artère pulmonaire qui ne reçoit plus une quantité de sang suffisante.

L'hypertrophie du ventricule droit a été expliquée de deux manières différentes : on l'a comparée à la rétro-hypertrophie des maladies du cœur acquises; on y a vu une adaptation de ce ventricule à des fonctions nouvelles, puisqu'il participe avec le ventricule gauche à lancer le sang dans tout le système artériel (Debely). Ces interprétations de détail ne peuvent nous arrêter longtemps. Il est de toute évidence que dans certains cas l'arrêt de développement peut commencer par le quatrième arc aortique gauche pour s'étendre ensuite à l'artère pulmonaire; mais cette opinion de Peacock ne doit pas être généralisée, puisque souvent le canal artériel est au contraire assez large, voire même dilaté. Admettre avec Heine une déviation primitive de la cloison, c'est vouloir substituer aux suppositions déjà faites une supposition beaucoup plus difficile encore à étayer sur une base quelconque.

Comme von Dusch, tout le monde admet que la dérivation du sang vers les voies aortiques doit être favorable à l'exagération d'une sténose de l'artère pulmonaire. Mais si telle était l'unique raison des sténoses pulmonaires, pourquoi cette diversité dans le degré, dans le siège, dans la physionomie du rétrécissement artériel? Quant aux dilatations et aux hypertrophies des différentes cavités cardiaques, elles doivent recevoir, suivant les cas, des explications très diverses. L'assimilation avec la rétro-dilatation et la rétro-hypertrophie des maladies acquises est très légitime dans beaucoup de

(¹) Peacock. On malf. of the human heart, London, 1866.

[A. MOUSSOUS

circonstances, mais il est évident qu'il n'en est pas toujours ainsi. Lorsqu'une des loges cardiaques ne reçoit plus, ou ne reçoit que fort peu de sang, elle tend à se ratatiner, à revenir sur elle-même ; la capacité de la loge est réduite à presque rien, ses parois paraissent très épaisses, mais cette épaisseur est toute relative. Enfin c'est une hypertrophie réelle des parois, mais une hypertrophie concentrique, avec saillies considérables des faisceaux musculaires que l'on constate dans la sténose de l'artère pulmonaire avec communication interventriculaire, et c'est alors la façon de voir de Debely qui me semble la seule raisonnable. Ce n'est nullement en raison de l'obstacle créé par le rétrécissement artériel que le ventricule droit s'hypertrophie, puisque le sang trouve un écoulement facile et du côté du ventricule gauche et du côté de l'aorte. Il s'hypertrophie en raison du travail à fournir, car s'il a peu de sang à lancer du côté du poumon, en revanche il joint ses efforts à ceux du ventricule gauche pour pousser le sang dans tous les vaisseaux de la grande circulation.

Élimination faite de ces questions de détail, quelle est la part de vérité contenue dans chacune des deux grandes théories que nous avons mises en opposition l'une à l'autre? Pour tâcher de restreindre le plus possible le champ des hésitations au milieu desquelles on se débat, limitons d'abord le terrain sur lequel peut s'engager réellement la discussion. Il y a des faits vis-à-vis desquels le doute n'est vraiment pas permis. A la classe des malformations par défaut ou aberration du processus formatif reviennent sans conteste : 1° l'existence d'un seul tronc artériel méritant le nom d'aorticopulmonaire; 2° les interversions d'origine de l'aorte et de l'artère pulmonaire; 3° l'abouchement défectueux des gros troncs veineux se rendant au cœur; 4° les anomalies dans la position ou dans le nombre des valvules sigmoïdes; 5° l'absence complète ou presque complète du septum interventriculaire.

D'un commun accord tous les embryologistes nous présentent les débuts du cloisonnement ventriculaire comme très précoces, son accroissement comme très rapide. S'il n'est pas complètement achevé, il est du moins sur le point de l'être au moment où apparaissent les ébauches des valvules sigmoïdes et des valvules auriculo-ventriculaires. Vouloir faire dépendre l'absence totale de ce septum des lésions des appareils valvulaires, c'est vouloir l'impossible. Par contre, aux effets directs et aux conséquences indirectes de l'endocardite sont attribuables, et uniquement attribuables, toutes les altérations que nous avons signalées à l'anatomie pathologique au sujet des faits de la deuxième catégorie. Même physionomie, même tendance que les lésions d'ordre inflammatoire développées après la naissance, avec cette particularité de la persistance possible du canal artériel ou du trou de Botal; anomalies que nous avons eu soin de différencier des malformations réelles. Mais là s'arrête la liste des faits sur lesquels l'accord nous semble devoir être unanime. La discussion reste ouverte au sujet des malformations de la cloison interauriculaire autres que l'ouverture du trou de Botal. et au sujet des différentes communications interventriculaires. Le cloisonnement des oreillettes ne s'opérant que d'une façon assez tardive, il est très admissible

que la stase circulatoire soit une cause indirecte fréquente des arrêts de
développement dont elle peut être frappée. Que la disposition vicieuse des
orifices qui provoque la stase soit la conséquence de l'endocardite ou l'effet
d'une erreur de formation embryogénique, peu importe. Il me semble aussi
illogique de revendiquer toutes les malformations du septum interauriculaire
au profit de l'endocardite que de les ranger en bloc dans le cadre des simples
vices de développement. Une analyse raisonnée pourra seule, en chaque
circonstance, permettre de se faire une opinion. La constatation de lésions
endo et myocarditiques très avancées, trouvées peu de temps après la naissance, sera en faveur de l'intervention d'un processus inflammatoire primitif, cause unique de tous les désordres.

Si la nécropsie n'est pratiquée que beaucoup plus tard, les résultats sont
moins significatifs, même si l'on trouve des traces d'endocardite. La coïncidence d'anomalies dans la position, dans le nombre des vaisseaux artériels
efférents, est en faveur d'un vice originel d'ordre tératologique. Les arrêts
partiels de développement du septum interventriculaire occupent, nous
l'avons dit, différents points. L'absence de la partie postérieure du septum
antérieur, la plus vulgaire de ces malformations, fait presque toujours partie, comme on le sait, de la tétralogie suivante : 1° rétrécissement ou oblitération de l'artère pulmonaire; 2° communication interventriculaire;
3° hypertrophie du ventricule droit; 4° déviation de l'aorte à droite. Tétralogie qui constitue le substratum anatomique habituel de la maladie bleue.

Or, en étudiant certains faits de cette série, on peut noter parfois des
particularités intéressantes, par exemple : 1° une artère pulmonaire, étroite
sur toute sa longueur, faisant suite à un infundibulum rudimentaire; 2° la
présence d'un diaphragme constitué par la réunion des trois valvules sigmoïdes, mais avec une conservation parfaite de la minceur et de la souplesse
normale de ces valvules; 3° le nombre des valvules sigmoïdes réduit à deux;
le tout sans traces d'endocardite. D'où cette conclusion forcée que ce type
anatomique peut, quelquefois au moins, se produire sans l'intervention d'un
processus inflammatoire et s'affirme alors comme une combinaison d'anomalies de développement.

Mais, par contre, dans la même série figurent des cas qui semblent parler
en sens contraire. Ce sont ceux où le rétrécissement ou l'oblitération de
l'artère pulmonaire rappellent le type des lésions inflammatoires. On ne peut
nier l'endocardite, ce serait nier l'évidence. Mais faut-il, même en pareil
cas, voir dans l'endocardite la cause des malformations? Voilà la question.
On n'a pas à mon sens tenu un compte suffisant de la succession chronologique des différentes phases de développement du cœur.

Pour que l'artère pulmonaire et en particulier son appareil valvulaire
puissent être frappés des atteintes locales d'une endocardite, il faut, on
l'accordera, je pense, que l'individualité de l'artère pulmonaire soit établie.
Or, si l'on s'en rapporte aux dates que nous avons indiquées, et si les affir-
mations des embryologistes sont exactes, l'artère pulmonaire est formée
quelques jours à peine avant que la cloison des ventricules soit complète. A
la grande rigueur, il peut se faire qu'à peine achevée elle soit atteinte d'un

[A. MOUSSOUS.

processus phlegmasique et que cette inflammation crée immédiatement une sténose capable d'entraver l'achèvement du septum en produisant une gêne circulatoire; mais il faut avouer que si la raison ne s'oppose pas absolument à cette supposition, une telle supposition n'est que peu vraisemblable. Il serait curieux que l'endocardite éclatât ainsi à époque fixe, juste entre la sixième et la septième semaine de la grossesse. Si tel était leur mécanisme habituel, ces lésions associées (rétrécissement de l'artère pulmonaire et inocclusion du septum interventriculaire) seraient au moins très rares, comparées à toutes celles qui pourraient se développer pendant le reste de la gestation. Or, la statistique prouve le contraire de la façon la plus éclatante. Ces considérations, tirées de l'embryogénie, s'appliquent à bien d'autres cas. Elles annulent l'influence qu'on pourrait attribuer aux altérations des sigmoïdes pulmonaires ou aortiques sur les malformations de la partie la plus antérieure du septum ou de sa partie postérieure, et doivent rendre plus sceptique encore à l'égard de l'influence des inflammations des val vules auriculo-ventriculaires, puisque ces valvules font plus tardivement leur apparition. Hormis peut-être quelques très rares exceptions, les différents types de communication interventriculaire me semblent donc devoir relever uniquement de la tératologie.

C'est cette manière de voir que j'ai développée dans une monographie[1] sur les maladies congénitales du cœur et qui a été adoptée depuis par Weill[2] dans son important Traité des maladies du cœur chez les enfants.

Dans les cas où l'inachèvement d'un point quelconque de la cloison n'est accompagné d'aucune autre anomalie, cette anomalie peut être considérée comme primitive et découlant directement d'une de ces causes d'ordre encore mal déterminé qui président aux différentes malformations congénitales. Lorsque le vice de structure de la cloison est lié à une malformation des orifices artériels, y a-t-il une relation de cause à effet entre elle et cette anomalie qui devient alors l'anomalie primitive? C'est la thèse qui a été soutenue par Rokitansky. Sa manière de voir est assurément légitime et nous sommes disposé à l'admettre, mais pour certains cas seulement; il y aurait une grande faute à vouloir généraliser, et Rokitansky est allé beaucoup trop loin dans cette voie. Il est illogique de chercher à subordonner systématiquement, comme il l'a fait, les différents vices de structure des septa à un vice initial portant sur le cloisonnement du bulbe. Ses déductions peuvent être admises pour les malformations de la cloison des oreillettes et au sujet de la cloison interventriculaire, lorsque l'anomalie est caractérisée par l'absence de la partie postérieure du septum antérieur, mais elles sont moins rigoureuses pour les anomalies portant sur d'autres points de ce même septum. Pourquoi ne pas admettre alors le développement simultané de plusieurs anomalies indépendantes les unes des autres? Reste une grosse et dernière question. Si l'on se range pour la plus grande catégorie des malformations à la théorie pathogénique du simple arrêt de développement, comment expliquer la présence si habituelle de lésions endocarditiques, myocarditiques, et

[1] Moussous. Maladies congénitales du cœur. *Encyclopédie scientifique des Aide-Mémoire.*
[2] Weill. *Traité clinique des maladies du cœur*, 1895.

même péricarditiques? Comment expliquer cette singulière coïncidence? Peut-être justement d'une manière tout opposée à celle dont elle a été envisagée jusqu'à présent. Deux remarques en effet peuvent être faites : les altérations de l'endocarde ou du myocarde sont généralement plus importantes lorsque l'autopsie est pratiquée chez des enfants âgés ou chez des adultes. Elles sont beaucoup plus rares ou moins importantes si l'enfant est très jeune ou mort-né. On note enfin fréquemment des lésions inflammatoires de deux ordres, les unes anciennes, d'autres beaucoup plus récentes. N'est-il pas légitime d'en conclure que le processus inflammatoire n'est souvent qu'une simple complication, et que les malformations du cœur sont un appel à l'endocardite? Le vice de structure crée la vulnérabilité.

### III. — ÉTIOLOGIE

L'influence de l'hérédité est incontestable. Les exemples que nous possédons ne sont pas très nombreux, mais ils sont tout à fait significatifs. Strehler, cité par Gintrac, relate le fait d'une femme rachitique qui mit au monde 5 enfants, lesquels furent tous atteints de cyanose. Le père eut avec une autre femme des enfants très bien portants. Eger[1] a vu, dans deux familles, frères et sœurs présentant les signes de la maladie bleue. Friedberg cite la même coïncidence chez 3 enfants du même père et Orth l'indique pour 2 enfants du même père mais de lits différents. S'il existe des cyanoses familiales, il n'est pas prouvé qu'il y ait des cyanoses se transmettant par hérédité directe; les maladies de cœur qu'on a jusqu'ici retrouvées chez les ascendants étaient des maladies de cœur acquises. Le rhumatisme des parents a été incriminé, mais les observations significatives comme celles de Kuhn[2], qui signale pendant la grossesse un rhumatisme articulaire grave chez la mère, sont tout à fait exceptionnelles. Hayem rapporte le fait d'une femme pneumonique qui accoucha d'un enfant atteint de cyanose. L'influence de la syphilis des parents paraît bien établie. Crocker[3], Virchow, Rauchfuss l'ont rencontrée chez la mère ; sur 12 cas Eger l'a constatée 3 fois chez le père. La tuberculose des ascendants n'a pas été sérieusement recherchée, et ce que l'on sait aujourd'hui de ce facteur étiologique au point de vue de l'hypoplasie artérielle, de la chlorose et du rétrécissement mitral semble indiquer la nécessité de cette recherche. On a parlé du rôle funeste de la consanguinité des parents, des impressions morales, des traumatismes, des refroidisements subis par la mère au cours de la grossesse. On le voit, l'étiologie reste encore bien vague.

En tenant compte du double mécanisme qui semble présider à la genèse des affections congénitales du cœur, les causes de ces maladies doivent être très différentes, suivant les cas, et appartenir à deux catégories distinctes. L'endocardite du fœtus vient d'un état dyscrasique ou infectieux

[1] EGER. *D. med. Wochs.*, 1895.
[2] KUHN. *Corr. Blatt f. Schwerz Aerzte*, oct. 1895.
[3] CROCKER. *The Lancet*, 1879.

[A. MOUSSOUS.]

du sang maternel, la communauté de circulation sanguine de la mère et du fœtus, la possibilité du passage des microorganismes à travers le placenta donnent la raison d'être du fait. Les malformations cardiaques d'ordre tératologique dépendent de ces influences héréditaires encore mal définies qui président à tous les vices de conformation congénitaux. L'influence paternelle entre alors tout aussi bien en jeu que l'influence maternelle. En cherchant dans cette direction on trouvera probablement chez les générateurs les différentes intoxications, le surmenage, les névropathies, mais aucune enquête sérieuse n'a encore été poursuivie. A l'heure actuelle, deux remarques importantes ont été faites : la coïncidence des maladies congénitales avec d'autres malformations physiques (voir l'anatomie pathologique), leur coïncidence avec certaines maladies nerveuses (hystérie, idiotie, surdi-mutité, etc.).

### IV. — SYMPTÔMES

Nous devons envisager d'abord les symptômes des anomalies isolées. nous étudierons ensuite ceux des anomalies dans leurs groupements les plus habituels. Les anomalies isolées qui ont une histoire clinique sont : 1° la communication interventriculaire; 2° la communication interauriculaire; 3° la persistance du canal artériel; 4° le rétrécissement congénital de l'aorte; 5° le rétrécissement congénital de l'artère pulmonaire.

**Anomalies isolées.** — *Communication interventriculaire.* — Dans un célèbre mémoire présenté à l'Académie de médecine en 1879, Roger a déterminé les caractères d'un souffle entendu à la partie moyenne du cœur dans les cas de communication anormale établie entre les deux cavités ventriculaires. On peut, il est vrai, retrouver ce souffle mentionné dans quelques observations publiées à l'étranger avant cette date; il paraît même que sa signification était déjà une notion de clinique assez répandue. Quoi qu'il en soit, qu'on considère les vues de Roger comme tout à fait nouvelles ou qu'on les considère comme le simple reflet d'une opinion courante, il n'en est pas moins vrai que son travail est le premier document important où sont indiqués tous les symptômes de la communication interventriculaire considérée en tant que malformation cardiaque isolée.

Le type clinique est bien dégagé par l'auteur. C'est justice, comme la chose a été faite, de le désigner désormais sous le nom de *maladie de Roger*.

Ce souffle commence avec la systole, il est intense, rude, à tonalité haute, est entendu dans toutes les parties antérieures du thorax et jusque dans le dos. Il a son maximum au tiers supérieur de la région précordiale, c'est-à-dire au niveau de la partie interne du 3ᵉ espace intercostal et de la 4ᵉ côte. De ce point central, il diminue d'intensité régulièrement, et par degré, à mesure qu'on s'en éloigne. Il est fixe, sans propagation dans les vaisseaux. On le retrouve semblable à lui-même toutes les fois qu'on ausculte le sujet, même lorsque ces examens sont pratiqués à plusieurs mois, à plusieurs années de distance. Il est accompagné d'un frémissement cataire de même siège. Les personnes chez lesquelles on le découvre, ne présentent, d'après Roger, ni palpitations, ni essoufflement, ni cyanose ; leur pouls est régulier, normal. Roger avait bien compris la raison d'être d'un tel souffle et l'avait rapporté à une perforation du septum ; mais il n'avait pu donner la preuve péremptoire de la justesse de ses vues. Aujourd'hui, le bien fondé d'une semblable interprétation repose sur quelques constatations anatomo-pathologiques. Ernest Dupré, à la Société anatomique, 1891, relatait une nécropsie probante. Reiss, dans une thèse récente, a rassemblé quelques faits avec autopsie. D'après ce dernier auteur, la cyanose, absente chez les enfants jeunes dont les poumons sont en bon état, pourrait faire son apparition à un âge plus avancé, surtout s'il survient des complications pulmonaires et en particulier de la tuberculose.

*Communication interauriculaire.* — L'énergie toujours médiocre de la systole auriculaire semble peu favorable à la production d'un souffle par un courant sanguin allant d'une cavité auriculaire dans l'autre, soit à travers le trou de Botal resté béant, soit à travers une perforation quelconque du septum. Cependant, comme le fait remarquer M. Cadet de Gassicourt, sur un pareil sujet on doit éviter de formuler *a priori* une déduction quelconque. Il cite un exemple, d'ordre purement clinique, il est vrai, mais où il a constaté chez un enfant la présence, puis la disparition d'un souffle dont le siège et les caractères lui semblaient correspondre à l'inocclusion du trou de Botal. Mouls, en 1888, dans la *Revue des maladies de l'enfance*, cite le cas d'un enfant chez lequel on découvrit une communication interauriculaire qu'on avait diagnostiquée par l'audition d'un souffle présystolique siégeant au milieu du sternum. Bard et Curtillet[1] signalent également un souffle systolique ou présystolique perçu à gauche du sternum au niveau du troisième espace intercostal. Par contre, les recherches pratiquées à ce sujet par Duroziez sont toujours restées négatives et le professeur Potain (*Clinique médicale de la Charité*, 1894) se montre fort sceptique au sujet du souffle de la persistance du trou de Botal : il dit ne pas connaître une seule observation où le souffle qui lui a été attribué ne pût recevoir une interprétation meilleure.

La cyanose est loin d'être constante. Il y a même souvent chez les enfants une décoloration spéciale des téguments. Ce sont les faits de *cyanose blanche* signalés par Jules Simon. La cyanodermie peut n'apparaître que très tard et se montrer brusquement sous l'influence d'une cause perturbatrice changeant tout à coup la valeur des tensions intra-auriculaires. Les faits de cet ordre ont été signalés par Martin Solon[2], Mayo[3], Girard[4], Morel[5], Desnos et Callias[6]. Enfin Bard et Curtillet en fournissent de nouveaux exemples et ont proposé de les grouper sous une étiquette univoque ; ils ont créé un type clinique auquel ils ont donné le nom de « forme tardive de la maladie bleue ». Il s'agit le plus habituellement de sujets adultes et même âgés, la

---

[1] BARD et CURTILLET. Cyanose tardive. *Rev. mens. de méd.*, 1889.
[2] MARTIN SOLON. *Gaz. méd. des hôp.*, 1833.
[3] MAYO. *Gaz. méd. Paris*, 1848.
[4] GIRARD. *Gaz. des hôp.*, 1861.
[5] MOREL. *Thèse Paris*, 1881.
[6] DESNOS et CALLIAS. *Progrès méd.*, 1881

plupart robustes et qui ont pu exercer des métiers pénibles. Il survient une affection pulmonaire et quelques signes de dilatation du cœur droit. La cyanose apparaît et prend tout de suite une importance prépondérante. La valvule du trou de Botal n'avait pas contracté ses adhérences normales ; lorsque la pression a été plus considérable à sa face droite qu'à sa face gauche, elle a donné passage au sang veineux, elle est même devenue insuffisante lorsque la dilatation des oreillettes a amené un élargissement du trou de Botal.

*Persistance du canal artériel.* — C'est en 1862 que l'étude clinique de la persistance isolée du canal artériel a été, pour la première fois, sérieusement entreprise. Les deux travaux qui ont vu jour à cette époque sont la thèse d'Almagro et la communication de Duroziez à la Société de biologie. Duroziez nous apprend qu'il a vainement cherché chez le nouveau-né quelques signes stéthoscopiques indiquant que le canal artériel est ou non déjà fermé. Chez l'adulte, dans un cas, Duroziez n'a perçu aucun bruit pathologique. Une observation de M. Luys signale la même absence de souffle. Au contraire une autre fois, chez un malade observé avec Lemaire, Duroziez dit avoir perçu un souffle. Un souffle a été aussi nettement indiqué dans l'observation de Sanders, où il correspondait au premier temps, était entendu dans toute la région précordiale et s'accompagnait d'un frémissement vibratoire. Dans les autres observations, Duroziez a trouvé des lésions complexes du cœur et les bruits pathologiques entendus ne peuvent être sûrement rapportés à la persistance du canal artériel. Duroziez insiste sur les signes habituels de la dilatation du ventricule droit et de l'artère pulmonaire. La question en était restée là, c'est-à-dire sans solution réelle. C'est à François Franck que revient l'honneur d'avoir le premier indiqué des signes précis grâce auxquels il serait parfois possible d'affirmer la béance du canal artériel. D'après les résultats de ses recherches communiquées au Congrès de l'avancement des sciences (1878), il s'agit d'un souffle assez intense qu'on entend à la partie postérieure du thorax, à gauche de la colonne vertébrale, à la hauteur des 3ᵉ et 4ᵉ vertèbres dorsales. Ce souffle se renforce notablement pendant l'inspiration et diminue pendant l'expiration. Quand la respiration est suspendue sans effort, il conserve un timbre et une intensité uniformes.

Si on étudie les caractères du pouls, on est frappé en pareille circonstance par l'inégalité régulière, rythmée, dans l'amplitude des pulsations : à une série de 4 ou 5 pulsations fortes soulevant énergiquement le doigt, succède une série de 5 ou 6 pulsations affaiblies. L'artère semble grosse et tendue pendant la première série, affaissée pendant la seconde. Il est facile de constater que cette inégalité d'amplitude est en rapport avec la respiration. A l'autopsie d'un des enfants observés, François Franck trouva, comme il l'avait supposé, le canal artériel largement perméable. Voici l'explication ingénieuse qu'il fournit et des caractères du pouls et de ceux du souffle : « La diminution de la tension artérielle et la petitesse des ondées sanguines pendant l'inspiration proviennent de la dilatation inspiratoire des vaisseaux intra-pulmonaires, provoquant un afflux plus abondant du sang de l'artère pulmonaire dans les branches du réseau pulmonaire. En effet, si la crosse aortique communique avec l'artère pulmonaire, il est évident que le sang contenu dans l'aorte sera en partie détourné de son trajet aortique pour affluer dans l'artère pulmonaire. — Inversement pendant l'expiration, les réseaux pulmonaires reçoivent moins de sang ; la pression augmente dans l'artère pulmonaire et l'aorte y verse une moins grande quantité de sang : le pouls se relève. — Le souffle résulte du passage du sang de la forte pression aortique à la faible pression de l'artère pulmonaire. — Son renforcement inspiratoire résulte de l'exagération de ces inégalités pendant l'inspiration. » Quant au siège du souffle, il est nettement subordonné aux rapports anatomiques du canal artériel. Quand il n'y a pas d'autres lésions, on ne constate pas de cyanose.

Baginsky, qui ne semble pas connaître le travail de F. Franck, admet qu'en pareille circonstance il y a un surcroît de labeur pour le cœur droit, si bien que le ventricule droit s'hypertrophie en même temps que l'artère pulmonaire se dilate. Aussi voit-on survenir des palpitations, du frémissement de la région précordiale, de la matité précordiale, de la voussure de la partie supérieure du sternum, et souvent enfin on entendrait, d'après lui, un souffle systolique. Il ne fournit du reste aucun détail sur le siège, la propagation et les différentes particularités de ce souffle.

Pour Gerhardt (cité par Baginsky), la matité anormale du cœur s'étend sur une bande étroite qui monte le long du bord gauche du sternum jusqu'à la deuxième côte, région dans laquelle on peut percevoir la pulsation systolique de l'artère pulmonaire. Les enfants sont légèrement cyanosés ou d'une pâleur de cire, sujets à la dyspnée et aux catarrhes bronchiques. La mort peut survenir au milieu d'accidents asystoliques.

*Rétrécissement congénital de l'aorte.* — La sténose orificielle congénitale de l'aorte donne évidemment naissance aux signes classiques du rétrécissement aortique acquis. On trouve un souffle accompagné ou non de frémissement cataire, souffle rude, intense, dont le foyer maximum correspond au 2ᵉ espace intercostal au niveau du bord droit du sternum, et qui se propage en haut et à droite vers la clavicule, enfin s'entend très nettement dans les grosses artères du cou. Le pouls est régulier mais petit. Sur le tracé cardiographique la ligne d'ascension est oblique et courte. Il y a des signes d'hypertrophie du ventricule gauche, la matité cardiaque est accrue dans ses dimensions verticales ; la pointe est abaissée mais peu déviée en dehors ; la pulsation de la pointe est énergique et contraste avec le peu d'amplitude du pouls. Mais, nous l'avons dit, ce type de rétrécissement congénital est relativement rare ; d'ordinaire on a affaire soit à une étroitesse totale du vaisseau, soit à une coarctation siégeant loin du cœur au niveau de l'isthme. L'étroitesse congénitale de l'aorte ne donne habituellement lieu à aucun signe stéthoscopique ; on peut la soupçonner mais non l'affirmer, si le sujet présente des signes très nets de chloro-anémie et si l'hypoplasie générale du système artériel est manifeste. Un souffle systolique de la base et présentant tous les signes du souffle du rétrécissement n'est même pas suffisant pour l'affirmer, ainsi que nous le verrons au chapitre du diagnostic. Quant au rétrécissement de l'aorte descendante, son histoire clinique est beaucoup

[A. MOUSSOUS.]

mieux établie. Barié a pu en tracer les symptômes d'après 91 observations. Théremin signale chez quelques enfants un souffle systolique entendu dans l'espace interscapulaire gauche. Le diagnostic ne paraît pourtant possible que chez l'adulte, alors que les conséquences de la disposition vicieuse originelle se sont exercées de longue date sur tout le système circulatoire, artères et cœur.

Du côté des artères périphériques, le fait saillant est le développement extrême des vaisseaux de la partie supérieure du corps contrastant avec leur petitesse au niveau des membres inférieurs. Les artères du tronc, mammaires internes, épigastriques, scapulaires et leurs anastomoses avec les intercostales et les lombaires forment des cordons sinueux, volumineux, pulsatifs, sur le trajet desquels le stéthoscope permet d'entendre un souffle très marqué, venant de suite après la systole ou franchement diastolique. Les battements sont forts, énergiques, au niveau de toutes ces artères; très faibles au contraire et manifestement retardés au niveau des crurales et de toutes les branches des artères iliaques.

Le cœur est très hypertrophié et cette hypertrophie porte surtout sur les cavités gauches. Quant aux souffles signalés au niveau de la région précordiale, ils sont inconstants et trop variables comme siège et comme caractères pour pouvoir être utilisés au point de vue du diagnostic. Beaucoup d'entre eux trouvent leur raison d'être dans des lésions concomitantes. Les sujets atteints de rétrécissement de l'aorte descendante ont d'habitude présenté, à partir d'une certaine époque de la vie, des palpitations, de l'essoufflement, en un mot tous les signes fonctionnels d'une hypertrophie cardiaque; certains cas sont restés tout à fait latents, jusqu'à l'issue fatale qui d'ordinaire est brusque, inopinée. L'insuffisance aortique congénitale est tout à fait exceptionnelle; ses signes seraient ceux de toute insuffisance aortique.

*Rétrécissement congénital de l'artère pulmonaire.* — Les signes physiques du rétrécissement de l'artère pulmonaire sont aujourd'hui connus de tous, reproduits dans tous les traités classiques d'auscultation. Les travaux de Constantin Paul et de Vimont ont contribué dans une large mesure à vulgariser les notions acquises sur ce point. Tout ce qui a été établi à propos du rétrécissement acquis, principal objet de l'étude de ces auteurs, est applicable au rétrécissement congénital. La sténose orificielle de l'artère pulmonaire se traduit par un souffle systolique de la base et par un frémissement cataire, frémissement contemporain du souffle et occupant le même siège.

Le souffle est superficiel, intense, vibrant, quelquefois même râpeux. Son foyer maximum correspond au 2e espace intercostal gauche, à 1 centimètre environ du bord du sternum, quelquefois même un peu plus en dehors, si l'artère est dilatée au-dessus du rétrécissement. Il est franchement systolique et se prolonge pendant toute la durée du premier temps. En raison de son intensité, il s'entend à une très grande distance, habituellement dans toute la partie antérieure du thorax, et, pour ma part, je l'ai presque toujours perçu dans la région dorsale, au niveau de la zone interscapulaire, particularité indiquée dans quelques observations, mais sur laquelle on n'a certainement pas assez insisté, en raison surtout de l'importance que l'on attache aujourd'hui à l'auscultation dorsale dans le diagnostic du souffle de l'insuffisance mitrale. La diffusion du souffle n'est pas identique dans toutes les directions : il s'atténue assez rapidement à droite et en bas, se propage nettement à gauche et en haut. Cette propagation se fait suivant une ligne qui, partie du bord gauche du sternum, vient couper la clavicule à la réunion de son tiers interne avec ses deux tiers externes. Il s'éteint habituellement sous la clavicule, mais on l'a pourtant quelquefois retrouvé au niveau de l'épaule gauche. Le maximum des vibrations perçues par la main correspond exactement au foyer maximum du souffle. Elles sont très facilement inscrites sur les tracés cardiographiques (F. Franck). Le souffle ne se propage pas dans les gros vaisseaux du cou. Dans deux observations relatées par Vimont, observations se rapportant, il est vrai, à des cardiopathies développées chez des adultes, le souffle occupait la pointe du cœur. Le rétrécissement siégeait à l'entrée de l'infundibulum. On peut se demander si ce siège particulier de la sténose n'a pas influé sur le déplacement du foyer d'auscultation. — Semblable particularité n'a du reste pas été, jusqu'à présent, signalée dans le rétrécissement congénital, et, si le foyer est abaissé, cet abaissement ne l'entraîne guère au-dessous du 3e cartilage costal.

Lorsqu'il s'agit du rétrécissement de l'artère pulmonaire isolé, c'est-à-dire indépendant de malformations cardiaques autres que la béance du trou de Botal, on constate toujours les différents signes de l'hypertrophie des cavités droites. Les pulsations du cœur sont énergiques, susceptibles de se transmettre à l'épigastre. La pointe est abaissée et portée plus ou moins loin en dehors de la ligne mamelonnaire. La zone de matité transversale est plus étendue que de coutume, elle peut déborder le côté droit du sternum. Sur les tracés cardiographiques, on note un ressaut diastolique de la cavité ventriculaire droite (F. Franck). Le pouls n'offre aucune particularité saillante. Les signes fonctionnels consistent dans un essoufflement facile, très marqué au moindre effort, à la plus légère fatigue. — Les palpitations accompagnent la dyspnée, surviennent même au repos. Il y a de la tendance à la cyanose, plutôt qu'une cyanose constante. L'absence complète de la cyanodermie a été affirmée dans plusieurs cas très attentivement suivis. Sous ce dernier rapport, le rétrécissement pulmonaire congénital isolé se rapprocherait donc du rétrécissement acquis. L'insuffisance se traduirait par un souffle diastolique, ayant le siège et les caractères signalés dans l'insuffisance acquise. Du reste il n'a pas été signalé chez les cardiaques congénitaux. Peut-être, comme le fait remarquer Vimont, l'insuffisance que semble indiquer l'expérience de l'eau pratiquée sur le cadavre ne correspond pas du vivant du malade à une insuffisance réelle. Le reflux ne s'opère pas dans le ventricule.

**Anomalies associées.** — La symptomatologie des anomalies associées est forcément plus complexe. La description clinique en est difficile à tracer. Cette difficulté vient de la multiplicité des types anatomo-pathologiques, de la pénurie absolue des signes pathognomoniques susceptibles de révéler certaines malformations, de l'infidélité, de l'inconstance des bruits stéthoscopiques qui ont une signification connue. Cependant, il faut bien l'avouer,

[[A. *MOUSSOUS*.]

certaines dispositions cardiaques vicieuses étant beaucoup plus communes,
c'est d'elles surtout que l'on a à se préoccuper dans la pratique, les cas tout
à fait exceptionnels sont en dehors des prévisions de la clinique. Une autre
remarque mérite aussi de fixer l'attention, c'est qu'en dépit de la dissem-
blance des types anatomo-pathologiques, les affections congénitales constituées par des anomalies associées provoquent presque toujours des troubles
fonctionnels de même ordre. Les petits malades présentent entre eux un
air de famille des plus saisissants. Ils offrent une coloration habituelle
bleuâtre des téguments, palpitent et sont essoufflés au moindre effort. Leur
développement physique est retardé, leur intelligence souvent au-dessous de
la moyenne, leur poitrine est étroite, leurs extrémités digitales sont déformées, ils ont une température périphérique abaissée et sont particulièrement
sensibles au froid.

En nous occupant des anomalies isolées, nous avons déjà signalé l'apparition de ces divers symptômes. Nous avons dit que la cyanose pouvait apparaître d'une façon tardive dans la maladie de Roger, dans l'inocclusion du
trou de Botal, qu'elle était habituelle quoique non constante dans le rétrécissement de l'artère pulmonaire, rétrécissement qui ne va du reste jamais,
lorsqu'il est congénital, sans la persistance du trou de Botal. Ce groupement
de troubles fonctionnels apparents est tellement remarquable qu'il avait été
depuis longtemps étiqueté, et que c'est encore lui qu'on désigne couramment sous le nom de *maladie bleue* ou de *cyanose*. Si l'heure est venue
de réagir au point de vue de la nosologie contre une telle habitude, si la
cyanose doit descendre du rang d'entité morbide à celle de simple symptôme,
il n'en est pas moins vrai que tous ces troubles fonctionnels se retrouvent,
identiques, au degré près, dans tous les cas que nous allons passer en revue,
et que nous pouvons en donner une description d'ensemble.

Nous signalerons ensuite les signes physiques qui eux, au contraire,
sont susceptibles de varier d'un type anatomo-pathologique à l'autre.

*Symptômes fonctionnels.* — *Cyanose.* — La coloration bleuâtre, violacée des téguments est plus ou moins marquée. Certains malades sont
absolument livides, couleur lie de vin; chez d'autres au contraire, la cyanodermie est très légère, n'est véritablement appréciable qu'à certains moments. Les muqueuses superficielles sont bleuies à l'égal de la peau. La
cyanose peut être presque généralisée ou répandue sous forme de grandes
plaques, d'îlots. Elle est toujours beaucoup plus prononcée au niveau des
extrémités : pieds, mains, oreilles, nez; elle est très marquée aux lèvres,
aux organes génitaux, elle peut être constatée dans l'intérieur de la cavité
buccale. Quel que soit son degré, elle est variable suivant les jours, d'un
instant à l'autre. Au minimum à l'état de calme, de repos, quelquefois même
tout à fait inappréciable, elle se montre ou s'accentue dès que la circulation
s'accélère ou se trouble. Les efforts, les cris, la succion, la marche, la course,
certaines impressions morales l'exagèrent. Dans le même sens aussi agissent
la chaleur excessive ou le froid. Enfin, les influences passagères que nous
venons d'énumérer font pressentir l'effet analogue, mais plus persistant, que
peuvent avoir les affections de l'appareil pulmonaire, bronchite, broncho-

pneumonie, pleurésie, emphysème, coqueluche, etc. Dans les formes très accusées, la peau prend à la longue une coloration brunâtre qu'on a attribuée à une congestion habituelle suivie d'une pigmentation exagérée. L'époque d'apparition de la cyanose n'est pas toujours la même. Habituellement précoce et manifeste dès la naissance, elle peut ne se montrer que plus tard, dans les premiers mois, dans les premières années de l'existence ; elle peut s'établir progressivement ou presque subitement ; quelquefois même elle survient dans l'âge adulte. Ces cas particuliers ont été décrits, comme nous l'avons dit, sous la dénomination de *cyanose tardive*.

Quels sont les liens intimes qui unissent la cyanose aux maladies congénitales du cœur? Quel est le mécanisme de ce symptôme si particulier, si original? La cyanose a été expliquée de trois manières différentes. Dès les premières autopsies d'enfants cyanotiques, Sénac et Morgagni furent frappés par les communications anormales existant entre les différentes cavités cardiaques et ils n'hésitèrent pas à rattacher au mélange des deux sangs la teinte spéciale des sujets observés. C'est cette théorie que développa Gintrac père dans son importante monographie, théorie à laquelle il attacha son nom (1824). Ferrus et Louis, en 1823, attirèrent l'attention sur la fréquence du rétrécissement de l'artère pulmonaire et ils invoquèrent, pour expliquer le phénomène « cyanose », le défaut d'hématose par insuffisance d'irrigation pulmonaire. Enfin on ne peut négliger, comme le fait si judicieusement remarquer le professeur Grancher, l'importance de la stase veineuse. (*Dict. encyclopédique des Sciences médicales* (1880). Étant admis, ce que personne ne conteste, à savoir que la teinte rosée de la peau et que la coloration plus vive des muqueuses dépendent de la présence du sang dans les petits vaisseaux superficiels et dans le réseau capillaire du derme et du chorion, le bien fondé de chacune de ces théories est facile à démontrer. Si du sang veineux se trouve dès la sortie du cœur mélangé au sang artériel, celui-ci n'abordera pas les vaisseaux périphériques avec sa rutilance habituelle. Cette rutilance, qui dépend de l'oxygénation pulmonaire, sera diminuée si l'hématose s'effectue d'une façon incomplète, enfin si, en raison d'une gêne de la circulation de retour, le sang s'attarde dans le réseau capillaire cutané ; comme à ce niveau il perd son oxygène, sa désoxygénation sera d'autant plus complète que la stase sera plus prononcée. Le sang exagérera sur place sa veinosité et l'effet en sera d'autant plus sensible que, chez les cardiaques de cette espèce, il y a distension habituelle des capillaires et de tous les petits vaisseaux veineux périphériques. Je n'insisterais pas sur ces remarques dont l'évidence est vraiment banale, si l'on n'avait constamment cherché à opposer l'une à l'autre trois théories si bien faites pour se concilier.

On a mis en avant tous les faits dans lesquels le mélange des deux sangs s'était produit sans qu'on eût noté de cyanose ; on a signalé son absence dans des cas avérés d'anémie des poumons par rétrécissement de l'artère pulmonaire, enfin on a fait observer que dans les affections valvulaires du cœur, si la cyanose survient, ce qui n'est pas du reste fatal, elle ne survient qu'à une période avancée, après bien d'autres manifestations de la gêne circulatoire, que cette cyanose diffère par conséquent de celle des maladies congénitales,



[A. *MOUSSOUS*.

cyanose ordinairement précoce, qui va sans œdèmes périphériques, sans oligurie, sans albuminurie, etc., et qui même, lorsqu'elle s'accompagne, à un certain moment, de troubles asystoliques, a primé par son importance et par sa date d'apparition tous les autres signes de la stase veineuse. Contre la théorie de Gintrac on trouve cités un peu partout les faits de Zehetmayer, de Maurice, de Valleix. Dans les deux premiers, la cloison interventriculaire faisait défaut; dans la troisième, la cloison auriculaire manquait également; malgré un mélange incontestable des deux sangs, on n'avait chez aucun des trois malades constaté de cyanose. Contre elle aussi on a invoqué la célèbre observation de Breschet où il est noté que l'artère sous-clavière naissait de l'artère pulmonaire; le bras gauche ne recevait que du sang veineux et pourtant il avait une coloration normale, et mieux encore, on a rapporté des cas de cyanose où le passage du sang se faisait des cavités gauches vers les cavités droites. (Observations de Duroziez et observations de Oulmont[1].)

Contre la théorie de Louis et de Ferrus, on a cité la plupart des cas de rétrécissement acquis de l'artère pulmonaire dans lesquels la cyanose est d'ordinaire absente et même certains cas de rétrécissement congénital. A ce point de vue, l'observation de Roger, qui trouva les valvules pulmonaires complètement soudées chez un enfant non cyanosé, est des plus remarquables.

La lutte engagée, de part et d'autre on a cherché à atténuer la portée des faits en opposition avec la théorie que l'on adoptait. On a tenté des explications bizarres pour fournir la raison d'être de la cyanose ou pour en motiver l'absence. Pour qui n'a pas de parti pris, une seule conclusion découle des discussions auxquelles on s'est livré, à savoir que la cyanose peut être évidemment produite par n'importe lequel des trois facteurs invoqués, mais qu'elle résulte d'habitude de leur action combinée ou de l'action combinée de deux d'entre eux. C'est parce que les anomalies associées réalisent, plus souvent que les anomalies isolées, la coïncidence de plusieurs de ses causes provocatrices que la cyanose s'observe presque constamment en pareil cas et atteint même parfois une intensité si remarquable.

Il pourrait enfin se faire que les causes mécaniques ne fussent pas seules en jeu dans la production ou du moins dans l'exagération de la cyanose. Vaquez, ayant constaté dans des cyanoses tardives avec hyperglobulie, une série de symptômes particuliers tels que : réplétion extrême de tout le système veineux, bourdonnements d'oreilles, vertiges, rougeur de la face, état fongueux des gencives, tendance aux hémorragies, hypertrophie du foie et de la rate, se demande si l'hyperactivité fonctionnelle des organes hématopoïétiques ne joue pas le rôle principal dans le groupement de tous ces symptômes, cyanodermie comprise. L'absence de constatations cadavériques ne lui permet toutefois aucune conclusion sur les faits de cet ordre.

*Dyspnée.* — La respiration est habituellement courte et précipitée: même au repos on peut surprendre un très léger degré de dyspnée, mais elle est surtout manifeste lorsque le malade se meut ou se livre à un des actes que nous avons énumérés en parlant de toutes les causes susceptibles

---

[1] Oulmont. *Soc. méd. des hôp.*, 1877.

d'exagérer la cyanose. Lorsque le bébé tette ou s'il vient à pleurer, on s'aperçoit qu'il est essoufflé, son thorax se soulève avec rapidité, les ailes du nez battent, ce n'est qu'au bout d'un moment que le calme revient. Les enfants plus âgés, les adultes mesurent avec précaution tous leurs mouvements, marchent, parlent avec lenteur, évitent scrupuleusement tout effort. Les patients règlent leur façon d'être sur leur état maladif; on ne voit pas les enfants cyanotiques prendre part aux jeux des camarades de leur âge, ils restent habituellement immobiles, on les dit avec raison apathiques, taciturnes et tristes.

*Palpitations.* — Les palpitations accompagnent la dyspnée et reconnaissent les mêmes causes provocatrices. Elles peuvent aussi survenir au repos.

*Refroidissement.* — Il existe un abaissement très notable de la chaleur périphérique, particulièrement aux extrémités. — Les malades ont la sensation de ce refroidissement, ils sont excessivement sensibles à tous les changements de température et se couvrent le plus possible. Le thermomètre accuse des chiffres assez bas de 28 à 32 degrés aux pieds et aux mains. Cette hypothermie s'accentue pendant les crises de dyspnée. La température centrale, au contraire, est normale (Cadet de Gassicourt).

*Troubles du système nerveux.* — La céphalalgie, les lourdeurs de tête sont habituelles : elles sont pour beaucoup dans la tristesse du malade. Tout travail cérébral est pénible; on note également des bourdonnements, des sifflements d'oreilles, des sensations vertigineuses rappelant le vertige de Menière (Vaquez). Les enfants sont irritables, leur sommeil est irrégulier. Le développement des fonctions cérébrales est retardé, l'intelligence reste souvent au-dessous de la moyenne; on note un état habituel de torpeur, de somnolence. Il y a pourtant des exceptions à cette règle, et l'on a vu des jeunes gens, des adultes atteints de la maladie bleue ayant mené avec succès des études difficiles et capables d'occuper convenablement des situations demandant de l'intelligence et du savoir. La fréquence des attaques épileptiformes mérite une mention spéciale. Elles peuvent se produire inopinément, succèdent plus fréquemment aux grandes crises de dyspnée. Gintrac décrivait ces crises sous le nom de *Paroxysmes.* Pendant les paroxysmes, tous les symptômes que nous venons d'énumérer prennent une intensité extrême. Les palpitations sont violentes, la dyspnée est extrême, la teinte cyanotique est à son maximum, le pouls devient petit, filiforme, les extrémités sont froides, le corps se couvre de sueur, la physionomie exprime l'angoisse la plus cruelle. On dirait que le malade, asphyxié, est sur le point de succomber; puis, peu à peu, en quelques minutes, en quelques heures, les symptômes alarmants se dissipent, le calme se fait. Il peut y avoir plusieurs paroxysmes dans les 24 heures, certains sont particulièrement longs et se prolongent plusieurs jours; d'autres conduisent, comme nous l'avons dit, à une crise d'éclampsie, d'autres à une syncope mortelle ou non. Après les paroxysmes, il y a toujours une phase d'abattement, de somnolence.

*Nutrition générale.* — Les conditions de souffrance constante que nous venons d'énumérer, l'insuffisance de l'hématose, le manque d'exercice, la vie confinée entraînent fatalement une déchéance de tout l'organisme. Les

[A. MOUSSOUS.]

malades atteints de cyanose sont pour la plupart des êtres malingres, mal conformés, dont le développement physique est incomplet. Ils sont de petite taille, leurs membres sont grêles, les muscles mal dessinés. Le thorax est particulièrement étroit, très souvent déformé. Gintrac et Duroziez ont insisté sur cette étroitesse de la poitrine en relation avec la petitesse habituelle des poumons. Les déviations de la colonne vertébrale, d'après Eger, Sœnger, Olivier et Rauchfuss, sont observées dans un tiers des cas. Il est malaisé de savoir la part qui revient au rachitisme dans les vices de structure du squelette ; car, chez beaucoup de ces jeunes cardiaques, les conditions étiologiques de la maladie en question se trouvent réalisées, mais certaines déformations doivent à coup sûr en être distraites tant en raison de leur fréquence que de leur originalité : nous faisons allusion à l'hypertrophie des extrémités digitales qui rappelle l'hippocratisme, la disposition des doigts en baguettes de tambour des tuberculeux. Cette disposition se rencontre dans les trois quarts des cas. Tous les doigts sont symétriquement déformés ; ces déformations sont plus appréciables au niveau des mains que du côté des pieds, mais ceux-ci sont également atteints. La phalangette est gonflée dans son ensemble, surtout dans sa partie moyenne, elle paraît un peu aplatie transversalement, l'ongle est élargi, sa courbure antéro-postérieure est exagérée. J'ai constaté ces particularités chez des bébés de quelques mois. La dentition est lente à se faire ; les attributs de la puberté sont toujours d'une apparition tardive, on a même signalé l'atrophie des testicules. Pas mal de cyanotiques rappellent l'aspect des dégénérés, sont frappés d'infantilisme.

*Signes physiques.* — Si, au degré près, les symptômes fonctionnels offrent beaucoup d'analogie d'un cas à l'autre, il ne peut en être de même des résultats fournis par l'exploration du cœur. Voici le résumé des différentes particularités que nous avons trouvées consignées dans les observations publiées. a). Rétrécissement de l'artère pulmonaire avec communication interauriculaire. Matité précordiale transversale étendue ; abaissement de la pointe du cœur portée en dehors, souffle systolique superficiel du deuxième espace gauche intercostal se propageant vers la clavicule avec frémissement cataire. b). Rétrécissement de l'artère pulmonaire avec communication interventriculaire : quatre éventualités possibles : 1° Deux souffles systoliques distincts avec frémissement cataire : l'un superficiel occupant le deuxième espace intercostal gauche se propageant vers la clavicule ; l'autre plus profond, plus intense, occupant manifestement la partie moyenne du cœur, au niveau du troisième espace intercostal gauche ou de la quatrième côte ; 2° un souffle systolique unique avec frémissement cataire. Ce souffle offre tous les caractères du souffle de rétrécissement de l'artère pulmonaire, son foyer maximum est bien au niveau du deuxième espace intercostal gauche, quelquefois cependant un peu plus bas, à la troisième articulation chondro-costale ; 3° un double souffle systolique de la base, un pulmonaire et un aortique, qui se propage dans les artères du cou ; 4° absence de tout signe stéthoscopique anormal. Les bruits du cœur ont leur rythme et leur timbre habituels.

De ces éventualités, la troisième et la quatrième sont rares, la première et la deuxième assez fréquentes. Quant aux autres particularités, pas d'augmentation de la matité précordiale ou légère augmentation de la matité transversale, pointe peu abaissée, impulsion précordiale énergique. c). Rétrécissement de l'artère pulmonaire avec communication interventriculaire et interauriculaire. Comme dans le cas précédent : d). Transposition des troncs artériels ; affaiblissement du premier bruit à la pointe avec exagération des claquements sigmoïdiens de la base ; signes d'hypertrophie des ventricules (Théremin). e). Transposition des troncs artériels avec communication interventriculaire ; zone de matité précordiale étendue ; quelquefois souffle systolique de la base sans propagation précise. f). Tronc artériel unique et communication interventriculaire ; matité précordiale étendue, parfois souffle systolique intense perçu sur la ligne médiane dans la région de la base, se propageant dans les vaisseaux du cou ou double souffle de même siège, l'un systolique, l'autre diastolique.

Quant au rétrécissement ou à l'insuffisance des valvules auriculo-ventriculaires, elles se traduisent évidemment par les mêmes signes que dans les maladies acquises. Les lésions tricuspidiennes sont du reste, de l'aveu de Leudet, bien vaguement indiquées par le stéthoscope. Les signes de reflux du côté des veines caves et en particulier le pouls veineux sont les meilleurs indices de l'insuffisance. Quelques-uns des résultats que nous venons d'énumérer s'expliquent aisément et ne demandent aucun commentaire. Le souffle du rétrécissement de l'artère pulmonaire est le seul signe stéthoscopique appréciable lorsque ce rétrécissement s'accompagne de communication interauriculaire. On sait, en effet, que les communications interauriculaires ne se traduisent, comme la béance du trou de Botal, par aucun bruit pathologique. On connaît dans les cas de transposition des gros troncs la fréquence de la sténose aortique ou pulmonaire. Cette sténose donne l'explication du souffle systolique de la base dont le siège ne correspond plus exactement à un foyer d'auscultation normal et dont la propagation est plus ou moins modifiée. Lorsque les deux systèmes artériels, l'aortique et le pulmonaire, sont, à leur origine, confondus dans un tronc commun, on remarque que ce vaisseau unique est habituellement dilaté et que ses valvules sigmoïdes peuvent être insuffisantes. Cette constatation donne la raison d'être du souffle systolique dont le mode de production est celui de toutes les dilatations aortiques : le souffle diastolique est un souffle de reflux.

Les signes physiques d'une interprétation difficile sont ceux que l'on rencontre dans le rétrécissement de l'artère pulmonaire avec communication interventriculaire. Trois questions se posent : 1° Pourquoi le souffle de la partie moyenne du cœur, d'une intensité si grande dans la maladie de Roger, n'est-il pas toujours perçu ? 2° Pourquoi le souffle de la base se propage-t-il parfois dans les artères du cou ? 3° Pourquoi n'entend-on quelquefois aucun bruit pathologique ? L'absence du souffle de la communication interventriculaire n'a pas, que je sache, été expliquée. Et d'abord cette absence est-elle bien réelle ? Ne peut-il arriver que les deux souffles, tous deux franchement systoliques, accompagnés de frémissement cataire, à tonalité haute, à foyers

[A. MOUSSOUS.]

très voisins, se fusionnent, se confondent sous l'oreille, sans qu'il soit possible de les différencier l'un de l'autre? Cette première hypothèse est très
soutenable. Elle contient peut-être même une part de vérité, mais il serait,
à mon sens, léger de se contenter de cette unique explication. Elle est admissible. lorsque le souffle très intense s'étend dans toute la région antérieure
du thorax, lorsque son foyer maximum, assez difficile à préciser du reste,
semble s'abaisser jusqu'au troisième espace intercostal, tandis que sa propagation s'effectue nettement en haut et à gauche vers la clavicule. Elle ne
paraît pas valable pour les autres cas où le souffle et le frémissement cataire
occupent très nettement le deuxième espace intercostal gauche. Force est
d'admettre, qu'en pareille circonstance, aucun bruit ne se produit au niveau
de la communication interventriculaire.

Les conditions anatomiques sont, du reste, il faut le reconnaître, bien
différentes de celles qu'on constate dans la maladie de Roger. Il ne s'agit
plus d'un simple trou établissant un passage d'un ventricule à l'autre ;
directement au-dessus de l'échancrure du septum est l'aorte dilatée, transportée
vers la droite et dont l'orifice regarde par moitié dans chaque cavité ventriculaire. A chaque systole, les deux colonnes liquides lancées par les ventricules se rencontrent donc et se fusionnent dans le carrefour sous-aortique ;
si leur force de projection est presque équivalente, elles s'engagent en
même temps dans l'aorte sans qu'il se forme un courant dérivé d'un ventricule à
l'autre. Dans d'autres cas ce sont les dimensions trop grandes de la communication interventriculaire qui sont peu favorables à la production d'un
souffle. Si un bruit systolique de la base est perçu assez nettement à droite
du sternum, si on le retrouve du côté des gros vaisseaux, on est tenté de
croire qu'un rétrécissement aortique accompagne le rétrécissement pulmonaire. Si logique que paraisse cette supposition, elle s'est parfois trouvée en
opposition avec les résultats de la nécropsie (fait de Schcole)[1]. On peut
supposer alors que ce souffle aortique a pris naissance au moment où le sang
provenant de l'un ou de l'autre des ventricules s'engageait dans l'aorte. Loin
d'être rétréci, l'orifice artériel est dilaté. Mais, comme il est d'habitude
déplacé, à cheval au-dessus de la cloison, la portion de l'orifice qui correspond à l'un des ventricules peut être relativement étroite, et le sang ne
trouve accès dans le tronc artériel qu'à travers une sorte de détroit formé
d'une part par le bord échancré du septum, d'autre part par la petite portion
de l'anneau aortique, correspondant au ventricule en question, ou bien encore
le bord de l'échancrure interventriculaire, plus mince et plus tranchant que
de coutume, vibre-t-il à la manière d'une anche et communique-t-il des
vibrations à la colonne sanguine aortique.

L'absence de toute espèce de souffle peut tenir à deux causes. Le rétrécissement pulmonaire est à tel point serré que la quantité de sang qui
passe par le point rétréci est trop insignifiante pour donner lieu à un bruit
pathologique; ou bien il ne s'agit pas d'un rétrécissement réel, mais bien
d'une étroitesse générale du vaisseau. Le sang parcourt, il est vrai, du

______

(1) SCHCOLE. *Deutsch. med. Wochs.*, 1880.

cœur à la bifurcation de l'artère un canal étroit, mais il n'a à franchir aucun anneau de coarctation. Cette dernière disposition était très nette dans l'observation que Variot et Chambord ont communiquée à la Société médicale des hôpitaux (7 mars 1890), observation dans laquelle la cyanose ne s'accompagnait d'aucun signe stéthoscopique. Quels que soient les signes physiques par lesquels se traduisent les lésions cardiaques, on peut dire d'une façon générale que ces signes sont immuables, ne varient pas d'un moment à l'autre ; ils correspondent en effet à des dispositions vicieuses établies dès l'origine et non à une maladie en cours d'évolution. Ce caractère si important n'est pourtant pas absolu ; si, à une période avancée, le muscle cardiaque dégénère ou s'affaiblit, le ou les souffles peuvent devenir moins nets, disparaître même, l'impulsion du choc de la pointe s'affaiblit et l'on remarque alors, par la percussion, une augmentation dans l'étendue de la matité. Les bruits pathologiques peuvent-ils être entendus chez le fœtus encore contenu dans la cavité utérine ? Un cas publié par Andry et Lacroix dans le *Lyon médical* 1890 nous permet de répondre par l'affirmative. On avait entendu un souffle pendant la grossesse. A la nécropsie, le cœur fut trouvé vicieusement conformé.

### V. — MARCHE. — COMPLICATIONS. — PRONOSTIC

*Marche.* — La variabilité des altérations cardiaques englobées sous le nom de maladies congénitales, fait comprendre qu'on ne peut rien dire de précis au sujet de leur marche. Certaines monstruosités sont tout à fait incompatibles avec la vie extra-utérine. Certains enfants meurent au bout de quelques heures, de quelques jours. Il arrive très fréquemment en pareil cas que la cause réelle de la mort échappe, ce n'est qu'à l'autopsie que l'on découvre la structure vicieuse du cœur. La plupart des cyanotiques sont enlevés dans la première ou la deuxième année, quelques-uns atteignent l'adolescence, voire même l'âge mûr. Parfois la mort survient comme l'aboutissant des désordres que nous avons mentionnés, une asystolie progressive ou rapide s'établit, mais bien plus souvent la terminaison fatale est due à une syncope ou à une complication.

*Complications.* — Parmi celles-ci, nous avons déjà signalé l'importance des crises éclamptiques, d'autant plus sévères que l'enfant est plus jeune. Certains malades sont particulièrement sujets aux hémorragies. On a noté la fréquence des pétéchies, des épistaxis et même des hémoptysies en dehors de la tuberculose pulmonaire. La mort a été la conséquence d'une thrombose de l'artère pulmonaire (Homolle, Peacock). Parfois les gencives sont molles, saignent facilement. Bouillaud a cité un cas de mort par hémorragie gingivale. La tendance à la gangrène est signalée par tous les auteurs.

Très gênés pour la succion, beaucoup de bébés cyanotiques s'alimentent mal et offrent des troubles gastro-intestinaux qui les conduisent soit à l'athrepsie, soit au rachitisme. Les maladies de l'appareil pulmonaire présentent une gravité extrême. L'atélectasie, la broncho-pneumonie primitive

[*A. MOUSSOUS.*]

ou secondaire, la coqueluche, enlèvent beaucoup des enfants qui auraient
peut-être échappé à la mort sans cette maladie intercurrente. La plus importante place parmi les complications doit être enfin réservée à la tuberculose
pulmonaire. Bien que la coïncidence de la tuberculose et du rétrécissement
de l'artère pulmonaire ait été surtout mise en évidence à propos du rétrécissement acquis, les conclusions de Constantin Paul et de ceux qui l'ont
suivi dans cette voie, s'appliquent aussi au rétrécissement congénital. Aujourd'hui même, la question prend plus d'extension, on sait l'influence que
l'on tend à attribuer à l'hypoplasie artérielle, à l'étroitesse de l'aorte dans
certaines pseudo-chloroses, qui conduisent à la phtisie, si bien que ce n'est
plus la cyanose seule, et le rétrécissement de l'artère pulmonaire qui seraient responsables de cette fatale disposition, et que d'autres malformations
du système circulatoire y conduiraient également, et sans leur intermédiaire. Reiss fait remarquer que, chez tous les malades atteints de la maladie
de Roger dont on a fait la nécropsie, les poumons étaient tuberculeux. Comment cette influence funeste peut-elle s'exercer? Les faits me paraissent
complexes. L'état de dénutrition de tout l'organisme, les conditions de vie
déplorables des cardiopathes congénitaux en sont certainement la cause
principale. Mais, comme cause plus particulière, on a invoqué l'anémie du
parenchyme pulmonaire dans le cas de rétrécissement de l'artère pulmonaire, peut-être aussi faut-il incriminer parfois l'hérédité tuberculeuse, si
elle intervient de temps à autre comme cause provocatrice des lésions cardiaques congénitales. Quelle que soit du reste la raison d'être de la tuberculose,
Gintrac la trouve 7 fois sur 16 cas, Louis 3 fois sur 7, les autres auteurs la
signalent également dans un tiers des cas. La grossesse constituera pour les
femmes cyanosées une condition des plus dangereuses. L'avortement est du
reste fréquent.

*Pronostic.* — Toute autre considération mise à part, le pronostic dépend
directement de la nature du vice de structure du cœur. Des statistiques établies par Gintrac, Kussmaul, Rokitansky, Peacock, Smith, Fallot, Durcy-
Comte, Haranger, on peut déduire que certaines malformations ou combinaisons de malformations tuent beaucoup plus rapidement que d'autres. Les
atrésies des orifices artériels entraînent très rapidement la mort, surtout
l'atrésie de l'aorte : la survie dans ce cas n'a jamais dépassé 9 jours.
Kussmaul relate deux exemples de sujets qui ont atteint l'adolescence malgré
l'oblitération complète de l'artère pulmonaire. La transposition des gros vaisseaux est également peu compatible avec une prolongation de l'existence au
delà de la première année. Sur les 25 cas rassemblés par Rauchfuss, deux
enfants seulement n'ont succombé qu'après 2 ans. L'anomalie caractérisée
par la présence d'un tronc artériel commun entraîne très vite une terminaison
fatale. L'absence simultanée du septum postérieur ventriculaire et de la
cloison des oreillettes doit être, au point de vue de la gravité, rapprochée
des cas précédents. Le rétrécissement pulmonaire avec communication
interventriculaire constitue des conditions de circulation moins défavorables.
la mort a lieu le plus habituellement dans la première enfance, mais de temps
à autre les malades parviennent à l'adolescence et même à l'âge mûr. Le

rétrécissement de l'artère pulmonaire avec communication interauriculaire, les perforations isolées de la cloison des ventricules ou des oreillettes sont enfin mieux supportées et nombre de cardiopathes congénitaux de cette catégorie arrivent à 30 ou 40 ans. Ces renseignements ne pourront toujours être utilisés en raison des difficultés d'un diagnostic précis ; on basera donc son pronostic d'après l'importance des troubles fonctionnels, cyanose, dyspnée, palpitations, fréquence des paroxysmes, tendance aux syncopes et aux convulsions. Pour une appréciation de ce genre, on doit tenir enfin grand compte du milieu social, c'est-à-dire des conditions hygiéniques où se trouve placé le malade.

## VI. — DIAGNOSTIC

La maladie de Roger est assez facile à reconnaître. Elle peut passer inaperçue lorsqu'on omet d'examiner le cœur. Le souffle se différencie de celui de l'insuffisance mitrale par son siège et son absence de propagation axillaire, il peut être simulé par un frottement péricardique, par un souffle cardiopulmonaire, mais le frottement péricarditique est plus superficiel et n'offre pas la constance du souffle de Roger. Le souffle cardio-pulmonaire ne s'accompagne pas de frémissement cataire, il n'est pas aussi rude et se modifie par les mouvements respiratoires ou par les changements d'attitude. La persistance du canal artériel ne peut être affirmée que par un ensemble de signes très nets et tels que nous les avons indiqués d'après François Franck. L'inocclusion du trou de Botal ne possède pas de symptômes pathognomoniques, il en est de même des autres orifices de communication interauriculaire qu'on pourra soupçonner mais qu'il n'est pas possible de certifier. L'époque d'apparition, les conditions étiologiques permettront seules de rapporter à une affection congénitale ou acquise le souffle systolique de la base et les autres signes du rétrécissement aortique. L'*aortis chlorotica* se traduit-elle par un souffle? Peut-être. On peut en effet admettre, comme le fait remarquer Luzet, « que l'élasticité des parois du vaisseau à laquelle ne participe pas l'anneau est telle que la pression aortique est beaucoup moindre que la pression à l'orifice aortique ». En tous cas, ce souffle est bien inconstant et l'on ne peut ordinairement que soupçonner l'étroitesse aortique si l'on trouve d'autres signes très nets d'hypoplasie vasculaire.

Enfin, il faut bien le savoir, tous les souffles offrant le siège et les caractères de celui du rétrécissement aortique ne sont pas absolument probants au point de vue de la réalité de ce rétrécissement. L'anémie vraie, celle par exemple qui succède aux grosses hémorragies, pourrait donner naissance à un bruit stéthoscopique analogue. Lorsqu'on entend le souffle du rétrécissement de l'artère pulmonaire, deux questions se posent : 1° Le rétrécissement est-il congénital? 2° S'il est congénital, coïncide-t-il avec des malformations cardiaques autres que la persistance du trou de Botal? Le rétrécissement acquis est relativement rare et se développe au milieu de circonstances pathologiques spéciales. Si l'on manque de tout renseignement, il est plus

[A. MOUSSOUS.]

rationnel de songer à un rétrécissement congénital. Pour être tout à fait affirmatif cependant, il faudrait que l'enfant ait été ausculté peu de temps après la naissance, ou que la cyanodermie ait été manifeste dès cette époque. Si l'on trouve un second foyer de souffle correspondant au milieu de la région du cœur, souffle rude accompagné de frémissement cataire, la coïncidence d'une communication interventriculaire peut être affirmée. Malgré l'absence de ce souffle médian, la même supposition est encore légitime si l'hypertrophie du ventricule droit est peu marquée et si la cyanose est intense. On sait en effet que lorsque les deux cœurs ne communiquent que par le trou de Botal, la cyanose est légère, l'hypertrophie du ventricule droit au contraire très manifeste. Les autres malformations susceptibles de se grouper à côté du rétrécissement de l'artère pulmonaire ne donnent lieu à aucun signe ayant une valeur clinique.

Nous avons indiqué les quelques particularités susceptibles de faire songer soit à la persistance d'un tronc artériel unique, soit à une interversion dans l'origine des gros vaisseaux, mais ce sont des données trop vagues pour servir de base à un diagnostic absolu. Certains bruits pathologiques peuvent se joindre aux souffles qui traduisent les lésions congénitales des gros vaisseaux ou des septa. Les cyanotiques présentent très fréquemment des souffles inorganiques. Duroziez a appelé avec raison l'attention sur ces souffles cyano-anémiques. On utilisera pour les distinguer toutes les données que la clinique nous fournit aujourd'hui pour le diagnostic des souffles de cette nature qui sont presque toujours des souffles cardio-pulmonaires. Ils se font entendre à la partie moyenne du ventricule gauche, quelquefois vers la pointe ou vers la base, ordinairement pendant la systole, plus rarement pendant la diastole. Si la fixité est le caractère fondamental des souffles qui trahissent une malformation cardiaque, cette fixité n'est pourtant pas immuable. L'asystolie peut éteindre un souffle, une poussée d'endocardite ou de péricardite secondaire peut faire naître de nouveaux bruits pathologiques ou dissimuler un souffle préexistant. Enfin, comme nous l'avons indiqué, l'absence de tout signe stéthoscopique ne devra pas faire rejeter la possibilité d'une anomalie cardiaque congénitale si l'époque d'apparition de la cyanose et les autres troubles fonctionnels sont assez significatifs pour ne permettre aucune hésitation. Nous n'avons pas à entrer ici dans le diagnostic différentiel de la cyanose des maladies congénitales et de la cyanose chronique liée aux déformations du thorax, à l'emphysème, à la sclérose pulmonaire, aux maladies acquises du cœur, etc., ou de la cyanose passagère survenant au cours de la coqueluche, de l'asthme, des crises d'éclampsie, voire même des infections aiguës, cyanose ictérique des nouveau-nés, choléra, etc.

## VII. — TRAITEMENT

La thérapeutique se trouve, bien entendu, désarmée en face des lésions de la nature de celles qui constituent les maladies congénitales du cœur. Cependant, ce que nous avons dit de la marche, des complications qui viennent se surajouter aux désordres primitifs suffit, à prouver que le médecin a un rôle à jouer vis-à-vis des malades de cette catégorie et que ce rôle peut avoir une importance considérable. Il y a tout d'abord de grandes précautions à prendre pour protéger dès les premiers jours le malheureux enfant contre tous les dangers qui le menacent. On devra, autant que possible, l'élever au sein, éviter pour lui avec un soin minutieux toutes les causes de refroidissement. On veillera avec sollicitude sur ses fonctions digestives, on cherchera à le soustraire à toutes les causes d'excitation et de souffrance capables d'irriter son système nerveux ; on se rappellera l'intérêt capital qu'il y a à lui épargner les inflammations bronchitiques, à le prémunir contre l'invasion des affections contagieuses telles que la rougeole, la coqueluche. Une exagération dans ces précautions pourrait être toutefois funeste. Le grand air, l'exercice, les distractions, l'alimentation copieuse sont nécessaires au petit malade trop disposé à s'étioler et à se tuberculiser. Il conviendra en conséquence de prendre les moyens appropriés pour remplir les indications voulues et ne point dépasser la mesure ni dans un sens ni dans l'autre.

Les frictions, le massage, les promenades tranquilles au grand air sont à recommander ; l'éducation ne sera poussée que très doucement ; le séjour dans les climats chauds sera conseillé, l'hiver, aux malades d'une condition suffisamment aisée. Le choix d'une profession sera basé sur les nécessités de cette hygiène spéciale et dans certains cas le mariage sera déconseillé. Comme règle générale : à la moindre exagération des troubles fonctionnels, le repos absolu doit être imposé. Les médicaments proprement dits trouveront leur indication dans des cas particuliers. La tendance aux phénomènes nerveux et spécialement aux crises convulsives nécessitera l'emploi des bromures et des antispasmodiques. Aux moindres menaces d'asystolie, la digitale sera indiquée ainsi que les autres toniques du cœur, quelquefois même la saignée, recommandée par bien des auteurs. Dans les crises syncopales, on usera d'injections hypodermiques d'éther, ou de caféine, d'inhalations d'iodure d'éthyle. En cas d'asphyxie, on fera respirer de l'oxygène. En face de la mort apparente, on pratiquera la respiration artificielle, les tractions rythmées de la langue. Dans le traitement des complications, on devra se rappeler la tendance des cyanotiques aux hémorragies, aux inflammations phlegmoneuses et gangréneuses de la peau. Grâce à tous ces soins et à cette direction thérapeutique, on pourra bien souvent prolonger la survie des malades, en tous cas leur rendre l'existence moins pénible.

[A. MOUSSOUS.]

## II

## *MALADIES ACQUISES DE L'APPAREIL CIRCULATOIRE*

PAR LE D' E. WEILL

Agrégé, médecin des hôpitaux de Lyon.

### CONSIDÉRATIONS GÉNÉRALES
#### SUR L'ANATOMIE ET LA PHYSIOLOGIE DU CŒUR DE L'ENFANT

**Activité de la nutrition.** — L'enfant est soumis, depuis la naissance jusqu'à l'âge du complet développement, à une croissance régulière, entrecoupée de poussées plus ou moins rapides, dont l'une se montre dans les premiers temps de la vie, dont l'autre, liée à la puberté, clôt la période infantile. La croissance a comme corollaire obligé une activité très grande de la nutrition.

Celle-ci peut être appréciée par la mesure des excreta. La quantité d'urine, rapportée au poids du corps, est, d'après Vierordt, 5 à 7 fois plus grande chez le nouveau-né, 2 à 3 fois plus considérable de 3 à 6 ans que chez l'adulte. L'urée et les substances minérales représentent, de 3 à 5 ans, le double de ce qu'elles seront plus tard.

Un enfant de huit ans élimine proportionnellement à son poids un tiers d'acide carbonique en plus qu'un homme de 30 ans (Andral et Gavarret). Le mouvement d'assimilation et de désassimilation est plus intense dans le jeune âge; aussi la température est-elle un peu plus élevée chez l'enfant, 0°,2 en moyenne.

Le développement des échanges chimiques et des combustions dépend de l'activité nutritive des cellules elles-mêmes. Cette activité ne peut s'exercer que si les conditions d'apport des matériaux assimilables et d'élimination des déchets sont assurées par l'établissement d'une circulation large, facile. C'est de ce point de vue qu'il faut envisager le cœur et les vaisseaux de l'enfant pour saisir les différentes nuances anatomiques ou fonctionnelles qui les distinguent de ceux de l'adulte. Le cœur est l'instrument mécanique de la nutrition. La fonction circulatoire s'adapte à la fonction de nutrition qui la domine et comme cette dernière présente chez l'enfant une puissance spéciale motivée par la loi de croissance, le système circulatoire subit également le contre-coup de cette influence.

Il ne faut donc pas s'attendre à trouver entre deux cœurs, l'un jeune, l'autre âgé, des différences touchant à la conformation intérieure ou extérieure, exception faite pour la vie fœtale et les premiers temps de la naissance ; ce qui les distingue, ce sont les dimensions relatives qu'ils présentent, c'est la quantité relative de travail qu'ils fournissent lorsqu'on les rapporte à l'organisme tout entier.

**Dimensions absolues du cœur.** — Nous allons établir d'abord les dimensions absolues du cœur de l'enfant. Bizot[1] a mesuré sur 156 sujets dont 73 garçons et 86 filles la longueur, la largeur, l'épaisseur du cœur, l'épaisseur du ventricule gauche, les dimensions des orifices auriculo-ventriculaires et artériels. Voici les résultats obtenus :

### LONGUEUR, LARGEUR, ÉPAISSEUR DU CŒUR

| AGE | LONGUEUR | | LARGEUR | | ÉPAISSEUR | |
|---|---|---|---|---|---|---|
| | G. | F. | G. | F. | G. | F. |
| 1 à 4 ans. . | 5$^{cm}$,14 | 5$^{cm}$,10 | 6$^{cm}$,09 | 5$^{cm}$,83 | 2$^{cm}$,44 | 2$^{cm}$,28 |
| 5 à 9 ans. . | 7$^{cm}$,04 | 6$^{cm}$,00 | 7$^{cm}$,44 | 6$^{cm}$,54 | 2$^{cm}$,89 | 2$^{cm}$,55 |
| 10 à 15 ans. . | 7$^{cm}$,67 | 6$^{cm}$,59 | 8$^{cm}$,35 | 7$^{cm}$,04 | 3$^{cm}$,16 | 2$^{cm}$,84 |

### ÉPAISSEUR DU VENTRICULE GAUCHE

| AGE | BASE | | MILIEU | | POINTE | |
|---|---|---|---|---|---|---|
| | G. | F. | G. | F. | G. | F. |
| 1 à 4 ans. . | 0$^{cm}$,67 | 0$^{cm}$,57 | 0$^{cm}$,65 | 0$^{cm}$,63 | 0$^{cm}$,43 | 0$^{cm}$,46 |
| 5 à 9 ans. . | 0$^{cm}$,74 | 0$^{cm}$,69 | 0$^{cm}$,86 | 0$^{cm}$,70 | 0$^{cm}$,58 | 0$^{cm}$,52 |
| 10 à 15 ans. . | 0$^{cm}$,81 | 0$^{cm}$,74 | 0$^{cm}$,86 | 0$^{cm}$,72 | 0$^{cm}$,52 | 0$^{cm}$,54 |

### ORIFICES AURICULO-VENTRICULAIRES ET ARTÉRIELS[2]

| AGE | O. A. V. G. | | O. A. V. D. | | O. A. | | O. P. | |
|---|---|---|---|---|---|---|---|---|
| | G. | F. | G. | F. | G. | F. | G. | F. |
| 1 à 4 ans . . | 5$^{cm}$,68 | 5$^{cm}$,86 | 6$^{cm}$,68 | 6$^{cm}$,09 | 3$^{cm}$,83 | 3$^{cm}$,62 | 4$^{cm}$,20 | 3$^{cm}$,83 |
| 5 à 9 ans . . | 6$^{cm}$,77 | 6$^{cm}$,50 | 7$^{cm}$,67 | 7$^{cm}$,42 | 4$^{cm}$,13 | 3$^{cm}$,88 | 4$^{cm}$,42 | 4$^{cm}$,17 |
| 10 à 15 ans . . | 7$^{cm}$,14 | 7$^{cm}$,16 | 8$^{cm}$,80 | 7$^{cm}$,67 | 4$^{cm}$,81 | 4$^{cm}$,28 | 5$^{cm}$,03 | 4$^{cm}$,60 |

Chez le nouveau-né, d'après Bednar, l'épaisseur du ventricule gauche est de 0$^{cm}$,44 à 0$^{cm}$,48, celle du ventricule droit, de 0$^{cm}$,34 à 0$^{cm}$,44. L'épaisseur des deux cœurs diffère donc peu à la naissance où le cœur présente encore plus ou moins le type fœtal (travail égal des deux ventricules et, par conséquent, dimensions égales de leurs parois). A la naissance, le rapport du poids des deux ventricules est de 1,3 (ventricule gauche) à 1 (ventricule droit) (Engel). Chez l'adulte il est de 2,62 à 1. Les modifications que subit le cœur droit à la naissance, par le fait de l'établissement de la circulation pulmonaire, tendent à élargir ses cavités sans fortifier ses parois. Pendant la période fœtale, il contribue avec le ventricule gauche à pousser le sang dans l'aorte à travers le canal artériel. Après la naissance, il ne dessert qu'un canal court et large, l'artère pulmonaire, qui s'arrête après un petit trajet au niveau des organes respiratoires, où l'abord du sang est encore facilité par le vide inspiratoire. Aussi à 6 ans le ventricule droit a-t-il à peine l'énergie qu'il présente chez le nouveau-né. En effet, l'épaisseur de sa paroi ne dépasse pas à cet âge 0$^{cm}$,3 à 0$^{cm}$,4, chiffre qu'il atteint à la naissance, tandis que le ventricule gauche a une épaisseur qui s'est élevée de 0$^{cm}$,4 à 0$^{cm}$,8.

Le cœur, dans son ensemble, s'accroît jusqu'à 50 ans. A ce moment, s'il ne survient une circonstance pathologique qui augmente ses charges, il

---

(1) Recherches sur le cœur et le système artériel de l'homme. *Mém. de la Soc. méd. d'observation.* Paris, t. I.

(2) O. A. V. G., orifice auriculo-ventriculaire gauche. O. A. V. D., orifice auriculo-ventriculaire droit. O. A., orifice aortique. O. P., orifice pulmonaire.

[E. WEILL.]

subit une sorte d'involution, due au ralentissement de la nutrition. La loi de croissance du cœur, que nous venons de signaler, s'applique également au ventricule gauche et à la cloison interventriculaire. L'accroissement est très lent pour le ventricule droit. Sa paroi, chez l'adulte, ne dépasse pas en épaisseur 6ᵐᵐ, alors que celle du ventricule gauche en présente 16. La capacité du ventricule droit l'emporte au contraire sur celle du ventricule gauche. C'est la conséquence de la faiblesse de ses parois. Le système de la petite circulation, dans son ensemble, est remarquable par son caractère spacieux : la capacité des veines est double de celle des artères, l'artère pulmonaire est plus large que l'aorte; tout est disposé pour assurer au sang veineux une circulation facile, sans choc, secondée par le jeu des valvules et l'aspiration thoracique.

Un des caractères anatomiques du cœur infantile est l'absence de graisse péricardique (Müller[1]). Chez le nouveau-né à terme, elle fait complètement défaut. Elle commence à se développer dans le deuxième mois, augmente régulièrement jusqu'à la puberté, subit à ce moment un accroissement brusque, continue à progresser lentement chez l'adulte et même chez le vieillard.

Dès la naissance, les dimensions du cœur sont plus restreintes chez la femme, en raison du développement général moins considérable de son corps.

Les orifices auriculo-ventriculaires et artériels sont dans les mêmes rapports que les capacités des deux ventricules. L'orifice tricuspidien est, dès la naissance, plus large que l'orifice mitral. D'après Rilliet et Barthez, il reste stationnaire jusqu'à 5 ans, augmente très peu jusqu'à 10 ans, et subit à ce moment et surtout à l'occasion de la puberté un accroissement qui coïncide avec le développement soudain des poumons et de la cage thoracique.

L'orifice auriculo-ventriculaire gauche, plus petit que le droit, augmente plus régulièrement que ce dernier. Sa circonférence est mesurée approximativement par la distance de la base à la pointe du cœur.

Des orifices artériels, le plus large est le pulmonaire. D'après Bizot, la prédominance s'accuse surtout à partir de la seconde enfance, à 6 ou 8 ans ; d'après Rilliet et Barthez, ce ne serait que vers 10 ans.

Beneke admet des différences de 3 à 4ᵐᵐ pendant toute la période infantile. L'écart serait nul à partir de la puberté. La prédominance du calibre de l'orifice pulmonaire est peut-être la raison de la fréquence du dédoublement physiologique du second bruit chez l'enfant.

Le poids du cœur est à la naissance de 20 à 25 grammes. Chez l'adulte il est de 250 à 300 grammes. Dans l'intervalle, il subit des accroissements rapides correspondant à la première année, à la puberté, des accroissements lents répondant à la seconde enfance.

**Dimensions relatives.** — L'étude des dimensions absolues du cœur ne nous renseigne pas sur son degré d'activité, ni sur le travail utile qu'il fournit. Pour apprécier cet élément, il faut envisager non seulement le moteur, mais les résistances qu'il doit surmonter. Ces dernières varient suivant la taille, le poids du corps, l'étendue de la surface tégumentaire.

---

[1] Müller, *Die Massen Verhältnisse des menschlichen Herzens*. Hamburg und Leipzig, 1882.

*Par rapport à la taille.* — Bizot avait montré depuis longtemps que le cœur est relativement plus petit pour un corps allongé. Beneke[1] a étudié d'une façon plus précise cette question en établissant les variations de volume du cœur rapportées à une longueur constante, celle du mètre.

Le volume du cœur est calculé d'après la quantité de liquide déplacé d'un vase plein dans lequel on plonge le cœur. Beneke a trouvé les chiffres suivants :

| Age. | Longueur du corps en centimètres. | Volume du cœur en centim. cubes. | Volume du cœur rapporté à 1 mètre de la longueur du corps. |
|---|---|---|---|
| 0 à 11 jours | 49 à 52 | 20 à 25 | 40 à 50 |
| 11 jours à 3 mois | 52 à 59 | 24 à 30 | 46 à 54 |
| Fin de la 1re année | 68 à 72 | 40 à 45 | 57 à 62 |
| — 2e — | 80 à 84 | 48 à 54 | 60 à 65 |
| — 3e — | 88 à 90 | 56 à 62 | 63 à 70 |
| — 4e — | 96 | 66 à 72 | 70 à 75 |
| — 6e — | 103 à 105 | 78 à 84 | 75 à 80 |
| — 7e — | 112 | 86 à 94 | 78 à 84 |
| 13 à 14 ans | 140 à 150 | 120 à 140 | 83 à 100 |
| Développement complet | 167 à 175 | 215 à 290 | 130 à 168 |
| Adulte | 167 à 175 | 260 à 310 | 150 à 190 |

Ce tableau nous permet de suivre l'accroissement du volume cardiaque relativement à la taille aux différents âges.

Cet accroissement est :

| | | |
|---|---|---|
| Pendant la 1re année de | 80 à 100 | pour 100 |
| — 2e — | 20 | — |
| — 3e — | 15 à 16 | — |
| — 4e — | 16 à 18 | — |
| — 6e — | 8 à 9 | — |
| — 7e — | 10 | — |
| — 13e et 14e — | 6 à 7 | — |
| Pendant la puberté | 50 à 80 | — |

Le volume du cœur a donc une tendance continue à croître en même temps que la taille et présente deux poussées rapides qui coïncident avec les allongements brusques de celle-ci dans les premières années et à la puberté. Le rapport du volume du cœur à la taille nous paraît mal choisi pour apprécier le travail du cœur, car la longueur du corps ne donne pas une idée très juste de sa masse. Elle ne mesure approximativement que les résistances très réelles provenant de la longueur des artères.

*Par rapport à la largeur des épaules.* — Bizot était mieux inspiré lorsqu'il comparait les dimensions du cœur avec la largeur des épaules. Il a pu établir ainsi que le volume du cœur est commandé par les dimensions transverses du corps plutôt que par ses dimensions longitudinales. En fait, pour une même longueur du corps, si on s'en rapporte aux chiffres de Beneke, le cœur de l'enfant a un volume de 40 à 50 cc., celui de l'adolescent 130 à 168, celui de l'adulte 150 à 190, en d'autres termes le cœur de l'adulte est proportionnellement trois fois plus volumineux que celui de l'enfant, par rapport

[1] *Die anatomischen Grundlagen der Constitution-anomalien der Menschen.* Marburg, 1878.

[E. WEILL.]

à la taille, et cela se comprend puisqu'à longueur égale le corps de l'adulte a une masse plus grande que le corps de l'enfant. Pour évaluer exactement le travail du cœur infantile, il faut comparer son volume et son poids au poids du corps tout entier.

*Par rapport au poids du corps.* — Von Düsch[1] a fait ce calcul pour le volume du cœur, en empruntant les chiffres qui représentent le poids du corps aux tables de Quételet.

| Age. | Volume du cœur évalué en centimètres cubes. | Rapport du volume moyen du cœur au poids moyen du corps. |
|---|---|---|
| 0 à 11 jours . . . . . | 20 à 25 | 0,0069 |
| 11 jours à 5 mois . . . | 24 à 30 | |
| Fin de la 1re année . . | 40 à 45 | 0,0045 |
| — 2e — . . | 48 à 54 | 0,0045 |
| — 3e — . . | 56 à 62 | 0,0047 |
| — 4e — . . | 66 à 72 | 0,0048 |
| — 6e — . . | 78 à 84 | 0,0047 |
| — 7e — . . | 86 à 94 | 0,0047 |
| 13 et 14 ans. . . . . . | 120 à 140 | 0,0035 à 0,0036 |
| Développement complet. | 215 à 290 | |
| Maturité . . . . . . . | 260 à 310 | 0,0045 |

Le volume du cœur considéré par rapport au poids total du corps est donc maximum chez le nouveau-né ; il tombe rapidement dans la première et la seconde année pour croître de nouveau à 6 et 7 ans. Vers 13 à 14 ans, le rapport atteint son degré minimum pour reprendre au moment de la puberté. Chez l'adulte, le volume relatif correspond à celui d'un enfant de 2 à 3 ans. Abstraction faite du nouveau-né et de l'adolescent, le volume du cœur, comparé au poids moyen du corps, est donc sensiblement constant, c'est-à-dire qu'il suit dans son développement celui de la masse entière du corps. Potain et Vaquez[2], étudiant le volume du cœur sur le vivant d'après l'étendue de la surface de percussion sur une centaine de cas, ont établi qu'il suivait en général dans son accroissement celui de la taille, du poids et du périmètre thoracique ; mais ils n'ont pas recherché si à un âge donné le volume du cœur, rapporté à l'unité de taille, de poids ou de périmètre thoracique, était le même que le volume observé à un âge différent. Au surplus, le volume du cœur ne donne pas la mesure exacte de son travail, le cœur pouvant se développer aux dépens de ses cavités.

**Poids du cœur.** — *Par rapport à celui du corps.* — L'étude du poids du cœur comparé à la taille, au poids du corps, convient mieux pour mesurer rigoureusement le travail du cœur. Cette recherche a été faite par Wilhelm Müller (*loc. cit*) sur 384 hommes et 352 femmes de tous âges. Un premier fait se dégage de là, c'est que le poids proportionnel du cœur ne change pas, quelle que soit la longueur du corps. Mais comme, d'autre part, Beneke a montré que, relativement à la taille, le cœur est plus petit chez l'enfant que chez l'adulte, il s'ensuit que le cœur de l'enfant ayant un volume plus petit et

[1] Affections du cœur. In *Traité de Gerhardt*.
[2] Du cœur chez les jeunes sujets et de la prétendue hypertrophie de croissance. *Sem. méd.* 1893, p. 413.

un poids égal, a des parois musculaires plus épaisses et que son travail est mieux assuré pour ce qui concerne les résistances des trajets circulatoires.

Le poids du cœur comparé au poids du corps chez 1340 sujets a permis à Müller de reconnaître que l'accroissement du poids du cœur, tout en suivant celui du corps, est de plus en plus limité à mesure qu'on s'éloigne de l'enfance. Le cœur est, proportionnellement, plus pesant chez l'enfant que chez l'adulte. Deux chiffres suffiront pour fixer les idées à ce sujet. Le poids total du corps, après la croissance complète, représente 19 fois le poids du nouveau-né : le cœur de l'adulte représente à peine 15 fois le poids du cœur à la naissance. D'après Vierordt, le cœur de l'adulte représente 0,52 pour 100 du poids total du corps ; chez le nouveau-né il représente 0,89 pour 100 du même poids. La masse du cœur est donc en avance sur celle du corps.

*Par rapport à la surface du corps.* — La taille, le poids du sujet, son périmètre thoracique ne constituent pas les seuls éléments capables de mesurer approximativement le travail dévolu au cœur. La surface du corps, par le refroidissement qu'elle produit, exerce une réelle action sur la calorification et sur l'activité du cœur. Or, si on rapporte la surface au poids, elle varie proportionnellement en sens inverse. Les chiffres qui expriment la surface envisagée par rapport à l'unité de poids sont plus élevés chez les enfants que chez l'adulte, d'où déperdition plus grande de calorique, et, comme corollaire, obligation de combustions et d'une circulation plus actives, si la température centrale doit se maintenir constante. Or Müller a montré que le poids proportionnel du cœur augmente avec la surface correspondante à l'unité de poids. Pour les corps de 1 à 20 kilog., la surface correspondant à 1 kilog. est de 499 à 720 cmq. Le poids du cœur répondant à 1 kilog. est de 670 milligr. Pour des corps de 40 à 60 kilog., la surface par kilog. est de 292 à 306 cmq. et le poids du cœur par kilog. est de 220 milligr. Pour des corps de 80 à 100 kilog., la surface par kilog. est de 269 à 280 cmq. et le poids par kilog., 180 milligr. Le cœur augmente donc sa masse en proportion de l'étendue de la surface d'évaporation et de réfrigération. Cela se conçoit, puisque les quatre cinquièmes de l'énergie du corps sont transformés en chaleur. Le cœur, qui s'est adapté à la fonction de la croissance, a dû conformer aussi ses proportions aux besoins d'une fonction plus importante encore, la calorification.

**Dimensions relatives des artères.** — Les exigences circulatoires de la croissance étendent leurs effets, non seulement au cœur, mais aux vaisseaux. Le système artériel doit surtout être envisagé par rapport à la taille, car c'est la longueur du trajet à parcourir qui constitue la résistance principale que rencontre le courant sanguin. Le développement des diamètres transverses et antéro-postérieurs du corps et le poids du corps en général n'exercent qu'une influence très restreinte sur ces résistances.

Le calibre des artères ou la somme des calibres partiels croît avec la masse générale du corps (Beneke), qui elle-même s'accompagne d'une augmentation de la masse du sang. La largeur des artères est donc maxima dans les deux premières années et à la puberté. Mais cette largeur ne compense pas, au moment de la puberté, l'augmentation brusque des résistances



[*E. WEILL.*]

qu'entraîne l'allongement artériel et qui se traduit par l'apparition rapide
d'une tension forte. Si on rapporte en effet le calibre des artères à la taille,
loin d'offrir un élargissement à la puberté, il est relativement étroit.
Beneke a pu même établir, en rapportant toujours ses mensurations à la
longueur du corps, qu'il existe un type cardio-vasculaire infantile qui se
transforme complètement à la puberté. Le cœur infantile se caractérise par
sa grande masse, son petit volume; les artères de l'enfant par leur calibre
large. L'adolescent, au contraire, a un cœur volumineux et des artères
étroites. Le volume du cœur, de la naissance à la puberté, augmente plus de
12 fois, la circonférence de l'aorte n'augmente que 5 fois. Dans la première
enfance, le volume du cœur est à la circonférence de l'aorte comme 25 : 20.
A la puberté, ce rapport est, au début, 140 : 50; et à la fin, 260 : 61.
Le système artériel de l'enfant est donc très large pour la masse du sang,
mesurée nécessairement par le volume du cœur, qui doit y pénétrer à
chaque contraction cardiaque. Les orifices qui établissent la communication
entre le cœur et les vaisseaux subissent des changements très lents. De
1 à 4 ans, les orifices auriculo-ventriculaires et artériels ne varient à peu
près pas. L'orifice auriculo-ventriculaire droit reste stationnaire jusqu'à
5 ans. L'orifice aortique a des modifications très lentes jusqu'à 15 ans. Le
sang s'écoule, dans la première enfance, par des orifices presque aussi
volumineux que dans la seconde enfance.

Le système artériel, considéré dans ses différentes parties, présente chez
l'enfant un certain nombre de caractères spéciaux. Les artères du corps et
des membres ont, dès la naissance, relativement à la longueur du corps,
leur diamètre maximum. Il n'en est pas de même des gros troncs aortiques
et pulmonaires, qui sont relativement très étroits chez le nouveau-né :
l'artère pulmonaire parce que sa fonction ne se développe qu'à partir de
la naissance, l'aorte parce que, chez le nouveau-né, elle fait seule les frais
de la circulation artérielle; alors que, chez le fœtus, elle partageait cette
charge avec l'artère pulmonaire, en amont de l'isthme de l'aorte.

Chez l'enfant, les artères qui irriguent la tête et les membres supérieurs
sont plus larges que les artères iliaques. Les calibres s'égalisent à l'adolescence. Cette disposition favorise le développement cérébral, mais contribue aussi à créer la prédisposition aux affections du cerveau. Dans son
ensemble, le système artériel de l'enfant est donc disposé pour assurer au
sang une circulation large et facile. Le cœur est énergique, le calibre des
artères très développé, les parois artérielles elles-mêmes sont dans des
conditions d'intégrité qu'on ne retrouve pas aux autres âges.

**Du système capillaire.** — L'adaptation des conduits vasculaires à une
circulation active se retrouve dans les dispositions générales que présente le
système capillaire de l'enfant. D'après Berg, les capillaires dans les poumons,
les reins, le foie, la peau, l'intestin sont plus larges, d'une façon absolue,
chez l'enfant que chez l'adulte. Les mailles des réseaux qu'ils forment sont
également élargies. Malgré cette augmentation du calibre, Vierordt admet
que la masse des capillaires, par rapport à l'unité de poids, est plus considérable chez l'enfant que chez l'adulte, et que par conséquent leur nombre

aussi l'emporte dans le jeune âge. Cet énorme développement de la circulation capillaire relève des mêmes causes que la masse relativement considérable du cœur et le large calibre des artères, de l'intensité des actes nutritifs dans un organisme en voie d'accroissement.

**Des veines.** — On n'a pas calculé d'une façon précise les dimensions relatives du système veineux chez l'adulte et l'enfant. Chez l'adulte, le rapport du diamètre des veines à celui des artères est comme 2 à 1. Dans la première enfance (Alix)[1], les artères sont à peu près égales aux veines. Ce rapport augmente peu à peu. Les veines ont, en effet, une tendance constante à s'élargir et cette tendance entraîne un ralentissement progressif de la circulation veineuse. Les parois des veines ont, chez l'enfant, une résistance marquée qui se comprend parce qu'elles n'ont pas encore été forcées par les longues luttes contre la pesanteur ou engourdies par l'immobilité des professions sédentaires.

Les dispositions anatomiques qui caractérisent le système cardio-vasculaire de l'enfant ont pour conséquence d'établir un type circulatoire fonctionnel, propre à l'enfance, et qui se traduit par les trois phénomènes suivants : 1° *faiblesse de la pression artérielle*; 2° *rapidité de la circulation*; 3° *accélération du pouls*.

**Pression.** — La *pression* a été mesurée directement chez des animaux de différents âges. Volkmann a reconnu qu'elle était abaissée chez les jeunes. La pression carotidienne du chien adulte étant de 150 millimètres de mercure, celle du jeune chien sera de 100. Chez la vache, Volkmann et Ludwig estiment la pression artérielle à 280 millimètres de mercure; chez le veau, elle varie de 122 à 127. La pression artérielle de l'homme est évaluée par Vierordt de la façon suivante :

| | |
|---|---|
| Chez le nouveau-né . . . . . . . . . . . . | 111 millimètres. |
| A 3 ans . . . . . . . . . . . . . . . . . | 138 — |
| A 14 ans . . . . . . . . . . . . . . . . . | 171 — |
| Chez l'adulte . . . . . . . . . . . . . . . | 200 — |

La faiblesse de la pression a pour effet de diminuer le travail du cœur, celui-ci se calculant d'après la masse du sang chassé et la pression artérielle à vaincre. La masse proportionnelle du sang est la même chez l'adulte et le nouveau-né. Si on admet, en effet, avec Robin et Hiffelsheim, que la capacité moyenne des ventricules du nouveau-né est de 8 centimètres cubes, le poids moyen du nouveau-né étant de 3 kilogrammes, la masse proportionnelle du sang chassé à chaque systole sera de 8/3000 = 1/375 du poids du corps, chiffre qui se rapproche de celui qu'on trouve chez l'adulte. Par conséquent, le développement du cœur infantile n'est pas commandé par un surcroît de travail qui serait dû à la masse du sang à mouvoir. Au contraire, les résistances artérielles sont moindres. Tout concourt à diminuer les charges du cœur. D'après les calculs de Vierordt, si on prend les chiffres absolus, le travail du cœur dans l'unité de temps est 20 fois plus considérable chez l'adulte que chez le nouveau-né. Le travail relatif est supérieur chez l'enfant.

[1] *Étude sur la physiologie de la première enfance*, 1867.

[E. WEILL.]

La masse du sang qui s'écoule à travers l'unité de poids dans l'unité de temps, est, d'après Vierordt, de 379 chez le nouveau-né, de 306 à 3 ans, 246 à 14 ans, 206 chez l'adulte.

La vitesse de la circulation est, par là même, démontrée plus grande chez l'enfant. La faible tension artérielle, l'impulsion énergique du cœur l'expliquent dans une certaine mesure; l'accélération des battements du cœur en est la cause principale.

**Nombre de pulsations.** — D'après Roger, le pouls oscille durant la première année entre 80 et 120; dans la première enfance, il se maintient entre 80 et 110. Dans la seconde enfance il tombe à 80 ou 90; et, à la puberté, atteint 70 à 80. Henoch a compté 120 à 140 pour les 4 premiers mois, 100 à 120 pour la deuxième année.

Chez le nouveau-né, le pouls, après s'être ralenti quelques instants après l'accouchement, devient très fréquent dans les heures qui suivent : 144 (Elsässer), 134 (Floyer), 136 (Smith). La moyenne du premier jour est de 130 (Jacquemier et Lediberder). Celle de la première semaine est de 123 à 128 (Elsässer, Mignot, Gorham). Celle de la seconde semaine 133,4 (Elsässer). Celle de la troisième 131,9 (Elsässer).

Trousseau trouve 132 le second mois, 128 de 3 à 6 mois, 120 de 6 à 12 mois. Chez le nourrisson les influences extérieures créent des variations considérables. La tétée, les cris, les mouvements déterminent des accélérations de 14 à 16 pulsations (Seux). Les différences entre l'état de sommeil et de veille peuvent atteindre le chiffre de 40 pulsations (Hohl et Allix).

Le nombre des pulsations diminue avec l'âge, d'abord rapidement, plus tard lentement. A 6 ans, il est de 100, à 14 ans de 87. A dimensions égales du corps, le pouls diminue par le progrès de l'âge (Volkmann). Pour des enfants de même âge et de taille différente, le pouls diminue de fréquence avec l'allongement général. Dès la naissance, l'action du sexe se fait sentir, mais elle est surtout évidente à partir de 5 ans. Elle est maxima à la fin de l'enfance. La première enfance se caractérise par une irrégularité physiologique du pouls. Il y a des séries ralenties et accélérées. La séméiologie du cœur doit en tenir compte.

**Vitesse de la circulation.** — Nous avons déjà dit que la circulation de l'enfant était plus rapide que celle de l'adulte. Voici des chiffres comparatifs. D'après Vierordt le cycle complet de la circulation s'accomplit en 27 pulsations, quelle que soit l'espèce considérée. En appliquant cette règle à l'homme, on voit que la durée d'une révolution de la circulation accomplit son cycle.

| | | |
|---|---|---|
| Chez le nouveau-né en . . . . . | 12″ 1 | 134 pulsations. |
| A 5 ans . . . . . . . . . . . | 15″ | 108 — |
| A 14 ans . . . . . . . . . . . | 18″ 6 | 87 . . |
| Chez l'adulte . . . . . . . . . | 22″ 1 | 72 — |

Dastre et Morat[1] ont montré que, chez les jeunes animaux, l'appareil

----

(1) Des tachycardies. *Th. de Lacerna*. Paris.

modérateur intra-cardiaque est peu actif. Le pneumogastrique ne fonctionne pas pendant la vie fœtale et dans les premiers moments qui suivent la naissance. Chez le chat, du 2ᵉ au 7ᵉ jour, l'excitation électrique du pneumogastrique arrête le cœur, mais la section des deux vagues ne l'accélère pas (Anrep). Dans la 3ᵉ semaine, l'excitation du pneumogastrique arrête le cœur, sa section l'accélère, mais l'avantage reste encore au système accélérateur (Anrep).

**Résistance du cœur.** — Le cœur de l'enfant est encore remarquable par sa résistance vis-à-vis de la fatigue, ce qu'on peut vérifier tous les jours chez les enfants cardiaques. Heinricius[1], en établissant une circulation artificielle dans des cœurs de fœtus de chiens et de lapins, a vu les contractions cardiaques se prolonger très longtemps. S'il tétanisait le cœur, le rythme reprenait dès qu'il cessait l'excitation. Ohlmüller[2] a vu, chez des enfants athrepsiques, tous les organes diminuer de volume et de poids à l'exception du ventricule gauche qui garde son aspect normal.

### EXAMEN DU CŒUR CHEZ L'ENFANT

Nous laisserons de côté les différents procédés d'examen du cœur qui sont d'ailleurs communs à l'adulte et à l'enfant, nous bornant à signaler quelques particularités intéressant le jeune âge.

La pointe du cœur chez le nouveau-né, d'après Starck[3], se trouve presque exclusivement dans le 4ᵉ espace. Dans les années suivantes, elle bat sous la 5ᵉ côte. A partir de 7 ans, on la trouve plus souvent dans le 5ᵉ espace et, après 13 ans, ce siège devient constant.

La position de la pointe dans le 4ᵉ espace a été reconnue, pendant une grande partie de l'enfance, par Rauchfuss, Eichhorst.

C'est le résultat auquel je suis arrivé également. Ce fait s'explique par la voussure considérable du diaphragme (Skoda et Luschka).

La pointe est en dehors de la ligne mamelonnaire dans les premières années. A 7 ans, elle siège au niveau de cette ligne; plus tard, elle bat en dedans du mamelon (Starck).

La palpation permet de saisir plus facilement chez l'enfant que chez l'adulte le siège du claquement des valvules sigmoïdes de l'artère pulmonaire, indiqué par Friedreich et utilisé par Bondet pour la mensuration du bord gauche du cœur[4]. Il suffit pour cela de réunir ce point et la pointe. Cette mensuration a l'avantage de s'appuyer sur deux points de repère qui varient avec la position même du cœur.

La percussion donne des résultats supérieurs dans l'enfance qu'à l'âge adulte, en raison de la minceur générale de la paroi thoracique, de sa pénurie en graisse, en tissu musculaire, de sa souplesse, de son élasticité. Ces mêmes

---

[1] *Ztsch. f. Biologie*, t. VIII.
[2] Sur la diminution des organes dans l'athrepsie. *Dis. Münch.*, 1882.
[3] *Arch. f. Kindh.*, 1888.
[4] Cabal. Étude sur un nouveau procédé clinique de mensuration du cœur. *Th. de Lyon*, 1879.

[E. WEILL.]

conditions expliquent la facilité avec laquelle se produisent les déformations de la cage thoracique et en particulier la voussure.

Les bruits du cœur diffèrent quelque peu dans l'enfance de ce qu'on observe chez l'adulte. L'auscultation de la pointe, pratiquée sur un adulte, révèle deux bruits : l'un, systolique, intense, sourd, prolongé; l'autre diastolique, plus léger, plus bref, à timbre claquant. L'accentuation porte sur le premier bruit et est bien exprimée par la comparaison classique du rythme cardiaque avec le trochée : — ᴗ. A la base, l'accentuation porte sur le second bruit au niveau des deux orifices aortique et pulmonaire. C'est le rythme de l'ïambe : ᴗ. — Chez l'enfant, on constate également à la pointe la prédominance comme durée et comme intensité du premier bruit, mais l'accentuation du second bruit à la base n'existe pas, au moins dans les premières années. Le second bruit s'entend moins bien à l'orifice aortique qu'à l'orifice pulmonaire et même qu'aux orifices auriculo-ventriculaires. Cela tient à la faible tension artérielle. Il faut être prévenu de la faiblesse relative du second bruit pulmonaire, car son accentuation constitue un signe précieux d'embarras de la circulation pulmonaire, d'autant que la dilatation du cœur droit n'est pas fréquente, que le bruit de galop et l'insuffisance tricuspidienne sont exceptionnels.

La fréquence des battements cardiaques chez l'enfant a pour conséquence de raccourcir la grande pause. Cela est vrai surtout des enfants agités ou émus. Dans ces conditions, le rythme affecte un type fœtal et il sera difficile parfois de distinguer lé bruit systolique du bruit diastolique. D'après Hochsinger[1], les bruits rangés d'après leur intensité, sont : le premier à la pointe; le premier à l'orifice tricuspide; le premier à l'orifice pulmonaire; le second à l'orifice pulmonaire; le second à la pointe et à l'orifice tricuspide; le premier à l'orifice aortique; le second à l'orifice aortique.

· Les bruits du cœur sont aigus chez l'enfant, ce qui tient à la faible dimension des parties mises en vibration. Ils se propagent avec une grande facilité dans le thorax, le dos, grâce à l'élasticité des parties osseuses.

L'irrégularité cardiaque est fréquente dans les premières années. L'agitation, une émotion troublent le rythme du cœur. La persistance de l'arythmie au repos et pendant le sommeil est pathologique. L'arythmie physiologique est variable. Dans le cours d'une même observation, on perçoit une série de battements précipités, puis plus lents, sans qu'il y ait aucune périodicité. Les fausses intermittences font défaut. Le rythme fœtal, auquel Huchard attribue, chez l'adulte, une grande valeur diagnostique et pronostique, n'a, dans l'enfance, aucune signification fâcheuse. A partir de 6 à 7 ans, le cœur bat régulièrement, et l'arythmie, même pathologique, est beaucoup moins commune que chez l'adulte.

Les dédoublements du second bruit et même du premier ne sont pas rares dans l'enfance. Ils se montrent après le moindre effort, et n'ont rien de pathologique. Duroziez explique le facile dédoublement du second bruit

---

(¹) *Die Auscultation des kindlichen Herzens.* Wien, 1890.

chez l'enfant, par la prédominance du calibre de l'artère pulmonaire sur celui de l'aorte.

Signalons un rythme pathologique, non observé chez l'adulte, et qui a été décrit par Perret[1] chez des enfants atteints de granulie, de méningite, à l'approche de la mort : c'est le rythme de déclanchement. Les deux bruits du cœur sont très rapprochés et se détachent du silence prolongé qui les suit comme un ressort qu'on lâcherait.

Les cris ont peu d'action sur les bruits cardiaques. Ils sont séparés par des intervalles d'inspiration assez longue, un peu convulsive, qui favorisent la circulation pulmonaire. Parfois, il y a de véritables apnées qui rendent l'auscultation facile. La respiration est très superficielle, dans les premières années, de sorte que les rapports du cœur avec la paroi sont peu modifiés pendant l'acte respiratoire. Parfois, s'il y a une affection pulmonaire ou si l'enfant est très ému, la respiration s'accélère au point que le nombre de ses mouvements peut égaler ceux du cœur. On pourrait croire à l'existence d'un souffle cardiaque.

Les souffles cardio-pulmonaires présentent les mêmes caractères que chez l'adulte ; fait curieux, ils ne se montrent jamais avant l'âge de 3 à 4 ans. Nous entrerons dans des développements plus étendus sur ce point, à propos de l'endocardite.

## PÉRICARDITE

La péricardite, réserve faite pour quelques cas discutables, est une affection habituellement secondaire, associée à un état d'infection ou d'intoxication générales, ou à une infection locale située à proximité. La réaction du péricarde vis-à-vis de la cause infectante reproduit les caractères généraux des lésions qu'elle détermine ailleurs (séro-fibrineuse dans le rhumatisme, purulente dans les pyémies, etc...), et comme ce sont ces caractères qui commandent l'évolution clinique de l'affection, il est naturel d'en faire la base d'une division dans l'étude des péricardites. Mais une même cause, la pneumonie par exemple, peut engendrer les différentes variétés anatomo-cliniques des péricardites. On compliquerait de beaucoup la description en étudiant séparément les différentes formes de péricardites. Mieux vaut les réunir dans un même chapitre, en faisant ressortir à propos de chaque type les caractères qui le différencient.

**Étiologie.** — *Fréquence.* — La péricardite est une affection rare dans l'enfance.

Alors que le nombre de péricardites trouvées dans les autopsies d'adultes représente 10 pour 100, il n'est que de 5 pour 100 chez les enfants : 7 sur 130 (Cnopf[2]). Le pourcentage des cas de péricardites par rapport aux autres affections chez les enfants malades a donné à cet auteur la proportion de 2,17 pour 100 : 10 péricardites chez 459 enfants malades. C'est aussi la proportion que j'ai obtenue en me basant sur les observations de 1080 filles

(1) *Lyon médic.*, 1892.
(2) *Münch. med. Wochs.*, 1895.

[E. WEILL.]

de 2 à 15 ans, entrées dans mon service pour des affections diverses, à l'exclusion des fièvres éruptives et de la diphtérie. J'ai pu rassembler 24 cas de péricardites en y comprenant les formes sèches et les formes chroniques avec adhérences, ce qui donne une proportion de 2,2 pour 100.

**Affections pathogènes.** — Leur fréquence relative ressort des chiffres suivants :

Sur 24 cas on trouve :

| | |
|---|---|
| Le rhumatisme . . . . . . . . . . . . . | 14 fois. |
| La chorée sans rhumatisme . . . . . . . | 1 — |
| La tuberculose . . . . . . . . . . . . . | 5 — |
| La néphrite chronique . . . . . . . . . | 1 — |
| La scarlatine . . . . . . . . . . . . . . | 1 — |
| La fièvre typhoïde . . . . . . . . . . . . | 1 — |
| Pas de cause appréciable . . . . . . . . | 1 — |

I. *Le rhumatisme* à lui seul comprend plus de la moitié des cas de péricardite, 60 pour 100. C'est là un fait d'autant plus remarquable que le rhumatisme infantile n'est pas commun. Si on se reporte au tableau récapitulatif du mouvement des hôpitaux de Paris publié par Besnier[1], on voit que la proportion des rhumatismes par rapport aux autres maladies est de 15 pour 100 chez l'adulte, de 5 pour 100 seulement chez l'enfant et que dans la même année la proportion des rhumatismes infantiles à ceux de l'adulte est de 3,42 pour 100. Il est de 5 pour 100 d'après Mayet[2] : 44 cas de rhumatisme infantile sur 877 cas. Notre statistique nous donne un chiffre sensiblement analogue à celui de Besnier. Sur 1354 enfants malades, nous n'avons noté que 59 cas de rhumatisme, soit 4,55 pour 100, au lieu de 5 pour 100. L'écart tient à ce que nos observations n'ont porté que sur des filles, un peu moins sujettes au rhumatisme que les garçons.

Le rhumatisme infantile rachète son infériorité numérique par ses tendances excessives à frapper le cœur. C'est ce qui ressort d'un travail de Füller qui a montré que la péricardite existe dans le rhumatisme :

Au-dessous de 15 ans, dans un peu plus du 1/3 des cas.
Entre 15 et 20 ans, dans moins du 1/5°.
Entre 20 et 25 ans, dans moins du 1/10°.

La proportion diminue encore à partir de cet âge.

Nos malades, qui ont toutes moins de 15 ans, nous ont donné 18 péricardites pour 59 rhumatismes, soit un peu moins de 1/3, chiffre sensiblement analogue à celui de Füller. C'est aussi la proportion indiquée par Rilliet et Barthez. Elle serait encore plus élevée (50 p. 100) pour Mac Leod et Roger. Riegel[3] va jusqu'à dire que la péricardite est la règle dans le rhumatisme infantile.

Ce qui accentue encore la vulnérabilité du cœur infantile, c'est la fréquence des complications cardiaques, non pas seulement dans le rhumatisme

[1] Art. RHUMATISME. In *Dict. Enc. des sc. méd.*
[2] Communication au Congrès de Bordeaux.
[3] *Hdbuch der Kinderkrankheit.* de Gerhardt.

polyarticulaire aigu, intense (loi de Bouillaud), mais encore dans les formes légères et discrètes de cette affection.

Nos 59 cas de rhumatisme se répartissent ainsi au point de vue de l'intensité des manifestations articulaires et générales.

> 15 cas de rhumatisme léger, atteignant un très petit nombre de jointures, et très passager.
> 13 cas de rhumatisme subaigu.
> 15 cas de rhumatisme subaigu récidivant.
> 9 cas de rhumatisme aigu.
> 7 cas de rhumatisme aigu récidivant.

En comparant le nombre des complications cardiaques dans ces différentes formes de rhumatismes, nous reconnaissons bien qu'elles augmentent de fréquence à mesure que les jointures sont touchées en plus grand nombre, plus vivement et plus souvent. Les formes récidivantes aiguës touchent le cœur 5 fois sur 6, les formes récidivantes subaiguës 8 fois sur 10. Le rhumatisme aigu donne des complications cardiaques 6 fois sur 7, le rhumatisme subaigu 6 fois sur 10 et le rhumatisme léger 7 fois sur 12. Le sens général de la loi de Bouillaud reste donc vrai pour l'enfance. Mais là où elle est en défaut c'est quand on compare les formes discrètes, abortives, du rhumatisme chez l'enfant et l'adulte. Elles nous ont donné plus de 50 pour 100 de complications cardiaques, alors qu'elles sont exceptionnellement nocives chez l'adulte.

Si nous considérons non plus le nombre, mais la qualité des manifestations cardiaques, nous voyons que là encore les rhumatismes les plus insignifiants en apparence peuvent comporter un pronostic grave. Nous avons observé 11 cas de mort par affection cardiaque rhumatismale. Dans deux cas il s'agissait d'une péricardite aiguë diffuse; dans un autre de symphyse totale; dans trois autres de symphyse totale avec endocardite chronique, dans trois autres d'endocardite chronique avec péricardite chronique limitée. Dans quatre cas il y avait de la myocardite parenchymateuse survenue à l'occasion d'une infection rhumatismale.

De ces 11 cas, 5 appartiennent au rhumatisme léger, 4 au rhumatisme subaigu récidivant, 2 au rhumatisme aigu récidivant. Dans les cas relatifs au rhumatisme léger, nous relevons deux fois des torticolis compliqués d'endopéricardite à marche progressive, aboutissant en quelques mois à l'asystolie et une fois un rhumatisme musculaire des membres inférieurs. Des cardiopathies accompagnées de troubles fonctionnels sérieux, 1 appartient au rhumatisme léger, 1 au rhumatisme subaigu récidivant, 2 au rhumatisme aigu, 2 au rhumatisme aigu récidivant. Aussi bien par l'intensité que par le nombre de ses complications cardiaques, le rhumatisme léger de l'enfant diffère nettement de celui de l'adulte.

Cette affinité du rhumatisme pour le cœur de l'enfant qui s'est affirmée par toutes les particularités que nous venons de signaler, se révèle encore par le phénomène de la « précession ». Chez l'adulte on voit bien exceptionnellement[1] la péricardite précéder les arthropathies, la règle c'est que le péri-

(1) HALLEZ. *Th. de Paris*, 1870.

[E. WEILL]

carde soit touché au second septénaire, au moment de l'acmé de la fièvre rhumatismale. Dans le rhumatisme de l'adulte, les séreuses cardiaques passent après les jointures; chez l'enfant, elles sont traitées sur le pied d'égalité. Aussi la précession qui est l'expression de cette tendance est-elle assez fréquente en pathologie infantile (Roger, West). Parfois le rhumatisme semble épuiser son action sur le cœur sans toucher aux jointures, de même qu'il provoque des affections graves du cœur associées à des manifestations articulaires discrètes. C'est la signification qu'on est tenté d'attribuer à ces *péricardites idiopathiques* décrites par West et Henoch, qui ont tout du rhumatisme, sauf la signature articulaire. Il est possible que d'autres infections (pneumococcie sans pneumonie) puissent être invoquées dans l'espèce.

II. On est plus fondé encore à rayer, dans l'étiologie de la péricardite, *la chorée* qui n'est qu'un symptôme associé relevant d'une cause commune. En appelant chorée rhumatismale celle qui survient chez un enfant atteint lui-même de rhumatisme avant, pendant ou après l'apparition de la névrose, nous avons pu réunir 10 cas de cette catégorie sur 78 de chorée[1]. Sur ces 10 cas, 8 ont donné des complications cardiaques. Sur les 68 cas restants de chorée non rhumatismale, nous n'avons observé que 8 cas de complications cardiaques, soit 80 pour 100 dans le premier groupe et 12 pour 100 dans le second. Encore dans les 6 cas du $2^e$ groupe, 2 fois il s'agissait d'enfants à antécédents rhumatismaux très chargés (dans un cas le père et la mère étaient rhumatisants, dans l'autre, la mère était rhumatisante et cardiaque), 2 fois il s'agissait d'enfants ayant contracté la chorée dans la convalescence d'une fièvre typhoïde qui suffisait bien à expliquer l'endocardite dans un fait, la péricardite dans l'autre.

Joffroy considère la chorée comme une maladie liée à l'évolution de l'organisme. Je suis plus porté à en faire un syndrome qui caractérise la réaction du système nerveux de la seconde enfance vis-à-vis des causes pathogènes comme les convulsions traduisent plus volontiers celle du système nerveux de la première enfance. Un choc nerveux, frayeur, traumatisme, peut engendrer la chorée au même titre qu'une infection, mais il n'est que les chorées infectieuses qui soient susceptibles de frapper le cœur, et au premier rang de ces infections nous retrouvons le rhumatisme. Dans l'espèce, nous avons relaté un cas de péricardite chez une choréique sans rhumatisme, mais convalescente d'une dothiénentérie. C'est une péricardite typhique et non une péricardite choréique de même que nos cas de péricardites observées chez des rhumatisantes choréiques sont de nature rhumatismale et non choréique.

III. *Tuberculose.* — C'est la cause la plus fréquente de péricardite après le rhumatisme (5 sur 24). La péricardite tuberculeuse est moins commune chez l'enfant que chez l'adulte[2]. On l'a signalée dans le premier âge (Blache, Parrot, Joffroy, Thaon), mais elle s'observe surtout dans la seconde

---

[1] Le chiffre est sans doute faible, car il est vraisemblable que dans plusieurs cas de chorée provisoirement non rhumatismale, le rhumatisme a pu se développer ultérieurement. Nous diminuons d'autant le rôle du rhumatisme et néanmoins il reste encore important.

[2] ROUSSEAU. *Th. de Paris*, 1882.

enfance. Elle peut être primitive et aboutit à la symphyse fibreuse. Elle est habituellement secondaire et succède à une tuberculose de voisinage, pleuro-pulmonaire ou ganglionnaire. Une péricardite chez un tuberculeux n'est pas forcément tuberculeuse.

IV. *Maladies éruptives.* — Exceptionnelle dans la *rougeole*, la péricardite se voit dans la *variole* (Brouardel, Desnos et Huchard), sans caractères spéciaux à l'enfance. Elle se montre tantôt au moment de l'éruption, sous la forme sèche ou séro-fibrineuse, tantôt au moment de la pyémie secondaire, elle est alors purulente.

La *vaccine* est étrangère à la péricardite, sauf en cas d'infection secondaire. (1 fait de péricardite purulente consécutive à la vaccine, Ahsby)[1]. C'est la même pathogénie qu'on peut invoquer pour une péricardite mortelle observée dans le cours d'une *varicelle* (Ahsby). La péricardite *érysipélateuse* signalée par Jaccoud et Sevestre chez l'adulte est une exception dans le jeune âge. La seule péricardite *scarlatineuse* mérite une mention. Sur 44 péricardites de l'enfance, West en signale 5 d'origine scarlatineuse et 17 rhumatismales. Cnopf, sur 44 cas de scarlatine, a observé 2 péricardites. Elle survient dans la convalescence de la scarlatine précédée ou non de douleurs articulaires ou d'albuminurie. La péricardite *typhique* est également ment rare. C. de Gassicourt a vu un cas de fièvre typhoïde chez un enfant terminé par une asphyxie rapide due à une péricardite. Sur 116 cas de dothiénentérie chez des enfants, nous n'avons trouvé que 2 cas de péricardite sèche, sans gravité, survenant dans la convalescence.

V. *Infections pyogènes.* — A ce groupe appartiennent les péricardites liées à la *puerpéralité* (Bednar, Letulle, Homolle, Rauchfuss, Henoch, etc.), à l'*inflammation du cordon* (Weber). Elles sont purulentes et latentes. Rentrent encore dans cette catégorie les péricardites associées à une *ostéomyélite* (Körte)[2], à un *abcès* (Ahsby), à une *infection secondaire* dans le cours d'une maladie générale. Les péricardites suppurées de la *variole*, de la *scarlatine*, du *rhumatisme*, reconnaissent la même pathogénie.

VI. *Affections de voisinage.* — Les affections de la *colonne vertébrale*, des *côtes*, du *sternum*, du *thymus* (Cnopf), des *ganglions bronchiques* (11 cas de Baréty), agissent sur le péricarde par un mécanisme facile à comprendre. La *pneumonie franche* atteint rarement le péricarde de l'enfant. Je ne l'ai pas constatée 1 fois sur 61 cas de pneumonie. Bard et son élève Saltet[3], qui ont essayé de réunir tous les cas de péricardite métapneumonique, n'en signalent que 2 entre 10 et 20 ans. C'est que cette péricardite coïncide surtout avec l'hépatisation grise, peu commune chez l'enfant. Elle est habituellement associée à une pleurésie concomitante.

La *broncho-pneumonie* entraine plus volontiers la péricardite et particulièrement la forme purulente par l'intermédiaire d'une véritable infection plutôt que par une propagation de voisinage.

---

[1] *Lancet*, 1884.
[2] *Soc. de méd. de Berlin*, 1892.
[3] De la péricardite métapneumonique. *Th. de Lyon*, 1892.

[E. WEILL.]

Racchi [1], Haushalter et Étienne [2] en ont cité des cas. La pleurésie est l'intermédiaire habituel entre la lésion pulmonaire et péricardique. Elle peut agir pour son propre compte. On sait combien chez l'adulte cette association est fréquente. Chez l'enfant, il en est de même à tel point que West croit qu'elle est la règle. Henoch a vu une péricardite fibrineuse chez un enfant de 8 mois atteint de broncho-pneumonie avec pleurésie purulente gauche.

VII. *Affections rénales*. — Tous les auteurs sont d'accord sur la fréquence de la péricardite dans le cours du mal de Bright. Cette influence est moins nette chez l'enfant, en raison même de la rareté de la néphrite chronique (1 fois sur 29, statistique personnelle).

**Causes prédisposantes**. — La péricardite se montre à deux périodes distinctes de l'enfance. Chez le nouveau-né elle revêt la forme purulente et, abstraction faite de quelques lésions fibro-gommeuses du myocarde et du péricarde qu'on a signalées dans la syphilis héréditaire (Parrot), se rattache exclusivement à la puerpéralité. A partir de la naissance, les affections pathogènes sommeillent jusqu'à la seconde enfance. Pendant les 4 ou 5 premières années, en effet, on ne relève comme causes possibles que les affections de voisinage (broncho-pneumonie, adénopathie, etc.). A 7 ans, on voit poindre le rhumatisme qui augmente de fréquence jusqu'à la fin de la période infantile. La péricardite se montrera donc surtout dans la seconde enfance ; et, en effet, sur 29 cas nous n'en comptons que 2 au-dessous de 7 ans, 11 de 7 à 10 ans, 16 de 10 à 14 ans. D'autres prédispositions sont amenées par l'hérédité rhumatismale, les maladies congénitales du cœur, les affections cardiaques antérieures.

**Anatomie pathologique**. — Les lésions ne diffèrent guère chez l'enfant et chez l'adulte. La péricardite est *diffuse* ou *localisée*. Elle est *sèche* ou accompagnée d'un *exsudat* qui peut être *séreux, séro-fibrineux, séro-sanguin, hémorragique, séro-purulent* ou *purulent*. Sa quantité, inférieure à celle de l'adulte, est en moyenne de 100 à 150 grammes. Elle a pu atteindre 400$^{cmc}$ (Roger), 500$^{cmc}$ (Labric), 800$^{cmc}$ (Roger). Sur 30 [3] cas de péricardite de 5 à 14 ans, nous n'avons pas vu une forme ni purulente, ni hémorragique. Nous avons observé 1 fois un épanchement séro-fibrineux abondant, 21 péricardites fibrineuses avec peu de liquide ou sans liquide, 8 péricardites avec symphyse plus ou moins étendue des deux feuillets. La péricardite est *aiguë* ou *chronique*. Un épanchement chronique peut rester séreux. Nous ne trouvons rien de particulier à signaler comme lésions, si ce n'est la congestion plus intense des feuillets de la séreuse et comme conséquence la teinte sanguinolente, plus fréquente encore que chez l'adulte, des épanchements, ou les points ecchymotiques des fausses membranes. La richesse vasculaire aboutit ou à la résorption facile des exsudats liquides et fibrineux ou à l'édification de néo-membranes qui envahissent les produits pseudo-membraneux, s'organisent et établissent à la longue des adhérences de façon à créer la symphyse. Aussi celle-ci se montre-t-elle avec une fréquence remar-

(1) Cité par Richardière. La coqueluche. *Bibl. Charcot-Debove.*
(2) *Rev. des mal. de l'enf.*, 1894.
(3) Le chiffre 29 indiqué précédemment doit être remplacé par celui de 30.

quable (8 fois sur 29). Nous insisterons sur sa signification clinique au chapitre particulier que nous consacrerons à la symphyse.

La forme *purulente* se rattache par une série d'intermédiaires à la forme séro-fibrineuse ; il y a des péricardites fibrino-purulentes, à suppuration tardive, et des formes purulentes d'emblée, comme si le pus pénétrait par effraction dans la cavité péricardique. Parfois enfin l'épanchement est simplement louche et difficile à classer (séro-purulent).

La forme *hémorragique pure* est rare. Souvent, dans les épanchements séro-fibrineux, un peu de sang est mêlé à l'exsudat. C'est là un phénomène peu important qui dépend de l'intensité de la congestion. Cependant Starck[1] a cité 5 cas de péricardite rhumatismale hémorragique terminés par la mort chez des enfants de 5, 10 et 12 ans. En général les épanchements sanguins surviennent dans le cours d'infections avec purpura et hémorragies multiples, dans le scorbut épidémique des pays du Nord (Kyber).

Dans la plupart des péricardites, on ne constate d'autre lésion qu'une fausse membrane fibrineuse, fibrino-hémorragique ou fibrino-purulente et un exsudat séreux, séro-fibrineux, hémorragique ou purulent. Ces deux éléments s'associent en proportion variable, l'élément fibrineux prédominant ou s'effaçant. Dans les péricardites de la pyémie ou du purpura infectieux, il y a peu d'inflammation. La spécifité d'une inflammation péricardique ne se révèle guère, en dehors de l'examen bactériologique. Il est difficile de distinguer, au simple examen anatomique, si une péricardite fibrineuse est rhumatismale, scarlatineuse ou d'origine pneumonique ; de même, si un épanchement purulent relève d'une pneumonie ou d'une ostéomyélite.

Parfois cependant, d'autres facteurs viennent témoigner de la nature d'une péricardite. Une gomme à la surface du myocarde rappellera la syphilis, en cas de péricardite adhésive ; des abcès myocardiques révéleront la pyémie, des bourgeons cancéreux chez l'adulte préciseront la signification d'un épanchement hémorragique, enfin la péricardite tuberculeuse s'accompagne de la présence de tubercules. On peut trouver à la surface du péricarde un semis de granulations ou un noyau tuberculeux greffé par le contact d'un ganglion prépéricardique. Ce ne sont là que des tubercules du péricarde sans péricardite. Mais qu'il y ait exsudat fibrineux, séro-fibrineux, hémorragique, car la tuberculose réalise toutes ces variétés, exceptionnellement la purulence, on trouvera, outre les lésions tuberculeuses de voisinage, des tubercules sur l'épicarde à la base des fausses membranes, ou dans la substance de celles-ci, sous forme de granulations, ou de tubercules jaunes, crus ou ramollis, aboutissant à de véritables cavernes. Le tubercule est parfois difficile à reconnaître, surtout dans la péricardite primitive qui, évoluant sous forme d'inflammation tuberculo-scléreuse locale, aboutit à une symphyse fibreuse. Il faut souvent chercher dans l'épaisseur des adhérences pour trouver un noyau tuberculeux plus ou moins scléreux. C'est une constatation que nous avons eu l'occasion de faire[2].

La péricardite étant une affection secondaire se trouve combinée à une

[1] *Jahrb. f. Kind.*, 1895, t. XL, p. 70.
[2] Voir Weill, *Traité des mal. du cœur chez les enfants*, p. 123.

[E. WEILL.]

série de lésions que l'étiologie exprime suffisamment. Elle-même détermine
sur les organes du voisinage des désordres mécaniques ou dynamiques qui
trouveront leur place à l'exposé clinique. Il est cependant un point intéressant pour la pathologie infantile. La péricardite, comme nous le verrons,
constitue un élément pronostique fâcheux pour le cœur infantile qui est
réputé remarquable pour sa tolérance vis-à-vis des altérations de l'endocarde. Ce rôle nocif de la péricardite doit-il être attribué à une atteinte du
myocarde? Or, dans les autopsies, concernant les péricardites chroniques
sèches des enfants, les lésions sont toujours restées confinées à la surface du
myocarde et ont peu pénétré dans sa profondeur (C. de Gassicourt, Balzer).
J'ai pu vérifier dans plusieurs cas l'intégrité à peu près complète du myocarde. Ce résultat se comprend d'après les travaux de Renaut et Lacroix[1],
qui ont montré que le réseau lymphatique sous-péricardique est fermé, qu'il
ne se prolonge pas dans les espaces interfasciculaires du myocarde ou fentes
de Henle. Toutefois, dans les péricardites purulentes, le myocarde est habituellement dégénéré, friable — de couleur feuille-morte, et a subi la dégénérescence graisseuse, d'où le précepte d'intervenir de bonne heure dans ces
dernières. — Pour les épanchements séreux chroniques, ils sont exceptionnels chez l'enfant. Depuis que ces lignes sont écrites, j'ai eu l'occasion
de faire l'examen de trois cœurs atteints, l'un de symphyse chronique, les
deux autres de péricardite aiguë diffuse fibrineuse réalisant le type de la
symphyse aiguë. Or dans les trois cas l'examen pratiqué au laboratoire de
M. Renaut a montré de la myocardite parenchymateuse plus marquée dans
la symphyse chronique que dans les autres.

**Pathogénie.** — La péricardite est le produit habituel de l'infection, ou
de l'intoxication. Les microbes découverts dans les épanchements sont les
bacilles de Koch, le pneumocoque, des streptocoques, des staphylocoques,
le pneumo-bacille de Friedländer, plus rare. Souvent il y a association de
deux ou plusieurs micro-organismes : pneumocoque et staphylocoque, streptocoque et staphylocoque. On a retrouvé chez l'enfant (Koerte, Haushalter et
Étienne, Racchi) les mêmes organismes qui avaient été signalés chez l'adulte
par Netter, Banti, etc. On sait aussi que leur présence entraîne souvent la
suppuration de l'épanchement, sauf pour ce qui concerne le bacille de Koch.

Ils pénètrent dans le péricarde amenés par la voie sanguine ou par des
communications lymphatiques avec les organes voisins, la plèvre (Colrat)[2].
L'influence adjuvante d'une lésion antérieure du péricarde a été mise en
lumière par Banti[3], qui inoculant le pneumocoque au lapin, donne une septicémie sans péricardite; avec péricardite, s'il a au préalable irrité le péricarde
par une cantérisation ou l'injection de quelques gouttes d'essence de térébenthine. C'est ce qui explique l'intervention favorable d'une affection locale,
hypertrophie du cœur, maladie congénitale, endocardite, plaque laiteuse.

L'étiologie d'une péricardite n'éclaire pas toujours sa pathogénie. Une
péricardite chez un pneumonique n'est pas forcément suppurée. Purulente,

---


[1] Lacroix. Contribution à l'histologie normale et pathologique du péricarde, *Th. de Lyon*, 1891.
[2] *Lyon méd.*, 1882.
[3] *Deut. med. Woch.*, 1888.

elle n'est pas forcément associée aux pneumocoques. Ces anomalies s'expliquent par le fait d'infections additionnelles ou par le mécanisme des actions toxiques. Celles-ci interviennent vraisemblablement dans le rhumatisme et dans le purpura, qui est de plus en plus considéré comme d'origine toxhémique[1]. Les péricardites non suppurées du mal de Bright, de la scarlatine, de la variole, de la pneumonie, ont sans doute la même origine.

**Symptômes.** — On peut les diviser en signes physiques, symptômes nerveux, cardiaques, pulmonaires et généraux.

*Signes physiques*. — Si la péricardite s'impose vivement, dans certains cas, à l'attention du médecin par l'intensité des troubles fonctionnels qu'elle provoque, c'est plus souvent encore une maladie latente qui demande à être recherchée au moyen des signes physiques. Laënnec se déclarait incapable de diagnostiquer un épanchement du péricarde. Cette opinion n'a pas lieu de nous étonner, car l'auteur de l'auscultation négligeait la percussion. On s'attend moins à voir la même idée exprimée par Duroziez : « Nous n'avons jamais su reconnaître l'épanchement d'un liquide dans le péricarde, malgré tous les signes qui nous ont été fournis, forme, matité, etc. » Cette formule décourageante ne doit pas être prise à la lettre. Il est important de la signaler, pour montrer les difficultés que comporte l'examen clinique et discuter plus complètement les causes d'erreur. Au surplus, elle est d'une recherche plus facile chez l'enfant, en raison de la précision plus grande de la percussion qui échappe à un certain nombre de causes d'erreurs communes chez l'adulte. Dans l'examen local d'une péricardite, il faut distinguer la forme sèche de celle qui s'accompagne d'un épanchement.

a). *Péricardite sèche*. — Elle se caractérise par l'apparition du frottement. On peut le percevoir parfois avec la main, mais c'est l'oreille qui l'apprécie le mieux. Le frottement chez l'enfant comme chez l'adulte a un timbre varié qui simule le souffle, le froissement de papier, le bruit de râpe, le bruit de scie, un craquement, etc., tous bruits qui varient suivant la consistance, l'épaisseur, les rugosités des lames fibrineuses exsudées à la surface du péricarde, suivant aussi l'état d'excitation du cœur et sa force d'impulsion. Chez les tout jeunes enfants, l'exsudat est uniformément épais, filant, en petite quantité, sans produits membraneux véritables, de sorte que les conditions du frottement ne sont pas réalisées. Bednar en avait déjà fait la remarque, qui a été confirmée par Cnopf.

Le bruit de frottement augmente dans la station assise, debout, inclinée en avant, par la pression du stéthoscope. Toutefois dans les péricardites récentes, la pression du stéthoscope chez l'enfant, en accolant les deux surfaces enflammées, peut faire disparaître les bruits pathologiques. Chez l'adulte le frottement est généralement limité. Chez l'enfant, tous les bruits se transmettent avec une grande facilité. Ceux qui sont liés à une endocardite avec lésion d'orifice se répandent sur une grande étendue du thorax en avant et en arrière, les bruits péricardiques se perçoivent sur une certaine étendue de la région précordiale et peuvent même la dépasser. Chez un

[1] Voir une revue de CLAISSE. *Bull. méd.* 1896.

[E. WEILL.]

enfant de 8 ans mort de méningite et dont le cœur présentait, près de la pointe, une plaque de péricardite aiguë, ayant les dimensions d'une pièce de cinq francs, j'avais perçu pendant la vie un frottement-souffle qui se propageait dans l'aisselle et à la pointe de l'omoplate gauche.

Le frottement débute, en général, à la base du cœur, au niveau de l'origine des gros vaisseaux. Si la péricardite se diffuse, on peut observer un second maximum au niveau de la pointe ou le long des bords.

Il peut occuper différents moments de la révolution cardiaque, être systolique, mésosystolique, diastolique. Il réalise souvent un bruit de scie, de va et vient, affecte un rythme à trois temps par sa combinaison avec les bruits cardiaques et simule même un galop. Léger ou moyen, il se superpose aux bruits du cœur, sans les masquer.

La péricardite sèche se distingue, en dehors du frottement, par l'absence de troubles sérieux de la circulation, par la persistance de pulsations cardiaques appréciables à la vue et au toucher, enfin par l'existence d'une matité cardiaque normale ou peu augmentée, à moins de dilatation cardiaque.

*b). Péricardite avec épanchement.* — Lorsque la péricardite s'accompagne d'épanchement, l'auscultation passe au second plan, c'est la percussion qui doit surtout guider l'observateur. Toutefois, si on peut assister à la succession des deux phases, sèche et avec épanchement, dans le cours d'une péricardite, on remarque d'abord la disparition progressive du bruit de frottement qui s'effectue de la pointe à la base, puis l'affaiblissement des bruits du cœur qui sont lointains. Ils sont rarement irréguliers chez l'enfant, mais affectent volontiers le rythme fœtal qui n'a d'ailleurs pas grande signification dans le jeune âge. Les battements de la pointe diminuent. On en perçoit de moins en moins le choc qui se fait au-dessus du bord inférieur de la matité. Le liquide s'accumule en effet dans les parties déclives, le cœur étant retenu par les gros vaisseaux.

On a décrit une *ondulation générale de la paroi*, appréciable à la main, qui serait due à l'action du cœur sur le liquide ambiant. On la perçoit plus facilement chez l'enfant dont la paroi précordiale mince, souple et élastique, enregistre les ébranlements systoliques subis par le liquide du péricarde. L'extensibilité de la paroi explique aussi la netteté de la *voussure* limitée à la région précordiale et qui doit être distinguée avec soin du développement général d'un côté de la poitrine, symptomatique d'un épanchement pleural. La voussure précordiale est accompagnée dans les grands épanchements d'un abaissement du diaphragme avec légère saillie gastrique et d'un refoulement du poumon dont nous étudierons les signes plus loin. La région voussurée est le siège d'une matité qui dépasse les limites normales assignées au cœur. On la voit déborder le bord droit du sternum, à gauche la ligne mamillaire, atteindre en haut la première côte ou la clavicule. En bas, ses limites, difficiles à tracer à droite à cause du voisinage du foie, s'abaissent à gauche jusqu'à la sixième et même la septième côte. La forme générale de la matité est celle d'un triangle à base inférieure, son bord gauche présente au tiers supérieur l'encoche de Sibson, qui dessine une courbe à concavité externe. La matité triangulaire peut être reproduite par d'autres affections.

Duroziez a vu conclure à une péricardite d'après la forme de la matité dans un cas d'insuffisance aortique avec cœur volumineux, dilaté, sans impulsion, ni ébranlement de la paroi. Roger a pensé ponctionner chez un enfant de 7 ans un cœur dilaté avec voussure de la région précordiale, absence d'impulsion, ondulations de la paroi, matité agrandie. La perception de la pointe du cœur au-dessus du bord inférieur de la matité est un bon signe diagnostique, mais qui manque souvent. Eichhorst détermine les limites de l'épanchement par la disparition des vibrations thoraciques de chaque côté de la région cardiaque. Colrat a confirmé la valeur de ce procédé. Dans la recherche de la matité cardiaque, on peut être induit en erreur, tantôt parce que le poumon est retenu en avant (adhérences pleuro-péricardiques), tantôt parce que la péricardite est associée à une pleurésie gauche qui allonge transversalement la matité péricardique, ou encore par le fait de lésions pulmonaires concomitantes, pneumonie, tuberculose.

*Symptômes nerveux.* — Rien de plus variable que les sensations accusées par les patients. Tantôt la péricardite est latente, tantôt elle s'accompagne d'un sentiment de poids, de compression, d'étreinte légère de la région précordiale. Parfois le malade se plaint vivement, la pression de la région est douloureuse, l'application du stéthoscope pénible. Dans quelques circonstances il y a une véritable angoisse avec douleur déchirante atteignant le cou, traversant la poitrine jusque dans le dos et dans l'épaule. Plus rarement il s'y ajoute des vomissements, du hoquet, des troubles de la déglutition allant jusqu'à la dysphagie, des accès de dyspnée avec spasme du diaphragme décrits par Bourceret[1] et qu'il rapporte à l'inflammation du phrénique et des filets du pneumogastrique. Latham et Burrows ont décrit chez les enfants très jeunes des phénomènes cérébraux, somnolence, torpeur, agitation, convulsions. Souvent aussi, dans les premières années, l'invasion d'une péricardite s'annonce par de violents vomissements.

*Symptômes cardiaques.* — Le pouls s'accélère, monte à 120, 140, 150 en même temps que les battements cardiaques s'accentuent. On note souvent le rythme fœtal, exceptionnellement de l'arythmie. Tout se borne là dans les péricardites sèches. Les phénomènes subjectifs consistent en palpitations survenant plusieurs fois par jour sous forme d'accès de quelques minutes à une demi-heure de durée à l'occasion d'un mouvement, de l'ingestion des aliments ou même au repos. Il s'y ajoute aussi des accès de dyspnée de même forme, indépendants des palpitations, sans lésion pleurale ou pulmonaire. Suivant l'étendue de la péricardite et sa durée, ces troubles fonctionnels varient comme intensité et comme ténacité.

La péricardite sèche étendue peut déterminer le syndrome de la dilatation du cœur : pouls petit, très rapide, sans tension, refroidissement et cyanose des extrémités, dyspnée allant jusqu'à l'orthopnée, lipothymies, syncopes. Le collapsus cardiaque se retrouve plus volontiers lorsqu'il y a un épanchement abondant, surtout si sa formation a été rapide. La compression du cœur, qui en est la conséquence, équivaut, d'après les expériences de Franck

---

[1] Bourceret. Dysphagie dans la péricardite. *Th. de Paris,* 1877.



[E. WEILL.]

et Lagrolet, à un véritable arrêt de la circulation qu'une paracentèse du péricarde est susceptible de prévenir. Dans les formes rhumatismales, l'exsudat présente dans le péricarde la mobilité qu'il affecte dans les jointures, et se résorbe spontanément. A la phase aiguë succède une période subaiguë.

Dans les formes purulentes à marche rapide, les désordres de la circulation sont les mêmes.

*Symptômes pulmonaires.* — Dans les péricardites aiguës diffuses avec ou sans épanchement, il y a en général des troubles fonctionnels, d'autant plus marqués que l'enfant est plus jeune. West considère l'orthopnée comme un bon signe de la péricardite. Il s'y ajoute de la toux incessante, des vomissements, de l'agitation, des cris.

La dyspnée dépend des lésions pleuro-pulmonaires concomitantes ou de l'affaiblissement du myocarde, mais aussi en cas d'épanchement de la compression pulmonaire. Zehetmayer[1] a vu un enfant atteint d'un épanchement péricardique ne pouvant respirer qu'appuyé sur les mains et les pieds. Cette compression pulmonaire se traduit à la base gauche par des symptômes, tantôt de pleurésie, tantôt de broncho-pneumonie, s'il y a de la bronchite en même temps (Perret et Devic)[2]. Pins[3] a montré que dans ces cas les signes de la pleurésie s'atténuaient ou disparaissaient par l'inclinaison du malade en avant dans l'attitude genu-pectorale. Le syndrome pseudo-pleurétique est fréquent d'après Pins, qui l'a observé six fois. On a même pratiqué des thoracentèses dans des cas de ce genre (Labric, Ashby). Roger, Guersant rapportent des faits de péricardite confondus avec la pleurésie gauche. La pseudo-pleurésie péricardique paraît être spéciale aux enfants et aux jeunes gens à corpulence grêle, à thorax étroit. Elle peut être réalisée par des épanchements moyens (Pins). Perret et Devic croient nécessaire un épanchement abondant. Marfan[4] l'a observée dans un cas de péricardite avec hypertrophie du cœur, fausses membranes épaisses et peu de liquide. Je l'ai notée dans un cas d'épanchement abondant, mais la manœuvre de Pins a échoué. Au signe de Pins, j'ai proposé d'ajouter une autre épreuve : Le sujet est placé dans la position genu-pectorale. Si l'on peut sentir la pointe du cœur en dehors et à gauche, il faut songer à la pseudo-pleurésie. Si la pointe est refoulée à droite, il faut conclure à la pleurésie.

*Symptômes généraux. Marche.* — La péricardite primitive idiopathique s'annonce par un malaise général, des frissonnements, de la fièvre, par les symptômes habituels de toute infection. L'attention n'est attirée du côté du cœur que s'il existe de la douleur, de la dyspnée, des palpitations. Lorsque la péricardite est secondaire, ce qui est la règle, son début peut être masqué par la maladie antérieure, rhumatisme, pleurésie, pneumonie, etc. Elle est complètement latente et ne se révèle que par des signes physiques. Dans d'autres cas, et surtout si la complication se produit dans la convalescence de l'affection causale, la température remonte, on voit paraître le

---


[1] Cité par Friedreich. — *Traité des maladies du cœur.*
[2] Un nouveau symptôme de la péricardite avec épanchement chez les enfants, *Province méd.*, 1889.
[3] *Wien. med. Woch.*, 1889.
[4] *Bull. méd.*, 1895.

malaise, l'agitation, la toux sèche, la dyspnée, les douleurs locales. L'étude des symptômes généraux et de la marche doit surtout guider le diagnostic de la nature de la péricardite. Dans la *péricardite sèche, circonscrite*, il y a peu de réaction et la lésion s'efface rapidement.

Dans la *péricardite diffuse*, à fausses membranes épaisses, étendues, la température rappelle celle du rhumatisme subaigu. Elle est peu élevée, dure peu, mais est sujette à des retours qui correspondent souvent à des aggravations de la lésion. Ces péricardites récurrentes, aboutissent en quelques mois à la symphyse avec affaiblissement du myocarde et asystolie. Nous avons observé plusieurs cas de ce genre dans la seconde enfance.

La *péricardite séro-fibrineuse* débute par des symptômes éclatants, pour peu que l'épanchement soit abondant et se fasse avec brusquerie. Elle confond souvent ses effets avec ceux d'une pleurésie ou d'une congestion pulmonaire qui naissent simultanément. Quoi qu'il en soit, il est rare qu'elle ne se résorbe pas et cela au bout de quelques jours, laissant derrière elle des fausses membranes, c'est-à-dire une péricardite fibrineuse plus ou moins étendue. Dans quelques cas, les phénomènes généraux cèdent et il persiste un épanchement, comme on voit une hydarthrose succéder à une arthrite aiguë. Cet épanchement met plusieurs mois à se résorber et conduit le plus souvent à la symphyse.

L'*épanchement purulent* n'ajoute souvent rien à l'infection qu'il complique (pyémie, pleurésie purulente, pneumonie). Il constitue une trouvaille d'autopsie. Dans d'autres cas, survenant dans la convalescence d'une scarlatine ou dans le cours d'un mal de Bright, il s'annonce par des troubles locaux intenses en même temps que la température s'élève et prend un type rémittent. La mort survient rapidement au bout d'un ou deux septénaires, parfois brusquement. La marche est dans d'autres cas plus lente. L'exsudat persiste, n'apportant à la circulation que des embarras relatifs, et crée ainsi un mélange d'infection générale et d'asthénie cardiaque. Le patient est essoufflé, il a une fièvre rémittente ou intermittente, des frissonnements, de la pâleur, une cachexie progressive. Localement, outre les symptômes signalés, on note de la voussure et un développement des veines sous-cutanées. La mort subite peut survenir dans le cours de la péricardique chronique purulente. Le pus se fait jour dans quelques cas et vient former un abcès, soit au sommet de l'appendice xiphoïde, soit dans le deuxième espace intercostal droit, soit près de la clavicule gauche.

La *péricardite hémorragique* des pyrexies graves, celle du scorbut épidémique décrite par Kyber, a une marche foudroyante. Elle détermine la paralysie aiguë du myocarde et tue en quelques jours ou quelques heures.

**Diagnostic.** — Les phénomènes subjectifs, douleurs, palpitations, angoisse, sont dans l'enfance d'une appréciation difficile. On devra donc, dans le cours des maladies susceptibles d'engendrer la péricardite, tenir compte des moindres signes révélateurs : cris, agitations, impulsion du cœur, légère cyanose, orthopnée, et surtout se livrer fréquemment à un examen du cœur.

Le diagnostic du frottement est aisé. Le souffle de l'endocardite a un champ de propagation très étendu chez l'enfant. Les bruits cardio-pulmo-

[E. WEILL.]

naires revêtent souvent un timbre rude, mais, comme je l'ai signalé[1], la flexibilité de la paroi permet de les faire disparaître par une pression forte du stéthoscope. On reconnaîtra aisément la présence d'un épanchement d'après l'augmentation de la matité cardiaque à sa partie supérieure et dans le sens transversal, d'après la constatation de l'encoche de Sibson. Le diagnostic sera facilité, si on a pu suivre l'évolution de la lésion, constater d'abord un frottement qui disparaît à mesure que le choc cardiaque et que les bruits du cœur s'éloignent.

On a confondu la péricardite exsudative avec la *dilatation du cœur* qui présente comme elle une augmentation de la matité précordiale, l'absence des chocs de la pointe, l'assourdissement des bruits cardiaques, l'asthénie circulatoire. On se basera sur la présence de signes pseudo-pleurétiques à la base gauche, leur disparition par la manœuvre de Pins, la réapparition d'un frottement dans la station penchée en avant. Maragliano[2] considère comme signe important d'un épanchement péricardique la réduction du diamètre transverse du cœur, dans la position assise, réduction qui ne s'opère pas en cas de dilatation ou d'hypertrophie. Ce diagnostic de la dilatation acquiert une grande importance dans la scarlatine qui peut se compliquer, à la même période, de péricardite ou de dilatation du cœur. L'existence d'une néphrite aiguë fera pencher la balance en faveur de la dilatation.

Le diagnostic avec la *symphyse du péricarde* ressortira de l'étude de cette dernière. L'épanchement peut être masqué par des adhérences particlles du cœur en avant ou par des adhérences pleuro-péricardiques qui retiennent les bords pulmonaires. Dans le premier cas, le choc et les bruits du cœur sont perçus en avant, mais assourdis en arrière, ce qui chez l'enfant constitue une présomption sérieuse en faveur d'une accumulation du liquide en arrière du cœur.

L'étude que nous avons faite de la compression pulmonaire nous permet de passer rapidement sur le diagnostic de la *pseudo-pleurésie* et de la *pseudo-broncho-pneumonie* (Perret et Devic). Il suffit d'être prévenu pour éviter la confusion. On reconnaîtra la *quantité* du liquide exsudé d'après l'étendue de la matité, les signes de compression cardiaque et pulmonaire.

Le diagnostic de la *nature* de l'épanchement sera basé sur les conditions étiologiques. La péricardite rhumatismale ne suppure pas, la péricardite tuberculeuse rarement : celle qui est liée à une infection pyogène, à une pneumonie, à une pleurésie purulente, aboutit ordinairement à la suppuration. La fièvre persistante, l'amaigrissement, la cachexie sont en faveur de cette dernière. La formation d'un abcès superficiel lèvera tous les doutes. L'épanchement hémorragique coïncide avec une infection générale qui s'accompagne de purpura et d'hémorragies superficielles.

La péricardite tuberculeuse chez un sujet atteint d'autres localisations est facilement rapportée à sa cause. Il n'en est pas de même de la forme primitive, qui ne peut se reconnaître qu'à l'évolution; elle aboutit en effet à une symphyse d'un type clinique très spécial, comme nous le verrons.

[1] *Traité des maladies du cœur chez les enfants.*
[2] Congr. de Rome. *Sem. méd.*, 1896, p. 441.

**Pronostic.** — Il n'est pas besoin d'insister sur la gravité des formes hémorragiques et purulentes. On a cependant cité des cas de transformation calcaire de l'exsudat ou de guérison après incision et drainage. La forme séro-fibrineuse peut tuer dans sa période aiguë où, si le liquide se résorbe, aboutir à une symphyse. Seule la péricardite sèche, circonscrite, offre peu de danger. Dès qu'elle est étendue, lors même qu'elle relève du rhumatisme, elle constitue une lésion redoutable, et cela tient à la fréquence même chez l'enfant du rhumatisme récidivant qui renouvelle incessamment ses attaques sur le péricarde et arrive à entraîner l'affaiblissement du myocarde. Il est remarquable de voir ce dernier, qui offre une tolérance surprenante vis-à-vis de l'endocardite chronique, présenter une grande susceptibilité vis-à-vis de la péricardite chronique, et cela sans que sa structure soit altérée autrement que dans ses couches superficielles. Aussi peut-on dire que le pronostic général des maladies du cœur et du rhumatisme chez les enfants est commandé en partie par la péricardite. « Tous les enfants qui meurent de rhumatisme, dit C. de Gassicourt, meurent par la péricardite. » Or cette mortalité est de plus de 6 pour 100 chez l'enfant (6 sur 97), alors que chez l'adulte elle est de 5 à 4 pour 100. Roger sur 22 enfants atteints de péricardite rhumatismale a noté 5 morts. Sur les 17 survivants, 2 ont failli mourir, 5 fois il y a eu symphyse péricardique, 12 fois la péricardite a passé à l'état chronique. Nos observations nous ont montré que, sur 11 rhumatisants morts d'affections cardiaques, le péricarde a été sérieusement intéressé 8 fois : 4 fois il y avait une symphyse totale fibreuse ; 2 fois des adhérences chroniques plus ou moins étendues ; 2 fois une péricardite aiguë diffuse avec fausses membranes fibrineuses épaisses, formant symphyse aiguë. Le myocarde n'a pas été étudié dans tous ces cas. Dans les plus récents, comprenant deux péricardites aiguës et deux cas de symphyse, il a présenté les lésions de la myocardite parenchymateuse. Cette même altération a été retrouvée sur deux enfants morts d'affection cardiaque d'origine rhumatismale sans péricardite et chez trois autres cardiaques non rhumatisants. Elle paraît jouer un rôle important dans la terminaison des cardiopathies et c'est en la provoquant que la péricardite exerce son action fatale.

**Traitement.** — I. Peut-on prévenir la péricardite dans le cours des affections générales qui la provoquent? La question se pose surtout pour le rhumatisme, et à ce sujet je crois avec la plupart des auteurs que la médication salicylée, sans exercer une influence absolue, diminue cependant les chances de complications cardiaques. Jaccoud croit au contraire que le salicylate, en atténuant les manifestations articulaires du rhumatisme, expose aux complications viscérales. La pathologie infantile ne confirme pas cette opinion, car les complications cardiaques sont la règle dans le rhumatisme infantile et même dans ces formes de rhumatisme qui, en raison de leur bénignité apparente, sont rarement traitées avant que la complication n'éclate. Cette circonstance doit imposer, dans le traitement du rhumatisme infantile, une rigueur hors de proportion avec les manifestations observées. On donnera donc du salicylate de soude à propos des douleurs articulaires insignifiantes en apparence, ou même dans des cas de rhumatisme muscu-

[E. WEILL.]

laire qui sont aussi redoutables à certains égards que les arthropathies les
mieux caractérisées. L'usage du salicylate sera prolongé au delà de la cessation des phénomènes articulaires. Si l'enfant est indocile, on fera des applications cutanées d'essence de Wintergreen ou de salicylate de méthyle suivant la méthode préconisée par Lannois et Linossier[1]. À ces moyens, il faut
ajouter le repos, soit à la chambre, soit au lit, s'il y a un mouvement fébrile,
en même temps qu'une diète relative. Les mêmes précautions sont applicables à la chorée, si on la soupçonne de nature rhumatismale. L'attention
sera d'autant plus éveillée que le sujet aura déjà eu antérieurement des
atteintes de son cœur. Pour les autres affections susceptibles de produire la
péricardite, la prophylaxie est illusoire, sauf cependant pour la pleurésie
purulente qu'une intervention hâtive pourra arrêter dans ses actions collaté-
rales sur le péricarde.

II. La péricardite une fois déclarée dans le cours d'un rhumatisme, il
faut continuer à administrer le salicylate. Celui-ci est fort bien toléré par les
enfants. Les doses seront de 0$^{gr}$,50 par jour dans la première année, 1 gramme
dans la seconde, 1$^{gr}$,50 dans la troisième, 2 à 3 grammes jusqu'à 6 ans, 3 à
4 grammes jusqu'à 10 ans. Archambaut poussait jusqu'à 10 grammes dans
la seconde enfance, en signalant la rareté des vomissements, des vertiges,
des bourdonnements d'oreilles. Le salicylate a des succédanés, la salipyrine,
0$^{gr}$,50 à 3 grammes par jour, le salophène, 0$^{gr}$,25 à 2 grammes, le salol, 0$^{gr}$,25
à 2 grammes. Ces médicaments doivent être administrés jusqu'à la cessation
de la fièvre. Si le cœur manifeste des symptômes d'affaiblissement, la médication salicylée est contre-indiquée. Dans tous les cas de péricardite, il est
important d'assurer le repos maximum du cœur par l'alitement et la diète,
en particulier la diète lactée.

III. Le traitement local comprend : les applications de *pommade mercu-
rielle* à titre d'agent résolutif et antiphlogistique ; les Anglais, qui préconisent cette thérapeutique, ajoutent encore le calomel pris à l'intérieur à
doses réfractées ; la *réfrigération continue* au moyen de compresses d'eau
froide ou de vessies de glace ; elle est surtout employée en Allemagne, sou-
lage rapidement les douleurs, tonifie le cœur ; elle est parfois difficile à faire
accepter aux enfants ; les *ventouses simples* et *scarifiées* qui agissent rapidement contre la douleur. La *saignée générale* est à rejeter ; car on doit éviter
à l'enfant une perte quelque peu abondante de sang. La *révulsion* est communément employée, soit sous forme de badigeonnages iodés, soit sous celle
de vésicatoires volants, plus rarement de pointes de feu, peu acceptées par
l'enfant. La révulsion est encore indiquée, même si un épanchement se produit. Dans ce cas, on applique une série de vésicatoires. La *paracentèse* du
péricarde est commandée par le collapsus rapide témoignant de la compression. Il ne faut pas craindre de la pratiquer aussi bien dans les formes
séreuses que purulentes ou hémorragiques en se souvenant toutefois que
les épanchements d'origine rhumatismale, quelque menaçants qu'ils paraissent, se résorbent spontanément dans la majorité des cas.

[1] *Congr. de méd.* Nancy, 1896.

IV. Si la péricardite devient chronique, le traitement varie suivant la forme. La péricardite sèche à tendance fibreuse comporte l'emploi répété des révulsifs, de l'iodure de potassium administré comme résolutif à la dose de 0gr,20 à 0gr,50 par jour pendant des mois, avec suspension de quelques jours tous les mois, des purgatifs répétés 1 à 2 fois par mois. On prescrit aussi le repos de façon à éloigner toute cause d'excitation cardiaque. Pour un épanchement qui tarde à se résorber, on a recours à côté des révulsifs aux diurétiques, nitrate, acétate de potasse, diurétine, lactose, diète lactée, et aux dérivatifs intestinaux, purgatifs drastiques, dans la pensée de déshydrater l'organisme qui fera des emprunts à la collection liquide du péricarde. Cette pratique, basée sur l'exemple des épanchements et des œdèmes non inflammatoires, est très contestable pour les exsudats inflammatoires. Au surplus un épanchement qui dure, purulent ou non, est redoutable pour le cœur qui s'affaiblit progressivement. Il y a un intérêt évident à prévenir cette phase et à limiter l'atteinte du myocarde, l'épaississement des parois péricardiques, l'infection générale. L'intervention ne doit pas être seulement une opération d'urgence (épanchement aigu) ou de dernier recours (péricardite infectante), elle doit être précoce dans la péricardite purulente, dans la péricardite du rhumatisme récidivant, dans toutes les formes où on ne peut espérer une guérison relative ou totale, par l'emploi des moyens médicaux. Malheureusement, elle se heurte à des obstacles divers.

La *ponction* que l'on pratique avec un fin trocart ou les aiguilles 1 et 2 de Dieulafoy, combinée habituellement à l'aspiration, se fait, d'après les classiques, très en dehors du sternum, au centre de l'espace mat situé au-dessous du mamelon gauche (Trousseau), à 5 ou 6 centimètres en dehors du bord gauche du sternum, dans le 4e ou le 5e espace (Dieulafoy). Or la plèvre gauche tapisse le péricarde jusque près du sternum (Delorme et Mignon)[1] et on risque ainsi d'infecter la plèvre ou de provoquer un pneumothorax.

Delorme et Mignon proposent de ponctionner au ras du sternum et même, pour éviter plus sûrement la plèvre dont le bord se glisse quelquefois jusque sous le sternum, de diriger le trocart de façon à atteindre le péricarde en dedans du bord gauche du sternum. Mais la fréquence des adhérences en ce point, la proximité du cœur droit, exposent à un danger autrement redoutable que l'ouverture de la plèvre, c'est la blessure du cœur. Il me paraît plus prudent de continuer à pratiquer la ponction externe, non pas seulement parce qu'elle s'éloigne des vaisseaux mammaires qui, au niveau du 4e et 5e espace, sont à 5 millimètres du bord du sternum chez l'enfant (Roger), mais surtout parce que l'épanchement se collecte plus à gauche qu'à droite, qu'elle éloigne du cœur droit, et que les blessures faites au ventricule gauche, en cas d'adhérences, sont moins facilement perforantes. Au surplus, les chances de complications pleurales, tout évidentes qu'elles soient d'après les belles recherches de Delorme et Mignon, ne sont pas fatales. Je crois d'ailleurs qu'il y aurait tout intérêt à faire précéder la ponction évacuatrice d'une ponction exploratrice avec la seringue de Pravaz, ce

[1] *Rev. de chir.*, 1895-1896.

[E. WEILL.]

qui permettrait de reconnaître la nature de l'épanchement et de mieux choisir le genre d'intervention que comporte chaque cas. La ponction évacuatrice, dans l'enfance, est appréciée diversement.

Sur 15 cas concernant des enfants de moins de 11 ans réunis par Delorme et Mignon, sans distinction de purulence ou non-purulence, la ponction simple ou répétée a donné 11 morts sur 12, et encore le cas de guérison, observé par Villeneuve, chez un enfant de 5 ans 1/2, peut être attribué à la formation d'une fistule consécutive à la ponction. 3 opérés par incision ont guéri. L'incision est donc particulièrement indiquée chez les enfants. Toutefois la ponction compte des succès dans le jeune âge : Cas de Roger[1], 2 ponctions. Cas de Moore[2], péricardite purulente ; 6 ponctions, les 4 dernières suivies d'injection de teinture d'iode. Cas de Bouchut[3], 8 ponctions : la mort survient après la 8e. Cas de Jürgensen[4] ; on laisse la canule en place et on fait des lavages. — Il ressort, même des cas de guérison, que l'épanchement se reproduisait facilement, que l'évacuation était imparfaite, que l'infection pouvait se prolonger, témoin l'enfant opéré par Bouchut et celui de Moore, qui mourut, peu après l'intervention, d'une péritonite purulente. Les autres cas se rapportent à des péricardites séro-fibrineuses. Encore, dans les formes récidivantes d'une observation fréquente chez l'enfant, la ponction ne peut assurer l'évacuation des masses fibrineuses qui nagent dans le liquide et qui retardent la guérison. La ponction doit être réservée aux épanchements brusques (séreux ou hémorragiques) qui ne sont graves que par la compression. Durand (*Arch. de chir.* 96) propose la résection du 5e cartilage costal qui donne du jour, même pour pratiquer la ponction.

Dans les formes durables qui agissent lentement sur le cœur (péricardite récidivante) ou qui sont infectantes, le procédé de choix c'est l'incision qui assure l'évacuation complète, et permet la désinfection. Rosenstein[5] l'a pratiquée systématiquement et a eu des succès ainsi que West[6], Dickinson[7] qui ont réussi chacun dans un cas où la ponction avait échoué. Fraenkel[8] a fait l'incision avec succès chez une petite fille atteinte de péricardite séro-fibrineuse. Il y eut immédiatement chute de la fièvre et amélioration des symptômes. — Delorme et Mignon (*loc. cit.*) font l'incision contre le sternum, résèquent les 5e et 6e cartilages costaux et réclinent le bord pleural en dehors. Leur procédé d'incision doit être adopté, car il ménage la plèvre, autrement menacée par l'incision que par la ponction, et n'a pas les inconvénients de cette dernière au point de vue des blessures du cœur. La grande objection qu'on peut faire à l'incision, surtout chez l'enfant, est la nécessité d'une anesthésie impossible dans les conditions où se trouve placé le cœur. On en est réduit à faire une anesthésie locale, beaucoup plus infidèle. L'incision peut être combinée au drainage et aux lavages. Il n'y a pas à redouter l'effet de la décom-

(1) *Soc. méd. des hôp.*, 1868.
(2) *Brit. med.*, 1875.
(3) *Gaz. des hôp.*, 1875.
(4) Cité par Bernheim. Art. Péricardite, in *Dict. encycl. des sc. méd.*
(5) *Berl. klin. Woch.*, 1881.
(6) *Brit. med. J.*, 1883.
(7) *Brit med. J.*, 1888.
(8) 15e Congrès allemand de médecine interne. Berlin. *Sem. méd.*, 1897; p. 233.

pression brusque du cœur; cependant dans un cas de Roger, 5 heures après l'intervention, des concrétions fibrineuses se formèrent dans le cœur. Les lavages sont bien tolérés en général. Parker[1] a vu un enfant mourir subitement pendant une injection. Les cas de mort après incision signalés dans la littérature ne sont pas rares ni chez l'adulte ni chez l'enfant (cas de Partzenski[2], Ashby[3], Parker[4], Kœrke[5]). Ils n'ont pas grande signification, car ils se rapportent à des cas d'intervention tardive. On ne pourra avoir d'opinion précise sur la chirurgie du péricarde que si on se décide à opérer de bonne heure. Il est vraisemblable que la péricardite tuberculeuse bénéficiera également de l'incision, au même titre que la péritonite tuberculeuse. L'expérience est à peu près muette sur ce point. Février[6] rapporte 4 cas d'intervention chez des enfants, sans grand succès définitif, la tuberculose n'étant pas limitée au péricarde, mais avec soulagement immédiat. En résumé, la ligne de conduite qui nous paraît la plus favorable est celle-ci. Faire une ponction exploratrice externe avec la seringue de Pravaz. Si l'épanchement est purulent, pratiquer sur-le-champ l'incision. Sinon, ponctionner au lieu d'élection. Si l'épanchement se reproduit, consulter l'état du cœur pour les interventions ultérieures. Répéter la ponction si on n'a aucune crainte d'affaiblissement du myocarde; au cas contraire, inciser.

V. Dans le traitement de la péricardite, quelles que soient la phase de son évolution et la nature de ses altérations, il existe une indication générale, celle de soutenir le cœur. Si celui-ci fléchit, on donne les toni-cardiaques, digitale, caféine, de la manière que nous exposerons à propos du traitement de l'asystolie. En même temps, on relèvera les forces du patient au moyen du régime et d'une médication tonique (fer, quinquina, etc.).

## SYMPHYSE DU PÉRICARDE

**Étiologie.** — Nous ne ferons pas l'énumération des causes, qui sont les mêmes que celles de la péricardite. La péricardite purulente aboutit exceptionnellement à la symphyse, dans son évolution spontanée. Les cas guéris par l'intervention (West, Rosenstein, *loc. cit.*) n'ont pas présenté les signes cliniques de la symphyse, au moins dans les premiers temps de la guérison. Nous n'avons pas trouvé d'observation de ce genre suivie depuis plusieurs années, et capable de nous fixer sur l'avenir lointain de l'incision du péricarde. Dans l'enfance, l'artériosclérose ne joue aucun rôle. Il est rare que la pneumonie, la scarlatine soient en jeu. Deux affections surtout doivent être incriminées : le rhumatisme, la tuberculose. Chacune d'elles crée anatomiquement et cliniquement un type très spécial de symphyse.

La symphyse péricardique est assez fréquente dans l'enfance et la jeu-

(1) *Brit med. J.*, 1888.
(2) Cité par Bernheim.
(3) *Lancet*, 1884.
(4) *Loc. cit.*
(5) *Berl. klin. Woch.*, 1892.
(6) *Contr. à l'étude la chirurgie du péricarde.*

**[E. WEILL.]**

nesse. Sur 50 cas réunis par Morel-Lavallée[1], 18 appartiennent à des sujets au-dessous de 20 ans. Sur 43 cas vérifiés à l'autopsie par Cerf[2], 18 se montrent au-dessous de 20 ans. J'ai observé en près de 4 ans, sur 1354 malades, 10 symphyses dont 2 tuberculeuses à 5 ans et à 11 ans, 8 rhumatismales, dont 2 partielles. L'âge était dans 2 cas 7 ans, 2 cas 11 ans, 1 cas 12 ans, 1 cas 13 ans, 1 cas 14 ans. 4 fois le rhumatisme avait été récidivant à courts intervalles, 1 fois prolongé, 2 fois de peu de durée. C'est le caractère récidivant du rhumatisme ou sa prédilection marquée pour les séreuses cardiaques, c'est aussi la réaction plus vive des tissus jeunes, leur tendance à bourgeonner, qui expliquent la facilité avec laquelle se forment les adhérences chez les enfants. Nous ne parlerons pas des symphyses à la naissance (Billard, Huter), dans les premiers mois (Bednar). Ce sont des reliquats d'une péricardite fœtale qui n'a pas d'histoire clinique.

**Anatomie pathologique.** — La cavité péricardique a disparu. Le cœur est doublé d'un sac fibreux dont l'épaisseur peut atteindre jusqu'à 2 centimètres. Bien qu'il soit parfois difficile de libérer le cœur, on arrive par des tractions énergiques à séparer les deux feuillets soudés. Dans d'autres cas, la cavité péricardique, au lieu d'être oblitérée par le tissu fibreux, est remplie par des brides courtes, rapprochées, qui forment comme une éponge. Enfin ces tractus scléreux peuvent s'allonger et produire l'union des deux feuillets au moyen de cordes plus lâches. Dans les cas récents, on trouve par places, entre les tissus fibreux de l'épicarde et du péricarde, une lame fibrineuse, translucide ou grisâtre, déjà envahie par les végétations conjonctives.

L'examen histologique montre, en allant du cœur à la surface péricardique, une couche de cellules adipeuses dont l'épaisseur acquiert parfois un développement considérable (Bard et Tellier[3]) et peut constituer une couche de glissement du myocarde sur le feuillet viscéral du péricarde.

Au-dessus, se voit une nappe épaisse de tissu fibreux parsemé de fentes ou de petites cavités comblées par un coagulum albumineux ou par des cellules rondes. Ces fentes tapissées d'un endothélium devenu épithélioïde démontrent, d'après Renaut, que la cavité péricardique est morcelée en une infinité de petites séreuses. La symphyse vraie n'existe donc pas histologiquement. On peut considérer aussi la formation des fentes comme un effort de guérison opéré par les globules blancs. Les vaisseaux sont en effet nombreux et la partie profonde de la coupe contient des capillaires néoformés abondants, formant parfois un vrai tissu caverneux.

Lorsque la symphyse est d'origine tuberculeuse, on remarque dans l'épaisseur du tissu fibreux, soit des nodules fibro-caséeux, soit des foyers caséeux proprement dits, enfin des granulations grises dans l'épaisseur de l'épicarde ou du feuillet péricardique externe. Les tubercules se montrent parfois exclusivement dans le péricarde (symphyse tuberculeuse primitive) : généralement, on observe la caséification des ganglions sus-péricardiques et trachéo-bronchiques. Parfois, les tubercules ont envahi la plèvre et le péri-

(1) Contribution à l'étude de la symphyse péricardique. *Th. de Paris*, 1886.
(2) *Th. de Zurich*, 1875.
(3) *Rev. de méd.* 1887.

toine (tuberculose des séreuses de Vierordt) ou bien il existe une symphyse pleurale, ou encore un épanchement de la plèvre. J'ai vu une symphyse fibro-caséeuse être le point de départ d'une granulie.

*L'état du cœur* varie suivant que l'on a affaire à une symphyse tuberculeuse ou rhumatismale. Dans le premier cas, ses dimensions varient peu, il peut même s'atrophier. Dans les symphyses rhumatismales, le cœur est toujours augmenté de volume, le plus souvent il y a hypertrophie avec dilatation des cavités. Cette différence tient pour une part à ce que le tuberculeux ne peut, au même titre que le rhumatisant, faire les frais d'un accroissement rapide du myocarde. On peut invoquer aussi la coïncidence de l'endocardite et des lésions orificielles qui est la règle dans la symphyse rhumatismale, alors que l'endocarde est respecté dans la symphyse tuberculeuse.

Mais alors, on ne comprendrait pas pourquoi l'hypertrophie est plus marquée dans l'endopéricardite chronique que dans l'endocardite pure. Les adhérences péricardiques constituent en effet un véritable obstacle au développement que la lésion orificielle tend à imprimer au myocarde. Non seulement l'obstacle ne révèle pas son action frénatrice, mais il semble agir en sens inverse. Les plus gros cœurs de l'enfant appartiennent à la symphyse rhumatismale. Nous en avons observé un qui pesait 800 grammes. C'est qu'il y a autre chose à envisager dans la symphyse que la lésion définitive; savoir le mode d'action spécial à chaque cause et l'évolution anatomique en rapport avec celle-ci. Il est rare que la symphyse rhumatismale s'établisse en une attaque. C'est par une série d'atteintes successives, mais rapprochées, que la lésion péricardique se constitue. A chaque poussée rhumatismale, les fausses membranes s'épaississent, les néomembranes s'organisent, le myocarde sollicité par l'excitation trophique partie du voisinage accumule les réserves que le jeune âge et la croissance mettent à sa disposition. Dans la symphyse tuberculeuse au contraire, la lésion primitive, péricardite avec ou sans épanchement, évolue sans grand fracas. Elle n'a pas la vivacité de l'inflammation rhumatismale, elle est dystrophique et aboutit, sans provoquer de réaction du myocarde, à l'édification d'une coque fibreuse qui bride le cœur dans toute son étendue. L'inflammation et l'irritation de voisinage sont très marquées dans un cas, torpides dans l'autre. Et cette distinction que l'autopsie révèle avec une si grande netteté n'est pas moins éclatante dans l'expression symptomatique des deux espèces de symphyse, ainsi que nous le verrons ultérieurement.

Si l'hypertrophie donne la mesure de la réaction du cœur vis-à-vis des obstacles, la dilatation qui lui est associée dans les autopsies et qui n'est qu'un phénomène tardif, donne celle de son impuissance. La dilatation entraîne la production d'insuffisances fonctionnelles, au niveau des orifices auriculo-ventriculaires, et même artériels. Serrulaz[1] a réuni 9 cas d'insuffisance aortique fonctionnelle chez des enfants ou des jeunes gens. J'en ai observé un cas très net[2]. Le myocarde est-il altéré? Henoch a vu une sclérose particlle du ventricule gauche dans 2 cas. C. de Gassicourt, Balzer, Morel-

---

[1] Contribution à l'étude de l'insuffisance aortique fonctionnelle. *Th. de Lyon*, 1893.
[2] WEILL. *Loc. cit.*

[E. WEILL.]

Lavallée ont observé de la sclérose avec péri et endartérite. C'est aussi l'opinion de Merklen[1], qui admet que la symphyse rhumatismale n'est qu'une fraction d'une altération plus générale, la pancardite, qui comprend le péricarde, le myocarde et l'endocarde. Grancher a confirmé l'existence de la myocardite interstitielle. Dans 2 cas où l'examen histologique a été pratiqué au laboratoire de M. Renaut, il n'a pas été trouvé de myocardite interstitielle : on constatait simplement de l'œdème interfasciculaire. L'un se rapportait au gros cœur de 800 gr. déjà mentionné, l'autre à une symphyse tuberculeuse. La myocardite interstitielle n'est donc pas constante et ne suffit pas à expliquer l'ensemble des faits. Dans un cas récent de symphyse rhumatismale étudiée histologiquement par M. Bernoux au laboratoire de M. Renaut, le myocarde a présenté à un très haut degré des lésions diffuses de myocardite parenchymateuse. C'est le premier cas de ce genre qui ait été signalé. Il est vraisemblable que cette lésion doit jouer un grand rôle dans l'épuisement du myocarde infantile, et qu'elle rend compte de l'influence fâcheuse des lésions du péricarde sur l'évolution des maladies du cœur.

Il est intéressant de rechercher sur le cadavre, pour la compréhension des signes physiques, les rapports qu'affecte le cœur avec les organes voisins. Il y a souvent des adhérences entre la face externe du péricarde avec le sternum et les parties voisines des côtes. Elles sont formées de trousseaux fibreux ou de lames scléreuses assez résistantes. Elles siègent de préférence dans la moitié gauche du péricarde. Il existe aussi des adhérences fréquentes entre le péricarde et la face interne des plèvres médiastines, et comme il y a parfois symphyse pleurale, le cœur paraît faire corps avec la face interne des poumons. — On résume d'un mot l'existence de ces adhérences en disant qu'il y a *péricardite externe*. Malgré la péricardite externe, la règle est que les bords pulmonaires soient écartés et permettent de constater sur le vivant une augmentation de la matité précordiale. Cela tient sans doute à ce que la symphyse a été précédée d'une péricardite avec épanchement de façon que la péricardite externe a soudé péricarde et parties voisines, alors que les poumons étaient déjà refoulés. Chez l'adulte et surtout chez le vieillard, la symphyse s'organise parfois lentement, à froid, et arrive à se cacher sous les bords pulmonaires. Il se peut que la péricardite externe prenne un grand développement et aboutisse à un véritable fibrome du médiastin, médiastino-péricardite calleuse de Kussmaul, susceptible d'englober et de comprimer les organes de passage. C'est ainsi que, dans 2 cas de Morel-Lavallée et d'Ashby, on a vu l'aorte rétrécie sur une certaine étendue.

**Symptômes.** — L'étude anatomique que nous venons de faire nous amène à distinguer, tant au point de vue de leur nature que de leurs manifestations cliniques, deux formes de symphyse, l'une avec gros cœur, se traduisant par des phénomènes qui l'assimilent aux affections cardiaques, c'est la *symphyse rhumatismale*, avec réaction cardiaque, *forme active*: l'autre avec cœur normal, ne présentant aucun indice de lutte : c'est la *symphyse tuberculeuse ou passive*. Elle se traduit cliniquement par des symptômes qui n'ont aucune relation apparente avec les cardiopathies et que

[1] *Congr. de Bordeaux*, 1896.

nous avons qualifiés, pour cette raison, de symptômes ectopiques[1]. Il existe enfin une troisième forme exceptionnelle chez l'enfant, ne se révélant ni par des phénomènes cardiaques, ni par des symptômes lointains, c'est la *forme latente* proprement dite.

A. *Symphyse rhumatismale.* — La symphyse rhumatismale chez l'enfant se traduit plus volontiers par des troubles fonctionnels que par des signes physiques. C'est l'avis formel de C. de Gassicourt, qui va même jusqu'à prétendre que l'asystolie est toujours liée à la péricardite chronique. Bien que cette opinion soit généralement vraie, nous avons cependant vu des cas de mort par le cœur survenir chez des enfants, alors que le péricarde était indemne. Nous avons, en général, trouvé dans ces cas, une myocardite exclusivement parenchymateuse dont le type a été décrit par nous[2].

*Signes physiques.* — Le *soulèvement en·bloc* de la partie·supérieure de la région précordiale avec dépression systolique de sa partie inférieure en y comprenant les espaces intercostaux, le sternum, l'épigastre, constitue un signe d'une grande valeur chez l'adulte. Chez l'enfant, il se montre plus irrégulièrement. Je ne l'ai vu que 3 fois sur 6 cas de symphyse rhumatismale. Dans la symphyse tuberculeuse, il a toujours fait défaut. Il semble qu'il s'associe difficilement aux grandes hypertrophies du cœur d'origine rhumatismale et aux cœurs à·faibles dimensions de la symphyse·tuberculeuse. Or ce sont là les deux états que la symphyse réalise plus volontiers chez les enfants. Le *choc diastolique* ou ressaut des parties déprimées pendant la systole est encore plus rare. Je ne l'ai noté qu'une fois. Les *ondulations précordiales*, qui dans leurs formes extrêmes figurent un mouvement de roulis (Jaccoud) ou le tremblement d'un bloc de gélatine, n'ont de valeur réelle que si elles sont associées aux autres signes de la symphyse. La *voussure* constante chez l'enfant dépend de l'hypertrophie·du cœur ou de la péricardite antérieure. La *palpation* permet de reconnaître que l'impulsion du cœur est violente, sauf dans la dernière période. La pointe du cœur est abaissée dans le 5e ou·le 6e espace en dehors du mamelon et bat sur une étendue plus grande qu'à l'état normal. Elle donne la sensation de retrait lent (Rondot)[3]. Si on fait incliner le malade latéralement, elle ne subit pas ses déplacements physiologiques. L'*invariabilité dans la position du cœur*, sur laquelle a insisté Potain et que j'ai trouvée constante, est un signe de premier ordre. Elle peut être·réalisée par une péricardite externe, en l'absence de symphyse, témoin le fait de Moussous[4]. Cette invariabilité existe aussi quand on considère l'aire de matité obtenue par la percussion. Le refoulement habituel des poumons que nous avons relevé à propos de l'anatomie pathologique nous rend compte de l'augmentation de l'aire de·matité absolue, et la fixité de la figure de matité accrue confirme la signification qu'affecte la fixité de la pointe. L'*accroissement de l'espace de Traube* n'est qu'un phénomène accessoire, indiquant le déplacement du diaphragme en haut où

---

(¹) WEILL. *Loc. cit.*
(²) WEILL et BARJON. Myocardite d'origine rhumatismale chez l'enfant. *Arch. de méd. exp.*, 1895, et *Revue des maladies de l'enfance*, 1896.
(³) RONDOT. *Congr. de Bordeaux.*
(⁴) *Journ. de méd. de Bordeaux*, 1893.

[E. WEILL.]

il est fixé au péricarde; souvent, en effet, des adhérences pleurales masquent la sonorité de l'espace. Ce sont ces mêmes adhérences, associées ou non à des lésions pulmonaires, qui rendent parfois difficile la constatation de la fixité du bord gauche de la matité cardiaque.

*L'auscultation du cœur* est une source d'erreurs plutôt que d'éclaircissements. Dans la symphyse rhumatismale, l'hypertrophie cardiaque provoque des bruits intenses, parfois tumultueux. Ils s'affaiblissent dans la période asystolique. *Le dédoublement du second bruit, le bruit de galop, le claquement mésosystolique* signalé par Potain, se rapportent surtout à l'adulte. Je n'ai pas observé chez l'enfant ni bruit de galop, ni dédoublement permanent du deuxième bruit. Raynaud parle d'un garçon de 12 ans, chez lequel on entendait successivement deux bruits sourds d'égale intensité, suivis de deux bruits clairs. On avait la sensation de deux cœurs battant dans la même poitrine. Betz a décrit un *frottement systolique* le long du bord gauche du sternum. J'ai observé 2 fois un bruit de va-et-vient, rude et superficiel, que j'attribuais, après vérification, au frottement du péricarde externe sur la paroi thoracique, à laquelle il était rattaché par des brides cellulaires assez allongées.

Les souffles d'*insuffisance fonctionnelle* sont d'une observation plus courante. Rosenbach[1] a constaté dans 5 cas dont 2 avec autopsie un souffle systolique de la pointe et a prétendu en faire la caractéristique de la symphyse chez les enfants. Il est vraisemblable qu'il s'agissait d'une insuffisance fonctionnelle de la mitrale ou d'un bruit cardio-pulmonaire. D'autres observations de ce genre ont été publiées. L'insuffisance aortique par dilatation de l'orifice (Hayem et Gilbert[2], Weill, *loc. cit.*) a été également notée. Elle est tardive, inconstante, mais agit sur la circulation périphérique comme la maladie de Corrigan. Fisher[3] rapporte 5 cas de souffle diastolique chez des enfants atteints de symphyse. Il les attribue à une dilatation des cavités du cœur gauche déterminant un rétrécissement relatif de l'orifice mitral. Il s'agit sans doute des bruits extracardiaques. L'endocardite chronique étant associée fréquemment à la symphyse, il convient de distinguer les souffles fonctionnels d'avec ceux qui sont produits par la lésion. Le pronostic immédiat est moins grave pour ces derniers, car les souffles fonctionnels témoignent d'une dilatation asthénique du cœur. Les bruits fonctionnels sont plus variables que les bruits organiques. Ils se modifient d'un jour à l'autre. L'étude de la circulation périphérique a permis de reconnaître dans quelques cas une *discordance entre les battements cardiaques* et les *pulsations radiales* (Morel-Lavallée). Plusieurs fois cet auteur a vu le pouls de Corrigan sans souffle diastolique de la base. L'*affaissement diastolique brusque des veines du cou*, signalé par Friedreich, est dû à l'aspiration intra-thoracique correspondant au ressaut diastolique de la paroi précordiale et à l'abaissement simultané du diaphragme. Le *pouls paradoxal*, caractérisé par des arrêts inspiratoires, est dû à l'affaiblissement du myocarde (Potain).

(1) *Deut. med. Woch.*, 1882.
(2) *Un. méd.*, 1883.
(3) *Brit. med. J.*, 1894.

ou à la traction inspiratoire de l'aorte par une bride fibreuse (Küssmaul).

Ce ne sont là en somme que des signes exceptionnels, qui n'ont de valeur que par leur association avec les autres phénomènes mentionnés. Il n'y a pas de formule précise permettant de reconnaître la symphyse. Le signe le plus constant est certainement la fixité du cœur, constatée à la palpation et à la percussion et coïncidant avec une hypertrophie cardiaque.

Les troubles fonctionnels chez l'enfant semblent acquérir une importance plus grande que chez l'adulte, car, comme nous l'avons déjà fait ressortir, les affections cardiaques et particulièrement les endocardites chroniques avec lésions orificielles sont en général bien tolérées chez les enfants. L'apparition de l'asystolie témoigne de l'atteinte du péricarde. Le myocarde, qui adaptait son volume et son travail aux conditions circulatoires créées par une lésion d'orifice avec une régularité parfaite, résiste mal à l'obstacle formidable que lui oppose cette enveloppe rigide qui limite à la fois sa systole et sa diastole. Pour qu'il puisse relâcher les liens qui l'enserrent, il faut que la symphyse se forme lentement, comme chez le vieillard et l'adulte, ou qu'une circonstance favorable telle que le développement de la couche adipeuse sous-épicardique (Bard et Tellier), qui ne se voit, également que dans les symphyses à développement graduel, permette le glissement plus ou moins parfait du cœur sous le péricarde. Mais la symphyse chez l'enfant se caractérise par sa marche rapide, due à la végétabilité des néo-membranes inflammatoires et à leur organisation hâtive, toutes conditions qui gênent les tentatives de libération du cœur.

Aussi n'est-il pas étonnant que l'asystolie créée par la symphyse rhumatismale de l'enfant ne présente pas cette intermittence qu'elle revêt chez l'adulte. Ce dernier, sous l'influence du traitement et du repos, voit ses troubles cardiaques céder momentanément. Le fait s'observe aussi chez l'enfant, mais plus rarement. L'asystolie de la symphyse infantile est continue et progressive dans la plupart des cas. Merklen explique cette gravité plus grande de la lésion chez l'enfant en admettant qu'elle trouve son cœur en pleine évolution, qu'elle en arrête le développement, tandis que le myocarde de l'adulte est plus en état de lutter contre la sclérose interstitielle. Il est de règle, au contraire, que le développement du cœur est facilité par la période de croissance, que l'hypertrophie se produit, dans le jeune âge, avec une rapidité qu'elle n'atteint jamais chez l'adulte, que cette hypertrophie est proportionnellement plus grande dans l'enfance, et que si elle suffisait à pallier les effets perturbateurs de la symphyse, c'est dans l'enfance que la symphyse devrait être le mieux tolérée. Or, il n'en est rien, et malgré l'hypertrophie rapide du cœur, malgré ses battements impulsifs, il fléchit parce que tantôt les poussées successives du rhumatisme récidivant frappent sur lui à coups redoublés en provoquant de la sclérose, de la myocardite parenchymateuse ou de l'inhibition inflammatoire (Bard), et que tantôt il est entouré rapidement d'une carapace rigide qui entrave ses contractions. On est donc moins surpris de l'opinion de C. de Gassicourt qui fait de la symphyse le procédé habituel de la mort chez les enfants cardiopathes. Il serait oiseux de donner le tableau de l'asystolie qui rappelle celui de l'adulte. On a signalé parfois la mort subite

[E. WEILL.]

ou des crises d'angine de poitrine avec terminaison brusque. Cette mortalité a été signalée par Widal chez un sujet de 14 ans.

B. *Symphyse tuberculeuse.* — Elle revêt parfois, mais rarement, l'aspect d'une dilatation cardiaque avec dyspnée, palpitations, œdème, pouls petit, cachexie cardiaque. Mais le plus souvent, l'attention n'est pas attirée du côté du cœur. La maladie évolue de la façon suivante. Généralement, on note au début une période fébrile de quelques semaines de durée. La fièvre tombe, et on voit se développer une ascite volumineuse avec de l'œdème des membres inférieurs. Le foie est généralement hypertrophié et on le sent, après l'évacuation du liquide abdominal, qui déborde les fausses côtes de plusieurs travers de doigt. L'ascite se reproduit rapidement après chaque ponction. Dans une de nos observations, la paracentèse a été pratiquée 14 fois en 10 mois, amenant chaque fois 6 à 7 litres de liquide limpide. Parfois l'ascite est associée à une pleurésie simple ou double. L'état général devient mauvais, la dyspnée se montre dans les derniers temps, et le malade s'éteint au bout de quelques mois, d'un an au plus, avec une anasarque croissante. Si on examine le cœur, on constate que les battements sont faibles, réguliers, qu'il n'y a pas de souffle. Le sujet ne se plaint ni de palpitations, ni de gêne précordiale. Le cœur paraît étranger à la scène pathologique, et le diagnostic hésite entre une péritonite tuberculeuse avec stéatose du foie et une forme anormale de cirrhose hépatique : cette participation du foie au processus a été rapportée à d'autres causes que la stase mécanique, savoir l'infection rhumatismale ou tuberculeuse directe de l'organe (Venot[1]). Dans 2 cas, j'ai noté la stéatose diffuse du foie. Cependant, si on veut consulter de plus près la région précordiale, on constate l'absence de battements de la pointe, l'augmentation de la matité précordiale, l'invariabilité de là figure de matité. Dans les 3 cas que j'ai observés concernant cette forme et dont 2 ont été diagnostiqués pendant la vie, j'ai toujours reconnu à l'auscultation un rythme fœtal, continu, des bruits du cœur. Telle est la symptomatologie de cette symphyse qui a été tracée par Weinberg[2], par Hayem et Tissier[3] et à laquelle j'ai consacré une courte description (*loc. cit.*). Elle peut se résumer en un mot : c'est de l'asystolie périphérique sans participation du cœur. Il y a un véritable contraste entre ce cœur qui paraît sain et la stase progressive du système veineux déterminant l'ascite à répétition, l'œdème des membres inférieurs, l'hydrothorax. Le cœur réagissant peu vis-à-vis de la péricardite tuberculeuse s'est laissé cercler sans résistance. Prisonnier dans son enveloppe inextensible, il ne peut utiliser son procédé habituel de compensation, l'hypertrophie de ses parois. Il ne peut davantage, comme lorsqu'il est à bout de forces et libre, se dilater et créer des souffles d'insuffisance fonctionnelle. Il est comme dans une oubliette, condamné à une fin obscure, et il assiste inaperçu aux effets lointains de sa déchéance.

C. *Symphyse latente.* — Elle peut exister chez l'enfant, quoique rare. L'enfant meurt de granulie, de méningite, d'une tuberculose pleuro-pulmo-

(1) Venot. Du foie cardiaque dans les symphyses du péricarde. *Th. de Paris,* 1896.
(2) *Münch. med. Woch.,* 1887.
(3) *Rev. de méd.,* 1889.

naire et l'autopsie révèle une symphyse. Elle est le plus souvent, en effet, liée à la tuberculose, dont elle constitue une forme secondaire; tandis que la précédente en est la localisation primitive. Elle se voit peu dans le rhumatisme.

**Marche. Durée. Terminaisons.** — La *symphyse rhumatismale* aboutit rapidement à l'asystolie. Le cœur hypertrophié se dilate. Les désordres de la circulation, d'abord intermittents, deviennent continus. L'œdème des membres, l'anasarque paraissent, et la mort se produit dans la cachexie cardiaque au bout de quelques mois (symphyse aiguë) ou de quelques années (symphyse chronique). Rares sont les cas où elle est tolérée, comme cela se voit chez l'adulte. La *symphyse tuberculeuse* primitive tue en l'espace d'un an. C'est la durée moyenne observée par Weinberg, Vierordt, c'est celle que j'ai notée également. La *symphyse latente* n'a pas d'histoire clinique propre.

**Diagnostic.** — La *symphyse rhumatismale* se reconnaît aisément, car elle constitue une forme de cardiopathie infantile accompagnée de troubles fonctionnels graves : c'est là son caractère le plus significatif. Localement, il ne faut considérer comme signes habituels que la fixité du cœur, le soulèvement en bloc de la région précordiale supérieure avec dépression étendue de la région précordiale inférieure. La *symphyse tuberculeuse primitive* rappelle une tuberculose des séreuses ou une affection hépatique. Il suffit d'être prévenu, pour éviter l'erreur par un examen minutieux de la région cardiaque. La symphyse du péricarde se combine parfois à une *médiastinite fibreuse*. On peut reconnaître celle-ci par les phénomènes de compression qu'elle provoque : compression de la veine cave supérieure avec œdème de la face et des membres supérieurs (Asbey); arrêt inspiratoire de la circulation aortique dû à la traction de l'aorte par des brides et comme conséquence pouls paradoxal sans modification des bruits cardiaques (Bernheim); le pouls paradoxal lié à l'atonie cardiaque s'accompagne d'un assourdissement inspiratoire des bruits du cœur; gonflement inspiratoire des veines du cou dû à l'arrêt de la circulation dans la veine cave par des brides qui la rétrécissent pendant l'inspiration.

**Pronostic.** — La symphyse représente la plus grave expression du rhumatisme héréditaire récidivant. Redoutable par elle-même, elle l'est encore par la cause qui la provoque et l'entretient; aussi les enfants qui meurent avec des lésions rhumatismales du cœur présentent-ils habituellement des adhérences du péricarde. Roger[1], chez 6 cardiaques morts dans l'enfance, a constaté 6 fois la symphyse du péricarde. Cadet de Gassicourt a fait la même vérification chez tous les cardiaques, sauf un, qu'il a perdus.

J'ai rapporté 17 cas de mort par le cœur recueillis dans la collection des observations de Perroud, 5 fois il y avait une symphyse fibreuse et 9 fois des fausses membranes étendues, donnant l'impression d'une symphyse aiguë. Sur 12 cas de mort par affections cardiaques que j'ai observés en 4 ans, j'ai noté la symphyse totale 4 fois, partielle 2 fois, une péricardite fibrineuse récente étendue 2 fois. Dans les 4 autres cas, il y avait de la myocardite

---

(1) *Arch. de méd.*, 1866.



[E. WEILL.]

parenchymateuse qui existait également dans un cas de symphyse. Comme signes de gravité immédiate, signalons la dilatation du cœur, l'assourdissement des bruits, l'apparition des souffles d'insuffisance fonctionnelle, la disparition de la dépression systolique des espaces intercostaux. La symphyse tuberculeuse primitive aboutit rapidement à l'asystolie périphérique progressive. Dans d'autres cas, elle est associée à des lésions mortelles, granulie, méningite. La symphyse tolérée est exceptionnelle chez l'enfant.

**Traitement.** — Lorsque la symphyse est arrivée au stade fibreux, elle est complètement émancipée de sa cause, et les moyens médicaux sont illusoires. A peine pourrait-on songer à faire un débridement dans ce cas, mais la tentative semble d'une difficulté insurmontable. Le traitement se bornera à soutenir les forces défaillantes du cœur par le repos, la digitale et ses succédanés. On diminuera la charge du cœur par les ponctions destinées à évacuer les épanchements séreux, les drastiques. On se conformera à la thérapeutique générale de l'asthénie cardiaque. Dans la période préparatoire de la symphyse, il y aurait lieu d'agir plus énergiquement. L'hygiène du jeune rhumatisant doit être soumise à des règles rigoureuses et le salicylate prodigué aux enfants, à la plus légère atteinte de rhumatisme. Dès que la péricardite a fait son apparition, on a recours aux révulsifs et au repos dans la phase aiguë, à l'iodure dans la période subaiguë et chronique. En réalité, on a peu d'action sur l'évolution d'une pareille lésion, et il convient peut-être d'entrer dans une voie nouvelle. Une péricardite étendue chez l'enfant a bien des chances d'aboutir à la symphyse. L'ouverture systématique du péricarde avant la phase d'organisation fibreuse ne saurait-elle aider à la résorption des exsudats? C'est une question que je crois pouvoir poser, et qui pourra être résolue en partie par l'observation des péricardites purulentes traitées chirurgicalement. Le résultat immédiat est favorable dans ces cas. S'il était démontré que les résultats éloignés sont également heureux, on serait encouragé à traiter chirurgicalement les péricardites graves non suppurées. Il y aurait encore moins d'hésitation à avoir si la ponction capillaire pratiquée dans un épanchement péricardique révélait sa nature tuberculeuse, soit par la présence de bacilles, soit par l'inoculation au cobaye. La péritonite tuberculeuse a bénéficié de la pratique de la laparotomie. Rien ne s'oppose, d'après l'étude que nous avons faite du traitement de la péricardite, à ce qu'on tienne la même conduite pour la péricardite tuberculeuse. C'est là le véritable avenir du traitement de la symphyse. Les autres affections du péricarde, *hydropéricarde, hydro-pneumopéricarde, plaies du cœur*, n'ont pas de symptômes spéciaux chez l'enfant. Nous ne croyons pas utile de les traiter ici. L'hydropéricarde est d'ailleurs une affection sans grande expression clinique. Quant aux autres lésions péricardiques, elles sont exceptionnelles.

# III

## *ENDOCARDITE*

PAR LE D<sup>r</sup> E. WEILL

Agrégé, médecin des hôpitaux de Lyon.

L'endocardite de l'enfant présente un certain nombre de particularités étiologiques et symptomatiques, mais, dans ses grandes lignes, elle diffère peu de celle qu'on connaît chez l'adulte.

Elle est *aiguë* ou *chronique*; cette dernière peut s'installer lentement, progressivement, sans être précédée d'inflammation franche, mais le plus souvent elle n'est que le reliquat d'une endocardite aiguë. Ce sont donc les mêmes causes qui produiront l'une et l'autre, et nous les étudierons dans un chapitre d'étiologie commune.

### ENDOCARDITE AIGUË

L'endocardite aiguë est *bénigne* ou *maligne*, et cette distinction fondamentale doit être maintenue sur le terrain clinique. Elle est moins aisée à établir, lorsqu'on cherche à la poursuivre dans l'étude des causes, des lésions, de la pathogénie. La même cause peut, en effet, provoquer des lésions de gravité différente se traduisant par des symptômes et une évolution cliniques qui contrastent nettement. La fièvre typhoïde, la pneumonie, le rhumatisme lui-même donnent naissance aux formes d'endocardites les plus opposées. Il se peut que les circonstances pathologiques qui font éclore une endocardite utilisent, à cet effet, des germes pathogènes qui n'ont rien de commun avec la maladie primitive, qui lui sont simplement associés ou surajoutés. On serait tenté, d'après cela, d'interpréter les variétés cliniques de l'endocardite, en les faisant dépendre de l'action spécifique de tel ou tel microorganisme. Cette conclusion serait inexacte; car un même germe, suivant son abondance, sa virulence, ses associations, son âge, suivant les résistances générales ou locales que lui oppose l'organisme, provoque des réactions très différentes. Bien plus, une même lésion, l'endocardite végétante, se présente tantôt avec des symptômes purement locaux, tantôt au milieu de phénomènes infectieux graves. Il n'y a donc pas lieu de séparer en principe les endocardites malignes de celles qui sont bénignes.

Entre les formes extrêmes se trouve une série d'intermédiaires qui établissent la transition. L'étiologie, l'anatomie pathologique, la pathogénie leur fournissent de nombreux points de contact. En fait, l'infection est, dans l'immense majorité des cas, à l'origine de toute endocardite, bénigne ou maligne. Leur description clinique seule mérite d'être scindée.

**Étiologie.** — *Fréquence.* — L'endocardite se montre dans la proportion de 5 pour 100 des maladies de l'enfance. — Dans les 6000 observations de Perroud, nous avons relevé 284 endocardites, soit 4,71 pour 100. Dans

1354 observations personnelles nous l'avons notée 63 fois, soit près de 5 pour 100. Ce chiffre est peut-être trop fort, car nos observations se rapportent toutes à des filles, particulièrement prédisposées à l'endocardite ; par contre, nous n'avons eu à traiter ni variole, ni scarlatine, ce qui affaiblit un peu la proportion trouvée.

**Age.** — L'endocardite existe chez le fœtus. Rauchfuss en a rassemblé 257 cas, dont 192 à droite, 15 dans le cœur gauche.

Après la naissance, elle ne se voit guère avant la deuxième enfance. L'endocardite rhumatismale a cependant été observée à 9 semaines (Demme), dans la 2e année (Henoch). Sur 129 cas d'endocardite réunis par Sansom[1], on compte 14 cas de 1 à 5 ans dont 2 à 1 an, et 41 cas de 5 à 12 ans. Hochsinger, sur 53 cas, en a observé 12 de 1 à 5 ans et 41 de 5 à 12 ans. Von Dusch, sur 45 cas, en compte 5 dans la 1re année, 8 de 2 à 5 ans, 14 de 6 à 10 ans, 15 de 11 à 14 ans. Dans 109 cas d'endocardite rhumatismale relevés dans les registres de Perroud, 10 ont été observés au-dessous de 8 ans, 99 de 8 à 15 ans. Dans nos 63 cas personnels nous avons relevé 6 cas de 5 à 7 ans, 15 cas de 7 à 10 ans, 20 cas de 10 à 12 ans, 23 cas de 12 à 15 ans.

**Sexe.** — Dès l'enfance, le sexe féminin montre une réelle prédisposition à l'endocardite, et surtout à l'endocardite rhumatismale. Vohsen[2] a noté 5 fois l'endocardite chez 15 garçons atteints de rhumatisme et 4 fois chez 5 filles ayant la même affection. Chapin[3] a vu, dans le même milieu, 76 cas d'endocardite rhumatismale répartis entre 50 filles et 26 garçons. La différence est moins sensible pour d'autres auteurs. Hochsinger, sur 53 endocardites de toute nature, a compté 29 filles pour 24 garçons.

**Maladies causales.** — L'endocardite, bien que susceptible d'être *primitive*, est, dans l'immense majorité des cas, subordonnée à une maladie générale, qui se localise sur l'endocarde ou permet à l'agent d'une autre infection de se porter sur cette séreuse.

Le *rhumatisme* joue ici, comme à propos de la péricardite, le principal rôle parmi les affections pathogènes. Toutes les recherches concordent sur ce point. Sur 30 cas de Von Düsch, le rhumatisme est signalé 22 fois. Sur 258 cas provenant des observations de Perroud[4], nous avons pu faire la répartition suivante :

| | |
|---|---|
| Rhumatisme | 150 cas. |
| Chorée | 39 — |
| Tuberculose | 15 — |
| Scarlatine | 12 — |
| Pneumonie | 7 — |
| Rougeole | 7 — |
| Diphtérie | 7 — |
| Fièvre typhoïde | 4 — |
| Dysenterie | 5 — |
| Érythème noueux | 2 — |
| La cause a échappé | 12 fois. |

[1] *Med. Times and Gaz.*, 1880.
[2] *Jahrb. f. Kind.*, 1882.
[3] *N. J. Acad.*, 1880.
[4] Voir WEILL. *Traité clin. des mal. du cœur chez l'enfant.*

Sur les 63 cas que nous avons observés en 3 ans, les causes se classent comme suit :

| | |
|---|---|
| Rhumatisme personnel . . . . . . . . . | 58 cas. |
| Chorée . . . . . . . . . . . . . . . . . | 5 — |
| (dont 2 avec hérédité rhumatismale chargée) | |
| Tuberculose . . . . . . . . . . . . . . . | 4 — |
| Fièvre typhoïde . . . . . . . . . . . . . . | 3 — |
| Érythème noueux . . . . . . . . . . . . | 1 — |
| Pneumonie . . . . . . . . . . . . . . . | 1 — |
| Diphtérie . . . . . . . . . . . . . . . . | 1 — |
| Endocardite congénitale . . . . . . . . . | 1 — |
| Influence familiale . . . . . . . . . . . . | 2 — |
| (plusieurs membres de la même famille atteints sans cause appréciable.) | |
| Sans cause appréciable . . . . . . . . . | 6 — |
| Pas de renseignements . . . . . . . . . . | 1 — |

Aux causes que nous venons d'énumérer il faut ajouter la : *variole*, l'*érysipèle* (Jaccoud, Sevestre), les *oreillons* dont le rôle peu actif est cependant manifeste dans les cas de Jaccoud[1], Catrin[2], Grancher[3] ; la *blennorragie*, qui, bien qu'elle puisse provoquer des complications infectieuses (arthrites) chez les nouveau-nés atteints d'ophtalmie ou les fillettes atteintes de vulvites, frappe rarement le cœur. Les quelques cas d'endocardite ulcéreuse avec ou sans gonocoques qui ont été publiés se rapportent à des adultes[4].

Les *ostéomyélites*, les *périostites phlegmoneuses* (Giraldès, Jaccoud, Louvet)[5] déterminent des endocardites graves, à forme ulcéreuse. Citons encore, comme cause exceptionnelle, la *fièvre récurrente* qui a déterminé 5 cas d'endocardite sur 40 chez des enfants à Saint-Pétersbourg (Unterberger)[6].

Le *rhumatisme* que nous avons vu absorber 60 pour 100 des cas de péricardite garde la même prédominance dans l'étiologie générale des endocardites. Nous comptons en effet 60 pour 100 de nos endocardites comme étant de nature rhumatismale. Nous avons déjà montré, à propos de la péricardite, que les complications cardiaques du rhumatisme se montraient en proportion inverse de sa fréquence. Le rhumatisme, rare chez l'enfant, frappe le péricarde dans 1/3 des cas, alors qu'entre 20 et 25 ans la péricardite n'éclate que dans 1/10 des cas de rhumatisme. L'affinité du rhumatisme est encore plus marquée pour l'endocarde. Celui-ci n'est lésé que chez 25 pour 100 des rhumatisants adultes, d'après les relevés de Jaccoud, Ormerod, Bamberger, Duchek ; or, il est atteint par le rhumatisme infantile 60 à 80 fois pour 100[7]. C'est là un chiffre résultant de statistiques nombreuses. Nos observations personnelles nous donnent une moyenne de 62 pour 100.

[1] *Clin. de la Pitié*, 1893.
[2] *Soc. méd. des hôp.*, 1893.
[3] *Gaz. des hôp.*, 1884.
[4] Voir une revue de THAYER. *Gaz. méd. de Paris*, 1896, p. 420. Cependant Marfan (*Rev. mens. des maladies de l'enfance*, mars 1897) rapporte un cas d'insuffisance mitrale observée chez une fillette de 10 ans par Chiaro et Isnardi, à la suite d'un viol qui entraîna une vulvo-vaginite et du rhumatisme blennorragique.
[5] *Th. de Paris*, 1867.
[6] *Jarhb. f. Kind.*, 1876.
[7] Voir WEILL, *Loc. cit.*

[E. WEILL.]

Church[1] a bien mis en lumière le contraste qui existe entre enfants et
adultes rhumatisants, au point de vue de la vulnérabilité de l'endocarde dans
un tableau qui résume 700 cas de rhumatisants de tout âge.

De  1 à 10 ans, l'endocarde est touché par le rhumatisme 80 fois sur 100.
De 10 à 20 —        —                —         69        —
De 20 à 30 —        —                —         52        —
De 30 à 40 —        —                —         30        —
De 40 à 50 —        —                —         21        —

L'intensité des manifestations articulaires du rhumatisme qui commande
chez l'adulte les localisations endocardiques (loi de Bouillaud) se trouve en
défaut chez l'enfant. L'endocardite, même dans ses formes les plus graves,
peut dépendre d'un rhumatisme qui chez l'adulte passerait pour léger et
inoffensif. C'est ainsi que, sur 16 cas de rhumatisme atteignant peu de jointures ou se traduisant par des douleurs musculaires, d'une durée courte,
nous avons noté 5 cas d'endocardite et une péricardite diffuse avec 4 morts.
Parmi ces derniers. 2 ont succombé à une symphyse, 1 à une myocardite
parenchymateuse, 1 à une péricardite aiguë avec myocardite.

Si les formes légères du rhumatisme se compliquent d'endocardite
35 fois sur 100, les formes sérieuses entraînent une proportion plus grande de
complications cardiaques. Sur 13 cas de rhumatisme subaigu, nous avons
noté 7 endocardites (50 pour 100). 15 cas de rhumatisme subaigu prolongé
ou récidivant ont fourni 13 endocardites (86 pour 100) dont 3 terminées par la
mort, 3 avec péricardite, 1 avec myocardite, 1 avec symphyse du péricarde.

Sur 9 cas de rhumatisme aigu, nous comptons 7 endocardites (77
pour 100) dont 3 avec troubles graves. Enfin l'examen de 6 cas de rhumatisme aigu récidivant a révélé 5 endocardites (83 pour 100) dont 2 terminées
par la mort avec symphyse du péricarde. Il résulte de ces chiffres que les
formes graves des complications cardiaques se montrent aussi bien dans les
rhumatismes légers que dans ceux qui sont intenses ; que la fréquence des
localisations endocardiques est plutôt en rapport avec l'évolution récurrente
du rhumatisme (86 pour 100 dans les rhumatismes récidivants subaigu et
aigu) qu'avec la violence même des manifestations articulaires ; que cette
dernière circonstance joue un rôle moins marqué chez l'enfant que chez
l'adulte, mais appréciable cependant, puisque la forme aiguë du rhumatisme
s'accompagne d'endocardite 77 fois sur 100, la forme subaiguë 50 fois sur
100, la forme légère 35 fois sur 100.

Il est vraisemblable qu'un certain nombre d'endocardites de l'enfance relèvent d'une influence rhumatismale, bien que celle-ci ne se soit jamais traduite
par des manifestations articulaires. Les *nodosités sous-cutanées ou nodules
de Meynet* sont particulièrement graves pour le cœur, puisque Barlow[2], dans
27 cas de ce genre, a observé 25 fois des localisations cardiaques. Le *rhumatisme musculaire* est considéré par tous les auteurs comme capable d'atteindre l'endocarde. Roger, Blache en ont rapporté des exemples. Cheadle[3]

(1) *Saint-Barthol. Hosp. Rep.*, t. XXIII.
(2) *Brit. med. J.* 1885.
(3) *Lancet*, 1885.

en cite plusieurs cas démonstratifs. J'ai vu 2 endopéricardites graves consécutives à un torticolis fébrile et un autre cas terminé par la mort à la suite
d'un rhumatisme musculaire des membres inférieurs.

La *chorée rhumatismale* peut être considérée comme un véritable équivalent du rhumatisme articulaire chez l'enfant. Nous avons relevé, sur 63 cas
d'endocardite, 7 cas chez des enfants choréiques, n'ayant jamais eu de rhumatisme. D'autre part, nous avons noté 8 endocardites chez des choréiques
rhumatisants. Or le premier groupe correspond à 68 cas de chorée, le second
à 11 cas. ce qui indique une proportion de 80 pour 100 d'endocardite chez
les choréiques rhumatisants et de moins de 10 pour 100 chez les choréiques
non rhumatisants. Le simple rapprochement de ces chiffres indique déjà
que la chorée se complique de cardiopathie quand elle évolue sur le terrain
rhumatismal. De là à croire que la chorée associée à l'endocardite chez un
sujet non rhumatisant est vraisemblablement de nature rhumatismale, il n'y a
qu'un pas. En effet, la chorée peut être la première manifestation longtemps
exclusive du rhumatisme infantile. Dans une de nos observations, un enfant
de 8 ans est atteint en 1892 de chorée émotive suivie d'endocardite. Cette
chorée est qualifiée de nerveuse ; mais en 1894 éclate un rhumatisme articulaire franc, qui donne sa véritable signification à l'endocardite. Cheadle a
réuni plusieurs faits de ce genre. Dans d'autres cas, la chorée survenant chez
un rhumatisant cardiaque détermine une nouvelle lésion du cœur, comme
s'il s'agissait d'une récidive de rhumatisme. Dans une observation de Cheadle,
une fille de 9 ans est atteinte de rhumatisme articulaire compliqué d'endocardite mitrale. A 12 ans elle devient choréique, et il survient à cette occasion
une péricardite aiguë. De pareils faits montrent bien que la chorée, dans
certaines conditions, n'est qu'une manifestation rhumatismale, et une manifestation inquiétante au point de vue du cœur. Le rhumatisme et la chorée
réunis entraînent presque toujours l'endocardite. Nos obsevations nous montrent en effet que le rhumatisme sans chorée provoque l'endocardite 29 fois
sur 50 cas, soit 58 pour 100, alors que cette complication se voit 8 fois
sur 10 (80 pour 100), en cas de rhumatisme associé à la chorée ; et ce qui
témoigne en faveur de la valeur pronostique de la chorée associée au rhumatisme c'est que, 3 fois seulement sur 8, le rhumatisme affectait une forme
récidivante, particulièrement apte à frapper le cœur, tandis que 5 fois il
s'agissait d'une première atteinte de rhumatisme.

Faut-il conclure que la chorée compliquée d'endocardite doit être qualifiée de rhumatismale? Oui, si la chorée se présente dans des conditions données. Nous éliminons, en effet, de notre sujet la chorée mortelle qui s'accompagne presque toujours d'endocardite, et qui est le résultat d'une infection
des centres nerveux avec lésions diffuses, les chorées organiques, chorée congénitale, hémichorée de Raymond, les chorées qui succèdent à une maladie infectieuse telle que la scarlatine ou la fièvre typhoïde. Celles-ci peuvent, en effet,
agir sur les centres nerveux en même temps que sur le cœur. Mais une chorée
de Sydenham, survenant en pleine santé et laissant à sa suite une endocardite,
doit être tenue, dans la majorité des cas, pour rhumatismale, et, si on peut
suivre le patient, on verra, au bout de quelques années. le rhumatisme éclater.

[E. WEILL.]

L'*endocardite primitive* doit être, sous certaines réserves, rattachée au rhumatisme. Elle appartient surtout aux 5 premières années de la vie. Observée à ses débuts, elle se présente comme une maladie fébrile plus ou moins grave, avec modification durable des bruits cardiaques. Elle aboutit à une endocardite chronique rappelant celle du rhumatisme. C'est à cette forme qu'il faut rapporter les cardiopathies sans cause appréciable qu'on observe dans la seconde enfance. L'endocardite idiopathique est assez fréquente. Steffen en a rassemblé 56 cas, dont 9 morts et 18 passés à l'état chronique. Von Dusch compte 15 endocardites idiopathiques sur 45 cas d'endocardite.

J'ai vu 5 cas d'endocardite chronique chez des enfants que leurs parents affirmaient n'avoir jamais eu ni rhumatisme, ni maladie éruptive, ni pneumonie, ni fièvre typhoïde ; 2 d'entre eux n'avaient pas 5 ans et présentaient une insuffisance mitrale très nette. Dans quelques cas de ce genre, le rhumatisme se montre dans la suite. Gubler a vu un enfant présenter en 4 ans 5 attaques d'endocardite aiguë. Ce n'est qu'à la 5ᵉ que les jointures furent prises. Dans une de nos observations, il y eut à l'âge de 5 ans une atteinte de chorée. Cheadle cite plusieurs cas où des enfants atteints d'endocardite présentèrent plus tard du rhumatisme et de la chorée. Von Dusch tend à croire que le rhumatisme des premières années a une affinité spéciale et exclusive pour l'endocarde. Il est impossible de se prononcer d'une façon absolue sur la nature rhumatismale des endocardites idiopathiques. Bien des infections plus ou moins innommées, d'origine intestinale, pneumococcienne, etc., pourraient être incriminées.

L'*hérédité rhumatismale* a été invoquée par quelques auteurs, en particulier par Cheadle et Chaffey, pour rattacher au rhumatisme un certain nombre d'endocardites primitives ou choréiques. L'hérédité rhumatismale peut s'exprimer de deux façons : tantôt la mère est sous le coup de l'infection rhumatismale pendant la grossesse ou l'accouchement ; l'enfant naît avec du rhumatisme (faits de Pocock [1], Schöffer [2], Koplik [3]). Tantôt le rhumatisme des parents a précédé la période de gestation. Le rhumatisme éclate à des époques plus ou moins éloignées de la naissance : 25 jours (Basch) ; 5 semaines (Demme) ; 5 mois (Bouchut) ; 7 mois (Rilliet et Barthez) ; 20 mois, 30 mois (Füller). Y a-t-il dans ces cas transmission du terrain ou transmission infectieuse ? Doit-on admettre un rhumatisme héréditaire tardif ou se rattacher à l'idée d'une infection nouvelle ? Dans les deux hypothèses, l'endocardite peut être la première manifestation rhumatismale.

Le *rhumatisme chronique*, affection rare chez les enfants [4], est un nouvel exemple de l'affinité du rhumatisme pour le cœur chez l'enfant. Nous avons trouvé, dans les observations de Perroud, 9 cas de rhumatisme chronique : 8 fois on avait noté de l'endocardite.

**Endocardite tuberculeuse.** — Sa fréquence est de 6 à 7 pour 100. Dans les observations de Perroud nous en avons relevé 15 sur 279 endocardites, dans nos faits personnels 4 sur 55. Il s'agissait 2 fois de rétrécisse-

[1] *Lancet*, 1882.
[2] *Berl. klin. Wochs.*, 1886.
[3] *N. Y. med. J.*, 1888.
[4] Voir Pélissié. *Th. de Paris*, 1889 et Leçons de C. DE GASSICOURT.

ment mitral pur (1 vérifié à l'autopsie) chez des enfants à antécédents très chargés, 1 fois d'insuffisance mitrale dans 1 cas de granulie, 1 fois d'endocardite végétante sans granulations tuberculeuses dans un cas de tuberculose chronique. Anatomiquement, on peut distinguer des tubercules de l'endocarde (Letulle), l'endocardite végétante sans tubercule (Tripier)[1], les végétations avec granulations miliaires (Perroud), la sclérose uniforme de l'endocarde (Potain, Pierre Teissier)[2]. L'endocardite aiguë tuberculeuse est le plus souvent en rapport avec la tuberculose aiguë (12 fois sur 15). La forme chronique scléreuse coïncide avec de la tuberculose fibreuse ou crétacée, sans ramollissement ni lésion grave (Potain). Au point de vue pathogénique, les formes liées à la granulie sont dues aux germes tuberculeux, bien qu'on n'ait pas toujours trouvé le bacille de Koch : celles qui sont associées à de la tuberculose chronique sont plutôt le fait de germes associés (streptocoques, staphylocoques, pneumocoques). L'endocardite chronique a été rattachée par Teissier à une action toxique lente, sclérogène, due à la tuberculose. Cliniquement, l'endocardite tuberculeuse, en dehors de sa forme chronique primitive, ne se révèle par aucun trouble fonctionnel. Dans la majorité des cas, les signes physiques eux-mêmes peuvent manquer, les végétations sont des trouvailles d'autopsie. La latence de l'endocardite tuberculeuse est une nouvelle confirmation de la loi établie par Rokitansky et soutenue par Tripier de l'antagonisme qui existe entre la tuberculose et les cardiopathies. Cet antagonisme n'est pas, comme le croyait Rokitansky, organique, il est en quelque sorte dynamique. Ce ne sont pas les lésions qui se contrarient, ce sont les évolutions morbides. Un phtisique peut avoir une endocardite, il ne sera jamais cardiaque, ou, s'il le devient, c'est qu'il aura cessé de subir la charge de ses lésions pulmonaires.

**Endocardite scarlatineuse.** — L'action de la scarlatine sur l'endocarde a été très diversement appréciée. Dans mes 55 observations d'endocardite, les renseignements ne font pas mention une seule fois de scarlatine. En recherchant les observations de Perroud, j'ai noté 140 cas de scarlatine dont 12 présentaient un souffle systolique à la pointe. Dans un de ces cas, il y avait de la péricardite, dans 2 autres de la chorée. West a trouvé 15 endocardites ou péricardites sur 122 cas de scarlatine. Henoch, après avoir observé une grande épidémie de scarlatine, considère l'endocardite comme une rareté. Martineau[3], qui le premier a donné une description précise de cette complication, en rapporte 6 cas dont 1 avec autopsie. Reimer, sur 48 autopsies de scarlatine, n'a vu l'endocardite qu'une seule fois. Larcher[4], sur 15 cas de scarlatine auscultés tous les jours, a constaté un souffle dans 1 seul cas. Par contre, Cassas[5] a vu l'endocardite 3 fois sur 10 cas de scarlatine, dont 2 avec autopsie.

L'endocardite scarlatineuse naît soit dans la seconde semaine de la maladie, après la chute de la fièvre (Henoch, Cassas), soit tardivement après

[1] *Arch. de méd. exp.*, 1890.
[2] P. Teissier. Des lésions de l'endocarde chez les tuberculeux. *Th. de Paris*, 1891.
[3] *Un. méd.*, 1864.
[4] *Un. méd.*, 1870.
[5] *Th. de Paris*, 1876.

[E. WEILL.]

quelques semaines ou quelques mois (Curschmann). Elle s'accompagne d'élévation passagère de la température et se traduit par un souffle systolique de l'orifice mitral qui est passager, durant de quelques jours à quelques mois. Il peut même persister (Hochsinger, Hiller), en ce cas l'endocardite a passé à l'état chronique. L'endocardite scarlatineuse est bénigne; elle guérit habituellement. Elle est favorisée par le pseudo-rhumatisme scarlatin, mais évolue souvent indépendamment de ce dernier. Les lésions sont en rapport avec la bénignité de l'affection.

On doit distinguer de l'endocardite scarlatineuse celle qui relève de l'infection streptococcienne associée à la scarlatine et dont le point de départ se trouve dans les angines à streptocoques si communes dans la scarlatine, au point que Klein et Fiessinger, d'Oyonnax, n'ont pas craint de faire de la scarlatine une conséquence de la streptococcie gutturale. Cette seconde forme est grave, souvent mortelle (Henoch, Jaccoud, Pineau, Bokai, Fränkel).

**Endocardite varioleuse.** — Peu observée chez l'enfant (Rilliet et Barthez, Cadet de Gassicourt), elle a été étudiée par Desnos et Huchard[1], Brouardel[2], Curschmann[3]. Elle est bénigne, comme l'endocardite scarlatineuse et rhumatismale, transitoire; sa durée est de 8 à 15 jours. Elle se localise sur la valvule mitrale et sur l'aorte (Brouardel). La forme maligne de l'endocardite ne se voit qu'exceptionnellement, malgré les conditions d'infection secondaire que réalise la suppuration cutanée. Il est vrai que l'endocardite se montre surtout pendant la période éruptive.

**Endocardite rubéolique.** — Elle est exceptionnelle. Parrot la nie. Dans la plupart des cas où l'autopsie révéla de l'endocardite (5 cas de la collection Perroud), il y avait association de broncho-pneumonie et sans doute infection secondaire. Cependant dans 2 faits observés par Perroud, les signes d'une endocardite chronique se montrèrent à la suite d'une rougeole simple.

**Endocardite diphtérique.** — Considérée comme fréquente par Bouchut et Labadie-Lagrave, grâce à une erreur anatomique, elle est à peu près niée depuis les recherches de Parrot, Homolle, Hayem, Talamon, Pineau. La diphtérie frappe exclusivement le myocarde et, quand l'endocarde est touché, c'est par un agent autre que le bacille de Löffler. Lion a vu 8 fois des végétations contenant dans un cas des bacilles de nature indéterminée. La collection Perroud nous a fourni 4 cas d'endocardite avec nodules rosés vérifiés à l'autopsie et 5 cas d'insuffisance mitrale durable, dont l'un se compliqua dans la convalescence de la diphtérie d'une hémiplégie droite terminée par contracture et athétose. Manicatide (*Rev. des mal. de l'enf.*, 1896) a réuni 17 cas d'hémiplégie survenue dans la convalescence de la diphtérie. Parfois il s'agissait d'hémorragie cérébrale, mais le plus souvent d'embolies provenant de coagulations intra-cardiaques dues à des endocardites ou à des myocardites. Ces paralysies doivent être distinguées avec soin des paralysies diphtériques proprement dites.

[1] *Un. méd.*, 1870.
[2] *Arch. de méd.*, 1874.
[3] *Ziemssens Hb.*, 1888.

**Endocardite typhique**. — La fièvre typhoïde comme la diphtérie s'attaque surtout au myocarde (Landouzy et Siredey). Elle a été signalée chez les enfants par Blache et Bouchut. J'en ai trouvé 4 observations dans la collection Perroud. J'en ai observé moi-même 3 cas, dont 2 très démonstratifs. Dans l'un d'eux un enfant est pris quelque temps après une fièvre typhoïde de chorée, de péricardite et d'endocardite. Dans l'autre, une endocardite avec chorée se déclare dans la convalescence d'une fièvre typhoïde. Ce sont, en général, des endocardites bénignes rappelant celles du rhumatisme. On a trouvé au niveau de l'endocarde le bacille d'Eberth (Girode) [1], un streptocoque (Senger) [2].

**Endocardite pneumonique**. — Je n'ai observé qu'une endocardite sur 55 dont l'origine paraissait se rattacher à une pneumonie antérieure. Dans les observations de Perroud, j'ai relevé plusieurs autopsies où la valvule mitrale présentait des nodules rosés, rappelant les lésions de l'endocardite rhumatismale. Dans un cas on put suivre le passage à l'état chronique d'une endocardite née en cours de pneumonie. Les formes malignes de l'endocardite, décrites par Netter, s'observent surtout chez les sujets mal nourris, surmenés, alcooliques, dans les pneumonies secondaires, dans les pneumonies terminées par hépatisation grise, toutes conditions qui se réalisent exceptionnellement chez l'enfant. Sur plus de 60 cas de pneumonie infantile, je n'ai pas observé un seul fait d'endocardite. L'endocardite pneumonique revêt parfois le type bénin. C'est le seul que nous ayons noté dans l'enfance.

Les cas publiés avec examen bactériologique montrent au niveau de l'endocarde tantôt le pneumocoque seul, tantôt le pneumocoque associé à d'autres germes (streptocoque, bacille non déterminé de Lion), tantôt le streptocoque seul (Jaccoud, Weichselbaum). D'autre part, l'endocardite à pneumocoques peut évoluer en dehors de la pneumonie (Jaccoud, Netter), ou être associée à une autre localisation du pneumocoque, telle que la méningite cérébro-spinale (Weichselbaum). Il est possible qu'un certain nombre d'endocardites idiopathiques soient dues au pneumocoque (Pineau).

**Endocardite de l'érythème noueux**. — Signalée par Martineau, Bouchut, Archambault, elle est peu fréquente. J'en ai trouvé 2 cas dans les observations de Perroud et j'ai pu en observer 1 cas. Les constatations anatomiques manquent. Cliniquement ce sont des formes bénignes.

**Endocardite érysipélateuse**. — Signalée par Jaccoud et Sevestre, elle n'a guère été observée chez l'enfant.

**Endocardite maligne**. — Elle est rarement observée dans l'enfance. Elle est passée sous silence par Roger West, Barrier, Steiner, Gerhardt, Vogel, Henoch, Baginsky, Cadet de Gassicourt, mentionnée à peine par d'Espine et Picot, Barthez et Sanné, Comby. Bouchut en rapporte 1 cas, Von Dusch 3 cas. Je n'ai observé qu'une fois une endocardite végétante grave chez un enfant atteint de rhumatisme récidivant. On sait que les germes pathogènes de cette forme d'endocardite pénètrent dans le milieu sanguin à la faveur d'une effraction pratiquée dans une barrière épithéliale quelconque, cutanée,

[1] *Soc. de Biol.*, 1889.
[2] *Deut. med. Woch.*, 1886.

buccale, intestinale, bronchique, uréthrale, etc.; que, dans leur passage à travers le milieu sanguin, ils sont en butte à une série d'actions destructives, phagocytose, état bactéricide du sérum, influences ganglionnaire, hépatique, etc.; qu'enfin, pour se fixer sur les valvules endocardiques, le concours d'une altération locale, athérome, rugosités, endocardite chronique (Osler, Lion), leur est en général nécessaire. Or les conditions de pénétration sont limitées chez l'enfant. Les infections d'origine génitale font défaut chez lui. D'autre part, l'affaiblissement des moyens de résistance du milieu intérieur, résultant du surmenage, des intoxications, des maladies diathésiques, de la grossesse, etc.. est rarement réalisé dans le jeune âge. Les conditions locales se bornent à l'existence d'endocardites chroniques, l'athérome, l'artério-sclérose étant exceptionnels. Ces considérations rendent compte des différences profondes qui séparent l'enfance de l'âge adulte, dans la prédisposition aux endocardites malignes. Ce résultat a d'autant plus lieu de surprendre que, pour ce qui concerne l'endocardite bénigne, et, en particulier, l'espèce rhumatismale, le cœur de l'enfant montre une susceptibilité très grande, plus accusée même qu'à l'âge adulte. Ce contraste fait bien ressortir l'influence très grande de l'état général sur le développement des endocardites malignes, qui menacent avant tout les organismes débilités.

L'endocardite maligne peut être primitive ou secondaire. Comme nous l'avons vu, elle se développe dans le cours d'une pneumonie, d'une fièvre typhoïde, d'une scarlatine, d'une endocardite rhumatismale. Tantôt les agents pathogènes qui sont spécifiques de la maladie première suffisent à la produire (pneumocoque), tantôt celle-ci n'a servi qu'à ouvrir la porte à d'autres microorganismes (streptococcie de la scarlatine).

**Anatomie pathologique.** — Nous décrirons dans ce même chapitre les lésions qui correspondent aux formes bénignes et malignes.

Les endocardites bénignes, rarement observées à l'état aigu dans le rhumatisme, sont plus faciles à vérifier dans la tuberculose, la pneumonie.

L'endocardite se localise pendant la vie fœtale dans les cavités du cœur droit; mais, à partir de la naissance jusqu'à l'âge le plus avancé, c'est le cœur gauche qui devient le siège d'élection des causes vulnérantes, peut-être à cause du caractère aérobie des microbes pathogènes (Hanot). Sur 63 cas d'endocardite, je n'ai trouvé l'orifice tricuspidien atteint que 2 fois.

La valvule mitrale est atteinte dans le plus grand nombre des cas. Sur 95 cas d'endocardite, Steffen a trouvé 81 fois une lésion mitrale. Von Dusch l'a notée 33 fois sur 57 cas, Hochsinger 49 fois sur 53 cas. Cet auteur n'a jamais observé de souffle diastolique au-dessous de 5 ans. Sur 63 cas, j'ai noté 58 fois une lésion mitrale, 4 fois une lésion aortique, 1 fois une lésion pulmonaire congénitale. Les lésions de l'endocardite n'ont rien de spécial à l'enfance. Elles sont constituées par des granulations, gris rosées, fines, donnant à l'endocarde un aspect chagriné, formant parfois en se réunissant des amas verruqueux qui rappellent les condylomes ou les crêtes de coq. Elles peuvent se disséminer, mais affectent ordinairement des sièges d'élection. Pour la valvule mitrale, elles occupent une ligne située à quelques millimètres du bord libre dont elles suivent les sinuosités en dessinant une sorte de guirlande parallèle. Elles sont toujours situées sur la face de la valvule qui regarde le courant sanguin, face auriculaire pour la mitrale, face ventriculaire pour les sigmoïdes. Il faut distinguer, des végétations de l'endocardite, les nodosités situées chez les jeunes enfants aux bords libres des valvules auriculo-ventriculaires droite et. gauche, de la grosseur d'un grain de mil, qui représentent les restes des bourrelets valvulaires. Elles sont parfois infiltrées de sang (hématonodules) et disparaissent au début de la seconde enfance. Décrites par Albini et Parrot, elles ont été considérées comme pathologiques par Bouchut, qui en a conclu que les 9/10 des enfants morts de maladies fébriles avaient de l'endocardite.

Les végétations inflammatoires sont formées de cellules embryonnaires qui plongent en s'étalant dans la couche des cellules plates de l'endocarde et d'un amas de fibrine déposé à leur. surface (Cornil et Ranvier), qui, dans certaines conditions, peut être une source d'embolies. L'infiltration embryonnaire et même les granulations s'étendent parfois sur l'endocarde pariétal, sur les tendons et les .piliers, et c'est en gênant par inhibition le jeu des contractions soit des piliers, soit de la paroi, que l'endocardite aiguë détermine des .insuffisances fonctionnelles.. Ce n'est que lorsqu'il y a de grosses végétations qu'elle crée des rétrécissements ou des insuffisances mécaniques.

Les végétations peuvent se résorber ainsi que l'infiltration embryonnaire de l'endocarde. Cette évolution est sans doute plus fréquente chez l'enfant que chez l'adulte. en raison de la circulation plus abondante des valvules et de la .vitalité plus grande. des tissus. Souvent les éléments néo-formés se transforment en tissu conjonctif ou fibreux et donnent naissance à des nodosités consistantes, en même temps qu'à une induration avec rétraction d'une partie plus ou moins étendue de la valvule, des piliers ou de leurs .tendons. C'est là l'endocardite chronique. Les régions ainsi déformées ont une tendance très nette à être reprises par l'inflammation, à .chaque poussée rhumatismale nouvelle. Tandis que les nodosités de l'endocardite bénigne tendent à disparaître ou à subir .l'organisation fibreuse, dans la forme maligne les éléments proliférés se résolvent en un détritus granuleux qui s'élimine . sous .l'influence du courant sanguin, laissant à sa suite des pertes de substance plus ou moins irrégulières .et anfractueuses, dont le fond est recouvert d'un magma gris brunâtre. Ces ulcérations peuvent .être pariétales, creuser jusqu'au myocarde en déterminant des anévrysmes partiels, occuper la cloison qu'elles perforent à sa partie supérieure, au niveau du septum membraneux de Pelvet, siéger sur les valvules à la surface desquelles elles provoquent des formations anévrysmales, des solutions .de . continuité, ou qu'elles découpent en fragments que. la circulation emporte.

A côté des parties ulcérées, on trouve toujours des végétations plus.ou moins volumineuses, déformant les orifices, créant des obstacles mécaniques (rétrécissement ou insuffisance), tandis que l'ulcération ne donne lieu qu'à . des insuffisances. Les végétations friables sont la source d'embolies presque constantes et caractéristiques.de l'endocardite.maligne. Les particules migratrices sont formées de poussière granuleuse, de blocs fibrineux ou de parcelles valvulaires. L'embolie est capillaire ou occupe un gros vaisseau. Le processus

[E. WEILL.]

embolique atteint tous les viscères, rein, foie, rate, cerveau, poumons, myocarde et jusqu'à la peau et aux muqueuses. Il détermine tantôt une simple ecchymose, tantôt un infarctus. Parfois le vaisseau oblitéré est trop volumineux ou dessert un territoire fonctionnel trop important pour que la vie ne s'arrête pas instantanément. Les embolies capillaires ou moyennes déterminent des accidents variables, hémorragies intestinales, rénales, pétéchies, paralysies, etc. On a cité des cas d'oblitération de la sylvienne gauche (Eisenchitz, Bouchut), de la carotide (Wrany), de l'artère humérale (Redenbacher), de plusieurs grosses artères (Wittmann), de l'aorte (Heydoff), de l'artère ophtalmique (observation personnelle). Ces faits n'ont rien de spécial à l'enfance. Les embolies de l'endocardite maligne se caractérisent par leur multiplicité et leurs qualités septiques. Les infarctus présentent la même tendance à la nécrobiose ou à la suppuration, et renferment les mêmes microorganismes que les lésions originelles de l'endocarde.

Comme nous l'avons dit, il n'y a pas de distinction absolue à établir dans les endocardites au point de vue anatomique. Entre l'endocardite rhumatismale et la forme ulcéreuse ou ulcéro-végétante, on rencontre des cas où les végétations sont volumineuses, sans ulcération, s'accompagnent de phénomènes généraux graves et provoquent de l'embolisme.

**Pathogénie.** — Toutes les endocardites sont tributaires de l'infection. Charrin a établi expérimentalement les endocardites toxiques en injectant des produits de culture filtrée. A cette catégorie peuvent se rattacher les endocardites du mal de Bright, du diabète, de l'alcoolisme, du saturnisme, qui ne se voient guère dans l'enfance et qui même chez l'adulte constituent un groupe restreint. En général, il s'agit de microorganismes qui s'implantent au niveau des valvules, soit qu'ils pénètrent par leur surface (Klebs, Eberth), soit qu'ils soient amenés dans leur substance par les vaisseaux (Köster). De ces microorganismes, les uns sont spécifiques d'une maladie déterminée : pneumocoque, bacille d'Eberth, de Koch, gonocoque. D'autres appartiennent aux processus banals de suppuration ou de septicémie : staphylocoques, streptocoques, bacillus coli, etc. D'autres enfin, que l'on trouve dans l'endocardite maligne, n'ont pas été ramenés encore aux espèces connues : ce sont, d'après Lion : Les microorganismes décrits par Weichselbaum : *bacillus endocarditis griseus. B. endocarditis capsulatus, micrococcus endocarditis rugatus*, un bacille non cultivable ; Le bacille immobile et fétide de Fränkel et Senger ; Le bacille de Gilbert et Lion ; Un bacille de Netter et Martha. On a décrit encore un diplocoque (Courmont et Leclerc) ; Un coccus (Perret et Rodet) ; Un staphylocoque (Roux et Josserand). Baumgarten a prétendu que le staphylocoque doré produit les végétations, et le streptocoque l'ulcération. On peut trouver au niveau de l'endocarde une seule espèce ou plusieurs microbes associés. Dans les endocardites bénignes qui deviennent infectantes, c'est l'entrée en jeu d'un germe nouveau qui produit la transformation. Widal et Besançon ont provoqué chez le lapin une endocardite végétante par une injection sous-cutanée de culture de streptocoque d'abord sans effet, puis rendue virulente par son association avec un coli-bacille.

Dans le rhumatisme, l'agent spécifique n'est pas encore sûrement établi.

Klebs a décrit au niveau des végétations des monadines, retrouvées par Bouchard dans un cas, par Petrone dans 5 autres; Laffitte 2 variétés de bacilles, Baumgarten un staphylocoque, Lion un parasite dont l'activité s'épuiserait rapidement. Pour cet auteur, les insuccès de la plupart des recherches tiennent à ce que l'agent du rhumatisme est éphémère et disparaît rapidement. Achalme a trouvé un bacille anaérobie. Foa et Uffreduzzi croient que le rhumatisme est dû au pneumocoque, tandis que Sahli pense qu'il relève d'agents microbiens divers, ce qui lui enlèverait tout caractère de maladie spécifique. Straus n'a jamais pu cultiver le sang des rhumatisants, à quelque période qu'il l'entreprît. Bouchard a vu du rhumatisme subaigu et chronique survenir dans l'infection staphylococcienne.

Nous ne pouvons nous étendre davantage sur ces généralités, quelque intéressantes qu'elles soient. Elles établissent que, dans la grande majorité des faits, l'endocardite n'est que le produit secondaire d'une infection, tantôt très grave (septicémie de l'endocardite ulcéreuse, pneumococcie, etc.), tantôt bénigne (rhumatisme), tantôt moyenne (fièvre typhoïde, certains cas de pneumonie, de tuberculose).

Dans les mêmes conditions étiologiques, l'agent ou les agents pathogènes de cette infection peuvent varier comme espèces et comme virulence.

La fixation de ces germes sur l'endocarde est due dans quelques cas à ce qu'ils présentent une affinité spéciale pour son tissu. Cela est vrai du rhumatisme, mais aussi de certaines infections dans lesquelles on a produit expérimentalement l'endocardite par injection sous-cutanée ou intra-veineuse de cultures virulentes (Perret et Rodet, Gilbert et Lion, Vaillard, Roux et Josserand, etc.). Souvent c'est une lésion antérieure des valvules qui provoque la colonisation des germes. Rosenbach l'a montré expérimentalement. Cliniquement, on sait qu'une endocardite chronique est une condition favorable au développement d'une endocardite maligne. Suivant l'espèce et la virulence des germes, l'endocardite évoluera comme une lésion purement locale (rhumatisme), ou contribuera à aggraver et à entretenir l'infection première, en fournissant aux germes pathogènes un point d'appui pour se multiplier et développer leur activité. La réaction de l'endocarde varie naturellement dans tous ces cas. Inflammatoires dans le rhumatisme, ses produits sont voués à la nécrose, à l'ulcération, à la suppuration dans les infections malignes.

**Symptômes de l'endocardite aiguë bénigne.** — Au point de vue clinique, nous séparerons l'endocardite bénigne de l'endocardite maligne, que nous décrirons à part.

*Signes physiques.* — L'endocardite bénigne se traduit par des signes physiques plutôt que par des symptômes généraux bien définis. Aussi est-ce par l'étude des premiers que nous commencerons cette description. La première modification observée au niveau du cœur est l'assourdissement des bruits qui prennent un timbre enroué, voilé, éteint. Ce phénomène signalé par Potain, confirmé par tous les observateurs, est dû à ce que la valvule gonflée, ramollie, dépourvue d'élasticité, ne vibre plus au moment où elle se tend brusquement comme à l'état normal, lorsqu'elle est mince et souple.

[E. WEILL.]

Si l'endocardite évolue, en même temps que le tissu embryonnaire du début prend de la consistance, l'assourdissement persiste, mais il s'y joint une certaine dureté des bruits qui deviennent secs, parcheminés. Peu à peu, la résorption des produits inflammatoires s'opérant, le timbre du bruit, après avoir présenté quelques oscillations, reprend ses qualités normales, ce qui exige toujours quelques semaines. Lorsque au contraire la lésion persiste à l'état subaigu ou passe à l'état chronique, on voit paraître les signes caractéristiques d'une insuffisance mitrale, c'est-à-dire un souffle rude, prolongé, couvrant tout le premier bruit, s'accompagnant d'une accentuation du second bruit pulmonaire et d'une augmentation de la matité cardiaque. Ce souffle d'insuffisance est tardif, ne se montre pas avant trois à quatre semaines. Telle est la description donnée par Potain des signes physiques de l'endocardite aiguë et qu'on peut appliquer complètement à l'enfance où le contraste est encore plus marqué que chez l'adulte entre l'état des valvules saines et malades.

Toutefois, elle repose sur une interprétation particulière des faits, car les bruits de souffle se montrent souvent dès le début de l'endocardite et pour la plupart des auteurs en sont les premiers indices révélateurs. Potain, sans nier leur existence ni même leur valeur diagnostique, considère ces souffles précoces comme d'origine cardio-pulmonaire. L'endocardite, en excitant directement le cœur, favorise l'aspiration au niveau de la lame cardio-pulmonaire. On comprend ainsi comment l'auscultation fait découvrir dès le début des souffles doux, étendus à une grande partie de la région précordiale, localisés parfois au 3e espace intercostal gauche (Baginsky), à l'orifice pulmonaire (Hochsinger), variant d'un jour à l'autre comme siège, comme timbre, comme temps, jusqu'à la constitution définitive d'un véritable souffle caractéristique d'une insuffisance. Ce n'est pas une transformation qui s'opère comme si le souffle du début, de même origine que le souffle tardif, prenait peu à peu de la rudesse et de la fixité. C'est une véritable substitution d'un souffle intra-cardiaque à un souffle extra-cardiaque. On ne peut donner aux souffles du début que deux interprétations, les considérer comme d'origine cardio-pulmonaire ou admettre que l'endocardite aiguë a produit un effet d'inhibition sur le myocarde, et en particulier sur les piliers, de sorte que le cœur se relâche et que les valvules s'adossent mal. Car on ne peut songer à cette période à une rétraction de la valvule ou de l'appareil tenseur qui est la condition de l'insuffisance dans l'endocardite chronique. Il faudrait en effet des végétations volumineuses pour gêner mécaniquement le jeu des valvules, ce qui n'est pas le cas pour l'endocardite bénigne. Cette parésie des piliers avec asthénie de l'anneau musculaire de l'orifice mitral a été admise par un grand nombre d'auteurs. Steffen a décrit chez l'enfant une endocardite pariétale, avec dilatation du cœur, précédant l'endocardite valvulaire, laquelle à son tour entraîne le souffle. Quelle que soit l'opinion que l'on adopte, la distinction entre les souffles précoces et tardifs doit être maintenue, les derniers seuls sont fixes et permanents. Les constatations que j'ai pu faire dans quelques cas d'endocardite aiguë sont favorables à la théorie cardio-pulmonaire des bruits précoces. Chez un enfant de 10 ans, atteint de tuber-

culose pleuro-péritonéale, l'auscultation révèle en mars 1895 un piaulement
systolique de toute la région précordiale, et d'une partie du dos, associé à
un souffle systolique. Les deux bruits sont intermittents, disparaissent à certains jours; la pointe du cœur est descendue dans le 5e espace. 15 jours après
le souffle est intense, rude, à grande propagation, le second bruit pulmonaire éclatant. Dans un second cas, chez un enfant de 11 ans atteint de rhu
matisme, on note au début à la pointe un souffle diastolique léger terminé
par un piaulement systolique et un dédoublement du 2e bruit; 15 jours
après, souffle systolique apexien à faible propagation; 7 mois après, souffle
systolique de la pointe, rude avec frémissement cataire. Dans un 3e cas, chez
une fille de 14 ans, au 12e jour d'un rhumatisme, on constate un souffle
systolique de la pointe qui s'atténue beaucoup par la pression forte du stéthoscope. Le souffle diminue d'intensité pendant 8 jours, puis assez rapidement devient rude, intense, se propage de plus en plus et persiste ainsi en
même temps que le cœur s'hypertrophie.

Dans un autre cas, chez une fille de 14 ans, rhumatisante, on observe
l'assourdissement des bruits du cœur qui sont comme traînants, à la pointe
bruit diastolique et souffle systolique doux. Quelques jours après, le bruit
diastolique a disparu, on ne trouve plus qu'un souffle systolique apexien
qui se propage très loin. Je ne cite que ces faits, bien que j'en aie observé
quelques autres dans lesquels la présence d'une péricardite compliquait
l'examen, mais qui néanmoins concluaient dans le même sens. L'association
au souffle d'un bruit diastolique ou d'un piaulement, comme cela résulte de
nos observations, témoigne en faveur de sa nature cardio-pulmonaire. Les
souffles au niveau de l'orifice pulmonaire ou aortique constatés dans quelques cas par Hochsinger s'expliquent très simplement par cette hypothèse.
Hochsinger est obligé d'invoquer une propagation du souffle mitral au foyer
de l'orifice pulmonaire par l'intermédiaire de l'oreillette gauche?

Lorsque l'endocardite s'atténue, les souffles s'effacent peu à peu, rapidement ou après quelques semaines. Roger a vu le souffle disparaître au
9e jour, C. de Gassicourt au 10e; la limite extrême observée par Steffen est
de 48 à 55 jours. En même temps les bruits cardiaques présentent les modifications signalées ci-dessus.

La guérison de l'endocardite aiguë est assez fréquente, mais le plus souvent elle passe à l'état chronique; les valvules restent épaissies, indurées.
Le souffle caractéristique de l'insuffisance s'installe. Il s'accompagne d'une
hypertrophie qui dans l'enfance se produit rapidement. On voit en quelques
jours la pointe passer du 4e au 5e espace intercostal. L'intensité du souffle
est en général proportionnée à l'accroissement de la masse cardiaque. Le
second bruit pulmonaire s'accentue, en raison de l'augmentation de tension
du réseau pulmonaire. Il y a à cet égard une distinction à faire entre la première et la seconde enfance. Au-dessous de 5 ans on n'observe ni élargissement des cavités droites, ni renforcement du bruit diastolique à l'orifice
pulmonaire (von Dusch, Hochsinger). Cela tient à la largeur relativement
considérable de l'aorte opposée à l'étroitesse de la fente valvulaire, condition
qui maintient l'écoulement du sang dans sa direction normale. Au reste, s'il



[ *E. WEILL.*]

y a quelque peu de reflux dans l'oreillette, la compensation se fait par la succession rapide et l'énergie des contractions cardiaques. Ce privilège de la première enfance se conserve dans une certaine mesure à la phase subaiguë et chronique de l'endocardite. A partir de 7 ans, les choses se passent de plus en plus comme chez l'adulte.

*Symptômes généraux et troubles fonctionnels.* — L'endocardite idiopathique, spéciale aux jeunes enfants, se présente avec un appareil fébrile plus ou moins vague, tantôt intense (Gubler, Blache), tantôt modéré. L'excitation cardiaque est mise sur le compte de la fièvre. Il est rare que le patient manifeste des troubles de la sensibilité, soit en raison de son âge, soit parce qu'ils font défaut. C'est l'auscultation systématique du cœur qui révélera la lésion. Ce sont encore les signes physiques qui jouent le plus grand rôle dans le diagnostic de l'endocardite secondaire. Elle naît insidieusement dans le cours du rhumatisme, sans exercer une influence bien marquée ni sur la température, ni sur la marche des arthropathies. Rares sont les troubles fonctionnels, quelques palpitations, un peu de dyspnée, de l'accélération du cœur. Nous ne les avons constatés qu'une fois. Lorsqu'ils acquièrent une certaine intensité, il faut songer à une complication, péricardite, pleurésie, congestion pulmonaire, myocardite parenchymateuse.

L'endocardite peut précéder les manifestations articulaires, et cette circonstance se voit assez souvent chez l'enfant (Roger, Blache, C. de Gassicourt, Cheadle). Dans ces cas, si la lésion cardiaque a été négligée, l'apparition des arthropathies donne sa véritable signification à un mouvement fébrile qui les a précédées et ramènera l'attention sur le cœur. Rappelons que les formes légères du rhumatisme doivent être tenues pour suspectes chez l'enfant, et imposent l'examen répété du cœur comme les formes sérieuses.

L'endocardite aiguë se complique parfois d'embolies qui, éclatant en pleine santé, en constituent la seule expression symptomatique apparente. Alibert, en 1828, rapporte le fait de 2 enfants de 3 à 4 ans qui furent pris en pleine santé de douleurs vives de l'un des membres inférieurs. A la douleur succéda le sphacèle et la mort survint, malgré l'amputation. Weiss cite le cas d'un palefrenier de 16 ans qui présenta pendant son travail un affaiblissement subit des membres inférieurs. Il succomba avec des infarctus de la rate, des reins, des embolies multiples de la moelle lombaire. La valvule mitrale avait son bord épaissi, recouvert de quelques concrétions fibrineuses.

Grancher [1] relate 3 cas d'endocardite latente avec attaque apoplectiforme et hémiplégie chez des enfants. Dans les 3 cas, il y avait des végétations molles au niveau des valvules mitrale ou aortique. Dans une observation de Perroud, un enfant convalescent de diphtérie présenta une hémiplégie droite suivie de contracture et d'athétose. On constata une insuffisance mitrale persistante. Dans tous ces faits, il s'agit d'endocardite latente révélée par l'embolie. Ils établissent une transition entre l'endocardite bénigne et maligne, car si l'évolution n'avait le plus souvent été arrêtée par la mort due à la

---

[1] *Gaz. des hôp.*, 1886.

complication. l'infection aurait pu se dessiner. C'est ce qui est arrivé dans le cas de Huchard, cité par Grancher, où quelques semaines après l'apoplexie on reconnut des signes d'endocardite infectieuse.

**Symptômes de l'endocardite maligne.** — Elle se distingue très nettement de la forme bénigne par la prédominance des symptômes généraux. Elle débute en pleine santé (cas de Duguet et Hayem), soit dans le cours d'une endocardite chronique rhumatismale (Rauchfuss), soit pendant l'évolution d'une maladie générale, scarlatine, pneumonie. Ce qui domine le tableau morbide, c'est l'infection générale, renforcée par la création de foyers que les embolies, parties du cœur, disséminent dans une série de viscères. L'affection se présente sous deux formes principales, *typhoïde, pyémique,* que nous ne ferons que signaler brièvement. Dans la première, le début brusque ou précédé de prodromes se fait par un frisson, des vomissements, de la céphalée, de la douleur précordiale (Cayley). Rapidement, la température monte à 40, 41 degrés, persiste à ce degré, pendant que l'enfant tombe dans la prostration ou un état ataxo-adynamique. La rate est volumineuse, la langue est typhique, il y a de la diarrhée. Le délire fait place à la stupeur, et le patient meurt au bout de quelques jours, parfois de 2 à 4 semaines, après avoir présenté des taches de purpura, des érythèmes, des infarctus du poumon ou du rein.

Dans la forme pyémique tout rappelle l'infection purulente : frissons multiples, irréguliers ou périodiques, altération des traits, ictère, embolies fréquentes créant des paralysies à développement brusque, des hémorragies multiples, des pétéchies, des abcès superficiels ou des suppurations profondes. La température subit d'énormes oscillations. La mort survient dans le coma au bout de quelques jours. C'est dans cette forme que les embolies capillaires ou volumineuses se montrent avec le plus de constance, et contribuent sans doute à provoquer la fièvre intermittente.

Localement, on constate dans quelques cas des troubles fonctionnels, dyspnée, palpitations, angoisse, douleur, le plus souvent les symptômes généraux l'emportent. L'auscultation révèle des bruits de souffle qui se forment brusquement et qui varient d'un jour à l'autre, une insuffisance remplaçant un rétrécissement. Cela tient à ce que les lésions marchent rapidement, que les végétations cèdent en peu de temps la place à des processus ulcératifs. Le myocarde lui-même est creusé, sa contractilité est atteinte, et l'asthénie cardiaque ajoute ses effets à ceux de l'infection et des altérations valvulaires. A côté des formes typhoïde et pyémique de l'endocardite maligne, on a décrit une *forme intermittente* (Eicchorst et Hanot), une *forme méningitique* (Osler), des *formes régionales* (Eicchorst), dans lesquelles la prédominance d'un symptôme local donne à l'infection le masque d'une maladie pulmonaire, d'un ictère grave. Entre l'endocardite maligne et bénigne on peut trouver une série d'intermédiaires, comme la forme à poussées successives (Jaccoud), la forme apyrétique (Pineau), dans laquelle il se produit, à froid, une cachexie progressive.

**Diagnostic.** — Symptômes généraux peu marqués, troubles fonctionnels légers ou nuls, signes physiques précoces, telles sont les notions qui se

[E. WEILL.]

dégagent de l'étude des symptômes. Le diagnostic se basera donc surtout sur un examen systématique de la région précordiale qui s'impose dans toutes les affections connues pour menacer le cœur, et même chez les jeunes enfants sujets à l'endocardite primitive, à propos de tout mouvement fébrile de quelque durée. Il faut distinguer avec soin l'endocardite qui se montre au-dessous de 5 ans et celle de la seconde enfance.

Dans les premières années, le second bruit à la base n'a pas, à l'état normal, l'éclat et la prédominance sur le premier bruit qu'il présente chez l'adulte. L'assourdissement de ce bruit n'est pas un phénomène pathologique. L'accélération des battements cardiaques peut tenir à l'émotion ou aux efforts de résistance. Enfin, on observe des altérations de rythme, des dédoublements qui n'ont aucune valeur. La seconde enfance est au contraire remarquable par la régularité de ses contractions cardiaques, et nous avons été frappé de voir qu'elle persistait dans le cours des endocardites chroniques. Les dédoublements du second bruit sont fréquents même dans la seconde enfance. Ils n'ont d'importance que par leur durée.

Les modifications du timbre des bruits ont moins de signification chez les tout jeunes enfants que dans la suite. Par contre, la présence d'un souffle et surtout d'un souffle systolique à la pointe peut être considérée comme caractéristique à cette période. Tous les auteurs sont d'accord sur ce point depuis Rilliet et Barthez, Roger, West, Steffen jusqu'à C. de Gassicourt et Hochsinger. Le souffle, quelque léger et doux qu'il paraisse, quelque passager qu'il soit, est synonyme d'endocardite, car au-dessous de 3 à 4 ans les souffles inorganiques font défaut. Hochsinger a spécialement étudié ce point intéressant sur 200 sujets âgés de moins de 6 ans. Sur 149 sujets à anémie intense due à la leucémie, la pseudo-leucémie, la syphilis, l'athrepsie, le rachitisme grave, la tuberculose, etc., le souffle ne s'est pas montré une fois au-dessous de 4 ans, 5 fois sur 100 à 5 ans, 25 fois sur 100 à 6 ans. A 7 ans la proportion est de 40 pour 100. A la puberté les souffles inorganiques ont leur maximum de fréquence. Ces souffles, chez l'enfant, sont légers, systoliques, ne couvrent jamais le premier bruit du cœur et ne se propagent pas. On les trouve soit à l'orifice pulmonaire seul, soit aux orifices pulmonaire et mitral, toujours prédominants au premier. Le souffle fébrile se comporte comme le souffle anémique, dans ses rapports avec l'âge. Sur 51 cas de fièvres intenses et prolongées, scarlatine, pneumonie, fièvre typhoïde, pyémie, il ne s'est pas montré une fois au-dessous de 3 ans. Il est très rare de 3 à 6 ans; au-dessus de 6 ans, sa fréquence augmente.

Durand[1] arrive à des conclusions analogues. Sur 158 enfants, il a trouvé 14 souffles anémiques et 19 souffles fébriles, soit 33 souffles inorganiques. 7 d'entre eux se rapportent à 92 enfants ayant moins de 6 ans, soit 7,6 pour 100 et 26 à 62 enfants ayant plus de 6 ans, soit 42 pour 100.

Delabost[2], qui a repris cette étude, n'a pas constaté de souffle inorganique avant 3 ans 1/2. A partir de cet âge, leur fréquence augmente rapidement; elle reste stationnaire à l'adolescence pour atteindre son maximum à 20 ans.

<hr>

(1) *Th. de Lyon*, 1891.
(2) *Rev. des mal. de l'enf.*, 1895.

On les observe un peu plus souvent chez les garçons; ils n'existent pas à l'état de santé, font défaut aussi dans les maladies à localisation pulmonaire, coqueluche, rougeole, pneumonie, broncho-pneumonie, de même que dans la diphtérie. On les voit surtout dans la chorée, la scarlatine, le rhumatisme, les affections cardiaques. En général, ils sont doux, parfois cependant intenses et rudes à la pointe. On les perçoit quelquefois à la région dorsale, à l'angle de l'omoplate.

La valeur du souffle systolique de la pointe dans les premières années ressortira bien mieux par un exemple : Chez une fille de 4 ans 1/2, maladive et fébrile depuis un mois, sans trouble fonctionnel cardiaque, Hochsinger perçoit un souffle systolique de moyenne intensité à la pointe. Ce souffle suivi pendant plusieurs mois, alors que la santé était revenue, n'accuse aucun changement; 2 ans après, on constate l'existence d'une insuffisance avec rétrécissement mitral et une légère hypertrophie du cœur.

· On a cherché à expliquer de différentes façons cette particularité du jeune âge. Pour les uns, les souffles inorganiques sont dus à une insuffisance fonctionnelle. Or, le cœur du jeune enfant, en raison de la résistance de son myocarde, ne se laisse pas distendre. D'autres rapportent les souffles inorganiques à des différences de tension provoquées sur le trajet du courant sanguin par le rétrécissement relatif de l'orifice aortique (Bondet), ou le spasme de l'orifice pulmonaire (C. Paul). Le régime circulatoire de l'enfant est construit sur un type différent de celui de l'adulte. Le cœur est relativement petit, le système artériel très large, sans tension. A la puberté le cœur est volumineux, les artères étroites. Potain et Delabost ont montré que l'anémie ne pouvait rendre compte de l'apparition des souffles inorganiques à partir dè la 4e ou de la 5e année. En effet, à partir de la naissance, il y a une augmentation du nombre des globules rouges qui dure 2 à 3 jours, puis une diminution qui s'accentue jusqu'à 6 mois. De 6 mois à 6 ou 7 ans, la composition du sang est stationnaire. C'est de 6 mois à 6 ans qu'il existe une anémie physiologique qui embrasse toute la période correspondante à l'absence de souffles inorganiques. Pour ces auteurs, celle-ci est due à la minceur et à l'extrème mobilité de la lame pulmonaire précordiale dans le jeune âge. Quelle que soit l'opinion que l'on adopte, le souffle est toujours organique au-dessous de 4 ans, et on devra conclure à l'endocardite, même s'il n'y a pas de troubles fonctionnels, si la matité cardiaque reste invariable, le second bruit pulmonaire, sans accentuation, si le souffle est doux, bref, ne couvre pas les bruits du cœur. Sa disparition doit être interprétée comme un signe de guérison. Les causes d'erreur à cette période sont exception- nelles. On peut provoquer un souffle accidentel par la pression du sté- thoscope. La flexibilité de la paroi de l'enfant se prête, en effet, à des déformations artificielles de la région du cœur, signalées par Steffen et Henoch. C'est surtout au niveau de l'artère pulmonaire, qui est superficielle, qu'on peut provoquer un souffle de ce genre, et Henoch estime que l'erreur est fréquente. C'est à cette cause qu'il attribue l'erreur de Bouchut qui admettait l'endocardite chez la moitié des enfants ayant la fièvre. Le souffle systolique de la pointe a été noté dans les dilatations aiguës du cœur. Silber-

[E. WEILL.]

mann[1] l'a observé dans la néphrite scarlatineuse. Il est aigu et dure jusqu'à la mort, si la dilatation persiste ou n'est pas compensée par une hypertrophie secondaire. Dans le cas contraire, il disparaît assez rapidement. On tiendra compte des symptômes rénaux, de l'impulsion faible de la pointe, des troubles fonctionnels graves, dyspnée, angoisse, cyanose, éclatant dans la convalescence d'une scarlatine.

Dans la seconde enfance et dès l'âge de 5 à 6 ans, les souffles inorganiques font leur apparition. Rien n'est plus commun, et pour affirmer une endocardite à cette période, il faut se baser sur la modification du timbre des bruits cardiaques et aussi sur les résultats de la palpation et de la percussion. Le déplacement de la pointe qui se fait parfois rapidement dès les premiers jours de l'endocardite du 4e au 5e espace, l'augmentation corrélative de la matité cardiaque, sont des indices très sérieux. Plus tard, on notera l'accentuation du second bruit pulmonaire qui résonne parfois en coup de gong, en raison de l'activité considérable que le cœur droit ne tarde pas à acquérir. Enfin le souffle du début sera remplacé par un souffle caractéristique de la lésion orificielle. La distinction du souffle organique d'avec le souffle cardiopulmonaire se fait comme chez l'adulte. Le premier est bref, aspiratif. Cependant il affecte aussi un timbre rude. Il se prolonge peu, bien que dans quelques cas on le perçoive dans le dos. Il se montre à tous les temps de la révolution cardiaque, même pendant la diastole, mais il est le plus souvent mésosystolique. Enfin il siège de préférence le long du bord gauche du sternum. C'est là où je l'ai observé le plus fréquemment. Il est parfois accompagné d'un sifflement ou d'un piaulement, dont j'ai pu vérifier dans 2 cas par l'autopsie l'origine extra-cardiaque. Il est intermittent, se modifie dans les changements de position, par les arrêts de la respiration. J'ai appelé l'attention sur un signe qui permet de le déceler rapidement, c'est sa disparition par une pression forte du stéthoscope. La souplesse de la paroi permet à la pression d'agir sur la lame pulmonaire qui s'écrase en quelque sorte entre le cœur et les côtes. Il faut quelques secondes pour provoquer ce résultat. Habituellement, après la suspension de la compression, le souffle met un certain temps à reparaître. Au lieu de presser avec le stéthoscope, ce qui est parfois douloureux, on peut agir avec la pulpe des doigts ou une pièce de monnaie. En auscultant immédiatement après, on a le temps de constater l'absence du souffle. Une pression moyenne n'exerce pas la même action. Souvent au contraire, elle exagère le souffle. Ce signe que j'emploie depuis 5 ans m'a paru rarement en défaut. Je le crois d'une application difficile chez l'adulte, dont la paroi résiste davantage.

On a attribué une interprétation spéciale au souffle choréique qui est passager, variable d'intensité, intermittent, et qui se combine parfois à de l'arythmie et à des intermittences du pouls. Hasse, Revees le rapportent à une chorée du myocarde. Ollivier à une excitation choréique du pneumogastrique entraînant l'atonie intermittente du cœur. Or, le souffle choréique rentre dans les bruits cardio-pulmonaires (Potain). Dans les nombreux cas

(1) *Jahrb. f. Kind.*, 1881.

où je l'ai observé, je l'ai toujours vu disparaître par la pression du stéthoscope. Le diagnostic du souffle intra-cardiaque et du frottement-souffle de la
péricardite n'a rien de spécial à l'enfance. Le dernier est superficiel, non
superposé aux bruits du cœur, se renforce par la pression, se propage peu.
Au reste, le souffle de l'endocardite, même considérée dans sa période
aiguë, affecte chez les enfants quelques caractères intéressants. Il a en effet
une tendance à se propager très rapidement non seulement dans l'aisselle,
mais jusqu'au rebord des fausses côtes, aux clavicules, à droite jusqu'à la
ligne mamelonnaire. On le perçoit en arrière à la pointe de l'omoplate. cd
là il rayonne sur le dos, et surtout le long de la colonne de façon à s'étendre
à la nuque et au sacrum. Parfois la propagation est plus étendue en arrière
qu'en avant. Le plus souvent, le souffle n'acquiert cette diffusibilité qu'après
la période fébrile. Il est d'abord léger, puis augmente d'intensité et se propage de plus en plus. Parfois aussi, il s'étend déjà fort loin dès les premiers
temps, alors que la fièvre subsiste, pour se limiter dans la suite. Le cœur
excité lance avec plus d'énergie le jet liquide qui vibre. C'est la facile propagation de ces vibrations aux tissus minces et élastiques de l'enfant qui
explique cette dissémination énorme des bruits pathologiques. Le fait est
encore plus marqué dans le cours de l'endocardite chronique.

En dehors des signes physiques, le diagnostic de l'endocardite aiguë ne
présente qu'incertitude. La douleur locale est rare, liée plutôt à la péricardite. L'accélération du pouls, l'arythmie sont phénomènes sans valeur chez
les jeunes enfants. On attachera plus d'importance à la dyspnée ainsi qu'aux
palpitations survenant par accès. Dans l'endocardite secondaire, la fièvre est
rapportée à l'affection primitive, à moins que la complication n'éclate dans la
convalescence. Dans l'endocardite primitive, la fièvre n'a aucun caractère
pathognomonique. Elle est rémittente, et se signale parfois par sa ténacité
(1 mois, 6 semaines de durée).

Le diagnostic du siège de l'endocardite se fait d'après l'étude du siège
et du temps des bruits anormaux. L'*endocardite pariétale* est une affection
rare qui se traduit par de l'excitation cardiaque et de la dilatation du cœur.
L'*endocardite mitrale*, la plus fréquemment observée, détermine un assourdissement du bruit systolique et un souffle au premier temps, à maximum
apexien, qui acquiert rapidement une grande étendue dans sa propagation.
On pourrait être tenté dans quelques cas où l'on observe un dédoublement du
2° bruit et un bruit diastolique à gauche du sternum, d'admettre un rétrécissement mitral. Cette affection est à peu près exclusive de l'endocardite
aiguë, elle ne pourrait être réalisée que par de grosses végétations implantées sur la valvule mitrale. Le rétrécissement mitral, dans les conditions
ordinaires, apparaît toujours tardivement, longtemps après l'insuffisance, car
il correspond à un stade plus avancé de la lésion valvulaire. Sa coïncidence
avec une insuffisance est un signe certain de l'ancienneté de l'endocardite.

Il est rare aussi d'observer une *lésion aortique*. Le rétrécissement se
forme avec lenteur ; l'insuffisance, combinée à l'endocardite aiguë, est le fait
de lésions ulcéreuses ou de végétations qui appartiennent à l'endocardite
maligne. Les *localisations sur le cœur droit* sont exceptionnelles, chez

[E. WEILL.]

l'enfant comme chez l'adulte. Elles appartiennent aussi à l'histoire de l'endocardite maligne, et s'observent de préférence dans la pneumococcie et la puerpéralité. Le diagnostic de l'*endocardite maligne* varie suivant qu'elle affecte la forme d'une fièvre typhoïde, d'une pyémie, d'une fièvre intermittente, d'une cachexie aiguë ou subaiguë. La réaction de Widal, la culture du sang qui renferme les germes pathogènes seront pratiquées. On sera guidé par l'apparition d'un érythème, d'un purpura, d'une diarrhée sanglante, d'une paralysie brusque d'origine centrale. Les signes physiques sont caractéristiques : ils se montrent souvent tardivement. Ils indiquent des variations brusques dans l'état des valvules : un souffle diastolique se substituant à un souffle systolique ne se voit que dans l'endocardite maligne.

**Pronostic.** — L'enfance constitue une prédisposition marquée à l'endocardite, ainsi que cela ressort des observations que nous avons présentées à l'occasion de l'étiologie. Est-ce parce que le rhumatisme infantile a une virulence spéciale, ou faut-il invoquer des causes locales, telles que l'activité plus grande du cœur, l'étroitesse de l'isthme aortique (lieu d'embouchure du canal artériel dans l'aorte), qui persiste un assez long temps et surcharge le travail du ventricule gauche (Jacobi), la vascularisation plus riche des valvules de l'endocarde? On a prétendu que l'endocardite infantile guérissait plus souvent que celle de l'adulte. C'est là une opinion difficile à démontrer. Il n'est pas douteux que l'endocardite chronique affecte chez l'enfant des procédés de guérison, relevant de la croissance, et difficiles à réaliser chez l'adulte. Pour l'endocardite aiguë, rien n'est moins sûr que la bénignité qu'on lui a attribuée dans l'enfance. Elle est bénigne, lorsque sa cause première n'est pas sujette à retours (scarlatine, fièvre typhoïde, endocardite idiopathique, rhumatisme non récidivant). Encore n'est-elle pas fatalement vouée dans ces cas à la résorption. Nous avons noté au chapitre de l'étiologie qu'une seule atteinte de rhumatisme, même léger, conduit très souvent à l'endocardite chronique. Par contre, cette forme spéciale du rhumatisme héréditaire, qui se traduit dès l'enfance par le retour fréquent des poussées articulaires, conduit sûrement à l'endocardite chronique.

Le pronostic de l'endocardite aiguë est plus grave lorsqu'elle se superpose à une ancienne lésion déjà organisée; car elle rompt en général la compensation qui s'était maintenue jusque-là. Il est aggravé aussi par la coexistence de complications pulmonaires, pleurales et surtout péricardiques.

Le pronostic de l'endocardite maligne est aussi sombre chez l'enfant que chez l'adulte. La mort est rapide dans les formes aiguës, survient au bout de quelques mois dans les formes subaiguës.

**Traitement.** Dans l'endocardite bénigne, la prophylaxie se borne à prescrire une hygiène sévère aux enfants issus de rhumatisants et à traiter, comme s'il s'agissait de cas graves, les rhumatismes les plus légers de l'enfance en ordonnant le repos, la diète, la médication salicylée. L'alimentation se réduira à du lait et des potages. Un écart de régime réveille facilement les douleurs somnolentes. Le repos doit être exigé non seulement quand le développement des arthropathies devient une cause de docilité, mais encore quand les douleurs sont peu vives et localisées sur un petit nombre de jointures. Le cœur de l'enfant se comporte vis-à-vis du rhumatisme comme une articulation, il faut le traiter comme tel et obtenir de lui le minimum d'activité. On sait que les jointures les plus fatiguées dans la vie habituelle sont celles qui subissent les premières l'atteinte du mal. On doit donc soustraire le plus possible le cœur à l'action des causes qui augmentent la réceptivité locale. Bruce[1] va jusqu'à prétendre que, chez les sujets très jeunes, les rechutes de rhumatisme et avec elles les chances d'endocardite sont occasionnées par des excitations légères, une contrariété, une émotion, un récit intéressant. Sans aller aussi loin, il faut recommander sinon l'alitement, au moins une immobilité relative.

Si, malgré tout, l'endocardite se déclare, à la diète et au repos il faut associer la révulsion. Les émissions sanguines locales qui soulagent la douleur sont rarement indiquées. On usera soit de badigeonnages iodés, soit de vésicatoires volants, répétés un certain nombre de fois, tant que la fièvre, l'excitation cardiaque, le progrès des lésions appréciable à l'examen, témoigneront de la persistance de l'inflammation. Le vésicatoire aura encore sa part à la période subaiguë et même au début de la phase chronique, car on a signalé des cas de guérison après un et deux ans (Roger, C. de Gassicourt). Le vésicatoire est le procédé de choix, lorsqu'on veut provoquer un effet rapide et de quelque durée. Chez les jeunes enfants, il a l'inconvénient de déterminer de l'excitation, de la fièvre, si son application est prolongée. Il laisse à sa suite des ulcérations ou provoque autour de son point d'application des éruptions pustuleuses. Aussi, faut-il le laisser en place pendant un temps très court, de une à quelques heures, suivant l'âge. Les applications ultérieures seront encore plus courtes. La région révulsée devra être soigneusement aseptisée. Dès le début, il est bon d'administrer de petites doses de digitale, qui ralentissent le cœur et contribuent à lui procurer un repos relatif. Dans le même but, on donnera du bromure de potassium à la dose de 0,25 centigrammes à 1 gramme *pro die*.

La digitale trouve encore son indication dans les cas de dilatation cardiaque avec angoisse, tendance au collapsus. On l'administre sous forme de poudre de feuilles en infusion : 0,05 à 0,10 centigrammes dans la première enfance, 0,20 à 0.40 dans la seconde enfance. Elle sera prise en une fois et répétée, s'il y a lieu, au bout de quelques jours. L'infusion peut être remplacée par l'extrait, le sirop, la teinture et de préférence la digitaline cristallisée aux doses de 0,0001 à 1/2 milligramme. Nous en préciserons le mode d'administration à propos de l'endocardite chronique. A la digitale on peut substituer ses succédanés classiques, caféine, strophantus, spartéine, muguet. La caféine a l'inconvénient d'agiter les jeunes sujets et de produire l'insomnie. Les hautes doses ont donné lieu d'après Talk à des accidents tétaniques. On ne dépassera pas 0,20 centigrammes au-dessous de 5 ans.

Lorsque l'endocardite passe à l'état subaigu, on doit continuer la révulsion et prescrire l'iodure de potassium ou de sodium (0,10 à 0,50 centi-

---

(¹) *Brit. med. J.*, 1890.

[E. WEILL.]

grammes par jour), pendant une longue période, avec une suspension régulière du médicament 10 à 15 jours par mois.

Le traitement de l'endocardite maligne n'offre rien de particulier à signaler chez l'enfant. Il faut combattre soigneusement toute infection locale capable d'envahir le sang et d'atteindre l'endocarde. L'antisepsie interne est indiquée dès que l'infection s'est généralisée. On a eu recours à la quinine, au salol, aux naphtols, au calomel. Ce sont là des pratiques rationnelles, sans résultat effectif. L'attaque directe du microorganisme pathogène révélé par la culture du sang au moyen d'un sérum approprié (antistreptococcique, par exemple, en cas d'endocardites à streptocoques), est également indiquée par la théorie. L'avenir du traitement est certainement dans cette voie, mais jusqu'ici l'expérience n'en est pas faite. L'abcès de fixation (Fochier), qui semble agir en provoquant la formation de substances empêchantes ou antitoxiques, pourra être provoqué. Il semble toutefois que la formation spontanée de foyers de suppuration n'atténue pas la gravité du mal. Le traitement tonique (alcool, quinquina, arsenic, etc.), en relevant les forces, peut mettre l'organisme en état de lutter contre l'infection. Mais l'appui prêté à l'organisme est disproportionné avec l'effort à faire. Enfin, il faudra prescrire la médication toni-cardiaque, digitale, etc., pour combattre l'asthénie cardiaque et prévenir les thromboses qu'elle entraine. Le traitement n'a en général aucune action sur les formes aiguës de l'endocardite maligne. On a cité des faits plus encourageants à propos de ses formes prolongées.

### ENDOCARDITE CHRONIQUE

**Étiologie.** — L'endocardite chronique chez l'enfant succède le plus habituellement à l'endocardite aiguë et relève des mêmes causes.

Chez l'adulte, elle se développe parfois sans passer par la phase aiguë dans l'intoxication saturnine (Duroziez), alcoolique, dans certains cas d'athérôme à extension intra-cardiaque, dans le diabète sucré, l'artério-sclérose, les hypertensions chroniques du système artériel, la tuberculose. La plupart de ces états ne se rencontrent pas dans l'enfance. Le diabète sucré, qui affecte dans le jeune âge une forme très grave, ne touche pas l'endocarde. Il n'est pas fait mention de lésion cardiaque dans les 108 cas de diabète infantile réunis par Waegeli[1]. Seule la tuberculose détermine à tout âge une sclérose primitive de l'endocarde qui aboutit aux rétrécissements orificiels. Elle se distingue anatomiquement de l'endocardite chronique vulgaire. Potain a fait ressortir la fréquence de l'association d'un rétrécissement mitral avec des lésions tuberculeuses du poumon à évolution lente ou rétrograde. Cet auteur admet que la lésion mitrale provoquée par l'action des toxines tuberculeuses modifie la marche de la tuberculose par le développement graduel d'un état congestif du poumon (Lépine). Tripier exprime la même opinion : « Il n'est pas rare, dit-il, de rencontrer des cardiaques

______
(1) *Arch. f. Kindh.*, 1895.

dont les antécédents héréditaires et personnels sont.manifestement tuberculeux et qui ne présentent pas d'autre antécédent pathologique, notamment pas d'affection rhumatismale, de pneumonie, de fièvre. J'ai eu l'occasion de faire cette observation pour divers cas d'affections cardiaques, mais surtout pour des cas de rétrécissement mitral. » Cette endocardite tuberculeuse ne passe pas par la phase d'inflammation aiguë. Hanot, Lauth, P. Teissier croient que les toxines tuberculeuses élaborées à petites doses, par des bacilles de virulence atténuée, exercent une action sclérogène sur les tissus qu'ils imprègnent.

P. Teissier, étendant la doctrine de Potain, reconnaît la même origine tuberculeuse pour certains cas de rétrécissements purs, aortiques, pulmonaires ou tricuspidiens, développés de bonne heure, en dehors de toute influence occasionnelle appréciable. Bien plus, l'hérédité tuberculeuse suffirait, non pas l'hérédité infectieuse, mais celle du terrain. L'enfant né d'un tuberculeux continuerait à subir l'action de la toxine maternelle qui lui a été transmise, sans contenir lui-même de bacilles tuberculeux. C'est encore à l'hérédité tuberculeuse que P. Teissier rapporte les hypoplasies cardio-vasculaires qui constituent certaines formes de chlorose. Chez les enfants, les faits de rétrécissements orificiels purs que nous avons observés reconnaissent rarement l'origine tuberculeuse, directe ou héréditaire. Nous ne l'avons pas notée 1 fois sur 4 cas de rétrécissement aortique. Nous ne l'avons trouvée que deux fois sur 10 cas de rétrécissement mitral. Les rétrécissements orificiels purs doivent donc être séparés à ce point de vue chez l'enfant et chez l'adulte. Le sexe parait jouer un grand rôle même dans le jeune âge. Le rétrécissement mitral pur, bien que signalé chez l'homme[1], est incomparablement plus fréquent chez la femme. On a attribué ce fait à l'influence qu'exerce le développement de la fonction génitale sur la composition du sang après la puberté. Or, elle ne peut être invoquée dans nos cas, 8 malades sur 10 n'étaient pas menstruées. La proportion considérable de rétrécissements mitraux que j'ai observés chez les filles (10 sur 57 cas d'endocardite chronique, près de 20 pour 100), témoigne que le sexe féminin est dès l'enfance une prédisposition puissante à cette affection. Aucune de nos malades n'était chlorotique et ne présentait de symptômes d'aplasie artérielle que l'on a vue coexister parfois avec le rétrécissement mitral. J'ai examiné avec soin les mères de mes patientes, aucune ne présentait d'affection cardiaque. L'hérédité par malformations similaires, qui a été signalée[2], n'existait donc pas. Par contre, j'ai vu 5 enfants d'une même famille, dont le père et la mère étaient en bonne santé, atteints de cardiopathie. L'aînée, fille de 10 ans, avait un rétrécissement mitral net; la seconde, fille de 6 ans, des signes probables; le troisième, garçon de 4 ans, des troubles fonctionnels avec signes douteux. Il y a donc lieu de poser la question du rétrécissement mitral familial.

L'origine fœtale du rétrécissement mitral précoce a été admise dans quelques cas. Chez nos sujets, il n'y a jamais eu aucun symptôme permettant

(1) Voir PERDEREAU. *Th. de Paris*, 1896.
(2) Voir SERVIN. *Th. de Paris*. 1896.

[E. WEILL.]

d'adopter cette opinion. La seule cause que l'on puisse invoquer en faveur de la prédominance du rétrécissement mitral chez les filles, c'est l'angustie physiologique de l'orifice mitral dans le sexe féminin (Landouzy).

**Anatomie pathologique.** — L'endocardite chronique se comporte dans l'enfance comme chez l'adulte. Elle revêt deux aspects anatomiques différents suivant qu'elle est secondaire ou primitive. Dans le premier cas les valvules présentent des déformations, des froncements, des rétractions, des apparences cicatricielles. L'endocardite primitive traduit sa présence par une transformation plus diffuse des valvules qui, tout en gardant leur longueur, leur forme, sont comme parcheminées, et n'ont plus ni la souplesse, ni la minceur habituelles. L'endocardite atteint surtout la région valvulaire. Elle envahit parfois les orifices eux-mêmes et détermine leur coarctation. Souvent aussi elle dessine sur l'endocarde pariétal un épaississement général ou partiel avec opalescence, et parfois de véritables plaques athéromateuses. Cette endocardite pariétale est surtout localisée dans la cavité qui supporte l'effort principal de la pression sanguine, l'oreillette gauche, par exemple, en cas de rétrécissement ou d'insuffisance mitrale.

L'endocardite valvulaire se caractérise par la présence, au niveau du bord libre de la valvule, de saillies verruqueuses, séparées par des dépressions. Ce ne sont plus des végétations molles, comme pendant la période aiguë, mais de petits fibromes. Le bord valvulaire est transformé en une sorte de bourrelet circulaire. Les parties sus-jacentes sont rigides, déformées, distordues, réduites de longueur. Les cordages tendineux qui s'insèrent à la valvule sont épaissis, rétractés. Le pilier musculaire est coiffé comme d'un capuchon fibreux et, à sa surface même, le pilier présente un aspect grisâtre, entouré qu'il est d'un mince manchon scléreux. Le pilier lui-même est raccourci et épaissi. Les valves de la mitrale déformées et rétractées créent une insuffisance; soudées par leur bord, elles déterminent en même temps un rétrécissement. L'aspect général de la valvule est celui de paupières bridées à la suite de l'ophtalmie granuleuse (Bouillaud). Une valve peut être soudée à la paroi, ou être réduite à l'état de vestige qu'on retrouve près de l'orifice d'insertion. Dans la forme primitive de l'endocardite, la valvule mitrale est transformée en un entonnoir rigide, à parois uniformément épaisses, homogènes, sans froncements, sans inégalités ni rétraction.

L'endocardite infantile se caractérise par le degré peu avancé de ses lésions. Son évolution n'embrasse que quelques années et aboutit rarement, dans la période infantile même, aux transformations cartilagineuses, calcaires ou aux processus d'athérome secondaire avec ramollissement. Taupin a trouvé cependant des plaques calcaires et des concrétions pierreuses à la mitrale d'un enfant atteint d'endocardite des deux ventricules.

On trouve parfois, surajoutées aux lésions de l'endocardite chronique, des végétations jeunes, indices d'un processus inflammatoire récent. C'est que la lésion chronique crée une prédisposition aux localisations infectieuses, et, dans les affections congénitales du cœur qui affectent de préférence les cavités droites, les poussées d'endocardite aiguë se font à leur niveau.

L'endocardite siège principalement au niveau de l'orifice mitral.

Sur 64 cas d'endocardite, nous avons observé 7 formes aiguës et toutes localisées sur la valvule mitrale et 57 formes chroniques ainsi réparties :

    1 rétrécissement pulmonaire congénital avec cyanose
    4 rétrécissements aortiques
    10 rétrécissements mitraux
    11 insuffisances avec rétrécissements de la valvule mitrale
    51 insuffisances mitrales, dont 2 avec endocardite tricuspidienne

ce qui, en faisant abstraction du rétrécissement pulmonaire, nous donne 59 localisations mitrales pour 4 localisations aortiques. Nous n'avons trouvé que 2 fois la valvule tricuspide intéressée par le processus scléreux.

Sur 148 cas de lésions d'orifices observées par Steffen et Hochsinger, l'orifice aortique n'a été atteint que 8 fois, 1 fois sur 18, alors que nous avons observé la lésion aortique 1 fois sur 15 et Henoch 1 fois sur 7. A mesure que les sujets avancent en âge, l'orifice aortique perd son immunité. C'est ainsi que Willigk a compté 22 lésions aortiques pour 33 mitrales. Bamberger admet que le maximum de fréquence de l'endocardite se montre de 10 à 30 ans pour l'orifice mitral, de 30 à 50 ans pour l'orifice aortique.

Histologiquement, l'endocardite chronique est constituée par une transformation fibreuse de la couche hyaline sous-endothéliale et par la dégénérescence graisseuse, répartie en ilots, des cellules de cette couche. L'endocardite chronique aboutit, en définitive, à créer au niveau des orifices et des valvules des altérations qui modifient les conditions normales de la circulation, en plaçant sur le trajet du cours sanguin des obstacles qui lui font opposition.

Dès que la circulation est ralentie (rétrécissement) ou renversée dans sa direction (insuffisance), les cavités cardiaques dans lesquelles le sang tend à s'accumuler se dilatent. Le myocarde, excité par la pression croissante qui s'exerce sur ses parois s'hypertrophie, augmente son travail, et rétablit ainsi, dans une certaine mesure, le cours normal du sang. C'est à ce point de vue que l'enfance manifeste son cachet particulier. Elle possède en effet des ressources qui diminuent et s'épuisent plus tard et qui lui permettent d'accumuler au point faible les matériaux destinés à le consolider. C'est la propriété de croissance générale des tissus infantiles et leur grande activité nutritive qui modifient avec une rapidité merveilleuse la valeur numérique des éléments constituants d'un organe. Nous avons pu assister, pour le cœur, à cette multiplication soudaine de ses fibres musculaires dans des cas de néphrite aiguë terminée par la mort. Dans l'un d'eux, la paroi ventriculaire gauche avait doublé d'épaisseur en 9 jours. Pour ce qui concerne l'endocardite, nous n'avons pu faire la vérification anatomique, mais nous avons noté sur le vivant l'augmentation rapide des dimensions cardiaques, à la suite d'inflammations aiguës des valvules. Ce qui met encore mieux en relief l'influence de l'âge, c'est l'aisance avec laquelle, chez l'enfant, le myocarde hypertrophié compense l'obstacle orificiel, c'est la durée même de cette compensation, c'est l'intégrité persistante des fibres musculaires cardiaques, en dépit de leur activité fonctionnelle exagérée. Pour rompre cet équilibre, il faut autre chose que la fatigue mécanique que le cœur de l'enfant ignore à peu près : il faut le concours d'un facteur pathologique, d'une péricardite

[E. WEILL.]

étendue, d'une symphyse qui gênent le jeu du cœur, entravent sa circulation pariétale et son innervation, ou encore d'une infection qui provoque une altération directe de la fibre musculaire, ainsi que nous l'avons observé dans plusieurs cas de myocardite parenchymateuse aiguë[1].

L'hypertrophie compensatrice du myocarde existe assurément chez l'adulte et parvient, comme chez l'enfant, à prévenir les conséquences mécaniques d'une lésion orificielle. Mais elle exige un effort plus considérable de la nutrition pour se constituer et surtout pour se maintenir, car outre que le mouvement général de la croissance ne la favorise pas comme dans le jeune âge, les vaisseaux de la paroi, les espaces interstitiels avec les liquides nourriciers qu'ils contiennent, sont plus ou moins touchés par l'action répétée des poisons que les maladies, les professions, les régimes défectueux et le simple exercice de la vie ont introduits peu à peu dans la circulation. C'est donc, en puisant dans une mine moins riche et avec des matériaux de moindre qualité, que l'adulte consolide l'édifice musculaire chancelant de son cœur.

En fait, il y a peu de nuances entre les endocardites chroniques considérées en elles-mêmes chez l'enfant et chez l'adulte. On a signalé l'allongement possible, dans le jeune âge, d'une valve saine, d'une portion restée intacte dans une valve altérée, des cordages tendineux qui s'y insèrent. Le myocarde tire, en proportion de son énergie, sur la valvule rétractée, et si la croissance favorise ses efforts, il peut arriver à reformer un appareil valvulaire, anormal d'apparence, mais jouant convenablement (Von Jaksch)[2]. Aufrecht[3] a pu suivre une insuffisance aortique développée à 20 ans. Elle disparut à 26 ans. Le malade mourut 2 ans après d'une affection aiguë et l'autopsie montra une aorte intacte avec deux valvules très grandes, épaisses, couvrant toute l'aire de l'orifice. La 5e valvule était représentée par une saillie cicatricielle grosse comme un pois. Le ventricule gauche, hypertrophié pendant le cours de l'observation, avait eu le temps de reprendre ses dimensions normales. C'est encore le myocarde par l'intermédiaire de la pression aortique qui a fait les frais de la réparation valvulaire. Enerbringer[4] a vu, chez un jeune homme de 17 ans mort tuberculeux, une hypertrophie avec dilatation du ventricule gauche, et une soudure des sigmoïdes droite et postérieure de l'aorte formant une espèce de poche. Il y avait eu à un moment insuffisance aortique, guérie par l'allongement des deux valves soudées. Nous reviendrons à propos du pronostic sur les faits de ce genre, mais, tout encourageants qu'ils soient à l'égard des endocardites infantiles et juvéniles, ils n'en constituent pas moins des exceptions et n'établissent pas de distinction réelle entre les âges. Toute autre est l'influence du myocarde. Lui seul imprime une physionomie un peu spéciale à l'évolution des affections cardiaques. Alors que la lésion d'orifice n'est qu'une sorte de difformité, les véritables troubles pathologiques sont commandés par l'état du myocarde. Que ce dernier soit altéré dans

<hr>


[1] WEILL et BARJON. *Rev. des mal. de l'enf.*, 1896.
[2] *Prager Vierteljsch.*, 1860.
[3] *Berl. klin. Wochs.*, 1869.
[4] *Soc. de méd. de Berlin*, 1887.

sa structure, ou gêné dans son activité, la lésion cardiaque se transformera en maladie, aussi bien chez l'enfant que chez l'adulte. Mais précisément dans le jeune âge, hors des conditions spéciales que nous avons signalées, le muscle cardiaque est susceptible d'une énergie et d'une durée de travail que l'âge adulte réalise rarement. Il y a entre le myocarde infantile et adulte toute la différence qui sépare deux muscles l'un jeune, susceptible de s'adapter à la gymnastique la plus pénible, l'autre âgé, réfractaire à des exercices nouveaux.

L'hypertrophie, à tous les âges, affecte de préférence certaines cavités du cœur et ce choix est commandé par le siège de l'obstacle orificiel et son mode d'action. Quand il s'agit de rétrécissement, l'hypertrophie compensatrice occupe les cavités situées en amont; en cas d'insuffisance, elle occupe à la fois les cavités situées en amont et en aval. A ce point de vue, nous n'avons rien de spécial à signaler chez l'enfant. Toutefois, nous avons reconnu, dans les cas de rétrécissement mitral infantile, un fait intéressant, c'est la fréquence de l'hypertrophie du ventricule gauche que nous avons notée 5 fois sur 10 cas de rétrécissement mitral pur, chez des enfants dont l'aîné avait 12 ans et le plus jeune 6. En regard de la fréquence de l'hypertrophie du ventricule gauche, nous devons placer la rareté de celle du cœur droit, qui ne s'est montrée que 4 fois sur 10 et encore très peu marquée dans 2 cas. Pour ce qui est de ce dernier fait, il confirme dans une certaine mesure l'opinion de von Dusch et de Hochsinger, qui n'ont jamais observé ni hypertropie ni dilatation du cœur droit au-dessous de 5 ans. Ce privilège se poursuit quelque peu dans la seconde enfance. On a invoqué, pour l'expliquer, le faible degré de coarctation correspondant aux premières phases du rétrécissement, l'hypertrophie facile de l'oreillette gauche chez l'enfant et par conséquent une compensation plus parfaite.

L'hypertrophie du ventricule gauche existe parfois chez l'adulte et on l'explique, chez lui, par l'augmentation des résistances périphériques, l'athérome, l'artériosclérose, les œdèmes chroniques, la myocardite scléreuse. Baumbach[1] prétend que la diastole s'allonge pour permettre au sang auriculaire de s'écouler tout entier dans le ventricule, dont la capacité est ainsi maintenue. Mais de plus il est entraîné à se contracter activement par les fibres communes aux deux ventricules. Nous n'avons pas observé chez l'enfant cet allongement de la diastole. Et nous nous sommes arrêté à l'hypothèse suivante : le rétrécissement, d'après Potain et Duroziez, est précédé d'une phase d'insuffisance. Or, celle-ci marque son passage par l'hypertrophie du ventricule gauche qui subsiste un certain temps, après la constitution définitive du rétrécissement. Ce n'est qu'à la longue que les changements imprimés par le rétrécissement aux cavités cardiaques remplaceront ceux qu'y avait laissés l'insuffisance. L'hypertrophie ventriculaire gauche associée au rétrécissement mitral pur indique qu'il n'est pas ancien et se trouve ainsi comme une des particularités du rétrécissement infantile.

Nous devons remarquer encore que, dans l'insuffisance mitrale, le pouls

___
[1] D. Arch. f. klin. Med.

[E. WEILL.]

radial de l'enfant est peu modifié dans son ampleur et sa tension. Cela tient
à la largeur relative du système aortique qui présente au sang une voie
d'écoulement plus facile que la fente créée par la valvule insuffisante, d'autant
mieux que la tension artérielle faible dans le jeune âge ne nécessite pas de
la part du ventricule un grand effort. C'est là une disposition qui s'ajoute à
l'activité du myocarde pour corriger l'altération orificielle.

**Symptômes.** — L'endocardite chronique se révèle par des signes physiques et des troubles fonctionnels.

*Signes physiques.* — Ils sont commandés par le siège de la lésion, son
mode d'action (rétrécissement ou insuffisance) et la réaction du myocarde
(dilatation ou hypertrophie). Le sang passe à travers un orifice étroit soit
dans le sens normal de son cours (rétrécissement), soit en sens inverse (insuffisance). Dans les deux cas il se produit une veine fluide qui vibre et s'accompagne d'un bruit de souffle systolique pour les rétrécissements artériels
et les insuffisances auriculo-ventriculaires, diastolique ou présystolique pour
les insuffisances artérielles et les rétrécissements auriculo-ventriculaires.
L'enfance ne modifie en rien les lois de l'hydraulique et nous nous contenterons de relever deux caractères un peu spéciaux aux souffles organiques
infantiles, leur timbre aigu et leur propagation lointaine. Nous les avons déjà
signalés à propos de l'endocardite aiguë, ils sont encore plus marqués dans
l'endocardite chronique. Les vibrations de la veine fluide et des conducteurs
qui les transmettent (masse du sang, bords de l'orifice, parois pectorales)
sont plus rapides en raison du petit volume des corps vibrants. La circulation plus active de l'enfant ajoute encore à l'acuité du son, de sorte que le
bruit de souffle ne donne pas la note grave qu'on lui connaît chez l'adulte.
Il est rude et strident.

Le souffle occupe habituellement deux foyers de diffusion : l'un en avant,
dont le centre est au cœur et d'une façon plus précise à la pointe ou à la base ;
l'autre en arrière, à l'angle inférieur de l'omoplate et dans la zone correspondante de la colonne. Le premier s'étend facilement en haut jusqu'à la
clavicule, en bas jusqu'au rebord des fausses côtes, à gauche jusqu'au bord
postérieur de l'aisselle qu'il contourne même pour se fusionner avec le
bruit dorsal, à droite jusqu'à la ligne mamelonnaire et au delà. Le souffle
postérieur se diffuse tout le long de la colonne jusqu'à la nuque, jusqu'au
sacrum, latéralement dans tout le dos jusqu'à la racine des membres. La
moitié droite du dos laisse souvent percevoir le souffle alors qu'il manque
dans la moitié droite de la paroi antérieure du thorax. La propagation est
donc parfois plus étendue en arrière qu'en avant. La transmission étendue
des bruits de souffle organiques chez l'enfant se conçoit aisément. L'archet
représenté par la veine fluide est manié par une main vigoureuse, le
myocarde hypertrophié à contractions puissantes. L'élasticité parfaite de
toutes les parties constituantes de la poitrine permet aux vibrations de se
propager au loin, spécialement le long des tiges osseuses, côtes, colonne,
et leur exiguïté favorise encore cette tendance. Telle est l'influence de
ces conditions spéciales, qu'il nous est arrivé de ·percevoir dans le
dos un souffle cardio-pulmonaire et même un frottement péricardique

antérieur. Ce sont là. d'ailleurs des faits exceptionnels qui n'enlèvent rien à la valeur diagnostique de la propagation lointaine des souffles organiques. Un bruit de souffle, si rude soit-il, ne doit être rapporté à une lésion orificielle qu'autant qu'on s'est assuré de sa grande diffusion. On peut hésiter au début de l'endocardite à la phase aiguë ou subaiguë, alors que les valvules sont encore molles, que le myocarde n'a pas encore été stimulé par la lutte contre l'obstacle orificiel. A la phase chronique, le bruit de souffle organique doit s'entendre à de grandes distances.

La diminution de son champ de propagation, l'adoucissement de son timbre impliquent l'intervention d'un facteur nouveau : infection du myocarde, myocardite qui produisent l'asthénie du cœur. La diffusibilité des souffles, en même temps qu'elle constitue un signe diagnostique, a donc aussi une valeur pronostique. Les bruits propagés témoignent d'une heureuse compensation, et leur atténuation rapide doit faire craindre une complication. Leur modification lente, progressive, peut seule être interprétée comme l'indice d'une amélioration réelle de la lésion endocardique.

L'inconvénient de la diffusion des souffles est de jeter une certaine obscurité sur la localisation du foyer maximum du bruit. La fréquence des affections mitrales devra faire conclure, en cas d'hésitation, en faveur d'une atteinte de la valvule bicuspide. Certains bruits pathologiques font défaut dans l'enfance. Le roulement présystolique ne se perçoit pas avant 5 ans. Pour Duroziez même, il ne se montre qu'à l'adolescence. C'est là une opinion exagérée. Dans la seconde enfance, on l'observe à l'état de complet développement. Le second bruit aortique est rarement renforcé dans l'enfance. Cela tient d'abord à ce que les affections qui augmentent la tension artérielle se montrent peu chez l'enfant, mais surtout à ce que la capacité des artères est très grande par rapport à la masse du sang qui les parcourt. Dans plusieurs cas de néphrite avec hypertrophie cardiaque, j'ai constaté l'absence de toute modification de la tension artérielle. Le second bruit pulmonaire est susceptible d'être renforcé. Le fait s'observe dans la phase aiguë de l'endocardite, alors que le myocarde se relâche, et dans la phase chronique, lorsque le cœur droit s'hypertrophie. Cette dernière condition se réalise beaucoup plus rarement chez l'enfant que chez l'adulte.

L'accélération physiologique des battements du cœur infantile ne doit pas être imputée à une lésion. L'émotion presque inévitable provoquée par l'examen chez les jeunes enfants ne tend qu'à l'accentuer. Il est le plus souvent inutile d'exciter le cœur par l'effort, par une marche rapide, pour renforcer un souffle douteux. Souvent c'est un ralentissement que l'on désire, car, au-dessous de 5 ans, une des difficultés est de préciser le temps et le siège des bruits anormaux. L'arythmie n'a pas grande signification dans la première enfance. Dans la seconde enfance, le cœur est, au contraire, remarquable par la régularité de son rythme, même dans le cours des lésions valvulaires. Cela tient à la rareté de la myocardite interstitielle commune dans l'endocardite chronique de l'adulte (Krehl)[1]. La circulation périphérique est

---

[1] D. Arch. f. klin. Med., 1895.

rarement touchée. Le pouls radial est régulier et le tracé sphygmographique n'établit entre les diverses localisations de l'endocardite aucune différence marquée, à l'exception de l'insuffisance aortique. Le pouls veineux fait habituellement défaut. Je ne l'ai observé qu'une fois associé au pouls hépatique sur 20 cas de cardiopathies graves. Je l'ai vu manquer dans un cas d'insuffisance fonctionnelle très large de la tricuspide, vérifiée à l'autopsie, chez un enfant atteint de rétrécissement mitral pur serré. L'oreillette droite avait une capacité de 400 centimètres cubes, et cependant les veines avaient résisté à l'ondée puissante poussée par le ventricule droit.

Les œdèmes déclives ne se voient pas dans la même proportion que chez l'adulte. Je ne les ai notés qu'une fois sur 9 cas de maladies graves du cœur non terminées par la mort, encore étaient-ils peu marqués. Sur 12 cas terminés par la mort en asystolie, je l'ai vu manquer 5 fois, peu marqué 2 fois, n'apparaissant que 8 jours avant la mort 2 fois, avec son évolution classique 3 fois. Les autres signes physiques de l'endocardite chronique offrent aussi quelques nuances spéciales à l'enfant. La voussure précordiale paraît dès le stade aigu et se développe avec une grande netteté. Le frémissement cataire est très marqué dans les cas anciens en raison de la transmission facile des vibrations intra-cardiaques. Souvent, la lésion est relativement jeune, les rugosités valvulaires sont peu développées, et le frémissement manque. L'augmentation de volume du cœur est fréquente, plus spécialement celle du cœur gauche. Elle est rarement le fait de la dilatation du myocarde, dans les cas non compliqués. En résumé, l'appréciation de l'état du cœur est une opération simple chez l'enfant. Pas de souffles inorganiques au-dessous de 5 ans, comme nous l'avons indiqué à propos de l'endocardite aiguë, des souffles systoliques à grande propagation, intégrité du myocarde atteint d'hypertrophie vraie, peu de modifications de la tension artérielle et de la circulation périphérique; les conditions d'étude sont réduites à leur plus simple expression et on peut dire que, dans l'enfance, une lésion cardiaque a chance d'être observée à l'état de pureté, aucun élément étranger ne venant modifier sa physionomie propre.

*Symptômes fonctionnels.* — Tous les auteurs ont insisté sur le caractère latent de l'endocardite chronique chez l'enfant. Les jeunes cardiopathes passent pour des indolents, des nerveux, des anémiques. Souvent leur développement général se fait bien et ils ont toutes les apparences d'une bonne santé. Ce n'est pas à dire qu'une endocardite sera forcément bénigne, par le fait qu'elle existe chez l'enfant. Il est au contraire des formes très graves de cette affection, et l'on peut dire : les affections valvulaires chroniques pures sont plus bénignes chez l'enfant que chez l'adulte; compliquées, elles sont plus graves chez le premier que chez le second. Lorsqu'on passe d'un service d'adultes dans un hôpital d'enfants, on est frappé de voir que les affections qui chez les uns exigent de temps à autre l'usage du repos et de la digitale, ont chez les autres si peu de retentissement que c'est toujours à l'occasion d'une affection accidentelle, sans relation avec le cœur, qu'ils se présentent à l'examen médical. Rilliet et Barthez, C. de Gassicourt, West, Henoch ont insisté sur le contraste qui existe entre les signes physiques et les symptômes généraux, ceux-ci très peu marqués alors que les premiers paraissent comporter par leur intensité une appréciation fâcheuse. Barthez et Sanné ont établi la proportion des cas latents. Sur 73 malades comprenant 44 cas d'insuffisance mitrale, 8 cas d'insuffisance mitrale et aortique, 5 cas d'insuffisance avec rétrécissement mitral, 5 cas d'insuffisance mitrale avec rétrécissement aortique, 5 rétrécissements aortiques, 3 insuffisances aortiques, ils ont noté : 21 cas de latence absolue : les enfants courent, sautent, montent rapidement les escaliers, se livrent aux jeux de leur âge, sans être, plus que leurs camarades bien portants, incommodés par les mouvements violents ; 21 cas avec palpitations, essoufflement, ne pouvant vaquer à leurs jeux que d'une façon imparfaite. Ces enfants ne présentent d'ailleurs aucun des symptômes qui accusent une gêne circulatoire un peu notable, œdèmes, congestions viscérales. 31 fois la cardiopathie était apparente, se présentait avec un léger œdème des membres inférieurs jusqu'à l'asystolie et à la cachexie cardiaque.

Ainsi 21 fois sur 100, l'affection cardiaque était complètement silencieuse ; 21 fois pour 100, elle se traduisait par des symptômes peu marqués ; 42 fois pour 100 elle se révélait par des phénomènes sérieux ou graves.

J'ai cherché dans mes propres observations à me rendre compte de la proportion relative des formes latentes et de celles qui ont une expression apparente. Pour avoir des éléments comparables, j'ai éliminé de ma statistique 7 cas d'endocardite récente qui ne pouvaient guère troubler le jeu du cœur et qui auraient injustement augmenté le nombre des cas latents. J'ai écarté aussi un cas de cyanose congénitale peu comparable aux endocardites ordinaires. Il me reste ainsi 56 cas d'endocardite chronique avec affections valvulaires. Sur ces 56 cas, je compte 11 morts, soit 20 pour 100 ; 8 cas avec troubles fonctionnels sérieux, 14 pour 100 ; 12 cas avec troubles fonctionnels légers, 21 pour 100 ; et 24 cas latents, soit 45 pour 100. Ainsi notre proportion des cas latents équivaut à près de la moitié du chiffre total des affections cardiaques. Encore les faits présentés de cette façon n'ont-ils pas une grande signification. Pour apprécier réellement l'influence que peut exercer une lésion d'orifice acquise sur le régime circulatoire, il faut distinguer les cas d'endocardite pure d'avec ceux qui présentent une complication sérieuse, et par là j'éloigne toute idée de lésion discutable, comme importance, telle qu'une adhérence limitée du péricarde, un point de péricardite chronique qui se serait surajoutée à l'affection valvulaire. Nous avons observé 14 cas de complications graves, 6 cas de symphyse étendue du péricarde aiguë ou chronique, 4 cas de myocardite parenchymateuse aiguë diffuse sans lésion du péricarde, un cas de myocardite interstitielle diffuse avec léger degré d'inflammation parenchymateuse, un cas d'embolie cérébrale grave dans le cours d'un rétrécissement mitral, 2 fois une péricardite chronique partielle. A vrai dire, on ne peut imputer à la lésion orificielle l'affaiblissement du myocarde et la mort fréquente qui surviennent dans de pareilles conditions. Tout au plus doit-on reconnaître que l'affection valvulaire a été une cause prédisposante d'une certaine importance vis-à-vis de la lésion surajoutée. Il nous semble en particulier que l'endocardite valvulaire

[E. WEILL.]

chez l'enfant appelle plus volontiers la symphyse et la myocardite parenchymateuse que chez l'adulte, qu'au contraire la myocardite interstitielle est plus fréquente chez ce dernier. Si l'on voulait tenter une comparaison entre l'évolution des lésions valvulaires aux différents âges, il faudrait naturellement faire des deux côtés des éliminations qui, pour ne pas porter sur des lésions semblables, s'adresseraient néanmoins à des influences d action analogue. Les éléments de cette comparaison ne sont pas faciles à établir, car depuis que Krehl a mis en lumière la fréquence de la sclérose myocardique associée aux affections valvulaires, depuis que Bard a établi sa doctrine de l'asystolie inflammatoire, la question des cardiopathies valvulaires a changé de face et demande à être reprise. Quoi qu'il en soit, nous considérons que, pour juger du retentissement que peut exercer une lésion d'orifice sur la circulation, il faut s'adresser aux cas purs et laisser de côté les faits complexes. En procédant ainsi, il nous reste à considérer 42 cas d'endocardite chronique, dont quelques-uns sont à la vérité compliqués de péricardite limitée, lésion insuffisante pour entrer en ligne de compte. Sur ces 42 cas, nous comptons 2 cas de mort, 3 cas accompagnés de palpitations fréquentes, de syncopes, de congestions pulmonaires à répétition, de phénomènes asystoliques exigeant parfois le repos au lit, 13 cas signalés comme présentant exclusivement de la dyspnée d'effort et quelques palpitations à l'occasion d'une course ou d'une ascension; enfin 23 cas absolument latents, soit pour ces derniers une proportion de près de 60 pour 100. Or, bien que la latence absolue d'une lésion valvulaire se, rencontre chez les hommes jeunes et même chez l'adulte, il semble, même en ne considérant que les cas simples, non compliqués, que l'adulte ne s'accommode pas aussi facilement d'une lésion d'orifice et dans une aussi grande proportion.

Le privilège de l'enfant s'explique naturellement. Nous avons déjà fait ressortir la résistance du myocarde infantile, l'intégrité de ses artères et de ses veines, l'absence de tares dues aux intoxications professionnelles ou à l'alcoolisme, la moins grande fréquence des altérations cardio-vasculaires d'origine diathésique ou infectieuse. A cela, il faut ajouter les charges plus lourdes qui pèsent sur l'adulte, travaux intellectuels ou manuels, grossesses, soucis, dépression nerveuse, etc. Rien d'étonnant à ce que, avec un outil de moins bonne qualité et une besogne plus grande à accomplir, l'adulte se montre moins bon ouvrier que l'enfant. Si une circonstance quelconque vient à modifier les conditions générales dans lesquelles se trouve l'enfant, l'affection cardiaque est rapidement mise en lumière. Chez une de nos malades, âgée de 5 ans, une insuffisance mitrale jusque-là latente se compliqua de palpitations fréquentes, de syncopes même, à la suite d'une chute de $1^m,50$, qui provoqua un ébranlement considérable du système nerveux.

Chez d'autres, c'est le travail pénible d'un apprentissage précoce qui fera ressortir la cardiopathie. Ailleurs, c'est la puberté qui sera la cause occasionnelle des symptômes morbides, non pas que l'adolescence doive être considérée comme une échéance fatale pour les affections cardiaques, jusque-là bien tolérées. Il y a bien à cette période une perturbation profonde du régime circulatoire. Les artères deviennent relativement étroites, elles s'allongent d'une façon absolue, le travail du cœur augmente dans des proportions difficiles à préciser, mais sans doute assez grandes. A ce surcroît physiologique de la tâche à remplir s'ajoute celui qui résulte du changement de vie, de l'activité nerveuse mise en jeu par le développement des organes génitaux, de l'activité musculaire exigée par l'exercice d'une profession. Il y a là toute une série de conditions nouvelles qui séparent complètement l'enfance proprement dite de la jeunesse. Et, néanmoins, l'adaptation du myocarde se fait encore avec une certaine aisance, l'affection cardiaque reste le plus souvent latente; le muscle cardiaque n'a pas encore épuisé toute son énergie fonctionnelle et toutes ses ressources organiques. Si aucune complication ne surgit, il continue à tenir tête à l'obstacle et ce n'est que peu à peu qu'il laissera paraître des signes de fatigue. Si nous insistons sur ce point, c'est pour bien marquer que, entre les affections cardiaques des enfants et des adultes, nous n'établissons pas une différence radicale dans l'évolution et les symptômes. En dehors des infections qui frappent le myocarde par intoxication, par inflammation interstitielle ou parenchymateuse, en dehors des péricardites diffuses qui gênent sa nutrition et son fonctionnement, une seule cause est capable de troubler le cœur, c'est l'usure. Or, celle-ci se rencontre rarement dans la période infantile et a des chances de survenir à mesure que le sujet avance en âge.

Un fait qui nous a frappé à plusieurs reprises, c'est l'indifférence qu'affecte un cœur d'enfant, atteint de lésions orificielles, vis-à-vis d'une maladie générale grave, à condition que cette dernière ne l'atteigne pas directement. C'est ainsi que nous avons vu une malade atteinte d'insuffisance mitrale avec hypertrophie cardiaque présenter plusieurs poussées de tuberculose pulmonaire, sans que le jeu du cœur fût modifié. Deux de nos malades, atteintes l'une d'insuffisance mitrale, l'autre de rétrécissement aortique, ont eu la fièvre typhoïde et ont été traitées par la balnéation systématique, sans qu'on pût se douter de leur affection cardiaque. Une autre, atteinte d'insuffisance mitrale, a fait une grippe grave suivie de polynévrite, sans perturbation cardiaque. C'est là une preuve de plus de la parfaite tolérance des lésions d'orifice chez l'enfant. On comprend bien que le développement général du sujet ne soit pas entravé dans ces conditions. La plupart de nos cardiaques ne se distinguaient en rien des autres enfants de leur âge, au point de vue de la taille, du poids. Nous avons cependant noté 3 fois une certaine apathie intellectuelle, et dans 2 cas, suivis après l'adolescence, les facultés cérébrales paraissaient en retard. Sée a décrit une forme chlorotique et céphalalgique des affections du cœur chez les enfants. Nous n'avons rien observé de semblable. Bien mieux, 5 filles âgées de 14 à 15 ans, atteintes d'affections mitrales, n'ont présenté aucun phénomène qu'on pût rapporter au syndrome décrit par cet auteur sous le nom d'hypertrophie de croissance, et cependant chez 2 d'entre elles le cœur était volumineux. Dans un de ces cas, la pointe battait dans le 6e espace.

**Marche. Durée. Terminaisons. Complications.** — Le propre de l'endocardite chronique chez l'enfant est de rester stationnaire, s'il ne survient pas de complication. Les premiers troubles symptomatiques apparaî-

[E. WEILL.]

tront à l'occasion de la puberté, du service militaire, d'une grossesse. Les échéances peuvent être remises à une époque très lointaine. Bouillaud cite le cas d'une dame de 29 ans, ayant, depuis l'âge de 10 ans, une affection organique du cœur, qui ne la gênait que depuis peu de temps. Von Dusch rapporte l'observation d'un homme qui commença à se plaindre à 38 ans d'un rétrécissement aortique signalé dès l'enfance. La tolérance du cœur existe aussi bien pour l'insuffisance et le rétrécissement mitral que pour le rétrécissement aortique. Seule l'insuffisance aortique échappe à cette règle, il est rare que le malade franchisse la période infantile.

L'endocardite chronique peut-elle guérir? Nous avons déjà vu, à propos de l'anatomie pathologique, comment l'accroissement des portions restées saines des valvules pouvait suppléer les portions détruites. La guérison par ce mécanisme est rare. On a observé chez des jeunes gens ou des adultes la disparition de lésions aortiques sous l'influence de l'iodure de potassium (Bouveret, Jaccoud, Huchard, Picot), soit qu'elles fussent de nature syphilitique (Bouveret), soit qu'il s'agit d'athérome. Des cas de ce genre n'ont pas été observés dans l'enfance. A cette période, on a vu les signes de lésion orificielle disparaître spontanément. C. de Gassicourt cite 2 cas où un souffle d'insuffisance mitrale s'effaça au bout de 5 mois; il s'agissait d'endocardite subaiguë. Peter a vu un souffle céder au bout d'un an. — C. de Gassicourt, Sanné, Andrew Clarke, Gerhardt ont constaté sa disparition après plusieurs années. Dans la plupart de ces cas, il y avait de l'hypertrophie cardiaque qui, elle-même, s'est atténuée progressivement par une sorte d'adaptation en retour. Le mécanisme de la guérison n'a pu être vérifié dans ces observations purement cliniques. On ne peut guère prévoir, à propos d'une endocardite récente, si elle évoluera d'une façon heureuse. Roger croit la lésion curable dans les deux premières années de son apparition. Barthez et Sanné accordent au processus réparateur un délai plus long. C. de Gassicourt exprime une opinion défavorable quand la lésion se maintient plus d'un an. Il tient compte dans son appréciation de l'état du pouls. Tant que celui-ci n'est pas influencé, on peut espérer. Pour nous, l'arythmie n'est pas liée à l'endocardite, mais à une complication. Elle ne saurait donc entrer en ligne de compte. Nous avons déjà signalé à diverses reprises les complications de l'endocardite chronique. Ce sont elles surtout qui modifient l'évolution. Rappelons l'influence de la péricardite diffuse, de la symphyse du péricarde qui provoquent l'asthénie du myocarde. Bard[1] a insisté sur la fréquence des poussées inflammatoires aiguës dans le cours de l'endocardite chronique des jeunes sujets et même chez l'adulte, en rapport avec le développement de l'asystolie. Ces poussées nouvelles frappent aussi bien l'endocarde que le péricarde et provoquent une véritable inhibition du myocarde. J'ai montré avec Barjon[2] que la myocardite parenchymateuse constituait chez l'enfant une cause fréquente d'asystolie mortelle dans le cours de l'endocardite chronique. Cette lésion paraît être d'origine infectieuse. Je l'ai vue se produire à l'occasion d'un rhumatisme articulaire aigu ou d'un érysipèle. Charrin a démontré

<hr>

[1] *Lyon méd.*, 1893.
[2] *Rev. des mal. de l'enf.*, 1896.

expérimentalement que le myocarde se dilatait après l'injection de certaines
toxines. On peut en induire que, en l'absence de toute lésion appréciable,
l'asystolie survenant pendant l'évolution ou dans la convalescence d'une
maladie générale devait être rapportée à l'intoxication myocardique. Il est
très probable que l'atteinte du myocarde n'aboutit pas toujours à la mort et
que nombre de cas avec affaiblissement temporaire du myocarde relèvent
d'une lésion ou d'une intoxication légères du myocarde. Les classiques, et
en particulier C. de Gassicourt, ont surtout mis en lumière le rôle de la péricardite et de la symphyse du péricarde dans le développement de l'asystolie
chez les enfants atteints d'affections valvulaires. C'est là une opinion trop
absolue, car sur 11 cas d'endocardite chronique terminés par la mort je n'ai
observé la symphyse totale aiguë ou chronique que 4 fois, 2 fois une péricardite chronique très limitée, avec quelques adhérences, 4 fois une myocardite
parenchymateuse aiguë diffuse, 1 fois des lésions peu accusées de myocardite
interstitielle et parenchymateuse. En réalité, 2 fois seulement la mort est
survenue sans qu'une complication de quelque importance pût l'expliquer[1].

Dans le cours de l'endocardite chronique, plus rarement que dans les
formes aiguës, on peut observer des embolies. Perroud a vu une hémiplégie
droite avec aphasie se développer en pleine santé chez une fille de
10 ans 1/2. Elle récupéra lentement l'usage de ses membres et de la parole
et présenta un souffle présystolique de la pointe sans oppression ni palpitations. J'ai vu de même une aphasie survenir chez une fille de 10 ans atteinte
de rétrécissement mitral. La survie des malades dans ces cas n'a pas permis
de vérifier s'il ne s'agissait pas en réalité de poussées aiguës au niveau de
lésions chroniques. Il est vrai que le rétrécissement mitral prédispose l'enfant comme l'adulte aux coagulations intra-cardiaques. L'apparition d'une
hémiplégie chez un enfant bien portant doit, en tout cas, faire songer à une
endocardite latente. Nous n'avons rien de particulier à signaler au sujet des
thromboses cardiaques, de l'artère pulmonaire, des infarctus pulmonaires
qui surviennent dans les périodes asystoliques. Elles se comportent de la
même façon à tous les âges.

**Diagnostic.** — Il comprend celui de l'endocardite en général, celui de
son siège. Le diagnostic de l'endocardite est guidé par les signes physiques :
les troubles fonctionnels sont en effet peu marqués ou font défaut. Quand
ils se produisent, il faut rechercher systématiquement une complication.

Quelques enfants atteints d'endocardite latente sont indolents, craignent
les mouvements. D'autres sont pâles, ont de l'inaptitude cérébrale, de
l'insomnie, accusent des épistaxis. En réalité, les signes physiques seuls ont
de l'importance. Je ne reviendrai pas sur l'absence de souffles cardio-pulmonaires au-dessous de 4 ans, sur les caractères du souffle organique dans la
seconde enfance. Les souffles peuvent être confondus parfois avec des *bruits
veineux*, lesquels existent chez l'enfant, dans la région cervicale, aussi fréquemment que chez les jeunes gens et les adultes. Or, ces bruits parfois
intenses se propagent à de grandes distances : on perçoit dans la région car-

---

[1] Encore dans ces cas n'avons-nous pas recherché la myocardite parenchymateuse, comme nous
l'avons fait dans les observations ultérieures.

[E. WEILL.]

diaque, en avant et en arrière, des bruits présentant un timbre semblable à ceux des jugulaires. Ils sont parfois continus. Duroziez les désigne sous le nom de bruits chlorotiques intra-cardiaques. Ce sont plutôt des bruits propagés. Hochsinger a entendu le bruit de diable dans le 5ᵉ espace intercostal. J'ai observé à plusieurs reprises des phénomènes semblables. Ces bruits sont bourdonnants, variables, disparaissent par les changements d'attitude. Il est difficile, en dehors de la cyanose, de distinguer une affection congénitale du cœur d'une endocardite chronique. La constatation des signes d'un rétrécissement pulmonaire est en faveur de la première, sans avoir une valeur absolue. La présence d'autres malformations, des modifications du développement général sont aussi des probabilités de même signification.

**Diagnostic du siège de la lésion.** — Nous serons brefs sur ce chapitre, car les différentes lésions orificielles s'expriment par des signes analogues aux différents âges.

*Rétrécissement aortique.* — Il est produit par la soudure de deux valves (Rilliet et Barthez), par la rigidité de toutes les valves, ou par la rétraction de l'anneau fibreux. Le rétrécissement congénital se distingue par l'absence d'une valve. Damaschino et Leyden ont observé chez l'enfant la forme dite de retrécissement sous-aortique. Le rétrécissement aortique se caractérise par un souffle systolique rude, à maximum au niveau du foyer aortique. Il se propage dans les vaisseaux du cou, le long de la colonne, dans une grande étendue de la région précordiale. Le tracé radial rappelle celui de l'adulte. L'ascension est oblique. Le ventricule gauche est hypertrophié. J'ai perçu un frémissement cataire systolique 1 fois sur 4. Le rétrécissement aortique est survenu dans tous nos cas chez des sujets non rhumatisants et non tuberculeux. C'est une lésion bien tolérée chez l'enfant. Dans 2 cas, elle était latente ; dans un autre, elle s'accompagnait d'une légère dyspnée à l'occasion de la course.

*Insuffisance aortique.* — C'est une lésion rare de l'enfance. C. de Gassicourt n'en a observé que 5 cas, 2 purs, 3 associés à une insuffisance mitrale. Barthez et Sanné en rapportent 3 cas sur 73. Je n'ai pu en noter que 1 cas, encore s'agissait-il d'une insuffisance par dilatation de l'orifice associée à une symphyse totale du péricarde. Lefebvre[1] en a réuni 24 exemples, 7 congénitaux, 17 acquis. L'insuffisance aortique était pure 6 fois, associée 3 fois à un rétrécissement aortique, 5 fois à une insuffisance mitrale, 3 fois à des lésions multiples. L'âge des enfants était de 1 à 5 ans : 4 cas ; de 5 à 10 ans : 7 cas ; de 10 à 15 ans : 13 cas. On comptait 14 garçons pour 6 filles. Dans les cas acquis, l'endocardite était d'origine rhumatismale ou choréique. La lésion était variable. Parfois on trouvait de la sclérose déformante des valvules avec rétrécissement. C'est là une forme appartenant surtout aux cas congénitaux. Lefebvre rapporte plusieurs cas d'endocardite végétante ou ulcéreuse qui relèvent de l'endocardite maligne. 3 fois il y avait de la péricardite. Si on fait abstraction des cas congénitaux et de ceux où l'endocardite était aiguë, le nombre des insuffisances aortiques relevant de l'en-

---

[1] *Th. de Paris*, 1886.

docardite chronique diminue de plus de moitié, de sorte que l'on trouve là
une nouvelle confirmation de la rareté de l'insuffisance aortique par endocardite bénigne. Rien d'étonnant dès lors que le pronostic diffère dans l'insuffisance aortique de celui que nous avons établi dans l'endocardite chronique.
Le début apparent a été signalé dans 2 cas par une apoplexie avec hémiplégie.
Chez d'autres sujets, la lésion s'est traduite par le développement progressif
de symptômes tels que la pâleur, l'anhélation facile, des palpitations. La
mort subite a été notée 2 fois. La terminaison par asystolie a été observée
aussi. La mort est survenue généralement au bout de 3 à 4 ans, avant que
l'enfant ait atteint l'âge de la puberté.

Les signes physiques sont les mêmes que chez l'adulte : souffle diastolique, à maximum au niveau du 2e espace intercostal droit. C. de Gassicourt
le place sur le sternum. Il se propage le long de cet os, est plus rude, plus
diffus que chez l'adulte, entraîne rapidement l'hypertrophie excentrique du
ventricule gauche, s'accompagne de la danse des artères, du pouls de
Corrigan, du double souffle crural, du retard du pouls carotidien signalé
par Tripier dans l'insuffisance aortique sans athérome. Cet auteur[1] distingue
en effet l'insuffisance aortique des sujets jeunes et âgés. Chez ces derniers,
les artères sont immobiles et le retard carotidien fait défaut. Je n'ai pas eu
l'occasion de vérifier dans l'enfance le signe décrit par Bard[2] dans l'insuffisance aortique sous le nom de *choc en dôme*. La main appliquée sur la
région de la pointe au lieu de sentir un choc limité perçoit un choc étalé,
arrondi, comme si un globe se durcissait sous la main.

*Insuffisance mitrale.* — C'est la forme la plus fréquente des affections
valvulaires chez l'enfant. Nous l'avons noté 42 fois sur 56 cas; 11 fois elle
était associée à un rétrécissement mitral. Elle s'accuse par un souffle systolique à timbre rude, élevé, ayant son maximum à la pointe, se propageant
sur une grande étendue de la région précordiale et du dos. Combinée au
rétrécissement, elle donne lieu à un bruit présystolique, roulement ou
souffle, qui précède le souffle systolique, et souvent à un dédoublement de
second bruit à la base. Le ventricule gauche s'hypertrophie rapidement. Le
ventricule droit est moins souvent intéressé que chez l'adulte. Dans les cas
purs, le pouls artériel n'est pas modifié. De même, le rythme des battements
reste normal. Les caractères de l'endocardite chronique que nous avons rapportés à propos des généralités s'appliquent surtout à l'insuffisance mitrale.
Rappelons la rareté et le peu de développement des troubles fonctionnels,
l'absence d'œdèmes.

*Rétrécissement mitral.* — Le rétrécissement mitral associé à l'insuffisance se voit moins souvent dans l'enfance que chez l'adulte, car la formation
même du rétrécissement implique une lésion relativement ancienne. Le
rétrécissement mitral *pur* est considéré comme exceptionnel dans l'enfance.
Duroziez ne l'a pas vu au-dessous de 15 ans. On admet qu'il se révèle au
moment de la puberté, spécialement chez la femme, au point que quelques
auteurs ont fait jouer un rôle considérable, dans sa pathogénie, aux modifica-

(1) *Rev. de méd.*, 1877.
(2) *De la palpation du cœur. Lyon méd.*, 1896.

[E. WEILL.]

tions nutritives qui accompagnent la menstruation. Sansom et Duroziez prétendent que le rétrécissement mitral pur est précédé d'une insuffisance et que cette dernière seule est apparente à la période infantile. Pierre Teissier propose d'expliquer d'une autre façon le caractère latent de l'affection. Le rétrécissement mitral précoce arrête le développement du ventricule gauche qui règle ses dimensions sur le volume de l'ondée sanguine qu'il reçoit. Il est donc purement anatomique. A la puberté, le ventricule est entraîné dans le mouvement général de croissance qui caractérise cette période; une disproportion s'établit entre la cavité mitrale et l'orifice auriculo-ventriculaire, le rétrécissement devient fonctionnel. Le rétrécissement mitral pur existe dans l'enfance. Je laisse en dehors de la question les rétrécissements congénitaux qui s'accompagnent d'autres malformations cardiaques et ne permettent pas une longue survie. J'en ai observé 10 cas sur 56 endocardites chroniques recueillies exclusivement chez des filles, 2 cas à 6 ans, 1 cas à 9 ans, 2 à 10 ans, 1 à 11 ans, 3 à 12 ans, 1 à 14 ans. On peut s'étonner à bon droit de ce chiffre élevé, encore que nos observations portent exclusivement sur des filles. Et d'abord l'un d'eux a été vérifié à l'autopsie; dans un autre il y eut une embolie cérébrale, ce qui est en faveur de la lésion admise. Au reste, il y a des différences entre les signes que nous avons trouvés et ceux qui sont classiques. 4 de nos malades étaient d'anciennes rhumatisantes, ce qui peut faire douter d'un rétrécissement pur, bien qu'il n'y · eût pas de signes d'insuffisance. Le frémissement cataire n'a été constaté que 6 fois, le roulement présystolique net 7 fois. Dans 1 cas il était remplacé · par un souffle diastolique rude avec renforcement présystolique. Dans 2 cas le roulement était plutôt systolique que présystolique et j'attribue ce fait à ce que le rétrécissement était à ses débuts. Le dédoublement constant du second bruit à la base a été noté 7 fois. Dans 2 cas, j'ai pu suivre la transformation des bruits qui ont présenté la gamme suivante : d'abord premier bruit mal frappé avec dédoublement du second bruit, plus tard, bruit présystolique légèrement soufflant et dédoublement du second bruit, enfin roulement présystolique très net. Il est important, pour saisir les signes du rétrécissement, d'ausculter lorsque le cœur n'est pas accéléré, car j'ai observé, chez l'adulte comme chez l'enfant, la dissimulation des bruits pendant les périodes de tachycardie. Chez un de nos sujets, dont la lésion fut vérifiée à l'autopsie, les signes de rétrécissement disparurent complètement dans les derniers temps de la vie, le cœur étant rapide.

*Rétrécissement pulmonaire.* — Lié le plus souvent à une affection congénitale du cœur, il se montre cependant à titre de lésion acquise même chez l'enfant (Jacobi, Hénoch, Rendu). Ce qui permet de distinguer parfois anatomiquement les formes congénitale et acquise, c'est que dans la première l'artère pulmonaire est atrophiée (Potain), sauf dans la portion qui commence après l'embouchure du canal artériel, lorsque ce dernier est persistant. Le rétrécissement acquis peut se combiner avec une lésion congénitale. Une endocardite secondaire, en cas de perforation du septum ventriculaire, peut amener la sténose orificielle. Le rétrécissement acquis s'accompagne d'une hypertrophie avec dilatation du ventricule droit congénital, il s'associe à un ventricule droit « fœtal », volumineux, mais non dilaté.

Les signes sont les mêmes que chez l'adulte : souffle rude, râpeux, prolongé, se propageant dans la partie supérieure de la poitrine plus à gauche qu'à droite. Élargissement de la matité cardiaque. La pointe du cœur est en dedans du mamelon. Troubles fonctionnels nuls ou peu marqués. Pas de retentissement sur le système artériel. Pas de cyanose. Prédisposition puissante à la tuberculose pulmonaire. Les bruits du cœur gauche et des carotides sont normaux. Le souffle cardiaque ne se propage pas dans les vaisseaux, à moins d'un cas congénital qui permet au souffle de cheminer à travers le septum ventriculaire interrompu.

*L'insuffisance pulmonaire.* — Elle peut exister à l'état pur, mais se combine habituellement au rétrécissement, dans les affections congénitales. Elle se voit surtout dans l'endocardite maligne, et passe ordinairement inaperçue. Barié[1] en a signalé quelques cas dans l'enfance. Elle se traduit par un souffle diastolique de la base à gauche du sternum, une hypertrophie du ventricule droit, la persistance du retentissement du bruit diastolique aortique dans les vaisseaux du cou, l'absence des symptômes de la maladie de Corrigan.

*Rétrécissement tricuspidien.* — Il existe parfois à la naissance, pur ou associé à d'autres malformations. L'appareil valvulaire fait défaut ou se montre frappé de sclérose. L'aorte et l'artère pulmonaire sont normales. Le trou de Botal persiste, la cloison interventriculaire est interrompue, le ventricule droit est atrophié. Dans sa forme acquise, il est combiné à une lésion mitrale ou aortique, surtout au rétrécissement mitral (Duroziez, Moore). J'ai observé deux faits où il était associé à un rétrécissement avec insuffisance mitrale. En amont, on observe une dilatation de l'oreillette droite, des orifices veineux et des grosses veines qui subissent parfois la dégénérescence athéromateuse. Les signes physiques sont : un roulement diastolique à timbre soufflant et un frémissement diastolique à la base de l'appendice xyphoïde sans dédoublement du second bruit.

*Insuffisance tricuspide.* — On la voit dans les cas congénitaux. Dans sa forme acquise, elle est habituellement liée à une dilatation de l'orifice tricuspide dans le cours des affections mitrales, très exceptionnellement chez l'enfant dans les affections gastriques ou hépatiques. Le ventricule droit est hypertrophié et dilaté, l'oreillette droite très dilatée, ainsi que les gros troncs veineux. Dans un de nos faits, la capacité de l'oreillette droite était de 400 centimètres cubes.

Elle donne lieu à un souffle systolique, piaulant, sans rudesse, se montrant depuis la base de l'appendice xyphoïde jusqu'à la pointe du cœur (Duroziez), dépassant rarement le bord droit du sternum, sans propagation en arrière. Ce souffle présente encore le caractère d'être variable, de diminuer avec l'amélioration des symptômes généraux, au lieu que le souffle mitral est proportionnel à la vigueur de la contraction du myocarde. Le second bruit pulmonaire est affaibli. Le cœur droit se dilate. Les pouls vei-

<hr>

[1] *Arch. de méd.*, 1891.

[E. WEILL.]

neux et hépatique sont la règle chez l'adulte. Sur 2 cas, je les ai notés une fois seulement. Dans le deuxième fait, ils faisaient défaut malgré une dilatation énorme de l'oreillette droite. Friedreich a observé chez 2 sujets de 5 et 14 ans des pulsations de la veine crurale avec double ton se transformant par la pression du stéthoscope en double souffle. L'apparition d'une insuffisance tricuspide dans le cours d'une maladie mitrale est le signal d'un affaiblissement du myocarde. Son pronostic est sérieux.

*Lésions d'orifice multiples.* — L'insuffisance mitrale s'associe fréquemment au rétrécissement. Les lésions aortiques pures sont rares chez l'enfant. Elles se combinent aux lésions mitrales. Celles-ci existent presque toujours lorsque la valvule tricuspide est atteinte fonctionnellement ou par une lésion.

**Pronostic.** — Nous l'avons déjà indiqué à propos des symptômes fonctionnels et de l'évolution. La fatigue du myocarde n'existe pas chez l'enfant dans le cours de l'endocardite chronique pure. Dans les 2 cas d'insuffisance tricuspide que nous avons observés, il y avait de la myocardite. En général, l'asystolie est liée à une complication telle que péricardite aiguë ou chronique, symphyse du péricarde, myocardite parenchymateuse diffuse ou myocardite interstitielle. Je n'ai pu observer chez l'enfant l'influence des poussées aiguës, entées sur une endocardite chronique, que Bard a signalées chez l'adulte, comme une condition fréquente de l'asthénie du myocarde. En général, le rhumatisme récidivant, très commun chez l'enfant, provoque la rupture de la compensation, par l'intermédiaire d'une péricardite ou d'une myocardite. Lorsqu'elle survient à la suite d'une infection, je crois rationnel d'admettre, même en l'absence de lésion, une action toxique exercée sur le muscle cardiaque par la maladie générale. Dès qu'un enfant atteint d'endocardite chronique se plaint de troubles sérieux, on doit rechercher la complication, et comme celle-ci est en général grave, qu'elle se présente sous forme d'une lésion durable, le pronostic devient fâcheux. On observe rarement, dans l'enfance, ces asystolies espacées, s'effaçant rapidement sous l'influence du repos et de la digitale, et réapparaissant à l'occasion d'un nouveau surmenage. Le myocarde adapte aisément et presque indéfiniment ses efforts aux conditions créées par un simple obstacle mécanique, d'autant qu'il s'y ajoute rarement d'autres charges du fait de lésions vasculaires.

Aussi entre les formes graves des cardiopathies et les formes bénignes, n'y a-t-il pas d'intermédiaires. Une maladie de cœur avec symptômes inquiétants est beaucoup plus grave dans l'enfance qu'à un âge plus avancé. Par contre, lorsqu'elle est tolérée, elle est d'un pronostic incomparablement plus favorable dans le premier que dans le second cas.

Cette formule du pronostic se heurte cependant à une exception, l'insuffisance aortique. Celle-ci, en dehors de toute complication, paraît être une lésion redoutable dans l'enfance, car elle tue souvent avant la puberté.

**Traitement.** — Nous avons vu comment il fallait traiter l'endocardite aiguë et subaiguë. Nous avons insisté sur la nécessité de poursuivre l'intervention, longtemps après la cessation des phénomènes qui caractérisent le début de la maladie. Nous rappelons que des guérisons définitives ont été

observées au bout de 1 et de 2 ans (Roger). L'enfance nous présente rarement la période terminale de l'endocardite, réserve faite pour les cas compliqués. C'est surtout la phase chronique, celle qui s'accompagne d'une
adaptation ou d'une compensation avec ou sans hypertrophie que nous
avons à considérer. Quand pouvons-nous reconnaître que la lésion orificielle
est définitive, sans espoir de résolution? Pour les lésions mitrales, l'organisation scléreuse des produits inflammatoires se révèle par le frémissement
cataire, la rudesse du souffle, l'apparition des signes de rétrécissement se
surajoutant peu à peu à ceux de l'insuffisance, l'augmentation de volume
du cœur, la persistance des signes physiques après un délai de 2 ans.
Contre une lésion arrivée à cette période, nous ne pouvons rien directement. Le tissu fibreux, cicatriciel, échappe à nos moyens d'action. La révulsion devient impuissante, l'influence résolutive de l'iodure devient illusoire.
Tout au plus, pouvons-nous espérer que les parties saines des valvules
s'allongent et suppléent en quelque sorte les fonctions des portions an-
nihilées par l'induration ou la rétraction. Nous avons dit que le cœur, à la
période aiguë de l'endocardite, devait être assimilé à une jointure et mis
dans un repos aussi complet que le permet la fonction. A la période chronique, nous ne pouvons poursuivre l'assimilation et agir sur lui comme
dans une ankylose fibreuse qu'on traite par le massage et les mouvements
communiqués. Nous assistons, spectateurs passifs, aux efforts du myocarde,
pour vaincre les résistances anormales et étirer les valves trop courtes. Il
suffit habituellement à sa tâche chez l'enfant, et le rôle du médecin consiste
plutôt à le préserver par des soins hygiéniques qu'à le seconder par des
interventions thérapeutiques. C'est donc l'hygiène de la cardiopathie latente
que nous aurons surtout à traiter.

*Traitement hygiénique.* — La préoccupation du médecin doit être
d'éviter au myocarde tout surcroît de travail, amené par des influences accidentelles, étrangères à la lésion cardiaque elle-même. Parmi ces dernières,
les unes sont *physiologiques*, les autres *pathologiques*.

*L'exercice musculaire* est d'une réglementation difficile chez l'enfant. Il
faut tenir compte de son besoin d'activité, de distraction musculaire, tout en
lui imposant certaines limites. On peut autoriser les promenades, la marche
modérée, les jeux de billes, de palet, du volant, de la corde, de l'escarpolette,
tous ceux qui consistent à piétiner et mettent en jeu l'adresse plutôt que la
force. Il faut proscrire ceux qui font intervenir une grande activité respiratoire, course, barres, jeux de soldats; ceux qui exigent de grands efforts,
lutte, escrime, jeux de paume, tennis, canot. — On doit éviter les grandes
marches, les ascensions, les exercices gymnastiques violents. Huchard[1], chez
les sujets jeunes, à système artériel intact, n'est pas opposé à l'usage de la
bicyclette, à condition d'éviter les vitesses trop grandes, les pentes trop
fortes, un exercice trop prolongé. Il ne faut jamais pousser jusqu'à la
fatigue. L'insuffisance aortique contre-indique formellement la bicyclette. Le
chant, les instruments à vent qui favorisent l'expansion pulmonaire seront

---

(1) *Traité de thérapeutique appliquée* de Robin. Hygiène du cardiaque.

E. WEILL.]

accordés, mais à petite dose. Le travail manuel prématuré, les apprentissages pénibles, doivent être proscrits, d'autant qu'ils s'appliquent souvent à la période terminale de l'enfance, qui a déjà une tendance naturelle à surcharger le cœur par le développement rapide du champ de la circulation.

L'*alimentation* de l'enfant doit être réglée. On a rarement à se préoccuper dans le jeune âge des écarts de régime dus à l'usage de l'alcool, des épices, des viandes faisandées. Il faut modérer l'ingestion des sucreries, des pâtisseries. Il faut surtout retenir l'enfant à l'appétit excité par la croissance, qui mange rapidement, goulûment et trop souvent, s'exposant ainsi à la dilatation de l'estomac. On accordera 2 repas, celui du soir, moins copieux que celui de midi, le déjeuner du matin et le goûter à 4 heures. Chez l'adulte, les troubles de la digestion retentissent sur le cœur sain (Potain, Teissier), à plus forte raison sur le cœur malade. Chez l'enfant, cette circonstance se présente rarement et peut facilement être prévenue. La *diète des liquides*, recommandée par Œrtel, est discutable chez l'adulte. Elle n'a aucune importance dans le jeune âge. L'artério-sclérose est exceptionnelle, les reins éliminent rapidement la boisson ingérée, l'hypertension artérielle que redoute Œrtel ne se rencontre guère. La boisson comprendra de l'eau pure ou additionnée d'un peu de vin. A moins de complications, le lait n'est pas nécessaire, bien qu'il n'ait aucun inconvénient. Chez l'adulte, il agit surtout comme eupeptique.

La *vie au grand air* à la campagne est favorable au jeune cardiaque. On voit des enfants qui, dans le milieu confiné de l'école, présentent des malaises, des céphalées que les vacances font disparaître rapidement. Les climats d'altitude sont nuisibles. Je ne conseille pas davantage le bord de la mer. Les hôpitaux de Lyon possèdent un service à Giens au bord de la Méditerranée. J'y ai envoyé à plusieurs reprises des enfants cardiaques rhumatisants. Au début du séjour, j'ai souvent noté une poussée de rhumatisme, dont on connaît les inconvénients. Les *attitudes vicieuses*, les déformations temporaires du tronc produites par les imperfections du banc d'école contribuent à gêner le cœur. Je recommande dans ces cas l'écriture droite qui évite la rétraction temporaire du côté gauche de la poitrine. Le *travail cérébral* lui-même peut exercer une influence fâcheuse. Toute fatigue nerveuse retentit sur le cœur. Si l'enfance n'a pas ses préoccupations, elle a ses émotions, ses terreurs, sa disposition aux traumatismes. Nous avons cité un cas où une affection cardiaque jusque-là latente se réveilla à la suite d'une chute de 1 m. 50. Les aortiques ont une circulation cérébrale plus ou moins mesurée, de même que les sujets atteints de rétrécissement mitral. Aussi ne faut-il pas les pousser dans la voie des études pénibles. Le médecin doit guider le patient dans le choix de sa future profession qui réunira deux conditions : peu d'activité musculaire, peu d'activité cérébrale.

L'hygiène de l'enfant cardiaque doit s'appliquer à le mettre en garde contre certaines affections qui ont le privilège de compromettre volontiers le cœur. Au premier rang, on doit citer le *rhumatisme récidivant*, qui, on ne saurait trop le répéter, survient avec une déplorable facilité chez les enfants issus de parents rhumatisants. C'est lui qui rajeunit l'endocardite, provoque la péricardite et la symphyse. Il faut combattre chez eux la dyscrasie acide par l'usage des alcalins, un régime comprenant non exclusivement, mais surtout des végétaux. Il faut éviter toutes les causes occasionnelles favorables à l'éclosion du rhumatisme, telles que refroidissement, humidité, habitations basses, privées d'air et de soleil. Certaines affections sont redoutables pour le cœur, parce qu'elles menacent sa fibre musculaire : telles sont le rhumatisme lui-même que nous avons vu dans certains cas provoquer la myocardite parenchymateuse, la diphtérie, la fièvre typhoïde, l'érysipèle. D'autres agissent mécaniquement par les secousses répétées de toux : bronchites à répétition, sclérose pulmonaire avec dilatation bronchique, laryngite striduleuse, asthme et surtout la coqueluche qui provoque temporairement, mais en la répétant, la dilatation du cœur droit et la stase veineuse.

L'hygiène des affections cardiaques ne consiste pas seulement à limiter l'effort du cœur, par la soustraction des causes capables d'augmenter son travail. Elle doit s'occuper aussi de fournir au myocarde toutes les ressources dont dispose la nutrition pour lui permettre de s'adapter matériellement et fonctionnellement aux conditions nouvelles de la circulation. La *misère*, l'*inanition*, la *convalescence des maladies graves*, l'*anémie*, la *chlorose*, les *déperditions* excessives provoqués par la diarrhée sont autant de conditions défavorables qu'on doit combattre par les moyens appropriés.

La méthode de l'*entraînement méthodique par la cure des terrains* proposée par Œrtel pour produire l'hypertrophie du cœur me paraît inutile chez l'enfant dont le myocarde n'a nul besoin d'être excité pour remplir sa tâche.

*Traitement proprement dit.* — Nous ne nous y arrêterons pas longuement, car d'après les développements que nous avons accordés à l'étude des symptômes et de l'évolution, nous avons trois catégories de cas à envisager : 1° *ceux où l'affection est latente* et où le traitement sera purement hygiénique ; 2° *ceux où les troubles fonctionnels sont légers*, caractérisés par de la dyspnée d'effort, de l'éréthisme cardiaque, plus rarement des céphalées, des épistaxis, de l'insomnie. On prescrira suivant les cas le repos cérébral, les sédatifs nervins, bromure de potassium, antipyrine, chloralose, l'hydrothérapie, à l'exclusion des procédés à répercussion brutale, par exemple des lotions rapides faites avec une eau à température de 25 à 30 degrés, d'abord sur la poitrine, puis sur le dos plus sensible (Peter). Il est entendu que dans ces circonstances, l'usage de la digitale et des médicaments dits cardiaques est formellement contre-indiqué. 3° *La dernière catégorie de faits* comprend ceux où la circulation est profondément troublée. C'est la période de l'hyposystolie et de l'asystolie qui rappelle, à quelques nuances près, les phénomènes homonymes observés chez l'adulte. Bard a admis trois sortes d'asystolie, l'une due au surmenage mécanique, l'autre à la dégénérescence de la fibre musculaire, la dernière d'origine inflammatoire. Huchard a ajouté l'asystolie nerveuse, j'y joindrai l'asystolie toxique qui peut être rapprochée de la précédente.

L'asystolie due à la fatigue mécanique n'existe guère chez l'enfant, à moins d'une lésion d'orifice exceptionnellement gênante, telle qu'un rétré-

[E. WEILL.]

cissement serré mitral ou aortique. L'asystolie par dégénérescence est surtout liée aux cardiopathies artérielles, inconnues dans l'enfance. L'asystolie toxique se produit dans des conditions spéciales à la suite d'une maladie infectieuse. L'asystolie inflammatoire est la plus fréquente ainsi que nous l'avons développé, soit qu'il s'agisse de myocardite ou de péricardite. La symphyse du péricarde constitue une sorte d'intermédiaire, agissant à la fois par gêne mécanique et par dystrophie. Il y a donc lieu, chez l'enfant, de traiter à la fois la complication de l'affection cardiaque et l'asthénie du myocarde. Je renvoie pour la thérapeutique de la péricardite et de la symphyse du péricarde aux chapitres précédents. La myocardite infectieuse et la cardioplégie toxique doivent être l'objet d'un traitement général, s'adressant à la maladie infectieuse, rhumatisme, érysipèle, etc., en même temps que d'une intervention locale qui se réduit aux divers procédés résolutifs et révulsifs : onctions mercurielles, sacs de glace, vésicatoires, pointes de feu sur la région précordiale. L'asthénie du myocarde enfin relève de la médication cardiotonique. La digitale en est le représentant le plus actif. Mal tolérée chez les tout jeunes enfants (G. Sée), elle convient à la seconde enfance. Le mode d'administration ne diffère pas aux différents âges. Autrefois on donnait la digitale par petites doses répétées 2 à 3 jours de suite. Aujourd'hui, suivant la méthode de Potain et de Huchard, on ne donne qu'une seule dose massive, et elle n'est renouvelée qu'après un intervalle de quelques jours. Si le cœur reste faible pendant un temps prolongé, on redonne tous les 20 à 30 jours une dose de digitale moindre qu'à la première prise. Avant de donner la digitale, Huchard recommande avec raison de préparer en quelque sorte l'organisme par le repos, le régime lacté et un purgatif drastique. Toutes ces prescriptions s'appliquent à l'enfance. Les différences par rapport à l'adulte ne résident que dans les doses. Jules Simon[1] a ainsi formulé la posologie de la digitale :

|  | EXTRAIT. | TEINTURE. | SIROP. |
|---|---|---|---|
| De 1 à 3 ans. . . | 1 à 2<sup>egr</sup> | V à X gouttes | |
| De 3 à 5 ans. . . | 5<sup>egr</sup> | X à XV — | 1 à 3 cuillers à café. |
| De 5 à 10 ans. . . | 5 à 10<sup>egr</sup> | XX — | 3 — |

Marfan[2] a précisé davantage encore les doses. Il prescrit la macération de poudre de feuilles de digitale, 10 à 20 centigrammes de 3 à 5 ans, 20 à 30 centigrammes de 5 à 10 ans ; la digitaline cristallisée 1/5 à 1/4 de milligramme de 5 à 10 ans. Ne s'emploie pas au-dessous de 5 ans. Bien que la teinture de digitale soit recommandée par J. Simon, j'emploie de préférence la digitaline cristallisée, à la dose de 1/4 de milligramme de 6 à 10 ans, de 1/2 milligramme au-dessus, et l'infusion de poudre de feuilles, 20 centigrammes de 6 à 10 ans, 40 centigrammes de 10 à 14 ans. Je crois d'ailleurs que la digitaline cristallisée a une action plus constante, et qu'elle offre plus de garanties, les feuilles de digitale présentant quelques variations dans leur richesse en principe actif. La digitale passe surtout pour être efficace dans les asystolies avec arythmie. Or, la plupart de nos asystoliques n'ont pas

(1) *Conférences thérapeutiques et cliniques sur les maladies des enfants*, 1880.
(2) Tome I, p. 99.

présenté de troubles du rythme. La distinction perd de son importance chez
l'enfant. Lorsque la digitale reste inefficace, il est inutile de répéter les doses.
On s'adresse aux autres médicaments cardiaques :

La *caféine* :

| | | |
|---|---|---|
| 20 centigrammes de. . . . . . . . . . . . . | 2 à 5 ans. |
| 30 — . . . . . . . . . . . . . | 6 à 10 — |
| 40 à 50 — . . . . . . . . . . . . . | 10 à 14 — |

Se donne en potions ou en injections hypodermiques.

| | |
|---|---|
| Eau distillée. . . . . . . . . . . . . . . | 10 centimètres cubes. |
| Caféine . . . . . . . . . . . . . . . . . | 2 grammes. |
| Benzoate de soude . . . . . . . . . . . . | 2 — |

Une demi-seringue à une seringue suivant l'âge ; peut être répétée 2 à 5 fois par jour.

La caféine peut être répétée plusieurs jours de suite ; elle peut provoquer l'insomnie, des crampes musculaires, parfois du délire.

Le *strophantus* :
Extrait, 1/2 à 1 milligramme par jour de 5 à 10 ans.
Teinture de semences au 1/5ᵉ, IV à VI gouttes par jour.

Le *sulfate de spartéine* :

| | | |
|---|---|---|
| 1 à 2 centigrammes de. . . . . . . . . . . . . . | 3 à 5 ans. |
| 2 à 4 — . . . . . . . . . . . . . . | 5 à 10 — |

En injections sous-cutanées, dose moitié moindre.

L'*extrait de muguet* :
20 à 50 centigrammes par jour à partir de 5 ans.

Tous ces médicaments ne sont que des succédanés de la digitale qu'il
faut conserver au premier rang. La caféine et la spartéine ont l'avantage de
pouvoir être utilisées en injections hypodermiques ; l'extrait de muguet a une
action légèrement purgative. L'action diurétique leur est commune à tous,
mais c'est encore la digitale qui l'emporte.

Le traitement de l'asthénie cardiaque ne consiste pas seulement à tonifier
le cœur, mais à diminuer ses charges. Aussi faut-il agir sur les stases locales,
congestions viscérales, œdème, ascite. Dans les cas d'anasarque persistante,
les moyens d'évacuation mécaniques doivent être employés : paracentèse de
l'abdomen, de la poitrine ; tubes de Southey, introduits en France par
M. Soulier, pour l'œdème des membres inférieurs ; purgatifs drastiques,
contre la congestion hépatique et la stase de la veine porte ; enfin diurétiques : scille sous forme de vin de Debreyne, 2 à 5 cuillers à café par
jour ; théobromine, 20 centigrammes à 1 gramme par jour ; lactose, 20 à
50 grammes par jour ; calomel, 5 à 10 centigrammes répétés 3 à 4 fois par
jour suivant l'âge. Pendant toute la durée des troubles fonctionnels graves,
l'enfant doit être soumis au régime lacté.

## HYPERTROPHIE ET DILATATION DU CŒUR

**Anatomie pathologique.** — L'hypertrophie est constituée par l'augmentation de la masse charnue du cœur ; la *dilatation*, par l'augmentation du

diamètre des cavités cardiaques. Elles peuvent se montrer indépendamment l'une de l'autre, mais sont souvent associées. Elles occupent l'organe tout entier ou sont localisées dans une de ses parties.

S'il est difficile parfois, chez l'adulte, de savoir si un cœur présente des dimensions normales ou exagérées, on comprendra combien la question sera plus obscure dans la période infantile, avec les variations considérables qu'elle entraîne dans le développement général pour des sujets différents. Il est indispensable de recourir à une table indiquant le poids moyen et les dimensions moyennes du cœur relatives non pas à l'âge, car la taille varie trop chez des enfants également âgés, mais au poids moyen du corps tout entier. Müller[1], en faisant des recherches très nombreuses, est arrivé aux résultats suivants :

| POIDS MOYEN DU CORPS. | AGE MOYEN. | | POIDS DU CŒUR. | |
|---|---|---|---|---|
| — | GARÇONS | FILLES | GARÇONS | FILLES |
| 1 à 5 kilogrammes | 5 mois, 4 | 5 mois, 9 | 19gr,19 | 18gr,94 |
| 5 à 10 — | 1 an, 8 | 1 an, 9 | 38gr,4 | 40gr,1 |
| 10 à 15 — | 4 ans, 5 | 5 ans, 2 | 64gr,1 | 68gr,6 |
| 15 à 20 — | 8 ans, 5 | 12 ans, 2 | 98gr,5 | 86gr,9 |
| 20 à 25 — | 16 ans, | âge adulte. | 125gr,9 | 125gr,5 |

Il peut être intéressant de rechercher le poids relatif des deux ventricules, pour établir la part de chacun d'eux dans l'hypertrophie totale. Dans les morts lentes, avec asphyxie progressive, le cœur droit paraît souvent l'emporter sur le gauche. Les pesées permettent d'apprécier exactement sur quel point a porté l'accroissement du muscle. Müller déduit de ses recherches que le septum ventriculaire appartient pour 2/3 au ventricule gauche, pour 1/3 au ventricule droit. On le pèsera donc à part après l'avoir détaché au ras de son insertion sur les deux parois antérieure et postérieure des ventricules, et on attribuera les 2/3 du poids obtenu au ventricule gauche et 1/3 au ventricule droit. Voici les chiffres obtenus :

| | VENTRICULE DROIT (POIDS). | | VENTRICULE GAUCHE (POIDS). | |
|---|---|---|---|---|
| | GARÇONS. | FILLES. | GARÇONS. | FILLES. |
| 1 an. . . . . | 6gr,14 à 8gr,4 | 4gr,81 à 8gr,45 | 7gr,45 à 16gr,31 | 5gr,76 à 15gr,75 |
| 2 ans . . . . | 12gr,42 | 10gr,85 | 22gr,00 | 20gr,57 |
| 3 ans . . . . | 14gr,98 | 12gr,93 | 32gr,15 | 27gr,24 |
| 4 à 5 ans . . | 16gr,24 | 16gr,61 | 54gr,20 | 33gr,26 |
| 6 à 10 ans. . | 25gr,01 | 20gr,95 | 50gr,97 | 44gr,32 |
| 11 à 15 ans . | 54gr | 28gr,8 | 67gr,1 | 60gr,8 |
| 16 à 20 ans . | 64gr,4 | 55gr,2 | 117gr,1 | 111gr,1 |

Pour juger si un cœur est hypertrophié ou simplement dilaté, on comparera au poids de l'organe son volume obtenu au moyen du procédé Beneke : immersion du cœur dans un vase plein d'eau, et mensuration de la quantité d'eau écoulée. Rappelons les chiffres ainsi trouvés :

| A la naissance . . . . . . . . . | 20 à 25 centimètres cubes. |
|---|---|
| A la fin de la 1re année . . . . . | 40 à 45 — |
| — 2e — . . . . . | 48 à 54 — |
| — 3e — . . . . . | 56 à 62 — |

[1] Le cœur est pesé, débarrassé des caillots, des artères et des veines de la base et du péricarde.

A la fin de la 4ᵉ année . . . . . . 66 à 72 centimètres cubes.
    —    6ᵉ   — . . . . . . 78 à 84    —
    —    7ᵉ   — . . . . . . 86 à 94    —
A 13 et 14 ans . . . . . . . . . 120 à 140    —
Au développement complet. . . . 215 à 290   —
A la maturité. . . . . . . . . . 260 à 310    —

Le poids et le volume réunis du cœur suffisent à se rendre compte s'il est le siège d'une simple hypertrophie, d'une hypertrophie avec dilatation ou d'une dilatation sans hypertrophie. D'une façon courante, on peut recourir à la comparaison faite par Laennec. Le cœur, pour un sujet donné, a à-peu près le volume de son poing fermé. Ou bien, on se contentera de mesurer l'épaisseur des parois ventriculaires. D'après Bizot, cette épaisseur prise à la partie moyenne du ventricule gauche est :

|  | GARÇONS. | FILLES. |
|---|---|---|
| 1 à 4 ans . . . . . . . . | 6,5 millimètres. | 6,5 millimètres. |
| 5 à 9 — . . . . . . . | 8,6 — | 7,0 — |
| 10 à 15 — . . . . . . . | 8,6 — | 7,2 — |

Pour ce qui concerne l'épaisseur de la paroi ventriculaire droite, elle est considérable à la naissance : 3,3 à 3,4 millimètres d'après Bednar. Elle diminue légèrement ou reste stationnaire pendant que la cavité du ventricule droit se dilate. De la sorte, le cœur considéré à la naissance rappelle celui de l'oiseau, les deux cavités étant égales. Puis, peu à peu, le volume du ventricule droit, dont les parois ont une épaisseur stationnaire, l'emporte sur celui du ventricule gauche dont la paroi s'épaissit au contraire et empiète sur ce dernier qui, à la face antérieure, n'occupe plus que le tiers ou le quart de l'étendue totale.

L'augmentation de volume du cœur est due, d'après les uns, à l'hypertrophie vraie de la fibre musculaire (Heppe, Letulle, Förster, Friedreich), pour d'autres à sa multiplication (Rindfleisch).

Chez l'enfant, la fibre myocardique est plus grêle que chez l'adulte ; à la naissance elle est 4 à 5 fois plus petite. Dans les examens que nous avons pu pratiquer, nous avons toujours reconnu une multiplication des fibres musculaires plutôt qu'une augmentation de volume individuel. Les lésions interstitielles portant sur le tissu conjonctif et les vaisseaux évoluent à l'état aigu à la suite de certaines maladies infectieuses. A leur phase chronique, elles dépassent généralement les limites de l'enfance et contribuent exceptionnellement, à cette période de la vie, à provoquer l'hypertrophie du myocarde.

L'hypertrophie du cœur est *simple* ou *excentrique* ; la forme concentrique attribuée par Parrot, Weber, Huchard, à la sclérose myocardique n'existe pas dans l'enfance. L'hypertrophie est *partielle* ou *générale*. Dans le premier cas, le cœur, agrandi en tous sens, garde sa forme générale. Il est rare que sa pointe s'élargisse et s'étale comme chez l'adulte et le vieillard. Les *hypertrophies partielles* entraînent des apparences connues en pathologie ordinaire. Celle du ventricule gauche allonge le cœur en bas et à gauche et lui donne une forme cylindro-conique. Celle du ventricule droit l'élargit transversalement et dessine un arc dont le ventricule gauche serait la corde. Si l'oreillette gauche est en même temps dilatée (par exemple, dans

[E. WEILL.]

le rétrécissement mitral), la partie supérieure de l'arc se prolonge du côté gauche en formant une courbure très excentrique et empiète sur la corde dont la hauteur se réduit d'autant.

En général, dans l'enfance, l'hypertrophie l'emporte sur la dilatation. Le muscle se forme avec une grande facilité et tend à maintenir, dans leurs limites normales, les cavités qu'il circonscrit. L'hypertrophie et la dilatation sont généralement associées à d'autres lésions, malformations congénitales, endocardite, péricardite qui jouent, à leur égard, le rôle de causes efficientes.

**Étiologie.** — Il existe un certain nombre d'hypertrophies qui se présentent à des périodes précises de la vie extra-utérine et sont en rapport avec des conditions presque physiologiques de l'organisme. L'*hypertrophie congénitale* est rare. Bednar et Mayer en ont observé 2 cas associés à une hypertrophie du thymus, du corps thyroïde et du foie. Un fait semblable a été vu par Henoch chez un enfant de 3 mois. Beneke a vu 2 fois, chez des enfants mort-nés, arrivés à terme et d'apparence vigoureuse, un cœur ayant le volume (29 cmc) de celui d'un enfant de 3 mois; 1 fois, chez un enfant de moins de 3 mois, un cœur mesurant 51 centimètres cubes (cœur de 2 ans); 2 fois, chez des enfants de moins de 1 an, des cœurs de 53 et 56 centimètres cubes (cœur de 2 ans passés). Dans aucun de ces faits, on ne pouvait expliquer l'augmentation de volume du cœur. Celle-ci paraît d'ailleurs incompatible avec une longue survie, car il ne l'a jamais trouvée au delà de 1 an sur 62 sujets. Il existe à la naissance une *hypertrophie temporaire du ventricule droit* qui n'est qu'un vestige du cœur fœtal. De 3 à 8 ans, il se formerait, d'après Gerhardt, une *légère hypertrophie du ventricule gauche* qui serait en rapport avec la persistance de l'isthme de l'aorte. Le rétrécissement prononcé de l'isthme produit des effets analogues à ceux de la sténose orificielle. On a décrit une *hypertrophie de la croissance*. G. Sée[1] et R. Blache[2] après lui ont essayé de l'établir. Le cœur doit suivre dans son développement celui du corps tout entier. Or, la taille subit une élongation considérable dans les premières années et à la puberté. Dans l'intervalle, la croissance est lente. Le cœur double de volume de la naissance à 2 ans; double encore, mais plus lentement, de 2 à 7 ans; reste stationnaire de 7 à 14 ou 15 ans. Ces résultats, obtenus par des mensurations directes entre les mains de Beneke et Bizot, ont été contestés par Potain et Vaquez[3]. Ces auteurs apprécient le volume du cœur sur le vivant au moyen de la percussion, alors que les chiffres de Beneke et Bizot ont été obtenus sur le cadavre. Les deux procédés de mensuration ont leurs avantages et leurs inconvénients, mais là ne réside pas la contradiction. Potain et Vaquez n'ont examiné que des enfants au-dessus de 6 ans, alors que la grande poussée de croissance des premières années est achevée. Le désaccord n'est donc qu'apparent, et nous pouvons dire que vers 10 à 12 ans le développement s'arrête pour prendre à la puberté un véritable élan qui entraîne le cœur et l'organisme tout entier dans un saut brusque de

(1) *Traité des maladies du cœur*, 1889.
(2) *Rev. des mal. de l'enf.*, 1891.
(3) *Sem. méd.*, 1895, p. 413.

croissance. L'hypertrophie du cœur sera réalisée, d'après Sée, si le cœur devance le reste de l'organisme. (hypertrophie par précocité). S'il est en retard, il se dilatera ou accroîtra rapidement sa masse pour suffire à sa tâche (hypertrophie par retard). La dilatation peut durer chez un enfant surmené si elle survient entre 7 et 15 ans, à l'âge où le cœur piétine. L'hypertrophie et la dilatation de croissance se caractérisent, d'après Sée, par l'abaissement de la pointe du cœur, la présence d'un souffle systolique, l'apparition d'un certain nombre de symptômes tels que tachycardie, dyspnée, céphalée tenace.

Le syndrome décrit par Sée a été observé sans conteste, mais les interprétations ont varié. Ollivier admet que c'est l'étroitesse de la poitrine qui gêne le cœur, et que la puberté le dégage en amenant l'élargissement de la cage thoracique. Comby invoque le surmenage, le nervosisme, l'anémie. Huchard, au Congrès de Lyon, incline à nier l'hypertrophie de croissance. Les troubles fonctionnels qu'on lui attribue relèvent tantôt d'une tuberculose latente, tantôt d'une dyspepsie, tantôt d'un thorax déformé, tantôt enfin de troubles réflexes d'origine utéro-ovarienne. Dans mon traité des maladies du cœur, j'ai également rejeté l'hypertrophie de croissance. Potain et Vaquez, en faisant de nombreuses mensurations sur des sujets sains, ont définitivement ruiné la doctrine de Sée. L'hypertrophie, lorsqu'elle existe, reconnaît toujours une cause autre que la croissance. Les palpitations ou les céphalées, que Sée attribuait à l'hypertrophie, sont justiciables d'une autre pathogénie, car elles ne sont pas associées à l'augmentation de volume du cœur. Ce que l'on trouve le plus souvent comme cause des palpitations de l'enfant ou de l'adolescent, ce sont des dyspepsies, en particulier cette forme qu'on a appelée la dyspepsie du collégien, la dilatation de l'estomac, le nicotisme prématuré. Potain a signalé la constipation et même les vers intestinaux. Les *exercices gymnastiques* répétés trop souvent donnent au cœur un accroissement de sa masse musculaire qui se réduit de nouveau par le repos prolongé (Potain et Vaquez), mais il n'y a là rien de pathologique, les sujets sont parfaitement bien portants. L'hypertrophie et la dilatation du cœur sont donc habituellement *secondaires*. Certaines causes qui agissent chez l'adulte font défaut chez l'enfant, en particulier l'*endartérite chronique*, l'*athérome*, l'*anévrysme de l'aorte*. Sur 551 cas d'anévrysme réunis par Crisp, on en compte 1 chez un enfant au-dessous de 10 ans, et 5 de 10 à 20 ans. Sur 161 cas d'anévrysmes de l'aorte, Lebert en signale 1 de 5 à 10 ans, et 1 de 10 à 15 ans.

Le cœur droit est plus rarement que chez l'adulte amené à des efforts durables. Le *catarrhe bronchique*, l'*emphysème pulmonaire* s'observent peu souvent. Par contre, le cœur est soumis à des dilatations brusques ou rapides dans la *coqueluche* et la *broncho-pneumonie*. Il est le siège d'une véritable hypertrophie dans la *sclérose pulmonaire avec dilatation bronchique*, affection qui succède parfois à la bronchopneumonie. Nous avons déjà parlé des dilatations réflexes d'*origine gastro-hépatique*.

Le *rachitisme* est une cause fréquente d'hypertrophie (Rokitansky, Hilton Fagge). Bencke a noté l'hypertrophie 7 fois sur 19 rachitiques. C'est

[E. WEILL.]

la petitesse des poumons (Marfan) résultant de la faible expansion de la cage thoracique qui constitue un véritable obstacle circulatoire, tolérable à l'état physiologique, mais manifestant ses effets sous l'influence de la moindre poussée bronchitique. Dans le rachitisme, on observe parfois des déviations des grands vaisseaux, qui gênent la circulation, et une étroitesse congénitale et généralisée des artères, en même temps qu'une dilatation des veines (Lannelongue). L'aplasie artérielle entraîne souvent l'infantilisme ou la chlorose grave. Elle paraît peu capable par elle-même de provoquer l'hypertrophie cardiaque. Lorsque celle-ci existe, il y a en général sclérose rénale (Besançon[1]), et Potain[2] a insisté sur la fréquence de celle-ci chez les rachitiques. Les autres causes d'hypertrophie et de dilatation du cœur n'ont rien de particulier à l'enfance. Nous avons déjà vu comment le myocarde se comportait dans les cas de *péricardite* et d'*endocardite aiguë* ou *chronique*. Dans les *myocardites*, c'est la dilatation qui domine au début, l'hypertrophie dans la suite.

La *néphrite aiguë* agit sur le cœur de deux façons différentes[3]. Si l'urine est rare, chargée de globules rouges, de densité élevée, elle provoque soit la dilatation, soit la dilatation avec hypertrophie, soit une simple hypertrophie du ventricule gauche. L'hypertrophie se développe rapidement, en l'espace de quelques jours. Elle peut survivre à la dilatation pendant un temps indéterminé, même si la néphrite a disparu. Dans tous ces cas, le pouls est rapide, variant de 120 à 140 dans les formes légères, de 120 à 160 dans les cas graves. Il est *toujours mou*, sans *tension*. Le *bruit de galop* est exceptionnel. Lorsque les urines sont pâles, abondantes, de densité faible, la dilatation du cœur n'est pas appréciable. Le pouls est ralenti et irrégulier. Ce qui caractérise la dilatation et l'hypertrophie cardiaques liées à la néphrite aiguë infantile, c'est la rareté du bruit de galop et de l'hypertension. Nous n'avons observé le bruit de galop qu'une fois, et la tension artérielle n'a jamais paru augmentée. Silbermann[4] a noté 2 fois dans 5 cas de néphrite aiguë scarlatineuse que le pouls était dur. L'existence de l'hypertrophie dans les 3 autres cas et dans nos observations personnelles indique que l'hypertension ne joue pas le rôle principal dans sa production. Il est probable que cette conclusion peut s'appliquer à l'adulte, chez lequel la tension artérielle est en général accrue. Comme dans tous nos faits d'hypertrophie, les battements du cœur ont été accélérés en même temps que les urines étaient rares, on peut en déduire que l'hypertrophie et la dilatation dans la néphrite aiguë sont liées à la rétention de substances toxiques qui excitent les contractions du cœur et provoquent ainsi l'augmentation de la masse musculaire. Dans la *néphrite chronique*, l'hypertrophie est permanente et coïncide toujours avec l'accélération du pouls, à l'exclusion de l'hypertension artérielle. Celle-ci fait défaut en raison de la capacité relativement considérable du système artériel par rapport à la masse du sang qui arrive difficilement à le bander.

(1) Néphrite liée à l'aplasie artérielle. *Th. de Paris*, 1889.
(2) Voir SPRINGER. Rev. gén. *Sem. méd.*, 1895, p. 490.
(3) Voir mon *Traité*.
(4) *Jahrb. f. Kindh.*, 1881.

**Symptômes.** — En dehors des signes physiques qui permettent d'apprécier l'augmentation de volume du cœur, les symptômes sont peu caractéristiques. Dans l'*hypertrophie*, il se développe rapidement une *voussure précordiale*. Les battements du cœur déterminent un *ébranlement* qui peut se propager au loin. Si l'hypertrophie porte sur le *ventricule gauche*, la pointe du cœur est *abaissée* dans le 5ᵉ ou le 6ᵉ espace; nous avons trouvé, contrairement à Potain et Vaquez, que, à l'état physiologique, son siège habituel est dans le 4ᵉ espace. Dans les premières années, le cœur est couché, la pointe très éloignée de la ligne médiane. Une déviation extrême vers la gauche, sans abaissement marqué, indique une hypertrophie localisée au ventricule droit. La *palpation* permet de saisir un choc précordial intense et, suivant que l'hypertrophie existe à gauche ou à droite, la sensation de battement sera perçue prédominante à la pointe ou à l'appendice xiphoïde (Bard). La matité du cœur, aussi bien relative (grande matité) qu'absolue (petite matité), est augmentée. Ces deux matités tendent à se confondre, le cœur refoulant latéralement les lames pulmonaires qui le recouvrent. Nous avons déjà fait ressortir l'importance de la percussion chez les enfants, nous n'y reviendrons pas. Les *bruits du cœur* se transmettent très loin, au cou, au dos. Le premier bruit est assourdi, le second retentissant. Le renforcement porte à gauche ou à droite, suivant le point où prédomine l'hypertrophie. Le *bruit de galop* fait habituellement défaut.

Les *battements du cœur sont accélérés* dans les premières périodes de l'hypertrophie, si celle-ci relève d'un obstacle orificiel. Si la contraction plus énergique du myocarde rétablit l'équilibre de la circulation, la tachycardie disparaît peu à peu. Elle est l'indice d'une excitation cardiaque qui aboutit à l'hypertrophie, elle n'est pas un produit de cette dernière. Si elle survient dans le cours de l'hypertrophie, elle signifie compensation insuffisante ou complication. Il en est de même des congestions et des œdèmes périphériques. Dans les hypertrophies considérables des jeunes sujets, on peut observer une *diminution du murmure vésiculaire à la base du poumon gauche*, comme dans la péricardite. *L'hypertrophie exclusive du ventricule gauche* se traduit par l'allongement du cœur, l'abaissement de la pointe et des modifications variables du pouls artériel, suivant la cause de l'hypertrophie. Celle du *ventricule droit* provoque l'écartement latéral de la pointe sans abaissement, l'extension de la matité en dehors du bord droit du sternum, le choc xiphoïdien. Si elle est consécutive à une lésion mitrale, le second bruit de l'artère pulmonaire s'accentue; si elle est liée à un rétrécissement pulmonaire, ce second bruit est sourd, étouffé. *Dans la dilatation du cœur*, l'impulsion cardiaque est affaiblie, diffuse, produit une sorte d'ondulation des espaces intercostaux. La voussure précordiale fait défaut. La matité relative seule augmente, la matité absolue reste stationnaire, le cœur ne refoule pas les poumons. Les bruits du cœur sont affaiblis. Le premier bruit diminue et peut même disparaître d'abord à la pointe, puis à la base. Le second bruit pulmonaire est souvent renforcé. La disparition du premier bruit est précédée de la présence d'un souffle systolique qui a tous les caractères des bruits cardio-pulmonaires. Le rythme des battements est modifié. On perçoit

[E. WEILL.]

souvent de l'embryocardie au début de la dilatation. Le pouls est petit, affaibli, sans tension. La dilatation du cœur droit s'accompagne de gonflement des jugulaires, de cyanose des extrémités ou généralisée. Le pouls veineux est rare. Les troubles fonctionnels, lorsque la dilatation porte principalement sur le cœur gauche, sont, à un degré moyen, des sensations pseudo-angineuses, une dyspnée modérée; à un degré plus marqué, la faiblesse du pouls, la pâleur, le refroidissement, le collapsus, l'état syncopal. Si la dilatation prédomine au cœur droit, c'est la cyanose, avec somnolence ou asphyxie progressive, qui paraissent. La dilatation peut persister jusqu'à la mort. Souvent, elle est passagère ou masquée par une hypertrophie qui rétablit la contraction cardiaque.

**Diagnostic.** — Toute circonstance qui augmente, en apparence ou en réalité, le champ de la matité précordiale, peut prêter à la confusion. Il est à peine besoin de différencier la *dilatation* de l'*hypertrophie*, elles n'ont de commun que l'augmentation de la matité précordiale. Le choc est violent dans l'une, faible dans l'autre; ici bruits renforcés, là bruits étouffés. Ce qui importe, c'est de les considérer dans leurs rapports. Tantôt la dilatation *précède* l'hypertrophie. Le cœur, d'abord excité et affaibli, se ralentit, renforce sa contraction, le pouls se rétablit : l'hypertrophie paraît comme un procédé curateur de la dilatation. Tantôt l'hypertrophie et la dilatation coexistent, par exemple dans le cours de l'insuffisance aortique. Fonctionnellement, c'est le plus souvent l'hypertrophie qui domine. Tantôt la dilatation *suit* l'hypertrophie. Le cœur se comporte alors comme s'il était dilaté, les bruits faiblissent, les souffles antérieurs s'atténuent, des souffles nouveaux paraissent, le patient entre en asystolie.

Le diagnostic différentiel de la dilatation et de l'hypertrophie doit être fait avec : *l'épanchement du péricarde*. Celui-ci, comme la dilatation du cœur, se traduit par l'affaiblissement des bruits, l'absence du choc, les mouvements ondulés. L'attitude penchée en avant fait réapparaître le choc dans la péricardite. La matité est triangulaire, présente l'encoche de Sibson.

Dans la *symphyse du péricarde* à symptômes ectopiques, la seule qui puisse se confondre avec la dilatation, la figure de matité est invariable dans les déplacements du corps. La symphyse rhumatismale est toujours associée de l'hypertrophie avec ou sans dilatation. La *rétraction du poumon gauche*, en découvrant le cœur, augmente en apparence la matité cardiaque. L'artère pulmonaire bat d'une façon visible, il y a souvent rétraction de la moitié gauche du thorax et des signes d'affection pulmonaire. L'*infiltration du bord gauche du poumon* augmente la matité cardiaque, mais la pointe n'est pas abaissée et il n'y a pas de désordres circulatoires. *Dans le rétrécissement du larynx et de la trachée*, les bords pulmonaires s'écartent et souvent aussi il se joint à cet état une dilatation du cœur droit. Le tirage, la dyspnée permettent d'établir le diagnostic. Le diagnostic de l'hypertrophie et de la dilatation comporte dans chaque cas la recherche de la *cause*, lésion orificielle, péricardite, néphrite, etc.

**Pronostic.** — L'hypertrophie cardiaque a un pronostic meilleur chez l'enfant que chez l'adulte. Elle est purement musculaire, rarement scléreuse.

Elle sert à combattre la dilatation, que celle-ci provienne d'une gêne mécanique, d'une influence toxique, d'un trouble de l'innervation ou d'une lésion
du myocarde. L'hypertrophie est un procédé curateur, sauf dans les cas
d'hypernutrition du cœur par exercices gymnastiques répétés. Elle se
développe d'ailleurs chez l'enfant avec une facilité remarquable. La dilatation
n'est pas une lésion, c'est un aveu de faiblesse du myocarde. Sa gravité
dépendra de son degré, de sa persistance, des conditions dans lesquelles
elle se produit. Dans l'endocardite aiguë bénigne, elle ne constitue qu'un
épisode de peu d'importance. Dans la péricardite diffuse et dans la symphyse
totale, elle est d'une signification redoutable. Dans la myocardite aiguë, elle
fait présumer, par ses dimensions, de la mort ou de la guérison. Dans le cours
d'une néphrite aiguë ou chronique, son pronostic varie suivant que l'hypertrophie compensatrice paraîtra ou fera défaut. La dilatation persistante du
cœur droit dans le cours d'une coqueluche ou d'une broncho-pneumonie est
un élément pronostic d'une grande gravité.

**Traitement.** — L'hypertrophie du cœur ne doit pas être traitée. Il faut
la respecter et au besoin la provoquer par une hygiène rationnelle. Ce qu'il
faut traiter, c'est la cause, lésion orificielle, néphrite, rachitisme, étroitesse
de la poitrine, etc. La dilatation est un phénomène inquiétant qu'il importe
au contraire de combattre dès la première heure. Mais il est inutile d'établir
une thérapeutique spéciale, car c'est elle qu'on vise constamment dans les
affections cardiaques. On prescrit le repos, la diète, la digitale et ses succédanés, les injections de caféine, la strychnine, les stimulants, alcool, éther,
ammoniaque, camphre; la déplétion du système veineux au moyen des
purgatifs, des drastiques; des diurétiques. Cette médication s'adresse surtout
aux formes intenses et graves de la dilatation. Dans nombre de cas, en
particulier dans les dilatations réflexes que Sée appelait pseudo-hypertro-
phies, il suffit de traiter la cause : troubles gastro-intestinaux, neurasthénie,
désordres menstruels. Il va sans dire que, même dans les cas sérieux, il ne
faut pas perdre de vue l'affection pathogène et s'adresser au traitement de la
néphrite, de la congestion pulmonaire, de la péricardite.

**Atrophie du cœur.** — Elle se rattache à la sénilité, aux maladies cachectisantes, telles que la tuberculose pulmonaire. Rare dans l'enfance, elle est
niée par Parrot, admise par Beneke qui en a observé 6 cas, dont 5 dans les
trois premiers mois de la naissance. Elle est associée à l'atrophie de tous les
organes, à l'atélectasie pulmonaire et se montre comme un des symptômes
de la faiblesse congénitale. Elle coïncide avec une hypoplasie du système
vasculaire et constitue un des éléments de la chlorose organique de Virchow.
Sous cette forme, elle frappe plusieurs membres de la même famille (von
Dusch). Elle peut persister sans changement ou se compliquer plus tard
d'hypertrophie. Mais cette dernière est rare, car si l'étroitesse du système
vasculaire la favorise, la réduction de la masse du sang et l'infantilisme du
corps la préviennent. L'atrophie acquise est exceptionnelle. Dans l'athrepsie,
Ohlmüller[1] a vu le cœur garder son volume, alors que tous les autres organes

[1] *Dis. Münch.*, 1882.

[E. WEILL.]

maigrissaient. On l'a observée cependant dans la symphyse tuberculeuse primitive du péricarde. L'atrophie partielle est spéciale aux maladies congénitales du cœur. Les ventricules, dans les sténoses complètes auriculo-ventriculaires, ne se développent pas ; le cœur paraît réduit à un seul ventricule. Dans les affections acquises, l'atrophie est plus rare et surtout moins marquée. L'atrophie du myocarde tient à la diminution de volume de ses fibres musculaires (Förster). Friedreich a noté dans quelques cas l'absence de striation, de noyaux ; les fibres formaient une masse homogène à l'aspect sec et cassant. Parfois ce sont des granulations graisseuses qui remplissent la fibre. La dégénérescence pigmentaire est spéciale au vieillard. Le cœur a une couleur jaunâtre ou rougeâtre. Il peut perdre les deux tiers de son volume (Beneke). La symptomatologie de l'atrophie myocardique se perd dans le tableau général de la faiblesse congénitale ou de l'athrepsie, plus tard dans celui de la chlorose congénitale.

### MYOCARDITES

La myocardite reconnaît deux types anatomiques principaux qui se mêlent en proportions variables et constituent, dans les cas extrêmes, des formes schématiques très distinctes : ce sont les myocardites parenchymateuses et interstitielles. Charrin a montré qu'une même infection, suivant la dose, la virulence, l'âge de la culture, les conditions particulières au sujet en expérience, produit sur le myocarde les effets les plus disparates. Tantôt les lésions font complètement défaut ; tantôt, si la survie de l'animal est suffisante, on constate à la fois des lésions interstitielles et de la dégénérescence des fibres musculaires ; tantôt enfin on trouve un cœur brightique lié à une lésion rénale avancée. Une même influence peut donc marquer son passage par des altérations diverses, et on ne peut baser une classification de la maladie prise dans son ensemble sur la présence exclusive ou prédominante de telle ou telle lésion. A la vérité, à mesure qu'on s'éloigne du début de l'affection, du moment où la cause pathogène, de quelque nature qu'elle soit, a retenti sur le myocarde, il se développe peu à peu des lésions chroniques, visibles principalement sous la forme de sclérose interstitielle. Cette période s'observe rarement dans l'enfance ; c'est le reliquat, la séquelle, comme disent Landouzy et Siredey, d'une détermination infectieuse antérieure, et il est souvent impossible, étant donnée l'uniformité des lésions et des symptômes, dans des cas de nature différente, arrivés à cette période tardive de leur évolution, de remonter à leur origine et de préciser leur cause. Au surplus, les formes chroniques, scléreuses, de la myocardite ne se voient guère chez l'enfant ; on peut les écarter d'emblée. L'enfant échappe, en effet, à un certain nombre de lésions myocardiques, en particulier à celles qui sont liées à l'artério-sclérose, à l'athérome, à l'alcoolisme, à la myocardite segmentaire essentielle décrite par Renaut[1] et son élève Mollard[2] chez

(1) *Acad. de méd.*, 1890.
(2) *Th. de Lyon*, 1890.

les vieillards ainsi que chez les sujets prématurément alcoolisés ou séniles. Il ne reste à la pathologie infantile qu'à envisager des myocardites survenant dans le cours des maladies infectieuses, diphtérie, scarlatine, variole, fièvre typhoïde, grippe, etc. Encore le myocarde est-il plus rarement atteint dans l'enfance qu'à l'âge adulte. Si le tissu lymphoïde qui, d'après Ranvier, joue un rôle dans la croissance, est plus abondant chez l'enfant et le prédispose à l'action des germes et des toxines, le myocarde de l'adulte a déjà subi les atteintes de l'alcoolisme, des diathèses, de maladies diverses et sera plus disposé à subir de nouvelles agressions qu'un cœur en quelque sorte vierge. Il n'est pas douteux que les accidents cardiaques de la fièvre typhoïde sont plus fréquents chez l'adulte.

En dehors de la *myocardite aiguë*, on observe chez l'enfant des *myocardites secondaires* à une *péricardite*, à une *symphyse du péricarde*. Il s'agit ordinairement de lésions particlles, cantonnées dans les couches superficielles du cœur et dont la valeur, au point de vue symptomatique, n'est pas nettement établie. Landouzy et Siredey[1] ont rattaché à une origine infectieuse déjà ancienne un certain nombre de scléroses avec endartérite progressive du myocarde. Il s'écoule, entre le moment où la lésion débute et celui où elle produit les modifications définitives de la texture de l'organe, une période intermédiaire, plus ou moins latente. Il paraît actuellement difficile de savoir si la période infantile dispose d'un temps suffisant pour édifier, à la suite de déterminations infectieuses sur le myocarde, une sclérose capable de troubler le jeu du cœur. Nous allons étudier la myocardite dans les différentes formes que nous venons de signaler.

**Myocardites infectieuses aiguës. Anatomie pathologique.** — La myocardite se présente tantôt sous une *forme diffuse*, tantôt sous la forme *nodulaire*, le nodule pouvant être une *gomme*, un *tubercule*, un *abcès*. Les deux formes diffuse et nodulaire s'associent parfois.

*Forme diffuse.* — Le cœur est mou, sans consistance, s'étale. Il est pâle, couleur feuille morte, friable et présente parfois des stries jaunâtres alternant avec des zones plus foncées. Près de la pointe, à la face antérieure, on voit un piqueté hémorragique, des ecchymoses en plaques ou en traînées. Les cavités cardiaques sont légèrement dilatées. L'hypertrophie est rare. D'ordinaire, les valvules sont saines. Rabot et Philippe, sur 500 cas de diphtérie, n'ont pas vu un exemple d'endocardite. Le cœur contient des caillots foncés, gelée de groseille, prédominant dans les oreillettes, surtout à droite. On trouve parfois au niveau de l'aorte des plaques saillantes, jaunâtres, un peu dures, qui arrivent à se disséminer sur une certaine étendue de son trajet et rappellent, par leur distribution, l'aspect de l'athérome. Elles ont été décrites dans la variole par Brouardel, Landouzy et Siredey, dans la fièvre typhoïde par Landouzy et Siredey. On les a également observées dans la scarlatine[2]. Elles font défaut dans la diphtérie (Rabot et Philippe, Huguenin). Les lésions histologiques se montrent au niveau des *fibres musculaires*, dans *leurs interstices* et *sur les vaisseaux*.

[1] *Rev. de méd.*, 1885 et 1887.
[2] Bonnèque. Aortite aiguë. *Th. de Paris.*

[E. WEILL

. I. *Les altérations de la fibre musculaire*, étudiées par Zenker, Hoffmann, Hayem, consistent surtout dans l'augmentation de volume des noyaux et le développement du protoplasma périnucléaire et interfibrillaire : les fibrilles élémentaires sont dissociées par l'expansion de la substance protoplasmique. La striation est moins nette. Les noyaux s'allongent, atteignent chez l'enfant (Romberg) 4 à 5 fois leurs dimensions normales. Leur diamètre transversal est peu modifié. Leur contour est régulier ou présente des étranglements et des déformations variées. Ehrlich a décrit des noyaux aplatis en forme de dalles qui occupent toute l'épaisseur de la fibre. Des noyaux, les uns prennent vivement la matière colorante, les autres sont peu teintés. Leur nombre est en général augmenté. L'élargissement de la substance protoplasmique se traduit sur les coupes transversales par la présence de lacunes, de véritables trous qui seraient creusés dans la fibre. J'ai vu une perte de substance même au niveau des fibrilles élémentaires qui sont comme tubulées. Telle est la lésion musculaire réduite à sa plus simple expression. Je l'ai observée dans 4 cas d'endocardite chronique terminés par la mort, 3 fois à l'occasion d'un rhumatisme articulaire, 1 fois à l'occasion d'un érysipèle[1] et récemment chez une fille de 15 ans, morte de dothiénentérie et présentant des symptômes d'affaiblissement cardiaque et de collapsus[2]. Dans aucun de ces cas, nous n'avons observé ni lésion interstitielle, ni vasculaire, ni dégénérescence de la fibre musculaire. Aussi croyons-nous à l'existence d'une myocardite parenchymateuse pure, dont les symptômes se distinguent assez bien de ceux de la myocardite interstitielle.

Dans la plupart des myocardites infectieuses, la fibre musculaire présente des désordres plus avancés : la substance striée se désagrège en granulations albuminoïdes ou graisseuses, disposées suivant l'axe longitudinal de la fibre comme une rangée de perles (Virchow). La dégénérescence granuleuse peut envahir toutes les parties de la fibre, noyau, protoplasma, substance striée. Dans d'autres cas, au lieu de granulations, on trouve des masses irrégulières, hyalines, fortement réfringentes, ne prenant pas la couleur, c'est la dégénérescence cireuse de Zenker. La fréquence de la dégénérescence granulo-graisseuse et cireuse dans les myocardites infectieuses a porté un certain nombre d'auteurs à nier la myocardite parenchymateuse. Les lésions de la fibre musculaire seraient purement dégénératives. Cette opinion, soutenue par Cohnheim, Rindfleisch, Cornil et Ranvier, a été surtout défendue par Bard au Congrès de Lyon. Nous pouvons opposer à cette manière de voir nos faits personnels où la myocardite parenchymateuse s'est bornée au développement de la substance protoplasmique, à la multiplication et au gonflement des noyaux, sans dégénérescence de la substance striée. La coexistence de cette dernière ne nous paraît même pas un argument décisif, car on comprend que si la cellule musculaire manifeste son irritation de la façon que nous venons d'indiquer, l'élément musculaire pur, qui est en quelque sorte

---

[1] WEILL et BARJON. Myocardite parenchymateuse primitive. *Revue des mal. de l'enf.*, déc. 1896.

[2] Depuis que ces lignes sont écrites, j'ai rencontré deux fois la même lésion chez deux enfants atteints d'endocardite chronique et morts, l'un avec une péricardite aiguë, l'autre avec une symphyse totale du péricarde.

une substance étrangère à la cellule, édifiée par elle en vue d'une fonction d'ordre général, ne puisse subsister et dégénère.

II. *Lésions interstitielles*. — Les espaces qui séparent les fibres musculaires s'élargissent comme s'ils étaient injectés par une sorte d'œdème aigu (Landouzy et Siredey). Toutefois, on n'y voit pas traces de coagulations fibrineuses. Ils renferment des amas de cellules embryonnaires fortement colorées, disposées par petits foyers ou en forme de traînées diffuses. Cette lésion est constante dans la diphtérie (Rabot et Philippe). Dans la scarlatine Romberg l'a vue 7 fois sur 10 cas, et dans la fièvre typhoïde 6 fois sur 11. La myocardite interstitielle occupe par ordre de fréquence la pointe du ventricule gauche, sa base, le septum interventriculaire. Elle s'étend rarement aux oreillettes. Elle se cantonne de préférence aux surfaces du myocarde, près de l'endocarde et surtout du péricarde.

III. *Lésions vasculaires*. — Hayem a associé les lésions interstitielles à de l'endartérite des petits vaisseaux du myocarde. Landouzy et Siredey ont confirmé cette opinion. L'inflammation porte non seulement sur la tunique interne, mais sur toute l'épaisseur de l'artère, de sorte qu'on trouve la face interne bourgeonnante et la périartère infiltrée servant de centre au foyer embryonnaire. La lésion vasculaire est localisée au niveau des petites artérioles. Elle manque dans les branches de distribution. Les artérioles sont parfois oblitérées par les végétations de l'endartérite ou par une thrombose, ce qui détermine de petits foyers hémorragiques dans le myocarde. Faut-il, avec Hayem, H. Martin, Landouzy et Siredey, faire dépendre l'inflammation interstitielle de la lésion vasculaire, ou la considérer comme une réaction directe du tissu conjonctif. Les altérations vasculaires peuvent en effet manquer (Bard, Rabot et Philippe, Romberg).

IV. *Lésions nerveuses*. — On a signalé, dans la fièvre typhoïde et la diphtérie, des cas de périnévrite des nerfs du péricarde, parfois des altérations des ganglions cardiaques (Romberg). Hochhaus[1] va même jusqu'à admettre que les paralysies diphtériques, en général, relèvent d'une myosite interstitielle et parenchymateuse avec inflammation légère des nerfs intramusculaires, sans altération des troncs et des centres nerveux. Toutefois, les deux ordres de lésions peuvent être associés. Sommer[2] a vu, chez un enfant de 10 ans, une myocardite scarlatineuse en même temps qu'une infiltration embryonnaire d'une portion du nerf pneumogastrique gauche, comprimé par des ganglions calcaires.

**Myocardite nodulaire**. — Dans sa forme aiguë, elle est représentée par les abcès miliaires de la pyémie. Le pus se trouve entre les fibres musculaires dont le sépare une couche de cellules embryonnaires. La collection purulente peut être volumineuse, égaler une cerise, une noix. Dans ce cas, il y a peu de foyers. Dans la forme miliaire, ils sont au contraire nombreux. Le tissu musculaire autour de l'abcès revêt une teinte sombre, ardoisée; il est dégénéré ou enflammé. Le pus renferme divers micro organismes et des débris musculaires. Il est rare que la myocardite diffuse s'accompagne

(1) *Arch. de Virchow*, t. CXXIV, 1891.
(2) *Charité Annalen*, 1888.

[E. WEILL.]

d'abcès, ce sont les formes circonscrites qui se compliquent le plus souvent de suppuration (4 fois sur 5. d'après V. Düsch), prédominante dans les parois ventriculaires. L'abcès s'ouvre du côté de l'endocarde ou du péricarde. Il est parfois secondaire à une ulcération de l'endocarde. L'abcès du myocarde peut se terminer par transformation calcaire (Förster).

**Myocardite chronique. Myocardite diffuse.** — La myocardite aiguë se termine par la mort, la résolution, ou une sclérose progressive du myocarde. Nous ne savons rien de la myocardite parenchymateuse chronique, si ce n'est qu'on a compris sous ce nom une affection décrite surtout chez les vieillards par Renaut et Mollard sous le nom de *myocardite segmentaire*. La myocardite interstitielle est la seule qu'on ait décrite dans l'enfance ; encore son histoire clinique est-elle peu connue chez les sujets jeunes. Le tissu conjonctif adulte, à type fibreux, a été observé dans le myocarde chez des diphtériques dès la 5e semaine (Romberg), dès la 4e (Leyden). Elle a été notée vers le 25e jour chez un typhique (Romberg) ; à la 9e semaine, chez un enfant scarlatineux (Sommer). Ces scléroses de formation rapide sont peu étendues en général, mais elles ont une tendance à progresser. Landouzy et Siredey ont pu vérifier, deux ans après une dothiénentérie, une sclérose diffuse chez un jeune homme de vingt-trois ans. Cliniquement, les mêmes auteurs ont vu se manifester des troubles fonctionnels chez d'autres sujets après des intervalles de deux à cinq ans. Avant d'arriver à se manifester, elles évoluent sourdement. Cependant nous avons vu des troubles cardiaques légers persister deux à trois mois après la guérison d'une fièvre typhoïde.

**Myocardite chronique nodulaire.** — Le type de cette affection est fourni par la syphilis héréditaire et la tuberculose. La myocardite syphilitique a été observée chez le nouveau-né par Rosen, Parrot, Coupland, Kantzow, chez l'enfant par Woroichinn, Reimer, Wendt, etc. Elle consiste dans une sclérose formée de traînées blanchâtres qui sont parsemées de petites gommes sous forme de nodules jaunes. Leur siège de prédilection est la paroi du ventricule gauche. La gomme peut être la lésion prédominante ; elle se présente sous l'aspect d'un noyau plus ou moins volumineux, jaune à la périphérie, brun au centre, entouré d'une atmosphère de sclérose. La myocardite tuberculeuse [1] est une affection rare. Elle se montre à tous les âges, mais surtout dans l'enfance. Elle est habituellement secondaire ; il y a cependant des cas où elle est primitive (Demme, Knopf). Lancereaux distingue trois formes principales de cette affection : 1° le *gros tubercule du myocarde* semblable à la gomme syphilitique dont il se différencie par la présence de bacilles de Koch et l'absence de la zone scléreuse périphérique ; 2° la *tuberculose miliaire* du myocarde ; 3° la *myocardite tuberculeuse* avec hypertrophie scléreuse et décoloration du muscle cardiaque ; dans l'interstice ou au milieu même des bandes fibreuses qui sillonnent le myocarde, on trouve des amas embryonnaires et des cellules géantes (Brehmer). Il est rare que les tubercules du myocarde arrivent à la période de ramollissement et d'ulcération. Le lieu d'élection des tubercules est la paroi des ventricules. La

---

[1] Voir Lardé. *Rev. mens. des mal. de l'enf.*, juin 1896 et Barié (*Sem. méd.*, 1896, p. 485. Revue générale sur la tuberculose du cœur).

tuberculose du péricarde et de l'endocarde s'associe souvent à celle du myocarde.

**Myocardite localisée.** —. Elle se montre de préférence dans les affections congénitales, au niveau de l'infundibulum ou de la base du ventricule gauche (rétrécissement sous-aortique). Elle peut aussi être acquise et déterminer des anévrysmes partiels (Quain, Sydow). Elle affecte parfois un siège spécial, à la partie supérieure de la cloison interventriculaire, qui est perforée dans sa région membraneuse. Les bords de l'orifice sont transformés en une sorte de tissu fibreux qui s'étend plus ou moins loin dans l'épaisseur du septum. La sclérose conjuguée à une endocardite ou une péricardite chronique reste en général confinée dans les couches superficielles du myocarde.

**Étiologie.** — La myocardite aiguë se voit chez l'enfant au même titre que chez l'adulte dans le cours des maladies infectieuses. La *diphtérie* maligne entraîne des lésions cardiaques dans un cinquième des cas d'après Huguenin[1]. Considérée dans toutes ses formes, elle ne provoque des accidents graves ou la mort que 5 ou 4 fois sur 100. C'est aussi la conclusion à laquelle sont arrivés Rabot et Philippe[2], et Unruh[3]. Ces chiffres seraient au-dessous de la réalité suivant Romberg. Rabot et Philippe, s'inspirant de l'opinion de Bard, ne font pas entrer en ligne de compte les dégénérescences du myocarde qui succèdent aux diphtéries toxiques ou hypertoxiques. L'inflammation interstitielle du myocarde, la seule qui, dans leur manière de voir, mérite le nom de myocardite, se montre dans la convalescence d'une diphtérie moyenne qui a suivi son cours régulier. La *scarlatine* se montre plus rarement que la diphtérie associée à la myocardite. Romberg a pu en réunir 10 cas, dont 7 avec proliférations interstitielles. Elle survient après le premier septénaire, lorsque la défervescence s'est effectuée. L'action de la *variole* sur le myocarde est connue depuis les travaux de Desnos et Huchard, et de Brouardel. Les complications cardiaques manquent dans la varioloïde et sont la règle dans la variole confluente. Les formes graves de la myocardite tuent avant la période de suppuration et se traduisent par la dégénérescence avec ramollissement cardiaque. Les formes légères se montrent au commencement de la fièvre secondaire et guérissent. Reimer, sur 18 enfants morts de variole, a trouvé 8 fois la dégénérescence du cœur. La *myocardite typhique* a été peu observée dans l'enfance; au moins, on n'a pas eu souvent l'occasion d'en faire la vérification. La mort subite, qui en est une des conséquences, n'a jamais été observée par C. de Gassicourt. Henoch ne l'a pas vue sur 192 cas. Je ne l'ai notée qu'une fois sur près de 150 cas. D'après Comby, le dicrotisme est rare et la mort subite inconnue. A ma connaissance, il n'existe que 6 cas de mort subite ou rapide survenue chez des nourrissons atteints de dothiénentérie; 5 cas appartiennent à Vibert[4] et paraissent relever d'une congestion pulmonaire; le 6e cas est de Kissel[5]. A ce propos, faisons remarquer combien la fièvre typhoïde est plus grave chez le nourrisson que-

(1) *Th. de Paris.* 1890.
(2) *Arch. de méd. expér.*, 1891.
(3) *Jahrb. f. Kindh.*, 1885.
(4) *Ann. d'hyg. publique*, 1881.
(5) *Vratsch.*, 1896.

[E. WEILL.]

dans la seconde enfance. L'endocardite chronique ne constitue pas une prédisposition à la myocardite typhique. C'est un fait que j'ai pu vérifier à plusieurs reprises. J'ai observé plusieurs cas de myocardite typhique légère. Aucun d'eux ne s'est présenté en coexistence avec une lésion orificielle. De même, je n'ai pas remarqué de rapport entre l'atteinte du myocarde et l'intensité de la maladie générale.

Dans la plupart de nos cas de myocardite, les dothiénentéries étaient légères ou moyennes. Le traitement systématique par les bains qui, ainsi que je l'ai montré avec Roque, assure l'élimination des toxines au fur et à mesure de leur production, joue sans doute un rôle prophylactique, pour ce qui concerne la myocardite chez l'adulte. Chez l'enfant, l'émonction se fait spontanément d'après Moussous. C'est peut-être la raison de l'extrême rareté des complications cardiaques de la dothiénentérie infantile.

La myocardite a été observée chez l'enfant dans la *granulie* (Reimer), la fièvre récurrente (Unterberger), le *typhus exanthématique*, les *érysipèles graves*, les *pyémies*, les *septicémies des nouveau-nés*, l'*endocardite ulcéreuse*. Le plus souvent, elle se traduit par la présence de nodules tuberculeux ou suppurés, ou de foyers volumineux de suppuration. La *rougeole* ne frappe pas le myocarde. Il n'en est pas de même du *rhumatisme*. J'ai établi avec Barjon [1] que le rhumatisme survenant chez un enfant atteint d'endocardite chronique déterminait une *myocardite purement parenchymateuse*. Cette même lésion a été produite par un érysipèle bénin de la face et la dothiénentérie. La *myocardite chronique* n'est que le reliquat d'une inflammation aiguë, d'*origine infectieuse* (*fièvre typhoïde*) : elle est aussi primitive lorsqu'elle relève de la *tuberculose*, de la *syphilis*. C'est la *syphilis héréditaire* qui agit exclusivement dans ces cas.

**Pathogénie.** — Le mécanisme par lequel les maladies infectieuses altèrent le myocarde a été éclairé par les travaux contemporains. Tantôt on a trouvé les microbes pathogènes dans le tissu musculaire lui-même : ainsi des agents de la suppuration, staphylocoques et streptocoques ; ainsi du bacille d'Eberth (Landouzy et Siredey, Rattone, Chantemesse et Widal [2]). Tantôt on les a signalés dans les vaisseaux du myocarde, frappant de dégénérescence les cellules endothéliales ; Weigert, Cornil, Widal, Vaquez ont fait cette constatation pour le bacille d'Eberth. Tantôt enfin le microbe pathogène (bacille d'Eberth) fait défaut dans le myocarde (Chauffard, Déjerine, Hobbs [3]). Dans ce cas, c'est l'intoxication qui crée la lésion. Ce fait n'est pas douteux pour ce qui concerne la diphtérie, car on sait que le bacille de Löffler ne pénètre pas dans l'organisme (Roux et Yersin). L'injection de cultures filtrées reproduit les symptômes de la diphtérie. Charrin a pu déterminer différents types de myocardite aiguë ou subaiguë au moyen de cultures filtrées du bacille pyocyanique. Mollard et Regaud ont montré que la myocardite est constante chez les animaux qui ont succombé à une injection de toxine pure. Par une injection d'antitoxine, faite à temps, on peut guérir des


(1) *Arch. de méd. expér.*, 1894, et *Rev. des mal. de l'enf.*, déc. 1896.
(2) *Arch. de phys.*, 1877.
(3) *Th. de Paris*, 1893.

animaux qui, abandonnés à eux-mêmes, auraient fatalement succombé. Les intoxications sans infection, alcool, tabac, etc., exercent sans doute une influence semblable, mais c'est là un côté de la question qui n'intéresse pas l'enfance. L'infection peut agir sur le myocarde par l'intermédiaire du système nerveux. Nous avons cité un cas de sclérose scarlatineuse du myocarde associée à une lésion du pneumogastrique. Paulino[1] a produit une dégénérescence avec sclérose interstitielle du cœur en sectionnant le pneumogastrique. Les toxines infectieuses sont susceptibles de provoquer soit directement, soit par l'intermédiaire du système nerveux, des perturbations dans le jeu du myocarde, sans créer de lésions véritables. Cette opinion, qui a été émise par Huchard, a été démontrée expérimentalement par Charrin.

**Symptômes.** — *Myocardite aiguë.* — Nous avons vu que l'expérimentation renverse toute classification des myocardites aiguës, puisqu'une même substance injectée chez l'animal provoque tantôt de la dilatation simple du cœur, tantôt des dégénérescences musculaires, tantôt des scléroses (Charrin). Mais, pour produire ces différents états, elle est obligée de faire varier ses procédés, de sorte que si la communauté d'origine des différents types de myocardite paraît établie, ils n'en conservent pas moins leur individualité, même en se plaçant sur le terrain pathologique. L'anatomie pathologique nous a montré qu'il y avait lieu de distinguer la myocardite interstitielle pure ou mêlée de lésions musculaires d'avec la myocardite parenchymateuse. Cliniquement, nous maintiendrons cette séparation, en accordant une mention spéciale à cette dernière.

**I. Myocardite aiguë commune, interstitielle ou mixte.** — Elle se traduit tantôt par des symptômes très nets et constitue une véritable forme cardiaque des maladies infectieuses, tantôt elle est latente. Nous décrirons séparément ces deux modalités.

A. *Forme cardiaque des maladies infectieuses.* — C'est dans la *diphtérie* qu'elle revêt son expression la plus saisissante. L'angine a disparu. Le malade se croit guéri, commence à se lever. Dès les premiers mouvements il pâlit, prend une défaillance ou une syncope. Replacé au lit, il garde une pâleur cadavérique, cireuse, qui, succédant brusquement à la coloration normale du teint, a une valeur diagnostique très grande. Il survient une asthénie générale qui entraîne l'immobilité complète et voulue du patient. Celui-ci a conscience de la susceptibilité du cœur. Il sent qu'à la moindre excitation il est menacé de syncope. Aussi refuse-t-il de bouger, de s'alimenter, de se déranger pour ses fonctions alvines. Le pouls est faible, sans tension, vide. Le cœur est irrégulier. On observe chez le même sujet successivement tous les types d'arythmie : tachycardie, bradycardie, rythme de galop, rythme digitalique. Le cœur se dilate, sa matité s'élargit, des ondulations parcourent la région précordiale, un souffle systolique doux se montre à la pointe, se propageant dans l'aisselle. La tachycardie devient extrême. Des troubles fonctionnels apparaissent : urines rares, troubles, riches en dépôt, réapparition de l'albumine qui avait disparu ; troubles digestifs, coliques sourdes,

(¹) *Cbl. f. D. med. Wochs.*, 1883.



[*E. WEILL.*]

diarrhée, vomissements faciles ; légers au début des accidents, ils s'accusent dans la suite ; la dyspnée se montre, mais non toujours. Il se produit de l'œdème malléolaire et parfois une anasarque généralisée avec ascite et hydrothorax (Unruh). A ce degré la mort est inévitable, survenant par affaiblissement progressif ou brusquement par syncope à l'occasion d'un mouvement insignifiant. Plus souvent, après quelques jours de troubles cardiaques, avec pâleur, apathie, menaces de syncope, le retour à la santé s'établit progressivement. La myocardite diphtérique se montre rarement dans la seconde semaine, le plus souvent à la troisième, quelquefois au bout d'un mois et plus. Elle est souvent associée à la paralysie diphtérique. Dans la *variole* la myocardite grave survient, d'après Desnos et Huchard, du sixième au dixième jour. Le cœur, d'abord impulsif et rapide, s'épuise ; le pouls devient mou, polycrote ; le patient a de l'angoisse, la syncope est facile, les signes physiques de la dilatation du cœur se dessinent. Dans la *dothiénentérie*, c'est le collapsus qui traduit l'altération grave du cœur. La température tombe au-dessous de la normale, la face se cyanose, le nez est pincé, les yeux s'excavent, les extrémités se refroidissent, le ventre se rétracte ; la radiale bat faiblement. Le premier bruit du cœur disparaît à la pointe et à la base. Le patient, abattu et prostré, rappelle le cholérique algide. Cet état aboutit à la mort, mais peut se terminer favorablement : dans ce cas, la température remonte, la circulation se rétablit. Le collapsus peut être compliqué de syncope. Celle-ci est rarement mortelle chez l'enfant. C. de Gassicourt a vu survivre un enfant qui avait présenté trois syncopes. Dans la *scarlatine*, la myocardite paraît après la défervescence, au début de la seconde semaine. Le pouls, d'abord ralenti, se précipite ou s'accélère d'emblée. Romberg a signalé de la douleur précordiale, de l'oppression, des palpitations. La mort est rare en l'absence de néphrite.

B). *Forme latente.* — Nous comprenons, sous cette désignation, les symptômes cardiaques légers qui se produisent dans le cours ou dans la convalescence des maladies infectieuses, sans qu'on puisse les rattacher à une lésion rigoureuse. Le départ entre les troubles d'origine toxique sans altération et ceux qui relèvent d'une lésion proprement dite est impossible à faire : au surplus, ils se rattachent les uns aux autres par un mécanisme commun, ainsi que nous l'avons fait ressortir à propos de la pathogénie. D'une façon générale, les symptômes qui éclatent pendant la période fébrile sont plutôt de nature purement toxique, ceux de la convalescence paraissent organiques. Cliniquement, il y a un véritable intérêt à les séparer.

a). *Symptômes cardiaques de la période fébrile.* — Ce sont des modifications constatables à l'examen plutôt que des troubles véritables. Parfois cependant elles ont servi de prélude au collapsus ou même à la mort subite. Il s'agit tantôt de simples changements dans le rythme des battements, tantôt d'un affaiblissement des bruits. Les *arythmies* comprennent : les *intermittences* qui précèdent parfois la mort subite (Landouzy et Siredey, Galliard) ; elles se montrent dans la dothiénentérie au cours de la deuxième semaine et au début de la troisième ; les *irrégularités* se traduisant par des battements qui se succèdent par séries rapides, suivies de séries lentes :

des pulsations amples se remarquent à côté d'autres plus petites. L'irrégularité avec accélération pendant la période fébrile est un phénomène sérieux. La *tachycardie* sans irrégularité indique une intoxication intense. Le pronostic de la fièvre typhoïde, même chez l'enfant, se base en partie sur la rapidité du pouls. Le poison typhique rappelle l'action de la digitale (Bernheim) ; à faibles doses, il ralentit le pouls, à fortes doses, il l'accélère. Le *ralentissement brusque du pouls* est un indice grave dans la dothiénentérie comme dans la diphtérie et la scarlatine. Romberg l'a vu tomber, quelques heures avant la mort, de 150 à 52 chez un scarlatineux. Tous ces symptômes sont rarement observés dans l'enfance. Je n'ai pu noter que de l'*accélération*, dans quelques cas le *rythme fœtal*, exceptionnellement un *bruit de galop*, très exceptionnellement enfin les *intermittences* et les *irrégularités*. Celles-ci précèdent chez l'adulte la mort subite, qui est à peu près inconnue chez l'enfant.

Si nous avons soigneusement distingué la période fébrile de la convalescence au point de vue des accidents circulatoires, c'est qu'après la défervescence il survient, dans nombre de cas et même chez l'enfant, des intermittences, des irrégularités, du ralentissement, tous phénomènes qui n'ont aucune gravité, alors que transportés dans la période fébrile ils auraient une signification très sérieuse. Au contraire la *dilatation cardiaque* observée pendant la période fébrile est de moindre gravité que celle qui paraît à la convalescence. Elle relève d'un simple phénomène d'intoxication ou d'un trouble nerveux, plus tard elle est symptomatique d'une myocardite véritable. Dans la scarlatine, elle existe dès les premiers jours, dans les formes graves, et peut se prolonger plusieurs semaines. Dans la dothiénentérie, elle se montre à la fin du second septénaire, disparaît avec la fièvre, se voit dans les formes légères comme dans les formes graves. Elle se traduit par ses signes habituels et est annoncée par l'affaiblissement et la disparition du premier bruit et quelquefois par une sensation d'angoisse.

b). *Symptômes cardiaques de la convalescence.* — On pourrait les rattacher aux formes cardiaques des maladies infectieuses, ainsi que nous l'avons fait pour la myocardite diphtérique. Mais, dans la plupart des maladies infectieuses, les symptômes cardiaques de la convalescence ont une allure moins redoutable et méritent une description à part. Il en est ainsi en particulier pour la fièvre typhoïde.

Chez une fille de 12 ans, nous avons vu, dix jours après la défervescence, survenir un mouvement fébrile, des palpitations, une augmentation des dimensions du cœur, un souffle extra-cardiaque de la base. Trois mois après il persistait de l'arythmie et de l'hypertrophie du cœur.

Celle-ci s'est montrée dans un autre cas dans les mêmes conditions. Nous avons noté chez un autre enfant des palpitations qui persistaient deux mois après la maladie. Ces faits établissent la transition entre la myocardite aiguë et la forme chronique, scléreuse, qui trahit ses effets très longtemps après la disparition de la maladie infectieuse (Landouzy et Siredey). Dans l'intervalle, les malades sont perdus de vue et il est impossible de suivre l'évolution progressive de la lésion depuis son début jusqu'à son développement complet.

[E. WEILL.]

**II. Myocardite aiguë nodulaire.** — Son histoire clinique est marquée par les symptômes de l'affection générale qui la provoque: pyémie, granulie endocardite infectieuse. Les signes physiques rappellent ceux que nous avons décrits : affaiblissement des bruits, arythmies, souffles variables. Les phénomènes généraux affectent parfois chez l'enfant une allure spéciale caractérisée par la céphalée, de l'agitation, du délire, des convulsions, du coma.

**III. Myocardite parenchymateuse aiguë.** — Nous l'avons observée surtout sur des sujets atteints d'une endocardite chronique avec lésion orificielle. La myocardite s'est développée trois fois à l'occasion d'un rhumatisme articulaire aigu, une fois à l'occasion d'un érysipèle de la face. une fois chez un typhique. Elle s'accompagne d'un appareil fébrile de moyenne intensité qui survit à l'infection provocatrice. Les malades sont légèrement angoissés, la dyspnée est moyenne, il n'y a pas de cyanose. mais une pâleur modérée qui ne rappelle en rien celle de la myocardite diphtérique. Localement, on constate de l'accélération du pouls, de l'affaiblissement des bruits cardiaques et des souffles perçus antérieurement, des signes de dilatation cardiaque, mais jamais d'*arythmie*. Le pouls reste régulier jusqu'à la fin, la mort arrive dans un état voisin du collapsus.

**Myocardite chronique.** — Elle ne s'observe guère dans l'enfance. Celle qui succède à une infection se traduit par de l'hypertrophie et de l'éréthisme du cœur. La myocardite syphilitique héréditaire n'a pas d'histoire clinique. Liée à la syphilis acquise, elle rappelle la myocardite scléreuse ordinaire ou détermine la mort subite. D'après Saccharine, le traitement spécifique est susceptible d'agir. Dans la myocardite tuberculeuse, Labbé a signalé de la dyspnée, de la cyanose, plus tard de l'œdème en même temps que de l'arythmie et de l'affaiblissement des bruits.

**Diagnostic.** — Il faut distinguer, de la myocardite infectieuse, les symptômes cardiaques purement fonctionnels de la période fébrile ou de la convalescence. C'est là un problème difficile à résoudre. L'intensité ou la persistance des troubles cardiaques sont en faveur de la lésion. La *myocardite diphtérique* peut être confondue avec la *paralysie du pneumogastrique ou du bulbe* décrite par Gullat[1]. Süss, Dubrisay, C. de Gassicourt. Paraissant tantôt au début de la diphtérie (Boissarie[2]), le plus souvent à la suite d'une paralysie musculaire généralisée. elle se traduit par des vomissements, des coliques intenses, une dyspnée avec paralysie des muscles respirateurs, cyanose et asphyxie progressive, enfin des signes de dilatation cardiaque. L'association de ces trois ordres de symptômes est caractéristique. Le *collapsus typhique* d'origine myocardique a donné lieu à de nombreuses confusions. Voici les cas d'erreur les plus fréquents.

*Perforation intestinale.* — Le cœur est faible; le pouls, rapide, misérable; la température baisse brusquement au-dessous de la normale (Dieulafoy) et ne se relève que lentement. On se basera sur le tympanisme exagéré de l'abdomen, l'arrêt des évacuations diarrhéiques, les vomissements, le hoquet, l'altération des traits qui expriment la souffrance plutôt que la

______

[1] *Th. de Paris*, 1881.
[2] *Gaz. hebd.*, 1881.

dépression. — *Hémorragies abondantes de l'intestin*. Le sang peut être retenu dans l'intestin. Le patient pâlit, sa température s'abaisse, mais remonte rapidement, les bruits du cœur s'affaiblissent. On ne constate aucun signe de dilatation cardiaque. Il faut, en cas de constipation, provoquer une selle dont l'examen assurera le diagnostic. — *Pharyngisme*. Il est provoqué par de petites ulcérations du pharynx. La déglutition est douloureuse. L'enfant rejette volontairement, en dissimulant, si on insiste, les boissons ingérées. Les vomissements réflexes sont fréquents. Il se produit au bout d'un ou deux septénaires un véritable état de collapsus dû à la déshydratation. La température tombe à la normale ou au-dessous ; l'enfant est pâle, somnolent ; le pouls est petit, rapide ; les bruits du cœur sont affaiblis. Si j'insiste sur ce point, c'est que dans deux cas de ce genre j'ai vu porter le diagnostic de myocardite par des médecins distingués. Il suffit de surveiller étroitement l'ingestion du liquide ; la circulation se rétablit, la température remonte et la fièvre typhoïde suit son évolution habituelle. — *Collapsus balnéaire*. Le bain froid, administré sans précaution chez les enfants typhiques, détermine parfois un refroidissement prolongé avec frissonnement, angoisse, cyanose, affaiblissement et accélération des battements cardiaques. Le cœur et les vaisseaux semblent se paralyser sous le choc brutal de l'eau froide. — La cause de ces troubles étant facile à saisir, il suffira d'élever la température du bain. En général, le bain à 20 degrés est mal toléré. Je conseille de commencer à 30 degrés et d'abaisser successivement la température du bain jusqu'à 25 degrés sans aller en deçà. J'ai vu le collapsus balnéaire se produire trois fois chez un typhique de 7 ans après 10 minutes de séjour dans un bain à 30 degrés. Il fallut porter la température à 33 degrés pour le faire tolérer.

La *myocardite scarlatineuse* se confond avec *la dilatation aiguë du cœur* survenant dans les mêmes conditions. On se basera surtout sur la coexistence d'une néphrite aiguë qui est la cause de la dilatation. Le diagnostic de la myocardite aiguë avec l'*endocardite* et la *péricardite* a été établi à propos des affections. Celui de la *myocardite chronique* se fait rarement chez l'enfant.

**Pronostic.** — La myocardite diphtérique tue dans plus de la moitié des cas, douze fois sur vingt-deux (Rabot et Philippe). Elle cause la mort, au second septénaire, dans les varioles confluentes. — Les troubles cardiaques de la dothiénentérie dans sa période fébrile sont bénins, sauf le cas de collapsus qui constitue une complication aussi grave que la myocardite diphtérique. Cependant, chez l'enfant et les jeunes gens, le collapsus lui-même aboutit à la guérison. La syncope est rare dans la dothiénentérie infantile, plus rare encore la mort subite. La myocardite infectieuse, quelle que soit son origine, peut aboutir à une sclérose progressive du myocarde. Landouzy et Siredey l'ont montré pour la dothiénentérie, Rabot pour la diphtérie, Sommer pour la scarlatine. La myocardite parenchymateuse a une gravité difficile à apprécier ; il est probable qu'elle comprend, comme la myocardite interstitielle, des formes bénignes.

**Traitement.** *Prophylaxie.* — Dans la variole, la vaccination, en écar-

[E. WEILL.]

tant la menace des formes confluentes, préserve le myocarde. La sérothérapie appliquée d'après les principes de Roux, Behring, dans la diphtérie, agit efficacement : Mollard et Regaut l'ont au moins démontré expérimentalement. La sérothérapie dans la fièvre typhoïde n'a pas encore donné de résultats sérieux. Par contre, nous possédons dans la balnéothérapie employée d'après la méthode de Brand, avec les tempéraments commandés par la susceptibilité des enfants vis-à-vis de l'eau froide, un moyen prophylactique certain pour toutes les complications dues à l'intoxication. Cette méthode produit en effet une dépuration urinaire continue pendant toute la durée de la maladie[1]. Les complications cardiaques de la fièvre typhoïde sont, en fait, exceptionnelles dans les milieux où la méthode de Brand est appliquée.

*Traitement curatif.* — Lorsque, pendant la période d'état d'une maladie infectieuse, le cœur manifeste son atteinte par des troubles du rythme, de l'accélération des battements, on prescrit un repos *relatif* : le patient ne doit pas se lever pour aller à la chaise ou pendant qu'on fait son lit ; on doit le porter au bain s'il s'agit d'un typhique, la température du bain doit être surveillée. L'inanition sera prévenue par la diète lactée ; on prescrira quelques toniques, tels que l'alcool. S'il survient de l'éréthisme cardiaque, accélération, contractions énergiques du cœur, on usera de révulsifs, mais surtout d'applications froides, compresses d'eau souvent renouvelées, vessie de glace en permanence. La sédation du cœur est ainsi obtenue. Dans tous les cas, il est indiqué de favoriser l'élimination des substances toxiques dérivées de l'infection en poussant à la diurèse par les boissons abondantes, le régime lacté exclusif, et en vidant l'intestin au moyen de lavements simples ou purgatifs. La balnéation est d'ailleurs un puissant facteur de la médication dépurative. Habituellement ce n'est pas la sédation du cœur qu'il faut rechercher, c'est sa stimulation ; le cœur faiblit, se dilate ; la tension artérielle baisse, les bruits du cœur sont étouffés. S'il s'agit d'un typhique, il faut, suivant le conseil de Tripier et Bouveret, continuer à donner des bains. Le bain froid lui-même est parfois toléré et constitue alors un vrai tonique de la fibre cardiaque. S'il y a un effet de réfrigération trop marqué, on donnera le bain tiède ou le bain progressivement refroidi. Cette conduite peut paraître téméraire, mais elle est basée sur l'observation clinique et justifiée par l'action que nous avons reconnue aux bains frais et même tièdes sur l'élimination des toxines urinaires dans la fièvre typhoïde.

Dans la scarlatine hyperpyrétique avec asthénie cardiaque, c'est encore la balnéation qui constitue le meilleur procédé de traitement. Le bain doit être froid et répété de 3 en 3 heures et même plus souvent jusqu'à ce que l'abaissement thermique se produise. Pour ce qui concerne la diphtérie, l'indication du bain est moins nette et on s'en abstient en général. On fera sans doute à cette thérapeutique l'objection qu'elle s'adresse moins à des lésions cardiaques qu'à des désordres purement dynamiques de la fibre musculaire du cœur. Nous avons de parti pris réuni tous ces faits, ainsi que

[1] Roque et Weill. *Rev. de méd.*, 1889.

nous l'avons expliqué au chapitre de la symptomatologie. Et d'ailleurs, traiter une dilatation d'origine infectieuse du cœur, n'est-ce pas faire de la véritable prophylaxie de la myocardite proprement dite? A côté de la balnéation systématique, nous plaçons à titre de toniques du cœur et de la circulation les compresses d'eau froide ou la vessie de glace sur la région précordiale. Cette pratique, préconisée par Renaut et Mollard[1] a surtout pour effet de relever la tension artérielle.

Comme médicaments proprement dits, sont indiqués ceux que nous avons déjà utilisés dans d'autres cas d'asthénie cardiaque, la digitale, la digitaline cristallisée en solution au millième, la caféine en injection sous-cutanée qui a l'avantage d'agir beaucoup plus vite; le sulfate de spartéine et le sulfate de strychnine, le premier à la dose de 0,02 à 0,05 centigrammes par jour, le second à la dose de 1 milligramme, introduits également par la voie sous-cutanée. Huchard a employé avec succès l'ergotine et l'ergotinine en injections sous la peau. De tous ces médicaments, c'est la digitaline et la caféine qui sont les plus usités, la caféine spécialement dans les cas urgents. Les cardiotoniques, en renforçant et régularisant les contractions cardiaques, en relevant la pression artérielle, conjurent les accidents immédiats de l'affaiblissement du cœur et de l'hypotension vasculaire. Ils représentent une médication symptomatique très utile, mais ne sont pas curatifs. Ils doivent passer comme importance après l'emploi de l'hydrothérapie. Comme adjuvants à tous ces moyens thérapeutiques, nous signalerons l'alcool sous forme de vin, de thé au rhum, de potion de Todd. On doit d'ailleurs en user modérément chez l'enfant dont le système nerveux est très susceptible vis-à-vis de cet agent. L'affaiblissement cardiaque peut aller jusqu'à produire du collapsus ou de la défaillance. Dans la myocardite diphtérique à tendances syncopales, le repos devra être absolu. Chez le typhique lui-même, il faut suspendre la balnéation. Cependant Tripier et Bouveret ont vu parfois le collapsus typhique céder à des immersions froides très courtes, à des affusions froides accompagnées de frictions et de massage des membres. Si le collapsus persiste, ces auteurs enveloppent tout le corps, sauf la tête, dans une pièce de flanelle trempée dans de l'eau très chaude et pratiquent par-dessus la flanelle des frictions énergiques sur le thorax et les membres, en respectant l'abdomen.

L'enveloppement est répété de dix en dix minutes. A la période de collapsus ou de syncope, on fait intervenir les stimulants diffusibles, l'alcool, l'éther, l'acétate d'ammoniaque, le camphre. On ne peut guère compter sur l'absorption intestinale, et c'est aux injections sous-cutanées qu'on a recours. On injecte, en répétant les doses, de l'éther, de l'huile camphrée au quart ou au dixième, de l'éther camphré. En même temps, on s'adressera à la caféine. La syncope sera traitée par les procédés habituels, déclivité de la tête, flagellation, frictions, traction rythmée de la langue. Quelle que soit la gravité des accidents cardiaques, le patient peut être rappelé à la santé, les cas de guérison ne sont pas exceptionnels. Il faut ne pas perdre de vue les sujets dont le myocarde a été touché. En examinant avec soin le cœur à des inter-

____

(1) Traitement des myocardites. *Traité de thérap. appliquée* de Robin.

[*E. WEILL.*]

valles réguliers, on aurait des chances de saisir à son début l'apparition de
la sclérose du myocarde, de la combattre et d'en prévenir les effets ultérieurs.

**Dégénérescence graisseuse du myocarde.** — La dégénérescence graisseuse du cœur n'intéresse que très indirectement la pathologie infantile.
Elle survient à l'*état aigu* dans le cours des maladies infectieuses malignes,
en particulier dans la diphtérie toxique. Elle se montre exceptionnellement
dans les empoisonnements (phosphore), dans les brûlures étendues (Wagner),
dans les hémorragies à répétition, par exemple dans le cours d'un purpura
grave. Nous avons déjà décrit ses lésions à propos de la myocardite aiguë
dégénérative. Sa symptomatologie n'a rien de notable, elle se confond en effet,
avec celle de l'affection générale qui l'a provoquée. Au reste, elle n'est jamais
qu'une des localisations de cette dernière qui détermine des altérations analogues dans la plupart des viscères. La mort serait survenue, même si le
myocarde avait conservé son intégrité. Tout ce qu'on peut dire, c'est qu'elle
tue par collapsus ou syncope et qu'elle se révèle par la façon de mourir plutôt
que par des troubles caractérisés pendant la vie. La dégénérescence graisseuse se produit avec lenteur dans le cours de l'anémie pernicieuse (Steffen,
Elben, Kjellberg, Mackensie, Quincke), la pseudo-leucémie, la leucémie
(Gallasch), l'athrepsie (Parrot), les suppurations chroniques. Dans sa forme
chronique, elle a une allure aussi vague que dans sa forme aiguë. Sa part
contributive au tableau symptomatique est fort restreinte. Henoch a trouvé
la dégénérescence graisseuse limitée au cœur droit dans le cours des pneumonies chroniques ou dans les coqueluches de longue durée. Elle rappelle
symptomatiquement l'asystolie pulmonaire. Dans les péricardites ou les endocardites aiguës, elle est limitée à la surface du myocarde et ne se révèle par
aucune manifestation propre.

On n'observe pas chez l'enfant la forme dégénérative liée aux intoxications,
à l'artério-sclérose, à la coronarite. La surcharge graisseuse du cœur est
également exceptionnelle ; de même aussi les dégénérescences amyloïde et
pigmentaire. Nous ne croyons pas devoir consacrer de chapitre spécial *aux
plaies*, aux *ruptures du cœur*, qui rentrent dans la pathologie commune,
et qui sont d'ailleurs d'une observation rare. Nous éliminerons aussi les
*affections vasculaires* qui intéressent peu la pathologie infantile. Les *artérites chroniques* et les *anévrysmes* sont des affections exceptionnelles. Des
artérites aiguës, les unes intéressent les gros troncs, les autres les branches
de distribution. Ces dernières rentrent dans la description des lésions
d'organes. L'endartérite infectieuse des vaisseaux du myocarde n'est qu'un
des éléments de la myocardite. On lui a fait jouer un rôle important en lui
subordonnant les altérations aiguës et plus tard les lésions scléreuses du
muscle. Ce n'est là qu'un point de vue pathogénique, et il serait difficile
cliniquement d'exprimer la part que prend, dans le tableau symptomatique,
la lésion vasculaire. Il en est de même des endartérites diphtériques décrites
par H. Martin dans les artérioles rénales, cardiaques et pulmonaires. Les
mêmes réserves sont applicables aux endartérites tuberculeuses et en particulier à celles que l'enfance réalise volontiers, celles des méninges. Leur
étude rentre dans celle de la méningite tuberculeuse. Les scléroses viscé-

rales de nature syphilitique, dans le développement desquelles les lésions des petites artères jouent un rôle important, ne sauraient trouver leur place ici. Les *artérites des gros troncs* et en particulier l'*aortite* sont des affections rares. On les a décrites à la suite de la variole (Brouardel), de la scarlatine (Landouzy et Siredey), la fièvre typhoïde, l'infection purulente (Brouardel), la syphilis. Anatomiquement elles sont constituées par des plaques gélatini-formes, des végétations infectantes à tendance ulcéreuse, des infiltrations purulentes ou des foyers purulents. Elles sont généralement associées à d'autres lésions relevant de la maladie générale, endocardite, péricardite, etc. On n'en a pas signalé de cas dans l'enfance. Leur symptomatologie est obscure et paraît empruntée aux affections concomitantes : douleurs angineuses, battements de la crosse, dyspnée paroxystique. Les *lésions des veines* ne nous retiendront pas davantage. La phlébite, la *phlegmatia alba dolens* ressortissent à la pathologie commune. L'enfance leur échappe dans une certaine mesure, bien que les états cachectiques et les infections soient assez communs dans le jeune âge. La phlébite et la thrombose des sinus de la dure-mère, qui appartiennent plus spécialement à la pathologie infantile, seront décrites à propos des maladies de l'encéphale.

[E. WEILL.]

# CHAPITRE VIII

# NEZ, LARYNX ET ANNEXES

## I

## *MALFORMATIONS DES FOSSES NASALES*

PAR LE Dr MAURICE BOULAY
Ancien interne des Hôpitaux de Paris.

Elles sont congénitales ou acquises. Parmi les premières, il en est toute une série (absence de la cloison, d'un ou plusieurs cornets. division du nez extérieur, etc.) qui n'intéressent que le tératologiste ; et parmi les secondes, il en est de traumatiques qui n'offrent aucune particularité chez l'enfant : nous laisserons les unes et les autres de côté.

### I. — MALFORMATIONS CONGÉNITALES

Elles siègent au niveau des orifices ou dans la continuité des fosses nasales. Les plus fréquentes sont celles des narines et des choanes : l'enfant peut venir au monde avec un ou plusieurs de ces orifices rétrécis ou oblitérés.

A). *Narines.* — Leurs vices de conformation sont aisés à reconnaître. S'il ne s'agit que d'un défaut de largeur, la gêne qui en résulte peut être insignifiante : elle s'accuse cependant dès que l'enfant contracte le plus léger coryza. Lorsque l'atrésie est plus prononcée ou lorsque, fait exceptionnel, la narine est complètement obstruée par un diaphragme mem-. braneux, infundibuliforme, la respiration est fort compromise et la tétée devient impossible; une intervention s'impose : elle consiste soit à élargir l'orifice préexistant par des incisions, soit à en créer un à l'aide d'un bistouri ou d'une tige de galvano; dans ce dernier cas, on maintiendra l'orifice ouvert en y introduisant un drain de caoutchouc ou bien un tampon de coton imbibé d'huile mentholée.

B). *Choanes.* — L'oblitération congénitale de l'orifice postérieur des fosses nasales est fort rare, puisqu'on n'en relève guère que 44 cas dans la science[1].

**Anatomie pathologique.** — Lorsqu'elle existe, cette oblitération est constituée par une cloison verticale dont la structure est *osseuse* dans les

<hr>

[1] W. Anton. Angeborene knöch. Verschl. d. rechte Choana. *Arch. f. Ohrenheilk.*, 1894, Bd. 38, Hft. 1 u. 2. — E. Baumgarten. Echte und falsche Choanenverschlüsse. *Monatschr. f. Ohrenheilk.*, janv. 1896, n° 1, p. 17.

deux tiers des cas, *membraneuse* dans les autres. Les diaphragmes membraneux sont formés d'un tissu conjonctif renfermant parfois quelques fibres musculaires. La cloison occupe habituellement le plan des choanes : c'est le cas de toutes les oblitérations osseuses et de quelques oblitérations membraneuses : on a alors affaire à une *occlusion choanale vraie.* Les diaphragmes membraneux s'insèrent de préférence un peu en arrière de l'orifice postérieur des fosses nasales : ils siègent dans le pharynx nasal, qu'ils cloisonnent, et non dans les choanes mêmes; ils produisent donc de *fausses occlusions choanales*; le résultat au point de vue fonctionnel est d'ailleurs identique. L'oblitération est d'ordinaire unilatérale, mais elle peut être bilatérale. Elle est tantôt complète, tantôt incomplète : dans ce dernier cas, la cloison présente un orifice plus ou moins irrégulier percé en son centre, ou bien encore elle laisse libre la partie supérieure ou l'un des bords de la choane. Vues par le pharynx nasal, ces cloisons sont d'ordinaire blanches, nacrées, brillantes, parfois rosées ou parcourues par des arborisations vasculaires.

**Symptômes.** — Une partie des enfants qui naissent avec une oblitération bilatérale et complète succombent rapidement, à la fois par asphyxie, car ils ne savent pas respirer par la bouche, et par inanition, car il leur est impossible de téter. Un petit nombre cependant résistent: mais le fait est exceptionnel; cette rareté de la survie explique sans doute que la plupart des diaphragmes choanaux observés dans la seconde enfance ou à l'âge adulte soient unilatéraux ou incomplets. Chez le nouveau-né, les occlusions choanales compatibles avec l'existence, c'est-à-dire unilatérales ou partielles, se traduisent, d'une part, par des accès de suffocation, surtout nocturnes, de l'autre, par la difficulté de l'alimentation. Ultérieurement il peut arriver de deux choses l'une. Ou bien ces troubles s'atténuent peu à peu à mesure que la croissance s'opère, si bien que, fait singulier, dès l'âge de 3 ou 4 ans ils peuvent avoir presque complètement disparu; l'adaptation à cette respiration nasale défectueuse peut se faire assez bien pour qu'il ne se produise, contre toute attente, aucun trouble de développement, aucune déformation thoracique ou faciale. Ou bien la gêne respiratoire persiste et l'enfant, devenu grand, présente tous les signes de l'obstruction nasale avec ses conséquences : respiration bruyante, béance buccale, voix morte, altération du goût et de l'odorat, diminution de l'ouïe, faciès analogue à celui des adénoïdiens, etc.

**Diagnostic.** — Chez le nouveau-né le diagnostic doit être porté sans retard : le voit-on asphyxier, aspirant en quelque sorte ses joues qui se dépriment pendant que sa bouche est fermée, il faut sans perdre de temps ouvrir celle-ci avec une cuiller et exercer au besoin une traction sur la langue : la respiration se rétablit-elle, l'obstruction siège certainement dans le nez ou le naso-pharynx. On confirme le diagnostic en insufflant de l'air successivement dans chaque narine avec une poire en caoutchouc : si l'air ne ressort pas par l'autre narine ou par la gorge en chassant du mucus ou des bulles d'air, c'est que la narine correspondante est bouchée. Pour préciser le siège de l'obstruction, on introduira un stylet boutonné dans la narine en même temps qu'un doigt ou, ce qui est plus facile, une pince à végétations dans le pharynx nasal : en cas d'occlusion choanale, l'extrémité du stylet introduit à fond ne rencontrera ni le doigt ni l'instrument métallique.

Chez les enfants plus âgés on pourra distinguer le diaphragme obturateur à la rhinoscopie antérieure ou postérieure ; on pourrait juger de son épaisseur en l'éclairant par transparence à l'aide d'une petite lampe électrique introduite dans le naso-pharynx [1].

**Traitement.** — Lorsque la malformation provoque des phénomènes menaçants d'asphyxie chez un nouveau-né, il faut perforer le diaphragme soit avec une forte sonde métallique, soit avec un gros trocart pour parer aux accidents immédiats; on s'occupera ensuite d'élargir l'orifice, si son diamètre est insuffisant. Dans la seconde enfance, où le danger est moins pressant, on a le choix entre deux procédés. Si la cloison est mince et membraneuse, on la perforera avec le galvano-cautère; si elle est osseuse et résistante, on se servira d'un ciseau ou d'une fraise de dentiste actionnée par un tour électrique. Quel que soit l'instrument choisi, on pratiquera dans le diaphragme soit un orifice central qu'on agrandira en y passant des bougies dilatatrices de plus en plus volumineuses, soit une série de petits trous périphériques qui isolent la membrane et permettent son ablation en masse. Les orifices ainsi créés artificiellement ont une grande tendance à se fermer : il est bon d'y laisser pendant quelque temps une mèche de gaze iodoformée ou d'y passer des bougies dilatatrices [2].

C). *Fosses nasales.* — Il existe quelques exemples de *synéchies congénitales*, membraneuses ou osseuses, développées entre les cornets et la cloison (Zuckerkandl); ces faits sont exceptionnels. La *dilatation congénitale du cornet moyen* et de la *bulle ethmoïdale*, qui obstruent la fente olfactive ainsi que le méat moyen et refoulent la cloison, nécessite rarement une intervention chez les enfants. Escat [3] a attiré récemment l'attention sur certains faits de *sténose congénitale des fosses nasales* et du rhino-pharynx reproduisant le tableau clinique des végétations adénoïdes et créant un pseudo-syndrome adénoïdien. Les enfants atteints de cette malformation présentent des signes extérieurs analogues à ceux qui caractérisent la sténose acquise, mais il s'y joint toujours des vices de développement des autres parties du squelette, principalement du crâne et des membres, ainsi que tous les stigmates physiques de la dégénérescence héréditaire : la microcéphalie et la dolichocéphalie sont particulièrement fréquentes. Les narines sont atrésiées, la cavité des fosses nasales est réduite à une fente étroite, la cloison est souvent déviée; les dents sont implantées vicieusement aussi bien sur le maxillaire inférieur que sur le supérieur, contrairement à ce qui se passe dans les végétations adénoïdes; l'ogivité de la voûte palatine est des plus accentuées. Loin d'être consécutifs à l'imperméabilité nasale, comme l'aprosexie adénoïdienne, les troubles intellectuels marqués dont sont atteints ces enfants résultent d'une infériorité psychique congénitale.

---

[1] Schnörrer. *Monatschr. f. Ohrenheilk.*, 1885.

[2] Schwendt. *Die angeborene Verschlüsse d. hinter Nasenöffnung.* Bâle, 1889. — Gouguenheim et Hélary Sur l'oblitération congénitale osseuse des choanes. *Ann. des mal. de l'oreille,* etc., janv. 1894, p. 45.

[3] Escat. De la sténose congénitale des fosses nasales et du naso-pharynx. *Archiv. internat. de laryngologie,* mai-juin, 1896.

## II. — MALFORMATIONS ACQUISES

Nous ne faisons que signaler ici les synéchies accidentelles, l'ectopie nasale d'une ou de plusieurs dents[1], l'asymétrie des choanes[2]. etc. Parmi les malformations acquises, celles de la cloison présentent seules un intérêt clinique en raison de leur fréquence.

### Malformations de la cloison

**Étiologie. Pathogénie.** — Nous laissons intentionnellement de côté les déviations qui résultent d'un refoulement par un néoplasme ou d'un traumatisme, ces déformations pouvant survenir à tout âge, pour ne considérer que les déviations et épaississements spontanés, physiologiques en quelque sorte; l'apparition de cette variété de malformation, quel que soit l'âge du sujet chez qui nous avons l'occasion de l'observer, remonte toujours à l'enfance ou, pour mieux dire, à l'époque de la croissance.

La pathogénie de l'anomalie est la suivante[3] : le septum, arc-bouté en quelque sorte entre la voûte et le plancher des fosses nasales, suit à l'état normal le développement du cadre osseux qui l'enserre. Si ce cadre subit un arrêt ou un ralentissement de développement en l'un de ses points, la cloison subit forcément le contre-coup de ce trouble, et l'on voit se produire à son niveau de deux choses l'une : ou bien son travail d'extension en surface continue et l'obstacle qu'elle rencontre sur l'une des parois du cadre la force à s'incurver d'un côté ou à ployer en un point faible; ou bien son travail d'extension s'arrête, elle ne s'infléchit pas, mais les matériaux qui devaient servir à son développement en surface s'accumulent en un point qui augmente d'épaisseur; il se forme une crête plus ou moins saillante, un éperon. C'est là le mécanisme habituel des déformations spontanées de la cloison; mais on conçoit théoriquement qu'un effet semblable puisse résulter d'un accroissement trop rapide du septum, celui du cadre osseux restant normal.

On peut résumer ces deux mécanismes par la formule suivante : les malformations de la cloison résultent d'un défaut d'harmonie dans le développement des os du crâne (ethmoïde, dont la lame perpendiculaire constitue la plus grande partie de la cloison surtout chez l'enfant) et de la face (maxillaire supérieur, dont l'apophyse palatine forme le plancher de la fosse nasale).

Ce sont les troubles de développement du maxillaire supérieur qui président le plus communément à la constitution des anomalies septales : l'exagération de la concavité de la voûte palatine, et par conséquent la diminution de la hauteur des fosses nasales chez les enfants qui respirent la bouche

---

[1] J. Boulay. Ectopie naso-palatine de la première molaire sup. dr. *Arch. internat. de laryngologie*, mars-avril, 1896. — Chiucini. Dentizione sopranumeraria nel naso. *Archiv. ital. di ololog.*, etc. 1896, t. 5, p. 289.

[2] Hopmann. Anomal. d. Choanen u. d. Retrophar. *Arch. f. Laryng. u. Rhinol.*, 1895, Bd III, p. 48. — Hugo Bergeat. Die Asymmetrien d. knöchernen Choanen. *Arch. f. Laryngol. u. Rhinol.*, 1896, Bd. IV, p. 409.

[3] M. Boulay. Des causes d'obstruction nasale chez les enfants. *Rev. mens. des mal. de l'enfance*, mars et avril 1896.

[*M. BOULAY.*]

ouverte (végétations adénoïdes, catarrhe nasal hypertrophique, etc.), voilà l'origine de la plupart des malformations de la cloison. Le développement exagéré du corps du sphénoïde, repoussant en avant le vomer et la lame perpendiculaire de l'ethmoïde, nous paraît devoir être rarement invoqué : il servirait cependant à expliquer les déviations qui se font dans le sens antéro-postérieur[1]. Potiquet[2], Ruault font jouer à la persistance du cartilage de Jacobson et de l'os sous-vomérien, un rôle important dans la formation des épaississements de la portion inférieure de la cloison. Quelques auteurs (Bresgen, Rosenthal, Mackenzie) ont soutenu que la plupart des déformations de la cloison avaient pour origine un traumatisme ayant produit, sinon une fracture des parois, tout au moins un ébranlement des articulations ethmoïdo-vomériennes ou chondro-ethmoïdales, ébranlement suivi d'arthrite et d'épais-sissement. Cette hypothèse n'est pas soutenable ; car certaines races, la race nègre par exemple, dans lesquelles les enfants ne sont pas moins exposés aux traumatismes nasaux, ne présentent qu'exceptionnellement des déviations septales ; l'immunité relative des nègres s'explique au contraire fort bien, si l'on admet la théorie précédemment exposée : on sait en effet que, chez eux, la face et par conséquent les maxillaires supérieurs sont beaucoup plus développés, surtout dans le sens transversal et le sens antéro-postérieur, que dans les races supérieures.

Cette théorie admise, il est aisé de comprendre que les diverses malfor-mations de la cloison se constituent avant l'âge où le squelette des fosses nasales a pris sa configuration définitive, c'est-à-dire avant l'âge de 12 ans environ. On a rencontré des anomalies de la cloison dès la naissance ou dès les premières semaines de la vie : sur 56 cadavres de nouveau-nés, Anton[3] a constaté huit éperons et une déviation, ce qui donne une proportion de 16 malformations, légères il est vrai, pour 100 nouveau-nés. On a vu les mêmes anomalies, mais plus prononcées, chez des enfants de 3 ans, de 4 ans ; nous en avons publié un cas chez un garçon de 5 ans 1/2, et nous avons opéré dernièrement un nourrisson de 20 mois dont la narine gauche était complètement oblitérée par une déviation spontanée de la cloison. Mais, en règle générale, celle-ci reste rectiligne jusqu'à l'âge de 7 ans, et c'est seulement à partir de cette époque qu'elle se déforme, c'est-à-dire à partir du moment où débute la seconde dentition et où le maxillaire supérieur prend normalement un accroissement plus considérable.

D'après mon expérience personnelle, les garçons sont plus souvent atteints que les filles, dans une proportion que je ne saurais évaluer, mais qui est notable ; pour quelques auteurs cependant la proportion serait à peu près la même pour les deux sexes. La fréquence de ces malformations est énorme, si l'on comprend dans les statistiques tous les cas où les deux faces de la cloison ne sont pas absolument rectilignes : c'est ainsi qu'on arrive à

(1) Woakes et Walsham. Étiologie, signification et traitement des éperons de la cloison. *Assoc. médic. britannique*, avril 1890, et *Arch. internat. de laryngol.*, 1890, n° 6.

(2) Potiquet. Des épaississements de la part. antéro-inf. de la cloison des fosses nasales. *Arch. intern. de laryngol.*, 1892, n° 6.

(3) W. Axton. Zur Kenntniss d. congenit. Deformitäten d. Nasenscheidewand. *Archiv. f. Ohrenheilk.*, Bd. 35, Hft. 3 u. 4, 1893.

trouver des anomalies septales chez les quatre cinquièmes des sujets de plus de 12 ans examinés à ce point de vue. Mais les cas où l'anomalie est une source de gêne sont beaucoup moins communs que ne le laisseraient supposer les statistiques ainsi établies. Les Européens, qui sont en général orthognates, sont plus sujets à ce genre d'anomalie que les peuples de race inférieure.

**Anatomie pathologique.** — On distingue deux sortes de déformations : 1° Les *déviations* proprement dites, constituées par l'inclinaison ou l'incurvation en masse de la cloison vers l'une ou l'autre fosse nasale ; 2° les *épaississements*, encore appelés *crêtes* ou *éperons*, qui ne portent que sur l'une des deux lamelles ostéo-cartilagineuses dont l'accolement pendant la vie embryonnaire forme le septum. Ces deux variétés peuvent exister isolément ou se combiner entre elles. Les déviations peuvent se faire dans deux sens principaux, soit d'avant en arrière, soit de haut en bas. Dans le premier cas

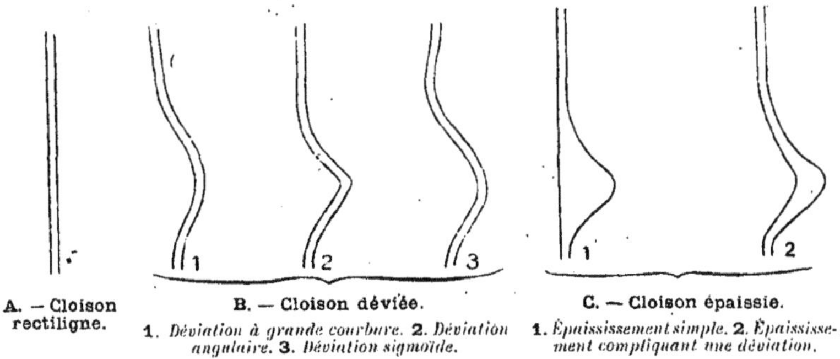


Coupes verticales et transversales de la cloison.

la saillie qui résulte de la déviation présente un grand axe *vertical* : cette variété est exceptionnelle. Les incurvations spontanées se font presque toujours, sinon toujours, de haut en bas, et leur grand axe est *horizontal*; leur siège de prédilection est la région antéro-inférieure du septum. Il semble, tout au moins, que ce soit là leur point d'élection avant l'âge de dix ans; passé cet âge, les déviations, ainsi que les éperons, s'étendent volontiers plus loin en arrière. Leur siège en avant dans le jeune âge tient sans doute à la configuration de la gouttière creusée dans le bord supérieur du vomer : profonde de plusieurs millimètres au niveau de l'articulation ethmoïdo-vomérienne, elle devient de plus en plus superficielle en avant où le cartilage et l'os s'unissent simplement bord à bord. Le déplacement du cartilage, principalement dans sa partie antérieure, est donc beaucoup plus aisé que celui de la lame perpendiculaire de l'ethmoïde : c'est lui qui cède le premier aux causes d'inflexion.

Les déviations horizontales sont d'ordinaire unilatérales, elles siègent peut-être un peu plus souvent à gauche. A la saillie formée par la cloison dans une narine correspond une concavité dans l'autre. Rarement il existe, dans la partie supérieure du septum, une courbure de compensation en sens inverse de la première; on a alors affaire à une déviation sigmoïde, dans

[M. BOULAY]

laquelle la cloison affecte, sur une coupe verticale et transversale, la forme
d'un S (fig. B. 5). Les épaississements siègent d'ordinaire au niveau des synar-
throses des diverses pièces de la cloison. Ils ont trois points d'élection qui
sont par ordre de fréquence : 1° La suture du vomer avec le cartilage
quadrangulaire et la lame perpendiculaire de l'ethmoïde. Les crêtes de cette
première variété suivent la direction oblique en haut et en arrière du bord
supérieur du vomer; comme les déviations, elles intéressent surtout la
partie antérieure de la cloison, c'est-à-dire l'articulation chondro-vomérienne;
— 2° la suture du vomer avec l'apophyse palatine du maxillaire supérieur. Ces
crêtes, déjà moins communes, sont situées dans l'angle que forme la cloison
avec le plancher des fosses nasales; elles sont parallèles à celui-ci; — 3° la
suture du cartilage quadrangulaire avec le bord antérieur de la lame perpendiculaire de l'ethmoïde; cette variété est exceptionnelle. Toutes ces crêtes
affectent sur une coupe verticale et transversale une forme prismatique et
triangulaire (fig. C. 1) : leur arête regarde en dehors, leur base est appliquée
sur la cloison. Elles se forment sur l'une des faces du septum ou sur les deux
à la fois : dans ce dernier cas, elles siègent d'ordinaire à la même hauteur
dans les deux narines, mais en des régions différentes, l'une commençant à
droite là où l'autre finit à gauche; elles sont souvent plus accusées d'un
côté. L'épaississement se combine souvent avec la déviation : la partie
saillante de la cloison incurvée est recouverte d'une crête (fig. C. 2). La cloison
simplement incurvée ne présente pas d'altération de structure. Les épaississements sont toujours formés par du tissu cartilagineux (hyperchondrose).
au moins au début de leur développement; ce n'est que chez les enfants déjà
âgés, et surtout chez les adultes, qu'il s'y produit des phénomènes d'ossification secondaire, aboutissant à la formation de véritables hyperostoses.

**Symptômes.** — A). *Symptômes fonctionnels.* — Un grand nombre de
malformations de la cloison ne donnent lieu à aucun trouble fonctionnel :
tels sont les épaississements unilatéraux peu prononcés et les déviations
pures, dans lesquels la fosse nasale libre supplée la fosse nasale rétrécie.
Dans les autres cas les principaux troubles qui appellent l'attention sur la
difformité sont les suivants : a). La gêne respiratoire et tous les troubles
propres à l'insuffisance respiratoire : sensation d'obstruction, béance buccale.
dessiccation et inflammation de la muqueuse bucco-pharyngée, troubles
phonatoires, diminution de l'odorat, troubles du sommeil, bave, modifications de l'intelligence, etc.[1]; — b). Des accidents réflexes, si variés que
nous ne saurions tous les énumérer ici : toux, éternuements répétés, asthme.
spasme glottique, crises épileptiformes, migraine, névralgie faciale, rhinor-.
rhée, etc.: — c). Des épistaxis dues à l'érosion traumatique de la muqueuse
qui recouvre la partie saillante, accessible au doigt de l'enfant ; — d). Plus
rarement et seulement dans les cas où l'orifice inférieur du canal nasal se
trouve obstrué par la saillie de la cloison, de l'épiphora ou de la dacryocystite.

B). *Symptômes physiques.* — Contrairement aux déviations traumatiques ou compensatrices, les anomalies spontanées de la cloison ne s'accom-

---

[1] M. LERMOYEZ et M. BOULAY. Insuffisance et obstruction nasales. *Traité de pathol. gén. de Bouchard*,
t. IV, 1897.

pagnent ordinairement pas d'une déformation extérieure sensible; parfois cependant une légère asymétrie des narines, une petite déviation de la sous-cloison en traduisent l'existence au dehors; plus rarement encore le lobule du nez se trouve dévié latéralement, et alors deux cas se présentent : ou bien il s'agit d'une simple déviation de la. cloison et. le lobule est repoussé du côté opposé à la narine obstruée; ou bien c'est une crête antérieure assez volumineuse pour refouler l'aile du nez en dehors, le lobule est alors entraîné, avec les parties molles de la narine, du côté obstrué. Mais, en général, on ne saurait compter sur ces déformations extérieures pour établir le diagnostic. L'examen des fosses nasales est nécessaire. Souvent la malformation est visible sans le secours du spéculum : en relevant le lobule du nez et en projetant un rayon lumineux dans la narine on aperçoit une saillie rose, lisse, résistante au toucher, laissant parfois deviner la teinte blanche du cartilage sous la muqueuse et obturant plus ou moins la narine. D'autres fois, l'emploi du spéculum est nécessaire; celui-ci est d'ailleurs indispensable pour se rendre un compte exact du siège et de l'étendue de la déformation et surtout pour contrôler l'état de la face opposée de la cloison, afin de savoir s'il s'agit d'une déviation proprement dite ou d'un simple éperon, si les lésions sont uni- ou bilatérales. Les déviations présentent tantôt une courbure à grand rayon (fig. B. 1), tantôt une courbure brusque à angle aigu (fig. B. 2) : dans ce dernier cas elles se présentent, ainsi qu'une crête, sous forme d'une arête coupante. La cloison peut enfin se transporter latéralement en totalité, presque sans s'incurver : son bord antéro-inférieur, représenté par celui du cartilage quadrangulaire, est alors déjeté sur un côté de la sous-cloison; il forme à l'entrée de la narine, qu'il obstrue partiellement, une crête mousse, mobile, d'un blanc jaunâtre, visible sans spéculum : c'est une luxation spontanée. devenue irréductible, du cartilage de la cloison. Les épaississements de la portion antérieure sont parfois limités à un point très restreint; ce sont de simples. épines; d'autres fois ils présentent un développement considérable et forment de véritables éperons qui plongent dans le cornet situé vis-à-vis d'eux et contractent adhérence avec lui (éperons plongeants).

La muqueuse du cornet inférieur, ordinairement déprimée au niveau du point le plus saillant de la cloison, est au contraire hypertrophiée en arrière; la rhinoscopie fait souvent reconnaître tous les signes d'une rhinite chronique unilatérale provoquant une sécrétion muco-purulente et contribuant pour sa part aux phénomènes d'obstruction.

**Marche.** — En général, la déformation ne s'opère que lentement; plusieurs mois ou plusieurs années sont nécessaires à sa constitution. Certaines déformations continuent à s'accentuer jusqu'à l'achèvement de la croissance; d'autres acquièrent, dès le début, une intensité qui ne leur permet plus de progresser ensuite.

**Diagnostic.** — Il est aisé : la cocaïnisation locale, l'exploration au stylet seront utiles dans les cas où la malformation est assez considérable pour empêcher tout rayon lumineux de pénétrer dans la fosse nasale. La *périchondrite* de la cloison, presque toujours d'origine traumatique chez



[M. BOULAY.]

l'enfant, pourrait en imposer au premier abord pour une malformation : mais l'erreur ne survivrait pas à l'exploration au stylet qui fera rencontrer une tuméfaction molle et dépressible et non pas une saillie dure et résistante. Les *gommes* et les *tumeurs* de la cloison se distingueront de la même façon.

**Pronostic.** — La question du pronostic doit être envisagée pour le présent et pour l'avenir. 1° Pour le présent, le pronostic varie essentiellement avec l'intensité des troubles causés par la déformation. 2° Pour l'avenir : lorsqu'on assiste au début d'une déformation septale, il serait intéressant de pouvoir dire si cette déformation s'accentuera, s'arrêtera dans son évolution ou si elle est susceptible de rétrograder. La solution de ces questions est le plus souvent impossible. Dans certains cas cependant on peut au moins formuler une probabilité en faveur de l'une de ces éventualités : si le maxillaire supérieur est peu développé, si la voûte palatine est très enfoncée, s'il existe d'autres signes physiques de dégénérescence, il y a quelque chance pour que la malformation s'accentue. Si, au contraire, celle-ci paraît liée à l'existence de végétations adénoïdes, on peut espérer que l'ablation de celles-ci sera suivie d'un arrêt dans le processus de déformation.

**Traitement.** — Une intervention n'est nécessaire que dans les cas où la déformation devient gênante par elle-même ou par ses complications. A). *Traitement palliatif.* — Il consiste à rétablir, au moins partiellement, la perméabilité nasale, sans toucher à la cloison, en réduisant à l'aide du galvano-cautère le volume du cornet inférieur plus ou moins hypertrophié. B). *Traitement curatif.* — Il varie suivant qu'il s'agit d'une déviation à grande courbure ou bien d'une déviation angulaire, d'une crête, d'une épine. Dans le premier cas, la malformation est justiciable de la résection sous-muqueuse du cartilage de la cloison, opération presque impraticable chez l'enfant; aussi sera-t-il sage dans ce cas de s'abstenir ou de se contenter du traitement palliatif. Dans le second cas, la résection de la partie saillante est indiquée. Le siège et la nature des déviations et des épaississements de la portion cartilagineuse permettent le plus souvent de les opérer au bistouri : c'est la méthode que nous préférons chez l'enfant, l'électrolyse exigeant des séances trop longues et trop nombreuses, et le galvano-cautère présentant sur le bistouri le désavantage de provoquer une réaction post-opératoire beaucoup plus vive. L'opération se fait presque sans douleur après application sur la cloison d'un tampon de coton imbibé d'une solution de chlorhydrate de cocaïne au vingtième. L'anesthésie au bromure d'éthyle peut également trouver ici son application. Dans les cas où la saillie est déjà en partie ossifiée, il faut substituer au couteau la scie de Bosworth ou un trépan électrique[1].

---

[1] SARREMONE. Des malformations de la cloison du nez et de leur traitement. *Thèse de Paris*, 1894.

# II

## *ÉPISTAXIS*

### PAR LE D<sup>r</sup> MAURICE BOULAY
Ancien interne des Hôpitaux de Paris.

On désigne sous ce nom l'écoulement de sang qui se fait à la surface de la muqueuse nasale. C'est une hémorragie des plus communes et des plus banales. Sa fréquence s'explique par la richesse vasculaire de la pituitaire dont les vaisseaux, superficiellement placés pour la plupart, sont mal protégés par un épithélium mince et fragile.

**Symptomatologie.** — Les symptômes par lesquels se traduit l'épistaxis varient suivant l'abondance de l'écoulement sanguin. L'hémorragie peut être assez minime pour se caractériser uniquement par la présence de stries rouges dans les mucosités nasales : c'est ce qui arrive dans les inflammations un peu intenses de la pituitaire ; cette légère extravasation sanguine mérite à peine le nom d'épistaxis. Il faut réserver cette dénomination aux cas où le sang s'écoule en nature hors du nez, à la suite de la rupture d'un ou de plusieurs vaisseaux. L'hémorragie peut se faire si soudainement, d'une façon si imprévue, que l'enfant s'en aperçoit seulement quand les premières gouttes de sang ont déjà souillé son mouchoir ou ses vêtements. D'autres fois, elle est annoncée par des phénomènes précurseurs (molimen hemorrhagicum) qui consistent en pesanteur de tête, céphalalgie, vertiges, bourdonnements d'oreilles, rougeur du visage, etc. Le sang s'écoule habituellement par une seule narine à la fois, tantôt goutte à goutte, tantôt en un jet continu ; lorsqu'il est abondant, il reflue, au moins partiellement, en arrière, vers l'orifice postérieur de la fosse nasale ; arrivé en ce point, il peut contourner le bord postérieur de la cloison, pénétrer dans l'autre fosse nasale et s'échapper par la narine du côté opposé, ou bien il tombe dans le pharynx nasal qu'il ne fait que traverser pour pénétrer, tantôt et le plus souvent dans la bouche, d'où il est expulsé sous forme de crachats ; tantôt dans l'œsophage et l'estomac, d'où il est rejeté par vomissement ou sous forme de melæna ; tantôt dans les voies aériennes où il provoque des accès de toux. Le sang rendu par les narines est liquide, rutilant, non spumeux ; toutefois, il en reste toujours dans les fosses nasales une certaine quantité qui s'y coagule et est rendue ultérieurement sous forme de caillots noirâtres.

Dès que la pression sanguine s'abaisse ou dès qu'il s'est formé des caillots obturateurs, c'est-à-dire au bout d'un temps qui varie de quelques minutes à un quart d'heure, l'hémorragie s'arrête d'elle-même : c'est le cas habituel. Mais cette guérison est souvent fragile : si l'enfant détache les caillots avec son doigt, si ceux-ci tombent en même temps que la pression vasculaire se relève sous l'effet d'un éternuement, d'un effort pour se mou-

[M. BOULAY.]

cher, l'hémorragie se reproduit : c'est ainsi que l'épistaxis peut se répéter par la même narine plusieurs fois dans les vingt-quatre heures et parfois à de courts intervalles. La quantité de sang perdue, généralement inférieure à l'estimation de l'enfant ou des parents, varie de quelques gouttes à un demi-litre; en général elle ne dépasse pas les chiffres de 10 à 60 grammes.

L'épistaxis est le plus souvent un accident sans gravité qui ne retentit aucunement sur l'état général : elle peut même constituer pour l'enfant un véritable soulagement, lorsqu'elle est suivie de la disparition des phénomènes de congestion céphalique que nous avons signalés précédemment. Parfois cependant, chez les enfants impressionnables, l'émotion causée par la vue du sang peut provoquer des phénomènes lipothymiques, de la petitesse du pouls, des sueurs froides, des bourdonnements d'oreilles, des nausées, une sensation de défaillance, voire une syncope. Ce dernier accident est parfois imputable, mais à titre tout à fait exceptionnel, à l'abondance de l'hémorragie : ce n'est guère que chez des hémophiles ou des enfants préalablement anémiés par une maladie grave qu'on observe ces phénomènes d'*anémie aiguë*; la syncope exerce alors une influence salutaire, car elle favorise l'hémostase; toutefois cette dernière peut n'être que provisoire et l'hémorragie se reproduire à brève échéance : dans ces conditions, la mort peut être la conséquence de la perte de sang comme dans toute hémorragie profuse.

Sans être très abondantes, les épistaxis peuvent, par leur répétition fréquente, devenir la cause d'une anémie chronique et progressive que traduisent la pâleur des téguments, la décoloration des muqueuses, des palpitations, des défaillances, une céphalalgie pénible, un affaiblissement général.

**Diagnostic.** — Il comporte la solution de plusieurs questions : le sang provient-il du nez ou d'un organe voisin? S'il provient du nez, quel est le siège exact de la rupture vasculaire? Enfin quelle cause a provoqué cette rupture?

1° **Diagnostic différentiel.** — Il ne donne lieu d'ordinaire à aucune difficulté. On peut toutefois confondre l'épistaxis avec une hémorragie qui a pris naissance hors du nez ou inversement prendre une hémorragie d'origine extra-nasale pour une épistaxis. a). — Lorsqu'on assiste au saignement de nez ou lorsqu'on apprend que l'écoulement de sang s'est fait par les narines, il n'y a guère de doute à avoir sur l'origine nasale de l'hémorragie. Toutefois il peut arriver que du sang provenant du cavum pénètre dans les fosses nasales et s'écoule au dehors par les narines : mais les hémorragies spontanées de cette région sont exceptionnelles; elles ne surviennent guère chez l'enfant que dans deux conditions : en cas de polype fibreux naso-pharyngien ou bien à la suite d'un traumatisme chirurgical (exploration digitale, curettage du cavum). b). — Lorsque l'hémorragie s'est faite pendant le sommeil de l'enfant, il n'est pas exceptionnel que, au lieu de s'écouler par les narines, le sang s'accumule dans le pharynx ou passe dans l'œsophage et l'estomac : son expulsion au réveil sous forme de crachats ou par vomissement peut faire croire à une hémoptysie ou à une hématémèse par lésion gastrique. L'examen des fosses nasales où l'on trouvera d'ordinaire un ou plusieurs caillots révélateurs, celui de la gorge où l'on distinguera derrière le voile un crachat sanguinolent descendant du pharynx nasal, indiqueront l'origine réelle de l'hémorragie.

2° **Diagnostic du siège de la lésion.** — Il ne suffit pas de savoir que le sang vient du nez; on peut et l'on doit préciser le siège de la rupture vasculaire. A vrai dire, cette détermination est d'un intérêt médiocre dans les cas où l'hémostase se fait d'elle-même; elle présente au contraire un intérêt capital lorsque l'on doit intervenir pour arrêter l'hémorragie ou en prévenir le retour. Pour découvrir ce siège, un examen méthodique des diverses parois des fosses nasales est indispensable. L'attention doit se porter tout d'abord sur la cloison, ensuite sur le plancher, puis sur les parois latérales.

a). *Cloison.* — Dans l'immense majorité des cas, les épistaxis dites spontanées, non chirurgicales, reconnaissent pour cause la rupture de l'un des vaisseaux de la muqueuse qui revêt la *portion cartilagineuse* de la cloison, c'est-à-dire sa région antéro-inférieure, un peu au-dessus et en arrière de l'épine nasale antérieure dans le point où les terminaisons de la palatine ascendante s'anastomosent avec celles de l'artère sphéno-palatine. C'est là le lieu d'élection de la rupture vasculaire; c'est là, à proprement parler, le territoire de l'épistaxis. Cette localisation paraît devoir être attribuée d'une part à la minceur de la muqueuse en ce point ainsi qu'à son adhérence intime au cartilage sous-jacent, conditions qui enlèvent au réseau vasculaire toute force de résistance aux augmentations de pression sanguine, d'autre part à la vulnérabilité de cette région éminemment accessible au doigt du malade. Pour faciliter la découverte du point lésé, on commencera par faire moucher l'enfant, afin de débarrasser la fosse nasale des caillots qui l'encombrent; puis, le spéculum nasi étant introduit dans la narine sans être enfoncé jusque dans la fosse nasale de façon que sa valve interne ne masque pas la portion cartilagineuse du septum, on éponge avec un tampon de coton hydrophile le sang qui recouvre les parois de la fosse nasale; on exerce au besoin avec ce tampon une compression de quelques instants sur la cloison. On voit alors sourdre du lieu d'élection déjà indiqué un petit jet de sang continu ou pulsatile. Lorsque l'hémostase s'est déjà faite spontanément au moment de l'examen, on reconnaît que la cloison a été l'origine de l'épistaxis tantôt à la présence d'un petit caillot adhérent dont la chute provoquée par un attouchement au stylet est suivie du retour de l'hémorragie, tantôt à l'existence d'une érosion ou de petites saillies d'un gris bleuâtre qui ne sont autres que des thrombus hématiques.

b). *Autres parois.* — Lorsque, par exception, les recherches sur le septum sont stériles, l'attention doit se porter sur le plancher, en particulier sur sa portion antérieure, puis sur la paroi externe (bord antérieur du cornet moyen, tête du cornet inférieur) qu'on examinera méthodiquement de haut en bas. Le point qui saigne est parfois fort difficile à découvrir, lorsqu'il siège dans les parties les plus reculées de la fosse nasale. Si l'on n'arrive pas à le trouver, il faut se contenter de reconnaître que l'hémorragie provient de la partie antérieure ou de la partie postérieure du nez, de telle narine et non de l'autre par laquelle le sang ne fait que refluer. Il

[M. **BOULAY**.]

peut arriver que le sang provienne de plusieurs points à la fois, en général voisins les uns des autres, mais il est rare que l'épistaxis se fasse sur une large surface sous forme d'hémorragie diffuse, d'hémorragie en nappe.

3° **Diagnostic de la cause.** — La rupture vasculaire reconnaît pour cause tantôt une lésion intra-nasale, tantôt une affection d'un organe éloigné ou une modification de l'état général.

a). *Causes locales.* — Les lésions que l'on constate dans la fosse nasale au moment où l'on va à la découverte de la rupture vasculaire peuvent suffire à expliquer celle-ci. L'épistaxis est alors de cause purement locale. Les *traumatismes* du nez sont une cause fréquente d'hémorragie chez les enfants. Ils résultent soit d'une chute sur la face, soit d'un coup porté par un camarade de jeu ou reçu dans une dispute. L'écoulement de sang succède immédiatement au traumatisme; il peut être très abondant. La déchirure de la muqueuse se produit le plus souvent au niveau de la cloison qui est particulièrement exposée à subir le contre-coup de la variété de traumatismes dont nous parlons; en même temps qu'il se fait une épistaxis, le sang s'accumule parfois entre la muqueuse décollée et le septum : il se forme un hématome qui obstrue le nez et gêne la respiration nasale. Une autre variété de traumatisme auquel est fréquemment exposée la cloison chez l'enfant est celui qui résulte du contact répété de l'index : c'est là une cause fréquente d'épistaxis récidivante. Tantôt l'enfant introduit machinalement les doigts dans le nez sans en avoir conscience et par suite d'une habitude vicieuse; tantôt c'est une démangeaison, la présence d'une mucosité concrétée, d'une croûte sanguine qui l'incitent à se gratter avec l'ongle. Or, tandis que la paroi externe de la narine, mobile et dilatable, cède sous le doigt, sa paroi interne constituée par la partie inférieure de la cloison résiste et devient, sous l'influence de ces irritations répétées, le siège d'une érosion hémorragipare : celle-ci se recouvre de croûtelles sanguines qui ne peuvent tomber spontanément ou être détachées par l'enfant sans qu'il se reproduise une épistaxis. Nous ne faisons que signaler les épistaxis symptomatiques d'une fracture de la base du crâne, en particulier de la lame criblée de l'ethmoïde. Les *corps étrangers* introduits par les enfants dans l'une ou l'autre narine provoquent parfois un suintement sanguin ou l'expulsion de mucosités sanguinolentes, mais rarement de véritables épistaxis. L'hémorragie n'est pas un symptôme commun des *rhinites aiguës*; on peut cependant l'y observer lorsque les phénomènes congestifs sont intenses. La *rhinite diphtérique* s'accompagne assez souvent de petites épistaxis répétées, caractérisées par l'écoulement de quelques gouttes de sang qui se renouvelle à chaque expulsion de fausse membrane.

Les épistaxis qu'on observe chez les adénoïdiens, chez les enfants adonnés à l'onanisme ou bien encore à la suite d'une insolation, doivent être imputées à une *congestion* plus ou moins intense de la pituitaire. Cette congestion est particulièrement fréquente chez les adénoïdiens; c'est une hyperhémie passive résultant de la gêne de la circulation en retour causée par la présence des végétations. Chez quelques malades, les hémorragies nasales récidivantes trouvent leur explication dans l'état anatomique présenté par la muqueuse de la cloison cartilagineuse; cette muqueuse amincie, atrophiée, est parcourue par des vaisseaux dilatés, saillants, formant relief à la surface de la pituitaire, prêts à se rompre au moindre effort : cet *état variqueux* peut s'observer indépendamment de toute autre lésion nasale ou bien coïncider avec les altérations anatomiques propres à l'ozène. C'est encore dans la région cartilagineuse de la cloison que siège l'*ulcère perforant* décrit par Hajek : bien qu'il s'observe à tout âge, il est cependant rare avant l'adolescence. Cette perforation, longtemps considérée comme syphilitique, constitue en réalité une entité morbide, peut-être d'origine trophonévrotique, présentant trois phases dans son évolution : phases d'ulcération, de perforation et de cicatrisation. C'est à la première de ces périodes que les épistaxis sont fréquentes : elles peuvent se répéter pendant plusieurs années, pendant que l'ulcération creuse peu à peu. Les épistaxis ne sont qu'un symptôme accessoire des diverses autres ulcérations des fosses nasales (syphilis, lupus, tuberculose, etc.) : elles ne sont notables que dans les cas où les ulcérations se recouvrent de bourgeons ou de végétations qui saignent au moindre contact ou au moindre effort. Elles acquièrent au contraire une grande valeur séméiologique et pronostique lorsqu'elles révèlent l'existence de certaines *tumeurs* de la cloison (polypes hémorragiques, angiomes) : elles sont alors profuses et répétées, et peuvent mettre en danger la vie de l'enfant; elles se font toujours par la même narine. Il en est de même des sarcomes embryonnaires des fosses nasales et des fibromes vasculaires à insertion nasale.

b). *Causes éloignées.* — Elles sont représentées par des lésions organiques déterminées ou par des modifications de l'état général. Les *maladies du cœur* favorisent les saignements du nez soit par l'hypertension artérielle due à une hypertrophie du muscle cardiaque (insuffisance aortique, hypertrophie de croissance), soit par l'hypertension veineuse dont elles s'accompagnent à la période d'asystolie. Les épistaxis ne sont pas très rares dans la cyanose, où elles coïncident parfois avec des hémoptysies et des hémorragies gingivales. Les hémorragies nasales peuvent être l'indice d'une *lésion hépatique* : elles se produisent alors de préférence par la narine droite. Dans les *affections rénales*, elles sont parfois abondantes et répétées; elles peuvent être précoces ou ne survenir qu'à une époque avancée, comme symptôme de la cachexie rénale. Certains *tuberculeux* sont sujets à des épistaxis, d'ailleurs peu abondantes, alternant ou non avec des hémoptysies : elles précèdent quelquefois une poussée subaiguë dont elles semblent être le signe avant-coureur. En raison de la stase qu'elles déterminent dans les veines de l'extrémité céphalique, les quintes de *coqueluche* sont, chez certains enfants, accompagnées ou suivies de saignements de nez; d'ordinaire insignifiants, ceux-ci peuvent cependant devenir inquiétants par leur abondance et leur répétition. Le début de la *rougeole* est parfois signalé par des épistaxis dues, comme le catarrhe oculo-nasal concomitant, au développement de l'énanthème sur les voies respiratoires supérieures : c'est un accident sans gravité. Par contre, les épistaxis qui surviennent à une époque plus tardive des *fièvres éruptives*, en particulier de la scarlatine et de la

[M. BOULAY.]

.variole, et qui s'accompagnent d'hémorragies multiples, cutanées, rénales, intestinales, etc., ainsi que de phénomènes adynamiques, acquièrent un pronostic particulièrement grave : elles complètent le tableau des formes hémorragiques de ces maladies. Dans la *diphtérie*, les épistaxis peuvent être l'indice non seulement de l'envahissement des fosses nasales, mais aussi d'une infection générale profonde, d'une diphtérie toxique : elles se produisent surtout dans la première semaine de l'infection. Les saignements de nez marquent très fréquemment le début de la *fièvre typhoïde* chez l'adolescent : à cet âge on les observe dans la moitié des cas; ils sont un peu moins communs au-dessous de cet âge; ils sont rares avant 5 ou 6 ans. Lorsqu'ils surviennent à une époque plus avancée de la maladie, ils peuvent constituer un phénomène critique et être suivis d'une défervescence rapide ; il est exceptionnel chez l'enfant qu'ils coïncident avec des hémorragies intestinales ou sous-cutanées et avec un état adynamique grave. Dans l'*érysipèle de la face*, le *rhumatisme articulaire aigu*, la *pneumonie*, l'épistaxis peut constituer un phénomène de bon augure : elle annonce ou accompagne la crise. L'hémorragie de la pituitaire peut être une manifestation isolée de la *malaria* : elle revient alors à intervalles réguliers sous forme d'épistaxis périodiques ; ou bien elle coïncide avec les accès fébriles qu'elle accompagne ou qu'elle suit. La cachexie palustre en favorise également la production. Nous nous contenterons de signaler parmi les maladies hémorragipares, la *leucocythémie*, le *purpura*, le *scorbut*, les *septicémies*, les *infections* graves. On ne trouve pas toujours dans une cause pathologique l'explication de l'épistaxis. Celle-ci relève alors d'une cause plus obscure, telle que l'*hérédité*, l'*hémophilie*, une *croissance* rapide, exagérée, etc. Les épistaxis juvéniles, qu'on observe si fréquemment à la fin de la seconde enfance et au moment de la puberté, rentrent dans cette catégorie d'épistaxis de causes mal déterminées.

**Pathogénie.** — Comme toutes les hémorragies en général, celles de la pituitaire sont susceptibles de se produire par trois mécanismes principaux : lésions vasculaires (rupture traumatique, altérations histologiques de la paroi des petits vaisseaux), augmentation de la pression sanguine, modifications qualitatives du sang. Ces divers mécanismes se combinent souvent entre eux pour produire l'épistaxis.

L'exagération de la tension intra-vasculaire paraît jouer le rôle le plus important et le plus constant : c'est elle, bien plus que l'étendue de la solution de continuité du vaisseau, qui explique l'abondance et la durée de l'hémorragie. Cette augmentation de pression résulte communément soit d'une stase veineuse, soit d'une fluxion artérielle; dans quelques cas, elle se fait sentir uniquement dans le réseau capillaire de la muqueuse, dilaté outre mesure sous l'effet d'un trouble de l'innervation vaso-motrice. Ces poussées vasodilatatrices sont le plus souvent d'origine réflexe : leur point de départ se trouve tantôt dans le nez lui-même, tantôt dans un organe éloigné. C'est ainsi que les épistaxis adynamiques paraissent relever non seulement d'une modification de la crase sanguine, mais aussi de l'action sur les centres vasomoteurs des substances toxiques fabriquées par l'organisme ou par les agents

infectieux en cause. Le mécanisme de l'hémostase spontanée ne présente
aucune particularité : elle se fait ici, comme ailleurs, par la formation d'un
thrombus lymphatique ou celle d'un thrombus hématique.

**Traitement.** — Il consiste à arrêter l'hémorragie, à en prévenir le
retour.

1° **Traitement hémostatique.** — Son indication se tire soit de l'abondance de l'hémorragie, soit de sa fréquente répétition. Il suffit de rappeler
que certaines épistaxis, telles que les épistaxis critiques ou les épistaxis sup-
plémentaires des petites filles précocement réglées, sont salutaires et doivent
être respectées. Dans la plupart des cas l'épistaxis tend à s'arrêter d'elle-
même : c'est cette hémostase spontanée qui donne une valeur fictive à toute
une série de moyens très réputés dans le public, tels que l'élévation des
bras, l'application d'un corps froid dans le dos, sur le scrotum ou sur les
reins, de sinapismes aux mollets, etc.; en réalité, l'emploi de ces divers
moyens permet seulement d'attendre avec moins d'impatience que le saignement de nez cesse de lui-même. Parmi les moyens hémostatiques efficaces
un certain nombre sont à la portée de l'enfant ou des parents, d'autres sont
uniquement à la disposition du médecin.

A. — A l'enfant ou aux parents on pourra recommander : a) De presser les
ailes du nez contre la cloison entre le pouce et l'index, en particulier du
côté par où le sang s'écoule, et de maintenir cette compression pendant 5 à
10 minutes; b) de renifler une solution d'antipyrine à 1/10 ou mieux encore
d'introduire à l'entrée de la fosse nasale un tampon de coton imbibé d'une
solution hémostatique (antipyrine ou chlorhydrate de cocaïne à 1/5) en ayant
soin de pencher la tête en avant pour empêcher la pénétration du liquide
dans la gorge et les voies digestives. L'hémorragie s'arrête d'ordinaire en
quelques minutes avec la cocaïne, un peu plus lentement avec l'antipyrine,
mais elle est sujette à se reproduire au bout d'un quart d'heure ou plus tardivement. Il faut éviter l'emploi du perchlorure de fer qui irrite violemment
la pituitaire et peut provoquer la formation d'escarres et d'ulcérations.
Lorsqu'on peut s'en procurer au moment voulu, l'*eau oxygénée* à 12 volumes,
dont on imbibe un tampon, est certainement l'hémostatique de choix, car
elle produit une vaso-constriction instantanée et durable ; dès que la solution
entre en contact avec le sang, l'oxygène s'en dégage en provoquant la formation d'une mousse abondante qui vient remplir la narine ; il ne s'écoule plus
de celle-ci qu'un sang décoloré, un liquide séreux ; au bout de 4 à 5 minutes,
l'hémostase est opérée. Cette solution présente l'avantage d'être antiseptique
et d'être dépourvue de toute toxicité.

B. — Les moyens à la disposition du médecin sont de deux sortes : la *cautérisation* du point qui saigne et le *tamponnement*. a). Le premier de ces
moyens trouve son indication dans les cas, et ce sont les plus nombreux,
où l'examen rhinoscopique fait découvrir le siège de la rupture vasculaire :
il consiste à aller boucher directement le petit vaisseau qui donne. A cet
effet, on prépare à l'avance un stylet muni à son extrémité d'une perle de
nitrate d'argent ou d'acide chromique fondu. La fosse nasale étant préalablement vidée des caillots qui l'obstruent, on déterge à l'aide d'un tampon

[M. BOULAY.]

de coton le point de la pituitaire qui saigne et l'on va porter, sous le contrôle de la vue, la perle d'acide chromique sur le vaisseau rompu où on la maintient appliquée pendant quelques instants. Cette perle doit être assez volumineuse pour ne pas se dissoudre immédiatement dans les premières gouttes de sang qui se répandent sur elle et pour provoquer la formation d'une escarre qui englobe le vaisseau rompu : elle doit avoir à peu près la dimension d'un grain de chènevis. L'hémorragie s'arrête sur-le-champ; on s'assure que l'hémostase est parfaite en faisant moucher l'enfant : cette expérience ne doit ramener aucune goutte de sang. b). L'efficacité de ce moyen rend la nécessité du tamponnement extrêmement rare. Celui-ci n'est indiqué que dans des cas spéciaux, par exemple dans ceux où l'hémorragie est si abondante que le sang masque constamment le point malade, dans ceux où la pituitaire saigne sur une grande surface sans présenter de lésions limitées, enfin dans certaines épistaxis traumatiques, en particulier celles qui succèdent à une intervention chirurgicale. Le *tamponnement antérieur* suffit d'ordinaire à assurer l'hémostase, car l'hémorragie a presque toujours son origine dans la région antérieure des fosses nasales; mais il est nécessaire qu'il soit fait méthodiquement d'après les principes suivants. On prépare des bandelettes de gaze iodoformée ou salolée pliées en quatre doubles, afin qu'elles aient une certaine résistance, et présentant une longueur d'environ 6 centimètres sur 1 centimètre de large. En s'aidant du spéculum et d'une pince fine et coudée, on porte dans la fosse nasale et le plus profondément possible une première de ces bandelettes que l'on tasse fortement sur le plancher, puis une seconde par-dessus celle-ci et ainsi de suite, en les étageant ainsi de bas en haut, jusqu'à ce que le tamponnement soit complet. Ces lanières sont laissées en place de 12 à 24 heures : on les retire alors une à une et avec une grande douceur; si elles sont desséchées à l'entrée de la narine, on les humecte auparavant avec quelques gouttes d'un liquide antiseptique. La description du tamponnement postérieur ou tamponnement complet ne devrait plus trouver place dans les livres de pathologie si, dans les cas urgents, il n'était la dernière ressource des médecins à qui l'usage du spéculum nasi n'est pas suffisamment familier. A ce titre il rend encore de signalés services, malgré ses inconvénients multiples : opération laborieuse pour le médecin, pénible à supporter pour le malade, accompagnée fréquemment de lésions traumatiques du voile du palais ou du pharynx nasal; douleurs parfois intolérables provoquées par le séjour des tampons, accidents infectieux consécutifs à la fermentation du sang accumulé dans la fosse nasale, rhinite purulente, sinusite, otite suppurée, phlegmon du pharynx, érysipèle de la face, etc. Je ne décrirai pas de nouveau ce procédé qu'on trouve exposé dans tous les livres classiques : il suffira de rappeler que l'on doit se servir de tampons de gaze antiseptique et non de charpie et de coton, et que ceux-ci ne devront pas rester en place plus de 24 ou 36 heures. A ces moyens locaux on joindra, en cas d'hémorragies graves, certaines précautions hygiéniques : séjour au lit, la tête élevée; boissons froides et glacées, immobilité, repos absolu.

2° **Traitement préventif.** — Il est avant tout local. Chez un malade sujet à des épistaxis, on distingue souvent, dans l'intervalle des hémorragies, le point qui leur donne habituellement naissance : celui-ci se reconnaît à l'existence d'une petite croûte brunâtre sous laquelle apparaît une goutte de sang, dès qu'on la détache. Le traitement consiste alors à porter une perle de nitrate d'argent sur ce point, ordinairement situé sur la cloison cartilagineuse, ainsi que sur toute la zone qui l'entoure sur une étendue de quelques millimètres. Si l'on ne découvre pas la région hémorragipare, on peut se contenter de prescrire au malade l'usage journalier d'une pommade à base de vaseline : celle-ci forme à la surface de la muqueuse une sorte de couche protectrice et s'oppose à la production de croûtes hématiques ou autres, dont la présence irrite la muqueuse et peut provoquer la formation d'érosions nouvelles. Dans un certain nombre de cas, il suffira, pour empêcher la reproduction des épistaxis, de surveiller l'enfant et de l'empêcher de porter les doigts à son nez. Enfin, il ne faut pas oublier que les conditions pathologiques dans lesquelles se trouve le malade (cardiopathie, impaludisme, etc.) deviennent parfois la source d'indications thérapeutiques susceptibles de prévenir, avec l'aide du traitement local, le retour des hémorragies.

[M. BOULAY.]

III

## *RHINITES AIGUËS*

PAR LE D<sup>r</sup> MARCEL LERMOYEZ

Médecin de l'Hôpital Saint-Antoine.

### I. — CONSIDÉRATIONS GÉNÉRALES

A tout âge, une rhinite aiguë mérite d'être prise en considération par le médecin. Le coryza n'est pas seulement un désagrément de quelques heures, de quelques jours, qui, comme on le croit, toujours guérit, sans traitement, sans conséquences. Il est beaucoup plus ; il est l'infection s'emparant d'une de nos grandes portes d'entrée, et s'y installant, pour, de là, se préparer à diriger vers d'autres points des attaques qui peuvent amener la mort.

Sentir n'est pour le nez, au moins chez l'homme, qu'une occupation de second plan. Avant tout, son rôle est de protéger l'organisme contre les insultes de l'air ; et il a pour cela trois choses à faire. Il réchauffe l'air inspiré, le charge de vapeur d'eau et surtout le purifie : vis-à-vis des poussières et des germes que celui-ci charrie, il barre, comme un fort d'arrêt, la route des poumons. Il ne se contente même pas de retenir les germes, il les détruit, grâce au pouvoir bactéricide puissant du mucus qu'il sécrète (Wurtz et Lermoyez). D'où résulte qu'en tout temps le nez sain est une cavité aseptique (Saint-Clair, Thomson et Hewlett). C'est par erreur qu'on a enseigné qu'il est habité et que, normalement, il renferme, comme la bouche, des microbes dont, à un moment donné, la virulence peut s'accroître pour réaliser une auto-infection. Si, chez quelques sujets, Straus a cru y trouver le bacille de la tuberculose à l'état d'hôte inoffensif, c'est que, par une grave faute de technique, il l'avait puisé dans les fosses narines, qui appartiennent à la peau et non au nez, et, par conséquent, sont toujours infectées. Mais les recherches de cet auteur, reprises en France et en Angleterre, avec toutes les précautions rhinologiques indispensables, ont été toujours contredites, à condition de se mettre à l'abri des contaminations qui peuvent se produire en franchissant le vestibule nasal. Vienne une rhinite aiguë, toutes ces actions tutélaires cessent de s'exercer. Le nez sain, aseptique, était pour les voies aériennes une protection ; le nez malade, infecté, devient pour elles une menace. Or, plus les enfants sont jeunes, plus les rhinites aiguës sont fréquentes, et plus aussi elles sont graves. Chez le nouveau-né, leur dénouement peut être fatal, même en l'absence de toute complication (Billard).

Une rhinite aiguë, même légère en apparence, peut entraîner à sa suite une iliade de maux ; l'énumération aurait peine à en être complète.

On la trouve au début des bronchites descendantes et des broncho-pneumonies, qui tant assombrissent le pronostic des maladies éruptives, de la coqueluche, de la grippe ; on la rencontre comme inévitable point de départ des otites moyennes purulentes, de sorte que l'imprudence d'avoir négligé de traiter un coryza peut nous mener à la nécessité d'évider une apophyse mastoïde et même d'ouvrir le crâne à la recherche d'un abcès encéphalique : sans compter les accidents locaux qui peuvent en dériver, tels l'ozène avec son incurable punaisie, les sinusites purulentes maxillaires, frontales, ethmoïdales, égales en gravité devant la maladie et devant le traitement. La physiologie pathologique de ces accidents, d'apparence si disparate, résulte de la situation même du nez, qui est comme un vestibule sur lequel s'ouvrent béantes, toujours ou par intermittences, les portes qui mènent aux sinus de la face, à l'oreille moyenne, au larynx et aux poumons, ainsi que dans les voies digestives. Les complications n'ont guère que l'embarras du choix de leur direction, et elles se réalisent par des effets divers, mais qui dérivent d'un des trois mécanismes suivants : I. L'obstruction nasale. II. L'infection d'origine nasale. III. Les réflexes d'origine nasale. Et, aux différentes périodes de l'enfance, nous allons voir chacun de ces trois facteurs de morbidité s'exercer avec une prédilection spéciale.

I. **Obstruction nasale.** — L'obstruction nasale a son maximum d'intensité et de gravité chez le nouveau-né (Küssmaul, Billard). L'imperméabilité du nez devient rapidement absolue à cet âge. Car les orifices des narines sont alors petits ; le segment inférieur maxillaire des fosses nasales est à peine développé, et l'air ne peut passer que par le segment supérieur, ethmoïdal, nécessairement étroit ; les choanes ont leur diamètre vertical encore très réduit ; la cavité du pharynx nasal est peu développée et rétrécie par la saillie des muscles prévertébraux ; de plus sa direction est verticale, faisant un angle droit avec l'axe des fosses nasales. En un mot, le nez du nourrisson est un étroit canal qu'un léger gonflement de la muqueuse suffit à combler, et où les courbures brusques facilitent l'accumulation des sécrétions. L'imperméabilité du nez devient rapidement grave à cet âge. Elle a pour conséquences immédiates l'inanition et l'asphyxie. L'inanition vient de ce que l'enfant ne peut plus téter. Mis au sein, il étouffe, puisqu'à ce moment ni le nez ni la bouche ne permettent à l'air d'accéder aux poumons ; et instinctivement il le lâche. L'asphyxie, qui au premier abord semble impossible, puisque le canal bucco-pharyngo-laryngé demeure libre, a pour cause ce fait que le nouveau-né ne sait pas respirer par la bouche et que pour y parvenir il a un long apprentissage à faire. Normalement, pendant son sommeil, l'enfant respire uniquement par le nez. La bouche est maintenue close sans effort musculaire, par suite de la différence de tension entre la pression atmosphérique et le vide buccal (Donders). La langue s'accole au palais, et s'applique, par ses côtés, sur toute la face interne de la mâchoire supérieure. Elle garde cette position même si le nouveau-né ouvre la bouche pendant son sommeil, de sorte que dans ce cas encore celui-ci respire par le nez (Housell). Et à l'état de veille, la suppléance de la bouche dans l'acte respiratoire n'est que partielle. De là résulte une insuffisance respiratoire continue.

II. **Infections d'origine nasale.** — Ces complications sont à redouter à toutes les périodes de l'enfance. Quand une rhinite aiguë se produit chez un nourrisson placé dans de mauvaises conditions d'hygiène, ou débilité par des troubles digestifs antérieurs, elle prend deux caractères particuliers qui accroissent singulièrement sa gravité (Marfan) : 1° Peu de temps limitée au nez, elle se propage avec rapidité à toute l'étendue des voies respiratoires ainsi qu'aux oreilles moyennes; 2° et elle devient non pas muco-purulente, comme à un âge plus avancé, mais franchement purulente, car le pneumo-coque et le streptocoque prennent sur ce terrain affaibli une virulence inusitée. Comme à cet âge les microbes et leurs produits se diffusent très rapidement, transportés partout par un système lymphatique trop béant, il en résulte que, même à point de départ nasal, l'infection brûle les étapes et peut facile-ment affecter l'allure septicémique.

Dans la moyenne et surtout dans la grande enfance, les infections à point de départ nasal n'affectent plus cette diffusion qui, à si brève échéance, amène la mort : elles donnent lieu à des complications plutôt localisées sur un ou plusieurs organes, qui sont en relation ordinaire avec les fosses nasales; et c'est alors par l'intermédiaire de ces dernières que la vie est menacée. Les complications infectieuses des rhinites aiguës de l'enfance diffèrent par certains côtés de ce qu'elles seront chez l'adulte, et ces différences découlent des différences de conformation de la cavité naso-pharyngienne à ces deux âges. 1° Les sinusites purulentes manquent dans l'enfance parce que les sinus de la face font défaut à cet âge ou à peu près. Dans les premières années de la vie, les cellules ethmoïdales ne sont pas encore développées; le sinus maxillaire n'est représenté que par une simple fente; les sinus frontaux et sphénoïdaux sont tout au plus indiqués par une courte invagination de la pituitaire qui les ébauche. Rien de plus rare qu'une sinusite maxillaire avant cinq ans (Rudaux). 2° L'otite moyenne purulente est, au contraire, la com-pagne habituelle des rhinites aiguës de l'enfance : dans certaines petites épidémies de grippe, cette association est presque fatale. La fréquence de la propagation de l'inflammation du nez à l'oreille de l'enfant tient à plusieurs causes : a) à l'étroitesse du pharynx nasal qui facilite la stagnation des muco-sités; b) à la situation du pavillon tubaire, qui, au lieu de se trouver comme chez l'adulte au niveau de la queue du cornet inférieur, est placé, pendant les deux premières années de la vie, au ras de la face supérieure du dos du voile du palais, et par conséquent baigné par le muco-pus qui s'y accumule; c) à la forme du pavillon tubaire qui, chez le nouveau-né, s'ouvre directe-ment sur une surface plane sans être protégé, comme il le sera plus tard, par un bourrelet saillant; d) enfin à la disposition même de la trompe d'Eus-tache qui est plus courte, plus large, plus droite chez l'enfant que chez l'adulte (Disse). 3° Les réactions amygdaliennes sont de règle, et intenses sou-vent. Le conduit pharyngé, qui, du nez, donne accès dans les voies aériennes et digestives, est cerclé sur tout son pourtour d'une bande de tissu adénoïde, soit disséminé en granulations éparses, soit accumulé en masses amygda-liennes, sur quatre points qui sont : la voûte du pharynx nasal, les espaces sis à droite et à gauche entre les piliers du pharynx buccal, et la base de la langue. Le but de cet anneau de Waldeyer est de fournir un intense travail

de phagocytose qui détruise les agents infectieux que le nez a laissé passer.
Plus l'enfant est jeune, plus ce tissu adénoïde est développé et plus ses réactions sont vives. Elles décroissent d'intensité de haut en bas; de sorte qu'à la suite des rhinites infantiles, l'inflammation de l'amygdale pharyngée ou de Luschka est presque inévitable; l'irritation des amygdales palatines n'est que fréquente; la participation de l'amygdale linguale est rare. Très souvent ces adénoïdites, ces amygdalites nasogènes survivent au coryza initial, et même, pour peu que celui-ci ait été léger, elles semblent avoir été l'entame du processus morbide. 4° Les complications broncho-pulmonaires sont très fréquentes. C'est dans les poussées récidivantes de rhinites et surtout d'adénoïdites réchauffées qui les suivent qu'il faut chercher la cause principale des bronchites à répétition de l'enfance. Marfan nous a appris que la meilleure manière d'assurer la prophylaxie des broncho-pneumonies au cours des maladies infectieuses spécifiques de l'enfance, est de réaliser une stricte antisepsie des fosses nasales (Wermeille). Nous savons que pour faire cesser les bronchites périodiques qui, pendant la saison froide, se reproduisent désespérément chez certains enfants, le plus sûr moyen est d'instituer le traitement local du nez et du naso-pharynx : le couteau de Gottstein guérit aussi bien et mieux les rhumes que ne le fait l'huile de foie de morue. 5° La propagation aux yeux de l'inflammation nasale est également un des privilèges de l'enfance. Blépharites, kérato-conjonctivites (Decaux), kératites phlycténulaires surtout (Augagneur) ont le plus souvent un point de départ nasal, si bien que le traitement du nez est le seul moyen d'en éviter les rechutes. Les voies lacrymales, dans lesquelles les infections sont plus souvent ascendantes que descendantes, amènent à la conjonctive le staphylocoque qu'elles puisent dans les sécrétions des rhinites purulentes (Fortunati, Burkhardt). Toutefois ces complications oculaires sont plutôt le propre des rhinites purulentes prolongées ou devenues chroniques. 6° L'extension des lésions nasales à la peau du visage est surtout fréquente chez les enfants strumeux. Dans les deux tiers des cas d'impétigo de la face, on trouve de la rhinite impétigineuse (Tissier), qui est la première en date. Le vestibule et le pourtour des narines rougissent, se fendillent et se recouvrent de croûtes jaunâtres mellitagriques. Et le passage à l'état chronique de la rhinite purulente provoque cette infiltration durable de la lèvre supérieure qui trahit le facies scrofuleux. 7° Les troubles digestifs sont rares au cours des rhinites aiguës : ils se bornent ordinairement à l'état gastrique banal qui chez l'enfant accompagne toute poussée fébrile. C'est surtout au cours des rhino-pharyngites chroniques que se montrent des accidents intestinaux, dont rarement on pense à rechercher la cause aussi haut. 8° Enfin, surtout chez les enfants de souche neuro-arthritique, les rhinites aiguës peuvent parfois provoquer des accidents généraux à allure grave, mais à pronostic bénin : elles provoquent une sorte de septicémie aiguë d'origine nasale et dont le point de départ est bien prouvé par la seule efficacité du traitement du nez. Voici parmi les quelques faits de ce genre qu'il m'a été donné d'observer, un des plus caractéristiques. Il s'agissait d'un enfant de onze ans, ordinairement bien portant, quoique très nerveux et né de père et

[M. LERMOYEZ.]

mère plus nerveux encore. Depuis un an, presque tous les mois il était pris d'un malaise subit; la température montait à 40 degrés, s'y maintenait un jour ou deux, avec tous les phénomènes généraux ordinairement associés à cette hyperthermie. Pendant l'accès le nez restait sec, mais s'obstruait : au moment où commençait la défervescence, il s'établissait un jetage muco-purulent mêlé de sang qui ne durait que quelques jours; puis tout rentrait dans l'ordre. Dans l'intervalle des accès, la santé était bonne, l'enfant ne souffrait pas du nez : mais le spéculum montrait dans la narine gauche un foyer de rhinite purulente localisée, entretenu par une synéchie. Aucun traitement général n'avait pu enrayer ces accidents, qui tout d'abord avaient été pris pour des phénomènes de croissance. Je me contentai de prescrire un traitement nasal antiseptique : et les accès fébriles disparurent complètement. Un an après l'enfant m'est ramené. Pendant huit mois, la santé avait été parfaite : mais les parents, ayant cru la guérison définitive, cessèrent les lavages du nez; peu à peu les accidents reparurent, et, au bout de trois mois, les accès fébriles mensuels se reproduisaient aussi intenses que la première fois. De nouveaux lavages du nez furent repris, et, sans qu'il fût fait un traitement interne, dès le mois suivant les phénomènes généraux cessèrent définitivement, grâce à la persistance du traitement nasal, dont cette fois on comprit la nécessité.

**III. Réflexes d'origine nasale.** — Ces phénomènes nerveux ne présentent rien de particulier dans l'enfance. Certes les tout jeunes enfants peuvent être atteints de toux coqueluchoïde, de spasmes glottiques ayant pour point de départ une lésion nasale, rhinite aiguë, le plus souvent associée à l'adénoïdite. Cependant c'est surtout vers la fin de la seconde enfance, quand s'établit la puberté, qu'ils tendent à s'accentuer, sous forme de rhinite spasmodique, d'asthme nasal, etc. ; car c'est à cette époque que s'affirment davantage les manifestations de la diathèse neuro-arthritique, sans la présence de laquelle les accidents réflexes d'origine nasale ne sauraient être. Du reste ces troubles nerveux, souvent si disparates, si éloignés de leur point de départ, qu'avant les travaux de Voltolini et de Hack leur origine nasale était totalement méconnue, dépendent ordinairement de lésions chroniques du nez que nous n'avons pas à étudier dans ce chapitre. Il nous suffira de dire que, chez un enfant présentant des troubles dyspnéiques aigus, laryngés et pulmonaires, l'examen clinique est réellement incomplet, si l'on n'a pas exploré le nez.

Mal ou non soignées, les rhinites aiguës laissent souvent à leur suite des *lésions chroniques*, graves de conséquences. Comme ici l'effet suit de très loin la cause, et que souvent même cet effet est méconnu non seulement dans son origine, mais aussi dans son existence même, parce qu'il est de bon ton dans le grand monde médical de ne pas frayer avec la rhinoscopie, il en résulte que les enfants arrivent au seuil de l'adolescence avec un casier pathologique nasal souvent chargé, et qu'il va devenir très difficile de ramener à néant. Chez les enfants lymphatiques, dont le tissu adénoïde réagit trop facilement, chaque coryza aigu amène une tuméfaction passagère de l'anneau de Waldeyer qui, si l'on n'y met bon ordre, se réduit incomplètement, de sorte que de cette série d'imparfaites résolutions naît soit une hypertrophie durable des amygdales, soit des végétations adénoïdes, qui, si l'on ne leur coupe pas la route à temps d'un coup de curette, mènent sûrement et pas toujours lentement, à la surdité ; soit de grosses amygdales palatines qui sont le tourment des jeunes gens et compromettent la voix. Chez les fils d'arthritiques, c'est surtout le développement des réactions nerveuses qu'il faut craindre ; livrée à elle-même, la pituitaire prend de mauvaises habitudes d'éternuements, d'hydrorrhée et finalement conduit à ce malencontreux rhume des foins, l'une des incommodités les plus agaçantes qui poursuivent les classes aisées. Il y a plus encore : de jour en jour, la rhinologie commence à mieux lire dans l'avenir des enfants morveux ; et elle a établi qu'en négligeant de faire soigner les écoulements purulents du nez, si fréquents dans le jeune âge, les parents condamnent peut-être leurs filles à supporter, pendant toute leur vie, cette infirmité répugnante qui est l'ozène.

## II. — DIVISION

D'une part la tendance qu'ont les rhinites aiguës chez l'enfant à passer à la chronicité, d'autre part la fréquence des poussées aiguës au cours des rhinites chroniques du jeune âge rendent un peu vagues les limites qui marquent la séparation des inflammations aiguës et chroniques du nez de l'enfant. Il est donc nécessaire de schématiser. C'est ainsi que nous attribuerons, au groupe des rhinites aiguës, les coryzas purulents parce qu'ils sont habituellement aigus par leur début, quoique souvent chroniques par leur durée ; et inversement, nous laisserons du côté des rhinites chroniques le coryza syphilitique dont l'installation est souvent insidieuse et l'allure lente, bien qu'en certains cas il puisse simuler le coryza aigu simple. Nous respecterons ainsi les limites convenues d'un cadre d'ailleurs très artificiellement tracé. Parmi les rhinites aiguës, il importe également d'établir une division qui en rende la description nosologique plus claire : division toute clinique, s'appuyant surtout sur la nature des sécrétions nasales : ainsi nous aurons les rhinites aiguës, simples, purulentes, pseudo-membraneuses, dont le traitement diffère notablement. Déduire, au contraire, les groupements de la pathogénie de ces actes morbides ne mènerait le clinicien qu'à la confusion : car, à l'heure actuelle, aucun micro-organisme n'a été reconnu encore comme agent spécifique d'une rhinite aiguë spéciale ; un même microbe peut se retrouver dans les diverses formes cliniques du coryza, et inversement une même forme peut relever d'infections microbiennes diverses. — Un autre élément dont une division pratique des rhinites aiguës doit tenir compte, c'est l'âge de l'enfant ; entre le coryza aigu du nourrisson et celui de la deuxième enfance, le pronostic crée une distinction capitale. Nous étudierons donc successivement :

La rhinite aiguë simple { de l'enfant ;
{ du nouveau-né ;



[M. LERMOYEZ.]

La rhinite aiguë purulente { de l'enfant ;
{ du nouveau-né ;

La rhinite pseudo-membraneuse ;

La rhinite spasmodique.


### III. — RHINITES CATARRHALES AIGUES ; CORYZA

Ainsi que nous en avons exposé plus haut la raison, nous devons l'étudier : A) chez l'enfant, B) chez le nouveau-né.


### A. — Coryza aigu de l'enfant

La famille des rhinites catarrhales aiguës comprend trois groupes, de cause très différente et ayant des allures et des indications thérapeutiques particulières. 1° La *rhinite idiopathique*, ou coryza aigu simple. 2ª Les *rhinites toxiques*, dont le coryza iodique est le type, et qui, à part leur pathogénie spéciale et leur indication thérapeutique primordiale qui est la suppression de leur cause, peuvent être réunies dans une même description avec le type précédent. 3° Les *rhinites symptomatiques* qui constituent le syndrome inaugural ou la localisation partielle d'une maladie infectieuse ; elles s'effacent habituellement devant l'importance majeure des autres phénomènes qui leur sont associés ; il en sera dit deux mots à la fin de ce chapitre.

**Étiologie.** — Nul enfant n'échappe au coryza aigu. Cependant, certains individus y présentent une *prédisposition* des plus nettes. Cette prédisposition est double : de cause générale et de cause locale. La *prédisposition générale* se retrouve chez les enfants issus de souche arthritique ; le jeune âge l'exagère d'ailleurs ; car la vulnérabilité de la pituitaire s'atténue à mesure que l'enfant grandit. La *prédisposition locale*, beaucoup plus importante, est réalisée par des lésions chroniques du nez et surtout du naso-pharynx ; particulièrement par l'existence de végétations adénoïdes qu'on manque rarement de trouver chez les enfants qui « s'enrhument du cerveau à chaque instant ». Deux conditions secondes exaltent cette prédisposition : c'est d'une part les états météorologiques, le coryza ayant son maximum de fréquence aux saisons de transition, automne et printemps ; c'est d'autre part le défaut d'accoutumance de l'enfant au froid : s'enrhument surtout du cerveau ceux qu'on tient systématiquement cloîtrés l'hiver dans des pièces chaudes et dont on a l'habitude de couvrir avec excès le cou et la tête. La *cause déterminante* usuelle du coryza est le refroidissement. Comme les enfants ne font pas attention aux courants d'air, qu'ils s'inquiètent peu de rester les pieds mouillés ou de s'asseoir sur un sol humide, ils en sont les victimes habituelles. Au printemps, le fait de rester exposé la tête nue au soleil peut avoir un même effet. Les irritants locaux amènent parfois une rhinite aiguë, en particulier chez ceux qui y sont prédisposés par des lésions locales chroniques. L'introduction habituelle des doigts dans les narines, le nettoyage du visage avec des éponges sales, surtout si, comme

le font certains parents, on cherche à faire entrer à chaque toilette un peu
d'eau dans le nez sous le prétexte de le nettoyer, sont des facteurs de coryza.
De même aussi l'inhalation de poussières irritantes. Parmi les irritants généraux, il faut citer certains médicaments pris à l'intérieur et en particulier
l'iode et les iodures. Cependant le coryza iodique n'a pas les allures envahis-
santes du coryza vulgaire : il se développe et fait son évolution sur place,
il n'y a entre eux qu'analogie. Le coryza aigu est-il contagieux? Certes. Sa
transmission se fait soit par transport direct (baisers, mouchoirs, etc.), soit
peut-être à distance, par l'air. Bien que les tentatives d'inoculation des sécrétions de la rhinite aiguë faites dans des nez sains n'aient pas réussi entre les
mains de Friedreich, cependant la constatation si fréquente de petites épidémies de maison laisse à penser que le coryza doit être contagieux, tout au
moins dans sa forme infectieuse.

**Pathogénie.** — La pathogénie du coryza aigu est obscure. Elle pourrait
s'expliquer par l'apport au nez de germes spécifiques, ce qui s'accorderait avec
cette hypothèse que la maladie est parfois contagieuse. Elle pourrait s'interpréter encore par une action perturbatrice telle que la réalise le froid,
qui accroîtrait la virulence des germes pathogènes habitant le nez et diminuerait vis-à-vis d'eux la résistance de la pituitaire. Cependant ni l'une ni
l'autre de ces hypothèses n'apporte de preuves. 1° Abstraction faite des
rhinites aiguës symptomatiques de la grippe, de la rougeole, le coryza aigu
idiopathique attend encore son agent spécifique. Les recherches d'Hajek qui
ont tenté d'établir l'existence d'un microbe du coryza n'ont pas été confirmées. C'est aussi à tort que Thost puis Cardone ont voulu faire du coryza la
pneumonie du nez, car le pneumocoque ne s'y rencontre ni toujours, ni
exclusivement. 2° D'autre part, contrairement aux enseignements classiques
de Rohrer, de J. Wright, de Besser, les cavités nasales ne renferment pas à
l'état normal de microbes capables de réveiller à un moment donné leur
virulence, puisque le mucus nasal sain est stérile (Würtz et Lermoyez, Saint-
Clair, Thomson et Hewlett). Une expérience de Winternitz nous montre qu'un
refroidissement prolongé des pieds amène une vaso-constriction durable
des vaisseaux de la pituitaire et doit suspendre en conséquence la sécrétion
du mucus nasal. Cliniquement, en effet, le coryza aigu commence par une
phase de sécheresse des fosses nasales. Cette courte période, pendant
laquelle est suspendu le pouvoir bactéricide du nez, permet aux microbes
que l'air inspiré a déposés dans le vestibule et qui y vivent en tout temps, de
gagner la pituitaire et de s'y développer (Lermoyez). N'est-ce pas ainsi d'ailleurs qu'un coup de froid laisse aux pneumocoques de la bouche la possibilité d'accéder librement aux poumons? Les sécrétions du coryza renferment
donc les microbes pathogènes usuels que l'air y peut charrier, staphylocoque
doré en première ligne, puis staphylocoque blanc, streptocoque, pneumocoque, etc. La pathogénie du coryza iodique est différente. L'iode est mis en
liberté à la surface de la muqueuse nasale, par l'action en masse de l'acide
carbonique de l'air sur du mucus contenant, outre l'iodure ingéré, des
nitrates alcalins qui jamais n'y manquent (Schmiedeberg). Comme le froid,
l'irritation iodique amène des troubles de la vaso-motricité : mais tout se

[M. LERMOYEZ.]

borne à des phénomènes d'hyperémie et de transsudation, sans que l'infection semble intervenir. Il y a excès de vaso-dilatation. Et si les doses faibles d'iodure amènent plutôt le coryza que les doses fortes, c'est que les vaso-dilatateurs sont plus excitables et qu'une quantité minime agira sur eux qui sera incapable d'amener une excitation des vaso-constricteurs (Lépine).

**Anatomie pathologique.** — Avec Moure il faut admettre que l'inflammation ne se limite pas ordinairement à la zone respiratoire du nez, mais envahit toute l'étendue de la pituitaire, puisque très souvent elle se propage à la muqueuse des sinus.

Les lésions du coryza aigu sont peu connues, car les autopsies en sont rares. Suchanneck, Zuckerkandl signalent au début la tuméfaction et l'œdème aigu de la muqueuse, la distension du tissu caverneux des cornets; bientôt se montre une abondante diapédèse de leucocytes, tandis que la pituitaire entière desquame. Les glandes à mucus participent activement à ce processus. Ces lésions sont très inégalement distribuées par ilots à la surface de la muqueuse.

**Symptômes.** — L'entame du coryza aigu se fait par un phénomène local : ce sont des picotements et une sécheresse désagréable du nez, sorte de prurit de la pituitaire qui excite à des éternuements de plus en plus fréquents, sans sécrétion encore. Bientôt les fosses nasales s'obstruent à sec, l'enfant ouvre la bouche pour respirer; et c'est là le premier symptôme objectif qui attire l'attention des parents. Les épistaxis spontanées ne sont pas rares à ce moment, par excès de congestion de la pituitaire. Puis l'écoulement nasal apparaît. Il est formé d'un liquide incolore, transparent, aqueux, qui, séché dans le mouchoir, n'y laisse aucune trace et ne l'empèse pas. Chez le jeune enfant, ce suintement continu sort des narines comme un double ruisselet, et provoque un érythème de la lèvre supérieure et des ailes du nez, avec fissures superficielles des sillons naso-labiaux. Le lobule du nez lui-même rougit et se tuméfie. Sait-il se moucher, l'enfant souffle avec violence dans son mouchoir, pour rétablir en vain la perméabilité nasale et ne réussit qu'à provoquer des épistaxis légères. Bientôt l'obstruction nasale devient absolue : l'enfant tient la bouche constamment ouverte; par moments il essaie avec effort de faire passer un peu d'air par son nez, ce qui produit un bruit spécial, le « snuffle » des auteurs anglais. La voix est nasillarde, offrant le type de la rhinolalie close qui supprime la résonance caractéristique de toutes les diphtongues nasales. L'odorat est perdu, à cause de l'obstruction de la fente olfactive; et le goût, par suite, est émoussé. Fait curieux, pendant le sommeil la sécrétion nasale cesse et le nez se désobstrue partiellement; cependant l'enfant ronfle et dort la bouche ouverte, ce qui résulte le plus souvent de l'adénoïdite concomitante. Si on pratique alors l'examen des fosses nasales par la rhinoscopie antérieure, on s'étonne de voir combien minimes sont les lésions nasales apparentes, même au plus fort de la phase d'état du coryza aigu. La muqueuse est tuméfiée, sèche au début, et d'une couleur rouge sombre, mais sans érosion; le regard est arrêté par le gonflement de la tête des cornets inférieurs qui s'accolent à la cloison; et le stylet nasal s'y enfonce comme dans un coussin de plumes. La cocaïne amène momentanément leur rétraction complète. Chez les très jeunes enfants, l'obstruction nasale est encore, plus accentuée que chez l'adulte, parce qu'à cet âge le bord du cornet inférieur est plus long et plus recourbé (Lorent).

Très souvent, une fosse nasale est rétrécie soit par une déviation de la cloison, soit plutôt par un enchondrome du cartilage de Jacobson, lésion qui ne serait pas rare. même dans le tout jeune âge (Patrzek). Les réactions locale et générale produites par le coryza ont à ce moment leur maximum. Elles sont, du reste, très variables. L'enfant se plaint de douleur ou plutôt de lourdeur de tête; a-t-il atteint l'âge où les sinus frontaux commencent à se développer, il éprouve une pesanteur pénible au niveau de la racine du nez. Il devient indolent, paresseux; il est très inattentif à ses leçons, atteint d'aprosexie aiguë (Guye). Tantôt tout se borne à ce manque d'entrain et à une diminution de l'appétit, avec léger état saburral de la langue et constipation passagère. Tantôt au contraire la fièvre s'allume, précédée de malaises, de petits frissons, de courbature générale; il se peut que, chez les petits enfants, elle atteigne 40 degrés dès le soir du premier jour. Au bout de deux à trois jours, la sécrétion nasale devient plus épaisse, muqueuse, puis muco-purulente, parfois striée de sang, et l'enfant a plus de peine à l'expulser en se mouchant; le mouchoir montre des taches jaunes, empesées. La pituitaire pâlit, se rétracte et l'enchifrènement diminue, car il est dù alors à l'accumulation de mucosités.

La durée du coryza aigu est courte, sauf complications; elle est ordinairement de 4 à 5 jours. Cependant il n'est pas rare que, sans tendance à passer à l'état chronique, la maladie laisse à sa suite un enchifrènement avec hypersécrétion muco-purulente, pendant une semaine et plus. D'autre part, les recrudescences, surtout provoquées par un nouveau refroidissement, sont fréquentes et prolongent de quelques jours la durée du coryza.

**Complications.** — Elles résultent de l'extension de l'inflammation aux organes du voisinage. La propagation au pharynx, au larynx et aux bronches. est la plus fréquente; un coryza aigu peut être l'origine d'une broncho-pneumonie. Plus souvent le processus se limite aux voies aériennes supérieures. Chez les enfants strumeux dont les trois amygdales sont hypertrophiées, l'*adénoïdite* est presque la suite obligée du coryza. 2 ou 5 jours après le début de la rhinite apparaissent des symptômes nouveaux : la fièvre devient plus vive; les ganglions angulo-maxillaires se tuméfient; l'enfant paraît nerveux, se plaint des oreilles, entend mal, ce que souvent on attribue à de la distraction; la nuit, il ébauche parfois des accès de faux croup. Si l'on regarde la gorge, où l'on s'attend à rencontrer de grosses amygdales parsemées de points blancs, on n'y constate qu'un peu de rougeur de la paroi postérieure du pharynx; mais, en provoquant avec la cuiller un réflexe nauséeux qui exprime en quelque sorte le naso-pharynx, on voit descendre derrière le voile du palais un peloton de muco-pus qui trahit l'adénoïdite. Ceux qui méconnaissent ce signe croient volontiers à l'existence d'une fièvre ganglionnaire. Le coryza aigu peut gagner l'oreille, y produisant une otite moyenne aiguë, simple ou purulente, et de celle-ci peut à son tour dériver une mastoïdite. Un refroidissement au cours du coryza, le fait de se moucher trop violemment, et, avant tout, les irrigations nasales faites

[M. LERMOYEZ.]

avec le siphon de Weber en période aiguë, favorisent cette complication. Le coryza aigu peut même gagner l'œil par le canal nasal, provoquant une dacryocystite ou une conjonctivite ; la kératite elle-même a très souvent une origine nasale.

**Pronostic.** — Le coryza est une affection des plus bénignes, puisque sa guérison spontanée est habituelle et que ses complications elles-mêmes disparaissent sans laisser de traces. Cependant ce serait un tort de le considérer comme une quantité pathologique négligeable. D'une part, il rend la pituitaire plus susceptible et favorise les récidives qui mènent à la rhinite hypertrophique et à la production de polypes ; il peut aussi laisser à sa suite un écoulement purulent chronique. D'autre part, ses complications à distance peuvent avoir une issue funeste : suppuration de l'apophyse mastoïde, broncho-pneumonie, etc. D'ailleurs le pronostic du coryza aigu varie suivant les épidémies : en certaines saisons il a une tendance particulière à atteindre l'oreille.

**Diagnostic.** — Rien de plus simple que de reconnaître un coryza aigu. L'adénoïdite le simule ; mais peu importe l'erreur puisque le traitement est le même dans les deux cas. En présence d'un enfant dont le nez coule, il est utile de rechercher la cause de la maladie ; s'agit-il d'un coryza simple, ou symptomatique d'une grippe, d'une rougeole, d'une coqueluche au début, ou produit par l'administration d'une préparation iodurée ou bromurée impure ? Autant de problèmes, qu'il n'est pas toujours facile d'élucider dès le premier jour.

**Traitement.** — Un préjugé très répandu nous fait croire que la thérapeutique n'a aucune prise sur l'évolution du coryza. Or, nous ne sommes pas désarmés contre lui : nous pouvons 1° l'enrayer dès son début ; 2° pallier les phénomènes pénibles qu'il provoque ; 3° prévenir les complications qu'il entraîne.

1° *Traitement abortif.* — Avant tout il faut éviter les remèdes violents, tels que le humage d'eau-de-vie ou de jus de citron ; ils sont douloureux et exaspèrent la rhinite. Au contraire on peut sans inconvénient faire respirer des vapeurs d'eau de Cologne, de teinture d'iode, de l'olfaction d'anémone, remède homéopathique très vanté ; l'effet de ces moyens est problématique, mais inoffensif. La meilleure inhalation abortive est le remède de Brand :

| | |
|---|---|
| Acide phénique pur . . . . . . . . . . . . . . . . . } | ᾱᾱ 5 grammes. |
| Ammoniaque liquide. . . . . . . . . . . . . . . . . } | |
| Alcool à 90°. . . . . . . . . . . . . . . . . . . | 10 — |
| Eau distillée . . . . . . . . . . . . . . . . . . | 15 — |

Toutes les heures, on verse dix gouttes de ce mélange sur du papier buvard, et on en fait aspirer les vapeurs par le nez seulement pendant quelques secondes. Si au bout de douze heures l'effet abortif de ces remèdes ne s'est pas produit, il faut y renoncer ; car leur action substitutive, en se prolongeant, exaspérerait le coryza. Chez les enfants sujets aux rhumes de cerveau et chez qui des atteintes antérieures ont provoqué des complications du côté de l'oreille ou des bronches, il faut agir avec plus d'énergie : séjour au lit, bottes d'ouate autour des jambes, et transpiration provoquée par des tisanes chaudes additionnées de quelques gouttes de teinture de belladone.

2° *Traitement palliatif.* — Le symptôme le plus pénible du coryza est l'obstruction nasale et la céphalalgie qui en résulte. Pour rétablir momentanément la perméabilité nasale, rien ne vaut les pulvérisations discrètes faites à l'aide d'un pulvérisateur de Richardson, d'une solution à 1 pour 100 de chlorhydrate de cocaïne; elles rendent le nez libre pendant quelques heures et permettent de se livrer au travail. Mais elles ne peuvent être employées qu'après 12 ans, à cause des phénomènes d'intoxication qu'elles pourraient provoquer au-dessous de cet âge. Chez les enfants plus jeunes, on prescrira de l'huile d'olives mentholée à 1/50° qui sera projetée dans le nez à l'aide d'un pulvérisateur spécial, ou simplement versée par gouttes dans les narines avec une petite cuiller, la tête étant renversée en arrière. Un soulagement très manifeste sera également obtenu par des inhalations émollientes de vapeur d'eau, additionnée d'une demi-cuillerée à café, par litre, d'alcool mentholé à 4 pour 100. Ces inhalations seront faites à l'aide d'un bocal rhiné; elles dureront une dizaine de minutes et seront répétées trois ou quatre fois dans la journée. On enduira la lèvre supérieure et le pourtour des narines avec de la vaseline boriquée pour prévenir l'érythème produit par le passage des sécrétions nasales. Il sera bon, même en l'absence de fièvre, de prescrire une légère dose de chlorhydrate de quinine. Si l'état général est plus touché, l'enfant doit être maintenu à la chambre et même au lit, les jambes entourées d'ouate; on se bornera à une alimentation légère; un purgatif doux sera avantageusement prescrit. Pour prévenir les complications, on empêchera l'enfant de se moucher avec force, de peur qu'il ne projette dans l'oreille moyenne des mucosités septiques; on pourra également, une ou deux fois par jour, badigeonner son pharynx avec de la glycérine salolée à 1/20. Surtout on proscrira absolument les lavages du nez à la période aiguë du coryza : ils irritent la muqueuse nasale, augmentent l'obstruction du nez et créent un sérieux danger d'otite. Le coryza iodique réclame le même traitement, avec cependant moins de précautions. Naturellement on suspendra non seulement toute médication iodurée, mais aussi les préparations bromurées, qui auraient pu être antérieurement ordonnées; ces dernières sont souvent impures et renferment de l'iode.

3° *Traitement prophylactique.* — Il doit être très strictement suivi par les enfants sujets aux coryzas répétés et surtout aux coryzas compliqués. Il comporte deux indications : 1° rendre l'enfant moins vulnérable en l'aguerrissant contre les intempéries, par l'exercice au grand air, le tub ou la douche froide; et en même temps lui faire porter des bas et caleçons de laine épaisse et des souliers à fortes semelles, pour éviter le froid aux pieds. 2° Rendre le nez moins susceptible. S'il existe des lésions chroniques du nez et du naso-pharynx, ce sera facile : il suffira de réduire au galvano-cautère le volume des cornets et de pratiquer l'ablation des végétations adénoïdes du pharynx nasal. Si au contraire le nez ne présente pas de grosses lésions, la prophylaxie du coryza sera plus difficile : Luchon ou Allevard chez les enfants lymphatiques, le Mont-Dore chez les fils d'arthritiques donneront parfois d'heureux résultats.

[M. LERMOYEZ.]

**Rhinites aiguës secondaires.** — Les rhinites aiguës qui se développent au début ou au cours des maladies infectieuses ne présentent qu'un intérêt séméiologique. Dans la *rougeole*, le coryza est de règle, la conjonctivite est précoce et constante ; l'otite fréquente, mais plus tardive, suppure habituellement. Dans la *scarlatine*, le coryza est plus rare ; il affecte une forme sèche et ce sont plutôt les épistaxis que l'écoulement muqueux qui attirent l'attention sur le nez. Vers la fin de la maladie peut se développer une rhinite aiguë purulente ou pseudo-membraneuse ; son pronostic est grave, car si elle touche l'oreille, il est fréquent qu'elle y détermine des lésions osseuses profondes et rapides ; l'otite post-scarlatineuse cause des caries diffuses, du rocher qui amènent la mort ou tout au moins la surdité incurable. Dans la *grippe*, le coryza se distingue de la rhinite aiguë simple par son passage rapide à la purulence, et par la précocité et la fréquence des complications bronchiques et auriculaires. Dans la *coqueluche*, le coryza est constant, au moins à la période catarrhale du début : à ce point que Michaël et beaucoup d'auteurs allemands avec lui ont considéré les quintes de toux comme des phénomènes réflexes d'origine nasale et conseillé de traiter la coqueluche par des insufflations intra-nasales de poudres antiseptiques à base de quinine. Dans l'*érysipèle de la face*, la rhinite aiguë, quand elle se montre, affecte plutôt la forme purulente, avec fréquentes lésions de la partie antérieure de la cloison et du vestibule. Les rhinites aiguës secondaires de l'enfance réclament toutes un même traitement local calmant et antiseptique dont l'huile mentholée fera généralement les frais.

## B. — Coryza aigu du nouveau-né

Le coryza aigu, essentiellement bénin chez l'enfant, devient au contraire une affection grave chez le nouveau-né, même dans sa forme la plus simple. Son pronostic s'assombrit pour deux raisons que nous avons signalées plus haut : parce que le nez, très étroit à cet âge, s'obstrue alors complètement ; et parce que le petit enfant, ne pouvant respirer par les voies nasales, va se trouver dans des conditions plus ou moins incompatibles avec son existence : d'où résultent asphyxie et inanition, pouvant parfois entraîner la mort.

**Étiologie.** — Le refroidissement est la cause habituelle du coryza aigu des nouveau-nés : à cet âge, le moindre changement de température provoque des congestions nasales intenses, surtout chez les fils d'arthritiques. On les y expose en les sortant trop peu de temps après la naissance, surtout pendant les saisons humides. On les y expose encore en les laissant trop longtemps, dans des langes mouillés, ou en leur maintenant la tête trop près du feu, pendant qu'on les change de couches. La mode actuelle d'élever les enfants sans bonnet facilite le refroidissement de la tête.

Les infections locales peuvent aussi, indépendamment du froid, provoquer le coryza. Ainsi le nez peut se prendre lorsque, pendant une toilette mal faite, on y laisse pénétrer de l'eau savonneuse. Les sécrétions vaginales de la mère entrent aussi dans les fosses nasales pendant l'accouchement et les inoculent ; c'est non seulement, comme il est dit plus loin, la rhinite gonococcique qui peut ainsi naître d'une vaginite blennorragique; mais encore un coryza aigu simple peut dériver d'une leucorrhée maternelle, produite par divers agents pathogènes (Fraenkel).

**Symptômes.** — Les allures du coryza infantile sont des plus variables; tantôt ce n'est qu'un enchifrènement passager se traduisant par une respiration nasale sifflante et seulement un peu d'agitation nocturne; tantôt ce sont des phénomènes graves simulant la broncho-pneumonie et menant en quelques jours à la mort. Entre ces extrêmes est un type moyen habituel.

Les *troubles de la respiration* ouvrent la scène : la dyspnée s'annonce par une respiration nasale bruyante, d'abord sifflante et sèche, bientôt humide, ronflante, gargouillante. Dans quelques cas, l'inspiration se fait par la bouche : l'air expiré est chassé par le nez où il brasse des mucosités en produisant le bruit de *snuffle* (West), qui peut en imposer à un observateur inattentif pour un bruit de cornage laryngé, mais dont le point de départ se reconnaît à ce signe net, que la respiration devient immédiatement silencieuse si on pince le nez entre les doigts. A ce moment on voit un liquide transparent, aqueux, sortir des deux narines et s'étaler sur la lèvre supérieure qu'il irrite et fissure; plus tard le jetage devient muco-purulent et se concrète en croûtes qui obstruent l'entrée des narines : l'apnée nasale est alors absolue. L'enfant, dès qu'il sent son nez se boucher, s'efforce d'ouvrir la bouche : péniblement il fait l'apprentissage de la respiration buccale. Tant qu'on le tient verticalement, il respire assez bien : mais vient-on à le coucher sur le dos et surtout sur le ventre, position mauvaise qui gêne le jeu du diaphragme, alors apparaissent des troubles dyspnéiques sérieux. Il devient violacé, s'engoue et fait entendre un ronflement bruyant qui ne cesse que quand on le redresse; puis l'accès de suffocation se juge par une crise d'éternuements qui projette hors du nez des mucosités abondantes. Pendant le sommeil la dyspnée nasale est plus grande encore; car, à mesure que le sommeil s'accuse, la langue s'applique davantage entre le palais et barre à l'air la route buccale. A peine le petit malade commence-t-il à s'assoupir qu'il fait entendre un bruit plus sonore, mélangé de souffle nasal et de ronflement guttural; bientôt il se réveille étouffant, traduit sa soif d'air par plusieurs inspirations énergiques et se met à crier. Parfois ces cris dyspnéiques prennent l'intensité d'un accès de spasme de la glotte (Hausser, Henoch), l'enfant est cyanosé, anxieux; les ailes du nez se dilatent, le nez siffle, le cri est aphone; les mouvements respiratoires sont rapides et tumultueux; par moments la respiration s'arrête, et l'accès peut aboutir à une attaque de convulsions. Bouchut expliquait ces paroxysmes dyspnéiques par l'aspiration et le retrait de la langue en arrière chez les nouveau-nés; l'air fortement aspiré par les poumons, entre par la bouche et accole la langue au palais comme une soupape. Küssmaul attribuait ces accès de suffocation à une congestion aiguë des poumons due aux inspirations énergiques et vaines que font les nourrissons pendant leur sommeil. Moure croit plutôt à une excitation directe de la glotte par la chute des mucosités nasales dans le pharynx, surtout facilitée par le décubitus dorsal. Donc, l'enfant se réveille à chaque

[M. *LERMOYEZ*.]

instant, et il en résulte une insuffisance de sommeil qui entraîne un dépérissement rapide.

Les *troubles de l'alimentation* ne sont pas moins importants. L'enfant, excité par la faim, se jette avidement sur le sein qu'on lui tend, fait un essai de succion, mais bientôt, bleuissant, s'en retire pour respirer. Plusieurs fois il renouvelle ses tentatives, s'irrite, se met à crier et fait une déglutition maladroite qui laisse entrer du lait dans le larynx : d'où cris, quinte de toux, accès de suffocation. Il se trouve placé dans cette dure alternative : ou de manquer de lait ou de manquer d'air. Rapidement vaincu, surtout par la dyspnée, instinctivement il refuse le sein. L'insuffisance d'alimentation s'ajoute donc à l'insuffisance du sommeil pour amener l'épuisement du nouveau-né. Le cri s'affaiblit et s'enroue, et parfois s'éteint complètement. Si la situation se prolonge sans rémission, l'enfant dépérit rapidement, se refroidit, ébauche quelques accès convulsifs et succombe dans le marasme. D'autres fois la fièvre s'allume, la température dépasse 40 degrés et la scène se termine par des accidents broncho-pulmonaires.

**Complications.** — La broncho-pneumonie est, en effet, la complication la plus grave sinon la plus fréquente du coryza infantile. La congestion pulmonaire produite par des inspirations exagérées à travers les fosses nasales rétrécies (Küssmaul), la chute fréquente de gouttes de lait dans les voies aériennes pendant les efforts des tétées, peuvent la provoquer : plus souvent elle résulte de la propagation aux poumons de l'infection descendante venue du nez, et elle doit être surtout à prévoir quand l'enrouement et l'affaiblissement du cri indiquent l'existence d'une laryngite aiguë. De plus, l'inspiration par la bouche d'un air nécessairement froid et sec peut la favoriser. Les complications auriculaires sont également très fréquentes, mais passent le plus souvent inaperçues à cet âge (Hartmann).

**Pronostic.** — Dans sa forme intense, le coryza aigu simple peut amener rapidement la mort : Billard a vu le dénouement fatal se produire en trois jours. Heureusement, il est rare qu'il en soit ainsi : ordinairement le tableau de la maladie est beaucoup moins sombre, beaucoup plus flou que nous ne venons de le tracer, et, bien qu'infiniment plus sérieux qu'il ne l'est chez l'adulte, cependant le coryza du nouveau-né guérit ordinairement en une semaine. Une thérapeutique et surtout une hygiène bien dirigées ont une grande influence sur cette heureuse terminaison.

**Diagnostic:** — Deux affections peuvent, dès le début de la vie, simuler le coryza aigu : ce sont les végétations adénoïdes et l'occlusion congénitale des fosses nasales. Il est de la plus haute importance d'en faire exactement le diagnostic différentiel, car, dans chacun de ces cas, l'obstruction nasale demande à être levée par un traitement différent. Les végétations adénoïdes congénitales ne sont pas exceptionnelles; elles amènent, quoique à un moindre degré que le coryza aigu, les conséquences connues de l'obstruction nasale. C'est la difficulté de téter qui est le plus accentuée : la respiration est moins gênée et le sommeil seulement troublé par un ronflement très sonore. Cette obstruction nasale est sèche, ne s'accompagnant d'aucun jetage par les narines : de plus elle se montre dès la naissance, tandis que le coryza aigu, même le plus précoce, n'éclate en général que deux ou trois jours, au plus tôt, après l'accouchement. Le toucher rhino-pharyngien, même fait avec le petit doigt, est impossible à cet âge, pour assurer le diagnostic hésitant; mais, si l'on suppose l'existence de végétations adénoïdes, le mieux est d'introduire derrière le voile du palais une pince coupante spéciale qui ramène le corps du délit et en même temps effectue le seul traitement utile, l'ablation (Lubet-Barbon). L'occlusion congénitale des fosses nasales est infiniment plus rare : cependant il y a un intérêt vital à la diagnostiquer au plus vite. Elle siège presque toujours au niveau des choanes, en général des deux côtés : les orifices postérieurs des fosses nasales sont fermés par une cloison osseuse. L'obstruction nasale est ici absolue, et non pas partielle comme dans le cas de végétations adénoïdes; de plus, elle se montre dès la naissance contrairement à l'enchifrènement du coryza. Elle peut se reconnaître à ce signe qu'en soufflant dans une narine avec une poire de Politzer, on n'entend l'air ainsi chassé revenir ni par l'autre narine ni par la bouche; ou mieux encore, en glissant un stylet mousse le long du plancher des fosses nasales, on peut se rendre compte du siège et de la nature de l'obstacle. Le coryza blennorragique et le coryza syphilitique des nourrissons se distinguent aisément du coryza aigu infantile par les signes que nous étudierons plus loin.

**Traitement.** — L'indication majeure du traitement du coryza infantile est de rétablir, au moins momentanément, la perméabilité du nez, pour permettre à l'enfant de s'alimenter; et, en second lieu, de réaliser l'antisepsie des fosses nasales, pour prévenir les complications auriculaires et broncho-pulmonaires qui éclatent si facilement à cet âge. Les lavages du nez doivent être proscrits dans le coryza aigu simple, et plus encore chez le nourrisson que chez l'adulte, en raison des dangers auxquels ils exposent alors les oreilles par suite de la brièveté et de la largeur de la trompe dans les premiers temps de la vie. Le seul moyen inoffensif de débarrasser le nez des mucosités qui l'obstruent est la douche sèche, donnée avec la poire de Politzer, à laquelle on adapte un petit tube de caoutchouc. Elle sera donnée successivement plusieurs fois de chaque côté et chassera les mucosités hors de l'autre narine; on pourra répéter ces insufflations avant chaque tétée. Quant au tubage du nez, imaginé d'abord par Bouchut, qui consiste à introduire dans les fosses nasales deux tubes de caoutchouc pour rétablir le passage de l'air, c'est un moyen dangereux qui traumatise la muqueuse et laisse à sa suite des synéchies. Toutes les demi-heures, il sera indiqué d'introduire dans les fosses nasales à l'aide d'une cuiller, l'enfant étant maintenu couché sur le dos, quelques gouttes d'huile mentholée à 1/50ᵉ : l'huile mentholée, toujours inoffensive, aide à la désobstruction du nez en ramollissant les croûtes, en réduisant momentanément le volume des cornets, et en provoquant des éternuements qui expulsent les mucosités accumulées dans le nez. C'est un excellent succédané de la cocaïne, que ses propriétés toxiques doivent faire interdire formellement à cet âge. Le nourrisson sera maintenu dans une chambre un peu chaude, couché sur un plan incliné, la tête assez élevée pour que les mucosités nasales aient moins de tendance à couler dans le

[M. LERMOYEZ.]

pharynx : les jambes seront enveloppées d'ouate et de taffetas gommé. Le
pourtour des narines et la lèvre supérieure seront enduits de vaseline, à
laquelle on incorporera $1/10^e$ d'acide borique et $1/100^e$ d'acide salicylique
pour prévenir l'érythème que provoque à ce niveau le contact du liquide
alcalin sécrété par le nez. Si le coryza est très aigu, on peut administrer à
l'enfant 1 centigramme de calomel toutes les 2 heures (Henoch) ou lui donner une fois par jour une dose de 2 centigrammes de terpine (Lewy). Lorsque
le coryza entre en voie de régression et que l'obstruction nasale diminue, on
hâtera sa régression en insufflant dans les fosses nasales une petite quantité
de la poudre suivante :

| | |
|---|---|
| Acide borique. . . . . . . . . . . . . . . . . . . . . . . . } | āā 10 gr. |
| Sous-nitrate de bismuth. . . . . . . . . . . . . . } | |
| Résorcine . . . . . . . . . . . . . . . . . . . . . . | 2 gr. |
| Menthol . . . . . . . . . . . . . . . . . . . . . . | 0$^{gr}$,20 |

Si, malgré la mise en œuvre de tous les moyens précédents, on ne réussit
pas à lever suffisamment l'obstacle nasal pour permettre à l'enfant de prendre
le sein, il faudra prolonger l'alimentation à la cuiller avec le lait extrait de
la mamelle. Dans les cas graves, où la déglutition elle-même s'embarrasse, on
suivra le conseil de Küssmaul de nourrir les enfants avec une petite sonde de
gomme introduite toutes les trois heures dans l'œsophage jusqu'au rétablissement de la respiration nasale.

**Prophylaxie.** — Deux précautions principales la résument : ne pas sortir le nouveau-né avant trois ou quatre semaines pendant les saisons froides et
humides; et se garder des lavages de tête peu soigneux qui refroidissent la
peau ou font pénétrer dans le nez de l'eau savonneuse.

### IV. — RHINITES PURULENTES AIGUËS

Jusqu'à ce qu'on ait découvert l'agent spécifique du coryza aigu, si tant est
qu'il existe, il faut admettre pour le nez ce qui est actuellement démontré
pour l'oreille : que les processus catarrhaux ou purulents qui frappent sa
muqueuse sont fonction de divers microbes, mais qu'inversement un même
microbe, le staphylocoque, par exemple, peut, suivant des circonstances assez
mal définies, produire à volonté du catarrhe ou de la suppuration. Ainsi, souvent chez le scrofuleux, le coryza aigu simple devient purulent, tout en
ayant gardé au début ses allures habituelles. Grouper dans des chapitres à
part les rhinites catarrhales et les rhinites purulentes aiguës, c'est seulement
répondre à un des besoins provisoires de la clinique infantile, justifiés il est
vrai par ce fait que de part et d'autre les indications thérapeutiques diffèrent.

Les rhinites purulentes aiguës se différencient des rhinites catarrhales de
l'enfance parce que leur sécrétion est purulente d'emblée, puis qu'elles ont
une grande tendance à susciter dans les organes voisins des complications à
type purulent, et parce que mal soignées elles passent très aisément à la
chronicité. Leur description est d'ailleurs assez confuse : car elles ont une

étiologie variable, tantôt primitives et idiopathiques, tantôt secondaires ; dans ce cas elles sont entretenues par des lésions locales du nez et du naso-pharynx (végétations adénoïdes, corps étrangers), ou provoquées par des infections générales (érysipèle, diphtérie, rougeole). De plus, entre la forme aiguë et la forme chronique de ces rhinites purulentes il est difficile de tracer une ligne de démarcation. Aussi devons-nous nous contenter d'en considérer deux types principaux : l'un qui se montre de préférence dans la moyenne enfance, l'autre qui surtout frappe le nouveau-né.

## A. — RHINITE PURULENTE AIGUË DE L'ENFANCE

A part Boosworth, peu d'auteurs l'ont étudiée. Tissier en a donné une bonne description quoiqu'un peu schématique ; il la nomme rhinite impétigineuse à cause de sa coexistence fréquente avec l'impétigo de la face, ce qui semble indiquer une commune origine. Elle peut cependant s'en montrer indépendante. Le plus souvent elle est chronique, toutefois elle peut affecter des allures aiguës, et mérite alors d'être étudiée en raison de la fréquence de ses conséquences oculaires, otitiques et broncho-pulmonaires.

**Étiologie et pathogénie.** — Cette affection se montre de préférence entre 7 et 12 ans, pendant l'évolution de la seconde dentition. La rougeole, l'influenza favorisent son éclosion. Elle évolue avec prédilection sur le terrain lymphatique. D'après Tissier, le staphylocoque doré, agent de l'impétigo, serait le micro-organisme qui ordinairement l'engendrerait. Quand la lésion cutanée précède l'affection nasale, le transport des staphylocoques de la peau à la pituitaire est favorisé par l'introduction des doigts dans le nez ; quand la rhinite se développe primitivement, il faut admettre un réveil de la virulence des staphylocoques dorés, qui normalement habitent le vestibule nasal.

**Symptômes.** — La rhinite purulente aiguë peut affecter deux types distincts : elle est vestibulaire ou profonde. La *rhinite vestibulaire*, très fréquente chez les enfants mal tenus, coïncide le plus souvent avec une éruption d'impétigo au moins limité au pourtour du nez. L'enfant en est rarement à sa première atteinte ; et des poussées antérieures, il lui reste le lobule du nez gros et large, la lèvre inférieure épaisse qui caractérisent le facies scrofuleux. Les ailes du nez sont rouges et douloureuses à la pression. Les narines sont encombrées de croûtes d'un jaune plus foncé que les concrétions jaune d'or qui recouvrent la peau voisine ; aux commissures des narines, sont des érosions, des fissures cuisantes. Vient-on à détacher mécaniquement ces croûtes, on trouve au-dessous d'elles la peau du vestibule rouge, luisante, légèrement exulcérée : mais rapidement se produit un suintement d'un liquide citrin qui bientôt se concrète en des croûtes nouvelles. Le nez, ainsi obstrué à son entrée, ne suffit pas à la respiration. L'enfant tient la bouche ouverte, bave comme il le fait toutes les fois que sa respiration nasale est gênée (Couëtoux), nasille en parlant et ronfle en dormant. Les phénomènes généraux sont insignifiants. La *rhinite profonde* s'accompagne souvent de rhinite vestibulaire : elle est due à la participation de la pituitaire et fréquemment aussi de la muqueuse du naso-pharynx et de l'amygdale pharyngée (adénoïdite purulente

[*M. LERMOYEZ.*]

aiguë), aux lésions qui tout à l'heure se limitaient à la peau du vestibule. Elle se caractérise par un écoulement muco-purulent ou franchement purulent, abondant, d'odeur fade mais non pas fétide comme les sécrétions ozéneuses, empesant le mouchoir et le tachant en vert; souvent ce muco-pus est strié de sang. Cet écoulement irrite la peau des lèvres et des joues et y provoque des poussées de pyodermite dans le cas où l'impétigo ne préexiste pas. L'obstruction nasale est plus marquée que dans la forme précédente. Après avoir débarrassé le vestibule, au lieu de trouver, comme dans la forme vestibulaire, les fosses nasales à peu près libres, on constate, par l'examen au spéculum, que la muqueuse nasale est rouge, tuméfiée, molle au stylet, et que parfois elle présente, surtout au niveau de la cloison, de petites érosions grisâtres qui peuvent se recouvrir d'un mince exsudat membraneux peu consistant (Tissier). D'ailleurs les cornets inférieurs très gros viennent au contact de la cloison et masquent la vue ; en les écartant avec le stylet on voit des placards de muco-pus disséminés en divers points des fosses nasales, mais s'accumulant surtout sur le plancher. L'état général est plus touché que dans la forme vestibulaire, il y a souvent des malaises, de l'inappétence, un peu d'embarras gastrique. J'ai même cité plus haut des cas où la rhinite purulente aiguë provoquait des phénomènes septicémiques à allure grave, mais à pronostic bénin.

**Complications.** — En considérant d'une part le grand nombre d'organes qui viennent s'aboucher dans les fosses nasales et d'autre part la facilité avec laquelle se propagent les infections pyogènes chez l'enfant, on conçoit quels risques fait courir au petit malade l'existence d'un foyer purulent dans le nez. Il suffit de se reporter à ce qui a été dit précédemment. Nous nous contenterons de rappeler que la présence d'une rhinite purulente aiguë doit faire craindre : du côté de la peau, les poussées d'impétigo et parfois l'érysipèle, dont la récidive s'explique par la persistance d'un foyer nasal originel latent ; du côté des yeux, suppuration des voies lacrymales, de la conjonctive, ulcérations de la cornée ; du côté de la gorge, poussées de réaction de l'anneau lymphatique de Waldeyer qui, peu à peu, s'hypertrophie et arrive à former des végétations adénoïdes ; du côté de l'oreille, écoulements purulents qui tendent à la chronicité, etc. Enfin, Wermeille a montré le rôle que joue la rhinite purulente dans la production des bronchites et des bronchopneumonies, surtout au cours des maladies infectieuses.

**Pronostic.** — Ordinairement la rhinite purulente aiguë bien soignée guérit rapidement sans laisser de traces et sans faire naître de complications. Il faut surtout, chez les sujets strumeux, craindre qu'après plusieurs atteintes elle ne passe à l'état chronique : car peut-être alors pourrait-elle aboutir à l'ozène.

**Diagnostic.** — En présence d'un enfant atteint de rhinite purulente aiguë, il est deux causes de suppuration nasale auxquelles il faut tout d'abord songer, sans quoi on court à un échec thérapeutique certain : les végétations adénoïdes et les corps étrangers du nez. Les végétations adénoïdes, à chaque poussée d'adénoïdite qui se greffe sur elles, donnent lieu à un écoulement muco-purulent abondant qui se fait à la fois par les narines et dans le pharynx. La rhinoscopie postérieure ou à son défaut le toucher rhino-pharyngien permettent de les reconnaître. Les corps étrangers du nez donnent lieu à une rhinite purulente aiguë unilatérale ; le pus qui sort de la narine est souvent mêlé de sang : l'enfant se plaint quand on lui touche le nez. La rhinoscopie antérieure montre une fosse nasale pleine de pus et souvent encombrée de fongosités saignantes, au milieu desquelles le stylet heurte un corps dur et qui se laisse souvent déplacer. Quand on a éliminé ces deux causes de suppuration nasale, on peut conclure à une rhinite purulente primitive et diriger son traitement en conséquence : car les sinusites sont un élément de pyorrhée nasale négligeable dans l'enfance.

**Traitement.** — Les lavages du nez forment la base du traitement. Ils seront pratiqués, non pas avec le siphon de Weber, instrument très dangereux pour l'oreille et qui doit être absolument rejeté, mais avec une seringue anglaise, dite enema, munie d'un embout assez petit pour ne pas obstruer la narine et permettre au liquide de refluer aisément. On lave successivement chaque narine, en dirigeant le jet horizontalement le long du plancher des fosses nasales : pendant la durée des lavages, l'enfant tient la tête penchée au-dessus d'une cuvette ou évite de parler et d'avaler, pour que le liquide ne pénètre pas dans la trompe d'Eustache. Dans le même but, la douche étant terminée, ne pas se moucher pour chasser l'eau qui pourrait rester dans le nez. Les lavages doivent être répétés de deux à trois fois par jour ; à chaque séance, il faut faire passer au moins un demi-litre d'eau dans le nez. Ne jamais employer d'eau froide ni d'eau pure, mais des solutions tièdes (32 degrés) d'abord alcalines pour diluer plus aisément les sécrétions nasales et plus tard antiseptiques pour les tarir : solutions de chlorate de potasse, de biborate de soude, de bicarbonate de soude à 5 pour 1000, puis solutions de phéno-salyl à 1 pour 1000, de résorcine à 1/2 pour 100, d'acide borique à 3 pour 100, etc. Dans les 4 formes légères, on fera, dans l'intervalle des lavages, renifler des pommades antiseptiques boriquées (20 pour 100), résorcinées (5 pour 100) ou salicylées (1 pour 100). Mais, pour peu que la suppuration soit abondante, mieux vaut insuffler des poudres à l'aide d'un tube de caoutchouc : elles se répandent ainsi sur toute la surface de la pituitaire, ce que ne font pas les pommades. L'aristol et l'europhène, mêlés à leur poids de sucre de lait, ont une action siccative toute spéciale. Si leur emploi n'est pas suivi d'effet, on leur substituera la poudre de nitrate d'argent beaucoup plus active :

Talc. . . . . . . . . . . . . . . . . . . . . . . . . . . . . 20 grammes
Nitrate d'argent cristallisé . . . . . . . . . . . . . . 0gr,20 à 0gr,50

En même temps, on mènera de front le traitement de l'impetigo vestibulo-labial. S'il y a des phénomènes généraux, on instituera la même thérapeutique interne que dans le coryza aigu simple. La fréquence des récidives et la tendance à la chronicité obligent à continuer le traitement encore un certain temps après guérison apparente. Le traitement général joue un grand rôle dans la prophylaxie des rhinites purulentes qui sont l'apanage des scrofuleux : sirops iodés en été, huile de foie de morue en hiver. Une saison à une station sulfureuse, à Challes ou à Luchon, rend de grands services.

[M. LERMOYEZ.]

### B. — Rhinite purulente aiguë des nouveau-nés

Le coryza aigu infantile affecte parfois un caractère d'emblée purulent : il présente alors des symptômes et une évolution qui doivent le faire étudier à part.

**Étiologie.** — Cette rhinite purulente est presque toujours d'origine maternelle. Dans quelques cas exceptionnels, l'enfant naît avec sa rhinite. Lorsqu'en effet la rupture des membranes a lieu d'une matière prématurée et que l'accouchement tarde, la poche des eaux mise en communication avec l'extérieur, s'infecte : et le séjour du fœtus dans l'amnios souillé peut être le point de départ d'une rhinite purulente, souvent accompagnée de broncho-pneumonie (Legry et Dubrisay, Démelin et Létienne). Ordinairement le coryza n'apparaît qu'un à deux jours après la naissance. Il faut admettre que le nez de l'enfant s'est infecté pendant l'accouchement, au passage du vagin. La rhinite purulente ainsi produite est presque toujours gonococcique. Le coryza blennorragique est nié par la plupart des vénéréologistes ; il est vrai que ceux-ci observent surtout l'adulte. Chez le nouveau-né, on ne conçoit pas pourquoi l'infection blennorragique obstétricale serait plus difficile sur le nez, toujours béant, que sur l'œil, qui se ferme pendant l'accouchement. D'ailleurs la plupart des rhinologistes, B. Frænkel, Voltolini, Ziem, Schech, Rethi, Cozzolino, admettent comme démontré le coryza blennorragique du nouveau-né. Les confrontations qui ont pu être faites ont révélé chez la mère l'existence d'une vaginite suspecte. La rhinite blennorragique coïncide souvent avec la conjonctivite purulente, soit par inoculation simultanée, soit par propagation consécutive par les voies lacrymales. Si la fréquence de la conjonctivite est plus grande que celle de la rhinite, c'est sans doute, comme le fait remarquer Tissier, parce que le mucus nasal est doué d'un pouvoir bactéricide que ne possèdent pas les larmes.

**Symptômes.** — Ce sont les mêmes symptômes que ceux du coryza aigu simple, encore plus accentués. L'écoulement commence le lendemain ou le surlendemain de la naissance; jamais il n'est filant comme le muco-pus des rhinites catarrhales; c'est un pus crémeux, jaune, souvent strié de sang, parfois fétide. Il irrite la lèvre supérieure qui rougit et s'érode: en même temps le nez se tuméfie, devient écarlate, tendu, douloureux à la pression. L'obstruction nasale et ses conséquences sont beaucoup plus marquées que dans le coryza simple. L'état général est souvent très atteint.

**Complications.** — Sur place, on observe parfois des périostites avec destruction des cartilages de la cloison, synéchies et déformation nasale ultérieure. A distance, on note des ophtalmies purulentes par propagation; des otites moyennes suppurées toujours extrêmement graves; des bronchites descendantes; enfin Weber a vu des accidents cérébraux, convulsions, hémiplégie.

**Pronostic.** — La gravité de la rhinite blennorragique résulte de l'obstruction nasale absolue qu'elle entraîne; de la fréquence de son passage à la chronicité, car il est habituel de voir l'écoulement nasal se prolonger pendant un ou deux mois; enfin des complications que nous avons mentionnées. De plus, il semble au moins probable que les sujets atteints après leur naissance de rhinite blennorragique deviendront plus tard, au moment de la puberté, des ozéneux. La démonstration n'a pu en être donnée, car jamais on n'a rencontré encore le gonocoque dans les sécrétions de l'ozène : mais la recherche des antécédents des ozéneux vient à l'appui de cette théorie. Moritz Schmidt assimile la rhinite atrophique à la transformation scléreuse tardive de la muqueuse urétrale : ozène et rétrécissement de l'urètre succéderaient par un même processus à une blennorragie nasale ou urétrale ancienne.

**Diagnostic.** — Le coryza blennorragique diffère du coryza aigu par sa précocité, par son jetage franchement purulent, par la coïncidence fréquente d'une ophtalmie purulente, enfin par l'existence chez la mère d'une vaginite antérieure; cependant, nous avons vu que les infections obstétricales amènent parfois chez le nouveau-né un coryza simple (B. Fraenkel). Seulement, on ne pense pas toujours à explorer les fosses nasales : le médecin classique néglige cet organe, et rapporte souvent les phénomènes généraux à une affection générale, jusqu'à ce que l'apparition d'une otite ou d'une broncho-pneumonie appelle un peu tard son attention sur le nez. Entre le coryza blennorragique et le coryza syphilitique, pas de confusion possible. Celui-ci ne débute que quelques semaines après la naissance, et a une marche chronique : l'écoulement nasal n'est pas constitué par du pus, mais par un liquide séro-sanguinolent, mêlé de croûtes brunâtres. D'ailleurs, les autres signes de syphilis héréditaire, plaques muqueuses et fissures des lèvres, psoriasis palmaire et plantaire, adénopathie sous-occipitale indolente, aspect vieillot et plombé de la figure ne permettent pas une erreur, qui serait grosse de conséquences.

**Traitement.** — Comme dans le coryza aigu, il doit avoir pour but de rétablir la perméabilité nasale afin de permettre au nouveau-né de prendre le sein. Cette indication sera remplie ici par les irrigations nasales; malgré le danger qu'elles font courir à l'enfant, elles sont nécessaires pour éviter la stagnation du pus dans les fosses nasales, dont la muqueuse a un pouvoir absorbant double de celui de la muqueuse gastro-intestinale (Marco Treves), ce qui explique l'importance des phénomènes généraux. Tout appareil — douche de Weber, ou analogue — basé sur le principe du siphon, sera proscrit; on ne doit employer que des seringues à faible pression : la vulgaire seringue urétrale de verre répond à ce but; ou utiliser l'enéma, manié doucement, à condition de remplacer l'embout nasal classique par un mince tube de caoutchouc. L'enfant, bien emmailloté, sera tenu sur les genoux d'un aide, couché sur le côté et ayant la tête penchée au-dessus d'une cuvette. A chaque lavage on emploiera de 100 à 200 grammes de liquide tiède; on se gardera à la fois des liquides toxiques (sublimé, acide phénique) ou des solutions à action vomitive (sulfate de zinc, sulfate de cuivre); on prescrira soit l'eau boriquée, soit la solution de bicarbonate de soude à 1/100ᵉ qui délaie facilement le pus; la solution de résorcine à 1/100ᵉ est également un bon antiseptique à employer dans ce cas. Après avoir débarrassé le nez de son contenu, on modifiera la muqueuse en insufflant dans chaque narine



[M. LERMOYEZ.]

les poudres suivantes, qui devront être d'une finesse extrême et passées au tamis ; on choisira, pour faire cette insufflation, qui se pratique avec un simple tube de caoutchouc, le moment où l'enfant crie : le voile du palais, alors relevé, empêche toute pénétration de poudre dans les voies aériennes.

| | |
|---|---|
| Iodoforme . . . . . . . . . . . . . . . . . . . . . . . | 1 gramme |
| Benjoin . . . . . . . . . . . . . . . . . . . . . . . . | 5 — |
| Acide borique. . . . . . . . . . . . . . . . . . . . | 10 — |

ou :

| | |
|---|---|
| Sozoiodol de zinc . . . . . . . . . . . . . . . . . | 1 gramme |
| Sucre de lait. . . . . . . . . . . . . . . . . . . . | 20 — |

Si la rhinite ne cède pas à ces moyens, on fera suivre chaque lavage (qui naturellement devra alors être fait avec de l'eau bouillie pure) d'une insufflation avec la poudre :

| | |
|---|---|
| Nitrate d'argent . . . . . . . . . . . . . . . . . | 0gr.50 |
| Talc. . . . . . . . . . . . . . . . . . . . . . . . . | 25 grammes |

Bien entendu, on veillera soigneusement à la propreté du visage par des lavages répétés ; on évitera le contact des objets souillés avec les yeux. L'enfant, s'il ne peut téter, sera nourri à la cuiller.

**Prophylaxie**. — La prophylaxie de ces rhinites obstétricales dérive des mêmes principes que celle qui a pour but de s'opposer à l'ophtalmie purulente. D'une part, antisepsie rigoureuse du vagin avant et pendant l'accouchement chez toute femme atteinte d'un écoulement suspect. D'autre part, désinfection du nez de l'enfant dès la naissance, en introduisant dans chaque narine une boulette de coton hydrophile imbibée d'une solution de sublimé à 1/2000°. Cozzolino a même proposé de faire chez tout enfant venant au monde une insufflation systématique de poudre d'iodoforme dans les deux narines.

## V. — RHINITES PSEUDO-MEMBRANEUSES

La production de fausses membranes dans le nez est liée à beaucoup de causes. Abstraction faite des cas où elles se développent à la suite d'irritations mécaniques (opérations endo-nasales, séjour des corps étrangers), elles peuvent naître spontanément, résultant d'infections variées.

**Étiologie. Pathogénie.** — A la diphtérie nasale grave, décrite par Bretonneau et Trousseau, les rhinologistes modernes (Raulin, Hartmann, Scifert) avaient opposé, sous le nom de *rhinite fibrineuse*, une inflammation pseudo-membraneuse de la pituitaire, essentiellement bénigne, n'ayant que des symptômes locaux. Et c'est ainsi que jusqu'à ce jour les traités de rhinologie décrivaient en deux chapitres distincts la rhinite diphtérique, produite par le bacille de Löffler, et la rhinite fibrineuse, due à d'autres microbes, streptocoque, staphylocoque doré (Maggiora et Gradenigo) : à ce dernier type Tissier rattache un coryza membraneux du nouveau-né, d'origine génitale (Monti). Des recherches bactériologiques plus récentes ont montré le peu de cas que nous devons faire de cette division : Baginsky, Concetti, Elman ont trouvé le bacille diphtérique dans les sécrétions de la rhinite fibrineuse vraie. Lichtwitz a même signalé ce microbe dans les fausses membranes post-opératoires. D'autre part, les auteurs qui comme Zarniko restent fidèles à la division classique, reconnaissent que, dans la rhinite diphtérique vraie, il existe toujours une infection pyogène surajoutée, à streptocoques le plus souvent. De sorte que si l'on voulait conserver cette division, peut-être serait-on obligé d'en renverser les termes et, comme le font Sevestre et Martin dans ce traité (vol. I, p. 588), de considérer comme diphtérie nasale pure l'ancien coryza fibrineux, et de rattacher à des infections mixtes, telles que la strepto-diphtérie, la rhinite diphtérique des rhinologistes. En présence de l'obscurité qui plane encore sur leur pathogénie, mieux vaut étudier en bloc les rhinites pseudo-membraneuses. Leur étiologie est encore mal connue : tantôt elles naissent d'un coup de froid, tantôt elles se propagent par contagion, en épidémies de maison ; une angine pseudo-membraneuse peut communiquer une rhinite fibrineuse et inversement.

**Anatomie pathologique**. — Toute la surface de la pituitaire est recouverte d'une pseudo-membrane grise, souvent épaisse, qui tapisse les cornets et pénètre dans toutes les anfractuosités des méats. L'épithélium sous-jacent est intact, mais le derme de la muqueuse est infiltré de cellules rondes ; par ces places se montrent des hémorragies interstitielles (Seifert). Nulle part il n'y a d'ulcérations.

**Symptômes**. — Cliniquement nous décrivons deux types de rhinites pseudo-membraneuses : *a*). Une forme grave, répondant à la diphtérie nasale des classiques ; *b*). Une forme bénigne, qui est l'ancien coryza fibrineux ; il est impossible, nous le répétons encore, d'asseoir cette division sur aucune base pathogénique précise.

**A)**. *Forme grave*. — (Rhinite diphtérique des auteurs allemands, strepto-diphtérie de Sevestre et Martin.) Les fausses membranes sont très rarement limitées au nez : il y a presque toujours de l'angine diphtérique antérieure ou concomitante. L'exsudat est constamment bilatéral, il occupe surtout la partie postérieure des fosses nasales, mais il s'étend souvent jusqu'à l'orifice antérieur, où paraissent des fausses membranes grisâtres. L'obstruction du nez est totale. Les sécrétions nasales donnent lieu à un jetage caractéristique : au début c'est un suintement continu de sérosité roussâtre ; plus tard c'est un écoulement purulent abondant, qui peut être mêlé de débris pseudo-membraneux : plusieurs fois dans la journée se produisent des épistaxis, parfois sérieuses. Des croûtes noirâtres s'accumulent autour des narines, à travers lesquelles le suintement continu se fait, amenant une vive irritation de la peau du nez et de la lèvre supérieure. Il n'est pas rare que des lésions gagnent les yeux par les voies lacrymales : on voit alors les paupières rougir et se boursoufler. Les ganglions sous-maxillaires, auxquels se rendent les lymphatiques du nez, se tuméfient. Les symptômes généraux sont très marqués. L'examen du nez au spéculum montre les fosses nasales occupées par des fausses membranes qui obstruent tout l'espace laissé libre entre la cloison et les cornets dont la muqueuse est tuméfiée et rouge, par-

[M. LERMOYEZ.]

semée par places de petites taches ecchymotiques qui se montrent entre les
ilots que forme au début l'exsudat. Celui-ci est difficile à détacher; les tentatives provoquent des épistaxis abondantes.

B). *Forme bénigne.* — (Rhinite fibrineuse des auteurs allemands,
diphtérie pure de Sevestre et Martin.) Les fausses membranes sont limitées
au nez; l'angine, inconstante, est presque toujours catarrhale. L'exsudat est
souvent unilatéral et ne cause qu'une obstruction nasale incomplète, un enchifrènement souvent léger. L'écoulement nasal est peu abondant : ce n'est
ordinairement qu'un peu du muco-pus, comme dans un coryza simple.
Cependant, à la suite d'un éternuement violent, le petit malade peut rendre
des moules membraneux reproduisant la forme des fosses nasales et dont
rien n'aurait pu antérieurement faire soupçonner l'existence. Il n'y a pas
d'épistaxis. Les ganglions sous-maxillaires sont peu tuméfiés. L'état général
est à peine touché, bien que cette rhinite ait ordinairement un début brusque
et fébrile comme le coryza aigu. L'examen au spéculum donne la même image
rhinoscopique que dans la forme précédente : cependant les fausses membranes qu'on enlève avec la pince ont peu de tendance à se reproduire.

**Complications**. — Même dans sa forme en apparence bénigne, la rhinite
pseudo-membraneuse expose le petit malade à tous les accidents qui résultent
de l'infection diphtérique. Bretonneau considérait les fosses nasales comme
le nid d'où sort la diphtérie pour se répandre dans les voies aériennes.

**Pronostic**. — La forme grave assombrit le pronostic de l'angine pseudo-
membraneuse à laquelle elle est associée. La forme bénigne guérit en
général spontanément; souvent même la rhinite évolue et disparaît sans que
nul se doute que l'enfant ait eu autre chose qu'un coryza simple. De là
résulte un danger : moins pour le malade lui-même, car cette forme est peu
infectante, que pour l'entourage. Car cette rhinite dure longtemps, un mois
au moins quand un traitement intempestif ne la prolonge pas davantage;
pendant ce temps l'enfant conserve dans son nez des bacilles de Löffler
virulents, qu'il colporte partout; et, quand les fausses membranes ont
disparu, l'écoulement de mucus transparent qui leur survit reste encore une
source de contage (Tézenaz du Monteil). Une malade de Gerber et Podack com-
muniqua une angine diphtérique au 76ᵉ jour d'une rhinite fibrineuse.

**Diagnostic**. — Rien n'est plus simple que de reconnaître l'existence
d'une rhinite fibrineuse : il suffit de constater une fausse membrane dans le
nez ou dans l'écoulement nasal. Mais, dans les formes bénignes, cette
recherche doit être faite minutieusement; plus d'une fois il m'est arrivé de
reconnaître par la rhinoscopie antérieure l'existence d'une rhinite diphtérique chez un enfant qui paraissait atteint de coryza simple. Cela étant
fait, la deuxième partie du problème, qui consiste à déterminer la nature
de cette rhinite, incombe à la bactériologie. Pour éviter toute erreur grossière il est bon de demander si l'enfant n'a pas subi récemment quelque
cautérisation nasale : et, dans le cas où l'on se trouve en présence d'une
rhinite unilatérale, il faut penser à sonder le nez à la recherche d'un corps
étranger.

**Traitement**. — Tout traitement local intensif, toute cautérisation éner-

gique amène des exacerbations, prolonge indéfiniment la durée de la rhinite
et laisse à sa suite des lésions nasales durables. Il faut se contenter de lavages
antiseptiques fréquents (solutions de résorcine à 1/100ᵉ, d'acide phénique à
1/200ᵉ) qui débarrassent en partie le nez des sécrétions qui s'y accumulent
et diluent, balaient les toxines. Les fausses membranes ne doivent jamais
être enlevées avec la pince ni le porte-ouate, même si elles sont flottantes : en
agissant ainsi, on ouvre une porte à l'absorption des toxines et on provoque
des épistaxis parfois abondantes. On peut essayer de les dissoudre en instil
lant dans les fosses nasales une solution de papayotine à 1/20ᵉ, ou plus simplement encore un peu d'eau oxygénée à 12 volumes. Dans le nez ainsi
momentanément rendu perméable, on insuffle des poudres antiseptiques
dont la plus active est l'iodoforme mêlé à son poids de sucre de lait; à son
défaut, on prescrira la poudre d'aristol ou d'iodol. Quand les fausses membranes ont cessé de se reproduire, on continuera encore les injections nasales
légèrement antiseptiques, tant que persistera là un écoulement nasal, même
muqueux. On soutiendra les forces du malade avec une alimentation substantielle. Enfin l'injection sous-cutanée de sérum antidiphtérique s'imposera si
l'examen bactériologique porte le diagnostic de rhinite diphtérique. Cependant, on ne se hâtera pas de la pratiquer dans la forme bénigne, fibrineuse,
qui presque toujours guérit spontanément.

### VI. — RHINITE SPASMODIQUE

La rhinite spasmodique ressemble au coryza aigu, mais en diffère par la
superposition aux symptômes de ce dernier de phénomènes nerveux réflexes
locaux (crises d'éternuement avec hypersécrétion aqueuse) ou distants
(crises de toux, de dyspnée asthmatiforme). A vrai dire, c'est moins une
rhinite aiguë qu'un coryza chronique à accès paroxystiques.

**Étiologie et pathogénie.** — Cette affection est l'apanage des classes
riches; elle se montre surtout chez les enfants de race neuro-arthritique, de
préférence chez ceux qui ont une hérédité goutteuse très chargée. Elle frappe
la jeunesse et l'âge mûr, et épargne presque toujours la première enfance;
c'est au début de la puberté qu'elle commence à se manifester; chez les
petites filles, elle apparaît quand les règles s'établissent. Elle peut se manifester sous deux types : l'un, périodique, ayant ses retours offensifs au printemps et au commencement de l'été; l'autre, apériodique, se produisant
irrégulièrement en n'importe quelle saison. Le type périodique, qui porte
aussi le nom de *rhume des foins*, semble être provoqué par la présence dans
l'air du pollen des graminées. Le type apériodique reconnaît comme causes
des irritations variables, refroidissement, inspiration de poussières, voyage
en chemin de fer, etc. Les phénomènes spasmodiques sont parfois sous la
dépendance de lésions chroniques du nez et du naso-pharynx telles que :
polypes muqueux, rhinite hypertrophique, végétations adénoïdes, etc. Peu
d'affections ont suscité autant de querelles pathogéniques; tour à tour la
rhinite spasmodique a été attribuée exclusivement à l'inspiration de pous-

[M. LERMOYEZ.]

sières végétales (école anglaise), à la diathèse arthritique (école française),
aux lésions chroniques du nez (école allemande). En réalité, il faut adopter
une opinion éclectique. Pour produire les crises de rhinite spasmodique sous
l'influence d'irritants qui, chez un autre sujet, n'amèneraient qu'un coryza
simple, il faut incontestablement un terrain prédisposé par l'hérédité neuro-
arthritique; et cela seul suffit. Les lésions locales du nez facilitent encore
l'éclosion de ces symptômes ; mais elles ne pourraient le faire, il est vrai,
chez un sujet indemne de toute diathèse.

**Symptômes**. — La rhinite spasmodique se montre sous deux formes :
*A*. forme oculo-nasale, *B*, forme bronchique.

A). *Forme oculo-nasale.* — L'accès a un début beaucoup plus brusque
que l'attaque de coryza aigu simple; subitement le nez s'obstrue, les éternuements éclatent presque incoercibles, tandis qu'un liquide aqueux très
abondant s'écoule des narines; en même temps l'enfant se plaint de picotement des yeux; il y a de la photophobie, du larmoiement intense. Fréquemment il existe des douleurs frontales et circumorbitaires assez vives;
l'état général est à peine touché. Tout peut se borner là; la crise, qui dure de
quelques heures à deux ou trois jours, se répète à intervalles irréguliers,
mais rapprochés, puis le calme renaît pendant un temps parfois si long qu'on
croit pouvoir espérer une guérison.

B). *Forme bronchique.* — Aux symptômes précédents s'ajoutent généralement, un ou deux jours après le début de la rhinite, soit des accès de
dyspnée nocturne ressemblant aux crises d'asthme vrai, soit des quintes de
toux coqueluchoïde avec ébauche de spasme glottique; il n'est pas rare, surtout dans la moyenne enfance, que la crise aboutisse à une bronchite aiguë
diffuse, fébrile, qui parfois dure quelques semaines. L'examen local des fosses
nasales, qu'il ne faut jamais négliger de pratiquer, de préférence dans l'intervalle des crises, donne des résultats variables. Tantôt le nez semble
normal, mais sa muqueuse est le siège d'une hyperesthésie très nette et
l'attouchement au stylet en certains points de sa surface rappelle les accidents
nerveux, en particulier la toux et les éternuements spasmodiques. Tantôt, au
contraire, on constate des lésions chroniques bien caractérisées, soit de la
rhinite hypertrophique avec épaississement et relâchement de la muqueuse
du cornet inférieur, laquelle a un aspect blanc et lavé, en même temps que
des grappes de polypes muqueux se montrent sur le bord inférieur du
cornet moyen; soit des végétations adénoïdes souvent accompagnées de
l'hypertrophie de la queue des cornets inférieurs. Pendant la crise, au contraire, la tête des cornets inférieurs rougit, gonfle et masque le champ visuel.

**Pronostic**. — Malgré les allures bruyantes, tumultueuses que la rhinite
spasmodique affecte chez beaucoup d'enfants, cependant son pronostic n'est
pas sombre, car elle ne met jamais la vie en danger. Il faut pourtant
s'efforcer de l'enrayer activement dès son début, attendu qu'il n'est pas rare
qu'elle persiste jusqu'à un âge avancé, faisant le désespoir des malades.
De plus, même dans sa forme essentielle, elle peut entraîner à sa suite
de grosses lésions nasales fixes contre lesquelles il y aura à intervenir
chirurgicalement.

**Diagnostic.** — Rien n'est plus facile que de reconnaître cette affection, à condition cependant de ne point être inféodé à la vieille école qui considère le nez comme facteur négligeable en pathologie; même dans la forme bronchique, le début nasal des accidents met sur la voie les moins clairvoyants. Le diagnostic ne sera pourtant complet que lorsqu'on aura déterminé le rôle des lésions locales dans la genèse des accidents, ce qui oblige à une exploration nasale minutieuse.

**Traitement.** — Le traitement répond à deux indications : il est palliatif lorsque l'accès est déjà déclaré; il est prophylactique, si l'on est appelé à intervenir dans une période intermédiaire de calme.

A). *Traitement palliatif.* — L'antipyrine associée à la quinine administrée à petites doses donne d'assez bons résultats pendant la crise paroxystique. S'il s'y joint de la dyspnée, on prescrira de la teinture de belladone ou du bromoforme; la combustion de diverses poudres anti-asthmatiques pourra être utile. Localement on pulvérisera dans les fosses nasales de l'huile mentholée au 1/50ᵉ. Les pulvérisations de cocaïne au 1/100ᵉ ne sont autorisées qu'à partir de 12 ans.

B). *Traitement prophylactique.* — Il comporte trois indications : 1° soustraire le malade à la cause déterminante de son accès et, comme cette cause est éminemment variable selon les individus (refroidissement, exposition au soleil, parfum des fleurs, etc.), chaque individu fera sa prophylaxie à sa façon. D'une façon générale, il faut en été rechercher l'ombre et la fraîcheur; le séjour dans les montagnes est très recommandable. 2° Combattre d'une façon persévérante la diathèse neuro-arthritique; les eaux du Mont-Dore trouvent ici une indication de premier ordre; les stations sulfureuses sont plutôt nuisibles. 3° Guérir les lésions nasales qui servent de point de départ aux accidents nerveux. Deux cas peuvent alors se présenter : ou bien il existe une grosse lésion apparente, polypes muqueux, végétations adénoïdes; ces cas sont les plus favorables au point de vue du pronostic, car le traitement chirurgical supprime ou atténue considérablement la rhinite spasmodique. Tantôt, au contraire, il n'existe aucune lésion nasale apparente, mais le stylet révèle de l'hyperesthésie de la pituitaire; en ce cas, les lavages du nez répétés tous les jours avec une solution de nitrate d'argent à un demi-millième constitueraient, d'après Fränkel, le meilleur moyen de réduire la sensibilité nasale. En cas d'échec on s'adressera soit à l'ignipuncture, mieux encore à l'électrolyse bipolaire des cornets. Quoi qu'en disent les rhinologistes, le traitement local du nez est incapable de guérir à lui seul la rhinite spasmodique; toujours il doit être associé au traitement général. Les plus belles cures s'obtiennent en faisant suivre les interventions nasales d'une saison au Mont-Dore.

[M. LERMOYEZ.]

# IV

## *RHINITE CHRONIQUE*

PAR LE D' MAURICE BOULAY
Ancien interne des Hôpitaux de Paris.

**Étiologie.** — C'est la plus commune des lésions intra-nasales qu'on observe chez l'enfant. Bien qu'on trouve dans les produits de sécrétion de la pituitaire chroniquement enflammée les genres les plus variés de bactéries, pour qui ces sécrétions constituent sans doute un bon milieu de culture, on ne saurait considérer la rhinite chronique comme de nature infectieuse. Son étiologie, encore incomplètement élucidée, paraît assez banale. Deux cas doivent être distingués selon qu'elle se développe isolément, à titre d'affection en quelque sorte idiopathique, ou bien qu'elle accompagne d'autres lésions du nez ou du pharynx dont elle est une conséquence.

A). *Rhinite idiopathique.* — Tantôt elle s'installe d'emblée à l'état chronique, sans avoir passé par une phase aiguë; tantôt elle résulte du passage à la chronicité d'un coryza aigu vulgaire, ou bien encore elle est l'aboutissant d'une série de rhinites aiguës répétées. Les fièvres éruptives, qui se traduisent surtout au début par un catarrhe plus ou moins marqué des muqueuses nasale et pharyngée, en sont souvent l'origine : telles sont les rhinites chroniques post-rubéolique et post-scarlatineuse, qui sont d'ailleurs des rhinites banales, et nullement spécifiques. Certains états généraux en favorisent l'apparition. C'est ainsi que les enfants qui présentent les attributs du lymphatisme, de la scrofule, y sont incontestablement prédisposés. Quelques auteurs ont cru, il est vrai, pouvoir renverser cette proposition : considérant que la rhinite chronique avec ses conséquences habituelles, obstruction nasale, eczéma et tuméfaction de la lèvre supérieure, adénites sous-maxillaires, suppurations auriculaires, conjonctivite, etc., réalise assez souvent le type de l'enfant strumeux, ils ont regardé la scrofule comme un effet des lésions nasales. Nous ne saurions souscrire à cette opinion et nous nous contentons de reconnaître que, dans certains cas, la rhinite chronique reproduit le pseudo-syndrome de la scrofule.

B). *Rhinite symptomatique.* — Sans parler des corps étrangers, étudiés ailleurs, des tumeurs des fosses nasales ou des affections des sinus, rares chez les enfants[1], il est important de signaler le rôle joué par les végétations adénoïdes et les déviations de la cloison dans le développement du catarrhe chronique de la pituitaire. Les végétations s'accompagnent au début d'une simple congestion de la pituitaire : il s'agit d'une hyperémie passive due soit au ralentissement de la circulation de l'air dans le nez, soit à la com-

---

[1] **Moure:** Sinusites maxillaires chez les enfants. *Rev. hebd. de laryngol.*, 1896, n° 43.

pression des veines efférentes de la muqueuse par les tumeurs adénoïdes au niveau de la voûte du pharynx. La tuméfaction qui accompagne cette stase du début est sujette à des oscillations et peut disparaître complètement après la disparition de sa cause : si l'on opère les végétations à cette période, l'obstacle apporté à la respiration nasale par les modifications de la muqueuse est levé du même coup. Mais lorsque l'affection est plus ancienne, lorsque la congestion de la pituitaire a été plus intense et surtout plus persistante, il se produit des altérations anatomiques, en particulier une dilatation permanente des petits vaisseaux. La muqueuse tuméfiée n'est plus alors susceptible de revenir complètement sur elle-même, elle est hypertrophiée. Les déviations et épaississements de la cloison s'accompagnent fréquemment d'une rhinite unilatérale : celle-ci est provoquée à la fois par le séjour des mucosités qui, n'étant plus expulsées, sont une source d'irritation continuelle pour la muqueuse, et par les troubles de la circulation lymphatique et sanguine de la pituitaire qui devient le siège d'une hyperémie passive en arrière du point rétréci.

**Symptômes.** — A). *Symptômes fonctionnels.* — Le coryza chronique se traduit par deux symptômes principaux : des modifications sécrétoires et de l'obstruction nasale. Ces symptômes sont le plus souvent associés, mais peuvent aussi exister isolément. a). *Modifications sécrétoires.* — Elles sont à la fois quantitatives et qualitatives. Les sécrétions, plus abondantes, s'accumulent dans les fosses nasales qui sont continuellement encombrées. Lorsque l'enfant sait se moucher, il salit deux, trois mouchoirs et plus par 24 heures. Dans le cas contraire, le trop-plein des cavités nasales déborde à la fois en arrière et en avant : en arrière, elles tombent dans la gorge, descendent le long des parois du pharynx et sont dégluties; en avant elles viennent humecter les narines et la lèvre supérieure : selon l'expression vulgaire, l'enfant a perpétuellement la morve au nez. C'est tantôt un mucus transparent, mais épais, de consistance albumineuse, tantôt du muco-pus jaune, s'étirant en longs filaments. D'ordinaire sans odeur, il offre parfois une odeur fade : il n'est fétide qu'exceptionnellement et seulement d'une façon passagère. Lorsqu'il est épais, il peut se dessécher à l'entrée des narines et s'y concréter en petites croûtes que l'enfant arrache avec le doigt : de là des traumatismes répétés qui peuvent devenir l'origine d'épistaxis.

b). *Obstruction nasale.* — Selon la nature, l'intensité, le siège des lésions, l'obstruction nasale est permanente ou intermittente, complète ou incomplète, uni- ou bi-latérale. Les enfants déjà âgés savent suffisamment analyser leurs sensations pour rendre compte de ces phénomènes. Entre un état de perméabilité à peu près normale du nez et l'obstruction presque complète, il existe tous les intermédiaires. Il est rare que l'obstruction soit fixe et permanente : elle subit d'ordinaire chez le même malade d'un jour à l'autre, d'un moment à l'autre de la même journée, des variations assez considérables. Le passage de l'obstruction à la perméabilité ou inversement se fait lentement, insensiblement, ou bien au contraire brusquement : une émotion, une influence nerveuse, la respiration d'un air froid amènent ce résultat. Assez souvent une seule narine se bouche à la fois, mais dès qu'elle de-

[*M. BOULAY.*]

vient libre, l'autre s'obstrue : c'est une véritable *obstruction à bascule* ;
dans le décubitus latéral, c'est la fosse nasale située le plus bas qui s'obstrue.
L'insuffisance nasale est d'ordinaire plus marquée pendant la nuit : l'enfant
ronfle et dort la bouche ouverte.

B). *Symptômes physiques.* — Les enfants morveux présentent souvent
de l'érythème des narines et de la lèvre supérieure, parfois des éruptions
eczématiformes ou impétigineuses des mêmes régions ou bien encore un
œdème chronique plus ou moins accusé de la lèvre. A la rhinoscopie antérieure, les fosses nasales paraissent remplies d'un mucus épais dont. les
parties les plus liquides s'accumulent de préférence dans le méat inférieur,
tandis que les parties plus denses tapissent çà et là les diverses parois, sans
jamais y former ces croûtes sèches et verdâtres qu'on observe chez les ozéneux.
Sous la sécrétion la muqueuse paraît tantôt rouge et congestionnée, prête à
saigner au moindre attouchement, tantôt pâle, d'un blanc grisâtre, comme
anémiée. Son épaisseur peut n'être pas sensiblement modifiée : on a alors
affaire à un *catarrhe chronique simple.* Mais le plus souvent la muqueuse
est plus ou moins augmentée de volume et l'on constate les signes d'un
*catarrhe chronique hypertrophique* : la muqueuse épaissie se laisse déprimer
sous le stylet comme le ferait un coussin élastique, la dépression se comblant
aussitôt que le stylet est retiré. Cette tuméfaction se réduit parfois, au moins
partiellement, sous l'œil du médecin, soit par le fait de l'émotion éprouvée
par l'enfant, soit sous l'influence des attouchements et mieux encore à la
suite d'un badigeonnage avec une solution de cocaïne : elle résulte alors d'une
simple hyperémie. D'autres fois elle ne réduit que partiellement et conserve
un volume anomal malgré toutes les irritations locales : elle est alors le
résultat d'une véritable hypertrophie. La muqueuse hypertrophiée est tantôt
lisse, tantôt au contraire irrégulière, mamelonnée, granuleuse, mûriforme.
Les hypertrophies lisses portent encore le nom de *dégénérescences poly-
poïdes* ; les hypertrophies mûriformes ont été parfois désignées sous l'expression impropre de papillomes mous. Les lésions sont d'ordinaire bilatérales, tout en étant souvent plus prononcées d'un côté ; elles ont pour point
d'élection constant le cornet inférieur, la muqueuse de la cloison et du cornet
moyen étant relativement peu touchée. Sur les cornets eux-mêmes, l'hypertrophie peut être *diffuse* ou *circonscrite.* L'hypertrophie circonscrite se
localise soit à l'une des extrémités, tête ou queue, du cornet, soit aux deux
à la fois : au niveau de la queue du cornet inférieur, la muqueuse tuméfiée
forme une demi-sphère saillante qui vient au contact de la cloison et repose
d'autre part sur le plancher, obstruant ainsi le méat inférieur et une partie
du méat moyen. Lorsque la queue du cornet est volumineuse, elle fait saillie
dans le pharynx nasal, où elle est accessible au toucher et, chez quelques
enfants, perceptible à la rhinoscopie postérieure.

**Complications.** — La rhinite chronique expose l'enfant à toutes les conséquences de l'insuffisance et des suppurations nasales. Il nous suffira de
signaler, comme plus spéciaux à la rhinite chronique des enfants, les accidents
suivants : *a)* Fissures des narines, pouvant s'infecter secondairement et
devenir l'origine d'engorgements ganglionnaires et de poussées érysipéla-

teuses. *b*) Infections du pharynx et des trompes d'Eustache, suivies d'inflammation catarrhale ou suppurative des cavités de l'oreille moyenne. *c*) Infections gastro-intestinales, consécutives à la déglutition des sécrétions et se traduisant par des troubles digestifs divers (crises diarrhéiques, vomissements matutinaux, fétidité des selles, langue saburrale, etc.), qu'on ne songe souvent pas à rapporter à leur véritable cause. *d*) Toux et spasmes laryngés, survenant de préférence la nuit et paraissant résulter de la chute de mucosités dans la gorge; cette toux est quinteuse et s'accompagne parfois de nausées et de vomissements comme dans la coqueluche[1]. *e*) Troubles oculaires d'origine mécanique, circulatoire, réflexe ou infectieuse, qui ont fait l'objet d'études multiples dans ces dernières années; bon nombre de larmoiements, de dacryocystites, de conjonctivites chroniques rebelles sont intimement liés à un catarrhe nasal chronique et ne disparaissent qu'avec lui; la kérato-conjonctivite phlycténulaire des strumeux en particulier présente des rapports étroits avec la rhinite chronique. *f*) Céphalées, intermittentes ou continues, uni- ou bilatérales, affectant souvent le type de la céphalée dite de croissance.

**Anatomie pathologique.** — La sécrétion de la rhinite chronique est constituée par du mucus renfermant un nombre plus ou moins grand de leucocytes et de rares cellules épithéliales. Sa richesse en bactéries est appréciée très différemment par les divers auteurs; en tout cas aucun des microbes qui y vivent et s'y multiplient ne peut être considéré comme spécifique; ce sont surtout des staphylocoques et des streptocoques[2]; on ne les trouve que dans la sécrétion et non dans l'intérieur de la muqueuse[3]. Les lésions de la muqueuse hypertrophiée sont incomplètement étudiées, les résultats obtenus par différents anatomo-pathologistes ne concordant pas entre eux. Un fait cependant paraît établi, c'est qu'il ne s'agit pas là d'une hypertrophie à proprement parler, mais plutôt d'une dégénérescence. Le terme d'hypertrophie donnerait en effet à entendre qu'il s'agit d'une simple augmentation du nombre ou du volume des divers éléments de la muqueuse dont les proportions relatives et la répartition resteraient intactes. Or cette conception ne répond nullement à la réalité des faits : les lésions sont essentiellement constituées, selon les uns, par une infiltration de tissu conjonctif, les glandes et les vaisseaux restant en proportion normale; selon les autres, à la fois par une infiltration embryonnaire et un développement anomal du système sanguin de la muqueuse. Pour Renault et Barbier, le tissu conjonctif sous-basal est infiltré par de nombreuses cellules embryonnaires et par une substance fibrillaire ou granuleuse, la mucine; celle-ci remplit les mailles du tissu conjonctif embryonnaire; les lacunes veineuses sont dilatées et leurs parois sont épaissies; elles donnent naissance à une multitude d'expansions capillaires de nouvelle formation qui bourgeonnent dans tous les sens; mais surtout vers la surface de la muqueuse où ils s'élèvent sous forme de

---

[1] P. Gastou. La toux nocturne spasmod. émétisante des jeunes enfants et le coryza. *Journ. de clin. et de thérap. infant.*, 18 déc. 1896.

[2] Hajek. Die Bakter. b. d. acuten u. chron. Coryza. *Berl. klin. Wochenschr.*, 1888, p. 659.

[3] F. Klemperer. Rhinitis chronica. In *Handb. d. Laryngol. u. Rhinol. von P. Heymann*. Vienne, 1896, 11ᵉ livraison.

[M. BOULAY.]

productions papilliformes (myxangiome diffus[1]). Les glandes sont intactes ou présentent çà et là quelques dilatations kystiques. L'épithélium est normal; la membrane basale semble traversée par une foule de petits canalicules perforants sur la nature desquels on n'est pas encore nettement fixé (Châtellier). Dans la rhinite simple, sans hypertrophie, la muqueuse ne présente ni infiltration de mucine ni bourgeonnement vasculaire; les lacunes veineuses sont seulement un peu dilatées, le tissu conjonctif est infiltré d'éléments embryonnaires et de cellules migratrices: l'épithélium glandulaire présente souvent des lésions dégénératives.

**Diagnostic.** — Selon que l'imperméabilité nasale ou la modification des sécrétions est le trouble dominant dont se plaint l'enfant, on est exposé à confondre la rhinite chronique avec les diverses causes d'obstruction ou de suppuration nasale[2]. On peut rencontrer chez l'enfant les mêmes causes d'obstruction que chez l'adulte : malformations de la cloison, polypes muqueux et fibro-muqueux, synéchies intra-nasales, périchondrite du septum, etc.; mais les *végétations adénoïdes* sont de beaucoup la lésion qui, avec la rhinite chronique, met le plus souvent un obstacle à la respiration nasale. Il faut d'ailleurs savoir que le catarrhe nasal chronique coexiste souvent avec les végétations et que son rôle dans la gène respiratoire peut égaler et parfois surpasser celui des végétations. Cette coexistence explique bon nombre d'insuccès ou de prétendus insuccès de l'ablation de ces dernières : les végétations étant enlevées et le pharynx désobstrué, la respiration nasale ne se rétablit pas ou ne se rétablit qu'incomplètement parce que les fosses nasales restent en parties comblées par la muqueuse tuméfiée, malade pour son propre compte.

Les affections nasales qui s'accompagnent d'une hypersécrétion muco-purulente chez les enfants sont surtout les *corps étrangers*, les *abcès traumatiques* de la cloison et l'*ozène*. Dans ces diverses affections les commémoratifs et l'étude des troubles fonctionnels, pyorrhée unilatérale et fétide dans le premier cas, suppuration survenue récemment et brusquement après une courte période d'obstruction dans le second, peuvent déjà mettre sur la voie du diagnostic. Mais jamais celui-ci ne pourra être affirmé avec certitude tant que l'examen rhinoscopique n'aura pas été pratiqué. Dans l'ozène cet examen fait constater des lésions atrophiques inverses de celles qu'on rencontre en cas de rhinite simple. Lorsque la muqueuse du cornet inférieur est tuméfiée, il est bon de compléter le diagnostic par une exploration au stylet et par un badigeonnage à la cocaïne. En déprimant la muqueuse avec l'extrémité du stylet, en soulevant avec l'instrument la queue du cornet hypertrophié, on se rend mieux compte qu'à la simple inspection du degré des lésions. La cocaïnisation de la muqueuse, de son côté, permet d'apprécier la nature congestive ou hypertrophique de la tuméfaction : celle-ci se réduit lorsqu'elle est le résultat d'une simple congestion locale, elle persiste dans les cas où l'on a affaire à une dégénérescence proprement dite.

---

[1] Barbier. De l'hypertrophie de la muqueuse des cornets du nez. *Thèse de Lyon*, 1889.
[2] M. Lermoyez et M. Boulay. Suppurations nasales, in *Traité de path. génér. de Bouchard*, t. IV. 1897.

**Pronostic.** — Il est plutôt favorable, comme dans toute affection curable. Mais ce serait un tort d'abandonner la rhinite chronique à elle-même et de la négliger comme une affection sans importance et indigne de retenir l'attention du médecin en raison de sa banalité. Elle peut en effet retentir d'une façon désastreuse sur l'état général par l'intermédiaire de la respiration buccale ou des phénomènes réflexes qui en sont la conséquence; d'autre part, l'imminence de complications auriculaires et des diverses infections d'origine nasale doit être présente à l'esprit. Enfin il est possible, bien que ce ne soit pas encore démontré, que dans certaines conditions la rhinite simple ou hypertrophique aboutisse à la rhinite atrophique, c'est-à-dire à l'ozène[1].

**Traitement.** — Il varie suivant qu'on a affaire à un catarrhe simple ou à un catarrhe hypertrophique.

A). *Catarrhe simple.* — Il faut avant tout s'opposer au séjour des mucosités dans les fosses nasales et à leur déglutition. Chez les jeunes enfants qui ne savent pas se moucher, nous chassons les mucosités en administrant une douche d'air successivement dans chaque narine avec une poire de Politzer; nous apprenons aux parents à répéter cette opération un certain nombre de fois par jour. Chez les enfants plus âgés on prescrira l'usage, renouvelé trois ou quatre fois par jour, de la vaseline boriquée au 1/10ᵉ, selon les principes exposés à l'article suivant (Voy. OzÈNE) : c'est une façon excellente et dépourvue de tout danger de faire le nettoyage des fosses nasales. Ces soins de propreté suffisent souvent à amener en quelques jours ou en quelques semaines une amélioration notable. Lorsqu'il n'en est pas ainsi, il faut y ajouter l'emploi d'agents modificateurs de la muqueuse. Chez les tout jeunes enfants on fera verser deux ou trois fois par jour, à l'aide d'un compte-gouttes ou d'une petite seringue, trois ou quatre gouttes de la solution suivante dans chaque narine, pendant que le petit malade est couché sur le dos :

| | |
|---|---|
| Huile d'amandes douces. . . . . . . . . . . . . . . . | 20 grammes |
| Menthol . . . . . . . . . . . . . . . . . . . . . . | 0ᵍʳ,20 |

Aux enfants plus âgés on fera renifler ou mieux insuffler, après nettoyage des fosses nasales avec la vaseline boriquée, gros comme une lentille de l'une des poudres suivantes, dont la première est antiseptique, la seconde astringente :

| | |
|---|---|
| Aristol . . . . . . . . . . . . . . . . . . . . . | |
| Sucre de lait. . . . . . . . . . . . . . . . . . . | ãã 5 grammes |

et

| | |
|---|---|
| Acéto-tartrate d'alumine . . . . . . . . . . . . . | 5 grammes |
| Sucre de lait . . . . . . . . . . . . . . . . . . | 6 — |

Dans les cas rebelles on aura recours à des badigeonnages de la pituitaire avec de la glycérine iodée au centième ou bien avec une solution aqueuse de nitrate d'argent; cette dernière devra être faible au début; on augmentera progressivement son degré de concentration, qui ne devra pas dépasser le quarantième.

[1] LAURENT. De la rhinite purulente chronique des enfants. *Congrès de Berlin*, août 1890.

[M. BOULAY.]

B). *Catarrhe hypertrophique.* — Les agents modificateurs dont nous venons de parler restent impuissants contre l'hypertrophie de la muqueuse; en présence de cette lésion il faut détruire les tissus comme si l'on avait affaire à un néoplasme. L'application de nitrate d'argent ou d'acide chromique en substance peut rendre des services chez les enfants indociles. Mais dans la plupart des cas le traitement ne doit pas différer de celui qu'on emploie chez l'adulte; c'est à la cautérisation galvanique linéaire qu'il faut avoir recours. Cette méthode est aisément applicable chez l'enfant, à condition de lui laisser ignorer la nature de l'opération à laquelle on procède. Lorsque la cocaïnisation locale préalable a été bien faite, la cautérisation est absolument indolore et l'enfant ne se plaint que de l'odeur dégagée par les tissus brûlés. Le jeune âge du malade n'est pas une contre-indication; les cautérisations nous paraissent même d'autant plus efficaces que l'enfant est plus jeune. La cocaïnisation locale, à l'aide d'un tampon de coton imbibé d'une solution aqueuse de chlorhydrate de cocaïne au vingtième et laissé cinq minutes en place, est admirablement supportée par les enfants. Lorsque l'hypertrophie est exactement circonscrite en un point, il est parfois possible d'enlever en une seule fois les tissus hypertrophiés à l'aide d'une anse froide ou mieux d'une anse galvano-caustique montée sur un serre-nœud spécial.

# V

## *RHINITE ATROPHIQUE FÉTIDE*
### (OZÈNE)

PAR LE D<sup>r</sup> MAURICE BOULAY
Ancien interne des hôpitaux de Paris.

A l'époque, relativement encore récente, où les maladies des fosses nasales étaient à peu près totalement inconnues, on confondait sous le nom d'ozène toutes les affections nasales accompagnées de sécrétions fétides, et comme on s'imaginait que ces sécrétions avaient pour origine des processus ulcéreux ou nécrotiques, on distinguait, selon la cause que l'on attribuait à ces lésions, un ozène syphilitique, un ozène tuberculeux, un ozène scrofuleux, etc. Les progrès de la rhinologie ont permis d'extraire du chaos des affections fétides des fosses nasales une variété spéciale d'ozène, indépendante de toute ulcération et bien plus fréquente que les formes ulcéreuses : en raison de ses symptômes et de ses lésions caractéristiques, cette affection mérite d'être considérée comme une entité morbide bien définie; c'est à elle qu'on réserve actuellement le nom d'ozène, ou encore d'ozène vrai, d'ozène essentiel [1].

**Symptomatologie.** — Les symptômes sont objectifs et subjectifs. Les premiers sont de beaucoup les plus importants comme éléments caractéristiques de l'affection.

*Symptômes objectifs.* — La *fétidité* de l'air expiré par le nez, jointe à *l'augmentation des sécrétions* nasales, constitue le premier signe révélateur de l'affection. Dans les cas légers et au début, la mauvaise odeur peut n'être perceptible qu'au voisinage immédiat de l'enfant; dans les cas graves elle se perçoit même à distance. C'est une odeur spéciale, *sui generis*, pour laquelle il est difficile de trouver un terme de comparaison; en tout cas, elle ne rappelle guère celle de la punaise écrasée dont l'idée est éveillée par l'ancienne dénomination de punaisie; elle se rapproche plutôt de l'odeur des sueurs plantaires ou des cholestéatomes fétides; ces comparaisons n'en donnent d'ailleurs qu'une assez mauvaise idée; en tout cas, cette fétidité a quelque chose de tellement spécifique qu'un nez fin saurait la distinguer entre mille autres. Elle est fade et nauséabonde; il est des ozéneux que certaines personnes ne peuvent approcher sans éprouver des haut-le-cœur. L'intensité de l'odeur est d'ailleurs fort variable selon les malades : tandis que certains répandent une odeur si infecte que la vie en commun n'est plus possible avec eux et qu'ils se voient fermer écoles et ateliers, chez d'autres l'odeur est assez faible pour que leur infirmité passe inaperçue. La quantité des sécrétions nasales est accrue; l'enfant mouche abondamment, salit deux ou trois mouchoirs par jour; les sécrétions qu'il rend sont épaisses, jaunes ou ver-

---

[1] A. MARTIN. De l'ozène vrai. *Thèse de Paris*, 1881.

dàtres; de temps en temps il cesse de moucher pendant quelques heures,
un jour ou plus, puis expulse soudain, et parfois au prix de grands efforts,
une croûte verdâtre, longue de 2 ou 3 centimètres, sèche sur l'une de ses
faces, humide et parfois striée de sang sur l'autre, reproduisant la forme
du méat ou du cornet dont elle vient de se détacher et exhalant la même
odeur que l'air expiré. La forme du nez extérieur n'est que peu ou pas modifiée. Dans quelques cas, le nez est aplati, élargi, comme épaté; il est petit
dans son ensemble par rapport au reste du visage [1]; il semble que les os
propres du nez participent à l'atrophie qui frappe à un degré si marqué,
comme nous le verrons, la paroi externe des fosses nasales. Toutefois, cette
déformation ne présente rien de caractéristique; elle est des plus inconstantes et l'on voit chaque jour des enfants ou des adolescents ozéneux dont
le nez extérieur est normalement développé. L'examen des fosses nasales
révèle au contraire des lésions pathognomoniques. Si l'on introduit un *spe-
culum nasi* dans l'une des narines et si l'on y projette un faisceau lumineux,
on est tout d'abord frappé de la largeur anomale de la fosse nasale au fond
de laquelle on distingue d'emblée la paroi postérieure du pharynx. Les
parois de la fosse nasale elle-même sont recouvertes sur une partie de leur
étendue d'une sécrétion épaisse et de croûtes d'un jaune verdâtre. Ces
dernières étant enlevées à la pince ou à l'aide d'une irrigation, on cherche
en vain le relief habituellement formé par le cornet inférieur : celui-ci, plus
ou moins *atrophié*, semble, au moins dans les cas graves, avoir presque complètement disparu ; sa place n'est plus marquée que par un simple bourrelet.
Le cornet moyen peut être intact : il paraît alors relativement énorme ; mais
souvent aussi il est atteint d'atrophie, bien qu'à un moindre degré ; il est simplement aminci. Dans ces conditions, le méat moyen est aisé à explorer du
regard : la région de l'hiatus semi-lunaire est directement visible ; parfois
on arrive à distinguer, à travers la fente olfactive élargie, la face antérieure
du sphénoïde avec l'orifice de son sinus; au fond de la fosse nasale on
aperçoit le bourrelet de la trompe d'Eustache et l'on peut, dans les cas
favorables, étudier le jeu des muscles tubaires pendant la parole et la déglutition.

La muqueuse est lisse, pâle ou rosée ; elle ne présente aucune trace d'ulcération. Sa sensibilité est émoussée et le contact de la sonde n'y provoque
d'ordinaire qu'une impression minime. Les lésions sont bilatérales, tout en
étant souvent plus prononcées d'un côté. Dans les cas récents, les lésions
sont localisées aux fosses nasales; mais il n'est pas rare, il est presque habituel, qu'on les voie s'étendre, en quelque sorte par une marche extensive,
vers le cavum et le pharynx buccal. La muqueuse du pharynx devient alors
lisse, brillante, sèche (*pharyngite sèche spéciale*); le tissu adénoïde de
la voûte et de tout l'anneau de Waldeyer s'atrophie au point de disparaître parfois totalement; les amygdales palatines, diminuées de volume,
deviennent à peine perceptibles derrière les piliers antérieurs. A la rhinoscopie postérieure, le rhino-pharynx paraît élargi, et les fossettes de

---

[1] POTIQUET. Sur la forme du nez dans l'ozène vrai. *Rev. de Laryn., gol.*, 1890, n° 1.

Rosenmüller augmentées de profondeur; les bourrelets tubaires sont très saillants; les orifices des trompes béants; la voûte est recouverte d'une sécrétion jaune verdâtre ou de croûtes venues en partie des fosses nasales et situées à cheval sur le bord supérieur des choanes, recouvrant parfois les bourrelets tubaires et la face supérieure du voile. Le processus peut ne pas s'arrêter dans cette marche extensive et gagner le larynx et la trachée sur les parois desquels se forment des croûtes adhérentes, nées sur place, présentant le même aspect et la même fétidité que celles du nez, mais beaucoup moins abondantes (ozène *laryngo-trachéal*). Ces lésions ne doivent pas être décrites comme une complication de la maladie, mais comme une localisation spéciale de celle-ci, une extension du processus d'avant en arrière et de haut en bas. Elles doivent faire considérer l'ozène vrai non plus comme une affection du nez, mais comme une maladie des voies respiratoires supérieures.

*Symptômes subjectifs.* — Ils se réduisent à peu de chose, et la plupart des enfants supportent l'affection avec une complète indifférence. Cela s'explique aisément lorsqu'on sait que, d'une part, elle n'éveille aucune douleur et que, de l'autre, elle s'accompagne dès le début d'une diminution notable de l'odorat aboutissant tôt ou tard à l'anosmie. Il résulte de cet affaiblissement de l'odorat que, si l'enfant atteint d'ozène se plaint de certains troubles fonctionnels (obstruction nasale, sécheresse de la gorge, lourdeur de tête, etc.), ce n'est jamais de fétidité : s'il accuse ce symptôme, c'est qu'il lui a été révélé par ses parents qui ont remarqué que depuis quelque temps l'enfant sent mauvais du nez, par son patron, ses camarades d'atelier ou d'école qui en sont importunés. Les troubles du goût, en rapport avec la perte de l'odorat, sont peu remarqués des enfants. Il est moins rare qu'ils accusent des parosmies; les uns sont poursuivis par une odeur de bois brûlé, les autres trouvent à tous les objets qu'ils flairent une odeur insolite de cuir ou de vernis: c'est là une cacosmie subjective spéciale à quelques-uns et bien distincte de la cacosmie objective dont tous sont atteints à des degrés divers. L'obstruction nasale, avec la gêne respiratoire qui en est la conséquence, est un phénomène assez fréquent; elle est intermittente et passagère; elle résulte de l'accumulation des sécrétions et des croûtes dans l'une des fosses nasales ou dans les deux; elle disparaît dès que celles-ci sont éliminées. Il peut arriver que la sensation d'obstruction soit purement subjective : la sécheresse de la muqueuse, la diminution de sa sensibilité, l'élargissement des fosses nasales, qui rend moins énergique le frottement de l'air contre ses parois, rendent compte de cette anomalie. C'est là une sensation en quelque sorte paradoxale et qu'on est étonné de rencontrer au cours d'une maladie dont la caractéristique anatomique est précisément l'augmentation de largeur des cavités nasales.

Malgré les efforts les plus réitérés et les plus violents pour se moucher, l'enfant n'arrive pas toujours à expulser la totalité des croûtes renfermées dans son nez; de la partie profonde des fosses nasales, celles-ci passent parfois dans le pharynx; en tombant sur le voile, elles provoquent un mouvement de déglutition et souvent aussi un réflexe nauséeux. Les croûtes qui



[*M. BOULAY.*]

séjournent dans le cavum et sur la paroi postérieure du pharynx déterminent souvent une sensation de gêne, un besoin constant de déglutition ou des efforts de toux. Un très grand nombre d'ozéneux se plaignent de sécheresse de la gorge et d'une fatigue rapide à parler. Les pesanteurs de tête, la céphalalgie font rarement défaut; la mémoire est souvent diminuée; l'impossibilité de fixer l'attention, l'inaptitude au travail, la paresse intellectuelle, qui se trouvent souvent réunies chez l'ozéneux, constituent le syndrome de l'aprosexie[1]. L'ozène est compatible avec un état général excellent. Parfois cependant, les enfants ozéneux sont chétifs, anémiques; leur teint est pâle, leur facies maladif; ces troubles de l'état général étaient jadis considérés comme des causes prédisposant à l'ozène; il nous semble plutôt qu'il faille les considérer comme la conséquence et non comme la cause de la maladie: l'inspiration constante d'un air rendu fétide par son passage dans le nez, la déglutition de sécrétions décomposées et les troubles digestifs consécutifs en sont une explication suffisante.

**Complications.** — L'ozène peut provoquer le développement de complications dans les organes qui avoisinent immédiatement le nez ou retentir sur des organes éloignés.

1° *Complications de voisinage.* — Fait singulier, les cavités diverticulaires du nez et du pharynx nasal, c'est-à-dire les sinus et les cavités de l'oreille moyenne, si souvent atteintes dans les diverses affections du nez et du naso-pharynx, sont relativement peu touchées dans l'ozène, du moins d'une façon cliniquement appréciable. Étant donné le grand nombre d'ozéneux qu'ont à soigner les oto-rhinologistes, il est surprenant de voir combien peu de ces malades se plaignent des oreilles; pour ma part du moins, c'est un fait qui m'a toujours frappé. Ce n'est pas à dire cependant que les oreilles soient toujours indemnes : on peut observer chez les ozéneux du catarrhe des trompes et des caisses, des suppurations de l'oreille moyenne avec ou sans complications mastoïdiennes et parfois, mais surtout chez des malades déjà sortis de l'enfance, et à plus forte raison chez de vieux ozéneux, des bruits subjectifs intenses, obsédants, indépendants de tout affaiblissement de l'audition et rebelles à tout traitement; mais, je le répète, ces accidents ne s'observent que chez un petit nombre d'ozéneux. Lorsqu'un ou plusieurs sinus s'infectent secondairement, fait rare au moins chez les enfants, des polypes muqueux peuvent se développer dans les fosses nasales. Les complications oculaires sont plus communes; elles ont été étudiées avec soin dans ces dernières années. Ce sont soit des accidents inflammatoires paraissant être le résultat d'une infection ascendante par les voies lacrymales, soit des troubles réflexes à distance. Le larmoiement et la dacryocystite[2], la conjonctivite avec ou sans blépharite sont les complications oculaires le plus fréquemment observées: toutefois les kératites et les ulcères de la cornée[3] ne sont pas très rares; les ophtalmologistes ont d'ailleurs remarqué depuis

(1) Guye. Ueber Aprosexia. *D. med. Wochenschr.*, 1887, n° 43 et 1888, n° 40.
(2) Rampoldi. Ozène et maladies des yeux. *Ann. d'oculistique*, 1885.
(3) Abadie. *Soc. d'ophtalmologie de Paris*, nov. 1888. — Trousseau. L'ozène et les ulcères infectieux de la cornée. *Arch. d'ophtalmol.*, mai-juin 1889. — Van Millingen. L'ozène et les ulcères infectieux de la cornée. *Arch. d'ophtalmol.*, nov.-déc. 1889.

longtemps la tendance des plaies cornéennes, accidentelles ou opératoires, à s'infecter chez les ozéneux[1]. On a rapporté des cas d'iritis[2], de névrite optique[3], d'amblyopie, de paresse accommodative, etc., liés à l'ozène.

2° *Complications à distance.* — On peut observer chez les ozéneux, indépendamment de toute extension de l'affection au conduit laryngo-trachéal, des troubles de la voix qui s'expliquent soit par une simple fatigue des muscles du larynx sous l'influence des efforts répétés de raclement guttural et d'expuition, soit par l'inflammation secondaire, mais banale, de la muqueuse laryngée; ce catarrhe consécutif ne diffère pas de celui qu'on observe assez fréquemment dans les suppurations nasales et naso-pharyngées : il ne faut pas confondre cette *laryngite chronique* banale avec l'ozène laryngo-trachéal proprement dit dont nous avons déjà dit un mot. La déglutition des sécrétions qui tombent du nez dans le rhino-pharynx provoque communément des *troubles digestifs* qu'un esprit non prévenu rapporte difficilement à leur véritable cause : ce sont tantôt des accidents de dyspepsie gastrique, tantôt des crises de diarrhée fétide, alternant souvent avec des périodes de constipation; ces crises se reproduisent avec une opiniâtreté qui déjoue tous les efforts thérapeutiques tant que leur origine reste méconnue.

**Marche.** — L'affection se développe lentement, insensiblement, sans réaction locale; aussi ses débuts passent-ils d'ordinaire inaperçus; l'enfant est amené au médecin quand la rhinite atrophique est déjà entièrement constituée. Le plus souvent, la mauvaise odeur exhalée par le petit malade a été le premier symptôme dont se soient aperçus les parents; d'autres fois, ceux-ci ont remarqué que depuis longtemps l'enfant est enchifrené et mouche d'une façon exagérée; la fétidité n'est apparue que depuis quelques semaines. Cette dernière remarque semblerait indiquer que l'ozène peu être précédé d'un stade non fétide, qui serait caractérisé anatomiquement, selon certains auteurs (B. Fränkel, Gottstein, Schäffer, Schech), par un catarrhe hypertrophique avec ou sans hypersécrétion. La rareté des cas où l'on peut saisir l'ozène à son début ne permet pas d'affirmer qu'il en soit toujours ainsi; je suis cependant porté à croire, d'après l'examen d'enfants que j'ai pu suivre pendant le cours de plusieurs années, que cette conception se réalise assez souvent; l'un d'eux, qui était porteur d'énormes queues de cornet, lesquelles repoussèrent après ablation, est aujourd'hui un ozéneux typique. Quoi qu'il en soit, rien n'autorise à considérer cette hypertrophie comme une période de l'affection, à laquelle on devrait réserver le nom de *stade préatrophique* : il suffit sans doute pour l'instant de considérer cette hypertrophie comme une condition favorable au développement ultérieur de l'ozène. L'atrophie peut se manifester rapidement et atteindre en quelques mois, en un ou deux ans, son plus haut degré dans le nez et le pharynx nasal. D'autres fois elle semble subir des temps d'arrêt ou tout au moins se produire avec une grande lenteur. Tantôt les lésions apparaissent simulta-

(1) NIEDEN. Ueber d. Zusammenhang v. Augen u. Nasenaffect. *Arch. f. Augenheilk.*, 1886, p. 381.
(2) FAGE. Iritis d'origine ozéneuse. *Soc. fr. d'ophtalmol.*, mai 1895.
(3) SULZER. De la névrite optique consécutive à l'ozène. *Soc. fr. d'ophtalmol.*, 8 janv. 1895.

[*M. BOULAY.*]

nément dans le nez et le pharynx, tantôt le processus atrophique envahit les parties progressivement d'avant en arrière et de haut en bas : c'est ainsi qu'au fond d'un nez large à cornets rudimentaires, on peut distinguer un paquet de végétations adénoïdes plus ou moins volumineuses, parfois même une queue de cornet encore respectée par l'atrophie[1]; ultérieurement le larynx et la trachée pourront se prendre.

**Durée.** — Une fois constituées, les lésions de la rhinite atrophique persistent indéfiniment : il n'existe pas de phase de réparation; les cornets osseux atrophiés ne se régénèrent pas; seule la muqueuse en se tuméfiant peut donner momentanément l'illusion du retour *ad integrum* et de la guérison. Mais si les lésions ne se réparent pas, les symptômes du moins peuvent s'amender. Tantôt ils s'atténuent passagèrement : l'odeur diminue d'intensité pendant quelques semaines ou quelques mois pour reparaître ensuite avec une force nouvelle à l'occasion d'un rhume de cerveau, au moment de l'apparition précoce des règles chez les petites filles ou sans cause apparente. Tantôt cette atténuation est durable : toutefois c'est rarement dans l'enfance, mais plutôt à une époque éloignée du début de l'affection, c'est-à-dire à l'âge adulte et dans la vieillesse, que l'on constate cette amélioration persistante : la diminution des sécrétions, leur disparition même, coïncidant peut-être avec l'atrophie des glandes de la pituitaire, constituent une amélioration équivalant pour le malade à la guérison, puisque la fétidité, essentiellement liée aux sécrétions, a diminué parallèlement à ces dernières.

**Anatomie pathologique.** — 1° *Lésions macroscopiques*[2]. — Elles sont surtout marquées sur les cornets inférieurs. Ceux-ci commencent par s'amincir et devenir plus souples; puis ils diminuent de volume dans leur ensemble; en même temps la muqueuse qui les recouvre se plisse, se ratatine; ultérieurement elle s'amincit, et devient lisse au point de rappeler plutôt l'aspect d'une séreuse que celui d'une muqueuse. Au plus haut degré d'atrophie, on ne trouve plus au point de la paroi, où était autrefois inséré le cornet osseux, qu'un repli de la muqueuse, simple bourrelet allongé, dans lequel est parfois encore inclus un liséré osseux, reste du cornet primitif.

Le processus atrophique n'épargne d'ailleurs pas complètement les autres régions des parois nasales : si, à l'exemple de Hopmann[3], on mesure le diamètre antéro-postérieur de la cloison, de la pointe du nez au bord postérieur du vomer, on trouve une diminution de longueur, oscillant de 5 à 10 millimètres, par rapport aux mêmes dimensions prises sur un enfant sain de la même taille et du même âge; par contre, le pharynx nasal gagne dans le sens antéro-postérieur ce que perd la cloison.

2° *Lésions histologiques*. — La muqueuse présente des lésions dont les unes sont banales, les autres assez spéciales. La couche épithéliale est rarement intacte; l'épithélium cylindrique vibratile est changé en un épithélium cubique et, par places, en un épithélium pavimenteux stratifié dont les

---

[1] COUËTROUX. De la rhinite atrophique relative. *Ann. des mal. de l'oreille*, etc., 1892, p. 608. — Des phases de l'ozène, *ibid.*, 1893, p. 419.

[2] ZUCKERKANDL. *Anatomie normale et pathologique des fosses nasales.* Paris, 1895.

[3] HOPMANN. Ein Beitrag z. ætiolog. Beurtheilung der Ozæna. *Arch. für Laryngologie*, 1893, vol. I, fasc. I.

couches superficielles offrent tous les caractères des cellules cornées : cette métaplasie a été mise en évidence par Volkmann et par Schuchardt[1]. La couche sous-épithéliale est infiltrée de cellules rondes ou fusiformes dont le plus grand nombre sont en voie de dégénérescence granuleuse et graisseuse ; à un stade plus avancé, cette infiltration cède la place à une néoformation de fibres conjonctives. Au-dessous se trouve une couche de tissu conjonctif dense complètement organisé. Les artères sont le siège d'une endartérite oblitérante ; leur calibre est rétréci et leur tunique adventice épaissie. Les veines présentent des lésions analogues. Les glandes de Bowmann sont petites, ratatinées, atrophiées ; l'épithélium glandulaire est le siège d'une dégénérescence graisseuse plus ou moins accusée. Selon Habermann[2], les lésions débuteraient par les glandes, pour gagner ensuite la muqueuse. Il s'agit là en somme d'une sclérose diffuse. On peut retrouver ces altérations avec les mêmes caractères dans la muqueuse des sinus : les parois de ceux-ci sont alors recouvertes d'une couche de mucus ou de muco-pus jaune ou verdâtre. La fréquence de la participation anatomique des sinus est très différemment appréciée par les divers auteurs. La mince lamelle osseuse qui représente le reste du cornet inférieur offre de nombreuses lacunes de Howship avec des ostéoplastes.

3° *Bactériologie*. — L'examen bactériologique des sécrétions ozéneuses y révèle la présence d'un certain nombre d'espèces microbiennes dont les unes sont banales, dont les autres ont été considérées comme spécifiques.

Lœwenberg[3] le premier, dont les recherches remontent à 1880, découvrit dans le mucus nasal des punais un microbe spécial, constant et selon lui caractéristique : c'est un cocco-bacille encapsulé, ne prenant pas le Gram et très analogue, sinon identique, au pneumo-bacille de Friedländer. Ce microbe fut retrouvé successivement par Klamann[4], par Thost[5], par Marano[6], par Abel[7], qui le dénomma *Bacillus mucosus ozænæ*, enfin par Paulsen[8] qui lui donna l'épithète de *muciparus*. Ce microbe n'existe qu'à la surface de la muqueuse et jamais dans sa profondeur, si l'on s'en rapporte aux recherches de Strazza[9] ; on l'a rencontré à la surface de la conjonctive et dans le canal lacrymal d'ozéneux. Les divers auteurs, qui ont recherché le microbe de Lœwenberg dans les sécrétions ozéneuses, l'y ont constamment trouvé, mais tous ne sont pas d'accord sur son rôle pathogène. C'est ainsi que Hajek[10] a rencontré, à côté du cocco-bacille, dans 7 cas d'ozène sur 10 étudiés par lui, un bacille court liquéfiant la gélatine et lui communiquant une odeur semblable à celle de l'ozène : selon l'auteur, c'est ce

(1) Schuchardt. Ueb. d. anatom. Grundlagen d. Ozœna. *D. med. Wochenschr.*, 1889. n° 19.
(2) Habermann. Zur pathol. Anat. d. Ozœna simpl. *Zeitschr. f. Heilk.*, 1886. Bd. VII.
(3) Lœwenberg. *Congrès méd. internat. de Londres*, 1881. — Le microbe de l'ozène. *Ann. de l'Institut Pasteur*, 25 mai 1894.
(4) Klamann. Kapsencoccen b. Ozœna. *Allgem. medic. Centralzeitung*, 10 août 1885.
(5) Thost. Pneumococcen i. d. Nase. *D. med. Wochenschr.*, 1886, n° 10.
(6) Salvatore Marano. Sulla natura dell'ozœna. *Arch. ital. di laringol.*, janv. 1890.
(7) Abel. Bakteriol. Studien über Ozœna simpl. *Centralbl. f. Bakteriol.*, 1893. Bd. XIII, p. 161-173.
(8) Paulsen. Uber einen schleimbildenden Kapselbacillus b. atrophierenden Rhinitiden. *Mitth. f. d. Ver. Schleswig-Holsteinisch. Ærtze. N. F. Jahrg.* 2, 1893, n° 17.
(9) Strazza. Sull' etiolog. dell' ozœna. *Arch. ital. di laring.*, janv. 1894.
(10) Hajek. Die Bakter. h. d. acuten u. chronischen Coryza, sowie bei der Ozœna. *Berliner klin. Wochenschr.*, 15 août 1888.

[M. BOULAY.]

*Bacillus fœtidus ozœnæ* qui serait la cause de la puanteur des sécrétions ozéneuses. Plus récemment, Belfanti et Della Vedova[1], pratiquant l'examen bactériologique de 63 cas d'ozène, ont rencontré d'une façon constante, non seulement le microbe de Lœwenberg, mais encore un bacille particulier dont les caractères correspondent presque de tous points à ceux du bacille de Löffler. Doit-on identifier ce microbe avec le bacille diphtérique, avec le bacille pseudo-diphtérique ou encore avec celui du xérosis conjonctival? Si la question n'est pas résolue, il semble tout au moins que ce soit un bacille de la même famille que ceux-ci. Ce nouveau microbe a été trouvé non seulement dans les sécrétions nasales, mais aussi dans l'intérieur même de la muqueuse; toutefois, il ne communique pas à ses milieux de culture l'odeur nauséabonde de l'ozène[2].

**Étiologie.** — L'âge est la condition prédisposante la mieux établie de l'ozène : c'est de 8 à 15 ans que débute l'affection, quelquefois plus tôt, exceptionnellement plus tard. Il est des ozènes très précoces : j'observe en ce moment deux enfants, l'un de 3 ans, l'autre de 4, qui présentent les signes les plus nets d'une rhinite atrophique fétide des plus accusées. Les filles sont un peu plus fréquemment atteintes que les garçons; mais la différence en leur faveur me semble moins marquée que ne le soutiennent la plupart des auteurs. L'affection est certainement plus commune dans la classe pauvre. L'hérédité est un facteur étiologique important; l'ozène est héréditaire au premier chef; aussi n'est-il pas rare qu'on l'observe simultanément chez plusieurs enfants de la même famille; il paraît se transmettre avec une facilité plus particulière des mères à leur descendance féminine. Par contre, l'affection ne semble pas contagieuse, ou du moins aucun fait positif n'autorise à croire qu'elle le soit. Les tentatives de Strübing[3] pour la transmettre par inoculation ne sont pas suffisamment démonstratives.

On attribuait jadis à l'état général de l'enfant, à sa constitution, à son tempérament, une importance capitale dans le développement de l'ozène : la syphilis héréditaire, le lymphatisme et surtout la scrofule étaient incriminés. En réalité, la constitution générale du sujet semble jouer ici un rôle très secondaire. S'il est vrai que l'ozène puisse se développer chez des enfants strumeux, on ne saurait cependant en faire une manifestation scrofuleuse, à moins de consentir à faire une pétition de principe en déclarant scrofuleux tout enfant qui a de l'ozène (A. Martin). C'est moins dans une modification de l'état général que dans un état local qu'il faut chercher les causes prédisposantes de l'ozène; les coryzas subaigus et chroniques des enfants semblent préparer le terrain à l'évolution ultérieure de la rhinite atrophique.

**Pathogénie.** — Les théories pathogéniques de l'ozène ont pour but d'expliquer, les unes la fétidité, les autres l'atrophie, les troisièmes l'hypersécrétion.

(1) Belfanti e Della Vedova. Sull' eziologia dell' ozœna e sulla sua curabilità colla sieroterapia. *Arch. ital. di otologia*, etc., avril 1896, p. 189.

(2) Pes et Gradenigo. Notes bactériologiques sur l'ozène. *Ann. des mal. de l'oreille*, etc., août 1896, p. 139.

(3 Strübing. Ueb. Ozœna. *Münch. med. Wochenschr.*, 1895, p. 901.

A). *Théories pathogéniques de la fétidité.* — En ce qui concerne la fétidité, un premier point est établi, c'est qu'elle est liée intimement aux sécrétions. Un nez ozéneux libre de toute sécrétion n'exhale plus de mauvaise odeur. La fétidité passe, avec les croûtes, du nez dans le mouchoir qui en reste imprégné jusqu'à un lessivage soigneux. Second point : les premières sécrétions qui réapparaissent à la surface de la muqueuse, après un lavage complet des fosses nasales, sont inodores : vient-on à les porter dans une chambre humide à 35°, elles prennent après quelques heures l'odeur caractéristique. Or, si l'on fait la même expérience avec le mucus fourni par une pituitaire normale ou atteinte de catarrhe simple, on ne voit pas se développer d'odeur. Pour expliquer le développement de la fétidité des sécrétions ozéneuses, des hypothèses multiples ont été émises. B. Frænkel[1] suppose l'existence d'un ferment spécial; Krause[2] invoque la formation d'acides gras sous l'influence de la décomposition des granulations graisseuses qu'il a décrites dans les éléments cellulaires de la muqueuse; pour E. Frænkel[3], on doit incriminer l'absence ou l'altération du liquide sécrété normalement par les glandes de Bowmann; car, selon lui, ce liquide aurait, à l'état physiologique, la propriété d'annihiler l'action des bactéries de la putréfaction. Selon Lœwenberg la fétidité exige, pour se produire, l'intervention de deux facteurs : il faut, d'une part, la présence d'un agent microbien particulier qui n'est autre que son cocco-bacille; d'autre part une sécrétion spéciale, celle de la rhinite atrophique, dont la composition chimique différerait de celle de la sécrétion normale. Hajek soutient que le *Bacillus fœtidus ozœnæ*, découvert par lui, est capable à lui seul de provoquer la décomposition fétide des sécrétions. Pour Schuchardt, le rôle principal dans la genèse de la fétidité revient à la métamorphose de l'épithélium cylindrique en épithélium pavimenteux corné, sans qu'il soit besoin de l'intervention d'aucun microbe; il se passerait dans le nez ce qui se passe dans les autres points de l'organisme où la substance cornée se décompose : l'odeur produite est plus ou moins repoussante (sueurs plantaires, smegma préputial, cholestéatome, endométrite avec épidermisation de l'épithélium) : l'envahissement des fosses nasales par les microbes est secondaire.

B). *Théories pathogéniques de l'atrophie.* — Des théories presque aussi nombreuses ont été émises pour expliquer l'atrophie. On peut les ranger en quatre groupes : 1° Pour Zaufal et pour Hartmann[4], la petitesse des cornets osseux inférieurs est congénitale; les lésions de la muqueuse sont secondaires; la fétidité résulte de la stagnation et de la décomposition sur place des mucosités que l'air expiré ne peut plus chasser d'un conduit trop large. Bien que cette théorie ait été légèrement modifiée en y substituant l'hypothèse plus vraisemblable d'un arrêt de développement post-embryonnaire, qui expliquerait l'apparition de l'ozène à un âge à peu près fixe, elle

---

(1) B. Frænkel. *Die Krankh. d. Nasb.* Ziemmsens Hande. IV, 1879.

(2) Krause. Zwei Sectionsbefunde v. reiner Ozœna. *Virch. Arch.*, 1881. Bd. LXXXV, p. 325.

(3) E. Frænkel. Pathol. anat. Untersuchungen üb. Ozœna. *Virch. Arch.* Bd. LXXV, 1879 et Bd. LXXXVII, 1882.

(4) Zaufal. *Ærtzl. Correspondenzbl. f. Böhmen.* 1874. Bd. III, n° 23. — Hartmann. Beitrag zu der Lehre v. der Ozœna. *D. med. Wochenschr.*, 1878, n° 13.

n'est pas entièrement satisfaisante, car elle ne rend pas compte de la rétro-cession, de l'atrophie véritable des tissus (os, muqueuse, tissu adénoïde) ni de la participation assez fréquente du larynx et de la trachée. 2° Walb[1] a attribué l'atrophie à la pression exercée par les croûtes; Berliner[2], à celle qu'exerce le cornet moyen sur la cloison. Nous ne nous attarderons pas à réfuter ces théories. 3° La plupart des auteurs considèrent l'atrophie comme le résultat d'un processus inflammatoire aboutissant à la néoformation de fibres conjonctives qui enserrent et compriment les vaisseaux nutritifs de la muqueuse et du périoste; il s'agirait en d'autres termes d'une sclérose diffuse atrophiant la muqueuse et amenant par une dystrophie ischémique secondaire la résorption du tissu osseux. 4° L'hypothèse d'une trophonévrose a été également émise, mais sans preuve à l'appui.

C). *Théories pathogéniques de l'hypersécrétion.* — On admet en général que l'hypersécrétion ozéneuse résulte d'une inflammation catarrhale chronique de la muqueuse. Pour Zaufal cependant, il n'y aurait pas hypersécrétion à proprement parler : si les sécrétions paraissent plus abondantes qu'à l'état normal, c'est qu'elles s'accumulent dans les fosses nasales, au lieu d'être balayées au fur et à mesure de leur production. Il est cependant surprenant qu'elles soient aussi abondantes, étant donnée l'atrophie de la muqueuse et des glandes. Aussi Michel[3] supposait-il que la sécrétion ozéneuse était fournie en grande partie par les cavités diverticulaires du nez, surtout par les cellules ethmoïdales et les sinus sphénoïdaux. Grünwald[4] accepte cette opinion et fait jouer de plus un certain rôle au sinus maxillaire et à l'amygdale pharyngée dans la production des sécrétions ozéneuses : si l'on adoptait cette conception, il faudrait démembrer l'ozène et en faire, comme jadis, un symptôme pouvant s'observer au cours de diverses affections nasales, et non plus une entité morbide. Mais ces idées ne paraissent pas devoir recevoir confirmation : les lésions sinusiennes trouvées à l'autopsie de quelques ozéneux sont distinctes de celles qu'on observe dans les sinusites vulgaires. De toutes les théories pathogéniques de l'ozène, la *théorie parasitaire* est celle qui, dans l'état actuel de la science, satisfait le mieux l'esprit. L'ozène serait une maladie infectieuse des voies aériennes supérieures, pouvant se développer d'emblée sur une muqueuse saine, mais trouvant un terrain particulièrement favorable dans des fosses nasales atteintes d'un catarrhe antérieur, hypertrophique ou non; l'atrophie serait due à l'action des produits toxiques sécrétés par l'agent pathogène; la fétidité serait le résultat d'une infection mixte, de l'envahissement des sécrétions par les microbes de la putréfaction; les lésions peuvent envahir non seulement le pharynx, le larynx et la trachée, mais encore les cavités diverticulaires du nez (sinus) et du pharynx (trompes d'Eustache et caisse).

**Diagnostic.** — Il est aisé, étant donnée la netteté des caractères anatomiques et cliniques de l'affection. Un enfant qui, depuis longtemps, mouche

(1) Walb. *Erfahrungen, auf. d. Gebiete d. Nasen- und Rachenkrankh.* Bonn., 1888.
(2) Berliner. *Ueber Ozœna u. ihre Behandl. u. Prophylaxis. D. med. Wochenschrift,* 1889.
(3) Michel. *Die Krankh. d. Nase u. d. Rachens.* Berlin, 1886.
(4) Grünwald. *Die Lehre v. d. Naseneiterungen.* Munich, 1893.

abondamment et sent mauvais du nez, ne peut guère être atteint, s'il n'est ozéneux, que de rhinite simple, de syphilis nasale ou de corps étrangers du nez; l'empyème des sinus est exceptionnel à cet âge. Dans la *rhinite chronique*, les sécrétions sont rarement croûteuses; leur odeur est fade, mais non pas nauséabonde; les cornets sont normaux ou hypertrophiés. La difficulté commence quand il s'agit de pronostiquer l'avenir de cette rhinite : est-elle un début d'ozène, un ozène à la phase préatrophique, ou tout au moins un ozène ne pourra-t-il se greffer sur ce terrain? Nous n'avons aucun moyen actuellement pour trancher la question : peut-être l'examen bactériologique nous le fournira-t-il, quand l'agent pathogène de l'affection sera exactement connu. A la *syphilis héréditaire* du nez appartiennent les ulcérations et les destructions osseuses des fosses nasales, en particulier de la cloison : c'est là un caractère absolument distinctif et qui doit faire rejeter le diagnostic d'ozène vrai. Les *corps étrangers* se traduisent par une pyorrhée fétide qui se distingue de l'ozène par son unilatéralité : un simple examen rhinoscopique confirme le diagnostic.

**Pronostic.** — La rhinite atrophique est une infirmité que l'enfant conservera pendant le reste de son existence; mais si nous sommes impuissants à le guérir, nous pouvons au moins lui donner le moyen de la masquer

**Traitement.** — L'expérience apprend que les divers traitements *généraux* proposés contre l'ozène et destinés à remédier à la constitution du sujet ne modifient en rien l'affection nasale. Si ces médications peuvent avoir un bon effet sur les troubles généraux qui accompagnent l'ozène, c'est une profonde illusion que de compter sur eux pour améliorer l'état du nez. Le traitement *local* sera seul efficace.

A). *Traitement palliatif.* — Il a pour but d'enlever les sécrétions, source de la fétidité, et de prévenir leur reproduction. Toutes les méthodes proposées dans ce but agissent mécaniquement. Les principales sont les irrigations, l'aspiration de pommades, l'insufflation de poudres et l'introduction de tampons selon la méthode de Gottstein. L'ozène est une des rares affections nasales où les irrigations trouvent une indication. La solution employée importe peu (chlorure de sodium à 1/100ᵉ, phénosalyl à 1/1000ᵉ, thymol à 1/10 000ᵉ, résorcine à 1/400ᵉ, etc.), puisque ces liquides n'agissent que mécaniquement. Il faut seulement que les irrigations soient abondantes (1 ou 2 litres) et fréquentes (2 à 4 par jour). Comme les enfants les supportent souvent assez mal, comme elles peuvent amener le développement de complications auriculaires, lorsqu'elles ne sont pas correctement administrées, il est préférable de recourir à la méthode suivante, qui donne d'ordinaire d'excellents résultats. Après avoir débarrassé les fosses nasales des croûtes qui les encombrent à l'aide d'un stylet et d'une pince, ou au besoin à l'aide d'une irrigation nasale administrée par le médecin lui-même, selon des principes que nous ne pouvons exposer ici, on renvoie le malade chez lui avec la prescription suivante :

| | |
|---|---|
| Vaseline. . . . . . . . . . . . . . . . . | 60 grammes |
| Acide borique . . . . . . . . . . . . . . . | 15 — |

[M. BOULAY.]

dont il introduira 5 fois par jour gros comme une noisette dans chaque narine. A cet effet, il fait pénétrer, dans l'une des narines d'abord, avec l'extrémité de l'index, la quantité de pommade voulue, puis il bouche l'autre narine et renifle la vaseline en renversant un peu la tête en arrière. La pommade fond rapidement, se répand sur les parois des fosses nasales et, si l'enfant maintient la tête relevée, ne tarde pas à pénétrer dans la gorge. Il procède immédiatement après et de la même façon pour la fosse nasale opposée. Il est important de recommander au malade d'employer une grande quantité de pommade : il n'en mettra jamais trop. Au moment où le médicament pénètre dans le nez, l'enfant ressent un picotement d'ordinaire léger, parfois assez intense, mais passager, qui peut provoquer un larmoiement réflexe. En même temps il se produit dans le nez une sécrétion abondante de liquide séreux qui détache les croûtes et délaie les mucosités préexistantes. Au bout de 5 à 10 minutes environ, et pas avant, autant que possible, l'enfant se mouche et expulse tout le contenu des fosses nasales : pommade, mucus et concrétions ; il se produit ainsi une sorte de lavage de dedans en dehors. Lorsqu'un peu de pommade pénètre accidentellement dans la gorge, l'enfant apprend très vite à la cracher aussitôt. Le malade est revu après 8 jours de ce traitement ; on s'assure que celui-ci a été fait régulièrement et selon les préceptes indiqués. Si les croûtes ne se sont pas reproduites, on fera continuer l'usage de la même pommade dont on diminuera peu à peu la dose. Si les fosses nasales sont de nouveau envahies par les croûtes, on enlève ces dernières et l'on prescrit une pommade plus chargée en acide borique. En été, alors que la vaseline est semi-fluide, on peut élever la dose d'acide borique à 30 et même 40 grammes pour 60 grammes de vaseline. L'insufflation de poudres solubles (acide borique grossièrement pulvérisé, acéto-tartrate d'alumine, etc.) peut à la rigueur suppléer la vaseline boriquée ; elle a le désavantage d'être parfois pénible et même douloureuse. L'emploi de poudres insolubles est formellement contre-indiqué ; car elles forment avec les sécrétions un magma qui favorise la formation de croûtes. Si les croûtes se reproduisent, si la fétidité persiste malgré ce traitement, il faut recourir à la méthode de Gottstein. Celle-ci consiste à introduire dans la fosse nasale et à appliquer sur les points où les croûtes se reproduisent avec le plus de persistance, le plus souvent dans le méat et sur le cornet moyen, un tampon de coton hydrophile sec ou imbibé d'huile de vaseline mentholée ou camphrée. Ce tampon doit présenter une longueur de 3 à 4 centimètres, sur 1 ou 2 centimètres de hauteur et un demi-centimètre d'épaisseur. On le laisse en place de 2 à 12 heures ; il tombe ordinairement de lui-même ou bien est expulsé dans l'action de se moucher ou d'éternuer. Les croûtes contre lesquelles il a été appliqué y adhèrent ou sont éliminées immédiatement après lui. On peut apprendre aux parents et parfois aux enfants, s'ils sont déjà grands, à placer eux-mêmes le tampon à l'aide d'une aiguille à tricoter servant de stylet : il suffit de leur recommander de le porter en haut et en dehors vers l'angle externe de l'œil. Le tampon agit en provoquant une sécrétion réflexe, qui, se produisant à la surface de la muqueuse, au-dessous des croûtes, les décolle et les entraîne  Avec ces deux moyens, vaseline boriquée et tampon, employés isolément ou combinés, on obtient tout ce qu'on peut obtenir dans l'ozène : on donne au malade le moyen de masquer son infirmité, en supprimant à la fois les concrétions nasales et la fétidité : mais il faut prévenir l'enfant et les parents que cette pseudo-guérison ne se maintiendra qu'à une condition : c'est que le traitement soit continué presque indéfiniment.

B. *Traitement curatif*. — Il existe un certain nombre de méthodes ayant la prétention, malheureusement non justifiée, de guérir l'ozène. Les badigeonnages de la muqueuse nasale avec des solutions modificatrices sont l'un des moyens les plus anciennement expérimentés. Ces badigeonnages peuvent être faits tous les jours ou tous les 2 jours avec des solutions diverses : glycérine iodée à 1/10 ; nitrate d'argent à 1/50 ; chlorure de zinc à 1/60 : naphtol sulforiciné à 1/40 ; vaseline naphtolée à 1/10. Aux badigeonnages quelques auteurs substituent de simples pulvérisations que le malade peut faire lui-même. Le massage vibratoire[1], pratiqué avec de petits tampons imbibés de liquides modificateurs, améliore le plus souvent l'ozène, mais au prix d'un traitement quotidien suivi pendant plusieurs mois : l'amélioration ne survit pas à la cessation du traitement. L'électrolyse cuprique de la pituitaire a donné des résultats encourageants entre les mains de Cheval[2] et de Bayer[3] ; mais elle n'est pas exempte de dangers. On fait intervenir, pour expliquer son action, les décompositions chimiques auxquelles elle donne lieu, les troubles profonds qu'elle provoque dans la nutrition des tissus, enfin le pouvoir microbicide du courant électrique et de l'oxychlorure de cuivre qui se forme au niveau du pôle positif. La méthode proposée plus récemment encore par Belfanti et Della Vedova part d'un tout autre principe. Le microbe qu'ils considèrent comme l'agent pathogène de l'ozène étant de la même famille que le bacille de Löffler, ils ont pensé que le sérum antidiphtérique pourrait avoir une action antagoniste sur lui. Des essais sur des cobayes ayant confirmé cette supposition, ils ont appliqué la sérumthérapie antidiphtérique au traitement de l'ozène ; si l'on en croit les inventeurs de la méthode, ce traitement fait merveille. Mais le peu d'enthousiasme, les réserves mêmes, des expérimentateurs qui en ont fait l'essai dans ces derniers mois doivent faire craindre que les conclusions de Belfanti et de Della Vedova aient été un peu hâtives[4].

---

[1] BRAUN. *Massage bezw. Vibrat. d. Schleimhaut d. Nase.* Congrès de Berlin, 1890. — GARNAULT. *Le massage vibratoire des muqueuses.* Paris, 1891.

[2] CHEVAL. *Soc. des laryngol. et otolog. belges*, juin 1895.

[3] BAYER. *L'ozène. Sa genèse et son traitement par l'électrolyse interstitielle. Rev. internat. d'électrothérapie*, juin et juillet 1896.

[4] ARSLAN e CATTERINA. *Sulla sieroterapia nell' Ozena. Arch. ital. di otolog.*, 1896, fasc. 3. — GRADENIGO. *Sur la sérothérapie dans l'ozène. Ann. des mal. de l'oreille*, etc., août 1896.

[M. BOULAY.]

# VI

## *SYPHILIS HÉRÉDITAIRE DES FOSSES NASALES*

PAR LE D' MAURICE BOULAY
Ancien interne des Hôpitaux de Paris.

### I. — SYPHILIS HÉRÉDITAIRE PRÉCOCE

L'un des signes les plus constants et les plus précoces de la syphilis héréditaire est le coryza. Il est cependant exceptionnel qu'il existe au moment de la naissance; c'est le plus souvent dans le cours de la deuxième ou de la troisième semaine seulement qu'il fait son apparition, et quelquefois plus tard encore, dans le deuxième, le troisième ou le quatrième mois.

**Symptômes.** — 1° *Symptômes fonctionnels.* — Ils se réduisent d'ordinaire à une gêne respiratoire plus ou moins marquée entraînant à sa suite une grande difficulté à téter. L'enfant est enchifrené; sa respiration est bruyante, sifflante; il dort la bouche ouverte et bave; pendant les tétées, il quitte le sein à plusieurs reprises pour reprendre haleine. A ces troubles fondamentaux peuvent s'ajouter toutes les complications de l'obstruction nasale chez le nouveau-né.

2° *Symptômes physiques.* — Les sécrétions nasales sont altérées dans leur quantité et leur qualité. Des narines sort un écoulement séreux ou séro-purulent, sanieux, souvent sanguinolent, ayant grande tendance à se concréter sous forme de croûtes brunâtres qui obstruent l'entrée des fosses nasales. L'odeur en est fade, rarement fétide. Le pourtour des narines, continuellement irrité par ces sécrétions, est rouge, excorié, fendillé. Lorsque le coryza dure depuis quelques semaines, leur orifice est comme rétréci, rétracté; il semble que la peau plus lisse et plus tendue à ce niveau soit attirée à l'intérieur[1]. La rhinoscopie antérieure, rendue difficile par cette étroitesse, fait constater l'encombrement des fosses nasales par du pus ou des croûtes; la muqueuse est rouge, quelquefois érodée sous les croûtes et facilement saignante; mais on n'y trouve ni plaques muqueuses ni ulcérations véritables. Ce sont là des lésions banales et qui n'ont rien de caractéristique, malgré la nature spécifique de la rhinite. Le tissu adénoïde du pharynx nasal est souvent hypertrophié : la voûte est alors le siège d'une véritable adénoïdite chronique symptomatique. Le nez extérieur ne présente aucune déformation. L'affection est tenace; elle se prolonge pendant plusieurs semaines ou plusieurs mois sans se modifier; mais elle guérit tôt ou tard sans laisser de trace.

Elle n'est grave par elle-même que lorsqu'elle entrave la respiration et l'alimentation. Elle favorise parfois le développement d'accidents oculaires

---

[1] Sevestre. *Études de clinique infantile.* 1889, p. 61.

(blennorrhée congénitale ou presque congénitale du sac lacrymal, épicanthus interne)..

**Diagnostic.** — Tout coryza qui persiste plus de huit jours chez un nourrisson doit être tenu pour suspect, même en l'absence d'autres signes de syphilis, car il peut être, au moins momentanément, l'unique manifestation de la syphilis héréditaire ; il éveillera d'autant plus les soupçons qu'il s'accompagnera d'un écoulement séreux ou séro-sanguinolent. Le plus souvent le diagnostic sera facilité par la coexistence de signes non douteux de syphilis héréditaire en d'autres points du corps : facies décrépit et vieillot, fissures au pourtour des orifices, éruptions cutanées, etc. La rhinite blennorragique et les végétations adénoïdes sont les principales affections qui peuvent, à cet âge, être confondues avec le coryza syphilitique. La rhinite blennorragique s'établit dès le lendemain de la naissance, c'est-à-dire vingt-quatre heures environ après la contamination des fosses nasales par le pus d'une vaginite blennorragique de la mère ; les yeux de l'enfant sont souvent infectés en même temps ; le jetage est jaune et franchement purulent ; l'affection dure quelques semaines. Les végétations adénoïdes ne sont pas exceptionnelles dans les premiers mois de l'existence : pour ma part, il m'est arrivé de retirer du pharynx nasal d'enfants de trois ou quatre semaines des végétations relativement énormes. La gêne respiratoire est alors le symptôme dominant, l'écoulement nasal est faible ou nul. Le coryza aigu des nouveau-nés guérit en quelques jours ; les rhinites fibrineuses, diphtériques ou autres, la rhinite impétigineuse s'observent plutôt dans la seconde enfance ; leur évolution est tout autre que celle du coryza syphilitique. Les corps étrangers sont exceptionnels à l'âge où ce dernier fait d'ordinaire son apparition.

**Traitement.** — Il doit être général et local. Le traitement général est celui de la syphilis à cet âge (voir tome I). Le traitement local consiste à ramollir et à enlever les sécrétions, afin de rétablir et de maintenir la perméabilité nasale. A cet effet, on pratiquera deux ou trois fois par jour, à l'aide d'une seringue, des injections dans chaque fosse nasale en ayant soin d'employer une faible pression et sans chercher à faire pénétrer le liquide jusque dans le pharynx nasal ; la tête de l'enfant sera inclinée latéralement au-dessus d'une cuvette et le liquide devra sortir immédiatement par la narine même où il aura été injecté ; on se servira soit d'eau boriquée à 2 pour 100, soit d'une solution de sublimé à 1 pour 10 000. Dans l'intervalle des lavages, il sera bon de faire introduire trois fois par jour dans chaque narine un peu de vaseline renfermant 1 pour 100 de précipité blanc ou quelques gouttes d'huile mentholée à 1 pour 60.

## II. — SYPHILIS HÉRÉDITAIRE TARDIVE

**Étiologie.** — Dans les fosses nasales, comme dans les autres régions de l'économie, les manifestations tardives de la syphilis héréditaire ne sont guère communes avant l'âge de huit ou dix ans. C'est surtout dans les années qui précèdent ou suivent la puberté qu'elles sont fréquentes.

[*M. BOULAY*.]

**Symptômes.** — 1°. *Symptômes fonctionnels.* — *L'obstruction* et la *suppuration* nasales sont les principaux symptômes dont se plaint l'enfant. Ces signes sont d'ordinaire bilatéraux, mais ils sont souvent plus prononcés d'un côté. Des *douleurs* à caractère névralgique peuvent accompagner l'évolution des lésions. Les sécrétions sont épaisses, jaunes ou roussâtres, parfois sanguinolentes, souvent concrétées en croûtes brunâtres plus ou moins sèches : elles ont une odeur repoussante qui se rapproche de la fétidité ozéneuse, tout en étant distincte de celle-ci. Ces sécrétions entraînent parfois avec elles de petites masses noirâtres, sèches, cassantes, irrégulières, qui ne sont autres que des fragments d'os nécrosé. L'odorat est souvent compromis.

2° *Symptômes physiques.* a) *Fosses nasales.* — Contrairement à ce qui se passe dans la syphilis héréditaire précoce, les lésions restent rarement limitées à la muqueuse seule ; comme dans la syphilis acquise de l'adulte, le périoste et le périchondre, les os et les cartilages sont atteints. Après avoir débarrassé les fosses nasales du muco-pus et des croûtes qui les encombrent, on distingue en un ou plusieurs points, en particulier sur la cloison, des ulcérations creuses, à fond jaunâtre, à bords plus ou moins taillés à pic, souvent recouvertes de masses végétantes, de granulations qui saignent au moindre contact. Le stylet rencontre en ces points l'os ou le cartilage dénudé ; il tombe parfois sur un séquestre déjà mobile ou en voie d'élimination ; des portions de la cloison, des cornets entiers peuvent ainsi se nécroser et s'éliminer. Il en résulte des pertes de substance parfois énormes qui sont irréparables et constituent des stigmates indélébiles de la maladie : c'est tantôt une destruction plus ou moins étendue de la cloison, tantôt une perforation du plancher de la fosse nasale (perforation palatine). ou bien encore une atrophie ou une disparition du cornet inférieur qui transforme la fosse nasale en un cloaque où séjournent et se décomposent les sécrétions ; de là une rhinite atrophique consécutive, unilatérale, présentant la plupart des symptômes et des inconvénients de l'ozène. Le travail d'élimination des séquestres exige d'ordinaire plusieurs semaines et souvent plusieurs mois pour s'achever ; sa lenteur contraste avec la rapidité d'évolution de l'infiltration gommeuse qui l'a précédé ; cette période d'infiltration est si fugace qu'on a rarement l'occasion de l'observer : la gomme est déjà ulcérée, quand on est appelé à observer l'enfant. D'autre fois les ulcérations gommeuses aboutissent à la production de synéchies entre les parois latérales de la fosse nasale qui s'obstrue plus ou moins, plus rarement à l'occlusion fibreuse ou fibro-cartilagineuse de l'une des narines. On a observé chez des enfants, mais à titre exceptionnel, la production d'exostoses intra-nasales.

b) *Nez extérieur.* — Les ailes du nez, le lobule et la sous-cloison peuvent devenir le siège de gommes. Une ostéo-périostite gommeuse peut encore se localiser à la face externe des os propres : elle se traduit par la tuméfaction au niveau de la racine du dos du nez, et souvent par des douleurs névralgiques. Ces diverses lésions destructives, intra et extra-nasales, aboutissent fréquemment à des déformations qui défigurent l'enfant. Ces déformations se constituent lentement, après l'élimination des séquestres et la cicatrisation des ulcérations : alors que la guérison semble obtenue, on voit le nez se déprimer, s'affaisser sous la force de rétraction du tissu cicatriciel; en quelques semaines, en deux ou trois mois, il s'effondre et prend l'une des formes suivantes, bien décrites par Fournier : nez en lorgnette, en selle, en pied de marmite lorsque la perte de substance porte sur la cloison et que le segment nasal inférieur rentre dans le supérieur encore soutenu par les os du nez; aplatissement du lobule qui vient toucher la lèvre supérieure, en cas de destruction de la sous-cloison; mouvement de bascule en avant du lobule, lorsque l'effondrement se produit au niveau des os propres du nez; plus rarement, effondrement total supprimant le relief de l'organe.

**Diagnostic.** — Il peut être fait non seulement à la période d'ulcération, mais encore à celle de cicatrisation et de déformation. L'aspect des lésions locales, la recherche de points osseux dénudés qui devra être faite avec un soin minutieux dans les diverses régions du nez, en particulier dans la fente olfactive et sur le plancher où ils se dissimulent aisément, l'existence d'autres signes de syphilis héréditaire (triade d'Hutchinson, lésions pharyngées, cicatrices cutanées, etc.), permettront de distinguer la syphilis nasale héréditaire tardive des corps étrangers, du lupus, et de la rhinite atrophique, affections qui peuvent le mieux la simuler. Les *corps étrangers* se manifestent extérieurement par une pyorrhée unilatérale; leur ablation est suivie d'une guérison prompte et complète. Le *lupus* des fosses nasales a une marche beaucoup moins rapide que la syphilis; s'il s'attaque parfois au cartilage de la cloison, il ne produit guère de destructions osseuses; il est rare qu'il ne soit pas accompagné de lésions cutanées de même nature. Nous renvoyons au chapitre de la *rhinite atrophique* pour le diagnostic différentiel avec cette affection. Le diagnostic rétrospectif peut se faire le plus souvent d'après les caractères des destructions intra-nasales et des déformations du nez extérieur qui sont des stigmates indélébiles de syphilis.

**Traitement.** — A côté du traitement général, qui consistera dans l'administration de l'iodure de potassium, un traitement local s'impose. On préviendra la stagnation des mucosités et la formation de croûtes par l'emploi de la vaseline boriquée (voir Ozène); si les ulcères bourgeonnent, on les touchera avec de la glycérine iodée au centième ou bien avec une solution de nitrate d'argent au cinquantième. Les séquestres, qui forment autant de corps étrangers, devront être mobilisés, après cocaïnisation, puis extraits : tant qu'ils ne seront pas éliminés, la suppuration et la fétidité persisteront en dépit de l'administration de l'iodure de potassium.

[M. Boulay.]

# VII

## *LARYNGITES AIGUËS*

PAR LE D<sup>r</sup> G. VARIOT,
Médecin de l'Hôpital Trousseau,

ET LE D<sup>r</sup> J. GLOVER
Ancien interne de la clinique laryngologique de l'hôpital Lariboisière.

**A). Considérations générales.** — L'inflammation aiguë de la muqueuse laryngienne, à part les formes où le catarrhe est essentiellement simple, donne lieu le plus souvent chez l'enfant à une maladie d'un caractère absolument spécial, à cause du *spasme glottique* dont elle s'accompagne très fréquemment. Grâce à l'existence de ce spasme glottique, grâce aux multiples variétés que présente ce phénomène, qui domine souvent toute la symptomatologie, la laryngite aiguë occupe une place particulièrement importante au milieu des affections inflammatoires des voies respiratoires dans l'enfance. Avec les affections inflammatoires de la trachée, des bronches et du tissu pulmonaire, nous la verrons bien souvent coexister, et c'est au milieu de symptômes complexes qu'il nous faudra en reconnaître et en dégager la valeur. Si le spasme laryngien survient en effet le plus ordinairement à l'occasion d'une lésion inflammatoire des plus légères des voies respiratoires, si légère même que bien souvent on n'en soupçonne pas l'existence, on n'ignore pas d'autre part que le pseudo-croup peut être le début d'une des maladies les plus sérieuses de l'enfance, de la pneumonie catarrhale, de la bronchite capillaire[1]. C'est dire tout l'intérêt que peut présenter l'étude clinique de la laryngite aiguë chez l'enfant.

La prédisposition toute spéciale chez l'enfant au spasme de la glotte, au cours d'une laryngite aiguë, fait presque entièrement défaut chez l'adulte. Aussi la comparaison de cette maladie chez l'enfant et chez l'adulte, précisément à cause de ces importantes différences cliniques justifie son étude distincte. La laryngite aiguë de l'enfant est entièrement du ressort de la clinique infantile et ne peut être judicieusement appréciée, quant à la valeur de ses divers symptômes, qu'après une observation attentive et minutieuse, que permet seulement une bonne éducation clinique. La laryngite aiguë de l'adulte au contraire, comme toute autre affection laryngienne, se trouve immédiatement dévoilée par le simple examen laryngoscopique.

L'intervention presque constante, à un degré variable, du spasme laryngien dans les laryngites aiguës de l'enfance, donne à celles-ci, avons-nous dit, une physionomie et une allure qu'elle n'a pas chez l'adulte. Même dans les cas plutôt exceptionnels, où le spasme intervient chez l'adulte au cours

---

[1] Trousseau. *Clinique de l'Hôtel-Dieu*, p. 639, t. I.

d'une laryngite aiguë, dans certaines formes rares de laryngites sous-glottiques aiguës de l'adulte, la maladie donne lieu à des symptômes analogues, mais non pas complètement identiques à ceux de la laryngite aiguë chez l'enfant. Du reste l'observation clinique seule du spasme laryngien faite parallèlement au cours d'une laryngite aiguë chez l'enfant et chez l'adulte permét de reconnaître cette différence. Cette différence, pour les deux cas, ne réside pas uniquement dans le plus ou moins de fréquence du spasme chez l'enfant, relativement à l'adulte, mais aussi dans le caractère de gravité même que revèt parfois ce spasme chez l'enfant. Le spasme glottique, durant l'évolution d'une laryngite aiguë, peut, quoique très rarement chez l'adulte, prendre une forme sévère, inquiétante même; mais bien plus souvent il guérit spontanément. Il peut, comme chez l'enfant, être sujet à récidive.

En général, chez l'adulte, la sténose spasmodique de la glotte ne survient pas au cours d'une laryngite aiguë franchement simple. Et lorsqu'on l'observe, c'est le plus souvent au cours et surtout à une période assez avancée de l'évolution d'une laryngite spécifique, syphilitique ou tuberculeuse, c'est dans le cancer laryngien où la sténose glottique, quelquefois lente à s'établir et progressive, se complique assez souvent d'un spasme spontané, brutalement mortel. Encore est-il quelquefois bien difficile, en pareil cas, au cours de ces affections graves, de reconnaître le rôle que joue l'élément spasmodique dans les troubles de la respiration; car, plus communément, à une certaine période de l'évolution de ces laryngites spécifiques, il s'agit non plus seulement d'une sténose spasmodique, mais encore et en même temps d'une sténose paralytique ou d'un véritable rétrécissement organique qui commande impérieusement l'intervention chirurgicale. L'examen laryngoscopique, dans ces circonstances, fournit les renseignements nécessaires.

L'examen laryngoscopique est chez l'adulte, en effet, le seul et le plus important des moyens d'exploration à employer en présence d'une laryngite aiguë sur laquelle on désire des indications précises. Il permettra, avec les antécédents et la marche des accidents, de reconnaître l'aspect même des lésions; il évitera à l'observateur de confondre une laryngite aiguë ou sub-aiguë avec une laryngite syphilitique secondaire érythémateuse, avec des plaques muqueuses laryngiennes; il sera possible par cet examen de s'assurer de l'existence d'une laryngite aiguë simple chez un syphilitique, ou d'exsudats laryngiens, ou du spasme glottique, de la paralysie d'une ou des cordes vocales, etc. Mais ce précieux moyen d'exploration, à la portée de tout médecin, manque absolument pour le diagnostic d'une affection du larynx chez l'enfant. Quelques enfants d'un certain âge, de cinq ans et au-dessus, se prêtent parfois à l'exploration à l'aide du miroir laryngien. Mais ces faits sont plutôt exceptionnels et il n'y faut pas compter pour la pratique courante de l'examen des malades. Tout le monde connaît en effet les difficultés d'une semblable opération, surtout chez les enfants qui présentent des phénomènes de suffocation et chez lesquels il serait par conséquent particulièrement intéressant d'examiner le larynx de cette façon spéciale. En somme, l'examen laryngoscopique pratiqué à l'aide du miroir ne peut être considéré, chez l'enfant, comme un procédé clinique d'investigation. Mais par



[*G. VARIOT et J. GLOVER.*]

contre, l'inspection directe de la face antérieure. du sommet et des bords de l'épiglotte, est extrêmement aisée chez les enfants de tout âge [1].

Nous reviendrons du reste plus loin sur cette inspection directe de l'épiglotte, ainsi que sur les méthodes d'autoscopie directe des voies aériennes, plus récemment exposées par A. Kirstein, de Berlin [2]. Ces deux procédés chez l'enfant peuvent avec avantage remplacer dans quelques cas l'exploration directe impossible par le miroir laryngien.

Il n'y a donc, avons-nous dit, entre la laryngite aiguë de l'enfant et celle de l'adulte, qu'une analogie clinique incomplète : souvent spasmodique chez le premier, très rarement chez le second ; quelquefois grave dans le premier cas, presque toujours bénigne dans le second. Le seul caractère qui paraît être absolument commun est le siège même de la lésion inflammatoire dans le vestibule du larynx, à la glotte, mais surtout au-dessous de la glotte chez l'enfant, comme chez l'adulte. Aussi a-t-on admis qu'à lésion égale, dans les deux cas, les accidents spasmodiques étaient plus fréquents et plus intenses chez l'enfant, en raison même du plus petit volume du larynx et de l'absence de glotte intercartilagineuse chez celui-ci. C'est du reste la raison que l'on a donnée de la fréquence du spasme chez l'enfant au cours d'une laryngite aiguë. Quoi qu'il en soit, un fait acquis, bien plus important à retenir au point de vue pratique, est le suivant : chez les très jeunes enfants et tout particulièrement au-dessous de deux ans, chez les rachitiques et chez toute une catégorie de jeunes malades que leur tempérament nerveux prédispose au laryngisme, le spasme glottique est presque de règle au cours d'une laryngite aiguë. Y a-t-il là une hyperexcitabilité spéciale du système nerveux, dénoncée chez l'enfant par l'existence fréquente de ces accidents, qui ne se manifesteraient chez l'adulte qu'à l'occasion d'une laryngite spécifique de longue durée, mais non au cours d'une laryngite aiguë ? Le fait reste encore inexpliqué.

B). **Division.** — On a divisé les laryngites aiguës de l'enfance en se basant sur la prédominance de quelques signes physiques [3]. C'est ainsi que le plus souvent des troubles isolés de la phonation à tous les degrés, avec réaction fébrile plus ou moins vive et symptômes généraux plus ou moins prononcés, caractérisent d'habitude la forme de *laryngite catarrhale simple*. D'où une première division des laryngites aiguës : les laryngites simples primitives ou secondaires, selon qu'elles paraissent essentielles ou qu'elles dépendent de lésions inflammatoires se propageant par contiguïté, ou enfin qu'elles dérivent d'une maladie générale. C'est ainsi encore que l'existence de troubles prédominants de la respiration au cours d'une laryngite, troubles fonctionnels d'innervation laryngienne, aboutissant au spasme de la glotte, crée les *formes* dites *spasmodiques*. Ces formes sont infiniment variables. On observe tous les degrés, depuis la forme *bénigne* très fréquente jusqu'à la laryngite spasmodique grave, le *faux croup grave* qui, bien qu'un peu

(1) Variot. Utilité de l'inspection de l'épiglotte chez les enfants diphtériques ; in *Journ. de clin. et de thérap. infant.*, 23 mai 1896. — Guénit. Art. Group. in *Diab.* en 50 volumes.

(2) Kirstein. Autoscopie des voies aériennes ; in *Ann. des mal. de l'or., du lar. et du nez*, mars et août 1896, p. 108.

(3) Il n'est ici question, bien entendu, que des laryngites aiguës non spécifiques, la laryngite tuberculeuse, syphilitique étant l'objet d'une description spéciale faite à propos des laryngites chroniques.

plus rare, n'est pas moins important à connaître. Enfin, en dernier lieu, l'existence du processus anatomique exsudatif ou franchement membraneux donne à la symptomatologie des laryngites aiguës un caractère tellement particulier, que les *laryngites exsudatives* ou franchement membraneuses constituent une troisième et dernière forme clinique, assez rare du reste, en dehors de la diphtérie.

De telle sorte que nous aurions à considérer successivement : 1° la *laryngite catarrhale simple*; 2° la *laryngite aiguë spasmodique*; 3° les *faux croups graves*; 4° la *laryngite exsudative*[1]. Mais, s'il paraît aussi simple, au premier abord, d'établir parmi les laryngites aiguës de l'enfance des différenciations cliniques systématiques, qui permettent de les diviser sur le livre aussi clairement, il n'en est pas moins vrai que l'étude symptomatique approfondie de chacune de ces formes nous montre souvent, en clinique, qu'il serait téméraire de ne pas se défier de cette classification trop précise. Et il faut ne pas oublier que ces divisions ne sont en réalité établies que pour la facilité de la description.

Il arrive en effet qu'une laryngite catarrhale simple se transforme en une laryngite spasmodique grave. Ainsi une laryngite simple, tout d'abord infiniment bénigne, ne s'accompagnant que d'un léger degré de dysphonie ou d'une courte période d'aphonie avec ou sans réaction fébrile, peut devenir brusquement pour l'entourage immédiat de l'enfant une maladie alarmante, surtout s'il se produit une série d'accès successifs de spasme glottique avec troubles plus ou moins accentués de la respiration. De cette manière, la forme dite catarrhale simple avec troubles vocaux se confond, par l'évolution clinique, avec la forme spasmodique, accompagnée de troubles respiratoires et une variété mixte quelquefois grave (faux croup) se trouve ainsi constituée. De même encore, il est possible d'observer, quoique rarement en dehors de la diphtérie, que la forme catarrhale, avec dysphonie ou aphonie et en même temps spasmodique, revêt, grâce à l'existence du processus exsudatif ou membraneux sur le larynx, une physionomie clinique encore différente, qui n'est pas exclusivement celle d'une des quatre formes établies plus haut. On voit donc se confondre parfois les unes avec les autres les différentes variétés de laryngites durant l'évolution même de la maladie. Et les quatre types cliniques, que nous nous proposons d'étudier séparément, se combinent en des formes mixtes intermédiaires, qui semblent destinées à rendre plus complexe l'étude des laryngites aiguës. En présence d'une maladie à physionomie aussi mobile que la laryngite aiguë dans l'enfance, n'est-il pas préférable pour l'observateur de donner une plus grande importance à l'étude du symptôme lui-même qu'à celle de types cliniques infiniment variables ? Aussi, nous proposons-nous, après une description générale de ces quatre formes cliniques, d'étudier plus en détail quelques-uns des différents symptômes qui caractérisent les laryngites aiguës. Et nous consacrerons tout un chapitre, après cette description des formes cliniques, à reprendre

---

[1] A côté et à la suite de ces laryngites aiguës, nous étudierons les laryngites traumatiques consécutives au tubage, laryngites chirurgicales qui ne peuvent trouver place qu'à la suite de cette division des laryngites aiguës.

[*G. VARIOT et J. GLOVER.*]

l'étude de la valeur sémiologique de la toux, de la voix et de la respiration (tirage) dans le laryngisme de l'enfant au cours des laryngites aiguës.

C). **Étiologie.** — La cause la plus commune des laryngites aiguës est un refroidissement ; la laryngite est alors habituellement suivie d'une trachéobronchite, parfois légère, quelquefois très grave. Le refroidissement peut porter directement sur le larynx et il se produit alors une laryngite aiguë primitive. Mais la laryngite aiguë est aussi parfois secondaire à une inflammation locale, contiguë, permanente ou seulement passagère des voies respiratoires supérieures, inflammation se propageant par voisinage à la muqueuse laryngée. C'est ainsi que les enfants lymphatiques, atteints d'habitude d'un coryza chronique, ou ceux qui sont porteurs de végétations ou de tumeurs adénoïdes, d'amygdales hypertrophiées, sont plus fréquemment exposés aux laryngites aiguës. En somme, tous les jeunes malades, présentant constitutionnellement des lésions inflammatoires ou hypertrophiques des organes lymphatiques, qui entrent dans la texture de la muqueuse pituitaire et pharyngienne (organes constituant l'anneau lymphatique de Waldeyer), sont plus ordinairement atteints de catarrhe propagé au larynx. Parfois encore, ces différentes lésions inflammatoires permanentes des voies respiratoires supérieures provoquent, par leur présence seule, des accidents spasmodiques réflexes, sans laryngite proprement dite. Le larynx est en ce cas à peu près exempt de toute inflammation ; il ne s'agit pas alors à proprement parler d'une véritable laryngite, puisque la toux qui existe dans ces conditions, la dysphonie, aussi bien que les troubles de la respiration, sont en pareille circonstance d'ordre purement nerveux. Les maladies générales, telles que les fièvres éruptives, la rougeole, plus rarement la variole, qui s'accompagnent, surtout la première, d'un catarrhe nasal et pharyngien quelquefois très intense, peuvent aussi être compliquées d'une laryngite aiguë. Mais à côté de toute la série des causes très connues des laryngites aiguës de l'enfance, il existe chez les jeunes malades certaines prédispositions tout particulièrement individuelles, qui viennent s'ajouter aux conditions pathologiques précédentes. La laryngite ne peut alors manquer de se produire et même avec une réelle exagération dans les phénomènes symptomatiques : nous voulons parler du très jeune âge de l'enfant, de la tendance constitutionnelle du jeune malade au rachitisme, de l'existence même de stigmates évidents de déformations rachitiques du squelette de l'enfant, enfin nous avons en vue le tempérament nerveux du sujet. Il faut connaître ces prédispositions individuelles, puisqu'elles entretiennent la fréquence plus grande des accidents et donnent un aspect et une allure tout particuliers aux phénomènes cliniques.

Les tout jeunes enfants, surtout au-dessous de deux ans, sont particulièrement exposés aux laryngites à forme spasmodique. En d'autres termes, à deux ans et au-dessous de cet âge, les jeunes malades ont une tendance au laryngisme, qui ne manque ordinairement pas de se dévoiler presque immédiatement à coup sûr à l'occasion de la plus légère lésion inflammatoire de la muqueuse laryngienne. C'est à cet âge que nous observerons généralement les laryngites aiguës les plus sérieuses et d'un caractère parfois très grave.

La tendance au spasme glottique se trouve d'autre part associée, avons-nous dit, au rachitisme. Ces spasmes sont ceux que Goodhart[1] désigne sous le nom de *spasmes directs de la glotte*, parce que, étant souvent associés au rachitisme, ils peuvent être considérés comme d'origine centrale. Le rachitisme en effet, par la fréquence des affections convulsives qui l'accompagnent, démontrera la grande instabilité des fonctions cérébro-spinales. Certains médecins préfèrent, pour expliquer ce spasme, admettre l'origine réflexe. Mais, s'il en est ainsi, l'excitation primitive sera si variée qu'on ne pourra pas la déterminer avec précision. Généralement on ne peut dire qu'une chose : c'est qu'il y a spasme de la glotte et que l'enfant est rachitique. Il n'est pas permis de douter de la nature convulsive de ce spasme, puisque souvent le rachitisme s'associe avec les convulsions et même avec la tétanie. Le spasme laryngien spontané complique si fréquemment le rachitisme que, d'après le Dr Sée, 48 de ces malades sur 50 étaient des rachitiques non douteux, et d'après les observations de Goodhart, 20 sur 34 étaient également rachitiques. Le spasme laryngien est aussi associé avec le craniotabes (état du crâne caractérisé par ce fait que la pression sur les os occipitaux fait entendre un craquement parcheminé). Enfin, à la suite du spasme d'origine rachitique, rachitisme que Parrot regarde pour quelques cas comme la période ultime de la syphilis héréditaire, nous signalerons, sans y insister, les altérations du larynx décrites par cet auteur[2] dans la syphilis héréditaire et pouvant déterminer avec une certaine fréquence des accès de spasme glottique.

**D). Physiologie pathologique.** — L'enchifrènement de la glotte, qui, selon l'expression de Bretonneau, est la caractéristique anatomique de la laryngite aiguë, amène un véritable rétrécissement momentané de l'orifice des voies aériennes. Et l'on sait maintenant, grâce aux observations directes faites sur l'adulte et sur de grands enfants au-dessus de six ans, par P. Koch (de Luxembourg)[3], par Massei[4], Landgraf, Moldenhaüer, Dehio, Rauchfuss, Krieg, Ruault[5], que le siège de cette tuméfaction est dans la région sous-glottique intra-cricoïdienne du larynx, bien plutôt encore qu'à la glotte. Cette localisation des lésions explique bien le faible degré de l'altération de la voix et la persistance de la sonorité de la toux dans certaines formes de cette affection. Mais d'où dépendent les accès de suffocation, le plus souvent nocturnes, présentés par les petits malades? On les a attribués à une exagération passagère de la tuméfaction de la muqueuse. Cette explication est bien peu vraisemblable. Celle de Niemeyer, qui croyait ces accès dus à la sténose mécanique déterminée par l'accumulation du mucus au niveau de l'orifice glottique, est encore moins satisfaisante. En réalité, ces accès sont très probablement sous la dépendance de l'irritation de la muqueuse et l'on

(1) Goodhart (de Londres). *Traité pratique des maladies des enfants.* Traduit et annoté par Variot et Follenfant. Paris, Doin, 1895.

(2) Parrot. *La syphilis héréditaire et le rachitisme,* publié par Troisier. Paris, Masson; 1886, p. 69.

(3) P. Koch (de Luxembourg). Laryngite sous-glottique aiguë; in *Ann. des mal. de l'or. et du larynx,* 1888, p. 163.

(4) Massei. *Patologia et terapia della laringe,* t. II, p. 163 et suiv.

(5) Ruault. *Traité de médecine,* t. IV, p. 161.

[*G. VARIOT et J. GLOVER.*]

peut admettre que, s'ils se produisent de préférence la nuit, c'est que la congestion des parties augmente par le décubitus, c'est que la déclivité de la tête pendant le sommeil permet en certains cas à des mucosités nasales de gagner le pharynx et le larynx. Et le spasme se produit parce que ces mucosités, tombant sur les régions aryténoïdiennes, irritent en même temps la paroi postérieure du larynx et la région hypoglottique[1]. Ainsi que cela existe dans la laryngite rubéolique, dans le croup lui-même, et ainsi que nous l'observerons dans les laryngites traumatiques consécutives au tubage de la glotte, nous verrons les lésions laryngiennes siégeant plus particulièrement dans la région sous-glottique du larynx, donner lieu très fréquemment au spasme de la glotte et le provoquer beaucoup plus aisément que celles qui siègent sur les cordes vocales ou sur les parties voisines. C'est là un fait d'observation, dont la réalité est certaine et qui est indiscutable. De plus, Bidder[2], Nothnagel[3], et après eux Langlois et de Kervily[4], résolvaient d'une manière générale, dans leurs expériences sur l'excitation des extrémités des nerfs laryngés supérieurs, la question de l'irritabilité tussigène et spasmogène de la muqueuse laryngienne.

D'après ces observateurs, lorsque l'excitation expérimentale porte sur la muqueuse de la paroi postérieure du larynx, qui est située immédiatement au-dessous de la glotte respiratoire, il se produit des contractions spasmodiques de la glotte, et, si l'on insiste, une occlusion tétanique de l'orifice.

On comprend alors comment les lésions prononcées de la région hypoglottique peuvent entretenir cette tendance au spasme. L'air inspiré peut devenir pour la muqueuse enflammée une cause d'hyperesthésie continue. Et pour expliquer ce phénomène, il semble logique d'admettre que ce sont les fibres sensitives des nerfs laryngiens, qui entrent tout d'abord en jeu dans ce réflexe. L'excitation passagère ou continue de leurs extrémités périphériques, au niveau de la muqueuse laryngienne, épuise cette sensibilité et par suite l'action motrice est d'autant diminuée ou troublée. Le trajet du réflexe paraît être le suivant, selon toute vraisemblance : excitation des filets sensitifs laryngés supérieurs dans le cas présent (ou d'autres filets de la muqueuse trachéale et bronchique, filets sensitifs du pneumogastrique au cas de trachéite ou trachéo-bronchite), filets nerveux, représentant les nerfs centripètes du réflexe ; puis, par l'association des centres, transmission de l'influx moteur aux noyaux centraux du spinal, du pneumogastrique et du phrénique, et enfin répartition synergique de l'influx moteur par le spinal surtout, confondu aux fibres récurrentielles du pneumogastrique et par le phrénique ; ces tractus nerveux représentant les voies centrifuges du réflexe. Or, comme ces filets récurrentiels du pneumogastrique agissent au niveau de la glotte sur des muscles qui sont tous, à l'exception du crico-aryténoïdien postérieur,

[1] R. MILLON. La toux pharyngée chez les enfants; in *Journ. de méd. de Paris*, juin 1896. — P. GASTOU. La toux nocturne spasmodique émétisante des jeunes enfants et le coryza ; in *Journ. de thérap. et de cliniq. inf.*, décembre 1896.

[2] BIDDER. *Pugger Arch.* XXVI, p. 470.

[3] NOTHNAGEL. *Virchow Archiv.* Zum Lehre von Athmen, t. XLIV, 93, 1868.

[4] DE KERVILY. Contribution à l'étude de la toux dans la coqueluche. *Thèse doct.* Paris, 1888, p. 37 et suiv.

constricteurs de la glotte, la contraction de ces muscles produit la sténose glottique spasmodique, en même temps que l'influence du phrénique se manifeste par la contraction synergique du diaphragme : deux ordres de phénomènes qui, se produisant simultanément, réalisent le tableau du tirage que l'on observe chez les petits malades.

N'oublions pas enfin que, dans l'innervation laryngienne (*nerfs récurrents*), il y a dualité physiologique : respiratoire (*nerf pneumogastrique*) et vocale (*nerf spinal*). Cette dualité physiologique paraît se retrouver dans les centres corticaux des nerfs moteurs du larynx[1] et par suite dans le récurrent, qui provient de ces centres avant de gagner les noyaux bulbaires du spinal et du pneumogastrique[2]. Et il n'est pas absolument démontré que le nerf laryngé inférieur ne contienne pas à la fois des fibres du pneumogastrique et du spinal, autrement dit, ne naisse à la fois de ces deux nerfs crâniens. Selon la plupart des auteurs, le nerf laryngé inférieur contient des fibres de ces deux nerfs crâniens. Nous pourrions même ajouter que ces fibres, dans le récurrent, ne sont pas seulement différentes par leurs propriétés physiologiques, mais aussi par leur structure et leur nombre. Car le pneumogastrique est bien plus riche en fibres de Rémak et les fibres à myéline provenant du spinal sont beaucoup plus nombreuses. Dès lors, remarquons qu'en clinique, en ayant égard à la dualité physiologique nerveuse, l'influence des filets spinaux prédomine dans la production du phénomène

[1] Quelques auteurs tendent aujourd'hui à admettre que la double activité du larynx relève non de la spécialisation des racines du récurrent, mais de la spécialisation de ses centres. La dualité physiologique dans l'innervation motrice du larynx semble se retrouver en effet dans les centres corticaux des nerfs moteurs du larynx, sans pourtant que cette question soit absolument tranchée. Les expériences de Herman Krause (Ueber die Bezienngen der Grosshirnrinde zu Kehlkopf und Rachen) (*Du Bois-Reymond's Arch.* 1884), bien résumées par Lannois (in *Rev. de méd.*, 1885), celles de Semon et Horsley en 1886 (Paralysis of laryngeal muscles and cortical centre for phonation (*Lancet*, 1886); — Sur le centre d'innervation motrice du larynx (*Internat. Centralblatt für Laryngol.*, février 1890, et *British med. journ.*, décembre 1889), les faits anatomo-cliniques de Garel (de Lyon) (Centre cortical laryngé) (in *Ann. des mal. de l'or., du lar., du nez et du phar.*, 1886, p. 218); — Garel et Dor: Du centre cortical moteur laryngé et du trajet intra-cérébral des fibres qui en émanent (*in Ann. des mal. de l'or., du lar., du nez et du phar.*, avril 1890), ceux de Déjerine (in *Bulletins de la Société de Biologie*, séance du 28 février 1891, p. 161 et suivantes), montrent qu'il existe dans le *pied de la circonvolution frontale ascendante*, un centre essentiellement phonateur. Son excitation expérimentale, son altération pathologique n'amènent aucun trouble respiratoire. Toutefois malgré l'existence de ces observations scientifiques qui permettent d'ouvrir le chapitre tout nouveau du trajet intra-cérébral du faisceau moteur laryngien, Déjerine s'exprime ainsi à propos des centres corticaux du larynx : « La localisation corticale des nerfs du larynx est encore, chez l'homme, très incomplètement connue et les notions les plus précises que nous possédons à cet égard, nous les devons à la physiologie expérimentale. Horsley et Semon sont arrivés à des résultats très importants dans ce domaine (*Philosoph. transact.*, 1890, t. LVII, p. 187). Expérimentalement sur le singe, ces expérimentateurs ont constaté qu'il fallait distinguer dans les nerfs laryngés, au point de vue de leurs centres corticaux, les nerfs respiratoires des nerfs phonateurs proprement dits. Les premiers rentrent dans les nerfs à fonction organique et ne possèdent pas de centres dans le cerveau. Les nerfs phonateurs, au contraire, ont un centre cortical siégeant dans une zone, qui occupe, chez le singe, le *pied de la circonvolution frontale ascendante, immédiatement en arrière de l'extrémité inférieure du sillon précentral.* La partie la plus antérieure de cette zone contient un centre dont l'excitation détermine l'adduction des cordes vocales et ce centre se continue insensiblement en arrière avec le centre des mouvements du pharynx. »

[2] TRAJET PROBABLE DU FAISCEAU CORTICO-BULBAIRE MOTEUR LARYNGIEN : Du centre cortical d'origine de ce faisceau au pied de la circonvolution frontale ascendante, immédiatement en arrière de l'extrémité inférieure du sillon précentral (Déjerine), partent les fibres essentiellement motrices formant ce faisceau et qui vont : *Dans le centre ovale,* constituer le faisceau frontal inférieur de la coupe frontale de Pitres. *Dans la capsule interne,* le faisceau cortico-moteur laryngien occupe exactement la partie externe du genou de la capsule interne (*Fait anatomo-clinique* de Garel et Dor, *loc. cit.*, avril 1890). Son trajet, à partir de ce point, semble se confondre avec celui du faisceau géniculé (*commun au grand hypoglosse, au facial inférieur et à la branche motrice du trijumeau*) jusqu'aux noyaux bulbaires du pneumogastrique et du spinal.

[*G. VARIOT et J. GLOVER.*]

spasmodique qui nous occupe, et cette influence est phonatrice et constrictive, la glotte sera donc fermée, les cordes rapprochées. Or cette prédominance de l'influence vocale sur l'influence respiratoire ne permet-elle pas de comprendre l'intégrité quelquefois absolue de la voix, quand les cordes sont saines? Nous verrons parfois, au cours d'une laryngite aiguë, et c'est un phénomène qui tout d'abord surprend profondément, la voix et la toux rester absolument claires chez le malade dont l'asphyxie progressive commande impérieusement une intervention chirurgicale. La théorie que nous exposons, basée sur des faits physiologiques, permet d'expliquer l'existence simultanée des troubles de la respiration avec parfaite intégrité, dans certains cas, de la fonction vocale [1].

E). **Description générale.** — 1° *Forme catarrhale simple.* — Dans un premier cas, la maladie se produit primitivement, à la suite d'un coup de froid, plus rarement après l'inspiration de vapeurs irritantes, ou par le fait d'une cause mécanique : cris prolongés, présence d'un corps étranger. Parfois elle se développe secondairement à l'occasion d'un coryza, d'une adénoïdite ou d'une amygdalite aiguë, pendant une bronchite, dans le cours et surtout au début d'une rougeole, d'une variole, d'une fièvre typhoïde. La laryngite, en pareille circonstance, ne se manifeste d'abord que par un enrouement simple. Cet enrouement est bientôt suivi d'une aphonie absolue; ou bien, l'aphonie survient spontanément surtout chez les sujets au tempérament nerveux. La toux ne tarde pas à se manifester. Elle est très généralement rauque, mais la respiration s'effectue librement à moins qu'il n'existe des lésions bronchiques ou pulmonaires. La fièvre est peu vive : 38°. Elle peut même manquer dans les cas bénins, où la toux quinteuse et sèche ne s'accompagne pas d'altération de la voix, à part l'instant du cri. Puis la maladie guérit après quelques jours. Ou bien, surtout chez les enfants à tempérament lymphatique et qui sont presque constamment porteurs d'un coryza chronique ou de végétations ou tumeurs adénoïdes du rhino-pharynx, d'hypertrophie amygdalienne, avec accès d'amygdalite fréquente, l'affection procède par poussées subaiguës successives et tend naturellement à la chronicité.

A un degré plus élevé d'intensité des phénomènes cliniques, le petit malade présente dès l'abord de l'agitation, une fièvre plus intense. La toux est encore rauque. Mais des quintes se produisent indiquant par leur caractère striduleux la tendance au spasme glottique. La voix est assez rarement claire. La respiration devient parfois pénible; elle est plus rapide, s'accompagne quelquefois de gros râles laryngiens ou laryngo-trachéaux. Pendant le sommeil, il se produit chez les tout jeunes enfants un ronflement, qui n'est pas seulement nasal, mais bien laryngien, un véritable *cornage*, révélant l'existence d'un obstacle à la glotte. Il est assez rare que l'asphyxie soit imminente. Des accès brusques de suffocation peuvent cependant se produire. Enfin on peut observer, quoique peu souvent cependant, si les phénomènes ne s'amendent pas, des convulsions générales, lorsqu'il s'agit d'enfants au-dessous de deux ans. Au contraire, au cas d'une allure plus bénigne de la

---

[1] P. Tissier. Contribution à l'étude des sténoses glottiques chez les tuberculeux; in *Ann. des mal. de l'or. et du lar.*, 1887, t. XIII, p. 8.

maladie, après quelques jours, la fièvre et la dyspnée, ainsi que le cornage disparaissent. Avec l'atténuation et la disparition de ces accidents, la guérison s'opère, laissant souvent à sa suite une dysphonie, qui se produit surtout au moment du cri et de la toux. Cette dysphonie peut durer encore assez longtemps après la cessation de la maladie.

2° *Formes spasmodiques bénignes.* — Dans une deuxième classe de faits, surtout chez les garçons et entre deux et six ans, moins souvent après cet âge, le petit malade est pris dans le milieu de la nuit d'une toux rauque et sonore, comparable à l'aboiement d'un chien. L'enfant observé dans ces conditions est assez souvent en bonne santé au moment où se produisent les accidents de suffocation et la maladie semble survenir sans aucune raison apparente. Parfois cependant le jeune malade aussi spontanément frappé de laryngite spasmodique est chétif, malingre et toujours maladif. Dans quelques cas, il est porteur de végétations adénoïdes du rhino-pharynx, mais non toujours, ainsi qu'on l'a prétendu avec trop d'insistance. Quelquefois encore, c'est en quelque sorte héréditairement et chez plusieurs enfants d'une même famille, à la suite d'un léger refroidissement, que la laryngite suffocante paraît se produire. Enfin, on l'observe au cours de la dentition; à la suite de cris de pleurs; au début de toutes les affections aiguës des voies respiratoires et digestives supérieures; dans la rougeole, la variole, la coqueluche, la grippe, la varicelle (Marfan). Quelle que soit du reste la cause de la maladie, l'enfant s'éveille en sursaut. La respiration est courte, active et sifflante. La suffocation semble devoir se produire, car l'enfant se cyanose et un tirage phréno-glottique très prononcé devient évident. Toutefois, fait qui au premier instant paraît extraordinaire, la voix est claire ou quelquefois à peine enrouée. L'accès peut durer seulement quelques instants ou se répéter à plusieurs reprises avec de courts moments de repos et de calme. Enfin « l'accès cesse, dit Trousseau dans sa belle description de l'accès de faux croup, l'enfant se calme, le sommeil revient, la peau est moite... puis le malade se réveille..., la toux est toujours croupale, mais est plus humide. Au jour, elle est encore plus catarrhale; la respiration est moins sifflante et la voix a repris son timbre habituel ». Avant et durant l'accès ou la période d'accès, la fièvre est quelquefois assez marquée. A l'examen de la gorge, on ne trouve rien de spécial ou bien un peu de rougeur du voile palatin ou des zones amygdaliennes. Cependant, l'examen du pharynx et des fosses nasales sera toujours pratiqué avec un soin particulier pour rechercher s'il existe ou non des vestiges membraneux de la diphtérie ; les parents, qui ont assisté à de tels accès de suffocation, craignant le croup, ne manqueront pas du reste de stimuler la vigilance du médecin.

3° *Faux croups graves.* — La terminaison d'un faux croup peut être mortelle ou, si elle n'est pas mortelle, l'allure de la maladie peut présenter un caractère de gravité tellement exceptionnelle, que le diagnostic de ce faux croup grave avec le vrai croup devient dans certains cas d'une grande difficulté. Cette issue quelquefois fatale d'une maladie considérée d'habitude comme étant d'un pronostic essentiellement bénin, malgré son caractère parfois très alarmant, en assombrit considérablement le tableau. Hâtons-nous

[**G. VARIOT et J. GLOVER.**]

de dire que le faux croup grave se terminant par la mort n'est pas fréquent.
Mais les laryngites aiguës de l'enfance simulant le croup ne sont pas rares
et, par ce fait même, doivent être bien connues. Les laryngites aiguës
spasmodiques à formes graves sont de deux variétés : tout d'abord, les *laryngites aiguës avec tirage persistant simulant le croup*; enfin, les *laryngites
aiguës spasmodiques, rubéoliques*, qui surviennent au début, au cours, ou
pendant la convalescence d'une rougeole simple ou compliquée de broncho-
pneumonie; ou bien encore, quoique plus rarement, au début d'une
variole.

α. — *Laryngites aiguës, avec tirage persistant, simulant le croup*[1].
Dans ces variétés de laryngites, les symptômes, après quelques heures, au
lieu de s'amender, ne font que s'aggraver, et à l'accès de suffocation primitif
succède, d'une façon constante, un tirage permanent et régulier, très violent
dans quelques cas. Le début s'opère de deux façons. Parfois l'évolution
initiale de l'affection est celle d'une laryngite aiguë avec phénomènes fébriles,
et les troubles spasmodiques de la respiration s'établissent lentement et
vont en s'aggravant. D'autre fois, ainsi que nous l'avons dit, un accès de
suffocation sans prodrome marque le commencement de la maladie. Cet accès
se produit à la suite et à l'occasion d'un simple coryza, d'un larmoiement,
d'un léger enrouement. Dans ces conditions, les phénomènes graves atteignent d'emblée leur maximum d'intensité. La dyspnée est permanente et
continue, après l'accès de suffocation initial. L'examen de la gorge est négatif.
La voix est normale, ou plus ou moins enrouée, ou éteinte; et cette aphonie
n'est que très passagère. La toux est particulière : fréquente, quinteuse,
rauque, aboyante avec une tonalité élevée. La respiration est pénible, accélérée. Le phénomène si caractéristique d'un obstacle laryngé, le tirage, existe
presque toujours avec la même intensité que dans le croup. Le sifflement
laryngo-trachéal s'entend au loin, témoignant ainsi de la difficulté de la respiration. L'irritabilité de l'enfant est portée à un haut degré et son anxiété
est plus ou moins grande. L'auscultation permet de reconnaître une diminution du murmure vésiculaire en rapport avec l'obstacle laryngé. La température est à 37°,5, 38, 39 degrés et plus, surtout s'il y a complication
thoracique.

La durée même de la maladie est variable. D'une façon générale, le
tirage ne semble pas devoir persister plus de 48 heures. Parfois même,
la gêne respiratoire ne reste vraiment inquiétante que pendant un temps
moins long. Presque toujours, il se produit une aggravation des accidents
après le transport des enfants à l'hôpital, ou pendant le séjour du médecin
auprès du malade. C'est ce qui explique le rôle important joué par l'élément
nerveux dans ces accidents, chez les sujets impressionnables. La dyspnée
s'exagère toujours après le départ des parents. En somme, malgré cette allure
bruyante et les phénomènes si inquiétants auxquels on assiste, la guérison
de ces faux croups graves est la règle. Et il n'est pas très fréquent d'avoir
recours à l'intervention chirurgicale, si l'on a la patience de *savoir*

_______

[1] Touchard. Les laryngites aiguës de l'enfance simulant le croup. *Thèse doct.*, Paris, 1893.

*attendre*. Ce sont là des cas, en effet, où il faut toujours reculer l'opération jusqu'aux dernières limites permises par la prudence.

Bien qu'à l'accès de suffocation du début ait succédé un tirage permanent et régulier, bien que les phénomènes asphyxiques soient portés à un tel point que l'intervention paraisse nécessaire, lorsqu'on trouve dans la marche de la maladie des signes suffisamment précis pour permettre de supposer qu'il ne s'agit pas d'un croup, il faut temporiser autant que possible. Toutefois, il faut savoir aussi que si la dyspnée n'est pas toujours menaçante, elle l'est parfois assez pour nécessiter une intervention chirurgicale. Trousseau[1] rapporte le cas d'un enfant chez lequel le tirage était tellement violent que l'on fut obligé de pratiquer l'opération, bien qu'il s'agît d'un faux croup. L'enfant mourut dix jours après, il est vrai, de broncho-pneumonie. Nous reviendrons plus tard sur ce fait, où la coexistence d'une broncho-pneumonie semble avoir contribué pour une part à la production des phénomènes spasmodiques. M. Cadet de Gassicourt, parlant précisément des formes graves de laryngite striduleuse avec tirage permanent dans l'intervalle des accès, rapporte à la Société médico-pratique (séance du 22 mars 1886)[2] l'observation d'une petite fille de sept ans à laquelle M. de Saint-Germain et lui-même durent pratiquer la trachéotomie. A cette même séance, M. Huchard relate un fait analogue observé en 1873 chez une petite fille de cinq ans. Il y avait eu d'abord des accès de suffocation violents, puis d'intensité décroissante pendant un jour. La gorge était simplement rouge. Le lendemain, l'état asphyxique rappelait tout à fait la période terminale du croup; la respiration s'entendait à peine, l'enfant était cyanosée. On se tint prêt à intervenir et de fait, au milieu du jour, l'état devint si grave que l'opération fut jugée indispensable. L'enfant a guéri rapidement; de plus, elle a eu de fréquentes attaques analogues, qui ont confirmé le diagnostic. Ces faits et d'autres encore prouvent bien que, dans certains cas, on peut être forcé d'avoir recours à une intervention chirurgicale. Il est nécessaire de connaître cette marche parfois redoutable, car si l'on ne sait pas intervenir à temps, la mort peut être la conséquence de cette abstention.

Tout le monde connaît le fait rapporté par Trousseau[3] dans ses *Cliniques médicales de l'Hôtel-Dieu* : Un élève du collège de Juilly était emporté en quelques heures, après des accès d'oppression épouvantables, sans qu'il fût matériellement possible d'intervenir. L'examen du larynx et de la trachée montra bien qu'il s'agissait, dans ce cas, d'un faux croup. Rilliet et

(1) TROUSSEAU. *Clin. méd. de l'Hôtel-Dieu*, t. I, p. 635.

(2) CADET DE GASSICOURT. *Union médicale*, 17 avril 1886, p. 634.

(3) TROUSSEAU. *Clin. méd. Hôtel-Dieu*, t. I, p. 640 et 641. « Un jeune garçon de 13 ans, bien portant la veille, avait été pris tout à coup le lendemain matin, à son réveil, d'un accès d'oppression épouvantable. Il se leva rapidement et courut chez le préfet des études; sa respiration était gênée au plus haut point; il avait une toux rauque, croupale; sa voix était enrouée, éteinte, et la respiration produisait un sifflement des plus bruyants. Le médecin du collège, mandé aussitôt, fut justement effrayé de l'état du malade et me dépêcha sur-le-champ un des maîtres. Je partis aussitôt, quatre heures après j'arrivais auprès du pauvre enfant; il venait d'expirer. A l'autopsie, nous ne constatâmes qu'un gonflement notable des cordes vocales avec rougeur de la membrane muqueuse laryngienne, qu'un peu de tuméfaction des replis aryténo-épiglottiques. Sur l'une des cordes vocales il y avait une légère sécrétion membraneuse, n'ayant aucun des caractères de la fausse membrane diphtérique et qui était le résultat d'une phlegmasie portée au plus haut degré. »

[G. VARIOT et J. GLOVER.]

Barthez[1], Baudelocque[2], Hérard[3], Rogery[4], Constant[5] décrivaient aussi cette forme éminemment grave, où des cas de mort peuvent se produire, parce que l'intervention chirurgicale n'a pas eu lieu à temps. Ces auteurs mentionnent des faits analogues à celui de Trousseau. Dans la mauvaise saison, à l'époque où sévissent les épidémies de grippe, il paraît plus commun de rencontrer certaines de ces formes de faux croup particulièrement grave.

Nous venons d'observer au pavillon Bretonneau, à l'hôpital Trousseau, une épidémie de faux croups graves (décembre 1896). Sur une douzaine d'enfants atteints, trois ont déjà succombé après avoir été tubés. Un autre, qui rejetait le tube avec persistance a dû être trachéotomisé, et huit jours après le début de la maladie, le spasme glottique persistait encore; il était impossible de retirer la canule. Il est digne de remarquer que les autres enfants, qui ont guéri, ont dû conserver le tube pendant sept à huit jours; c'est-à-dire plus longtemps que les enfants atteints de croup diphtérique traité par le sérum antidiphtérique. Chez tous ces enfants atteints de faux croup, l'ensemencement du mucus pharyngien a donné sur le sérum coagulé des cultures de bacilles courts (bacilles courts de Lœffler). Cependant aucun d'eux n'a présenté le moindre vestige de membranes diphtériques. On aurait pu penser, dans ces circonstances, à des croups d'emblée; mais jamais les enfants n'ont rejeté de débris membraneux au moment du tubage et les autopsies des trois petits malades morts 48 heures après l'entrée à l'hôpital n'ont montré aucune membrane, ni dans le larynx, ni dans les voies aériennes. *La signification du bacille court dans le pharynx, qui est absolument douteuse pour le cas d'angine, ne l'est pas moins dans les laryngites suffocantes.*

β. — *Laryngites rubéoliques avec tirage permanent.* — « Il est commun de voir, écrivait Trousseau[6], pendant la période d'invasion de la rougeole, au moment où les membranes muqueuses nasales, oculaires et bronchiques se prennent, le larynx s'affecter de la même façon et fréquemment aussi de voir les enfants dans les deux ou trois premiers jours du début de cette pyrexie exanthématique, alors que l'éruption ne s'est pas encore faite à la peau, éprouver tous les accidents de la laryngite striduleuse. » Il ne s'agit pas là seulement de la laryngite catarrhale simple rubéolique, qui se produit, d'une façon presque régulière dès le début de la maladie, et se manifeste par une toux rauque, quinteuse, à timbre bien spécial, avec dysphonie plus ou moins prononcée. Trousseau insiste particulièrement sur l'apparition, au début ou au cours de la rougeole, d'une dyspnée laryngienne menaçante, avec suffocation et asphyxie tellement prononcée dans certaines circonstances, que l'on ne tarde pas à songer à une intervention chirurgicale, tant la similitude des accidents avec ceux du croup d'emblée est grande. A l'hôpital, en pareil

---

(1) RILLIET ET BARTHEZ. *Traité des maladies de l'enfance*, t. I, p. 347.
(2) BAUDELOCQUE. *Gazette médicale de Paris*, 1834, p. 314.
(3) HÉRARD. *Thèse de doct.*, Paris, 1847.
(4) ROGERY. Croup aigu terminé par la mort avant la formation de la fausse membrane. In *Journ. génér. de méd. chir. et pharm.*, 1810, p. 156.
(5) CONSTANT. *Gaz. méd. de Paris*, 1874, p. 304.
(6) TROUSSEAU. *Clin. méd. Hôtel-Dieu*, t. I, p. 688.

cas, on s'empresse et quelquefois à tort de diriger immédiatement l'enfant sur le pavillon d'isolement, où on l'expose à la contagion. En ville, dans la clientèle particulière, par crainte d'une diphtérie secondaire, on ne sait dissimuler à l'entourage du malade son appréhension, tant les accidents de ce genre sont étroitement liés avec une complication diphtérique de la rougeole. Le tableau clinique de ces laryngites rubéoliques spasmodiques est très peu différent de celui des laryngites aiguës spasmodiques avec tirage continu, dont nous venons de parler. Il a été décrit par différents auteurs et l'on trouve sur ces faits des documents dans les travaux de Champaignac[1], Deehaut[2], Blanckaert[3], Coyne[4], Barbier[5], J. Touchard[6].

La laryngite spasmodique, qui survient au cours de la rougeole, peut précéder l'éruption, se produire au moment même de l'éruption, ou, enfin, apparaître très inopinément au moment de la convalescence. Cette division est celle qui se trouve exposée dans le travail de M. Touchard, étude inspirée par M. Sevestre, chef du service de la diphtérie à l'hôpital des Enfants-Malades :

I. LARYNGITES RUBÉOLIQUES PRÉCÉDANT L'ÉRUPTION. — Lorsqu'elles précèdent la rougeole, les crises de faux croup se développent indifféremment le jour ou la nuit; les accès sont plus rapprochés et toujours caractérisés par une oppression formidable accompagnée de toux rauque et d'inspiration sifflante. Il n'y a pas de rémission et le tirage persiste après les accès. La température est élevée, l'agitation excessive. S'il existe, en même temps que ces accidents, du coryza, du larmoiement, du catarrhe oculaire et nasal, ces prodromes ordinaires de la rougeole permettent quelquefois de prévoir l'apparition prochaine d'une éruption morbilleuse. Mais il n'en est pas toujours ainsi. Et de toute façon, pendant les 48 heures que dure le tirage et que se succèdent, en se répétant à de plus ou moins courts intervalles, les accès de suffocation, quelquefois si violents qu'on se demande à tout instant si l'on ne devra pas opérer, le diagnostic reste totalement en suspens. On se demande s'il s'agit d'un vrai ou d'un faux croup. Et ce n'est le plus souvent qu'après un jour ou deux, alors que les accidents laryngiens ont été en s'atténuant, alors que le spasme phréno-glottique a complètement disparu, qu'apparaît un matin une éruption de rougeole plus ou moins confluente. A cet instant seulement, l'éruption permet, bien tardivement peut-être, mais un peu plus sûrement, d'exclure toute idée de diphtérie des accidents laryngés spasmodiques qui, peu de temps auparavant, alarmaient si profondément le médecin resté dans le doute et l'entourage du jeune malade. L'observateur s'était trouvé, dans ce cas, en présence d'un faux croup grave pré-rubéolique.

II. LARYNGITES RUBÉOLIQUES SURVENANT AU MOMENT DE L'ÉRUPTION. — Beaucoup plus fréquemment la laryngite spasmodique rubéolique survient *au moment de l'éruption* et avec l'apparition de l'exanthème rubéolique sur la

(1) CHAMPAIGNAC. *Th. doct.*, Paris, 1812.
(2) DEEHAUT. De la rougeole irrégulière et compliquée. *Th. doct.*, Paris, 1842.
(3) BLANCKAERT. Complications de la rougeole. *Th. doct.*, Paris, 1868.
(4) COYNE. Accidents laryngés de la rougeole ; in *Gazette médicale de Paris*, 1874, n°° 35 et 36, et *Thèse doct.*, Paris, 1874.
(5) BARBIER. Détermination tardive de la rougeole sur le larynx ; in *Revue des maladies de l'enfance*, 1886.
(6) J. TOUCHARD. *Loco citato*, p. 882.

[G. VARIOT et J. GLOVER.]

muqueuse. Dans ces conditions, anatomiquement, la laryngite rubéolique
est catarrhale, ulcéreuse ou pseudo-membraneuse. Et à ces différentes formes
anatomiques correspondent des phénomènes cliniques d'un caractère très
variable. Toutefois, dans chaque variété, les troubles de la respiration peuvent
acquérir une gravité remarquable. Au cas d'une laryngite spasmodique
catarrhale ou ulcéreuse survenant au cours d'une rougeole en pleine éruption, la dyspnée et l'asphyxie peuvent être aussi intenses que dans le croup.
En pareille circonstance, c'est seulement dans l'évolution de la maladie que
l'on trouvera des signes un peu précis, qui permettront d'établir le diagnostic. Les caractères de la toux, qui est habituellement sonore, sèche, contrastent assez nettement avec la toux rauque des enfants atteints de croup.

La température est toujours assez élevée, surtout s'il existe, ainsi que
cela se produit fréquemment, une trachéo-bronchite catarrhale plus ou
moins intense. On se souviendra que la température élevée est peu commune
d'ordinaire dans la diphtérie, à moins que celle-ci ne s'accompagne de complications inflammatoires graves des voies respiratoires. Enfin, en dernier
lieu, l'examen bactériologique lèverait bientôt tous les doutes, à moins
cependant qu'on ne constate dans les cultures que la présence du *bacille
court* dont la spécificité paraît être douteuse. S'il existe, en même temps,
une angine exsudative, la situation sera mieux éclairée. Toutefois, cette
angine peut faire absolument défaut et dans cette dernière condition,
l'hypothèse d'un croup d'emblée secondaire et compliquant la rougeole
est la seule qui puisse se présenter à l'esprit de l'observateur. Chez les
grands enfants, et toutes les fois du reste, où cela est possible, l'examen
laryngoscopique ou l'autoscopie directe des voies aériennes par le procédé
de Kirstein, que nous décrivons plus loin à propos des laryngites aiguës
exsudatives, peuvent être d'une très grande utilité et rendre d'importants
services. Enfin, il faut se rappeler que la laryngite pseudo-membraneuse
diphtérique secondaire à la rougeole, précédée ou non d'angine exsudative,
apparaît pendant l'éruption ou à son déclin, du 4e au 13e jour (Rilliet et
Barthez), du 5e au 6e jour (West.). Si elle survient plus tard, ce n'est qu'à
titre de complication tardive ; et outre la laryngite, il peut se produire de
la trachéo-bronchite membraneuse (Baudin, Ruault), un croup membraneux
secondaire à la rougeole. Ces faits n'appartiennent pas à notre étude. Lorsque
la laryngite rubéolique spasmodique existe en même temps que des complications thoraciques, le spasme glottique prend un caractère particulier. Nous
croyons devoir insister spécialement plus loin sur ce sujet. On trouvera à
l'occasion du diagnostic différentiel des laryngites aiguës, une étude du
spasme glottique réflexe d'origine pulmonaire dans les laryngites aiguës.

III. Laryngites rubéoliques survenant au moment de la convalescence. —
Des observations réunies dans le travail de Roumieux [1], il résulte que, dans
le cas où la laryngite rubéolique survient tardivement au cours de la convalescence de la rougeole, la toux, d'abord rauque et bruyante, devient sourde
et étouffée. La déglutition des liquides la provoque habituellement, quand

(1) Roumieux. Complications de l'appareil respiratoire dans la rougeole. *Th. doct.* Paris, 1875.

les ulcérations laryngiennes siègent en arrière, au niveau des aryténoïdes. La voix est rapidement éteinte, il n'y a pas d'accès de suffocation. La dyspnée est bien marquée, mais moins que dans les laryngites diphtériques. Souvent même, elle est plus accentuée au début qu'à la fin de la maladie, à part les cas fort nombreux où il se produit, vers le 8e ou le 10e jour, des complications pulmonaires, à l'occasion desquelles les troubles respiratoires reprennent plus d'intensité. Ces troubles, du reste, annoncent parfois l'existence d'une broncho-pneumonie pouvant entraîner une issue fatale. Le pronostic, en pareil cas, serait très grave, puisque, sur 15 cas relevés par Coyne, 2 guérisons seulement auraient été observées. Les ulcérations laryngiennes, ici comme au cours des précédentes laryngites spasmodiques, ne sont pas toujours les seules lésions qui caractérisent anatomiquement cette laryngite de la convalescence de la rougeole. Dans quelques cas, il existe en outre un épaississement ou une hypertrophie des cordes vocales. Touchard décrit la laryngite *a frigore* légère de la convalescence, qui ne procède que de lésions catarrhales infiniment bénignes, lésions dues au refroidissement. Avec la bénignité des lésions, l'évolution de cette laryngite *a frigore* infiniment légère, mais parfois tenace, est des plus simples.

4° *Laryngite aiguë exsudative non diphtérique.* — La laryngite aiguë exsudative ou membraneuse de l'enfant est très rare en dehors de la diphtérie. On l'observe environ dans les proportions extrêmement réduites de 1 à 2 pour 100. Et cette proportion est, comme on le voit, à peu près la même que celle des angines non diphtériques par rapport aux angines vraiment diphtériques. Voici, en général, la façon dont évoluent les accidents, et ici, plus encore que dans la description précédente des laryngites spasmodiques, le tableau de la maladie présente avec le croup diphtérique une similitude parfaite. Si ce n'était l'analyse bactériologique des exsudats et membranes, qui seule permet de distinguer ces affections couenneuses des voies respiratoires les unes des autres, il n'y aurait pas lieu de différencier au point de vue clinique un croup membraneux non diphtérique d'un vrai croup diphtérique. Tous deux sont en tous points comparables l'un à l'autre au point de vue clinique. Notre description, du reste, sera courte : chez un enfant malade depuis quelques jours et présentant d'une façon assez mal déterminée un ensemble de symptômes, tels que les suivants : mal de gorge, toux, inappétence, fièvre, la toux initiale devient après ces quelques jours, croupale, rauque et éteinte. Un tirage rapidement intense apparaît. La cyanose se manifeste fortement. La toux devient très rauque. La voix reste quelquefois mais assez rarement claire. Le tirage et le cornage s'accentuent. Tous les degrés d'intensité et de rapidité d'évolution des signes physiques peuvent être du reste observés suivant chaque malade. Il devient enfin nécessaire d'intervenir par une dilatation de la glotte avec un tube. Le soulagement est immédiat. Dans certains cas, du muco-pus, accompagné ou non de débris de fausses membranes, est rendu par le tube. A l'examen de la gorge, on note une légère hypertrophie amygdalienne avec tuméfaction, un peu de rougeur du pharynx, un petit îlot pseudo-membraneux blanc, bien circonscrit sur chaque amygdale et assez souvent un autre îlot sur le voile

[G. VARIOT et J. GLOVER.]

du palais ou sur le fond du pharynx. Il n'y a pas ordinairement de jetage
nasal. L'adénopathie sous-maxillaire est très légère. La fièvre est très
modérée, 38° ou 38°,5. Si l'on ausculte, on entend parfois des râles ronflants
et muqueux, disséminés sans zone de matité, sans foyer de broncho-pneumonie. Et il n'existe rien de spécial dans les autres organes. Ces troubles
sont survenus d'une façon mal déterminée : refroidissement, contagion. L'exsudat amygdalien, à l'examen bactériologique, donne des cultures de streptocoques et staphylocoques associés, ou même parfois des cultures pures de
staphylocoques. Dans ces cas, en effet, il ne s'agit pas de laryngites exsudatives et membraneuses à bacilles de Lœffler. Et ces laryngites ne présentent
en réalité comme caractère *diphtérique* au sens étymologique du mot (διφθέρα,
membrane), que le processus anatomique exsudatif et membraneux, puisque
le processus bactérien peut être formulé à l'analyse bactériologique par des
cultures pures de streptocoques ou associés aux staphylocoques à l'exclusion
du bacille de Lœffler. En outre, le pronostic sérieux dans cette affection ne
paraît changer en rien, que l'exsudat laryngien porte le staphylocoque pur ou
associé au streptocoque. Car il n'est pas démontré que les associations
strepto-staphylococciques assombrissent le pronostic d'une laryngite exsudative. A propos des formes exsudatives aiguës, nous voudrions insister sur
deux méthodes d'exploration clinique, qui, au cours des laryngites aiguës de
l'enfant, semblent devoir rendre en quelques cas d'éminents services. Nous
voulons parler d'une part de l'utilité de l'inspection directe de l'épiglotte
et aussi des toutes nouvelles méthodes d'autoscopie directe des voies
aériennes, décrites récemment par Alf. Kirstein de Berlin.

α. *Inspection directe de l'épiglotte.* — Il nous semble utile de bien mettre
en lumière le parti que le médecin peut tirer de l'inspection directe de
l'épiglotte dans les cas plus ou moins embarrassants où le processus membraneux tend à gagner le larynx. Nos meilleurs cliniciens français, Rilliet et
Barthez, Archambault, Bouchut, etc., ne paraissent pas s'être attachés à
l'exploration de l'épiglotte, lors de l'examen du pharynx. Guersant cependant, dans le Dictionnaire en trente volumes, signale ce mode d'exploration, mais sans y insister davantage. Cette exploration peut fournir cependant des indications et des signes d'une haute valeur. Il est bien rare, ainsi
que tout le monde l'a reconnu, que l'examen laryngoscopique soit possible
chez les enfants diphtériques. Quelques petits malades, très dociles, ayant
dépassé cinq à six ans, en dehors d'accidents de suffocation, se prêtent
seuls à l'application du miroir. De telle sorte que l'examen laryngoscopique, ainsi que nous l'avons dit déjà, ne peut pas être considéré comme
un procédé clinique d'investigation. Par contre, il n'en est pas de même de
l'inspection directe de l'épiglotte extrêmement aisée chez les enfants de tout
âge. La manœuvre nécessaire pour découvrir l'épiglotte est des plus simples.
Lorsque l'enfant a la bouche grande ouverte, on porte l'abaisse-langue un
peu en arrière sur la langue. On exerce une pression sur cet organe, en faisant basculer légèrement le manche de l'abaisse-langue coudé en haut. Cette
pression provoque presque toujours un mouvement réflexe des muscles du
pharynx, qui soulève le larynx et fait apparaître ainsi la pointe de l'épi-

glotte et ses bords. Chez certains enfants, une pression douce sur la base
de la langue découvre l'épiglotte ; chez d'autres, qui ont le larynx placé peut-
être plus bas, la pression doit être exercée plus fortement sur la base de la
langue pour déterminer la contraction réflexe des constricteurs du pharynx
et le soulèvement en masse du larynx et par suite de l'épiglotte. Avec un
peu d'habitude, il est rare qu'on ne réussisse pas, grâce à ce tour de main,
à bien voir l'épiglotte chez les enfants. Comme l'inspection directe de l'épiglotte doit être faite très vite, puisqu'il faut profiter du mouvement rapide
d'ascension du larynx, il est bon de ne porter d'abord l'attention que de ce
côté ; puis on embrasse ensuite, d'un autre coup d'œil, les amygdales, le pharynx et le voile du palais. Bien souvent, au cours des laryngites aiguës,
l'épiglotte a simplement l'apparence d'un cône rouge ; les bords et l'extrémité semblent épaissis. Mais, d'autres fois, il est possible de voir très distinctement, à l'extrémité de l'épiglotte et sur ses bords, une bordure blanche
correspondant manifestement à un exsudat. Sur le cadavre, le liséré membraneux épiglottique, visible pendant la vie, apparaît comme une expansion
de l'exsudat tapissant la face postérieure de l'épiglotte et se repliant sur le
bord libre. Il arrive que cette bordure, dépassant la marge et l'extrémité de
l'épiglotte, empiète un peu sur la face antérieure. On peut désigner sous le
nom de *signe de l'épiglotte* la localisation marginale des exsudats dans cette
région. Il serait superflu d'insister sur la valeur séméiologique des membranes épiglottiques notées par l'inspection directe. Le fait que des exsudats
occupent l'extrémité ou les bords de l'épiglotte permet d'affirmer l'extension
de la membrane au vestibule du larynx et doit faire craindre l'envahissement
de la muqueuse laryngée et des cordes vocales, si ces parties ne sont pas encore touchées par le processus membraneux. Et l'on comprend que la signification clinique des membranes épiglottiques, qui n'a qu'une importance
accessoire lorsque les phénomènes sont parfaitement caractérisés, prend un
intérêt capital dans les cas difficiles. L'inspection de l'épiglotte permet donc
de découvrir des exsudats membraneux, qu'ils soient ou non de nature
diphtérique [1].

β. *Autoscopie directe des voies aériennes par le procédé de Kirstein.*
— Si, au lieu de s'en tenir à la simple inspection de l'épiglotte par le procédé
que nous venons de décrire, on veut pousser plus loin l'exploration directe
de la cavité laryngienne, il existe un autre procédé, celui de l'autoscopie
directe des voies aériennes, imaginé par Kirstein [2] (de Berlin). La difficulté
essentielle de l'examen de la gorge provient de la langue, à côté de laquelle
son appendice, l'épiglotte, joue un rôle subalterne. Si la langue et l'épiglotte
étaient absentes, on pourrait *voir et toucher par la bouche directement la*

<hr>

[1] Escat (de Toulouse) a proposé, il y a plusieurs mois, un abaisse-langue ressemblant assez à un
écarteur. L'une de ses extrémités est recourbée à angle droit, échancrée à sa partie médiane. Cette
extrémité, appliquée à la base de la langue, dans le sillon glosso-épiglottique, permet de ramener
en avant la langue en découvrant la face antérieure de l'épiglotte, qui tend à se relever. La
manœuvre paraît quelquefois plus simple à l'aide de cet instrument qu'avec l'abaisse-langue ordinaire.
Toutefois, chez quelques enfants indociles, cet instrument crochu peut blesser. Il ne faudrait pas confondre ce procédé d'examen de l'épiglotte avec les méthodes d'exploration laryngiennes différentes,
employées par Kirstein.

[2] KIRSTEIN. *Loco citato*, p. 814.



[*G. VARIOT et J. GLOVER.*]

*muqueuse aérienne jusque dans les grosses bronches.* Ainsi pour examiner les portions profondes de la gorge, il faut en écarter, en tourner cet obstacle opposé par la langue. Et il est étonnant que la technique de la spatule linguale, beaucoup plus ancienne que celle du miroir, ait été appliquée jusqu'à présent d'une façon si imparfaite qu'elle ne pouvait servir que pour l'inspection de *l'entrée* du conduit respiratoire et digestif, c'est-à-dire pour la *pharyngoscopie.* Le procédé de Kirstein, appelé l'autoscopie directe des voies aériennes, consiste seulement à savoir que la pression de la spatule peut écarter la langue du rayon visuel bien plus à fond qu'on ne s'en était jamais douté. De sorte qu'on peut voir très souvent, à l'aide de la spatule, une portion plus ou moins étendue de l'intérieur du larynx et de la trachée. Dans les cas favorables, la spatule est à même d'aplanir parfaitement cette difficulté essentielle de l'examen provenant de la langue. Comme l'autoscopie n'est autre chose qu'une réforme ou un perfectionnement de notre vieille technique de la spatule linguale, il n'est pas besoin d'instruments compliqués. Il faut faire l'autoscopie avec la spatule simple qu'emploie Kirstein. Cette spatule linguale est beaucoup plus longue et étroite que toutes les spatules linguales employées d'ordinaire. Elle est fixée à angle droit sur un manche et son extrémité, légèrement échancrée sur le milieu, un peu épaisse et bien mousse, est légèrement recourbée, en bas et en avant, sur une étendue d'environ deux centimètres. Mettons cette spatule linguale entre les mains d'un profane (non médecin) intelligent et adroit, demandons-lui de plonger son regard dans la gorge d'un malade aussi profondément que possible. Nous croyons personnellement, pour l'avoir observé, qu'il pratiquera d'instinct l'autoscopie. Il se mettra debout devant le malade assis et lui fera relever un peu la tête, afin de pouvoir regarder de haut en bas, à travers l'ouverture buccale. Rien ne l'empêchera d'écarter la langue et, dirigeant l'instrument en correspondance avec le regard projeté, il imprimera dans la langue une véritable gouttière, descendant vers l'os hyoïde. Si la spatule arrivait trop près de la lèvre supérieure, il maintiendra l'inspection en s'aidant de l'autre main qui pourra écarter l'obstacle. L'épiglotte ne le gênera guère, car la pression sur la base de la langue la fait remonter automatiquement dans la plupart des cas. Si le médecin agit par ce procédé assez facile à comprendre, et en évitant soigneusement autant qu'il est possible la production des mouvements réflexes, il voit une partie des voies aériennes sur une étendue variable, suivant la longueur relative et la direction de la gouttière linguale.

Bien entendu, l'observateur doit s'éclairer d'une façon spéciale; et, s'il suffit de la lumière directe pour l'examen du pharynx buccal et pour l'exploration de l'épiglotte avec l'abaisse-langue ordinaire, le médecin doit ici employer, pour éclairer les parties profondes et sombres où il porte le regard, un miroir frontal, réfléchissant la lumière qui ne saurait atteindre directement l'endroit voulu. Dans une salle de malades, à l'hôpital, on pourra mettre à profit la lumière solaire, lorsque cela est possible. On emploiera encore la lampe ordinaire; ou mieux, enfin, l'observateur pourra s'éclairer avec un miroir de Clar, ou une lampe frontale électrique quelconque, fournissant une lumière directe. L'autoscopie directe réussit moins aisément chez l'enfant que chez l'adulte, souvent à cause du manque de docilité.

Les différences extraordinaires de réussite de l'autoscopie ne tirent pas leur origine seulement des proportions très variables de la tête et du cou, de certaines conditions spéciales s'opposant à la fixation de la langue; mais encore des tendances psychiques de cet organe, si l'on peut ainsi parler.

Il n'existe peut-être aucun organe qui réponde à des attaques mécaniques par des réactions aussi individualisées et capricieuses que la langue. Certaines langues flegmatiques se laissent tout faire; il en est d'autres agitées, nerveuses, révoltées, prêtes à rejeter l'instrument violemment au dehors ou sur le côté. En somme, nous voulons faire remarquer qu'il est quelquefois difficile de savoir manier la langue pour l'autoscopie, et que cet art demande de l'adresse, de l'expérience, de l'attention, de la patience et même parfois une légère diplomatie, surtout vis-à-vis des jeunes enfants.

Bien entendu, chez quelques enfants très nerveux, l'examen autoscopique sera plus difficile, parfois même parfaitement impraticable. Toutefois, nous insistons sur ce fait que, s'il était indispensable de pratiquer l'autoscopie directe chez un jeune malade résistant, il faudrait le chloroformer, et Kirstein prétend que, dans ces conditions, l'on parvient presque chaque fois à faire l'examen autoscopique du larynx et de la trachée dans toute leur étendue. Si l'angle glottique antérieur ne se montre pas immédiatement, on le rend visible en faisant presser doucement du dehors sur le cartilage thyroïde. Ces cas, du reste, sont exceptionnels. Pour nous résumer, nous dirons : *que la technique autoscopique est l'art d'imprimer sur la langue avec la spatule, sans provocation de mouvements réflexes ni de souffrance, une gouttière s'étendant aussi loin que possible en arrière et en bas et dont la direction se rapproche autant que possible de celle de la trachée.*

Voici donc les quatre aspects cliniques sous lesquels peuvent se présenter les laryngites aiguës de l'enfant, observées à différents degrés : *Laryngites aiguës, catarrhales simples; laryngites franchement spasmodiques et d'un caractère bénin; les faux croups graves; enfin, les laryngites exsudatives ou membraneuses, ou croups membraneux non diphtériques.*

Dans la description générale de ces quatre grandes formes cliniques, on remarque, d'une part, combien la localisation exclusive au larynx des phénomènes morbides est rare. La laryngite primitive essentielle non accompagnée de phénomènes inflammatoires des organes voisins est extrêmement peu fréquente chez l'enfant. Presque toujours, il existe, en effet, soit une affection voisine, soit une maladie générale, dans le tableau de laquelle la laryngite joue un rôle parfois très secondaire, parfois plus important. D'autre part, on remarque surtout dans ces quatre types cliniques, ainsi que nous le disions en commençant, qu'il est bien rare de voir une simple laryngite catarrhale ne se manifester exclusivement que par des troubles phonateurs. Le spasme intervient fréquemment, et une division absolue, entre les laryngites simples et les laryngites dites spasmodiques, est, à part quelques exceptions, assez difficile à établir. De même une laryngite aiguë

[G. VARIOT et J. GLOVER.]

spasmodique peut exister aussi bien avec exsudat laryngien que sans cet exsudat. Il y a, à côté du croup franchement diphtérique, une laryngite spasmodique non membraneuse, et les formes de laryngites membraneuses non diphtériques, bien que rares, établissent une transition insensible avec les croups diphtériques membraneux. C'est pourquoi, pour mieux tenir en garde l'observateur contre les éventualités de la clinique, après la description d'ensemble que nous venons de donner de ces quatre formes de laryngites aiguës, croyons-nous utile d'insister plus généralement, et en nous restreignant moins à ces formes cliniques, sur les troubles de la phonation et de la respiration dans les laryngites aiguës de l'enfant, en d'autres termes sur la valeur séméiologique de la toux, de la voix et de la respiration (tirage) dans le laryngisme de l'enfant au cours des laryngites aiguës :

F) **Séméiotique de la toux, de la voix, de la respiration** (*tirage*) **dans le laryngisme de l'enfant au cours des laryngites aiguës.** — Les troubles de la phonation et de la respiration dans les laryngites aiguës de l'enfant sont très variables, et cette grande variabilité même crée ces nombreuses formes cliniques, que l'on risque fort de confondre, lorsqu'il s'agit d'établir un diagnostic et surtout, ce qui est plus grave, de porter un pronostic précis.

1° *La toux et la voix.* — Depuis les observations scrupuleuses qu'ont suscitées, dans ces dernières années, les études sur la diphtérie des premières voies respiratoires, la clinique infantile s'est enrichie de données très utiles sur la valeur séméiologique de la toux, de la voix et de la respiration dans le laryngisme de l'enfant au cours des laryngites aiguës.

L'un de nous a décrit le syndrome *toux rauque et voix claire dans le croup,* syndrome qui n'offre pas moins d'intérêt dans les laryngites aiguës en général. Il est assez fréquent de rencontrer des enfants atteints d'une lésion pharyngienne, angine rouge ou blanche, contiguë à une lésion laryngienne analogue et qui présentent en même temps une toux rauque plus ou moins retentissante, tout en conservant la voix timbrée d'une manière à peu près normale. Assez généralement le syndrome toux rauque et voix claire se manifeste dans les laryngites atténuées sans tirage ou avec un tirage modéré et temporaire. Mais, dans d'autres circonstances plus rares, la voix reste claire, lorsque des phénomènes de suffocation mieux caractérisés ont apparu. *Le pronostic, malgré cette voix claire persistante, est dans ces cas des plus sérieux.* Car l'on peut se voir contraint de pratiquer la dilatation de la glotte à l'aide d'un tube, chez des enfants qui parlent très distinctement et qui poussent des cris bruyants au moment même de l'opération. Les modifications de la voix ne marchent donc pas toujours de pair avec les troubles respiratoires et avec les phénomènes de suffocation. Le syndrome toux rauque et voix claire semble indiquer que les exsudats, s'ils existent, ont respecté les cordes vocales. Mais lorsqu'un enfant a un tirage très intense, lorsqu'il suffoque, peu importe que ses cordes vocales soient libres d'exsudats, qu'il ait la voix claire, il ne faut pas hésiter à pratiquer la dilatation de la glotte à l'aide d'un tube. On laisserait succomber bien des enfants, si l'on attendait l'extinction de la voix et de la toux pour lever l'obstruction laryngée.

Nous avons cherché à donner plus haut, à propos des laryngites spasmodiques, l'explication physiologique du syndrome toux rauque et voix claire.
Physiologiquement on explique ce syndrome en lui reconnaissant comme
cause productrice la prédominance de l'influx moteur vocal (*nerf spinal*)
sur l'influx respiratoire (*nerf pneumogastrique*) dans l'accomplissement
du réflexe, dont les voies terminales centrifuges sont représentées par les
nerfs récurrents, qui contiennent les deux ordres de fibres (*vocales et respiratoires*). Les constatations anatomiques confirment en effet les présomptions physiologiques et il paraît difficile de comprendre comment les cordes
vocales pourraient continuer de vibrer normalement, si elles étaient tapissées d'exsudats. Il ressort aussi des constatations anatomiques que la raucité
de la toux n'a pas la même cause, ni le même mécanisme que la raucité de
la voix. La toux aboyante, croupale vulgaire, semble plutôt due à une con-
sonnance défectueuse de la muqueuse du vestibule laryngien, et peut-être
aussi de la muqueuse trachéale, modifiée par un processus inflammatoire
quelconque. La raucité de la toux ne semble donc pas devoir être attribuée
à une lésion des cordes vocales, mais plutôt à une altération des muqueuses
sus-glottiques, et aussi sous-glottiques.

De l'observation clinique des petits malades atteints de laryngites aiguës,
il ressort un dernier fait bien curieux et assez difficile à expliquer ; ce fait
est le suivant : le syndrome toux rauque et voix claire peut être parfois
accompagné de phénomènes de suffocation d'une grande intensité, avons-
nous vu, nécessitant même la dilatation immédiate de la glotte au moyen
d'un tube, tandis que dans d'autres cas le tirage fait absolument défaut. Les
lésions anatomiques, sans être absolument identiques à celles des cas précédents, sont cependant fort semblables et les manifestations cliniques radicalement différentes. Il nous paraît embarrassant de donner une interprétation
dogmatique de ces variations cliniques, ne correspondant pas à des modifications anatomiques. Peut-être faut-il faire une part à l'excitabilité très
variable de l'appareil nerveux laryngé suivant les malades. Les enfants au-
dessous de deux ans, d'une santé ordinaire satisfaisante, sont plus sujets au
laryngisme à la moindre atteinte inflammatoire portant sur le larynx. D'autres,
au-dessous de cet âge, présentant des déformations rachitiques du squelette,
sont aussi plus sujets que les enfants non rachitiques à des spasmes violents
de la glotte dans le cours des laryngites et même en dehors de celles-ci.

2° *Le tirage.* — Mais poursuivons encore nos observations et étudions ce
phénomène clinique appelé *tirage*, que l'on observe chez les petits malades
qui nous occupent. Pour en mieux apprécier la valeur séméiologique, cherchons à en étudier le mécanisme physiologique au cours des laryngites
spasmodiques aiguës. On donne, à proprement parler, le nom de tirage aux
dépressions anormales qui se produisent, pendant l'inspiration, dans la
région diaphragmatique et dans les régions sus-sternales et sus-claviculaires, lorsque surviennent les phénomènes de sténose laryngée. D'après
les auteurs classiques l'explication de ces déformations thoraciques et périthoraciques serait assez simple. Elles seraient la conséquence du vide
intra-thoracique qui se produit, la glotte étant fermée ou obstruée, quand

[G. VARIOT et J. GLOVER.]

la poitrine subit une ampliation plus grande sous l'influence de la contraction des muscles inspirateurs. L'air extérieur ne pouvant pénétrer librement dans les voies aériennes, à cause de l'occlusion laryngée, la pression
atmosphérique n'est plus contre-balancée par la pression de l'air contenu
dans la poitrine. Aussi à la base et au sommet du thorax, on voit se creuser
des dépressions correspondant à l'affaissement des parties molles qui seraient
refoulées par la pression atmosphérique pour venir combler le vide intra-
thoracique. Cette explication toute physique a le mérite de la simplicité; mais
d'autres facteurs que le vide semblent intervenir dans la production du tirage,
et nous allons voir que l'action dynamique des muscles inspirateurs et surtout du diaphragme paraît jouer un rôle prédominant dans ce syndrome
plus complexe qu'on ne le croit généralement. Le tirage paraît être lié directement au spasme phréno-glottique, c'est-à-dire au spasme associé de la
glotte et du diaphragme. Les dépressions périthoraciques apparaissent avec
ce spasme et cessent avec lui. Trousseau, qui a laissé des tableaux cliniques
si fidèles et si émouvants de la suffocation dans les laryngites spasmodiques,
a bien vu que la dyspnée était paroxystique et que le spasme de la glotte
avait une grande influence sur l'aggravation de la dyspnée. Mais cet auteur
n'a pas démêlé nettement l'importance considérable du spasme du diaphragme
associé au spasme de la glotte.

Est-ce à dire qu'il ignora cette association? Assurément non, puisqu'il
décrit avec une admirable précision, dans sa leçon sur les convulsions internes,
sur le spasme de la glotte, la désharmonie dans la contraction du diaphragme
et dans la contraction des muscles constricteurs de la glotte. « Dans l'inspiration à l'état normal, dit-il, la glotte se dilate pendant que le diaphragme
s'abaisse; dans le spasme de la glotte, l'orifice glottique se resserre, tandis
que le diaphragme se contracte convulsivement. » Mais Trousseau n'a pas
appliqué directement aux laryngites spasmodiques aiguës cette analyse si
juste du spasme essentiel de la glotte. Observons, en effet, ce qui se passe
chez un enfant que l'on apporte à l'hôpital avec une laryngite aiguë spasmodique, à la période de suffocation. L'inspiration est en général lente, prolongée et profonde; elle s'accompagne d'un cornage glottique, qui est plus
ou moins sifflant, strident. L'orifice de la glotte est évidemment rétréci et
l'air, en pénétrant dans la trachée, fait vibrer les parois laryngées, d'où
l'inspiration sonore. En même temps, nous voyons le thorax se resserrer plus
ou moins à sa base; les côtes s'élèvent, mais ne s'écartent pas; au contraire,
la base du thorax paraît souvent étranglée en corset. Les dépressions, que
l'on voit au-dessous du diaphragme, tantôt n'occupent que la région
xiphoïdienne et le creux épigastrique, tantôt, au contraire, gagnent le plastron sterno-chondral dans une certaine hauteur, bilobant pour ainsi dire le
thorax. En même temps, on remarque des dépressions plus ou moins profondes dans la région cervicale sus-sternale, et dans les régions sus-claviculaires. La dépression médiane est d'autant plus accentuée que la contraction
des muscles sterno-cléido-mastoïdiens est plus forte. Dans les cas où la
dyspnée est extrême, à la contraction des sterno-mastoïdiens vient s'adjoindre
celle des muscles sous-hyoïdiens et sus-hyoïdiens, d'où la tendance à l'ouver-

ture de la bouche. On aperçoit même quelquefois les fibres du peaussier se dessiner sous la peau, dans ses mouvements d'inspiration forcée, tandis que la tête est renversée par les muscles de la nuque. Ces efforts considérables de tous les muscles inspirateurs pour lutter contre la sténose laryngée s'accompagnent de troubles de la circulation bien évidents. Du côté des artères, nous constatons le pouls paradoxal : c'est-à-dire l'affaissement ou la disparition du pouls à la fin de l'inspiration. Du côte des veines nous observons la turgescence des veines jugulaires et quelquefois la dilatation des veines thoraciques.

La peau du visage est plus ou moins livide, de même que celle des extrémités. Les lèvres, les conjonctives, la langue, les pavillons des oreilles, sont tout particulièrement cyanosés. L'expiration, qui succède à une inspiration ainsi troublée, est plus courte, mais néanmoins bruyante, ce qui indique la persistance du spasme glottique. Cette expiration, contrairement à ce qui se passe à l'état normal, est *active*, c'est-à-dire que les muscles de la sangle abdominale se contractent fortement pour la produire. On perçoit très bien, en palpant l'abdomen, les muscles grands droits qui se gonflent et durcissent sous la main. Les puissances musculaires du thorax dans le tirage sont dans un état de suractivité continuelle. Il n'existe même pas de repos pendant l'expiration. Il ne faut donc pas s'étonner de voir la fatigue musculaire survenir plus ou moins vite après ces efforts continus. Beaucoup d'enfants dans ces circonstances ont le visage couvert de sueur; ils sont extrêmement agités, angoissants, leurs yeux sont fixes, grands ouverts, anxieux. Le tableau de la suffocation est vraiment effrayant, il est inutile d'essayer de le retracer après les maîtres, qui nous en ont laissé une peinture si fidèle. L'intervention par le tubage chez un tel enfant va nous démontrer que la suffocation, de même que le tirage, est subordonnée au spasme phréno-glottique. Ce que l'on est convenu de désigner sous le nom de spasme de la glotte est en réalité le spasme des lèvres de la glotte proprement dite et de l'orifice sus-glottique. On se rend très bien compte de ce fait en pratiquant le toucher de la glotte de l'enfant qui présente du tirage, et que l'on se propose de tuber. Après que l'ouvre-bouche a été mis en place, on relève l'épiglotte et, avec la pulpe de l'index gauche, on pénètre dans le vestibule du larynx. En même temps que la peau de la phalange est plus ou moins serrée par les muscles des replis aryténo-épiglottiques, on sent distinctement les rubans vocaux qui sont au contact et l'on ne parvient qu'avec peine à les entr'ouvrir en fermant l'index. Très souvent, lorsqu'on a substitué le mandrin et l'extrémité du tube à la pulpe de l'index, on a la sensation d'une résistance qu'il faut vaincre pour faire pénétrer le tube dans la trachée; le spasme des cordes vocales peut être assez violent pour opposer un réel obstacle à l'introduction du tube. Lorsque le tube a franchi les cordes vocales, il se produit parfois un ressaut indiquant que le spasme des cordes vocales est vaincu.

L'enfant, après que le mandrin du tube est retiré, rejette souvent des débris membraneux, d'autres fois seulement du muco-pus trachéal, surtout lorsqu'il s'agit de laryngites spasmodiques avec toux rauque et voix claire.

[G. VARIOT et J. GLOVER.]

Fait très curieux et digne de toute l'attention, alors même que le tube introduit n'a pas refoulé de membranes par bourrage, ainsi que cela arrive parfois dans le tubage ; quoique le calibre du larynx et de la trachée soit libre, le tirage sus et sous-sternal ne cesse pas immédiatement. Bien que l'air entre très librement dans les voies aériennes, les *dépressions thoraciques persistent pendant une ou plusieurs minutes*. On reconnaît distinctement que la persistance peu durable d'ailleurs du tirage est due à la continuation des contractions spasmodiques du diaphragme. Dès que les secousses diaphragmatiques s'arrêtent, les dépressions cessent de se manifester et le tirage disparaît. Il semble que le spasme du diaphragme ne s'apaise que quelques minutes après que le spasme de la glotte a été vaincu par l'intromission du tube. Quoi qu'il en soit, le soulagement de la suffocation après le tubage est immédiat et admirable dans la grande majorité des cas. Les mouvements respiratoires sont régularisés rapidement, la cyanose du visage et le pouls paradoxal disparaissent simultanément.

Nous ne saurions trop insister sur l'importance de la prolongation même très courte du tirage et du spasme du diaphragme après la dilatation de la glotte par le tube. Si les dépressions du tirage, comme on l'admet généralement, étaient la conséquence du vide intra-thoracique, ces dépressions devraient disparaître instantanément après que la perméabilité du conduit laryngien est établie par le tube. Or, il n'en est rien ; l'air qui est rentré dans l'arbre aérien par les premières inspirations qui suivent le tubage a évidemment suffi à rétablir l'équilibre normal entre la pression atmosphérique et la pression intra-thoracique. Puisque les dépressions sus et sous-sternales persistent, c'est qu'elles sont dues à une autre cause et nous n'en trouvons pas d'autres que le spasme prolongé du diaphragme.

Mais poursuivons encore nos observations et nous allons constater que la dilatation de la glotte par le cathétérisme a comme conséquence plus ou moins durable la cessation du spasme de la glotte et aussi la cessation du spasme du diaphragme qui est connexe. Lorsque le tube est en place dans le larynx depuis quatre ou cinq minutes, après le rejet par la toux des mucosités ou des débris membraneux, le spasme du diaphragme s'apaise, les mouvements de la respiration deviennent réguliers. Retirons alors le tube par le fil qui est resté attaché. Le soulagement de la dyspnée reste acquis ; l'enfant continue de respirer aussi librement que lorsqu'il avait le tube dans le larynx, le tirage avec ses dépressions ne reparait pas, au moins pour un temps. C'est là un fait capital également digne d'attention au point de vue physiologique et au point de vue pratique. *Il a suffi d'introduire quelques minutes un tube dans le larynx pour vaincre le spasme phréno-glottique.*

Cette expérience fondamentale que tous les cliniciens peuvent reproduire, s'ils ont une suffisante habitude du cathétérisme du larynx, nous a servi de point d'appui ferme pour proposer et patronner *le traitement des spasmes laryngiens et du croup en particulier par la dilatation de la glotte*[1], à laquelle se trouve lié l'écouvillonnage du larynx dont l'action est

---

[1] G. Variot et J. Gloven. De la dilatation de la glotte dans le traitement des spasmes laryngiens et du croup en particulier. *Communication à l'Académie de médecine* ; séance du 30 juin 1896.

connexe. Sans doute, un nombre restreint d'enfants guérissent par une seule dilatation de la glotte, mais nous avons eu de nombreux succès après deux ou trois cathétérismes du larynx. La rapidité du retour du spasme phréno-glottique est variable suivant les sujets; le spasme est plus continu et plus tenace chez les bébés. Mais, au-dessus de deux ans, bon nombre d'enfants atteints de croup, avec spasme phréno-glottique, ont guéri après un ou plusieurs cathétérismes dilatateurs du larynx, sans avoir gardé le tube à demeure. Chose singulière et presque paradoxale, la dilatation extemporanée de la glotte nous a paru moins souvent donner un soulagement durable dans les laryngites suffocantes non diphtériques que dans le croup membraneux où la dilatation est accompagnée par l'écouvillonnage des membranes.

G). **Diagnostic.** — Lorsqu'elle est primitive, la laryngite aiguë, qui en pareil cas et tout au moins à son début ne s'accompagne pas d'autres manifestations inflammatoires de l'appareil respiratoire, est assez facile à reconnaître à la dysphonie, à la toux, au spasme laryngien qui la caractérisent. Lorsqu'elle est secondaire, la laryngite aiguë pourrait être ignorée, étant donné que les signes qu'elle présente se confondent parfois avec les phénomènes inflammatoires coexistants de l'appareil respiratoire. Il faut la retrouver au milieu de l'ensemble des phénomènes symptomatiques de la maladie, grâce à la raucité de la toux, aux troubles de la voix et de la respiration que l'on observe. Dans le premier cas, la maladie bien isolée est pour cette raison même d'un diagnostic assez facile. Dans le second cas, il faut savoir la faire émerger du tableau symptomatique parfois fort complexe de la phlogose plus ou moins généralisée des voies respiratoires.

D'autre part, lorsqu'il existe un spasme glottique en même temps qu'une lésion pulmonaire, il s'agit d'établir la part prise par la lésion laryngienne et celle due à la lésion pulmonaire dans les troubles respiratoires. Ceci nous amène à étudier le spasme glottique réflexe d'origine pulmonaire dans les laryngites aiguës, étude qui trouve sa place à côté du diagnostic différentiel de ces affections chez l'enfant :

Spasmes glottiques réflexes d'origine pulmonaire dans les laryngites aiguës. — A part la lésion catarrhale simple de la muqueuse du larynx, à part les ulcérations, que nous verrons décrites par Coyne dans les laryngites rubéoliques et qui interviennent dans la production du spasme, il paraît certain que les complications trachéo-bronchiques et pulmonaires peuvent aussi jouer un rôle dans le même sens.

Dans bien des cas de laryngites aiguës spasmodiques, qu'elles soient essentielles, qu'elles soient diphtériques, membraneuses ou non membraneuses, ou bien rubéoliques et compliquées de broncho-pneumonie, ainsi que cela arrive fréquemment, il est fort difficile de faire la part de la lésion laryngienne ou de la lésion pulmonaire dans la production du spasme.

Chacun se rappelle l'observation, citée par Trousseau, de cette petite fille, chez laquelle on constatait une difficulté extrême de la respiration sans accès de suffocation. La dyspnée, au dire de la mère, avait fait de grands progrès depuis quelques heures. La petite malade toussait, mais on ne trouvait rien à l'examen de la poitrine. Il n'y avait pas de fausses membranes dans la

[G. VARIOT et J. GLOVER.]

gorge et l'enfant n'en avait point rendu. Mais, la gêne respiratoire étant croissante, l'interne de garde, alors M. Dumontpallier, pratiquait la trachéotomie. Durant dix jours, on tentait de supprimer la canule sans y parvenir. Le spasme glottique était persistant et l'on découvrit à l'examen de la poitrine, au onzième jour seulement de l'opération, des noyaux d'hépatisation pulmonaire. La dyspnée était encore accrue à partir de ce moment et il était impossible jusqu'à la mort, qui survint au quatorzième jour, d'enlever un instant la canule. Des lésions inflammatoires légères furent reconnues à l'autopsie, au niveau du larynx. En revanche, il existait des noyaux d'hépatisation purulente à la surface du poumon et une pleurésie purulente gauche, dont ces noyaux superficiels avaient peut-être été la cause. Et Trousseau insistait auprès de ses élèves pour démontrer à l'aide de ce fait probant que le faux croup peut être le début d'une des maladies les plus sérieuses de l'enfance : de la pneumonie catarrhale, du catarrhe capillaire. Trousseau est le premier auteur qui tend à expliquer les relations existantes entre ce spasme et les lésions pulmonaires. A côté du spasme glottique d'origine vraiment laryngienne, il semble donc qu'il y ait le spasme de la glotte d'origine pulmonaire [1] : spasme réflexe, comparable aux autres spasmes de même nature ayant un point de départ à la pituitaire, à la muqueuse pharyngienne. Le spasme de la glotte d'origine réflexe est du reste accepté par quelques auteurs. Goldstein et d'autres observateurs en donnent une description et une explication particulière : L'excitation périphérique, au lieu de ne se manifester que par l'irritation des filets sensitifs laryngés supérieurs de la muqueuse, paraît se produire aussi au niveau des filets sensitifs du pneumogastrique de la muqueuse trachéale et bronchique, filets nerveux représentant les nerfs centripètes du réflexe, qui aboutit à la production de la dyspnée spasmodique. Il paraît bien vraisemblable que le spasme réflexe de la glotte d'origine pulmonaire entre en jeu dans les troubles respiratoires qui se produisent au cours de ces laryngites. Un fait clinique, rendant probable l'explication physiologique précédente des phénomènes, est le suivant : si l'on vient à tuber un enfant atteint de laryngite spasmodique compliquée d'une lésion broncho-pulmonaire, le jeune malade est momentanément soulagé et ce soulagement se produit surtout dans le moment qui suit immédiatement l'introduction du tube, mais on s'aperçoit bien vite que l'amélioration est factice. Le soulagement est incomplet. Après peu de temps, le tirage, un peu atténué, se reproduit, et la dyspnée, sans être cependant aussi prononcée, se manifeste encore par une gêne profonde de la respiration. Si, croyant alors à l'inutilité du tube, on le supprime, les accidents spasmodiques redoublent d'intensité. Il semble qu'à la cause laryngienne du spasme, un moment contre-balancée par le tubage, vienne immédiatement s'adjoindre la cause pulmonaire, car la respiration devient subitement très difficile.

*Diagnostic différentiel.* — Le diagnostic différentiel le plus important est à faire en présence d'une laryngite aiguë avec la laryngite diphtérique, *le croup* à proprement parler. Lorsque avec les signes d'une laryngite

---

[1] Variot. Sur la cause déterminante du spasme phréno-glottique dans le croup. In *Journal de clin. et de thérap. infant.*, juin 1896.

aiguë : toux rauque, voix claire ou éteinte, gêne respiratoire avec ou sans
spasme, on reconnaît l'existence d'une angine exsudative, non pas seulement
amygdalienne, mais avec extension de l'exsudat aux piliers du voile membraneux et plus exactement, ce qui est encore un signe plus précis de propagation laryngienne, à la paroi pharyngienne postérieure, il n'y a aucun
doute, et le diagnostic croup diphtérique doit être formulé même sans
examen bactériologique. Mais c'est là un cas facile. Quelquefois, avec une
angine diphtérique exsudative confluente et extensive, la toux et la voix
rauque, parfois éteinte, d'autres fois la toux rauque et la voix claire, la
respiration reste *calme*, en dépit même des examens multiples de la gorge
du petit malade, examens qui ont cependant parfois la vertu d'exciter considérablement la production des troubles respiratoires. Il est dans ce cas
cependant impossible de méconnaître des accidents laryngiens imputables
à la diphtérie, que révèle l'état du pharynx. C'est cette forme spéciale de
diphtérie laryngienne que l'un de nous a décrit sous le nom de *croup
fruste*, la laryngite diphtérique sans spasme, sans troubles respiratoires et
ne s'accompagnant que de troubles de la phonation. Le diagnostic de ce
croup fruste avec une laryngite aiguë est donc assez rationnel. Enfin, il peut
n'exister avec la laryngite aiguë qu'un léger exsudat amygdalien, dont seul
l'examen bactériologique donnera le lendemain, après culture, la nature
bactérienne diphtérique. On rencontre des cas de laryngites aiguës dans
lesquelles l'angine blanche exsudative, habituellement concomitante, fait
défaut; où l'enfant ne rend, ni par le nez, ni par le larynx, de fausses
membranes. On croit le petit malade légèrement atteint de laryngite aiguë
simple. Néanmoins, vu l'intensité de la dyspnée, le cornage, le tirage,
on introduit un tube dilatateur, qui écouvillonne le larynx, provoque l'expulsion de fausses membranes, et souvent le calme complet se rétablit. C'est
là le *croup d'emblée*, qui, à sa période initiale, peut, comme on le voit,
donner à l'observateur le change contre une simple laryngite catarrhale.

Dans le *faux croup*[1], l'invasion est brusque, les symptômes sont immédiatement alarmants, puis décroissent. Dans le croup, l'invasion est moins
brusque, mais les symptômes sont graduellement croissants. De telle sorte
que de deux enfants, l'un ayant la voix enrouée depuis deux ou trois jours
et une toux suspecte depuis quarante-huit heures, l'autre ayant été pris
instantanément, la nuit, d'une gêne considérable de la respiration avec des
inspirations sifflantes, une toux croupale retentissante; de ces deux enfants,
disons-nous, le premier est plus gravement malade que le second. Chez
celui-ci, il ne s'agit que d'un faux croup, chez celui-là vous avez affaire au
vrai croup. En général, les signes qui feront plutôt admettre une laryngite
simple sont surtout une fièvre vive ; la température dans la diphtérie laryngienne n'est ordinairement pas très élevée : 38°,5 le soir. Et, même, beaucoup d'enfants sont à la normale ou à peu près. Le diagnostic d'une
laryngite striduleuse (asthme aigu de Millar, angine striduleuse de Bretonneau, pseudo-croup de Guersant, laryngite spasmodique de Rilliet et

<hr>

[1] TROUSSEAU. *Clin. Hôtel-Dieu*, t. I, p. 642.

[G. VARIOT et J GLOVER.]

Barthez) présente donc en certains cas de réelles difficultés, surtout lorsqu'on se rappelle la confusion possible dans la valeur réelle de certains phénomènes propres à toutes les laryngites aiguës. La laryngite striduleuse ne s'accompagne pas ordinairement d'angine. Mais il existe, on le sait, un croup d'emblée, sans angine, pouvant par suite donner lieu à une fausse interprétation. La brusquerie de l'accès nocturne de laryngite striduleuse, la rémission qui se produit entre chaque accès, si ceux-ci viennent à se répéter, représentent quelques-uns des principaux caractères propres au pseudo-croup. Au contraire la laryngite aiguë simple se distingue de la laryngite striduleuse par sa marche continue et par l'absence ordinaire d'accès de suffocation.

*L'œdème glottique*, rare chez l'enfant, et très discuté, est précédé des signes d'une affection chronique du larynx, ou succède à une brûlure locale. Il accompagne quelquefois une anasarque généralisée post-scarlatineuse. L'œdème glottique donne lieu à une altération de la voix, à une dyspnée qui persiste, bien qu'à un dègré moindre, entre les accès. Il faut se souvenir aussi que l'intubation dilatatrice est impraticable dans l'œdème glottique, renseignement.qui peut être fort utile au diagnostic. *Les papillomes laryngiens* chez l'enfant se révèlent parfois subitement par un accès de suffocation simulant une attaque de faux croup. Le développement de ces papillomes s'accompagne en général, du reste, d'une dyspnée continue, d'une altération habituelle de la voix, qui ferait supposer leur existence. Enfin le diagnostic s'éclairera par l'examen direct, surtout si l'enfant est assez âgé pour se prêter à l'exploration laryngoscopique ou à l'autoscopie directe des voies aériennes. Nous ne saurions trop insister sur le diagnostic différentiel des laryngites aiguës avec celui des *abcès rétro ou latéro-pharyngiens*, des *abcès de l'amygdale* ou *péri-amygdaliens*. Ce diagnostic est de la plus haute importance dans la pratique médicale ; car de lui peut dépendre la vie même du malade. *On doit toujours, lorsqu'un enfant est pris d'un accès de suffocation, explorer avec le doigt le fond de la gorge et s'assurer qu'il n'existe dans cette région aucun abcès.* C'est seulement en explorant qu'on évitera ces erreurs grossières. En présence d'un jeune malade présentant une toux amygdalienne d'un timbre si caractéristique, une voix amygdalienne d'une consonance si spéciale, troubles s'accompagnant à un degré quelconque d'un cornage amygdalien facile à caractériser, on doit avant tout, en règle générale, pratiquer l'examen direct avec l'abaisse-langue. Et si difficile qu'il puisse être, étant donnée la difficulté même de l'ouververture de la bouche, on apercevra la tuméfaction due à la présence de l'abcès. Bien souvent le toucher du fond du pharynx avec la pulpe de l'index fera reconnaître la résistance d'une collection saillante. Enfin *les corps étrangers* des premières voies aériennes pourraient faire penser par les symptômes qui les accompagnent à une laryngite aiguë, si l'on ne se souvenait que ces symptômes débutent subitement après la déglutition et se produisent presque immédiatement sous forme d'accès de suffocation très intenses. Les commémoratifs éclairent d'ailleurs en pareil cas la situation.

H). **Anatomie pathologique.** — Chez les enfants qui succombent dans le cours d'une laryngite catarrhale, on trouve la muqueuse laryngienne rouge, hyperémiée. La rougeur est localisée à certains points, à l'épiglotte, aux aryténoïdes; ou, au contraire, elle est généralisée. Ce n'est guère que dans les laryngites secondaires que la muqueuse présente de véritables ulcérations. Coyne décrivait plusieurs variétés d'altérations du larynx, se produisant secondairement à la rougeole. Dans une forme dite catarrhale, le chorion muqueux est infiltré de leucocytes, surtout au voisinage des vaisseaux et des glandes : celles-ci sont tuméfiées et remplies d'une matière visqueuse albuminoïde, qui fait assez souvent saillie au dehors. Les follicules lymphatiques sont gonflés et saillants. Dans la forme ulcéreuse, que Coyne n'a rencontrée qu'à l'autopsie d'enfants ayant succombé à une période tardive de la rougeole, les ulcérations sont tantôt diffuses sur la surface de la muqueuse; tantôt elles sont localisées dans le voisinage de l'extrémité postérieure de la corde vocale inférieure ou le long des cartilages aryténoïdes, qui quelquefois sont dénudés. La nécrose a pour siège les follicules clos qui, en se tuméfiant, étouffent les vaisseaux nourriciers et sont les agents de leur propre mortification par un mécanisme analogue à celui qui préside à l'ulcération des plaques de Peyer dans la fièvre typhoïde. Et alors elles siègent sur le bord libre de la corde vocale inférieure. On aurait pu constater parfois de la thrombose des vaisseaux de la base des papilles, avec péri-artérite et endartérite (Coyne). Dans d'autres cas, cette forme ulcéreuse peut tenir à la suppuration des glandules, et alors c'est au niveau des cartilages aryténoïdes, le long de la face postérieure de l'épiglotte, qu'on les observe seulement. Quoi qu'il en soit, ce travail ulcératif se développe grâce à l'excès d'une inflammation qui est venue atteindre tous les éléments de la muqueuse. L'appréciation des lésions laryngées dans les cas de faux croup graves, qui succombent, est particulièrement embarrassante, lorsque les enfants ont gardé le tube à demeure. Il devient alors extrèmement difficile, dans les altérations constatées à l'autopsie, de faire une part au processus initial et l'autre part aux lésions produites par le séjour du tube. Il y a là une difficulté des plus sérieuses pour nous qui manions couramment le tubage comme procédé d'intervention dans la laryngite suffocante. Nous avons exposé suffisamment, plus haut, ce qu'étaient le processus membraneux et sa bactériologie, pour qu'il soit inutile d'y revenir.

I). **Traitement.** — Le meilleur traitement de la laryngite aiguë consiste, dans les cas légers, à faire des inhalations de vapeur d'eau, au moyen de la simple bouilloire à inhalation. On peut donner le pédiluve sinapisé. Le cou sera enveloppé d'ouate avec badigeonnage iodé. Si la toux est fréquente et trouble le sommeil, on prescrira un narcotique léger, le sirop de codéine par exemple, jusqu'à rétablissement du calme et à la somnolence. On le donnera par cuillerées à café à raison de deux, quatre, six cuillerées selon l'âge. Dans les cas plus intenses, on fera au-devant du cou des applications fréquentes avec une éponge imbibée d'eau chaude ou avec du papier sinapisé. Ce sont là les moyens thérapeutiques à opposer aux cas simples. Mais, lorsqu'à l'élément inflammatoire vient se joindre dans la laryngite aiguë de l'enfant l'élément spasmodique, il est nécessaire d'avoir

[*G. VARIOT et J. GLOVER.*]

recours à une thérapeutique plus rigoureusement méthodique. Les deux éléments inflammatoires et spasmodiques qui caractérisent les laryngites aiguës de l'enfant ne peuvent être efficacement combattus que si le jeune malade est maintenu dans une chambre spacieuse suffisamment chauffée et dont l'air sera chargé de vapeur d'eau. Les enfants atteints de laryngites spasmodiques ont besoin de beaucoup d'air. Ils doivent être placés dans une chambre grande, spacieuse et chauffée. Cependant il ne faudrait pas que le petit malade soit exposé à une chaleur trop élevée. On ne dépassera pas 15 à 18 degrés centigrades. Et l'air sera renouvelé avec une grande régularité, au moins deux ou trois fois par jour. Pendant la saison d'été, l'aération pourra être faite par l'entr'ouverture continue de la fenêtre.

L'air sera chargé de vapeur d'eau. La vapeur d'eau a une action thérapeutique particulièrement intéressante tant sur l'élément inflammatoire que sur l'élément spasmodique de la maladie. Ce point de thérapeutique a été très différemment compris par les auteurs. Certains reconnaissent une action thérapeutique plus efficace à la vapeur d'eau rendue médicamenteuse par l'addition à l'eau vaporisée par l'ébullition d'une substance volatile désinfectante. C'est ainsi que Goodhart conseille de charger l'air d'une vapeur antiseptique et indique la formule suivante :

> Créosote . . . . . . . . . . . . . . . . . . . . . . . 4 grammes.
> Poudre de gomme arabique . . . . . . . . . . . . 8 —

La gomme et la créosote seront mélangées en pâte et ajoutées à 60 grammes de solution phéniquée à 1 gramme pour 20 grammes. Le tout est ensuite placé dans une bouilloire avec 500 grammes d'eau. Une vapeur supportable s'en échappe, vapeur dont l'odeur diffère de celle de la créosote et de l'acide phénique. Une cuillerée à café d'essence de térébenthine mélangée à 2 litres d'eau forme une autre inhalation utile et assez agréable; mais l'essence de térébenthine se volatilise très rapidement; aussi faudra-t-il en remettre souvent. On emploie aussi couramment la teinture composée de benjoin. En vérité, ce qui semble le plus évidemment actif dans toutes ces adaptations d'une thérapeutique en apparence variée est la vapeur d'eau elle-même. Et ceci est tellement vrai que l'on arrive parfois et assez souvent à guérir des enfants atteints de laryngites spasmodiques par le simple emploi de la vapeur d'eau. Ne sait-on pas que l'un des moyens les plus efficaces contre la suffocation de l'accès initial dans la laryngite aiguë spasmodique consiste à placer, tout au voisinage des ouvertures de la bouche et du nez, une éponge imprégnée d'eau bouillante? Quelques auteurs emploient purement et simplement le *spray* qu'ils pratiquent au moyen du pulvérisateur de Lucas-Championnière. Le spray, qui est une excellente méthode, a le seul inconvénient de mouiller considérablement le petit malade, et par suite de le refroidir, surtout s'il est utile de continuer longtemps la pulvérisation. Mais, de toutes les méthodes employées pour mettre à profit et rendre pratique l'usage de la vapeur d'eau, la meilleure paraît être celle de la sursaturation lente de l'air ambiant respiré par le petit malade. Nous avons renoncé à incorporer à la vapeur d'eau des substances médicamenteuses et notamment de l'acide phénique, ainsi que le recommandait M. Renou. La vapeur d'eau seule, en pénétrant dans le larynx et dans les voies aériennes, suffit assez souvent à modérer et même à apaiser le spasme phréno-glottique. Il est bien probable que c'est en délayant les mucosités, en facilitant leur expulsion, que la vapeur d'eau agit surtout. Or, n'avons-nous pas dit que chez des enfants qui ont la toux rauque et la voix claire, sans membranes sur les cordes vocales, le spasme qui est souvent très violent paraît être entretenu par les mucosités accumulées dans la région hypoglottique, mucosités qui suffisent à faire contracter les muscles constricteurs de la glotte? Et n'avons-nous pas vu à ce sujet les expériences physiologiques démontrer qu'une excitation de la muqueuse de la région hypoglottique du genre de celle produite par les mucosités pouvait aller jusqu'à déterminer une occlusion tétanique de l'orifice? Il est enfin possible d'expliquer l'action bienfaisante de la vapeur d'eau, par ce fait que le contact incessant d'un air très chargé d'humidité avec la muqueuse laryngée et les terminaisons nerveuses modifie très probablement le réflexe spasmodique. Quoi qu'il en soit, l'action curative de la vapeur d'eau est très évidente et constante dans les laryngites aiguës spasmodiques non diphtériques, dans les maladies qui nous intéressent ici, en un mot, dans le spasme phréno-glottique du faux croup. La rapidité avec laquelle cède, en général, le tirage des enfants placés dans les chambres de vapeur à l'hôpital en est une preuve; et c'est un assez bon procédé pour établir le diagnostic différentiel entre le vrai et le faux croup. Avec les chambres de vapeur, nous arrivons à l'exposition des différents procédés existants, lesquels sont déjà appliqués depuis longtemps pour réaliser, à l'hôpital d'une part, dans la clientèle particulière d'autre part, la sursaturation de l'air ambiant. A l'hôpital, le jeune malade atteint de laryngite spasmodique est placé dès son arrivée dans une chambre spacieuse, dans laquelle se trouvent réunis quatre à six enfants au grand maximum. La pièce, très éclairée par de larges fenêtres, est chauffée à la température de 12 à 15 degrés centigrades. A l'une des cloisons s'abouche, à la hauteur des lits environ, une conduite de vapeur qui amène dans la pièce la vapeur d'eau constamment produite à l'aide d'une bouilloire fermée, placée extérieurement à la chambre des malades. Ainsi, par sa situation, le générateur de vapeur n'élève pas outre mesure la température intérieure de la chambre, que la vapeur elle-même aurait tendance à rendre insupportable.

C'est là cette installation que l'on désigne d'ordinaire sous le nom de *chambre de vapeur*. Depuis longtemps adoptée par les praticiens anglais, ainsi du reste que la *tente de vapeur* dont nous allons parler, son adoption par les services de diphtérie des hôpitaux de Paris a été surtout patronnée par l'un d'entre nous. La chambre de vapeur peut être du reste conçue plus simplement et une simple bouilloire vaste et largement ouverte, où s'évapore nuit et jour de l'eau constamment chauffée, peut, à quelques inconvénients près, remplacer la première combinaison que nous exposions tout d'abord. Les inconvénients, les dangers même de cette installation primitive, sont le renversement du récipient contenant une eau bouillante et aussi la chaleur considérable produite par le foyer placé au-dessous de la bouilloire,

[G. VARIOT et J. GLOVER.]

chaleur qui vient en général s'ajouter à celle d'un calorifère ou d'une autre
méthode de chauffage difficile à régler. En été, la chambre de vapeur présente de réels inconvénients à côté de ses avantages thérapeutiques. Et,
lorsqu'au mois de juillet ou d'août on pénètre à l'heure de la visite dans une
chambre de vapeur, on éprouve un malaise réel qui doit être plus prononcé
encore pour les jeunes malades. On se demande si le profit ordinairement
fourni par la méthode n'est pas contrarié par l'indisposition et l'agitation
qu'elle provoque en pareille saison chez les petits malades. C'est dans ces
conditions que l'emploi du *spray* appliqué avec l'appareil de Lucas-Championnière peut rendre de réels services. Et nous préférons avoir recours
à ce procédé de sursaturation par la vapeur de l'air respiré par les petits
malades pendant la saison chaude. Dans la clientèle particulière, en ville, la
meilleure disposition pour obtenir la sursaturation par la vapeur de l'air
respiré par le malade consiste à organiser un dispositif spécial appelé *tente
de vapeur*. L'enfant est couché dans un lit ou dans un berceau. Le lit ou le
berceau est tendu d'un rideau, qui peut avantageusement être remplacé
par un drap. A côté du berceau est solidement fixée, afin d'éviter qu'elle ne
verse, une bassine d'eau bouillante maintenue en ébullition à l'aide d'une
lampe à alcool. La vapeur d'eau s'accumule au-dessous du rideau, où elle
sature peu à peu l'air respiré par l'enfant. Telle est la disposition d'une
*tente de vapeur* organisée à domicile. Il faut avoir soin de ne pas enfermer
le patient en le calfeutrant trop sous la tente de vapeur, car alors la respiration au lieu d'être facilitée serait rendue pénible. Il est nécessaire, au contraire, que l'aération soit aussi complète que possible. Enfin, il faut surveiller
attentivement avec ce dispositif, d'une part le renversement de la bouilloire,
et aussi le foyer, qui pourrait communiquer le feu au lit du malade.

Passons maintenant en revue les agents médicamenteux sédatifs du
système nerveux qui ont été employés pour calmer le spasme phrénoglottique.
Dans l'intervalle des accès on peut donner avec l'espoir d'un certain succès,
trois fois par jour, une cuillerée à café de la potion :

| | |
|---|---|
| Bromure de potassium . . . . . . . . . . . . . | 1 gramme. |
| Sirop d'éther . . . . . . . . . . . . . . . . . | 20 grammes. |
| Sirop de fleurs d'oranger. . . . . . . . . . . | 20 — |
| Eau distillée. . . . . . . . . . . . . . . . . | 20 — |

ou bien de la suivante :

| | |
|---|---|
| Musc. . . . . . . . . . . . . . . . . . . . . | $0^{gr},10$ |
| Bromure de potassium . . . . . . . . . . . . | 1 gramme. |
| Sirop de fleurs d'oranger. . . . . . . . . . | āā 20 grammes. |
| Eau distillée . . . . . . . . . . . . . . . | |

Le soir on placera un suppositoire contenant :

| | |
|---|---|
| Extrait de belladone. . . . . . . . . . . . | $0^{gr},05$ |
| Glycérine solidifiée . . . . . . . . . . . . | 2 grammes. |

ou on donnera matin et soir V gouttes de :

| | |
|---|---|
| Alcoolature de racine d'aconit. . . . . . . . | āā 5 grammes. |
| Teinture de belladone. . . . . . . . . . . . | |

On augmentera tous les jours d'une goutte jusqu'à vingt : Rilliet et

Barthez faisaient des frictions sur le cou avec la pommade suivante :

Axonge. . . . . . . . . . . . . . . . . . . . }
Onguent gris . . . .. . . . . . . . . . . . . } ãã 15 grammes.

On pourra donner chaque jour un bain tiède, en ajoutant à l'eau du bain :

Extrait de belladone. . . . . . . . . . . . . . . 1 gramme.
Tilleul avec bractées. . . . . . . . . . . . . . 50 grammes.
Eau bouillante . . . . . . . . . . . . . . . . . 1 litre.

On replacera l'enfant au lit après le bain et on lui enveloppera les jambes de bottes d'ouate. Enfin, comme traitement général, les enfants un peu grands prendront des toniques ; sirop iodo-tannique, sirop d'iodure de fer, huile de morue. Si l'enfant a du rachitisme, du craniotabes, on traitera cette maladie par les moyens appropriés et, si on croit pouvoir soupçonner la dentition comme étant la cause assez rare, du reste, des accidents, on sera en droit d'inciser la gencive sur les dents prêtes à sortir. Voilà beaucoup d'agents médicamenteux appliqués d'une façon variée pour calmer le spasme phréno-glottique, mais. à vrai dire, actuellement nous n'en connaissons encore aucun sur lequel nous puissions compter d'une manière absolue. C'est là une lacune bien regrettable dans notre arsenal thérapeutique. Il n'est pas nécessaire, en effet, de faire remarquer que si nous possédions un tel médicament les interventions chirurgicales deviendraient inutiles. Nous avons fait à l'hôpital Trousseau deux tentatives dans cette direction, mais sans avoir jusqu'à présent de succès décisif. Aux enfants placés dans la chambre de vapeur, il a été administré une mixture de bromure de potassium et de teinture de valériane (1 gramme de chaque) par cuillerée à soupe de solution. Après plusieurs mois d'essais, les résultats ayant paru assez douteux, 'expérimentation a porté sur la codéine et voici les résultats obtenus[1] :

La codéine est un alcaloïde de l'opium, très bien supporté à la dose de 1 centigramme par 24 heures, chez les enfants au-dessous de 1 an. La dose de 2 centigrammes peut être atteinte chez les enfants de 3 ans et au-dessus. La solution qui est administrée aux enfants contient 1 centigramme par cuillerée à soupe de solution, un tiers de centigramme par cuillerée à café.

On donne d'abord une cuillerée à café et, si au bout d'une heure le sommeil n'est pas obtenu, on fait prendre une autre cuillerée à café. Il est digne de remarquer que les doses nécessaires pour produire le sommeil sont variables suivant les enfants et que l'effet du médicament se prolonge au delà de 24 heures. Nous avons vu des enfants rester somnolents et engourdis le matin à la visite, bien qu'ils eussent reçu la codéine la veille au soir. Sur plus de 100 enfants qui ont pris de la codéine, *aucun accident n'a pu être relevé,* qui puisse être une contre-indication à ce médicament. Pendant le sommeil produit par la codéine, le tirage diminue en général, les mouvements respiratoires sont lents et réguliers ; dans bien des cas, le spasme phréno-glottique modéré peut paraître céder. Il faut dire

[1] Sur la codéine comme adjuvant de la dilatation de la glotte dans le croup. In *Journ. de clin. et de thérap. inf.*, juillet 1896.
Observations et recherches sur le mécanisme physiologique du tirage dans le croup. In *Journal de clin. et de thérap. inf.*, nov. 1896. *Loc. cit.*



[*G. VARIOT et J. GLOVER.*]

aussi que ce spasme a persisté lorsqu'il était très intense. Chose très singulière, le cornage correspondant au spasme associé de la glotte et du diaphragme continue, bien que les enfants dorment profondément. Le sommeil de la codéine n'est pas suivi de la résolution de la contraction spasmodique dans ces circonstances. Néanmoins, jusqu'à plus ample informé, nous considérons cette substance comme agissant d'une manière efficace dans les spasmes phréno-glottiques légers, et même moyens. Comme elle nous a paru inoffensive, nous en conseillons volontiers l'usage, pour reculer et même éviter l'intervention chirurgicale.

Lorsque tous les moyens médicaux ont échoué, lorsque l'enfant est fatigué par un tirage prolongé, entremêlé d'accès de suffocation ; lorsque la cyanose du visage annonce l'asphyxie commençante ; lorsque le pouls paradoxal décèle un grand trouble de la circulation et une défaillance du cœur, il faut recourir aux procédés chirurgicaux : le tubage et la trachéotomie. Dans les services hospitaliers, en présence d'une laryngite aiguë spasmodique, d'un faux croup grave, qu'il s'agit de traiter chirurgicalement, on doit autant qu'il est possible préférer le tubage à la trachéotomie. Il peut paraître extraordinaire que, pour obvier aux phénomènes de suffocation provoqués par une laryngite aiguë spasmodique non diphtérique, on hésite entre le tubage et la trachéotomie. Nous verrons cependant que les laryngites aiguës suffocantes rubéoliques et non diphtériques nécessitent plus souvent la trachéotomie que le tubage, lequel semble en pareil cas ne donner très fréquemment que des résultats médiocres. Pour notre part, dans les laryngites aiguës spasmodiques graves, à l'hôpital, le tubage appliqué d'une façon un peu différente de celle qui semble mieux convenir au croup nous a donné des résultats assez favorables. Nous exposons plus loin la méthode du tubage prolongé que nous croyons devoir être la seule utilement opposable aux phénomènes spasmodiques des faux croups graves. Cette méthode à l'hôpital, disons-nous, est simple à mettre en pratique. En ville, au contraire, il n'en est plus de même, et l'application d'un tel procédé opératoire ne saurait être faite à la légère. Le tubage de la glotte, qui, au cours des laryngites aiguës graves, ainsi que dans le croup, peut se compliquer d'accidents spontanés et absolument imprévus, nécessite une surveillance assidue et prolongée. Il est donc nécessaire de se placer vis-à-vis du malade de la ville dans les conditions mêmes de la surveillance attentive qui entoure à tout instant le malade de l'hôpital. Il faut placer auprès du malade, en permanence et pendant un temps assez difficile à déterminer, un médecin, un interne, qui puisse à la moindre alerte, au cas d'un détubage spontané, d'une obstruction brusque du tube, intervenir adroitement et rapidement. C'est dire que ces conditions ne sont réalisables que dans les milieux aisés. Encore, malgré cette précaution, la garde du petit malade abandonnée à une seule personne peut-elle être insuffisante dans quelques circonstances. Il suffit de se souvenir de ces cas où le tubage, pour une raison inattendue et parfois inexplicable, se montre d'une difficulté telle qu'un opérateur même expérimenté ne réussit pas à mettre en place l'instrument ; il suffit d'avoir assisté à certains événements de garde, souvent fort dramatiques, pour se rappeler que là, où tel opérateur adroit, habitué même à la manœuvre du tube, ne parvenait pas à tuber, tel autre dans les mêmes conditions, venant en aide à son collègue et le remplaçant, réussissait sans peine à placer l'instrument. Il faut être deux, dans certains cas difficiles. A l'hôpital, cela est simple. Dans la clientèle privée, l'entourage du malade comprendra-t-il l'utilité d'une garde faite par deux personnes? Quant à ce qui est de la pratique médicale des campagnes, la surveillance incessante étant en pareil cas presque impossible, *il faudra sans hésitation placer une canule dans la trachée.* Si nous insistons autant sur toutes ces difficultés que l'observateur peut rencontrer dans l'application du traitement chirurgical aux laryngites aiguës spasmodiques graves, c'est que les cas où ce traitement est complexe et délicat ne sont pas rares. L'intensité des phénomènes spasmodiques dans certains faux croups graves est parfois d'une violence telle que le séjour du tube dans le larynx en pareil cas doit être de plus longue durée que dans certains cas de croup membraneux.

Aussi avons-nous déjà dit et le répétons-nous pour mieux insister sur ce fait peu connu et presque paradoxal : le tubage temporaire, la dilatation extemporanée de la glotte, consistant à introduire simplement et à retirer immédiatement le tube, nous a paru moins souvent donner un soulagement durable dans les laryngites suffocantes non diphtériques que dans le croup membraneux. Dans le croup membraneux, il nous a été donné de signaler qu'une dilatation extemporanée de la glotte, dilatation s'accompagnant d'écouvillonage des membranes, peut avoir à elle seule raison des phénomènes spasmodiques. Dans les faux croups graves, il est rare que pareil résultat se produise. Au cours de la petite épidémie de faux croups graves que nous venons d'observer à l'hôpital Trousseau, dans le pavillon de diphtérie, nous n'avons pas pu compter sur la dilatation extemporanée de la glotte chez les petits malades; mais il est vrai que nous avions suspendu momentanément l'administration de la codéine comme adjuvant de la dilatation de la glotte. Aussi en arrivons-nous à admettre qu'il faut graduer l'intervention suivant l'intensité et la durée du spasme.

On traitera les laryngites aiguës suffocantes non diphtériques par la dilatation prolongée de la glotte pratiquée à l'aide du tube laryngien d'O'Dwyer, laissé à demeure pendant le temps nécessaire. Lorsque le calme semblera s'être établi après 12 ou 24 heures, on tentera le détubage pour l'alimentation de l'enfant, ou le nettoyage de l'instrument.

On retubera ensuite, si cela paraît utile. Dans les laryngites spasmodiques rubéoliques le spasme est parfois tellement prononcé, que la dilatation de la glotte par le tube ne donnerait, d'après M. Netter, chargé du service de la rougeole à l'hôpital Trousseau, que des résultats qui ne seraient pas constants (communication orale). Pour remédier à la suffocation, on serait obligé de recourir souvent à la trachéotomie. Le spasme est dans la rougeole entretenu par les ulcérations laryngées et, le tubage paraissant encore accentuer par traumatisme ces ulcérations dues à l'infection morbilleuse, il n'est pas étonnant que l'on soit contraint pour lutter contre le spasme d'avoir recours à l'ouverture de la trachée.

[G. *VARIOT* et J. *GLOVER.*]

## LARYNGITES TRAUMATIQUES CONSÉCUTIVES AU TUBAGE

En faisant les autopsies d'enfants qui meurent avec le tube, on note, dans les services de diphtérie de Paris, des ulcérations dans le larynx. Ces ulcérations sont il est vrai inconstantes, mais assez fréquentes. Voici donc une forme de laryngite chirurgicale qui surgit dans la pathologie infantile, à une époque où le tubage de la glotte, abandonné depuis assez longtemps en France, est rentré en faveur dans le traitement du croup et de quelques laryngites aiguës de l'enfant. Ces laryngites traumatiques, quoique signalées depuis les premières tentatives de tubage pratiquées par Bouchut (1858), n'ont encore été l'objet d'aucune description.

La laryngite traumatique consécutive au tubage revêt parfois une allure telle, qu'il se produit d'assez sérieuses complications. On l'a vue aboutir à l'organisation anatomique d'un rétrécissement laryngien cicatriciel si serré, que l'on est obligé de trachéotomiser l'enfant, et que, pour dilater à son tour ce rétrécissement, il est besoin de précautions infiniment minutieuses. Toutefois, hâtons-nous de dire que, si de pareilles complications du tubage se manifestent dans quelques cas avec ce caractère spécial de gravité particulière, il n'en est heureusement pas toujours ainsi. Le plus ordinairement, le traumatisme opératoire portant sur le larynx à l'occasion de tubages et de dilatations répétés de la glotte provoque une laryngite aiguë de moyenne intensité. La connaissance des causes de ces laryngites traumatiques et celle du mécanisme de leur production, mécanisme révélé par l'étude même de la topographie des lésions que l'on observe, nous permettra sinon d'éviter absolument cette maladie opératoire, du moins d'en atténuer les caractères et de les réduire à un tel degré de bénignité que la méthode opératoire ne présente pas, en contraste avec ses heureux effets ordinaires, les graves inconvénients que l'on serait contraint de lui reconnaître dans quelques cas. Le traumatisme opératoire peut dépendre quelquefois de l'inhabileté ou mieux du manque d'habitude de l'opérateur dans la pratique adroite et légère du cathétérisme du larynx. Mais aussi et surtout le traumatisme paraît être inhérent au séjour même de l'instrument dans le larynx, en particulier lorsque cet instrument est laissé à demeure. En effet, dans ce cas, celui-ci agit à la façon d'un véritable corps étranger. Enfin en troisième lieu, mais dans un très petit nombre de cas, il est peut-être permis d'attribuer pour une part encore le traumatisme aux différentes manœuvres employées pour extraire les instruments introduits et laissés dans le larynx.

Quel que soit du reste le mécanisme de production des traumatismes, mécanisme sur lequel nous allons revenir, il est facile de comprendre que ceux-ci s'exercent dans les différents cas avec d'autant plus d'activité et provoquent d'autant plus de désordres, qu'ils atteignent une muqueuse altérée par les phénomènes inflammatoires. Presque toujours la sténose spasmodique de la glotte, à propos de laquelle on intervient par un tubage dilatateur, existe en même temps qu'un processus inflammatoire aigu de

la muqueuse laryngienne. Bien plus, le spasme musculaire au niveau du
larynx, ainsi du reste qu'au niveau des conduits musculaires ou orifices
sphinctériens en général, paraît être très probablement sous la dépendance des phénomènes inflammatoires de la muqueuse.

En un mot, il semble qu'il n'y ait pas simplement coexistence du
spasme et des phénomènes inflammatoires, mais encore le spasme paraît
être la conséquence de l'exagération de ces phénomènes. Or, le spasme et le
processus inflammatoire causal, évoluant parallèlement, il faut savoir qu'il
est un maximum d'intensité des phénomènes spasmodiques auquel semble
correspondre la période d'extrême acuité des phénomènes inflammatoires.
Et c'est précisément à cette période qu'il faut intervenir. On comprend
facilement qu'un traitement chirurgical institué dans ces conditions contre
le spasme, pour être absolument efficace, devra s'appliquer de telle sorte,
qu'il n'entretienne pas au niveau de la muqueuse, du moins autant qu'il
est possible, les phénomènes inflammatoires d'où ce spasme paraît dépendre.

1° **Traumatismes d'introduction.** — Nous avons dit que le traumatisme opératoire tient quelquefois à l'inhabileté ou au manque d'habitude de l'opérateur dans la pratique adroite et légère du cathétérisme du
larynx. Sans entrer dans les détails de la technique du tubage dilatateur,
technique qui fait l'objet d'une description spéciale, nous exposerons les cas
difficiles et assez nombreux dans lesquels l'inhabileté de l'opérateur précisément peut être la cause de désordres sérieux. Il n'est pas rare en effet qu'il
soit nécessaire d'avoir recours à des interventions multiples et hâtives commandées par les circonstances. Et nous insistons sur ce fait, que c'est à l'occasion des interventions multiples plus particulièrement, interventions pratiquées par des mains inhabiles, que se produisent surtout les traumatismes.
Les cas de sténoses spasmodiques de la glotte, nécessitant des tubages répétés, se rencontrent surtout chez de jeunes malades, qui par une prédisposition individuelle absolument spéciale, petits névropathes, émotifs, ou enfants
présentant une hyperexcitabilité exquise de la muqueuse laryngienne, ont
une intolérance pour le tube laryngien presque absolue. Ce tube est rejeté
spontanément à la suite d'un accès de toux ou d'une simple exploration de
la gorge, ou bien encore sans cause appréciable, et, le spasme se reproduisant au lieu de cesser comme il arrive chez d'autres malades, on est obligé
de replacer très rapidement le tube laryngien et cela sans perdre une minute
qui pourrait être mortelle. La brusquerie de ces événements entraîne alors
parfois entre des mains insuffisamment expérimentées une telle précipitation
dans l'intervention pour tuber la glotte, qu'il se produit chaque fois un léger
traumatisme de la muqueuse au passage de l'instrument. Ces intubations
précipitées devant chez certains malades se répéter un grand nombre de fois
dans l'espace de quelques heures ou de quelques jours seulement, il se produit peu à peu une modification anatomique de la muqueuse péri-vestibulaire
et vestibulaire sous l'influence du traumatisme.

C'est enfin dans ces cas d'interventions multiples et hâtives que l'on a
observé des fausses routes pouvant entraîner la mort du malade par les complications qu'elles suscitent. (Voir fig. 5, p. 845.) Accidents heureusement

[G. VARIOT et J. GLOVER.]

assez rares du tubage de la glotte, les fausses routes ont un siège d'élection et un mécanisme qui varient peu. D'ordinaire, le tube mal dirigé s'engage dans les ventricules du larynx et vient perforer la membrane cricothyroïdienne. Les tissus s'enflamment et ne tardent pas à s'infecter sur le trajet de la fausse route. Un abcès se forme latéralement au larynx ou en avant de cet organe et cet abcès latéro ou prélaryngien ne tarde pas à devenir fistuleux. Il n'est pas rare dans ces conditions d'observer des périchondrites des cartilages cricoïde ou thyroïde. Et non seulement ces accidents aggravent localement l'état du jeune malade, mais ces périchondrites chez quelques jeunes enfants déterminent une émaciation lente, un affaiblissement progressif, une cachexie infectieuse, qui contribuent certainement dans quelques cas à déterminer la mort. Il faut bien dire aussi que ces complications ne revêtent pas toujours ce caractère sérieux. Et, dans bien des cas où le traumatisme a été moindre, la réaction inflammatoire quoique vive ne s'accompagne pas de suppuration, d'abcès, encore moins de périchondrite. Parmi ces cas, nous citerons ceux où il ne s'est produit que l'effondrement simple, la déchirure de la corde vocale sans plaie profondément pénétrante du larynx, parfois une perforation de la bande ventriculaire. Il n'y a pas, dans ces cas moins complexes, fausse route à proprement parler, mais seulement tendance à produire une fausse route.

2° **Lésions de décubitus.** — Les lésions de décubitus dues au séjour prolongé du tube laryngien paraissent représenter, avons-nous dit, les principaux stigmates anatomiques des laryngites aiguës traumatiques consécutives au tubage. Aussi donnerons-nous plus d'importance à l'exposé de ces lésions spéciales. A l'heure actuelle, il existe des observateurs qui, ne considérant dans le tubage qu'un moyen de maintenir la perméabilité du conduit laryngien menacé d'occlusion et craignant d'être obligés de réintroduire le tube, sont partisans de laisser celui-ci à demeure dans le larynx. D'autres observateurs, cherchant à mettre à profit les propriétés véritablement dilatatrices des méthodes d'intubation, s'efforcent par tous les moyens d'éviter le séjour prolongé du tube laryngien. Tant il est vrai, qu'à un spasme de la glotte, même prononcé, surtout dans le croup franc, il peut suffire dans quelques cas d'opposer une simple dilatation passagère et peu active à l'aide d'un cathéter de petit calibre ou d'un tube laryngien quelconque pour voir immédiatement cesser les accidents de suffocation. Et tant il paraît évident, que même si le spasme ne cède pas à une seule dilatation et se reproduit quelques moments après, quelques interventions successives peuvent permettre de voir entièrement disparaître, après très peu de temps, les troubles respiratoires. Ces interventions multiples n'étant d'aucune difficulté pour un opérateur habile sont largement compensées par des avantages tels, qu'elles permettent assez souvent d'éviter le tube à demeure.

Rappelons donc, en peu de mots, puisqu'il paraît utile d'essayer d'éviter le tube à demeure, les principaux inconvénients et dangers du tube laissé en place dans le larynx. Lorsque nous serons persuadés de ces inconvénients, nous comprendrons mieux qu'il est raisonnable d'admettre les interventions multiples et méthodiques, qui, au premier abord, semblent parfaitement réfutables, surtout pour les opérateurs qui ne sont pas habitués à la pratique du cathétérisme du larynx. C'est d'abord la gène de la déglutition à cause de la difficulté d'adaptation de l'épiglotte sur le pavillon du tube. Cette gène de la déglutition met obstacle à l'alimentation régulière et facile du malade. Et l'on sait cependant qu'il est presque aussi important de soutenir les forces du malade dans une affection générale aussi débilitante que la diphtérie, que de lui faciliter la respiration. C'est, en second lieu, le rejet spontané du tube laryngien, lorsque celui-ci est trop petit, rejet pouvant être suivi de spasme plus ou moins rapide de la glotte, qui commande le plus souvent impérieusement une nouvelle intervention faite rapidement et adroitement. En troisième lieu, c'est l'obstruction assez fréquente du tube par des membranes ou du muco-pus, inconvénient vis-à-vis duquel il n'a pas encore été apporté de perfectionnement tendant à le faire disparaître ou à l'atténuer. Cette obstruction du tube laryngien, généralement suivie d'apnée spontanée ou de gêne profonde de la respiration, nécessite un détubage rapide et opéré sans rudesse par un procédé simple et sans instrument, le procédé de l'énucléation du tube par pression sous-cricoïdienne du pouce au-devant du cou (Bayeux). Enfin, quatrièmement, le plus grand danger du séjour prolongé du tube dans le larynx est représenté par les ulcérations dues au décubitus, ulcérations plus ou moins profondes et plus ou moins étendues de la muqueuse laryngée. Ces ulcérations, nous l'avons dit, sont à elles seules la caractéristique anatomique des laryngites traumatiques qui nous occupent, et présentent comme caractère clinique celui de contribuer à favoriser la persistance du spasme réflexe de la glotte. Ce sont ces ulcérations qui paraissent avoir créé cette catégorie de malades ne pouvant plus se passer de leurs tubes, ces *tubards*, ainsi qu'on les appelle dans les services hospitaliers, tubards qui ne paraissent être à proprement parler que des *spasmodiques ulcéreux*. Et c'est sur ces lésions que nous porterons toute notre attention.

On a objecté que les tubages répétés chez un enfant offraient des dangers, que les risques de blesser le larynx augmentaient avec le nombre des interventions et qu'en voulant éviter la production des ulcérations par le tube à demeure on pourrait bien léser la muqueuse laryngienne par des cathétérismes successifs. Quoi qu'on en ait dit, les meilleurs observateurs sont d'accord pour admettre, dans certaines circonstances, la fréquence et même la gravité des lésions laryngées déterminées par le tube à demeure. Trousseau, défenseur de la trachéotomie, ne faisait-il pas autrefois rejeter le tubage devant l'Académie en montrant les ulcérations laryngées dues aux premiers tubes de Bouchut? O'Dwyer lui-même, en modelant les tubes sur les diverses parties de la cavité laryngée, est-il parvenu à éviter entièrement ces accidents[1]? En résumé, nous avons vu jusqu'ici que le traumatisme opératoire déterminant la laryngite pouvait dépendre de l'inhabileté de l'opérateur au moment de l'introduction de l'instrument (*traumatismes d'intro-*

---

[1] O'Dwyer fut longtemps arrêté par deux inconvénients : le manque de stabilité des tubes et la production de lésions laryngées; cet auteur disait récemment (*Société américaine de Pédiatrie*; in *Arch. of pediatrics*, mai 1896) comment, pendant dix ans, il lutta contre ces dangers avant d'en arriver au tube actuel, lequel permit pour la première fois de pratiquer le tubage avec succès.

[G. VARIOT et J. GLOVER.]

*duction*); nous avons vu que ce traumatisme pouvait être inhérent au séjour même de l'instrument dans le larynx (*lésions de décubitus*); il nous paraît utile maintenant de ne point passer sous silence les traumatismes provoqués par les diverses manœuvres d'extraction du tube laryngien (*traumatismes d'extraction*).

**3° Traumatismes d'extraction.** — Et d'abord les observations relevées jusqu'à ce jour permettent-elles de supposer possible la production du traumatisme laryngien au moment de l'extraction du tube? Certains auteurs conservent le fil au tube laryngien, et à Vienne, encore à l'heure actuelle, on maintient le fil en dehors, en l'enserrant entre deux dents, de telle sorte qu'il ne peut être sectionné par celles-ci. Dans ce cas, le fil étant laissé en place, l'extraction du tube est des plus simples : il n'est pas besoin de pinces d'extraction ou autres instruments du même genre. La manœuvre d'extraction peut s'effectuer d'une façon très rapide et sans déterminer de traumatisme laryngien. Il suffit de ramener le tube à l'extérieur en tirant sur le fil. De même, dans les cas de dilatation passagère extemporanée de la glotte, dans le simple écouvillonnage pratiqué à l'aide du tube laryngien, il est facile d'extraire l'instrument en se servant du fil, que l'on aurait mauvaise grâce de ne pas utiliser.

D'autres opérateurs, abandonnant le tube à lui-même dans le larynx sans laisser le fil, se voient contraints, pour l'en extraire, d'user d'instruments spéciaux, de pinces, qu'il s'agit d'introduire avec dextérité à la recherche du tube et quelquefois très vite dans les cas où le détubage est impérieusement nécessité par une obstruction spontanée par exemple. Cette manœuvre d'extraction d'un tout autre genre que la manœuvre d'introduction, laquelle n'était à proprement parler qu'un simple cathétérisme du larynx, présente parfois de réelles difficultés, surtout si la lumière du tube est étroite et dans quelques cas, ainsi que cela peut arriver, recouverte et encombrée de mucosités et de membranes. L'opérateur recherche parfois laborieusement l'orifice du tube afin d'y introduire sa pince extractrice. Le tube, entraîné avec le larynx suivant les mouvements tumultueux d'élévation et d'abaissement de l'organe, mouvement que suscitent les contractions désordonnées des muscles pharyngiens, se dérobe au doigt explorateur. La lutte de l'opérateur contre la suffocation toute mécanique du patient se prolonge. Le bec de l'instrument extracteur porte à faux latéralement sur la muqueuse péri-vestibulaire et vestibulaire. Ou bien, il s'introduit en lésant celle-ci entre la paroi laryngienne et le tube lui même, déterminant ici et là des lésions plus ou moins prononcées. Et ces lésions peuvent encore être accrues par le mouvement de bascule fréquemment trop rapide et trop brusque, que l'on fait généralement subir pendant le dernier temps de l'extraction, à l'instrument ramenant le tube au dehors. Cette extraction instrumentale paraît la pire de toutes les méthodes. Quelque peu abandonnée, elle est plutôt rappelée par la présence même des pinces d'extraction dans les boîtes de tubage. C'est une méthode lente, pouvant provoquer des traumatismes, qui ont un siège commun avec les traumatismes d'introduction. Nous l'avons décrite, bien entendu, dans les cas les plus difficiles, les cas d'urgence. Toutefois, même dans les cas simples

elle paraît insuffisante et ne devient un procédé pratique qu'à la condition
d'une grande habitude opératoire et du calme assez rare du malade. Aussi,
voyons-nous plus souvent employer la méthode de l'énucléation des tubes
par manœuvres externes et ne nécessitant le secours d'aucun instrument.

Cette manœuvre est simple, rapide, à la portée de tous, puisqu'elle peut

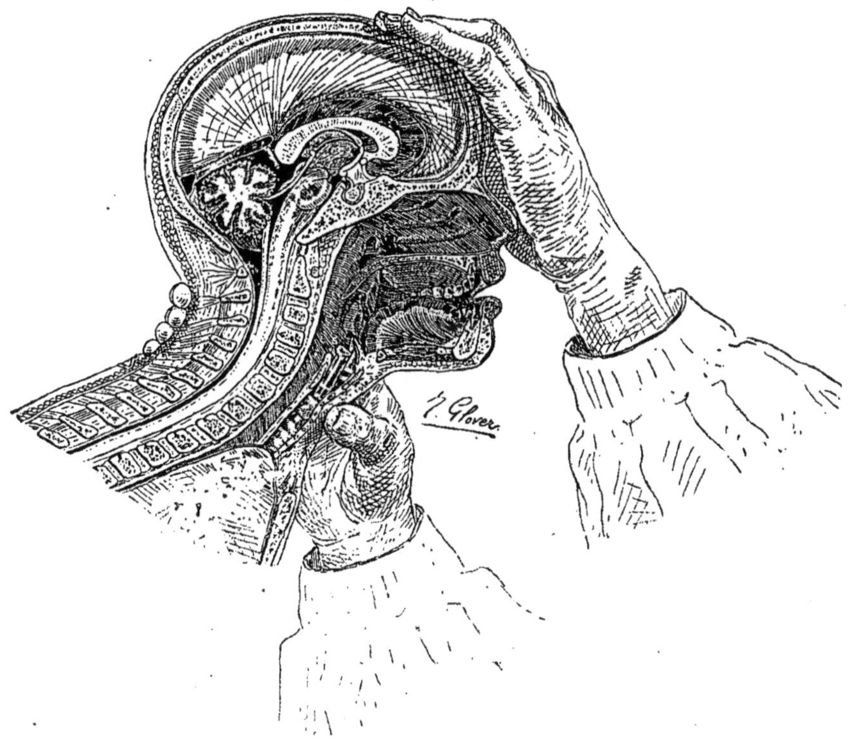

Fig. 1. — Premier et deuxième temps de l'énucléation d'un tube laryngien.

*Attitude du malade* : La tête est maintenue relevée à l'aide de la main gauche en extension forcée,
de façon à présenter bien découverte la face antérieure du cou. — *Premier temps*. L'opérateur
recherche à l'aide de la pulpe du pouce de la main droite l'extrémité inférieure du tube laryngien au niveau de la région trachéale immédiatement sous-cricoïdienne. — *Second temps*. A l'aide
du pouce de la main droite, l'opérateur exerce une pression assez forte, d'avant en arrière, déprimant ainsi la région trachéale sous-cricoïdienne, afin de chasser le tube de la cavité laryngienne.

être exécutée en cas d'urgence absolue par la surveillante, les infirmières de
l'hôpital. Elle consiste à rechercher au-devant du cou, dans la région pré-
trachéale immédiatement sous-cricoïdienne, l'extrémité inférieure du tube
laryngien, la tête étant relevée et maintenue en extension forcée pour faciliter l'exploration ; l'extrémité inférieure du tube une fois perçue, l'énucléation s'effectue avec une grande sûreté, immédiatement à la suite d'une forte
pression exercée par le pouce d'avant en arrière en déprimant la trachée et
en renversant concomitamment la tête en avant en flexion forcée (voir fig. 1

[G. VARIOT et J. GLOVER.]

et 2). La rapidité d'exécution est sa principale qualité. Mais, pour lui comme
pour les autres procédés d'extraction, il convient de rechercher s'il est inoffensif au point de vue traumatique. La forte pression exercée au travers des
téguments et de la paroi trachéale sur l'extrémité inférieure du tube dans le
but de l'extraire de la cavité laryngienne est-elle absolument anodine? Le

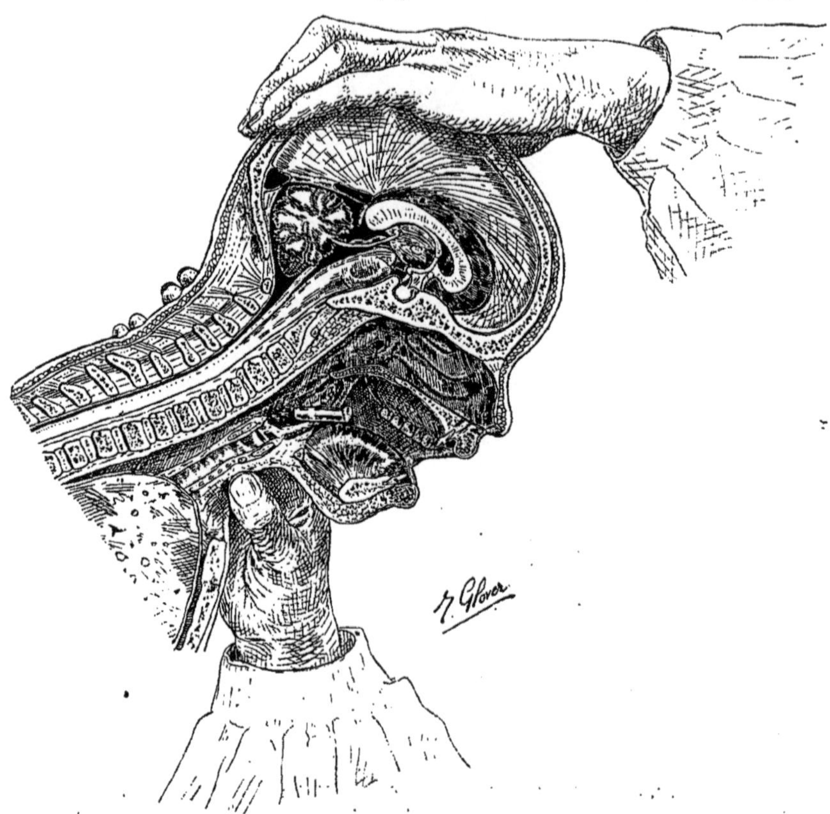


Fig. 2. — Dernier temps de l'énucléation d'un tube laryngien.

La tête est renversée en avant en flexion forcée sur le cou par un mouvement assez rapide de la main
gauche, au moment même où s'exerce la forte pression du pouce d'avant en arrière déprimant la
trachée. Le tube est chassé vers la cavité buccale, d'où il est spontanément rejeté au dehors.

contact absolu, qui existe entre les bords de l'extrémité inférieure du tube
et la paroi antérieure des anneaux cricotrachéaux, contact maintenu fixe et
intime par l'attitude même de la tête en extension forcée sur le cou, ne
constitue-t-il pas une condition toute spéciale de vulnérabilité de la muqueuse
trachéale ou trachéo-cricoïdienne à ce niveau, au moment de la pression du
pouce? Nous avons expérimenté sur le cadavre et dix énucléations successives
du tube laryngien n'ont pas paru blesser la muqueuse de la région sous-
chordique intra-cricoïdienne, ni la muqueuse trachéale.

**Description anatomique des lésions.** — Les ulcérations dues au traumatisme, quel qu'en soit le mécanisme, peuvent non seulement se produire à différents degrés, mais aussi aboutir à des accidents variés. Et c'est sur cette variabilité même des accidents que nous nous baserons pour exposer méthodiquement et successivement les différentes sortes de lésions.

Nous avons parlé des *spasmodiques ulcéreux*, c'est-à-dire de ces jeunes enfants chez lesquels les ulcérations occasionnent la persistance du spasme ou sa réapparition tardive. C'est là en effet un premier groupe de malades particulièrement important. Les spasmodiques ulcéreux sont bien, entre tous les sujets de ce genre, les plus sérieusement atteints, puisqu'ils peuvent plus tard présenter des rétrécissements cicatriciels du larynx.

Il faut considérer différemment les enfants qui, ayant conservé le tube plusieurs jours, lorsqu'ils n'ont pas de spasme prolongé, restent seulement aphones en général pendant quelque temps. Et cet accident chez eux se produit peut-être à cause d'une fluxion collatérale de la muqueuse laryngée, autour des ulcérations. La fluxion ne va pas jusqu'à reproduire le spasme glottique, mais détermine seulement un trouble plus ou moins durable de la phonation. De même encore, chez les enfants dont le spasme glottique cède après quelques jours, quarante-huit heures ou trois jours de tubage dilatateur, surtout chez ceux qui conservent le tube sans le rejeter, on constate des lésions traumatiques moindres, qui font encore de ces jeunes malades un groupe à part à côté des spasmodiques ulcéreux. Les lésions traumatiques que l'on rencontre chez eux sont bien plutôt des lésions de décubitus que des lésions provoquées par le cathétérisme du larynx. Très rarement, du reste, ces lésions s'organisent et aboutissent à un rétrécissement laryngien même peu prononcé; et très rarement aussi elles provoquent le retour du spasme. Enfin on observe de jeunes sujets qui conservent le tube laryngien peu de temps, quelques heures, 24 heures par exemple; les lésions seulement érosives sont en pareil cas peu importantes, presque nulles. C'est dire qu'il peut, en certains cas, exister dans un larynx d'enfant tubé des ulcérations traumatiques, qui n'auraient aucune tendance à entretenir ou à provoquer la reproduction tardive du spasme laryngien. Aussi, doit-on soupçonner que les spasmodiques ulcéreux paraissent présenter, en outre des lésions laryngiennes, une tare névropathique qui chez eux contribue à favoriser des accidents que l'on n'observe pas dans les mêmes conditions chez les autres petits malades. D'autre part, il faut se souvenir que la tuberculose laryngo-pulmonaire, la rougeole, prédisposent d'une façon toute spéciale le larynx de l'enfant aux ulcérations. Le tubage, dans ces conditions, paraît exagérer cette tendance aux ulcérations de la muqueuse laryngienne. Et c'est en pareil cas que l'on observe en clinique des spasmes plus persistants et que l'on trouve à l'autopsie des lésions plus prononcées. Nous avons exposé déjà les médiocres résultats fournis par le tubage au cours des laryngites rubéoliques spasmodiques. Ces considérations une fois établies, il est fort important de préciser la topographie à peu près constante des ulcérations laryngiennes dues au traumatisme. Car cette topographie nous instruira sur le mécanisme probable des lésions. De telle sorte que ce mécanisme pourra

[G. **VARIOT** et J. **GLOVER**.]

être vérifié par l'expérimentation sur le cadavre. De cette expérimentation cadavérique enfin, nous pourrons déduire les meilleures méthodes d'application de la dilatation de la glotte par le tubage à employer pour éviter autant qu'il est possible le traumatisme laryngien.

Au début de ces laryngites traumatiques, la muqueuse laryngienne présente une tuméfaction œdémateuse, une phlogose parfois tellement vive, que nous ignorons encore si cette simple poussée inflammatoire du larynx traumatisé par le tubage n'est pas toute la raison de ces spasmes tardifs que l'on observe après la guérison des laryngites aiguës membraneuses diphtériques ou non diphtériques, sans qu'il soit nécessaire de faire intervenir les ulcérations. Il semble exister après la blessure répétée par les intubations successives et entretenue par le séjour du tube une période de rétrécissement aigu du larynx, si l'on veut bien accepter ce terme. Ce rétrécissement aigu correspondrait à la période des productions hyperplasiques d'éléments embryonnaires cellulaires, leucocytiques, qui survient dans toute inflammation traumatique d'une muqueuse ou d'un tégument. Puis, le calme se rétablit et l'évolution de la lésion est plus insidieuse dans la suite. Elle ne se révèle en clinique que par la difficulté progressive du passage du tube. Et enfin la sclérose, l'induration cicatricielle des tissus enflammés se manifeste par l'établissement définitif du rétrécissement chronique (voir fig. 4, p. 847).

Le plus souvent, il semble, chez certains enfants, qu'il ne se produit que la phase de rétrécissement aigu sans que la lésion aboutisse au véritable rétrécissement chronique. Ces modifications anatomiques générales du larynx une fois envisagées, quelle est donc la topographie plus précise des lésions circonscrites que présente cet organe à l'occasion du tubage, en considérant successivement les lésions d'introduction, les lésions de décubitus et les traumatismes d'extraction?

1° Les lésions d'introduction sont sus-glottiques et rarement glottiques. Caractérisées par des érosions, des ulcérations plus ou moins prononcées, elles siègent surtout au niveau de la région vestibulaire et peuvent se présenter même au pourtour de cette région vestibulaire du larynx; latéralement elles occupent les gouttières pharyngo-laryngiennes; sur la partie médiane, on les trouve très rarement du reste au niveau des fosses glosso-épiglottiques. Ces lésions sont dues le plus souvent à l'inhabileté de l'opérateur. Et cette inhabileté peut aller en outre, bien que très rarement, jusqu'à provoquer la perforation des cordes vocales, l'effondrement des ventricules de Morgagni et dans quelques cas, heureusement peu fréquents, la production des fausses routes intercrico-thyroïdiennes que nous avons décrites. Expérimentalement la région cricoïdienne hypoglottique reste toujours en pareil cas absolument intacte.

2° Les lésions rencontrées à l'autopsie des enfants, qui avaient conservé le tube à demeure pendant plusieurs jours, paraissent siéger plutôt à la région cricoïdienne hypoglottique, si les tubes employés sont des tubes courts. Elles semblent occuper de préférence la région crico-trachéale ou seulement les premiers anneaux de la trachée, si l'on fait usage de tubes longs. Les ulcérations, en pareil cas, se produisent aux différents points de contact du ventre

et de l'extrémité inférieure du tube avec les parois du conduit cartilagineux
crico-trachéal. Enfin, tout en usant indifféremment des tubes courts ou des
tubes longs, on observe assez souvent des lésions de la région aryténoïdienne

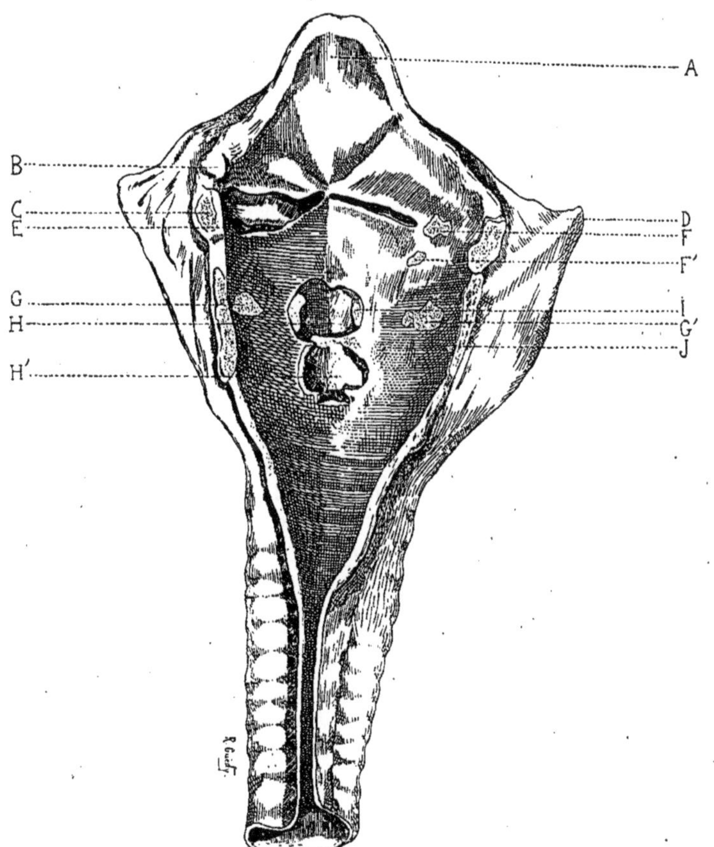


Fig. 5. — Larynx d'un enfant de 3 ans traumatisé par des intubations répétées et par le séjour
prolongé du tube à demeure. Association des traumatismes d'introduction et des lésions de décubitus : fausse route ventriculaire gauche. — Ulcérations de décubitus cricoïdiennes, trachéales,
aryténoïdiennes. A. Épiglotte. — B. C. Cartilage aryténoïde gauche. — E. Ventricule de
Morgagni élargi par une fausse route survenue au cours du tubage. — F. F'. Petites ulcérations
aryténoïdiennes. — G. G'. Ulcérations cricoïdiennes latérales, au fond desquelles on voit le cartilage
cricoïde dénudé. — H. H'. Vaste ulcération médiane crico-trachéale en 8 de chiffre ; en haut, l'ulcération cricoïdienne et, en bas, l'ulcération trachéale. — I. Dans le cercle supérieur de cette vaste
ulcération, on voit les deux surfaces de section de la partie médiane et antérieure de l'anneau du
cartilage cricoïde, coupé en biseau par le processus ulcératif.

probablement déterminées par le pavillon du tube. On trouve généralement
trois ulcérations. L'une, cricoïdienne, occupe la partie médiane et antérieure
de la circonférence interne de l'anneau cricoïdien. Assez rarement on la
rencontre en arrière au même niveau. Elle est en général arrondie et taillée

[G. VARIOT et J. GLOVER.]

à l'emporte-pièce, de hauteur très variable dans son diamètre vertical. La muqueuse est détruite à ce niveau. Et cette destruction de la muqueuse peut s'étendre vers le conduit trachéal jusqu'aux premiers anneaux de la trachée. Parfois, ainsi que nous le représentons sur notre dessin (voir fig. 3), l'ulcération cricoïdienne et l'ulcération trachéale sont indépendantes l'une de l'autre. Le cartilage est quelquefois à nu. Les deux autres ulcérations sont symétriques, aryténoïdiennes et siègent latéralement au-dessous de l'insertion postérieure des cordes vocales. Elles sont à peu près verticales, plus ou moins profondes, de quelques millimètres de largeur seulement. Elles peuvent aussi dénuder le cartilage.

Au degré le plus avancé, nous avons vu la muqueuse tapissant le cricoïde détruite circulairement chez des enfants qui avaient été tubés plusieurs fois et qui avaient conservé le tube 8 ou 10 jours. Il s'agissait d'enfants qui rejetaient le tube avec persistance. Cette destruction très étendue de la muqueuse laryngée dénudant le cartilage sous-jacent est sans doute le processus initial du rétrécissement cicatriciel du larynx (voir fig. 4).

Chez les enfants qui ont succombé après avoir gardé le tube seulement une douzaine d'heures, les mêmes régions du cricoïde sont encore ulcérées ; elles sont anémiées, pâles, comme si elles avaient été comprimées contre la paroi du tube. Exceptionnellement dans ces différents cas, on note des lésions des cordes vocales et de l'épiglotte. Quelle est la cause immédiate de ces lésions siégeant à peu près constamment et surtout dans la région cricoïdienne, chez des enfants qui ont subi plusieurs cathétérismes du larynx et qui plus tard ont gardé le tube à demeure ? Devons-nous admettre que ces ulcérations cricoïdiennes ont comme point de départ des blessures produites par le passage réitéré du tube, ou au contraire qu'elles sont dues à la pression excentrique ou au frottement du tube contre la muqueuse, selon l'opinion de O'Dwyer, sous l'influence de la toux, de la déglutition, etc.? Devons-nous admettre que ce sont en un mot des lésions de *décubitus*, suivant l'expression consacrée? C'est pour résoudre cette difficulté qu'il faut se reporter à l'expérimentation cadavérique. Nous avons pris 3 sujets d'âges différents et nous les avons soumis à des tentatives réitérées de tubages successifs pratiqués par des mains quelconques, en particulier par plusieurs débutants.

*Expérience I*. Un sujet de 9 ans subit ainsi une *trentaine* de tentatives de tubage par des mains inexpérimentées ; nous reprenons les exercices sur ce sujet et nous éprouvons une difficulté considérable à introduire le tube : après 5 ou 6 tentatives, nous tubons une dizaine de fois. *Lésions constatées dans ce cas à l'ouverture du larynx* : 1° les deux cordes vocales perforées; 2° les ventricules de Morgagni défoncés avec fausses routes intercrico-thyroïdiennes ; 3° *région cricoïdienne absolument intacte*. — *Expérience II*. Sujet de 2 ans tubé dans les mêmes conditions : en particulier, une fois le tube introduit, nous le faisons aller et venir dans le larynx un grand nombre de fois, en faisant passer le tube à *frottement*. *Lésions constatées dans ce cas à l'ouverture du larynx* : 1° la corde vocale gauche légèrement érodée; 2° pas de fausse route; 3° *région cricoïdienne intacte*. — *Expérience III*. Cette troisième expérience fut entreprise sur

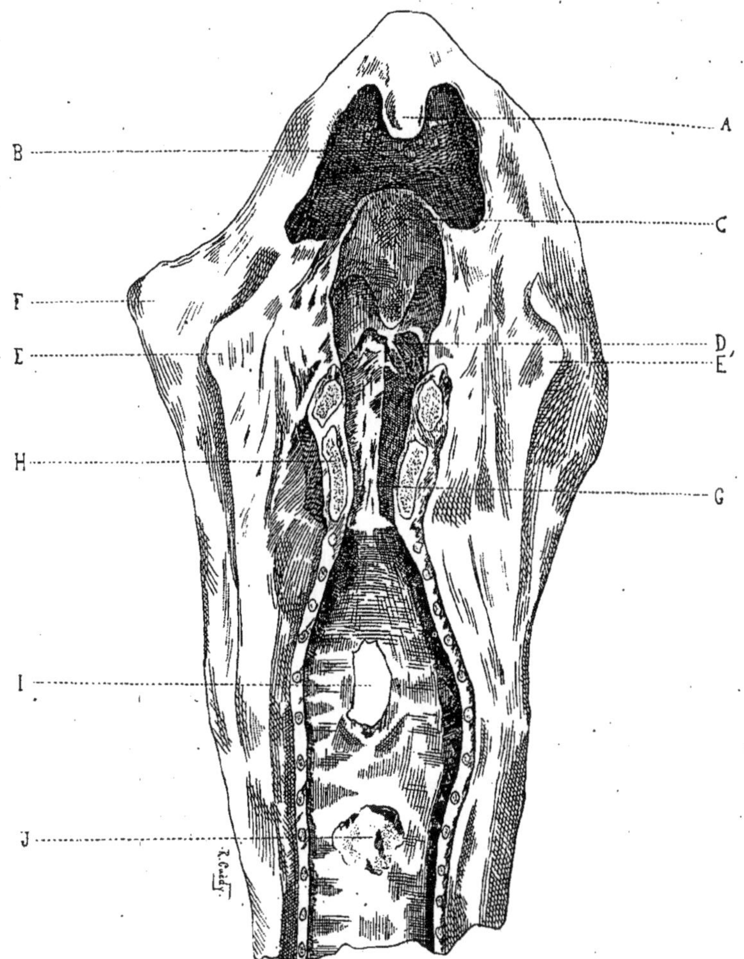

Fig. 4. — Rétrécissement scléro-cicatriciel du larynx consécutif à des intubations multiples chez un enfant de 4 ans ayant gardé le tube à demeure. La trachéotomie ne fut pratiquée qu'après plusieurs tubages de la glotte, qui tous invariablement aboutissaient à la répétition opiniâtre du rejet spontané du tube. — Mort à la suite de tentatives de dilatation méthodique du rétrécissement laryngien par le procédé de Schrötter. A. Luette et voile du palais. — B. Base de la langue. — C. Épiglotte (face laryngienne). — D. Cordes vocales et bandes ventriculaires déformées et rétractées. — E. E'. Grandes cornes du cartilage thyroïde. — F. Grandes cornes de l'os hyoïde. — G. Portion cricoïdienne rétrécie du larynx (aspect fibro-scléreux de la surface des parois de la portion intra-cricoïdienne de la cavité laryngienne; induration de la muqueuse; adhérence intime de celle-ci au périchondre sous-jacent). — H. Coupe médiane du chaton du cartilage cricoïde. — I. Orifice de l'incision trachéale. — J. Ulcération superficielle de la muqueuse trachéale due au contact du bord antérieur du bec de la canule à trachéotomie.

un sujet spécial et destinée à nous mettre dans les conditions habituelles de l'intervention, c'est-à-dire sur un enfant, dont le larynx est attaqué par le processus diphtérique. Nous prenons le cadavre d'un enfant mort d'une diph-

**[G. VARIOT et J. GLOVER.]**

térie toxique, atteint d'une péritonite tuberculeuse ancienne avec fistule abdominale, intarissable, sujet profondément cachectisé ; le pharynx et le vestibule du larynx étaient blindés de membranes épaisses, cruentées, et les tissus profondément ulcérés et gangrenés. Nous pratiquons une dizaine de tubages. A l'*examen du larynx : région cricoïdienne intacte*.

Ces manœuvres ont été effectuées indistinctement avec des tubes longs de O'Dwyer et des exemplaires de tubes courts. Elles permettent d'établir que, même par les manœuvres les plus brutales, il est impossible de blesser avec le tube, lors de son introduction, la région cricoïdienne, siège habituel des ulcérations produites par le tube à demeure. Donc ce n'est pas aux cathétérismes réitérés du larynx que l'on doit attribuer ces lésions, et l'objection faite aux interventions multiples dans le traitement du croup ne saurait s'appuyer sur la constatation des lésions cricoïdiennes si fréquemment trouvées à l'autopsie. Ce sont les régions sus-glottique et glottique qui peuvent être blessées par une main inexpérimentée et non la région cricoïdienne. Les lésions de la région cricoïdienne ou crico-trachéale sont des *lésions de décubitus* dues au séjour prolongé du tube dans le larynx. 3° Les traumatismes d'extraction des tubes ne comportent pas une description anatomique spéciale, puisque dans le cas où l'extraction est instrumentale, lorsqu'on opère avec des pinces extractives, les lésions, avons-nous dit, se confondent comme siège avec celles provenant de manœuvres inhabiles d'introduction. Quant à l'extraction non instrumentale, à l'énucléation des tubes par pression du pouce pré-trachéale sous-cricoïdienne, nous n'avons pas à revenir sur les résultats fournis par l'expérimentation cadavérique, qui démontre l'apparente innocuité du procédé, au point de vue des lésions traumatiques qu'il pourrait déterminer.

**Traitement.** — Une part importante nous paraît devoir être réservée dans ce chapitre à l'exposé méthodique des moyens préventifs qui devront être opposés à la production des laryngites traumatiques consécutives au tubage. Ces moyens préventifs consistent à recourir autant qu'il est possible à des procédés de tubage et de dilatation de la glotte, lésant peu la muqueuse laryngienne. Ces procédés dérivent naturellement de tout ce que nous avons dit précédemment. Le tubage dilatateur de la glotte doit être pratiqué de telle sorte que le séjour prolongé du tube dans le larynx soit évité autant qu'il est possible. Et, dans ce but, si une seule intervention extemporanée ne paraît pas suffire, il faut, avons-nous dit, avoir recours à des interventions méthodiques successives et quelquefois multiples. Nous avons vu que, pour un opérateur habitué à la pratique du tubage, ce ne sont pas les introductions répétées de l'instrument dans le larynx qui produisent les plus importants traumatismes, c'est bien au contraire et indubitablement le séjour prolongé du tube. Bien entendu, pour ces interventions multiples, nous supposons un opérateur simplement adroit, si ce n'est habile. L'adresse dans la pratique de cette opération peut être acquise par tous en recourant aux exercices préalables de médecine opératoire. Encore faut-il savoir que, pour cette opération délicate du cathétérisme du larynx dans le spasme glottique, les exercices du tubage de la glotte sur le cadavre permettent seulement d'apprendre le maniement des instruments. Quant à la connaissance des sensations spéciales, que la glotte en état de spasme fournit au doigt introduit dans le larynx pour guider l'instrument, elle ne s'acquiert que par la pratique si mouvementée du tubage à l'hôpital. C'est aussi pour cette dernière raison et encore à cause de la surveillance incessante dont doit être entouré un enfant tubé, que cette opération est encore peu sortie du domaine hospitalier.

En conséquence, chaque fois que nous nous trouvons en présence d'un spasme glottique, que ne semblent pas devoir calmer les moyens médicaux immédiats : le séjour dans la chambre de vapeur, la thérapeutique médicale simple, mettons un tube en place dans le larynx pendant 4 ou 5 minutes. Le spasme phréno-glottique s'apaise, les mouvements de la respiration se régularisent. Retirons alors le tube par le fil qui est resté attaché. Le soulagement de la dyspnée peut rester acquis et l'enfant continue de respirer aussi librement que lorsqu'il avait le tube dans le larynx. Le tirage ne reparaît pas. Replaçons l'enfant dans la chambre de vapeur, donnons la potion de codéine au petit malade. Les accidents peuvent en rester là. S'il en est autrement et que le tirage reparaisse, retubons le jeune malade, avant même que le spasme phréno-glottique ne soit très accentué, avec un tube de calibre bien proportionné aux diamètres de l'orifice à dilater, et cela dans le but d'opérer pendant un certain temps une dilatation un peu active. Car si pour la dilatation extemporanée d'une sténose spasmodique laryngienne, le calibre du cathéter est indifférent, il n'en est plus de même lorsqu'il s'agit d'une dilatation prolongée pendant un certain temps. Introduisons donc un tube anatomiquement gradué sur la taille du sujet, instrument qui entre à frottement très doux. Laissons le tube un certain temps, quelques heures, une nuit, en surveillant l'enfant. Et bien souvent, tout se terminera sans aucun nouvel accident et sans déterminer de traumatisme laryngien qui vaille la peine d'attirer l'attention. Si nous insistons pour que l'on fasse usage d'un tube bien gradué, c'est que de cette bonne graduation dépend en grande partie la réussite de l'opération, sans qu'il se produise aucune des complications traumatiques du genre de celles que nous venons de décrire.

GRADUATION DES TUBES LARYNGIENS[1]. — La graduation des tubes laryngiens n'a pas, à notre connaissance, été l'objet de toute l'attention désirable; on a peut-être méconnu, pour ce perfectionnement des instruments de tubage, l'importance qu'elle semble comporter. A l'heure actuelle, d'une manière générale, cette graduation repose sur l'âge de l'enfant, aussi bien dans les boîtes d'instruments américains que pour les instruments français. Or, l'âge d'un enfant ne peut indiquer le diamètre de son larynx; sa *taille seule* peut nous fixer péremptoirement sur le calibre du tube à employer, étant donné qu'en anatomie les dimensions, le volume des organes, les calibres des conduits à parois fixes et solides sont proportionnés chez l'enfant et pendant toute la période de croissance à la *taille* et non à l'âge du sujet. Aussi les tubes, dont on a fait couramment usage jusqu'à ces der-

---

[1] J. GLOVER. De la graduation des tubes laryngiens ou autres instruments similaires. In *Journal de clin. et de thérap. infant.*, 2 avril 1896.



[G. VARIOT et J. GLOVER.]

niers temps étaient-ils assez souvent de calibre un peu trop petit. De telle sorte que le calibre du tube, reconnu insuffisant au niveau de son renflement, aussi bien et surtout dans le sens du diamètre transverse que dans le sens du diamètre antéro-postérieur, fut tout récemment corrigé par le fait même de l'usage des tubes de l'âge supérieur dans le cas de grande taille de l'enfant. Et cette correction a porté particulièrement sur les tubes correspondant à 2, 4, 6 ans, âges où le rejet du tube est le plus fréquent. Les instruments que l'on emploie aujourd'hui dans les services de diphtérie, étant un peu plus volumineux, entrent dans le larynx avec un léger frottement; ils sont stables et ne sont plus rejetés indéfiniment dans les cas de spasmes intenses. Leur action dilatatrice est plus efficace et plus rapide, puisque le séjour du tube est assez souvent diminué de durée sur ce qu'il était autrefois. On redoute moins enfin l'obstruction brusque d'un instrument qui étant un peu plus volumineux présente une lumière plus large. N'allons pas croire que, le tube étant un peu plus gros, les lésions de la muqueuse seraient plus importantes et que l'introduction de l'instrument sera plus pénible. Tout d'abord, un tube bien gradué anatomiquement n'entre qu'à frottement doux. Et ensuite les lésions déterminées par un tube mal gradué qui flotte et se meut dans le larynx à cause de son insuffisant calibre, tube que l'on est presque constamment obligé de réintroduire parce qu'il est presque constamment rejeté, ces lésions, disons-nous, nous sont apparues tout aussi importantes, et se sont celles-là même qui nous ont servi pour notre description. En résumé, pour approprier le tube aux dimensions du larynx, O'Dwyer a établi six numéros gradués en grosseur et en longueur suivant l'âge de l'enfant; une petite règle métallique sur laquelle on reporte le tube indique celui qu'il convient de prendre dans chaque cas particulier. Mais le larynx peut présenter chez plusieurs enfants du même âge des différences assez sensibles. Ces différences, disons-nous, sont proportionnées à la taille de l'enfant et nous en donnons plus haut la raison scientifique. MM. Sevestre et Martin signalent dans le tome I<sup>er</sup> du *Traité* (p. 684) la graduation que l'un de nous a proposé d'établir sur la taille des sujets. Et ils estiment que telle qu'elle est, la graduation d'après l'âge de l'enfant pourrait cependant être conservée, mais avec cette réserve que si l'enfant paraît *grand pour son âge*, on prendrait le tube de l'âge supérieur. Or, il se trouve que, pris au niveau de son renflement olivaire, le diamètre transverse du tube de l'âge supérieur correspond aux mêmes diamètres de la glotte, établis d'après la taille des sujets (*Voir le tableau suivant*). En conséquence, pourquoi laisser à l'opérateur l'embarras d'apprécier lui-même d'une façon forcément approximative, s'il y a proportion ou disproportion entre l'âge et la taille de l'enfant qu'il s'agit de tuber? Et ne serait-il pas plus simple de présenter à ce même opérateur des instruments d'un calibre plus scientifiquement et plus exactement approprié aux diamètres de la glotte, bien établis dans les rapports que ces diamètres présentent avec la taille des sujets? Le médecin n'aurait qu'à choisir sans hésitation le tube correspondant à cette taille. Chaque tube présenterait gravée avec son numéro la taille de l'enfant auquel il convient. Un ruban centimétrique pourrait à la rigueur être joint à la boîte de tubage.

L'instrumentation serait ainsi complète. La graduation des tubes ainsi fort simplifiée et mieux raisonnée aura l'avantage de donner plus de précision et d'assurance à l'opérateur dans le choix d'un instrument stable une fois introduit dans le larynx. Du reste, venant à l'appui de notre raisonnement et de nos recherches, nous signalerons les opinions de Krishaber, de Damaschino qui, le premier chez l'adulte, le second chez l'enfant, conseillaient autrefois à Mathieu et à Collin de construire les canules à trachéotomie en appropriant leurs calibres aux diamètres de la trachée, établis dans les rapports que ces diamètres présentent avec la taille des sujets et non avec leur âge. S'il n'y a pas similitude absolue entre la graduation des tubes et celle des canules à trachéotomie, il y a du moins analogie, et les observations de ces deux auteurs nous semblent un argument en faveur de ce que nous venons de dire.

Nous donnons ici un tableau simplifié établissant d'après les recherches de l'un de nous, la graduation des tubes laryngiens suivant la taille des sujets. On trouvera dans ce tableau les mensurations des dimensions de la glotte pendant la période de croissance de l'enfant en regard avec les diamètres des renflements des tubes.

**Tableau établissant la graduation des tubes laryngiens suivant la taille des sujets.**

| N°ˢ DES TUBES. | DIAMÈTRE ANTÉRO-POSTÉRIEUR DE LA GLOTTE. | DIAMÈTRE TRANSVERSE DE LA GLOTTE EN ÉTAT DE MOYENNE DILATATION. | DIAMÈTRE ANTÉRO-POSTÉRIEUR DU RENFLEMENT DES TUBES LARYNGIENS. | DIAMÈTRE TRANSVERSE DU RENFLEMENT DES TUBES LARYNGIENS. | TAILLE MAXIMA DES SUJETS A LAQUELLE CORRESPOND CHAQUE NUMÉRO DE LA SÉRIE DES TUBES. |
|---|---|---|---|---|---|
| 1 | 7ᵐᵐ | 6ᵐᵐ | 4ᵐᵐ 1/2 | 5ᵐᵐ 1/2 | 0ᵐ,60 et au-dessous. |
| 2 | 8ᵐᵐ | 6ᵐᵐ 1/2 | 5ᵐᵐ 1/2 | 6ᵐᵐ | 0ᵐ,70 — |
| 3 | 9ᵐᵐ | 7ᵐᵐ | 6ᵐᵐ | 6ᵐᵐ 1/2 | 0ᵐ,80 — |
| 4 | 10ᵐᵐ | 8ᵐᵐ | 7ᵐᵐ | 7ᵐᵐ 1/2 | 1ᵐ,10 — |
| 5 | 12ᵐᵐ | 9ᵐᵐ | 8ᵐᵐ | 8ᵐᵐ 1/2 | 1ᵐ,50 — |
| 6 | 13ᵐᵐ à 14ᵐᵐ | 10ᵐᵐ | 9ᵐᵐ | 9ᵐᵐ 1/2 | 1ᵐ,50 et au-dessus. |

De même que le diamètre, il est intéressant de considérer la longueur des tubes dans les rapports que cette seconde dimension de l'instrument présente avec les traumatismes laryngiens. Le tube long de O'Dwyer semble plutôt léser la muqueuse trachéale. Les tubes courts provoquent plutôt, ainsi que nous l'avons dit, des lésions laryngiennes intra-cricoïdiennes hypoglottiques. Les lésions trachéales dues au tube long doivent peu contribuer à déterminer le réflexe spasmodique, si l'on se souvient que l'excitation expérimentale de la muqueuse trachéale aboutit plutôt à la toux qu'au spasme laryngien persistant. Les lésions cricoïdiennes dues aux tubes courts paraissent entretenir le spasme glottique. Et c'est la coexistence de lésions cricoïdiennes avec des spasmes persistants qui nous a permis de grouper toute une catégorie de jeunes malades sous la dénomination de *spasmodiques ulcéreux*. Nous avons suffisamment insisté ailleurs pour n'y plus revenir sur la démonstration expérimentale de ces accidents spasmodiques entretenus par les lésions de la muqueuse laryngienne de la région cricoïdienne.

[*G. VARIOT et J. CLOVER.*]

Malgré ces différences, les opérateurs paraissent à l'heure actuelle donner la préférence aux tubes courts, tout en reconnaissant que les instruments de tubage, tels que les imaginait O'Dwyer en 1885, répondaient déjà à un réel perfectionnement de la méthode. La longueur des tubes est encore intéressante à étudier à propos des traumatismes laryngiens possibles, en se plaçant à tout autre point de vue, qui est le suivant : Il est assez difficile d'atteindre le larynx avec un tube court adapté à l'introducteur ordinaire lorsque l'enfant atteint un certain âge. Chez les enfants de 5, 6, 7 ans, etc., et *de grande taille*, le larynx semble situé plus ou moins bas et l'orifice glottique est plus ou moins accessible. Cela tient ici encore aux variations parallèles à la taille du sujet dans les dimensions anatomiques du trajet bucco-pharyngo-laryngien que doit suivre l'introducteur pour atteindre avec le tube l'isthme glottique. Chez le jeune enfant de petite taille, l'introducteur tel qu'il existe permet de parvenir aisément à la glotte avec le tube laryngien. Chez un enfant de 5, 6 ans et plus et en outre de grande taille, il n'en est plus ainsi.

A côté des diamètres de la glotte de l'enfant, l'un de nous a cherché à établir, suivant les différentes tailles, les dimensions anatomiques du trajet à parcourir pour parvenir à la cavité laryngienne. Nous croyons à l'utilité de ces dimensions pour la construction de l'instrument introducteur. Et l'on verra qu'il serait bien nécessaire pour se mettre à la portée de l'habileté de chacun dans la pratique du tubage, d'avoir à sa disposition deux instruments introducteurs de dimensions différentes et répondant aux moyennes intermédiaires des mensurations anatomiques des conduits bucco-pharyngo-laryngiens des enfants du même âge, mais de tailles différentes. (Voir le tableau de ces mensurations in *Journ. de cliniq. et de thérap. inf.* Avril, 1896, p. 287 et suivantes. — *Catalogue Mathieu*, Paris, 1897.)

Car nous pensons avec MM. Sevestre et Martin qu'il est préférable de faire porter sur la partie de l'introducteur à laquelle vient s'adapter le mandrin porte-tube les modifications de longueur nécessaires pour atteindre aisément le larynx chez les enfants de grande taille, plutôt que d'allonger le mandrin du tube d'une quantité plus ou moins grande. Il n'y a point de doute qu'il est dangereux d'armer l'extrémité inférieure du tube laryngien d'un long mandrin effilé qui peut, entre des mains inexpérimentées, léser gravement le larynx, surtout dans les cas de spasmes violents. (Voir tome I du Traité, p. 680 et suivantes.)

Malgré toutes les précautions que nous avons exposées dans le but de bien effectuer le tubage, il peut se présenter quelques cas, heureusement peu fréquents, où l'évolution des événements est beaucoup plus compliquée. Il faut savoir alors réserver encore une place à côté du tubage, à la trachéotomie. C'est qu'en effet, dans le traitement préventif des laryngites traumatiques consécutives au tubage, il serait utile de se souvenir que la dilatation permanente ne doit pas être prolongée au delà de quelques jours et qu'il ne faut pas reculer trop longtemps devant l'ouverture de la trachée. Telles sont les différentes méthodes de traitement préventif. Mais une fois ces laryngites traumatiques constituées, pourquoi attendre avant de les traiter médicalement la formation d'un rétrécissement cicatriciel? Pourquoi ne pas soigner la laryngite ulcéreuse consécutive au tubage par des méthodes locales, qui pourraient avoir comme conséquence si ce n'est de guérir cette laryngite traumatique, du moins d'enrayer la marche des lésions vers la sclérose rétractile de la muqueuse et du périchondre sous-jacent? Nous conseillons vivement de pratiquer régulièrement chaque jour ou tous les deux jours, chez les enfants qui ont gardé le tube un certain temps, des pansements laryngiens au moyen de la seringue laryngienne de Bœhag et avec une solution tiède d'huile mentholée ou mieux d'huile résorcinée au 1/10. Un ou deux centimètres cubes de cette solution doivent suffire pour une injection. Quant au' traitement curatif du rétrécissement cicatriciel, il se confond avec celui de toutes les variétés de laryngosténoses du larynx. On tentera de restituer la perméabilité du conduit par l'introduction successive de cathéters de Schrötter numérotés et gradués sur la taille du sujet. On pourra, lorsqu'il existera une ouverture trachéale, opérer avec précaution la dilatation rétrograde de bas en haut en passant par la trachée. On atteindra mieux ainsi la lésion qui est presque toujours sous-glottique intra-cricoïdienne. Mais on se souviendra combien ce cathétérisme, s'il n'est fait avec douceur, peut avoir de conséquences graves chez un enfant qui vient d'être affaibli par une maladie générale quelquefois de longue durée. Toujours, en pareil cas, nous aurons personnellement présent à l'esprit le souvenir d'un jeune enfant atteint à l'hopital Trousseau d'une laryngosténose des plus serrées, laryngosténose consécutive au tubage et que l'un de nous dut traiter par la dilatation à l'aide des cathéters de Schrötter. Nous franchîmes avec douceur et méthodiquement le rétrécissement. Mais l'enfant, du reste, tuberculeux et très affaibli par une diphtérie grave, mourut douze heures après, alors qu'il paraissait guéri de sa diphtérie.

[G. VARIOT et J. GLOVER.]

# VIII

## *LARYNGITES CHRONIQUES*

PAR LE D<sup>r</sup> MAURICE BOULAY

Ancien interne des Hôpitaux de Paris.

Envisagées dans leur ensemble, les laryngites chroniques sont rares dans l'enfance. Il ne faudrait pas en effet, pour apprécier leur fréquence, s'appuyer sur les altérations chroniques de la voix qu'on observe de temps en temps à cet âge : la raucité vocale dont sont atteints un certain nombre d'enfants n'a le plus souvent rien à voir avec la laryngite chronique; elle présente des causes variables (parésie musculaire, néoplasme, etc.), parfois indéterminées, mais le plus souvent indépendantes de toute inflammation laryngée. Cette rareté nous autorise à ne faire qu'une étude sommaire des principales variétés de laryngites chroniques susceptibles d'être observées chez l'enfant. Nous les diviserons en deux groupes : celles qui résultent d'une inflammation chronique banale et celles dont la nature est nettement spécifique.

### I. — LARYNGITES CHRONIQUES NON SPÉCIFIQUES

**Étiologie.** — Elles prennent naissance dans deux conditions principales : tantôt elles sont la conséquence d'une laryngite aiguë ou mieux d'une série de laryngites aiguës à répétition, banales ou spécifiques, développées au cours de l'influenza, de la rougeole, de la coqueluche, de la diphtérie, et qui passent de l'état aigu à l'état chronique; tantôt elles sont l'effet d'une obstruction ou d'une suppuration nasale persistante (végétations adénoïdes, déviation de la cloison, catarrhe nasal hypertrophique, rhinite purulente chronique, ozène, etc.) ; l'inflammation du larynx est alors le résultat d'une infection descendante ou bien, et c'est le mode pathogénique habituel, la conséquence de la respiration buccale : la muqueuse laryngée soumise à l'action continuelle d'un air qui ne s'est ni humidifié, ni réchauffé, ni débarrassé de ses impuretés, germes et poussières, dans les cavités nasales, subit une irritation constante et une série de petites poussées inflammatoires qui aboutissent à l'établissement d'un catarrhe chronique. Deux facteurs étiologiques importants de la laryngite chronique chez l'adulte, les excès de boissons et de tabac, n'entrent pas en jeu chez l'enfant; par contre il n'est pas rare de voir intervenir chez lui, comme chez l'adulte, les abus de la parole, les cris, les fatigues vocales prolongées. Les efforts vocaux, le surmenage et le malmenage du larynx, ont une influence particulièrement néfaste à l'époque de la mue chez les jeunes garçons qui, dans leurs jeux, poussent des cris répétés et cherchent à élever d'autant plus la voix qu'ils la sentent plus voilée et plus faible.

**Symptomatologie.** — Il existe plusieurs formes anatomiques de laryngites chroniques chez l'enfant. Les principales sont la forme catarrhale, la forme sèche et la forme nodulaire. *a*). — Dans la *forme catarrhale*, l'examen laryngoscopique fait constater une rougeur un peu sombre de la muqueuse du vestibule, des bandes ventriculaires et de la région inter-aryténoïdienne; en ce dernier point on constate souvent la présence de quelques mucosités grisâtres au-dessous desquelles la muqueuse est un peu tuméfiée. Les cordes vocales perdent leur couleur blanche et nacrée; elles sont grisâtres, humides, comme relâchées; dans les efforts de phonation, elles se tendent insuffisamment et se rapprochent mollement, sans énergie. *b*). — La *laryngite sèche* se caractérise par la formation dans le larynx de mucosités qui se dessèchent rapidement sur place et restent adhérentes à la muqueuse; ces sécrétions prennent ainsi l'aspect de croûtes brunes, verdâtres ou noirâtres qui masquent une plus ou moins grande étendue des cordes vocales. Au-dessous d'elles, la muqueuse est rouge, injectée, amincie, comme atrophiée. A ces lésions s'associent souvent des altérations analogues de la trachée : il s'agit alors d'une trachéo-laryngite sèche. Celle-ci peut se développer isolément, mais le fait est exceptionnel; elle est presque toujours accompagnée de lésions analogues du pharynx et du nez, c'est-à-dire d'une rhinite atrophique vulgaire ; c'est donc presque exclusivement chez des ozéneux qu'on l'observe et par conséquent rarement avant 7 ou 8 ans; l'enfant le plus jeune chez qui je l'ai rencontrée avait 11 ans. Au point de vue pathogénique, la lésion serait une simple localisation laryngée ou laryngo-trachéale de l'ozène; le microbe de Lœwenberg se retrouve dans les croûtes[1]. *c*). — La *laryngite nodulaire* s'observe de préférence chez des enfants de 7 à 10 ans; elle serait particulièrement fréquente à la suite d'un surmenage vocal chez les enfants que l'on fait chanter en chœur dans les écoles[2].

Ses caractères anatomiques sont les mêmes que chez l'adulte. Au laryngoscope on distingue sur le bord libre des cordes vocales, de préférence à l'union de leur tiers antérieur et de leur tiers moyen, deux petits nodules symétriquement placés, de la dimension d'une tête d'épingle, grisâtres ou à peine rosés, souvent recouverts l'un et l'autre d'un petit amas de mucüs blanc et filant. Ils se juxtaposent dans la phonation; s'opposant de ce fait au rapprochement normal des cordes, ils divisent la glotte en deux segments inégaux, l'un antérieur plus court, l'autre postérieur plus long[3]. Les autres régions du larynx peuvent être normales ou montrer une teinte légèrement rosée; parfois cependant on distingue en même temps sur la face supérieure des cordes, en particulier dans leur région antérieure, de petites saillies rosées, lisses ou veloutées, donnant aux cordes, malgré leur faible relief, un aspect bosselé (chordite tubéreuse, laryngite granuleuse).

Le trouble fonctionnel capital auquel donnent lieu ces diverses lésions est l'altération de la voix : celle-ci est simplement voilée, légèrement couverte

---

[1] Luc. Ozène trachéal. *Arch. intern. de laryngol.*, 1888, n° 3. — Molinié. De la laryngite sèche. *Soc. franç. d'otol., de laryngol.* etc., 3 mai 1895.

[2] Moure. Laryngite nodulaire des enfants. 2ᵉ *Congrès franç. de médec. interne.* Bordeaux, 8-14 août 1895.

[3] Wagnier. Des nodules des cordes vocales. *Revue mensuelle de laryngol.*, 1888.

[M. BOULAY.]

ou tout à fait rauque. L'enrouement est permanent ou intermittent. Il est d'ordinaire plus marqué après un usage prolongé de la voix, aussi n'est-il pas rare que, tout en étant normale le matin et la plus grande partie de la journée, celle-ci se voile uniquement dans la soirée; l'enfant tente alors, mais vainement, de la rendre plus claire en toussant ou en râclant de la gorge. Parfois cependant, dans la laryngite sèche en particulier, c'est le matin que la voix est le plus altérée : au réveil elle est couverte, rauque, ou même éteinte, puis après quelques secousses de toux elle redevient plus claire et sonore ; c'est que les sécrétions ou les croûtes qui s'interposaient entre les lèvres de la glotte ont été déplacées ou expulsées. La toux n'existe que dans les formes sécrétantes ou bien lorsque la laryngite s'accompagne de trachéite ou de bronchite. La formation dans le larynx de croûtes adhérentes provoque parfois chez les enfants des accidents spasmodiques et des crises dyspnéiques.

**Diagnostic.** — Le diagnostic est facile dans les cas typiques, l'examen laryngoscopique permettant de reconnaître nettement les caractères d'une laryngite. Il en est autrement dans les cas, nombreux, où les lésions se réduisent à une légère modification de couleur ou d'humidité des cordes, le reste de l'organe offrant un aspect normal. Il est alors d'autant plus permis d'hésiter, avant de prononcer le mot de laryngite, que des troubles fonctionnels analogues peuvent s'observer chez des enfants porteurs de larynx absolument normaux. Il faut se souvenir en effet que la raucité vocale n'est pas nécessairement l'indice d'une lésion laryngée chez les enfants. Chez certains l'altération vocale est en quelque sorte héréditaire et de plus congénitale : dans certaines familles la voix est éraillée chez les enfants comme chez les parents, sans que l'examen laryngé fasse constater aucune anomalie. Chez d'autres enfants l'enrouement apparaît spontanément ou bien à la suite d'excès vocaux répétés, sans qu'on puisse encore constater aucune modification du larynx. La raucité de la voix me semble, au moins dans quelques-uns de ces cas, tenir à un défaut, à une anomalie de contraction de l'ensemble des muscles qui concourent à la phonation (muscles intrinsèques et extrinsèques du larynx) ou de quelques-uns d'entre eux : j'ai vu chez deux enfants, âgés l'un de 5 ans, l'autre de 12 ans, la raucité disparaître en quelques semaines sous l'influence de badigeonnages ou mieux de massages biquotidiens du pharynx, sans autre traitement; un troisième fut très amélioré. Les paralysies laryngées, consécutives à la diphtérie ou aux laryngites aiguës graves, peuvent également donner naissance à des troubles vocaux analogues à ceux que provoque la laryngite chronique. Une fois le diagnostic de laryngite établi, il restera à en déterminer la nature, à chercher en particulier si la tuberculose ou la syphilis entre en jeu. A vrai dire, il y a rarement matière à hésitation chez l'enfant, la laryngite chronique ne se traduisant guère à cet âge par ces infiltrations plus ou moins limitées, ces lésions pachydermiques qui tiennent si souvent le diagnostic en suspens chez l'adulte; d'autre part nous allons voir que la tuberculose laryngée est exceptionnelle chez l'enfant et que la syphilis produit dans son larynx des lésions destructives qui n'ont aucune analogie avec les altérations de la laryngite chronique simple.

**Pronostic.** — Le pronostic est toujours sérieux, mais plus encore dans la laryngite sèche que dans les deux autres formes. Lorsque le développement de ces dernières a été rapide, lorsque la date de leur apparition est encore récente, et surtout quand elles ont une cause aisément saisissable et à laquelle on peut remédier, le pronostic de l'affection, si sombre chez l'adulte, devient relativement favorable, car on est en droit d'espérer la guérison.

**Traitement.** — Le traitement consiste : 1° à supprimer les causes qui provoquent ou entretiennent la laryngite, c'est-à-dire à prescrire le repos du larynx ainsi qu'à traiter les lésions du nez et du pharynx, lesquelles sont à peu près constantes : la désobstruction du nez en particulier est de première nécessité; 2° à modifier l'état de la muqueuse par un traitement endo-laryngé : attouchements et badigeonnages avec des solutions de nitrate d'argent ou de chlorure de zinc dans la laryngite catarrhale, avec de l'huile mentholée dans la laryngite sèche, avec des solutions iodo-iodurées dans la laryngite nodulaire.

### II.. — LARYNGITES CHRONIQUES SPÉCIFIQUES

Nous passerons en revue la tuberculose, le lupus et la syphilis du larynx. Nous nous contenterons de rappeler que la laryngite sèche pourrait être rangée parmi les laryngites spécifiques, s'il est vrai, comme le soutiennent un grand nombre d'auteurs, qu'elle soit une simple localisation laryngée de l'ozène, un ozène laryngé ou laryngo-trachéal. Quant à l'affection, qui a été étudiée, surtout en Italie, sous le nom de croup chronique [1], elle n'est autre que la diphtérie prolongée de Cadet de Gassicourt et n'offre pas, à proprement parler, les caractères de chronicité inhérents aux laryngites dont nous traitons ici.

**Tuberculose.** — En thèse générale, on peut émettre cette proposition que le larynx des enfants est d'ordinaire respecté par la tuberculose; il convient toutefois de distinguer à ce point de vue entre l'observation clinique et l'observation anatomo-pathologique.

*a.* — Cliniquement, la tuberculose laryngée est si rare chez l'enfant que des spécialistes expérimentés comme Morell-Mackenzie, Moritz Schmidt, Ruault et tant d'autres comptent les cas qu'ils en ont observés dans leur existence. Malgré des recherches bibliographiques minutieuses, Rheindorff n'a pu en réunir que 20 cas. Pour ma part je n'en ai jusqu'ici observé que 2 cas, tous deux à l'hôpital Trousseau : chez ces deux enfants âgés l'un de 8, l'autre de 12 ans, les déterminations laryngées étaient consécutives à une angine tuberculeuse à marche rapide. Cette rareté est bien faite pour frapper l'esprit, étant donné d'une part la fréquence de la tuberculose infantile, de l'autre la banalité des lésions bacillaires du larynx chez l'adulte.

*b.* — Anatomiquement, la laryngite tuberculeuse se montre moins exceptionnelle. Lorsqu'on examine systématiquement le larynx des enfants qui succombent à la tuberculose, on y trouve dans un bon nombre de cas

---

[1] Concetti. Un cas de diphtérie chronique. *Arch. di patolog. infant.* an. IV, n° 6, 1887. — Egidi. Due casi di crup cronico. *Arch. ital. di laringol.*, janv. 1893, p. 18.

[M. BOULAY.]

des lésions bacillaires, alors même que rien ne permettait d'en supposer le développement pendant la vie ; ces lésions sont d'ailleurs d'autant moins rares que l'enfant est plus âgé. D'après une statistique de Heinze, reposant sur plus de 1200 autopsies, la proportion des lésions laryngées constatables anatomiquement serait la suivante : 7 pour 100 avant 1 an, 10 pour 100 de 1 à 10 ans, 25 pour 100 de 11 à 20 ans. Cette répartition des lésions anatomiques selon les âges concorde assez bien avec les données cliniques ; jusqu'ici, en effet, on n'a guère diagnostiqué la tuberculose laryngée chez des enfants de moins de 5 ou 6 ans. On a attribué à diverses causes la rareté relative des localisations laryngées du bacille de Koch chez l'enfant : pour les uns, elle tient à ce que la tuberculose affecte souvent la forme généralisée à cet âge et que cette forme tue le malade avant la production d'ulcérations laryngées: de plus, la granulie ne s'accompagnant guère de secrétions bronchiques, les chances d'infection du larynx au passage de celles-ci sont moindres. Pour d'autres, si ces lésions échappent au clinicien, c'est que les symptômes laryngés ne font d'ordinaire leur apparition qu'à une époque avancée de la tuberculose infantile : ils s'effacent alors devant l'importance des symptômes généraux [1]. Ajoutons à ces raisons que la symptomatologie de l'affection est à peu près négative. L'altération de la voix, qui est légèrement voilée, à peine rauque, est le seul signe qui attire l'attention sur le larynx : la douleur est à peu près nulle la dysphagie fait défaut ; la dyspnée causée par les lésions pulmonaires n'est pas accrue par l'envahissement du larynx ; il ne se produit contre toute attente, étant donné la susceptibilité réflexe bien connue du larynx des enfants, ni accidents spasmodiques, ni phénomènes de sténose; les lésions d'œdème glottique sont en tout cas exceptionnelles [2]. La forme habituelle aux enfants est la variété ulcéreuse; toutefois, à la fin de la seconde enfance ou au début de l'adolescence, les lésions peuvent affecter l'aspect végétant, pseudo-polypeux; cette forme de tuberculose laryngée juvénile est parfois une manifestation initiale, momentanément isolée, de la tuberculose : dans ces conditions, elle est facilement confondue avec les papillomes. Mais, à part ce cas particulier, le diagnostic est toujours aisé, car il est en quelque sorte imposé par les lésions bacillaires concomitantes des poumons et des autres organes. Le pronostic est des plus sombres; non pas que les lésions laryngées aggravent sensiblement l'état du petit malade, mais elles représentent d'ordinaire l'une des dernières étapes que la tuberculose infantile ait à franchir; elles sont donc, au moins chez les jeunes enfants, l'indice d'un dénouement fatal imminent. Le traitement, lorsqu'il est possible, ne diffère pas de celui qu'on applique aux adultes: par exception des accidents dyspnéiques peuvent nécessiter la trachéotomie [3].

**Lupus.** — Comme les formes vulgaires de la tuberculose laryngée, il est plus rare chez l'enfant que chez l'adolescent et l'adulte : on en a cependant publié quelques exemples chez des enfants âgés de 7 à 15 ans, en par-


(1) Barthez et Sanné. *Traité des mal. des enfants.* Paris, 1891, t. III.

(2) Bar. De la laryngite œdémateuse chez les enfants. *Soc. franc. d'otologie*, etc., mai 1896.

(3) Plicque. La tuberculose du larynx dans l'enfance. *Ann. des mal. de l'oreille*, etc., 1892, n° 4, p. 241.

ticulier chez des filles. Il est presque toujours accompagné de lésions lupiques, cutanées ou muqueuses, dont le développement a précédé le sien ou, plus rarement, l'a suivi : il peut constituer un foyer indépendant d'elles ou n'en être qu'une propagation ; c'est au visage, dans les fosses nasales, dans le pharynx que siègent d'ordinaire ces lésions concomitantes.

La symptomatologie du lupus laryngé est encore plus pauvre que celle de la tuberculose laryngée infantile vulgaire : à peine un léger voile de la voix en révèle-t-il parfois l'existence ; le plus souvent l'affection doit être cherchée et c'est l'examen laryngoscopique pratiqué systématiquement chez un lupique qui en fait constater le développement. La muqueuse laryngée est pâle, anémiée dans son ensemble ; elle est de plus tuméfiée et épaissie ; sa surface est tantôt lisse et régulière, tantôt mamelonnée et végétante.

Il ne se produit d'ulcération qu'à une période avancée de l'affection et seulement dans quelques cas : ce sont soit des érosions superficielles, soit de véritables ulcérations, atones et torpides, à fond bourgeonnant grisâtre ou jaunâtre. Les lésions ont pour siège de prédilection l'épiglotte, qui est épaissie dans son ensemble, déformée, parfois recouverte d'excroissances ou de véritables végétations mûriformes ; les replis aryténo-épiglottiques et toute la muqueuse de la région sus-glottique offrent souvent des altérations analogues ; par contre les cordes vocales sont rarement touchées. La chronicité et l'indolence constituent les caractères essentiels de l'affection ; sans doute on a décrit des lupus à évolution rapide se distinguant par l'intensité des lésions d'infiltration, par le développement exubérant de granulations confluentes ou végétantes et se traduisant par des phénomènes précoces de laryngosténose ; mais ces faits sont exceptionnels et le plus souvent l'affection se prolonge pendant des années sans déterminer de troubles sérieux et sans même attirer l'attention des malades. Les lésions peuvent rester stationnaires, s'aggraver à l'occasion de poussées aiguës transitoires auxquelles succèdent des périodes de rémission plus ou moins durables, rétrocéder enfin et même disparaître, au moins par places, ne laissant comme trace de l'infiltration ou des ulcérations que des cicatrices blanchâtres, nacrées, scléreuses sur lesquelles de nouvelles poussées lupiques pourront se faire ultérieurement ou qui demeureront le témoignage d'une guérison définitive. Malheureusement ce travail de cicatrisation, qu'il soit spontané ou qu'il résulte d'un traitement local, aboutit parfois à la production de brides fibreuses qui peuvent déterminer ultérieurement l'apparition de phénomènes de laryngosténose.

Le diagnostic de l'affection est facilité par la présence, presque constante, de lésions de même nature dans le pharynx, les fosses nasales, la bouche ou les téguments de la face. Le traitement consiste soit en des attouchements locaux avec des solutions modificatives (acide lactique, phénol sulforiciné, etc.), soit dans le curettage, les scarifications ou l'ignipuncture.

**Syphilis.** — Nous n'avons en vue dans cette étude que la syphilis héréditaire du larynx. Elle est précoce ou tardive.

A. *Syphilis héréditaire précoce du larynx.* — Elle s'observe chez les enfants du premier âge. Sans être commune, elle est moins rare qu'on ne l'a

[M. BOULAY.]

supposé pendant longtemps. Signalée successivement par Trousseau et Lasègue[1], par Parrot[2], par P. et F. Diday[3], par Fournier[4], elle a été étudiée avec soin par J. Mackenzie[5] et par M. Sevestre[6]. Elle fait son apparition dans la première année de l'existence, de préférence dans les six premiers mois, parfois dès les premières semaines de la vie : deux observations de Monti semblent indiquer qu'elle peut se développer pendant la vie intra-utérine. On peut distinguer, avec J. Mackenzie, trois formes anatomiques de laryngo-pathies syphilitiques héréditaires. Ce sont : a) la *laryngite chronique superficielle*, évoluant au début sous l'aspect d'une laryngite chronique banale, mais aboutissant tôt ou tard, parfois après plusieurs mois ou plusieurs années seulement, à la production d'ulcérations ; elle passe par les phases successives suivantes : période d'hyperémie caractérisée par une rougeur diffuse non seulement du larynx, mais du pharynx et de la trachée ; période d'infiltration ou hypertrophique dans laquelle l'un des côtés du larynx devient le siège d'une sorte d'œdème inflammatoire chronique ; période d'ulcération, laquelle débute par des érosions qui creusent progressivement ; b) la *laryngite chronique interstitielle*, dans laquelle les lésions d'infiltration et d'hypertrophie prédominent, amenant un rétrécissement graduel de la cavité laryngée et aboutissant parfois au développement de végétations papillomateuses ou verruqueuses[7] ; c) la *laryngite ulcéreuse profonde* se distinguant des deux formes précédentes, d'une part par ses caractères anatomiques, qui sont ceux d'une production gommeuse suivie d'ulcérations, de l'autre par son évolution ordinairement rapide. Les ulcérations gommeuses, uniques ou multiples, uni ou bilatérales, présentent les mêmes caractères objectifs que celles de la syphilis acquise ; leur seule particularité est d'être parfois très précoces, de survenir chez des enfants de quelques jours ou de quelques semaines et d'être d'emblée si profondes que le cartilage se trouve mis à nu dès les premiers jours de leur formation.

Les signes fonctionnels peuvent faire défaut, en dépit de la profondeur ou de l'étendue des lésions ; celles-ci sont alors trouvées par hasard au cours d'une autopsie consciencieusement faite. D'ordinaire l'un des troubles suivants sert d'indice révélateur de la lésion laryngée. La voix est altérée, mais ses modifications n'ont rien de constant ni de caractéristique. Elle est tantôt couverte et voilée, tantôt sourde, rauque ou brisée ; chez quelques malades son timbre aigre l'a fait comparer au son que donne une trompette d'enfant (West) ; d'autres fois elle présente un timbre nasillard qui rappelle l'égophonie pleurétique (Sevestre). Ces caractères se retrouvent dans la toux, qui est fréquente et parfois accompagnée de suffocation.

Les modifications de la respiration sont en rapport avec le degré d'ob-

---

(1) Trousseau et Lasègue. De la syphilis constitutionnelle chez les enfants du premier âge. *Arch. de médec.*, 1847.

(2) Parrot. *La syphilis héréditaire et le rachitis*, p. 69.

(3) P. et E. Diday. Syphilis congénit. *Dict. encyclop. des sc. méd.*

(4) Fournier. *La syphilis hérédit. tardive*, p. 407.

(5) John Mackenzie. Congénit. syphilis of the throat. *The Americ. Journ. of the med. sc.*, oct. 1880.

(6) Sevestre. Des manifest. laryngées de la syph. hérédit. précoce. *Études de clinique infantile.* Paris, 1889.

(7) Delie. Un cas de végét. papillomat. de l'isthme du gosier, du pharynx et du larynx chez un enfant de 2 ans et demi. *Rev. hebdomad. de laryngol.* etc., 17 oct. 1896, n° 42.

struction laryngée ; pour peu que cette obstruction soit accusée, la respiration devient bruyante, sifflante ou ronflante ; les mouvements respiratoires s'accélèrent, se précipitent, deviennent irréguliers ; le tirage, le cornage peuvent ne différer en rien de ceux qu'on observe dans les autres laryngosténoses.

A cette dyspnée continue s'entremêlent des accès de suffocation parfois accompagnés de convulsions et qu'on doit attribuer à un spasme surajouté des muscles glottiques. Dans quelques cas ces attaques dyspnéiques ont été assez violentes pour amener la mort. Ces laryngopathies précoces sont extrêmement graves, surtout lorsqu'elles ne sont pas traitées. Dans les cas les plus favorables, c'est-à-dire dans ceux où elles guérissent, soit spontanément soit par l'effet du traitement spécifique, elles laissent à leur suite des altérations de structure persistantes, telles que brides cicatricielles, état d'hypertrophie fibroïde ou de sclérose en nappe de la muqueuse, larges adhérences membraneuses à la partie antérieure de la glotte, rétrécissement infundibuliforme de tout le larynx. A ces lésions s'ajoutent parfois des altérations sous-glottiques consécutives à l'évolution simultanée de gommes trachéales : rétrécissement cicatriciel des premiers anneaux de la trachée, trachée aplatie en fourreau de sabre. Ce sont là autant de stigmates communs des laryngopathies syphilitiques héréditaires : ils exposent l'enfant à de graves complications, lorsqu'il est atteint ultérieurement soit de phlegmasies locales soit d'affections broncho-pulmonaires.

L'impossibilité habituelle de constater *de visu* l'état du larynx chez les nourrissons, la banalité des troubles fonctionnels que nous avons énumérés, rendent toujours assez incertain le diagnostic de ces laryngopathies précoces. Si aucun antécédent, aucun symptôme actuel n'éveille l'idée de la syphilis chez l'enfant, on sera exposé à confondre l'affection avec l'une quelconque des autres lésions laryngées susceptibles d'être observées à cet âge, avec les papillomes, les corps étrangers, voire avec le croup, ainsi que M. Sevestre en a rapporté des exemples. Lorsqu'au contraire les accidents laryngés surviennent chez un enfant qui a présenté ou présente actuellement des signes de syphilis héréditaire, on aura peu de chance de se tromper en les mettant sur le compte de l'infection syphilitique : les résultats du traitement spécifique, rigoureusement appliqué, viendront confirmer ou infirmer cette hypothèse. Ce traitement devra d'ailleurs être administré même dans les cas où la syphilis, loin d'être certaine, n'est que probable chez l'enfant ; c'est une épreuve dont il ne faut jamais refuser le bénéfice éventuel au petit malade.

B. *Syphilis héréditaire tardive du larynx.* — L'âge auquel apparaissent les déterminations tardives de la syphilis héréditaire sur le larynx est assez variable, puisqu'on les a vues survenir dès l'âge de 4 ans (Mackensie) ou ne faire leur première apparition qu'à 28 ou 30 ans (Schnitzler). Toutefois, c'est principalement de 10 à 15 ans, c'est-à-dire à la fin de la seconde enfance et à l'approche de la puberté qu'on les observe. Il est exceptionnel qu'elles soient la première manifestation de la syphilis héréditaire ; on retrouve presque constamment chez le malade des traces d'accidents antérieurs en d'autres régions du corps ; il n'est pas rare qu'elles soient accompagnées de lésions de même nature dans le pharynx ou les fosses nasales.

[M. BOULAY.]

Elles ne diffèrent pas des lésions·tertiaires de la syphilis acquise dont les trois formes principales sont : l'infiltration hyperplasique diffuse, la gomme, et la forme scléro-gommeuse. Les deux premières formes s'accompagnent parfois d'une hyperplasie végétante des tissus, de productions d'aspect papillomateux. Ces lésions ont une prédilection marquée pour l'épiglotte et les parties supérieures du larynx. Elles évoluent lentement, silencieusement, au moins au début; durant plusieurs semaines ou plusieurs mois la voix peut ne présenter aucune modification, la respiration rester normale, l'enfant ne ressentir ni gêne ni douleur : pendant cette période insidieuse, l'affection passe d'ordinaire inaperçue; puis rapidement, en quelques heures ou en quelques jours, par le fait de l'extension progressive ou subite des lésions, sous l'influence d'une poussée d'œdème ou de périchondrite, éclatent des troubles fonctionnels plus ou moins intenses, plus ou moins graves (dysphonie, dysphagie, laryngosténose) qui attirent l'attention sur le larynx et deviennent parfois une source d'indications thérapeutiques pressantes.

C'est surtout avec la tuberculose laryngée qu'on est exposé à confondre ces laryngopathies syphilitiques; or, nous savons déjà que la tuberculose du larynx s'observe exceptionnellement chez l'enfant, et qu'en tout cas elle ne se développe que chez des tuberculeux avérés. C'est là un élément de diagnostic des plus précieux. L'aspect des lésions locales est également différent, au moins dans les cas typiques : les lésions syphilitiques du larynx se distinguent des lésions bacillaires par l'intégrité habituelle de la région inter-aryténoïdienne, par la couleur rouge sombre de la muqueuse, par leur unilatéralité fréquente, par leur indolence. L'évolution des lésions vers la laryngosténose par rétrécissement cicatriciel ou par sclérose des néoplasies laryngées fait la gravité du pronostic. Toutefois celui-ci est peut-être moins sérieux que dans les laryngopathies tertiaires de l'adulte; car le traitement iodo-potassique paraît être ici beaucoup plus efficace qu'à un âge plus avancé : un certain nombre d'observations montrent que, sous son influence, on peut espérer voir disparaître des productions végétantes et hyperplasiques, voire des scléroses, d'apparence les plus rebelles[1].

---

[1] R. Botey. De la syphilis héréditaire tardive du larynx. *Ann. des mal. de l'or.*, etc., mai 1894.

# IX

## *PAPILLOMES DU LARYNX*

PAR LE Dr MAURICE BOULAY
Ancien interne des Hôpitaux de Paris

**Étiologie.** — De tous les néoplasmes du larynx les papillomes sont ceux qu'on rencontre le plus fréquemment chez les enfants ; ce sont d'ailleurs à peu près les seules tumeurs susceptibles de se développer dans le larynx au-dessous de dix ans. Ils peuvent être congénitaux. Causit[1] et plus récemment Desvernine[2] ont attiré l'attention sur ces faits ; sur 137 cas de papillomes observés chez des enfants, von Bruns[3] en a trouvé 23 congénitaux. Il est d'ailleurs possible que l'origine congénitale des productions papilloma-teuses soit moins rare que ne le laisseraient supposer les statistiques, car l'attention des parents n'est souvent attirée qu'à une époque tardive, lorsque les troubles, qui peuvent être peu marqués au moment de la naissance, sont devenus plus intenses[4]. Il n'en est pas moins vrai que les papillomes congénitaux sont rares, eu égard à la fréquence des papillomes développés après la naissance. Il n'est pas d'âge de prédilection pour l'affection ; elle semble cependant un peu plus fréquente de la fin de la première année à la sixième, ainsi qu'en témoigne la statistique de von Bruns qui fournit les chiffres suivants :

| | |
|---|---:|
| Congénitaux | 23 |
| 1re année | 9 |
| 2e — | 18 |
| 3e — | 13 |
| 3 à 6 ans | 15 |
| 6 à 10 ans | 11 |
| 10 à 15 ans | 10 |

Le sexe masculin est un peu plus souvent frappé, les garçons fournissant les trois cinquièmes environ des enfants atteints de papillomes ; cette pro-portion en faveur du sexe masculin est toutefois moindre que chez l'adulte.

L'hérédité paraît n'exercer qu'un rôle effacé dans le développement des papillomes. Par contre on a vu plus d'une fois l'affection se développer à la suite d'une fièvre éruptive à localisation laryngée, de la rougeole, de la scar-latine, de la variole, de la coqueluche, du croup ou d'une laryngite simple : et de fait on sait que toutes les lésions inflammatoires ou hyperémiques de la muqueuse laryngée prédisposent aux néoformations.

---

(1) CAUSIT. Étude sur les polypes du larynx chez les enfants et en partic. sur les polypes congénitaux. *Thèse de Paris*, 1867.
(2) DESVERNINE-GALDOS. Laryngite polypeuse congénitale. *Ann. des mal. de l'oreille*. 1890, p. 246.
(3) VON BRUNS. *Die Laryngotomie*, Tübingen. 1878.
(4) CHAPPELL. Quelques néoplasmes intéressants du larynx. *Annales des mal. de l'oreille*, 1896, I, p. 213.

**Anatomie pathologique**. — Ces néoplasmes se développent de préférence dans les régions du larynx où il existe normalement une grande quantité de papilles ; leur siège de prédilection est donc le bord libre ou la face supérieure des vraies cordes, en particulier la moitié antérieure de celles-ci. Toutefois ce n'est pas là leur siège exclusif ; ils peuvent également prendre naissance en des points qui ne possèdent normalement que peu ou pas de papilles, sur les fausses cordes, les plis aryténo-épiglottiques, sur la muqueuse des ventricules. Ils sont uniques ou multiples. Dans le premier cas ils sont toujours implantés sur les vraies cordes. Lorsqu'ils sont multiples ils siègent en des points différents, à des distances variables ; ils peuvent se toucher au point de constituer par leur agglomération une masse remplissant tout le larynx et le rendant imperméable à la plus petite bulle d'air. Ces papillomes disséminés, auxquels l'usage a réservé la dénomination de *papillomes diffus*, sont la forme habituelle chez les enfants ; les papillomes congénitaux appartiennent toujours à cette variété. L'aspect et le volume varient suivant l'époque du développement où sont parvenues les tumeurs. Au début ce sont soit de petites éminences blanchâtres, filiformes ou grenues, isolées ou groupées, soit de petites plaques mamelonnées sans limites bien tranchées et recouvertes d'une muqueuse normale. A un degré plus avancé de développement, les divers aspects que peut présenter le papillome se rattachent aux deux suivants : tantôt c'est une éminence granulée, villeuse, paraissant constituée par une agglomération de filaments allongés dont on a comparé l'assemblage à un gazon serré, à une gerbe de blé ; tantôt c'est une saillie mamelonnée, mûriforme, lobulée, reproduisant l'aspect d'une grappe de raisin, d'un chou-fleur, d'une crête de coq.

Le volume varie de celui d'un grain de millet à celui d'un pois, d'une noisette ou d'une amande. La couleur en est rosée, quelquefois blanchâtre ou d'un gris sale ; ils sont parfois brillants et comme transparents. Ils ne présentent une coloration rouge foncée que lorsqu'ils sont très vasculaires. La consistance en est d'ordinaire molle ; ils s'écrasent facilement sous le doigt ou sous la pince ; leur friabilité est parfois assez grande pour que certaines portions s'en détachent dans un effort de toux. On ne rencontre guère chez l'enfant ces papillomes cornés de consistance dure, presque cartilagineuse, qu'on a décrits chez l'adulte. Ils sont le plus souvent sessiles et s'insèrent par une large base. Ils peuvent cependant être pédiculés, en particulier quand ils sont uniques ; ils jouissent alors d'une mobilité plus ou moins grande selon la longueur du pédicule ; par l'effet d'un développement progressif, celui-ci peut s'étirer au point que la tumeur insérée dans la partie supérieure du vestibule vienne au contact des cordes et s'interpose entre elles ou bien encore s'enclave de temps en temps au-dessous de la glotte pour s'en dégager ensuite lorsque l'enfant change de position.

Les régions du larynx qui ne donnent pas insertion aux papillomes présentent un aspect normal ou sont à peine congestionnées par le fait d'une irritation de voisinage. Histologiquement ces tumeurs présentent tous les caractères des papillomes des muqueuses en général. Elles sont formées d'un corps papillaire et d'un revêtement épithélial. Le corps papillaire est constitué

par du tissu conjonctif qui n'est qu'une extension de celui de la muqueuse :
au milieu des fibres conjonctives cheminent des vaisseaux dont l'abondance
et le volume sont en raison directe de la rapidité d'accroissement de la
tumeur. Le revêtement épithélial est toujours constitué superficiellement par
une ou plusieurs couches de cellules pavimenteuses, alors même que le
néoplasme prend naissance sur un point de la muqueuse normalement
tapissé d'épithélium cylindrique.

**Symptomatologie.** — A. *Symptômes fonctionnels*. Les troubles fonctionnels présentent chez l'enfant une importance capitale, car ce sont souvent
les seuls qui permettent d'établir un diagnostic au moins probable. Les
premiers signes qui traduisent extérieurement l'affection varient suivant que
l'enfant naît avec des papillomes ou que ceux-ci se développent après la naissance. Les papillomes congénitaux révèlent leur présence dans les premiers
instants ou les premières heures de la vie tantôt par la raucité des cris ou par
de l'aphonie, tantôt par une dyspnée plus ou moins marquée accompagnée
d'une respiration bruyante ; plus rarement ils provoquent dans les premiers
jours de l'existence de véritables accès de suffocation qui en ont plus d'une
fois imposé pour une atteinte de croup ou de faux croup. Lorsque les papillomes se développent après la naissance, l'altération de la voix en est le
premier signe : d'abord légère et intermittente, cette altération s'accuse
bientôt davantage, puis devient continue ; enfin à l'enrouement peut succéder
de l'aphonie, sans qu'il y ait encore grande gêne respiratoire. Exceptionnellement le papillome a pour premier signe révélateur un accès de suffocation.
Une fois entièrement développé, le papillome provoque une série de troubles
dont les plus constants sont ceux de la voix.

Les *modifications de la voix* ne manquent presque jamais : elles
portent sur son intensité, sa hauteur et son timbre. Selon l'obstacle apporté
par le polype au rapprochement ou à la vibration des cordes, la voix est faible
et voilée ou bien enrouée, rauque. Elle devient plus grave chez certains
enfants, en particulier lorsque la tumeur occupe la commissure antérieure
des cordes, plus aiguë chez d'autres. Tôt ou tard, mais souvent après un
temps assez long, l'aphonie succède à la dysphonie. Un caractère propre à ces
divers troubles, c'est leur habituelle variabilité : ils peuvent passer par des
alternatives fréquemment renouvelées d'amélioraration et d'aggravation,
l'aphonie faisant place momentanément à la dysphonie, un simple voile de
la voix remplaçant une raucité manifeste. Cette mobilité dans les troubles
phonatoires doit être attribuée tantôt aux poussées hyperémiques dont la
muqueuse laryngée peut être le siège sous l'influence de l'irritation produite
par le néoplasme agissant à la façon d'un corps étranger, tantôt au déplacement du polype à la faveur de l'allongement de son pédicule, tantôt
enfin aux modifications passagères de volume que peut subir le papillome à
la suite d'une poussée catarrhale. Aux altérations de la voix s'ajoutent le plus
souvent un ou plusieurs des troubles suivants. Rares au début, les *modifications de la toux* deviennent manifestes dès que la tumeur a acquis un
certain volume. Elles sont en rapport avec celles de la voix. La toux est
d'ordinaire involontaire ; elle survient alors par quintes, comme celle que



[*M. BOULAY.*]

provoquent les sensations de chatouillement dans le larynx. Parfois cependant elle est intentionnelle, voulue : l'enfant éprouve la sensation d'un corps étranger qu'il cherche à expulser par des efforts répétés. Elle est tantôt voilée, cassée, brisée, sourde et aphone, tantôt rauque, bitonale, sifflante, stridente, aboyante; elle peut prendre le caractère croupal. Elle est sèche; lorsque, chez les enfants déjà âgés, elle s'accompagne momentanément de l'expulsion de mucosités, c'est qu'il existe une inflammation catarrhale concomitante du larynx ou de la trachée. Les *troubles de la respiration* sont peut-être un peu plus communs chez l'enfant que chez l'adulte. Ils sont de deux ordres : tantôt la respiration est bruyante, tout en étant relativement facile; tantôt elle est pénible et gênée; ces deux variétés de troubles respiratoires pouvant d'ailleurs coexister chez le même enfant.

*a. Bruit respiratoire.* — Les deux temps de la respiration peuvent être également bruyants; mais c'est d'ordinaire à l'inspiration que le bruit anomal est le plus marqué; il augmente d'intensité le soir et surtout la nuit pendant le sommeil : il acquiert alors parfois une intensité suffisante pour être perçu à distance. C'est un bruit différent du ronflement guttural des enfants qui dorment la bouche ouverte; c'est tantôt un sifflement aigu et strident, tantôt un bruit sourd, étouffé ou encore un souffle rude et comme râpeux.

*b. Dyspnée.* — Comme le bruit, la gêne respiratoire est d'ordinaire plus marquée pendant l'inspiration. Elle revêt l'allure continue ou paroxystique. La gêne permanente varie depuis une légère oppression, sensible seulement pendant la course, les jeux, l'ascension d'un escalier, jusqu'à la dyspnée proprement dite. Les accès surviennent spontanément ou bien à l'occasion d'un exercice violent, d'un cri, d'une contrariété, d'un changement de position, d'un catarrhe laryngé surajouté. Ils sont souvent nocturnes. Le tableau est celui d'un accès de faux croup ou de spasme glottique avec tirage sus et sous-sternal, cyanose, anxiété, sueurs froides, etc. La durée de la crise est de quelques secondes à quelques minutes; elle peut rester unique et ne plus se reproduire ou bien au contraire les accès se renouvellent à plusieurs reprises dans le cours de la même journée; leur nombre ainsi que les intervalles qui les séparent sont des plus variables. Tandis que la dyspnée permanente, qu'on observe chez certains enfants, trouve une explication satisfaisante dans l'obstacle apporté par la masse papillomateuse au passage de l'air, les crises de suffocation résultent plutôt soit de phénomènes inflammatoires surajoutés, soit d'un spasme glottique déterminé par la présence de la tumeur plus ou moins mobile dans le larynx. Ce dernier mécanisme permet de comprendre comment de petits polypes, pédiculés et susceptibles de venir par instants irriter les cordes ou s'interposer entre elles, provoquent parfois des troubles respiratoires plus considérables que de grosses masses papillomateuses remplissant une partie de l'espace sus-glottique. Toutefois, les polypes insérés dans cette région et munis d'un pédicule suffisamment allongé pour qu'ils puissent dans un effort inspiratoire devenir sous-glottiques donnent naissance à des accès dyspnéiques particulièrement intenses : cet accident peut être accompagné d'une apnée subite et de la mort immédiate. Les *troubles de la déglutition* sont exceptionnels. Pour qu'ils se produisent, il faut que la tumeur soit volumineuse et siège sur l'épiglotte ou les replis aryténo-épiglottiques ; il arrive alors que l'enfant avale de travers ou ne déglutisse convenablement que les liquides. Tout en étant indolore, l'affection s'accompagne quelquefois de sensations anormales dans la gorge : le plus souvent l'enfant éprouve une gêne indéfinissable dont il ne sait préciser la nature ; rarement il accuse une sensation nette de corps étranger, de rétrécissement, de strangulation.

B. *Symptômes physiques*. Les signes fournis par l'examen laryngoscopique sont les plus précieux. Cet examen est possible plus souvent qu'on ne croit ; mais il exige une grande douceur et une grande patience. Lui seul est susceptible de rendre un compte exact du siège, du volume, de la forme de la tumeur. Lorsque cet examen est rendu impossible par l'indocilité de l'enfant, il faut recourir au toucher digital, avec ou sans application préalable d'un ouvre-bouche ; mais ce mode d'exploration ne permet malheureusement de reconnaître que la présence de tumeurs implantées dans les portions supérieures du larynx, sur l'épiglotte, les aryténoïdes, les plis aryténo-épiglottiques, et tout au plus celles qui siègent sur les bandes ventriculaires.

Les papillomes de l'épiglotte et de l'entrée du larynx sont parfois visibles par l'abaissement forcé de la langue et sa traction en avant soit à l'aide de l'abaisse-langue de Mount-Bleyer ou de celui d'Escat[1], soit à l'aide de l'instrument de Kirstein. L'auscultation du larynx fait parfois entendre un bruit de drapeau ou de soupape ou bien encore un sifflement inspiratoire à timbre variable tantôt aigu et strident, tantôt sourd et étouffé. L'expectoration est nulle ou insignifiante. Seul le rejet de petits fragments de tumeur présente, lorsque les diverses méthodes d'exploration locale sont impraticables, une importance de premier ordre ; mais c'est une éventualité rare et qui ne survient qu'à une époque avancée de l'affection. L'état général reste intact tant qu'il n'existe pas de troubles respiratoires prononcés : lorsque la dyspnée est permanente, l'amaigrissement et l'anémie s'accusent comme dans toute insuffisance respiratoire.

**Marche.** — Elle est lente, mais progressive. La tendance à l'extension et à la repullulation après ablation est un caractère des papillomes. On observe parfois, dans l'évolution des signes fonctionnels, des périodes de rémission plus ou moins longues, les troubles s'atténuant pendant la belle saison par exemple, et s'exaspérant par les temps humides. La *durée* de l'affection est difficile à apprécier, car on ne connaît jamais exactement l'époque de son début. On sait seulement, par l'observation d'enfants qui ont conservé jusqu'à l'âge adulte et même jusqu'à un âge avancé un enrouement dû à l'existence de papillomes laryngés, qu'elle peut être fort longue.

**Terminaison.** — L'affection peut rester stationnaire pendant un temps plus ou moins long, guérir ou entraîner la mort. La guérison spontanée peut se faire par simple résorption de la tumeur ou plus rarement par sa chute et son expulsion au moment d'un accès de toux, d'une quinte de coqueluche : on trouve alors les débris du papillome dans les produits de l'expec-

(1) Escat. La laryngoscopie chez l'enfant. *Arch. intern. de laryngol.*, 1896, n° 5.

[M. BOULAY.]

toration. La mort survient *a*), par asphyxie lente, à la suite d'une dyspnée progressive ; *b*), par asphyxie rapide, en quelques minutes, au milieu d'un accès de suffocation ; *c*), par apnée subite, comme on l'a observé parfois en cas de corps étranger du larynx, sans doute en vertu d'un phénomène d'inhibition.

**Pronostic.** — La terminaison mortelle s'observe dans la majorité des cas abandonnés à eux-mêmes ; mais l'intervention opératoire améliore beaucoup le pronostic, puisqu'elle donne environ 60 pour 100 de guérisons.

Le pronostic varie d'ailleurs avec l'âge de l'enfant, le volume, le siège, le mode d'insertion, le nombre des papillomes. Chez les enfants de moins de 4 ans, le péril est plus grand qu'à un âge plus avancé en raison des difficultés opératoires. D'autre part un papillome unique, sessile, implanté à l'entrée du larynx, est beaucoup moins dangereux que des tumeurs multiples et volumineuses insérées au voisinage de la glotte ou qu'un polype pédiculé flottant dans le larynx, et susceptible de s'interposer entre les cordes vocales.

Les papillomes récidivent surtout dans leur forme diffuse ; ils renaissent non seulement en leur point d'implantation primitif, mais encore en des points plus ou moins distants. La forme en chou-fleur est celle qui repullule le plus aisément après extirpation. La récidive peut se faire avec une ténacité désespérante, exigeant une série d'opérations successives et un traitement de plusieurs années ; elle débute d'ordinaire dans les trois ou quatre semaines, et parfois dès les premiers jours qui suivent l'ablation. Notons cependant que, d'après quelques auteurs, la repullulation serait peut-être moins commune chez l'enfant que chez l'adulte.

**Diagnostic.** — Il faut distinguer deux cas, selon que l'examen laryngoscopique est possible ou non.

A). — L'examen laryngoscopique est possible. La constatation d'une tumeur laryngée chez un enfant doit immédiatement éveiller l'idée d'un papillome, les autres néoplasmes du larynx (kystes, fibromes, fibro-myxomes, etc.) étant exceptionnels à cet âge. Le diagnostic différentiel repose sur la couleur, la forme, la multiplicité, l'aspect du néoplasme. En cas de doute, l'examen microscopique d'un fragment de tumeur pourra seul confirmer ou infirmer le diagnostic. Dans les cas où l'indocilité de l'enfant ne permet pas l'examen laryngoscopique à l'état de veille, on pourra se trouver autorisé par la gravité des symptômes à pratiquer celui-ci sous le chloroforme.

B). — L'examen laryngoscopique est impossible. On ne peut acquérir que des présomptions sur la nature de l'affection. C'est en procédant par élimination qu'on arrive à un diagnostic probable : il faut éliminer successivement toutes les affections inflammatoires et spasmodiques du larynx, le croup, la laryngite striduleuse, l'œdème et le spasme de la glotte, les abcès rétro-pharyngiens, les corps étrangers des voies aériennes, l'adénopathie trachéo-bronchique. Les vices de conformation du larynx ne sont guère compatibles avec l'existence, pour peu qu'ils donnent lieu à des troubles marqués. Par contre on observe parfois chez les enfants en bas âge un trouble respiratoire fort analogue à celui que produisent certains papillomes et qu'en l'absence d'autopsie je ne saurais mieux expliquer, pour ma part, que par l'hypothèse déjà formulée par Robertson d'une parésie des dilata teurs de la glotte. Ce trouble consiste en une respiration bruyante, rauque, sans dyspnée marquée ; le bruit se manifeste presque exclusivement à l'inspiration, constituant une sorte de cornage inspiratoire ; la voix reste parfaitement claire ; l'enfant pleure, rit, joue comme à l'ordinaire. Le trouble cesse d'habitude pendant le sommeil ; dans le jour il est continu ou bien passe par des phases d'atténuation ou d'exaspération durant quelques heures, quelques jours ou quelques semaines. Cette *névrose inspiratoire chronique des nourrissons*, qui me paraît indépendante de la présence de toute tumeur intra-laryngée, s'observe souvent chez des enfants chétifs et mal portants ; elle est cependant compatible avec un parfait état de santé [1].

**Traitement**. — Il est exclusivement chirurgical. Les badigeonnages intra-laryngés avec des solutions caustiques ou astringentes (nitrate d'argent, chlorure de zinc, acide lactique, ichtyol, etc.), les insufflations de poudre (alun, sabine, etc.) restent d'ordinaire impuissants. L'ablation des néoplasmes peut se faire par la voie endo-laryngée ou par la voie extra-laryngée.

A. *Ablation par la voie endo-laryngée*. — Elle doit toujours être tentée malgré ses difficultés chez la plupart des enfants ; elle exige une grande patience de la part de l'opérateur, qui doit au préalable gagner la confiance du petit malade, l'habituer à la vue des instruments et à l'introduction de ceux-ci dans la gorge. Elle consiste à extraire les néoplasmes à l'aide d'une pince ou d'une anse métallique sous le contrôle du miroir, le larynx étant préalablement cocaïné. L'opération sous le chloroforme nous paraît dangereuse. Lorsque le jeune âge ou l'indocilité de l'enfant rend cette méthode inapplicable, nous mettons celui-ci en observation et nous attendons, pour intervenir, que le malade soit devenu plus raisonnable ou que des troubles respiratoires apparaissent. Dans ce dernier cas on a le choix entre l'intubation et la trachéotomie. L'intubation permet de parer aux accidents immédiats ; il résulte même de quelques observations qu'elle peut être suivie de la disparition des papillomes, soit que ceux-ci s'atrophient en raison de la compression exercée par le tube sur les parois du larynx, soit que le tubage agisse à la façon d'un véritable écouvillonnage et fasse détacher le néoplasme.

La trachéotomie paraît cependant préférable pour deux raisons. En premier lieu, elle paraît être suivie, beaucoup plus souvent que l'intubation, de la disparition des papillomes ; c'est là un fait d'observation indiscutable et dont il existe un grand nombre d'exemples dans la littérature médicale ; le larynx étant mis au repos par suite de l'ouverture de la trachée, l'irritation dont il était le siège et qui entretenait sans doute les papillomes disparaît ; parmi les tumeurs, les unes s'atrophient, les autres se détachent et sont retrouvées dans la salive ; cette guérison spontanée après la trachéotomie peut se faire en quelques semaines ou en quelques mois [2]. La seconde raison

---

[1] J'ai eu l'occasion d'examiner 7 enfants atteints de ce trouble ; 5 étaient porteurs de végétations adénoïdes ; l'ablation de celles-ci fut suivie dans un seul cas d'une légère atténuation des symptômes. Sur ces 7 enfants, 2 guérirent spontanément au bout de quelques mois ; 3 furent perdus de vue ; les 2 derniers moururent de complication intercurrente.

[2] Ross. *Edimb. med. Journ.*, 1885. — GAREL. Papillome du lar. chez l'enf. Disparit. spont. après trachéotomie. *Ann. des mal. de l'oreille*, etc., 1891, p. 586. — ELIASBERG. Disparition spont. d'un papill. du lar. après trachéotomie. *Journ. of Laryng.*, 1891, n° 6.

[M. BOULAY.]

qui doit faire préférer la trachéotomie, c'est que cette opération permet de renouveler ultérieurement, et souvent avec plus de succès, les tentatives d'extirpation par les voies naturelles.

B. *Ablation par la voie extra-laryngée.* — L'ablation par les voies artificielles ne trouve qu'exceptionnellement son indication. Elle consiste à inciser verticalement le larynx sur la ligne médiane et à écarter les deux valves ainsi formées de façon à aller saisir le polype directement à travers la plaie. On serait tenté de pratiquer cette opération chez les enfants en bas âge qui ne se prêtent pas à l'opération par les voies naturelles, mais les statistiques[1] montrent qu'à cet âge le nombre des morts à la suite de la *thyrotomie* dépasse celui des guérisons. De plus, parmi les enfants guéris, les uns conservent de la raucité vocale, d'autres une sténose cicatricielle, d'autres enfin présentent une récidive[2] : dans la relation du Congrès médical de Sydney en 1892, on trouve l'histoire d'un enfant qui fut laryngotomisé 17 fois pour des récidives successives. La *laryngotomie* ne nous paraît donc autorisée que chez des enfants âgés de plus de 3 ou 4 ans, chez qui des accidents respiratoires ont imposé la trachéotomie et que la persistance des papillomes semble condamner au port indéfini d'une canule. C'est une méthode de nécessité et non une méthode de choix.

(1) Rosenberg. Die Behandlung d. Kehlkopfpapillome bei Kind. *Arch. f. Laryng.* Bd. V, 1896.
(2) Fraenkel, Heymann. Soc. berlin. de laryngol., 8 nov. 1895. *Ann. des mal. de l'oreille,* sept. 1896.

# X

## *CORPS ÉTRANGERS DES VOIES AÉRIENNES*

PAR LE D<sup>r</sup> MAURICE BOULAY
Ancien interne des Hôpitaux de Paris.

Les corps étrangers des voies aériennes peuvent occuper le nez, le larynx, la trachée, les grosses bronches ou leurs divisions. Au point de vue physiologique, tous les corps autres que l'air atmosphérique doivent être considérés comme des corps étrangers lorsqu'ils pénètrent dans les voies respiratoires. Au point de vue pathologique, quelques distinctions sont à établir suivant que les corps sont gazeux, liquides ou solides.

1° *Corps gazeux.* — Il est d'usage de distraire de ce chapitre de pathologie l'étude de la pénétration des gaz non respirables ou toxiques et des vapeurs irritantes.

2° *Corps liquides.* — Les liquides constituent de leur côté des corps étrangers tout à fait spéciaux. Ils ne séjournent pas dans les voies respiratoires : ou bien ils sont en petite quantité et sont rapidement expulsés, ou bien ils sont abondants et leur irruption brusque dans les voies aériennes produit une asphyxie presque instantanée qui ne laisse pas le temps d'une intervention. Il nous suffira de rappeler leur nature et leur origine. Ce sont : a) l'eau et les boissons qui refluent dans le nez par les choanes ou pénètrent dans les voies respiratoires inférieures par le larynx : l'éternuement, la toux en provoquent rapidement l'expulsion à moins que le liquide soit en grande abondance, auquel cas une certaine quantité est absorbée par la muqueuse trachéo-bronchique et passe dans le sang (asphxyie par submersion) ; . b) le sang (épistaxis, hémoptysie, trachéotomie et toutes les opérations sur la bouche et les voies aériennes) ; c) le pus ( abcès rétro-pharyngien, vomique) ; d) chez le nouveau-né en état d'asphyxie, chez les enfants dans le coma, du liquide venant de l'estomac peut, en pénétrant dans le larynx et la trachée, provoquer la mort par suffocation. Dans quelques cas, les accidents consécutifs à la pénétration d'une petite quantité de liquide dans le larynx sont bien moins imputables à la présence d'un corps étranger qu'aux propriétés caustiques du liquide ou à sa température (œdème du larynx consécutif à l'ingestion d'un liquide bouillant).

3° *Corps solides.* — Les corps étrangers proprement dits des voies aériennes sont constitués par des substances solides susceptibles d'y séjourner un temps plus ou moins long et de nécessiter pour leur expulsion une intervention chirurgicale. Les poussières, toxiques ou non, ne rentrent pas dans cette définition.

Ainsi définis, ces corps étrangers sont extrêmement fréquents, dans les premières années de la vie ; on peut avancer, sans crainte d'erreur, que les enfants de 1 à 10 ans fournissent plus de la moitié des cas de corps étrangers des voies aériennes dont on trouve l'histoire dans la littérature médicale.

[M. BOULAY.]

## I. — CORPS ÉTRANGERS DES FOSSES NASALES

**Étiologie.** — Les corps étrangers des fosses nasales viennent du dehors ou naissent sur place.

1° *Corps étrangers venus du dehors.* — Ils pénètrent dans les fosses nasales par leurs orifices naturels ou bien, mais exceptionnellement, par un orifice artificiel, résultant d'une effraction, d'un traumatisme : nous laisserons de côté cette dernière variété.

a) C'est par les narines que pénètrent le plus communément les corps étrangers observés chez l'enfant. Profitant d'un moment d'inattention des parents, celui-ci introduit l'objet dans l'une des narines, puis le pousse dans le vestibule et à l'entrée de la fosse nasale. La nature des corps susceptibles d'être ainsi introduits est des plus variables. Ce sont tantôt des corps mous (coton, boulette de papier, papier mâché ou enroulé), tantôt des corps plus ou moins durs (bouton de chaussure, bouton de chemise en nacre ou en porcelaine, perle de verre, agrafe métallique, caillou, haricot, bouchon de liège, pour ne citer que ceux que nous avons eu l'occasion d'extraire). Les parasites constituent une variété particulière de corps étrangers que l'on observe bien rarement dans nos climats : ce sont tantôt des insectes, tels que mille-pattes ou perce-oreilles, qui pénètrent dans le nez pendant que l'enfant est couché sur l'herbe, tantôt des larves de diptères (mouche bleue de la viande dans nos pays, *Lucilia hominivora et sarcophila Wohlfarti* sous les tropiques). Le volume de ces corps étrangers est souvent considérable relativement aux dimensions de la narine, si bien que leur introduction nécessite le déploiement d'un certain effort. On conçoit d'ailleurs que ceux-là seuls séjournent dans les fosses nasales qui y pénètrent à frottement et s'y enclavent; ceux dont les dimensions sont notablement inférieures au calibre des cavités nasales en sont rapidement expulsés. Certains se gonflent après leur introduction ; les graines (haricots, pépins d'oranges, pois, etc.) peuvent y germer et doubler ainsi de volume.

b) Plus rarement les corps étrangers pénètrent dans les fosses nasales par leur orifice postérieur. Il s'agit alors presque toujours d'un corps étranger alimentaire ou introduit avec les aliments. L'accident résulte d'un fonctionnement imparfait du voile du palais : au moment d'un accès de toux, d'un hoquet, d'un mouvement de déglutition défectueux, d'un effort de vomissement, un noyau de fruit, un pépin d'orange, un fragment d'os pénètre dans le pharynx nasal et de là dans l'une ou l'autre choane. C'est ainsi qu'on peut voir des ascarides, rejetés par vomissement, venir se loger dans la partie profonde des fosses nasales. La paralysie du voile, sa destruction, ses processus adhésifs favorisent cet accident.

2° *Corps étrangers nés sur place.* — Ils sont de deux sortes : ou bien ce sont des séquestres détachés des parois et devenus libres dans la cavité des fosses nasales (syphilis), ou bien ce sont des concrétions nées sur place, des rhinolithes, variété exceptionnelle chez l'enfant.

**Anatomie pathologique.** — Au contact du corps étranger la muqueuse

est tuméfiée, saignante, bourgeonnante, souvent ulcérée. Après un long
séjour dans la fosse nasale, le corps étranger s'entoure d'un dépôt de substance calcaire, friable, constitué en majeure partie par des carbonates et
des phosphates de chaux, auxquels s'ajoutent des traces de sels de magnésie,
de chlorure et de carbonate de sodium. Cette couche est parfois si épaisse
que le corps étranger ne forme plus qu'un petit noyau au centre de la masse :
on a alors affaire à une rhinolithe. Dans quelques cas on ne trouve même
plus trace de corps étranger au centre de la concrétion ; il semble que celle-
ci ait pris naissance autour d'un caillot, d'une mucosité desséchée. Il est
possible que certains microbes interviennent dans la précipitation de ces
sels à la surface du corps étranger : on en trouve de nombreux, soit au centre
du calcul, soit dans ses couches superficielles. La fosse nasale droite est le
siège de prédilection des corps étrangers, sans doute parce qu'elle est plus
à portée de la main correspondante. C'est surtout dans le méat moyen qu'on
les rencontre, ou bien entre le cornet inférieur et la cloison. Ceux qui sont
introduits par la narine occupent d'ordinaire la région antérieure des fosses
nasales, à moins qu'une tentative maladroite d'extraction ne les ait refoulés
en arrière. Ceux qui pénètrent par les choanes se fixent plutôt dans la partie
profonde des fosses nasales.

**Symptômes.** — Ils peuvent être nuls, le nez présentant une tolérance
remarquable pour les corps étrangers : ceux-ci peuvent y séjourner de longs
mois ou de longues années sans éveiller la moindre réaction, sans trahir leur
présence par des troubles notables. Le corps étranger est alors découvert par
hasard au cours d'un examen rhinoscopique. Tel est notamment le cas de
certains corps durs et lisses. Les corps étrangers irréguliers, anguleux ou
encore mous et susceptibles de s'imbiber de sécrétions qui s'infectent ou
se putréfient, ne tardent pas au contraire à provoquer l'inflammation de
la muqueuse voisine et l'écoulement d'un pus fétide : à cette pyorrhée s'ajoutent des phénomènes d'obstruction nasale et souvent aussi des troubles réflexes variés. La pyorrhée nasale provoquée par les corps étrangers est unilatérale, comme le corps étranger lui-même, car, si rien n'empêche de concevoir *a priori* la présence simultanée d'un corps étranger dans chaque
fosse nasale, le fait s'observe tout à fait exceptionnellement en pratique ;
la sécrétion jaune ou verdâtre, quelquefois sanguinolente, est tantôt franchement purulente, tantôt séro-purulente ; la narine et la région voisine
de la lèvre supérieure, constamment souillée par elle, sont rouges ou
fissurées. L'obstruction est plus ou moins marquée selon le volume du corps
étranger et surtout selon la tuméfaction concomitante de la muqueuse. La
gêne respiratoire est souvent peu prononcée, la fosse nasale saine sup-
pléant le côté bouché. Les troubles à distance font souvent défaut chez l'enfant : ce sont des douleurs névralgiques pouvant occuper l'une des branches
du trijumeau du côté obstrué, du larmoiement, de la rougeur de la conjonctive, des bourdonnements d'oreille. Lorsque le corps étranger n'a encore
donné lieu à aucune réaction locale, l'examen avec le spéculum en fait immédiatement reconnaître la présence, le volume, l'aspect, la couleur, le siège
exact. Lorsque l'entrée de la fosse nasale est remplie de muco-pus, lorsque

[M. BOULAY.]

le corps du délit est englobé dans les sécrétions, il faut procéder à un lavage préalable. Le corps étranger est d'ordinaire aisément accessible à la vue; il peut cependant s'y dérober dans un méat ou sur le plancher : l'attention doit particulièrement se porter sur ces régions, lorsque son existence présumée n'est pas immédiatement reconnue. Le toucher avec le stylet renseigne sur sa consistance et sa mobilité.

**Marche.** — Après une période de tolérance dont la durée varie de quelques jours à 6, 8 ou 10 ans et plus, survient une période de réaction qui persiste d'ordinaire jusqu'à la sortie du corps étranger. Une fois celui-ci éliminé, les troubles cessent immédiatement et définitivement, à moins qu'une des complications auxquelles expose toute suppuration nasale (sinusite, otite moyenne, etc.) ne soit venue se greffer sur la rhinite et ne lui survive.

**Diagnostic.** — L'enfant est présenté au médecin, soit immédiatement après l'introduction du corps étranger, soit longtemps après, à la période de réaction. Dans le premier cas notre rôle est des plus simplifiés : nous n'avons qu'à constater la présence d'un corps étranger dont l'enfant ou les parents indiquent la nature, la forme, le volume. Dans le second nous n'avons d'ordinaire aucun renseignement; les parents ignorent l'introduction du corps étranger, l'enfant l'a oubliée; la pyorrhée fétide unilatérale est le principal symptôme pour lequel on nous l'amène. L'existence de ce signe chez un enfant doit immédiatement faire soupçonner la présence d'un corps étranger : gardez-vous de faire l'erreur, journellement commise, qui consiste à diagnostiquer sans examen préalable un ozène, une carie, une nécrose : nettoyez la narine, faites la rhinoscopie antérieure et allez presque à coup sûr à la recherche du corps étranger. Il n'existe guère en effet, chez l'enfant, d'affection qui puisse donner naissance à pareil symptôme : en raison de leur grande rareté à cet âge, les empyèmes des sinus et les tumeurs malignes peuvent être éliminés d'emblée. En cas d'indocilité, l'emploi du chloroforme ou du bromure d'éthyle permet de faire à la fois le diagnostic et le traitement.

**Traitement.** — Tout corps étranger des fosses nasales doit être extrait dès que sa présence est reconnue. On commence par cocaïner la muqueuse nasale sur la plus grande étendue possible, et surtout au voisinage du corps étranger : cette opération a pour résultat de faire rétracter la pituitaire et de faciliter par conséquent la mobilisation du corps du délit. L'extraction doit être tentée tout d'abord à l'aide d'un simple stylet recourbé en crochet à son extrémité et que l'on glisse en arrière du corps étranger en profitant de l'espace libre, qui, en raison de la hauteur des fosses nasales, existe presque toujours soit au-dessus soit au-dessous de lui. En attirant ensuite le stylet à soi on ramène le corps étranger. Lorsque le trop grand volume ou l'enclavement du corps étranger rend ce procédé inapplicable, on peut essayer de le saisir fortement avec des pinces pour le mobiliser et l'extraire; on parvient souvent au même résultat avec une anse de serre-nœud qui masque beaucoup moins le champ opératoire et dont l'emploi expose moins au refoulement du corps étranger dans la profondeur Dans les mêmes conditions, la fragmentation sur place, lorsque celui-ci s'y prête, est une façon détournée d'arriver au but. Lorsque le corps étranger occupe la partie profonde de la fosse nasale, il est parfois plus expéditif de le repousser en arrière dans le pharynx nasal; mais il faut alors avoir soin de relever préalablement le voile du palais avec l'index de la main gauche pour prévenir sa chute dans l'œsophage ou le larynx. Le décollement du nez extérieur, l'opération de Rouge ne trouvent leur indication que dans des cas tout à fait exceptionnels.

## II. — CORPS ÉTRANGERS DU LARYNX

**Étiologie. Pathogénie.** — Ils peuvent pénétrer dans le larynx : 1° par son orifice supérieur; c'est le cas habituel: 2° par son orifice inférieur (corps étrangers introduits par une plaie trachéale et rejetés dans le larynx); 3° par un orifice artificiel (traumatisme accidentel ou chirurgical de la région prélaryngée); 4° ou bien encore ils naissent sur place (fragment de cartilage nécrosé). De ces diverses portes d'entrée la première est celle que suivent presque exclusivement les corps étrangers. Pour pénétrer par cette voie, il faut et il suffit qu'ils présentent un diamètre inférieur à celui de l'orifice supérieur du larynx, dimension qui varie essentiellement suivant l'âge de l'enfant.

La liste des corps étrangers qui ont été extraits de larynx d'enfant est pour ainsi dire inépuisable. Ce sont des noyaux ou des pépins de fruits, des grains de blé, de maïs ou de café, des haricots, des semences de courge, des peaux de raisin, des brins de paille, des coquilles d'œufs ou de noisettes, des fragments de bois, de verre ou d'os, des aiguilles ou des épingles, des clous, des arêtes de poissons, des cailloux, des billes, des projectiles de sarbacane, des coquillages, des boutons de porcelaine ou de métal, des pièces de monnaie, des anneaux, des boucles d'oreilles, des croix de chapelet, des pilules, des morceaux de sucre, des fragments de jouets (embouchure de flûte, œil de verre de poupée), des plumes à écrire, beaucoup plus rarement des corps vivants tels qu'une mouche, une sangsue, un lombric. Cette énumération incomplète suffit à montrer combien ces corps sont variables dans leur consistance et leur configuration. Les uns sont inaltérables, les autres sont solubles ou capables de s'imbiber et de se tuméfier au contact des sécrétions laryngées; il en est d'arrondis et de lisses, alors que d'autres sont pointus, irréguliers, recouverts d'aspérités, ou bien encore aplatis et susceptibles de se placer de champ. Le mécanisme de leur introduction est variable.

a) — Tantôt et le plus souvent, elle résulte de l'aspiration d'un objet tenu entre les lèvres ou dans la bouche (épingle, plume métallique, pièce de monnaie, etc.) : l'objet pénètre dans le larynx avec la colonne d'air dans un mouvement d'inspiration provoqué par une surprise, une frayeur, un cri, un effort, une crise de rire ou de larmes. C'est par un mécanisme analogue que certains corps suspendus dans l'air (mouche, moucheron, plume, duvet) pénètrent dans le larynx au moment de l'inspiration profonde qui accompagne le bâillement.

b) — Tantôt le passage du corps étranger dans le larynx est favorisé

[M. BOULAY.]

par un trouble de la déglutition résultant soit d'une modification physiologique telle qu'un accès de rire, de toux, d'éternuement, soit d'une modification pathologique telle qu'une lésion destructive de l'épiglotte ou une diminution de la sensibilité de la muqueuse pharyngo-laryngée (paralysie diphtérique).

c) — Plus rarement le corps étranger est entraîné dans le larynx par son propre poids. C'est ce qui se passe parfois dans le jeu qui consiste à jeter en l'air un caillou, une pièce de monnaie, une boulette de papier et à les rattraper dans la bouche ; la tête étant à cet effet renversée en arrière et le cou tendu en avant, l'axe de la cavité buccale est rendu presque parallèle à celui du larynx : c'est à peu près la position qui permet la pénétration directe des rayons visuels dans le larynx dans la méthode laryngoscopique de Kirstein.

Exceptionnellement un corps étranger introduit dans le tube digestif avec les aliments (os, cartilage) pénètre dans le larynx au moment d'un effort de vomissement. Rappelons que certains auteurs, entre autres Middelsdorpf et Solis Cohen admettent, sans preuves positives à l'appui, que l'épiglotte, peut en se réclinant en arrière, pénétrer dans le larynx à la façon d'un corps étranger et provoquer des accidents spasmodiques.

**Anatomie pathologique.** — Elle offre à étudier le siège du corps étranger et les lésions déterminées par sa présence.

1° *Siège du corps étranger.* — Les corps étrangers du larynx ne sauraient être mobiles ou du moins ils ne sauraient l'être qu'un court espace de temps : s'ils sont mobiles en effet ils sont immédiatement expulsés dans un accès de toux, à moins qu'ils ne provoquent un spasme entraînant la mort avant leur expulsion. Ceux qu'on observe sur le vivant sont donc toujours fixés et c'est dans l'une des régions suivantes qu'on les rencontre : l'espace sus-glottique, la glotte ou l'espace sous-glottique. Ceux qui sont logés dans l'espace sus-glottique sont ou bien des corps trop volumineux pour franchir la glotte, ou bien des corps pointus susceptibles de s'implanter dans la muqueuse et de s'y fixer. Dans le premier cas, le corps occupe le vestibule du larynx et fait en même temps saillie dans le pharynx ; dans le second, il se fixe de préférence au pourtour de l'orifice du larynx, sur l'épiglotte, les replis aryténo-épiglottiques ou le sommet des aryténoïdes (arètes, épingles). Les corps de la région glottique s'arrêtent entre les cordes vocales ou s'enclavent dans l'un des ventricules, où ils peuvent se dissimuler partiellement ou totalement. Les corps sous-glottiques se fixent au niveau du cricoïde, qui paraît être la région sinon la plus étroite, du moins la moins dilatable du larynx.

2° *Lésions.* — Elles sont subordonnées d'une part à la durée du séjour du corps étranger, de l'autre à la nature et à la conformation de celui-ci. Lorsque le corps est rejeté immédiatement ou après un séjour de quelques minutes ou de quelques heures au plus, on ne constate qu'un degré plus ou moins prononcé d'hyperémie de la muqueuse. La réaction peut être beaucoup plus vive, lorsque le corps étranger reste longtemps en place : on observe alors tous les signes d'un catarrhe plus ou moins intense qui peut se propager à la trachée et aux bronches ; la muqueuse se tuméfie au contact

et autour du corps étranger, s'érode ou s'ulcère, se couvre de bourgeons charnus et parfois de végétations papilliformes qui englobent le corps étranger
et contribuent à le fixer. A côté de ces altérations inflammatoires on observe
parfois des lésions traumatiques produites par le corps étranger à son entrée
dans le larynx (fragment de verre, lame métallique à bords tranchants). Si
l'enfant succombe on constate dans les poumons, tantôt les lésions de
l'asphyxie, tantôt, si la mort a été plus tardive, des foyers de pneumonie ou
de broncho-pneumonie.

**Symptômes.** — Le premier effet de la pénétration d'un corps étranger
dans le larynx est un mouvement de révolte de celui-ci, mouvement qui se
traduit par un accès de toux convulsive accompagné d'une suffocation plus
ou moins intense. Dans des cas d'ailleurs exceptionnels, en particulier lorsqu'il existe une anesthésie accusée de la muqueuse laryngée, ce symptôme
initial peut être très léger ou faire défaut : l'enfant ignore alors l'entrée du
corps étranger dans ses voies respiratoires. Quant aux phénomènes consécutifs, ils varient suivant le volume, le siège du corps étranger, les lésions
réactionnelles.

1° *Troubles respiratoires.* — Ce sont la dyspnée et la toux.

a) *Dyspnée.* — La respiration est d'ordinaire compromise dès l'arrivée
du corps étranger. Tantôt on observe un accès de suffocation initial pouvant
amener la mort en quelques minutes; tantôt il se produit une dyspnée d'intensité moyenne, mais continue. L'accès de suffocation initial se produit
dans deux conditions : lorsque le corps est assez volumineux pour obturer
toute la lumière du larynx ou lorsque, tout en étant de dimensions minimes,
sa présence provoque un spasme violent et durable. On voit alors se dérouler
le tableau d'une asphyxie aiguë : la face devient rouge et violacée, les jugulaires se distendent, l'enfant porte les mains à son cou comme pour se
débarrasser de l'obstacle, l'apnée est absolue; si le corps étranger n'est pas
rejeté à cet instant, la crise entre dans une seconde phase caractérisée par
des convulsions, des excrétions involontaires, des sueurs froides; encore
quelques minutes et l'enfant entre dans le coma, précurseur de la mort. Mais
il n'est pas commun que l'accès de suffocation initial revête cette intensité.
Le plus souvent il se calme et la dyspnée reste dès lors modérée : elle est à
la fois inspiratoire et expiratoire; la respiration est parfois bruyante, sifflante
ou stridente. De nouveaux accès de suffocation peuvent se produire, mais
d'ordinaire légers et peu fréquents. Ces troubles respiratoires sont en rapport
d'une part avec les phénomènes spasmodiques qui font rarement défaut au
début, de l'autre avec les phénomènes réactionnels qui se montrent tôt ou
tard. Variables dans leur intensité comme ces phénomènes eux-mêmes, les
symptômes de laryngo-sténose ont une marche des plus irrégulières : tandis
qu'ils présentent d'ordinaire leur maximum d'intensité au début, ils peuvent, par une marche inverse, n'être d'abord que fort légers, pour s'accuser
ensuite longtemps après l'introduction du corps étranger, quand les lésions
inflammatoires et la tuméfaction de la muqueuse (œdème de la glotte) se sont
prononcées.

b) *Toux.* — Elle manque rarement; c'est une toux convulsive, spasmo-

[*M. BOULAY.*]

dique, aboyante, parfois coqueluchoïde, provoquée par une sensation de picotement, de chatouillement laryngé. Elle survient par accès séparés par des périodes de rémission, et peut persister pendant des semaines et des mois en l'absence de toute gène respiratoire. Elle est aggravée par les phénomènes secondaires de catarrhe. Sèche au début, elle s'accompagne tôt ou tard d'expectoration : celle-ci peut être muqueuse (catarrhe), purulente (abcès), sanguinolente (lacération traumatique, sangsue).

2° *Troubles phonatoires*. — La voix peut rester intacte, si le corps étranger se trouve implanté sur l'épiglotte ou les replis aryténo-épiglottiques et s'il ne se développe pas de catarrhe. Le plus souvent elle est rauque ou éteinte. Cette modification résulte soit de l'obstacle matériel apporté par le corps étranger au rapprochement ou à la vibration des cordes, soit de la réaction inflammatoire consécutive.

3° *Troubles de la déglutition*. — Ils sont très inconstants. La déglutition est rendue difficile ou douloureuse dans deux conditions principales : lorsque le corps étranger est pointu ou lorsqu'il a provoqué des ulcérations de l'épiglotte ou des replis ary-épiglottiques. Les sensations locales sont très variables : elles varient depuis celle d'une simple gène indéfinissable jusqu'à celle d'une constriction, d'une strangulation qui s'exagère à chaque mouvement de déglutition. C'est rarement une douleur véritable.

**Marche.** — Les symptômes à grand fracas, qui marquent le plus souvent l'entrée d'un corps étranger dans le larynx, sont d'ordinaire suivis d'une période de rémission, au moins relative, dont la durée peut ne pas dépasser quelques heures, mais peut aussi atteindre plusieurs semaines ou plusieurs mois. Dans certains cas en effet le larynx montre une tolérance remarquable pour les corps étrangers : je n'en veux pour preuve que les tubes à intubation qui sont supportés d'ordinaire sans la moindre réaction. C'est ainsi qu'on a vu parfois des corps étrangers séjourner dans le larynx pendant un an et plus, sans donner lieu au moindre symptôme alarmant. Mais tôt ou tard, si le corps n'est pas expulsé, il survient des phénomènes réactionnels qui peuvent aller jusqu'à la formation d'abcès et de phlegmons.

**Terminaisons.** — Les divers modes de terminaison sont : a) — La *guérison*, par expulsion spontanée ou provoquée ou bien encore par dissolution (sucre, pilule). b) — La *mort* par asphyxie, ou consécutivement à une opération extra-laryngée, parfois par broncho-pneumonie. Exceptionnellement la mort survient *subitement*, par inhibition, au moment de l'entrée du corps étranger dans le larynx, avant toute crise de suffocation. c) — L'*état stationnaire*, après une trachéotomie qui a paré à un danger menaçant d'asphyxie. d) — La *chute dans la trachée* après un séjour plus ou moins long dans le larynx. Il peut arriver que les phénomènes de laryngo-sténose et la dysphagie survivent un certain temps à l'élimination du corps étranger, les lésions inflammatoires et ulcéreuses continuant à évoluer pour leur propre compte. Exceptionnellement enfin un corps effilé et pointu, tel qu'une aiguille, peut cheminer à travers les tissus qui constituent les parois du larynx et venir faire saillie sous la peau ou dans la glande thyroïde, où il provoque le développement d'un abcès ou d'un phlegmon.

**Diagnostic.** — Il faut distinguer deux cas, suivant que l'examen laryn-goscopique est possible ou non : 1° L'examen laryngoscopique est possible. Cet examen est parfois facilité par un badigeonnage ou une pulvérisation avec une solution de chlorhydrate de cocaïne ; chez les jeunes enfants cependant l'application de cocaïne dans la gorge provoque souvent une hypersécrétion de mucus et de salive qui gêne l'exploration. L'examen peut à la rigueur être pratiqué sous le chloroforme. Il décèle la présence et le siège du corps du délit, à moins que celui-ci ne soit profondément enfoncé dans la muqueuse (arête, épingle), caché par la tuméfaction des tissus ou simplement recouvert de mucosités ; les corps transparents, tels que les fragments de verre, peuvent être difficiles à distinguer ; 2° L'examen laryngoscopique est impossible. On tâchera d'y suppléer par l'exploration digitale ; le toucher devra être rapide, si l'on veut éviter de provoquer un accès de suffocation ; ce procédé, excellent pour constater la présence d'un corps étranger fixé au voisinage de l'orifice supérieur du larynx, devient insuffisant dans les autres cas. Si l'exploration digitale est impraticable ou reste négative, les commémoratifs seuls pourront guider dans l'interprétation des signes fonctionnels. Encore sera-t-on parfois fort embarrassé, car on pourra se demander si le corps étranger est encore dans le larynx ou n'a pas déjà été rejeté, les phénomènes spasmodiques et inflammatoires pouvant, comme nous l'avons vu, survivre à son expulsion. Lorsque les commémoratifs eux-mêmes font défaut, les erreurs de diagnostic les plus grossières peuvent être commises, même par des médecins expérimentés. Les affections spasmodiques du larynx, en particulier la *laryngite striduleuse* et le *croup*, sont celles qui donnent le plus aisément le change. Le début brusque, instantané des accidents, généralement en plein jour et à l'état de veille, contrairement à ce qui se passe pour la laryngite striduleuse, l'absence de réaction fébrile, à l'inverse de ce qu'on observe dans la diphtérie, doivent éveiller l'idée de la possibilité d'un corps étranger : l'étude minutieuse des symptômes et de leur évolution, l'examen bactériologique du mucus pharyngé, qui sera positif en cas de croup, infirmeront ou confirmeront cette hypothèse. Les *polypes du larynx* peuvent donner lieu aux mêmes troubles que les corps étrangers ; mais les accès dyspnéiques ne sont pas aussi soudains ; il est bien rare qu'ils n'aient pas été précédés de modifications de la voix.

**Pronostic.** — Il est toujours grave en raison de l'irritabilité réflexe du larynx chez les enfants ; mais il l'est particulièrement chez ceux du premier âge, car le traitement les expose à de grands dangers.

**Traitement.** — L'extraction doit se faire, autant que possible, par les voies naturelles. Une méthode facilement applicable aux jeunes enfants, mais qui échoue le plus souvent, consiste à mettre l'enfant la tête en bas de façon que le corps étranger retombe dans le pharynx et la bouche par son propre poids. Ce moyen a d'autant moins de chance de réussir qu'il est employé plus tardivement, un long séjour dans le larynx étant d'ordinaire la preuve d'un solide enclavement. L'extraction à l'aide d'une pince, d'une tige métallique recourbée en crochet à son extrémité, d'une anse métallique, est possible dans bon nombre de cas, chez les enfants dociles, qui se laissent

[M. BOULAY.]

examiner au laryngoscope : la cocaïnisation préalable du larynx facilite
l'opération en diminuant les réactions spasmodiques. Chez les enfants indociles, il est des cas où l'on pourra se passer du secours du miroir : ce sont
ceux où le corps étranger implanté dans l'épiglotte, les replis aryténo-épiglottiques, le vestibule du larynx, est perceptible au toucher digital : un
ouvre-bouche étant appliqué et l'extrémité de l'index gauche introduit au
contact du corps étranger, on ira saisir celui-ci avec une pince tenue de la
main droite. Si ces premières tentatives d'extraction échouent, la conduite
à tenir variera, suivant qu'il existera ou non des phénomènes dyspnéiques
inquiétants. Si la gêne respiratoire est nulle ou modérée, il n'y aura pas
d'inconvénient à patienter, sauf à renouveler ultérieurement les essais d'extraction par les voies naturelles : le corps étranger peut en effet être expulsé
spontanément plusieurs heures ou plusieurs jours après son introduction.
Lorsque, au contraire, les phénomènes de laryngo-sténose sont accusés, il faut
pratiquer sans retard la trachéotomie; une fois la dyspnée calmée, l'extraction par les voies naturelles pourra être rendue plus aisée : ici encore on sera
autorisé à opérer sous le chloroforme; pour plus de commodité, on maintiendra les mâchoires écartées à l'aide d'un ouvre-bouche et l'on fera tirer
fortement la langue au dehors par un aide de façon à redresser l'épiglotte
et à élever le larynx ; l'application du miroir et de la pince sera ainsi grandement facilitée. Dans quelques cas, on a provoqué le rejet du corps étranger
à l'aide d'une tige métallique introduite de bas en haut dans le larynx par
la plaie trachéale ou bien encore on l'a refoulé de haut en bas dans la trachée
d'où il fut ensuite expulsé par la plaie cervicale : ce dernier procédé est
dangereux, car il expose à la pénétration du corps étranger dans les bronches. Lorsque, la trachéotomie étant faite, on ne parvient pas à extraire le
corps étranger, il ne reste qu'une dernière ressource, la thyrotomie, c'est-
à-dire l'ouverture du larynx par une incision verticale et médiane, dont on
écarte les deux lèvres pour aller directement à la recherche du corps
étranger.

### III. — CORPS ÉTRANGERS DE LA TRACHÉE

**Étiologie.** — Ce sont, après ceux des fosses nasales, les plus fréquents
des corps étrangers des voies aériennes. Ils s'introduisent dans la trachée
par les voies naturelles ou par des voies artificielles.

1° *Corps étrangers introduits par les voies naturelles.* — Ce sont
ceux que nous avons énumérés dans le chapitre précédent : ils tombent
dans la trachée après avoir séjourné plus ou moins longtemps dans le larynx
ou bien ils ne font que traverser ce dernier et passent immédiatement au-
dessous de la glotte : ce sont surtout les objets réguliers et lisses qui ont
chance de franchir ainsi le larynx sans s'y arrêter. Une mention spéciale
doit être faite des tubes à intubation qu'on a vus, mais à titre exceptionnel,
tomber dans la trachée [1] plusieurs heures ou plusieurs jours après leur mise

---

(1) C.-O. Mayo. Chute d'un tube d'O'Dwyer dans la trachée. Trachéotomie et extraction (*Med. Record*,
1895, vol. II, p. 641).

en place : cet accident ne peut se produire que si le tube est mal calibré ou n'est pas proportionné à l'âge de l'enfant.

2° *Corps étrangers introduits par des voies artificielles.* — Beaucoup plus rares que les précédents, ils pénètrent dans la trachée les uns par sa paroi antérieure, les autres par sa paroi postérieure.

Les premiers s'introduisent dans les voies aériennes par une plaie opératoire ou plus rarement accidentelle : nous nous contenterons de citer les canules trachéales en métal et surtout celles en ébonite plus susceptibles de s'altérer et de se briser; leur chute n'a guère été observée que chez des malades les portant depuis plusieurs années, en particulier chez des adultes [1].

Les seconds sont des corps pointus qui, après avoir pénétré dans le tube digestif, se fixent dans la paroi antérieure de l'œsophage et la traversent : tantôt ils perforent de la même façon la paroi postérieure de la trachée et viennent faire saillie dans sa lumière; tantôt ils provoquent la formation d'un abcès, qui s'ouvre ultérieurement dans la trachée où il déverse son contenu, pus et corps étranger. Ce processus peut aboutir à la constitution d'une fistule œsophago-trachéale, par l'intermédiaire de laquelle les aliments liquides passent du tube digestif dans la trachée.

**Symptômes.** — A l'inverse des corps étrangers du larynx, ceux de la trachée sont le plus souvent mobiles. S'ils séjournent dans le conduit trachéal, c'est qu'ils s'y trouvent emprisonnés par la fermeture de la glotte dont les lèvres se rapprochent spasmodiquement chaque fois que le corps étranger se présente pour la franchir. De cette mobilité résultent plusieurs particularités symptomatiques, dont les plus importantes sont l'*intermittence* des accès et la production d'un *bruit respiratoire* caractéristique. Un premier accès de suffocation et de toux convulsive marque l'entrée du corps dans les voies aériennes; puis, le plus souvent, cet accès se calme spontanément, mais pour reparaître à échéance plus ou moins brève, tantôt sans cause provocatrice apparente, tantôt au moment d'un effort pour parler ou tousser ou bien encore à l'occasion d'un mouvement, c'est-à-dire chaque fois que le corps étranger se déplace en vertu de son propre poids ou sous l'influence des mouvements de la colonne d'air inspiré et expiré. Il peut arriver que dans un accès de toux, le corps étranger soit rejeté jusque dans le larynx où il se fixe momentanément pour retomber ensuite dans la trachée. Les accès de dyspnée se reproduisent ainsi à intervalles irréguliers, séparés par des périodes de calme à peu près complet permettant à l'enfant de reprendre ses jeux et parfois assez prolongées pour faire douter de la présence d'un corps étranger. Le mouvement de va-et-vient de celui-ci dans le conduit trachéal s'accompagne d'un bruit de *grelottement*, de *choc*, de *soupape*, de *drapeau* (Dupuytren) qu'on entend à distance ou qui parfois n'est perceptible qu'à l'auscultation stéthoscopique de la trachée; un frémissement vibratoire est souvent perçu simultanément par la main appliquée au-devant du cou.

Lorsque, par exception, le corps est fixé, la dyspnée est continue. Elle

[1] G. BILLOT. Contrib. à l'étude des canules à trachéotomie tombées dans les voies aériennes (*Ann. des mal. de l'oreille*, etc., 1896, t. XXII, 1ʳᵉ partie, p. 245).



[*M. BOULAY.*]

est en rapport non seulement avec le volume, mais encore avec la forme du corps étranger : les objets aplatis et placés de champ (pièces de monnaie), les corps tubulés (canules à trachéotomie) peuvent ne provoquer qu'une gène respiratoire médiocre et être tolérés pendant fort longtemps sans réaction notable. D'autres fois au contraire, le tirage, le cornage sont ceux de tout rétrécissement trachéal prononcé. La toux, les sensations douloureuses, l'expectoration ne diffèrent pas de celles qu'on observe dans les corps étrangers du larynx. La voix est généralement conservée, mais affaiblie ; elle peut être rauque ou voilée, si le corps étranger a irrité ou blessé les cordes vocales à son passage. Lorsque celui-ci est volumineux, il peut provoquer de la dysphagie par compression de l'œsophage. Dans quelques cas où la sténose était très prononcée, on a observé la production d'emphysème dans le triangle sus-claviculaire : cet accident n'était sans doute que la manifestation d'un emphysème médiastinal et interlobulaire consécutif à la rupture de quelques alvéoles pulmonaires. La mort peut survenir dans un accès de suffocation ; d'autres fois le corps est expulsé à travers la glotte ou bien enfin, après être resté plus ou moins longtemps mobile, il se fixe en un point où il peut être toléré pendant un temps parfois très long.

**Diagnostic.** — Il est aisé dans les cas où, les commémoratifs apprenant qu'un premier accès de suffocation s'est produit au moment où l'enfant a avalé un corps étranger, on constate la reproduction intermittente des accès et l'existence d'un bruit de grelottement dans les voies aériennes : ces signes sont pathognomoniques d'un corps étranger mobile de la trachée. Lorsque ces données font défaut, lorsque le corps est fixé, le diagnostic peut être des plus malaisés : il faudra s'aider de l'examen laryngoscopique, d'après la méthode de Kilian, qui, dans un certain nombre de cas, permettra de constater *de visu* la présence du corps étranger ; la radioscopie, d'autre part, trouvera ici une application des plus utiles, surtout dans les cas de corps étrangers métalliques. Les causes d'erreurs sont à peu près les mêmes que pour les corps étrangers du larynx (voir ci-dessus); il faut y ajouter les corps étrangers de l'œsophage qui, en comprimant la trachée, peuvent causer une dyspnée susceptible d'en imposer pour une sténose intra-trachéale.

**Traitement.** — A. — Si le corps est *mobile*, on essaiera de provoquer son expulsion en renversant l'enfant ou bien en le faisant étendre sur un plan incliné la tête en bas : la percussion du dos ou de la poitrine peut aider au rejet du corps étranger. Ce moyen est malheureusement des plus infidèles : pour qu'il réussisse, il faut que l'objet se présente au niveau de la glotte dans la position et le sens même où il s'y est présenté lors de son entrée dans les voies aériennes. Or si ces conditions sont parfois réalisées, c'est le fait d'un pur hasard; le plus souvent le corps étranger éprouve à sortir des voies aériennes la même peine qu'une pièce de monnaie à sortir d'une tirelire. Si, ce procédé ayant échoué, les accidents dyspnéiques sont menaçants, il faut sans retard pratiquer la trachéotomie : le corps sera le plus souvent rejeté par l'incision trachéale, dès que celle-ci aura été pratiquée. Lorsque l'objet est volumineux, il arrive qu'il se présente à la plaie trachéale sans pouvoir s'y engager ; il faut alors soit agrandir celle-ci, soit saisir l'objet avec une pince au moment où il vient se montrer entre les lèvres de l'incision.

B. — Lorsque le corps étranger est *fixé* en un point de la paroi trachéale, il faut, la trachéotomie étant préalablement faite, déterminer tout d'abord son siège soit en s'aidant d'un petit miroir et d'un spéculum trachéoscopiques[1], soit à l'aide d'un stylet convenablement courbé : à cet effet, la plaie trachéale doit être maintenue aussi béante que possible à l'aide d'écarteurs ou au moyen d'un dilatateur spécial appliqué en lieu et place d'une canule ; quelques auteurs préfèrent suturer les bords de l'orifice trachéal à la peau. Le corps étranger est ensuite saisi avec une pince et extrait ; il faut éviter, autant que possible, de le fragmenter, même si l'orifice de la trachée semble trop petit pour lui donner issue, car les fragments pourraient pénétrer dans les bronches et y provoquer ultérieurement de graves accidents : mieux vaut élargir la plaie trachéale.

## IV. — CORPS ÉTRANGERS DES BRONCHES

**Étiologie.** — Abstraction faite des corps nés sur place (fragments de cartilage nécrosé, bronchiolithe) et de ceux qui pénètrent par effraction (ganglion caséifié), variétés absolument exceptionnelles, les corps étrangers des bronches sont les mêmes que ceux du larynx et de la trachée. Tout corps étranger mobile de la trachée est susceptible de tomber par son propre poids sur l'orifice des grosses bronches et de pénétrer dans l'une ou dans l'autre, si ses dimensions le lui permettent. Dans les deux tiers des cas, c'est dans la bronche droite qu'il se loge. Cette prédilection reconnaît plusieurs causes : 1° le calibre de cette bronche est plus considérable que celui de la bronche opposée ; 2° l'éperon de la bifurcation trachéale ne siège pas exactement sur la ligne médiane, mais un peu à gauche de celle-ci ; 3° la bronche droite s'écarte moins de la direction de la trachée que la bronche gauche, qui s'en détache à angle presque droit ; 4° enfin l'appel d'air est plus considérable du côté droit, en raison de la capacité plus grande du poumon correspondant. Suivant leur volume, les corps étrangers s'arrêtent dans l'une des grosses bronches, dans une division secondaire ou dans une division d'ordre inférieur. Tantôt ils se logent d'emblée en un point d'où ils ne se détacheront plus, tantôt ils conservent pendant plus ou moins longtemps une mobilité qui leur permet de repasser momentanément dans la trachée, pour retomber ensuite à leur place primitive ou dans la bronche du côté opposé. Mais tôt ou tard ils se fixent et donnent lieu aux signes suivants.

**Symptômes.** — La période initiale de suffocation, commune aux corps étrangers des différentes parties des voies aériennes, peut manquer, surtout si le corps étranger est de petit volume et se loge d'emblée dans une division bronchique d'ordre secondaire : la gêne respiratoire est alors modérée

[1] PIENIAZEK. Die Tracheoscopie und die tracheoskop. Operationen b. Tracheotomirten (*Arch. f. Laryngol.*, Bd IV, Heft 2, 1896).

[M. BOULAY.]

ou nulle et le corps étranger ne révèle ultérieurement sa présence qu'après une période de tolérance de plusieurs mois ou de plusieurs années. Lorsque, au contraire, c'est une grosse bronche qui se trouve obturée, la dyspnée est intense et peut aller jusqu'à l'asphyxie, l'accès de l'air se trouvant subitement empêché dans un poumon tout entier. L'auscultation révèle alors la présence d'un signe capital : l'absence de tout murmure vésiculaire dans le côté correspondant, avec conservation de la sonorité et des vibrations thoraciques ; la rétraction inspiratoire des espaces intercostaux peut accompagner ce signe. Du côté opposé la respiration est supplémentaire. Lorsque la bronche n'est pas complètement obturée et lorsque l'air trouve encore accès dans le poumon, il arrive qu'au lieu d'une diminution du murmure vésiculaire, on perçoive en un point limité de la poitrine, vers le hile du poumon, un souffle rude ou strident. La disparition momentanée de ces signes, la production intermittente d'accès de suffocation indiquent que le corps a quitté momentanément la bronche pour repasser dans la trachée. L'expulsion spontanée par les voies naturelles peut se faire hâtivement quelques heures ou quelques jours après sa pénétration, ou tardivement après plusieurs mois ou plusieurs années ; dans un cas le corps étranger fut rejeté dans un accès de toux mélangé à un peu de mucus et de sang, au bout de dix-sept ans. Mais cette longue tolérance est exceptionnelle. Lorsqu'il séjourne dans les bronches, le corps étranger provoque le plus communément des accidents inflammatoires, d'abord localisés à la muqueuse bronchique et s'étendant tôt ou tard au parenchyme pulmonaire ou à la plèvre. Ce sont surtout des lésions *suppuratives* diffuses ou localisées (bronchite purulente, broncho-pneumonie, pneumonie chronique ulcéreuse, abcès du poumon) avec ou sans participation de la séreuse pleurale ou bien encore, mais plus rarement, des lésions *gangréneuses*. La toux, le rejet de crachats muco-purulents, parfois teintés de sang, la fièvre, l'amaigrissement reproduisent le tableau de la phtisie vulgaire. Ces divers processus aboutissent parfois à l'expulsion du corps étranger par les voies naturelles, au moment d'une vomique par exemple. Quelle qu'ait été la gravité des accidents antérieurs, la guérison rapide et définitive du petit malade peut être la conséquence de cette expulsion ; mais souvent aussi les lésions pulmonaires continuent à évoluer pour leur propre compte ou bien encore, le bacille de Koch trouvant là un terrain favorable à sa multiplication, on assiste au développement d'une tuberculose pulmonaire avérée. Par exception, l'élimination se fait par une voie artificielle, le corps étranger plus ou moins pointu (paille, épi de graminée) subissant une véritable migration à travers le médiastin ou le poumon : il se forme alors en un point de la paroi thoracique un abcès, dans le contenu duquel on trouve le corps étranger.

**Diagnostic.** — Il se base à la fois sur les commémoratifs et sur l'absence du murmure vésiculaire dans un lobe de poumon ou dans un poumon tout entier. En cas d'incertitude, la radiographie rendrait certainement des services, malgré la situation profonde et par conséquent défavorable des grosses bronches, car le thorax des enfants est plus perméable que celui des adultes aux rayons de Röntgen. Il est particulièrement difficile de rapporter à leur cause première les accidents pneumo-pulmonaires causés par la présence d'un corps étranger dont le malade a oublié ou ignore la pénétration : en l'absence d'examen bactériologique des crachats, le diagnostic avec la phtisie vulgaire peut être fort difficile.

**Traitement.** — A). *Le corps est mobile.* — Le traitement est le même que celui des corps étrangers de la trachée[1].

B). *Le corps est fixé.* — S'il siège dans une grosse bronche, il faut pratiquer la trachéotomie, le plus bas possible, et aller à sa recherche à l'aide d'une longue pince. Cette méthode a donné de nombreux succès, même dans des cas où le corps étranger séjournait dans la bronche depuis plusieurs mois et se compliquait déjà de bronchopneumonie[2]. Si le corps étranger, peu volumineux, a pénétré dans une division bronchique d'ordre secondaire et se trouve par conséquent inaccessible aux instruments, on maintiendra la plaie trachéale largement ouverte à l'aide d'un dilatateur permanent, tel que celui d'Egidi, sans y introduire de canule : on aura peut-être la chance que le corps soit rejeté au dehors quelques heures ou quelques jours plus tard dans une secousse de toux. Quelques auteurs conseillent de laisser la trachée indéfiniment ouverte tant qu'on a la certitude que le corps étranger est encore dans la poitrine[3]. Par contre, dans les cas nombreux où cette certitude ne sera pas absolue, dans ceux également où le corps, solidement enclavé dans une petite bronche, ne provoque pas de trouble sérieux, on sera autorisé, croyons-nous, à fermer la plaie trachéale au bout de quelques jours ou de quelques semaines et à laisser les choses en l'état. Mais, en raison des accidents graves qui peuvent survenir tôt ou tard, l'abstention et l'expectation ne sont de mise que dans ces cas particuliers.

(1) Paul Koch. Fève dans la bronche gauche d'un enf. *Ann. des mal. de l'oreille*, etc., oct. 1896, p. 294.

(2) John H. Morgan. Un cas de corps étranger ayant séjourné 46 jours dans la bronche gauche. *Lancet*, 18 sept. 1895. — M'Caleb. Trachéot. pour l'extraction d'un corps étranger, enclavé depuis 5 mois 1/2 dans la bronche gauche. *New-York Polyclinical*, juillet 1895.

(3) Nade. Obs. de noyau de tamarinier dans la bronche droite *Lancet*, 14 déc. 1895.

[M. BOULAY.]

# XI

## *SPASME DE LA GLOTTE*

PAR LE D<sup>r</sup> A.-B. MARFAN

Agrégé, médecin des hôpitaux

### I. — SPASME DE LA GLOTTE EN GÉNÉRAL

On donne le nom de spasme de la glotte à la contraction tonique des muscles constricteurs de la glotte[1]; ce spasme a pour effet de rétrécir ou de fermer l'orifice glottique et d'entraîner de la dyspnée ou de l'apnée. Il est sous la dépendance d'une irritation du nerf récurrent. Cette irritation pouvant être engendrée par des causes diverses, le spasme de la glotte n'est pas une maladie, mais un symptôme commun à plusieurs maladies. Il est beaucoup plus fréquent dans l'enfance qu'à toute autre époque de la vie; il se rencontre surtout de la naissance à 6 ans, sans doute parce que, dans cette période, il existe une hyperexcitabilité spéciale de l'appareil nerveux du larynx. L'irritation du nerf récurrent qui provoque le spasme glottique peut être *directe, réflexe* ou *centrale*. Elle est *directe* quand elle dépend d'une compression cervicale ou thoracique portant sur le tronc des nerfs vagues ou des nerfs récurrents; comme cela s'observe chez les enfants atteints d'une tuberculose des ganglions bronchiques[2]. D'ordinaire, la compression ne s'exerce que sur un seul nerf récurrent. Comment une irritation unilatérale peut-elle engendrer une occlusion de la glotte? L'excitation d'un seul nerf est-elle donc capable de produire un spasme des adducteurs de la glotte des deux côtés, un spasme des deux cordes vocales? Krishaber[3], qui a étudié ce problème, répond qu'en réalité l'occlusion de la glotte n'est pas, dans ces cas, tout à fait complète; la corde vocale du côté malade atteint le plan médian dans toute sa longueur; celle du côté opposé ne rejoint sa congénère que dans le tiers postérieur, en raison de l'action du muscle aryténoïdien, *muscle impair*. Il y a par suite un certain espace pour le passage de l'air; mais cet espace est minime et le rétrécissement est tel qu'il doit forcément se produire une crise de suffocation.

Le spasme *réflexe* s'observe surtout dans les affections de la muqueuse du larynx. Dans un des précédents chapitres, on a montré avec quelle fré-

---

[1] Cette définition élimine le spasme des muscles abducteurs ou dilatateurs qu'on a voulu faire rentrer dans l'histoire du spasme de la glotte, en s'appuyant sur des faits très obscurs.

[2] LEY. *An Essay on the laryngismus stridulus*, 1856. — HOURMANN. Sur quelques effets peu connus de l'engorgement des ganglions bronchiques (*Revue médico-chirurg.*, janvier 1853).

[3] KRISHABER. Opportunité de la trachéotomie dans les anévrysmes de l'aorte (*Société de biologie*, 1876, p. 132).

quence le spasme de la glotte complique les laryngites aiguës de l'enfance.
On l'observe encore dans les laryngites chroniques, les ulcérations, les
papillomes, les corps étrangers du larynx, etc. Le nerf laryngé supérieur
transmet l'excitation de la muqueuse aux centres nerveux, sans doute au
noyau d'origine du nerf spinal; le nerf spinal renferme les fibres du récurrent; il les abandonne au nerf pneumogastrique, d'où se détache le tronc
du récurrent; la voie centrifuge sera donc représentée par le spinal, le vague
et le récurrent. On a avancé que l'acte réflexe qui aboutit au spasme de la
glotte n'avait pas toujours pour origine les terminaisons du nerf laryngé
supérieur et que des excitations parties d'autres zones périphériques pouvaient le provoquer. La chose est vraisemblable, mais reste encore à démontrer. Ainsi, on a supposé que les végétations adénoïdes, en irritant les
filets sensitifs du trijumeau, peuvent engendrer le stridulisme nocturne, au
même titre que la laryngite aiguë commune. On a également soutenu que
les inflammations trachéales et bronchiques, en irritant les filets sensitifs du
pneumogastrique, peuvent aussi produire le spasme glottique, celui-ci,
comme Trousseau et M. Variot l'ont indiqué, marque parfois le début ou
accompagne l'évolution de la bronchite capillaire et de la broncho-pneumonie.
Mais il faut remarquer que les végétations adénoïdes et les infections bronchiques sont des états associés souvent à une laryngite et il faudrait démontrer que celle-ci n'a joué aucun rôle dans la genèse du spasme de la glotte.
Naguère, l'irritation de la muqueuse gingivale par des dents en éruption
était considérée comme pouvant être cause du spasme de la glotte; cette
opinion n'est plus admise aujourd'hui.

Le spasme de la glotte peut enfin avoir une origine *centrale*. Il existe,
dans l'écorce cérébrale, un centre d'adduction des cordes vocales entrevu par
Ferrier et Duret, localisé par Krause, Garel et G. Masini, bien étudié par
Semon et Horsley[1]. Il est situé à la partie inférieure de la circonvolution
frontale ascendante, en arrière de la troisième frontale ; ce centre est double ;
il en existe un de chaque côté; l'action de chacun d'eux est bilatérale, de
sorte que l'ablation d'un seul centre est sans effet sur la phonation et que
l'excitation d'un seul centre suffit pour provoquer la fermeture de la glotte.
On conçoit ainsi l'existence d'un spasme de la glotte d'origine centrale.
Celui-ci fait partie intégrante des attaques d'épilepsie et d'éclampsie dont il
marque d'ordinaire la première phase; il peut s'observer dans l'hystérie, la
chorée et le tétanos. En outre, il existe une névrose spéciale frappant exclusivement les nourrissons, caractérisée uniquement par des crises de spasme
de la glotte, sans doute d'origine cérébrale. C'est cette névrose que nous
allons décrire sous le nom de *spasme essentiel de la glotte*.

Le spasme de la glotte se manifeste par des crises passagères dont les
caractères varient suivant que l'occlusion glottique est complète ou incomplète. Quand elle est incomplète, il n'y a pas d'apnée, mais une dyspnée
spéciale représentée par des inspirations violentes, sifflantes, très longues
et des expirations courtes. Quand l'occlusion est complète, elle entraîne une

---

[1] Voir la revue de RAUGÉ. *Archives de physiologie*, 1892.

[A.-B. MARFAN.]

apnée subite. La première forme s'observe surtout chez les grands enfants et chez les adultes ; la seconde se voit surtout chez les nourrissons, particulièrement dans le spasme glottique essentiel. On avait supposé, pour expliquer ces différences, que la glotte inter-aryténoïdienne, beaucoup plus développée chez les sujets un peu âgés que chez les très jeunes enfants, offrait chez les premiers une certaine résistance à l'occlusion et ne se fermait jamais complètement dans le spasme. Cette manière de voir n'est plus acceptée. Les différences signalées dans l'aspect des crises semblent tenir simplement au degré du spasme. Les crises de spasme de la glotte s'accompagnent toujours de deux phénomènes : une contraction violente des muscles inspirateurs et un tirage intense (dépression inspiratoire sus et sous-sternale, sous-costale, intercostale). Il est naturel de considérer ces deux phénomènes comme dépendant directement de l'occlusion de la glotte, la sensation du manque d'air qui résulte du spasme glottique provoquant des efforts inspiratoires et le tirage se produisant parce que l'air ne peut entrer dans la poitrine. Cependant cette manière de voir si simple n'est pas acceptée par tous. En étudiant le spasme essentiel de la glotte des nourrissons, Trousseau a émis l'idée que la contraction violente des muscles inspirateurs, particulièrement du diaphragme, était due à un véritable spasme concomitant, que l'incitation nerveuse qui provoque la convulsion de la glotte provoque aussi, par action synergique, la convulsion du diaphragme. Cette manière de voir, acceptée par Hérard et Bouchut, soutenue aujourd'hui par M. Variot, est peut-être exacte ; mais on n'a apporté à l'appui aucune preuve entraînant la conviction. Le spasme de la glotte, pouvant se produire dans des circonstances très diverses, il en résulte que sa physionomie clinique est très variable et que les tableaux dont il fait partie sont parfois très dissemblables. On trouvera la description de ces aspects dans les chapitres de ce livre où l'on traite des maladies qui peuvent donner naissance au spasme de la glotte. Nous ne devons étudier ici que le spasme glottique essentiel des nourrissons.

## II. — SPASME GLOTTIQUE ESSENTIEL DES NOURRISSONS

*Synonymie :* Singularis infantum apnœa periodica (Eberhard). — Asthma acutum et chronicum (Millar). — Asthme thymique (Kopp), asthme de Kopp. — Laryngismus stridulus (Mason Good). — Tetanus apnoïcus infantum (Elsässer). — Asthma rachiticum (Oppenheimer). — Convulsion interne (Pidoux). — Convulsion partielle des muscles respiratoires (Trousseau). — Phréno-glottisme (Bouchut). — Laryngo-spasme (auteurs allemands).

Le spasme glottique essentiel des enfants à la mamelle est une névrose caractérisée par des crises de suspension brusque de la respiration, liées à une contracture des muscles adducteurs des cordes vocales.

**Historique**[1]. — C'est à la fin du xviiie siècle et au commencement du

(1) Pour la bibliographie des travaux anciens, voir : HÉRARD. *Du spasme de la glotte, Thèse de Paris,* 1817. — RILLIET et BARTHEZ. *Traité des maladies des enfants,* 2e édition, 1853, t. II, p. 498. — FLESCH. Spasmus glottidis. *Gerhardt's Handbuch.,* t. III, 2e partie. p. 281, 1878. — JACCOUD. *Traité de path. interne.* 7e édition, 1883, t. II, p. 351.

xix⁰ que les auteurs anglais isolèrent l'apnée spasmodique des nourrissons du chaos des affections suffocantes du larynx; Millar (1769), Hamilton (1813), Clarke (1815), Cheyne (1819) l'ont connue et décrite. En Allemagne, Eberhard lui donne, en 1817, le nom de *Singularis infantum apnœa periodica*. Mais cette affection avait peu attiré l'attention des médecins, lorsqu'en 1858, Kopp, reprenant une opinion vaguement soutenue au XVIII⁰ siècle par Richa, Verdriès et P. Franck, avança que ce spasme respiratoire était le résultat de l'hypertrophie et de la dégénérescence du thymus. Des discussions s'élevèrent alors sur cette théorie; les uns l'adoptèrent et donnèrent à l'affection le nom d'asthme de Kopp, ou d'asthme thymique; d'autres la repoussèrent, comme les médecins anglais qui continuèrent à la regarder comme une convulsion partielle. Mais ces discussions n'apportèrent que peu de lumière, parce qu'on confondait sous le nom de spasme de la glotte les affections les plus diverses : le spasme essentiel, la laryngite striduleuse, les crises de dyspnée de l'adénopathie trachéo-bronchique. En France, ces travaux avaient eu d'abord peu de retentissement, sans doute parce que la maladie y est plus rare qu'en Angleterre et en Allemagne. Les deux premières observations publiées dans notre pays sont dues l'une à Constant (1835), l'autre à Rilliet et Barthez (1843). Mais, à partir de cette dernière date, l'attention est éveillée et, de 1845 à 1852, tous les cas observés par les médecins français sont recueillis, analysés, discutés; et de cette série de travaux est sortie une notion claire de l'apnée spasmodique, notion que les recherches récentes ont complétée sans la modifier d'une manière fondamentale. En 1845, Trousseau montre que l'affection n'est qu'une convulsion partielle, et il avance que la convulsion ne siège pas seulement dans le larynx (spasme de la glotte), mais qu'elle occupe tout l'appareil musculaire de la respiration. En 1847, paraît à Paris la thèse de M. Hérard, travail qui fait époque; l'auteur passe en revue toutes les explications qui ont été fournies; il démontre que l'hypertrophie du thymus n'est pour rien dans la genèse du vrai spasme glottique, pas plus que la tuberculisation des ganglions bronchiques, ou la persistance du trou de Botal, incriminées par quelques auteurs; il adopte la doctrine de Trousseau; il insiste comme lui sur la participation de tous les muscles respiratoires à l'état convulsif. Le nom de phréno-glottisme ou de spasme phréno-glottique fut alors donné par Bouchut à la maladie; nous avons vu que cette dénomination n'est pas encore pleinement justifiée.

Ces travaux ont établi sur des bases solides la nosographie de l'affection. Mais les discussions sur les causes et la nature du spasme glottique se poursuivent encore. La théorie thymique étant ruinée, on admit que l'affection est de l'ordre des névroses et qu'elle n'est sans doute qu'une forme de l'éclampsie infantile. Mais voici qu'Elsässer, en 1843, soulève un problème nouveau en rattachant l'éclampsie et le spasme de la glotte au rachitisme du crâne; depuis, la question des rapports des névroses convulsives des nourrissons avec le rachitisme se trouve posée; elle n'est pas encore résolue. Cependant West, en 1848, et Reed, un peu plus tard, font entrevoir une solution en avançant que les troubles digestifs sont la cause la plus importante du spasme glottique essentiel. Enfin, de nos jours, Escherich a cherché

[A.-B. MARFAN.]

à établir que le spasme de la glotte coexiste toujours avec une tétanie évidente ou latente, d'où il résulterait qu'il faut considérer le premier comme faisant partie intégrante de la seconde. Telles sont les phases principales de l'histoire du spasme glottique essentiel.

**Description.** — Le spasme essentiel de la glotte ne s'observe que dans les deux premières années de la vie, particulièrement entre 4 mois et 10 mois. Plus fréquent chez les garçons que chez les filles, atteignant d'ordinaire des sujets issus de parents névropathiques, il survient presque toujours chez des nourrissons qui présentent des troubles digestifs avec ou sans rachitisme. On a relevé sa fréquence dans les pays du Nord (Angleterre et Allemagne) et sa rareté dans ceux du Midi; en France, depuis quelques années, le spasme de la glotte est devenu exceptionnel. On a aussi remarqué que les cas de cette maladie se montrent surtout dans la saison froide, particulièrement de janvier à mars. Les crises de spasme de la glotte éclatent brusquement, aussi bien la nuit que le jour, le matin que le soir, dans le sommeil que dans la veille. Tantôt elles se montrent sans qu'aucune cause appréciable ait pu les provoquer. Tantôt on les voit se produire sous l'influence des cris, de la frayeur, de la colère, de la déglutition, de l'examen de la gorge, du réveil, du passage subit à un air froid. Le plus souvent, la crise n'est annoncée par aucun phénomène précurseur; mais, dans quelques cas, on peut la prévoir à un cri particulier, à des soupirs, à des mouvements répétés de déglutition, à une gêne légère de la respiration, à une sorte de râle laryngé.

Subitement, *la respiration s'arrête*; le thorax reste immobile, le plus souvent en inspiration, quelquefois en expiration; la tête est rejetée en arrière, le cou tendu, tout le corps raide, les yeux fixes et convulsés en haut, la bouche largement ouverte, la face colorée et anxieuse. Cette apnée ne dure d'ordinaire que quelques secondes. Pour peu qu'elle se prolonge, elle s'accompagne de phénomènes d'asphyxie; le visage devient violet, cyanosé, les globes oculaires saillants, les veines du cou turgescentes; les extrémités se refroidissent; la peau se couvre de sueur; le pouls s'accélère, devient petit, parfois à peine sensible; les battements du cœur sont tumultueux et irréguliers; il se produit parfois des évacuations involontaires d'urine et de matières fécales. La phase apnéique, avec ou sans asphyxie, a toujours une durée très courte; elle est suivie d'une *inspiration* qui se fait en plusieurs temps, sans expiration intermédiaire, par efforts saccadés, l'air ne pouvant traverser librement la glotte encore convulsée; à chaque effort d'inspiration, il se produit un bruit spécial, qui tient le milieu entre la reprise de la coqueluche et le bruit de hoquet, et qu'on a comparé à un gloussement de poule; on peut le reproduire soi-même en faisant une inspiration brusque tandis qu'on diminue l'orifice de la glotte; ce bruit est caractéristique; il suffit de l'avoir entendu une fois pour le reconnaître toujours. Cette inspiration est suivie d'une expiration silencieuse ou gémissante, ou quelquefois d'une expiration convulsive, bruyante et saccadée. Puis surviennent des inspirations profondes et longues; les membres contracturés se relâchent; le visage et l'attitude redeviennent naturels. C'est la fin de l'accès. La crise ne se termine pas toujours heureusement; elle peut être mortelle. La mort

peut survenir dès le début, au moment de l'apnée : la respiration se suspend, le
corps retombe inerte et il est impossible de le ranimer ; c'est l'exemple le plus
parfait de la *mort subite*. Ailleurs, la mort survient pendant la période
d'asphyxie, après un instant de lutte. L'intensité de la crise est très variable.
En regard de la crise complète et violente que nous avons prise pour type,
il faut placer les accès à peine ébauchés, que souvent les parents ne remarquent pas, et qui consistent en une suspension de la respiration de 3 ou
4 secondes, suivie d'une seule inspiration sonore. Pendant la crise, l'enfant
ne perd pas toujours connaissance : tantôt il est agité et son visage trahit
une vive angoisse ; tantôt il paraît s'apercevoir à peine de l'accès ; tantôt enfin
il perd connaissance.

Les accès d'apnée spasmodique ont toujours une durée très courte ; le
tableau que nous venons de tracer se déroule en quelques secondes ; Rilliet
et Barthez déclarent que le plus long accès auquel ils ont assisté n'a duré
qu'une demi-minute. Sans doute quand on parle d'une durée plus longue,
on prend une série d'attaques très rapprochées pour un seul accès. Le nombre
des accès est très variable suivant les cas. Dans les formes sérieuses, à
mesure que la maladie fait des progrès, les crises se rapprochent et peuvent
devenir très nombreuses ; en 12 heures, Hérard en a compté 25 et Hachmann 50. Dans l'intervalle des accès, l'enfant est gai et n'offre rien d'anormal ; il ne persiste aucune trace du danger auquel il vient d'échapper.
Cependant quand les accès sont très violents, ou quand l'enfant est débile,
il peut rester après l'attaque de la fatigue et de l'abattement.

Les crises de spasme de la glotte offrent quelques variétés. Dans certains
cas, c'est l'apnée qui domine et l'inspiration saccadée et bruyante est à peine
marquée ; dans d'autres, au contraire, l'apnée est à peine appréciable, et
l'inspiration saccadée et bruyante semble à elle seule constituer tout l'accès.
Ailleurs des expirations violentes et en plusieurs temps entrecoupent l'inspiration. Dans quelques cas, au lieu de la rougeur habituelle du visage, au
lieu des phénomènes asphyxiques, on remarque une pâleur plus ou moins
marquée ; d'après Rilliet et Barthez, les accès sont alors remarquables par
des expirations intermédiaires interrompant les inspirations spasmodiques :
et ces caractères impliquent un pronostic plus bénin. Mais ces diverses
formes sont si habituellement réunies, soit chez le même enfant, soit dans
le même accès, qu'on ne saurait leur accorder une grande importance.

**Évolution et pronostic.** — L'évolution de l'apnée spasmodique a été
tracée clairement par Rilliet et Barthez. 1° Parfois, la maladie consiste en
un seul accès terminé par la guérison ou par la mort. Il est vraisemblable
que, dans la plupart des cas, la mort subite chez les nourrissons est due à
un spasme de la glotte. 2° D'autres fois, un accès isolé se reproduit à des
intervalles éloignés. Ces deux éventualités sont fort rares. 3° Ailleurs, il
existe une crise composée de plusieurs accès convulsifs qui se répètent
coup sur coup pendant plusieurs heures de suite, ou même pendant une
journée, et cessent pour ne plus reparaître avant un temps éloigné ; c'est
un paroxysme composé de paroxysmules, formant une série isolée et accidentelle. Cette évolution est encore très rare. 4° Le plus habituellement, le

[A.-B. MARFAN.]

retour des accès a lieu de manière à constituer une véritable maladie qui a ses périodes d'augment, d'état et de déclin, mais qui, dans nombre de cas, se termine par la mort à la période d'augment. L'enfant est pris d'accès d'abord rares et courts, séparés par l'intervalle d'une semaine ou de plusieurs jours; leur brièveté, leur éloignement, leur petit nombre, le bon état général, n'effraient pas les parents. Au bout d'un temps variable, les accès se rapprochent, ils ont lieu tous les jours, puis plusieurs fois par jour, et les enfants commencent à pâlir et à maigrir. Alors, la maladie peut revêtir divers aspects : un accès violent ou compliqué d'éclampsie emporte le malade; ou bien les attaques se répètent coup sur coup et la mort survient rapidement; ou, si l'enfant survit, il maigrit et dépérit promptement; ou enfin, les accès diminuent de fréquence et d'intensité, et la maladie guérit. Cette évolution totale dure de quelques jours à plusieurs semaines.

Pendant qu'elle suit son cours, la maladie peut se compliquer d'une infection aiguë (rougeole, broncho-pneumonie) qui hâte la terminaison fatale. On a remarqué que ces maladies fébriles avaient quelquefois pour effet, mais non toujours, de suspendre les crises spasmodiques. Le spasme glottique essentiel peut donc être mortel. La mort est le fait d'un accès très violent, ou d'accès subintrants, ou de la cachexie qui survient dans les cas de longue durée, ou d'une maladie intercurrente. D'après les statistiques, la maladie serait mortelle dans la moitié des cas. Mais cette proportion apparaîtra trop forte, si l'on songe aux cas bénins, à crises isolées, qu'on ne publie pas et qui n'entrent pas dans les statistiques. On a indiqué comme signes de bénignité : la brièveté des accès bornés à quelques inspirations sifflantes; le fait d'expirations interrompant les inspirations spasmodiques; la conservation de la couleur naturelle de la face ou une pâleur légère; l'éloignement des accès; le sexe féminin. Les facteurs de gravité sont la longueur et l'intensité des accès avec cyanose de la face et suffocation violente, la pâleur excessive avec petitesse du pouls; la répétition des accès à de courts intervalles (tous les quarts d'heure, toutes les demi-heures); le dépérissement rapide de l'enfant.

**Association du spasme de la glotte à l'éclampsie et à la tétanie.** — Le spasme de la glotte peut s'associer à deux autres névroses : l'éclampsie et la tétanie. Des convulsions plus ou moins généralisées peuvent se montrer à la fin d'un accès très violent; dans quelques cas plus rares, il y a alternance de crises éclamptiques et de crises de spasme de la glotte.

Des contractures des extrémités accompagnent parfois la crise de spasme de la glotte; le pouce se porte en dedans de la paume de la main, les doigts étant allongés ou fléchis sur le métacarpe; les orteils se fléchissent sur la plante des pieds. Cette coexistence de la tétanie et du spasme de la glotte est fréquente. Elle a été signalée par Hérard, et, à ce sujet, Rilliet et Barthez s'expriment ainsi : « Un des symptômes concomitants de l'accès, tellement habituel qu'on peut le regarder comme en faisant partie intégrante, est la tétanie; quelquefois elle précède le début de plusieurs jours ou de plusieurs heures; plus rarement, elle succède à l'attaque; le plus souvent elle se montre pendant la période décroissante et diminue avec elle. Cette contracture est générale ou partielle ; dans ce dernier cas, elle est bornée à l'une ou l'autre extrémité ou même à la face. » Ces remarques n'avaient pas attiré l'attention, lorsque M. Escherich vint en confirmer l'exactitude et en étendre la portée. Examinant les enfants atteints de spasme de la glotte en dehors des crises, il constata, même chez ceux qui n'avaient point de contracture spontanée des extrémités, les signes de la *tétanie latente*, à savoir : le phénomène de Trousseau, le phénomène du nerf facial, l'augmentation de l'excitabilité électrique et mécanique des nerfs et des muscles[1]. D'après M. J. Loos, ces divers signes disparaissent dans un ordre déterminé : en premier lieu, le signe de Trousseau ; en second lieu, le spasme glottique ; enfin le phénomène du facial[2]. Aussi, pour M. Escherich et son élève J. Loos, le spasme de la glotte est un phénomène qui appartient à une tétanie évidente ou latente ; il leur apparaît comme une contracture intermittente des adducteurs de la glotte, identique aux contractures qui constituent la tétanie[3].

**Diagnostic.** — Les caractères de la crise de spasme glottique sont assez nets pour que, dans le plus grand nombre des cas, on puisse reconnaître la maladie du premier coup. Cependant des difficultés peuvent surgir qui exigent quelques indications sur le diagnostic différentiel. L'intégrité de la voix, le timbre normal de la toux, l'absence des troubles respiratoires dans l'intervalle des crises caractérisent le spasme glottique essentiel et le différencient de la laryngite suffocante, du croup, de l'œdème de la glotte, de l'abcès rétropharyngien, des corps étrangers des voies aériennes, de la bronchite suffocante. Le laryngisme striduleux ou faux croup est le propre des enfants âgés de plus de 2 ans, tandis que l'apnée spasmodique s'observe au-dessous de cet âge ; les accès de faux croup sont presque toujours exclusivement nocturnes ; ils sont accompagnés de toux rauque et bruyante ; ils surviennent chez des sujets porteurs de végétations adénoïdes ou atteints d'une laryngite aiguë commune. Des crises de suffocation peuvent s'observer dans la tuberculose des ganglions bronchiques ; elles sont dues à un spasme de la glotte par compression du récurrent. Mais, ainsi que nous l'avons indiqué, dans ces cas, l'occlusion spasmodique du larynx est d'ordinaire incomplète et, s'il y a des inspirations longues, saccadées et bruyantes, il n'y a pas d'apnée absolue ; de plus, dans l'intervalle des crises, on note de la toux coqueluchoïde, de l'aphonie intermittente et toute une série de signes qui relèvent de l'adénopathie trachéobronchique et de la tuberculose. Quant à la dyspnée inspiratoire, avec cornage et tirage, qu'engendre la compression de la trachée ou d'une grosse bronche par un ganglion tuberculeux, le seul fait qu'elle est continue, permanente, suffira à la distinguer.

Il peut se produire dans la coqueluche des phénomènes d'apnée et d'asphyxie qui ont été rattachés, peut-être par erreur, au spasme de la

---

[1] Escherich. Idiopatische Tetanie im Kindesalter (*Wien. Klin. Woch.*, 1890, n° 40). Rapports du laryngospasme avec le rachitisme (*Revue mensuelle des maladies de l'enfance.* 1894, p. 682).

[2] J. Loos. Die Tétanie der Kinder und ihre Beziehungen zum Laryngospasmus. *Deutsch. Arch. f. klin. Med.*, t. L, p. 167, 1892.

[3] M. Escherich, ayant bien voulu se charger d'écrire le chapitre Tétanie pour cet ouvrage, y exposera sa manière de voir avec tous les développements qu'elle comporte.

[A.-B. MARFAN.]

glotte[1]. Au cours d'un quinte, après quelques reprises inspiratoires, les expirations spasmodiques deviennent silencieuses, la respiration s'arrête, le thorax s'immobilise en expiration et l'asphyxie apparait. La face et les muqueuses sont violacées et turgescentes, les yeux saillants et convulsés, les téguments se couvrent de sueur, tout le corps devient rigide par suite d'une contracture de tous les muscles du tronc et des membres. Cet état dure de quelques secondes à deux ou trois minutes. La crise se termine par une inspiration longue et sonore, suivie d'une pause respiratoire plus ou moins longue. Elle peut se reproduire à l'occasion de nouvelles quintes. La mort peut survenir pendant l'accès; parfois l'enfant ne peut être ranimé qu'après de longs efforts, comme dans un cas de Baumel[2]. Ces phénomènes doivent-ils être rattachés à un spasme de la glotte? La chose est loin d'être prouvée. M. Rondot[3] a observé un accès de ce genre chez un enfant atteint de coqueluche qui portait une canule trachéale; l'accès se termina par la mort; puisque la respiration s'est arrêtée malgré le port de la canule, on en peut déduire que le spasme de la glotte n'a pas été la cause de la terminaison fatale.

Il est probable que si le spasme glottique se produit dans l'apnée coquelucheuse, le spasme des muscles expiratoires s'ajoute à lui et joue un rôle plus important. D'autre part, dans quelques cas, la mort étant survenue peu de temps après l'accès, l'autopsie a décelé des hémorragies méningées qui ont été accusées d'être l'origine des accidents. Quoiqu'il en soit, au point de vue du diagnostic, ces faits très spéciaux ne présentent aucune difficulté; on est toujours éclairé par les quintes caractéristiques.

On peut rencontrer dans la cyanose congénitale des accès de suffocation qui, d'après Hachmann, ont été parfois confondus avec le spasme glottique essentiel; mais ces accès ont une longue durée, la dyspnée persiste de même que la cyanose dans l'intervalle des accès, et l'examen physique du cœur décèle l'existence des altérations congénitales de cet organe.

On a donné le nom de *stridor congénital*, de spasme respiratoire infantile, à un état caractérisé par une respiration bruyante que certains enfants présentent dès leur naissance. C'est une sorte de cornage respiratoire, ressemblant plus ou moins au hoquet ou au sanglot. Ce bruit est presque constant; cependant il s'apaise pendant le sommeil ou lorsque l'enfant est très calme; il se renforce sous l'influence des excitations. M. Robertson a avancé que le stridor congénital est dû à une paralysie bilatérale des muscles crico-aryténoïdiens postérieurs, qui sont dilatateurs de la glotte. Mais M. Variot[4], qui a publié une intéressante observation, est porté à faire jouer un rôle au spasme de la glotte. On a supposé que cet état est lié à la présence de végétations adénoïdes : dans le cas de M. Variot, le cavum fut nettoyé à la curette et la situation de l'enfant ne s'améliora pas. Il s'agit là d'une

---

[1] Du Castel. Les accès de suffocation dans la coqueluche. *Thèse de Paris*, 1872. — Bouxiol. Le spasme de la glotte dans la coqueluche. *Thèse de Paris*, 1894.

[2] Baumel. Coqueluche grave chez un enfant d'un an (*Revue mens. des mal. de l'enfance*, 1891).

[3] Rondot. *La coqueluche et ses formes cliniques.* Bordeaux, 1889.

[4] Variot. Respiration stridoreuse chez un nouveau-né avec spasme phréno-glottique intermittent (*Journal de clin. et de thérap. infantiles*, juin 1896, p. 503).

affection rare, de nature indéterminée, et qu'il sera toujours facile de distinguer du vrai spasme essentiel de la glotte.

**Anatomie pathologique.** — A l'autopsie des petits sujets qui ont succombé à l'apnée spasmodique, on ne rencontre aucune altération capable d'expliquer directement les crises de suffocation. M. Hérard a montré que l'état du thymus était variable et qu'on ne pouvait lui imputer l'origine de la maladie. Ce qu'on trouve à l'ouverture du cadavre, ce sont d'abord les lésions des maladies habituellement concomitantes, c'est-à-dire de la gastro-entérite et du rachitisme; celles des maladies intercurrentes, telles que la broncho-pneumonie; les lésions communes de l'asphyxie, lorsque le petit malade succombe dans une crise, en particulier les hyperémies passives des viscères. L'hyperémie des méninges et des centres nerveux est surtout marquée et peut aller jusqu'à l'hémorragie.

**Pathogénie et nature.** — L'histoire du spasme glottique essentiel des nourrissons montre que cette affection doit être classée dans l'ordre des névroses. Comme toutes les névroses, elle dépend sans doute d'un trouble de l'écorce cérébrale. Les recherches sur le centre laryngé, déjà mentionnées, permettent de localiser ce trouble au pied de la troisième circonvolution frontale. Mais sur les causes et la nature de l'excitation qui, s'effectuant sur cette zone, engendre le spasme de la glotte, on est encore loin d'être fixé.

Il faut d'abord se demander si le spasme de la glotte constitue une névrose indépendante et s'il ne représente pas une forme de l'*éclampsie* ou de la *tétanie*. Le spasme de la glotte fait partie intégrante de presque tous les accès de convulsions. D'autre part, nous avons vu le spasme essentiel de la glotte se compliquer parfois d'attaques éclamptiques. Aussi, beaucoup de médecins, surtout depuis les leçons de Trousseau, considèrent les crises d'apnée spasmodique comme une simple forme d'éclampsie des nourrissons. Sans se refuser à admettre tout ce qu'il y a de plausible dans cette opinion, il faut reconnaitre que, dans beaucoup de cas, le spasme glottique évolue d'une manière indépendante et on peut se demander si les faits d'association des deux états ne représentent pas de simples coexistences. La tétanie peut s'associer à l'éclampsie; pourtant on ne confond pas les deux névroses. Nous avons déjà exposé la manière de voir de M. Escherich, qui considère le spasme de la glotte comme une manifestation de la tétanie. Il nous a été impossible de vérifier l'exactitude de cette théorie, en raison de la rareté du spasme de la glotte et de la tétanie à Paris, depuis quelques années. Mais, en Autriche même, elle est contestée par divers auteurs, particulièrement par M. Fischl, qui a observé plusieurs cas de laryngospasme sans aucun symptôme de tétanie[1]. S'il n'est pas permis de

<hr>

[1] 68ᵉ réunion des médecins et des naturalistes allemands tenue en septembre 1896, à Francfort-sur-le-Mein. Voir les rapports de J. Loos et R. Fischl sur le spasme de la glotte et la discussion dont ils ont été le point de départ (*Deutsche med. Woch.*, 1897, nᵒˢ 10 et 11).

[*A.-B. MARFAN.*]

confondre le spasme de la glotte avec la tétanie ou avec l'éclampsie, un fait
est mis en évidence par ces recherches : *l'association fréquente, chez un
même nourrisson, des trois névroses : spasme de la glotte, éclampsie,
tétanie*; en sorte qu'on est en droit de supposer que la même cause, agissant
sur diverses parties des centres nerveux, est susceptible de les provoquer
toutes les trois. Mais quelle est cette cause? Pour les uns, le rachitisme
cranien; pour d'autres, une auto-intoxication d'origine gastro-intestinale:
pour d'autres enfin, une auto-intoxication d'origine thymique. Nous mentionnons pour mémoire le rôle que d'anciens auteurs attribuaient à la dentition; l'influence de ce facteur est nulle et n'est plus guère admise aujourd'hui.

Depuis longtemps on a relevé la fréquence, dans le *rachitisme*, de
l'éclampsie, du spasme de la glotte, de la tétanie. En 1843, Elsässer décrit
le ramollissement rachitique de l'occipital chez les nourrissons (cranio-
tabes, cranio-malacie) et rattache toutes les névroses convulsives du premier
âge à l'occiput mou; il les fait dépendre des pressions qui s'exercent sur le
cerveau non protégé. Cette opinion a été reconnue fausse; les accidents
convulsifs font fréquemment défaut dans le cranio-tabes, et ils se montrent
chez des nourrissons qui ne présentent aucune lésion cranienne. De plus,
par la pression sur le crâne ramolli, il est très rare qu'on arrive à les provoquer. Kassowitz a repris la manière de voir d'Elsässer sous une autre
forme; pour lui, les accidents nerveux dépendent du rachitisme cranien,
avec ou sans ramollissement; l'hyperémie inflammatoire des os rachitiques se
propage aux méninges et à l'écorce cérébrale et engendre des phénomènes
d'excitation paroxystique. A l'appui de cette manière de voir, on peut
remarquer qu'on constate parfois chez les rachitiques un léger degré
d'hydrocéphalie se trahissant par une certaine tension de la grande fontanelle
et que l'affection rare et peu connue sous le nom d'hypertrophie du cerveau
a été observée chez des rachitiques[1]. Kassowitz, dans ses publications récentes[2], n'hésite pas à déclarer que tous les états convulsifs ou spasmodiques
de la première enfance ne sont que les manifestations diverses d'un état
fondamental d'excitabilité nerveuse qui n'appartient qu'au rachitisme, qui
est dû à l'hyperémie de l'écorce cérébrale et qui se traduit par des troubles
psychiques, moteurs et sécrétoires. Ces troubles sont isolés ou associés.
Les voici, par ordre de fréquence : 1° insomnie, hyperexcitabilité visuelle
et auditive, pusillanimité, sueurs nocturnes localisées à la tête; 2° phénomène du facial; 3° apnée expiratoire et spasme de la glotte; 4° convulsions
généralisées; 5° hyperhidrose universelle; 6° phénomène de Trousseau;
7° accès spontanés de tétanie; 8° nystagmus et tic de Salaam. D'après Szöge,
il faudrait y joindre le hoquet et l'exagération habituelle du réflexe patellaire[3].

Il est peut-être excessif de rattacher tous ces troubles nerveux à un même

<hr>

(1) D'Espine et Picot. *Manuel des mal. de l'enfance,* 5e édit., 1894, p. 360. — Baginsky. *Traité des mal.
des enfants,* t. I, p. 323 et t. II, p. 76 (traduction française de 1892).

(2) Kassowitz. Ueber Stimmritzenkramp und Tetanie im Kindesalter (*Wien. med. Woch.*, nos 13 à 21,
1893. Voy. aussi *Revue mens. des mal. de l'enf.*, 1894).

(3) Koloman-Szöge. Les manifestations nerveuses du rachitisme (*Revue mens. des mal. de l'enfance,* 1894).

groupe morbide. Mais, pour nous en tenir au spasme de la glotte, il s'agit de savoir si, vraiment, tous les nourrissons qui en sont atteints présentent des signes de rachitisme. Or, les statistiques les plus favorables ne permettent pas de répondre affirmativement : sur 50 enfants atteints de spasme de la glotte, Gee a trouvé 48 rachitiques; Henoch n'en trouve que 45 sur 61 ; Loos, sur 24 enfants atteints de spasme de la glotte et de tétanie, trouve 16 rachitiques, dont 8 ont du cranio-tabes[1]. Ces chiffres mettent en lumière un fait intéressant, mais connu depuis longtemps : la fréquente coexistence du rachitisme avec le spasme de la glotte et d'autres névroses infantiles. Mais, puisque ces névroses peuvent se rencontrer chez des sujets que des observateurs éclairés déclarent non rachitiques, on en peut conclure que le rachitisme n'est pas la cause des accidents nerveux.

West, en 1848, et Reid, un peu plus tard, attribuent aux *troubles digestifs* le rôle principal dans la genèse du spasme de la glotte. Le mémoire de Reid est intitulé : « Du laryngisme chez les enfants, avec des remarques sur l'allaitement artificiel, envisagé comme une des causes les plus fréquentes de cette maladie et des autres affections convulsives chez les enfants. » Cette manière de voir a été reprise de nos jours. Elle est adoptée par Ganghofner[2] et Comby[3]. Ce dernier pense que les névroses des nourrissons sont liées à *l'auto-intoxication d'origine gastro-intestinale*, ce qui expliquerait leur coexistence fréquente avec le rachitisme. Hauser, qui admet aussi l'influence des troubles digestifs, cite le cas d'un petit malade auquel il suffisait d'administrer du calomel pour voir éclater des crises de tétanie[4]. Ces idées sont en harmonie avec celles qui règnent aujourd'hui sur la tétanie des adultes, Rehn vient de leur apporter l'appui de ses observations[5]. Il a soigné 5 enfants rachitiques âgés de 3 à 9 mois, élevés au biberon et atteints de spasme de la glotte; chez tous, les accidents nerveux disparurent d'une manière complète et définitive à partir du moment où ils furent allaités au sein. Bien que les 5 malades fussent manifestement rachitiques, Rehn ne croit pas que le rachitisme puisse être considéré comme la cause directe du spasme de la glotte, d'abord parce que le laryngospasme s'observe en dehors du rachitisme et que, chez ses 5 malades, le laryngospasme ne s'est pas reproduit après la mise au sein, bien que les manifestations rachitiques n'aient pas été influencées par le nouveau mode d'alimentation. Il conclut que le spasme de la glotte ne peut être dû qu'à un empoisonnement par les toxines formées dans le tube digestif du nourrisson du fait de son alimentation vicieuse.

Il se pourrait enfin que l'antique théorie du spasme d'origine thymique reparût sous une autre forme. M. Escherich[6] se demande, avec des doutes il est vrai, si la tétanie et le spasme de la glotte ne seraient pas dus à une auto-

---

(1) Voir aussi la statistique de CASSEL : Tétanie et rachitisme. *Société de méd. int. de Berlin* 16 mars 1896.

(2) GANGHOFNER. Ueber Tetanie im Kindesalter. *Zeits. f. Heilk.* Bd. XII, p. 447, 1892.

(3) COMBY. Rapports entre le rachitisme et les accidents convulsifs chez les enfants. *Méd. infantile* 1894, p. 187.

(4) *Soc. de méd. berlinoise*, 10 juin 1896.

(5) *Berl. Klin. Woch.*, 17 août 1896.

(6) *Réunion de Francfort* déjà mentionnée.



[A.-B. MARFAN.]

intoxication ayant sa source dans le thymus ; il s'appuie sur un fait observé par Svehla [1] dans ses expériences d'hyperthymisation des animaux.

Si l'exposé précédent ne nous a pas conduit à des conclusions fermes, il nous a fait connaître des faits intéressants. Le spasme de la glotte ne s'observe que rarement à l'état isolé ; il est presque toujours accompagné de tétanie ou d'éclampsie. L'origine toxémique de ces états nerveux paraît probable. Ils coexistent presque toujours avec des troubles digestifs et fréquemment avec le rachitisme. A titre d'hypothèse provisoire, on peut les regarder comme étant sous la dépendance d'une auto-intoxication d'origine gastro-intestinale.

**Traitement.** — Le premier acte du traitement doit être de régler rigoureusement le régime alimentaire. Si l'enfant est au sein, il faut régler les tétées de manière à éviter la suralimentation. S'il est élevé au biberon, il faut lui donner une nourrice, et, si cela est impossible, instituer l'allaitement artificiel suivant tous les préceptes modernes. Il faut aussi placer le petit malade dans de bonnes conditions d'hygiène, d'aération et de climat. La migration de la ville vers la campagne a souvent d'heureux effets (Reid). Puis, on combat les troubles digestifs par les moyens appropriés. Sans doute, l'efficacité du calomel, recommandé par quelques médecins, celle du nitrate d'argent vanté par Heer (4 milligr., 3 fois par jour), tiennent à l'action de ces remèdes sur les troubles digestifs. Kassowitz conseille de s'occuper surtout du rachitisme et de le traiter par le phosphore ; les succès qu'il affirme avoir obtenus avec ce remède sont une des preuves qu'il invoque en faveur de l'origine rachitique du spasme de la glotte.

Contre les crises de spasme glottique essentiel, on a employé presque tous les nervins : les bromures, le chloral, l'oxyde de zinc, la belladone, la jusquiame, le musc, l'asa fœtida, le castoréum, l'opium et la morphine, l'eau de laurier-cerise, l'antispasmine. Les plus vantés sont : l'oxyde de zinc, donné à la dose de 10 à 75 centigrammes en plusieurs prises dans du sirop ou des confitures ; — le musc dont Reid et surtout Salathé [2] ont recommandé l'usage (10 gouttes de teinture éthérée toutes les 2 heures [3]).

Dans les cas où les accès se répètent à bref intervalle et épuisent l'enfant, Rilliet et Barthez recommandent l'usage de bains chauds prolongés (une demi-heure à une heure), M. Jaccoud conseille les pulvérisations d'éther sur la région occipitale. Henoch n'hésite pas à recourir à la morphine [4] ; dès

---

(1) SVEHLA. Ueber Einwirkung des Thymussaftes auf den Blutkreislauf und über die sogennante *mors thymica* der Kinder. *Wiener med. Blätter*, n°° 46 *bis* à 52,1896.

(2) SALATHÉ. Recherches sur le spasme essentiel de la glotte. *Arch. de méd.*, 1856.

(3) M. Vergniaud (de Brest), qui a publié dans l'*Union médicale* de 1896 une intéressante observation de spasme glottique essentiel, se loue d'avoir employé la potion suivante :

| | |
|---|---|
| Teinture éthérée de musc. | XX gouttes. |
| Teinture de belladone. | X — |
| Eau de laurier-cerise | 8 grammes. |
| Sirop de fleurs d'oranger | 20 — |
| Eau de laitue. | 100 — |

5 à 6 cuillerées à café par jour.

| (4) | | |
|---|---|---|
| Chlorhydrate de morphine. | 0,01 à 0,03 centigrammes. |
| Eau distillée | 35 grammes. |
| Sirop de fleurs d'oranger | 15 — |

1 cuillerée à café 2 à 4 fois par jour.

que l'apaisement et la somnolence sont obtenus, il suspend le remède et, de cette manière, il n'a pas observé d'accidents toxiques. On peut aussi faire inhaler quelques gouttes de chloroforme sur un mouchoir.

Pendant l'accès, on a à peine le temps d'agir. Toutefois, on enseignera aux parents ce qu'il faut faire quand l'apnée se prolonge et que la mort est menaçante : aspersion d'eau froide sur le visage et la poitrine ; tractions rythmées de la langue. Vogel conseille de plonger son doigt dans la bouche et de toucher l'épiglotte : cette pratique provoque d'ordinaire un vomissement et détermine une inspiration profonde ; elle a aussi, dans quelque cas, l'avantage d'empêcher l'asphyxie par renversement de la langue. Henoch voit un jour un enfant qui est pris devant lui de spasme de la glotte. « Des aspersions d'eau froide, dit-il, rappelèrent la respiration, mais malgré les inspirations pénibles et sifflantes, la situation menaçait à tout instant de devenir mortelle. Je me hâtai de porter le doigt dans la bouche et je trouvai la langue, dont la pointe était renversée, pressée contre la partie dure du palais et si fortement tirée en arrière que je dus me frayer un chemin de force pour parvenir à sa racine. Je la ramenai promptement en avant et immédiatement la respiration se rétablit. Les cas de ce genre ont fait considérer l'aspiration de la langue comme étant généralement là cause des phénomènes apnéiques dans le spasme de la glotte ; je considère que cette manière de voir n'est pas justifiée ; car dans des cas très nombreux de spasme glottique, j'ai trouvé à l'examen de la bouche, qui est presque toujours ouverte, la langue dans une position normale. L'aspiration de la langue n'est donc qu'une complication fortuite et rare, qu'on ne saurait néanmoins méconnaître, puisque, comme le montre le cas précédent, elle peut jouer un rôle au point de vue du traitement. » On a proposé de remédier à l'apnée qui se prolonge par l'insufflation avec le tube des accoucheurs, par l'intubation ou par la trachéotomie ; comme le remarque M. Jaccoud, ces conseils restent théoriques en raison de l'instantanéité foudroyante des accidents.

[A.-B. MARFAN.]

# XII

## *PATHOLOGIE DU THYMUS*

PAR LE D' A. SANNÉ

Ancien interne des Hôpitaux de Paris.

On a vu, dans le cours de cet ouvrage, que le nombre des maladies atteignant un organe est généralement en rapport avec la complexité de la structure et avec l'importance physiologique de celui-ci. Il semble donc que le rôle pathologique d'un viscère éphémère, à structure élémentaire, à fonctions physiologiques restreintes, comme est le thymus, ne doive pas avoir une grande importance. Cette opinion n'était pas celle des anciens auteurs et, naguère encore, l'influence pathologique de la glande thymique était tenue pour très importante. Il semblait que des troubles fonctionnels très graves fussent le résultat inévitable de la situation de cet organe, dans une région où le côtoyaient la trachée, les gros vaisseaux du cou, les nerfs phréniques, et dans laquelle il se trouvait en rapport avec le péricarde et le cœur. Mais l'examen scrupuleux des faits produits par les différents auteurs a eu pour conséquence de diminuer notablement ce domaine pathologique. Toujours est-il que les principaux éléments de la question ont été exposés par Friedleben[1], puis par Hahn et L. Thomas[2]. J'ai repris le sujet[3], coordonné les matériaux épars çà et là et les ai répartis en un certain nombre de groupes. La littérature médicale s'est enrichie, depuis cette époque, d'un certain nombre de faits qui, tout en rendant moins absolues les conclusions que j'avais prises antérieurement, ne changent pas l'économie générale de la question. Je conserverai donc la classification qui m'a servi déjà, en y intercalant les faits nouveaux qui ont pu se produire depuis, et distribuerai l'ensemble de nos connaissances sur la pathologie du thymus, dans les groupes suivants : *hypertrophie, hémorragies, inflammation franche, syphilis, tuberculose, néoplasmes.* Dans ce dernier, je comprendrai les sarcomes, les carcinomes, les myxo-lipomes.

**Hypertrophie.** — Tous les auteurs s'accordent à témoigner que rien n'est plus variable que le volume du thymus. Et de fait, Dahms[4] établit qu'il est impossible d'évaluer d'une façon générale le volume de la glande. La variabilité est, en effet, la règle en pareil cas, et l'on n'a, pour expliquer

---

[1] *Die physiologie der Thymus-drüse in Gesundheit und Krankheit.* Frankfürt-am-Mein, 1858. Literar Anstalt.

[2] Du rôle du thymus dans la pathogénie des tumeurs du médiastin. *Arch. gén. de méd.,* 7ᵉ série. t. III, 1879, p. 523.

[3] Article Thymus. *Dictionnaire encyclopédique des sciences médicales,* 1887.

[4] Considérations anatomiques et physiologiques sur le thymus. *Thèse de Paris,* 1877.

cette irrégularité, que des causes banales telles que prédispositions individuelles, difformités congénitales, régime alimentaire, constitution musculaire (Wharton et Gulliver). L'hypertrophie, lorsqu'elle existe, est assez rarement simple. Friedleben n'a rencontré cette variété d'hypertrophie que dans
11 cas; encore était-il question, dans ces circonstances, de difformités
congénitales. Lorsque l'hypertrophie est compliquée, ce sont des lésions
de voisinage, des maladies générales, telles que la fièvre typhoïde, qui ont
été incriminées. Mais, en allant au fond des choses, ne peut-on se demander
s'il ne s'agissait pas, dans ces cas, de simples coïncidences, surtout si l'on
considère que ces soi-disant complications ne s'étaient manifestées pendant
la vie par aucun symptôme. Il n'en est pas moins vrai que les anciens auteurs
considéraient l'hypertrophie du thymus comme fréquente et lui attribuaient
des conséquences importantes. La plus singulière, à coup sûr, est celle
d'engendrer la maladie désignée tout d'abord, pour ce motif, sous le nom
d'*asthme thymique*, puis sous celui de *spasme de la glotte* quand sa nature
fut mieux connue.

Il est assez curieux de jeter un coup d'œil sur les variations par lesquelles
ont passé ces différentes théories. Dans une revue historique[1] sur laquelle je
vais revenir, j'ai eu l'occasion d'examiner ce point. Au xviiie siècle, il était
question déjà de l'influence de l'hypertrophie du thymus et des ganglions
bronchiques sur la production de l'asthme des enfants. Telle était la doctrine
de Richa[2], de Verdris[3] et de P. Frank[4]; mais c'est surtout avec Kopp[5] que
la question s'élargit. L'interprétation de cet auteur ne fut pas admise,
toutefois, sans opposition. Caspari[6] et Pagenstecher[7], notamment, publièrent
des observations contredisant, d'après eux, la théorie de Kopp. Vers la même
époque, paraissaient les recherches de Schneider[8], de Conradi[9], de Bruck[10],
de Pitschaft[11], de Wunderlich[12], de Brunn[13], de Kornmaul[14], de Hecker[15].
Cependant Hirsch[16] revenait à la doctrine de Kopp et mettait en fait que
le thymus était parfois hypertrophié au point de peser 45 grammes alors
que son poids ordinaire est de 24 à 28 grammes; que son parenchyme était
souvent plus dur, plus charnu, plus rouge qu'à l'ordinaire; qu'il s'écoulait
fréquemment de sa coupe un liquide laiteux, sans qu'il y eût pourtant suppuration ou tubercule. Mais les partisans de l'origine nerveuse de la maladie
ne désarmaient pas; cette théorie était soutenue en Allemagne et en Angle-

---

(1) *Traité clinique et pratique des maladies de l'enfance* par Barthez et Rilliet, 3e édition par Barthez
et Sanné, 1884.
(2) *Constitutiones epidemicæ taurinenses*, 1725.
(3) *Dissertatio de asthmate puerorum*, 1726.
(4) *Epitome*, V. 1, 2, p. 175.
(5) *Asthma thymicum in Denkwurdigkeiten in der ärztlichen Praxis*, 1830.
(6) Beschreibung der Asthma thymicum. *Heidelb. klin. Annalen*, V, 7, 1831.
(7) Ueber das Asthma dententium, etc. *Ibid.*, 1831.
(8) *Medicinisches Conventionsblatt zur Hohnbaum und Iahn*, 1830, n° 46.
(9) *Gottinger gelehrte Anzeigen*, 1832, n° 62.
(10) *Ibid.*, 1832. n° 22.
(11) *Ibid.*, 1832, n° 28.
(12) *Correspondenzblatt des Wurtembergischen ärtzlichen Vereins*, 1832, n° 7.
(13) *Casper's Wochenschrift*, 1833, n° 49.
(14) *Inaugural Abhandlung über das Asthma thymicum Zweibrucken.*
(15) *Neue Annalen*, II.
(16) *Hufeland's Journal*, 1855.

terre par Fingerhutt[1], par Kyll[2], par Hachmann[3], par Hauff[4], par Holschutter[5], par Canstatt[6], par Marsh[7]. En France, tout d'abord, la question passe presque inaperçue : Blache, Valleix, Trousseau se tiennent sur la réserve ou en disent quelques mots à peine. Puis vient le travail de Hérard[8], qui fait date dans notre littérature médicale. En voici les conclusions basées sur l'examen du thymus chez 60 enfants : 1° Le thymus est un organe dont le volume et le poids sont excessivement variables chez les enfants en bonne santé; 2° la constitution de l'enfant, son état de maigreur ou d'embonpoint, semblent être les principales conditions qui influencent ces variations; 3° dans l'asthme soi-disant thymique, aussi bien que dans toutes les maladies du premier âge, le thymus a dû être rencontré tantôt petit, tantôt volumineux, suivant que l'enfant était faible ou robuste; mais il n'entre pour rien dans ces affections.

Néanmoins, West, tout en acceptant l'origine convulsive du spasme de la glotte, est d'avis que l'asthme thymique vrai existe et en publie un exemple; il remarque toutefois que les symptômes ne sont pas entièrement semblables à ceux du spasme de la glotte. Barthez et Rilliet ont, dans leurs éditions successives, défendu l'origine convulsive et rejeté l'influence compressive. Il est indubitable que le thymus hypertrophié, dégénéré, peut comprimer la trachée ou les nerfs laryngés, et agir comme les ganglions bronchiques hypertrophiés, mais, je ne saurais trop insister sur ce point, les symptômes ne sont pas pareils. C'est ainsi que Paltauf (1889-1890), rapporte des cas de mort subite avec hypertrophie du thymus; mais, pour lui, cette hypertrophie est causée par une sorte de diathèse lymphatique et coïncide avec une hyperplasie de la plupart des organes lymphoïdes; les sujets qui en sont atteints sont des cachectiques qui meurent de leur cachexie et non de l'hypertrophie du thymus. Scheele, ayant constaté un cas de mort subite avec hypertrophie du thymus, eut l'idée de rechercher le poids de cet organe nécessaire pour aplatir une trachée d'enfant; il lui fallut atteindre 1 kilogramme, poids auquel n'arrive jamais le thymus si grossi soit-il; il ne croit donc pas non plus à la mort par compression de la trachée.

Grawitz, Kob, Baginsky, Somma, Nordmann, Pott (1892), Beneke (1894), Schnitzler (1894) ne citent pas des faits bien probants : tantôt, c'est une congestion subite qui a grossi le thymus, tantôt c'est la flexion de la tête en arrière grâce à laquelle la trachée se trouve comprimée.

Le fait cité par Marfan[9] paraît dû à l'hypertrophie du thymus, bien qu'une convulsion ait eu lieu, mais 15 jours auparavant, et qui ne s'est pas renouvelée. L'enfant, âgé de 2 mois 1/2, succombe en 2 jours à l'asphyxie; à l'autopsie on trouve, pour toute lésion, le thymus hypertrophié, pesant 31 grammes; sa longueur totale était de 8 centimètres; celle de la portion

(1) *Ueber Hypertrophie der Glandula Thymus. Casper's Wochenschrift*, 1835.
(2) *Rust's Magazine*, 1837, Bd. XLIX. .
(3) *Hamburger Zeitschr. der ges. med.* Bd. V.
(4) *Uber das Asthma thymicum*, etc., 1836.
(5) *Schmitt's Encyclopedie : Stimmritzenkrampf*, 1842.
(6) *Spinelle Pathologie : Asthma laryngeum infantum.*
(7) *Dublin's Hospital Reports and Comm.*, t. V, 1831, 1832.
(8) Du spasme de la glotte. *Thèse de Paris*, 1847.
(9) *Bulletin médical*, 1894, p. 495.

cervicale, de 3 centimètres 1/2; celle de la portion intra-thoracique de 4 centimètres 1/2; la largeur de la portion verticale de 3 centimètres, celle de la portion intra-thoracique de 10 centimètres; la plus grande épaisseur — 2 centimètres — existait au niveau de la portion thoracique. Un aplatissement de la trachée se trouvait à l'union des portions cervicale et thoracique, aplatissement qui disparaissait en partie quand la glande était dégagée, mais qui laissait néanmoins, au point comprimé, une dépression assez marquée; le tissu de la trachée semblait moins résistant en cet endroit. D'après Marfan, la mort aurait été causée mécaniquement par l'hypertrophie du thymus, l'air ne pouvant plus passer que par une fente transversale très étroite.

**Hémorragies.** – Le thymus présente parfois, sur des cadavres de fœtus ou de nouveau-nés, de petits foyers hémorragiques coïncidant avec une congestion générale et intense de l'organe (F. Weber). Disséminés dans le parenchyme ou isolés, leur volume ne dépassait guère celui d'une tête d'épingle. En même temps, il existait presque toujours des ecchymoses dans d'autres endroits. Ces infarctus auraient une origine mécanique liée à l'accouchement.

**Inflammation franche.** — En 1825, Véron entretint l'Académie de médecine d'un cas de *thymus enflammé*, trouvé chez un nouveau-né mort au bout de quelques heures; deux autres cas sont cités par Billard et par Weber, de Kiel[1]. Mais ces cas sont suspects. On a placé, en effet, sous cette rubrique, des lésions telles que la congestion, l'œdème, les hémorragies du thymus, coïncidant avec des lésions analogues du cœur et des poumons, et paraissant liées à un embarras général de la circulation survenu mécaniquement pendant l'accouchement. On ne saurait donc voir, dans ces lésions purement passives, un processus inflammatoire ayant débuté pendant la vie intra-utérine. L'observation publiée par Wittich[2] demande une discussion plus approfondie. Elle concerne un jeune homme de 18 ans qui fut pris, en même temps que de violentes douleurs rétro-sternales, d'une dyspnée qui, devenant paroxystique pendant la nuit et dans le décubitus dorsal, donnait lieu à de véritables accès de suffocation. De l'hydrothorax et de l'ascite se produisirent: les accès de suffocation allèrent se rapprochant et le malade fut enlevé par l'un deux.

A l'autopsie quelques lésions sans importance des poumons; le feuillet pariétal du péricarde était épaissi et parsemé de taches pigmentaires; il formait une coque large de 7 pouces en bas, de 4 à 5 en haut. Le reste du médiastin était rempli par une tumeur glandulaire qui recouvrait la crosse de l'aorte et descendait jusqu'à la pointe du cœur. Revêtue d'une tunique fibreuse épaisse, elle adhérait tellement au péricarde dans sa partie supérieure qu'il n'était pas possible de l'en séparer; elle enserrait, de plus, les gros vaisseaux et la trachée. Au microscope, certaines parties de la tumeur offraient les caractères du thymus normal; mais on rencontrait, dans certains endroits, des cavités remplies de pus et entourées d'une zone rougeâtre;

[1] *Beiträge zur path. Anat. der Neugebor.*, 1852. Bd. II, p. 72.
[2] *Virchow's Arch.* Bd. VIII, p. 447, 1855.

[A. SANNÉ.]

elles s'étaient évidemment creusées aux dépens des lobules correspondants.. D'autres cavités renfermaient un liquide clair dans lequel nageaient des granulations pigmentaires et des gouttelettes de graisse. La maladie était-elle originaire du thymus, ou bien avait-elle passé du péricarde au thymus? Le microscope faisant reconnaître, dans sa structure, le tissu normal du thymus; cela suffisait à éclaircir la première partie de la question. La seconde est plus difficile à résoudre; cependant si l'on observe que la cavité du péricarde était demeurée saine, il faudrait admettre une inflammation chronique limitée d'abord au feuillet externe de la séreuse et se propageant ensuite à l'extérieur, ce qui est peu probable. Demme[1] relate l'observation d'un cas de ce genre. Un petit garçon de 2 mois 1/2, vigoureux, sans antécédents héréditaires, se plaignit, un matin en se réveillant, de la moitié antérieure du cou. Il y avait, en cet endroit, augmentation considérable de la température; les mouvements de déglutition et de respiration paraissaient notablement gênés. Trois heures après, cyanose marquée des muqueuses, ainsi que des joues et des ongles, stupeur profonde, dilatation excessive des pupilles et absence de réaction à la lumière; 44 à 48 inspirations très superficielles à la minute, 136 pulsations et température de 40°,7. A la partie antérieure du cou, tuméfaction œdémateuse au niveau de la glande thyroïde et au-devant du sternum. Le réseau veineux sous-cutané était très dilaté et la surface de la peau parsemée de taches noires ayant les dimensions de pièces de 1 à 5 francs et disparaissant à la pression. La percussion donnait une matité prononcée au niveau des poumons, et l'auscultation un souffle très rude au-dessus du sternum. Les bruits du cœur étaient à peine perceptibles, mais sans altération appréciable. L'autopsie montra qu'il s'agissait d'une suppuration de la totalité du thymus.

**Syphilis.** — Quatre observations de suppuration — disséminée ou en foyer — du thymus chez des fœtus syphilitiques ont été publiées par Paul Dubois[2]. Quelques années plus tôt, Hangsted[3] mentionnait les autopsies de deux sujets, dont l'un de 18 ans, tous deux infectés de syphilis, chez lesquels on trouva le thymus suppuré. Il est vrai que tous les deux étaient tuberculeux en même temps. Seulement, il faut se garder d'une cause d'erreur. Le thymus sécrète, en effet, un liquide laiteux, transparent, facile à confondre avec le pus, confusion que l'examen microscopique n'éviterait peut-être pas, le liquide normal du thymus contenant, d'après Dubois, un certain nombre de globules muqueux fort analogues aux globules purulents. Mais la consistance crémeuse du pus, sa couleur jaune et son opacité offrent peu de ressemblance avec le liquide thymique. De plus, celui-ci est acide, tandis que celui-là est alcalin; d'autre part, il a été trouvé dans le premier des corpuscules du thymus, des granulations protéiques et de la matière grasse en particules isolées ou sous la forme de corps granuleux (Parrot). Ajoutons que, selon Dubois, la présence de pus dans le thymus serait le

---

[1] Suppurative Entzundung des Thymus mit Raschen lethalen. *Bericht aus dem Jennerschen Kinderspital,* 1890.

[2] Du diagnostic de la syphilis considérée comme une des causes possibles de la mort du fœtus. *Gazette médicale,* 1850.

[3] *The anatomy of the Thymus gland,* London, 1832.

résultat de l'inflammation des conduits et du réservoir de cet organe, laquelle permettrait de faire sourdre ce liquide en exerçant une compression suffisante en ces points. Il est donc nécessaire de faire des réserves sur les cas susdits, d'autant que la suppuration est un processus très rare dans la syphilis constitutionnelle. L'hypothèse de Dubois fut acceptée par Depaul[1], puis par Braun, Spœth, Wild, Weber, Henoch, Wisflag et Widerhofer, puis contestée par Virchow, Elsæsser, Weld, Vogel, etc. Depaul, Lehmann auraient vu dans le thymus des gommes ramollies. Bednar[2] a noté chez les enfants syphilitiques des kystes du thymus à contenu limpide et jaunâtre, et dont quelques-uns avaient le volume d'une fève. Dans d'autres cas, les lobes de l'organe étaient entièrement transformés en deux grands kystes jaunes. Les lésions du thymus dans la syphilis sont rares, somme toute. Si Ludwig Fürth a, sur 200 autopsies de syphilis congénitale, rencontré 7 fois des lésions du thymus, Parrot, sur un nombre considérable d'autopsies, dans lesquelles il examinait soigneusement cet organe, ne l'a pas trouvé une seule fois dûment lésé par cette maladie. Ce qui pourrait, selon lui, induire en erreur, c'est que le thymus contient parfois des tubérosités mal circonscrites, roses ou jaunes, formées de tissu conjonctif ayant subi la métamorphose graisseuse et qui ne seraient que l'une des modalités atrophiques de l'organe.

**Tuberculose.** — Le sujet est peu connu; tout ce que l'on peut dire, c'est que la tuberculisation du thymus est fort rare et semble coïncider avec celle des ganglions bronchiques. Les deux foyers peuvent se réunir et former des masses solides et dures comprimant les organes voisins. Toutefois, Vogel et Bednar affirment avoir trouvé, dans le thymus, de ces énormes tumeurs, les ganglions étant demeurés sains. Mais les faits sont rares et peu probants. Une petite fille de 7 ans est enlevée dans un accès de suffocation succédant à d'autres dont elle souffrait depuis longtemps; Benjamin Brodie[3] découvre derrière le sternum une tumeur volumineuse, en partie solide et contenant, dans une de ses parties, des alvéoles remplis d'un liquide blanchâtre et granuleux. Brodie crut avoir affaire à une affection primitive du thymus, Friedleben penche pour des ganglions tuberculeux. Citons encore Bednar, tout en étant d'avis que l'unique foyer tuberculeux, de la grosseur d'un pois, qui fut trouvé sur le bord droit d'un thymus volumineux, au voisinage de ganglions dégénérés, n'était qu'un de ces ganglions, isolé d'abord, puis englobé dans le tissu du thymus. A côté de ces observations peu démonstratives, rappelons que Cruveilhier, Hoffmann, etc., pensaient que le thymus pouvait être envahi secondairement par les tubercules. Voici pourtant un fait dans lequel Demme[4] établit, d'une manière plus positive, la tuberculose primitive et congénitale du thymus. Une petite fille, pesant 2 780 grammes à sa naissance, issue de parents sains, ne présentant aucune tare, meurt à son 42e jour avec tous les signes de l'athrepsie. On trouva dans le thymus trois tubercules du volume d'une noisette dans lesquels on

---


(¹) *Bull. de l'Acad. de méd.*, 1851, p. 755.
(²) *Die Krankh. der Neugeborn. und Säuglinge*, 1852.
(³) *A Prop. Essay on the Thymus gland*, p. 94.
(⁴) *Isolirte primäre tuberculose der thymus. Forschritte der Medicin.* 1886, n° 9.


[A. SANNÉ.]

constata la présence de bacilles tuberculeux. Que si l'on recherche maintenant l'influence de la tuberculose sur le thymus non tuberculeux, je n'aurai que des documents peu nombreux et peu précis. Il s'agit d'un thymus noirâtre et induré trouvé, suivant Harder, chez un jeune homme de 15 ans, mort tuberculeux et, selon Budœus[1], d'un thymus volumineux, squirrheux, presque cartilagineux, rencontré chez un sujet mort de la même maladie. Semblable aux stéatomes, cette tumeur adhérait intimement à l'aorte, à la veine cave, à la veine jugulaire, et remplissait toute la partie supérieure du thorax.

**Néoplasmes. Sarcomes. Carcinomes. Myxo-lipomes.** — Les anciens auteurs enseignaient que toutes les tumeurs malignes du médiastin avaient pour point de départ le thymus, quel que fût l'âge, même avancé, du malade. Tels sont les cas de Tozetti[2] et de Falcon[3]. Celui d'Astley Cooper[4], déjà en progrès, donne à croire qu'il s'agissait d'un sarcome médullaire primitif du thymus survenu chez une jeune fille de 19 ans qui, après avoir présenté de l'orthopnée pendant plusieurs mois, succomba aux progrès de l'asphyxie lente.

En somme, les documents authentiques sont rares, comme l'a montré Friedleben, attendu que le thymus, organe mal connu encore dans sa structure et dans ses fonctions, mais destiné selon toute évidence à une prompte régression, ne saurait se prêter largement au développement des processus pathologiques, et nous sommes encore assez loin de ce que Birch-Hirschfeld[5] avançait, à savoir que bon nombre de tumeurs du médiastin antérieur ont le thymus pour point de départ. Je citerai néanmoins les deux faits suivants. Le premier est dû à Stendener[6]. Il se rapporte à un enfant de 1 an, bien portant jusque-là, emporté en quelques jours par une pneumonie droite. Outre les lésions ordinaires, on trouva un sarcome du médiastin qui avait perforé son enveloppe en divers points et contracté des adhérences avec les vaisseaux voisins. L'examen microscopique démontra qu'il s'agissait d'un sarcome hémorragique à cellules rondes développé aux dépens du thymus. Le second est l'œuvre de Soderbaum (d'Eskilstuna) et de Hedenius; il a été recueilli en 1878 à l'hôpital d'Eskilstuna. MM. Hahn et L. Thomas l'ont traduit *in extenso*. En voici les parties saillantes. Le malade, accusant 22 ans, âge auquel la régression du thymus eût dû être accomplie depuis longtemps, a été pris, d'abord, d'accidents ressemblant à une pleurésie légère : toux et point de côté, bientôt disparu, à droite; dyspnée continue, sans accès de suffocation, augmentant dans certaines positions; plus tard survint un œdème limité à la partie supérieure du corps. Les symptômes augmentèrent peu à peu, sans grand retentissement sur l'état général et le malade succomba à l'asphyxie lente, 19 mois après le début. L'autopsie fit découvrir une tumeur qui avait comprimé les vaisseaux et les conduits aérifères sans les altérer et sans se propager aucunement au


(1) *De asthmat a schirrosa intumescentia pulm. et gland. Thymic. Ephem. acad. nat. curios.*, 1712.
(2) *Raccolta di opuscoli medico-pratici*, t. II, p. 99.
(3) *London med. Gaz.*, 1855, p. 721.
(4) *The Anatomy of Thymus gland*, p. 44-47, 1852.
(5) *Lehrbuch der path. Anatomie*, 1877, p. 454.
(6) *Virchow's Archiv.* Bd. LIX, p. 463, 1874.

delà. Elle était formée de deux parties distinctes : l'une antérieure, contenant, outre des éléments adipeux et lymphoïdes, des cellules épithéliales disposées comme les corps ronds du thymus; l'autre, postérieure, ayant la structure mixte de certains sarcomes hémorragiques et composée de cellules de tissu conjonctif à divers degrés d'évolution. La lenteur et la régularité de la marche ont été en rapport avec la forme et la structure du néoplasme; la destruction partielle de l'un des nerfs phréniques ne s'est décelée par aucun symptôme; la dyspnée trouve son explication dans la compression des bronches et de la partie inférieure de la trachée aplaties au point de ressembler à des gaines de sabre. L'œdème et la cyanose étaient de même provenance. Vogel dit avoir trouvé deux fois, chez des garçons de 5 à 6 ans, et dans le médiastin antérieur, un carcinome qui, dans l'un et l'autre cas, ne s'étendait que très peu aux poumons, à la plèvre, au péricarde et qui, par conséquent, avait très probablement, dit-il, pris naissance dans le thymus. Il me reste encore à mentionner un cas de myxo-lipome observé par Bridigi[1], sur un tuberculeux qui succomba à des accidents dyspnéiques attribués à la phtisie pulmonaire. Le thymus avait d'énormes dimensions : 556 millimètres en longueur; en largeur, 66 au milieu; 70 à droite, 54 à gauche, ce qui lui donnait la forme d'un fer à cheval; en profondeur, 22 millimètres. Il pesait 190 grammes. Bien que ce fait se rapporte à un adulte, j'ai cru devoir le citer à cause de sa rareté. La revue qui vient d'être faite des cas cités par les auteurs, a été presque uniquement anatomique. Les symptômes ont passé le plus souvent inaperçus, la maladie se constatant bien souvent sur des fœtus et des nouveau-nés. A un âge plus avancé, elle n'est guère plus franchement accusée; ses symptômes propres sont noyés dans un état morbide plus ou moins complexe, car elle est rarement simple, et peu nombreux, d'ailleurs, sont les cas dont l'authenticité ne laisse aucune place au doute. Or, dans ces cas, les symptômes observés ont été ceux des tumeurs solides du médiastin : matité à la percussion dans la région du sternum, dyspnée à forme continue, — la forme paroxystique a été dévolue à tort aux tumeurs du thymus, par suite de la confusion longtemps faite entre le spasme de la glotte et l'hypertrophie thymique, elle n'a été notée que dans le cas de Wittich, — signes de compression du côté du cœur et des gros vaisseaux, œdème de la moitié supérieure du corps, hydrothorax, ascite. Encore, la possibilité de ces vastes œdèmes a-t-elle été contestée par M. Rendu[2] en tant que pouvant être produite par la seule compression vasculaire; l'oblitération par des concrétions lui semble nécessaire. Terminons enfin, par la mention d'une douleur rétrosternale, intense quand il s'agit de sarcomes ou de carcinomes. Tel est le bilan des tumeurs du thymus; si quelques symptômes peuvent aider à établir la présence d'une de ces tumeurs prise dans son acception la plus générale, il n'en est aucun, pour ainsi dire, qui soit habile à différencier une tumeur d'une autre. On est donc en droit de conclure que, jusqu'à présent, les maladies du thymus échappent au diagnostic et, conséquemment, à la thérapeutique.

[1] *Commentaires cliniques de Pise*, p. 49, 1877.
[2] *Des tumeurs malignes du médiastin. Arch. gén. de méd.*, 6ᵉ série, t. XXVI, p. 445-715.

[A. SANNÉ.]

# XIII

## *MYXŒDÈME*

PAR LE D\u1d63 A. COMBE
Privat-docent de Pédiatrie à l'Université de Lausanne.

### HISTORIQUE

Il y a une vingtaine d'années, deux médecins anglais publiaient successivement quelques observations d'une maladie fort curieuse, inconnue jusque-là et caractérisée par trois symptômes principaux : une *tuméfaction spéciale de la peau*, une *cachexie générale* et un *état crétinoïde*. C'est à W. Gull que revient le mérite d'avoir reconnu et caractérisé ce syndrome nouveau comme une maladie spéciale. Il donne, en effet, le premier, en 1873, devant la Société médicale de Londres, en se basant sur cinq observations, une description détaillée de cette curieuse maladie qu'il croyait spéciale à la femme d'un âge avancé (*supervening in adult life in women*). Ce travail passa presque inaperçu. Quatre ans plus tard le D\u1d63 Ord publia deux observations nouvelles de cette affection dont une avec autopsie et examen chimique de la peau. Cet examen y révéla une grande quantité de mucine, de là le nom de myxœdème qui fut proposé par Ord et adopté par les auteurs anglais Duckworth et Sander, qui en publièrent des observations dans les années suivantes.

Depuis cette époque il a paru en France un certain nombre de travaux qui se rapportent également au type morbide décrit par les Anglais. Ce sont ceux d'Olive, de Hadden, de Morvan et de Thaon. Charcot, qui avait déjà étudié cette maladie et lui avait donné le nom de : « cachexie pachydermique », en fit en 1879 le sujet d'une de ses leçons cliniques, un vrai modèle de précision et de clarté. On avait toujours admis jusqu'alors qu'il s'agissait d'une affection propre à la femme et même à la femme d'un certain âge. Ballet et Charcot démontrèrent qu'elle atteint aussi l'homme adulte. Mais il nous faut arriver jusqu'au beau travail de Bourneville et d'Olier (*Progr. méd.*, 1880, p. 709) pour obtenir la preuve que cette maladie qu'ils appellent « idiotie myxœdémateuse », loin d'être l'apanage de l'adulte, se trouve aussi chez l'enfant et même chez le nouveau-né. Depuis ce temps Bourneville n'a cessé de s'occuper de cette question. Une partie des matériaux qu'il a recueillis ont été utilisés par un de ses élèves, le D\u1d63 Bricon, qui publia en 1885 un mémoire sur ce sujet. En 1886 ce travail est complété par Bourneville lui-même (*Archives de neurologie*, n° 2, p. 157). Deux ans plus tard, en 1888, l'éminent médecin de Bicêtre publie un nouveau mémoire sur ce sujet, basé sur 17 observations personnelles ou empruntées à d'autres auteurs (*Progr. méd.*, 1888, p. 570).

En 1890, Bourneville, qui a édifié, on peut le dire, l'idiotie myxœdémateuse à lui seul, fait paraître (*Progrès méd.*, 1890, p. 149) un travail magistral basé sur 25 observations dans lequel il trace de main de maître les symptômes de cette maladie et établit d'une manière définitive les relations qui existent entre l'idiotie myxœdémateuse et le myxœdème de l'adulte. En 1893 enfin, le D^r Voisin consacre, dans son excellent ouvrage sur l'idiotie, un chapitre spécial à cette si intéressante maladie (p. 225).

Depuis ce temps un certain nombre d'observations plus ou moins complètes de myxœdème de l'enfance ont été publiées soit en France, soit en Allemagne, soit en Suisse. Elles ont complété le tableau de cette maladie et ont contribué à en établir la symptomatologie.

## SYMPTOMATOLOGIE

Le myxœdème évolue, chez l'enfant, à un âge où le corps n'est pas encore développé, où l'intelligence n'est pas encore formée. L'empoisonnement myxœdémateux produit, en conséquence, chez l'enfant : un arrêt de développement physique et un arrêt de développement intellectuel, symptômes qui impriment au myxœdème du jeune âge un faciès absolument caractéristique. De là résultent chez l'enfant myxœdémateux deux symptômes nouveaux si apparents, si prédominants, que l'on pourrait se croire, à première vue, en présence d'une maladie essentiellement différente du myxœdème de l'adulte. Si au point de vue nosologique et pathogénique le myxœdème de l'enfant forme un tout bien homogène, il présente cependant, au point de vue clinique et surtout étiologique, des différences telles, qu'il convient d'en décrire trois formes bien spéciales : I. Le myxœdème atrophique. II. Le myxœdème opératoire. III. Le myxœdème endémique.

### I. — MYXŒDÈME ATROPHIQUE

*(ou idiotie myxœdémateuse, ou cachexie crétinoïde, ou crétinisme sporadique)*

Comme nous l'avons laissé entrevoir, la gravité des symptômes sera d'autant plus sérieuse que la maladie aura débuté chez un enfant plus jeune, ce qui va nous permettre de distinguer trois formes principales :

**Mode de début.** — 1). Si le myxœdème se développe chez l'enfant nouveau-né, à un âge où le corps est à peine formé, où l'intelligence n'est pas encore éveillée, il produit un arrêt de développement physique complet : le *nanisme*, un arrêt de développement intellectuel absolu : *l'idiotie*; symptômes qui impriment à cette forme du myxœdème de l'enfant un caractère si spécial, une analogie telle avec le crétinisme, qu'elle lui a valu les noms de « crétinisme sporadique, cachexie crétinoïde, idiotie myxœdémateuse ». C'est là le *myxœdème congénital*.

2). Si le myxœdème évolue plus tard, dans la première année, à un moment où le corps était quelque peu développé, où l'intelligence était déjà éveillée, le nanisme sera moins complet, et l'enfant montrera quelques lueurs d'intelligence, il ne sera qu'imbécile ou mi-idiot. C'est là le *myxœdème infantile précoce.*

[A. COMBE.]

Si le myxœdème s'est développé plus tard encore, dans la deuxième ou troisième année, l'enfant ne sera ni idiot ni imbécile, ce sera simplement un enfant retardé capable d'un certain développement intellectuel. Mais, et c'est là le symptôme prédominant, sa taille sera très petite, très inférieure à celle des enfants de son âge. C'est le *myxœdème infantile tardif*.

3). Si enfin la fonction thyroïdienne n'a pas entièrement disparu, si elle est simplement insuffisante, l'empoisonnement myxœdémateux sera tardif et incomplet et nous observerons certains symptômes du myxœdème à l'exclusion des autres. Encore ici c'est le nanisme ou tout au moins une très petite taille qui sera le symptôme prédominant, les symptômes cutanés seront plus ou moins accentués, par contre l'intelligence sera normale, la cachexie presque nulle. C'est la forme *fruste du myxœdème atrophique*.

## A. — Myxœdème congénital

**Premiers symptômes.** — Contrairement à ce qu'affirment plusieurs auteurs, un certain nombre d'enfants *naissent myxœdémateux*, « avec une tête bouffie et sans expression », comme s'exprime le père d'un enfant que j'ai soigné ; « ressemblant à un crapaud avec sa langue qui sort toujours de sa bouche », me dit une belle-mère dans un autre cas. Mais il n'en est pas toujours ainsi. Le plus souvent, tant que dure l'alimentation lactée, les symptômes du myxœdème sont si peu développés et si peu prononcés qu'ils échappent à l'attention des parents (Bourneville). Mais, même dans ces cas, un œil exercé peut déjà, dans le courant des premières semaines, même des premiers jours, constater certains symptômes précurseurs de l'idiotie myxœdémateuse et les premiers de tous ces symptômes sont l'arrêt de croissance, la bouffissure de la face et le regard vague, « crétinoïde », de l'enfant. Quoi qu'il en soit, dès que l'alimentation devient mixte, les symptômes caractéristiques apparaissent et deviennent visibles même pour un œil peu attentif.

**Période d'état.** — Pour ne pas nous exposer, lorsque nous parlerons des autres formes du myxœdème atrophique, à des répétitions et à des longueurs, sans cela inévitables, nous allons prendre comme type de cette description sa forme la plus complète : le myxœdème congénital, tout en indiquant, chemin faisant, les différences qui le séparent des autres formes.

Les symptômes caractéristiques de cette période sont : le *facies*, les *altérations cutanées*, les *troubles nerveux*, la *cachexie*, l'*absence du corps thyroïde*.

1° *Facies*. — Le facies est si caractéristique qu'un seul coup d'œil suffit pour faire le diagnostic. En effet, les malades atteints d'idiotie myxœdémateuse ont entre eux la plus grande ressemblance : sur une très petite taille de nain se trouve une tête énorme si on la compare au reste du corps ; en tous cas absolument disproportionnée et qui ne semble pas appartenir au même individu. Cet aspect étrange, combiné avec une figure bouffie, « vraie pleine lune », et un regard vague, forme un ensemble absolument pathognomonique (fig. 1).

Si l'on examine de plus près, on constate que la *tête* est difforme, volumineuse en arrière, rétrécie en avant. La fontanelle antérieure est encore persistante. La face, ronde, est inerte et sans expression. Le front est bas, étroit et aplati latéralement. La peau qui le recouvre est épaissie et souvent sillonnée de larges plis. Les paupières sont bouffies, pâles, bleuâtres; elles recouvrent les yeux en partie et les font paraître plus petits. Le nez est épaté, court, très élargi et comme enfoncé à sa base; les joues sont bouffies, larges, pendantes, tremblotantes. Les lèvres épaissies, renversées, ont une couleur violacée. La bouche est grande, très largement fendue, et généralement l'enfant la laisse entr'ouverte et l'on aperçoit la langue grosse, épaisse et large. Souvent cet organe a pris un tel volume qu'il demeure constamment hors de la bouche, entretenant une salivation abondante. Les dents sont absentes dans la forme congénitale, irrégulières et cariées dans la forme infantile. Le menton est petit et comme écrasé. Les oreilles sont épaisses, d'une pâleur cireuse ou quelquefois violacées, toujours œdématiées. Le *cou* est large, court, et la tête semble s'enfoncer dans les épaules.

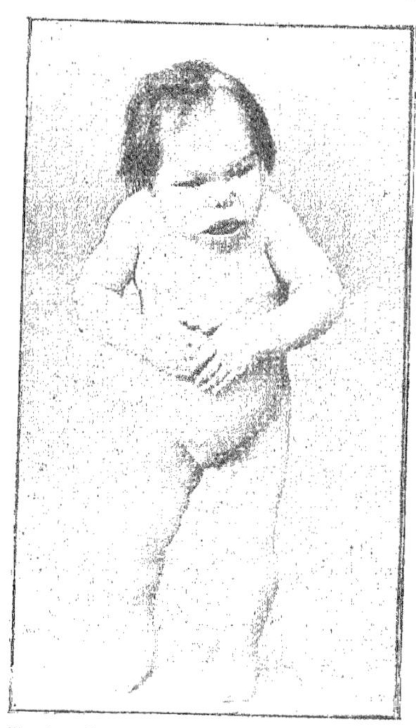

Fig. 1. — *Myxœdème congénital.* — C. M., de Lyon, âgée de 15 ans 2 mois; hauteur : 80 centimètres; poids : 17ᵏᵍ,250. Avant le traitement.

On trouve souvent les creux sus-claviculaires tuméfiés, contenant des tumeurs mollasses qui sont des pseudo-lipomes. Le *thorax* offre des déformations plus ou moins accentuées, le dos est voûté et le rachis est plus ou moins dévié latéralement. Ajoutons à tout cela une peau tuméfiée et plissée dans les flancs qui augmente encore la déformation. Dans l'aisselle on trouve souvent les mêmes tumeurs étalées et molles que nous avons signalées au cou. L'*abdomen* est gros, proéminent, « ventre de batracien ». On y observe presque toujours une volumineuse pseudo-hernie ombilicale (ne contenant point d'intestin). Le bassin est rétréci. Les organes génitaux sont atrophiés et arrêtés dans leur développement. Souvent le capuchon du clitoris, fortement gonflé, a l'air d'un pénis faisant saillie entre les grandes lèvres œdématiées. Les *extrémités* sont grosses, bouffies et offrent des incurvations pseudo-rachitiques plus nettement accusées aux membres supérieurs. Les *mains* sont gonflées, trapues et disproportionnées; les doigts sont volumineux, en boudins. Dans la forme infantile, où les mouvements volontaires existent, la main et les doigts raidis, par le gonflement, ont de la peine à se fléchir, à s'étendre et à saisir. Ces enfants sont maladroits et ne peuvent que difficilement exécuter des mouvements délicats et précis. Les *pieds* sont également

[A. COMBE.]

courts, déformés, trop larges pour leur longueur, fortement œdémateux. Les orteils gonflés et les jambes cylindriques donnent aux extrémités infé-rieures un aspect semblable à celui des membres informes des pachydermes.

2° *Altérations cutanées et muqueuses.* — La *peau* est épaisse, gonflée, très tuméfiée, ridée, plissée, et ressemble à cela près à de la peau œdématiée. Mais cet œdème est un faux œdème dur et élastique qui résiste à la pression du doigt, et jamais on ne peut y produire le godet caractéristique de l'œdème vrai. Il présente une réelle analogie avec le gonflement de la *phleg-matia alba dolens.* La peau est blanche et terreuse au visage et ne présente pas sur les joues les plaques rouges des adultes. Elle est violacée et froide aux extrémités, surtout aux lèvres, nez, oreilles, mains et pieds. Elle est sèche et rugueuse et est le siège d'une desquamation étendue, surtout aux extrémités. Les sécrétions sudorales et sébacées sont presque taries. Comme la peau, les *muqueuses* sont envahies par la dégénérescence myxœdéma-teuse, elles sont tuméfiées, pâles et sèches. La muqueuse buccale présente un gonflement marqué qui s'étend au palais et au pharynx, les gencives sont boursouflées, la langue augmente de volume au point de proéminer hors de la bouche. Toujours épaisse, elle donne à la parole (forme infantile, quelquefois même forme fruste) un caractère particulier, l'enfant parle comme s'il avait de la bouillie dans la bouche. L'œdème de la glotte explique la raucité et le timbre spécial de la voix. L'œsophage, même quelquefois l'estomac, souvent le rectum, présentent un état analogue, ce qui explique fort bien la dyspepsie et la constipation opiniâtre que l'on constate dans toutes les formes du myxœdème de l'enfant. — *Productions épidermiques.* *Poils.* La peau reste *glabre,* ce qui n'a rien d'étonnant quand il s'agit d'un jeune enfant; mais elle reste glabre dans la suite. La barbe manque chez les garçons, les poils de l'aisselle et du pubis ne se montrent ni chez les garçons, ni chez les filles. Les *cheveux* sont durs, raides, épais, en brosse comme des crins et très cassants. Ils sont généralement bruns ou roux et souvent très abondants. Le cuir chevelu est fréquemment le siège d'un eczéma étendu et rebelle. Les cils et les sourcils sont rares. Les *ongles* sont ordinairement altérés, mal développés et cassants, souvent atrophiés.

3° *Troubles nerveux.* — Sous le rapport de l'intelligence tous ces malades relèvent de l'idiotie ou tout au moins du retard d'intelligence. Chez aucun cependant, même chez les plus idiots, on n'observe les caractères de l'idiotie profonde, tels qu'ils se rencontrent dans la sclérose cérébrale, par exemple. Ils n'ont pas de tics, de mouvements épileptoïdes, ils ne grima-cent pas, ne crient pas, ne grincent pas des dents ; ils n'onanisent pas comme les idiots scléreux (Bourneville). Cependant, ce sont des idiots, et l'idiotie est d'autant plus grande que l'empoisonnement myxœdémateux a été plus précoce.

Dans la plupart des cas de la *forme congénitale* on observe une *idiotie complète.* L'*enfant* n'a pas même l'instinct de la conservation. Sans doute la faim et la soif lui causent une souffrance qu'il manifeste par des cris inarti-culés, mais jamais il n'a l'idée de demander sa nourriture. Même lorsqu'on la place devant lui il ne la réclame pas, et si on n'avait pas soin de la lui ingurgiter profondément de manière à amener un réflexe de déglutition, il mourrait de faim. Ces enfants-là respirent et digèrent seulement, leur vie est tout à fait végétative: Ces idiots restent inertes sur leur chaise, ils ne savent ni marcher, ni se tenir debout, ni même faire le moindre mouvement volontaire. C'est le portrait vivant de « l'homme-plante », de Roesch.

D'autres, *forme infantile précoce*, montrent un degré plus élevé, ils ont l'instinct de la conservation et même certaines sensations et perceptions. Ce sont en général des myxœdémateux dont l'idiotie s'est développée un certain temps après la naissance. En effet, frappés vers six mois, un an, dix-huit mois, ils ont été jusqu'à cette époque des enfants normaux, ils ont joui des tendresses de leur mère, leur intelligence à commencé à s'éveiller. Ce sont ces vestiges d'éducation, ces premières lueurs d'intelligence, ces premiers sentiments affectifs dont ils manifestent les traces à la vue d'une chose qui leur est désagréable ou agréable. Les ténèbres, un bruit, une personne étrangère les effraient. Ils éprouvent du plaisir à voir leurs parents, ils leur sourient. L'aspect d'une personne aimée, d'un joujou ou d'un objet familier, les réjouit. La nourriture leur fait plaisir, si elle est bonne, ils en réclament par des cris, par des signes ; la faim provoque chez eux de l'humeur et même la colère. Ils ont donc des sensations, peut-être même des perceptions, mais en dehors de cela ils restent impassibles, avec un air de dignité et d'importance « digne, dit Voisin, d'un grand personnage ». Ils sont enfin susceptibles d'une certaine éducation ou plutôt d'un certain dressage, car ils arrivent à faire quelques commissions. Au point de vue de l'intelligence ils arrivent au niveau du singe, c'est le portrait de « l'homme-animal » de Roesch.

D'autres enfin, *forme infantile tardive*, frappés plus tard encore pendant leur enfance, ont non seulement des sensations et des perceptions, mais encore un certain degré d'intelligence. Ils ont de la mémoire et sont susceptibles d'attention, par conséquent de développement, et plus ces facultés seront grandes, plus l'amélioration sera rapide. Sous l'influence d'une éducation patiente et bien dirigée, ils deviennent propres, apprennent à manger seuls, à s'habiller, à se laver, à rendre quelques services dans la maison. Au point de vue de l'intelligence ce sont « des retardés ». Leur caractère est doux et semble capable d'affection. Enfin, dans la *forme fruste*, l'intelligence est presque absolument normale. La *parole* est nulle dans la *forme congénitale* ou limitée à quelques mots mal prononcés. Le son de la voix et surtout le cri est très particulier, il est bruyant, strident et d'un timbre rauque, bizarre et retentissant. Dans la *forme infantile* la parole est lente, un peu pénible, traînante, comme si le malade regrettait chacune de ses paroles. Dans la *forme fruste*, la parole est un peu lente, mais à part cela normale. La *sensibilité* générale est intacte dans les trois formes. La sensibilité spéciale est normale autant que l'état intellectuel du malade permet d'en juger. L'ouïe, la vision, l'odorat, le goût semblent normaux. Quelquefois cependant on a observé de la surdité.

4° *Cachexie.* — Le premier symptôme qui se trouve dans les trois formes et indique un trouble profond de la nutrition générale est le *nanisme*. Non pas que le poison myxœdémateux diminue la taille, mais l'enfant cesse



[A. COMBE.]

de grandir ou du moins grandit excessivement peu et lentement. Il en résulte
que sa taille reste toujours petite; le « pacha » de Bicêtre, âgé de 19 ans, avait
90 centimètres; le crétin des Batignolles, à 51 ans. avait une taille de 1ᵐ,10;
le malade de Voisin, à 9 ans, mesure 76 centimètres; celui de Francotte avait,
à 21 ans, 84 centimètres; un des nôtres, à 4 ans, mesure 69 centimètres;
l'autre à 2 ans 68 centimètres. La tête seule continue à se développer normalement. L'altération de la nutrition générale se manifeste encore par les
*troubles de la dentition*. Ces troubles sont variables suivant l'époque du
début. Dans la forme congénitale la première dentition ne se produit pas ou
très tardivement; dans la forme infantile la dentition se produit généralement,
mais les dents tombent au bout de un ou deux ans, et la seconde dentition
est ou absente, ou retardée et inégale; dans la forme fruste, la dentition est
retardée. Dans les trois formes les dents se carient tôt et rapidement. Ces
malades éprouvent aussi, et cela dans les trois formes, une grande *susceptibilité pour le froid*, ce qui s'explique par l'abaissement de la température
centrale, qui est souvent de 56 degrés, et par une mauvaise circulation. Les
lèvres, le nez, les oreilles, les mains, les pieds sont froids et cyanosés. La
pression sanguine est faible, le pouls est petit, rapide, dépressible. Parallèlement on observe une diminution notable de l'urée et de l'acide urique
excrétés. Une dernière manifestation de cette souffrance de la nutrition générale est l'*apathie physique, morale et intellectuelle*. Dans la *forme congénitale* les mouvements volontaires sont même absolument nuls; dans la
*forme infantile* ils sont peu développés et très lents : quand on assied le
malade sur une chaise, il y reste; si on le met debout, il y reste; si on veut le
faire marcher, il le fait à pas lents, courts et chancelants. La démarche est
pesante, accompagnée d'un dandinement et d'un balancement latéral, comme
chez les rachitiques. Dans la *forme fruste*, les mouvements quoiqu'un peu
lents sont normaux. Parallèlement à cette inertie physique on observe chez
eux une répugnance pour tout effort intellectuel, une apathie complète, une
indifférence absolue à tout ce qui se passe autour d'eux. Les efforts mêmes
ne s'accompagnent d'aucune modification de la physionomie. Les autres
systèmes de l'économie offrent peu de modifications : seul l'œdème des
muqueuses y produit quelques symptômes.

La *respiration* est souvent gênée, les malades s'essoufflent rapidement,
leur inspiration devient bruyante pendant l'effort. — *Digestion*. L'appétit est
modéré, les myxœdémateux ne sont ni gloutons, ni gourmands. Mais un fait
très caractéristique, et comme nous le verrons, très explicable, fait qui se
retrouve dans toutes les formes de la maladie, est une extrême répugnance
pour la viande. La digestion est mauvaise, la constipation opiniâtre.

5° *Absence de thyroïde*. — L'absence de la thyroïde est la règle. Dans
tous les cas où on l'a recherchée, on a pu constater son absence complète.
Dans tous les cas autopsiés, on a pu vérifier ce fait et voir ou bien que la
thyroïde ne s'était pas développée, ou qu'elle s'était complètement atrophiée
ou sclérosée. Dans la *forme fruste*, par contre, on observe souvent une
thyroïde, mais elle est atrophiée ou altérée par une lésion morbide.

**Marche de la maladie.** — Le myxœdème congénital évolue très lente-

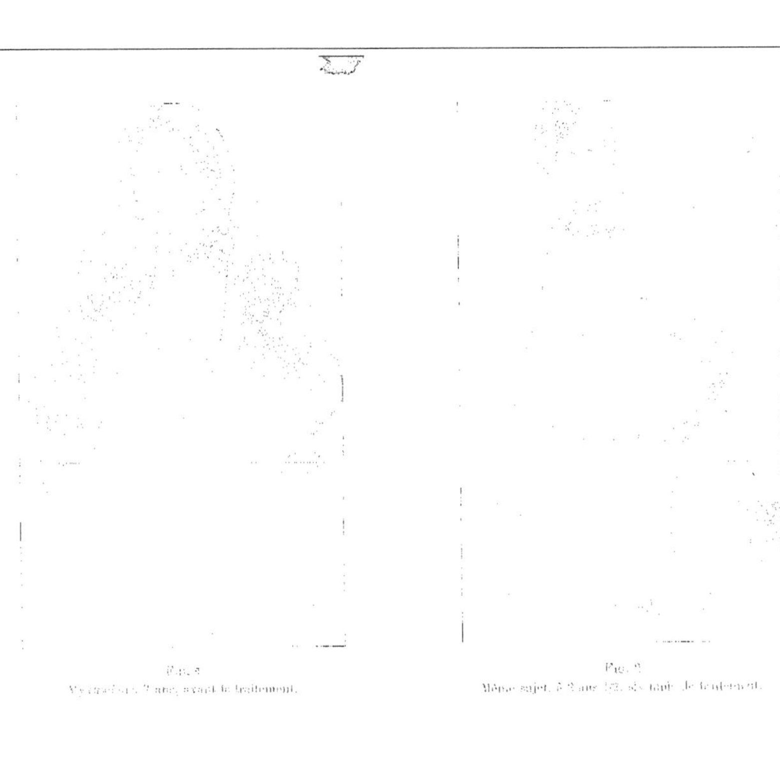

Fig. 8
Mycosis..., 2 ans, avant le traitement.

Fig. 9
Même sujet, à 9 ans (?), ... mois de traitement.

ment mais sûrement; jamais on n'observe d'arrêt, jamais d'amélioration. D'une manière générale les myxœdémateux ont la vie courte. De 25 malades de Bourneville, 12 sont morts avant 35 ans. Ces malheureux peuvent cependant vivre jusqu'à 40 et même 50 ans, et, non traités par la méthode organothérapique, ils succombent en général à une maladie intercurrente, le plus ordinairement à la suite d'une affection pulmonaire.

### B. — Myxœdème infantile

Dans le myxœdème infantile, et c'est là un fait sur lequel on ne saurait trop insister, le poison myxœdémateux agit sur un organisme déjà en voie de développement soit au point de vue physique, soit au point de vue intellectuel. Ces premiers vestiges, cette première poussée d'intelligence, ce premier développement du corps impriment au myxœdème infantile des caractères suffisamment tranchés pour le séparer, au point de vue clinique, du myxœdème congénital.

**Mode de début.** — Dans un assez grand nombre de cas le début est facile à fixer. C'est à la suite d'une maladie infectieuse (pneumonie, coqueluche, etc.) et sans que l'attention ait été spécialement attirée du côté de la thyroïde, que l'on voit se développer les symptômes morbides du myxœdème. Dans une autre catégorie de cas il est impossible de trouver ni un début, ni même une cause. — Il n'est pas illogique d'admettre qu'il s'agit dans ces cas d'une atrophie thyroïdienne suite de maladie fœtale, atrophie encore incomplète au moment de la naissance mais continuant à se faire lentement et progressivement dans la première année. Si cette hypothèse est juste on devrait trouver lors des premiers symptômes un dernier reste de thyroïde. Cette forme, quoique congénitale d'origine, présente cependant les symptômes de la forme infantile et mérite d'y figurer. Il en est de même d'une troisième catégorie de cas assez rares et fort difficiles à expliquer. On a décrit plusieurs observations d'enfants nés (?) sans thyroïde, chez lesquels cependant le myxœdème ne s'est développé que plus tard (8e, 10e mois, 2 ans). Kocher en a proposé l'explication suivante. Les substances antitoxiques thyroïdiennes de la mère traversant le placenta viendraient remplacer pendant toute la vie fœtale le suc thyroïdien qui manque à l'enfant. Celui-ci naîtrait ainsi avec une certaine provision d'antitoxine qui lui suffirait pendant les premiers temps de la vie réelle. La provision une fois épuisée, le myxœdème s'installerait définitivement. Cette hypothèse très ingénieuse explique fort bien pourquoi un enfant sans thyroïde naît normal, mais elle ne peut logiquement expliquer les cas de développement tardif du myxœdème. Il nous semble plus naturel, puisque hypothèse il y a, d'invoquer, dans ces cas, l'influence du thymus qui est une glande antitoxique fort analogue à la thyroïde, car on a traité avec succès des myxœdémateux par le thymus. Cette glande ne serait-elle pas normalement destinée à neutraliser les toxines maternelles qui, elles aussi, traversent le placenta et empoisonneraient l'enfant. Si la thyroïde manque, le thymus peut y suppléer non seulement pendant la vie intra-utérine mais aussi après la naissance. Mais à mesure que le thymus

[A. COMBE.]

s'atrophie, le myxœdème se développe et s'installe définitivement lorsque cette glande a complètement disparu.

**Description.** — Ayant déjà insisté sur les caractères qui différencient le myxœdème infantile du congénital, nous n'en donnerons ici qu'un très court résumé.

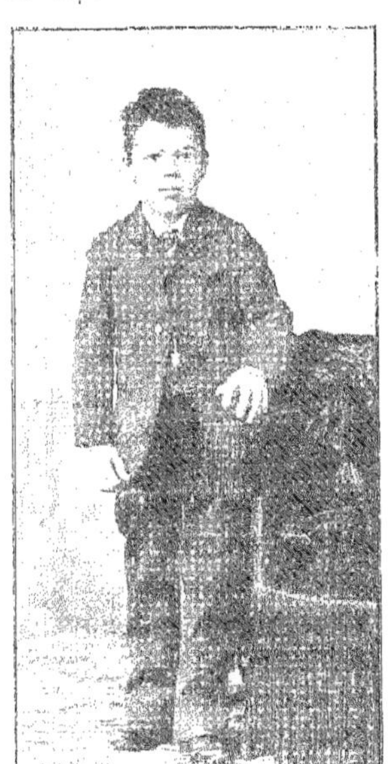

Fig. 2. — *Myxœdème infantile.* — Rudolf S., de Winterthur, âgé de 25 ans; hauteur : 1ᵐ,29; poids : 57ᵏᵍ,5.

1° *Facies*. — Le facies général est le même que dans la forme congénitale, cependant l'expression est moins immobile, le facies crétinoïde moins prononcé (fig. 2).

2° *Altérations cutanées et muqueuses.* — Ces altérations sont les mêmes que celles que nous avons déjà décrites, mais un peu moins prononcées. La *peau*, très œdématiée, est moins sèche et moins desquamante. La hernie ombilicale fait défaut. La couleur est pâle terreuse à la figure, violacée aux extrémités. Les poils sont moins rares, les ongles moins altérés. Les *muqueuses* sont moins gonflées, la langue rarement proéminente; la voix moins rauque.

3° *Troubles nerveux*. — Dans la forme précoce l'idiotie est moins complète, les enfants ont non seulement des sensations et des perceptions, mais encore un certain degré d'intelligence. Dans les cas survenus plus tardivement l'intelligence est simplement retardée.

4° *Cachexie*. — La cachexie est par contre aussi accentuée que dans la forme congénitale. Le nanisme est très prononcé; la croissance se fait à peine de 4 à 5 millimètres par an; l'un de nos myxœdémateux infantiles, à 25 ans, mesure 129 centimètres; l'autre, à 9 ans 1/2, 91 centimètres. La dentition est anormale. La sensibilité au froid est très vive, la circulation périphérique défectueuse. L'apathie physique, morale et intellectuelle est extrême.

5° *Absence de thyroïde*. — La fonction thyroïdienne fait toujours défaut à la période d'état, soit qu'on ne trouve aucune trace de la glande, soit qu'elle soit remplacée par un noyau dur et scléreux. — *Marche de la maladie.* L'évolution de la maladie est la même que dans la forme congénitale.

### C. — Forme fruste du myxœdème atrophique

Comme chez l'adulte, nous observons chez l'enfant des cas incomplets de myxœdème.

**Mode de début.** — Les causes sont les mêmes que dans les autres formes : maladies fœtales ou maladies acquises de la thyroïde qui pour une raison inconnue ne se sclérose qu'en partie. La fonction thyroïdienne n'est pas abolie dans ce cas, elle n'est qu'incomplète. Voilà une des formes du myxœdème fruste, forme dans laquelle un examen minutieux permet de trouver un reste de thyroïde. Mais il existe un certain nombre de cas où, malgré une recherche attentive (Jannin), on ne constate point de thyroïde. Ces cas peuvent s'expliquer par des suppléances : persistance du thymus, hypertrophie de la pituitaire ou des thyroïdes accessoires, suppléances qui ne compensent qu'en partie la perte de la thyroïde elle-même.

**Description.** — Ici encore nous pourrons être très bref. — 1° *Faciès.* Le faciès général rappelle celui du myxœdème congénital : petit corps trapu, tête disproportionnée, face en « pleine lune » et immobile. Mais le regard intelligent enlève à cette physionomie l'aspect si crétinoïde des autres formes. Comme on peut le voir sur la photographie si caractéristique que mon excellent ami le Dʳ Jannin a bien voulu mettre à ma disposition. Les figures 4 et 5 montrent les modifications considérables que le traitement thyroïdien a produites chez ce même malade (fig. 3, 4, 5). — 2° *Altérations cutanées et muqueuses.* Ces altérations sont les mêmes que dans les autres formes ; mais moins générales et moins prononcées. La *peau* est gonflée, œdématiée et bouffie au visage, surtout aux yeux, aux joues, aux lèvres et aux oreilles. Le corps, les mains, les pieds sont peu tuméfiés. La couleur

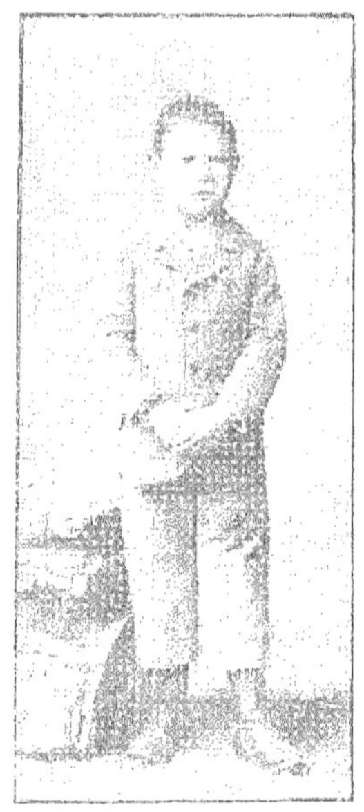

Fig. 3. — *Myxœdème fruste.* — E. K., à 16 ans 3 mois. Avant le le traitement. Hauteur 1ᵐ,19.

est pâle terreuse au visage, violacée aux extrémités. La peau est sèche, rugueuse ; la transpiration est rare ; la desquamation est habituelle aux pieds. Les poils sont peu développés, les ongles sans altérations notables. Les *muqueuses* sont peu gonflées, la langue est normale, la voix un peu rauque (larynx).

3° *Troubles nerveux.* — L'intelligence est normale, la compréhension est peut-être un peu paresseuse, le calcul mental est difficile, mais pas davantage que chez beaucoup d'enfants non myxœdémateux. Les petits malades peuvent suivre sans trop de peine, avec un rang moyen, toute leur école. Les sentiments affectifs sont très développés. La parole est monotone et lente.

4° *Cachexie.* — La cachexie est peu accentuée ; le nanisme cependant est un des symptômes les plus accusés. Le malade de Jannin avait, à 16 ans 1/2, 119 cent. La croissance est très faible (de quelques millimètres par an). La dentition est presque normale ; mais la seconde dentition est généralement retardée. La sensibilité au froid est prononcée et la circulation périphérique mauvaise. L'apathie est à peine sensible.

5° *Absence de thyroïde.* — La thyroïde manque en général. Elle a cependant été constatée dans un certain nombre de cas, mais elle était petite, dure et comme sclérosée.

**Marche de la maladie.** — La marche de la maladie est lente, sans

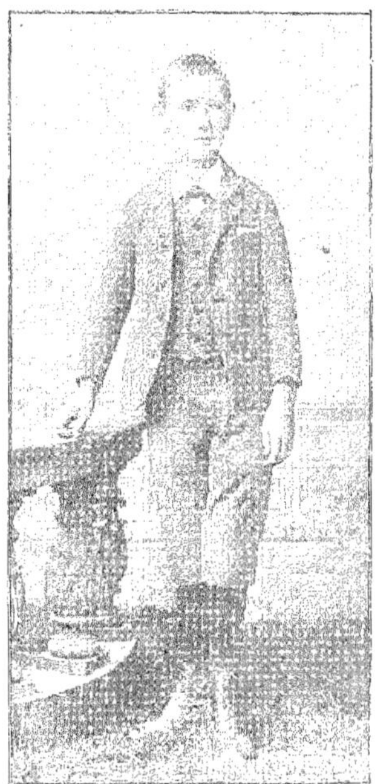

Fig. 4. — *Myxœdème fruste.*
E. K., à 18 ans 6 mois, après 21 mois de traitement thyroïdien. Hauteur 1ᵐ,353.

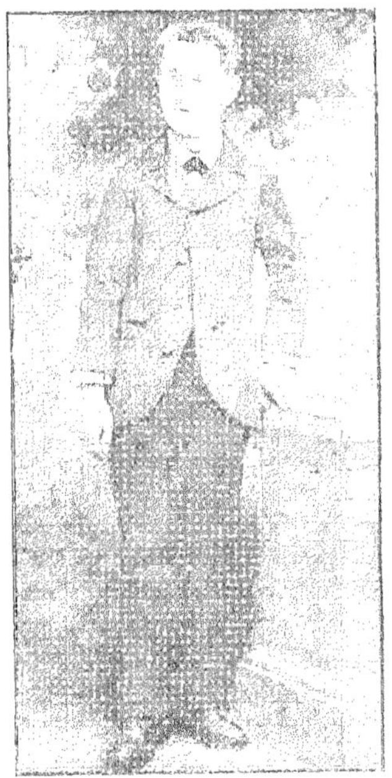

Fig. 5. — *Myxœdème fruste.*
E. K., à 19 ans 5 mois, après 3 ans de traitement thyroïdien. Hauteur 1ᵐ,472.

amélioration notable. La longévité est, semble-t-il, plus considérable que dans les autres formes.

## II. — MYXŒDÈME OPÉRATOIRE

### (ou *cachexie thyroïpriva*)

**Historique.** — Dans une communication faite le 15 septembre 1882 à la Société de Médecine de Genève, notre maître le professeur J. Reverdin attira le premier l'attention des médecins sur une complication sérieuse des opérations de goitre. Il y signale en effet la fréquence de phénomènes nerveux après l'ablation du corps thyroïde chez l'homme. L'année suivante (1883), il revint sur ces faits dans un mémoire important publié dans la *Revue médicale de la Suisse romande* en collaboration avec le Dʳ Aug. Reverdin ; il en complète la description et propose le premier, en insistant sur l'analogie des symptômes observés avec ceux du myxœdème, de désigner cette cachexie spéciale sous le nom de « myxœdème opératoire ». Peu de temps après, dans cette même année 1883, et *avant* que l'article de Reverdin eût

fini de paraître, le professeur Kocher, l'éminent chirurgien de Berne à qui
J. Reverdin avait signalé ces faits et qui en avait immédiatement saisi
toute l'importance et tout l'intérêt, fit faire une revision de ses 104 opérations de goitre Il apporta au XII<sup>e</sup> Congrès allemand de chirurgie à Berlin, le
4 avril 1883, le résultat de ses minutieuses investigations dans une magistrale étude, vrai modèle du genre, étude symptomatologique à laquelle on
n'a rien retouché et bien peu ajouté. Kocher publia sa communication la
même année (*Archiv. f. kl. Medicin*, XXIX, 2) en démontrant que, sur
24 extirpations totales, 18 fois des symptômes de cachexie se manifestaient
et il proposa d'en désigner le tableau symptomatique sous le nom de
« cachexia strumipriva ». Parmi les nombreuses observations de Reverdin
et Kocher et parmi celles publiées depuis par Julliard, Borel, Bircher, en
Suisse, Lancereaux, Lannelongue, en France, Baumgärtner, Bruns, en Allemagne, Stockes et Gordon, en Angleterre, etc., il se trouve un assez grand
nombre d'extirpations totales faites chez de très jeunes gens et même chez
des enfants (Bruns, Kocher, Lancereaux, Combe, etc.). En 1883, Kocher en
avait réuni déjà 61 cas.

**Symptomatologie.** — Les symptômes observés chez les jeunes gens et
surtout chez les enfants sont très différents de ceux décrits chez les adultes.
Encore ici, en effet, comme dans le myxœdème atrophique, le poison myxœdémateux frappe un organisme en voie de développement physique et intellectuel et encore ici nous observons ces deux symptômes prédominants et
caractéristiques : le nanisme et l'idiotie ou plutôt le retard d'intelligence.

La seule différence est que, dans le myxœdème atrophique, la sclérose
thyroïdienne met des mois à devenir complète, l'empoisonnement est lent ;
dans le myxœdème opératoire, la suppression de la thyroïde est instantanée,
l'empoisonnement est rapide. Si la glande extirpée est saine au moment de
l'opération ou très peu altérée (goitre suffocant), l'empoisonnement myxœdémateux est foudroyant : c'est la *forme aiguë*, heureusement rare, du
myxœdème opératoire. Si la glande est altérée depuis longtemps (goitre
colloïde), si l'organisme a eu le temps de s'accoutumer lentement à la diminution de la fonction thyroïdienne et d'y suppléer par des thyroïdes accessoires
ou l'hypertrophie de la pituitaire, alors, malgré la suppression instantanée
de la glande, l'empoisonnement, quoique aigu, est beaucoup moins violent,
beaucoup moins intense et met plus de temps à s'établir, c'est la *forme
chronique* du myxœdème opératoire, la plus fréquente. Si enfin une parcelle
seulement de la glande a été extirpée et si, à la suite de l'opération, le
reste s'est sclérosé en partie, il en résultera un empoisonnement incomplet et
nous assisterons au développement de la *forme fruste* du myxœdème opératoire. Nous pouvons donc en décrire trois formes : 1° La forme chronique ;
2° La forme aiguë ; 3° La forme fruste.


A. — FORME CHRONIQUE DU MYXŒDÈME OPÉRATOIRE

C'est en général après une période de bien-être de deux à trois mois,
alors que tout semble terminé, que se montrent chez l'opéré une pâleur,

[A. COMBE.]

une bouffissure du visage et du corps, un état de fatigue et de faiblesse
générale. Cette apathie physique s'accompagne bientôt d'une apathie
morale et d'une torpeur intellectuelle plus ou moins accentuée. Dans un
cas Reverdin a vu ces symptômes se montrer vers le 20e jour. Pour Kocher
c'est la règle, mais ces phénomènes apparaissent si lentement, si insidieusement, que si l'on n'y prend pas garde on ne s'en aperçoit que lorsqu'ils ont
acquis une certaine intensité, soit vers le 5e mois.

Description. — 1° *Facies*. — Le facies dans un cas ancien est très caractéristique et ressemble absolument à celui que nous avons décrit pour le
myxœdème atrophique (fig. 6). Un
corps d'enfant, une tête disproportionnée, une face épaisse, les traits
du visage bouffis et déformés, les
paupières tuméfiées, le nez élargi, les
lèvres pendantes : tout cela donne à
la physionomie un air d'hébétude et
de torpeur qui rappelle le crétinisme.

Les mains sont gonflées, les mouvements des doigts difficiles et maladroits ; les jambes et les pieds sont
tuméfiés.

2° *Altérations de la peau et des
muqueuses*. — Le symptôme le plus
apparent est aussi ici le pseudo-œdème
dur et résistant de la peau. La couleur
du visage est d'un blanc terreux difficile à décrire ; celle des extrémités
est violacée. L'état de la peau se
modifie, elle perd sa souplesse, devient sèche et rugueuse, et desquame
facilement. Les cheveux deviennent
durs et cassants, quelquefois même
ils tombent complètement. Les muqueuses subissent la même transformation que la peau, la langue gonflée
rend la parole difficile et bredouillante.

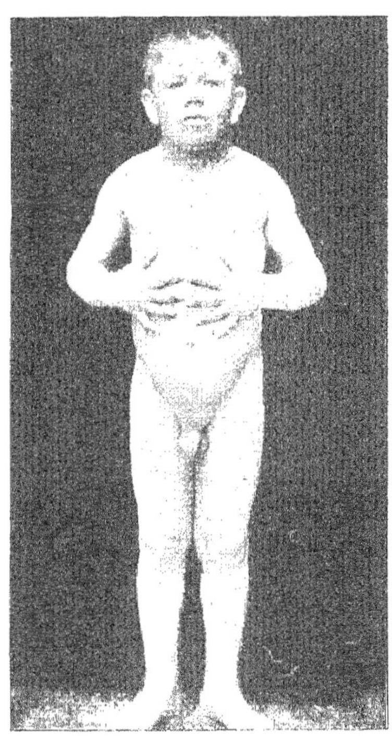

Fig. 6. — *Myxœdème opératoire.* — Z. F., de Berne,
âgé de 25 ans. Huit ans après l'opération, photographie due à l'obligeance du professeur Kocher,
de Berne.

3° *Troubles nerveux*. — Si les
troubles de l'intelligence sont peu
considérables chez l'adulte, il n'en est pas de même chez l'enfant. La diminution de l'intelligence ne frappe pas tout d'abord, car les enfants deviennent
simplement plus silencieux et semblent se replier sur eux-mêmes. Quelques-
uns se plaignent « de n'être plus comme les autres ». Une jeune fille se
mettait en colère lorsqu'elle ne pouvait trouver de réponse assez prompte et
se désolait de parler « si mal et si lentement ». Peu à peu les symptômes
s'accentuent ; à l'école, le maître obtient difficilement une réponse, d'abord
en ce qui concerne l'arithmétique, puis en histoire, dans les leçons de

choses, etc.... Les questions les plus élémentaires ne sont plus comprises. Enfin la mémoire diminue et l'enfant n'est plus même capable de réciter les poésies les plus simples. Ces symptômes d'hébétude sont d'autant plus marqués que l'enfant a été opéré plus jeune. Bruns a eu l'occasion de retrouver un enfant après 18 ans d'extirpation totale de goitre. L'enfant, opéré à 10 ans, était très intelligent, un des premiers de sa classe ; quelques mois après l'opération l'intelligence diminue, le raisonnement devient lent et ces symptômes augmentent tellement qu'à la fin de l'année il est le dernier à l'école. Au sortir de l'école, il n'est plus capable d'apprendre un métier manuel et finalement il ne peut plus même être employé aux travaux des champs. Il passe sa vie à tricoter. Lorsque Bruns le vit il n'en était même plus capable. Lancereaux a observé les mêmes symptômes chez un enfant de 14 ans auquel il avait enlevé la thyroïde ; 4 ans après, l'enfant ne savait plus ni lire ni écrire et reconnaissait à peine ses parents (*Sem. méd.* 1893, p. 255). La parole est lente, pénible et s'exécute comme à regret. La sensibilité générale et spéciale reste presque normale.

4° *Cachexie. Nanisme.* — Chez ces enfants on observe un arrêt de développement. La croissance s'arrête ; seule la tête continue à grandir. Kocher a pu faire photographier une de ses jeunes opérées avec sa sœur cadette. Ces deux jeunes filles se ressemblaient tellement avant l'opération qu'on avait de la peine à les distinguer. 9 ans après l'opérée a pris un facies crétinoïde et sa croissance s'est arrêtée. Elle a l'air d'être la fille de sa sœur. Bruns décrit comme suit son opéré : sur le corps d'un enfant de 10 ans on trouve la tête bouffie et imberbe d'un homme ; sa taille, à 28 ans, était de 127 centimètres, soit exactement celle qu'il avait à 10 ans au moment de l'opération. Lancereaux et d'autres ont fait les mêmes observations. La *dentition* se fait mal ; les dents non encore poussées sortent mal et se carient facilement.

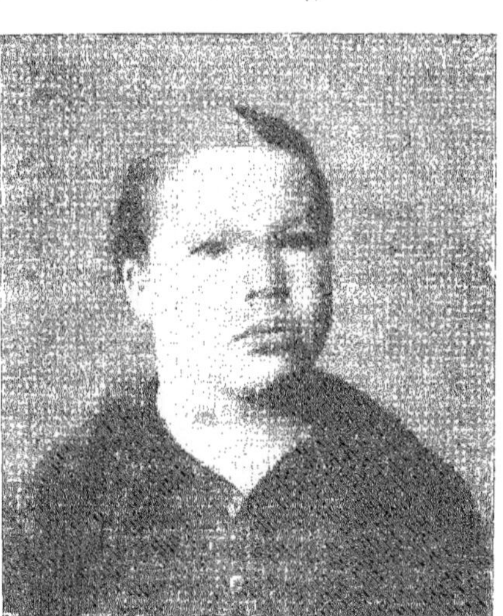

Fig. 7. — *Myxœdème opératoire.* — S. Z., âgée de 20 ans. Thyroïdectomie totale à 16 ans, photographie due à l'obligeance du professeur Kocher, de Berne.

— *Sensation de froid.* Les opérés ont constamment froid. La nuit ils se couvrent outre mesure, le jour ils restent près des poêles sans pouvoir se réchauffer. La température interne est souvent de 36 degrés. L'urée et l'acide urique diminuent dans l'urine. La circulation est très défectueuse, les lèvres, le nez, les oreilles, les mains et les pieds sont froids et violacés. — *Apathie. Répugnance pour le mouvement.* Ici aussi nous retrouvons l'apathie physique si caractéristique des myxœdéma-

teux avec leurs mouvements d'une lenteur désespérante. Ils ont continuellement « les jambes coupées ». Ils détestent les promenades et les sorties. Aux
membres supérieurs la faiblesse se traduit par la maladresse; ils laissent
tomber la vaisselle, ils ne peuvent « tenir les ciseaux ». Parallèlement à cette
apathie physique s'observe l'*apathie intellectuelle et morale*, les opérés sont
indifférents au plaisir comme au chagrin et ont l'air étrangers à ce qui les
entoure.

**Marche de la maladie.** — Dans quelques cas heureusement rares, les
symptômes s'aggravent, il se produit des troubles mentaux, des convulsions
épileptiformes qui se terminent par la mort du malade. Dans d'autres la
faiblesse augmente, la torpeur physique, morale et intellectuelle s'accentue
jusqu'à ce qu'une maladie intercurrente emporte le malade.

Dans un assez grand nombre de cas enfin, après une période stationnaire
souvent fort longue (2 ou 3 ans), les différentes manifestations de la maladie
commencent à s'atténuer avec une extrême lenteur; il se produit une amélioration lente et progressive qui, dans quelques cas, peut même aller jusqu'à
la guérison complète (Reverdin), probablement grâce à l'hypertrophie des
restes de la glande ou au développement des thyroïdes accessoires.

B. — Forme aiguë. Tétanie opératoire

Cette forme, heureusement rare, pourra être exposée brièvement. Nous ne
décrirons ici que les phénomènes nerveux, les autres symptômes : facies,
état de la peau et cachexie, étant absolument les mêmes que dans la forme
chronique.

**Mode de début.** — Dans tous les cas que j'ai pu réunir, il s'agissait d'une
extirpation totale d'un goitre rapidement développé (goitre suffocant). L'apparition des premiers symptômes est excessivement précoce : quelques
jours, quelques heures même (Combe)[1] après l'opération, le malade se plaint
de tiraillements des mains qui peuvent aller jusqu'aux contractures présentant la forme classique de la *tétanie.*

**Marche de la maladie.** — Le plus ordinairement cette tétanie cesse au
bout d'un temps plus ou moins long pour faire place aux symptômes chroniques du myxœdème opératoire. Mais dans quelques cas la tétanie s'installe
et devient définitive (*Tétanie opératoire*). Les accès de contracture s'accentuent peu à peu, les muscles des bras se prennent, puis les muscles mas-
séters, enfin tous les muscles du corps. Ces accès de tétanie générale se
montrent d'abord rarement (un à deux par semaine), puis se rapprochent
toujours plus et dans certains cas graves on en compte jusqu'à vingt par jour,
si rapprochés que la contracture ne cesse qu'en partie entre les accès. Pendant cet « état de mal » notre malade présentait le spectacle le plus lamentable qu'on puisse voir; les crises étaient si intenses, les contractures si
douloureuses qu'il réclamait à grands cris qu'on lui rompe les muscles: la
contracture des doigts était si forte qu'on était obligé de mettre un bâton
dans la main pour empêcher les ongles de s'enfoncer dans la peau. Le tris-

[1] *Rev. méd. de la Suisse romande,* févr. 1896.

mus enfin empêchait le pauvre garçon d'avaler même les liquides. L' « état de
mal » s'observe surtout en hiver; en été, il n'est pas rare de voir les crises
s'espacer considérablement et même cesser pendant des semaines entières.

**Terminaison.** — Dans les cas graves la tétanie augmente et la contracture
gagne peu à peu les muscles respiratoires, causant des accès de dyspnée
intenses qui viennent enfin délivrer le pauvre malade de ses souffrances.
Dans les cas plus légers la tétanie diminue peu à peu et cesse enfin, et la
tétanie devenue chronique se transforme en myxœdème chronique.

## C. — Forme fruste

Jusqu'à ces derniers temps les auteurs n'ont décrit que le myxœdème
opératoire grave sans se préoccuper de son degré plus ou moins marqué; or
il existe, ainsi que Reverdin l'a démontré, une forme fruste du myxœdème
opératoire dans laquelle le malade ne présente que d'une façon très incomplète le tableau du myxœdème opératoire tel que nous l'avons décrit. Cette
forme est caractérisée par un ou deux symptômes, plus spécialement l'aspect
myxœdémateux, le facies bouffi, le nanisme, à l'exclusion des autres. Le
myxœdème opératoire fruste guérit le plus souvent spontanément.

## III. — MYXŒDÈME ENDÉMIQUE
### (ou crétinisme)

**Nosologie.** — Des auteurs éminents, parmi lesquels nous citerons Bourneville, Bircher et Pel, écartent systématiquement le crétinisme de la famille
du myxœdème. Ils affirment que l'analogie n'est que superficielle et énu-
mèrent les raisons suivantes qui leur paraissent de nature à séparer ces deux
maladies. Pel cherche à démontrer que la grande différence consiste dans le
fait que le crétinisme atteint le jeune âge, le myxœdème l'âge adulte; que
celui-ci est plus fréquent dans le sexe masculin, celui-là dans le sexe féminin.
Pour Bircher la différence capitale est le nanisme, l'idiotie et le développement anormal du squelette chez les crétins, le développement normal du
squelette et l'intelligence seulement alourdie des myxœdémateux. Pour Bourneville enfin ces deux maladies se différencient par la présence du goitre
chez les crétins, par l'absence de thyroïde chez les myxœdémateux. Pel n'a
évidemment pas pensé au myxœdème de l'enfant qui forme comme une
transition entre le myxœdème de l'adulte et le crétinisme et qui présente une
si frappante analogie avec cette dernière maladie qu'on le désigne sous le
nom de « myxœdème crétinoïde » et qu'il est connu en Allemagne sous
le nom de « crétinisme sporadique ». Enfin Pel ignorait évidemment que
Baillarger eût démontré que le crétinisme comme le myxœdème était plus
fréquent dans le sexe féminin. Quant à l'objection de Bircher, bien loin de
séparer le crétinisme du myxœdème, elle l'en rapproche plutôt, puisque
nous savons actuellement que nanisme, idiotie et développement anormal du
squelette se rencontrent dans les deux maladies. Beaucoup plus importante
est l'objection de Bourneville, mais il y a été répondu par Kocher, qui a pu

[A. COMBE.]

démontrer que le crétinisme n'est pas lié à la présence ou à l'absence du goitre, mais bien causé par *l'abolition de la fonction thyroïdienne*. Or cette abolition peut être produite aussi bien par le goitre endémique qui détruit le tissu normal de la glande que par l'atrophie qui amène sa disparition. Si nous ajoutons que la médication thyroïdienne agit non seulement sur le myxœdème atrophique et opératoire, mais aussi, comme Régis et Gaide l'ont démontré, sur le crétinisme, nous pourrons, je le crois, conclure qu'il y a une étroite parenté entre le crétinisme et le myxœdème et qu'ils ne se différencient qu'au point de vue étiologique. Ceci nous oblige à lui donner la place qui lui appartient dans le myxœdème de l'enfant.

**Historique.** — Il est bien difficile de faire l'historique du crétinisme et encore plus difficile d'en tracer une symptomatologie exacte. Pour celui qui a voulu s'orienter dans la littérature si riche et si variée qui traite de cette maladie, il n'y a qu'une conclusion à tirer, c'est qu'un grand nombre d'auteurs ont confondu et fait entrer dans leurs descriptions plusieurs affections qui doivent en être séparées : l'idiotie, la microcéphalie, la sclérose cérébrale, etc. A part les anciennes descriptions de Simler et de Plater, tous les ouvrages du xviie siècle : Haller, Zimmermann, etc., ne peuvent être utilisés et il faut arriver jusqu'aux ouvrages de Saussure et de Reymond de Carbonnière pour trouver des descriptions de crétinisme vrai. Il est impossible à partir de 1800 d'énumérer tous les auteurs qui se sont occupés du crétinisme; cette étude a été faite dans l'ouvrage de Saint-Lager (*Les causes du crétinisme*, 1867). Depuis, de nombreuses monographies ont encore paru sur cette question. Mentionnons surtout l'étude magistrale de Baillarger en 1873, celle de Bircher (*Kretinische Degeneration*) en 1883, et tout particulièrement le beau travail de Kocher de Berne en 1895 (*Zur Verhutung des Kretinismus*), travaux auxquels nous avons fait de larges emprunts.

**Symptomatologie. Mode de début.** — Le crétinisme est quelquefois congénital (Simler, Trombotto, Iphophen), mais dans la majorité des cas (Maffei) ce n'est que vers 4 ou 5 mois que les premiers symptômes se manifestent. On ne peut, dit Maffei, se prononcer lors de la naissance sur l'état de l'enfant. Sera-t-il ou ne sera-t-il pas crétin? On voit cependant des enfants qui ne deviennent crétins que vers 2, 3 et même un cas vers 8 ans ; mais ce développement tardif est tout à fait exceptionnel. Il y a donc ici analogie complète entre le début du crétinisme et celui du myxœdème atrophique.

**Description.** — Comme pour les autres formes du myxœdème, et au risque de nous répéter, nous décrirons les symptômes du crétinisme sous cinq groupes principaux.

1° *Facies*. — Le facies général du crétin rappelle absolument celui du myxœdémateux atrophique (fig. 8, 9). Il présente cependant quelques différences de détail que nous signalerons chemin faisant. Sur une très petite taille de nain se trouve une tête grosse, souvent même énorme, une « tête d'adulte sur un corps d'enfant». Cette tête, très souvent difforme, est tantôt aplatie devant, tantôt latéralement, tantôt derrière. Un front bas, une racine du nez enfoncée, ce qui indique un raccourcissement antéro-postérieur de la base du crâne, des yeux rapetissés par l'œdème des paupières, des lèvres

enflées, bleuâtres, laissant apercevoir une langue qui pend souvent au dehors ; tout cela, ajouté au regard vague et sans expression, donne au malade un aspect particulier d'inintelligence, de décrépitude, que l'on désigne précisément sous le nom de crétinisme.

Le corps lui-même est difforme ; le cou est court, gros, souvent déformé par un goitre très volumineux ; la poitrine est étroite et aplatie. La respiration est difficile, le plus souvent bruyante et indique un encombrement de glaires. Le ventre est gros, dilaté. Les extrémités sont courtes, enflées, difformes et incurvées.

2° *Altérations cutanées et muqueuses.* — La peau, comme chez les myxœdémateux, est gonflée et molle, mais elle est plus plissée, comme trop grande ; formant de grands plis sur le front, les joues et les fesses. Cette peau est boursouflée aux paupières, aux mains, aux pieds et au ventre par un pseudo-œdème qui résiste à la pression du doigt. La peau est pâle et présente à la figure une teinte blanchâtre particulière, plombée, ressemblant à de la craie (de là le nom de crétin). On y trouve souvent des pigmentations anormales, quelquefois aussi des verrues et autres productions épidermiques anormales. Aux extrémités la peau est violacée. Elle est sèche et desquame continuellement.

Les cheveux sont rares,

raides et secs, les poils manquent, les ongles sont déformés. Les muqueuses

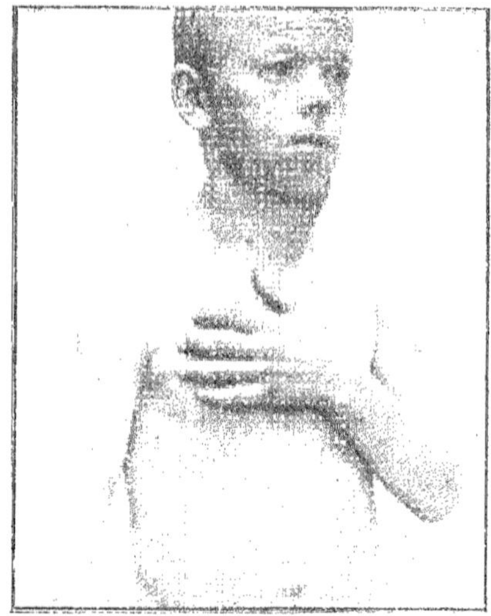

Fig. 8. — *Crétinisme avec goitre.* — Christian M., à 25 ans. Photographie due à l'obligeance du professeur Kocher, de Berne.

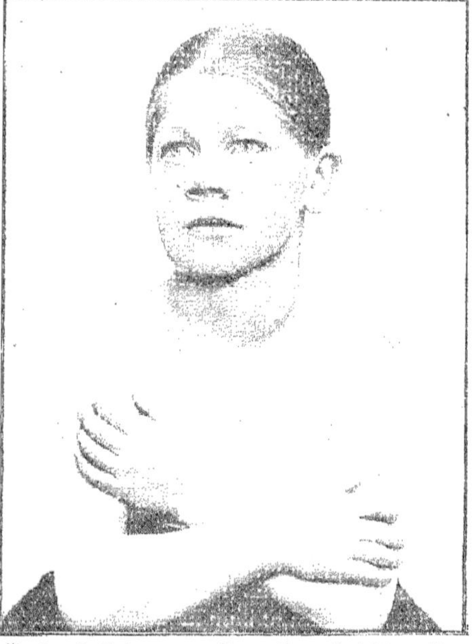

Fig. 9. — *Crétinisme avec goitre.* — Emma K., à 19 ans. Photographie due à l'obligeance du professeur Kocher, de Berne.

[A. COMBE.]

sont aussi tuméfiées, gonflées, la langue proémine et l'œdème du larynx explique le timbre retentissant de la voix.

3° *Troubles nerveux*. — *L'intelligence* est fort peu développée ; elle peut l'être à peine ou même pas du tout ; il y a donc une distinction à faire, et l'on parle de *crétins* et de *mi-crétins* et d'*états crétinoïdes*. Le crétin proprement dit est inerte et immobile, il digère et il respire. Il ne manifeste sans cela aucune trace d'intelligence. On comprend que Rœsch ait comparé le crétin à la plante et lui ait donné le nom d' « homme plante ». Le mi-crétin a une certaine vie intellectuelle, il a des sensations et des perceptions et il est susceptible d'une certaine éducation ou plutôt d'un certain dressage. En un mot le mi-crétin est au niveau intellectuel du chimpanzé, car tout ce qu'il peut faire cet animal le ferait aussi (Kocher). C'est au mi-crétin que Rœsch a donné le nom d' « homme animal ». Dans l'état crétinoïde l'intelligence est simplement retardée, cet état correspond à la « forme fruste » du myxœdème atrophique. — *La parole*. Le crétin pousse des cris ; il peut manifester par des sons différents, par des hurlements ou par des grognements sa colère ou son contentement. Mais la parole articulée manque même dans ses éléments pour les crétins, et est des plus rudimentaires chez les mi-crétins. La voix a un timbre retentissant, bestial. Les *sens* sont obtus ; la vue fonctionne, semble-t-il, incomplètement, l'odorat est très peu développé, le goût de même. Les crétins mangent avidement toute nourriture sans distinction, mais ils détestent la viande. Les mi-crétins sont quelquefois méchants, mais le plus souvent ils sont affectueux.

4° *Cachexie*. — Le symptôme le plus apparent de cette altération est le *nanisme*. Ce symptôme est ici excessivement important, car c'est souvent le seul qui différencie le crétinisme de l'idiotie. Maffei sur 25 crétins en trouve 22 de moins de 4 pieds. On constate de plus, très ordinairement, une atrophie des seins et des organes génitaux. *La dentition* est irrégulière, les dents sont souvent cariées. *La circulation* est mauvaise, les extrémités sont froides et violacées. Les crétins ont toujours froid. Enfin la dernière manifestation de cette cachexie est une *apathie intellectuelle, physique et morale* très caractéristique. On voit les crétins assis des heures entières à se chauffer au soleil, sans autre mouvement que celui de la respiration. Le mouvement est réduit à son minimum. Quant à la marche, elle est impossible dans les cas graves comme tout autre mouvement volontaire ; dans les cas moins graves (mi-crétins), elle est chancelante, pénible ou n'est possible qu'à 4 pattes. L'apathie intellectuelle est extrème ; le crétin est de plus absolument indifférent à tout ce qui l'entoure. Le mi-crétin l'est un peu moins.

5° *Thyroïde*. — Chez la plupart des crétins, la thyroïde est transformée en un goitre volumineux, plus ou moins apparent, mais chez d'autres on ne constate ni goitre, ni thyroïde. En tout cas, dans le crétinisme, cette glande n'est jamais normale.

**Terminaison**. — Les crétins n'ont pas une longue vie, ils meurent jeunes ; le plus souvent d'une attaque d'épilepsie. On a cependant cité quelques cas de crétins âgés de 70 et 80 ans.

## ANATOMIE PATHOLOGIQUE

On peut distinguer dans le myxœdème une lésion pathognomonique, des lésions primaires et des lésions secondaires.

A. — LÉSION PATHOGNOMONIQUE. — La lésion pathognomonique, absolument indispensable pour que le myxœdème se produise, est l'altération de la glande thyroïde. Autrefois, on s'arrêtait peu à rechercher l'altération thyroïdienne, que l'on regardait comme accidentelle. Actuellement cette manière de voir s'est profondément modifiée, grâce aux observations de Ord, d'Olive, etc. (*Brit. med. J.*, 1883, p. 502) et surtout depuis la découverte du myxœdème expérimental par Schiff et du myxœdème opératoire par Reverdin et Kocher. Cela est si vrai que la Commission anglaise pouvait déjà déclarer en 1884 qu'il n'y avait qu'une seule lésion anatomique constante dans le myxœdème : c'était l'atrophie thyroïdienne. Comme nous l'avons vu, cette notion s'est étendue grâce aux recherches de Kocher, et nous pouvons affirmer, avec cet auteur éminent, que dans le myxœdème il y a toujours *abolition de la fonction thyroïdienne*. Cette abolition peut se faire aussi bien par dégénérescence (goitre) que par atrophie (sclérose). Au point de vue anatomo-pathologique, nous pouvons donc conclure comme suit : Dans le myxœdème, la thyroïde n'est jamais normale. Dans le myxœdème *congénital*, le corps thyroïdien est quelquefois complètement absent; dans le plus grand nombre des cas, il est remplacé par une lamelle de tissu conjonctif à peine visible (Ord, Virchow), d'autrefois par du tissu adipeux, sans trace d'artère thyroïdienne (Stilling), dans quelques cas plus rares enfin, on trouve une atrophie caractérisée de la thyroïde. Dans le myxœdème *infantile* l'atrophie est la règle, la glande est transformée en un tissu dur, fibreux, cirrhotique. Dans le *crétinisme* enfin, 25 pour 100 des cas ne présentent aucune trace de thyroïde, ou bien elle est remplacée par du tissu conjonctif (Curling, Hilton Fage, Iphophen). Dans les autres cas (75 pour 100) la fonction thyroïdienne est aussi supprimée, mais c'est par une dégénérescence de la glande, il s'agit dans ces cas le plus souvent d'un goitre de nature colloïde (Kocher).

**Microscopiquement.** — La question de savoir si l'absence du corps thyroïde dans le myxœdème congénital est due à un arrêt de développement embryonnaire ou à une thyroïdite fœtale, n'est pas encore élucidée.

Ord est le premier qui ait examiné microscopiquement la thyroïde dans un cas de myxœdème. Horsley, dont les préparations ont été contrôlées quelques années plus tard par Virchow, en a examiné plusieurs. Ni l'un, ni l'autre n'ont pu retrouver un vestige d'acinus et de cellule thyroïdienne; seule une couche de tissu conjonctif occupait la place de la glande. Stilling a fait la même observation et, dans son cas, l'artère thyroïdienne même manquait complètement. Nous sommes mieux orientés sur le processus de l'*atrophie* thyroïdienne; Langhans admet qu'il s'agit d'une inflammation interstitielle de la glande avec infiltration de cellules embryonnaires, inflammation absolument comparable à la cirrhose du foie. Peu à peu le tissu scléreux

[A. COMBE.]

se développe, les vaisseaux subissent l'endartérite oblitérante, les acini s'atrophient et disparaissent. Pour la commission anglaise l'inflammation débuterait dans les parois vasculaires qui s'infiltrent de cellules embryonnaires. Cette inflammation s'accompagne bientôt d'une forte prolifération de l'endothélium qui finit par remplir la paroi du vaisseau. Sous cette influence, l'épithélium des acini prolifère, le tissu conjonctif de la glande, et l'enveloppe des acini se gorgent de cellules embryonnaires et se transforment ainsi lentement en tissu scléreux. Cette sclérose étouffe peu à peu le tissu glandulaire que l'on aperçoit encore sous forme d'îlots, qui tendent de plus en plus à disparaître. Pour ces auteurs, à part une légère divergence sur le point de départ, il s'agit dans l'atrophie d'une inflammation interstitielle qui évolue lentement vers la sclérose finale, et par elle à la suppression de la fonction glandulaire.

B. — ALTÉRATIONS PRIMAIRES. — **Peau.** — *A l'œil nu,* on constate sur une coupe que la peau gonflée est le siège d'une hypertrophie du tissu conjonctif avec atrophie des glandes sébacées, sudoripares et des follicules pileux. *A la loupe* on remarque un épaississement du tissu conjonctif qui paraî revenir à l'état embryonnaire, les fibrilles sont dissociées et fortement séparées par une substance dans laquelle les chimistes ont trouvé de la mucine (Halliburton) 50 fois plus que dans le tissu conjonctif ordinaire. Cependant Prudden n'a jamais constaté de mucine. *Au microscope* on trouve les fibrilles et les fibres conjonctives gélatineuses et gonflées, les espaces interstitiels lymphatiques agrandis, les cellules sont hypertrophiées, les noyaux plus volumineux. Pour la plupart des auteurs, il s'agit d'un phénomène régressif, d'un retour du tissu conjonctif à l'état embryonnaire. Tel n'est pas l'avis de Virchow (*Berl. Kl.*, n° 50). En examinant les préparations de Horsley, il put se convaincre qu'il existait une prolifération considérable de tout le tissu conjonctif. Il trouve une prolifération cellulaire si considérable qu'à plusieurs endroits on aperçoit des accumulations de cellules serrées les unes contre les autres formant des amas qui ressemblent aux granulations (granulomes de Virchov). Pour Virchov, il s'agit donc non d'un processus régressif, mais bien d'un processus irritatif analogue à ce qui se passe dans le phlegmatia alba dolens et dans l'éléphantiasis, ce qui justifierait une fois de plus le terme de pachydermie employé par Charcot. La couche adipeuse sous-cutanée est souvent très épaissie (Immerwol). Les vaisseaux cutanés participent à ces phénomènes, leurs parois s'épaississent, s'infiltrent de cellules, leur lumière est diminuée. Cette diminution peut même aller jusqu'à l'oblitération complète (endartérite oblitérante).

**Système nerveux.** *Nerfs périphériques.* — Kopp, élève de Langhans, trouve dans les troncs nerveux et dans les ramifications nerveuses des muscles des modifications assez sérieuses : épaississement des parois vasculaires, élargissement des espaces lymphatiques qui contiennent des cellules vésiculeuses œdématiées et des cellules fusiformes. Schultze et Renaut admettent que ces modifications sont loin d'être pathognomoniques, puisqu'on peut les trouver chez l'homme normal et dans des maladies fort différentes.

*Centres nerveux.* — Hamilton, Roggowitsch décrivent des altérations

dans le cerveau, Élisabeth Cushier dans les cornes de la moelle, Hadden dans
le grand sympathique. De Quervain, qui a contrôlé ces faits en examinant
le système nerveux central d'un singe, de chiens et de chats thyroïdecto-
misés, en arrive à la conclusion qu'aucune de ces altérations n'est constante
et qu'en tous cas aucune n'est pathognomonique du myxœdème. En somme,
on ne trouve dans le système nerveux aucune altération suffisamment nette
et suffisamment constante pour expliquer les symptômes morbides si importants que nous avons décrits.

**Sang.** — Mendel, Lichtenstein, Schotten et surtout Kræplin se sont
occupés de cette question. Ce dernier auteur a remarqué, chez deux sujets
atteints de myxœdème, une notable augmentation du diamètre des globules
rouges. Ayant fait faire par Schmidt, de Dorpat, une analyse physique de
ce sang, on a pu y constater une augmentation du poids spécifique.

Lebreton, ayant repris ces recherches, trouva dans le sang d'un enfant
myxœdémateux congénital une légère leucocytose (1 : 240) et une diminution de l'hémoglobine(65-68). Les globules avaient 8 $\mu$ à 10 $\mu$ de diamètre.
Ils étaient donc plus gros que normalement. Vaquez, enfin, ne trouve aucune
modification dans le nombre des leucocytes éosinophiles.

**Squelette.** — Hofmeister a trouvé, dans *le myxœdème expérimental* et
chez les myxœdémateux congénitaux, un arrêt de développement du squelette.
Des mensurations exactes des animaux de contrôle et des animaux en expérience ont montré que les os longs, la colonne vertébrale et le bassin étaient
d'un tiers plus petits chez les animaux myxœdémateux, seule la tête était
normale. De plus le noyau épiphysaire reste cartilagineux et ne s'ossifie pas,
ce qui explique les incurvations pseudo-rachitiques des os. Microscopiquement, au niveau de ce même cartilage, Hofmeister constate une diminution
de la prolifération cellulaire, l'atrophie et même la destruction partielle des
cellules, tandis que la substance fondamentale augmente d'épaisseur, subit
une transformation fibrillaire et que ses cavités se dilatent. Dans l'*idiotie
myxœdémateuse*, Dolega a constaté des faits absolument semblables; dans
le *crétinisme*, Langhans a plusieurs fois constaté à l'autopsie des épiphyses
encore cartilagineuses; enfin Bruns, dans son cas si remarquable de
*myxœdème opératoire* chez l'enfant, a pu constater le même fait. Encore
une raison de plus pour réunir ces trois formes de myxœdème dans le même
groupe nosologique.

**C.** — ALTÉRATIONS SECONDAIRES. — On trouve parfois, dans les cas avancés,
une hypertrophie du ventricule gauche avec néphrite chronique, quelquefois des exsudats des séreuses (thorax, péritoine, péricarde) et de l'œdème
vrai de la peau. Enfin, dans la plupart des cas, on constate une hypertrophie
de la glande pituitaire ; ici il ne s'agit pas, comme Roggowitsch l'a démontré, d'une hypertrophie du tissu conjonctif, mais bien du tissu glandulaire,
ce qui lui fait supposer que la pituitaire joue un rôle de suppléance vis-
à-vis de la thyroïde. Hofmeister et Stieda ont confirmé ces faits et constaté,
outre l'augmentation du poids de l'hypophyse, une augmentation du diamètre
des cellules des acini. Stilling a observé cette même hypertrophie. Enfin on
a cité la persistance du thymus (Souques, Stilling).



[A. COMBE.]

### ÉTIOLOGIE

Dans l'état actuel de nos connaissances, il est impossible de réunir l'étiologie des trois formes cliniques du myxœdème, aussi avons-nous préféré consacrer à chacune de ces formes une étude étiologique spéciale.

**Myxœdème atrophique.** — Le myxœdème atrophique devrait être considéré comme une maladie rare chez l'enfant, puisqu'il n'en a été publié qu'une quarantaine de cas jusqu'aujourd'hui. Il est plus que probable cependant que ce nombre augmentera beaucoup quand les symptômes en seront mieux connus. *Causes prédisposantes.* — La plupart des causes citées par les auteurs ne sont nullement des causes déterminantes, à peine des causes prédisposantes. Ce sont : *L'âge* : Le myxœdème semble être plus fréquent chez l'adulte que chez l'enfant (Hum : 154 adultes, 2 enfants), mais il est probable que cette proportion changera avec l'expérience ; nous en avons observé 8 cas chez l'enfant et 1 seul chez l'adulte. *Le sexe* : Comme pour le myxœdème des adultes, le sexe féminin se montre plus prédisposé que le sexe masculin (fém. 19, masc. 11). *Nationalité* : Nulle part cette maladie n'apparaît sous forme épidémique, ni même endémique. On n'en observe que des cas sporadiques. Au point de vue des nationalités, nous trouvons : Anglais 7, Belges 1, Espagne 2, France 15, Suisse 10. *Causes déterminantes.* — La recherche des causes déterminantes a naturellement varié avec les différentes théories émises sur la nature du myxœdème. Les premières théories subordonnaient les phénomènes nerveux à l'état de la peau (Ord), d'autres présentaient le système nerveux comme atteint primitivement (Goodhart, Savage, Thaon), d'autres enfin admettaient qu'il existait une troisième cause (nerfs *vaso-moteurs*) expliquant soit les altérations des téguments, soit celles du système nerveux (Hadden, Duckworth, Harley). Mais il nous faut arriver au beau travail de Reverdin pour entrevoir la véritable cause du myxœdème qui jusque-là n'avait pas même été soupçonnée. Reverdin, en effet, démontre que l'extirpation totale de la thyroïde provoque d'une façon très complète le tableau symptomatique du myxœdème atrophique, et il consacre cette analogie en proposant le terme de myxœdème opératoire pour désigner les symptômes morbides produits par l'extirpation thyroïdienne. « Dans les deux maladies, nous dit Reverdin, mêmes causes, mêmes effets ; d'un côté atrophie thyroïdienne et myxœdème ; de l'autre suppression de la glande et même ensemble de phénomènes. Nous pensons que le rapprochement ne peut guère être plus complet. » Sans doute ce n'est pas à cette hypothèse que s'arrête Reverdin et, sous l'influence de la théorie de Hadden, il incline à croire que le corps thyroïdien joue un rôle important dans l'innervation vaso-motrice.

Peu de temps après, grâce aux admirables travaux de Schiff, deux auteurs anglais, Semon et Horsley, pouvaient enfin affirmer que le myxœdème est bien causé par l'atrophie et la disparition de la glande thyroïde ; atrophie qui est le plus constant, on peut même dire *le seul* constant résultat des autopsies de myxœdémateux (Commiss. anglaise). Nous pouvons donc affirmer que, pour trouver les causes déterminantes du myxœdème atrophique, il nous faut rechercher les causes des altérations thyroïdiennes. Or celles-ci se trouvent dans les antécédents héréditaires et les antécédents personnels des malades.

## A. — Antécédents héréditaires

La *consanguinité* n'a été notée qu'une fois sur 28 cas. Les *impressions vives* de la mère pendant la grossesse et susceptibles de troubler le développement de l'enfant sont citées 4 fois sur 28 cas. Le *retard de l'accouchement* : Dans trois observations de Bourneville, ce retard est noté ; dans 2 des miennes, les mères en ont parlé avec insistance. S'agit-il d'une cause ou d'un effet ? Il est difficile de trancher la question, il était important de la soulever.

**Maladies des parents.** — Beaucoup plus importantes, nous semble-t-il, sont à ce point de vue les maladies des parents. La *syphilis* n'est citée dans aucun cas. Dans nos observations elle est énergiquement niée. L'*alcoolisme* semble exercer une certaine influence. Fletscher le note 2 fois sur 8 cas. Langden Down attribue le myxœdème à l'alcoolisme de l'un des deux conjoints au moment de la procréation. Nous l'avons trouvé mentionné 5 fois sur 28 observations. Beaucoup plus importantes sont les *maladies infectieuses*. On comprend fort bien, depuis que l'on sait, grâce à Tavel, Gley, etc..., que les microbes et les toxines pénètrent dans le corps de l'enfant à travers le placenta, que toute maladie infectieuse de la mère *puisse*, par métastase thyroïdienne, causer une inflammation avec sclérose consécutive de la glande. La *tuberculose* d'un des parents est notée 7 fois sur 28. L'*érysipèle* est cité 1 fois. Le *rhumatisme articulaire* aigu est fréquemment accusé. *La malaria* 3 fois sur 28 cas. Le *goitre* des parents 3 fois. L'*influenza* enfin est expressément citée dans plusieurs de nos observations. On le voit, nous n'avons que fort peu de renseignements positifs sur cette étiologie et il sera de la plus haute importance à l'avenir de s'enquérir soigneusement des antécédents morbides des parents et spécialement de la mère pendant la grossesse.

## B. — Antécédents personnels

*Maladies générales.* — Ici encore nous manquons de données positives. Nous savons cependant que les maladies infectieuses peuvent provoquer des thyroïdites qui peuvent à leur tour amener une atrophie de la glande thyroïde. Citons la thyroïdite à pneumocoques de Gérard Marchant, celle produite par le bacille d'Eberth (Ebermeier, Panas et Reclus, etc.), celle à streptocoques de Tavil, etc., etc. Il y aura donc lieu de rechercher dans la forme infantile les maladies infectieuses de l'enfance. Dans une de nos observations, dans celle de Jaunin, on trouve à l'époque présumée du début de la maladie la rougeole et la coqueluche dans un cas, la pneumonie dans l'autre ; dans d'autres on parle d'angines, d'érysipèle, etc. Il est peut-être permis, en tous cas il n'est pas illogique d'admettre que ces maladies ont été la cause de l'atrophie thyroïdienne chez ces enfants.

*Maladies locales*. — Le traumatisme du cou (?), un traitement iodé trop énergique (?) suffisent-ils pour amener une fonte glandulaire? Rien ne le prouve jusqu'à présent.

**Myxœdème opératoire.** — Soupçonnée par Reverdin, l'influence de la thyroïde dans la production du myxœdème opératoire ne fut affirmée qu'en 1884 par Bruns de Tubingen. Actuellement tous les chirurgiens sont d'accord pour attribuer cette maladie à l'extirpation *totale* de la thyroïde. On a fait à cette manière de voir quelques objections qu'il convient de réfuter. « L'extirpation totale ne donne pas toujours le myxœdème », dit-on. C'est vrai. Mais nous savons, grâce à Schiff, qu'il suffit d'une parcelle excessivement petite de la glande pour empêcher le développement du myxœdème. C'est donc, non l'extirpation totale « chirurgicale » qui donne le myxœdème, mais l'extirpation totale « anatomique ». Une seconde objection est celle-ci : « Comment le myxœdème peut-il guérir spontanément après une extirpation totale ? » Parce qu'il existe des glandes accessoires qui peuvent s'hypertrophier et suppléer à la fonction thyroïdienne. Ainsi, même l'extirpation totale anatomique ne suffit pas à produire le myxœdème, il faut la suppression physiologique de la thyroïde.

Enfin, dernière objection : « Pourquoi voit-on dans quelques cas rares le myxœdème se produire après des extirpations partielles? » Reverdin a déjà répondu à cette objection en démontrant que la cicatrice d'une opération partielle pouvait étouffer le tissu thyroïdien à tel point qu'il devenait insuffisant au point de vue de sa fonction. En résumé, le myxœdème opératoire se produira chaque fois que la *fonction thyroïdienne* sera insuffisante, que cette insuffisance soit produite directement par l'opération (extirpation totale) ou par l'atrophie consécutive de la thyroïde.

**Le crétinisme.** — Le crétinisme est actuellement rare, et tend à diminuer de plus en plus depuis que ses causes sont mieux connues. *Causes prédisposantes*. — *L'âge* : Le crétinisme est presque toujours congénital, il est en tous cas très rare après 2 ans. *Le sexe* : Le crétinisme est plus fréquent dans le sexe féminin que dans le sexe masculin (5919 filles, 5771 garçons, Baillarger). *Distribution géographique* : La distribution géographique du crétinisme en France n'a pu être établie d'une manière certaine, la commission officielle n'ayant pas fait de distinction entre les idiots et les crétins, mais il paraît très probable, dit Lombard, que si l'on en sépare les idiots, on aurait vu les crétins comme les goitreux prédominer exclusivement dans les régions montagneuses. En tous cas cette coexistence a été observée dans d'autres pays et n'est plus mise en doute par personne. *Causes déterminantes*. — Grâce aux recherches de Kocher (*Deutsch. Zeitschrift f. Chirurgie*, 1893, p. 557), cette question peut être considérée comme presque élucidée. En voici les dernières conclusions : Le goitre n'est pas la cause du crétinisme, puisqu'on trouve 25 pour 100 de crétins sans goitre mais aussi sans thyroïde. Le crétinisme est donc causé par l'absence ou l'insuffisance de la *fonction thyroïdienne*. Cette absence de fonction est causée soit par un goitre, soit par une atrophie de la glande ; altérations qui toutes deux détruisent le tissu normal de la thyroïde. Le goitre est dû très probablement à une infection (microbe inconnu) pénétrant dans l'organisme par l'eau potable. L'atrophie de la thyroïde peut s'expliquer par la pénétration du même microbe goitreux à travers le placenta maternel (Kocher.) Si nous résumons l'étiologie des trois formes du myxœdème de l'enfant, nous voyons que cette maladie ne reconnaît pas seulement *une* cause, mais des causes nombreuses et fort différentes qui *toutes ont pour conséquence la suppression de la fonction thyroïdienne et pour effet le développement du myxœdème.*

## MYXŒDÈME EXPÉRIMENTAL ET PATHOGÉNIE

L'anatomie comparée, l'embryogénie et l'histologie nous montrent de la manière la plus indubitable que la thyroïde est une *glande* dont le canal excréteur s'est très tôt oblitéré et n'a plus laissé comme trace de son existence que son ancien orifice extérieur, le « trou borgne de la base de la langue ». Quelles sont les fonctions de cette glande? C'est là une question sur laquelle on est loin d'être d'accord, mais que les travaux les plus récents permettent cependant d'élucider d'une manière plus satisfaisante que par le passé. Dans un premier travail, paru en 1859 (*Untersuchung über die Zuckerbildung in der Leber*), Schiff avait essayé, sans succès d'ailleurs, d'attirer l'attention des physiologistes sur les effets de la thyroïdectomie chez différents animaux. « Il fallut, dit Gley, que l'imagination des médecins fût frappée par les accidents consécutifs à la thyroïdectomie humaine pour que l'on songeât à s'occuper plus sérieusement des expériences du célèbre physiologiste de Genève. » Schiff se chargea du reste lui-même de les rappeler à l'attention du public médical. En 1884, après avoir repris et étendu ses expériences, il en publia le résultat dans la *Revue médicale de la Suisse romande* (fév.-août 1884). Il ressort de ses recherches trois faits : 1). *Les carnivores et omnivores* meurent très rapidement quand on leur enlève la glande thyroïde. Ils succombent à une maladie plus ou moins rapide caractérisée par un singulier mélange de symptômes cérébraux : apathie, somnolence, refroidissement, tremblements musculaires et mouvements mal assurés. Puis surviennent des convulsions toniques et cloniques par accès (tétanie des animaux), accompagnées d'une dyspnée intense qui amène la mort. 2). *Les herbivores* supportent bien la thyroïdectomie, ne tombent pas malades et survivent indéfiniment à l'opération. 3). La thyroïdectomie perd ses dangers chez les carnivores si l'on a introduit et greffé préalablement dans la cavité abdominale une glande thyroïde provenant de la même espèce animale.

Tels sont les faits aussi inattendus qu'étranges constatés par Schiff. De nombreux expérimentateurs confirmèrent ces résultats et les étendirent. Seule la seconde conclusion de Schiff a été reprise et examinée à nouveau en ces derniers temps par Hofmeister, Gley et de Quervain pour le lapin, par Christiani pour le rat, Rapp pour la chèvre, et v. Eiselsberg pour le mouton. Ces expérimentateurs démontrèrent que, si l'on enlevait chez les herbivores

[A. COMBE.]

non seulement la thyroïde mais aussi les thyroïdes accessoires, la thyroïdectomie devenait mortelle, et que les symptômes présentés par les herbivores
étaient alors les mêmes que ceux constatés chez les carnivores, mais *qu'ils
se développaient beaucoup plus lentement.*

Telles sont les principales données que nous possédons sur les fonctions
du corps thyroïde chez les animaux. Nous savons à n'en plus douter que cet
organe a une fonction importante, puisque son « extirpation physiologique »
amène chez *tous* les animaux des troubles graves et la mort.

Ces troubles ressemblent beaucoup à ceux constatés chez l'homme et que
nous avons décrits sous le nom de myxœdème opératoire. Chez l'homme
cependant, ils sont moins rapides et moins graves, et voici pourquoi : on
n'extirpe pas chez lui la glande saine, mais une glande malade dont la fonction était déjà troublée par une dégénérescence goitreuse. L'organisme, au
moment de l'opération, avait eu le temps de s'habituer ou de suppléer en
partie à son fonctionnement incomplet. Les symptômes de l'empoisonnement
myxœdémateux évoluent donc lentement et incomplètement. C'est pour
cela que chez l'homme les altérations de la *nutrition générale* sont plus
fréquentes, tandis que, chez les animaux, les *accidents convulsifs* prédominent, mais ce sont des accidents relevant de la même cause. Ce qui le
prouve ce sont les troubles convulsifs dans les cas rapides chez l'homme,
troubles que nous avons décrits sous le nom de tétanie opératoire, ce sont
ensuite les altérations de la nutrition générale qui se produisent dans certains cas lents chez les animaux. Tizzoni et Cantani rapportent qu'ayant
conservé fort longtemps des chiens thyroïdectomiés, ils ont vu se produire
des troubles trophiques rappelant ceux du myxœdème de l'homme. Gley a
fait la même observation sur un chien chez lequel les troubles trophiques se
développèrent à un si haut degré qu'ils prirent tout à fait les caractères de la
cachexie myxœdémateuse. Hofmeister, Horsley, v. Eiselsberg ont fait les
mêmes constatations. Ainsi, quand les symptômes ont le temps d'évoluer, on
observe chez les animaux, à la suite de la thyroïdectomie, les mêmes altérations de la nutrition générale que chez l'homme.

**Myxœdème expérimental chez les animaux nouveau-nés. —** Depuis
quelque temps un nouveau chapitre est venu s'ajouter au myxœdème expérimental : il s'agit des expériences de thyroïdectomie faite chez des animaux
nouveau-nés. C'est à Hofmeister que nous devons les premières études sur ce
sujet. Le premier effet de la thyroïdectomie chez le jeune animal est le
*nanisme.* Par des mensurations comparatives faites sur les lapins d'une
même nichée, il put démontrer que les animaux de contrôle non opérés se
développaient normalement, les lapins thyroïdectomiés montraient des signes
indéniables de retard dans le développement du squelette. Les os restaient
petits ; le bassin, la colonne vertébrale ne se développaient que peu : les os
longs étaient d'un tiers plus courts que ceux des animaux de contrôle ; le
crâne seul comme chez l'enfant se développait à peu près normalement.
L'ossification des épiphyses est retardée et elles restent presque entièrement
cartilagineuses. V. Eiselsberg fit des observations très analogues sur le mouton et sur la chèvre (*Centr., Blatt. f. An. u. Pathol.*, 1893, p. 353). En extir-

pant la thyroïde à deux agneaux de 7 et 8 jours, il observe au bout d'un certain temps chez ces animaux deux symptômes importants, le *nanisme* et le *créti-*. *nisme*. C'est v. Eiselsberg qui parle : « L'agneau reste petit, si petit qu'il peut passer pour le descendant de l'agneau non opéré. Son poids est de 10 kil., l'animal de contrôle en pèse 36. La toison est peu fournie, les cornes peu développées. Sa température centrale reste au-dessous de la normale. L'agneau reste de plus apathique et paresseux. Ses mouvements sont difficiles et maladroits. Sa démarche ressemble à celle des crétins qui tombent sur les genoux. Pendant que les autres agneaux gambadent, l'opéré ne les suit que lentement et n'a pas l'idée de s'enfuir quand on le retient. »

Ces observations répétées sur des chevrettes de 9 jours donnèrent des résultats encore plus décisifs. Le *nanisme* était plus complet, l'animal opéré pesait 9 kil.; l'animal de contrôle 20. La longueur du fémur était de 10 cent. chez l'opéré, de 17 chez l'autre. L'*idiotie* était aussi plus forte, car l'animal ne savait manger que si on lui mettait le fourrage dans la bouche.

« En résumé, dit v. Eiselsberg, nanisme et idiotie crétinoïde, tel est le résultat de l'extirpation thyroïdienne chez les jeunes animaux; l'arrêt de croissance se trouve surtout dans les os longs comme chez les crétins. » Ces expériences sur les animaux nouveau-nés achèvent de réaliser l'accord entre la physiologie et la clinique. Tels sont les faits expérimentaux; quelle en est l'interprétation?

**Interprétation.** — Quelle que soit la cause de la maladie produite par l'absence de la thyroïde chez les animaux, on peut, semble-t-il, affirmer qu'il s'agit d'une maladie générale intéressant plus particulièrement le système nerveux central. Or, la thyroïde, qui n'a aucun rapport avec le cerveau, ne peut agir sur cet organe que par l'intermédiaire du sang. La sécrétion thyroïdienne ne peut donc être qu'une sécrétion interne agissant sur le sang, et son absence produirait dans la masse sanguine une modification profonde, qui, à son tour, déterminerait la maladie générale.

Quelle est cette modification? C'est là le mystère, nous dit Schiff, et ce n'est qu'en raisonnant par analogie et en examinant l'influence que d'autres glandes à sécrétion interne exercent sur l'organisme que l'on parvient à se faire une idée plus ou moins plausible de l'action du suc thyroïdien.

Nous trouvons en effet, dans l'organisme, deux espèces de glandes à sécrétion interne : *a.*) Les unes détruisant par leur sécrétion interne les substances toxiques circulant dans le sang : ce sont les *glandes antitoxiques*. Par ex. le *foie*, ainsi que Schiff l'a prouvé, a la propriété de retenir certains poisons; bien plus il transforme une substance toxique du sang en urée (v. Schrœder); le *pancréas* (v. Mehring et Minkowsky) sécrète une substance, d'après Lépine un ferment qui détruit les matières sucrées du sang, etc. *b.*) D'autres glandes élaborent des substances favorables au fonctionnement de l'organisme : ce sont *les glandes vivifiantes*. Ex. : la *rate* sécrète une substance qui favorise la transformation du zymogène pancréatique en trypsine, etc. En raisonnant par analogie pour la thyroïde, on peut songer aux deux possibilités suivantes : Ou bien elle détruit, comme le foie, le pancréas, certaines substances qui se produisent constamment dans le sang et

[A. COMBE.]

qui après la thyroïdectomie s'accumuleraient en produisant une intoxication générale. Ou bien, comme la rate pour le pancréas, elle produirait une substance dont le système nerveux central a besoin pour fonctionner normalement. Ces deux hypothèses ont été émises par Schiff dès ses premières expériences, et encore aujourd'hui l'illustre physiologiste n'a pu se prononcer d'une façon définitive, tout en inclinant vers la première hypothèse, ainsi qu'il le disait récemment. Quiconque a pu voir une tétanie aiguë dans le myxœdème opératoire, admettra sans peine qu'il s'agisse d'une rapide intoxication. On l'admet bien depuis longtemps pour la tétanie ordinaire qui ne serait qu'une maladie causée par une auto-intoxication gastro-intestinale.

Mais il existe d'autres preuves qui nous montrent la réalité de l'intoxication produite par la thyroïdectomie. Roggowitsch a obtenu une aggravation rapide des symptômes de tétanie en injectant à l'animal thyroïdectomié le sang d'un autre animal en tétanie. Alonzo, Laulané et surtout Gley ont démontré l'augmentation de toxicité urinaire chez le chien thyroïdectomié. Gley a vu le coefficient de toxicité passer de 0,34 à 0,42 et a pu prouver ainsi qu'après la thyroïdectomie il circule une substance toxique dans le sang. D'un autre côté Fano et Zander ont constaté que la transfusion d'eau salée améliorait les symptômes de la tétanie. Ewald enfin vient de donner la confirmation évidente de cette hypothèse en démontrant que l'injection de suc thyroïdien fait disparaître les symptômes morbides chez le chien thyroïdectomié. Nous pouvons donc conclure et affirmer que *la thyroïde est une glande antitoxique qui détruit une substance toxique circulant dans le sang. Quelle est la substance antitoxique de la glande?* Est-ce la thyro-antitoxine de Frænkel de Vienne? Est-ce la thyroïodine de Baumann? voilà ce qu'il est difficile de décider, puisque ces deux substances, administrées isolément, semblent avoir eu une action favorable sur les symptômes du myxœdème. *Quelle est la substance toxique du sang?* Nous en sommes encore réduits aux hypothèses. Voici cependant quelques faits qui permettent d'entrevoir une solution de cette question si intéressante.

Schiff déjà, ensuite Horsley démontrèrent que les animaux carnivores souffrent rapidement et beaucoup, que les herbivores souffrent lentement et peu des suites de la thyroïdectomie. Nous avons donc déjà le droit de soupçonner que l'alimention carnée fournit une partie du poison. Breisacher, en poursuivant cette idée, a nourri des chiens thyroïdectomiés tantôt avec du lait, tantôt avec du bouillon et du bouilli, tantôt avec de la viande fraiche et rôtie. Il a vu la tétanie diminuer singulièrement avec le lait et le bouilli, augmenter considérablement et la mort devenir très rapide lorsqu'il administrait la viande crue, rôtie ou le bouillon. Les sels du bouillon ajoutés au lait ne produisaient aucune influence, ce qui laisse penser que ce sont surtout les substances extractives de la viande qui se trouvent dans le bouillon et les viandes rôties qui ont une influence directe sur l'intoxication.

Il s'agirait donc d'un principe toxique provenant de la nourriture azotée, plus spécialement de la viande, qui serait détruit ou transformé par la glande thyroïde. Ces expériences ont été confirmées par Bénisowitsch.

**Conclusion.** — *La glande thyroïde est une glande antitoxique dont le*

*rôle semble être celui de détruire ou de modifier en les rendant inoffen-
sives, même utiles, des substances toxiques provenant de la digestion de
certains corps albumineux.*

## DIAGNOSTIC

Le facies myxœdémateux est si caractéristique chez l'enfant que le diagnostic de myxœdème s'impose au premier coup d'œil. Seules les formes
frustes pourraient passer inaperçues si la petite taille du malade et la bouffissure des téguments n'attiraient pas involontairement le regard.

Il suffit d'un peu de réflexion pour ne pas confondre la lipomatose, les
lipomes symétriques, l'éléphantiasis, l'acromégalie et la sclérodermie, affections qui se trouvent plutôt chez l'adulte. Le nanisme, qui ne manque jamais
dans le myxœdème de l'enfant, suffira dans les cas douteux à faire le diagnostic.
L'hydropisie cardiaque ou rénale s'en distingue par les signes concomitants
et l'examen objectif, par le caractère de l'œdème vrai, mou et dépressible,
enfin par le nanisme. Quant à l'œdème secondaire, si rare chez l'enfant, la
marche de la maladie permettra toujours de reconnaître la maladie primitive.
L'*idiotie* vraie se trouve nettement séparée du crétinisme et de l'idiotie
myxœdémateuse par la bouffissure des téguments et surtout par le nanisme.

Enfin le goitre simple se distingue du crétinisme avec goitre par l'infiltration des téguments, les troubles nerveux et les troubles cachectiques.

## PRONOSTIC

Le pronostic du myxœdème était autrefois très grave. Sans doute on
pouvait alors consoler les parents des pauvres malades en leur parlant de
quelques améliorations spontanées citées dans la littérature. Mais en pensant
au facies défiguré de l'enfant, à son apathie physique, à son idiotie et à la
longue durée de cette malheureuse existence, le médecin devait être profondément attristé, connaissant d'avance l'inutilité des efforts qu'il allait tenter.
Depuis quelques années ce pronostic a bien changé. L'organothérapie thyroïdienne nous a fourni un médicament d'une puissance admirable et vraiment
merveilleuse. Sous son influence on voit le facies bouffi et défiguré du pauvre
enfant redevenir naturel, on voit ces nains grandir, ces idiots devenir intelligents; ces inconscients devenir conscients, parler et raisonner comme les
autres; ces cachectiques devenir forts et vigoureux; ces apathiques se transformer en enfants toujours gais et toujours en mouvement. Celui qui a pu
assister à ces transformations prodigieuses sera obligé de convenir que la
gravité exceptionnelle du myxœdème a été singulièrement transformée et
modifiée par la découverte de ce traitement que nous devons à notre vénéré
maître Schiff.

## TRAITEMENT

Le traitement du myxœdémateux peut être tout naturellement divisé en
trois parties : 1° traitement prophylactique; 2° traitement diététique; 5° trai-

[A. COMBE.]

tement médicamenteux. 1° *Traitement prophylactique.* — I. La prophylaxie du *myxœdème atrophique* ne nous est pas connue. — II. La prophylaxie du *myxœdème opératoire* est au contraire absolument définie et peut se résumer en deux phrases : *a*). Éviter l'extirpation totale de la thyroïde et considérer comme opération de choix l'énucléation de Soccin, de Bâle. *b*). Si l'extirpation totale est absolument nécessaire (carcinome, goitre plongeant, etc.), ne pas attendre le début du myxœdème pour commencer la médication thyroïdienne.

III. — La prophylaxie du *myxœdème endémique* commence aussi à recevoir quelque application. Dans les contrées où goitre et crétinisme sont endémiques, il est tout indiqué de changer les eaux potables. On n'a pas craint, alors que l'on ne connaissait pas le microbe typhique, de faire venir à grands frais de l'eau pure dans les villes contaminées. Pourquoi ne ferait-on pas de même avec le goitre et le crétinisme? L'expérience a, du reste, confirmé cette assertion. Coindet montre que le goitre, très fréquent à Genève, a presque disparu et que le crétinisme, déjà rare, ne s'observe plus depuis qu'on a utilisé l'eau du lac comme eau de boisson. Bircher constate la même diminution dans le nombre des goitres de la ville de Rapperswyll par le changement de l'eau potable. En Valais, depuis qu'on connaît « les sources donnant le goitre et qu'on les évite, le crétinisme a tellement diminué qu'il devient très difficile de trouver un vrai crétin » (Kocher).

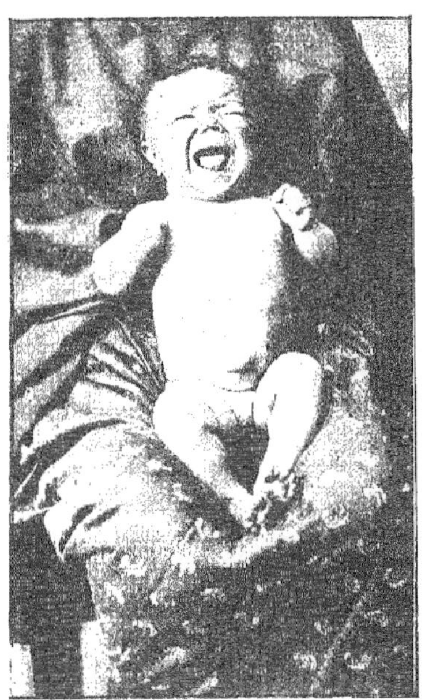

Fig. 10. — *Myxœdème congénital.* — Louise J., à 2 ans 5 mois. Hauteur : 0m,68, Poids 8kg,500. Avant le traitement.

Dans les pays où le changement d'eau potable n'est pas possible, on peut recourir à d'autres moyens. Saint-Lager démontre que l'élément dangereux de l'eau se dépose par le repos et que l'eau décantée est inoffensive. L'ébullition de l'eau corrige aussi ce défaut, ainsi que Saint-Lager et Kocher le démontrent. Enfin la filtration de l'eau par un filtre d'amiante ou de porcelaine produit le même résultat. En résumé : Amener dans les pays contaminés de goitre et crétinisme de l'eau « ne causant pas le goitre », ou bien cuire ou filtrer l'eau dangereuse, tels sont les moyens à employer contre le myxœdème endémique.

2° *Traitement diététique.* — Déjà Bourneville avait observé que les symptômes de l'idiotie myxœdémateuse débutent le plus souvent au moment où l'on cesse chez l'enfant l'alimentation lactée. Nous avons insisté sur ce fait que les myxœdémateux atrophiques et les crétins éprouvent une grande répugnance pour la viande. Von Eiselsberg a fait la même observation chez l'homme thyroïdectomié. Les expériences de Breisacher enfin et de Benisowitsch sur l'influence de l'alimentation chez les myxœdémateux, expériences dont nous avons parlé ; tous ces éléments vont nous permettre de nous orienter quelque peu dans cette question difficile et pourtant si importante. Nous pouvons conclure de tous ces faits qu'une diète fortifiante (alcool, œufs, viandes rôties et saignantes, consommés, bouillons, etc.), diète qui semblerait tout à fait indiquée par l'état cachectique des malades, est au contraire

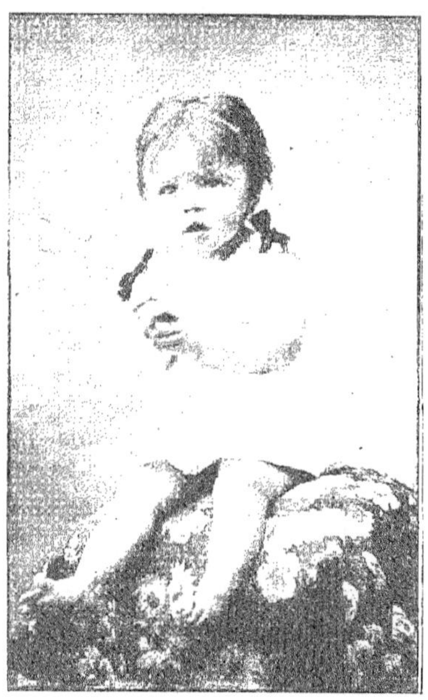

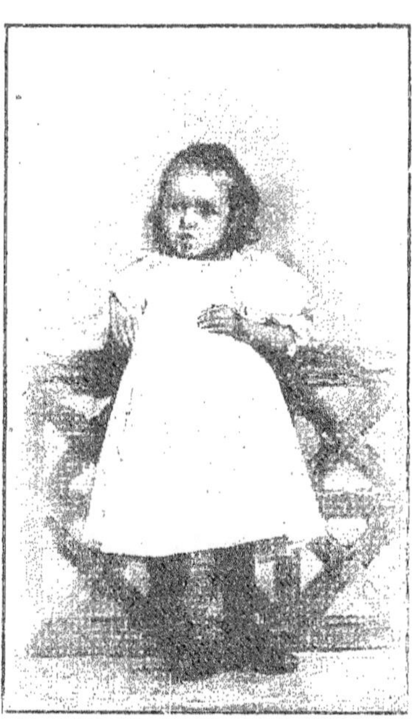

Fig. 11. — *Myxœdème congénital.* — Louise J., à 2 ans 9 mois. Hauteur 0ᵐ,79, poids 11ᵏᵍ,500. Après 6 mois de traitement.

Fig. 12. — *Myxœdème congénital.* — Louise J., à 4 ans 2 mois. Hauteur 0ᵐ,925, poids 15ᵏᵍ. Après 2 ans de traitement.

*dangereuse* dans le myxœdème. Elle aggrave les symptômes cachectiques, elle augmente l'empoisonnement et peut causer même des accidents si on la continue trop longtemps. Au contraire, le lait, les laitages, les farineux, les légumes verts, les fruits sont toujours indiqués ; ils sont facilement supportés et exercent une influence favorable sur l'évolution de la maladie. Seul, parmi les viandes, le bouilli sans bouillon peut être donné sans inconvénient.

5° *Traitement médicamenteux.* — Nous ne nous arrêterons pas à énumérer la longue liste des médicaments employés contre le myxœdème. Sans doute le bromure, le chloral, l'antipyrine, etc., calment les crises de tétanie du myxœdème opératoire aigu, mais ces médicaments n'agissent pas sur la maladie elle-même. La *pilocarpine* a donné des résultats plus durables, ce

[A. COMBE.]

qui s'explique par l'élimination du poison, élimination obtenue par la transpiration et la salivation augmentée par ce médicament. *La chaleur* recommandée par Schiff et expérimentée par Lanz avec succès est un adjuvant précieux du traitement, l'empoisonnement myxœdémateux abaissant la température.

**Organothérapie.** — Tous les médicaments sont tombés dès que l'on a connu la médication spécifique du myxœdème : l'incorporation dans le système circulatoire du principe thyroïdien lui-même. Au cours de ses expériences Schiff avait démontré que la thyroïdectomie perdait tout danger et même ses effets si l'on avait préalablement introduit et fixé dans la cavité abdominale une glande thyroïde provenant de la même espèce animale. Notre maître en concluait que cette glande implantée suppléait à la fonction thyroïdienne. Ces expériences confirmées par d'autres amenèrent Horsley à recommander ce procédé pour la pathologie humaine. La médication spécifique, la thyroïdothérapie du myxœdème était trouvée (fig. 10, 11, 12)!

*Méthodes de traitement.* Nous connaissons trois moyens d'incorporer le principe thyroïdien dans l'économie : — I. Méthode de Schiff. — II. Méthode de Murray. — III. Méthode de Herzen et Howitz-Mackensie.

I. *Méthode de Schiff.* — Cette méthode consiste à greffer la glande fraîche dans le péritoine (Schiff) ou sous la peau du ventre (Bircher) ou sous la peau du sein (Kocher). Le premier qui tenta cette opération chez l'homme est Kocher, en 1884, chez une malade atteinte de myxœdème opératoire. Le 16 janvier et 9 mai 1889 elle fut faite par Bircher d'Aarau. En 1890, Lannelongue, Serrano, Bettencourt, Walther et Moelker, etc., tentèrent cette même opération. Tous obtinrent des résultats, souvent merveilleux, toujours encourageants. Mais bientôt on s'aperçut que les améliorations obtenues n'étaient que temporaires, que le mieux réalisé disparaissait au bout d'un temps variable, mais qui correspondait toujours à celui de l'atrophie progressive de la glande greffée. Cette méthode était du reste peu pratique, elle ne pouvait être tentée que par des chirurgiens. De plus, elle exposait le malade à un certain danger; aussi en présence des résultats peu encourageants était-elle forcément destinée à disparaître.

II. *Méthode de Murray.* — C'est la méthode des injections sous-cutanées. Murray est en effet le premier qui eut l'idée d'injecter sous la peau un extrait fluide thyroïdien. L'extrait fluide peut être aqueux (Ewald), glycériné (Murray), alcoolique (Vermehren). Cette méthode a à son actif des succès nombreux et incontestables, mais elle offre de sérieux inconvénients. Ce sont d'abord : la préparation difficile et le peu de conscience des fabricants. Elle offre ensuite tous les dangers des liquides organiques qui fermentent rapidement et peuvent, s'ils ne sont pas préparés soigneusement, causer des accidents septiques graves, et cela d'autant plus qu'une stérilisation exacte (chaleur et antisepsie) détruit le principe actif des glandes. Enfin cette méthode est ennuyeuse pour le médecin et pour le malade. Aussi est-elle complètement délaissée.

III. *Méthode de Herzen et Howitz-Mackensie.* — Les glandes peuvent être administrées par le tube digestif. En effet, le principe actif est soluble dans l'eau et n'est pas détruit par le suc gastrique. Cette incorporation peut se faire : a) par lavement; b) par ingestion buccale.

a). *Méthode de Herzen* (lavement d'extrait fluide glandulaire aqueux ou glycériné). — Ce procédé peut être très utile chez les myxœdémateux congénitaux qui ne peuvent avaler qu'avec difficulté. C'est donc une méthode qui peut rendre des services dans certains cas spéciaux. Elle mérite d'être connue.

b). *Méthode de Howitz-Mackensie* (ingestion buccale). — C'est en mars 1892 que Howitz, de Copenhague, traita le premier et guérit un myxœdémateux par ingestion de sandwiches préparées avec la thyroïde hachée. Le 29 octobre de la même année, Mackensie et Fox proposent à nouveau cette méthode sans connaître le procédé de Howitz. On peut donc, en toute justice, appeler cette méthode du nom des deux auteurs. La glande peut être administrée sous trois formes : 1) glande fraîche, 2) sèche, 3) préparée.

1). *Glande fraîche.* — On peut la donner fraîche, en nature ou hachée, ou en sandwich sur du pain grillé, ou broyée avec du chocolat et étendue sur du pain, ou triturée dans du bouillon tiède, dans le potage ou le lait. La cuisson, par contre, détruit les propriétés de la glande.

On se sert le plus souvent de glandes de mouton et de bœuf; celles de porc, de veau et même de lapin peuvent aussi servir. La dose varie de 3 à 5 grammes. La glande fraîche est *beaucoup plus active* que les autres préparations, mais il est souvent difficile de s'en procurer, surtout à la campagne; se méfier des connaissances anatomiques des bouchers!

2). *Glande sèche.* — La glande séchée jouit actuellement d'une vogue considérable, et dans tous les pays on trouve des fabriques de produits thyroïdiens préparés de cette manière. Les glandes desséchées dans le vide et à basse température sont pulvérisées, mélangées à du sucre de lait et comprimées en pastilles. Ex. : Pastilles Burrouhgs et Welcome, de Londres; Merck, de Darmstadt, etc. Elles sont d'une efficacité incontestable. Mais ce mode de préparation a de sérieux inconvénients. Ces poudres et pastilles comprimées ont une mauvaise odeur, elles fermentent rapidement et peuvent alors provoquer des accidents que l'on attribuait trop souvent autrefois à la glande elle-même. Le D^r Lanz, de Berne, a même trouvé dans des pastilles anglaises des bactéries fort analogues à celles de l'œdème malin.

3). *Glande préparée.* — Un certain nombre de fabriques de l'Angleterre et de l'Allemagne ont commencé à isoler le principe actif des autres substances inutiles. Ces substances, en particulier la graisse, donnent mauvais goût et mauvaise odeur à la préparation et entrent facilement en putréfaction. Ces pastilles se conservent mieux et paraissent causer moins d'ennuis et d'accidents que les sèches. Ex. : Pastilles de thyroïodine Bayer, de thyraden Knoll, etc. Toutes ces pastilles se donnent à la dose de 1 à 3 par jour.

**Mode de traitement.** — Quelle que soit la préparation thyroïdienne, on distingue dans le traitement deux périodes : 1° Traitement curatif. 2° Traitement d'entretien.

1° *Traitement curatif.* — La première partie du traitement doit être

[A. COMBE.]

conduite lentement et avec précaution. S'il s'agit d'un *myxœdème congénital*, on se trouvera bien de commencer par les lavements (1/5 à 1/2 lobe de
thyroïde de mouton haché et pilé dans 60 grammes d'eau tiède). Si l'enfant
mange, on peut donner la même quantité soit dans le potage tiède, soit sur
du pain. Il faut avoir soin de contrôler soigneusement les glandes, car souvent les bouchers les confondent avec les glandes salivaires ou les ganglions
lymphatiques du cou. Quant à la dose, elle est très variable ; 5 grammes
nous paraissent représenter une dose journalière suffisante. Avec une dose
plus forte, nous avons vu très rapidement se produire de la fièvre, des
vomissements, de la diarrhée, des palpitations. Pour éviter ces inconvénients et surtout l'effet cumulatif, on se trouvera bien de faire des séries :
5-8 jours de traitement alternant avec 4 jours de repos, etc..., comme nous
l'avons toujours pratiqué. Si l'on n'a pas de thyroïde fraîche, on peut se
servir de pastilles de glandes séchées ou préparées. Les pastilles de glandes
séchées causent plus facilement les palpitations et la fièvre que celles de
glandes préparées. Nous préférons les pastilles Knoll, de Ludwigshafen am
Rhein, aux autres, parce qu'elles sont exactement dosées et contiennent
chacune 0,50 de thyroïodine. La dose est la même pour les deux espèces de
pastilles ; commencer par une pastille par jour et augmenter lentement et
avec précaution jusqu'à 5 pastilles par jour, en interrompant le traitement
de la même manière qu'avec la glande fraîche. Chez l'enfant il est rarement
nécessaire d'aller au delà de 5 pastilles par jour. Ce traitement sera continué
pendant des mois, souvent des années, jusqu'à ce que le malade paraisse
guéri.

*Effet du traitement pondéré.* — Sous l'influence de ce traitement on
voit la peau, sèche et gonflée, devenir mince et élastique. La desquamation
cesse, la sécrétion sudoripare et sébacée apparaît. La température centrale
augmente, le pouls s'accélère, la circulation devient meilleure, la cyanose
disparaît des extrémités. Puis la diurèse augmente, l'excrétion d'urée et
d'acide urique dépasse la normale, l'appétit augmente. Le sommeil devient
tranquille, l'apathie disparaît, l'indolence diminue, l'intelligence s'éveille.
Enfin, peu à peu, le corps maigrit, s'allonge et la croissance se fait rapidement, de 1 à 2 centimètres par mois. Nos photographies, celles de Jaunin,
prises avant et après le traitement, montrent mieux que toute description
les changements étonnants, presque extraordinaires, qui se produisent sous
l'influence du traitement thyroïdien. Un de nos myxœdémateux congénitaux
a grandi de 22 centimètres en 20 mois, un autre de 11 centimètres en
5 mois. Le malade de Jaunin, de 27 centimètres en 2 ans.

*Effets du traitement exagéré.* — La perte de l'appétit, des nausées, une
nervosité exagérée, l'insomnie, un amaigrissement très rapide, l'élévation
de la température et surtout une excrétion très exagérée d'urée (examen
qu'on ne devrait jamais négliger), symptômes avant-coureurs des accidents
que nous examinons plus loin, indiquent un traitement trop intense et
doivent inviter à la prudence. Si à ces symptômes s'ajoute la tachycardie,
il faut interrompre le traitement immédiatement.

2). *Traitement d'entretien.* — Une fois la « guérison » obtenue, il s'agit de déterminer la dose minima nécessaire pour conserver l'état de santé. Le meilleur critérium est l'état de la température du corps qui doit être 36°,5 à 37°,5. On doit donc chercher pour chaque cas en particulier la dose de thyroïde nécessaire pour maintenir la chaleur animale. C'est là la dose dite « d'entretien », que le malade devra continuer à prendre chaque semaine, et cela jusqu'à son dernier jour, s'il ne veut pas voir recommencer les symptômes myxœdémateux.

**Accidents du traitement.** — Ce traitement, nous l'avons dit, doit être fait avec prudence et en tâtant le terrain. On a observé en effet des phénomènes d'intoxication très variables suivant les personnes Ces phénomènes d'intoxication sont tantôt légers, tantôt sérieux, quelquefois même très graves. D'après Buschan, ils pourraient toujours être évités par une alimentation végétale. Les accidents légers sont : la fièvre, les vomissements, la diarrhée, la céphalée, la courbature générale, les vertiges. Il suffit d'interrompre le traitement pendant quelques jours avec ou sans purgation pour voir rapidement disparaître ces symptômes de peu de gravité. D'autres fois on constate des syncopes, de l'albuminurie, de la glycosurie, qui obligent à interrompre le traitement pour un temps prolongé. Enfin à haute dose, dit M. Béclère, le suc thyroïdien est un poison du cœur, ainsi que le prouvent les cas de mort subite observés après l'ingestion de thyroïde. M. Béclère a vu un singe mourir en 10 jours. Marfan, Immerwohl, Vermehren, Bourneville ont vu, chacun, un enfant soumis au traitement thyroïdien succomber brusquement. La possibilité de semblables accidents commande donc une extrême prudence. S'il devient nécessaire d'employer de fortes doses, une précaution utile consistera à maintenir le malade au lit ou dans la chambre afin d'éviter tout effort, tout mouvement capable d'augmenter le travail du cœur. On n'augmentera la dose qu'en consultant le thermomètre et le pouls; guides qu'il ne faut pas négliger. En surveillant ainsi le traitement, en n'employant pas de trop fortes doses et en ne les augmentant que lentement et progressivement; en ayant soin, pour éviter toute action accumulatrice, de faire des interruptions tous les 5-8 jours, on arrivera aussi vite au but et l'on évitera même les accidents légers qui semblent, au début, presque inévitables.

[A. COMBE.]

# TABLE DES MATIÈRES

## DU TOME III.

34788. — Imprimerie Lahure, 9, rue de Fleurus, Paris.

9 782013 575027